T0206438

CAMBRIDGE LIBRARY COLLECTION

Books of enduring scholarly value

Classics

From the Renaissance to the nineteenth century, Latin and Greek were compulsory subjects in almost all European universities, and most early modern scholars published their research and conducted international correspondence in Latin. Latin had continued in use in Western Europe long after the fall of the Roman empire as the lingua franca of the educated classes and of law, diplomacy, religion and university teaching. The flight of Greek scholars to the West after the fall of Constantinople in 1453 gave impetus to the study of ancient Greek literature and the Greek New Testament. Eventually, just as nineteenth-century reforms of university curricula were beginning to erode this ascendancy, developments in textual criticism and linguistic analysis, and new ways of studying ancient societies, especially archaeology, led to renewed enthusiasm for the Classics. This collection offers works of criticism, interpretation and synthesis by the outstanding scholars of the nineteenth century.

Claudii Galeni Opera Omnia

Galen (Claudius Galenus, 129–c. 199 CE) is the most famous physician of the Greco-Roman world whose writings have survived. A Greek from a wealthy family, raised and educated in the Greek city of Pergamon, he acquired his medical education by travelling widely in the Roman world, visiting the famous medical centres and studying with leading doctors. His career took him to Rome, where he was appointed by the emperor Marcus Aurelius as his personal physician; he also served succeeding emperors in this role. A huge corpus of writings on medicine which bear Galen's name has survived. The task of editing and publishing such a corpus, and of identifying the authentic Galenic texts within it, is a hugely challenging one, and the 22-volume edition reissued here, edited by Karl Gottlob Kühn (1754–1840) and published in Leipzig between 1821 and 1833, has never yet been equalled.

Cambridge University Press has long been a pioneer in the reissuing of out-of-print titles from its own backlist, producing digital reprints of books that are still sought after by scholars and students but could not be reprinted economically using traditional technology. The Cambridge Library Collection extends this activity to a wider range of books which are still of importance to researchers and professionals, either for the source material they contain, or as landmarks in the history of their academic discipline.

Drawing from the world-renowned collections in the Cambridge University Library, and guided by the advice of experts in each subject area, Cambridge University Press is using state-of-the-art scanning machines in its own Printing House to capture the content of each book selected for inclusion. The files are processed to give a consistently clear, crisp image, and the books finished to the high quality standard for which the Press is recognised around the world. The latest print-on-demand technology ensures that the books will remain available indefinitely, and that orders for single or multiple copies can quickly be supplied.

The Cambridge Library Collection will bring back to life books of enduring scholarly value (including out-of-copyright works originally issued by other publishers) across a wide range of disciplines in the humanities and social sciences and in science and technology.

Claudii Galeni
Opera Omnia

VOLUME 20

EDITED BY KARL GOTTLOB KÜHN

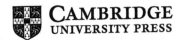

CAMBRIDGE
UNIVERSITY PRESS

CAMBRIDGE UNIVERSITY PRESS

Cambridge, New York, Melbourne, Madrid, Cape Town,
Singapore, São Paolo, Delhi, Tokyo, Mexico City

Published in the United States of America by Cambridge University Press, New York

www.cambridge.org
Information on this title: www.cambridge.org/9781108028486

© in this compilation Cambridge University Press 2011

This edition first published 1821-3
This digitally printed version 2011

ISBN 978-1-108-02848-6 Paperback

MEDICORVM GRAECORVM

OPERA

QVAE EXSTANT.

EDITIONEM CVRAVIT

D. CAROLVS GOTTLOB KÜHN

PROFESSOR PHYSIOLOGIAE ET PATHOLOGIAE IN
LITERARVM VNIVERSITATE LIPSIENSI PVBLICVS
ORDINARIVS ETC.

VOL. XX.

CONTINENS

INDICEM IN GALENI LIBROS.

AUCTORE

FR. GUIL. ASSMANNO

MED. ET CHIR. DOCTORE ET IN THEATRO ANATOMICO LIPSIENSI
PROSECTORE.

LIPSIAE

PROSTAT IN OFFICINA LIBRARIA CAR. CNOBLOCHII

1833.

ΚΛΑΥΔΙΟΥ ΓΑΛΗΝΟΥ ΑΠΑΝΤΑ.

CLAVDII GALENI OPERA OMNIA.

EDITIONEM CVRAVIT

D. CAROLVS GOTTLOB KÜHN

PROFESSOR PHYSIOLOGIAE ET PATHOLOGIAE IN
LITERARVM VNIVERSITATE LIPSIENSI PVBLICVS
ORDINARIVS ETC.

TOM. XX.

CONTINENS

INDICEM IN GALENI LIBROS

AUCTORE

FR. GUIL. ASSMANNO

MED. ET CHIR. DOCTORE ET IN THEATRO ANATOMICO LIPSIENSI
PROSECTORE.

LIPSIAE

PROSTAT IN OFFICINA LIBRARIA CAR. CNOBLOCHII

1833.

VIRO EXCELLENTISSIMO

IOANNI CHRIST. THEOPHILO
MUELLERO

JURIS UTRIUSQUE DOCTORI ET MINISTERII CULTUS
ET INSTITUTORUM PUBLICORUM PRAESIDI

HUNC

IN GALENI OPERA INDICEM,

MULTI LABORIS OPUS,

SUMMAE SUAE

ERGA **IPSUM** VENERATIONIS

TESTEM

PIA GRATAQUE MENTE OFFERT

AUCTOR.

PRAEFATIO.

Duodecim abhinc anni sunt, cum omnium, quotquot adhuc supersunt, operum GALENI coepta est editio, quae undeviginti voluminibus hactenus constans ut tandem perficeretur, indice adhuc opus habebat, quo quis facili negotio ea, quae GALENUS de aliquo argumento disputaverat, invenire posset. Duplex quidem in Galeni opera extat index, quorum alter, isque copiosissimus, ab ANT. MUSA BRASSAVOLO confectus secundae operum Galeni editioni, quae e Juntarum officina prodiit, additus, alter, isque paululum contractior, GUIL. GRATAROLI labore compilatus, latinae librorum Galenicorum versioni, Frobenii sumtu evulgatae, subjectus est. Neutrum tamen repetere, sed novum compilare placuit. Cujus laboris taediosissimi molestiam etiamsi subterfugere noluissem, tamen et muneris publici ratio, et aetas maxime provecta et decrepita, ut ab illo abstinerem, suadebant. Quamobrem virum experientissimum, FRID. GUIL. ASSMANNUM, qui indicibus in L. J. TUENARDI introductionem in chemiam cum theoreticam, tum practicam magna cum diligentia rerumque peritia adornatis satis jam suam ejusmodi laboris rite perficiendi facultatem comprobaverat, rogavi, ut novum rerum, in genuinis Galeni scriptis, quae mea editione continentur, obviarum indicem conficeret. Quibus precibus cum Vir Humanissimus locum concessisset, viam ac rationem mecum communicabat, qua meis votis esset satisfacturus.

Scilicet brevitati ante omnia et meliori quoque ordini consulendum esse putabat, quam utramque virtutem in supra memoratis indicibus in Galenum desiderari multis probavit exemplis. Et brevitati quidem studuit sic, ut nihil praetermitteretur notatu dignum. Quamobrem ab omnibus unius ejusdemque rei repetitionibus, quae quam plurimae in

Brassavoli indice occurrunt, abstinuit. Partes corporis animalis, ut his utar, non, uti Brassavolus fecit, partim sub
animalibus, quorum sunt, partim sub animalibus substantiis, sed non nisi sub animalibus, ad quae pertinent, sunt
commemoratae. In articulo Stercus v. c. allata sunt stercora anserum, asinorum, boum, canum, caprarum, ciconiarum, columbarum, crocodilorum, equorum, felium, gallinarum, hominum, lacertarum, leporum, murium, ovium,
passerum, sturnorum, eorumque qualitates cum in universum, tum inprimis medicae, quae omnia sub hisce animalibus, a quibus excreta sunt, denuo leguntur. Eadem ratio in aliis quoque substantiis animalibus, uti adeps, sevum,
sanguis etc. a Brassavolo observata est. Has repetitiones
cum Assmannus effugeret, multum spatii sine rerum com-
memorandarum jactura lucratus est.

Idem brevitatis studium recte secutus est Assmannus
in morbis corporis animalis enumerandis. Hos enim apud
Brassavolum cum sub partibus, quas occupant, tum sub
morborum singulorum nominibus, invenies. Novus autem,
qui nunc prodit, index, quae Galenus exempli causa de
doloribus, vulneribus, ulceribus etc. passim observavit, ibi
tantum commemorat, ubi de organis agitur, in quibus dolores saeviunt, aut quae ulcus occupat, vulnusque cruentat
laeditque. Quae vero de his similibusque affectionibus Galenus in universum statuit, nulla partis affectae ratione habita, ea Clar. Assmannus in illis tradit locis, quae harum
affectionum nominibus sunt inscripta.

Mos apud medicos obtinuit et adhuc obtinet haud lau-
dabilis, ut uni eidemque morbo plura imponant nomina,
quae nullam habent utilitatem, sed memoriae tantum one-
rant facultatem. Haec synonyma Brassavolus non solum
commemoravit, sed in quolibet synonymo ea omnia repetiit,
quae non nisi semel dixisse sufficiebat. In articulo *Pleuritis* v. c. omnia enumerantur, quae sub *Laterum dolor* tradita erant. Novus vero index uno tantum loco ea, quae
de morbo aliquo Galenus disputavit, omnia congessit, ad
quem, quoties morbi hujus synonymum allatum est, lecto-
res ablegantur.

Cavit quoque sibi Exper. Assmannus, ne de spatio
inutiliter consumto accusari posset, hac ratione, ut integra
Galeni loca, quae Brassavolus cum Gratarolo in suos indices intulerant, inde abesse juberet, et non nisi eorum summam referret. Denique multum quoque spatii lucratus est,
cum verba initialia, quam diu eadem manent, non, uti
Brassavolus et Gratarolus fecere, centies repeteret.

Sed non solum brevitatis studio, sed et meliore ordine
optime de novo in Galeni scripta indice promeruit Expe-

rientissimus Assmannus. In remediorum enim, quae a Galeno commemorantur, recensione non singuli, quos in corpore animali producunt, effectus promiscue adferuntur, sed hi a descriptione remedii universali separantur, virium autem, quas unumquodque exserit, mentio sub morbis facta est, contra quos singula in usum vocata sunt. Hoc autem modo totus medicamentorum apparatus, quocum contra morbum aliquem Galeni aetate pugnatum est, facillime et uno oculorum obtutu conspici potest. Alia exempla, quae in promptu sunt, taceo, ne loquacitate, senibus quodammodo propria, Lectoribus molestus sim.

Jam liceat mihi hac ipsa opportunitate uti, nonnulla proferendi, quibus historia literaria Claudii Galeni, a Jo. Alb. Fabricio conscripta, et ab Ackermanno plurimum aucta, augeri adhuc posse videtur.

Pag. XXI. Vitae Galeni, operum et interpretum recensionem invenies in CASIRI *biblioth. philos.* p. 135 sq. et in *Catal. bibl. Excorial.* to. I. p. 253. quam si cum Charteriano indice operum Galeni diligenter contulerimus, non pauca occurrunt opera, quae pro deperditis habita adhuc superesse debent. Vitam Galeni et ABULPHARAGIUS in *Histor. Dynast.* p. 77. 78. scripsit. HERBELOT. in *Biblioth. orient.* to. II. p. 125. — Elogia Galeni magnifica leguntur in scriptis Arabum, inprimis in BEN ABI SADIK praefatione sui commentarii in Galenum de usu part. Vid. HERBELOT. l. c. p. 127.

Pag. XXV. Sexagesimo post Christi mortem, et ducentesimo sexagesimo quinto post Socratis obitum natum esse Galenum, Mohammed Ben Cassem testatur apud HERBELOT. II. p. 126. Idem Mohammed auctor est, Galenum non, quae communis sententia est, Pergami natum, sed ex insula Rhodo ortum esse. Patrem autem magnas filio reliquisse opes, unde is partim artem gratuito fecerit, aegrotisque pauperibus non solum remedia gratis sed victum adeo suppeditaverit, partim discipulos sine omni honorarii exactione instruxerit.

Pag. XXVIII. not. o). Causam probabilem invidiae, qua ipsum medici prosequebantur, et de qua saepius graviter Galenus conqueritur, ea, quae paulo ante e Mohammede relata sunt, manifestant.

Pag. XXXVIII. Mohammed Ben Cassem Galenum anno aetatis LXXXVII. obiisse narrat HERBELOT. l. c. t. II. p. 126.

Pag. LXXII. ad Galeni suasoriam ad artes orationem. Citat hanc adhortationem ex Hieronymo Joannes Saresberiensis p. 553, sub titulo *Exhortationis medicinae* hisce verbis: Galenus — dicit, athletas, quorum vita et ars sagina

est, nec vivere posse, nec diu esse sanos, animasque eorum
ita nimio sanguine et adipibus, quasi luto, esse involutas,
nihil tenue, nihil coeleste, sed semper de carnibus et ructu
cogitare et ventris ingluvie. Vid. Birger Thorlacius pro-
lus. et opusc. acad. vol. V. p. 134.

Pag. LXXXII. Cod. chartac. libri de anatom. admi-
nistr. memoratur in catal. bibl. reg. Havniensis, ab Erich-
senio confecto, sub titulo: Galeni opera quaedam. Graece. 4.

Pag. LXXXIV. Fuit in bibliotheca Meermanniana codex no. 269. in 4., seculo decimo sexto scriptus.

Pag. LXXXV. Libri de ossibus codex instus reperitur in bibliotheca Ambrosiana. Fuit et alius in bibl. Meermann. no. 270. in 4.

Pag. LXXXVIII. Restituit librum de nervorum anatome Charterius e cod. bibl. Paris. no. 2219.

Librum de musculorum dissectione, qui huc usque
graece non prodierat, equidem primus e cod. mst. Parisiensi
edidi in Operum Galeni. Vol. XVIII. Pa. 2. p. 926 — 1026.
dein una cum libro Galeni de consuetudine repetiit Fr.
Reinh. Dietz. Lips. 1832. 8.

Pag. LXXXIX. Libri περὶ μήτρας ἀνατομῆς cod. mst.
extat quoque in Bibl. Ambrosiana.

Pag. XC. Locis allatis, quibus liber de motu musculorum commemoratus est, addo de usu part. I. c. 19. p. 68
et 69. Vol. III. edit. Lips. ubi olim male legebat Charterius
ἐν ταῖς περὶ μυῶν κινήσεσι.

Pag. XCI. Prodiisse cum libro de utilitate respirationis
et aliis Galeni i. e. de difficultate respirationis III., dum liber de causis respirationis asseritur, id non nisi de latina
ejusdem versione intelligendum est. Hisce memoratis libris
peculiari titulo instructi accedunt de uteri dissectione, de
foetus formatione et de semine III. At idem est annus,
idem adeo signatae praefationis dies. Omnes autem libros
unum efficere volumen, probat index, qui omnes modo me-
moratos complectitur libros.

Pag. XCV. Codicibus operis Galenici de usu part. ad-
datur: In bibl. monast. St. Mich. Venet. no. 132. teste J.
Bened. Mittarellio in Codd. mss. monast. S. Mich. Ven.
1779. f. p. 508. ubi simul monetur, codicem non integrum
continere opus, sed deesse librum I., libri secundi initium,
et in fine quoque mutilum esse. Fuit quoque in bibliotheca
Meermanniana no. 217. codex, seculo decimo sexto scriptus.

Pag. CI. Jos. Struth (sphygm. art. libri V. p. 2.) judicat, „hos Galeni de pulsibus libros inextricabiles, quos nemo
„unquam inter latinos intelliget, etiamsi quis ad insaniam
„se in iis exerceat, et inter Graecos non facile: sunt enim
„in plurimis locis mutili et depravati, ac ea spe a Galeno

„conscripti, quod vix unus e mille eos sit intellecturus.‟ —
Codex graecus in biblioth. Guelferb. no. 53. reperitur, qui
an omnes de pulsibus libros contineat, mihi haud constat.
In bibl. univers. Havn. invenitur cod. mst. librorum de pulsibus, in fine mutilus. In bibl. Ambros. cod. mst. adest
inscriptus: Galenus de pulsu cum notis. Liber iste recenti
manu graece exaratus est. In eadem bibl. alius servatur
cod. Γαληνοῖ φρόσοψις τῆς περὶ σφυγμῶν (πραγματείας) ἐν ιστ
βιβλίοις. — Commentariis addi possunt JAC. LAVELLII lection.
supra libr. de pulsib. ad tiron. et comm. in libr. I. pro-
gnosticor. Hipp. Venet. 1602. 4. Sphygmologiae Galeni-
cae specimen edid. JUST. FR. CA. HECKER. Berol. 1817. 8.
qui libellus, auctore CHOULANTO in Prolegom. ad Aegid.
Corbol. p. XX., compendium doctrinae Galeni de pulsibus
elegantissimum continet.

Pag. CVII. no. 41. Textus graecus synopseos haud amplius desideratur. Reperitur enim, quamquam mutilus, (desunt enim sex capita, et finitur verbis: ὂν μὴν ὀυδὲ βραδύ-
της ἐπὶ πολὺ κρατεῖ διὰ τὴν ἀυτὴν ἀιτίαν. ἐῤῥωμένη γὰρ ἡ δύ-
ναμις) in biblioth. univers. Havn. no. XIV. e donat. varior.
Cujus quidem libri fragmentum ex apographo, benevolentia
DIET. OTT. BLOCHII, qui bibliothecae acad. Hafn. praeest,
mecum communicato, edidi programmate. 1824. 4. Totum,
qualis in illo cod. mst. extat, librum typis exscribendum
curavi Operum Cl. Galeni volumine IX. p. 431 — 533.

Pag. CXI. Commentarius mstus Jo. ZEIDLERI in librum Galeni de tremore, palpitatione etc. extat in biblioth.
univers. Lips. no. 1108. 4.

Pag. CXIII. De τέχνη ιατρικῇ Galeni nonnulla monuit
Th. Reines. in epist. ad Casp. Hoffmann. et Rupert. p. 30.

Pag. CXV. Codices graeci reperiuntur in bibl. reg.
Dresdensi, cui Matthaei lectiones varias e cod. Mosquensi
CCLXV. excerptas adscripsit, et in bibl. univers. Havn., qui
olim erat Jo. Rhodii, cujus collatio cum editione Basileensi
in meis manibus est. — Latinis, a Fabricio et Ackermanno
allatis, codd. addi haec possunt: In bibl. Cygnea extat cod.,
in membrana pergamena scriptus, hujus libri una cum seqq.
Joannitii isagoge Galeni, Hippocratis aphor. et lib. progno-
sticor.; Theophili libr. de urinis; Philareti libr. de pulsib.;
lib. regiminis acut.; Aegidii de judiciis urinar.; Constant.
Afric. de cognitione urinae; ejusdemque viatico. — In bibl.
reg. Athen. Taurin no. 939. continetur mutilus in fine una
cum Joannitii isagoge in artem parvam Galeni, teste PASI-
NIO in Codd. mst. bibl. r. Athen. Taur. p. 290.

Pag. CXXI. no. 53. In Ambros. bibl. extat cod. mst.
operis de causis et differentiis sympt. — Inter codd. mss.
bibl. Meermannianae servabatur quondam cod. no. 218. de

causis symptomatum libri V. ab initio mutilus, Sec. XV. scriptus.

Pag. CXXV. Fuit quoque in bibl. Meermann. no. 220. cod. initio mutilus, et triplici hiatu interruptus, seculi XVII. Ibidem erat alius no. 219. sec. XVI. f. de compositione medicamentorum, quae extra corpora adhibentur.

Pag. CXXVI. Cod. ms. in biblioth. Guelferbit. no. 52. asservatur.

Pag. CXXIX. In bibl. Monac. No. 231. Vid. HARDT *catal.* to. III. p. 6., qui animadvertit, hos duo libros in plura capita esse divisos, quae tituli minio exarati innuant; id quod non sit in Basil. edit. to. IV. p. 297.

Pag. CXXXI. In bibl. Ambros. reperitur cod. ms. Galeni de venaesectione, qui ad quem allatorum de hoc argumento librorum pertineat, mihi non constat. In bibl. Monac. no. 39. extat codex cum hac inscriptione: Ἐκ τοῦ φλεβοτομίας Γαληνοῦ, et incipit: ὅτι τοῖς τὰ συνήθη πράττουσι, desinit autem verbis καὶ ἀνθις ἐπαφαίρειν.

Pag. CXXXIV. Libelli de puero epileptico cod. servatur in bibl. Ambros.

Pag. CXXXVI. Maius in codice rescripto bibliothecae Vaticanae invenit folium unum, quod initium libri secundi *de alimentor. facult.* continet, cujus fac simile EBERTUS, reg. bibl. Dresd. bibliothecarius, ante oculos habuit. Is asserit, in illum Galeni codicem, deleto Galeno, scripta varia esse, quae in bibliothecis Guelferbit. et Vindob. serventur. KNITTEL in sua Ulphilae editione p. 253. edidit pauca, quae ope hepatis sulphurici legi poterant. Quare conferenda sunt illa cum edito textu. Quod cum Knittelius fecisset, aetatem codicis definire conatus est. In qua tamen re Ebertus, uti in epistola d. 22. Jul. 1824. ad me data declaravit, ab illo discedit, seculo VI. codicem scriptum esse putans.

In biblioth. Monacensi no. 39. servatur cod. ms. cum titulo: Γαληνοῦ προοίμιον περὶ τροφῶν δυνάμεως κατὰ στοιχεῖον. Incip. Πολλῶν καὶ λογίων, ὦ μέγιστε βασιλεῦ. Fin. Περὶ ὠτίδων. λόγου διαγνωσθήσεται. Addit HARDT. *Cat.* I. p. 204. „Editum Galeni opusculum *de alim. facult.* At hoc totum quantum differt, ut e collatione intellexi." Ibidem est in cod. eodem: Σύνοψις τοῦ περὶ τροφῶν Γαληνοῦ. Inc. Περὶ πυρῶν ἤτοι ἄρτων. Ἠπειλημένοι καὶ τῷ οἴκῳ βαρύτεροι. Fin. εἰς δὲ ὄυρησιν χείρους τῶν λευκῶν. Desumtam esse hanc synopsin ex III. libris de aliment., obvios titulos declarare, observat Hardt *l. c. p.* 205., sed cum editis nec haec convenire. In bibl. Taur. ap. Pasin. lib. cit. to. II. p. 70. a Meletii opere usque huc eadem haberi videntur etc. Verba enim ipsius haec innuunt. Adduntur in fine pauca quaedam de variis morbis ex eodem forte Galeno desumta."

Pag. CXXXVIII. no. 68. Codex ms. hujus scripti re-
peritur in Bibl. Monac. no. 109. Magnam lectionis varie-
tatem inveni inter exemplum edit. Galeni. Aldin. Cornar.
et cod. Monac., quocum ed. Charter. convenit. Quam quidem insignem differentiam ego nullo alio modo mihi explicare possum, quam ut ponam, Monacensém codicem, et librum Casauboni, quem exprimendum curavit Charterius,
continere verba Galeni, contra ea Cornarium graeca resti-
tuisse e versione latina. Vid. Hardt. *l. c. II. p.* 14. qui
finem libelli, in edit. Basil. mutili, exhibuit. — Editus
quoque libellus est Bas. 1530. f. una cum definition. med.
et introduct. s. medico. In hac autem editione primi libelli finis mutilus est. In cod. CIX. bibl. reg. Bavar. integer extat, uti in mea editione.

Pag. CXXXIX. Cod. ms. τῆς τῶν Ἱπποκράτους γλωσσῶν
ἐξηγήσεως asservatur in biblioth. reg. Bavar. no. 71. ·Cons.
Hardt l. c. to. 1. p. 439. Graece latineque praemissae sunt
editioni Hippocratis, ab Hier. Mercuriali curatae, Venet.
1588. f.

Pag. CXLVIII. Introductionis s. medici auctorem non
esse Galenum, inde concludit Fabricius *bibl. gr. vol. XIII.
p.* 436., quod in illo Thessalus Trallianus cujus acerrimus
adversarius Galenus fuerit, cum laude sit commemoratus. —
Codicibus mss. adde, extare tales cum in bibl. Dresd. teste
III. EBERTO (*Beschreib. d. kön. Bibl. in Dresd. p.* 241.),
tum in bibl. r. Monac. no. CIX. in quo tamen capp. 5
et 9. desunt. Fuit quoque cod. ms. in bibl. Meermanni no.
216. f. seculo XVI. scriptus.

Pag. CL. no. 89. Dubitabat quidem Montanus, num liber *de consuetudine* genuinus sit, sed laudat ipsum tanquam suum Galenus libro: *Quod animi mores corp. tem-
per. sequ.* Vol. IV. p. 768. ed. Lips. — Graece nunc primum editus est a FR. REINH. DIETZ. Lips. 1832. 8. ex
unico codice Florentino.

Pag. CLIV. In bibl. Ambros. extat cod. mst., qui an
contineat duos aut tres libros, mihi non liquet. Wigganus
de Aretaei aetate p. 10. omnes *de rem. fac. parab.* libros
non temere pro subditiis haberi statuit, cum, quae Galenus
de hoc argumento composuerit, ea suo tempore haud su-
perfuisse tradat Oribasius praef. ad Euporista. — Gu. Dinn-
dorf contendit, tertium hujus operis librum e latino ser-
mone ab homine hujus linguae prorsus ignaro translatum
fuisse, adeo barbara in eodem inveniri.

Pag. CLVI. De imperatoribus, quos Galenus, s. quisquis auctor libri de theriaca ad Pisonem fuerit, lauda-
vit, vid. Reines. *V. L. II. c.* 12. et Menagius ad Laërtii
prooem.

Pag. CLVII. De theriacis et Mithridateis commentariolus. It. ad Pamphilium de theriaca lib. Galeni. Galene Andromachi, theriaca Antiochi, antidotus Philonis. Graece lat. convers. in lat. a Joach. Camerario, adjectis et his et aliis quibusd. gr. emend. Norimb. ap. J. Petreum. S. a. 8. — Andromachi senior. antiquiss. de theriaca carmen ad imper. Neronem, recus. occasione theriacae rec. paratae. Norimb. 1754. 4. — LUD. SEPTALIUS (*animadv. et caut. med. lib.* II. *p.* 52. argumentis haud omnino levibus, judice SPRENGELIO *Gesch. d. Med. III. p.* 347., hunc librum pro supposititio habet.

Pag. CLX. no. 103. Laudat hujus libri auctor libros de curandi methodo͞, cap. 4. librum de differentiis morborum, cap. 5. de sanitate tuenda, c. eod. librum ad Thrasybulum etc. Praeter Galeni scripta meminit quoque cap. 6. Platonis sophist. et politic. et c. 6. Serapionis.

Pag. CLXII. Cod. ms. libelli de IV. anni tempest. adhuc extat in bibl. Ambrosiana.

Pag. CLXIII. no. 112. Aegid. Menagius ad Diog. Laërt. I. 27. p. 16. eximium e cod. ms. fragmentum, a Jac. Mentelio secum communicatum, protulit una cum sententia ejusdem Mentelii, qua putavit, Galenum commentarios in Hippocratis librum de nat. human. ante commentarios in Hippocratis libr. de humoribus conscripsisse, antequam in libros Thaletis περὶ τῶν ἀρχῶν incidisset. Nullos quoque dubitabat Mentelius, etiam Galeni tempore Thaletis scripta exstitisse.

Pag. CLXIV. no. 116. In bibl. Monacensi no. 105. extat cod. cujus init. Περὶ μὲν τοῦ ὑπαρκτικὴν εἶναι. Fin. ἐὰν δὲ ἀγατοποιὸς τῇ ℭ ἐπιθεωρήσῃ. Addit Hardt. in Catal. r. bibl. Bav. I. p. 565. haberi haec in edit. Basil. IV. 476. lin. 19. reliqua autem deesse.

Liber de urinis non est Galeni. Nam laudat auctor c. 3. Galenum ipsum. Th. Guidotus ad Theoph. de urinis p. 149. putat, scriptum illum librum fuisse, si quorundam de antiquitate Theophili opinio eos non fallat, non longe a Galeni temporibus, quoniam Theophilus haud pauca ex illo desumserit.

Pag. CLXVI. no 121. Inter codd. bibl. Meermann. reperiebatur no. 214. f. codex seculi XV. continens Gal. epist. de pulsu sensibili. Ibid. no. 269. cod. in 4. seculi XVI. folior. 70., qui inter alia continebat Gal. de ischiade, podagra et arthritide; it. de pulsu ad Anton.

Pag. CLXVIII. FR. GU. WALLROTH (*de ophthalmolog. vet.* Hal. 1818. 8. p. 19. huncce libellum propterea pro spurio habet, quoniam plura in illo occurrant, quae cum alibi a Galeno dictis minime congruant. Praeter Paulum, Ori-

basium et Galenum ipsum equidem nullum alium scripto-
rem nominatim citatum invenio, omnesque capite tantum
ultimo. Cum autem totum hoc caput a reliquo opere differat stili ratione, atque medicamenta contineat, quae aliis
locis commodius collocari et poterant, et debebant, cumque
denique in toto reliquo libro nullius scriptoris, nominatim
laudati auctoritate usus sit, sed tantum eos *alii*, *non nulli*
similibusque loquendi formulis indicaverit, equidem ulti-
mum caput pro panno adsuto habeo. — Laudatur cod. ms.
bibl. reg. Paris. no. 2275.

Pag. CLXIX. no. 133. Ex ipsa libri lectione satis deprehendi, ait Casiri in *bibl. Escorial. arab. hisp. to. I. p.*
285., eum Galeni non esse, sed varia complecti experimenta
medica, e Galeno, Honaino aliisque tum vetustioribus, tum
etiam recentioribus scriptoribus excerpta; in eo enim lau-
dari plures medicos, Galeno multo recentiores v. c. Ebn.
Massuia, Abu Moschar, Avicenna al. — In eadem bibliotheca arabica libri hujus versio, ab Honaino facta latet.
Num, quod in catalogo laudato proxime sequitur, Galeni
opusculum *de medicamentis certis* idem cum antecedente *de
medic. expert.* sit, non definivit Casirus, sed solum additur: An spurium, an genuinum sit, dubitatur. Spurium
Latini agnoscunt, genuinum Arabes.

Ibid. no. 135. Reinesius *V. L. p.* 528. ex hoc libro varia loca adduxit atque emendavit.

Pag. CLXX. Libri *de succedaneis* codex, teste Hardtio
in *bibl. Monac. catul. to. I. p.* 433., *no.* 69. servatur.

Pag. CLXXII. no. 141. *De virtute centaureae* libellus
in editione Veneta 1497. f. Joannis filii Serapionis Practi-
cae subjunctus reperitur. Cons. MITTARELLI *cat. bibl. monast. St. Michael. Venetiar. p.* 218.

Pag. CLXXIV. no. 18. Varias lectiones, e codd. Mo-
squens. excerptas, exhibuit Matthaei in sua Rufi editione
p. 256 — 276.

Pag. CLXXVIII. Hunc codicem, quem Bosquillon in
sua editione commentariorum III. Galeni in Hippocr. de
humor. adhibiturus erat, Coray plus semel laudat in notis
ad Hipp. de aëre, locis et aquis v. c. p. 147. ubi ipsum in
bibl. regia Paris. no. 5491. reperiri testatur.

Pag. CLXXIX. no. 8. Codex in bibl. r. Monac. *v*
231. servatur, initio carens, teste Hardt *l. c. to. II. p.* 56-.

Pag. CLXXX. no. 9. Commentarius II., III., IV. et
VI. in Hipp. epid. II. arabice adhuc extat inter cod. ara-
bicos bibl. Escorial.

Ibid. no. 11. In eadem bibliotheca commentar. VII.
et VIII. arabice adhuc supersunt.

Pag. CLXXXI. lin. ult. Veneta editio 1494 f. titulum in fronte gerit: In sentcntias Hippocratis libri, interprete Laur. Laurent. Florentino. Praeter Maittaireum vid. et Mittarellius libro saep. laud. p. 166.

Pag. CLXXXIX. In bibliotheca Senat. Lips. cod. ms. reperitur cum titulo: Πίναξ τοῦ ἰατροσοφίου. An huc pertinet? Alius cod. in bibl. Monacensi no. 551. extat, teste Hardtio. *l. c.*

Pag. CXCV. Inter libros Galeni, qui in bibliothecis adhuc latent, referendus quoque est *de podagra*, cujus cod. ms. in bibl. Monacensem ex Augustana transiit. Vid. HARDT. *l. c. to. I. p.* 551.

Pag. CXCVI. Octavus περὶ ἀποδείξεως liber citatur a Simplicio ad Aristot. physica p. 167. ed. Aldinae, ὁ θαυμάσιος Γαληνὸς ἐν ὀγδόῳ τῆς ἑαυτοῦ ἐπιδεικτίκῆς.

Codex, qui excerpta e libro Galeni *rerum naturalium* continet, servatur in bibl. Heidelberg. MLXXX. Vid. WILKENSII *Gesch. d. Heidelb. Büchersamml. p.* 297.

Pag. CCIII. lin. ult. De hoc libro vid. Wowerum *de polymathia* c. 16. initio. De Galeni peritia in arte critica cons. Maussaci *diss. crit. ad Harpocrat.* p. 399. et H. Vales. *de crit.* I. c. 22.

Scribebam Lipsiae nundinis paschalibus A. R. S. MDCCCXXXIII.

INDEX LIBRORUM

* Commentariis in Hippocratis scripta De alimento. Epidemiarum II, De humoribus uti non licet, quos falsarii saeculi XVI compilaverint.

A.

A character apud *Hippocratem* quid significet. XVII. A. 612.

AB (ἀπὸ) praepositio a Zenone sophistice usurpata. V. 246.

ABAPTISTAE terebellae, quibus utimur in calvariae fracturis. X. 447.

ABARTICULATIO apud *Hippocratem* idem quod dearticulatio. XVIII. A. 304.

ABASCANTI, medicinam facientis Lugduni remed. ad scorpiones. XIV. 177. colica. XIII. 278. Cletii potio ad tabescentes. XIII. 71.

ABDERITAE, apud eos multi fatui nati sunt. IV. 822. Heropyti casus. XVII. A. 772. Nicodemi casus. XVII. A. 775.

Abderitanae virginis casus. XVII. A. 768.

ABDOMEN, defin. X. 411 sq. XIV. 705. quomodo secandum. II. 512.

Abdominis in regiones divisio. XVII. B. 534. annulus describitur. XVIII. B. 995. inflammationes. XIV. 379. linea alba. XVIII. B. 993 sq. musculi quatuor. XVIII. B. 993. eorumque usus.XVIII.B.997. musculorum dissectio. II. 504 sq. 513. 514 sq. m. obliquus externus. II. 507. obliquus internus. II. 508. musc. rectus. II. 508. transversus. II. 509 sq. musculi unde venas accipiant. II. 810. musculi extenduntur, ubi vox editur. V. 232. musc. non solum ad excrementorum egestionem, sed ad efflationes quoque et voces edendas faciunt. II. 584. 587. partes crassiores meliores censentur, macilentae autem pravae. XVI. 244.

ad *Abdominis* refrigerium. XIV. 379. sutura gastrorrhaphia vocatur. X. 411. quomodo perficiatur. X. 416. 418. vulnerum consideratio, eorumque cura. X. 412 sq. vulnerum deligatio. X. 419.

ABIES, acopon ex ea, praeparatio. VI. 286. usus. VI. 288. resina ad acopon. VI. 288. modice tum refrigerat, tum adstringit. XI. 873. XII. 114. semen quando pulcherrimum. VI. 287.

ABLUTIONES vid. *Cataclysmata.*

ABORTUS dicuntur foetus corruptiones, quae ad quadraginta usque dies fiunt. XVII. A. 445. in aliqua foemina erat salutaris. XVII. A. 345. quando indicetur unius aut alterius gemellorum. IV. 153. Attici eum ἄμβλωσιν, *Hippocrates* ἀποφθοράν vocat. XVII. A. 799. quomodo fiat, ejusque causae. II. 183. causae variae. XVII. A. 438. XVII. A. 635. XVII. B. 838. 846. causa alimenti indigentia. XV. 366. causa alvi fluxus frequentior. XVII. B. 823. causa amphisbaena, si mulier gravida transgressa fuerit. XIV. 243. causa decoctum florum Leucoji epotum. XII. 58. causa febris oborta. XVII. B. 851. causa incauta purgatio praegnantium. XVII. B. 652. 655. efficit eum Stachys. XII. 130. causa in *Stymargi* uxore diuturna seditio. XVII. A. 324. causa tenesmus, gravidae accidens. XVIII. A. 125. causa venaesectio. XVII. B. 821. evenit, si mammae gracilescunt. IV. 178. exspectandus, si mammae in gravidis extenuentur. VIII. 437. indicant eum mammae repente extenuatae. XVII. B. 527.

Abortientium mammae gracilescunt. XVII. A. 307.

Abortum facile patiuntur praeter naturam tenues. XVII. B. 836. quando sit vere exspectandus. XVI. 374. qualibet ex causa vere fit, si hiems australis et pluviosa, ver autem siccum et aquilonium fuerit. XVII. B. 585. quanam coeli temperie adducatur. XVI. 440. provocantia remedia amblotica dicuntur. XVII. A. 799. an mulier fecerit ut cognoscatur, remed. XIV. 480. ad *Abortum* impellens cataplasma.XIV.480. ad prohibendum.XIV. 476 ff. ex *Abortu* febre ardente laborantis mulieris casus. XVII. A. 629. alius XVII. A. 634. *Abortus* uteri inflammationis causa. XVI. 180.

ad *Abrasa* optimum remedium emplastrum ex pipere album. XIII. 417. *Abrasis* utile empl. melinum *Menoeti.* XIII. 511.

ABROTONUM, non, ut *Pamphilus* putat, Romanis appellatur santonicum.

XI. 804. duae ejus species sunt.
XI. 804. herbae ejusdem facultates
et vires medicae. XI. 798. amarum
est. VI. 731. ex aceto mulso utile
in peripneumonia. XV. 858. meatus
purgat. XI. 745. cinis ejusdem omnibus ulceribus mordax est. XI. 806.
absinthio substituitur. XIX. 726. pro
sampsucho adhibetur. XIX. 742. substitui ei potest origanum. XIX. 723.
ABRUPTA quae dicantur. XVIII. B.
888.
ABSCESSERUNT, (quae) subligatione
adducantur. XVIII. B. 786.
ABSCESSUS (Abscessus singularum
partium vide sub partibus, in quibus
contingunt) definitio. VII. 715. XI.
115. significatio apud *Hippocratem*
XVII. B. 110. defin. XVIII. B. 795.
XIX. 442. ejus duplex genus est. X.
984. aut rectus est, aut obliquus
XVIII. B. 797. corpora, quae saepe
in iis reperiuntur. VII. 718. XI. 116.
boni aut mali qui sint secundum *Hippocratem*, et per quae loca abscedant.
XVII. A. 308. iis, qui trigesimum
annum non attigerunt, magis et breviori tempore contingunt. XVIII. B.
274. 280. senioribus minus. XVIII. B.
277. quando exspectandi in iis, qui
modo ex morbo surrexerunt. XVI.
285. raro fiunt iis, qui cum rigore
febricitant. XVII. A. 852. metuendus,
si quis, antequam in morbum incidat,
aliqua corporis parte laborarit. XVI.
287. hieme magis contingunt. XVIII.
B. 283. in iis contentorum differentiae.
X. 984. in eo pulsum cum dolore
sentimus. VIII. 75. in *abscessu*
animadvertendum quo, unde et quamobrem. XVII. A. 927. in quosnam
varios locos fiant. VII. 738 sq. tempora tria *Hippocrates* accipere videtur. XVI. 286. optimus, qui in ventrem fit. VII. 738. quinam optimi.
XVIII. B. 216. quinam meliores,
quique pravi. XVI. 247. qui foras
aperiuntur, leviores, quam qui intus.
XVIII. B. 102. per effluxum qui fiunt,
meliores, per decubitum pejores sunt.
XVII. A. 217. in superioribus partibus cur ut plurimum sint difficiliores. XVI. 284. qui in partes infra
umbilicum decumbunt, bonos, qui
supra, non bonos *Hippocrates* dicit.
XVI. 285. in inferioribus corporis
partibus meliores esse *Hippocrates*
dicit. XVII. A. 924. in superioribus
difficiliores. XVII. A. 925. pravus,

qui sub peritonaeum. VII. 738. quando sit in pectoris pulmonisque morbis secundum *Hippocratem* exspectandus. XVII. A. 933. 934. 938.
Abscessus.
Causae. — Fiunt ex quorundam
humorum aut spirituum vaporosorum
abundantia. XI. 116. fiunt etiam ab
humoribus colliquatione, animi affectionibus. XVI. 287. causa incoctorum humorum copia. XVII. A. 131.
quandonam faciat dysenteria sedata.
XV. 859. etiam tusses excitant.
XVI. 286.
Prognosis. — Eruptio, praesertim
in ventrem, stomachum aut thoracem
vires frangit. XI. 49. in *abscessus*
malos cruda se vertunt. XVI. 72. ruptura quo die contingat. IX. 890.
multorum soboles tussis. XVII. A. 331.
in articulis quando sit secundum *Hippocratem* exspectandus. XVII. A. 930sq.
ad articulum aliquem quando sint in
febre exspectandi XVIII. B. 272. 276.
et quibusnam ii potissimum superveniant. XVIII. B. 274. ad articulum
in longa febre salutariter affecto aegro. XVIII. B. 272. ad aures futuros criticos color faciei qualis secundum quosdam significat. XVI. 8. post
aures quando sit secundum *Hippocratem* exspectandus. XVI. 833. circa
aures quando in febribus oriantur. XV.
812. post aures quibus fiunt, quales
urinae sint vitiosae. XVI. 816. circa
aures ex pulmonis morbis quibus fiunt,
evadunt. IX. 756. circa aures pulmonum inflammationem judicant. XVI.
464. post aures indicant capitis dolores cum comate, surditate. XVI. 838.
ad aures facti peripneumoniam tollunt. XVIII. B. 209. quomodo hi sint
praevidendi. XVIII. B. 210. 214. post
aures evacuant tussiculae. XVI. 837.
circa aures fiunt in febribus laboriosis. XVII. B. 765. post aures sanant
ciceres. XI. 877. circa collum crisin
constituunt in causo notho. XV. 758 sq.
in contextu, qui. XIX. 445. ad crura in peripneumonicis utiles. XVIII.
B. 215. quid accidat, sin hi dispareant.
XVIII. B. 218. in crure observati
sunt ex usu cantharidum. XV. 913.
secundum dentes *Hippocrates* commemorat in pestilenti constitutione. XVII.
A. 677.
Diagnosis. (XI. 117.) Ad diaphragmatis regionem futurum qualis indicet urina. XIX. 610. infra diaphra-

gma ex urina dijudicandi. V. 142. sub diaphragmate exspectandus, quando quis urinam mejat tenuem ac crudam tempore multo. IX. 758. in regionibus infra septum transversum quibusnam secundum *Hippocratem* sit exspectandus. XVII. A. 536. quando in febribus a lassitudine sint exspectandi. XVI. 486. exspectandi in febribus continuis, non in intermittentibus. XVIII. B. 277. cur in febribus maxime ad articulos fiant, et maxillas. XVI. 282. ad inferiores partes quando sit in febribus exspectandus. XVIII. B. 259. in febribus ad articulos quando sint exspectandi. XVII. B. 697. 699. quandonam etiam in infernis partibus fiant in febribus. XVI. 283. ex febre hieme magis contingunt, tardius cessant et minus recurrunt. XVIII. B. 283. in febre, qui eam non solvunt, diuturnitatem significant. XVII. B. 730. quando febres quartanas sequatur. XVII. B. 124. furentes mitigat cyzicenum *Herae*. XIII. 815. in infernis partibus talem fieri, calor pedum indicat. XVI. 283. obortum inter musc. transversos et obliquos *Galenus* ex colore cognovit. XVI. 451. in peripneumonia si dispareat, quid accidat. XVIII. B. 218. quum ventrem vexat, somnus noxius est. XVI. 165. malignus mortis causa in *Cencone*. XVII. A. 322 sq. suppurantes rigoris causae. XVII. B. 58. criticus. XV. 605. critici quando in febribus exspectandi. IX. 753. critici post aures futuri signa. XVI. 229. nonnunquam judicant morbos acutos. XV. 844 sq. judicant febres singultuosas. XV. 846. per *abscessum* judicatio quando praesagienda ex pulsu. IX. 429. judicat causum secundum *Hippocratem*; sed rarissime hoc fit. XV. 750. per *abscessum* quales ut plurimum judicentur morbi. XVIII. B. 160.

Cura. (XI. 117 sq.) Cura quomodo a cura sinuum differat. XVIII. B. 805. non sunt temere sanandi. XVII. B. 110. liberat urina multa, crassa et alba. XIX. 611. ne in scirrhum abeat, cura. XI. 122. prohibet emplastrum *Chalcidei*. XIII. 803. maturantia remedia XI. 118. 123. adiantum. XI. 812. aegyptia *Andromachi*. XIII. 643. emplastrum barbarum *Herae* nigrum. XIII. 557. expressorium emplastrum. XIII. 932. emplastrum fuscum Ae-

gyptium. XIII. 899. emplastrum *Hicesii*. XIII. 787. emplastrum Pamphilion. XIII. 447. ad *abscessus* non omnes, verum ad mediocres in teneris, mulieribus, pueris et senibus commendatur emplastrum ex pipere album. XIII. 418. emplastrum sacrum. XIII. 778. medetur iis mentha. XIV. 543. mentha cum polenta. XI. 883. in filio Pisonis theriaca sanavit. XIV. 219. calidis impositus, concoquere potest sanguis ursinus. XII. 262. cura eorum, qui in alto corporis consistunt. X. 985. ad *abscessus* in alto corporis obortos malagma Lucii. XIII. 969. ad *abscessus* circa genu emplastrum Attalici album. XIII. 423. *abscessus* in spatio intercostali cura chirurgica. XIV. 786. internos sine dolore discutiens emplastrum. XIII. 507. ad *abscessus* internos potio. XIII. 65. ad internos thespiana *Appollonii*. XIII. 67. internos disrumpit thlaspi semen epotum. XI. 886. ad *abscessus* in mammis isis. XIII. 774. ad *abscessus* occultos thespesiana confectio. XIII. 99. ad *abscessus* particulares emplastrum attrahens album. XIII. 933. emplastrum attrahens *Andromachi*. XIII. 935. *abscessus* in profundo sanat malagma e baccis lauri. XIII. 259. ad *abscessus* profundos malagma *Dioscoridis*. XIII. 968.

Cura chirurgica. — *Abscessus* quomodo aperiendus. X. 886. XIV. 781. deligationis ratio in iis servanda. XVIII. A. 781. scarificationis usus, si cutis admodum sit intenta. XI. 119.

ABSINTHIUM. Species ejusdem tres distinguendae sunt. XI. 804. facultates et usus medicus. XI. 798 sq. 805. facultas duplex. X. 789. vires. VI. 426. ejus, et succi facultates medicae. XI. 844. amarum est. VI. 731. non solum amarum est, sed et astringit. XI. 690. necat ascarides. X. 1021. adversissimum iis, qui humorem pituitosum in ventre habent. VI. 428. intus repurgare cur possit, extus non. XI. 744. gratum stomacho et amicum. XI. 801. ejusdem decoctum ad alvi fluxum. X. 572. portio cum melle dulcamarum saporem habet. XI. 586. cum aceto ad fungos venenatos. XIV. 140. in oleo coctum quibusnam utile et quibus non. X. 961. cum vino, castorio et ruta ad ixiam epotam. XIV. 140. substi-

tuitur ei abrotonum. XIX. 726. substitui potest amygdalis amaris. XIX.
724. pro polytricho eo uti potest.
XIX. 740. *absinthii* pontici descriptio. X. 790. pontici facultates et
usus. X. 789 sq.

ABSTERGENTIA MEDICAMENTA.XIII.
499. aeris squama. XIII. 663. aerugo. XII. 218. alisma s. damasonium. XI. 861. amara. XI. 683.
aphronitrum. XII. 213. arnoglossum
(plantago). XI. 839. asparagus myacanthinus s. petraeus. XI. 841. vehementer astaphis agrestis. XI. 842.
semen atriplicis. XI. 843. caries lignorum. XII. 118. chamaepitys. XII.
155. crethmon. XII. 44. radix dipsaci. XI. 864. ficus. VI. 571. bulbus sativus. XI. 851. ciceres. VI. 533.
gallium. XI. 856. helxine. XI. 874.
lampsana. XII. 56. myrrha. XII. 127.
pepones. VI. 564. populus alba. XII.
59. rhu. XI. 574. salsa amara. XI.
453. tamarix. XII. 80. vitis albae
radix. XI. 826.

ABSTINENTIA, morbi (ex-) cura.
XIV. 731.

ABURNIO *Valenti* praeparatum acopon polyteles. XIII. 1027.

ACACIA. Ejusdem fructus et succi
et totius plantae facultates. XI. 814.
ad haemorrhagias utilitas. X. 329.
ad ulcera interna. X. 298. *Acaciae*
succus pro hypocystidis succo. XIX.
745. succus pro hypocystide. XIX.
745. pro *acacia* adhibetur lentisci
succus. XIX. 723.

ACACII compositio ad sanguinis rejectionem. XIII. 79.

ACADEMICI quamnam argumentationem in utramque partem vocent.
I. 40.

ACALEPHE vid. *Urtica.*

ACANTHUS, foliorum et radicis vires medicae. XI. 818. alii melamphyllum aut paederota vocant. XI.
818. siliqua substituitur spinae. XIX.
723. aegyptia, ejus facultates medicae. XI. 819. quidam arabicam vocant. XI. 819. albae, radicis et seminis facultates medicae. XI. 819.
radicis vires medicae. XI. 818. semen pro lychnide. XIX. 735. semen,
substitui ei potest lychnidis semen. XIX.
723.

in ACCENTU sophismata quae? XIV.
583.

ACCESSIO *febris*, confer. FEBRIS,
PAROXYSMUS, CIRCUITUS. *Accessiones*

et constitutiones morbi ostendunt et
anni tempora et circuituum invicem
incrementa. IX. 560. in *accessionibus* abstinendum. VII. 426. per circuitus repetentibus nec cibos dare nec
cogere oportet. XVI. 250. *accessionum* repetitiones. VII. 483.

ACCESSUS *maris*, vide MARE.

ACCIPITER in susino unguento coctus habetudini oculorum medetur.
XIV. 242. *accipitres* feroces ossa dura et densa habent. III. 926. *accipi-
tris* stercus ob nimiam acrimoniam inutile. XII. 305. *accipiter* fascia. XVIII.
A. 777.

ACCLAVE scapulae acromion est. II.
766.

ACCRETIONIS motus qualis. XIX.
247.

ACERBUM, defin. XI. 453. ab austero intensione duntaxat diversum.
XI. 452. vocatur, quod intense austerum est. X. 298. Graecis quid sit.
XIII. 698. definitio secundum *Platonem.* XI. 446. i. q. austerum. VI.
475. exolutum austerum est. XI. 647.
magis adstringit quam austerum VIII.
114. terreum cum sit et frigidum,
triplici ratione exolvitur. XI. 647.
quomodo acquirat dulcedinem, austerum evadat, acescat, et in pingue-
dinem cum dulcedine abeat. XI. 647.
acerba quomodo ab austeris diversa.
VI. 595. injucunda sunt. VIII. 114.
crassarum partium esse unde cognoscatur. XI. 639. nutrire nequeunt.
XI. 670. et austera adstringere dicuntur. XI. 639. *acerba remedia* sunt:
arbuti fructus. XI. 648. hedera. XII.
29. mespilum. XI. 876. phyllitis.
XII. 152.

ACERBITAS a frigido vincente perficitur. XI. 655.

ACERUM emplastrum *Galeni.* XIII.
759.

ACESIS emplastrum. XIII. 442.

ACETABULA idem quod COTYLE-
DONES. — uteri secundum *Praxagoram*
sunt oscula venarum ad uterum accedentium. II. 906. (vasorum orificia)
mucore sunt plena in iis, quae bimestres aut trimestres abortiunt. IV. 233.

Acetabulum. XIX. 769. mensura et
pondere quantum. XIX. 779. quantum pendeat. XIX. 763. quot contineat cyathos XIX. 760. habet ses-
quicyathum. XIX. 753. XIX. 774.
quot uncias. XIX. 763. XIX. 776.
italicum quantum pendeat. XIX. 766.

olei. XIX. 777. mellis. XIX. 778.
acetabulum ossium, definitio. II. 736.
acetabula pelvis. II. 772. cur non ibi
sint posita, ubi tuber femoris. III.
213. veterinariorum. XIX. 772.

ACETUM non acidum tantum, sed
et acris quidam sapor ei permixtus
est. XI. 631. cum acrimonia est. XI.
667. adstringentem facultatem habere
Lycus contendit, sed false. XVIII. A.
220. nec summe calidum nec summe
frigidum est. XI. 421. quidam ita
calidum dicunt, ut cauterio ipsum as-
similarint. XI. 415. admixtam aliquam caliditatem habet. X. 701. un-
denam quibusdam obscurae caliditatis
sensus oboriatur. XI. 426. frigidum
quidem est, sed quendam etiam obtinet calorem. XI. 417. alii frigidum,
alii calidum esse statuunt. XI. 413.
argumentum, quod aliqui ejus caliditatis maximum putant. XI. 419. quidam e contrario nive frigidius pro-
nuntiant. XI. 420. non calefacere
extremum, sed refrigerare videtur.
XI. 416. cerato simplici admistu.n,
longe frigidius illud reddit. XI. 439.
in *aceto*, quod faecis ad instar est,
caloris est particeps, quod tenue,
frigoris. XI. 414. qua ratione neutrum dici possit. XI. 422. similiter
odoratum et gustum movet. XI. 697.
corpora, quae contingit, siccat. X. 701.
cur mox sitim augeat, mox sedet. XI.
437. tenuium partium, refrigerato-
rium et exsiccatorium est. XI. 428.
num, quod mordax sit, tenuium etiam
partium sit et calidum, quemadmodum quidam statuunt. XI. 425. non
modo tenuium partium est, sed etiam
non mediocrem reprimendi vim obtinet. X. 799. in terram effusum, fervet. XVI. 661. — et uvae acerbae succus diversis viribus constant. XI. 657.
succo acerbae uvae tenuius est. XI.
657. mulieribus cur magis quam viris adversetur. XV. 693. vini caliditatem perdidit et ex putredine
aliam adeptum est. XI. 629. quidam
vinum mortuum asserunt. XI. 413.
ejus vires medicae. XII. 90. acor picrocholis magis, quam melancholicis
conducit. XV. 692. quid in calidis-
simis et frigidissimis affectibus efficere queat. XI. 418. ardorem restin-
guit ab illita thapsia effectum. XI.
418. cum oleo rosaceo aurium inflammationi praesens est remedium.
I. 91. utile in omnibus febribus ar-

dentibus. XI. 437. acerrimum cum
muria ad hirudines devoratos. XIV.
143. ad lactis grumos. XIV. 142.
iis, qui naturam sortiti sunt melancholicam, adversissimum. XI. 438.
nervos laedit. XV. 694. cum rosaceo oculis inflammatis non convenit.
X. 905. picrocholis utilissimum. XI.
438. calidum ad sanguinem taurinum
potum. XIV. 143. ad scirrhos discutiendos, praesertim tendinum et ligamentorum. X. 958. ex aqua ad sitim
ex caliditate ortam. XVI. 173. ad
stomachi resupinitatem quando utile.
XIII. 141. glutinosos succos disse-
cat et contra thapsiam adhibetur. XVII.
B. 336.

ACETUM mulsum vid. OXYMEL. scillitici confectio. XIV. 567. vires. XIV.
568. scilliticum prodest in orthopnoea et asthmate. XIII. 111. scilliticum ad hysteriam. XIII. 320 scilliticum urinam movet. XI. 749.

ACHARISTUM remedium ad epiphoras. XII. 749.

ACHATES pro onychite. XIX. 734.
pro eo sardonyx. XIX. 735.

ACHERDUS frutex sylvestris. V. 619.
Acherdi fructus parum nutriunt et
pravi succi sunt. VI. 621.

ACHILLAE pastillus. XIII. 834.

ACHILLEA sideritis, ejus vires. XII.
121.

ACHILLES heros. V. 15. absolute
bonae habitudinis erat. IV. 751. et
absolute formosus. IV. 752. Ajace
major. VIII. 843. *Achillis* compunctoris anodynum. XIII. 90. tendo ossi
calcis inseritur. XVIII. B. 448. 451.
tendo unde originem habeat. XVIII.
B. 448. 451. tendo, ubi inflammatur,
nervorum distentionem gignit. XVIII.
B. 449.

ACHLIS, definitio. XIV. 774. XVI.
609. haud raro in febribus accidit.
XVI. 609.

ACHORES CAPITIS, quid sint, et
unde proprio nomine insigniantur. XII.
463 sq. qualis sit morbus. XIV.
397. e genere sunt tumorum praeter naturam. XV. 348. manan-
tia cutis capitis ulcera sunt. XIV.
323. parvum est in cute capi-
tis ulcus. VII. 728. *Causae*. XII. 464.
pituitae salsae et nitrosae soboles sunt.
VII. 728. ortum ab excrementoso
humore ducunt. XIV. 323. causa humorum fluxus. VII. 22.

Medendi methodus. XII. 464.

Remedia ad eos facientia. XIV. 397. remedia parabilia. XIV. 323. quae Apollonius in primo facile parabilium ad eos praescripserit. XII. 475. iisdem medendi methodus Archigenis. XII. 468—470. eorundem remediorum Galeni examen criticum. 470. balanus myristica. XI. 846. medicamenta, a Cleopatra in libro de ornatu descripta. XII. 492. quae *Crito* scripserit. XII. 483. et quidem, ad achores recentes medicamenta. XII. 484. — quando circumtusa cutis est, et ob id molestiae exoriuntur. XII. 485. — ubi affectio inveterata est. XII. 486. quando haec remedia recensita dolorem inferunt. XII. 487. in declinatione affectus. XII. 489. — *Democratica* compositio ad achores humidos et inveteratos. XII. 486. aliud diasmyrnum vocatum. XII. 489. emplastrum Pamphilion. XIII. 447. compositio pinguis. XIII. 310. *Galeni* medendi ratio. XII. 471 sq. Leuce emplastrum album. XII. 483. sanantur radice Lilii quidem, sed addenda sunt alia medicamenta. XII. 46. decoctum lupini. XI. 885. Melinum *Hygieni.* XII. 488. Melinum *Leuci* emplastrum, quod omnem fluxum resiccat. XII. 488. Smegma compositum. XII. 489. quae *Soranus* tum in quarto de medicina, tum in unico medendi libro, quem monobiblum inscripsit, medicamenta tradidit. XII. 493—495. Thebaei emplastrum. XII. 489. urina humana. XII. 285. methodus medendi si quando inflammati simul et dolentes sunt. XII. 467. discutiendi modi. XVII. A. 902.

ACHRADES pyra sylvestria sunt. XI. 834.

ACIA (*ῥομή*) quid sit. XVIII. B. 741.

ACIDA, definitio. XI. 453. fermentandi vim obtinent. XI. 453. simul et dulcia tenuiora quidem sunt, quam acerba, sed refrigerant. XI. 670. linguam mordicant. XI. 678. tenuium partium esse unde cognoscatur. XI. 639. succos crassos incidunt. VI. 596. nutrire nequeunt. XI. 670.

ACIDITAS num a calore oriatur. XI. 661. a calore mutante generatur. XI. 666. in saporibus unde nascatur. XI. 665.

ACIDUM, definitio secundum *Plato-*

nem. XI. 447. imperfectius et frigidius esse unde colligatur. XI. 657. quod tantum est, refrigerat. XI. 631. ructantibus betonica auxilio est. XII. 24. tenue et frigidum est. XI. 785. terrae inest. XV. 79.

ACIEM oculorum, ab humorum crassitie obtusam, emendat succus Libanotidum. XII. 61.

ACINI semina sunt uvae, vitis fructus. VI. 556. *acinis* multum ardoris ex solari calore inest. XI. 654. *acinos* non concoquit ventriculus. VIII. 36.

ACME quid Graecis sit. Vid. *Morborum* stadia.

ACONITUM, ejus facultates. XI. 820. septicum est. XI. 756. substituenda remedia. XIX. 724. venenum est. XVII. B. 337. ad *aconitum* antidota. XIV. 139. lac. XII. 269. theriaca galene dicta. XIV. 33.

ACONTIAS serpens morsu interimit. XIV. 234.

ACOPA et ACOPON quaenam vocentur remedia. XIII. 1005. remedia qualia sint. XIII. 1007 sq. quondam medicamentorum facultatem, postea consistentiam significavit, indeque ortae differentiae. XIII. 1006. apud veteres omnia consistentiae liquidae erant. XIII. 1007. ex abiete, praeparatio. VI. 286. usus. VI. 288. quod ex abietis semine componitur, usus ad lassitudines et cutis densitatem. VI. 221. quae Andromachus scripserit. XIII. 1032. ut *Antimachus.* XIII. 1034. ut *Aphrodas.* XIII. 1035. ex collectaneis *Aphrodisei.* XIII. 1013. compositum *Aquiliae Secundillae.* XIII. 1031. Ascuntianum inscriptum. XIII. 1015. *Asphalarthesii.* XIII. 1035. barbaricum ex euphorbio. XIII. 1035. *Bassi,* quo ipse usus est, quum nervorum resolutione tentaretur. XIII. 1017. quo *Bassus* usus est, longo tempore paralysi infestatus. XIII. 1018. *Bassi* Stoici. XIII. 1033. bonum. XIII. 1032. calefaciens, ut *Castus* ad diuturnos affectus et convulsiones. XIII. 1037. ex castoreo. XIII. 1018. chloracopon, h. e. acopon viride. XIII. 1016. Flavii Clementis, quo homines toto corpore distorti a podagra chiragraque adeo convaluerunt, ut citra noxam obambularent. XIII. 1026. ad coxarum dolores. XIII. 1047. a *Democrate* scripta. XIII. 1047. diaphrynon i. e. ex rubetis ranis, quo

usus vir Xysticus, i. e. jaculator. XIII.
1023. ad diuturnos affectus. XIII.
1016. foetidum. XIII. 1014. XIII.
1034. *Glyti* ut *Philoxenus* grammaticus. XIII. 1036. *Halici.* XIII. 1025.
aliud 1026. quae scripsit *Heras.* XIII.
1045. ad vehementes lassitudinum
affectus et nervorum contractiones.
XIII. 1015. ad lassitudinum molestias
Themisonis. XIII. 1009. Lexopyreton
h. e. febrem sistens. XIII. 1013. bonum est malagma *Lucii* irino, vel
cyprino vel laurino solutum. XIII.
969. quod ex melle inscribitur. XIII.
1012. quo usus est *Menius Rufus.*
XIII. 1010. metasyncriticum. XIII.
1029. Neapolitae. XIII. 1020. Neapolitae, quod *Agrippae* compositum
fuit. XIII. 1030. ad omnem nervorum ex consensu dolorem. XIII. 1014.
Domitio Nigrino compositum. XIII.
1021. Orionis pexoris bonum. XIII.
1038. Orphito compositum, quo usus
thoracis affectu molesto et jam inveterato liberatus est. XIII. 1030. parabile passis. XIII. 1052. ad paralyticos. XIII. 1045. a *Philocle* acceptum. XIII. 1034. Pompeji Sabini,
polyteles i. e. pretiosum inscriptum.
XIII. 1027. ex populo. XIII. 1022.
Quadrati. XIII. 1034. ex sampsucho.
XIII. 1034. tetramyron i. e. ex quatuor unguentis confectum. XIII. 1013.
viridacopon. XIII. 1050. viride ut
Clemens Sertorius XIII. 1037. viride
ad ischiadas et nervorum resolutionem. XIII. 1046. viride *Halici.* XIII.
1032.

Acorus, radicis vires et usus medicus. XI. 819 sq. radix ad gangraenam. XI. 138. urinam ducit. XI.
747. XIX. 695. in hysteria. XVI.
181. substituitur ei Asari radix. XIX.
724. amomo substitui potest. XIX.
725. pro lilio. XIX. 733.

Acria, definitio. XI. 453. definitio secundum *Platonem.* XI. 447.
quaenam. XI. 680. eorum ut ciborum usus. XI. 680. medicamenta
quaenam. XII. 160. eorum vires generales. XII. 161. quomodo ab amaris differant. XI. 685. acrium et amarorum med. discrimen. XIII. 769.
calidiora sunt, quam amara. XI. 670.
acrium facultates. XI. 684. omnia
calida sunt. XI. 682. omnia calefaciunt. XV. 457. exacte calida sunt.
XI. 684. ignea sunt. XI. 785. aquam,
in qua coquuntur, acrem efficiunt. VI.

732. exiguum alimentum praebent,
soluta acrimonia. VI. 591. corpus
parcius nutriunt. VI. 651. non linguam solum mordicant, sed et religuam carnem. XI. 679. succos crassos incidunt. VI. 596. et odoratum
movent. XI. 697. in causo adhibere
Hippocrates interdicit. XV. 747.
acrium medicamentorum in morbis
oculorum usus. XII. 700.

Acrimonia humorum partes exasperantur. VII. 33. ad excretionem
stimulat. XVI. 50. tenuis et calidi
humoris causa lassitudinis ulcerosae.
VI. 237. ejus motus. VI. 239. vini
est cum calore manifesto. XIV. 14.
acrimoniae succorum causae. VI. 243 sq.
cura. VI. 245. (confer Succi.)

Acrisiae duplex significatio apud
Hippocratem. XVII. A. 144.

Acrochirismi brachiorum et manuum sunt exercitia. VI. 146.

Acrochordones, definitio. XIX.
444. quidam ore sanabat. X. 1011.
detrahit batrachium. XI. 849. caules
Chamaesyces teneriores ut cataplasma
admoti, quique ex eis profluit liquor,
auferunt. XII. 155. ad *acrochordonas* lacertarum caput. XII. 334. stercus ovillum. XII. 302. fugant Tithymalli. XII. 142. cura chirurgica.
XIV. 791.

Acromion scapulae. II. 766. os
cartilaginosum est. XVIII. A. 400.
ejus utilitas. IV. 122. est ligamentum juguli cum lato scapularum osse.
XVIII. A. 398. avulsio quibus signis
se prodat. XVIII. A. 398. avulsio
quomodo curetur. XVIII. A. 399.
avulsum vi comprimimus et cogimus.
XVIII. B. 794. avulsionem ipse *Galenus* passus est. XVIII. A. 401 sq.

Acron Agrigentinus sectae empiricae auctor dicitur. XIV. 683.

Actaeum mel, atticum est. XIV.
82.

Actio, definitio. II. 7. VII. 46.
motus est activus. IV. 347. X. 45.
87. est motus agentis. VII. 44. agentis ad rem patientem motus est. VII.
525. motus est efficiens. V. 506.
motus est naturalis. V. 507. omnis
duplicis generis est. I. 235. quibusnam tum partibus organicis tum simplicibus compleatur. I. 235. quid
Galeno sit. II. 7. cuique parti propria. II. 14. *actionis* causa est facultas. II. 9. multi calido et frigido
eam tribuunt. II. 8. partis quomodo

ab ejus usu differat. IV. 346. laesa locum affectum denotat. VIII. 44 sq.

Actiones veteres motus activos vocant. X. 89. animales et naturales sunt. VII. 55. animalium differentiae. VII. 55. animales intemperies frigida torpidas reddit. VIII. 161. animales negligunt insani. VII. 790. nonnunquam et motus dicuntur. V. 511. laesas spectantia symptomata, eorumque causae. VII. 231. laesiones, symptomata inde oriunda. VII. 55. principes quae? I. 322. voluntariae quae. VII. 585.

Actionem quidam calido et frigido tribuunt, ut *Aristoteles*, et siccum et humidum iis subjiciunt. II. 8.

Actionum imbecillitas, sine vasorum evacuatione, malum. XVI. 597. noxa locum affectum ostendit. XVI. 116. perfectio corporis bonum absolutissimum est. V. 832. robur, definitio. V. 832. sensilium integritas et vitium signum temperamenti praebet. I. 319. vigor facultatis robur efficit. VII. 545.

Actis i. q. **Sambucus**. XI. 820.

Acu (ab) vulnera quid exigant in curatione. X. 386 sq.

Acuformis processus vid. **Styloides**. II. 745.

Aculeos educit malagma *Andreae*. XIII. 343. et stipites ex alto extrahere fertur cannae radix. XII. 7. extrahit emplastrum ex dictamno sacrum. XIII. 804. emplastrum *Hicesii*. XIII. 788. educit emplastrum sacrum. XIII. 778. emplastrum Serapionis. XIII. 883. isis viridis. XIII. 794.

Acyli glandibus magis sunt acerbae. VI. 779. confer **Ilicis** glandes.

Adamantius commemoratur. XIX. 755.

Adamas in halitum solvi nequit. X. 657.

Adapertio meatuum interdum prodest, interdum nocet. XVI. 192.

Adarce vel *Adarcion*, ejus vires et usus medicus. XII. 370.

Ἀδάξασθαι quid significet apud *Hippocratem*. XIX. 70.

Aden, definitio. XIX. 443. confer. **Glandula**.

Ἀδηνέως quid significet apud *Hippocratem*. XIX. 70.

Adeps (adipes variorum animalium vid. sub animalibus, unde sumuntur) similaris pars est. XV. 8. humidis-

sima. I. 599. mitigans est. XI. 495. non dolet. I. 249. sensus expers. VII. 531. cerebro humidior est. I. 570. circa jecur, arterias, venas, cor etc. cur non exoriatur. I. 570. pauci nutrimenti est. VI. 679. coctorum ciborum secundum *Sabinum* alimentum est nostrae naturae. XVII. A. 745. non eandem facultatem obtinet, sed pro animalis temperatura differt. XIII. 949. ex habitus frigiditate semper gignitur. I. 607. itemque ex humiditate. I. 610. ejus vires et usus. XII. 323. quomodo differat a sevo. XII. 324. inveteratae facultates. XII. 328. vetus discutit. XIII. 696. vetustate acrior et siccior evadit. XI. 738. omnium agrestium animalium acrior est et siccior, quam domesticorum. XI. 734.

Adipis colliquationis indicium urina pinguis est. XVIII. A. 135. *adipis* totius corporis colliquationem indicat urina elaeochroa. XIX. 588. *adipem* minuunt exercitationes. XVII. B. 8. *adipes* emolliunt. XI. 105. *adipes* sibi invicem substituuntur. XIX. 743.

Adhaesio alimenti, agglutinatio ejus est. VII. 256.

Adiantum. Facultates ejus medicae. XI. 812. aquas vitiat. XVI. 363. quidam *Polytrichum* vocant. XIV. 503. *Adianti* decoctum lapides conterit. XIX. 694.

Adiapneustia. X. 769.

Adiposi quali victu uti debeant. XVII. B. 12. fiunt temperamento humido et frigido praediti. I. 626.

Adipositatis causae. I. 606.

Adipsum, i. e. sitim extinguens Asclepiadis remedium. XIII. 145.

Adolescens vulnere in alterum anteriorem cerebri ventriculum accepto superstes mansit. III. 664. *Adolescentis*, in quo implicatio tertianae febris cum quotidiana continua erat, historia. VII. 355. cura, qui ex refrigeratis spiritus instrumentis tussim sibi conciliaverat, et sanguinem respuebat. X. 371. historia, qui in primo articulo medii digiti dextrae manus tendinem ex contusione putrescentem habebat. XIII. 574. cura, 377. historia, qui in pancratio digitum indicem morsus erat, et tam male se habuit ex usu emplastri albi ex pipere, ut in periculo esset, ne pars tota morsa putresceret. XIII. 418. casus cum febre proluviem rubicundam non paucam secernens. XVI. 623. in mendacium foro decumbentis, et febre ardente correpti casus. XVII. A. 614. phrenitici casus. XVII. A. 790. *adolescentes* cur sint calidi. XVII. A. 54. alimenta sumunt, ut incrementum capiant. XV. 396. in iis sanguis exuberat. XIX. 374. copiose sanguinem generant, et quali cum effectu. XIX. 489. genuinae eorum partes magis sunt humidae. XI. 396. eorum aetas in optimo temperamento consistit. XV. 187. pituitosi cur facile tenesmo corripiantur. XVII. A. 350. *adolescentibus* familiares morbi. V. 695.

ADOLESCENTIA. Definitio. XIX. 374. est ab anno decimo octavo usque ad vigesimum quintum. XVII. B. 794. *adolescentiae* temperamentum quale. XIX. 374. calida et humida est. XIX. 489. calida est et sanguinis copiosi. IV. 810. temperies in ea optima est. VI. 387. ad omnem voluntate susceptam actionem est aptissima. IV. 26. quibus caro humidissima, iis senilis aetas impense sicca. VI. 396.

ADRASTAE lex. III. 466.

ADRIANUM vinum vid. *Vinum* adrianum.

ADRIANUS imperator stilum in cujusdam famuli oculum iracundia ductus intrusit. V. 17.

ADSCENSUS in febribus intermitt. VII. 421. *adscensum* morborum quidam incrementum vocant. VII. 411.

ADSPECTUS morbi futuri nota. XVI. 224. quomodo se habeat in phrenitide et tabe. XVI. 553.

ADSTRICTIO, ejus ex methodicorum mente definitio. I. 80. cura ibid. ex mente Methodicorum definitio. I. 182. natura ejusdem quae. XI. 595. est meatuum cutis vitium, quo transmitti supervacua prohibentur. VI. 218. differentiae ejusdem. VI. 848. non omnis vocari potest corporis aut densatio aut retentio. I. 177. in glutinantibus substantiis est. XI. 851. *astrictiones* calorem animalem augent. VII. 5.

Adstringendi vim habet frictio dura. VI. 93.

ADSTRINGENS quod appellatur, acerbi et austeri commune genus est. VI. 475. a veteribus austerum vocatur. XI. 448. terrestre et frigidum est. XI. 785.

ADSTRINGENTIA *medicamenta* quaenam (conf. *Medicamenta* adstringentia.) XII. 160. eorum vires generales. XII. 161. XIII. 698. differentiae sunt austerum et acerbum. VI. 778. non semper, ut volunt Methodici, ab initio statim morborum in usum sunt vocanda. I. 218. quidam calida dicunt. XI. 412. in quibusdam alvum dejiciunt. VI. 411. num alvum subducant, quemadmodum quidam putaverunt. VI. 598. retinent excrementorum dejectiones per alvum. X. 547. cohibent alvi dejectionem. VI. 596. eorum usus in morbis oculorum. XII. 701. scirrhos procreare solent. XIII. 993. faciunt ad ventriculi oris et hepatis inflammationes. XIII. 117. in quibusnam ventriculi et abdominis morbis sint utilia. XIII. 132. valent ad ventriculi resupinitatem, quae non ex humiditate fit. XIII. 141. ventriculi os roborant. VI. 411.

Adstringentia remedia singula. adstringit absinthium. XI. 844. aeris squama. XI. 576. 641. XII. 223. XIII. 568. aerugo. XII. 218. aes ustum. X. 927. aloë. XI. 822. alumen. XI. 661. amomum. XI. 828. aphace. XI. 843. aspalathus. XI. 840. astaphis uva. XI. 842. radices astragali. XI. 841. atramentum sutorium. XI. 591. balanus myrepsica. XI. 845. cortex balani myristicae. XI. 846. balaustium. XI. 847. nonnihil bardana. XI. 837. brassica. XI. 575. britanicae herbae folia. XI. 854. nonnihil bromus. XI. 855. caries lignorum. XII. 118. caseus. XV. 873. chalcanthus. X. 926. XI. 641. cinis lignorum. XII. 138. crocus. XII. 48. cupressi resina. XII. 52. cynosbatus. XII. 52. paullulum dracontium. XI. 864. elatine. XI. 873. ephemerum. XI. 879. eupatorium. XI. 879. vehementius quam quercus fagus et ilex. XI. 866. galla. XI. 591. 632. gallinae jus. XII. 361. gingidium. XI. 856. cum quadam insuavitate glaucium. XI. 857. leviter glicyrrhizae radix ejusque succus. XI. 858. folia gnaphalii. XI. 861. hemionitis. XI. 884. cum amarore hippuris. XI. 889. moderate ladanum. XII. 28. lapathi semen. XII. 56. mori fructus immaturi. XII. 78. nonnihil cortex radicis lauri. XI. 863. lysimachios. XII. 64. macer. XII. 66. manna. X. 322. mastiche. XII. 68. malum granatum. XI. 441. invalide muscus. XI. 855. myrtus.

XII. 81. myrti fructus. VI. 592. nardus. X. 573. oleae rami. XI. 868. paullulum oleum amygdalinum. XI. 871. hispanum. X. 790. X. 822. histricum. X. 791. 822. lentiscinum. XI. 871. ex oliva immatura. X. 822. oleum myrthinum et sesaminum. XI. 870 sq. oleum omotribes et omphacinum. XI. 498. 868. olosteum. XII. 88. cum quadam dulcedine paeoniae radix. XI. 859. paliuri folia. XII. 93. Polygonum. XII. 104. potamogeton. XII. 107. punicorum cortex. VI. 603. purpura tyria. X. 573. quercus partes omnes aliae plus aliae minus. XI. 865. rheum. XII. 112. rhu. XI. 574. rosae parum. XI. 591. sal. XI. 694. flores salicis. XI. 891. leviter salvia. XI. 873. schoeni flos. XII. 136. solanum. XII. 145. stoebe. XII. 130. uvae semina. XI. 856. *vina* varia vid. *Vina.*

ADULTI quinam succos crudos accumulent. XV. 239.

ADURENTIA remedia, eorum usus. XIV. 765. *adurentium* materia. XIV. 766. (confer *Chalcitis,* Lixivium, Misy, Sori.)

ADUSTIONES (ad) hiemis inunctio. XIV. 557. confer *Ambustio.*

AEGILOPS frequens in hordeis reperitur quando. VI. 551 sq. ejus facultates medicae. XI. 815.

AEGILOPS *morbus,* definitio. XIV. 772. qualis sit oculi morbus. XII. 820. XIV. 414. curandi ratio. XII. 820. XIV. 414. *Archigenis* ad aegilopas medicamenta. XII. 821. Asclepiadis. XII. 822.

ad *Aegilopas* remed. par. XIV. 497. XIV. 558. cura chirurgica. XIV. 785. *aegilopas* sanat aegilops. XI. 815. sanat cerine *Ctesiphontis.* XIII. 936. ad *aegilopas* compositio. XII. 742. diasmyrnion Synerotis. XII. 774. emplastrum attrahens album. XIII. 933. emplastrum attrahens *Andromachi.* XIII. 935. *Herae* remedium. XII. 819. Lamponis remedium. XII. 682. Menelai remedium XIV. 173. nucum oleum. XII. 14. panacea *Herae.* XIII. 767.

AEGIMIUS. VI. 159. Heliensis in libro de palpitationibus quemvis motum arteriarum pulsum vocat. VIII. 498. in libro de palpitationibus pulsum vocat palpitationem. VIII. 716. (disceptatur, an liber ille sit genuinus. VIII. 752.)

AEGIRUS, vid. POPULUS *nigra.*

ARGRITUDO, definitio. XIX. 387. quae ab interno vitio oritur, duplicem causam habet. VI. 407.

AEGROTARE assidue quaenam causae efficiant. VI. 407.

AEGROTUS et AEGROTI. *Aegrotus* qui dicatur. X. 41. *aegroti* etiam infirmi et laborantes dicuntur. X. 91. a balneo venientis cura. XV. 715. *aegrotus* quid facere debeat, ut cura recte procedat. XV. 314. superfutari num sint, an morituri, quibusnam signis hoc cognoscatur. XVIII. B. 295—297. cum medico morbo obluctari oportet. XVII. A. 150. situs ejusdem ut signum. XVIII. B. 55. quaenam in iis dicatur urina optima. XIX. 616. robur aut imbecillitas scopi sunt victus. XV. 606. pisces hisce molli carne praediti conducunt. VI. 726. cibi et potus grati num sint iis exhibendi. XVII. B. 135. ad omnia obediens esse debet. XVII. B. 137. examen cum aegro quomodo sit instituendum. XVII. A. 995 sq. responsiones aegrorum, utpote ad morbi cognitionem valentes, bene sunt considerandae. XVII. A. 995 sq. vires num ad curam quidquam conferant, nec ne. X. 629. notae, quae sanitatem et quae mortem significent. I. 364.

AEGYPTIA *Andromachi* ad vulnera cruenta. XIII. 643. fusca *Andromachi.* XIII. 890. compositio ad inveteratos aurium affectus, vel connatos. XII. 639. compositio ad callos, leucomata et pelliculas. XII. 737.

AEGYPTIAE SPINAE fructus confert ad uvulae inflammationem. I. 91. fructus modice siccant. X. 199.

AEGYPTII graciles dicuntur et aridi. XI. 514. nigros, difficiles incrementi, siccos, crispos et fragiles pilos habent. I. 618. apud *Aegyptios* medicinae status teste *Homero.* XIV. 675.

AEGYPTIUM. XIII. 883. 919. 922. Andromachi. XIII. 643. Philoxeni. XIII. 645. *Aegyptium unguentum* etiam Mendesium, aut Megaleum vocatur, a Megalo, qui illud composuit. XII. 570.

AEGYPTUS calidior et siccior. XVII. B. 597. superior tabi convenit. XIV. 745. aestate relaxatur. XIX. 301. paludum aquae salubres sunt. XVI. 363. *Aegyptum* habitantes duros cor-

porum habitus et siccos sortiti sunt.
XIII. 662. in *Aegypto* quomodo aqua
refrigeretur. XVII. B. 155. 182. in
Aegypto etiam vina aquosa crescunt.
XV. 649.

AEIZOON vid. SEMPERVIVUM.

AELIANUS de musculorum dissectione scripsit, in compendio anatomico,
a patre conscripto. XVIII. B. 926.

AELII psoricum remedium. XII. 730.
(confer *Galli* Aelii remedia.) Talii
emplastrum. XIII. 885.

ARLURI stercori succedit ichneumonis stercus. XIX. 733.

AENEAS quae per experientiam
pituitam detrahentia tradiderit. XII.
589.

In AENO legumina et ervum comedentes cruribus imbecilli et genu
dolentes evadebant. XVII. B. 168.

AEQUINOCTIUM et AEQUINOCTIA.
Aequinoctia duo sunt, alterum vere,
alterum autumno. XVII. A. 15. in
plagis omnibus uno tempore fiunt.
XVII. A. 16. *aequinoctium* veris principium ducitur. XVI. 384. XVI. 433.
autumnale quando sit. XVII. A. 21.
circa *aequinoctium* autumnale africus
flat. XVI. 409. *vernale* veris initium.
XVII. A. 17. XVII. B. 599. quo
fiat mense Macedonum. XVII. A. 21.

AEQUIVOCA quae dicantur. XVIII.
B. 870. in *aequivocatione* sophismata
quae. XIV. 583.

AER non est ex atomis compositus
sed continuus. XIX. 312. quomodo
fiat. XV. 31. quomodo generetur ex
aqua aut igne. XV. 28. cur a quibusdam elementum dicatur. I. 443.
Anaximenes et *Diogenes* Apolloniata
elementum duxerunt eum. XIX. 243.
Aristoteles eum calidum, Stoici frigidum dicunt. XI. 510. secundum *Platonem* figuram octonorum sessuum
habet. V. 668. ex octaëdra factum
putat Pythagoras. XIX. 266. quale
coelum dicatur a Graecis. XVII. B.
185 sq. accensus flamma est. XI.
406. XI. 626. nos ambiens prius
haud laedit, quam ad immoderatum
calorem frigusque fuerit immutatus.
VII. 744. ambiens qua ratione sit
morbosa causa. X. 647. et quanam
materia sanans. X. 648. ambientis
malitia spiritum alterat. X. 840. ambientis temperatura in febr. cont.
symptomatis loco habenda est. XI.
44. nos ambiens morborum causa.
XVI. 358. aquilonio respondet spiri

tus naturalis in corpore. XI. 111.
aërem attrahunt arteriae cutis. II. 204.
austrino respondet spiritus flatulentus.
XI. 111. continuus est, totusque
unus, nihil vacui in se continens. XI.
423. aut nullus aut parum ad cor
accedit. IV. 725. actu calidus est,
medicinae potentia. XI. 529. quem
sol tangit, calidior et tenuior est.
XVI. 359. si vel nimis calidus sit,
vel frigidus, nocet humoribus crudis
laborantibus. X. 828. calidiori quoad
recalefaciendi facultatem, respondet
pyrethrum, napy, piper. XI. 528.
calidioris circa canis ortum in corpus nostrum effectus. VII. 289. calidiorem quomodo in morbis refrigeremus. X. 696 sq. conditio in curandis febribus hecticis qualis esse debeat.
X. 698. constitutio a vento flante
pendet. XVI. 444. constitutio humidior ad febrem quotidianam praedisponit. XI. 23. constitutio et pulsum
et respirationem afficit. VII. 771.
constitutio ex morbis in posterum
praesagire licet. XVI. 435. constitutionis aquilonariae in corpus effectus. XVI. 449. corpus est undique
sibi continuum. VIII. 673. in nostrum corpus influxus. XVI. 442. in
corpus effectus. XVII. A. 31 sq. quomodo nos laedat. VI. 10. frigidus
cutim densat. X. 698. frigidus inspiratus quid efficiat. XVII. A. 949.
frigidioris respiratio in febribus sitim
prohibet. XVII. B. 104. frigidus refrigerat. IX. 225. *aërem* esse hominem quidam dicunt. XV. 27. esse
hominem *Anaximenes* statuit. XV. 25.
aër hominis elementum. XIV. 696.
in hortis cur sit vitandus. XVI. 360.
humiditas et frigiditas ejus transpirationem cohibet. X. 626. humor ei
inest. XV. 51. in *aëre* plana immobilitas et stabilitas nunquam est. XVII.
A. 651. lunae in eum effectus. IX.
908 sq. *aër* non unica causa morborum communium. XV. 119. *aër* frequentissima morborum causa. XVII.
A. 2 sq. mutationes quaenam sint
periculosae. XVI. 312. nubilosus ubi
est, qualis humor abundet. XVII. A.
43. cum oculo eandem habet rationem, quam cerebrum cum nervo. V.
625. optimus qui. VI. 57. XVI. 358.
pejor est, qui in urbe, quam qui in
rure habetur. XVI. 360. qui vitium
ex cloacis magnam urbem expurgantibus contraxit, morborum causa.

XVI. 359. pravus est, qui ab aliqua corruptela aut fimo inquinatur. XVI. 359. pravus, qui propter vicinum stagnum aut flumen nebulosus est. XVI. 359. pravum omnes aetates vitare debent. XVI. 359. si maxime purus est, a coloribus alteratur. V. 637. accurate purus quinam dicatur. XVI. 358. puri ruralis in homines effectus. XVI. 360. respirationis principium. IV. 466. num in respiratione in mediam thoracis pulmonisque regionem feratur, quomodo sit experiundum. II. 698 sq. inspiratus num a corde attrahatur. IV. 473 sq. inspirati mutatio in pulmonibus, corde et arteriis. III. 541. inspiratione eum in corpus non ingredi, nec exspiratione egredi putabat quidam. XV. 69. alias sanitatis alias morborum causa. X. 737. num inania spatia contineat. XVII. B. 163. circa Sardes et Hieropolin vitiosus. VI. 58. aëris sensus auditus est. VII. 122. aër siccus corpora exsiccat. VII. 19. aëris status definitio. IX. 908. X. 625. status index morbi constitutionis. XVII. B. 386. status pestilens febris causa. VII. 279. substantia qualis. X. 657. substantia tenuissima. VII. 278. suffocans et putris quinam censeatur. XVI. 359. optime temperatus saluberrimus temperamento optimo. VI. 58. in quibus vero exuperans qualitas dominatur, iis conducit aër, ei qualitati adversus. VI. 59. temperatus temperatis corporibus est optimus. XVI. 391. temperatus sanitati conservandae inservit. I. 370. temperatura inaequalis quales morbos gignat. XVI. 386. temperies calida et humida pestis causa. VII. 291. temperies, in quo frictiones fiant. VI. 125. tenuium partium est. XI. 423. XI. 626. turbatio nubeculosa ἀχλὺς vocatur. XVI. 609. umbrosus crassior. XVI. 359. quibusnam ex causis vitietur. VI. 58.

AERA vid. LOLIUM.

ad *Acram* sine cicatrice et ulcere remedia parabilia. XIV. 419.

AEREOLUS i. q. granum. XIX. 765.
AEREUS. XIX. 768. XIX. 772.

AERUGO paratur in *Dicaearchia*, quae nunc vocatur Puteoli. XIV. 9. ejus vires et usus. XII. 218. combusta ad ulcera dyscpulota. XIII. 660. ad carnes supercrescentes. X. 202. ulceratam carnem crodit. XIII. 367.

aerugini utilis onoclea anchusa. XI. 812. ad ulcera, si crusta non decidat. XIII. 732. acris, succedanea ei remedia. XIX. 730.

AES paratur in Dicaearchia, quae nunc vocatur Puteoli. XIV. 9.

AES USTUM, ejus vires et usus. XII. 242. quomodo lavetur. XI. 497. quomodo lavari debeat. XIII. 407. lotum in medio tertii ordinis siccantium est. XI. 788. diligenter elotum, obscuram ventrem purgandi vim habet. XI. 578. et lotum cicatricem inducit. XI. 756. non lotum quiddam cathaereticum obtinet. XI. 756. ejusque squama adstringunt. X. 927. valenter siccat. X. 199. ulcera non glutinat. XI. 441. pro diphryge. XIX. 728.

AERIS *squama* paratur in Dicaearchia, quae nunc vocatur Puteoli. XIV. 9. ejus vires et usus. XI. 576. XII. 223. et adstringit et mordicat. XI. 576. simul adstringit et mordicat. XI. 641. subtilis, calida et paullum adstringens est. XIII. 568. cathaereticum est. XI. 756. quomodo lavetur. XI. 497. diligenter elota ventrem non pungat. XI. 578. valenter siccat. X. 199. praeterquam quod siccat, etiam abstergit, purgatque, unde pura quoque ulcera efficit. XIII. 663. ulcera non glutinat. XI. 441. ulcerum carnes supercrescentes adstringit, per os autem sumta corpus purgat. XIV. 226. urentibus jam proxima. XI. 788. pro stibio coptico sumitur. XIX. 743. et pro vitriolo. XIX. 746.

AESCHRION, empiricus, qua ratione usus sit cancris ustis ad rabiem, et morsum canum rabidorum. XII. 356.

AESCHYLI versus ex Prometheo de pemphige tradentes. XVII. A. 879.

AESCULAPIUS medicinam invenit. XIV. 676. ab Apolline patre medicinam primum didicisse traditur. XIV. 674. summos honores promeruit ob monstratam artem medendi. I. 22. *Nicomachum* smyrnaeum sanavit supra modum obesum. VI. 869. cura eorum, quibus vehementiores irascibilis partis motus corporis temperamentum justo calidius effecerant. VI. 41.

AESCULAPIUS medicamentum. XIII. 986.

Aesopi dictum de binis manticis. V. 6.

Aestas qualem constitutionem habere debeat. XVI. 355. aestuosa est, et corpus biliosum reddit. XV. 198. calida et sicca est. I. 522. (Galenus contradicit. I. 526.) calidissima et siccissima. IX. 648. calida est et sicca. XV. 85. calida et sicca est, et corpora calida et squalida reddit. XV. 182. caliditate et siccitate excellit. XVI. 291. calida et sicca quales morbos producat. XVI. 356. caliditate et siccitate excellit. XVI. 371. calida et sicca est. XIX. 486. finitur arcturo oriente. XVII. A. 29. respondet meridiei. XVI. 424. ejus caloris auctor sol. XV. 87. quales morbos potissimum gignat. XV. 82. si biliosa fiat, etiam aliquantulum lienosi fiunt. XVI. 377. febres ardentes et phrenitides hoc anni tempore oriuntur. VII. 651. febri tertianae favet. VII. 335. veri quum sit similis, quales morbi oriantur. XVI. 379. quum sit veri similis, in febribus copiosi sudores exspectandi. XVII. B. 572. quum sit veri similis, sudores in febribus multos exspectare oportet. VII. 933. cur senibus maxime utilis. XVII. B. 613. si sicca et aquilonia, autumnus pluviosus et austrinus fuerit, quales tunc sint morbi exspectandi. XVII. B. 590. victus ratio in ea observanda. XV. 182. XVII. B. 431.

Aestatis causa. XIX. 293. aestuosae causae. XVII. A. 387. constitutio. XVII. A. 29. initium et finis. XVII. A. 17. finis. XVI. 384. initium vergiliarum ortus. XVII. B. 599. ortus est vergiliarum initium. XVI. 433. medio num pulsus minimus. VIII. 865. morbi hieme solvuntur. IX. 883. IX. 914.

Aestatis tempore quomodo se habeat pulsus. VIII. 464. IX. 473. XIX. 632. tempore quae alimenta conveniant. VI. 811. tempore quomodo tractandi, qui ex tenuibus crassiores evadere cupiunt. XV. 198.

Aestati aequiparandus juvenis. XVI. 26. juvenis respondet. XVI. 345. similis juventus. XVI. 424.

Aestatem ad canis exortum protendunt, qui annuum in septem partes dividunt. XVII. A. 17.

Aestate cur aqua fontinalis sit calida. XVI. 362. per aestatem balneis multis utendum. XV. 191. bilis flava abundat. V. 689. morbi biliosi potissimum fiunt. XV. 82. cur bilis flava praecellat. XV. 88. bilis flava redundat. XV. 242. XVI. 292. XVII. A. 30. bilis se extollit, et in autumnum usque pertinet. XVI. 420. bilis pallida generatur. XVII. A. 43. augetur amara bilis. XIX. 488. colligunt succum biliosum, qui multum laborant. VI. 249. cibi pauciores appetuntur et concoquuntur. XVII. B. 416. cibis humectantibus et refrigerantibus est utendum. VI. 528. cibi difficillime feruntur. XVII. B. 432. et autumno cibos difficillime ferunt athletae. XV. 89. et autumno cibi difficillime feruntur. XV. 180. conquiescendum est, nisi per solis ardorem iter sit faciendum. XV. 190. corpus refrigerandum est, et quae sursum attolluntur, deorsum ex istis locis deducenda. XV. 198. qualis diaeta sit administranda. XVI. 432. qualia exercitia conducant. XV. 211. extrema pueri optime degunt. XVII. B. 308. febres acutae fiunt, lippitudines, dysenteriae, si hiems squallida et ver pluviosum fuerit. VII. 934. potissimum febres ardentes oriuntur. XVII. A. 304. potissimum fiunt continuae et tertianae febres. XVI. 103. incipiente cur sanguinis detractio utilis. XVII. B. 423. ineunte pulsus languidi fiunt, parvi, celeres et crebri. IX. 126. potissimum grassantes morbi. V. 694. quinam morbi potissimum occurrant. XVI. 26. potissimum grassantes morbi qui. XVI. 293. XVII. B 619. cur morbi sint breviores. XVII. B. 513. desinunt morbi, qui hieme increscunt. XV. 99. morbi qui aestate increscunt, hieme desinunt. XV. 99. quales morbi sint exspectandi, quum hiems squalida et ver pluviosum et austrinum fuerit. XVI. 374. quidam etiam vernales morbi oriuntur. XVII. B. 619. quaenam naturae se male, quaeque bene habeant. XVI. 423. pituita imbecillior est. XV. 84. pituitosi optime degunt. XVII. B. 613. sanguis adhuc viget et bilis in corpore attollitur. XV. 84. et ineunte autumno optime se habent senes. V. 696. senes optime se habent. XVII. B. 308. senes melius se habent. XVII. B. 567. secundum Hippocratem venter superior purgandus. XVII. B. 663. superiores, hieme inferiores ventres sunt purgandi. XI. 347. per superiora corpus purgandum. XV. .199. purgare oportet superiores ventres. XV. 335. per superiora evacuandum est. XVI. 122. oleo imbutas vestes inducere convenit. XV. 192. viperarum caro sitis est efficax: secessus tempore sicca, frigida et alimenti expers. XIV. 45.

AESTIVUM collyrium. XII. 760. tempus *Hippocrates* calidum et siccum vocat. XV. 734.

AESTUANTES juvat andrachne portulaca. XI. 830. qui citra crisin perfrigescunt, et celeriter peruruntur, torpidi, convulsi. (*Hippocrates*.) XVI. 734.

AESTUS circa canis sideris ortum febris causa. VII. 280. lateris dolorosus quid significet. XVI. 649. morborum causa recens. XV. 162. sanguinem exaestuat. VII. 375.

AETAS calida febri continenti obnoxia. X. 607. calidior biliosior etiam, frigidior pitnitosior est. II. 118. calenti aetati propria febris synochalis. X. 777. *aetate* constantes quosnam *Hippocrates* vocet. XVII. B. 401. crescens, inspirationis conditio. VII. 770. declinans sicca et frigida est. XIX. 489. declinans autumno respondet. XVI. 424. declinans annis quadraginta octo circumscribitur. XVII. B. 643. declinantis affectus sunt haemorrhoides. XVI. 453. decrescens, terminus manifestus inter eam et senectutem. VII. 680. decrescens, paucam habens siccitatem, multos latet. VII. 679. decrescens; inspirationis conditio. VII. 771. florescens qualis sit temperamenti. I. 580. *aetate* florentes cur sint calidi. XVII. A. 54. florente demum Venus exercenda. VI. 84. florentes num calidiores quam pueri. I. 583 sq. florentium corpus terrea siccitate praevalescit. XVII. B. 409. florentium calor subacre quiddam habet et non suave. I. 594. aequalis tamen cum eo puerorum. I. 597. frigida synocho non infestatur. X. 607. frigidior palpitationi obnoxia. VII. 599. indicationem in morbis praebet. X. 652. juvenilis sicca est, et corpora induruerunt. XV. 186. media optime se habet hieme. XVII. B. 308. morborum causam docet. XIX. 494.

Aetatis in morbos influxus XVII.

B. 567. in morborum constitutiones influxus. XVII. B. 386. dignitas in morbis cognoscendis. XVI. 101. dignitas ad morbos cognocendos et praenoscendos. XVII. A. 211. mutationes epilepsiae remedium. XVII. B. 548. provectioris peculiaritates. XVII. B. 646.

Aetatem puerilem temperatam esse, tum vero calidam humidamque quidam statuunt. I. 522.

Aetas senilis siccissima. I. 581. simul et frigidissima. I. 582. senilis sicca sed frigida. IV. 786. *aetatis* signa secundum *Hippocratem.* XVI. 338. *aetatis* respectu temperamenta considerata. I. 578 sq. *victus ratio per singulas aetates persequenda.* XIX. 683 sq. similem sibi victum postulat. X. 592. *aetatis* differentia ad victum instituendum aliquid confert. XVII. B. 401. temperatae et intemperatae vel post veris medium pulsus habent maximos. VIII. 867. vigens, definitio. XIX. 374. vigens triginta quinque annis circumscribitur. XVII. B. 643. vigens omnium maxime biliosa est. VII. 334. *aetate* vigentium temperamentum. XIX. 374. vigentibus quales cibi conducant. XV. 406. vigenti hiems utilissima. XVII. B. 613. vigentes cur pilos densos habeant. XIX. 369.

Aetates anni temporibus respondent. XVI. 10?. XVI. 345. XVI. 424. quatuor dantur. XIX. 373. calidae quae dicantur. XVII. A. 188. influxus earum in humorum redundantiam. XVI. 57. quoad pulsum earum differentiae. VIII. 464. IX. 118. pulsus per eas mutationes. XIX. 635. ad *aetates* spectantes morbi. XVII. B. 627 sq. morbi aetatibus diversis familiares. V. 694 sq.

AETERNUM immutabile. XIX. 473.

AETHER est etiam locus supra nubes. XVII. B. 186. *aetherem* Graeci vocant coelum exquisite purum. XVII. B. 185.

AETHIOPES cur celeriter senescant. XIX. 344. cur sint crispi. I. 616. graciles dicuntur, et aridi. XI. 514. *Aethiopum* capita parvos quidem capillos, sed difficile calvescunt. III. 910. corpora ob solem rariora fiunt. XIX. 345. cutis cur nigra. I. 628.

AETIOLOGIA, definitio. XIV. 690. *aetiologiae* cognitio medicis maxime necessaria. I. 279.

Ἀέτωμα quid significet apud *Hippocratem*. XIX. 70.

AFFATIM quid. VII. 117.

AFFECTIO. Definitiones. XIX. 386. (confer AFFECTUS. MORBUS.) qua in re ab affectu differat. XVI. 296. quando sit morbus dicenda. XVI. 40. neutra qualis sit *Herophilo*. VI. 388. rheumatica, definitio. XI. 79. (confer. *Rheumatismus*.) salubris bonus habitus vocatur. V. 831. *affectionis* vocabulum ab afficiendo dictum. XI. 255. colicae indicia. VIII. 384. confer Colica.) corporeae omnis providentia qua in re consistat. VI. 357. *affectiones* hepaticae proprie dictae quae. VIII. 359. pilorum quid? XII. 380.

ad *Affectiones* internas antidotus mithridatica. XIV. 107. omnes internas antidotus incomparabilis, quam *Andromachus* praeparavit. XIV. 112.

AFFECTUS definitio. VII. 52. XVI. 295 sq. motus est in altero ex altero. V. 506. est, quamcunque rem amore vehementi aut odio prosequi. V. 7. motus est praeter naturam. V. 507. qua in re consistat. VII. 44. permanentem Graeci passionem vocant. VII. 45. num sint corpora. XIX. 480. num sint judicia. V. 368. quomodo affectio ab eo differat. XVI. 296. a passione motu differt. VII. 44. praeter naturam in corpore tres dantur. X. 86. quomodo gignatur. XVI. 295. oriuntur ob brutum animi impetum. V. 7. ei ratio oppugnat. V. 376. omnes ad naturalem statum per contraria redeunt. VII. 125. coërcere difficulter potest, qui errare diu consuevit. V. 25. eorumque locos qui velit cognoscere, quomodo is esse debeat exercitatus. VIII. 14. processu temporis mitigantur. V. 419. actioni contrarius. VIII. 32. dum alterantur, moventur, quum a motu cessaverint, jam alterati sunt. X. 87. animi qua in re consistant. XIX. 319. animi motus est rationi obediens. V. 372. omnes animi recensentur. V. 7. calidos quaenam excitent. VII. 213. calidum denotat magnus pulsus. IX. 211. quinam comatosi sint. XVI. 221. convellentes arteriarum tensionem efficiunt. IX. 248. convulsivi qui a *Galeno* dicantur. IX. 251. qui eo moriuntur, diutissime permanent calidi. IX. 251. convulsivi, pulsus conditio. IX. 251. (confer *Convulsio*.)

deligationem neutiquam ferentes. XVIII. A. 833. diuturnos demolitur acopon metasyncriticum. XIII. 1029. frigidos quaenam excitent. VII. 213. humidus et mollis quomodo differant et cognoscantur. VI. 316 sq. judicia esse Chrysippus statuit. V. 409. lassitudinis. VI. 192. melancholici qui. VI. 662. melancholicos gignunt carnes bubulae largius sumtae. VI. 661. qui functioni officit, morbus est. X. 152. a morbo differt. XVI. 295. morbosus, definitio. XVII. B. 239. morbosi qui dicantur. XVII. A. 396. proprius qui. VIII. 17. qui ab aliis primarii vocantur, proprios *Galenus* vocat. VIII. 48. siccus habitum corporis statim durum reddit. VI. 317. similarium partium octo numero sunt, alii simplices alii compositi. IX. 331. venosi generis febres sunt. XVI. 237. qui ad vehementes rigores procedunt, non admodum, nisi prope statim mitescunt. XVII. A. 846. contra praecipuos *Antonius* Epicureus librum scripsit, qui a *Galeno* recensetur. V. 1 sq.

ad *Affectus* diuturnos acopon. XIII. 1016. acopon calefaciens ut *Castus*. XIII. 1037. emplastrum Cyzicenum. XIII. 742. ad *affectum* omnem interiorem antidotum Galene. XIV. 42. ad *affectus internos* ambrosia *Philippi Macedonis*. XIV. 149. antidotum diascincum. XIV. 152. antid. *Ael. Galli*. XIV. 158. *Mithridatis* theriaca. XIV. 154. ad inveteratos acopon regium. XIII. 1030. in *affectu* constitutus quinam sit judicandus. V. 5. *affectu* athletico non naturali habitus salubris melior. V. 820. *affectuum* diversorum causae. I. 138. causam *Chrysippus* accipit diversam a rationatrice facultate animi. V. 403. diagnosis unde petenda. VIII. 44. differentiae. X. 64. *affectibus* quae propinqua sunt et communia, ea prima et maxime vitiantur. XVI. 233. calidis inimicae aquae non purae. XI. 392. pravis quae intro sumta medentur, antidota vocantur. XIV. 1. ex pravo victu oborientibus antidota quaedam. XIV. 1.

AFRICUS ventus. XVI. 406. circa aequinoctium autumnale flat. XVI. 409. caeciae contrarius est. XVI. 408. humidus est. XVI. 409. *Africum ventum* quemnam Stoici dicant. XVI. 396.

AGALLOCHUM pro castoreo. XIX. 731. indicum sumitur pro crocomagmate. XIX. 733. substitui ei potest centaurium. XIX. 723.

AGAMEMNON heros. V. 15.

AGARICUS. Radicis facultates et usus. XI. 813. quinam ad theriacam praestantissimus, quique non. XIV. 67. *agarici* antidotum zingiber. XIV. 761. *agarico* quaenam substitui possint. XIX. 723. *agaricum* pro euphorbio. XIX. 729.

AGATHII infusum ad dysenter. XIII. 299.

AGATHINUS Lacedaemonius sectam constituit episyntheticam. XIX. 353. librum scripsit de semitertianis. XVII. A. 118. librum scripsit de pulsibus. VIII. 749. ejusdem pulsus definitio. VIII. 750. de pleno et vacuo pulsu sententia. VIII. 936. de vehemente et languido pulsu verba. VIII. 937. febres omnes productas tertianas semitertianas vocare videtur. VII. 367. febris ejus semitertiana magna et parva qualis. XVII. A. 942 sq. venaesectione usus est. XI. 163. ex *Agathini* libris emplastrum croceum. XIII. 830.

AGATHOCLES. Ex eo pastillus ad erysipelata. XIII. 832.

AGENDUM (ad) aptum est, quod molle. III. 633.

AGERATUS *lapis*, ejus vires et usus. XI. 812. XII. 201.

AGESIS filiae casus. XVII. B. 126.

'Αγχόμενος qui dicatur apud *Hippocratem*. XIX. 69.

AGGLUTINATIONES squamosae. III. 755.

AGGLUTINATORIUM ad fluxionem oculorum. XII. 796.

'Αγκύλη quid significet apud *Hippocratem*. XVIII. A. 623.

'Αγκυλίδωτον quid significet apud *Hippocratem*. XIX. 69.

'Αγκυρομήλη quid significet apud *Hippocratem*. XIX. 69.

AGLAIA quid. XIV. 75.

'Αγλίη, quid significet apud *Hippocratem*. XIX. 69.

"Αγλιθες, quid sint apud *Hippocratem*. XIX. 69.

AGNI. Eorum caro qualis. VI. 774. caro humida, glutinosa et mucosa est. VI. 789. carnem habent humidissimam et pituitosam. VI. 663. sanguinis eorundem usus fictitius est. XII. 260.

AGNUS *castus*, qualitates, facultates et usus medicus. XI. 807 sq. ca-

sti a ruta quoad facultates differentia. XI. 809. *agnum* castum mulieres Athenis in Thesmophoriis sibi substernunt. XI. 808.

AGONIA inaequales . habet motus. VII. 192. pulsus conditio. VII. 192.

AGRIA STAPHYS, ei substituuntur dactyli Syriaci. XIX. 723. (confer. *Populus nigra.*)

AGRICULTURA, de ea scriptores quales differentias terrae proponant? XII. 165.

AGRIOSELINI semen urinam movet. XI. 747. sanguinem extenuat et secernit. ibid.

AGRIPPA (Julius) usus est Polyarchi malagmate. XIII. 185. *Agrippae* compositum acopon Neapolitae. XIII. 1030.

Αγροφον quid significet apud *Hippocratem*. XIX. 69.

AGROSTIS in colle ad Tobias crescit. X. 365. vid. GRAMEN.

AGRYPNIA vide SOMNUS.

'Άγυια quae dicantur apud *Hippocratem*. XIX. 69.

AJAX heros. V. 15. Achille minor. VIII. 843.

Αἰγοκέρας quid sit apud *Hippocratem*. XIX. 70.

Αἱματοφλοισβοιστάσιες apud *Hippocratem* quid. XIX. 71.

Αἱμοκέρχνα apud *Hippocratem* quid. XIX. 72.

Αἰθόλικες apud *Hippocratem* quid. XIX. 71.

Αἰθρηγενέτης aquilo ab *Homero* vocatur. XVI. 406.

Αἰνειάτης apud *Hippocratem* qui dicatur. XIX. 72.

Αἰολᾶσθαι apud *Hippocratem* quid significet. XIX. 72.

Αἰὼν apud *Hippocratem* quid significet. XIX. 72.

AJUGA vide *Chamaepitys.*

'Ακαλήφη apud *Hippocratem* quid. XIX. 72.

"Ακαπνα. XIV. 46.

'Ακιστὰ apud *Hippocratem* quae. XIX. 72.

'Ακήρατος apud *Hippocratem* qui dicatur. XIX. 72.

'Ακόνη apud *Hippocratem* quid. XIX. 72.

'Ακουσα apud *Hippocratem* quae. XIX. 73.

'Ακράλεα apud *Hippocratem* quae. XIX. 73.

Ἄκρεα maxillae inferioris i. q, processus. XVIII. A. 428.

Ἀκρίσπερον apud *Hippocratem* quid. XIX. 73.

Ἄκρητον apud *Hippocratem* quid. XIX. 73.

Ἀκρητόχολοι apud *Hippocratem* qui. XIX. 73.

Ἄκριτον πάγος apud *Hippocratem* quid. XIX. 73.

Ἀκρουπὶς, quid sit apud *Hippocratem*. XIX. 73.

Ἀκρόπλοα apud *Hippocratem* quae. XIX. 73.

Ἀκροσαπὲς apud *Hippocratem* quid. XIX. 73.

Ἀκρόψιλον quid sit apud *Hippocratem*. XIX. 74.

Ἀκύλοι. VI. 778.

ALA auris. XIV. 701. *alae* (axillae) glandulae cur in ulcere digiti manus intumescant. X. 881. nervos ibi positos vocat *Hippocrates* τόνους. XVIII. A. 380. ustio quando et quomodo in humeri luxatione sit adhibenda. XVII. A. 376 sq. cura post ustionem institutam. XVIII. A. 390. anserum et gallinarum ad nutriendum sunt aptissimae. VI. 704. *avium* concoctu sunt faciles. VI. 773. (vide *Aves* diversas ipsas). *narium.* II. 750. XIV. 702. cur cartilaginosae et mobiles. III. 918. musculi. III. 919. *pudendi* muliebris, definitio. XIV. 706.

ALABASTRITES, ejus usus. XII. 204.

Ἀλαία φθίσις qualis apud *Hippocratem*. XIX. 74.

Ἀλαὸς, coecus est. XIX. 75.

ALAPTA oppidum est Thraciae. XIX. 74.

Ἀλάστορες apud *Hippocratem* qui. XIX. 74.

ALATI quinam dicantur. XVII. A. 62. XVII. B. 34. exiguum cor habent. XVII. B. 34. ad tabem proni sunt. XVII. B. 53.

ALAUDA, ejus vires et usus. XII. 360. usta colicos juvat. XIV. 243.

ALBANIS (in) fons medicatus. VI. 424.

ALBANUM *vinum*, vide VINUM *albanum*.

ALBEDO quaedam decolor, humoris crudi signum. VII. 575.

ALBUGO, definitio. XIV. 775. *albugines* vocantur cicatrices in oculo, quae profundum petunt. XIV. 411. conferatur OCULUS, *albugo.*

ALBUCUS, vide ASPHODELUS.

ALBULAE aquae aluminosae sunt. X. 536. XI. 393. cf. *Aquae* Albulae.

ALBUM simpliciter cur oculis sit molestum. VII. 118. et simul splendidum oculis molestissimum. VII. 118. oculi quaenam pars vocetur. XVIII. B. 47. *Albumen* ovorum, ejus vires et usus medicus. XII. 350. emplasticum est. XI. 634. difficilius quam vitellus concoquitur. XI. 35. ad ophthalmias. X. 936. pro eo lac muliebre adhiberi potest. XIX. 747.

ALCETIUS qua ratione stomachicam compositionem *Galli* mutaverit. XIII. 138.

ALCIMII compositio ad dyspnoeam. XIII. 112.

ALCIMIONIS aridum ex plantis. XIII. 842. arteriaca. XIII. 31. emplastrum viride. XIII. 493. XIII. 807. malagma. XIII. 973. ut *Alcimion* aridum ad nomas. XIII. 841. ut *Alcimion* emplastrum epuloticum. XIII. 529. ut *Alcimion* pastillus Apollonii. XIII. 835.

ALCMAEON librum de natura scripsit. I. 487. XV. 5. caput primo generari in foetu putat. XIX. 331. auditus theoria. XIX. 309. theoria gustus. XIX. 310. opinio de causa muli sterilitatis. XIX. 329. theoria nutritionis foetus in utero. XIX. 331. theoria odoratus. XIX. 310. opinio de sanitatis causa. XIX. 343. opinio de seminis essentia. XIX. 321. opinio de somni causa. XIX. 339. de motu stellarum opinio. XIX. 272 sq.

ALCMENA Herculem procreans terrorem adversariis movisse dicitur, dum eum in utero adhuc gereret. XIX. 180.

ALCYONIA, variae species describuntur. Eorum usus. XII. 370 sq.

Ἀλιάζειν apud *Hippocratem* quid. XIX. 74.

Ἀλεῖον quid significet apud *Hippocratem*. XIX. 74.

Ἄλειφα quid sit apud *Hippocratem*. XIX. 74.

Ἀλεότης quid significet apud *Hippocratem*. XIX. 75.

Ἀλέως quid significet apud *Hippocratem*. XIX. 75.

ALEXANDER nondum natus *Ammonis* jam filius dicebatur et regni princeps. XIX. 180.

Alexandri pastilli ad capitis dolorem. XII. 580. remedium ad capitis dolorem. XII. 557. remedium, quo usus est ad catarrhum et tussim. XIV. 510.

Alexander Damascenus praeceptor erat *Flavii Boëthi.* XIV. 627.

Alexander Philalethes librum scripsit placitorum. VIII. 726. pulsus ejusdem definitio. VIII. 726. ejus discipulus erat *Aristoxenus.* VIII. 746.

ALEXANDRIA (in) si quem damnatum humaniter citoque volunt occidere, adjiciunt pectori serpentem, jubentque paululum ambulare, ita sine mora hominem tollunt e medio. XIV. 237. in—maximus dies est quatuordecim horarum, minimus decem. VI. 405. in — medici ossium doctrinam discipulis cum subjecti inspectione exhibent. II. 220. in — quomodo aqua refrigeretur. XVII. B. 155. 182. in — cur sit elephantiasis crebra. XI. 142.

Alexandrinorum victus. XVII. B. 492 sq.

Ἀλέξασθαι quid significet apud *Hippocratem.* XIX. 74.

ALEXIPHARMACA medicamenta quae dicantur. XV. 279. XVII. B. 336. eorum usus. XIV. 762. sanatio quomodo per ea contingat. IV. 584. *alexipharmacum* putant mustelam et ejus inprimis ventrem. XII. 362.

ALEXITERIUM est, si quis caricas cum ruta et nucibus sumat. VI. 793.

Ἀλεξητήρια remedia qualia sint. XIX. 74.

ALGA, ejus qualitates et vires. XI. 855. XII. 152.

ALGENTES calefacit rosaceum. XI. 565. olei inunctio iis claram nullam aut noxam aut utilitatem affert. XI. 520.

Ἀλγήματα apud *Hippocratem* quid significent. XIX. 74.

ALGOR ephemerae febris causa. XI. 6.

ALI et augeri naturae opera sunt. XV. 225.

Ἀλίβαντας cur quidam mortuos vocent. I. 522.

ALICA quibusdam ptisana triticea est. VI. 496. ejus vires. XII. 157. multum alit, et multo spatio temporis id facit. XV. 413. cocta quibus sit vitanda. VI. 497. multum alimentum praebet XVII. B. 486. ex genere tritici est, valenter nutrit, succumque lentum habet. VI. 496. cibi exinde parati, eorumque proprietates. VI. 496. ex aqua calida optimus

cibus est bilioso ventriculo. X. 674. similiter ptisanae cremori condita frigida est. X. 726. id vero est ex aqua et exiguo porri et anetho, tum sale, oleo et aceto. X. 726. noxa ejusdem in hepatis inflammatione. X. 907. utilis est ad humores crudos discutiendos. X. 827. picrocholis utilis est. X. 548. pleuriticis cibus est. XV. 507. bonum quidem, sed viscosum sanguinem generat. XI. 373. optimi succi est. VI. 759. sorbitionis ex alica lota usus. VI. 497. sorbitio ex ea glutinosum quidem, sed non lubricum continet. XV. 459.

ALIENUM duplicis generis est. XIV. 681. XVI. 469.

ALIMENTUM. Definitio. I. 474. II. 25. XVII. B. 831. definitio secundum *Hippocratem.* II. 26. tribus dicitur modis. XV. 268. 270. quodnam proprie dicatur. XV. 349. *Hippocrates* vocat, quod jam assimilatum est. XV. 350. appellari nomine quidem potest, quod non alit, re vera autem non est. XV. 350. est adeps secundum *Sabinum.* XVII. A. 745. *alimentum* et alimenti species unum et multa. XV. 224. *alimentum* non alimentum. XV. 348. quod difficulter alteratur, difficulter etiam consumitur. XV. 413. antiquius quid *Hippocrates* vocet. XV. 388. attractu facile quodnam dicatur. VII. 701. omne calorem auget. XV. 289. in concoquendi instrumentis mutari antea debet, ut fiat nutrimentum. I. 656. conveniens id vocatur, quicquid assimilari corpori, quod nutritur, potest. I. 655. aequale sit copiae ejus substantiae, quae defluit. XV. 367. copia perspirationis copiae respondere debet. XV. 367. copiosius hebetat innatum calorem. XV. 266. corpori contrarium pulmo trahit. XV. 381. aliud est, quod nutrit, aliud, quod quasi est nutriens, aliud quod nutriturum est. VI. 80. non prius nutrit, quam recte sit concoctum. XV. 249. quodnam uberius humectare soleat. XI. 347. alias humidum, alias siccum facilius transmutatur. XV. 412. juvat et nocet, quum in calorem et frigus moderatum aut immoderatum convertitur. XV. 289. aliquam etiam vim medicamenti habere praestat. XV. 340. si praeter naturam plus ingestum sit, morbum facit. XV. 367. optimum est in victus ratione praesidium. XIX. 190. optimum corpori nostro unde concilietur. VI. 781. primum quod haurit, cor est. V. 281. in pilos et ungues, et in extimam superficiem ab internis partibus pervenit. XV. 351. praeter naturam copiosius morborum causa. XVII. B. 476. prodest visceribus superioribus inanitis. XVI. 94. ptisana est. VI. 825. stirpes sunt et fructus et semina. V. 671. ejus residuum. XVII. B. 831. e ventriculo non emittitur, nisi perfecte sit concoctum. XV. 248. in ventriculo concoqui unde fiat clarum. XV. 247.

Alimenti adhaesio quid. VII. 256. quod alit, hoc alimentum, et quod velut alumentum et quod futurum est alimentum. XV. 267. in animi mores influxus. IV. 807 sq. appositio, definitio. VII. 256. ad carnis mutationem facultas. VII. 227. defectum indicat urina tenuis et pallida. XIX. 579. distributionis totius tres partes sunt. XV. 234.

de *Alimenti* distributione *Platonis* placita. V. 705. facultas melior quam moles. XV. 411. formam et speciem *Hippocrates* ideam vocat. XV. 242. indigentia morborum multorum causa. XV. 366. inopia corpus biliosius reddit. XVII. A. 852. inopia tremoris causa. VII. 601. instrumenta quomodo dissecentur. II. 549. instrumenta triplicis generis sunt. II. 542. XV. 385. penuria extenuationis causa. XVII. B. 83. ubi praeter naturam plus ingestum est, hoc morbum facit. XV. 284. pravitas immoderationis excrementorum causa. VII. 223. principia. XV. 386. *alimenti* principium primum os, stomachus et ventriculus secundum *Hippocratem*. V. 280. 281. alterum, tertium et quartum quae? V. 280. principium cor non est. V. 280. principium spiritus, os, guttur, pulmo et reliqua perspiratio. XV. 384. quantitas respondere debet perspirationis quantitati. XV. 240. redundantia lac et sanguis est. XV. 399. redundantia in hepate causa, cur animal non esuriat. XV. 234. scopus virium conservatio est. XV. 510. vehiculum humiditas. XV. 416.

Alimento plurimo egent, qui augentur. XVI. 252. in *alimento* pharmacum optimum et malum. XV. 338.

Alimenta. Cui rectus eorum usus constare debet, quaenam ab hoc sint observanda. VI. 799. ab externa superficie ad interna organa veniunt. XV. 351. cito aut tarde transeunt. VI. 464. causa hujus rei. VI. 465. quando bene et quando male disponantur. XV. 273. quae ab animalibus petuntur. VI. 660. concocta ad omnes partes deferuntur. XV. 251. corpus calefaciunt. XV. 265. *Hippocrates* diaetas vocat. XIX. 191. quaenam ad distributionem et expulsionem sint inepta. VII. 261. diversa sunt pro regione et consuetudine. XV. 395. cur hyeme plura sint exhibenda. XVI. 431. alia minore, alia valentiore conficiendi opere indigent. I. 655. quaenam humidis et quae siccis conducant. VII. 258. immodice sumta respirationem et pulsum quomodo mutent. V. 152. media. VI. 747. picrocholis conducentia. X. 545. offerendi scopi. XV. 287. etiam medicamenta sunt. VI. 467. quibusnam modis laedant. XV. 282. 284. duobus modis iis utendum, tanquam cibis et tanquam medicamentis. XV. 281. quae a plantis sumuntur, eorumque facultates. VI. 622. quaenam pueris et quae aetate florentibus conducant. VII. 259. qualitatis expertia quae. VI. 535. quaenam succos bonos efficiant. VI. 759. quomodo diversis temperamentis accommodanda. VI. 469. tussim promoventia, quoniam fauces exasperant, quae. XVIII. A. 574.

Alimentorum excrementa et qualitate et quantitate morbos provocare possunt. IV. 742. facultates admodum diversae. VI. 458 sq. facultates quomodo cognoscendae. VI. 453 sq. variorum auctorum circa hanc rem sententiae. ibid. et sq. de eorum facultatibus multi scripserunt. VI. 453. gustus varius. VI. 475. succi pravitas ad morborum procreationem multum confert. VI. 749. temperamenta cognoscere maxime necessarium est. VI. 473 sq.

ALIMUM frutex in Cilicia est, ubi germina ejus recentia edunt et reponunt. XI. 821. ejus facultates medicae. XI. 821.

Ἄλιον ὕδωρ apud *Hippocratem* qualis. XIX. 74.

ALISMA, ejus facultas et usus. XI. 861.

ALIT (quod), alterari debet. XV.
244. concoctum. XV. 244.

Αλκαϱ quid significet apud *Hippocratem.* XIX. 75.

ALLANTOIS unde nomen acceperit.
II. 902. unde nomen acceperit et
ejus usus. IV. 538. alba et tenuis
est, forma ad araneam proxime accedens. II. 902. in foetus vesicam
perforata est. IV. 224. ejusque lotium
recipit. IV. 232. experimentum, quod
hoc probat. IV. 239. ejus figura. IV.
548. semine foemineo generatur. IV.
622.

Allantoidis usus. IV. 547. principium urachus. II. 907. liquor qualis.
II. 907. liquoris peculiaritates. IV.
232.

ALLIA aperientia sunt. XI. 750.
calorem insitum augent. VII. 6. praeter consuetudinem multa comesta quid
efficiant. XV. 574.

Allii radix acris. VI. 646. et mali
succi est. VI. 794.

Allium, ejus vires et usus. XII. 126.
qualitates et facultates. VI. 658. acrimoniam habet. XI. 632. bis coctum.
VI. 632. flatum discutit neque sitim citat. X. 866. molestiae, quas
secundum *Hippocratem* movet. XV.
871. obsistit remediis vehementi frigore interficientibus. XVII. B. 335.
ad obstructiones a cibis utile. VI.
341. opsonium, non alimentum est.
VI. 630. pravum est edulium. VII.
285. sudori et urinae qualitatem suam
tribuit. IV. 584. non conducit tuberculis pulmonum laborantibus. XVII.
B. 131. *Galenus* theriacen agrestem
vocat. X. 866. ventriculo calido nocet. XVII. B. 285. natura vitiosum
est. XV. 365.

Ἀλλογνοῶν qui dicatur. XIX. 75.

Ἀλλοιοτροπεῖν, quid significet apud
Hippocratem. XIX. 75.

Ἀλλόκοτον, quid significet apud
Hippocratem. XIX. 75.

Ἀλλοφάσσοντες qui dicantur. XIX.
75.

Ἁλμάδες. VI. 609.

ALOE quae in Syria magna nascitur, aquosior est. XI. 821. ex regionibus calidioribus, v. c. Coelosy-
ria et Arabia melior. XI. 821. optima indica est. XI. 821. ejus vires.
IV. 769. ejus facultates et usus medicus. XI. 822. sine morsu siccat.
XVIII. A. 485. vim humorem biliosum attrahendi habet. VI. 428. si

accurate lavatur, aut debiliter, aut
plane non ventrem ducit. XI. 578.
non elota valentius vacuat, elota purgat minus, sed roborat ventriculum.
X. 515. illota ad ventris subductionem aptior. XIII. 130. etiam lota
infestissima iis est, qui citra vitiatos
humores ex intemperie calida et sicca
affliguntur. XIII. 130. quibusnam
conducat, et quibus sit infestissima.
XIII. 130. a senibus, ut alvus ducatur, non sumenda. VI. 354. qua
ratione a multis ad hunc finem in
usum vocetur. VI. 354. non misce-
da remediis ad phlegmonen facienti-
bus. 'X. 927. colicis utilis. VIII. 40.
itemque ad haemorrhagias. X. 329.
ulcerum carnes supercrescentes adstringit, assumpta vero per os corpus purgat. XIV. 226. bonum est
remedium ad sicca et recentia ulcera
pudendi, si ejus aridae pulvillus in-
spergatur. XIII. 316. ad ulcera penis
recentia et quae sine madore sunt,
facit. X. 382. vitiatos humores per
ventrem expurgat. XIII. 155. *aloës*
antidota. XIV. 761. pollen ad sinus
curandos conducit. XI. 134. spuma
succedit terrae megaricae. XIX. 727.
indica pro crocomagmate in usum venit. XIX. 733. pro ea sumi potest
funus Ibidis. XIX. 724.

ALOPECIA. Definitio. XIX. 431.
unde nomen acceperit. XII. 382. XIV.
326. elephantiasis species est. XIV.
757. in *alopecia* aliquid deest. X.
1004. nutritionis laesae symptoma.
VII. 63.

Alopeciae causae. X. 1015. ob vitiatos humores contingit. XII. 381.

Alopeciae medendi ratio generalis.
X. 1015. XII. 382. 386. remedia ad
eam parabilia. XIV. 325 sq. in usum
vocanda remedia. XII. 391. XIV. 394.
*medicamenta composita contra eam in
usum vocanda.* XII. 392—398. Cautio in eorum usu. XII. 395. quaenam
in curationis progressu sint respicienda. XII. 396. Archigenis medicamenta. XII. 406 sq. Asclepiadis Bithyni remedia. XII. 410—414. Cleopatrae remedia, quae in libro eorum,
quae ad corporis ornatum pertinent,
scripsit. XII. 403. Critonis medendi
methodus in tertio librorum eorum,
quae ad corporis ornatum pertinent.
XII. 401. Dionysidori medendi methodus. XII. 409. Heraclidis compositiones ad alopecias inveteratas. XII.

402. *Herae* medendi methodus. XII.
398. aliud ejusdem remedium pueris
aptum. XII. 400. *Moschi* remedium.
XII. 401. Orestini remedium. XII.
402. Othonis Siculi medicam. XII.
403. Sorani ei medendi methodus.
XII. 414 sq. *Medicamentorum fortium*
administratio generalis. XII. 395. —
remedia alia multa quae scripta sunt
apud *Asclepiadem*, *Heraclidem Taren-*
tinum Elephantidemque ac *Moschionem*
in libro de ornatu, et quae *Soranus*
exscripsit. XII. 416—420. *Remedia*
simplicia. adiantum. XI. 812. alcyonium secundum cum vino illitum. XII.
371. ad inveteratas Apii Phasci excoriatorium. XII. 841. radix asphodeli
usta. XI. 842. batrachium. XI. 849.
attrita cepae essentia pilos citius restituit alcyonio. XII. 48. stercus caprinum ustum. XII. 298. quidam ungues caprarum deustos et aceto per-
fusos illinunt. XII. 341. radix Cyclamini. XII. 51. euphorbium. XII.
389. cinis Hippocampi usti. XII. 362.
utebatur quidam leporum capite cum
adipe ursino. XII. 334. sanare eas
non potest Ladanum. XII. 29. sanant
murium capita cremata, ex melle illita. XIV. 240. curare murium stercus proditum est. XII. 307. murium
stercus cum aceto tritum. XIV. 241.
sanant Nymphaeae radices et alba et
nigra pice liquida meceratae. XII. 87.
purgatione sanavit *Galenus.* XI. 340.
cinis ranarum ustarum cum pice liquida. XII. 362. Thapsia aut per se,
aut cum oleis diversis. XII. 387 sq.
curare ursorum adipem proditum est.
XII. 331. varicibus obortis sanatur.
XVIII. A. 56. viperae cutis in pulverem redacta. XIV. 242. ad *Alo-*
peciam barbae remedia par. XIV. 413.
Alopeciae cura chirurgica. XIV. 782.
in *Alopecia* exasperatio convenit. XVII.
A. 901.
Ἄλφιτα apud *Hippocratem* quid
significet. XIX. 76.
ALPHITEDON factae ossium fracturae quae. X. 424. XIV. 780.
ALPHOS duplex, albus et niger:
niger ab atra bile, albus a pituita oritur. XV. 348. fit ex solidarum partium mutatione. XV. 347. *alphos*
adjuvant alcyonia duo prima. XII.
371. calx ex aqua elota. XVII. A.
472. abstergit essentia cepae. XII.
48. juvat helleborus albus et niger.
XI. 874. sanant Nymphaeae radices

et alba et nigra aqua maceratae. XII.
87. sanant pepones. VI. 564.
ALSINE. Ejus facultates et usus
medicus. XI. 823.
ALTERARE quaenam valeant. I.
252.
Alterari debet, quod alit. XV. 244.
Alterat Philini aridum. XIII. 842.
valenter calor adauctus. XV. 267.
ALTERATIO, definitio. II. 3. X.
46. generatio est qualitatis aut effectus. X. 88. ejus, quod alteratur,
motus est passivus. X. 87. corporum
non concretio et secretio est. XVI.
38. quomodo ab incremento differat.
XV. 227. ab incremento substantiae
differt. VII. 708. calido potissimum
fit. II. 89.
Alterationis duplex genus est. XVI.
43.
Alterationem percipit nervorum perturbatio. V. 636.
ex *Alteratione* et conformatione generatio fit. XV. 230.
Alterationes quomodo fiant. XVI.
43. quae subitae et confertae sunt,
mutationes maxime sensibiles sunt,
tum penetrationes violentae. XI. 755.
quod *Alteratur*, patitur. X. 87.
ALTERATRIX *facultas* vid. FACUL-
TAS *alteratrix.*
ALTERCUM (cfer. HYOSCYAMUS.)
anodynum est. XI. 767. et frigidum.
XI. 421. stupefacit. XVII. A. 904.
ad erysipelas facit. X. 951.
Alterci herba condensat. XI. 751.
semen anodynum est. X. 816. semen stuporem et torporem efficit. XVII.
B. 331. semen pro dorycnio sumitur. XIX. 728.
ALTHAEA malva vocatur. XII. 67.
malva arborescens vocatur. XIV. 331.
agrestis quaedam malva esse videtur.
VI. 646. ejus facultates et usus. XI.
867. rarefacit. XI. 750. radicis facultates. VI. 646. radix emolliens
remedium est. XI. 739. semen calculos destruit. XIX. 694.
Ἀλθεῖν quid significet apud *Hip-*
pocratem. XIX. 75.
Ἀλθέξις quid significet apud *Hip-*
pocratem. XIX. 75.
Ἀλθέσκειν quid significet apud
Hippocratem. XIX. 75.
ALUMEN astragalotes, fissile, humidum, placites, plinthites et rotundum,
eorundem vires et usus. XII. 236.
fissum valenter siccat. X. 199. fissile confert ad uvulae inflammatio-

ncm. I. 91. ex tertio ordine siccantium est. XI. 788. summe adstringens est. XI. 591. cicatricem inducit. XI. 756. stypteria dicitur. XIII. 877. ulcera exsiccat, generose adstringens. XIII. 661. ulcera non glutinat. XI. 441. ad ulcera putrida et nomos. XIII. 731. combustum utile erat alicui, cui in capite depascebatur tumor. XVII. B. 132. ei succedaneum remedium. XIX. 744. ex *alumine* malagma. XIII. 979.

Alveoli. III. 872. XIV. 721. vide etiam Praesepiola. (XIX. 369.)

Alvinae partes diuturne dolentes in suppurationem abeunt. XVIII. A. 121. partium alvinarum dolores vehementes, si extremorum frigus efficiant, malum signum est. XVIII. A. 124.

Alvus si affatim et saepe dejicitur, periculum · est, ne anima deficiat. XVI. 183. quibus non facile prodit, cibi die crebro sunt sumendi. XV. 207. magis adstringitur sequentibus diebus, quo copiosius ante fuerat evacuata. VI. 356. quibus post longam infirmitatem in convalescentia simile quid accidit, iis oleum conducit. VI. 356. quibus magis quam deceat adstricta est, balneum non conducit. XV. 720. *adstricta* est, si multa per cutim excernuntur. XVII. B. 2. adstrictae cura. X. 576. adstrictae cura diaetetica. VI. 74. constricta molli clystere est subluenda. XV. 909. *Liliosa* quibusnam sit, et quibus non. I. 632. cur *dura* fiat aquilone. XVII. B. 571. erumpens in hepatis inflammatione malum signum. XVI. 692. exturbatur, si quis supercoenaverit, qui pransus non est. XV. 868. per febres quibus perpetuo liquata est, quomodo sint curandi. XV. 801. inflata quid indicet. XVI. 719. intercepta affectionis cerebri signum non est, auget tamen, et deteriorem reddit. XVI. 684. glandi subditae si non cesserit in febribus, delirium denotat. XV. 825. humectatur convalescentibus, quibus per febres sanguis erupit. XVII. B. 692. humectatur, quibus hypochondria sublata murmurant. XVII. B. 761. *humida* qualis sit *Hippocrati*. XVII. A. 322. quibus per juventutem humida, iis senescentibus exsiccatur. XVII. B. 492. quibus humida est, contrarium inire his confert. XV. 208. humidior, quam con-

gruit, unde fiat. XVII. A. 322. XVII. B. 494. humidior quomodo curanda. XVII. B. 779. intercepta apud *Hippocratem* suppressam significat. XVII. A. 405. laxatur, si sola uvae acinorum caro cum succo fuerit deglutita. VI. 575. liquida quae appelletur. XVI. 591. liquida delirium non portendit. XVI. 591. liquida qualis delirium portendere possit. XVI. 593. si liquida fuerit, et bilis dejiciatur, vexentque tormina, mulsam bibere et vomere convenit. XV. 888. repente liquida quinto die in febribus, quid significet. XV. 829. liquida in febribus quomodo ab *Hippocrate* curetur. XV. 802. quibus liquidior est in morbis balneum non conducit. XV. 720. diuturniori tempore ociata, probe functionem subire non potest, nisi prius assueta. XV. 613. violenter retenta, sursum ducta est. VII. 219. senibus ut plurimum siccatur, XVII. B. 558. sicca aut humida respectu victus dicitur. XVII. B. 492. justo siccior unde fiat. XVII. A. 322. XVII. B. 494. siccior quomodo sit curanda. XVII. B. 780. soluta sanguinis redundantiam mitigat. X. 288. soluta sine coctionis signis nihil juvat. XVI. 691. suppressa, aut sicca, dura et pilulata excrementa edens, quales morbos significet. XV. 472. cur supprimatur in vesicae affectione. XVIII. B. 225. suppressa secundum *Hippocratem* nonnunquam haemorrhagiae futurae indicium. XVI. 799. turbatur ex pluribus sanguinis eruptionibus. XVI. 796. turbata medetur surditati in febribus. XVII. B. 740. signa, quibus crisis per eam futura prodatur. IX. 766. cur per anum solvatur, neque ad ventriculum adscendat. III. 398 sq. *ducenda* est in pleuritide, si dolor sub septo fuerit. XV. 535. quomodo sit ducenda in tetano lumborum. XV. 862. quando sit ducenda in sanguinis stagnationibus. XV. 784 sq. clysmatis in febribus quando secundum *Hippocratem* sit ducenda. XV. 823. ducenda quando non sit. XVI. 255. clysmo ducenda est, quum in febre, ex veteri stercore retento orta, gravitas ad lumbos devenerit. XV. 796. quando ducenda in hepatis inflammatione. XVI. 63. in pleuritide secundum *Hippocratem* mollienda est aut veratro nigro aut peplio, si dolor sub septo

urgeat. XI. 160. clystere quando sit
subducenda in pleuritide et peripneumonia. XV. 852. subducenda
iis, qui capitis dolore a vaporibus
laborant. XIV. 316. subluenda est,
quibus in febribus ab initio urinae
tenues sunt. XV. 807. subluenda est,
quibus os amarum est. XV. 746.

Alvi circumtentio ad necessitatem
liquida demittens, cito intumescens
convulsivum quiddam habet. (*Hipp.*)
XVI. 723. colliquatio in peste, quam
Hippocrates describit, plurimos in-
teremit. XVII. A. 709. conditio in
colica. VIII. 385.

Alvi dejectio et *dejectiones:* quando
sint in morbis optimae. XVIII. B. 135.
conditio in senibus. VII. 259. qualis
esse debeat procedente ad crisin morbo. XVIII. B. 136. iis, qui laboribus se exercuerint, quomodo comparatae esse debeant. XVI. 190. aestate
potissimum fiunt. XVI. 27. utilis,
qui crassum succum congerunt. VI.
410. ventris cruditatem aut coctionem indicant. XVI. 70. causae virium exolutionis in morbis acutis.
XV. 607. de quali conditione certiores nos reddere possit. XVII. A.
140. ex repentinis animum deficere
periculosum est. XV. 831. dejectionum dolores, ex mordentibus humoribus ortas, sevum injectum mitigat.
X. 936. signa inde depromenda.
XVIII. B. 130 sq. protinus cessan-
tes malae. XVI. 500. humectant acida.
VI. 596. retinentur adstringentibus.
X. 547. signa decretoria sunt. IX.
614. humorum tenuium abundantiae
indicium. XVII. A. 701. cam nec
proritant nec cohibent baccae juniperi.
VI. 590. ad *alvi* dejectiones magis
confert mulsa meracior. XV. 660.
conditio earum in diversis dysenteriae stadiis. XVII. B. 691. acres et
inaequales quomodo fiant in iis, qui
ventres calidos habent; et quomodo
curentur. XV. 895. 898. albae, difficiles, lentore carentia ex his prodeuntia cum aestu, in mentis aberrationem abeunt secundum *Hippocratem.*
XVI. 767. ictericorum quo respectu
sint albae dicendae. XVI. 542. alba
in phrenitide malum signum. XVI.
541. albae causae. XVI. 541. albida quid significet. XVIII. B. 139.
alba in phreniticis malum. VII. 662.
albicantes, spumosae et circum biliosae in acutis biliosis malum. XVI.

625. valde aquosa, alba, ex viridi
palliva, aut vehementer rubra aut
spumans mala. XVIII. B. 139. aquosae tenues et serosae humiditatis signa. XVII. A. 708. assiduarum causae.
VII. 238. biliosas vocat *Hippocrates*
sinceras. XVII. A. 70. biliosas quidam pro maximo febr. ard. signo habent. XVII. A. 695. biliosae quibus
sunt, surditate superveniente finiuntur. VIII. 22. biliosae non ferunt
lactis usum. XVII. B. 875. biliosae
surditatem tollunt. XVII. B. 693. biliosarum et spumantium causa est
aqua mulsa meracior. XV. 660. in
biliosis et sinceris spumosa efflore-
scentia malum. XVI. 557. caprinis
stercoribus similes quando dicantur,
et unde ita fiant. XVI. 599. et quid
indicent. ibid. — carnium recens
mactatarum loturis similes, efficacissimum est hepatis affectionis signum.
VIII. 359. celerioris causae. VII. 236.
nondum in chylum mutatae denotant,
ventriculum non concoxisse. VII. 446.
circum coloratae quaenam dicantur.
XVI. 627. quando crassas reddat
concoctio. XVI. 74. criticae quonam
pulsu indicentur. IX. 536. crudae
dejectiones ubi adsunt, purgantia non
sunt adhibenda. XV. 901. cruentae
dejectiones unde oriantur. XVIII. A.
725. saepe accidunt iis, quibus
membrum excisum erat. XVIII. A.
725. frequenter oriuntur cruentae in
iis, qui consuetas validasque exercitationes dimiserunt. XV. 153. ut in
dysenteria cruentae, quando oriantur. XV. 150 sq. cruentae dejectiones
significant facultatis alteratricis imbecillitatem. XI. 60. exigua, glutinosa, alba et subpallida malum.
XVIII. B. 140. exigua tenax et alba
colliquationis signum. XVI. 184. exiguam significat urinae mictio copiosa per noctem. XIX. 612. foetens
putredinem indicat. XVIII. B. 143.

ad *Alvi* dejectiones humentiores et
ramentosiores vinum et album et nigrum austerum. XV. 645. involuntariae excretionis causae. VIII. 64.
dejectio involuntaria fit sphinctere resoluto. VIII. 404 sq. XVII. B. 51. involuntaria excretio duobus fit modis. XVI.
667. liquidae causae. XV. 802. unde
liquida fiat. XVIII. B. 134. liquida
quomodo esse debeat comparata.
XVI. 182. dejectio liquida quando
esse possit commoda et incommoda.

XVIII. B. 134. liquida nonnunquam iis fit, qui praeter consuetudinem coenaverunt. XV. 552. liquida biliosa quarto die in febribus oboriens quid denotet. XV. 840. liquida lutosa hepar affectum docet. XVI. 719. liquidae et pallidae unde fiant in causo. XV. 740. non ubique in causis liquida est, sed in quibusdam tantum. XV. 760. liquidae fiunt in ultimo phthiseos stadio. XVIII. A. 116. liquidiores omnes deteriores sunt. XVI. 190. perliquida cruditatis signum. XVIII. B. 139. livida unde fiat. XVIII. B. 142. moderata fit ex lactis usu. VI. 345. molles et siccae sunto eorum, qui multum edunt et multum laborant. XVI. 190. mordaces quomodo per acres clysteres curari possint. XVII. A. 913. multa causa extenuationis. XVII. B. 84. naturalis aut praepostera quid significet. IX. 589 sq. nigrae quales. XVII. B. 681. eae pessimae. ibid. nigra unde fiat. XVIII. B. 142. nigrae quomodo ab atra bile differant. XVII. B. 687. nigra, aut pinguis aut livida aut aeruginosa aut foetida letalis. XVIII. B. 142. nigra et stercorosa cum comate secundum *Hippocratem* parotidis indicium. XVI. 836. nigra in febre mortem denotat secundum *Hippocratem*. XV. 823. nigrae aut praerubrae a sanguinis eruptione malae. XVI. 786. nigrae observatae sunt a *Galeno* in pestilenti morbo. V. 115. XVII. B. 683. nimiae noxae. XVIII. B. 133 sq. nimiae colliquationis causae. XVI. 289. pinguis unde fiat. XVIII. B. 142. pingues colliquationis indicia. XVII. A. 708. pravae, illaeo ventre manente, quibusnam ex causis oriantur. XVII. A. 103. purae quaenam dicantur. XVII. A. 320. retardatae causae. VII. 237. proluvies admodum rubra malum in omnibus morbis. XVI. 501. sincerae quaenam ab *Hippocrate* dicantur. XVI. 185. et quid significent. XVI. 185. sincerae quae dicantur. XVI. 617. sinceras quasnam vocare *Hippocrates* consueverit. XVII. A. 70. sinceras quasnam vocet *Hippocrates*. XVIII. A. 107. eas in morbis diuturnis malas dicit *Hippocrates*. XVIII. A. 106. sincerae apud *Hippocratem* quae. XVIII. A. 122. sinceras sequitur dysenteria. XVIII. A. 122. spumans quid significet. XVIII. B.

140. spumantium et biliosarum causa. XVI. 186. spumosae unde fiant. XVIII. A. 128. spumosae docent, a capite pituitam defluere. (*Hippocrates.*) XVIII. A. 128. spumosas *Hippocrates* damnat. XV. 661. in spumosas sincerasque desinentes, exacerbant. XVI. 617. spumosa quid denotet. IX. 594. spumosae febres exacerbant. XVI. 705. 708. quae in spumosas meras desinunt, exacerbationes excitant. XVII. A. 321. stridens quid significet. IX. 593. sublividae et turbulentae suspectae sunt. XVI. 747. subpallida lenisque quid significet. XVI. 184. suppressa actionis laesio est, involuntaria actionis voluntariae. VII. 150. tarde fiunt, ubi cibi assumuntur, celeriter nutrientes, et vice versa. XVII. B. 485. tenuis excretio non sentienti prodiens, ei qui apud se est, mala. XVI. 666. varia quid significet. XVIII. B. 143. ex viridi pallida quid significet. XVIII. B. 140.

Alvi excrementum quomodo emittatur. VI. 64. excrementa quaenam optima. IX. 574. XVIII. B. 130 sq. quodnam optimum secundum *Hippocratem*. IX. 587. 591. XVI. 182. XVII. B. 398. excrementa cruditatem aut coctionem indicant. IX. 611. XVI. 211. XVI. 248. in principio morbi non judicat. XVI. 259. a coitu sicciora fieri *Hippocrates* contendit. XVII. B. 295. bilis atra in eo mortale signum habetur. XVI. 218. cibos referentia ubi sunt, quando exercentur, iis exercitii pars tertia, ciborum dimidia subtrahenda est. XV. 213. cocta, cruda, frigida, foetida, liquida cohibenda non sunt, si aeger facile ferat. XVI. 194. crudum quale. XVI. 187. quod foetet vehementer, quid significet. IX. 593. XVI. 217. incoctum quale sit, et quid significet. IX. 592. cur liquida fiant. XVI. 183. liquidum nec stridere nec crebro et paulatim excerni expedit. XVIII. B. 133. lividum quid significet. XVI. 188. si veluti lividum quoddam in eo apparuerit, quid significet. IX. 592. nigrum quid significet. IX. 592. XVI. 187. quaenam sint pessima. XVI. 183. pessima colore, odore et sonitu cognoscuntur. XVI. 183. pingue quid significet. IX. 593. pingue colliquationis nota. XVI. 188. rufum quando fiat. XVI. 187. viride quid significet. IX. 592. viride bilis aeru-

ginosae indicium est. XVI. 187. viscosum quid significet. IX. 593.

Alvi fluor vel *fluxus*: considerandus
est, ubi de purgationibus per inferiora cogitamus. XVI. 119. fluores
ex imbribus fiunt. XVI. 372. causae
pluviae multae. XVII. B. 580. cur
sequantur imbres multos. XVII. B.
602. virilis morbus. V. 696. quem
diuturnus vexavit, ei vomitus sponte
superveniens morbum solvit. XV. 300.
arterias siccescunt. VII. 313. pulsum
vermiculantem efficiunt. IX. 313. fluxus cura. X. 572. clysteres prosunt.
XVI. 146. emplastrum ex cote. XIII.
874. per urinas aut uterum revellitur. XVI. 151. in *alvi* fluxionibus
dejectionum mutationes, nisi in pravas mutentur, juvant. XVII. B. 471.

Alvi obstructio symptoma hydropis,
ab hepate orti. XVIII. B. 116 sq. ex
stercore duro cura. I. 391.

Alvi perturbatio secundum *Hippocratem* conducit, quibus in surditate
et torpore epistaxis oboritur. XVI.
803. quae sponte oboriuntur, si,
qualia oportet, vacuantur, juvat, si
contra, nocet. XVII. B. 356. perturbationis cura. XVII. A. 475.

Alvi profluvia et *profluvium*. Fiunt
ex aquae stagnatilis usu. XVI. 436.
causae imbres sunt. XVII. A. 32. aestate potissimum fiunt. V. 694. cibos
referens quibusnam potissimum contingat. XV. 213. 215. copiosum signum decretorium est. XVII. B. 396.
in febre continua nullam aliam vacuationem postulat. XI. 43. si in febre
repetierint, mala sunt. XVI. 190. longum solvit vomitus spontaneus. XVIII.
A. 24. profluvium validum causa tremoris. VII. 601. sanat febris. XVII.
B. 344. in *alvi* profluviis cur per
somnum palpebrae non penitus clan-
dantur. XVIII. A. 89. in *alvi* profluviis excrementorum mutationes juvant, nisi in prava mutantur. XVII.
A. 318.

Alvi purgatorium ano immittendum.
XIV. 465.

Alvi resolutio causa faciei hippocraticae. XVIII. B. 35.

Alvi retentionis causae. VI. 68 sq.

Alvi subductio symptoma causi spurii.
XV. 753.

Alvum solutam habere perpetuo bonum est. XIX. 685. solvere quotidie
convenit in senibus et quomodo. VI.
353. non deponunt insani, nisi mo-

nita. VII. 790. purgare oportet in
succorum abundantia. VI. 257. per-
turbare quid apud *Hippocratem* significet. XV. 667. turbat brassicae succus. XVII. A. 403. vacuam habenti
febris ardens si oriatur, et purgare
idoneum videatur, purgaveris non intra tres dies. XV. 797. ad *alvum*
deponendam actio musculorum abdominalium conducit. III. 397. emolliens pastillus amarus. XIII. 135. per
alvum evacuantur humores in primis
venis contenti. XV. 323. per *alvum*
quando sit derivatio instituenda. XVII.
A. 905. per *alvum* quae fluunt, ea
vel per urinas vel uterum derivanda
sunt aut revellenda. X. 316. per *alvum* purgatio quando conducat, et
quibusnam in morbis. XVI. 113. per
alvum revellitur urinae fluxus. XVI.
151.

Alvum ducentia remedia. Alvum
non *subducit* aqua. XV. 699. dejicit
aqua, in qua lentes coctae sunt. VI.
525. mediocriter subducit aqua mulsa. XV. 889. dejiciunt in quibusdam
adstringentia. VI. 411. num adstringentia subducant. VI. 598. purgat
aloë. IV. 769. movet humor animalium marinorum testa praeditorum.
XV. 339. *alvum* humectat auster.
XVI. 412. XVII. B. 609. ducit balanus myrepsica. XI. 845. purgat
brassica decocta cum oleo et garo.
VI. 631. subducit succus brassicae.
VI. 770. movet brassicae succus.
XIV. 226. movet brassicae humor.
XV. 339. subducit capparis. VI. 616.
subducit caro ostracodermatum. VI.
734. ducunt ceratia humida, sicca
vero sistunt. XII. 23. movet cicer.
XI. 876. ducit Cissanthemi fructus.
XII. 51. ducunt Cochlearum marinarum
succi. XIV. 226. ducit colocynthis.
XII. 34. violenter ducit succus cyclamini. XII. 50. dejicit medicamentum diospoliticon, ubi crassum est.
VI. 283. subducunt fici. XII. 133.
minus subducit foenum graec. ex vino, garo et oleo sumtum. VI. 537.
subducit foenum graecum cum garo.
VI. 537. gallorum vetulorum jus.
XIV. 226. saepe subducit glans unguentaria. XVI. 143. subducit lac
liquidius magis, crassius minus. VI.
682. subducit lac serosum. VI. 688.
subducit lac tenue et serosum. VI.
765. subducunt lapathi folia. XIV.
226. purgat lenticula. VI. 632. mo-

vet lentis humor. XV. 339. lentis
succus. VI. 770. subducit succus limacum. VI. 669. melicratum non
omnibus ducit. VI. 458. solvit mulsa cruda. XV. 668. ad *alvum* ducendam utuntur musto dulcissimo. VI.
579. moderate subducit oleum. XV.
888. subducit et oleum simplex et
sale mixtum, sed diversis facultatibus. XI. 487. ducunt olivae cum
garo. VI. 609. ducit panis furfuraceus. XIX. 685. mollit pastillus *Chryserni*. XIII. 243. ducit peplus. XVII.
A. 428. admodum dejiciunt pruna
cocta in melicrato, in quo plusculum
sit mellis. VI. 614. dejicit radicula.
VI. 657. solvit resina terebinthinae.
VI. 354. subducunt rumicis folia.
XV. 405. purgat scammonium. IV.
760. subducit liquor scammonii ptisanae succo mixtus. XV. 338. serum
lactis. VI. 685. serum, ex coactis
caseis defluens. VI. 768. serum lactis. XIV. 226. serum lactis in cly-
steribus. XII. 266. subducit testaceorum succus. VI. 770. modice subducit urtica. VI. 639. XI. 818. subducunt uvae dulces. VI. 578. subducunt vina dulcia et crassa. VI. 804.
mollit et subducit vinum scilliticum.
XIV. 570.

Alvum sistentia s. *cohibentia remedia*. XIV. 494. XIV. 573. sistit
adiantum. XI. 813. cohibent adstringentia. VI. 596. sistit alismatis radix secundum *Dioscoridem*. XI. 861.
cohibent animalia marina testa praedita. XV. 339. inhibent aphacae.
VI. 551. sistit aquilo. XVI. 412.
dura fit ex aquilonia constitutione.
XVII. A. 33. siccat aquilo. XVII. B.
609. sistit radix astragali. XI. 841.
brassica. XV. 339. siccat brassica in
brassicae aqua cocta. VI. 631. adstringunt brassicae olus et carnes. XIV.
226. adstringit brassicae olus. XVII.
A. 403. cohibent canirubi fructus.
VI. 589. sistit caro testaceorum elixa.
VI. 735. cohibet caseus. XIV. 226.
adstringit caseus siccus ac durus. XV.
873. sistunt castaneae. VI. 779. sistit crustaceorum caro. VI. 736. solutam sistunt femora tauri usta. XIV.
240. sistit idaea radix. XI. 888. sistit lac caseosum. VI. 688. exsiccat
Lagopus. XII. 56. adstrictam reddunt
lapathi semina. XIV. 226. cohibet
lens. XV. 339. non cuique lentes
cohibent. VI. 458. cohibet lenticula.

VI. 632. sistunt limaces. VI. 669.
sistit lini semen frixum. VI. 549.
supprimit mespilus. IV. 760. sistit
myrti fructus. VI. 592. ad *alvum* sistendam oryza utuntur. VI. 525. sistit panis siligineus et similagineus.
XIX. 685. cohibent rubi fructus. VI.
589. cohibent rumicis semina. XV.
405. constipant uvae passae austerae. VI. 581. sistunt vina austera.
VI. 802.

Alvo multa excernente urina supprimitur. XVII. A. 850. fluente sanguis non detrahendus est. XV. 908.
intercepta, exsudantes aut caput dolentes in febribus *Hippocrates* convulsivos fieri statuit. XVI. 759. ab *alvo* derivamus per vesicam. XVII. A.
905. in *alvo* inferiore dolores si afficiant, quid *Hippocrates* agere praecipiat. XV. 911. dolores parvi sua
sponte solvuntur, vehementes pravi
sunt. Ibid. et sq.

᾿Αλύειν quid significet apud *Hippocratem*. XVIII. A. 167.
᾿Αλύκη quid significet apud *Hippocratem*. XVIII. A. 167.
῾Αλυκὸν quid sit apud *Hippocratem*.
XIX. 75.
῎Αλυσμος quid significet apud *Hip-
pocratem*. XIX. 75.
ALYSSON unde nomen acceperit;
ejus facultates et usus medicus. XI.
823. herba est marrubio persimilis,
asperior autem et magis spinosa circa
galbulos, florem fert ad coeruleum
spectantem. XIV. 168.
᾿Αλύζειν quid significet apud *Hip-
pocratem*. XIX. 75.
᾿Αμαλδύνεσθαι quid significet apud
Hippocratem. XIX. 76.
᾿Αμαλῶς quid significet apud *Hippocratem*. XIX. 76.
᾿Αμαιγηλίδαι, apud *Hippocratem* genus quoddam mespili est. XIX. 77.
AMANITAE alimento esse possunt.
VI. 656.
AMANS caecutit circa id, quod amatur. V. 6. *amantis* pulsus conditio.
XIV. 631. quomodo *Galenus* quandam mulierem amare deprehenderit.
XIV. 631. (confer. *Amor*.)
AMARA, definitio. XI. 453. defi-
nitio secundum *Platonem*. XI. 446.
exacte quae dicantur. XI. 689. quo-
modo ab acribus differant. XI. 685.
XIII. 769. quibusnam virtutibus sint
praedita. XIII. 569. abstergunt, expurgant, et quae in venis est, cras-

sitiem incidunt. XI. 683. exacte homini et animalibus esui inepta sunt.
XI. 690. aquam, in qua coquuntur,
amaram efficiunt. VI. 731. omnia
calida sunt. XI. 646. calida sunt,
sed acria calidiora. XI. 670. omnia
sunt injucunda. XV. 656. linguam
mordicant. XI. 678. nutrire nequeunt.
XI. 670. corpus parcius nutriunt. VI.
651. minime omnium putrescunt,
minimeque vermes procreant. XI. 689.
remedia amara quae. XI. 646. quibusnam morbis conducant, et quibus
sint noxia. XI. 683.

AMARACUS majorana est. XI. 823.
(confer MAJORANA.)
Amaracus in Italia crescit. XIV. 53.
Amaracus atram bilem ducit. XIX.
712. ad nervorum vulnera. XIII. 634.

AMARACINUM unguentum in Cyzico conficitur. XIV. 53. aperiens est.
XI. 750. valde calefacit. VI. 220.

ad *Amaricinum* nigrum pix, quae e
regionibus circa Pontum apportatur.
XIII. 629. subalbidum. XIII. 630.
haemorrhoides coecas aperit. XI. 750.

AMARANTHUS. Ejus facultates et
usus. XI. 824. *amaranthi* succus pro
sesamoide accipitur. XIX. 742.

AMARANTI grammatici compositio
ad pedum dolores, qua ipse usus
est. XIV. 208. eclegma ad sanguinis rejectionem. XIII. 84.

AMAROR in extergentibus substantiis est. XI. 851.

AMARUM dulci calidius esse unde
cognoscatur. XI. 655. omne esui
ineptum. XI. 649. efficitur caloris
excessu. XI. 649. terrae inest. XV.
79. terrestre et tenue est. XI. 785.

Qui*Amat*, gaudet in eo, quod amat,
si profecerit. V. 32.

AMAUROSIS: in ea quomodo oculus
adspicientibus appareat. XVI. 610.
ad *amaurosin* remedia. XIV. 349.

AMAZONES cur mammam dextram
sibi adurant. XVIII. A. 148. maribus infantibus articulos luxare dicuntur. XVIII. A. 603. *Amazonum* pastillus ad volvulosas subversiones.
XIII. 150.

'Αμβη quid significet apud *Hippocratem.* XVIII. A. 340. XIX. 77.
Attici masculino genere ἄμβωνας, Jones
feminino ἄμβας vocant haec instrumenta. XVIII. A. 340.

'Αμβήξειν quid significet apud *Hippocratem.* XIX. 80.

AMBIGUITAS. Ejusdem modi. XIV.

595. in *ambiguitate* sophismata quae?
XIV. 583.

AMBITIONEM Graeci vanam gloriam vocant. VI. 415.

'Αμβλωσιν Attici abortum vocant.
XVII. A. 799.

'Αμβλώσκειν quid significet apud
Hippocratem. XVII. A. 799.

AMBLOTICA medicamenta qualia
sint. XVII. A. 799.

AMBLYOPIA visus hebetudo est. XI.
779.

'Αμβλυωσμός quid significet apud
Hippocratem. XIX. 77.

AMBROSIA potio. XIII. 64. *ambro-
siae* vires. XI. 824. *ambrosia* Philippi Macedonis. XIV. 149. *ambrosia* sacra *Archibii.* XIV. 159.

AMBULANDI organon pes est. III.
127.

ad *Ambulandum* pedum usus. III.
187.

Ambulantes nonnunquam dormiunt.
IV. 435.

AMBULATIO quomodo fiat. III. 187.
IV. 254. XVIII. A. 586. crurum
exercitatio est. VI. 146. ardua valens exercitatio est. VI. 140. inaequalis quomodo fiat. VII. 803.

Ambulationis instrumenta animalibus data sunt crura. IV. 251. gratia
tutioris altiores factae sunt internae
pedum partes. III. 197.

AMBUSTA (confer COMBUSTA et
USTA.)
ad *Ambusta* remedia parabilia. XIV.
535. perfusiones et cataplasmata, quae
crustas separare possunt. I. 159.
curare creduntur fructus androsaemi
specierum. XI. 830. curat decoctum
radicis et seminis Arctii lappae. XI.
837. convenit iis Cimolia terra. XII.
181. fovent decocta foliorum et germinum Cypri. XII. 54. emplastrum
athletarum trypheron. XII. 845. igne
ambustis conveniens emplastrum album *Attalici.* XIII. 420. emplastrum
Azanitae. XIII. 785. emplastrum album Damocratis. XIII. 455. emplastrum Diophanti. XII. 845. emplastrum *Galeni* ex chalcitide s. phoenicinum. XIII. 380. 383. 384. emplastrum *Hicesii.* XIII. 787. emplastrum
melinum *Menoeti.* XIII. 511. *ambustis* excoriatis, quum ad cicatricem
perveniunt, utile est emplastrum ex
pipere album. XIII. 421. emplastrum
ex scilla cum cerato rosaceo. XIII.
870. sanant flores gallii. XI. 856.

decoctum foliorum hederae. XII. 30.
flores hederae cum cerato. XII. 30.
hellespontia *Herae.* XIII. 914. radix
hemerocallis. XI. 884. ad cicatricem
ducunt folia hyperici viridia. XII.
148. semen lactucae agrestis cum lacte mulierum inunctum. XI. 887.
conveniunt radix et folia Lilii. XII.
45. protinus impositum ovum est
utile. XII. 353. cicatrice inducit piceae cortex. XII. 103. pilulae Platani cum adipe. XII. 104. refrigerantia simul et adstringentia. XI. 838.
terra Selinusia, Samia et Chia pul-
cherrima sunt remedia. XII. 181.
Ambusta ulcera protinus illitum juvat atramentum scriptorium, imprimis si acetum habeat. XII. 226. stercus caprinum, ovillum cerato roseo
mixtum ad ea. valet. XII. 302.
Ambustio rigoris causa. XVII.B. 58.
Ἀμείρων quid significet apud *Hippocratem.* XIX. 77.
Ἀμιτηνὸν quid significet apud *Hippocratem.* XIX. 77.
AMENTIA paralysis quasi est functionis rationatricis. VII. 60.
Ἀμη quid significet apud *Hippocratem.* XIX. 77.
Ἀμήτας qui dicatur. XIX. 77.
AMIANTO substituitur aphroselinum.
XIX. 724.
AMMI seminis facultates. XI. 824.
urinam movet. XI. 747. XIX. 695.
substituitur ei anisum. XIX. 724.
AMMONIACUM, ejus facultates et
usus. XI. 828. liquor est ferulae cujusdam. XI. 828. pro costo sumendum. XIX. 733. pro propoli sumendum. XIX. 740. *ammoniaci* gutta ex
aceto citra ignem liquescit. XIII.628.
Ammoniacum thymiama indurata mollit. XI. 728. emollit scirrhos. XI.
738. conducit ad scirrhos sanandos.
X. 957. cum aceto ad scirrhos lienis. X. 960.
Ammoniacus sal crematus pro asio
lapide adhibetur. XIX. 734. substituitur ei *Cappadocicum.* XIX. 724.
Ammoniacus suffitus pro commaro.
XIX. 732.
AMNION amiculum, foetus velut sudorem excipiens. IV. 224. membrana
qualis. II. 902. tam tenue, cur non
rumpatur, quum gravida currat aut
saliat. IV. 235. cur non crassa et
valida sit facta membrana. IV. 236.
membranae usus. IV. 547.
Amnii liquor qualis. II. 908.

Ἀμολη quid significet apud *Hippocratem.* XIX. 77.
AMOLYNTA, hoc est non inquinan-
tia. XIII. 1006.
AMOMUM. Ejus facultates et usus
medicus. XI. 828. menses ciet. XI.
775. substituitur ei acorus. XIX. 725.
AMOR quibusdam sacer morbus videtur. XVIII. B. 18. morborum causa.
XVI. 310.
Amoris pulsus. XVI. 310.
Amorem poëtae dulcamarum cognominant. XI. 586. quomodo in aegroto juvene aliquando detexerit *Galenus.* XVIII. B. 40. clandestinum et
Erasistratus et *Galenus* ex pulsu cognovit. XIV. 631. 633. insanabilem
quaenam efficiant. V. 29.
Amore vehementi rem prosequi, af-
fectus est. V. 7.
AMORGE vide AMURCA.
Ἀμῶς quid significet apud *Hippo-
cratem.* XIX. 79.
AMPELITIS terra, unde ita vocata.
XII. 186. ejus vires. XII. 187. suc-
cedit ei plumbago. XIX. 727. pro
thure propinari potest. XIX. 734.
AMPELOPRASON, ejus facultates et
usus. VI. 659. XI. 825. bis coctum.
VI. 632. *ampeloprasi* radix acris est.
VI. 646.
Ampelos vide *Vitis* alba, agrestis,
sativa. (XI. 826.)
Ampharisterus apud *Aristophanem*
qui. XVIII. A. 148.
Ἀμφιβλήστροειδῆς tunica, vide RE-
TINA.
Ἀμφιβραγχίων quid sit apud *Hip-
pocratem.* XIX. 78.
Ἀμφίδιον quid sit apud *Hippocra-
tem.* XIX. 78.
Ἀμφιδέξιος qui dicatur apud *Hip-
pocratem.* XIX. 78.
AMPHIDEXIUM gladium qualem *Eu-
ripides* dicat. XVIII. A. 147.
AMPHIDEXTRA non fit mulier.XVIII.
A. 147.
Ἀμφιμήτριον σημεῖον quale. XIX.
78.
AMPHIONIS emplastrum ad ulcera
callosa. XIII. 736.
AMPHISBAENA abortum facit, si
mulier gravida supergressa fuerit.
XIV. 243. ad *amphisbaenam* theriaca
Andromachi. XIV. 34.
Ἀμφόδοντα animalia quae dican-
tur. XVIII. A. 358.
AMPHORA. XIX. 770. eam signi-
ficans character. XIX. 751. XIX.759.

olei et mellis. XIX. 777. *amphora* quot contineat sextarios. XIX. 762. secundum Dioscoridem. XIX. 776. italica quot choas contineat. XIX. 752. XIX. 773. quot habeat congios. XIX. 760.

AMPUTATIO. Ejus indicationes. XIV. 707. *Hippocrates* ejusdem meminit in continuitate ossium et in articulis. XVIII. A. 714—718. victus ratio post eam servanda. XVIII. A. 727. post eam saepe alvi dejectiones cruentae oriuntur. XVIII. A. 725.

AMULETA Archigenis ad dolorem capitis. XII. 573. scripsit *Archigenes* ad capitis dolorem. XIV. 321. dolori dentium reluctantia. XII. 874. febrem excitare possunt. VII. 6. ad hepar et splenem credita. XIII. 256. *Amuletum* Jaspidem vocant quidam. XII. 207.

AMURCA. XI. 504. ejus facultates et usus. XI. 824 sq. in oleo est, quod subsistit. XI. 414. olei faex est. XVIII. A. 150.

AMYDA testudo lacustris a quibusdam vocatur. XIV. 321.

AMYGDALAE, earum facultates. VI. 611. pingues sunt. XI. 649. vi pollent abstergendi et obstructiones solvendi. VI. 793. non aeque, ac nuces, boni succi sunt. VI. 793. *Amygdalae amarae*, earum facultates et usus. VI. 612. XI. 827. amarae integrae ustae conveniunt alopeciae. XII. 392. amarae calidae sunt. XI. 646. amarae et detergunt et meatus purgant, dulces etiam detergunt, sed infarctu non liberant. XI. 745. amaris substitui potest absinthium. XIX. 724.

Amygdalae dulces, facultates earum et usus. XI. 828.

Amygdali arboris facultates et usus. XI. 828.

AMYLUM ex tritico, ejus facultates et usus medicus. VI. 500. XII. 111. adstringere dicit *Herodotus*. XI. 442. emplasticum remedium est. XI. 634. qualitates ejusdem succi. VI. 771. in tracheitide utilitas. XIII. 10. pro eo gyris sicca dari potest. XIX. 724. *Ἀμυατὶ* quid significet apud *Hippocratem.* XIX. 78.

AMYTHAONIS malagma. XIII. 967. XIII. 983.

ANABATICA febris, vide FEBRIS *anabatica.*

Ἀναβρογχισμός significat pilorum

in palpebris manualem operationem. XV. 918.

ANABROSIS continuitatem solvit. X. 233. causae. ibid.

Ἀραχαίνεσθαι quid significet apud *Hippocratem.* XIX. 80.

ANACHARSIDIS *Scythae* effatum, quum probro objiceretur, quod barbarus esset. I. 14.

Ἀραχλύνεται quid significet apud *Hippocratem.* XIX. 80.

ANACOLLEMATA qualia sint remedia. XIII. 901. ad *anacollemata*, fronti imponenda, ovum. XII. 353.

ANADENDROMALACHE ejusque usus. X. 960 sq.

ANAESTHESIAE causa cerebri compressio. XVII. A. 522.

ANAGALLIS. Utriusque facultates et usus. XI. 829. pro cotyledone sumitur. XIX. 733.

Ἀναγρῶναι quid significet apud *Hippocratem.* XIX. 79.

ANAGYRUS frutex, ejus facultates et usus. XI. 829. *anagyri* semen ad provocandum vomitum valet. XVI. 143.

Ἀράχαρ quid significet apud *Hippocratem.* XIX. 79.

Ἀναχομίζεσθαι quid significet apud *Hippocratem.* XVIII. B. 407.

Ἀναχωχὴ quid significet apud *Hippocratem.* XIX. 79.

Ἀραχῶν quid significet apud *Hippocratem.* XIX. 79.

Ἀραλδὶς quid significet apud *Hippocratem.* XIX. 79.

ANALEPTICE definitio. V. 863. VI. 330. qua in re consistat. XIX. 509.

Ἀνάλμυροι, quid significet apud *Hippocratem.* XIX. 79.

ANALOGISMUS quid sit. I. 131. et quomodo ab eo utile comprehendatur. I. 126 sq. definitio. XVIII. B. 26. XIX. 353.

Ἀράλιον quid significet. XIX. 79.

ANAMNESTICA salubria sunt, quae praeteritam sanitatem memoriae subjiciunt. I. 313. insalubria, quae praeteritam memoriae subjiciunt. ibid.

ANAPHORICI haemoptoici sunt. Vide HAEMOPTOICI.

ad ANAPHORICOS catapotium Bassi. XIII. 60. pastilli ex succino. XIII. 86. sphragis. XIII. 100.

Ἀναπλάξεις quid sit apud *Hippocratem.* XIX. 79.

Ἀναπρῆσαι quid significet apud *Hippocratem.* XIX. 79.

Aváῤῥινον quid significet apud *Hippocratem*. XIX. 79.

ANARRHINUM idem quod ANTIRRHINUM. (XI. 834.)

ANASARCA vide HYDROPS *anasarca.*

ANASTOMOSIS est apertio oris vasorum. X. 233. arteriarum et venarum in facie. IV. 335. sub quibusnam conditionibus accidat. X. 311. *anastomoseos* inter arterias et venas utilitas. III. 492. 494.

ANATASIS, definitio. XIX. 462.

ANATES levia habent ossa et laxa. III. 926.

Anatis caro durior. VI. 700.

ANATOME. Definitio, species duae. XIX. 357. proprie interiorum partium explicatio est. XIV. 709. abusive etiam dicitur exteriorum corporis partium commemoratio. XIV. 709. ex ea humani corporis fabricam cognoscimus. I. 231. ad eam cognoscendam frequens inspectio necessaria. II. 224. cadaverum lustratio necessaria; non sufficiunt solae partium descriptiones. XIII. 605. 608. num vulnerum inspectio sola sufficiat. II. 289. quonam ordine singulae ejus doctrinae sint discendae. II. 226. partium interiorum. XIV. 709. quomodo a veteribus sit tractata. II. 287. quaenam ejus sit ad praxin utilissima pars. II. 288. 290. quid contra anatomes dignitatem quidam sint commentati. II. 288. multum ei studuerunt non solum medici, sed et philosophi. II. 280. eam *Hippocrates* medicinae libris immiscuit. II. 282. a veteribus libris medicis immiscebatur, qui de praenotione, cura etc. tractabant. II. 282. Empiricorum prolixum nugamentum. XIII. 604. sic dicta cantata non structuram corporis exacte docere potest. II. 224.

Anatomes in Chirurgia dignitas. II. 283. ad diagnosin morborum dignitas. VIII. 16. periti erant *Eudemus* et *Herophilus.* XV. 134.

Anatomicae administrationes. Galenus eas scripsit e Graecia Romam reversus, initio principatus Antonini. II. 215. alteras Flavio Boëtho dedicavit. II. 215. cur scripserit Galenus. II. 215 sq. cur a veteribus scriptae non sint. II. 280 sq. cur vero necessarium hoc fuerit, quum ex

Asclepiadarum manibus ars exciderit. II. 281. quinam eas scripserint. II. 280. 281. 282.

Aνατρίβειν quid significet apud *Hippocratem.* XVIII. A. 365.

Aνατρίψις quid significet apud *Hippocratem.* XVIII. A. 365.

ANATRIPSIS qualis frictio dicatur. XVIII. B. 873.

Aνανδος qui dicatur apud *Hippocratem.* XIX. 79. XVII. A. 757.

ANAXAGORAS *Abderites* philosophus. XIX. 228. *Clazomenius*, ejus de elementis opinio. XIX. 244. ejus praeceptor *Anaximenes.* XIX. 225. ejus dictum, quum aliquis ei filium mortuum esse nunciasset. V. 418. propterea hominem sapientem vocabat, quia manus habet. III. 5. Athenas venit, ibique *Archelaum* ad philosophiam incitavit. XIX. 225. opinio de alteratione. II. 4. animalibus rationem agentem concedit. XIX. 336. opinio de causa arcus coelestis. XIX. 291. de circuli lactei natura. XIX. 285. opinio ejus de natura cometarum. XIX. 286. de causa coruscationis. XIX. 287. de Deo sententia. XIX. 250. fortunae definitio. XIX. 263. opinio de causa generationis maris aut feminae. XIX. 324. de lunae natura. XIX. 279. de causa, cur sit mare salsum. XIX. 298. mixtionis definitio. XIX. 258. de mundi inclinatione theoria. XIX. 268. nihil eorum, quae generantur, perire statuit. XIX. 334. de causa incrementi Nili sententia. XIX. 300. nivem non albam esse pronunciavit. XI. 461. opinio de solis conversione. XIX. 277. de solis magnitudine. XIX. 276. de solis natura. XIX. 275. de causa somni et mortis. XIX. 340. de stellis discurrentibus. XIX. 286. de essentia stellarum. XIX. 270. de motu stellarum. XIX. 272. de causa terrae motuum. XIX. 296.

ANAXARCHUS *Abderita* scepticus. XIX. 234. suae probae institutionis finem felicitatem esse dicebat. XIX. 229.

ANAXIMANDER *Thaletem* secutus est in philosophia. XIX. 225. theoria ejus de generatione animalium. XIX. 335. de diis sententia. XIX. 251. infinitum pro elemento habebat. XIX. 243. opinio de lunae defectus causa. XIX. 281. de lunae illuminatione.

XIX. 281. de lunae natura. XIX.
279. maris definitio. XIX. 298.
theoria de solis defectu. XIX. 278.
de solis magnitudine. XIX. 276. de
solis natura. XIX. 274. de ordine
stellarum. XIX. 272. de figura terrae. XIX. 293. de causa tonitru.
XIX. 287. ejus sententia de venti
essentia. XVI. 395. venti definitio.
XIX. 292. vocis theoria. XIX. 312.

ANAXIMENES in philosophia *Anaxi-
mandrum* secutus est. XIX. 225. aërem elementum duxit. XIX. 243. in
totum aërem dicit hominem. XV. 25.
theoria de causa arcus coelestis. XIX.
291. de coeli essentia opinio. XIX.
269. de causa pluviae, grandinis,
nubium etc. XIX. 288. de solis conversione. XIX. 277. de solis figura.
XIX. 277. stellas clavos accipit coelo
affixos. XIX. 271. theoria de terrae
figura. XIX. 294. de causa terrae
motuum. XIX. 296. opinio de venti
essentia. XVI. 395.

ANAXIONIS febre ardente laborantis casus. XVII. A. 769. casus pleuritide laborantis. XVII. B. 392.

ANCEPS opinio qualis. XIX. 354.

ANCHILOPS, definitio. XIV. 772.
XIX. 438. unde nomen acceperit.
XIX. 438.

ANCHUSA. Ejus species varias vires habent. XI. 812. quatuor species, earumque facultates. XI. 811.
alcibiadeae vires. XI. 813. onocheili
vires. XI. 813. onocleae vires. XI.
812. lycopsos vires. XI. 812. substitui ei potest hyacinthus. XIX. 723.
pro fuco sumenda. XIX. 746.

ANCHORAEFORMIS processus scapulae. II. 766.

ANCΩN quid. III. 92. *Hippocratis.*
III. 142. ulnae. IV. 430.

ANCYLE, definitio. XIV. 708. XIX.
444. ad *ancylas* emplastrum discussorium ex sale. XIII. 943. malagma.
XIII. 977.

ANCYLOSIS, definitio. XIV. 772.
ad *Ancyloses* malagma *Dioscoridis.*
XIII. 968. malagma *Lucii.* XIII. 969.

ANCYROIDES processus scapulae. II.
766.

ANDRACHNE portulaca, ejus facultates et usus. XI. 830.

ANDREAS praestigias et mendacium
in materiam medicam invexit. XI.
795. tradidit nobis collyrium diarrhodon Nili. XII. 765. ejus catapotium ad splenicos, paeonium dictum.

XIII. 242. emplastrum ad ulcera
callosa. XIII. 735. epithema ad ischiadicos et arthriticos. XIII. 345. malagma. XIII. 343. aliud. XIII. 344.
aliud. XIII. 982. malagma, didymaea vocatum. XIII. 346. remedium
ad phalangiorum morsus. XIV. 180.
'Ἀνδρογένεια quid significet apud
Hippocratem. XIX. 80.

ANDROMACHUS Cretensis erat natione. XIV. 211. uno libro medicamenta ad exteriora corporis vitia, altero quae interna curant, tertio oculorum remedia tradidit. XIII. 463.
de medicamentorum viribus tres libros composuit. XIII. 441. *Neronis*
primarius medicus post *Mithridatem*
theriacen praeparavit. XIV. 2. commendatur. XIV. 211. junior cassiam
fistulam antidotis injiciendam judicat.
XIV. 73. quaenam acopa scripserit.
XIII. 1032. quatuordecim melina scripsit. XIII. 504 sq. primus viperas
theriacae immiscuit. XIV. 232. cur
viperam potius, quam serpentem
alium theriacae admiscuerit. XIV.
233. ut *Andromachus* emplastrum ex
duabus aristolochiis XIII. 820. emplastrum viride. XIII. 808. theriacen
composuit. XIV. 2.

Andromachi fusca aegyptia. XIII.
890. Aegyptia ad vulnera cruenta.
XIII. 643. remedia ad ani vitia scripta. XIII. 307. anodynum. XIII. 89.
antidota. XIV. 107. ad aphthas remedia. XII. 990. arteriacae, quas
describit, enumerantur. XIII. 14 sq.
colica remedia. XIII. 276. auriculares compositiones. XII. 624. conscriptae compositiones ad ischiadicos.
XIII. 336. confectio ex capitibus papaveris. XIII. 38. confectio hypoglossis aromatica ex filice. XIII. 53.
confectiones renales. XIII. 322. confectiones stomachicae. XIII. 126. confectiones ad tussim. XIII. 62. junioris remedium ad calvitiem. XII. 438.
praecepta ad omnes dentium dolores.
XII. 877. medicamenta ad dysenteriam. XIII. 289. medicamenta quae
ad dyspnoean conscripsit. XIII. 112.
emplastrum. XIII. 246. in libro: virtutes ad exteriora, emplastrum album. XIII. 427. aliud. XIII. 429.
aliud. XIII. 430. emplastrum attrahens. XIII. 935. emplastrum catagmaticum. XIII. 549. aliud. 550. emplastrum croceum. XIII. 830. emplastra ad discutiendum et extrahendum.

XIII. 925. emplastra epulotica. XIII.
529. emplastrum ex herbis. XIII. 885.
emplastra polychresta. XIII. 805. emplastra, quae ad ulcera maligna commendavit. XIII. 681. emplastrum viride simplex, et facultatis ejusdem
explicatio. XIII. 470. candida epulotica. XIII. 530. epulotica sicca. XIII.
728. fuscum nygmaticum, ad nervorum puncturas. XIII. 650. remedia
scripta ad haemoptoën. XIII. 75 sq.
usus remediorum compositorum ad
haemoptoën spectantium. XIII. 80. he-
dychroon. XIV. 51 sq. hellespontia.
XIII. 914. ad hepaticos conscripta
medicamenta. XIII. 198. Hicesium
nigrum. XIII. 809. remedia ad hydropicos et inflationes. XIII. 262. remedia ad ictericos. XIII. 230. illitiones stomaticae. XII. 943. malagmata.
XIII. 976. malagma. Facit spleniti-
cis, hydropicis et ad praecordia distenta. Facit ischiadicis, arthriticis et
ad inveteratos affectus. XIII. 342. malagma ad hepaticos. XIII. 220. malagma ex meliloto. XIII. 186. malagma, quo usus est ad splenicos. XIII.
251. panacea. XIII. 531. conscripti
pastilli. XIII. 832. pastillus ad erysipelata. XIII. 835. pastillus niger. XIII.
833. ad splenicos conscripta medicamenta. XIII. 239. stomaticum odorum tenerum ad inflammationes et
crustas oris. XII. 945. 953. stomaticum
ex moris. XII. 929. ejusdem ex malis
punicis. XII. 931. ejusdem ex musto.
XII. 932. theriaca. XIII. 909. senioris theriace ex viperis Galene dicta.
XIV. 32 sq. junioris theriaca ex viperis Galene dicta. XIV. 42. theriaca optima est. XIV. 262. theriacam
conficiendi ratio. XIV. 259 sq.
Juxta *Andromachum* Gleucini confectio. XIII. 1039.

ANDRONIS medicamentum ad aurium exulcerationem. VI. 440. ciclisci et trochisci tauri bilem recipiunt.
XII. 276. remedium ad herpetes exedentes. XI. 87. remedium ad ficosas menti papulas. XII. 830. pastillus ad gangraenam. XI. 137. pastilli
ad haemorrhagias per erosionem. X.
330.

ANDRONICUS peripateticus animae
substantiam asseverat et propterea a
Galeno laudatur. IV. 782. *Andronici*
comp. ad orthopnoeam. XIII. 114.

ANDRONIUS inscriptus pastillus. XIII.
825. XIII. 834.

ANDROSACE. Ejus facultates et usus.
XI. 830.

ANDROSAEMON; altera species ascyron et ascyroeides, altera dionysias
vocatur. XI. 829 sq. hyperici species
est. XI. 830. ejus facultates et usus.
XI. 830.

ANDRUS insula est in mari aegeo,
quae unam habet civitatem ex nomine
insulae. XII. 172.

᾿Ανειλήματα, tormina sunt apud
Hippocratem. XIX. 80.

᾿Ανειλίσσειν quid significet apud
Hippocratem. XIX. 80.

᾿Ανίσους, quid significet apud *Hippocratem.* XIX. 81.

ANEMIAE cura secundum *Hippocratem.* XVII. A. 470.

᾿Ανεμόειν inflare apud *Hippocratem*
est. XIX. 81.

ANEMONAE omnes quales possideant
facultates. XI. 831.

᾿Ανέριχτος inconcussus est apud
Hippocratem. XIX. 81.

᾿Ανερύειν evellere significat apud
Hippocratem. XIX. 80.

᾿Ανεστραμμένα perturbata sunt, et
dicitur de urinis apud *Hippocratem.*
XIX. 81.

ANETHUM, ejus facultates et usus:
XI. 832. calidum est. I. 682. lactis
secretionem auget. XI. 772.

Anethum, veteres cur ex eo coro-
nis plexis in conviviis usi sint. XI.
832. *ustum* ad ulcera glandis penis.
X. 382. ustum siccum ad pudendi
ulcera. XIII. 316.

Anethi oleum. Ejus facultates. XI.
832. anodynum est. XI. 766. dissolvit succos crudos in carne. VI. 291.
confert ad cutis siccitatem sanandam.
VI. 220. quod fit circa Aulonem, eandem cum hispano vim habet. VI. 196.
ad intestinorum intemperiem et mordicationem valet. XI. 489. *semen* pro
hyperico. XIX. 745.

ANEURYSMA, definitio. XIX. 441.
quid sit, quomodo fiat, et dignoscatur. VII. 725 sq. oritur ex arteriae
laesione aut vulneratione in venaesectione. X. 335. XI. 313.

ANGEIOLOGIA species est chirurgicae
operationis, quae fit divisione. XIV.
781. fluorem sistit. XIV. 784. quaenam sit operatio chirurgica et quomodo fiat. XIV. 784.

ANGINA et ANGINAE. Definitio. XI.
77. XIV. 733. XV. 767. est morbus acutus. XIV. 730. est inflamma-

tio internorum musculorum guttaris. VIII. 269. species ejusdem. XIV. 733. multas species statuunt Cnidii. XV. 364. qua in re differat a peripneumonia et pleuritide. VIII. 247. *Hippocrates* in praenotionum libro videtur omnes affectus ita vocare, qui respirandi difficultatem moliuntur. VIII. 247. autumno fit ex humoribus biliosis in fauces decumbentibus. XVI. 382. autumnalis morbus est. V. 694. autumnales quomodo a vernalibus differant. XVII. B. 623. quae vere fit, ex pituitosis humoribus generatur. XVI. 383. morbus vernalis est. XVII. B. 615. vere fiunt, si hibernum est. XVI. 381 sq. vere potissimum fiunt. V. 693. metastaseos ejusdem in pulmones effectus. XVII. B. 795. metastasis in pulmonem quomodo ex pulsu cognoscatur. XVII. B. 795. cum orthopnoea conjunctae causae et symptomata. XV. 791 sq., pulsus in ea conditio. VIII. 488. ejusque pulsus mutationis causae. IX. 193. respirationis conditio. VIII. 277. XVII. A. 595. in ea respiratio multa et frequens est. VII. 852. spiritus sublimis est. VII. 946. respiratio densa et parva est. VII. 909. respirationem tollit. VIII. 54. gravissima et celerrime interimens quae. XVIII. B. 264. minus exitialis vero, etsi diuturnior, quae in faucibus tumorem ac ruborem excitat. XVIII. B. 265.

Angina quaenam secundum *Hippocratem* sit gravissima. XVI. 676. quaenam periculosissima. VIII. 247. quae minus periculosa sed diuturnior. VIII. 248. in *angina* gravissima cur orthopnoea accidat. XVI. 678.

Anginae prognosis: succedens erysipelas, quod diebus criticis non disparet, mortem significat. XVIII. B. 268 sq. cervicis tumor obortus bonum. XVIII. A. 58. si tumor et rubor in pectore oriatur, bonum. XVIII. A. 154.

Anginae causae. XIV. 734. causae et symptomata secundum *Hippocratem*. XV. 786. alterius causae, symptomata secundum *Hippocratem*. XV. 791 sq. ex biliosis humoribus oritur. XVII. B. 623. causae sunt excrementa, ad fauces delata. XVII. B. 602. ex imbribus fiunt. XVI. 372. XVII. A. 32.

Anginae specici, ex vertebris cervicis intro vergentibus descriptio. XVII. A. 371. casus, ex laesione vertebrae primae a *Hippocrate* descriptus. VIII. 238 sq. *Galeni* in eum locum paraphrasis. VIII. 240. casus anginosae, quae apud *Bitonem* decumbebat. XVII. A. 593.

Angina ex vertebr. colli pand. paraplegias inde factas non universum corpus perreptare vidit *Hippocrates*. XVII. A. 379. qui obnoxii sunt, iis prophylactice vena secanda est. XI. 271.

Anginae cura. XIV. 734. cura secundum *Hippocratem*. XV. 791. XVII. A. 476. remedia ad eam parabilia. XIV. 436. XIV. 439. XIV. 513. 514. XIV. 517. XIV. 574. *Aristoclis* stomaticum. XII. 936. stercus caninum, iis admixtum, quae congruunt. XII. 291. clysteres acres. XVI. 145. Diphryges. XII. 215. Inungunt quidam elaterium cum melle aut oleo vetere. XII. 122. *Asclepiades* laryngotomiam in ea commendavit. XIV. 734. Musae praecepta. XII. 956. Salome dictum emplastrum. XIII. 507. scarificatio. XI. 322. serum lactis. XII. 268. stomaticum Asclepiadae. XII. 942. stomaticum Herae. XII. 941. stomaticum ex semine rutae sylvestris. XII. 938. stomaticum ex hirundinibus, ut *Harpocras* tradit. XII. 943. venaesectio ubinam sit instituenda. X. 904. XVI. 156. venae sub lingua incidendae sunt. XI. 93. XIX. 526. quando venam sub lingua aperiamus. XVI. 157. post venaesectionem eclegmatis repurgari potest, et clysmo tertio quoque die utendum. XV. 767.

ANGORIS symptoma semper pravum. XVII. A. 179. ab *angore* animus differt actionibus. XVI. 174.

Angores animi corpus biliosius reddunt. XVII. A. 852. cordis affectus eosdem *Chrysippus* putat. V. 268.

ANGUILLA nequaquam succi boni edulium est. VI. 797. vivit in aqua salsa et dulci. VI. 795.

ANGULUS acutus is est, qui recto minor. XVIII. B. 854. obtusus qualis. XVIII. B. 854.

Anguli oculi. XIV. 702. impensius minuti vel prorsus perditi cura. X. 1002. prorsus perditus insanabilis morbus est. X. 1002. ad *Oculorum* angulos circumrosos aridum remedium. XII. 730. ad putrescentes et erosos *Bassi* artemonium. XII. 780. indicum aerianum. XII. 781. *Capitonis* remedium siccum. XII. 731. ad scabros

et circumrosos collyrium fulvum panchrestum. XII. 783. ad corrosos et
scabros collyrium *Hygieni* aureum. XII.
788. *Evemeri* psoricum. XII. 788. collyrium *Ptolemaei*. XII. 789. collyrium
isochryson. XII. 785. collyrium malabathri oxydercicum. XII. 790. collyrium *Lucii* melinum. XII. 787. *Philoxeni* remedium. XII. 735. collyrium
Stoli cinnabarinum. XII. 786.
Anhelatio solvit dolores superiorum partium. XVII. A. 477.
Anhelitus quomodo cohibeatur. VI.
858. facilis bonum signum. IX. 615.
quibus est assiduo difficilis, ob fluxionem ex capite in thoracem, competit
terra Armeniaca. XII. 190.
Anicetum emplastrum. XIII. 877.
Anima. Variae de ea auctorum sententiae. IV. 761. philosophorum sententiae. XIX. 254. *Aristoteles* corporis speciem eam vocat. IV. 773. quid
sit secundum *Chrysippum*. V. 287.
secundum *Platonem* ex tribus partibus
composita est. V. 514. secundum *Platonem* vitiosis corporis humoribus laeditur. IV. 789. *Platonis* locus, ubi
de animae natura considerat. XV. 103.
secundum *Stoicos* quid sit. XVII. B.
251. a Stoicis spiritus vocatur. IV.
783. num sit corpus lucidum et ae-
thereum. V. 643. incorporea non
est. IV. 788. sanguis est secundum
quosdam. V. 283. cum semine injicitur. XIX. 168. educationis in eam
effectus. IV. 813. vini. IV. 812. dominatur corpori et servit. IV. 787.
fit intelligentior, si temperamentum
fit siccius. IV. 786. quae per totum
mundum diffusa est, eam foetus ge-
neratricem esse quidam dicunt. IV.
700 sq. unde sentiat, et quaenam
pars ejus sit princeps. XIX. 313. ejus
partes septem. XIX. 314. ejus partes secundum Philosophos. XIX. 256.
pars princeps quae sit et in quo sit.
XIX. 315. de ejus sede opiniones.
XIX. 315. ejus essentiam scire necessarium non est. IV. 764. qui eam
spiritum esse censent, ex sanguine
et aëre conservari putant. XVII. B.
247. num suum corpus sibi fingat.
IV. 692. num alia detur, quae partes construat, alia, quae voluntarie in-
citet. IV. 693. hominis usque ad mortem producitur. XVII. B. 246. num
sit mortalis nec ne. XIX. 255. si immortalis est, cur emigret ex corpore.
IV. 775. Stoici ejus in alia corpora

transitum post mortem accipiunt. XIX.
256. si e corpore discedit, mors accidit. IV. 775. de ejus immigratione
et transmigratione loqui hallucinatio
est. IV. 763. corporis naturae inservit.
IV. 763. concupiscibilis. IV. 772.
dormientium non quiescit. IV. 439.
immortalis est secundum *Platonem*.
IV. 775. irarum aestu fluctuans quae.
XV. 293. irascibilis in corde residet.
XVI. 93. irascibilis cur in corde habitet. V. 573. merito justa dicenda
est. V. 595. mundi. XIX. 160. nutritur spiritu. XIX. 166. rationatrix
quibusnam functionibus praesit. X.
636. rationatricem excipere, non
omnis corporis species est idonea. IV.
775. rationatrix in cerebro habitat.
III. 700. X. 636. particeps rationis
in cerebro locum habet. XV. 293.
XVI. 93. sentiens. II. 1. vegetans.
II. 1. vegetans *Aristotelis* aut appetens *Platonis* num foetum formet. IV.
700. vegetans non particeps est co-
gnitionum. IV. 765. animosa s. vitalis in corde sedem habet. X. 636.
de *anima Diogenes* Babylonius scripsit. V. 241.
Animae egregia descriptio. XIX. 171.
ejus, nec musculi aut nervi est, movere. VII. 606. tres partes, secundum ejus impetum nos moventes
(*Plato*.) V. 479. definitio secundum
Aristotelem atque *Platonem*. XVII. B.
250. actiones alterant humores et temperamentum. VIII. 191. principum
actionum affectus omnes in cerebro
consistunt. VIII. 166 sq. affectus ex
metu, ex iracundia, in cor effectus.
V. 520. appetens facultas quae. XV.
292. varia sortita est apud varios
auctores nomina. V. 521. appetentis
(concupiscibilis) et plantae sunt participes. V. 516. appetitricis seu naturalis seu nutricis sedes. V. 716. X.
635. sedem *Plato* diaphragma putat.
II. 503. sedes in hepate est. V. 521.
concupiscibilis actiones. V. 27. concupiscibilis seu nutricis seu vegetantis pars est hepatis temperamentum.
IV. 782. facultas concupiscibilis in
hepate sedem habet. VIII. 160. XIX.
459. facultatem concupiscibilem comparat *Plato* belluae multorum capitum.
V. 515. corroboratio respiratio est
secundum *Pythagoram*. IV. 471. ab
irascibili diversa est. V. 491 sq. concupiscibilis *Platonis*. V. 521. definitiones variae. XIX. 355. domicilium

nervi. XIX. 169. facultates tres. V.
454. (confer. FACULTATES.) facultatum diversarum sedes. V. 521. princeps facultas quae. XIX. 378. facultas princeps in eo est, quod primum
alimentum spiritumque haurit. V. 281.
facultates rationis sunt expertes. V.
28. facultates esse unius substantiae,
ex corde proficiscentis, *Aristoteles* et
Posidonius affirmant. V. 515. facultates sequuntur ejus substantiam. IV.
774. facultates an a calido et frigido
temperamento immutentur, a sicco et
humido autem nihil patiantur. IV. 780.
facultates sequi materni sanguinis temperamentum, *Aristoteles* putat. IV.
791. facultates in actionibus puerulorum, et animae affectibus apparent.
IV. 768. functiones principes quibusnam in morbis laedantur. VIII. 166.
functiones temperamenta immutant.
IV. 779. functionibus adversatur frigus. IV. 787. gubernans pars num
in corde sedem habeat. IV. 698. generationem respirationis usum esse
Asclepiades putavit. IV. 471. im-
mortalitas, philosophorum circa eam
rem opiniones. XIX. 316. imperant
corporis vitia. IV. 788. primarium
instrumentum spiritus est, in cerebri
cavis contentus. XVII. B. 248. irascibilis facultates. IV. 772. facultas
irascibilis rationi adjutrix data est. V.
498. irascibilis pars cordis temperamentum est. IV. 782. irascibilis fons
cor est. V. 521. XIX. 459. irascibilis sedes. VII. 283. *Plato* ejus sedem
diaphragma putat. II. 503. facultatem irascibilem leoni comparat *Plato*.
V. 515. ministra facultas quae. XIX.
378. morbi definitio secundum *Platonem*. V. 451. mores ex physiognomia apparent. IV. 795. moribus fit
partium organicarum conformatio. IV.
795. mortalis species temperamentum est. IV. 782. motricis functiones.
VII. 56. motus. XIX. 315. natura
quomodo invenienda secundum *Platonem*. X. 13. natura in pueris tantum
differt, quantum actiones et affectus.
IV. 769. officium est musculos movere. IV. 443. opera sunt, sentire
et moveri voluntarie. II. 1. partes
secundum *Chrysippum*. V. 444. 445.
patibilis sedes. V. 655. principatus
ibi est, unde sensus motusque proficiscitur arbitrarius. V. 219. principatus num sit cor. V. 219. principatus cor est secundum *Chrysippum*.

V. 288. pulchritudinis definitio secundum *Platonem*. V. 451. rationalis
actiones *principales*, irrationalis *mo-
rales* audiunt. VIII. 163. facultatem
Ariston unam putabat, rationalem. V.
595. facultatem rationatricem homini
comparat *Plato*. V. 515. rationatricis
facultates. IV. 770. rationalis sedem
in corde non esse, unde sit concludendum. VIII. 304. rationatricis sedes in capite est, irascibilis circa thoracem, appetitricis circa umbilicum.
V. 288. facultas rationalis in cerebro sedem habet. V. 521. VI. 73. VIII.
159. sanitatis definitio secundum *Platonem*. V. 451. sedem varii variam
acceperunt. III. 20 sq. V. 288. sedes
ibi est, ubi nervorum principium. V.
649. secundum *Chrysippum* autem,
ubi animi affectus. V. 651. species,
earumque sedes. IV. 772. sedes in
cerebro. VIII. 174. species in corde
et jecinore sitae. IV. 773. sedes
aliis in corde, aliis in membranis,
aliis in cerebro est. XV. 360. sedes
in ipso cerebri corpore est, spiritus-
que cerebri ejusdem est ad sensum
et motum organon. V. 606. naturalis seu altricis, aut vegetabilis, aut
generatricis sedes hepar. XVI. 93.
aut ipsius substantia aut primum ejus
organon spiritus est in ventriculis
cerebri contentus. IV. 509. sensitricis functiones quinque. VII. 55. sensitricis evidentissimum signum. VII.
532. sensus ministrant. XIX. 379. in
somniis conditio. VI. 834. per somnum
actiones. XIX. 170 sq. substantia ex
certa quadam aëris ignisque temperie
secundum *Stoicos* conflatur. IV. 784.
substantiam scire medico supervacuum
est. XVII. B. 248. substantiam *Andronicus* asseverare non dubitavit. IV.
782. substantiam Stoici spiritum innatum vocant. XI. 731. turpitudinis
definitio secundum *Platonem*. V. 451.
facultas virilis et irascibilis in corde
sedem habet. VIII 159. virtutem unam
accipit *Aristo* Chius. V. 468. virtutes quidam putant esse dociles, quidam naturales, vel moribus exercita-
tioneque acquisitas. V. 776. de ejus virtutibus *Aristonis* opinio. V. 595 sq.
vis rationatrix in cerebro est. V. 272.

Animam artibus destitutam homo habet. III. 8. meliorem semper reddere
convenit. V. 15. ridiculam habet simia. IV. 126. in homine sanguinem
esse unde quidam concludant. XV. 76.

ex sanguine nutriri quidam dixerunt.
V. 283. quinque sensuum exercitationem *Asclepiades* vocat. XIX. 373.
379. triplicem *Plato* accipit. V. 288.
Animas Plato facultates vocat. X.
635.

ANIMAL. Definitio. XIX. 160. XIX.
355. num mundus sit. XIX. 160. num
sit foetus in utero. XIX. 329. quod
in utero est, esse animal probatur.
XIX. 162. ab non animali motu voluntario differt. IV. 372. calidum et
humidum esse quomodo sit accipiendum. I. 574. interire nequit, quin
cor ab agendi munere cesset. XI. 599.
recens formatum in utero humidissimum calidissimumque est, et cur. I.
577. natum tribus regitur principiis.
V. 600. quodque parvus mundus est.
III. 241. quando sanum sit. XV. 38.
Animalis naturae tria sunt opera et
tres actiones. XV. 229.
Animalcula saepe in abscessibus reperiuntur. VII. 718.
Animalia singula quonam anni tempore maxime ut cibi conveniant. VI.
665. quomodo generentur et intereant.
XIX. 334. quaedam cur, ubi alimenti
laborant inopia, perdurare tamen possint. XI. 183. quaenam *Galenus* dissecuerit. II. 537. eorum structura
interior a figura externa praenoscitur.
II. 538. quaenam sint ad anatomiam
pedum et manuum eligenda. II. 535 sq.
alimenta eorum recensentur. IV. 625.
Plato animata vocat. IV. 757. *Animalia .Αμφόδοντα* quae dicantur. XVIII.
A. 358. aquatilia aërem respirantia.
III. 444. aquatilia nutrimentum qnale
praebeant. VI. 708. artus anteriores
posterioribus similes habent. III. 169.
bruta experta sunt artium. I. 2. bruta num prorsus experita sint rationis.
I. 1. calida sunt. IV. 757. carcharodonta. III. 616. carnivora superiores et inferiores dentes habent. XVIII.
A. 358. collum non habentia quae.
III. 609. quibus collum deest, muta
sunt. III. 611. breve collum quaenam
habeant. III. 876. collum longum
quaenam habeant. III. 613. et cur
hoc habeant longum. III. 847. collum longum cur habeant, quae ungulis fissis praedita sunt. III. 876. quae
collum longum habent, et cartilagines tracheae siccas, vocem clangorosam habent. III. 535. collum et claviculas habentia hominis modo quae.
II. 430. plerisque collum manus uti-

litatem praebet. III. 613. quaedam
cur in corde os habeant. III. 501 sq.
multa cordis ventriculo dextro sunt
destituta. V. 539. corpora sunt. VII.
407. latis coxis praedita et frigidiora tinnidam naturam habent. V. 462.
quae duobus cruribus incedunt. II.
430. excoriabilia quae. II. 644. exsanguia cur parva habeant crura et
multa. III. 176. exsanguia pulsum
non habent. IV. 671. gubernantes
facultates. X. 635. fortia et calida
nigrum lienem habent. II. 573. fortia dentes acutos multos habent et
ungues fortes. III. 875. frigidiora per
hyemem ob frigus mortuis similia jacent. VIII. 132. frigidiora pinguiora
esse dicuntur. XI. 514. frigida facultatem vitalem non habent. IX. 549.
calida autem habent. IX. 549. gressilium testes ad coquendum longe sunt
difficiliores. VI. 675. hepar habentia
et lienem habent. II. 569. herbivora
nobis alendis sunt accommodatiora.
VI. 665. hyeme dormientia cur sint
pinguiora. I. 606. hybernantia, dum
somnus durat, non egent alimento.
XVII. B. 417. hybernantia quasi mortua sine sensu et motu in latebris jacent. XVII. B. 418. quaenam lienem
nigriorem et quae non habeant. V.
127. lunae in ea influxus. XIX. 188.
omnia praeter crocodilum maxillam
inferiorem movent. II. 422. μώνυχα
quae. XVIII. A. 359. muta sunt, quibus collum deest. III. 611. nuper nata lubenter non comeduntur, propter
redundantem in iis humorem. I. 579.
recens nata quomodo nutriantur. IV.
152. nuper nata omnia humida sunt.
VII. 673. naturae in iis differentia.
IV. 160. quaenam sint optimi succi.
VI. 789. omnia ornatu convenienti
esse instructa probatur. III. 81. ostracoderma quae. VI. 734. quibus ovaria exstirpata sunt, foemineam naturam amittunt. IV. 569. palpebris carentia quae. II. 879. lati pectoris naturam iracundiorem habent. V. 462.
pedestria, alimenta, quae ab iis petuntur. VI. 660. ab eorum esu abstinendum. VI. 789. pedestrium lingua ut alimentum. VI. 672. pedestrium partes excarnes ut alimenta.
VI. 669. pedestrium viscera alimenta
sunt. VI. 679. cur non habeant phantasmata. XIX. 305. cur plantis superiora ducantur. IV. 759. nonnulla
plures quam duos habent pulmones. III.

423. quae pulmones non habent, egent cordis ventriculo dextro. III. 462. ruminantia in superiori maxilla dentes incisivos non habent. XVIII. A. 358. quadrupedia. Eorum ventriculus, uterus et intestina alimenta sunt. VI. 680. sanguine frigido praedita industriam nullam monstrant, calido autem praedita prudentia multum valent. IV. 791. sanguine praedita ex materno sanguine ducunt originem. IV. 795. sanguineorum partes ex matris sanguine progignuntur. I. 494. sedere cur nequeant sicuti homo. III. 179. solidungula exiguis herbis vescuntur lubentius, quam grandioribus. XVIII. A. 356. temperamento sicciore praedita, ova parunt, citra masculi conversationem. IV. 624. quibus testa pro cute est, alimento esse possunt. VI. 733. timida sunt frigidiora, et latis coxis praedita. V. 462. timida sunt, quibus sanguis aquosus nimium est. IV. 793. venenosa ubi inter mordendum sanguinem manantem contigerint, commorsos occidunt, vorata autem morsos incolumes servant. XIV. 244. venenosa fugantes suffitus. XIV. 490. ad *animalia* venenata sulphur. XII. 217. in quibus intestinum a ventriculo recta ad anum protenditur, voracia sunt. III. 328. vocem magnam edentia laryngem amplum habent. III. 563.

Animalium agrestium adeps quomodo ab illo domesticorum differat. XI. 734. castratorum carnes sunt praestantissimae. VI. 663. colores unde oriantur. XIX. 258. corpora ex ferente et eo, quod fertur, constare dixit *Diocles.* XVIII. B. 124. corpus animi affectibus idoneum conditum est. II. 537. differentiae specificae. III. 2. XVIII. A. 207. propriae differentiae. X. 23. differentia a plantis quoad nutritionem. III. 276. differentias *Aristoteles* in libro de partibus animalium enumerare conatur. X. 26. domesticorum et agrestium differentia. VI. 680. genera discreta sunt, pro temperaturae conditione. XIX. 335. genera quot dentur, et an omnia sensu sint et ratione praedita. XIX. 336. imbecillium et fortium quoad ossa differentiae, earumque causa. III. 924. juniorum carnes quales. VI. 774. pedestrium sanguis ut alimentum. VI. 699. efficiens principium semen. II. 85. proprietates. II. 1. scala quoad sensuum

evolutionem. IV. 639. senum carnes pessimae. VI. 663. et stirpium analogia. XVI. 343. differentiae. III. 276. terrenorum carnes sanguinem melancholicum generant. VIII. 183. venenatorum saliva et fel deleteria sunt. XI. 767. venenatorum morsus curandi methodus. X. 896. XIV. 200. ad *animal.* venenosorum morsum remedia parabilia. XIV. 489. ad virulentorum noxas remedia quae *Asclepiades* tradidit. XIV. 168.

In *animalibus* calor ac frigus magis efficaces sunt, quam humor et siccitas. XV. 226. in — venter idem, quod terra arboribus est. XVI. 340.

Animantia, vide Animalia.

Animantur, quae non sunt animalia, quae sunt, et animalium partes. XV. 402.

Animata sunt animalia secundum *Platonem.* IV. 757.

Animosi qui dicantur. V. 330. magnanimi sunt, et rerum humilium contemtores. XVII. A. 188. sunt temperamento calido praediti. VI. 130. *animosum* putant pectore hirsuto praeditum. I. 624. XVI. 91.

Animus differt ab angore et tristitia in actionibus. XVI. 174. virilis inveniri non potest in Asia. IV. 799.

Animi acies a bilioso humore venit. XV. 97. XVI. 317. actiones ab humoribus et corporis temperatura immutantur. XVI. 46.

Animi affectus. Scriptores de iisdem recensentur. V. 3. ipsi recensentur. V. 7. V. 35. XVI. 174. philosophorum circa eos sententiae. XIX. 319. esse motionem quandam praeter naturam rationis expertem probatur. V. 432. secundum *Zenonem* et *Posidonium* definitio. V. 377. causa non est ratio. V. 390. causam quidam vocant rationem peccantem et falsam opinionem. V. 390. num sint judicia. V. 377. num timor sit. V. 392. rationatricis facultatis esse judicia, Chrysippus statuit. V. 429. *Posidonius* neque judicia esse, neque supervenientia iis demonstrat, sed motiones facultatum irrationabilium. V. 429. *Zeno* eos putat supervenientes judiciis contractiones, solutiones, elationes et casus. V. 429. iis idoneum conditum est animale corpus. II. 537. corpus exsiccant. I. 373. vehementes cur mortem inferant. VIII. 301. animae deliquii causa. XI. 48. spiritus corru-

ptionis causa. X. 841. tremorum causae frequentes. XVII. A. 510. in pulsus eorum effectus. IX. 157. ex oculis cognoscendi sunt. IX. 697. curationis ratio. V. 35.

Animi angores corpus biliosius reddunt. XVII. A. 852. *cogitatio* corpus
gracile reddit. X. 994. *concitationes*
invadentis febris signa sunt. XIX. 514.
curae febris ephemerae causae. XI. 6.
dejectiones splen affectus gignit. VIII.
378. *delectatio* morborum humidorum
causa. VII. 19.

Animi defectus sive *deliquium* signum est imbecillitatis animalis facultatis. XVI. 755. deliquium citra manifestam causam letale. XVII. B. 539.
deliquii casus aliquot recensentur.
XVII. B. 540. deliquium ex repentinis dejectionibus periculosum. XV.
831. deliquia in febre hyberna quid
denotent. XV. 827. defectus quinto
die in febribus quid denotet. XV. 829.
defectus ex surrectione aegri in febribus, delirium denotat. XV. 826.
deliquium haemorrhagias sistit. X. 327.
deliquium venaesectionis terminus.
XVI. 11. ad animi deliquium usque
quinam morbi vacuationes requirant.
XVII. B. 445. deficientis causae. XI.
47. deliquii causae animi affectus.
XI. 48. deliquium ex esu boletorum.
VI. 656. deliquia ex bulimo. VII.
136. deliquii causa calor immoderatus. XVII. B. 801. defectus causa
empyema introrsum ruptum. XVIII.
A. 108. defectus ob grumos in ventriculo, intestinis aut thorace contentos. VIII. 409. deliquii causa humorum crudorum abundantia. X. 845.
defectus causa humor melancholicus
abundans. XVI. 300. defectus causa
os ventriculi male affectum. XVIII. A.
449. deliquii causa purgatio in morbi
cruditate. XVI. 261. defectum efficit
semitertiana. VII. 467. deliquia ex
pravo victu oriri *Hippocrates* asserit.
XV. 602. defectus facit, si per vim
aliquid fiat. XVI. 118. defectione liberat cucurbitula. XI. 321. quaenam
vena sit in defectione animi incidenda.
XVI. 135. deliquii ex abscessus ruptione aut sectione cura. XI. 59. deliquii ex cholera, alvi profluvio etc.
cura. XI. 50. deliquii ex colicis aut
iliosis affectibus cura. XI. 60. deliquii, ex variis causis orti, in febribus continuis cura. XI. 50. deliquii
ex humorum multitudine cura. XI. 53.

deliquii, quod ex vitiosis humoribus,
os ventris mordentibus oritur, cura.
XI. 55. defectus ob inflammationis
magnitudinem aut febris malignitatem,
cura. XI. 57. deliquii ex intemperie
cura. XI. 60. defectus ex insignis
partis obstructione cura. XI. 58. deliquii ex stomachi imbecillitate cura.
XI. 54. deliquium ex sudoris copia
balnea non concedit. XI. 53. deliquii ob tristitiam, laetitiam, timorem,
excandescentiam aut pavorem cura.
XI. 59. deliquii ex uteri affectibus
cura. XI. 54. deliquii ex immodica
vacuatione in hydero cura. XI. 59.
deliquium ex immodicis vacuationibus
curat vinum aqua gelida dilutum. XI.
51. deliquii ex vulneribus, purgationibus doloribusque cura. XI. 60.

Animi demissio ex atrae bilis abundantia. VII. 576. demissio gignit humorem melancholicum. XVI. 357.
dolorum omnium causa. V. 49. *ex-*
candescentiae in calorem animalem effectus. VII. 941. *facultas:* a rationatrice diversam causam vocat *Chry-*
sippus affectuum. V. 403. facultas
concupiscibilis ab irascibili diversa.
V. 491 sq. in *animi* facultates ventorum, aëris ambientis et insolationis
influxus. IV. 806 sq. (confer. *Animae*
facultates et *Facultates*.) alimenti in
eas influxus. IV. 807 sq. regionum
in eas influxus. IV. 800 sq. 805 sq.
firmitas ac robur causa est eorum,
quae recte fiunt. V. 403. fortitudini
respondet corporis robur. XIX. 384.
in *animi* functiones nutritio bona aut
mala effectus suos exserit. XVI. 48.
ad *animi* ignaviam producendam quaenam faciant. VIII. 161 sq. *animi* impetus bruti affectus progignunt. V. 7.
infirmitas et imbecillitas causa eorum
est, quae fiunt parum recte. V. 403.
intemperantiae in cibis, potu, somno,
vigilia etc. in morbos producendos
effectus. XVI. 301 sq. morbus, definitio. V. 441. morbus num corporis morbo simillimus. V. 440 sq. molestiae ant adspectu aut auditu fiunt.
XVI. 328. mores in infantibus cum
bono habitu citra vitium sunt. VI. 39.
et quibus non sunt, iis temperamentum parum idoneum est. VI. 39.
quomodo, ne vitientur mores, curandum. VI. 40. mores quomodo corrumpantur. VI. 40. mores turbant
consuetudines pravae. IV. 820. pro-
bos mores nanciscimur, eruditi a vi-

ris probis. **IV. 821.** mores ٹidem medico curae sunto. **VI. 40.** mores quod corporis temperamenta sequantur liber. **IV. 767.** mores corporis temperaturam sequuntur. **XVI. 317.** mores in sanis ex oculis conjici possunt. **XI. 11.** motus ne immodici evadant in infantibus curandum et quomodo. **VI. 42.** motus, rationi obediens, affectus est. **V. 372.** pars, qua cupimus, ab ea, qua ratiocinamur, diversa est. **XVI. 302.** tres partes sunt, quibus ad voluntarium motum incitamur. **XVI. 302.** de *animi* peccatis et perturbationibus *Galenus* librum scripsit. **XVI. 335.** perturbationes quinque sunt secundum veteres. **XVI. 325.** *animi* perturbationes sequitur saepe naturalis caloris intro forasque delatio. **VII. 191.** perturbatio quemnam effectum in humores exserat. **XVI. 9.** perturbationes indicat urina pallida et tenuis. **XIX. 579.** perturbatio tremoris causa. **XVI. 332sq.** perturbationes abigit theriaca. **XIV. 271.** principatus in cerebri ventriculis est. **XIV. 711.** hominis maxime temperati ratio describitur. **I. 576.** sanitas, definitio. **V. 441.** sedem *Thessali* sectatores in corde statuunt. **X. 929.** (confer. *Animae* sedes.) sensum aperit sermo. **XVI. 226.** substantiam unam tantummodo quidam esse volunt. **XVI. 303.** substantia facile solvitur, quibus robur vitale infirmum est. **VIII. 301.** tranquillitas a temperamento moderato nascitur. **IV. 821.** virtutes quae. **XIX. 383.**

Animum mansuetiorem reddit vinum. **IV. 778.** *animis* impuris, si nutrientes sermones offeras, non modo nihil prosis, verum etiam magnopere obfueris. **XI. 457.**

Ἀνήριος apud *Hippocratem* illaesus est. **XIX. 81.**

Ἀνήρεικτος qui dicatur apud *Hippocratem.* **XIX. 81.**

ANISUM. Anisi semen maxime utile est, acre et amarum. **XI. 833.** prope ad urentium caliditatem accedit. ibid. — Est in siccando tertii ordinis, sicut et in calefaciendo; urinam ciet et digerit, et inflationes ventris reprimit. **XI. 833.** anisum pro ami sumi potest. **XIX. 724.** et daucus substituitur aniso. **XIX. 725.**

ANNONAE caritas epidemiae malignae causa, raphaniae simillimae. **VI. 750.** ex *annonis* et cibis mali succi,

oriundi morbi. **VI. 749.** casus mulieris, quae propter annonae caritatem, quae veris tempore acciderat, oleribus sylvestribus usa, ulceribus laboravit. **VI. 686.**

ANNULUS abdominalis describitur. **XVIII. B. 995.** *annuli* abdominalis usus. **IV. 566.**

ANNUS non numeratur diebus integris. **XVIII. B. 240.** quot habeat dies. **XVII. A. 22.** dierum est trecentorum sexaginta quinque. **VII. 508. IX. 643.** apud Romanos in 12 menses dividitur. **XVII. A. 22.** in quatuor tempora dividunt magnae temperaturae differentiae. **XVII. A. 18.** quidam in septem partes dividunt, et quomodo. **XVII. A. 17.** etiam in septem partes divisus reperitur in libro: de hebdomadis *Hippocratis* inscripto. **XVII. A. 18.** dies ei proportione respondet. **XVII. A. 860.** constituentes eum tempestates quae. **XIX. 485.** quemnam saluberrimum futurum putet *Hippocrates.* **XVI. 387.** quando secundum *Hippocratem* saluberrimus sit exspectandus. **XVI. 439 sq.** sol eum disponit. **IX. 908.** magnus qualis. **XIX. 284.** quantus cujusque planetarum sit magnus annus. **XIX. 283.** status secundum *Hippocratem* qui. **XVI. 387. XVII. B. 575.** universus omnium quidem, et calidorum et frigidorum, et siccorum et humidorum particeps est. **XV. 92.**

Anni constitutiones siccae sunt imbribus salubriores et minus mortales. **XVI. 372.** horam quid Graeci vocent. **VI. 558.** tempestates morborum causas docent. **XIX. 494.** tempestatum in respirationem influxus. **VII. 771.** ex *anni* tempestatibus siccitate imbribus sunt salubriores. **XVII. A. 32.** tempora respicere medici est. **XV. 101.** temporum inter se differentiae. **XVI. 291.** tempora qualitatibus differunt. **XVI. 370 sq.** tempora humiditate, siccitate, caliditate et frigiditate differunt. **XVII. A. 28.** tempora qualia fuerunt, tales etiam morbi erunt. **XVI. 370.** tempora aetatibus respondent. **XVI. 102. XVI. 345.** tempus quale ὥρα vocetur. **XVII. B. 184.** in quolibet anni tempore singulus humor exuperat. **XVI. 292. XVII. A. 30.** tempora in humores vim exercere, testimonium evidentissimum. **XV. 97. XVII. A. 30.** temporum intemperies morborum endemicorum causa. **XV. 121.** tempora mor-

borum causae. XVI. 353. temporum
in morbos generandos influxus. V.
693. temporum mutationes morbos
potissimum pariunt. XVII. B. 562.
XVII. B. 567. morbi enumerantur,
qui quolibet anni tempore grassantur.
XVI. 292. temporum mutationes morbos aut similes aut dissimiles gignunt.
XVI. 373 sq. tempora accessionum
morborum indicia. IX. 561. temporum eorumque mutationum dignitas
ad morbos cito dignoscendos et recte
curandos. XVI. 390. tempus indicationem in morbis praebet. X. 652.
temporum in morborum judicationes
influxus. XVII. B. 385 sq. temporum
repentinae mutationes in evacuationibus sunt respiciendae. XVI. 118. tempus moderatum naturale conservat
temperamentum. XV. 735. temporum
in naturas humanas influxus. XVI.
423. temporum in sanos effectus. XVI.
390 sq. tempora ubinam stata et non
morbosa esse verosimile sit. XVI. 394.
tempora quomodo pulsum immutent.
VIII. 464. pulsus quoad anni tempora
differentiae. IX. 125. IX. 473. (confer
*Aestas, autumnus, hyems, ver et pul-
sus.*) tempus ad indicationem remediorum confert. X. 634. temporum
temperies ex *Athenaei* sectatorum opinione. I. 522. temporum temperamenti in mores influxus. IV. 798.
tempora ad victus rationem instituendam non parum conferunt. XVII. B.
415.

Anodyna vocata *medicamenta.* X.
817. XI. 764. XIII. 266. eorum natura. XI. 764. nomine qualia sint,
et quae revera. XIII. 267. quatenus
sint utilia. X. 862. agendi ratio. XI.
766 sq. generalia quaedam circa hoc
medicamentorum genus. XIII. 88. quando sint adhibenda et quando fugienda.
X. 816. differentiae. X. 818. dolores levant. XIII. 287. usus et abusus. X. 817. usus in diversis morbis.
XIV. 762. quomodo a colicis differant. XIII. 89. alienissima sunt,
ubi humores crassi et glutinosi exuperant. X. 862. omnia magis sunt
salubria, si post annum a compositione sumantur. X. 818.

Anodyna simplicia. Anethum. XI. 832.
chamaemelon. XI. 562. crocus. XI.
767. XII. 48. galbanum. XII. 153.
XIII. 957. hyoscyamus. XI. 767. XVII.
A. 904. mandragora. X. 816. XI.

767. XVII. A. 904. myrrha. XI. 767
papaveris succus. XI. 767.
Anodyna composita. (confer. *Colica
medicamenta.*) *Achillis* compunctoris.
XIII. 90. Acopa. XIII. 1005. 1045.
Aelii Galli antidotus. XIV. 159. quae
Andromachus scripsit. XIII. 89. confectio sedans dolorem, ad omnes internos affectus et pleuritidas. XIII. 89.
Antidotus *Aristarchi.* XIII. 103. XIII.
104. Antidotus thespesiana. XIII. 102.
ex *Aphrodae* libris compositio. XIII.
94. 95. ex *Aphrodae* libris catapotium. XIII. 95. *Asclepiadae* ad omnes
internos affectus. XIII. 93. *Asclepiadae* Philophysici compositio. XIII. 102.
quae Asclepiades scripsit. XIII. 97.
Aster dicta confectio ad omnem fluxum, dolorem et omnes internos affectus et destillationes. XIII. 91. 165.
Cassii colica. XIII. 286. Cerusiana
confectio, a *Philippo* Trallianis data.
XIII. 105. *Charixenis* compositio. XIII.
102. *Charyclis* confectio. XIII. 94.
Crateri compositio. XIII. 96. Cosi
eclegma. XIII. 100. Eclegma pharos
appellatum. XIII. 97. *Hicesii* emplastrum. XIII. 787. Isidori emplastrum.
XIII. 908. Jucunda appellata compositio. XIII. 94. *Lucii* colica. XIII.
287. *Lycomedis* ad haemoptoicos, coeliacos, dysentericos, rupta et convulsa. XIII. 92. *Marcellini* confectio. XIII.
90. *Antonii Musae* panacea. XIII. 102.
Nicerati eclegma. XIII. 98. *Nicerati*
mysterium. XIII. 96. *Nicostrati* malagma. XIII. 985. Panchrestus dicta
confectio. XIII. 101. parygron medicamentum. XIII. 952. pastillus *Petronii* virtus dictus. XIII. 831. pastillus ex mandragora. XIII. 100. pastillus dolorem sedans coeliacis et
dysentericis. XIII. 302. alius XII.
303. alius praeclare inducens somnos
ad inveteratos dysentericos. XIII. 304.
alius dysentericis non febrientibus
aptus. XIII. 305. *Philonis* remedium.
X. 818. *Protae* Pelusiotae malagma.
XIII. 338. *Ptolemaei* compositio. XIII.
101. *Rufi* potio. XIII. 92. Salome
dictum emplastrum. XIII. 507. Scribonii Largi catapotium. XIII. 98. eclegma. XIII. 98. 99. Sphragis dicta
confectio ad fluxiones, tormina et tusses. XIII. 91. thespesiana confectio.
XIII. 99. 102. Trigonos vocata potio resiccatoria et sedans dolorem.
XIII. 93. *Xenocratis* confectio, ad
tormina maxime et dysentericos. XIII.

90. *Xenocratis* emplastrum. XIII.
931.

Anodynum ad scorpionum, phalangiorum omnisque serpentis ictus efficax. XIV. 176. ex seminibus.XIII.
90. aliud *sedans* dolorem ad omnes
affectus internos. XIII. 93.95.96.101.
stomachicum. XIV. 374.

Ἀνοργάζειν quid significet apud *Hippocratem.* XIX. 82.

Ἀνουέκτοι qui dicantur Graecis.
XVII. Α. 74.

ANOREXIAE in senibus causa. XVII.
Β. 495.

ANSERES. Nomen anserum veteribus est consuetum. VI. 702. *anserum* adipis vires. XII. 325 sq.   pinguedo calidior est. XI. 635. adeps
minori calefaciendi et discutiendi virtute praeditus est. XIII. 949. *Adeps*
ad phlegmonas utilis. XI. 733. adeps
ad phlegmonas, quodammodo tamen
ad digerendum potentior. XI.733. *adeps*
inflammationibus ex rosaceo medetur.
XIV. 241. adeps pro cervino. XIX.
743. pro adipe hyaenae. XIX. 743.
alae optime nutriunt. VI. 704. carnis
conditio. VI. 703. hepar quomodo
jucundissimum reddatur. VI. 704. ova
ut alimentum. VI. 706. stercus attrahit. XI. 760. stercus prae nimia acrimonia inutile est. XII. 305. ventriculus valde jucundus est esu. VI. 704.
ventriculus optimus habetur, ut alimentum. VI. 788.

ANTECANIS vocari posset Sirius.
XVII. A. 17.

ANTHAEI collyrium viride. XII. 764.

ANTHELE significat cannae florem.
XII. 8.

Ἀνθεα apud *Hippocratem* quid significent. XIX. 81.

Ἄνθιον apud *Hippocratem;* variorum hujus verbi varia explicatio. XVI.
60.

ANTHEMIS idem est, quod *Chamaemelum.* Ejus vires et usus. XI. 833.
soli ab Aegyptiis consecrata est. XI.
562. rarefacit. XI. 750. fundere ac
digerere potest per halitum, nequaquam contrahere. XI. 588. tenuitate
rosae persimilis est, calore vero ad
olei vires accedit. XI. 562. usus in
morbis. XI. 562. parti inflammatae
imposita quid efficiat. XI. 588. *Anthemis* pro chamaemelo adhibetur.XIX.
746.

Ἀνθηρα sputa qualia sint apud
Hippocratem. XIX. 81.

Ἀνθηρον οἶνον apud *Hippocratem*
quale. XIX. 81. *Anthera* i. e. florida
compositio. XIII. 839. anthera illitio ad oculorum dolores. XII. 744.

Ἀνθινὸν ἔλαιον et μύρον quale sit
apud *Hippocratem.* XIX. 82.

ANTHRAX vide CARBUNCULUS.

ANTHRACOSIS, definitio. XIV. 777.

ANTHYLLIS duplex est; earum facultates et usus. XI. 833. *Anthyllis*
pro ornithogalo. XIX. 739.

ANTHYLLIUM vitandum in herpete
exedente. XI. 86.

ANTIADES tonsillae sunt. XIV. 713.
etiam paristhmia vocantur. XIV. 713.
glandularum ad fauces inflammationes
sunt. VII. 713. *Hippocrates* etiam
bubones vocat. XVII. A. 375. puerilis morbus est. V. 695. quomodo
oriantur. VII. 263. fiunt fluxione e
capite facta. VI. 42?. iis convenientia remedia. XII. 972. XIV. 360 sq.
436. 510. arteriaca *Charixenis.* XIII.
50. aster. XIII. 165. Coracine sphragis. XIII. 826. *Herae* stomaticum. XII.
941. serum lactis. XII. 263. pruna
cocta. XII. 33. varia stomatica remedia. XII. 929.

ANTICHEIR dicitur digitus magnus
manus sive pollex. XVIII. B. 952.

ANTICIPANS paroxysmus. XVII. B.
396. anticipantes febres et tardantes
quae. IX. 553.

ANTICIPATIO sola non sufficiens signum incrementi. IX. 553.

ANTICNEMIUM quid sit. II. 774.

ANTICYRICUS *helleborus* quid? XII.
120.

ANTIDOTUS et ANTIDOTUM. XIV. 90.

Antidota medici vocant remedia, quae
non extrinsecus corpori imposita, sed
intro assumpta, pravis affectibus medentur. XIV. 1. tres eorundem differentiae. XIV. 1. qualia sint remedia. XIV. 135. cur e multis componantur. XIV. 219. de melle componendis antidotis idoneo. XIV. 20. 22.
quale vinum in antidotis adhiberi debeat. XIV. 13. falernum vinum optimum est. XIV. 19. eorum usus generalis medicus. XIV. 90. 163 sq.
Abascanti. XIII. 278. *Aelii Galli*
aromaticum ad omnia faciens. XIV.
159. — qua Caesar et Charmes utebantur. XIV. 114. ejusd. ad rabidorum morsus. XIV. 158. ejusd. ad
affectus interiores. XIV. 158. ejusd.
ad rabiosorum morsus ut *Belchionius*
ajebat, a Caesare accepta. XIV. 170.

ex libris Aelii Galli antidotus cyphoides ad hepaticos. XIII. 202. — ejusd.
theriaca antidotus. XIV. 161. 189.
Amaranti Grammatici ad pedum dolores. XIV. 208. ambrosia *Philippi*
Macedonis. XIV. 149. *Andreae* ad
phalangiorum morsus valens. XIV.
180. *Andromachi*. XIV. 107. incomparabilis, quam *Andromachus* composuit, faciens ad omnes internas
corporis affectiones, ex *Nicostrati*
traditione. XIV. 112. Galena dicta
theriace *Andromachi*. XIV. 32. 42.
Arabae Thebani ad scorpionis ictus.
XIV. 179. *Antiochi* Philometoris ad
serpentia. XIV. 185. 201. *Antipatri*
theriaca. XIV. 160. *Antonini* Coi,
XIV. 168. ut *Apelles* contra venena.
XIV. 148. ex commentariis *Aphrodae* ad aquae metum. XIV. 207.
Apollodori. XIV. 181. 184. Claudii
Apollonii ad rabiosorum morsus. XIV.
171 sq. *Apollonii* Muris, quae a lethalibus medicamentis praeservant.
XIV. 146. apyretos commemoratur.
XIII. 173. *Archibii* sacrum. XIV. 159.
Aristarchi Paulina dicta. XIII. 103.
aromaticum *Galli* ad omnia faciens.
XIV. 159. arteriaca quid. XIV. 3. ab
Asclepiade conscripta in libro internarum affectionum, qui Asonis inscribitur. XIV. 135. 168. Asclepiadis ad
eos, qui lethalia biberunt. XIV. 138.
athanasia ad abscessus. X. 986. athanasia Mithridatis. XIV. 148. album
Baphulli vel *Herae* ad rabiosorum morsus. XIV. 173. Basilice. XIV. 174.
Biennitae ad nephriticos. XIII. 330.
Calliste dicta. XIV. 176 sq. Cerusiana. XIII. 105. Charmac. XIV. 126 sq.
discipuli ejusdem alia compositio. XIV.
128. *Charitonis* circulatoris ad phalangiorum morsus. XIV. 180. *Codii
Tuci*, quo et *Craterus* usus est. XIV.
147. ad convulsa, rupta, etc. XIV.
163. *Cratippi*. XIV. 170. cyphoides
Andromachi ad hepaticos. XIII. 198.
alia XIII. 203. a *Damocrate* conscriptae. XIV. 115. *Damocratis*, quae
sanguinis impetum supra infraque
arcet. XIV. 129. alia. XIV. 132. tres
aliae, duae ad phthisin, alia ad venena. XIV. 119. aliae. XIV. 129—135.
Damocratis ad venenosorum ac rabiosorum morsus. XIV 191—201.
diascincum. XIV. 152. *Diophanti*.
XIV. 175. 181. *Dorothei*, cujuslibet serpentis ictui accommodatum. XIV. 187.
Euclidis Palatini theriaca. XIV. 162.

Antidotus galene ad omnem affectum interiorem, praesertim stomachi
vitia, lethalia et morborum circuitus.
XIV. 42. ad quartana laborantes, ut
Harpalus. XIV. 167. hecatontamigmaton, i. e. ex centum rebus constans, Caesari a *Galeno* paratum ad
omnia. XIV. 155 sq. *Dorothei Helii*
ad viperarum morsus. XIV. 183. hepatica ut *Aristocles*. XIII. 205. hepatica, athanasia appellata. XIII. 203.
hepatica *Dioscori*. XIII. 204. hepatica
a *Nearcho* laudata. XIII. 204. hepatica, qua *Pharnaces* herbarius usus
est. XIII. 204. ab *Hera* conscriptae
theriacae. XIV. 201 sq. quo usus est *Heras* Cappadox. XIV. 170. *Heraclidis*
Tarentini ad phalangia et venosos serpentes. XIV. 182. ejusdem enneapharmacum. XIV. 186. hiera Themisonis ad stomachi subversiones.
XIII. 158. *Hybristi* Oxyrrhinchiti ad
venenatos ictus. XIV. 188. est Isotheos dicta confectio. XIII. 66. ex
lapidibus ut *Mithridates*. XIII. 329.
omnibus lethalibus accommodatum.
XIV. 206. ex *Mantiae* compositionibus Attalica ad stomachicos. XIII. 162.
Menelai. XIV. 173. *Menippi*, quo
usus est Pelops. XIV. 172. mithridatica Andromachi. XIV. 107. mithridatica ut *Antipater* et *Cleophantus*.
XIV. 108. mithridatica ex *Damocratis* traditione. XIV. 115. Mithridation. XIV. 115, ut *Xenocrates* apud
Nicostratum. XIV. 164 sq. *Mithridatis*, athanasia dicta, i. e. immortalis.
XIV. 148. Mithridatis theriaca. XIV.
154. Mithridatis Eupatoris, quod
diascincum dicitur. XIV. 152. nectarea ad hepaticos et ictericos. XIII.
203. nephriticae sunt, quae renibus
affectis conferunt, partim vero ad
calculosos renes juvant, partim ad
inflammatos et ulceratos. XIII. 321.
Orbani Indi dicta ad foetus ejiciendos. XIV. 109. panacea ex sanguinibus, multa promittens ab *Aphrodo*
accepta. XIV. 111. Philonis. XIII.
267. *Galeni* ejusdem explicatio. XIII.
269. antiquae phthisi valde bona. XIV.
119. alia. XIV. 122. prognostica.
XIV. 134. rustici a vipera morsi.
XIV. 184. ex sanguinibus *Damocratis*. XIV. 124. ex sanguinibus. XIV.
151. ex sanguine testudinis ad viperas. XIV. 184. *Simmiae* Medi ad
phalangia. XIV. 180. 182. theriaca,
quam *Gallus* ex Arabia profectus *Cae-*

suri donavit. XIV. 203. theriaca in elephantiasi. XI. 144. theriaca ad viperae morsus. XIV. 189. (confer THERIACA.) thespesiana. XIII. 102. Tyrannis dicta, ut *Nilus Antipatri*. XIV. 165. ex felle ursino ad hepatis indurationes. XIII. 214. ad praeservationem. XIV. 147. ad praeservationem a venenis, quo *Nicomedes* rex utebatur. XIV. 147. ex viperis ad abscessus. X. 986. . ex viperis, theriace vocata ad obstructiones. VI. 341. *Zenonis* Laodicaei ad rabiosorum morsus; est etiam bona theriaca. XIV. 171. *Zoili*, quo usus est *Epaphroditus* Carthaginensis. XIV. 178. zopyria. XIV. 115. XIV. 150. zopyrion Herae. XIV. 205.

Antidota contra singula venena. (Conferantur singula venena hic adscripta.) Contra aconitum. XIV. 139. altercum. XIV. 139. aspidum morsus. XIV. 160. buprestin. XIV. 141. cantharides. XIV. 141. cerussam. XIV. 144. coriandrum. XIV. 139. dorycnium. XIV. 140. ephemeron. XIV. 140. fungos. XIV. 140. gypsum. XIV. 142. ixiam. XIV. 140. hirudines. XIV. 143. lactis grumos. XIV. 142. leporem marinum. XIV. 139. lithargyrum. XIV. 142. meconium. XIV. 138. papaveris succum. XIV. 138. phalangiorum morsus. XIV. 175. 176. 180. 182. 203. 204. psilothrum. XIV. 142. rabiosorum morsus. XIV. 158. 162. 165. 168. 171. 172. 173. sanguinem taurinum. XIV. 143. scorpiones. XIV. 175. 176. 177. 179. 180 sq. toxicum. XIV. 139. viperas. XIV. 183 sq. confer. VIPERAE.

ANTIGENES medicus. XIV. 613. anatomes peritus. XV. 136. *Antigenis* uxoris casus. XVII. A. 359.

ANTIGONUS, in castris exercitus insignis medicus fuit. Remedia ejus ad capitis dolorem. XII. 557. *Antigoni* croceum, leunculos appellatum collyr. quod leonis imago ei imprimitur. XII. 773. pastilli ad capitis dolorem. XII. 580.

Ἀντικόντωσις quid sit apud *Hippocratem*. XIX. 82.

ut ANTIMACHUS acopon. XIII. 1034.

ANTIOCHIDIS Isidori emplastr. XIII. 885. *Antiochidis* malagma ad splenicos. XIII. 250. malagma ad splenicos, hydropicos, arthriticos. XIII. 841. ad *Antiochidem Heraclides* librum scripsit. XII. 691.

ANTIOCHUS medicus, ejus vivendi ratio in octogesimo aetatis anno. VI. 332. philosophus. XIX. 227. antidotus ad serpentia. XIV. 201. *Paccii* meminit. XIII. 284. Philometoris theriaca. XIV. 185.

ANTIPATER. X. 52. *Antipater* methodicus erat et methodicae sectae auctor. XIV. 684. *Antipater* nephritico affectu infestatus, quomodo curatus. XIV. 218. morbi, quo periit, historia. VIII. 293 sq. praeceptor *Diogenes* Babylonius erat. XIX. 227. aridum ad nomas. XIII. 841. compositio auricularis. XII. 630. emplastrum. XIII. 931. hiera ad stomachicos. XIII. 136. malagma ad colicos omniaque interiora. XIII. 983. malagma ad ischiadicos. XIII. 348. ut *Antipater* mithridatica. XIV. 108. compositio ad polypos narium. XII. 684. potio ad splenicos. XIII. 239. potio ad tussim. XIII. 66. theriaca. XIV. 160. ex *Antipatri* libris ad dysenteriam. XIII. 292.

ANTIPHANIS molaris compositio. XII. 877.

ANTIPHO librum scripsit de veritate. XVII. A. 681. opinio de lunae illuminatione. XIX. 281. maris definitio. XIX. 299.

Ἀντίῤῥινον, qualis sit planta apud *Hippocratem*. XIX. 82.

ANTIRRHINUM, fructus ejus forma. XI. 834.

ANTISEPTICUM est cedrea. XII. 17.

ANTISPASIS, secundum *Hippocratem* definitio. XI. 91.

ANTISTHENES cynicam philosophiam invenit. XIX. 227.

ANTITASIS, (repositio) in fracturis ossium cauliformibus quomodo fiat. X. 430.

ANTONINUS post *Adrianum* erat imperator. VII. 478. XIX. 18. *Severus* se *Antoninum* mutato nomine vocavit. VII. 478. eo imperante a divitibus plerisque Theriaca praeparabatur. XIV. 24. brevissimis diebus sole occidente in palaestram ingressus est, longissimis autem hora nona aut decima. VI. 406. Theriace singulis diebus sumta, a lethalibus medicamentis erat immunis. XIV. 3. erat autem in Istri ripis. XIV. 4. Commodi pater amabat omnes ejus familiares esse ad cutim usque tonsos. XVII. B. 150. filii ejusdem casus febre acuta laborantis. XIV. 651. eun-

plastrum, quod *Timocrates* post lichenes excoriatos imponit. XII. 843. Col
potio ad rabiosorum morsus. XIV. 168.
ANTONIUS *Epicureus* scripsit de
praesidio adversus praecipuos affectus.
V. 1. — (id ipsum opus ibi a *Galeno* recensetur.) — medicamentum
inspersile ad coli inflationes. XIII.
281. pastilli ad capitis dolorem. XII.
580.

ANTONIUS *Herbarius* usus est emplastro attrahente nigro loco mala-
gmatis. XIII. 935. pastilli ad capitis
dolorem. XII. 557.

ANTONIUS MUSA pluribus libris permulta medicamenta scripsit. XIII. 463.
ejus praecepta ad anginam. XII. 956.
compositio ad aurium abscessus in
profundo. XII. 636. arteriaca ad vocem interceptam. XIII. 47. confectio
hepatica. XIII. 206. cataplasma ad
hydropem. XIII. 263. eclegma ad
dyspnoicos. XIII. 108. medicamentum ad gangraenam. XI. 137. ad herpetes exedentes. XI. 87. nephritica
compositio. XIII. 326. panacea. XIII.
104. panacea dolorem sedans. XIII.
57. pastillus. XIII. 832. ad pilos
pungentes in palpebris enascentes
compositiones. XII. 740. comp. ad
parvos instar hordei oblongos circa
pilos palpebrarum abscessus, quos
crithas et posthias vocant. XII. 741.
ad polypos narium. XII. 685. comp.
visum acuens et faciens ad glaucedinem. XII. 737.

ANTONII pharmacopolae remedium
inspersile ad coli inflationes. XIII.
281.

ANUS. (Confer. SEDES.) Ani affectus diversi. XIV. 381. affectionum
causae. XVI. 162. affectiones multas
ob causas difficilem curam admittunt.
XIII. 306. generalis iisdem medendi
methodus. XIII. 307. cura secundum
Hippocratem. XVI. 162. familiare ei
calidum. XVII. B. 810. medicamenta
composita ad eas facientia. XIII. 307.
308. *Galli* pinguis compositio. XIII.
310. pinguis compositio *Cleophanti.*
XIII. 310. compositio ex novem medicamentis constans. XIII. 310. alia
Xenitae multi usus. XIII. 311. alia
ex ruta. XIII. 311. *Icodoti* remedium.
XIII. 311. ab *Asclepiade* scripta remedia. XIII. 307. ut *Apollonius.* XIII.
308. medicamentum ex cerebellis.
XIII. 309. coracine sphragis. XIII.
826. emplastrum candidum. XIII. 526.

emplastrum *Moschionis.* XIII. 528. emplastrum Pamphilion. XIII. 527. ut
Herophilus remedium. XIII. 308. ut
Nicostratus. XIII. 308. pastillus *Threpti.*
XIII. 828. med. rustici. XIII. 309.
Samithrae. XIII. 310. pastillus stypticus. XIII. 827. med. a *Tyranno.*
XIII. 310. anum exulcerant dejectiones biliosae et spumosae. XV. 662.
Ani dolores fiunt ex menstruis suppressis. XV. 327. ad dolores ex ardore topicum remedium. XIV. 381. ad dolores ardentes ovi assati vitellum, vino albo tritum et cerato rosaceo exceptum. XIII. 315. ad eminentias,
fissuras et ficos. XIV. 495. pastillus. XIII. 315. ad fissuras maenidum
capita. XII. 333.
Ani fistulae. XV. 329. operatio.
XIV. 789. ad *Ani* fistulas emplastrum
Attalici album. XIII. 422. *morbi* recensentur. XIV. 780. XV. 329. ad
inflammationes pastillus. XIII. 837. ad
inflammationes et rimas. XIII. 309.
ad inflammationem et prolapsum. XIII.
314. ad *inflationes* aegyptiae spinae
fructus. XI. 819. ad obturationes et
alia vitia compositio. XII. 311. ad
phlegmonen aloë aqua subacta. XI.
822. ad phlegmonas cum ulcere et
rugis plumbum. XII. 231. emplastrum
Galeni ex chalcitide s. phoenicinum.
XIII. 383. Lycium. XII. 63. *musculi.*
XVIII. B. 999. claudit musculus
transversalis. III. 404. circularis musculus. II. 587. musculorum anatome.
II. 584. musculi unde venas accipiant. II. 814. *prolapsus* fit ex resolutione levatorum ani. III. 392. ad
prolapsum remedia. XIV. 383. ad prolapsum remedia composita. XIII. 312.
314. ad prolapsum in pueris remedia
parabilia. XIV. 541. ad internas *pro-
minentias.* XIV. 574. 576. ad *pruritum*
remedia. XIV. 383. cimolia trita et
cerato myrteo excepta. XIII. 315. ad
ani rhagades aridum Majae. XIII. 840.
emplastrum catagmaticum *Moschionis*
butyro dilutum. XIII. 537. 647. emplastrum ex chamaeleonte. XIII. 715.
emplastrum ut *Aphrodas.* XIII. 738.
emplastrum Herae candidum. XIII.
432. emplastrum Melinum *Menoeti.*
XIII. 512. pastillus *Apollophanis.* XIII.
831. pastillus *Arei.* XIII. 829. pastilli gilvi *Hieracis.* XIII. 829. pastillus Magni. XIII. 831. pastilli *Menesthei.* XIII. 830. pastillus *Petronii*
virtus dictus. XIII. 831. *Ani sphin-*

cter. II. 888. XIV. 706. ad *Ani* exteriores prominentes *tumores*. XIV. 560. exulcerant eum dejectiones biliosae et spumosae. XV. 662. ad internos tumores remedia parabilia. XIV. 523. *ulcerum* sine phlegmone cura. X. 381. ad *Ani* ulcera aloë. X. 382. XI. 822. Diphryges. XII. 215. pompholyx. XII. 235. serum lactis. XII. 268. stomaticum Critonis ex musto. XII. 934. venae unde oriantur. XV. 141. ad *vitia* aridum. XIII. 841. compositum remedium. XII. 485.

Anxietudo, definitio. XVIII. A. 167. dolor est secundum *Chrysippum*. V. 331. quibus potissimum fiat. XVIII. A. 168. symptoma est longae inediae et cibi intempestivi usus. XV. 600. quamnam conditionem aegrorum *Hippocrates* ita vocet. XVI. 166. quibusnam aegrotis anxietas potissimum oboriatur. XVI. 166. vires resolvit. X. 841. pulsum inaequalem reddit. XI. 215. ad *Anrietudinem* valet vinum aqua dilutum et lac. XVII. A. 477. XVIII. A. 169.

Aorta (confer. *Arteria aorta*.) *arteria* omnium arteriarum origo. II. 780. II. 816. III. 497 sq. IV. 338. IV. 719. XV. 389. a quibusdam vocatur arteria magna, crassa, ortha sive arrecta. II. 590. ab *Aristotele* nomen aortae accepit. II. 780. IV. 541. e corde oritur. IV. 266. brevis ejusdem descriptio. V. 539. XIX. 630. orificium ejus in cordis ventriculo sinistro. III. 477. IV. 313. V. 189. VIII. 733. XV. 389. tres habet valvulas. III. 477. in descendentem et adscendentem divisio. IV. 267. 313. adscendentis decursus. II. 818. descendentis decursus. II. 820. V. 190. fissio in utramque iliacam. II. 822. per thoracem decursus. III. 428. IV. 283. V. 193. rami abdominales. V. 197.

Aoqτ ǒν quid sit apud *Hippocratem*. XIX. 82.

Apagma, definitio. XIX. 432. ossium, definitio. X. 424.

Aπαντικρν quid significet. XVIII. A. 510.

Aparachyton vinum. XIII. 721.

Aparctias ventus. XVI. 407. nivosus est. XVI. 409. grandinem gignit. XVI. 409. a septentrione flat. XVI. 407.

Aparine a quibusdam philantropon aut omphacocarpum vocatur. Ejus

vires et usus. XI. 834. lentem strangulat. VI. 552. ei simile galium est. XI. 856.

Aπαρτὶ apud *Hippocratem* perfecte significat. XVI. 256. XVII. B. 437. *Aπάρϑρωσιςⵏⵏ i. q. διάρϑρωσις.* XVIII. A. 433.

Aπηλιώτης ventus (subsolanus) ab ortu aequinoctiali flat. XVI. 407.

ut Apelles antidotum. XIV. 148. *Apellis* compositio ad nomas. XIII. 853.

Apelum dictum emplastrum *Claudii Philoxeni*. XIII. 539.

Apepsia, definitio. VII. 66. quomodo fiat. XV. 235. fit a vitiosis ciborum qualitatibus et excrementis in ventriculo corruptis. VII. 208. atrophiam inducit. VII. 71. laborantes qualem bilem habeant. XIX. 488. concoctionis symptoma est. VII. 62.

Aper dentes arma habet. III. 2. *Apri* qua de causa sint iracundi. IV. 793. causa spumae ante os in percitis. XVII. B. 544. *Aprorum* esus sanguinem melancholicum gignit. VIII. 183. sanguis a nemine gustatur. VI. 699. montanorum urina valida est, et odoris acerrimi. XII. 285.

Aπέρχεσϑαι excludi apud *Hippocratem* est. XIX. 83.

Aperientia medicamenta quae dicantur. XI. 749. etiam anastomotica vocantur. XI. 751. *Dioscorides* nonnunquam, sed male, et emollientia, humectantia, laxantia, phlegmonen solventia vocat. XI. 751. aperientia quae dici nequeant. XI. 750 sq. aperientium et rarefacientium facultates. XI. 749. aperientium natura. XI. 750. aperientium exempla: cyclaminus, allia, cepae, fel taurinum, unguentorum subsidentiae. XI. 750. asphodeli radix. VI. 652. (Confer. *Obstructiones*.)

Aperire quando conveniat. XVII. A. 958 sq.

Aperire (cultro) quando conveniat. XVII. A. 962. 964.

Aperistata emplastra qualia. XIII. 462. ulcera quomodo sanentur. XIII. 464.

Apes alvearia struunt non ratione sed natura ductae. III. 7. natae a tauro vocantur, quandoquidem ex putrescentibus tauris generari traduntur. XIII. 272. prudentiores sunt animalibus sanguine praeditis. IV. 792. sanguine carentibus animalibus ingeniosiores sunt. IV. 791. *Apum* morsus

Juvat stercus bubulum. XII. 300. malva. XIV. 539. theriace. XIV. 91.

Aphace, figura, substantia, facultates et usus. VI. 550 sq. facultates
et usus. XI. 843. succum melancholicum generat. VI. 551.

Ἀφας vincula *Hippocrates* vocat.
XIX. 87.

Ἀφασσόμενα quae sint apud *Hippocratem.* XIX. 87.

Ἀφισις quid significet. XVII. A. 692.

Aphonia, definitio. VII. 150. apud
Hippocratem carus vocatur. XV. 775.
XVII. B. 788. causae variae. VIII.
52 sq. XIII. 4. XV. 776. XVI. 559.
articulus capitis deflexus. IV. 11. inflammatio tunicae internae arteriae
asperae. XIII. 5. sanguinis stagnatio. XV. 781. venarum oppletio. XV.
775. respirationis conditio. XVI. 560.
Prognosis in morbis inde petenda. —
ex capitis dolore quid doceat. XVI.
709. 711. cum exolutione prava. XVI.
716. ex dolore cum cruciatu lethalis. XVI. 559. 631. cum exolutione
et catoche perniciosa. XVI. 715. in
febribus cum mentis alienatione, perniciosum. XVI. 628 sq. cum singultu
pessimum est signum. XVI. 559. in
Aphonia spiritus, qualis iis, qui suf-
focautur, pravum signum. VII. 663.
Aphoniae remedia. XIV. 364. 438. 508.
514. 580. arteriaca *Antonii Musae.*
XIII. 47. *Apollonii* et *Alcimionis.* XIII.
31. Charixenis. XIII. 48. *Critonis.*
XIII. 35. hypoglossis *Scribonii Largi.*
XIII. 51.

Aphorismus, definitio. XIX. 349.
(de *Hippocratis* aphorismis vid. Hippocrates.)

Aphra *Diophantis* vocatum emplastrum melinum. XIII. 507.

Ἀφράζειν quid significet apud *Hippocratem.* XIX. 87.

Aphrodas, ut *Aphrodas* acopon.
XIII. 1035. *Aphrodae* anodyna potio.
XIII. 94. ab *Aphroda* accepta antidotus panacea. XIV. 111. ex *Aphrodae* commentariis antidotum ad aquae
metum. XIV. 207. *Aphrodae* catapotium anodynum. XIII. 95. compos.
ad epistaxin. XII. 695. ex *Aphrodae*
collectaneis emplastrum cephal. viride.
XIII. 551. ut *Aphrodas* emplastrum
ad ulcera maligna. XIII. 738. *Aphrodae* molares compositiones. XII. 878.
pastillus amarus ad stomachicos. XIII.
135. pilula ad aquae metum. XIV.

208. sanguinem cohibens remedium.
XIII. 838.

ex Aphrodisei collectaneis acopon.
XIII. 1013.

Aphrodisiaca *remedia* sunt: asparagus. VI. 653. bovis talus. XIV. 241.
bulbus sativus. XI. 851. ciceres. VI.
533. radix et semen dauci. XI. 862.
eruca. XI. 808. gongylidis semen et
radix. XI. 861. mentha. XI. 883. satyrium. XII. 118.

Aphrodisiacum *Clidion.* XIII. 87.

Aphrodisium pro lilio. XIX. 733.

Aphroditarium *Philotae.* XII. 752.

Aphrolitron differt ab *Aphronitro.*
Ejus vires et usus. XII. 212. differentiae ejus a sale. XII. 373.

Aphronitron, sapor ejusdem amarus est, et abstergens. XII. 210. ejus
differentiae ab Aphrolitro. XII. 212.
usus et vires. 213. inter *aphronitra*
quaedam sunt durae crassaeque essentiae, et quae liquari facile in aqua
nequeunt. XI. 695. differentiae. XI. 695
omnium salium tenuissimum est. XI.
696. carnes excrescentes mordicat.
XI. 696. detergentes vires habet. X.
569. magis quam sal extergit. XI.
695. intus sumendum non est, utpote
inimicum ventriculo. XII. 225. ad
fungos suffocantes utebatur eo cum
successu rusticus quidam. ibid. tenuem
substantiam habet. XIII. 568. ad urinae retentionem valet. I. 158. ex
aphronitro cerine. XIII. 938. pro nitro accipi potest. XIX. 737.

Aphroselinus lapis, ejus vires.
XII. 208. comitiali morbo medetur.
XII. 208. amianti loco adhibetur. XIX.
724.

Ἀφροῦντα spumantia sunt apud
Hippocratem. XIX. 87.

Aphtha appellatum infusum. XIII.
298.

Aphthae, definitio. XVII. B. 627.
XIX. 441. exulcerationes sunt in superficie oris obortae. Fiunt ut plurimum pueris lactantibus, quum aut
vitiosum fuerit lac, aut ipsum non
probe concoxerit infans. XII. 988.
morbus est puerulorum. V. 694. pueris nuper natis sunt familiares. XVII.
A. 31. XVII. B. 627. *Aphthae* frequentissime pueris fiunt. XVII. A. 662.
Quinam scriptores de iisdem tractaverint. XII. 939. causa lac est acrimonia praeditum. XVII. A. 662. ad-
stringendo facile curantur. XVII. A.
662. Quandoque dinturnae fiunt, ae-

gre solubiles et putrescentes, quod a medicis *ulcus depascens* dicitur. XII. 988. ad *Aphthas* remedia. XIV. 362. XIV. 542. ad albas. XIV. 363. infantum. XIV. 363. nigras descentes. XIV. 362. 363. folia Cypri commansa accommodata sunt. XII. 54. quidam decoctum florum Leucoji adhibent cum melle. XII. 59. folia rubi. XI. 848. *Composita remedia: Andromachi* ad eas praecepta. XII. 990. Apollonii. XII. 995—1000. Archigenis. XII. 1000. Asclepiadae. XII. 994. Critonis. XII. 991. stomaticum Critonis ex malis punicis. XII. 993. *Musae.* XII. 992.

Ἀφύειν quid sit apud *Hippocratem.* XIX. 87.

Aphyson est, hoc est flatus extinguens, petroselini semen. XII. 99. (confer. *Flatum* discutientia remedia.)

Apii *Phasei* excoriatorium lichenum. XII. 841.

Ἀπιλλειν excludere est apud *Hippocratem.* XIX. 83.

Apionis remedium ad carbunculos. XIII. 856.

Apios pyrum significat. XI. 834.

Apium, ejus facultates. VI. 637. vires et usus. XI. 834. XII. 118. ad lithargyrum sumtum valet. XIV. 142. recens lactis secretionem auget. XI. 772. odorati radix pro gentianae radice adhibetur. XIX. 727. radix ad humores putrescentes vacuandos valet. X. 756. semina ad flatus discutiendos sumuntur. X. 578. semen urinam movet. XI. 747.

Apnoea. VIII. 281. definitio. VII. 149. quomodo oriatur. VII. 137. *Apnoeae* causa interdum uterus. XV. 609. ea mulieres non parientes maxime prehenduntur et viduae. VII. 959. in *Apnoea* respiratio qualis VII. 943.

Apnous liber *Heraclidis* commemoratur. VIII. 415.

Ἀποβῥάσσειν quid significet apud *Hippocratem.* XIX. 83.

Ἀποχή quid significet. XVII. A. 523.

Apocynum, (alias cynomorum, lycoctonon, cynocrambe) ejus vires et usus. XI. 835.

Apodacrytica remedia sunt lachrymativa. XVI. 148.

Apoemas venam secare grave quid esse dicit. XI. 151.

Ἀπόχορα secunda sunt apud *Hippocratem*, secundum alios autem infecunda. XIX. 83.

Ἀποκεχαρπωκος qui sit apud *Hippocratem.* XIX. 84.

Ἀποκηδέστερον negligentius est apud *Hippocratem.* XIX. 84.

Ἀποκναίειν quid significet apud *Hippocratem.* XIX. 84.

Apolletes augur erat et scripsit de arte augurandi. XV. 444.

Apollo Lacedaemoniis leges dedit. XIX. 179. *Apollinis* catapotium album. XIII. 73.

Apollodori remedium ad viperas. XIV. 184. ex *Apollodori* commentariis remedium ad phalangiorum morsus. XIV. 181.

Apollonides. Ejus meminit. X. 53. somni pulsum vacuum dicit. IX. 138.

Apollonius empiricus. X. 142. pater et filius empirici erant. XIV. 683. de facile parabilibus remediis scripsit. XI. 795. remedia, quae in primo de facile parabilibus ad achoras scripsit. XII. 475. ejusdem ad aphthas remedia. XII. 995—1000. arteriaca. XIII. 31. quae in primo parabilium ad auditus gravitatem medicamenta conscripsit. XII. 651. ad aures exulceratas et purulentas compositiones. XII. 647. ex ejus libris petita compositio auricularis ab *Andromacho* usurpata. XII. 633. fomentationes ab eo ad aurium dolorem conscriptae. XII. 653. quae ad aurium dolores scripsit. Deliquit autem in eo, quod non distinxerit, in quali aurium dolore unumquodque eorum, quae describit, medicamentorum, utile existat. XII. 614—620. praecepta ad pulices et vermiculos in aures illapsos. XII. 658. ad aurium sordem. XII. 659. ad capitis dolorem ex ebrietate et meri usu. XII. 514. ex plaga aut casu. XII. 520. sine conspicua causa. XII. 528 sq. quae ad capitis dolorem, ab ardore ortum, praecepit. XII. 502 sq. remedia ad carbunculos. XIII. 856. colica. XIII. 279. ad inflammatam columellam illitiones. XII. 979. praecepta ad dentium dolores. XII. 864. de iis, quae naribus infundantur in dentium dolore. XII. 582. 865. compositio, e vestigio dolores dentium sedans. XII. 855. febrientibus non modo non vinum, sed ne aquam quidem dedit. I. 144. ut *Apollonius* potio ad fluxum muliebrem sistendum. XIII. 295. compositio ad haemoptoën. XIII. 76 casus hepatitide laborantis. XVII. A. 782. medi-

camentum ad ictericos. XIII. 231. malagma. XIII. 981. remedium ad ficosas menti papulas. XII. 829. ad narium exulcerationes, putredines ac
foetores. XII. 686. ut *Apollonius*
comp. ad nephriticos et omnem fluxionem. XIII. 326. *Apollonii* ad orthopnoeam. XIII. 114. pastillus, ut
Alcimion. XIII. 835. phoenix hieracium collyrium ad asperitudines. XII.
776. pulsus defin. VIII. 760. (Claud.)
medicamentum ad rabiosorum morsus. XIV. 171 sq. ut *Apollonius* medicamenta ad sedem. XIII. 308. remedia composita ad stomachicos. XIII.
136. remedia ad sugillata recentia
ac livida. XII. 814. thespiana ad internos abscessus. XIII. 67. confectio
ad tusses. XIII. 65. XIII. 70.

APOLLONII Archistratoris smilinus ut
Alcimion. XIII. 835.

APOLLONIUS *Biblas* de characteribus scripsit librum contra *Zenonem*.
XVII. A. 618.

APOLLONIUS *Memphites* definitiones
medicas scripsit. XIX. 347. de externis corporis partibus tractavit. XIV.
700. ab *Apollonio Memphite* inscriptum medicamentum *Hybristi* Oxyrrhinchiti ad omnis venenati ictum.
XIV. 188.

APOLLONIUS *Mus*, quae ad hirudines devoratos commendaverit. XIV.
143. ejus remedia, quae a lethalibus
medicamentis praeservent. XIV. 146.
pulsus definitio. VIII. 744.

APOLLONII *Organici* remedium ad
carbunculos. XIII. 856.

APOLLONII *Stratonis* tres pulsus definitiones. VIII. 759.

APOLLONII *Tharsei* aridum ad haemorrhoides. XIII. 843.

APOLLOPHANIS malagma. XIII. 979.
malagma ad hepaticos. XIII, 220. pastilli. XIII. 831.

APOLOPHONION diasmyrnon. XIII.
967.

APOLYTICA *Heliodori* ad *Nicomachum* jurantem citantur. XIV. 145.

APOMELI ex aqua conficitur, bibi-
turque tota aestate refrigerantis vice.
VI. 274. facillime acescit. ibid. conficiendi modus. VI. 275. ad humores
putrescentes vacuandos valet. X. 756.

᾽Απομυλήνας apud *Hippocratem* est,
qni labra compressim protendit. XIX.
84.

᾽Απορενοημένως quid significet apud
Hippocratem. XIX. 84.

APONEUROSES musculorum tendines
vocantur. IV. 368. *Aponeurosis* musculorum abdominis. X. 411. palmaris. III. 108. duplex in vola manus. III. 58. *Aponeurosin* quidam
nerveam propaginem vocant. XVII. A.
804.

᾽Αποπάλλησις quid sit apud *Hippocratem*. XIX. 84.

APOPATEMA vide *Stercus*.

APOPHLEGMATISMUS quid et quan-
do sit utilis. XII. 566. XVI. 147. *Apophlegmatismi* sputa vacuant. XVI. 168.
Apophlegmatismi Archigenis. XII. 565.
XII. 582. non faciunt ad cephalaeam.
XII. 566. aestivus et autumnalis. XIV.
512. *Critonis*. XII. 587. ad dentium
dolores. XII. 862. ad capitis dolorem.
XII. 587. conducunt capitis gravitati
somnolentae. VIII. 161. pro dentium
dolore. XIV. 356. pituitam e capite
detrahens. XIV. 500. hyemalis. XIV.
511. vernus. XIV. 512.

APOPHYSIS, definitio, et quomodo ab
epiphysi differat. II. 733. graphoides.
II. 271. pyrenoides idem quod dens
epistrophei. IV. 24. radii et ulnae.
III. 92. styloidea. II. 271. apophy-
sium usus. III. 132.

᾽Αποφθοραν *Hippocrates* abortum
vocat. XVII. A. 799.

APOPLEXIA. Definitio. VII. 59. VIII.
208. XIX. 415. hyeme potissimum
oritur. XVI. 27. morbus hyemalis
est. V. 694. morbus pituitosus est.
XVII. B. 602. morbus est senibus
admodum familiaris. XVII. B. 649.
morbus virilis. V. 696. sopor altus
est. X. 931. quomodo fiat. XI. 265.
plura stadia non habet, sed una cum
invasione vigorem recipit. I. 216.
morbus acutus est. XIV. 730. omnes
animales actiones laedens cerebrum
affectum declarat. VIII. 210. quaenam
cerebri pars in ea maxime sit affecta.
VIII. 232. mulier non tentatur, si
recte purgatur. XI. 165. senes facillime corripiuntur. I. 582. epilepsiae
similis, et qua in re differat. XVII.
B. 548. quomodo a paraplexia differat. XIX. 415. et somnus quid commune habeant. XVIII. A. 88. ejus
magnitudo unde dignoscatur. VIII. 211.
vehementiae ejus gradus. XVII. B.
541. solutae creberrime succedit paraplegia. VIII. 231. mortis causa. VIII.
211.

Apoplexiae causae. XIV. 737. XVII.
B. 541 sq. unde oriatur. VII. 201.

ex frigido balneo fit. VII. 13. ex atra
bile fit maxime a quadragesimo ad
sexagesimum annum. XVIII. A. 96.
causa est capitis laesio. XVII. B. 626.
propter cerebrum affectum fit. VII.
144. causa est constipatio nimia. VII.
14. humor crassus et frigidus. XVII.
B. 548. humor pituitosus et melancholicus. XVIII. A. 95. ex imbribus
fiunt. XVI. 372. XVII. A. 32. ex
retardato motu. VI. 41. causa est
pituita in cerebro collecta. XVII. B.
626. nimia vacuatio. X. 638. venarum oppletio. XV. 775. immodicus
vini usus. I. 661.

Apoplexiae symptomata. XIV. 737.
sine febre est. XVII. B. 490. praecedit eam lipothymia. XI. 48. pulsus
conditio. VIII. 487. IX. 193. symptoma
est respiratio difficilis. VIII. 232. laborantes totius corporis sensu et motu
privantur, sola respiratione excepta.
XVII. B. 541. et vocem laedere potest.
VIII. 270. in qua et respiratio cohibetur, acutissima. XVII. B. 541. frigidum humorem indicat cerebri ventriculos implentem. VIII. 200.

Apoplexiae cura. — Vehemens solvi nequit, debilior non facile. XVII.
B. 541. quae ex pituitosis et frigidis humoribus fit, eam febris calida
superveniens solvit. XVI. 673. repentinae solute superfebrienti diutine
perniciosae. XVI. 672. ejus periculum ex respirationis laesione conjiciendum. VIII. 200. quomodo *Galenus* eam averterit. XI. 344. apoplexiae obnoxio prophylactice vena vere
est secanda. XVI. 483. praeservatorium remedium venaesectio est. XVIII.
A. 79. in *Apoplexiam* qui promte incidunt, iis vena secanda. XI. 271. humorum pituitosorum purgatione indiget. XI. 345.

APOPHYSIS graphoides. II. 271. *Apophysis* pyrenoides i. q. dens epistrophei.
IV. 24.

APOSCEMMATA, definitio. XI. 116.
APOSCEPARNISMUS, defin. XIX. 432.
APOSITIA i. q. anorexia. XVII. B. 677.
Ἄποσιτοι quinam dicantur. XVII. A.
74. XVII. A. 743.
Ἀποσίτους per ἀνορέκτους, i. e. ci-
bos aversantes, explicat *Galenus.* XVI.
654.
Ἀποσκέψεις scarificationes sunt apud
Hippocratem. XIX. 84.
Ἀποσκληρύνειν quid sit apud *Hip-
pocratem.* XIX. 84.

Ἀποσμιλαίνειν quid significet. XVIII.
A. 457.
Ἀποσπαρθάζειν quid sit apud *Hip-
pocratem.* XIX. 85.
Ἀπόσφαγμα quid sit apud *Hippo-
cratem.* XIX. 85.

APOSTEMA vide ABSCESSUS.

APOTHERAPIA, definitio. VI. 116.
167. qua in re consistat. VI. 167 sq.
communis ejusdem scopus. VI. 167.
proprius scopus. VI. 168. 170. qualis
sit adhibenda, ipsa natura docet. VI.
169. qualis frictio in *apotherapia*
sit administranda. VI. 170 sq. cum
frictione et partium tensio et spiritus
cohibitio conjungenda est. VI. 171.
cur 172. frictio sit inter mollem et
duram media. VI. 171 sq. (admini-
strandi modus. VI. 172.) etiam inter
ipsam exercitationem in usum vocanda
est. VI. 180. duplici scopo suscipi-
tur, ut excrementa expurget, et corpus a lassitudine tutum reddat. VI.
167. discutit lassitudinem ulcerosam.
VI. 197. *Apotherapiae* pars balneum.
VI. 184. post vigilias et tristitiam
instituenda est, si modo cruditas ab-
sit. VI. 225. fasciarum subactus in
ea necessaria. VI. 176. ad eam facit
etiam spiritus cohibitio. VI. 170.

APPARENTIA non sunt artis initium.
I. 111. praecepta consistunt vel in
apparentibus, vel iis, quae ab aliis
sumuntur, vel prius demonstratis vel
evidentibus. I. 112. *Apparentium* et
latentium judicium diversum est. I.
108. veteres philosophi duplex genus
decernunt. X. 36.

APPARERE quaenam Empirici dicant. X. 36.

APPELLARUM duplex cura chirurgica. XIV. 786.

APPETENTIA, definitio. VII. 130.
quomodo oriatur, ibid. — cibi vel
major vel minor morbi futuri signum.
I. 360. — in ventriculi ore sedem
habet. XVII. B. 495. intensa interdum quartanam comitatur. VII. 470.
intensam coercet theriaca. XIV. 302.

APPETERE idem est apud Asianos,
quod aussumere cibum. XVII. B. 462.

APPETITRIX animae facultas, vel
naturalis, vel altrix quae. XV. 292.
varia sortita est apud varios auctores
nomina. V. 521. ejusdem sedes. V.
716. sedem *Plato* diaphragma putat.
II. 503. in hepate sedem habet. V.
521. appetitricis etiam plantae sunt
participes. V. 516.

APPETITUS, definitio. XIX. 372. sedes est os ventriculi. XVII.B. 495. ut signum. XVI.223. eduliorum causa natura fecit os ventriculi. IV. 289. symptomata morbosa. VII. 62. in senibus imminuitur. I. 582. XVII. B. 495. hyeme augetur. XVI. 429. *Appetitum* evertentia ἀποσιτικὰ apud *Hippocratem* vocantur. XIX. 84. *Appetitum* evertunt cibaria pinguia et lenta. VI. 716. abolitio excrementis e capite defluentibus fit. VI. 422. eum tollit pituita cruda. XVI. 222. defectus olim vocabatur ventriculi *subversio.* XIII. 122. proprium signum est facultatis naturalis extinctio. XVII. A. 743. depravatus, definitio. VII. 128. depravatus quando existat. VII. 131. depravatio ex coitus intermissione. VIII.418. defectus causae. XIV.751. defectus quando sit in mulieribus conceptionis signum. XVII. B. 859. cur gravidis familiaris. XVII. B. 860. interdum quartanae est symptoma. VII. 470. a coitu neglecto oritur. VIII. 418. efficit eum pituita cruda. VII.576. depravatum *Galenus* curavit per longam inediam. XVII. B. 177. depravatum habentes quomodo a Graecis vocentur. XVII. A. 74. diminutus, definitio. VII. 128. diminutus unde fiat. VII. 131. irrationalem *Chrysippus* cupiditatem vocat. V. 380. (reprehenditur circa hanc rem a *Galeno.* V. 381.) turbatur nimiis menstruis purgationibus. XV. 328.

Appetitum augentia et pervertentia. XVII.B. 191. ad *Appetitum* deficientem remedia. XIV. 538. 752. auget aër ruralis. XVI. 360. excitat antidotus thespesiana. XIII. 102. qua ratione aqua excitet. XVII. B. 190. quomodo excitet aqua. XVII. B. 191. excitat asparagus. VI. 652. provocant capparides. VI. 616. restituit cucurbitula. XI. 321. provocat gingidium cum aceto. VI. 640. provocant mala, statim post cibum cum pane comesta. VI. 597. excitat medicamentum ex succo malorum cotoneorum. VI.450. excitant olivae. VI. 609. succus struthiomelorum. VI.602. theriaca. XIV. 302. provocant uvae in vinaceis conditae. VI. 577. cient vitis et terebinthi turiones. VI. 624. *Appetitum* sine ratione intensum ex mordaci quadam et acri substantia reprimit theriaca. XIV. 272.

Appetitus vehemens ex affectione lienis. VIII. 378. vehemens iis accidit, qui os ventriculi refrigeratum habent. VIII. 354. vehementissimum interdum humor melancholicus gignit. XVI. 300. ad *Appetitum* nimium theriaca. XIV. 302. (Confer. FAMES canina et BULIMUS.)

APPOSITIO fit, quum alitum in roris speciem alimentum in se recipit. VII. 256. agglutinatio et assimilatio se sequuntur. II. 24. in senibus manca est. I. 582. pueris, et iis, quibus calidius et humidius est corporis temperamentum, appositio optima est. VII. 256. appositionis et agglutinationis diversitas. II. 24.

APRILIS est triginta dierum. XVII. A. 22.

Ἀψόῤῥοον quid sit apud *Hippocratem.* XIX. 87.

Ἄψις, mentis laesio est. XV. 702.

Ἀψυχεῖν et ἀψυχίη quid sit apud *Hippocratem.* XIX. 87.

in APULIA ventus flat at at bulus. XVI. 400.

APYRETOS antidotus commemoratur. XIII. 173.

AQUA et AQUAE. *Aqua* quomodo fiat. XV. 31. quidam putant esse aërem densatum. I. 443. hominis elementum secundum quosdam. XIV. 696. esse hominem quidam putant. XV. 27. densata secundum quosdam terra generatur, rarefacta vero et quasi fusa aër, ac si praeterea magis rarescat ac fundatur, ignis. I. 442. quomodo ex aqua aut igne aër generetur. XV. 28. esse hominem *Thales* statuit. XV. 25. elementum a quibusdam vocatur et cur. I. 442. quos *Hippocrates* Melissi rationem erigere dicit. I. 448. secundum *Thaletem* sola elementum est. XVI. 37. XIX. 243. qui elementum statuunt, quomodo reliqua elementa inde generari dicant. XV. 28. in ea inania spatia esse, cum *Epicuri* et *Asclepiadis* de elementis opinione concordat. XVII. B. 162. circulariter movetur. XIX. 312. secundum *Platonem* figuram viginti basium habet. V. 668. ex icosaëdra factam putat *Pythagoras.* XIX. 266. quomodo in Alexandria et Aegypto in testaceis quibusdam vasis refrigeretur. XVII. B. 155. 182. quae per bituminosa, sulfurosa, nitrosa, aut aluminosa loca destillans ejus substantiae quidquam suscepit, non est exacte aqua. XI. 388. nullam molitur alvi subductionem. XV. 699. qua ratione appetitum excitet. XVII. B. 190. aquaeductuum in eam influxus. XVII. B. 182. qua de causa calefactam refrigeremus. XVII. B. 156. quae adventitium calorem habet, cujusnam sit facultatis. XI. 394. qualis calculos procreare valeat. XIX. 674. calculorum causa. XVI. 364. ejus ad chylificationem utilitas. III. 273.

Aqua frigore congelascit. IV. 793. fere est facultatis expers. XV. 696 sq. quae est exacte aqua, semper frigida est. XI. 388. et unde hoc cognoscatur. XI. 391. ex sese facultate frigida est. XI. 389. frigida et humida est. XIX. 486.

Aquae facultates quatenus calida, fervida et frigida est. XI. 478. quomodo sit corporibus applicanda, ut ejus facultates detegantur. XI. 386. frigus inest. XV. 51. *Aqua* cur in febribus ardentibus utilis. XI. 438. in principiis accessionum data laedit. XV. 700. *Aqua* febris naturae maxime contraria est. XV. 499. celerrime in halitum solvitur, atque expedite discutitur. XI. 409. herbis innascentibus vitiantur. XVI. 363. vitiatur adianto. XVI. 363. non calefacit, nisi quae extreme fervet. XI. 394. humectat. XI. 530. 709. humectat autem ea tantum, quae exacte aqua est. XI. 392 sq. humectat, sive tepida sit, seu temperata, seu etiam calidior. XI. 394. semper humectat et refrigerat, calore assumpto calefacit, frigida facta refrigerat. XIII. 399.

Aqua igni adversissima. XI. 412. insipida est. XI. 632. XI. 671. num lignis gravior. V. 99. medium inter terram et ignem obtinet. XI. 626. mollis est. VIII. 686. morborum causae existunt. XVI. 361. quales morbosae et quae salubres. XVI. 435. cur in acutis morbis sit vitanda. XV. 659. usus in morbis acutis. XV. 695. quando in morbis acutis idonea. XV. 700 sq. usus in nervis vulneratis semper fugiendus. X. 405. aliquam nutriendi vim habere videtur. XV. 667. quaedam metalla continent indeque sunt noxiae. XVI. 363. qualis oculorum medicamentis componendis adhibeatur. XVII. B. 185. oleo gravior est. XIX. 761. potus praeter morem, molestias gignit. XV. 575 sq. potio num calidis utilior sit, quam vinum. VI. 376. pro potu danda, aut aqua

mulsa in pleuritide, si multa sitis fuerit. XV. 498. potio causa pituitae accumulationis. XIX. 488. *Aquae* respondet pituita. V. 676. XVI. 25. qua ratione praeparentur. XVII. B. 182 sq. epota parum pulsum mutat. VIII. 470. substantiis heterogeneis corrupta non aqua est, sed medicamentum. XV. 696. tarde permeat, difficulter concoquitur et aegre subducitur. XV. 696. tenuis substantiae esse unde cognoscatur. XI. 407. nonnullae ulcera exasperant. XI. 393. ventorum in eas influxus. XVI. 365. 438. qua ratione aegrotorum vires recreet. XV. 665. quasnam vituperet *Hippocrates.* XVI. 437 sq. qualis sit vitanda. XVII. A. 337.

Aquae Albulae aluminosae sunt. X. 536. XI. 393. cum aliis ulceribus idonea sunt, tum vero, quae fluxionibus tentantur, siccant. XI. 393. adstringunt. X. 536. casus cujusdam, qui ex balneo in Albulae aquis febricitavit. X. 536.

Aquae aluminosae capiti calido inimicissimae et cur. VI. 423. ex *Aqua* aluminosa aut vitriolina febres cum stipatione fiunt. X. 667. ex aqua aluminosa balneum cutim densat. VI. 219. balneum aluminosae aquae infestissimum iis, qui ex meatuum obstructione febricitant. X. 535. aluminosae ulcera, quae fluxionibus tentantur, facile desiccant. XI. 393.

Aquae bituminosae capiti calido inimicissimae. VI. 423. pravae sunt. XVII. B. 155. non sunt frigidae. XI. 387 sq. balnea ex tali aqua corpus aequaliter vacuant. XVII. B. 657. bituminosae, nitrosae, salsae, sulfurosae in hydrope anasarca sunt perutiles. XI. 393.

Aqua calida quid ad carnem generandam conducat. XVIII. B. 841 sq. calida num corpus exsiccet. XI. 395. multae calidae fomentum pus movet. X. 281. calidae fotus membrorum dolorem tollit. XVII. B. 326. calidae sponte nascentes noxiae sunt iis, quibus caput male temperatum est. VI. 423. calidae naturales, et potissimum sulphuratae, nitrosae et bituminosae ad palpitationem valent. VII. 601. calida carnes ulceratarum partium flaccidas facit. XI. 395. calida nervis vulneratis inimicissima. X. 392. calidae usus in ossium fracturis. XVIII. B. 838. 843. calidae pertusio quid efficiat. X. 998. calida saepe refrigerat, humorem calefacientem discutiendo. XI. 382. calida in rheumatismo noxia. XI. 81. somnum promovet. VIII. 131. calida in utre aut vasculo aeneo optimum fomentum est. XV. 518. adventitium calorem adepta calefacit, et humectat. XI. 394. mollities, quam calidae aquae lotionibus acquirunt corpora, solius humiditatis proprium signum est. XI. 395. calida pota vomitus solutio. XVII. A. 471. calida secundum quosdam male dicitur siccare corpus. XI. 395.

Aqua cocta quomodo refrigeretur. XVII. B. 181. calor eam fundit et ad secretionem aptam facit. XVI. 362. aegrotis exhibenda cocta et dein refrigerata. XVII. B. 158.

Aquae communis facultas refrigerans est. XI. 385 sq.

Aqua cruda quaenam dicatur. XVII. B. 157. cruda qualis ab antiquioribus sit vocata. XVII. A. 339.

Aqua omnis dulcis, quod manifeste refrigeret, unde sit discendum. XI. 391. dulcis semper frigida. XI. 388. dulcis sitienti leniens remedium est, ceterae vero acerbiorem sitim relinquunt. XI. 393. dulcis calfactae vires. VI. 183. dulcis potio et lavacrum in hydrope anasarca adversissimum. XI. 393. dulcis lavatio utilis iis corporibus, in quibus ob meatuum obstructionem febris adest. X. 535. ex aqua dulci balneum vocis organorum morbis conducit. XIII. 6. ex *aqua* dulci et temperata lavatio ad meatuum constipationem utilis. X. 535. *aquarum* dulcium lavacra ad lassitudinem utilia. XI. 532. et humidorum morborum causae. VII. 20. dulcium et calidarum balnea senium corrigunt. VI. 319.

Aqua dura quae. VIII. 690.

Aqua edax quomodo dicatur. XVII. B. 190.

Aqua fervens non exsiccat, licet urat. XI. 396. si sano corpori applicatur, horrorem facit. VII. 182. cogit et claudit cutim. VI. 183.

Aqua ex magnis fluminibus, in quae alii fluvii ingrediuntur, quosnam morbos gignat. XVI. 438.

Aqua fontana qualis optima. VI. 56.

Aqua frigida condensat. XI. 751. refrigerat. IX. 225. frigidae potio actu refrigerat. X. 708, frigida frigefacit quidem, I. 688, nonnunquam

vero calfacit. I. 689. frigida quomodo temperata reddatur. XI. 566. frigidam exhibere formidantes psychrophobi dicuntur. X. 627. ex frigidae potu numquid pars quaepiam, cui frigida natura est, laedi possit. X. 653. frigida quando non sit propinanda.' X. 622. frigidae potus arteriarum constrictionem efficit. IX. 248. frigidae usus diversis in morbis. XVII. B. 813 sq. frigidae usus in balneo quando concedendus juveni. VI. 185. frigida calorem quandoque revocat. XI. 382. frigidae usus in causo. XV. 752. frigida in convulsionibus salubris. XVII. B. 806. frigida noxia in convulsionibus ex ulceribus. XVII. B. 807. frigidae usus in febribus duplex scopus. XVI. 82. frigida et venaesectio maxima sunt febris continentis remedia. X. 624. frigida in febribus continentibus aptissima. X. 620. X. 757. frigida quando sit exhibenda in continentibus febribus cum putredine. X. 623. minus tuta iis, qui exiguum sanguinem carnemque obtinent, ejus potio est. X. 624. frigidae potus conducit febribus colliquatoriis. XV. 802. frigidam febres hecticae nec puram nec multam desiderant. X. 624. frigida pota saepe haemorrhagias suppressit. X. 327. frigidae intempestivi usus noxae. X. 620. frigidae intempestivus usus nonnunquam hydropem progenuit. VIII. 354. frigida inflammationem densat. XV. 500. et humores crudos reddit. XV. 501. frigidae potus maxime contrarius est phlegmonae. XV. 802. frigida spargenda in iis, qui animi deliquio ex cholera, alvi profluvio etc. laborant. XI. 50. frigida ardenti stomacho confert. XI. 54. frigidae potio convenit temperamento sicco. VI. 398.

Aqua incocta qualis a veteribus sit dicta. XVII. A. 339. *incoctilis* quae dicatur. XVII. B. 157.

Aqua indomita qualis a veteribus dicatur. XVII. B. 157.

Aqua intercus, vide HYDROPS *anasarca*.

Aqua, quae celeriter et incalescit et refrigeratur, semper secundum *Hippocratem levissima* est. VI. 818 sq. XI. 411. XVII. A. 336. XVII. B. 156.

Aqua limosa, velut aqua Nili est, quomodo pura reddatur. XI. 389.

Aqua lunaris, secundum *Philolaum*

AQU AQU 53

Pythagoricum causa mundi interitus. XIX. 265.

Aqua lutulenta, limosa, foetens, calefacta et refrigerata foetorem amittit. XVII. B. 157.

Aqua marina ex aqua et sale constat. XI. 630. non aeque, ac dulcis frigida est. XI. 383. marina artificialis quomodo fiat. XI. 691. marina, sulfurosa etc. quomodo imitari possint. XI. 393. marinae sicca facultas quomodo detegatur. XI. 548. marina, aut sulfurosa, bituminosa etc. facultate calida est. XI. 392. marina carnes et siccat, et incorruptas servat. II. 129. XI. 709. · quanto sit dulci gravior. XI. 691. marina calefacta ad palpitationem. VII. 601. marina erysipelati noxia. XI. 389. aqua inter cutem laborantibus utilis. XI. 393. marina non admodum refrigerat. XI. 387. marina salsa potius quam amara est. XI. 690. marina ulcera siccat. XI. 392. *maris mortui* aquae peculiaritates. XI. 690 sq.

Aquae medicabiles et frigidae constipationis causae. VII. 18. *medicamentosae* aliquot naturales enumerantur. VI. 424.

Aqua mineralis in Lesbo prope Mitylenen. X. 996.

Aqua mulsa; vires secundum *Hippocratem*. XV. 651. mulsa aquosa cur ab *Hippocrate* in febrium initiis adhibeatur. XV. 809. mulsa aquosa et cocta cur ab *Hippocrate* commendetur in causo. XV. 743. *mulsae* quando sit aliquid aceti addendum. XV. 692. mulsa aqua simplici multo valentior, nisi alvum exturbarit. XV. 667. *mulsa* si ptisanae superbibatur, quid efficiat. XV. 674. mulsa vino albo, tenui, paucifero quodammodo validior est, quodammodo imbecillior. XV. 668. mulsa cocta aspectu cruda praestantior est; vix vero viribus. XV. 675. mulsa cur damnata sit ab aliquibus. XV. 665. mulsa secundum *Hippocratem* detergens quoddam habet, quod plus, quam par sit, sputum viscidum reddit. XV. 652. (quomodo hoc sit accipiendum. XV. 654.) mulsa humectare et incidere etiam potest, non autem vires roborare. XV. 480. mulsa cruda alvum magis solvit, cocta magis nutrit. XV. 668. mulsa sola quando in morbis acutis sufficiat. XVII. B. 369. mulsae non frigidae usus in

angina. XV. 787. in animi deliquio ex humorum abundantia. XI. 53. mulsa meraca spumosas dejectiones et biliosas ducit. XV. 659. mulsa meracissima quomodo paretur. X. 569. mulsa magis cocta, minus alvum subducit, magis nutrit. X. 824. mulsa cruda minus nutrit, sed magis subducit. X. 824. mulsa pura magis quam aquea excrementa spumea et biliosa educit. XVI. 186. mulsa magis excrementa biliosa subducit interdum bona, interdum saturata calore et spumantia. XV. 657 sq. mulsa febri colliquanti inimicissima. X. 733. mulsa adversissima est febribus syntacticis. XV. 658. mulsae in hepatis inflammatione usus. X. 908. mulsa cur in hepatis, ventriculi, lienis phlegmone sit inutilis. X. 800. mulsa ad crassorum humorum expuitionem aptissima. XV. 635. mulsa eluit succos mordaces. XVII. B. 329. mulsa ad humores putrescentes vacuandos. X. 756. mulsa, in qua coctum hyssopum est, utilissima iis, qui ex humorum crudorum copia febricitant. X. 823. mulsa in morbis acutis sub quibusnam conditionibus sit utilis. XV. 650. mulsae noxii effectus. XV. 655. mulsa infusa ad curandos sinus valet. XI. 128. mulsa sitim minus quam vinum dulce infert. XV. 651. et cur. XV. 652. mulsa aquosa moderatissime detergit. X. 569. mulsa dilutior sputi eductionem et pulmonis mollitionem efficit. XV. 659. mulsa minus diluta vomitum ciet. XVIII. A. 484. urinas vehementer ciet, nisi viscerum affectio prohibeat. XV. 655. mulsa mediocriter ventrem subducit. XV. 889.

Aquae nativae, quae sulfur, bitumen aut nitrum habent, non refrigerant. XI. 387.

Aqua Nili limosa quomodo purgetur. XI. 389. nimbosa temporaria pejor. XVII. B. 187.

Aquae nitrosae aqua inter cutem laborantibus salubres. XI. 393. non refrigerant. XI. 387. corpus aequaliter vacuant. XVII. B. 657.

Aqua optima qualis. XV. 697. XVII. B. 155. optimae notae. VI. 817. XVII. B. 815. optima quomodo esse debeat comparata. XVII. A. 336 sq. optima leguminibus, fructibus, carnibus aut radicibus in ipsa coctis deprehenditur. XVII. B. 157. in optima citissime, in prava tardissime cibi concoquantur. XVII. A. 339. cťto calescens et refrigerans optima. XVII. B. 814.

Aquae paludum Aegyptiae salubres sunt. XVI. 363. palustres et foetidae non, nisi prius coquantur, offerendae sunt. XVI. 362.

Aquae pessimae quaenam. XVI. 362.

Aqua pluvialis levissima et dulcissima itemque tenuissima et limpidissima. XVI. 438.

Aquae pluviatilis differentiae. XVII. B. 184.

Aqua poculenta sola frigida. XI. 392. poculenta frigida est. XI. 383. 387. et humida sola. XI. 392. potabilis aquae balneo capitis temperamentum melius redditur. VI. 423.

Aquae praestantissimae quales esse debeant. XVI. 361. quasnam praestantissimas judicet *Hippocrates* XVI. 437.

Aqua unde fiat *prava.* XVII. A. 339. pravas qualitates habentes quae. XVII. B. 155. pravae decoctione ad meliorem naturam sunt permutandae, antequam propinentur. XVII. B. 156. pravae communium morborum causae. XV. 119. pravae morborum epidemicorum causae. XVII. A. 9. ex nive et glacie pravae sunt. XVI. 365.

Aqua procellosa mala est secundum *Hippocratem.* XVII. B. 184.

Aqua pura gustu, visu et odoratu judicatur. XI. 390. quod sola sit humida, unde cognoscatur. XI. 392. pura quomodo comparata esse debeat. XI. 390. purissima gustu, visu et olfactu cognoscitur. XIX. 688.

Aquae puteales cur hyeme videantur tepidae. XI. 555.

Aquae salsae, nitrosae, sulphurosae in hydrope anasarca sunt perutiles. XI. 393.

Aquae stabiles, lacustres qualem conditionem habeant per aestatem. XVI. 435. et quales, si eas bibimus, morbi producantur. XVI. 436. stagnatiles omnes pessimae. XVI. 362.

Aquae naturales *sulphurosae* capiti calido inimicissimae. VI. 423. non refrigerant. V. 387. corpus aequaliter vacuant. XVII. B. 657.

Aquae temperatae in balneo facultates et usus. X. 473. *temporaria* qualis dicatur. XVII. B. 184. 185. temporaria summe munda ac tenuis est. XVII. B. 188. temporaria nimbosis melior. XVII. B. 187.

Aquae ex *tiburtinis montibus* per lapideas fistulas Romam derivatae quales. XVII. B. 159. *tonitrualem* cur *Hippocrates* prae nimbosa approbet. XVII. B. 187. tragasiae vires. XII. 372.

Aqua vacans et siccum et squalidum idem est. XVI. 419. *vitiosae* potus secundum *Hippocratem* effectus. XVI. 364.

Aquaeductuum in aquas ipsas influxus. XVII. B. 182.

Aqualiculus pubes est. XIV. 705.

Aquatilia qua calida sunt et multo sanguine praedita, aërem respirant. III. 444. nutrimentum quale praebeant. VI. 708.

Aqueum vocatum medicamentum qualem aquam requirat. XVII. B. 185.

Aquila densissimam habet, et durissimam ossium concretionem. III. 926. duram carnem habet. VI. 729. *aquilae* visum acutum habent. VI. 19. lingua collo suspensa ad quid. XIV. 505. densissima iis est ac durissima ossium concretio. III. 926. aquila piscis duram carnem habet. VI. 729. calorem et frigus evitant. XI. 168. pinnae commodae ad verrucas. X. 1012. stercus ob acrimoniam inutile. XII. 305. bilis acris est. XII. 280. Tityus cur jecore arrosus ab aquila in inferis fingatur. V. 554.

Aquilatum tectum quale XVIII. A. 518.

in **Aquileia** pestis grassavit, cum *Galenus* eam esset ingressus. XIX. 18. *Lucius* hybernans fato sublatus est. XIV. 650.

Aquiliae *Secundillae* compositum acopon. XIII. 1031. praeparatum est malagma *Neapolitani.* XIII. 976.

Aquilo contra austrum flat. XVI. 444. a septentrione spirat. XVI. 399. XVI. 407. quomodo eum *Homerus* nominet. XVI. 406. siccus et frigidus est. XVI. 411. frigidus est. XVII. A. 33. in corpus humanum effectus. XVI. 411 sq. XVII. B. 570. saluberrimus est temperamento calido simul et humido. I. 327. ventus saluberrimus est. XVI. 401. quosnam morbos producat. XVII. A. 719. XVII. A. 948. thoracis partibus officit. XVII. A. 719. cur tusses procreet. XVII. B. 570. alvum sistit. XVI. 412. XVII. B. 609. *aquilonem* quemnam ventum Stoici vocent. XVI.

396. *aquilones*, qui a meridie flant, austri vocantur. XVI. 398.

AQUILONIAE constitutionis in corpus nostrum effectus. XVI. 449. XVII. B. 609. alvum duram reddit. XVII. A. 33. tempestatis morbi. XVII. A. 33.

AQUOSITATES, unctuositates, salsitates etc. faciunt differentiam in partibus dissimilaribus. XI. 583.

AQUOSA nullum habent insignem gustum. VI. 655.

AQUULAE vide HYDATIDES. X. 1019.

ARABES duros et siccos corporis habitus sortiti sunt. XIII. 662. quales habeant pilos. I. 618. *Arabum* cutis cur nigra, crassa, dura. I. 628.

ARABICA spina vide SPINA *aegyptiaca.*

ARABIUS lapis, elephanti similis, ejus vires. XII. 204.

ARACHUS. VI. 541.

ARACUM ex lentis mutatione fit. VI. 552. *Araci* figura, usus et facultates. VI. 541. substitui ei potest sesamum. XIX. 725.

Ἄραδον quid significet apud *Hippocratem.* XV. 876.

Ἀραχίδες legumina triticea minuta sunt. XIX. 85.

ARANEAE texunt non ratione sed natura ductae. III. 7. *Aranearum* telae usus. XII. 343. ab *Araneis* commorsos juvant aranei triti et cum vino poti. XIV. 248.

ARANEI morsibus medetur decoctum herbae trifolii. XIV. 226.

ARANEI *muris* fel, pro eo similae fel adhiberi potest. XIX. 747. morsus ejusdem letales ab ipso mure araneo, in pulverem redacto sanantur. XIV. 246. ad ejus morsum emplastrum sacrum. XIII. 778. fomentum. XIV. 491. theriace. XIV. 91.

ARATIO simul exercitatio et opus est. VI. 134.

ARATRA pangere et exercitatio et operatio est. VI. 134.

ARATUS de compositis medicamentis lethalibus scripsit. XIV. 144. scripsit de iis, quae in aëre conspiciuntur. XVI. 490. versus de lunae effectu in aërem. IX. 909. versus, qui, unde pluvia futura sit, docent. XVI. 441. versus de luna. XVIII. B. 13. versus aliquot. XIX. 274.

ARBOR ne fructus amittat, remedia. XIV. 549. *Arbores* tum densissimae, tum siccissimae et frigidissi-

mae quae. XI. 648. frigidae pro capite. XII. 513.

Arborum et fruticum germina inter se, quoad facultates, sunt similia. VI. 643. germina quaenam sint praestantissima. VI. 644. germinibus vescitur urgente fame. VI. 644. pariunt malos succos. VI. 750. ubi vel muria vel oxhalme condiuntur, sanguinem melancholicum generant. VIII. 184. germina olerum asparagis proportione respondent. VI. 644.

Arborum generationis principium a semine in terram moderate humidam et calidam jacto sumitur. IV. 666. duplex est germinatio, deorsum in terram, et in aërem supra terram. VI. 666. stipes perpetuo manet, et respondet cauli olerum et herbarum. VI. 644.

Arborum fructus. VI. 569. omnes circa anni horam constant. VI. 558. omnes ante maturitatem quales habeant facultates. VI. 531. quinam ad reponendum sint idonei. VI. 785. a seminibus differentiae. VI. 556. qualitates et facultates eorum, quibus homines vescuntur. VI. 570. cum acerbitate habent aciditatem. XI. 667. acerbi simul et dulces qui. XI. 648. acerbi perseverant. XI. 648. antequam maturuerunt, cur acescant. XI. 666. quotquot nobis, ubi maturi sunt, dulces apparent, nuper nati acerbi et sicci sunt. XI. 636. sunt, qui non in arboribus, sed postea, quum decerpti conditique aliquamdiu fuerint, dulcedinem accipiunt, cujus causa calor est. XI. 637. quo pacto a principio acerbi processu temporis acescant, dulcescant aut austeri fiant. XI. 648. prope omnes ab initio acerbi, posthac aciditatem accipiunt. XI. 660. austeri simul et dulces qui. XI. 648. autumnales humorum pravorum copiam gignunt. XVII. B. 577. boni succi et mali qui. VI. 791.

Arboribus terra quod est, id venter animantibus. XVI. 340. fructiferis *Plato* quosnam viros comparet. VIII. 418.

ARBUTUS, ejus vires medicae. XII. 34. in colle ad Tabias crescit. X. 365. *Arbuti* fructus acerbus perseverat. XI. 648. eum memecylum nuncupant; est autem infensus stomacho, et capiti dolorem commovens. XII. 34.

Ἀρβύλαι calcei quales. XVIII. A. 680. XIX. 85.

ARCADES diu inter cibos glandes habuerunt. VI. 621.

ARCESILAUS mediam academiam invexit et epochen, h. e. tacitam sententiam excogitavit. XIX. 226. *Arcesilai* dictum: nemo vellus portat ad fullonem. VIII. 624. *Arcesilao* venter ex coitu tumuit. XVII. B. 25.

ARCEUTHUS, vide *Juniperus.*

ARCHAEUS *Tryphon*, ejus cephalicon melanchlorum. XIII. 745.

ARCHELAUS Athenis primus philosophiam docuit. XIX. 225. *Archelai* regis familiaris erat *Thessalus* medicus. XV. 12. compositio ad ani prolapsum. XIII. 312.

ARCHECRATES, in eo dejectio alba mala erat. XVI. 541.

ARCHIBII Ambrosia sacra, omnibus internis faciens. XIV. 159.

ARCHIDAMUS; ejus sententia de olei facultatibus. XI. 471 sq. ea redarguitur. XI. 477.

ARCHIGENES Apameus Syrius methodicae sectae erat adjunctus. XIV. 684. febre liberatus est urina critica. XVI. 485. ejusdem ratio medendi achoribus capitis, papulis fervidis et eruptionibus ulcerosis. XII. 468 sq. (ejusdem examen criticum. XII. 470.) ad aegilopem medicamenta. XII. 821. remedia ad alopecias. XII. 406 sq. ad aphthas. XII. 1000. apophlegmatismi. XII. 565. de apophlegmatismis, et quae naribus infunduntur. XII. 582. sententia, locum arteriae pulsantis in catocho calidiorem esse, affirmatur. VIII. 486. arteriam, dum contrahitur, impleri, dum dilatatur vacuari putat. V. 162. remedia quae ad auditus gravitatem ac surditatem conscripsit. XII. 655. remedia ad aurium affectus extra meatum. XII. 661. quae ad aurium dolores conscripsit. XII. 620. 640. (*Galeni* de iisdem ratiocinatio. XII. 624.) praecepta ad exulceratas ex plaga, et fractas aures externas. XII. 664. praecepta ad aurium sonitum. XII. 644 sq. amuleta ad dolorem capitis. XII. 573. XIV. 321. praecepta ad capitis dolores ex ebrietate. XII. 572. praecepta ad capitis dolores citra febrem. XII. 533. ex stomacho ortos. XII. 537. (quae porro scripserit ad eos affectus, et *Galeni* censura. XII. 541.) praecepta ad fissuras et contusiones in capite factas. XII. 576. medicamenta ad furfurationem capitis. XII. 461. methodus

medendi capillorum defluvio. XII 431. denigrantia capillos remedia. XII. 443.

Archigenes librum de castorei usu conscripsit. XII. 337. diem vigesimum primum decretorium habet. IX. 816. praecepta ad dolores dentium. XII. 855. remedia perforatorum dentium cum dolore et absque dolore. XII. 859. remedia, dentes praeservativa. XII. 876. dolores diversi ab eo descripti. VIII. 87. locus, quo docere conatur, quomodo ex dolorum differentiis partes affectae possint inveniri. VIII. 90. ejusdemque loci *Galeni* lustratio. VIII. 92 sq. ex dolorum differentiis locos affectos significari putat. VIII. 70. de diversis doloribus in diversis regionibus locus, et *Galeni* in eum commentarius. VIII. 110. ejus methodus medendi vulneribus durae matris XII. 523. undecim libros epistolarum scripsit. VIII. 150. facultatum speculationem attigit. VII. 530. decem libros de febrium significatione scripsit. XI. 669. febrem semitertianam novit. VII. 365. librum scripsit de helleboro propinando. XVI. 124. quae ad hepaticos conscripsit, medicamenta. XIII. 217. ex *Archigenis* libro secundo medicamentorum secundum genus, remedia ad hydropem. XIII. 262.

Archigenes quae ad ictericos conscripsit. XIII. 234. librum quendam de oblaesae memoriae restauratione scripsit. VIII. 148. tres libros de locis affectis scripsit. IX. 670. laudatur, quod non temporibus nudis, sed et motu et natura magis acutum vel peracutum morbum vocaverit. IX. 887. morbos in tempora dividens, post principium statim vigorem ponit, incremento omisso. VII. 409. de morborum temporibus libros scripsit. VII. 461. praecepta ad narium polypos. XII. 681. ad oculos affectos. XII. 790. ejusdem secreta ex compositis pro oculorum fluxionibus medicamentis. XIV. 343. quae ad oris crustas scripsit remedia. XII. 954. medicamenta ad ozaenam. XII. 679. quae scripsit ad papularum in mento eruptiones, tum alias tum ficosas eminentias. XII. 846. quae ad parotides scripsit. XII. 668. remedia ad pediculos capitis. XII. 463.

Archigenis pulsus definitio. VIII. 754. de pulsus differentiis. VIII. 625 sq. pulsuum differentiarum prima genera male qualitates vocavit. VIII. 634. vult celeriores fieri, quam crebriores pulsus ex largo cibo. IX.149. in *Magnum* disputat de pulsus celeritate. IX. 8. de pulsu connitente cum humiditate sententia. VIII. 663. pulsum crebrum et intercurrentem perniciosos putat. IX. 289. quemnam pulsum dicrotum vocet. VIII. 537. pulsus duritiem inseparabile signum febris esse statuit. VII. 686. quomodo pulsum formicantem definiat. VIII. 827. formicantem pulsum pro celeri habet. IX. 293. fallitur, formicantem pulsum celerem judicans. IX. 546. quos pulsus innuentes et circonnuentes appellet. VIII. 479. quae de pulsus magnitudine scripserit. VIII. 591. magnitudinem pulsus esse ait tumorem assurgentis arteriae. VIII. 598. cur pulsum moderatum parvum vocet. VIII. 853. quae scripserit de pulsu pleno. VIII.931. pulsum pueri parvum vocat, quem *Herophilus* magnum. IX. 452. pulsus pleni et vacui definitio. VIII.509. de pulsus qualitatibus. VIII. 576. (*Galeni* in ejus doctrinam commenta. ibid. et sq.) pulsum in somno plenissimum putat. IX. 138. de pulsus vehementis differentiis. VIII. 651.

Archigenes de remediis scripsit. XI. 796. remedia, quae ad renum affectiones tradidit. XIII. 331. ab *Archigene* ad splenicos conscripta medicamenta. XIII. 254. medicamenta, quae in primo medicamentorum secundum genus prodidit circa affectiones stomachi. XIII. 167. medicamenta ad sugillationes. XII.807. (eorum recensio. XII. 808.) praecepta ad ulcera, quibus callus obduci non potest, et vetera. XIII. 730 sq. de causis suppressionis urinae obscure scripsit. VIII. 13. quae ad uvulam inflammatam scripsit. XII. 969. venam secuit in morbis. XI. 163.

ARCHILOCHI locus citatur. XVIII. A. 605. versus aliquot. XVIII. A. 537.

ARCHIMEDES polyspasti inventor dicitur. XVIII. A. 747. qua ratione speculis incendere hostium naves potuerit. I. 657.

ARCHISTRATORIS Apollonii smylinus pastillus. XIII. 835.

ARCHITECTONICA quae comprehendat. V. 68. XIX. 40. in ea certa methodus reperitur. V. 68.

ARCHITECTURA, ejus opera duplicia. I. 230. innititur arithmeticae et linearum scientiae. V. 68. architecturam callebat *Galeni* pater. VI. 755.

ARCHITECTUS philosophos deridet. V. 100. *Architecti* inter rationales numerantur. V. 98. sunt in secunda sede apud Mercurium. I. 7. ad medicum comparatio. XVII. B. 225.

ARCTICUM etiam bunium vocatur. XI. 852.

ARCTIUM lappa major et minor, ejus partium facultates et usus. XI. 837.

ARCTURUS quando oriatur. XVI.383. XVII. A. 21. autumni initium facit. XVI. 433. XVII. A. 17. XVII. B. 599. *Arcturus* oriens utplurimum pluviam habet cum frigidis ventis.XVII. A. 29. oriente pluviam cum ventis frigidis plerumque decidisse *Hippocrates* observavit. XVI. 441. oriente aestas finitur, et incipit autumnus. XVII. A. 29.

ARCULA ab Atticis glossocomum vocatur. XVIII. B. 502.

ARCUS coelestis descriptio et quomodo oriatur. XIX. 289. ejus colores. XIX. 290. *Anaxagorae* et *Anaximenis* opinio de causa arcus coelestis. XIX. 291.

Ἀρδαι sordes sunt. XIX. 85.

Ἀρδαλῶσαι foedare est. XIX. 85.

ARDENS febris, vide FEBRIS *ardens.*

ARDENTIA et anthraces fiunt caliditate vincente. VII. 628.

ARDOR quid? XII. 504. febris ephemerae causa. XI. 6. fit ob calidam et siccam intemperiem. V. 115. in corde quomodo respirationem afficiat. VII. 778. vigilias inducit. VIII. 161. cur juvenibus maxime sit familiaris. XVII. B. 642. *Ardorem* ventriculi solvit cotyledon. XII. 41. adipson catapotium. XIII. 145. *Asclepiadis* remedia. XIII. 158. pastillus Amazonum. III. 152. ob ardorem et dolorem respiratio difficilis. VIII. 275. *Ardore* tentatis nullum levamen olei inunctio praebet. XI. 519. *Ardores* vehementes si convulsio aut tetanus sequatur, malum. XVIII. A. 113. viriles affectus sunt. V. 695. ad *Ardores* refrigerandos omnes uvae acerbae conducunt. XI. 660. *Ardoribus* cur maxime prosit omphacis succus. XI. 630.

AREBO cassiae species. XIV. 12.

Arei Asclepiadei remedia ad ficosas menti papulas. XII. 829. medicamenta ad nomas et vulvae exesum. XIII. 852. pastillus ad herpetes. XIII. 827. ex *Arei* libris pastillus. XIII. 829. *Areo* Asclepiadeo traditum pharmacum, mirifice sanguinis profluvia comprimens. XIII. 857. ex Areo malagma in ipsis vexationibus colicis imponendum. XIII. 347.

Arei Lecanii aridum exedens. XIII. 840.

Arenae in matula signum renum calculi. XIX. 653. fluviatiles et marinae tumentem ab aqua inter cutem exsiccant. XII. 200. etiam in abscessibus nonnunquam reperiuntur. XI. 816.

Arenosa terra ab agricolis inutilis judicatur. XII. 166. arenosa et lapidosa terra intemperata est. III. 909. arenosa urina quid significet. XIX. 612. signum renum calculi est. XVII. B. 775. XIX. 653.

Arenulae quae in oculum inciderunt, quomodo eximantur. X. 1012. in urinis sunt, quae obstructionem faciunt, et quomodo evacuenter per remedia. XIX. 672. quomodo a lapidibus (calculis) differant. XIX. 660. quomodo fiant in renibus. XVII. A. 830 sq. in urina quomodo fiant. XVII. B. 836. calculum indicant. VIII. 47. XVII. B. 775. arenulae et tunc oriuntur, quando crassus et viscosus humor tarde egrediens a vesicae calore exsiccatus cogitur. XV. 163. ad arenulas in urina *Chariclis* pastillus. XIII. 329. vel lapilli in urina quibus subsident, iis per initia tubercula ad crassam venam enata sunt et suppurata. XV. 163. XVII. A. 831. multas excernunt nephritici ex ficuum esu. VI. 571.

Arete, h. e. virtus appellatum emplastrum. XIII. 531.

Argemas expurgat semen lactucae agrestis. XI. 887.

Argemon, definitio. XIV. 773. XIX. 433.

Argemone, ejus facultates et usus medicus. XI. 879. hepati convenit. X. 920. ulcera exsiccat. XIII. 664. ad nervos vulneratos valet. XIII. 634. ei substituitur seriphium. XIX. 725.

Argentum purgatum Romani candidum vocant. XIV. 49. *vivum* venenum est. XVII. B. 337. (confer. *Hylrarg.*)

Argenti scoria (Helcysma) ejus vires et usus. XII. 236.

Argenti spuma Romae paratur. XIV. 9. quomodo lavari debeat. XIII. 406. ejus vires et usus. XII. 224. vires et usus ejusdem sub forma emplastri. XIII. 395 sq. quoad facultates ferro ignito similis est. XI. 688. siccat et adstringit modice. X. 196. venenum est. XVII. B. 337. cicatricem inducit. XI. 758. in vulnera inspersa nihil valet. X. 196. crudae usus. XIII. 405. ad ulcera glandis penis. X. 382. quomodo in emplastri formam possit redigi. XIII. 396. emplastra, quae ex eo parantur. XIII. 394 sq. ex argenti spuma et cerussa emplastra alba. III. 409. mensurae substantiarum in ea introëuntium. XIII. 413. ex argenti spuma et hydrelaeo emplastrum. XIII. 399. ex argenti spuma et oenelaeo emplastrum. XIII. 404. ex ea et oxelaeo emplastrum. XIII. 401. pro ferri rubigine. XIX. 730. pro molybdaena. XIX. 736. pro plumbi scoria. XIX. 743. ad *argenti spumam* remedia. XIV. 142.

Ἀργης serpens quidam est apud *Hippocratem.* XIX. 85.

Argestes ventus. XVI. 406. ab aestivo occasu flat. XVI. 408. grandines gignit. XVI. 409. siccus est. XVI. 409.

Argilla candida est, friabilis et nihil pinguedinis habet. XII. 168.

Argillata terra ab agricolis inutilis censetur. XII. 166.

Argumentatio in utramque partem optima est, secundum *Favorinum*, doctrina. Academici quamnam ita vocent. I. 40.

Argumentum quid sit. XVII. A. 213.

Argyrites terra quae. XII. 184. pro phrygio lapide. XIX. 735.

Arida *dicta remedia:* qualia sint. XIII. 316. moderate adstringentia, fortiora adstringentia, et fortissima quae. XII. 862.

Arida remedia singula: Aridum ut *Alcimion.* XIII. 841. *Alcimionis* ad nomas. XIII. 842. aureum*Andromachi.* XIII. 842. quae *Andromachus* in calce operis de exterioribus scripsit. XIII. 837. *Andromachi* ad nomas. XIII. 841. ad ani vitia. XIII. 841. *Antipatri* ad nomas. XIII. 841. *Apollonii* Tharsei insigne ad haemorrhoidas. XIII. 843. quae *Asclepiades* conscripstt. XIII. 843 sq. et quomodo in enarrandis eis ab *Andromacho* differat. XIII. 844. *Asclepiadis*, cineritium, ex *Magni* medicamentis. XIII. 849. cephalicum. XIII. 839. cephalicum, quo usus est *Lucius* praeceptor. XIII. 846. cicatricem inducens. XIII. 839. aliud. ibid. cicatricem inducentia. XIII. 847. crustas inducentia. XIII. 850. Dia tessaron. XIII. 851. aliud valde generosum. ibid. erodens. XIII. 843. aliud. ibid. exedens *Lecanii Arei.* XIII. 840. exedens sine morsu. XIII. 837. *Galli* ad pterygia. XIII. 838. carnes cicatrice obducens citra erosionem *Harpocratis.* XIII. 841. ut *Heliodorus.* XIII. 849. melinon *Lucii.* XIII. 850. aliud. 851. *Magni.* XIII. 849. Majae. XIII. 840. *Melitonis.* XIII. 843. recens efficacius ad nomas, *Philini.* XIII. 842. ex plantis ad nomas. XIII. 842. *Publii* ad nomas. XIII. 842. ex pumice. XIII. 849. quod inscribitur robustum. XIII. 851. rufum. XIII. 849. quod ex *Serapiade* inscribitur. XIII. 847. ex silphio. XIII. 846. Tryphonis. XIII. 847. ex ervis Xenocratis. XIII. 846.

ARIDI et duri qui. XII. 1004. *Aridis* lens noxius cibus est. VI. 526.

ARIDITAS quando convulsionis causa sit ducenda. VIII. 173. totius corporis arteriarum et venarum siccum morbum denotat. XV. 472. lanuginosa, definitio. XIX. 431.

ARIES vinculi nomen. XVIII. A. 777.

ARIES si cum capella coëat, capella molli pilo generatur. IV. 605. *Arietum* caro deterior. VI. 663. testes insuaves sunt. VI. 675.

ARIETINUM cicer, ejus facultates. VI. 533. XI. 876.

ARII malagma. XIII. 182. *Arii Tarsensis* compositio auricularis. XII. 636. malagma ad splenicos. XIII. 247.

Ἀριχύμων qualis dicatur foemina. XIX. 85.

ARIOBARZANION emplastrum. XIII. 439.

ARIOREPANII radix ad vulnera incurabilia. XIV. 558.

Ἄρις quid sit apud *Hippocratem.* XIX. 85.

ARISARUM, ejus facultates medicae. XI. 835.

ARISTAEI uxoris fratris casus, cui terminthi in tibia creati sunt. XVII. A. 326.

ARISTARCHUS. Ejus sententia de causa solis defectus. XIX. 278. fixis stellis adjunxit solem. XIX. 279. *Aristarchi* antidotus paulina dicta. XIII. 103. *Tharsei* pastillus. XIII. 824. remedium sugillata detergens XII. 818.

ARISTEUS. Ei *Chiron* Centaurus medicinam tradidit. XIV. 675.

ARISTIDES quomodo justus evaderit. V. 38.

ARISTIPPICA philosophia. XIX. 230.

ARISTIPPUS Cyrenaeus, philosophiae Cyrenaicae inventor. XIX. 227.

ARISTO Chius unam animae virtutem statuit. V. 468. auctor dicitur libri *Hippocratis* de victu salubri. XV. 455. XVIII. A. 9. unam esse animae facultatem putabat, unamque virtutem. V. 595. putat, virtutem unam esse, sed pluribus nominibus vocari. V. 590. colica ejus. XIII. 281.

ARISTOCLES. Ejus malagma. XIII. 977. stomaticum ad anginas et reliquas in ore affectiones, quo et Antipater usus est. XII. 934. ut *Aristocles* antidotus hepatica. XIII. 205.

ARISTOCRATIS Grammatici remedia ad dolores dentium, gingivarum, aliaque multa. XII. 879.

ARISTOGENES. XI. 197. *Chrysippi* discipulus venaesectionem e numero remediorum auferendam censuit. XI. 252.

ARISTOLAUS. XIII. 296.

ARISTOLOCHIA. Tres species enumerantur. XIV. 82. ex discussoriis plantis est. XII. 940. XIII. 783. cephalicum est remedium. X. 446. non abstergit modo, sed etiam exedit et mordicat. XI. 683. detergit. X. 569. exsiccat. X. 177. menses et urinam movet. XI. 775. radicis vires et usus. XI. 835. radix in gangraena adhibenda. XI. 138. rotundae vires. XI. 836. rotunda ad nimiam obesitatem valet. X. 994. ad cava ulcera utilis. X. 177. Clematite utuntur unguentarii ad unguenta. XI. 836. cretica rotunda est. XIII. 826. et tenuis corticis. XIII. 344. dactylitis usus. XIII. 544. *Aristolochiae* substituitur Clematis arida. XIX. 725. ejus et cicinorum foliorum succi aequales partes ad ulcera putrida et nomas. XIII. 732. ex *aristolochia* oleum mitigatorium quibus sit valentius in duris corporibus. XIII. 644. ex *aristolochiis* duabus emplastrum ut *Andromachus.*

XIII. 820, ex *aristolochiis* duabus emplastrum nigrum. XIII. 781.

ARISTOPHANES aliquem vocat ampharisterum, utrimque sinistrum. XVIII. 148. in nubibus *Socratem* lacerat, et tanquam inania garrientem vituperat. XVII. B. 263. in holcadibus aracorum meminit. VI. 541. *Aristophanis* locus citatur, ubi de alaudis loquitur. XII. 360.

ARISTOTELES primus fuit, qui causas omnium partium ad calidum, frigidum, siccum et humidum retulit. II. 8. prius *Platonis* assecla, posthac propriam sectam instituit. XIX. 228. librum secundum de demonstratione *Galenus* commentatus est. VIII. 765. libro de demonstratione multi analyticorum nomen indiderunt. VIII. 765. libro de syllogismo primorum analyticorum nomen indiderunt. VIII. 765. libri aliquot *Menoni* adscribuntur, et propterea *Menonii* dicuntur. XV. 26. de aceti caliditate sententia. XI. 629. omnem actionem calido et frigido tribuit, siccum et humidum autem pro patientibus iis subjicit. II. 8. aërem calidum esse statuit, Stoici frigidum. XI. 510. animae defin. XVII. B. 250. XIX. 355. animae facultates unius substantiae ex corde proficiscentis putat. V. 515. quatuor animae partes accipit. XIX. 256. animam immobilem putat. XIX. 315. animam corporis speciem dixit. IV. 773. *Aristoteles* quatuor genera animalium accipit. XIX. 336.

Aristoteles docet, aures animalium longas circumagi semper ad sonos audiendos. III. 896. conatur in libro de partibus animalium omnes animalium differentias enumerare. X. 26. animalia omnia ornatu convenienti instructa esse dicit. III. 81. arteriam magnam aortam vocat. II. 780. maximam arteriam aortam vocat. IV. 541. explicat, cur calor naturalis hyeme augeatur. XVII. B. 416. cerebri usum ignoravit. V. 647. in cerebro somnum fieri demonstravit. XVII. A. 540. chymi definitio. XIX. 457. de circuli lactei natura opinio. XIX. 285. coelestia non indigere nutrimento putat. XIX. 273. de coeli essentia opinio. XIX. 269. cometae definitio. XIX. 286.

Aristoteles concoctionem elixationi imilem dicit. XV. 247. theoria conceptus. XIX. 323. cor a cerebro re-

frigerari perhibet. III. 620. numerum cordis ventriculorum recte non definivit. III. 442. false putat, triplicem cordi esse in magnis animalibus sinum. II. 621. de externis corporis partibus primus scripsisse dicitur. XIV. 699. de via ac ratione demonstrandi scripsit. V. 213. de Deo sententia. XIX. 251. quo respectu divinationes admittat. XIX. 320. quomodo durum et molle definierit. VIII. 687. in libris de coelo, de generatione et interitu, agit de elementis. I. 487. in doctrina de elementis *Hippocratem* secutus esse videtur. I. 448. elementis addidit corpus, quod in orbem agitur. XIX. 243. facultas ejus nutritia qualis. V. 521. omnium facultatum principium cor esse vult. V. 337. foeminam mare imperfectiorem judicat. IV. 157. fortunae definitio. XIX. 262. de causa fulminis, turbinis etc. sententia. XIX. 288.

Aristoteles gustandi facultatem χυμὸν vocat. XI. 449. de causa lunae defectus opinio. XIX. 282. manus habere propterea homines dicit, quoniam sapientissimum animal est. III. 5. manum organon quoddam ante organa esse dixit. III. 8. de causa accessus et recessus maris. XIX. 299. causam explicat, cur melancholici libidinosi sint. XVII. B. 29. ideas materiae junctas accipit. XIX. 248. mollis et duri definitio. XI. 716. sex motus in nostro corpore statuit. XIX. 366. de mundi ordine idea. XIX. 267. mundi imperfectum sublunarem et passivam corruptibilem putat. XIX. 265. putat, mundum, si nutriatur, interiturum esse. XIX. 265. naturae definitio. XIX. 246. pro nervorum principio cor accipiebat. V. 187. (refutatur. V. 200 sq.) de nutritionis animalium instrumentis scripsit. III. 328.

Aristoteles quamnam de odoratus instrumento opinionem servet. II. 871. (quam reprehendit *Galenus*. II. 872.) quid oppositionem dicat. X. 771. orientalem partem dextram mundi vocat. XIX. 269. partes similares quasnam vocet. XV. 7. quo tempore homo perfectionem adipiscatur exponit. XIX. 338. peripateticam suam philosophiam vocavit. XIX. 230. plantas animatas, non autem animalia esse dicit. XIX. 341. recte fieri sanguinis putrefactionem ab alieno colore accipit. VII. 374. temperamentum materni sanguinis animi facultates sequi putat. IV. 791. opinio de seminis essentia. XIX. 321. de seminis usu et facultate sententia. IV. 512. incorporeum semen putat, corpoream vero materiam ejectam. XIX. 322. num putat, semen masculinum in uterum conjectum principium motus menstruo imponere, et posthac excerni. V. 516 sq. feminis semen esse negat. XIX. 322. senium marcenti stirpi comparat. I. 581.

Aristoteles quot sensus accipiat. XIX. 303. de solis conversione opinio. XIX. 278. de solis natura. XIX. 275. de causa somni. XIX. 339. spinam primum formari in foetu putat. XIX. 331. in libro de sophisticis elenchis nos docet, quot modis in dictione sophismata contingant. XIV. 582. de spiritu nativo scriptum reliquit. XI. 731. de causa terrae motuum theoria. XIX. 296. testes propter conservandam vasorum seminalium reduplicationem factos putat. IV. 575. ad seminis generationem testes nihil conferre putabat. IV. 556. 558. 561. de usu unguium sententia. III. 16. vacuum extra mundum putat, quantum ad mundi respirationem faciat. XIX. 259. nullum vacuum in rerum natura dari perhibet. XVII. B. 163. XIX. 268. locus ex historia animalium citatur, quo in voracibus et hiatulis animalibus ventriculum in os pervenire dicit. II. 173 sq. visus theoria. V. 643. vocem incorpoream dicit. XIX. 312.

ARISTOXENUS *Alexandri* Philalethis erat discipulus. VIII. 746. *Aristoxeni* pulsus definitio. VIII. 734.

ARITHMETICA ars nobilis est. I. 39. principalis scientia vocatur. V. 42. animum acuit. V. 64. exercitatio juvenum esse debet. VII. 487. *arithmetica* et *geometria* tantum utuntur divites, quantum exstruendis aedibus et computandis expensis conducit. XIV. 604. et in ea est certa methodus. V. 68. *Arithmeticae* innituntur architectura et astronomia. V. 68. eam *Galeni* pater callebat. VI. 755. a patre didicit *Galenus*. XIX. 59.

ARITHMETICI occupant primam sedem apud Mercurium. I. 7. inter rationales numerantur. V. 98.

ARIUSIUM vinum in Chio locis quibusdam nascitur. X. 832. XIII. 405. XIV. 28. siccat. XIII. 659. ad distributionem aptum est. X. 835. suc-

cos bonos facit, et concoctionem juvat. VI. 275. biliosis non convenit. VI. 803. senibus conducit. VI. 334. urinam movet. VI. 276. meconii antidotus est. XI. 604.

Ἀρκτιος ventus. XIX. 85.

ARMA aper dentes habet. III. 2. cur non dederit natura hominibus. III. 3. data sunt audacibus animalibus, negata timidis. III. 2. sunt exercitationes magnae. XVII. A. 839. *Armorum* meditatio motus hoplomachicus dicitur. VI. 154. umbratilis meditatio est exercitatio celeris citra robur. VI. 144.

ARMATURA gravi tectum celeriter agitari, vehemens exercitatio est. VI. 146.

ARMATUS qui pugnat, exercetur et operatur. VI. 134.

Ἀρμη sutura est. XIX. 86.

ARMENIACA mala, eorum facultates. VI. 593. iis praestantiora sunt praecocia. VI. 594. non possunt siccari. VI. 785.

ARMENIACA terra, vires ejus. XII. 189. et usus. 190.

ARMENIACUM sal, ejus vires et usus. XII. 211.

ARMENIO lapidi succedit atramentum indicum. XIX. 725.

Ἀρμιλως statim est. XIX. 86.

ARNOGLOSSUM (plantago), ejus vires et usus medicus. XI. 838. ad herpetes valet. XI. 86. *Arnoglossi* semen et succus cum vino ad hysterium XIII. 320. succus ad haemorrhagias ab erosione factas utilissimus. X. 329. succus iis convenit, qui ephemeron potarunt. XIV. 140. succus pro succo polygoni. XIX. 740. ex *arnoglosso* cataplasma ad carbunculos. X. 918.

AROMATA omnia abunde sunt calida. XVII. B. 819. *Aromatum* suffitus menstrua educit. XVII. B. 817. omnia fere capitis dolores promovent. XVII. B. 818. *Aromatum* suffitus cephalalgiam generant. VIII. 207.

AROMATICA remedia, vide MEDICAMENTA *aromatica*.

AROMATICK, ei substitui potest calamus odoratus. XIX. 725.

AROMATICUS calamus, vide CALAMUS *aromaticus*.

ARQUATUS morbus et ARQUATI, vide ICTERUS.

ARRECTA arteria aorta est. II. 590.

ARRHABIANI ponticum remedium. XIII. 83.

ARRHENICE s. ARRHENICUM, ejus vires et usus. XII. 212. attice vocatur arsenicum. XIII. 593. (confer. ARSENICUM.)

ARRIA, stomachi dissolutione affecta, et ita supina jacens, ut ne cibos quidem capere posset, et sic in atrophiae periculum veniret, theriaca persanata est. XIV. 218 sq.

'Αῤῥοία menstruorum suppressio est. XIX. 86.

ARS, definitio. XIV. 685. XIX. 350. ejus duplex doctrina. XIV. 685. medicis dignitate prior. XVII. B. 227. duo instrumenta, ad res artium inveniendas necessaria. XVII. B. 346. sanitatis tuendae quibus scripta. VI. 415. non, quemadmodum *Hippocrates* dixit, longa, sed brevis est, vita autem longa. (Methodicorum ratiocinatio.) I. 82. *Ars medica.* I. 305 —412. medica longa, (*Hippocrates.*) IV. 5. longa, vita brevis. VIII. 637. longa. XVII. B. 346. 348. ex quo genere sit artium, an theoreticarum, an practicarum, aut effectiva aliqua, vel acquisitiva. I. 228. quaenam ad eam requirantur. I. 230.

Artis omnis constitutio in propriorum a communibus distinctione existit. XV. 449. initium apparentia non sunt. I. 111. medicae tria universa. XVII. A. 150. de constitutione *artis* medicae ad Patrophilum liber. I. 224. ad *artis* opera methodo et exercitatione opus esse demonstratur. XIII. 886 sq.

Artem medicam exercenti nosse oportet, num quaedam pars loco alterius poni queat, an alterius vice locari nequeat. I. 241.

Artes. Galeni paraphrastae *Menodoti adhortatio ad artes addiscendas.* I. 1—39. omnes amplectitur homo. I. 2. turpeque esset, eas negligere, et nos ipsos fortunae committere. I. 3. eae tantummodo sunt, quae ad vitam utiles. I. 20. activae quales. V. 855. ab effectivis differunt. V. 854. conjecturales quae? XIV. 685. effectivae quaenam. I. 229. variae considerantur. I. 227.

Artium divisio. I. 38. aliae factrices sunt eorum, quae non sunt, ut navium compactoria, aliae factorum conservatrices, aliae utraeque. I. 115.

de *Artium* constitutione *Platonis* verba. XVIII. A. 209.

ARSENICUM, alii arrhenicum vocant. XIII. 593. ejus vires et usus. XII. 212. quoad facultates simile ferro et lapidi ignito. XI. 688. quod anripigmentum vocant, tum subtile est, tum calidum. XIII. 568. septicum est. XI. 756. valet ad nervorum vulnera. XIII. 593. ad ulcera maligna. XI. 88. pontici meminit. XIII. 944. succedit ei sandaracha. XIX. 725.

ARSYNUM vinum aquosae consistentiae est. X. 833. recens bibi potest. VI. 806. ad reficiendos exsiccatos valet. X. 483. et ad herpetes exedentes. XI. 87.

ARTABA aegyptia. XIX. 755.

ARTEMIDORUS Capito *Hippocratis* libros edidit, quae editio apud Adrianum in pretio habita est. XV. 21. verba multa in *Hippocrate* transmutavit. XIX. 83. librum de humoribus *Hippocratis* quidem, sed non magni illius esse judicat. XVI. 2. *Artemidorus Phoca* celeber augur erat. XV. 444. *Artemidori* pastillus ad ficosas menti papulas. XII. 828.

ARTEMISIA, duplex specie est. XI. 839. ejus vires et usus medicus. XI. 839. in hysteria utilis. XVI. 181.

ARTEMISIUS mensis Macedonum. XVII. A. 21.

ARTEMONIUM collyrium *Bassi.* XII. 780.

ARTERIA et ARTERIAE. Definitio. VIII. 500. XIX. 365. 630. vas est, quod pulsat. II. 596. 599. vas est, quod ex dextro cordis sinu oritur. II. 601.

Arteria unde nomen acceperit. XIX. 630. a veteribus etiam venae dicebantur. V. 574. XI. 312. XV. 779. ab *Hippocrate* etiam vocatur venula calidior. XVII. B. 315. *Erasistratus* vas spiritus vocat. XI. 153. substantia ne prope quidem accedit ad cordis naturam. IV. 680. sunt similares partes. VI. 841. tres habent dimensiones. VIII. 500. quam figuram referat. VIII. 898. arteriae, venae et nervi referunt formam ossium, secundum quae porriguntur. II. 219. sunt frigidae naturae et exsangues. I. 570. quomodo esse possint frigidae. IX. 332. exsanguis est, tamen ex sanguine facta. II. 84. earum corpus, cum prorsus exsangue sit, veri simile est habere primam e semine generationem. IV. 528. 546. 659. 674. est minus sicca cartilagine. I. 570. caro earum qualis. I. 602. quales habeant fibras. I. 601. faciunt semen paucum et tarde. IV. 583. difficillimum est, eam fieri carnem. IV. 554. fiunt latae ob spiritum calidum. IV. 633. arteriae et venae ex fibris membranisque fiunt. VII. 735. earum operimenta ejusdem sunt substantiae ac operimenta cerebri. IV. 680. cuinam arteriae substrata sit membrana et cartilago. IV. 314. cuinam glandula mollissima. IV. 315. glandulae iis veluti fulcimenta sunt. IV. 331. cur sint rotundae. III. 470.

Arteriae affectus *Praxagoras* palpitationem, tremorem et convulsionem putat. VIII. 723. affectus num palpitatio. VII. 594. non est palpitatio. VII. 605. adapertae affectus aneurysma vocatur. VII. 725. nimium repletae, calorem animalem extinguunt. VII. 14. cur non, sanguine licet evacuato, concidant. V. 170. earum in crassis hominibus conditio. XVII. B. 547. constitutio, definitio. IX. 527. crassissimae, quae ex corde proficiscuntur. V. 531. quae in cute reperiuntur, aërem attrahunt. II. 204. apertis osculis in cute externa terminantur. XI. 402. earum excrementum renes excipiunt. VI. 65. difflatio et spiratio quid. XVII. B. 252. divisio. II. 602. genus duplex. II. 590. dolor extensus est. VIII. 104. in foetu generatio. IV. 659. non eget iis foetus in principio generationis. IV. 665. fune interceptae, sub fune non amplius pulsant. V. 520. cur, fune interceptae, infra ligaturam non pulsent. V. 620. ligata quid contingat. IV. 679. ligata partem, ad quam tendit, frigidiorem reddit. V. 160. ligatura quomodo sit administranda. X. 942.

Arteriae maximae et vehementissime pulsantes in hominibus calidis et siccis reperiuntur. I. 625. quomodo nutriantur. II. 207. alimentum pus est. XV. 414. semine aluntur. IV. 555. et venae simul ob vasorum confluentiam plethora corripiuntur. VII. 573. cur non regenerentur. VII. 560. morbus siccus earum unde cognoscatur. XV. 472. siccitates quomodo deprehendantur. VI. 828. spiritus ex aëre nos ambiente provenit. IV. 707. spi

ritus crassus est et vaporosus secundum *Praxagoram.* IV. 707. per *arterias* moderata respiratio omnibus partibus contingit. IV. 506.

Arteriae. Secare eas grave quid esse aliqui putant. XI. 151. (confer. ARTERIOTOMIA.) incidere cur medici metuant. XI. 313. singulae conditiones enumerantur, sub quibus, et quibus in locis sint secandae. XI. 312 sq. majusculas medici secare fugiunt, et parvas eligunt. XI. 314. inter indicem et pollicem dextrae manus secta extinxit dolorem, ibi grassantem, ubi hepar cum diaphragmate conjunctum est. XI. 315. in summa manu incisa minister dei Pergami a diutino lateris cruciatu liberatus est. XI. 315. in malleolo dissecta ex vulnere, citra aneurysma curata est. XI. 315. casus aliquot, ob sectam simul arteriam inter venaesectionem lethales. XI. 313. *arteriarum* tensio, concretio et siccitas unde fiat. VII. 313. utilitas. III. 46. si forte venaesectione vulneratae sunt, aneurysma fit. XI. 313. in venaesectione laesae casus, ejusdemque cura. X. 334. ne laedantur in venaesectione quodnam sit respiciendum. II. 387. vulneratas quidam medicorum cur sanari non posse statuant. X. 333. (*Galenus* contradicit. X. 334.) vulnus quomodo cognoscatur. XVI. 475. vulnus significat sanguis saliendo ejaculatus. VIII. 5. laesio nullam manifestam animali laesionem adfert. V. 150. vulnerum cura. X. 314. X. 319. X. 336. *arterias* dissecuit *Galenus* insomnio monitus. XI. 314.

Arteriae ubi sentiuntur calidiores quam corpora, quae circa sunt, maximum febris hecticae signum hoc est. VII. 328. arborem veluti constituunt, cujus radices arteriae pulmonales, truncus aorta est. II. 780. cum plantatae frondibus similitudinem habent. V. 524.

Arteriae cur, si in partem aliquam abeunt, tenues propagines corporibus sibi admotis mittant. XV. 259. quondam trachea vocabatur, et arteria vera vena pulsans. XIII. 2. functio. II. 204 sq. V. 167. sanguinem distribuunt in corde generatum. XVI. 13. num, ubi contrahuntur, impleantur, et dum dilatantur vacuentur. V. 162. inter dilatandum vicinum omne attrahunt. XI. 598. minus trahunt in cor poribus frigidis. XI. 598. habent motum naturalem. IV. 372. motum peculiarem habent. V. 168. motus non voluntarius est. IV. 442. motus ab *Aegimio* pulsus vocatur. VIII. 498. motus a corde proficiscitur. IV. 732. 734. motum a corde habere, unde pateat. IV. 679. a corde separatae aut ligatae motum perdunt. V. 531. perpetuus motus insecti vasis ora resolvit. X. 943. motus num in respirationis cohibitione mutetur. IV. 480. num nihil ex arteriis vacuetur circa cohibitionis tempus. IV. 481. motum omnem *Aegimius* palpitationem vocat. VIII. 498. vel circulatim moventur vel in rectum. XIX. 376. in rectum non moveri eas unde cognoscatur. XIX. 376. earum motus non ubique peraeque sentiri potest. VIII. 453. motus doloris causa. XVIII. B. 923. contractionis et distentionis usus. IX. 272. temporum ac pedum secundum plantas, manuum in carporum parte interna sensibilem motum habent. VIII. 454. externa et interna quies quomodo cognoscenda. VIII. 819. graciliores factas, nervos fieri *Praxagoras* statuit. V.188. refutatur. V.189.

Arteriae. Earum principium *Pelops* cerebrum putabat. V. 527. 544. origo cor. II. 780. V. 199. V. 522. V. 531. XV. 245. XV. 388. *arter.* ex nulla alia parte, nisi ex corde oriri docetur.V.530.origo cordis sinister ventriculus. II.816. *arter.* principium non esse sinistrum cordis ventriculum. V. 539. omnes ab aorta originem ducunt. III. 497 sq. XV. 389. omnes tum inter se, tum cum ipso corde eodem modo pulsant. VIII. 453. cur pulsent. VII. 15. XIX. 637. corpus earum causa generationis pulsuum est. IX. 6. num sponte sua pulsent. VIII. 702 sq. ex se ipsis pulsare *Praxagoras* et *Philotimus* putant. V. 561. pulsandi facultatem ex corde habent. IV. 585. cor facultatum origo est, eas gubernantium. V. 525. tribuit iis *Praxagoras* pulsum, palpitationem, tremorem et convulsionem. VII. 598. quomodo se habeant in respiratione. V. 712. solae citra dolorem pulsant animali bene valente, cum dolore autem in diversis affectibus. VIII. 75. putant quidam, non quia spiritu replentur, pulsare, sed quia pulsant, repleri. V. 560. *Ga-*

lenus his contradicit. V. 561. systole et diastole quando fiat. IV. 711. *Arteriae* num sanguinem contineant. IV. 703 sq. in *arteriis* et venis humores omnes una cum sanguine continentur. V. 119. sanguinem continent. IV. 723 sq. V. 168. qualem sanguinem per corpus distribuant. V. 572. tenuem ac purum et vaporosum sanguinem ferunt. III. 491. sanguinem, nec, ut *Erasistratus* voluit, aërem continent. III. 492. cur in iis sanguis purus et tenuis contineatur. III. 496. *Praxagoras* in iis humores contineri negat. VIII. 941. in iis non spiritum contineri, IV. 704. sed sanguinem vaporosum docetur. IV. 707. sanguine vacuas non esse, sectione in vivis animalibus facta docetur. II. 642 sq. 646. sanguis quomodo differat ab illo venarum. V. 537. spiritum vitalem continent. V.608. X. 839. spiritum per vulnus evacuari, et sanguinem eum sequi negatur.IV.712sq. *arter.* omnium truncus est aorta. IV. 338. quonam respectu vacuae sint dicendae. VIII. 674.

Arteriae; tunicae earum. II. 181. duas peculiares tunicas habent.II.601. III. 457. alii tertiam etiam addunt. II. 601. quarta non datur, sed adhaerescit alicubi membrana tenuis contegens, et cum vicinis partibus connectens. II. 601. tunica arteriarum quam venarum densior est. III. 318. tunicae earum elementa sunt. II. 13. tunicarum differentiae. IX. 6. tunicae habent quandam vim qua distenduntur, et attrahunt quicquid vicinum est. IV. 730. quoad fibrarum ordinem ventriculo sunt similes. II. 181. tunicae durities ad vim tactus magnopere confert. VIII. 801. tunicis unde durities accidat. VII. 312. tunicae exsangues et frigidae. I. 569. in tunicis meatus complures habent.V.164.

Arteriae et venae differentia. III. 445. 468. sicciores sunt quam venae. X. 336. sextuplo crassior est vena. IV. 560. cur sint crassae in omni animali. III. 445. vena tenuior ac imbecillior, quam arteria. X. 337. arteriae magis albicant quam venae. II. 578. arteriarum et venarum differentia in meatibus. V. 264. arteriarum meatus manifesti sunt. VI. 858. et venae anastomosi junctae sunt. II. 207. venae ubique arterias comitantur, nisi quid obstat. III. 343. ubique

cum venis mutua est insertio. III.455.
quaevis venam comitem habet. IV.
338. IV. 342 sq. *Arterias* inter et
venas communia ostiola intersunt.XVII.
B. 317. cum venis commercium eas
habere experimentis probatur. V.165.
quaenam sint sine concomitante vena.
II. 828 sq. cum venis anastomoseos
utilitas. III. 493 sq. secundum *Hero-*
philum sextuplo vena crassior est. III.
445.
   Arteriae. Earum distributionis brevis descriptio. II. 816. IV. 313. V.
189. XV. 390.
   Arteriae singulae. Arteria una maxima (*aorta*) a corde est producta,
velut truncus, in multos ramos divisa. IV. 266. *aortae* (sive *magnae*)
brevis descriptio. V. 539. XIX. 630.
aorta orificium habet in sinistro cordis ventriculo. III. 477. tres habet
valvulas. III. 477. origo, decursus
et ramificatio describitur. XV. 389. e
cordis ventriculo sinistro oritur. IV.
313. V. 189. VIII. 737. ejus in descendentem et adscendentem divisio.
IV. 313. cur descendens sit major.
IV. 314. quomodo natura descendentis securitati prospexerit. IV. 314.
adscendentis rami. IV. 315. bifaria
est, altera fertur deorsum, altera sursum. IV. 267. adscendentis distributio. II. 818. descendentis rami. II.
820. V. 190 sq. ejus fissio in utramque iliacam. II. 822. cur non recta
via descendat, sed paulatim ad latus
flectatur. III. 430. per thoracem decursus. III. 428. IV. 283. et rami
inde ortum habentes.IV.283. V.193sq.
rami, quos in abdomine spargit. V.
197. a spina fulcitur. XVIII.A. 544.
ab *Aristotele* vocatur arteria magna.
II. 780. maxima ab *Aristotele* vocatur. IV. 541. a quibusdam vocatur
magna, crassa, ortha s. arrecta. V.
590. evolutio ex corde in foetu. IV.
541. non, ut *Erasistratus* putabat spiritum, sed sanguinem continet. IV.
664. 671. aorta *Aristotelis* s. magna
truncus arteriarum est. II. 780. quasi
truncus est omnium arteriarum. II.
816. III. 497 sq. IV. 338. quasi
truncus est arboris cujusdam. IV. 719.
XV. 389. respondet venae cavae. IV.
339. XV. 389.
   Arteria arrecta, i. q. aorta. II. 590.
aspera vide TRACHEA. *auricularis*
posterior in quibusnam morbis secanda. XI. 313. *axillaris*. II. 375. 391.

XV. 390. axillaris rami. II. 818. qua
ratione natura tutum ejus decursum
procuraverit. IV.331. *brachii*. II.373.
375. 391. brachiali laqueo intercepta
pulsus in manu quidem, nec tamen
motus et sensus deficit. V. 150. brachialis in venaesectione laesa mortem
saepe attulit. XI. 313 sq. ad *caput*
euntes. IV. 328. quamplurimae exiguae veluti fibrae per ossa capitis
disseminatae inveniuntur. IV. 334.
carotides. II. 819. origo et decursus.
V. 195. decursus et rami inde prodeuntes. IV. 332. dividitur in externam et internam inter sextam et septimam vertebram. IV. 332 sq. V. 196.
utriusque in cranio decursus. V. 155.
decursus, et formatio ex iis plexus
retiformis. III. 305. 697 sq. V. 607.
hujus plexus peculiaris situs. III. 696.
V. 607. et usus. III. 305. 399. IV.
323. V. 608. externae rami. IV. 333.
internae decursus. IV. 334. cor cum
cerebro connectunt. V. 263. ligatio
nihil impedit respirationem. IV. 503.
ad *carpum* insolitum nonnunquam
habet decursum. IX. 323. *cerebelli.*
IV. 334. *cerebri.* IV. 331. V. 196.
cur ab infernis partibus veniant in
cerebrum. III. 294 sq. cur tot sint in
cerebro. V. 607. quomodo tendant
ad cerebrum. III. 697. *cervicalis.* V.
196. *coeliaca.* IV. 320. *colli* profunde locatae sunt. IV. 318. *cordis*,
respondent proportione venis, quae
sunt in hepate. IV. 339. XV. 388.
coronariae cordis. II. 618. II. 817.
aortae sunt propagines. III. 499. V.
189. earum usus. III. 499. in *basi*
cranii sitarum, et inde ad cerebrum
prodeuntium descriptio. V. 607. *cras-*
sa i. q. aorta. II. 590. *cruralis.* II.
822 sq. IV. 327. V. 198. crurali
ligata pulsus quidem deficit, nec tamen motus et sensus. V. 150. in *cu-*
bito quibus vehementissime movetur,
hi furiosi sunt. IV. 804. *epigastricae*,
cum mammariae internae ramis anastomoses. V. 194. *facialis.* V. 196.
in facie anastomoses. IV.335. *femo-*
ris. II.412. *hepatica.* IV.319. V.197.
hepaticae situs et parvitatis causa. III.
307. hepatis calorem conservat. III.
300. *iliacae* decursus. II. 822. intercostales. IV.319. viginti duae sunt.
V. 190. intercostalium origo. XVIII.
A. 573. *intercostalis* prima. IV.315.
intestinorum. V. 197. ad intestina
pertingentes etiam cibi quiddam as-

sumunt. III.329. intestinorum in aortam desinunt. III. 337. *lienalis.* IV. 319. V. 197. *lingualis.* IV. 333. V. 196. *magna* ab *Aristotele* aorta vocatur. II. 780. *mammaria interna.* III. 604. IV. 315. V. 194. anastomosis cum epigastrica, ibid. mammaria cur ex longissimo intervallo accedat. IV. 322. una in totam *manum* propagatur. II. 373. *maxillaris* interna. IV. 333. *ophthalmica.* IV. 335. ad medullam spinalem. IV. 315. ad musculos dorsales. IV. 325. mesenterii. IV. 719 sq. *ortha* i. q. aorta. II. 590. *venis* unde oriatur. IV. 326. *phrenica.* IV. 319.

Arteria pulmonalis, ejus distributiones. V.229. pulmonalis qualis. XV. 384. vocatur etiam vena arteriosa vel arteria venosa. II. 599. unica tunica constat. II. 816. ejus functio. II. 817. cordi aërem advehit. V. 525. quamnam utilitatem ei auricula cordis praebeat. III. 482. veluti radices arteriarum sunt. II. 780. orificium valvulas duas habet et cur. III.478. cur in ea sola duae adsint valvulae. III. 485. habet ejus orificium duas tantum valvulas sigmoides. V. 549. in *arteria* pulmonali tres sunt valvulae, sigmoides vocatae. III. 477. valvularum situs et actio. III. 459. arteria pulmonalis cur tenuis sit. III.544. pulmonales proportione respondent venis ventriculi. IV. 338. num pulsent. II. 596. vacuas statuunt *Erasistratci*, et in quacunque cordis diastole spiritum ex pulmone trahentes. II. 597. num e vena cava oriatur. III. 457. quoad tunicam venam refert. V. 199. venosa est. III. 445. ejusque structurae usus. III. 446. cur sit venosae structurae. III. 465. sententia *Erasistrati*. III. 465. *Asclepiadis*. III. 466. *Arteriis* pulmonalibus respondent venae, quae ad ventriculum, lienem et mesenterium pertinent. XV. 389.

Arteriae renales, origo ex aorta. III. 374. IV. 169. cur ex aorta oriantur. IV. 320. cur venis aequales. III.364. 366. quae ad *scapulas* sursum fertur. V. 190. secundarum omnes ad magnam spinae arteriam (aortam) coëunt. V.559. *spermaticae.* IV.321. cur longissimo intervallo ad testiculos accedant. IV.322. dextra ab aorta, sinistra a renali proficiscitur. IV. 171. cur

multipliciter involutae sint, antequam testem ingrediuntur. IV. 323. 555. (*spinales*) quae ad medullam spinalem repunt. IV. 114 sq. V. 190. ex aorta descendunt. IV. 324. splenicarum tunica quam venarum est densior. III. 318. splenicae utilitas. III. 317. 321. *subclavia* sinistra ejusque rami. IV. 315. temporalis evidenter pulsat in iis, qui prandere assueti non prandiunt. XV. 559. temporalis sectio in ophthalmia. X. 941. *Arteria* temporalis sub quibusnam conditionibus secanda. XI. 312. *thyreoidea.* IV. 316.

Arteriae umbilicales. II. 822. 824. XIV. 719. duae sunt. IV. 226. in foetu decursus, ejusque usus. IV. 229. IV. 661. ad aortam tendit. IV. 227. et cur. IV. 228. utrobique vesicam amplexae ad arteriam hypogastricam pergunt. V.559. pulsum a corde accipiunt. III. 510 sq.

Arteriae uteri. II. 894. IV. 326. uterina dextra ab aorta proficiscitur, sinistra a renali. IV. 171. *venarum.* IV. 338. *venosa* quae. V. 549. venosa vide pulmonalis. II. 599. *ventriculi.* IV. 319. V. 197. *vertebralis.* IV. 315. IV. 329. decursus in cranio. IV. 331. *vesicalis.* IV. 326. *Art.* vesicae urinariae origo. III. 375. *vesiculae felleae.* III. 375.

ARTERIACAE, remedia qualia sint. XIII. 1. quidam ea eclecta vocant. XIII. 1. differentiae. XIII. 3. quinam auctores ejusmodi compositiones tradiderint. XIII. 14. unde nomen acceperint. XIII. 2 sq. multifaria ratione a medicis componebantur. XIII. 13. usus medicus. XIII. 1. 4. iis myrrha etiam admiscetur. XII. 127. dissimiles facultatibus cum sint, contigit, utentes iis absque discrimine, a scopo aberrasse. XIII. 3. ab *Andromacho* descriptae. XIII. 14 sq. ad arteriae aspritudinem, vocem interceptam et sanguinem rejicientes ex libris *Apollonii* et *Alcimionis*. XIII.31. ab *Asclepiade* conscriptae in secundo internorum. XIII. 47. *Blasti* quatuor ad tabescentes valde bonae. XIII. 17. *Chariœnis.* XIII. 48—50. a *Critono* conscriptae quatuor. XIII. 35. delingibilis ad omnes internas affectiones, maxime tabescentes et suppuratos, ad hydropes incipientes, et tusses veteres. XIII. 34. ex libris *Galli* ad arteriam affectam, ulcera pulmonis, puris et sanguinis rejectiones et fluxiones in thoracem, et ad ea, quae aegre educi possunt. XIII. 28. *Heraclidae* Tarentini. XIII. 33. *Lysiae.* XIII. 49. *Marini.* XIII. 25. quae meatus obducit. XIII. 3. *Mithridatis* ad thoracis collectiones. XIII. 23. *Moschionis.* XIII. 30. *Musae* ad vocem interceptam. XIII. 47. ex capitibus papaveris. XIII. 16. ex libris *Perigenis.* XIII. 33. bona est colica *Sigonis.* XIII. 285.

ARTERIOSUS ductus Botalli jam *Galeno* notus. II. 828.

ARTERIOTOMIA sub quibusnam conditionibus in usum vocanda. XI. 312. 315 sq. eam instituere grave quid aliqui putant. XI. 151. cur instituere medici metuant. XI. 313. conditiones et morbi enumerantur, sub quibus et in quibus, et quibusnam in locis sit administranda. XI. 312 sq. 315. in temporibus instituenda infestantibus oculos fluxionibus. XI. 312. post aures in quibusnam morbis sit instituenda. XI. 313. in ophthalmia, quando calidus sanguis ac vaporum plenus ad caput fertur. X. 940.

'Ἀϱϑϱιϰὸν quid significet apud *Hippocratem.* XIX. 85.

ARTHRITIS. Definitio. XIV. 756. XIX. 427. a laesa parte nomen accepit. X. 82. vocari potest multorum articulorum dolor. XVII. B. 604. propria conceptacula ejus articulationes sunt. XVII. A. 432. quomodo generetur. XIII. 332. *Asclepiades* in ea non nervum, sed carnem dolere putabat. VIII. 90. etiam ischias et podagra ad eam pertinent. XIII. 331. ischias et podagra morbi ejusdem generis sunt, et eandem fere postulant curationem. XIV. 383 sq. ischias arthritidem vocare praeter Graecorum morem est. XVII. B. 126. fere omnes, qui ea laborant, prius sunt podagrici. XVIII. A. 43. in ea articuli infirmi sunt. XV. 124. morbus hacreditarius est. XVIII. A. 43. ex aëris siccitate fit. XVII. A. 33. non fit per siccitates immoderatas. XVII. B. 604. quamnam *Hippocrates* per siccitates oriri dicat. XVII. B. 604. ex plenitudine fit. VI. 375. fit ex ciborum corruptione in ventre. VI. 815. XVI. 49. succis crassis fit. VI. 814. XVI. 49. non tentantur ea mulieres, quamdiu menses fluunt. XI. 165. pori, qui in ea visuntur, ex humore crasso generantur. X. 956. nonnunquam ad ven

triculum migrat. X. 513. morbus vernalis est. XVI. 26. XVII. B. 615. XVIII. A. 94. in senibus incurabilis est. XVII. B. 539. calli quomodo nascantur. XIII. 993. tophi quomodo generentur. VI. 495. XIII. 332. XVII. A. 835. ad hos tophos valet epithema *Erasistrati* Sicyonis. XIII. 357. alia remedia. XI. 748. carunculae parvae piliformes in urina sunt. XV. 165. solvitur intestini dolore. XVI. 487. *Galenus* eam evacuatione prohibuit. XVIII. A. 78. incipientem quomodo *Galenus* multos per annos prohibuerit. XI. 344.

Arthritidis cura. XIV. 756. generalis ei medendi ratio. XIII. 333. balnea adhibenda sunt, quando aegri febricitant. X. 803. biliosorum humorum purgatione indiget. XI. 345. vere purgandum. XI. 272. difficulter curatur in locis ventis subjectis. XVI. 399. victus ratio in ea observanda. VI. 436. *Remedia composita ad eam curandam adhibenda:* acopon, quo usus est *Menius Rufus.* XIII. 1010. metasyncriticum acopon. XIII. 1029. *Neapolitae* acopon. XIII. 1020. acopon polyteles *Pompeji* Sabini. XIII. 1027. acopon ex populo. XIII. 1022. antidotus tyrannis. XIV. 165. aphra *Diophantis.* XIII. 507. aster stomachicus, gentianae decocto dilutus. XIII. 166. quidam, tophos in articulis habens, caseo tophis imposito curabatur. XII. 271. cerine *Ctesiphontis.* XIII. 936. cochleae s. limaces, quando tumores adsunt. XII. 355. collinitio ex sale. XIII. 1019. ubi in articulis tophi nondum exstant, stercus columbinum. XII. 303. diachylon *Menecratis.* XIII. 1004. emplastrum, quo usus est *Andromachus.* XIII. 246. emplastrum *Galeni* ex chalcitide s. phoenicinum. XIII. 380. epithema *Andreae.* XIII. 345. epithema, quo usus est *Erasistratus Sicyonius.* XIII. 356. aliud. XIII. 357. hyaena in oleo cocta. XII. 368. malagma, quo usus est *Andromachus.* XIII. 251. XIII. 342. malagma *Antiochidae.* XIII. 250. 341. malagma ex lapide Asio. XIII. 360. malagma aureum. XIII. 987. malagma ex cicuta et agarico. XIII. 359. malagma *Diodori.* XIII. 361. malagma *Titi Caesaris* ex taedis. XIII. 360. juvare dicitur cinis mustelae cum aceto illitus. XII. 362. myracopon regium. XIII. 1031. oleum cum

sale, quo in frictione utuntur. XI.506.
ossa humana combusta. XII. 342. in
ipsis accessionibus pastillus. XIII. 358.
Jupiter vocatus pastillus. XIII. 358.
vinum squilliticum. XIV. 570. viridacopon. XIII. 1051. vulpes oleo
cocti. XII. 367. et hyaenae. XII. 368.

ARTHRODIA, definitio. II. 736.

*Ἄρθρον apud *Hippocratem* quid
significet. XVIII. A. 304.

ARTICULATIO quid sit. IV. 1. vid.
ARTICULUS.

ARTICULARIS morbus (confer. AR-
THRITIS.) ex plenitudine oritur. VI.
375. ex libidine fit. XIV. 692. fit
ex ciborum corruptione in ventre. VI.
415. pori in eo ex humore crasso et
glutinoso proveniunt. X. 956. vere
et autumno potissimum fit. XVIII.
A. 94. ex succis crassis fit. VI.
814. eo non tentantur mulieres, quibus menses fluunt. XI.165. nonnunquam ad ventriculum migrat. X. 513.
per totam vitam durat. VI. 415. senum morbus est. VI. 349. turpe est,
virum robustum eo laborare. VI. 311.
medicum eo laborare, turpissimum.
XVII. B. 150. in eo materiae lapidescunt. X. 956.

ARTICULUS et ARTICULI. *Articuli* definitio. IV. 1. XIV. 720. XIX.
460. naturalis ossium constructio est.
II. 734. quomodo fiat. IV. 2. constructio. I. 237. differentiae duae. II.
735. ratione motus validioris, aut
minus violentis constructio. III. 159.
in omnium articulorum fabricatione
duplex consilium conspicuum. XVIII.
B. 619. caro perpauca est in iis,
plurima in partibus, inter articulos
mediis, et cur. III. 35. cartilaginum
in iis usus. III. 42. 928. unguinis
usus. III. 42. IV. 111. XVIII. A. 98.
quisque habet ligamenta. III. 149. in
quolibet est indolens figura media et
aliae dolentes. III. 68. quomodo moveatur. IV. 410. cujuscunque motus
sunt quatuor. III. 218. quibus naturaliter exstant prominentque, quomodo vocaverit *Hippocrates*. XVIII. A.
370. angularis ad gibberum. IV.452.
capitis consideratio physiologica. IV.
11. 15. capitis quanti sit momenti.
IV. 11. capitis cur tutissimam habeat constructionem. IV. 12. capitis
ligamenta. IV. 12. capitis ad functiones suas obeundas aptissimus. IV.
19. *costarum* cum sterno. II. 653. cum
vertebris. II. 606. 654. XVIII. A. 535.

coxae, cum moventes musculi. II.308.
XVIII. B. 1000. *cubiti*. III. 141 sq.
XIV. 723. figura ejusdem media quae.
IV. 452. in cubito usus. III. 105.
cubiti ad brachium quomodo sit lustrandus. II. 272 sq. cum illo genu
comparatur. XVIII. B. 616. cubiti
et carpi cur crassa habeat ligamenta.
III. 161. cur difficilius luxetur, quam
ille genu. XVIII. B. 624. cubiti ligamenta. III. 149. (cubiti articulum
moventes musculos vid. sub *Cubitus*
et *Musculus*.) *digitorum*. III. 164.
triginta sunt. III. 76. digitorum ratio et usus. III. 41. 43. cur carnem
paucam habeant. III. 36. circa digitorum articulos quae ex toto abscinduntur, plerumque detrimentum non
afferunt. XVIII. A. 714.

Articulus genu. III. 253. genu articulus femoris et tibiae commissura
formatur. XVIII. B. 612. cum illo
cubiti comparatur. XVIII. B. 616.
simplex est. III. 225. figura ejusdem
media quae. IV. 452. eum solum
justam naturam habere, *Hippocrates*
docet. XVIII. B. 613. idque *Galenus*
comprobat. XVIII. B. 614. non, nisi
una cum coxae articulo extendi potest. XVIII. A. 630. ligamenta. II.
329. musculi. II. 302. 304. XVIII.
B. 1007. cur facilius luxetur quam
ille cubiti, et facilius etiam reponatur. XVIII. B. 624. luxationis pericula. XVIII. A. 707. deligatio. XVIII.
B. 760 sq. *humeri* consideratur. IV.
129. quomodo secundum *Hippocratem*
sit lustrandus. XVIII. A. 313. humeri
cum scapula. XVIII. A. 306. 315. humeri cur laxior. III. 161. humeri ac
ischii cur sit laxissimus et rotundissimus. IV. 17. humeri ligamenta.
IV. 130. quibusnam musculis et tendinibus firmetur. XVIII. A. 314. moventes musculi. XVIII. B. 966. 974.
humeri luxationi maxime expositus
est. IV. 18. et cur. XVIII. A. 310.
(vide *Humeri* luxatio.) qui *ingressui*
accommodati sunt. XVIII. A. 655.
ischii. II. 328. cur rotundissimus et
laxissimus. IV. 17. quales dentur
ejusdem motus. IV. 253. quibus ex
diuturna ischiade excidit, et rursus
incidit, iis mucus colligitur in articulo. XVIII. A. 98. ischii-simiae humano non penitus est similis. IV.252.
ischii, cum moventes musculi, corum-
que usus. II. 306. IV. 250.

Articulus in *manu*, ejusdem ratio.

III. 160. utriusque manus sunt triginta. III. 76. ligamenta ejusdem. II. 268. *maxillae* inferioris. III. 937. pedis plures sunt. XVIII. A. 668. processuum obliquorum vertebrarum. IV. 74 sq. ad externum caput *radii* usus. III. 105. *vertebrarum* cur laxi esse non poterant. IV. 22. sunt in processibus, a lateribus sitis (obliquis). XVIII. A. 549. processuum obliquorum inter se qualis. IV. 74. quid accidisset, si nulli adfuissent articuli. IV. 46. articuli cum costis. II. 606. 654. XVIII. A. 535.

Articuli. Ad *articulos* cur in febribus maxime fiant abscessus. XVI. 282. in *articulis* quando abscessus sit secundum *Hippocratem* exspectandus. XVII. A. 930 sq. abscessus in febribus quando sint exspectandi. XVII. B. 697. 699. abscessus ex febribus qualis urina praevertat. XVII. B. 764. ad *articulum* aliquem quando sit in febre abscessus exspectandus. XVIII. B. 272. 276. quibusnam talis maxime contingant. XVIII. B. 274. ad articulum in longa febre salutaris erat abscessus. XVIII. B. 272. si fiant die judicatorio, vel incipiant, bonum. XVII. B. 711. fiunt lassitudinem habentibus in febribus. XVII. B. 697. abscessus in morbis aliis, qui abscessu judicantur, rariores, in morbis a lassitudine plures. XVII. B. 698. fiunt etiam in morbis longis. XVII. B. 121. 723. quibus a longis febribus convalescentibus tales contingunt, hi cibis copiosioribus utantur. XVII. B. 723. ad articulorum abscessus. XIII. 932.

Articuli arthriticis infirmi sunt. XV. 125. propria sunt arthritidis conceptacula. XVII. A. 432. ad *Articulorum* arthriticos tumores cochleae tritae. XII. 356. (vid. *Arthritis.*) *Articulos* attritos et fractos curat *Moschionis* catagmaticum. XIII. 647. *calor* sequitur labores ex pluribus motionibus. XVII. B. 698. in *articulis* cur paucae adsint carnes. III. 36. calli quomodo in iis fiant. XIII. 993. circa *Articulos* collectiones absorbet malagma *Diodori.* XIII. 361. ad *Articulorum* contractiones acopon. XIII. 1046.

Articuli quomodo deligentur. XVIII. B. 760. *Articulorum dolor* virilis morbus est. V. 696. dolor non semper sequitur malam concoctionem. VII. 270. dolores cur senibus saepe fiant. XVII.

R 649. dolores coitu augentur. XVII. B. 288. dolor ab ischiade et podagra differt. XIV. 754. dolores per circuitus exacerbantur. VII. 380. dolores cur oriantur, si pluviae futurae sunt. XVI. 442. dolores fiunt ex siccitatibus. XVI. 372. dolores vere potissimum fiunt. V. 694. dolores et tubercula in febribus quando sint exspectandi. XVII. B. 723. et quibus tale quid accidit, quali victu utantur. XVII. B. 723. ad *Articulorum* dolores diasmyrnon apolophonion. XIII. 967. emplastrum sacrum. XIII. 779. frigida multa affusa. XVII. B. 813. ad urgentes dolores lycopersium. XI. 681 sq. malagma Nilo inscriptum. XIII. 181. scilla. XIV. 569. discutiunt varices. XVII. B. 344. ex *Articulorum* doloribus animi deliquii cura. XI. 60.

Articuli. Eorum *durities* in febribus malum. XVII. A. 891. articulos emollit balneum. XV. 719. ad *articulorum* epiphoram emplastrum *Serapionis.* XIII. 883. *articulis* exercitationes conveniunt. XVII. B. 260. *articuli* extensi qui curvari nequeunt, ὀρθοκύλλοι vocantur. XVIII. A. 636. causae, propter quas articulis hoc accidit. XVIII. A. 637. in articulorum fluxionibus quando theriaca usum praestet. XIV. 274. ad *articulorum,* ob humiditatem, continuas procidentias elenii radix. XI. 873. in *articulis* humores et abscessus expressorium emplastrum sine incisione curans. XIII. 932. quibus copiosior humiditas, intus nutrita corpora, quae circa articulos sunt, humectarit, his artuum capita facile exiliunt. IV. 4. humor mucosus cur in omnibus reperiatur. XVIII. A. 528. causa, cur quibusdam humore repleantur, ejusque in luxationes earumque repositionem influxus. XVIII. A. 352. prolapsus et laxatio quando secundum *Hippocratem* adsit. XVIII. B. 887. ad plus justo laxatos contrahentibus medicamentis miscetur tergumentum germinis Phoenicis. XII. 151. ad *Articulorum* laxationes Attalica Mantiae. XIII. 163. *luxationem* quomodo natura praeverterit. III. 42. omnes contra luxationes tutas cur natura non construxerit. III. 162. (vide LUXATIO.)

Articuli. Eorum *morbi.* XIV. 780. morbi ex plenitudine oriuntur. VI. 375. morbi vere potissimum fiunt. XVI. 26.

morbi ex succis crassis oriuntur. VI.
814. morbos qualium humorum redundantia potissimum gignat. XVI.
49. morbis medetur emplastrum Galeni ex chalcitide s. phoenicinum.
XIII. 380. antidotos tyrannis. XIV.
165. *Diophantis* aphra. XIII. 507. ad
Articulorum difficiles motus malagma
Amythaonis. XIII. 967. circa eos mucus magis redundat in gracili quam
in pleno. XVIII. A. 360. ad *articulos* ruptos malagma *Damocratis*. XIII.
988. *Articulorum* siccitatem quidam
lassitudinem definiunt. XI. 485. ad
Articulos solutos emplastrum nigrum
ex duabus aristolochiis. XIII. 782.
Articulorum tophos solvit ammoniacum. XI. 828. ad *Articulos* tubercula oriuntur, quibus febres longae sunt.
XVIII. A. 178. et his cibis copiosioribus utendum est. (*Hippocrates*.)
XVIII. A. 178. ad *Articulos* tumores
fieri in infantibus quaenam conditio
significet. XVII. A. 861. *Articulorum*
ulcera causae sunt animi deliquii. XI.
49. ulceribus conducit purgatio per
alvum. XVI. 113. *Articulorum* vitiis
laborantibus conveniens victus ratio.
VI. 436. ad *Articulorum* vitia em-
plastram attrahens nigrum. XIII. 935.
Articulorum vulnera statim maligna
fiunt. XV. 372. vulnera omnia cacoëthe statim fiunt. X. 290. vulneribus purgatio per alvum prodest. X.
289.
    de *Articulis* liber *Hippocratis* exa-
ctum opus est. XVII. A. 1002. sequitur librum de fracturis. XVIII. A.
300. praecedit librum de iis, quae
fiunt in medicatrina. XVIII. B. 887.
in articulis saepe humor pituitosus
acervatur. XVIII. A. 98. in articulis
omnibus cur viscosus humor reperiatur. IV. 111. humor mucosus cur in
omnibus reperiatur. XVIII. A. 528.
articulis et carnibus exercitatio est
veluti cibus, id est alimentum, robur, adjumentum. XVII. B. 260.
    ARTIFEX qui dicatur. XVI. 28. ab
arte nomen accepit. VI. 135. quomodo differat ab experte artis. XVIII. B.
245. qualis optimus. XV. 449. minime errat. XVIII. B. 315. quando
sit senitatis causa. X. 736. *artificis*
sapientiam omne animal habet, non
solum homo. IV. 361. artificis exemplum, qui jussit discipulum operari,
nec instrumenta praebuit. I. 47. *artificem* fieri quid sit. IX. 678. *artifi-*

ces omnes continentur in tertia sede
prope Mercurium. I. 7. motuum,
quos exercent, vires ignorant. VI.
155. desipientes in aegritudine co-
gitant de suis artibus. XVI. 566.
    ARTIFICIOSUM omne, pulchrum et
odoratum ex Deo et coelo est. IX.
844.
    'Ἀρτίστομα sunt undiquaque plana,
aequalia. XIX. 86.
    'Ἀρτίως, de hujus verbi signifi-
catione' variorum sententiae. XVI.
256.
    'Ἀρτίζωα breve tempus viventia
sunt. XIX. 86.
    ARTUS, confer. EXTREMITATES.
(III. 168.) anteriores posterioribus
similes sunt in animalibus. III. 168.
cur nervos postulent durissimos. III.
726. conditio in foetubus junioribus.
IV. 543. conditio magni momenti est
ad judicationes. XVI. 244. cur difficile in accessionibus recalescant.
XVII. A. 126. infantum, ne distorqueantur, cura. VI. 38. ad artuum
dolores remedia. XIV. 560. inunctio.
XIV. 557. duritias et confractiones
Hippocrates inter mala signa refert.
XVI. 200. fractorum deformitatis
causae. VII. 29. fracturas juvat emplastrum aegyptium. XIII. 903. fracturas cum ulcere curat isis. XIII. 774.
malagma *Damocratis*. XIII. 988. inflationis cura. X. 964. circa artus
phlegmones cura. X. 905. artus li-
vescere, neque amplius recalescere,
mortis certum indicium. XVII. A.
180. refrigerationis in morbis causae. XVIII. A. 124. prognosis inde
sumenda. XV. 599. XVII. A. 179. 599.
XVIII. A. 102. 124. XVIII. B. 120.
XIX. 515.
    ARUM, radix manditur. VI. 649.
ad Cyrenen a nostrate est diversum.
VI. 649. ejus facultates. VI. 650. radicis vires et usus. XI. 839. in quibusdam regionibus acrius est. VI. 649.
radices in confinio sunt boni malique
succi. VI. 794. radix plus habet virium quam folia. VI. 646. succus
qualis. VI. 770. *Arum* pro dracontio.
XIX. 728.
    ARUNTIUS Aquila quonam usus sit
acopo. XIII. 1036.
    ARUSPICES qui. IX. 831. XV. 441.
quid commententur. XV. 442.
    ARUSPICINA quid sit apud *Hippo-
cratem*. XV. 441.
    ARYTAENOIDEA cartilago. III. 553.

ARYTHMI pulsus quales. VIII. 516.
XIX. 411.

As, vide ASSARIUS.

ASAPHIA, quid sit. XVI. 592. signum phreniticum est. XVI. 592.

ASARUM. Ejus herbae et radicis facultates. (confer. ACORUS.) XI. 840. menses provocat. XI. 775. urinam movet. XI. 747. XIII. 277. XIX. 695. *Asarum* per urinam deducit vitiosos humores. XIII. 155. radix substituitur acoro. XIX. 724. radix pro bryonia. XIX. 726. pro *Asaro* zingiber. XIX. 725.

'Ασασθαι quid sit apud *Hippocratem.* XIX. 86.

ASBESTUM, succedanea ei. XIX. 725.

ASCALABOTA sanat a scorpio ictos. XII. 366.

ASCALABOTI fel pro felle cameli. XIX. 746.

ASCARIDES quales vermes ab *Hippocrate* vocentur. XIX. 86. (confer. *Lumbrici* teretes.) descriptio. XIV. 755. pueris sunt familiares. V. 695. putredine fiunt. XVII. B. 635. cur iis pueri maxime sint obnoxii. XVII. B. 635. sunt tenues lumbrici in parte inferiore crassi intestini procreati. XVII. B. 635. si cum alvo exonerantur circa crisin, optimum. XVIII. B. 138. expellendi ratio. X. 1021. educit bovis talus cum lacte potus. XIV. 241. succus calaminthae enecat. XII. 6. clysteres educunt. XVI. 146.

ASCIA, definitio. XVIII. A. 466. 787. XVIII. B. 727. qualis sit fascia, unde nomen habeat, et quomodo applicetur. XVIII. B. 565. quale sit fabris lignariis instrumentum. XVIII. B. 727.

ASCITES *hydrops*, definitio. XIX. 424. humor collectus alienus a corporis substantia est. X. 987. unde nomen acceperit. XVII. B. 670. ejus causa frigiditas. XVII. B. 670. quomodo cognoscatur. VIII. 951. causa ejus est serosi excrementi redundantia. VII. 224. exhibent contra eum chamaeleontis albi radicem. XII. 454. in eo hydragogum dandum. XI. 348.

ASCLEPIADAE ex Tricca generis sui originem ducunt. XIII. 273. diaetetica non usi sunt. V. 869. medicinam posteris tradiderunt. XIV. 676. *Asclepiadarum* sententia de vacuatione per

purgationem et sanguinis missionem. XI. 327.

ASCLEPIADES *Bithynus* rationali sectae addictus erat. XIV. 683. in aliquot *Hippocratis* libros commentaria scripsit. XVIII. B. 631. ejus scripta aliquot *Moschion* correxit. VIII. 758. *Asclepiades Metrodorus* adstringentia refrigerare dicit. XI. 442. de causa opinio, propter quam Aethiopes celeriter senescant. XIX. 344. refutatio ejus, alterationem negantis et opera naturae in atomos et moles referentis. XIV. 250. in angina laryngotomiam commendavit. XIV. 734. animae generationem respirationis usum vocavit. IV. 471. in aqua et aëre inania spatia dari putabat. XVII. B. 163. reprehenditur ab *Archigene*, quod in arthritide nervum citra dolorem affectum dixerit. VIII. 90. calorem non insitum sed adscititium putat. VII. 614. concoctionem in ventriculo locum habere negat. XV. 247. ridiculus est, quum dicit, nec in ructibus, nec vomitionibus, nec dissectionibus concoctorum ciborum qualitatem unquam apparere. II. 165.

Asclepiadis Bithyni theoria coctionis. XIX. 373. medicamenta, quae ad coli affectiones prodidit. XIII. 281. quando cor et arterias distendi dicat. VIII. 748. commentarium de elementis scripsit. I. 487. elementa corporis ab eo accepta. XIV. 698. lapsus est, quod de elementis corporis male sensit. X. 124. docere conatur, nihil ad bonam valetudinem exercitia conferre. VI. 39. de febris essentia opinio. VII. 615. foetum dormientibus similem statuit. XIX. 452. quanto tempore foetus in utero formentur opinio. XIX. 337. de causa generationis geminorum et trigeminorum. XIX. 326. opinio de causa generationis maris aut feminae. XIX. 324.

Asclepiades, cognomento Pharmacion, decem praeter theriacas et gynaecea scripsit. XIII. 441. permulta medicamenta scripsit. XIII. 463. de remediorum actione sententia. I. 499. Bithynus moles incompactas principia rerum ducit. XIX. 244. unam omni morbo causam tribuit. XIV. 728. ejusdem Phylophysicus. XIII. 102. quomodo projectionem (ἐξώψιν) apud *Hipp.* explicuerit. XVI. 196. quid de causa diversae a reliquis vasorum pulmonalium structurae scripserit. III. 466.

(sed reprehenditur. III. 467sq.) pulsus definitio. VIII. 714. VIII. 757. quam causam pulsus vehementis statuerit. VIII. 646. discipulorum ejusdem pulsus definitio. VIII. 757. exprobratur ob sententiam suam de purgantium facultate. XI. 324. Bithyno fides non habenda dicenti: quum homo jam purgatur, tunc etiam humores statim aliquam subire mutationem. XIV. 223. de causa respirationis sententia. XIX. 317. de urinae secretione theoria. II. 31 sq. de urinae in vesica collectione scripsit absurda. VIII. 19. venaesectione usus est. XI. 163. vesicae felleae et urinariae, renibus et uteri collo attractricem facultatem denegat. II. 187.

Asclepiades quae acopa et myracopa conscripserit. XIII. 1009. remedia ad aegilopas. XII. 822. ut *Asclepiades* praescribit Andromachi Aegyptia ad vulnera cruenta. XIII. 643. *Bithymi* alopeciae medendi methodus. XII. 410—414. remedia ad ani prolapsum. XIII. 312. quae in quinto Asonis tradiderit ad virulentorum animalium noxas. XIV. 168. anodyna remedia. XIII. 97. mirabilis potio anodyna. XIII. 93. ab eo conscripta antidota. XIV. 135. antidota ad eos, qui lethalia biberunt. XIV. 138. ad aphthas praecepta. XII. 994. quae arida conscripsit. XIII. 843 sq. aridum cicatr. ducens cineritium. XIII. 849. medicamenta arida ab eo ad oculos conscripta. XII. 730. arteriacae, quas descripsit. XIII. 47. medicamenta, quae ad arthriticos affectus conscripsit. XIII. 341. quae scripsit attrahentia emplastra. XIII. 933. auriculares compositiones, ab eo in primo externorum scriptae. XII. 633. quae ad capitis dolorem in primo externorum scripsit. XII. 579. praecepta ad recentes capitis dolores. XII. 556. remedia ad carbunculos. XIII. 855 sq. cataplasmata ab eo ad oculos conscripta, item agglutinatoria et inunctilia. XII. 743. quae ad catarrhum et tussin scripsit compositiones. XIII. 56. siccum remedium ad laxatas columellas. XII. 984. ut *Asclepiades.* cyzicenum. XIII. 818.

Asclepiades, quae in primo externorum ad dentes scripsit. XII. 866. quae ad dysenteriam conscripta sunt. XIII. 301. quae medicamenta ad dyspnoicos scripsit. XIII. 108. quae de aegyptio emplastro conscripsit. XIII. 903. emplastra alba quae scripsit. XIII. 442. emplastra catagmatica ab eo tradita. XIII. 535. quae scripsit emplastra discutientia. XIII. 936. emplastra epulotica quae tradidit. XIII. 524. emplastra polychresta. XIII. 801. ut *Asclepiades* emplastrum pus vacuans sine ruptura. XIII. 932. epithemata ejusdem et emplastra ad recentes splenis inflammationes. XIII. 244. emplastra ad ulcera callosa. XIII. 734. quae ad haemoptoën scripsit. XIII. 82. quae ad haemorrhoides scripsit. XIII. 313. ab *Asclepiade* conscriptae confectiones hepaticae. XIII. 206. quae ad hirudines devoratas commendavit. XIV. 143. quae medicamenta conscripsit ad hydropicos in quarto externorum, quae Marcellae inscribit. XIII. 257. ab *Asclepiade* conscripta remedia compos. ad ictericos. XIII. 231. malagmata ejusdem. XIII. 967. malagma, quod *Asclepiadem* dolore liberavit. XIII. 986. malagma hieraticon. XIII. 183. philophysici malagma. XIII. 179. Marci Telentii malagma. XIII. 973. de iis, quae naribus induntur et de sternutatoriis et apophlegmatis quae caput purgant, veteri lippitudini conveniunt, faciunt ad comitialem morbum, ducuntque multam humiditatem. XII. 583. ab *Asclepiade* conscriptae nephriticae compositiones. XIII. 326. ad ozaenas et polypos narium ejusdem compositiones. XII. 681. ad ozaenas remedium, quo usus est *Meges.* XII. 684. pastilli. XIII. 824 sq. ab *Asclepiade* ad podagram et arthritidem prodita remedia. XIII. 355. medicamenta ad sanguinis eruptiones e naribus. XII. 693. conscripta medicamenta potabilia ad splenicos. XIII. 241. ab *Asclepiade* in quarto externorum conscripta medicamenta ad splenicos et hydropicos. XIII. 248 sq. stercore ad multos saepe affectus utitur. XIII. 291. ab *Asclepiade* stomachica medicamenta in primo internorum conscripta. XIII. 140. illitiones stomaticae. XII. 947. stomaticum ex hirundinibus ad anginas. XII. 942. compositio ad tussim. XIII. 67. quae ad ulcera curatu difficilia scripsit. XIII. 675. vino utitur in enstasi. XVIII. A. 152.

ASCLEPIADEUM medicamentum. XIII. 973. *Asclepiadeum* Paccii. XII. 772.

ASCLEPIAS, de hac *Galenus* quoad

facultates nulla pericula fecit. XI.
840.

Asclepius dictus pastillus ad nomas. XIII. 841.

Ascuntianum inscriptum acopon.
XIII. 1015.

Ascyron et Ascyroeides quid. XI.
829.

Aselli quales sint pisces. VI. 721.
ad saliendum inepti. VI. 746. carnis
bonitate cum saxatilibus contendunt.
VI. 721. non semper sunt optimi.
VI. 723. non multum differunt inter
se quoad habitacula. VI. 723. qualem carnem habeant et quales succos
creent. VI. 720. utiles sunt calidis
et siccis. X. 548. ex jure albo in
siccitate datur. X. 481. pleuriticis
conducunt. XV. 481. in aquariis vasis nascuntur. XII. 623. in aquariis
vasis nati ad cephalaeam. XII. 565.
sub hydriis quales. XIII. 111. sub
aquariis vasis nascentes ad anginam.
XII. 977. aselli ex sterquiliniis. XIII.
113. aselli etiam axes vocantur apud
Hippocratem. XVIII. A. 522. XVIII.
B. 593.

Asia natura omnium ab Europa
differt. IV. 798. 799. *Asiae* ab Europa differentiae secundum *Hippocratem*. XVI. 317. vina, quae ibi reperiuntur. VI. 275. 337. X. 835.

Asiae petrae floris qualitates. XI.
696. *Asiae* petrae flos cathaereticum
remedium est. XI. 756. omnium terrestrium est subtilissimum. XIII. 568.

Asiani cur infirmiores et minus
bellicosi. IV. 799. alii sunt strenui,
alii ignavi et imbecilles, quod pendet
ab anni temporum mutatione. IV. 800.

Asianum emplastrum Neapolitae.
XIII. 938. panicum italico pejus est.
VI. 524.

Asininum lac. VI. 682. quomodo
ab illo caprae differat. VI. 346. minimum habet pinguedinis. VI. 684.
contrarium est lacti ovillo. VI. 765.
caseum non facit. XII. 265. tenue est.
VI. 765. tenue et serosum. VI. 346.
expurgare potest et contemperare. XV.
898. inter purgantia mitissimum est.
XV. 888. ut purgans commendatur
ab *Hippocrate* in causo. XV. 746. raro
in ventriculo coagulatur, si calidum
fuerit epotum. VI. 684. facit multum
dejicere. VI. 684. seri plurimum habet. VI. 766. ad febres hecticas valet. X. 726. constitutioni, quae renum calculos gignit, convenit. VI. 435.

cocti usus in sanguinis stagnatione
qua medicamenti purgantis. XV. 785.
phthisicis utile. VII. 701. usus in
ventriculi labore. X. 475. siccis concedendum. VI. 435. exhibendi modus. X. 727. ab ubere dabat in siccitate *Galenus*. X. 474. asina quomodo tractanda, ut lac probum exhibeat. X. 477. ad hyoscyamum sumtum valet. XIV. 139. ad meconium.
XIV. 138.

Asinus et equa qualem foetum
procreent. IV. 604. et equa procreant
animal mixtum. III. 170. non percipit lyram. V. 64. *Asini* duplicem habent cognitionem, cognoscunt et re-
cordantur. VIII. 638. X. 139. musculorum temporalium eorundem conditio.
III. 844. de asini umbra proverbium.
VIII. 638. *Asinis* quinam sint cibi.
VI. 567. *Asinorum* caro in Alexandria
editur. VI. 486. agrestium caro cervinae propinqua est. VI. 664. etiam
domesticorum caro editur, et qualis
sit. VI. 664. iis nonnisi homines asinini vescuntur. VI. 664. carnes sanguinem melancholicum generant. VIII.
183. unguium et inde parati cineris
usus. XII. 341.

Asiracus exhibetur iis, qui a scorpio percussi sunt. XII. 366.

Asitoi qui dicantur Graecis. XVII.
A. 74.

Asius lapis, unde veniat, ejus natura, vires et usus. XII. 202 sq. ei
succedanea. XIX. 734. ex *asio* emplastrum. XIII. 938. (confer *Asiae
petrae flos*.)

Aspalathus, ejus vires et usus.
XI. 840. pro eo succedit erices fructus aut viticis semen. XIX. 725.

Asparagus, ejus facultates. VI. 641
sq. 652. Athenienses Aspharagus dicunt. XI. 841. *Asparagi* radix calculos
destruit. XIX. 694. radix pro sio. XIX.
742. *Asparagus* myacanthinus s. petraeus, ejus vires et usus. XI. 841.
palustris. VI. 643. regius. VI. 643.
regii radix urinam movet. VI. 643.
XI. 748. aliud genus. VI. 643.

Aspasii catapotium ad dysenteriam.
XIII. 302.

Aspera arteria vide Trachea.

Asperitatis praeter naturam causae. VII. 33. *Asperitates* laevigantia.
XIII. 62. adeps. XI. 495. coni fructus. XII. 55. chondrus, lac et ptisana. XI. 494. lenit glycyrrhizae ra-

dix ejusque succus. XI. 858. gummi.
XII. 35. smegma. XII. 489.

Asperitas faucium; causae. XVII. A,
900. aër frigidus inspiratus. XVII. A.
949. aquilonia constitutio. XVI. 415.
XVII. A. 33. laevigant ova sorbilia.
VI. 706. fauces exasperando tussim
excitantia alimenta. XVIII. A. 574.
Asperitas linguae in febre hyberna quid
significet, secundum *Hippocratem.* XV.
827. asperitas et ariditas phrenitidis
signum. XVI. 507. asperitas et siccitas siccitatis immoderatae nota est.
XVI. 508. *Asperitas oculorum;* causae. VII. 33. collyria ad eam. XII.
775 sq. *Asperitas palpebrarum;* definitio. XIV. 770. XIX. 437. ad eam
Bassi artemonium. XII. 780. *Erasistrati* compositio. XII. 735. flores aeris in collyriis. XII. 242. haematitis,
si quidem phlegmonae asperae sint
redditae, ex ovo ipsum diluens, aut
per decoctum foenigraeci, sin vero citra phlegmonen, ex aqua. XII. 195.
Asperitas tracheae. XVII. A. 900. causa est aër frigidus inspiratus. XVII.
A. 949. ad eam remedia parabilia.
XIV. 364. 508. Arteriaca *Apollonii*
et *Alcimionis.* XIII. 31. (confer. etiam
ARTERIACA reliqua.) cancani radix
ejusque succus. XII. 8. glycyrrhizae
radix ejusque succus. XI. 858. Symphytum petraeum. XII. 134.

ASPERUM laevi opponitur. XVIII. B!
832.

ASPHALARTHESII acopon. XIII.
1035.

ASPHALTUS, ejus facultates. XII. 375.
ejus, qui in mari mortuo occurrit,
facultates. XII. 375. potestate calidus est. I. 649. judaicus optimus.
XIV. 60. qui ex Medea apportatur,
liquidus est, plurimum oleosae naturae continet, et refrigeratos calefacit.
XI. 520. pro pice brutia liquida sumitur. XIX. 740. ex eo emplastra
barbara vocantur. XI. 126. *Asphalto*
substituenda. XIX. 725.

ASPHALTION a quibusdam Triphyllum vocatur. XII. 144.

ASPHARAGUS vide ASPARAGUS.

ASPHODELUS. Ejus radix figura et
amarore scillae similis. VI. 651. ejusdem *Hesiodi* laus. VI. 652. radicis
facultates et usus. XI. 842. radix pro
rosis siccis. XIX. 741. pro ejus radice cinarae rad. XIX. 741. *Asphodelo*
succedit Betae succus. XIX. 726.

ASPHYXIA pulsuum affectionum
symptoma. VII. 63.

ASPIDIS species tres: ptyas, chersaea h. e. terrestris et chelidonia.
XIV. 235. virus aliter agit extrinsecus et intrinsecus applicatum. I. 664.
senile exuvium visum acutum reddit.
XIV. 242. ab *Aspide* morsi subito
animam efflant. IV. 779. Marsi iis
vescuntur et quomodo ad hunc usum
praeparent. XI. 143. ad *Aspidis* ictum
theriace. XIV. 90. 300. theriaca *Andromachi.* XIV. 33. antidotus *Antipatri.* XIV. 160. theriaca *Euclidis
Palatiani.* XIV. 162. ex aspidibus
emplastrum. XIII. 927.

ASPIDOTROPHI cur Marsi vocentur.
XI. 143.

ASPLENUM utile ad hepatis et lienis obstructiones. XI. 746. ejus facultates et usus. XI. 841. lieni convenit. X. 920. ad lienem purgandum.
XIV. 759. radix ad lienis scirrhum.
X. 108.

ASPREDO totius corporis morbus
virilis est. V. 696. (vide *Asperitas.*)
palpebrarum, definitio. XIX. 437. (vide
Asperitas palpebrarum et *Palpebrae.*)

ASSA magis corroborant, quam elixa. XV. 413. omnia hyeme conducunt. XV. 177.

ASSARIUS. XIX. 760. quot drachmas habeat. XIX. 769. XIX. 772.

ASSATIO quomodo cibos mutet. XI.
673.

ASSIMILATIO, definitio. II. 19. unde dicatur. XV. 230. est facultatis
nutricis actio. ibid. ejus ab adhae-
rentia diversitas. II. 24. a nutritione
nomine, nec tamen opera diversum.
VII. 125. XV. 351. quando recte fiat.
XV. 232. quomodo fiat. II. 20 sq. 24.

ASTACI, nec collum iis nec caput
est. III. 609. tenuem et mollem testam habent. VI. 735.

ASTAINUS *Icodati* compositione ob-
turatione sedis liberatus est. XIII.
311.

ASTAPHIS uva, ejus facultates et
usus. XI. 842.

ASTER, terrae fit mentio. XII. 762.
appellatum remedium. XIII. 91. inexuperabilis ad doloris vexationes,
pustulas, staphylomata, ulcera sordida et serpentia; facit et ad inveteratos affectus et cicatrices exterit.
XII. 761. *atticus,* alii *Bubonium* cur
vocent. XI. 841. ejus facultates et
usus. XI. 842. 852. *samius* emplasti-

cum remedium est. XI. 634. ejus usus medicus. XII. 178. *stomachicus.* XIII. 164. alius. XIII. 165.

Asteris medicamentum ad ulcera callosa. XIII. 735.

Asteropaeum gladium *Homerus* peridexium vocat. XVIII. A. 147.

Asthma, confer. Dyspnoea et Orthopnoea, definitio. XVII. B. 633. XIX. 420. quid *Hippocrates* dicat. VII. 957. *Hippocrates* eam tantummodo spirandi difficultatem vocare consuevit, in qua frequentior et celerior respiratio fieri solet. XVIII. A. 77. qualem dixerint, qui post *Hippocratem* vixerunt, affectum. XVIII. A. 78. unde nomen acceperit. XVII. A. 596.

Asthmate laborant, qui dense respirant thoracemque multopere distendunt. XVII. A. 415.

Asthmatis causae. XVI. 385. XVII. B. 623. acuti causae. XVI. 662. fit ex succis crassis. VI. 814. autumnalis morbus. V. 694. autumno potissimum fit. XVI. 27. puerilis morbus est. V. 695. cur pueris sit familiaris. XVII. B. 633. aetate provecti magis quam juvenes eo corripiuntur. XVII. B. 645. cur frequentissime eo senes laborent. XVII. B. 649. orthopnoeae in eo causa. XVI. 677. respirationis in eo conditio. XVII. A. 360. respiratio parva est et densa. VII. 853. ex *asthmate* gibbi ante pubertatem intereunt (*Hippocrates*) XVIII. A. 74.

Asthma respiciendum est in purgationibus per superiora. XVI. 119. humorum pituitosorum purgatione indiget. XI. 345. in senibus incurabile. XVII. B. 539. proprie sic dicto medicamenta convenientia. XIII. 107. 111. XIV. 442. aristolochiae radix rotunda. XI. 836. prodest bolus armenia. XII. 190. 191. prodest calamintha. XII. 6. catapotium. XIII. 109. fructus Cissanthemi. XII. 52. quidam radicem siccam Cyclamini exhibent. XII. 51. myrrha. XII. 127. quidam remediis, quibus utuntur, nasturtii semen commiscent. XII. 12. egere apte possumus sanguine noctuae. XII. 257. prodest *Philini* compositio. XIII. 113. adjuvat pix humida. XII. 101. Smyrnii semen. XII. 128. Sphondylii fructus. XII. 135. theriaca *Andromachi* scn. praecipue in veloci. XIV. 34. juvat pulmo vulpinus. XII. 335.

Asthmatici quinam. XIII. 106.

Astes glandulosus, *Herophilus* nomen ei dedit. IV. 190. ad coitum non incitat. IV. 643. ejus ductus excretorii vasa spermatica vocantur. IV. 190. eorum usus. IV. 643. 648. semen non generat. IV. 648. sq. 565. liquorem semini similem continent. IX. 182. ejus usus. IV. 189. similis est semini muliebri. IV. 189. num semen contineat. IV. 642. quod si est, cur animalia castrata generare nihil possint. IV. 643. *varicosus.* IV. 565. 567. 582. in foemina non adest. IV. 597.

Astra quae dicantur. XVII. A. 16. XIX. 274. ex puteis profundis conspiciuntur sole non in meridie locato. III. 777. quidam animalia esse putant. XIX. 336. singula mundus XIX. 271. figura. XIX. 271. essentia. XIX. 270. unde illuminentur. XIX. 273. motus. XIX. 272. ordo. XIX. 272. moventur, neque apparet hoc. VIII. 722. *Astrorum* ortus et occasus in evacuationibus sunt respiciendi. XVI. 118. XVII. A. 16. ortus et occasus consideratio necessaria ad medicinam faciendam. XVII. A. 16. in terram nostram influxus. IX. 901 sq.

Astragalus (frutex), ejus facultates et usus. XI. 841. magna copia crescit in Pheneo Arcadiae. XI. 841.

Astragalus (os). II. 775. XVIII. B. 453. os principale est ad pedem movendum. III. 205. formae ejusdem utilitas. III. 200. situs. III. 204. situs ejus inter tibiam et calcaneum causa. III. 205. quadrio vocata ejus pars. II. 775. male etiam vocatur tibiae et fibulae pars inferior. II. 775.

Astrologia et divinatione tantum utuntur divites, quantum ad providendum faciat, quorum haeredes esse debeant. XIV. 604. *Astrologiae* in medicina dignitas. XIX. 530 sq.

Ἄστρον quid apud Graecos significet. XVII. A. 16.

Astronomi inter rationales numerantur. V. 103.

Astronomia medico maxime necessaria. I. 53. innititur arithmeticae et linearum scientiae. V. 80. ejus methodus quae. V. 68. acuit animum. V. 64. callebat eam *Galeni* pater. V. 42. a nonnullis condemnebatur. II. 29.

Astutorum forum Athenis. XVII. A. 614.

ASTYDAMANTES. XIV. 181.
ATABULUS vocatus ventus in Apulia
flat. XVI. 400.
Ἀτέραμνα quae dicantur apud *Hippocratem.* XIX. 86.
ATHANASIA vocata antidotus. XIII.
203. dicta antidotus Mithridatis. XIV.
148.
ATHARA fit ex zeia trita. VI. 517.
Ἀθέλγεται quid significet apud *Hippocratem.* XIX. 70.
ATHENA vocatum emplastrum. XIII.
494.
ATHENAEUS augur erat celeber.
XV. 444. elementa, quae statuit. I.
457. XIV. 698. infusum pro dysentericis. XIII. 296. pulsus definitio.
VIII. 756. quam causam pulsus vehementis statuerit. VIII. 646. pulsum
vocat contractionem. VIII. 751. pro
semeiotice materiam tanquam partem
medicinae constituit. XIV. 689. statuit, accedere quippiam foetui a matre
in coitibus animalium diversi generis.
IV. 603. fides ei habenda non est
tradenti, ut in maribus mammas, sic
in foeminis partes seminales disposi-
tas esse. IV. 599. cur neget feminae
semen esse. IV. 621. venaesectione
usus est. XI. 163. *Attalensis* definitiones medicas scripsit. XIX. 347.
de medicinae elementis opinio. XIX.
356. rigorem et tremorem non di-
stinxit. VII. 609. Attalensis asseclae
pneumatici vocantur. VIII. 749.
ATHENIENSIBUS Pallas leges dedit.
XIX. 179.
ATHENIPION panchrestum. XII. 789.
ATHESIS multi ex coturnicum esu
musculorum distentionibus correpti
sunt. XVII. B. 307. astutorum forum. XVII. A. 614. mysteria sunt,
quo tempore Romae September mensis est. VI. 287. *Athenis* in Thesmophoriis mulieres agnum castum sibi
substernunt. XI. 808. pestis ibi grassans. VII. 101. 290.
ATHEROMA , definitio. X. 985.
XIX. 440. nomen inde accepit, quod
in eo pulticulae simile quid reperitur.
VII. 718. membrana obducitur. ibid.
— causa humorum fluxus est. VII.
22. prius non sunt, sed fiunt praeter
naturam. XV. 347. in ea superfluum deponitur. VII. 35. cura chirurgica. XIV. 782.
Ἀθήρ quid significet apud *Hippocratem.* XIX. 70.
ATHLETAE, quid de illis *Euripides*

sentiat. I. 23. — eorum affectio non
est secundum naturam, melior est
habitus salubris. I. 25. habitus salubris melior athletica affectione non
naturali. V. 820. prospera valetudine non utique gaudent. I. 27. quidam ad summam repletionem deducti
repente interierunt. XVII. B. 363. ad
omnia negotia sunt inutiles. V. 894.
a suibus ingenio non differunt. V.
894. eorum vitae ratio. I. 27 sq.
alimentis utuntur optimi succi, sed
crassi et viscosi. VI. 487. graves
quinam dicantur. VI. 487. graves
quale officium habeant. VI. 487. potissimum carne suilla vescuntur. VI.
661. vescuntur soli fere carnibus suil-
lis et pane. VI. 488. qualis panis
iis maxime sit commodus. VI. 485.
cur multo alimento indigeant. XVII.
B. 417. ad lumbos iis plumbum la-
minatum ponitur, ubi Veneris somniis
vexantur. XII. 232. *Athletarum* affectio naturalis non est. XV. 397.
summae euexiae, si ad extremum processerint, cur periculosae. XVII. B.
361 sq. exercitatio paulo ante *Platonis* tempora orta est. V. 870.
Athletarum gymnasticen damnat et
Plato, V. 874. et *Hippocrates,* V. 875.
et *Galenus* ipse. V. 876. habitus ad
summum bonus periculosus. V. 820.
habitus cur nequaquam bonus. IV.
754. habitus periculi plenus est. IV.
752. eum et *Plato* damnat. IV. 754.
emplastrum trypherum. XII. 844. studium futile, et adolescenti evitandum.
I. 20. de *arte athletica* scriptores.
V. 898.
Ἀθώρηκτος qui dicatur apud *Hippocratem.* XIX. 70.
Atlas. Ejusdem descriptio. II. 757.
in parte anteriore apophysin parvam
habet. II. 758. cur condyloideas cavitates habeat duas. IV. 22. processum spinosum non habet. II. 455.
cur non habeat processum spinosum.
IV. 82. cur solus obliqua acceperit
foramina ad nervorum transitum. IV.
84. 94.
Atlantis motus. IV. 94. et epistrophei motus quinam. II. 460. cum epi-
stropheo articulatio ejusque usus. IV.
23. consideratio quoad ejus cum capite articulum. IV. 15.
ATOMUS ex *Epicuri* definitione. I.
246. dicitur a quibusdam spiritus primus in mundo. XIX. 160. nullam
habet qualitatem. I. 246. *Atomi* omnes,

omni prorsus qualitate vacant secundum *Democritum*. I. 418.

Atomos primus invenit *Leucippus* Abderites. XIX. 229. multitudine infinitos quinam putent. XIX. 259. Democritus principia omnium rerum statuit. XIX. 244. ex *Atomis* corpora non constare probatur. I. 416. ex *atomis* et vacuo secundum *Epicuri* et *Democriti* opinionem constant omnia. XIV. 250.

ATONIAE definitio. (cf. *Imbecillitas*) X. 279.

Ἀτράχηλος homo qualis. VIII. 515.

ATRACTYLIS aut Cnicus agrestis, ejus facultates. XI. 842. alimentum est. XI. 612. caliditate a grano cnidio differt. XI. 610. seminis vires. XII. 32.

ATRAMENTUM indicum pro Armenio lapide. XIX. 725. *librarium* et memphiticum. XII. 799. *scriptorium*, ejus vires et usus. XII. 226. *sutorium* (confer. CHALCANTHUS) summe adstringens et mordicat. X. 926. XI. 591. simul adstringit et mordicat. XI. 641. ejus loci nativi, vires et usus. XII. 238— 240. quomodo in Cyro fuerit paratum. XII. 239.

ATRAPHAXIS vide ATRIPLEX.

ATRETI, cura eorum per operationem. XIV. 787.

ATRIPLEX, specierum ejusdem et partium facultates et usus. XI. 843. ejus facultates. VI. 633. perhumidum et lentum est. VI. 465. inter bonum et malum succum media est. VI. 794. calfaciendi vim non habet. VI. 808. et blitum aquosiora sunt, quam alia olera. VI. 633. frigidus cibus est. XVII. B. 303. manditur ex oleo, garo et aceto. VI. 634. parum nutrit. VI. 634. viscosos et crassos humores generat. XI. 368. ejus caulis siccus est. VI. 642. cur facile descendat, et ventrem subducat. VI. 465. in ossium fracturis utilis. XVIII. B. 406. in febre dari potest. VI. 298. danda pro cibo in tertiana febre. XI. 34. ut cibus in cancro. XI. 143. semen supprimit. XI. 777.

ATROPHA omnia magis exsanguia sunt. XVIII. B. 893.

ATROPHIA, definitio. (confer. TABES.) XV. 236. a quibusdam morbus non judicatur. X. 68. tum symptoma est, tum aliis symptomatis supervenit. VII. 73. nutritionis privatio est. VII.

211. eam praecedentia symptomata. VII. 70. typum non habet. VII. 463. nervos laxat. VIII. 95. in *Atrophia* nutritio ex defectu frustratur. VII. 225. eam necessario inducit actionis digerendi in corpus alimenti sive privatio, sive imbecillitas. VII. 270. *Atrophia* nutritionis laesae symptoma. VII. 63. in ea pulsus durior. IX. 388. ex stomachi dissolutione curata est vino ex absinthio. XIV. 218. *Atrophiae* causae. VII. 70 sq. obnoxii sunt, quibus hepar inflammatur. IX. 164. ea laborantes juvantur vespertina frictione. VI. 231. quomodo ea laborantes carne impleverit *Galenus*. VI. 319. *Atrophiae* infantum prodest *Nicerati* eclegma. XIII. 98.

Atrophia oculi, definit. XIV. 769. XIX. 435. *pilorum*, definitio. XIX. 430.

ATTAGENES aves laudabiles. XIX. 686. neque crassum faciunt, neque extenuant. VI. 762. caro concoctu facilis. VI. 700. quibus conveniat. VI. 435. stomachicis utilis. XIII. 173. *Attagenarum* caro utilis constitutioni, quae renum calculos gignit. VI. 435.

ATTALICA compositio ex *Mantiae* formula. XIII. 162.

ATTALICI emplastrum album. XIII. 419.

ATTALUS et *Ptolemaeus* reges inter se certamen habuere de comparandis libris. XVII. A. 606. Attalus rex omnigenorum medicamentorum studiosus. XIII. 416. quae ambitiosissimo ad experientiam conquireret. XII. 251. et Mithridates omnium simplicium, quae venenis adversantur, vim experti sunt in condemnatis. XIV. 2. *Sorani* discipulus, quomodo *Theagenum* philosophum curaverit. X. 910. *Attali* et *Herae* emplastrum ex pipere, album. XIII. 414. *Attalus* primus emplastrum ex pipere album composuit. XIII. 415. *Attali* emplastrum *Asclepiades* vocat Pamphilion. XIII. 446.

ATTENUANS victus ratio; de ea *Galenus* librum scripsit. XVII. B. 465. usus ejusdem in menstruis decoloribus. XVII. B. 826. corpus gracile reddit. X. 994. (confer. VICTUS *tenuis*).

ATTENUANTIA qualia sint remedia. XI. 778. et quaenam. XIII. 141. 276. eorum officium. VI. 760. gracili corpori sunt inimicissima VI. 434. *Attenuat* corpus acetum et acetum mul-

sum. XIII. 141. anisum. XIII. 276.
apii semen. XIII. 276. exercitatio
acuta. VI. 321. radix asphodeli. VI.
652. daucus. XI. 862. XIII. 276. ferulae semen. XII. 85. galium. XI.
856. mel. XII. 70. petroselinum.
XIII. 276. puleginm. XI. 857.

ATTENUATA quomodo deligentur.
XVIII. B. 890. corpora quomodo
sint curanda. X. 997. XVII. B. 461.
XVIII. B. 893.

ATTENUATIO quid sit, et quot fiat
modis. XVII. B. 80. ejus causae. XVII.
B. 83. 519. signum imbecillitatis est.
XVII. B. 520. curae scopi. VII. 688.

ATTENUATIS conveniens victus ratio. X. 997.

ATTICA cera alba est. XIII. 411.
natura amara est. XI. 635. lingua
quadam ex parte utitur *Hippocrates.*
XVIII. B. 319. lingua tempore *Galeni*
multum a proprietate sua recederat.
XIII. 408. *Atticam* locutionem non
curat *Galenus* in scientiis. XIX. 61.
attici sermonis affectatores taxat *Galenus.* VI. 584. de' *Atticismo* non curant medici. VI. 584.

Atticum mel. IV. 82. antidotis optimum. XIV. 22.

ATTOLLENS musculus: brachium attollens ad exteriora. XVIII. B. 972.
brachium attollens, sed ad interiora
inclinans. XVIII. B. 972. brachium
sursum per rectam lineam attollens.
XVIII. B. 972. brachium sublime attollentes. IV. 135. caput retrorsum
attollentes. IV. 33. octo caput attollentium situs. IV. 31. testem attollentes. XVIII. B. 997. scapulam attollentes. II. 468. IV. 139. sedem
attollens. III. 392. tibiam attollens.
III. 257.

ATTONITUS morbus, quem Graeci
apoplexiam vocant, est morbus acutus sine febre. XIV. 730. XVII. B.
490. pulsus in eo qualis. VIII. 487.
IX. 193. (Vide APOPLEXIA.)

ATTRACTIO quid sit. V. 708. *At-
tractionis* genera duo. II. 206.

ATTRACTRIX facultas. XI. 759.

ATTRAHENTES musculi, vide MUS-
CULI attrahentes.

ATTRAHENTIA remedia etiam attractoria et allicientia vocantur. XI. 761.
attrahentium natura et facultates. XI.
759. attrahentium exempla. XI. 759.
760. Asclepiadis. XIII. 933. cicer
orobiaeum. XI. 876. emplastrum aegyptium. XIII. 903. *Cyrti* empla-

strum. XIII. 928. *Harpall* emplastrum. XIII. 928. 929. emplastrum
attrahens album. XIII. 933. attrahens
emplastrum quo usus est *Andromachus.* XIII. 935. emplastrum attrahens
Lucii. XIII. 934. emplastrum attrahens nigrum. XIII. 934. emplastrum
attrahens et discutiens ad multa. XIII.
930. fermentum. XI. 760. xiphii
radix. XII. 87. terebinthina. XII. 113.

ATTRITUS juvat emplastrum Aegyptium. XIII. 903. ad attritus calcea-
mentorum coria vetera usta. XII. 343.
femorum ex itinere sola juvat lithargyrus cruda. XIII. 395. emendat lithargyrus non cocta per se. XIII. 405.
malagma Andreae didymaea. XIII. 346.
emplastrum. XIII. 718.

ATYMETRI collyrium. XII. 771.

Aὐανσις senium est in plantis.
VI. 6.

AUCTIO corporis quid. II. 3. II. 11.
XV. 230. XIX. 373. ex naturae operibus primariis est. II. 20. *Auctionis*
a generatione differentia. II. 88.

AUCTRIX facultas, ejus proprietates.
II. 16. officium. XV. 226.

AUDACITATIS causa bilis flava.
XIX. 492.

Aὐδὴ quid significet. XVII. A. 757.

AUDITORIUS meatus externus. XIV.
701. non solum usque ad cerebri duram membranam pertinet, sed etiam
nervum contingit, qui in ipsum a
cerebro descendit. X. 455. qua varia
ratione obstrui possit. VII. 103. in
eo callosum quid, aut carnosum saepe
concrescit. VII. 103. interni finis respondet lenti crystallinae. VII. 103.

AUDITORIUS nervus sive acusticus.
II. 838. qua ratione eum a potentiis
nocivis externis natura tuita sit. III.
645 sq. cur durior sit, quam pro
actione conveniat. III. 546. laesus
causa surditatis existit. XVI. 191.

AUDITUS definitio. XIX. 379. aëris
sensus est. VII. 122. theoriae. XIX.
309. instrumentum aëreum est. V.
627. organon aëri simile natura
constituit. II. 862. 864. quae vox ei
molestissima et quae iucundissima.
VII. 121. fatigato quae vox amica.
VII. 121. aegrotanti quae. VII. 121.
Auditu animi (XVI. 318.) et corporis
molestiae contrahuntur. XVI. 330. in
Auditu sonitus aut strepitus praeter
naturam futurum morbum indicant. I.
363. *Auditus* ad diagnosin morborum utilitas. XVIII. B. 649. *Auditus*

morli futuri nota. XVI. 224. *Audī-*
tum infestantes res. VII. 117.

Auditus. Eum exacuit aquilo. XVI.
413. XVII. B. 609. cur aquilone
acuatur. XVII. B. 570. acuentia remedia oxyecoa vbcantur. XI. 779. si
deficiat in febre continua, existente
corpore debili, lethale. XVII. B. 729.
deletur ex magnis tonitrubus. VII.
117. hebcs, futuri morbi nota est. I.
361. hebetudinem producit auster.
XVII. A. 33. laesio cerebrum affectum docet. XVI. 713. laesiones qua
via et ratione noscendae. VIII. 234.
difficultatem parit auster. XVI. 412.
eam curandi ratio. XII. 609. ad *au-*
ditum difficilem praecepta. XII. 550.
quae Apollonius in primo parabilium
ad auditus gravitatem medicamenta
conscripsit. — Ad auditus gravitatem
repontinam et ex dolore capitis obortam. Fomentationes. XII. 651. Collutiones. ibid. — Archigenis praecepta. XII. 655. ad *Auditus* difficultatem Theriaca. XIV. 271. gravitas
senibus familiaris. XVII. B. 648. gravitatis causae. XVI. 191. gravitas
unde accidat. VII. 102. gravem cur
austri gignant. XVII. B. 570. ad
Auditum gravem remed. XIV. 405.
545. ad *Auditum* gravem s. audiendi
difficultatem praecepta. XIV. 333. remedia parabilia. XIV. 493. compositio. XII. 631. cur imminuatur in senibus. XVII. B. 651. obtundit eum
auster. XVII. B. 609. pravatus in
febribus letale signum. XVII. B. 729.
Auditum et visum turbat pulvis foliorum Platani, ubi in oculum aut aures
incidit. XII. 104.

Auditu animi (XVI. 318.) et corporis molestiae contrahuntur. XVI.
330.

Augeri et ali naturae opera sunt.
XV. 225. *qui augentur,* plurimum
nativi caloris habent, et plurimo alimento egent. XVI. 252.

Augmentum morborum quidam incrementum vocant. VII. 411. quando
fiat in morbis. XV. 512. in febribus
intermittentibus. VII. 421. in inflammationibus quando contingat. VII.
444.

Auguralem disciplinam *Hippocra-*
tes vaticinandi scientiam vocat. XV.
441.

Augures qui dicantur. XV. 441.
Galeno visi sunt inter se discordes.
XV. 443.

Auguria a quibusdam condemno-
batur. II. 29.

Augustus e longo morbo, pectore
multum costisque male affectus brevi
convaluisse dicitur antidoto *Damocra-*
tis. XIV. 120.

Aura epileptica. VIII. 194.

Aurelii dentifricium. XII. 891.

Auricula. XIV. 701.

Auriculae cordis, earum descriptio. II. 615. cur ita sint vocatae.
III. 484. cur sint tenues simul et
nervosae. III. 484. nervosiores ao
magis cuticulares ipso cordis corpore
manifesto apparent. II. 615. peculiarem habent structuram. II. 609.
earum conditio, quum contrahitur
cor, aut dilatatur. III. 480. auricularum usus. III. 482. auriculae cordis colore nigriores sunt. — Cur sint
concavae et cuticulares. — Cur duae.
II. 616. in dextram descendit vena
cava inferior. II. 786.

Auricula muris, ejus facultates et
usus medicus. XI. 823. XII. 80. herba condensans remedium est. XI. 751.

Auriculares compositiones: Aegyptia ad inveteratos affectus, etiamsi
sint connati. XII. 639. alia valde
commoda. XII. 630. *auriculares* compositiones *Andromachi.* XII. 624. *au-*
ricularis compositio ex libris *Galli,*
qua utitur *Andromachus.* XII. 625.
Antipatri. XII. 630. *Archigenis* ad
diversos aurium affectus. XII. 640.
Arii Tarsensis. XII. 636. ab *As-*
clepiade in primo externorum scriptae. XII. 633. Chalcedonia, ad
inveteratos affectus. XII. 638. *Cha-*
rixeni ad corruptiones et foetores.
XII. 638. *Charixeni* ad inflammationes cum exulceratione. XII. 635.
Chrysanti Gratiani. XII. 631. *Cimo-*
nis ad purulentas aures cum dolore.
XII. 637. *Cleonis* ad inflammationes
cum fluxu. XII. 636. *Claud. Damo-*
nici ad purulenta et inveteratos affectus. XII. 637. alia divi *Gaji* com-
positioni consona. XII. 628. *Aelii*
Galli ad inflammationes et intensos
dolores aurium. XII. 625. *Harpo-*
crationis, et alia huic consona. XII.
629. *Harpocratis.* XII. 631. *He-*
raclidis Tarentini ad carnium incrementum. XII. 638. ad sanguinis
ex auribus eruptiones *Heraclidae* Tarentini. Facit, ne in grumos coëat.
XII. 639. *Herae* ad omnem dolorem
omneque ulcus aurium; qua in fe-

briente quodam usus est, et ob dolores delirante, et feliciter successit. XII. 610. ad foetorem compositio Hispanica. XII. 637. compositio *Luodici* regis. XII. 626. ad abscessus in profundo Ant. Musae. XII. 636. *Nicerati.* XII. 634. ad phlegmonas et purulenta. XII. 632. *Prytanidis,* quae cum *Harpali* compositione concordat. XII. 627. *Solonis* Diaetarii. XII. 630. *Spendusae.* XII. 634. ad siccas et non humentes ulcerationes. XII. 635. *Xenocratis.* XII. 627. ad desperata, *Zoïli.* XII. 632.

Auricularis digitus, vide Digitvs minimus.

Auriga quos motus sciat, et circa quos sit ignarus. VI. 155. auriga lascia. XVIII. A. 817.

Auriginosa febris, qualis. XIX. 400.

Aurigo, vide *Icterus.*

Auripigmentum tum subtile tum calidum. XIII. 568.

Aures externae, earum situs. XIV. 701. structura et functio. XIX. 359. functio. III. 644. cur mollis, cartilaginosa et complicata sit. III. 893 sq. cur promineat. III. 894. cur duae sint. III. 422. cartilagineae sunt, sine carne et parum sanguinis continent. XVIII. B. 29. cur extrinsecus gibbae, intrinsecus autem convexae sint et multos habeant flexus. III. 897. qua ratione natura earum pulchritudini prospexerit. III. 897. alae ejusdem. XIV. 701. in homine et simia fere immobilis. IV. 295. nervi ad eam pervenientes in homine exigui. IV. 296. habent unum genus nervorum. III. 634. quales habeant nervos. IV. 271. 274. unde nervos accipiant. IV. 296. circa aures et faciem venae quae. II. 805. post aures venae quaedam sunt grandiores, in ipsis vero auribus perexiguae vixque spectabiles, et plerumque non conspicuae. XVII. B. 283. ad audiendum necessitas. III. 895. partes. XIV. 701. actiones. V. 446. cur animalia semper circumagant. III. 896. in pluribus animalibus moveri possunt. V. 644. non moventur in hominibus, vel est motus minimus. III. 896. circa *Aures* musculi quomodo sint inveniendi. II. 445. rudimenta tantummodo musculorum adsunt. IV. 296. a secundo cervicalium nervorum ramos accipit. IV. 296. in *aure* finis meatus prope nervum dilatati respondet lenti crystallinae. VII.

103. substantia magna est et facile moventur ab animalibus, quibus temporalis musculus magnus est. IV. 295. cur breves sint equis bellicosis. III. 896. cur nihil offendantur a pileis et galeis. III. 892.

Aures animalium ut alimentum. VI. 788. cartilago et cutis quale sit alimentum. VI. 788. cartilago, si nudari incipiat, coitumque habeat purulentum ac mucosum, res infestissima est. XVIII. A. 490. ceruminis usus. XII. 308. ad *Aures* contusas Archigenis praecepta. XII. 661. emplastrum *Serapionis.* XIII. 883. epithemata ad eas. XII. 662. cataplasmata. XII. 663. curta fit et manca ex ustione. XVIII. A. 486. deligationes iis convenientes. XVIII. A. 797 sq. extenuatae videntur in elephantiasi. VII. 29 sq. ad *aures* externas exulceratas ex plaga et fractas. XII. 664. fracturae cura. XVIII. A. 481 sq. cura, si ex fractura pus contraxerint. XVIII. A. 486. frangi possunt, aegerrime vero in pristinam figuram reducuntur. XIV. 792. frigidae et contractae malum signum. XVIII. A. 103. XVIII. B. 26. cur facile frigeant et contrahantur. XVIII. B. 29. in *Aures* illapsus cannae flos auditum saepe vitiat, surditatemque efficit. XII. 8. externae incidendae non sunt, propter cartilaginem. XVIII. A. 485. restitui possunt. X. 1014. sicca medicamenta requirunt. XVIII. A. 489. signa inde petita physiognomica. IV. 797. parvae malos mores docent, magnae et erectae indices sunt stultitiae aut loquacitatis. IV. 797. externae suppurantis cura. XVIII. A. 485. internae constructionis usus. III. 645. sensus causa nervos magnos acceperunt. III. 378. nervos accipiunt et duros et molles. IV. 271. per *aures* cerebrum purgatur. X. 527. XVI. 126. *per aures* cur in pueris etiam cerebrum purgetur. XV. 332.

Aures. Earum morbi. XIV. 778. ad morbos earundem remedia. XIV. 765. remedia ad diuturna earum vitia. XIV. 407. post *aures* abscessus quibus fiunt, quales iis urinae sint vitiosae. XVI. 816. ad *aures* abscessus qualis faciei color prognosticet secundum quosdam. XVI. 8. circa *aures* abscessus quando iii febribus oriantur. XV. 812. quando sit secundum *Hippocratem* exspectandus. XVI. 833. circa aures ex pulmonis morbo abscessus quibus fiunt, evadunt. IX. 756. circa aures pulmonum inflammationem judicant. XVI. 464. circa *aures* abscessus fiunt in febribus laboriosis. XVII. B. 765. post *aures* abscessus futuri critici signa quae. XVI. 229. *Aurium* abscessus dolentes citra crisin sensim dissipati damno sunt. XVI. 839. post *aures* abscessum indicant capitis dolores cum comate et surditate. XVI. 838. abscessus facti die judicatorio, bonum. XVII. B. 711. ad *aures* quibus abscessus fiunt in peripneumonia, et suppurantur, ii evadunt. IX. 756. ad *aures* abscessus facti peripneumoniam tollunt. XVIII. B. 209. quomodo hi sint praevidendi. XVIII. B. 210. 214. abscessus post aures sanant ciceres. XI. 877. post *aures* abscessum evacuant tussiculae. XVI. 837. ad *aurium* abscessus in profundo *Ant. Musae* compositio. XII. 636. ad aurium affectiones, quae in meatu auditorio fiunt remedia. XIV. 403. ad *aurium* affectus remedia. XIV. 403 sq. adeps vulpinus. XII. 331.

Aures. Remedia ad corpuscula iis illapsa, ab *Archigene* prodita. XII. 656. ab *Apollonio.* XII. 658. ad pulices et vermiculos. XII. 658. destillatione laborantes, qualem humorem emittant. XVI. 191. dolor s. Otalgia definitio. XVIII. B. 261. variae eorundem species. XII. 599. causae. XIV. 330. dolores cur aestate potissimum grassentur. XVII. B. 619. dolores aestate potissimum fiunt. V. 694. XVI. 27. dolor in febre continua et vehementi gravis. XVIII. B. 261 sq. dolor septimo die aut etiam citius juniores interimit, senes vero multo tardius. XVIII. B. 262. dolorum ex refrigerio cura. XII. 600. quidam dolore aurium correpti interiere, cerebro in consensum vocato. XVIII. B. 262. nonnunquam erant etiam delirii causae. XVIII. B. 262. dolorum cura. XIV. 519. 551. *Galeni* ratio iis medendi. XII. 610. *Apollonii*, Herophili sectatoris medendi methodus refutatur. XII. 612. cura secundum *Hippocratem.* XVII. B. 266. *Apollonii* praecepta ad eos. XII. 614 —620. Quae *Archigenes* ad eos scripsit remedia. XII. 620—624. (*Galeni* de iisdem ratiocinatio. XII. 624.) auriculares compositiones, quae apud *Andromachum* leguntur. XII. 624 sq. doloris ex aqua medicata cura. XII.

601. ex inflammatione oborti cura. XII. 601. *Herae* compositio ad eos. XII. 610. ad *aurium* dolores absque humiditate et purulentia. XII. 660. ad aurium dolores absque ulcere. XIV. 405. ad *aurium* dolores a frigore obortos remedia. XIV. 330. ex aqua immissa. XIV. 331. doloris cura, qui ex spiritu flatuoso in febribus oritur. X. 867. doloris ex flatulento spiritu aut crassis et viscosis humoribus cura. XII. 605. ad *aurium* dolores acopon. XIII. 1050. anodyna. X. 817. *Archigenis* remedia. XII. 620. *Critonis* arteriaca. XIII. 36. ad *aurium* dolores ab obstructione natos cannabis succum expressum quidam commendant. XII. 8. medicamentum ex castorco et papaveris succo. X. 867. collyrium diaglaucium. VI. 440. collyrium diarrhodon. VI. 440. XI. 780. collyrium diarrhodon Nili. XII. 765. ad *auris* dolorem gravissimum cucurbitula. XVII. A. 477. fomentationes ab *Apollonio* conscriptae. XII. 653. ad *aurium* dolores phlegmonosos succus helxines. XI. 874. lac. XVII. A. 471. ad inveteratos dolores exhibent succum marrubii s. prasii. XII. 108. contra eos succus ramentorum cucurbitae cum rosaceo utilis est, quando simul phlegmone adest. XII. 34. scarabaeus in oleo coctus. XIV. 243. silphae in oleo coctae et millepedes. XII. 366. theriace. XIV. 93. vermes terrae in oleo cocti ex Apollonii sententia. XII. 367. sanare dicitur adeps vulpinus. XII. 331.

Aures fluentes qui habent, his palatum concavum est, et dentes perversa serie positi (*Hippocrates*). XVII. A. 815. per *aures* quae fluunt, per nares derivantur. X. 316. XVI. 151. aures, quum ex capitis excrementis laborant, quomodo curandae. VI. 439. si larga fluxio e capite ad aures fiat, quid agendum. VI. 440. ad *aurium* fluxiones Echinus herba. XI. 880. *aurium* fluxus vetustiores sanat succus hederae. XVI. 30. *aurium* foetor ut symptoma. VII. 75. ad *aurium* foetorem compositio. XII. 637. *Charixeni.* XII. 638. *aurium gravitas* virilis morbus est. V. 696. ad *aurium* haemorrhagias *Heraclidae* Tarentini compositio. XII. 639. *aurium* humiditas puerulis familiaris. V. 694. XVII. B. 628. ad *aures* humidas compositiones. XII. 649. *aurium* incendium, h. e. igneum ardorem in auditorio meatu acetum cum rosaceo juvat. XIV. 332.

Aures. Inflammatio; in ea non laxantur manus, sicut inflammato crure. I. 91. inflammationis cura. XII. 601 sq. ad aurium inflammationes et dolores remedia. XIV. 331. 403. 404. 406. 407. acetum cum oleo rosaceo. I. 91. X. 905. *Charixeni* compositio. XII. 635. compositio *Arii* Tarsensis XII. 636. ovum cum rosaceo. XII. 352. in aures *instillationes.* XIV. 333. ad *aures purulentas.* XII. 660. *Apollonii* praecepta. XII. 647. ad *aures* purulentas cum dolore *Cimonis* compositio. XII. 637. *Damonici* compositio. XII. 637. *Erasistrati* compositio. XII. 735. *Harpocrationis* compositio. XII. 629. *aurium* purulentos mucores exsiccat *fimacis* mucus. XII. 323. ad *aures* pus fundentes Lycium. XII. 63. ad *aures*, quae longo jam tempore pure fluxerunt, Scoria ferri, ad laevorem redacta in aceto acerrimo, et posthac cocta. XII. 236. ad *aures* purulentas *Spendusae* compositio. XII. 631. et alia. ibid. alia. XII. 632. *auribus pure fluentibus* injicitur decoctum Stoebes. XII. 130. injiciunt urinam humanam. XII. 285.

Aures. Robur earum augentia remedia. VI. 439. remedia, quando saniem emittunt. XIV. 403. 406. 407. per *aures* sanguinis, puris aut aquae eruptio capitis dolorem vehementem solvit. XVIII. A. 20. *aurium sonitus* in morbis causae. XV. 599. quot modis fiant. XII. 642. sonitus quid significet. XVI. 589. ad *aurium sonitum* remedia. XII. 642. compositiones ad eum ab *Archigene* conscriptae. XII. 644. — quas *Apollonius* conscripsit. XII. 646. compositiones aliae. XII. 631. XIV. 404. 405. 645. ad *aurium* sonitum a morbis. XII. 659. sonitus repente obortos curantia medicamenta. XIV. 332.

Aures. Sordes in iis, natura, cerebri excrementa purgante, colliguntur. XVII. B. 240. sordes unde oriantur. XVI. 217. ad poronychias facere dicuntur. XII. 308. sordes dulces quando fiant, et quid tunc indicent. XVII. B. 280. sordes in morbis spectare jubet *Hippocrates.* XVI. 190. sordes surditatis causae. XVI. 191. sordes devorandas praecipit *Xenocra-*

tes. XII. 249. sordes medici quidam degustant, ut exinde conjecturam faciant. XVI. 217. ad *aurium* sordem *Apollonii* praecepta. XII. 659. ad eas educendas remedia. XIV. 407.

ad *Aures suppurantes* florida *Magni.* XIII. 856. pastillus *Arei.* XIII. 829. pastillus *Aristarchi* Tharsei. XIII. 824. pastillus *Threpti.* XIII. 828. ad *aurium teredines* remedia. XIV. 404. *aurium tinnitus* in febre ardente quomodo fiant. XVI. 554. tinnitus in febre ardente mentis alienationem indicat. XVI. 553. tinnitu qui laborant, purgandi non sunt. XV. 901. ad *aurium* tinnitum remedia. XIV. 405. juxta aures circa crisin exorta *tubercula*, sin minime suppuraverunt, iis subsidentibus reversio fit. XVI. 483. tubercula quae evanuerunt quonam decubuerint. XVII. A. 170. post *aures tumores Hippocrates* eparmata vocat. XVII. B. 121. circa aures obortos tumores, neque cessante febre suppuratos, solvit diarrhoea. XVII. B. 192.

Aures. Ulcus in iis quomodo a quodam Thessali sectatore sit curatum. X. 352. et quomodo *Galenus* ejus vitia correxerit. X. 353 sq. iis medendi methodus. XII. 608. *Herae* compositio ad ea. XII. 610. ulcerum cura, quae jam diutius duraverant. X. 355. *aurium* ulcera sanantia medicamenta. XII. 641. XIV. 332. *Apollonii* praecepta. XII. 647. *Charixeni* compositio. XII. 635. aliae. XII. 635. stomaticum *Critonis* ex musto. XII. 934. medicamentum *Machaerionis.* XIII. 797. ulceribus prodest polygonum. XII. 105. ulceribus diuturnioribus convenit floris Sphondylii succus. XII. 135. bilis suum domesticorum. XII. 279. ad *aurium vermes* medicamenta. XII. 642. XIV. 334. 406. calamintha. XII. 6. capparidum succus. XII. 11. cedrea. XII. 17. *Aurium vulnera* tractandi ratio. XII. 661.

AUREUM aridum *Andromachi.* XIII. 842.

AURISCALPIUM ad extrahenda ea, quae in nares illapsa sunt. XII. 688. ad corpora illapsa in aures. XII. 656. ad dentes. XII. 883. per auriscalpium fomentum ad dentes corrosos et dolentes. XII. 882.

Aurum igne, num adulteratum sit, exploratur. XIV. 288. *auri* substantia qualis. X. 657.

Auspices qui dicantur. XV. 441.

Auster cur dicatur. XVI. 407. contra aquilonem flat. XVI. 444. a meridie spirat. XVI. 399. 407. duplicis generis est. XVI. 410. plerique eum leuconotum vocant. XVI. 410. aestuosus est. XVI. 409. calidus est. XVII. A. 33. calidus et humidus est. XVI. 411. *austrum* quidam semper putant humidum, quod non est. XVI. 410. XVII. A. 653. multas pluvias gignit. XVI. 441. ejus in corpus humanum effectus. XVI. 412. XVII. A. 165. quales morbos gignat secundum *Hippocratem.* XVII. A. 33. adversatur temperamento calido simul et humido. I. 327. *austri* cur graviorem auditum et visum caliginosum gignant. XVII. B. 570. *austri* vocantur aquilones, qui a meridie flant. XVI. 398.

Austrinae constitutionis in corpus nostrum effectus. XVII. B. 609.

Austrini status, si diutius durent, putredinem inducunt. XVII. A. 59.

Austera (confer Acerbum et Adstringens), definitio. VIII. 114. XI. 452. definitio secundum *Platonem.* XI. 446. *austera* et acerba adstringere dicuntur. XI. 639. quomodo ab acerbis differant. VI. 595. XI. 452. omnia terrenam naturam habent cum facultate refrigerandi. XVIII. A. 693. *austerorum* usus siccitatibus maxime contrarius est. X. 471.

Austeri *fructus* quo pacto processu temporis fiant. XI. 648. austeri fructus et dulces simul qui. XI. 648.

Austerum quid significet. XIII. 698. idem est quod acerbum. VI. 475. acerbum exolutum est. XI. 647. austerum intense acerbum est. X. 298. est, quod adstringit. VI. 475. 778. X. 298. minus adstringit, quam acerbum. VIII. 114. a veteribus adstringens vocabatur. XI. 448. 639. omne quidam calidum vocant. XI. 412.

Austerum *vinum* natura frigidum est, ac terrestre. XVIII. B. 568. *austera* vina sensim austeritatem deponunt. XI. 655. caput maxime tentant, et distributionem non promovent. X. 836. excretiones omnes cohibent. XV. 647. inveterata stomacho sunt utilia. X. 834. urinas

movent. XV. 640. ventriculum roborant. X. 836. qua de causa iis utamur. VI. 802. quibusnam in morbis sint vitanda. XV. 646. austera, crassa et nova in syncope fugienda sunt. X. 836. austera simul et dulcia quae. XI. 648. quae mediocriter alba et crassa sunt, non ad distributionem per corpus sunt idonea. X. 834. austerum vinum pro rhodio. XIX. 738.

Authemeron vocatum malagma ad splenis inveteratas indurationes. XIII. 251. aliud. XIII. 253.

Autocrator hologrammatos liber a *Menecrate* scriptus. XIII. 995.

Autorrhytae resinae h. e. sponte fluentes. XIII. 626.

Autumnus omnibus aetatibus et naturis malus. XVII. B. 644. aquilonius et pluviarum expers quibusnam conducat, et quales morbos generet. XVII. B. 594. qualem habere debeat constitutionem. XVI. 355. cur, quemadmodum ver, jucundissimum sit evacuationis tempus. XVI. 127. febres quartanas gignit. IX. 659. febricitantibus autumno qualis victus praescribendus. XVII. B. 432. frigidus et siccus est secundum quosdam. I. 522. quibus *Galenus* contradicit. I. 527. frigidus et humidus est. XV. 183. cur dicatur malus. XIX. 582. medius trygetum vocatur. XIV. 103. morbos acutissimos affert et letales. XVII. B. 576. si aestati aequalis, morbos aestivos gignit. XVI. 376. morbis ex corruptione ortis similis est. XVII. B. 432. si non in tempore, sed derepente hibernat, tunc morbi autumnales non assidue excitantur et cur. XVI. 384. respondet vesperae. XVI. 424. quando salutaris sit exspectandus. XVI. 440. siccus est, et hominem jam refrigerat. XV. 85. siccus et frigidus est. XIX. 486. tabidis nocet. XVII. B. 577. cur tabidis sit adversissimus. XVII. A. 719. victus ratio in eo servanda. XV. 183.

Autumni constitutio. XVI. 371. XVII. A. 29. in corpora effectus. XVI. 432. initium et finis. XVI. 383. initium arcturus facit. XVI. 433. XVII. A. 17. 29. XVII. B. 599. medio num pulsus maximus. VIII. 865. pulsus. IX. 473. XIX. 632. inaequalis temperies eum morbiferum efficit. I. 527.

Autumno respondet aetas declinans. XVI. 345. 424. bilis acida superat. XVI. 292. XVII. A. 31. bilis atra plurima gignitur et vehementissima. XV. 85. bilis atra redundat. II. 131. V. 689. XV. 242. XVI. 420. cur caprae pessimam habeant carnem. XV. 882. cibos difficillime ferunt. XV. 180. XVII. B. 432. corpora coguntur atque densantur. XVII. B. 434. medio cur crebritate et celeritate moderati sint pulsus. IX. 126. lumbrici et cardialgia maxime vexant (*Hippocrates*). XVII. A. 304. melancholicis cibis et siccantibus est abstinendum. VI. 528. cessant morbi, qui vere fiunt. XV 100. potissimum grassantes morbi. V. 694. XVI. 27. 292. 293. XVII. B 621. grassantes morbi cur non oriantur, si autumnus repente hibernat. XVI. 384. morbi autumnales quando sint exspectandi. IX. 648. XVI. 355. quando, sint secundum *Hippocratem* exspectandi. XVII. B. 568. eorum causae. XVII. B. 568. exspectandi sunt, si ver autumno similis est. XVI. 355. autumno quando fiant morbi judicatione vacantes et inconstantes. XVI. 387. secundum *Hippocratem* grassantes morbi aliqui. XVII. A. 858. quomodo se pulsus habeat. VIII. 465. sanguis modicus generatur. XV. 84. sanguis paucissimus gignitur. XV. 85. senes optime se habent. XVII. B. 308. senex aequiparandus. XVI. 26. succum melancholicum colligunt, qui multum laborant. VI. 249. simile ver cum fuerit, autumnales morbi exspectandi sunt (*Hippocrates*). XVI. 355.

Auxiliaria signa quae. XIX. 395.

Auxilium, defin. X. 736. XIX. 396. *auxilium* ad omnia. XIII. 840.

Avellana nux quae. XII. 15. ejus facultates. VI. 610. usus. VI. 609.

Avena ubinam occurrat. VI. 522. jumentorum, non hominum alimentum est. VI. 523. ejus facultates. VI. 523. XI. 815. 855. panis inde parati qualitas. VI. 523.

Avis aegyptia (*Ibis*) clysterem sibi exhibet. XI. 168.

Aves veteres omnia volucria vocabant, nunc solas gallinas. VI. 700. cur collum longum habeant, et rostrum. III. 848. omnes pronae sunt. III. 182. aridiore quam homines gaudent natura. XVII. B. 211. siccis temporibus cur rectius valeant. XVII. B. 211. cibis aridioribus vescuntur, et pauco potu sunt contentae. XVII. B. 211. quales praestent optimum alimentum. VI. 701. quoad praeparationem differentiae in avibus pro alimento sumendis. VI. 701. quae extra stagna et paludes degunt, senibus non conducunt. VI. 340. seleucidae locustas, quibus aluntur, celeriter excernunt. VIII. 397.

Avium alae quale exhibeant alimentum. VI. 703. alae concoctu sunt faciles. VI. 773. omnium genus alimentum praebet paucissimum. VI. 700. amor erga pullos, ejusque causa. IV. 152. caro facile assimilatur. I. 655. cerebrum ut alimentum. VI. 705. quarundam coecum duplex cur sit. III. 333. coeci intestini situs. III. 334. differentiae ad usum cibarium, quatenus stagnatiles sunt aut agrestes etc. VI. 702. de differentia, quae est in partibus earum. VI. 703. sanguis ut alimentum. VI. 708. meatus seminalis sunt amplissimi. IV. 568. ejusque rei usus. IV. 568. succus bonus. VI. 795. testes intra peritonaeum locati sunt. IV. 567. omnes testes habent intra peritonaeum prope septum transversum in spina firmatos. IV. 579. situs testium in alto ad generationis velocitatem semini contulit. IV. 569. venter crassus, durus et concoctu difficilis. VI. 788. ex *avium* volatu vaticinium augures edunt. XV. 442 sq.

Avulsa in ossibus quaenam dicantur ab *Hippocrate*. XVIII. B. 887.

Avulsio continuitatis solutio in ligamentis est. X. 232. *avulsione* a partibus liberatum esse quid significet. II. 476. *avulsiones*. VI. 872.

Axilla quomodo formetur. II. 478. ejus glandularum usus. IV. 331. glandulae unde venas accipiant. II. 788. glandulae cur in ulcere digiti manus intumescant. X. 881. nervos ibi positos *Hippocrates τονους* vocat. XVIII. A. 380. ustio quomodo in humeri luxatione sit adhibenda. XVII. A. 376. cura post eam. XVIII. A. 390. cur hic frequenter phymata oriantur. XVII. B. 636. ad *axillas* pili cur longi crescant. III. 907. *axillarum* foetor ut symptoma. VII. 75. ad *axillarum* tetros odores remedia. XIV. 449.

Axillaris arteria. II. 391. XV. 390. vena ejusque rami. II. 375. 788. XV. 530. 531. XVI. 137.

Axioma conclusum secundum Chrysippum. XI. 499.

Axiorii excoriatorium lichenum. XII. 841.

Axis, ejus usus in ossium fracturis. XVIII. B. 593. *axis* oculi. III. 816. in nervos opticos incidit. III. 828.

Axungia confer. Adeps. pro vulpina sumi potest ursina. XIX. 724.

Azanitae emplastrum. XIII. 784.

B.

Baccae lauri desiccant et calefaciunt. XI. 863. pro canchry sumuntur. XIX. 731. iis succedens remedium. XIX. 727. ex baccis lauri malagma. XIII. 979. baccae myrti acerbae simul et dulces. XI. 648. earum facultates. VI. 592. XII. 81 sq.

Bacchius in aliquot*Hippocratis* libros commentaria scripsit. XVIII. B. 631. sextum *Hippocratis* de popularibus commentatus est. XVII. A. 794. *Bacchii* pulsus definitio. VIII. 732. de pulsus causa verba. VIII. 749. rhythmi definitio. XIX. 408. malagma, quo *Caesar* usus est. XIII.987.

Bachus summos honores sibi conquisivit, quod nos docuit vitium colendarum rationem. I. 22.

Βάχχαρις unguentum quoddam Lydium est. XIX. 87.

Balaenae inter cetacea numerantur. VI. 737. aërem respirant. III. 444. ubinam oculos habeant. III. 631. cutim suam duram habent, et fere insensibilem. III. 245. duram carnem habent. VI. 728. sanguinem melancholicum generant. VIII. 183.

Balaninum oleum. XI. 870.

Balanus *myrepsica*, sive glans unguentaria, ejus facultates et usus medicus. XI. 844 sq. adfertur ex barbarica regione. XI. 845. utuntur unguentarii succo carnis ejus. XI. 845. caro ex mulsa potui data ad promovendum vomitum facit. XVI. 143.

Balaustium flos est agrestis punicae. XI. 847. ejus facultates et usus medicus. XI. 847. ex tertio genere siccantium est. XI. · 788. ad haemorrhagias valet. X. 329. contra ulcera interna adhibetur. X. 288. *balaustio* substituenda remedia. XIX. 726.

Βαλβις concavitas oblonga est. XIX. 87.

Balbi sunt, quibus caput magnum et oculi parvi. XVII. A. 473. lingua

celeres, melancholici et valde biliosi sunt. XVII. A. 473. longa diarrhoea corripiuntur (*Hippocrates*). XVIII. A. 50. *balbis* instrumentorum locutionis aliquod laesum est. VIII. 272.

Balbuties, causae. XVIII. A. 51.

Balbutire linguae, non vocis vitium. XVIII. A. 51.

Balneum (confer. Aqua) apotherapiae pars est. VI. 184. ubi simpliciter dicitur, intelligitur balneum aquarum dulcium. XIII. 6. quemadmodum eo sit utendum, ne noxa inde oriatur. VI. 185 sq. ex aqua bituminosa corpus aequaliter vacuant. XVII. B. 657. ex aqua dulci vocis organorum morbis convenit. XIII. 6. utendi tempus determinatur. XV.722sq. aluminosae aquae cutim densat. VI. 219. ex aqua aluminosa infestissimum iis, qui ex meatuum obstructione febricitant. X. 535. quos oblectat, eos, etiamsi bis die laveris, nihil aberraveris. XV. 722. minimum juvare eos, qui solo utuntur potu, dicit *Hippocrates*. XV. 724. casus juvenis, ex intempestivo balnei usu necati. XVIII. B. 6. non symptomaticum remedium est, sed totum affectum sanat. X. 819. post balneum caput spongia (seu potius linteo) est resiccandum. XV. 716. calidum omnibus haemorrhagiis noxium. XI. 181. ad cibi distributiones peragendas praestantissimum remedium est. VII. 702. tum corpus totum vacuat, tum quod fumidum est et fuliginosum, discutit. X. 804. cutis excrementa evocat. VI. 184. excrementa ad motum incitat. VII. 181. excrementa mordentia vacuat. X. 710. frigidum quando sit concedendum juveni. VI. 185. frigidum corpus roborat, et cutim densam duramque efficit. VI. 185. in febris declinatione utile. X. 710. cur in febris principio non sit adhibendum. X. 710. omnes febres diarias

curat. XI. 14. utile in febribus ex
putrescentibus humoribus ortis. VII.
691. utile in hecticis simplicibus.
VII. 691. X. 706. sub quibusnam
conditionibus in febre hectica non
conducat. VII. 697. nonnisi frigidum
in ea utile. X. 718. ad omnes squa-
lentes febres utile. VII. 693. hepate,
pulmone etc. imbecillos laedit. X. 804.
adversissimum est humoribus crudis
laborantibus. X. 828. infantibus maxime conducit. VI. 49. in marcore
utile. VII. 690. quibusnam in morbis acutis praesertim sit utile. XV.
718. *Herminae* ad dolores oculorum
et inveteratas ophthalmias. XII. 754.
tollit oculorum dolores. X. 171. ad
oculorum dolores. X. 819. ad oculorum inflammationem. X. 937. ad
ophthalmiam. XVIII A. 45. plethoricis noxium. XVIII. A. 152. plethoram nonnunquam curat. X. 288. refrigerat. IX. 225. salubre iis, quibus
calor mordax fumida excrementa gignit. VI. 373. ad somnum conducit.
VI. 259. succos crudos foras pellit.
VI. 277. temperatum quale. VI. 22.
non tutam est temperamento calido et
humido, nisi prius corpus sit inani-
tum. VI. 376.
Balnei salubres effectus. X. 712.
714. vires. X. 708 sq. contra aestum
et frigus summa utilitas. III. 38. usus
in capitis affectionibus in febribus.
XV. 805. statim post coenam sumti
effectus. VII. 702. utilitates in diversis febribus. X. 718. usus in febribus hecticis. X. 706. usus in febre
marasmode. X. 722. usus post itinera
peracta. X. 715. frigidi usus quibus
non conducat. X. 716. tepidi usus
juveni sano perexiguus. VI. 184. intemperies quaenam. XVIII. A. 201.
Balneo aluminoso densatur cutis.
VI. 219. aquae potabilis frequenti capitis temperamentum melius redditur.
VI. 423. butyro in eo utuntur, ubi
oleum deest. VI. 684. a balneo calido se cur in aquam coniiciant sani.
XV. 711. a *balneo* nec sorbere nec
bibere convenit. XV. 717. ex *balneo*
horroris causa. X. 711 sq ex balneo
in Albulae aquis febre quidam correptus est. X. 536. *balneo* utendi tempus aptissimum. XIX. 692.
Balnea rigentes calefaciunt, aestuantes frigefaciunt. XI. 565. quomodo
se habere debeant aegroti post balneum. XV 716 sq. commodissima

sunt, si venter defluxione tentatur.
XI. 52. quae vel contactu refrigerant, vel facultatibus stipationem adducunt. X. 601. non conducunt in
animi deliquio et humorum multitudine. XI. 53. adversissima sunt, quibus ex sudoris copia anima deficit.
XI. 53. frequentiora arteriam mollem reddunt. IX. 269. ex aquis dulcibus, non marinis, vocis organorum
morbis conducunt. XIII. 6. quod caput humectant, somnos conciliant.
VIII. 162. crebra dulcium aquarum
humidor. morbor. causae. VII. 20.
evacuatio per ea magna non est.
XVI. 126. non sufficienter excrementa humida purgant. XVII. B. 600.
sub quibusnam conditionibus in febre
ardente conducant. XV. 727. humores foras trahunt. XVI. 75. 105. quibusnam in morbis acutis non conducant. XV. 720. arctos transitus alimenti in hepate habentibus obstructiones efficiunt. XV. 194. pulsus alterant. IX. 2. sanguinis eruptionem
irritant. XI. 53. sanguinem fundere
quidam putant. XVIII. A. 152. et
calidas et frigidas siccitates invant. VII.
696. sitim accendunt et tollunt. VII.
696. ad vigilias valent. XVI. 434.
calida aquarum dulcium senium corrigunt. VI. 319. calida quomodo pulsum immutent. VIII. 468. calida aut
immodica quomodo mutent pulsus.
IX. 145. frigida arteriarum constrictionem efficiunt. IX. 248. frigida
quomodo pulsum immutent, ejusque
mutationis causae. IX. 147. frigida
pulsum durum reddunt. IX. 249. marina, sulphurea, aluminosa morbis vocis
organorum non conducunt. XIII. 6.
Balneorum strigmenta modice emolliendi vim habent. XI. 858. utilitas.
IX. 146. usum frequentem non habebant veteres. VII. 189. inopia tempore *Hippocratis* erat. XVIII. B. 900.
nomina secundum *Quintum*. VI. 228.
quatuor partes. X. 708. 709. aqua
tres habet caloris gradus. I. 594.
utilitas in febribus. X. 802 sq. frigidorum usus et effectus. IX. 147.
usus in intemperie sicca. X. 472 sq.
usus in morbis acutis ex *Hippocratis*
mente. XV. 705. aegrotus quomodo
se habere debeat in iis et quomodo
sint administranda. XV. 710. in respirationem influxus. VII. 772.
Balneis multis per aestatem, per
hiemem paucis utendum. XV. 191.

crebro a cibis utentes quotidianae febri sunt obnoxii. XI. 23. iis super-
sedere extenuat. XV. 195. ex *balneis* calidis pulsus mutationes, earumque causae. IX. 145. quomodo pulsus a calidis et frigidis immutetur.
VIII. 468. ex *balneis* frigidis mutationes, earumque causae. IX. 147.
in *Balneis* cur frigidum mejamus, foris vero calidum. XI. 554. in *balneis*
qua de causa diutius versantes moriantur. IV. 494.

BALSAMUM quid sit. XII. 554. aromatibus adnumeratur. X. 466. *Galenus* e Palaestina Syria exportavit.
XIV. 7. *Balsami* facultates. XI. 846.
adulterationes, earundemque cognitio.
XIV. 62. fructus pro ejus succo. XIX.
738. succus non valde calefacit. XIII.
668. succo substituitur myrrhae succus. XIX. 726. *Balsamo* substituitur
violae albae radix. XIX. 726.

BAPHULLI remedium ad rabiosorum
morsus. XIV. 173.

ex BARATHRIS charoneorum morbi
epidemici. XVII. A. 10.

BARBA viri decus et ornamentum.
III. 899. cur malae et nasus non habeant barbam. III. 899. animalis
masculi pars est. IV. 628. gibbositatis in eam effectus. XVIII. A. 509.
barbam segnius et tardius enascere
vetat abrotanum. XI. 806. *barbae*
quando exasperatio contingat. XVII.
A. 901. ad *barbae* alopeciam remedia parabilia. XIV. 413. ad *barbam*
augendam remedia. XIV. 580. ad
barbae capillos defluentes remedia.
XIV. 502. ad barbam denigrandam
remedia. XII. 436.

BARBARA emplastra. XI. 126. barbara emplastra ex bitumine. XIII. 555.
aliud ex emplastris *Galli.* XIII. 556.
barbarum *Galeni.* XIII. 560. barbara
Herae. XIII. 557. barbarum *Juliani.*
XIII. 557.

BARBARICUM vinculum. VIII. 90.

BARBARUS. XIV. 629.

BARDANA, ejus vires et usus. XI. 837.

BARLAMAE monachi remedium ad
capitis dolores. XIV. 548.

BARYCOÏA vide AUDITUS difficultas
s. gravitas.

BASILICA vena. II. 373. 376.

BASILICE ad rabiosorum morsus.
XIV. 174.

BASILICUM collyrium. XII. 782.
malagma. XIII. 184.

BASILIDION psoricum. XII. 788.

BASILIS liquida reparatrix. XII. 738.

BASILISCUS bellua sublava, et triplici frontis apice munita homines,
qui ipsum viderint et audierint, occidere dicitur. XIV. 233. eum nunquam
vidit *Galenus.* XII. 250.

BASILII Icti melitinoti victus ratio
ad notarium regis Grammaticum.
XIV. 552. ejus ad roborandum ventriculum pituita refertum et capitis
dolorem afferentem XIV. 553.

BASSA, *Marii* uxor qua compositione
a calculo liberata sit. XIII. 324.

BASSUS quonam acopo a paralysi
sit curatus. XIII. 1018. *Bassi* acopon. XIII. 1017. *Bassi* artemonium
collyr. XII. 780. catapotium. XIII.
60. (*Pomponii*) collyrium ad incipientem suffusionem. XII. 781. *Bassi*
Stoici acopon. XIII. 1033.

Βάθμις quid significet apud *Hippocratem.* XVIII. B. 351.

BATHMIDES Hippocratis. III. 142.
usus. III. 143.

BATINUS rubi fructus vocatur. VI.
589. eorum facultates. VI. 589. parum alimenti habent, et pravi succi
sunt. VI 621.

BATON vide *Rubus.*

BATRACHIUM, ejus facultates et
usus medicus. XI. 849.

BDELLIUM aromatibus adnumeratur. X. 466. arabicum et scythicum, eorum qualitates et facultates.
XI. 849 sq. arabicum calculos renum
destruit. XI. 850. XIX. 694. scythicum scirrhos emollit. XI. 738. scythicum arabico praestantius est ad
emolliendum, praecipue novum et molle, quod etiam pingue nominant.
XIII. 957. utrumque praesertim scythicum ad scirrhos. X. 957. indurata mollit. XI. 106. 728. Ulceribus
non convenit. XIII. 665. *Bdellio* substituitur Calamus odoratus. XIX. 726.

Βδέλλω quid sit apud *Hippocratem.*
XIX. 88.

BECHAE tussis et orthopnoea est.
XI. 850.

BECHICA remedia bifariam dicuntur. XI. 769.

BECHIUM (tussilago) unde sit vocatum. XI. 850. ejus partium facultates et usus. XI. 851. XII. 154.
modice siccat, et propterea ulceribus
convenit. XVIII. A. 694.

Βηχίοι oves sunt apud *Hippocratem.* XIX. 88.

ut BELCHIONIUS dicit antidotum

Aelii Galli a Caesare acceptum. XIV. 170.

BELLARIA concoctu sunt difficilia. VI. 342.

BELLEROPHONTES melancholicus describitur. XIV. 741.

BELLUAE multorum capitum comparat *Plato* animam concupiscibilem. V. 515.

In BELLO germanico nihil didicerunt medici. XIII. 604. in bello contra Romanos carthaginensis dux ollas multas serpentibus repletas, qui confestim interimere solent, in hostes ejaculatus est. XIV. 231. *bello* intestino aegrotant civitates. V. 442.

Belonides processus vide *styloideus*. BENEOLENTIA quae dicantur. XI.699.

BERENICIUM nitrum tenuibus partibus constat. X. 569. XIII. 568.

BEROSSI opinio de causa lunae defectus. XIX. 281.

BERRHOEA urbs Syriae. VI. 612.

BERYLLUS pro hyacintho. XIX. 735.

BERYTII pastillus aromaticus. XIII. 303. pastillus ad dysentericos et coeliacos. XIII. 290.

BERYTIUM medicamentum quo usus est *Straton Berytius* ad epiphoras maximas. XII. 749.

BESASA est ruta sylvestris. XII. 101. *besasan* Syri vocant rutam sylvestrem. XII. 82. ex besasa Stomaticum *Herae*. XII. 940. ex besasa illitio stomatica ad anginas. XII. 938. ei substituenda. XIX. 726.

Βησασκῇ ex Bessis in Thracia. XIX. 88.

BESTIAE iracundia plenae et rationis expertes. V. 500. *bestiarum* venenatarum ictus quae curant, alexiteria vocantur. XI. 764. morsos a bestiis juvat agarici radix. XI. 812. *bestiis* adversari medicamenta judicata amara sunt. XIV. 29. *bestiarum* morsibus ulceri illita Betonica auxiliatur. XII. 24. ad *bestiarum* virulentos morsus theriace. XIV. 90. *bestiarum* marinarum coria aspera ad tubercula exasperanda. XVII. A. 902.

BETA, ejus vires et usus. XII. 138. est potius medicamentum, quam alimentum et opsonium. VI. 630. agrestis lapathum est. VI. 634. nulla agrestis est. VI. 630. alba et nigra qualis. XII. 138. albae radix sumi potest pro rosmarino. VI. 291. multa indiget alteratione, antequam sanguis sit. II. 22. facile nutrit, sed parum.

X. 545. numeratur inter cibos convenientes stomachicis. XIII. 173. facultatem habet phlegmoni adversam. XII. 138. in ossium fracturis utilis. XVIII. B. 406. valet in dearticulatione. XVIII. A. 694. ex *beta* et lente *Heraclides* Tar. compositionem parabat. VI. 529. radix plus virium habet quam folia. VI. 646. semen pro loti semine. XIX. 735. succi ejus facultates. VI. 630. succus tenuis et tergendi facultate praeditus. VI. 629. succus caput per nares purgat. XVI. 148. succus substituitur asphodelo. XIX. 726.

BETONICA (cestrum, psychotrophon), ejus vires medicae. XII. 23. calculos destruit. XIX. 694. renibus conducit. XIV. 228. *Betonicae* radix urinam movet, et ad callosus s. tophaceas consistentias incidendas idonea est. XI. 748. est immiscenda vino pro calculosis senilibus. VI. 339.

Βιαίως apud *Hippocratem Galenus* per *σφοδρῶς* explicat. XVI. 660.

BIBENDI appetentia quibus noctu est, iis admodum sitientibus, si obdormierint, bonum. XVII. B. 816.

Bibendum non est post coenam, antequam cibus fuerit concoctus. X.491.

Bibentes amphoras integras, et ad proportionem mejentes, nihil in separando impediuntur. III. 304. et edentes necessario excrementa gignunt. VI. 8. bibentes tempore *Galeni* invicem propinabant, et de poculorum magnitudine certabant. X. 3. bibentes parum, et magno intervallo, *βραχύποτοι* vocantur. XVII. A. 755. bibentes multum, multum mingunt. II. 213.

Bibere copiosius et dilutius vere convenit. XV. 181. copiosius iis convenit, quibus alvus adstricta est, parcius quibus humidior. XVII. B. 779. a nemine discimus, sed in nobis facultatem habemus, quae hoc citra docentem perficit. VI. 7. bibere et edere cur sint necessaria. VI. 8. 63. bibere noctu non convenit. X. 493. quam minimum hieme decet. XV. 177. plene post quadragesimum annum licet. IV. 809. bibere vinum, quantum convincere possunt, febrientibus ex lassitudine concedendum est. XI. 15.

BIBLIOTHECA magna Alexandriae. XVII. A. 606. bibliothecae palatii ingenti incendio conflagrarunt. XIII. 362.

Bibliopolia Romae erant in Sandalario vico. XIX. 8.

Bicolora emplastra qualia. XI. 127. XIII. 497.

Biennii confectio ad hydropicos. XIII. 266.

Biennitae antidotus ad nephriticos. XIII. 330.

Biliosa eructantes lavare non convenit. XV. 166. in febre biliosa regius morbus quando salutaris et quando letalis. XV. 859.

Biliosi repentinam a victu ad inediam digressionem aegrius ferunt quam pituitosi. XV. 564. famem non ferunt. XII. 550. omnes propter utramque bilem insomnes agunt. VII. 576. ex utraque bile insomnes sunt. XVI. 222. quomodo ceteroquin sani fiant. X. 585. per inferiora purgandi sunt. XVI. 119. quale habeant temperamentum. XVII. A. 724. biliosi cibi corpus biliosius reddunt. XVII. A. 852. cibi calidiores biliosi sunt. II. 117. status diagnosis. I. 632. *Biliosis* hiems convenit. XVII. B. 613. in *biliosis* gustus amarus. VII. 105. *biliosis* mel non convenit. II. 123. biliosis et sanguinis inopia laborantibus cibi parcitas neque lassitudinem sedat, neque sitim exstinguit. XVII. B. 78. quaenam vina conducant. VI. 803. conducunt vina dulcia, et quae ventrem molliunt. VI. 410 sq. quaenam victus ratio commodissima. VI. 411. incommodum vinum dulce. V. 771.

Biliosior mas quam femina. XVII. A. 1008.

Biliosius corpus reddentes causae. XVII. A. 852.

Biliosum quomodo reddatur animans. VI. 41. redditur corpus marcescentium. XVII. B. 92. corpus redditur aestate. XV. 198.

Biliosum excrementum herpetes gignit. X. 291. hepar expurgat. VII. 222. interdum bonum, interdum spumans, educit mulsa. XV. 657 sq. multas vigilias gignit. XVI. 434. quomodo augeat aqua mulsa meracior. XV. 660. nidorosas ciborum corruptelas gignit. VII. 209. concoctionis in venis excrementum est. XVI. 300.

Biliosus habitus ex longo jejunio fit. X. 680. XI. 674. morbus qui sit. XIX. 516. aestate potissimum fit. XV. 82. vigilias, deliria, phrenitides efficiunt. VIII. 161. biliosi

morbi optimum remedium. XIII. 131.

Biliosus humor. Ejus index lingua viridis. XVII. B. 277. biliosum humorem gignit ira. XVI. 357. generatur in siccitatibus. XVII. B. 602. differentiae. VI. 463. significat eum calor pallidior. XV. 275. animi acumen gignit et solertiam. XV. 97. causa est aciei animi atque intelligentiae. XVI. 317. anginae causa. XVII. B. 623. inflammationes erysipelaceas gignit. IX. 693. putrescens febres ardentes accendit. VIII. 348. herpetes gignit. X. 1005. acutos morbos semper efficit. XVIII. A. 130. causa vigiliarum est. XVI. 669. et pituitosus in vigilante comate abundat. VIII. 163. aegros sitibundos reddit, insomnes, cibos aversantes. XVII. A. 281. cum evacuat thlaspi semen. XI. 887. per egestionem infernam propellit et per urinas purgat absinthium. XI. 844. per superiora purgamus. XI. 347. in ventriculo quibus est, cibi facile corrumpuntur. VI. 568. aestate eum colligunt, quos multus labor exercet. VI. 249. quibusnam corporibus mel gignat. XI. 676.

Biliosus vomitus in febre quando sit exspectandus. XVI. 572. quando sit secundum *Hippocratem* in febre exspectandus. XVII. A. 155. XVIII. B. 284. cur aestate frequentissime fiant. XVII. B. 619. praecedit cardialgiae. III. 356. cur capitis fracturas sequatur, quum ad meninges pervenerint. VIII. 179. cur cerebri vulnera comitetur. XVIII. A. 85. et vulnera durae matris. XVIII. A. 86. horrore saepe provocatur. XVIII. B. 287. pure biliosus quid significet. XVIII. B. 166. exigui, biliosi, malum, tum alias, tum si pervigilia supervenerit. XVI. 668. letale signum habetur. XVI. 218. ad vomitum biliosum remedia. XIV. 564. antidotus *Aristarchi.* XIII. 103. eum in febrilibus accessionibus sedat theriaca. XIV. 302.

Bilis nomen simpliciter positum significat flavam bilem, reliquae differentiae cum adjectione vocantur. VI. 742. VII. 722. XII. 275. XV. 77. XVII. B. 129. proprietates, facultates et usus. XII. 275. humor tenuis et calidae substantiae est. X. 946. tum flava tum pallida abundat in temperamento calido et sicco. VI. 390. utriusque differentia secundum *Platonem.* V. 683.

Bilis meatus, (ductus choledochus)
III. 298. ejusdem in duodenum insertio. I. 631. III. 348. 390. cur in
duodenum, nec in ventriculum abeat.
III. 354. aliis geminus est, aliis un-
lcus. I. 631. nonnunquam variat, ita
ut portio ejusdem ad ventrem prodeat. XV. 570. in eo *Asclepiades*
bilem flavam gigni putat. II. 40. alius
est cysticus. III. 298. *bilis* et pituita putrescens permista quales febres generet. VII. 350 sq. salsum
in ea nihil neque acre exhibendum
est. XV. 747. sine ebullitione cancros gignit, et cum ulcere sit acrior
facta est. VII. 720. copiosioris in
ventriculum influxus noxae. III. 357.
ductuum excretoriorum angustiae unde progignantur. VI. 71.

Bilis abundantia in juvene quales
effectus exserat. XIX. 489. ex *bilis*
abundantia os amarescit. XV. 567.
bile abundante succi pallidiores fiunt.
VI. 253. *bile* quibus os ventriculi redundat, lavandi non sunt. XV. 722.
in *bilis* redundantia humores pallidiores apparent. XV. 274. *bilis* ubi redundat, color corporis pallidior aut
flavior est. XVI. 9. *bilis acrimoniam*
mitigat ac frangit vinum. VI. 55.

Bilis aestate in corpus attollitur.
XV. 84. aestate se extollit et in autumnum usque pertinet. XVI. 420.
aestate superat. XVI. 292. XVII. A.
30. amaror os amarum reddit. XV.
746. conditio in apepsia laborantibus.
XIX. 488. aucta si fuerit intus relicta, lienosi fiunt. XVI. 377. augetur in ira. XVI. 174. calida est.
XI. 646. ad caput recurrens delirii
causa. XV. 741. colore variat, quatenus animal aut bibit aut sitit. XII.
277. critica nonnunquam ad cutim
fit effusio, hepate non affecto. VIII.
355. exsuperans iracundiae causa.
XVI. 357. hominibus copiosissima
suboritur anni tempore, quod *opora*
dicitur. XIV. 103.

Bilis gignitur pauca incipiente hieme. XV. 86. causa febris aestivae.
XV. 828. in febribus calore cognoscitur. VII. 377. causa est febrium
acutissimarum et ardentissimarum. V.
699. herpetes procreat. X. 1005.
quaenam sit imbecillima. XII. 279.
incocta quando necessario ad ventrem
confluat. XV. 597. in ipsis inediis
amarior redditur. XV. 568. inflammationis causa secundum *Platonem.*

XV. 346. morbos quot accipiant Cnidii. XV. 363. 427. recursus effectus. XV. 688. nimia quantitas in
ventriculo sitim magnam provocat.
II. 129. quibus deorsum subit, intestinum ad excretionem proritat. XV.
567. supernatans stomachum mordicat. XV. 567. tauri usus. XII. 277.
vomitum provocat. VII. 168. (confer. *Biliosus vomitus.*)

Bilem humorem principalem esse
unde quidam concludant. XV. 76.
ex intestinis non per corpus distribui,
argumenta. III. 360. quidam hominem totum dicunt. XV. 33. per X
literam *Hippocrates* significat. XVII.
A. 613. detergunt cataclysmata. XV.
199. ducens˙ remedium immoderate
sumtum, quid efficiat. XV. 77. ducens remedium erysipelatis optimum.
XI. 341. ducentia remedia in erysipelate adhibenda. X. 950. educit
empetron. XI. 875. evomunt tristitia affecti. V. 276. maxime generat
mel. XV. 638. generant vina dulcia. XV. 638. in ictericis per sudorem ejicit radix Cyclamini. XII. 51.
indicat febris ardens. XIX. 622. inutilem esse animalibus *Erasistratus* affirmat. II. 78. quibus pectus procreat, ii balbi, furiosi et calvi sunt.
XVII. A. 476. praevalere indicit color pallidus aut flavus. VI. 254. nigram praevalere indicat color nigrior.
VI. 254. purgat peplus. XVII. A.
428. per sedem reddebat *Eudemus*
philosophus. XV. 565.

Bile sola evacuata nullus unquam
in purgationibus immodicis mortuus
est. XV. 77. a *Bile* oriuntur morbi
calidi. II. 118.

Bilis acida autumno superat. XVI.
292. XVII. A. 31.

Bilis aeruginosa unde dicta sit. V.
110. aeruginosa quoad caliditatém
qualis. IX. 460. aeruginosae indicium alvi excrementum viride. IX.
592. XVI. 187.

Bilis amara in quibus abundat, cutis meatus quemadmodum in febribus,
quae ex cute stipata oriuntur, patent.
X. 584. amara abundans causa febris syncticeae. XVII. A. 350. amara, in cerebro vel stomacho collecta,
causa deliriorum. XV. 598. amara
rigoris causa. XVII. A. 167. amarae in ventrem confluentis indicium
excrementum rufum. XVI. 187. *bi-*
lem amaram quinam coacervet. XVI.

351. ad *bilem* amaram humores dulces omnes idonei sunt. XV. 637. *bile* amara scatentibus non idoneum vinum dulce. XV. 630.

Bilis atra sive *nigra:* de atra bile liber. V. 104—148. quinam scriptores de ea tractaverint. V. 104. atrae et flavae differentiae. XII. 275. sanguinis veluti sedimentum ac faex est, proptereaque sanguine frigidior. I. 603. quaenam de ea *Galeno* longa experientia cognita sint. V. 144. qua in re a sanguine differat. V. 110. tum ex crasso sanguine generatur, tum ex bile flava combusta. XVII.B. 322. sive nigra quaedam sanguini similia si summe extenuatis supervenint, postridie moriuntur. XVII. B. 687. quomodo a nigris dejectionibus differat. XVII. B. 687. quatuor differentiae. XIX. 490. flava malignior est acriorque. II. 132. quo anni et vitae tempore abundet. V. 689. XVI. 41.420. in media et declinante aetate exuberat. XIX. 374. abundat autumno, et ea aetate, quae vigori succedit. II. 131. abundantiae effectus. VII. 576. redundantis signa. XVII. B. 659. abundantiam denotat alvi excrem. nigrum. IX. 592. redundare eam qualis color significet. XVI. 10. atra acida quibus abundat, famelici sunt. VII. 577. atra redundans qualia deliria provocet. XIX. 493. a *bile* atra qui oriuntur affectus, omnes statim ab initio evacuantibus curantur. V.144. contumacem affectum generat. XVIII. B. 175. acerba est, acida et contrahit ventriculum. III. 361. acida est. XI. 675. XIX. 490. aegre alteratur. VII. 741. XV. 295. causa alphi nigri. XV. 348. nullum animal, ne mures quidem eam gustant. X. 973. autumno tum plurima est tum vehementissima. XV. 85. caloris particeps est. VII. 246. si putredine corripitur, calorem possidet. VII. 190. causa cancrorum existit. V. 678. VI. 875. gignit carbunculos. V. 116. VII. 719.

Bilis atra. Ejus proprius color. XIX. 490. in corporis colorem effectus. XVII. B. 659. color totius corporis nigrior inde redditur. V. 126. in culpa est, si cruda deorsum secedunt. XVIII. A. 186. consistentia crassa est. XIX. 490. pallida et flava perpetuo crassior est. XV. 66. quomodo ab ea dysenteria oriatur.

III. 381. causa est animi demissionis. VII. 576. dysenteria si ab ea coeperit, letale. III. 381. V. 122. VII. 935. XVII. B. 688. provocat elephantiasin. V. 116. elephantiasin et cancrum procreat. VII. 224. excretionis suppressionis causae. VI. 71. frigida est. VII. 190. frigida et sicca. V. 676. VII. 21. frigida, quod terrestris est. VII. 246. frigida et sicca ut autumnus est. XV. 87. post pituitam frigida. VII. 741. XV. 295. ferociores reddit et impudentiores. XIX. 493. sine fervore cancros gignit, cum fervore, cancros cum ulcere. XV. 330. causa febris quartanae. XIV. 745. conditiones, sub quibus generatur. V. 126. unde oriatur. XVI. 368. ex eo fit, quod in sanguine crassum est, quando immodice calefactum exaruit. IX. 694. quomodo generetur. VII. 246. XVI. 534. gemina ejus datur generatio. XVI. 512. generationis modi. XVIII. A. 91. generantes cibi. XI. 142. ad eam generandam quinam sint aptissimi. XIX. 707. gignitur ex sanguine assato aut crasso. XV. 569. omnium humorum glutinosissimus. XV. 167. et humor melancholicus differunt. V. 147.

Bilis atra. Ejus humor siccus est. IX. 460. quos occupat, eos haemorrhoides juvant. XVI. 457. causa haemorrhoidum. XVI. 453. XVII. B. 647. quomodo per insomnia cognoscatur. XVII. A. 214. in liene sedem habet. XIX. 364. melancholiae causa. XVI. 386. XVII. B. 624. metum gignit. VIII. 191. qualium morborum causa secundum *Platonem.* V. 684. quales morbos procreet. IX. 693. XV. 369. XVI. 15. XVII. B. 659. si in principio morbi vel infra vel supra exierit, letale. IX. 571. in quibusnam morbis sit evacuanda. XVI. 125. si movetur, intermittens quartana fit, quum firmata est, quartana continua. IX. 663. atram exquisitam qui dejiciebant in peste aliqua, omnes interierunt. V. 116. quae ex flava superassata gignitur, perniciosa. V. 112. atram praedominare significat corporis color nigrior. XV. 275. atrae proprietates. II. 135. qualitates. V. 111. sanguine splendidior. VII. 245. serum infestissimum. XV. 346. XVII. A. 984. sicca et frigida, acida et gravissima est. XIX. 364.

quales somnos adducat. VI. 832. nigram indicat sputum nigrum. XVII. B. 129. atra in sputo, alvi excrementis aut urina, letale signum habetur. XVI. 218. sursum aut deorsum si subierit, letale. VII. 935. atra incipientibus morbis sursum aut deorsum prodiens letale. XVII. B. 684 sq. terrae respondet. V. 676. XVI. 25. in terram effusa effervescit. XVI. 661. tumoris cancrosi causa. XI. 139. causa urinae nigrae. XVI. 511. in ventrem confluentis indicium excrementum nigrum. XVI. 188. ventriculi actionem juvat. III. 362. infestatis remedio sunt haemorrhoides. XI. 158. eam procreantes et vomentes juvantia medicamenta. XIV. 373. nigram sursum educit acetum. XV. 693. ducit amaracus et cunila. XIX. 712. humorem ejus ex ventriculo purgat epithymum atticum. XIV. 223.

Bilis cocta pallida et minimum male olens est. XV. 597. *cruda* et flava admodum est, et acris et male olens. XV. 597.

Bilis flava et pallida vocatur. XII. 276. in quibusnam animalibus vel pallida vel flava obveniat. XII. 276. quibusnam medicamentis admisceatur. XII. 276. quorumnam animalium bilis ad usum medicum inserviat. XII. 277 sq. flava et pallida et amara dicitur. XV. 565. flava apud *Hippocratem* per literam significatur. XVII. A. 613. gigni eam incholedochis meatibus dicit Asclepiades, sed reprehenditur. II. 40. secretionis theoriae recensentur. II. 78 sq. ad vesiculam felleam, atra ad lienem defertur. XIV. 718. per ductum choledochum ad duodenum fertur. III. 348. et cur in hoc neque in ventriculum. III. 354. in hepate, atra in liene exuperat. XIV. 726. flavae sex differentiae. XIX. 365. flavae septem sunt, quoad colorem, species. XIX. 490. ex quibusnam succis generetur. II. 136. gignitur ex sanguine in se plus calefacto. XV. 569. fit ex eo, quod in sanguine pingue et tenue est. IX. 694. et flava et atra, sanguis atque pituita, elementa sunt hominis atque animalium sanguine praeditorum. I. 492. flava aliquando in atram transit. IX. 694. quomodo pallida fiat. V. 700. flavae mutatio, ubi supra modum assatur. XVI. 534. flava a quovis

in ipsam agente alteratur. XV. 295. si resolvitur, crudorum ovorum vitellis similis apparet. V. 109. de *Bile* flava quid *Erasistratus* scripserit. V. 123.

Bilis flava saepe vehementer humescit et pallida fit. XV. 66. quomodo sursum fluctuare possit. XV. 570. flavae sincerae excretio letale signum judicatur. XVI. 218. flavae usus. XIX. 364. in corpore effectus secundum *Platonem*. V. 700. iracundos, truculentos, audaces efficit. XIX. 492. flavae temperies. XI. 771. amara est. XI. 675. XIX. 490. sanguine longe calidior existit. I. 603. e calido nascitur. II. 122. facultate calida est et sicca. VII. 21. calida est. VII. 633. calidissima. VII. 741. calida et sicca est. V. 676. XIX. 486. calida et sicca ut aestas. XV. 87. natura est calidissima. XV. 295. calida et sicca est, acris et mordax. XIX. 364. exsiccandi vim habet. IX. 202. admodum mordens est. III. 356. temperamento sicca est. XV. 185. flavae humor siccus simul et calidus. IX. 460. flavae humor est calidissimus et siccissimus. XI. 32. flavae ichor minus est infestum. XV. 346. bilem flavam quae accumulent. I. 633. XIX. 488.

Bilis flava aestate abundat. V. 689. XV. 242. XVI. 376. 377. qua aetate maxime abundet. XVIII. B. 281. autumno redundat. XV. 242. abundat in febre tertiana. V. 698. in juvenibus exuberat. XIX. 374. quibusnam in morbis redundet. XVI. 14. XVII. B. 658. redundantis signum est per somnum videre incendium. XVI. 219. abundantiae effectus. VII. 577. redundans qualia deliria provocet. XIX. 493. excretio quomodo moretur. VI. 70. quotidie evomuit *Paulus* rhetor. XV. 565. levi momento alteratur. VII. 741. igni respondet. V. 676. XVI. 25. flavae indicium urinae rufae et atrae. XVII. A. 534. quomodo per insomnia se prodat. XVII. A. 214. pulsus. XIX. 641. quales somnos adducat. VI. 832. flavam sputum pallidum indicat. XVII. B. 129. causa sputi flavi est. XVIII. B. 175. tenuis est et levis et sursum tendens. XIX. 490. in vasis generatur. V. 109. num a venis secernatur. III. 304. in ventriculum confluit in exercitatis et tristitia affectis. V. 276. a *Bile* flava originem habent morbi calidi. XVI. 40.

Bilis flava qualium morborum causa secundum *Platonem.* V. 684. XVIII. A. 262. quosnam morbos producat. V. 123. arquatum morbum producit. XI. 74. in ventriculo contenta, causa capitis doloris. VIII. 189. capitis doloris causa. XVI. 49. flavae vapor ad caput adscendens causa caliginis ante oculos et capitis doloris. XVIII. B. 285. in cerebro exsudans delirii causa. XVII. A. 533. erysipelas gignit. V. 121. gignit erysipelata et herpetes. V. 678. VI. 875. IX. 693. tumores erysipelatodes gignit. X. 879. causa est tumoris erysipelacei. XV. 330. nimis assatur ex febre. XVI. 534. si febrem accendit, et intra vasa manet, febrem ardentem gignit, per totum corpus autem delata, tertianam. IX. 663. febris acutae causa. XVII. B. 175. febres et ardentes et tertianas gignit. XVII. A. 113. et febris ardentis et phrenitidis causa. XVII. A. 175. XVII. B. 737. causa sanguinis eruptionis in febre ardente. XVII. A. 170. putrescens febrem intermittentem tertianam generat. VII. 335. causa impetiginis.. XV. 348. insaniae causa. XIV. 740. causa phrenitidis. XVI. 496. flavae exuperantiam in pleuritide denotant sputa pallida. VII. 376. et rigorem efficit, et febrem in tertiana. VII. 350. rigoris causa. XVII. B. 736. ex *bile* flava os ventriculi infestante syncopes cura. X. 830. flava acris et assata causa timoris in morbis. XVII. A. 179. subvertere ventriculum nata est. III. 361. flavae retentionis cura. VI. 74. flavae conducit acetum. XV. 693. *bilem* flavam expurgat radix pycnocomi. XII. 110. scammon. trahit. XIV. 223.

Bilis fusca et aeruginosa etiam glastea vocatur. XV. 35.

Bilis glastea unde dicta. V. 110.

Bilis isatodes qualis. XVII. B. 271.

Bilis pallida fit ex flava, aquearn substantiam accipiente. XVII. B. 271. pallida et flava gignitur melle. VI. 742. aestate abundat. XVII. A. 43. pallidae humor siccus simul et calidus. IX. 460. Phrenitis quam pallida genuit, mitior, vehementior autem, quam provocavit flava. VIII. 178. quum in toto corpore redundat, regimn morbum creat. VII. 223.

Bilis porracea in ventriculo gignitur. V. 110. porraceae generationis causa. XVIII. B. 168.

Bilis rubra quae. XVII. B. 271. rubra a quibusdam vocata, quae consistentia sanguini tenui proxima est. V. 110.

Bilis vitellina definitio. II. 135. V. 109. vitellina cur dicatur. XV. 277. vitellina qualis. XVIII. B. 165. vitellina flava spissescente gignitur. XVII. B. 271. saepe vitelli modo crassescit, eoque vocatur vitellina. XV. 66.

BIMESTRES quae sine causa abortiunt, iis acetabula mucore sunt plena neque possunt foetum prae gravitate retinere, sed abrumpitur. IV. 233.

BIPEDEM esse cur homini fuerit melius. III. 174.

Bipes et gressibile addita rationali anima, speciem hominis constituunt. X. 149.

BISCOCTUS panis purgatorius est. XIV. 537.

BISTOCUS Mithridatem gladio jugulavit, quum venenis interfici non posset. XIV. 284.

BISULCA veterum, definitio. XIV. 708.

BITHYNIAE urbes. VI. 515. in *Bithynia* vina aquosa crescunt. XV. 649. zeopyrum occurrit. VI. 515. e Bithynia vinum aminaeum quale. VI. 337.

Bithyni pingues a quibusdam dicuntur. XI. 511.

Bithynum emplastrum. XIII. 260.

BITHYNUS Demetrius. XIII. 722. pastillus. XIII. 836.

BITINIS ciclisci et trochisci vel tauri recipiunt. XII. 276.

BITUMEN, ejus facultates. XII. 375. ejus, quod in mari mortuo occurrit, facultates. ibid. — quale sit et quomodo eo utaris. XIII. 555. potestate calidum est. I. 649. calidum et siccum est in tertio ordine, ut triphyllum. XII. 144. calidissimum est. XI. 442. judaicum adulterari nequit. XIV. 7. judaicum optimum. XIV. 60. judaico comparatur bilis atra. VII. 245. judaicum theriacam ingreditur. XIV. 41. quod ex Medea exportatur, liquidum est, et plurimum oleosue naturae possidet, et refrigeratos calefacit. XI. 520. pro doloribus internis ex frigore. XI. 489. pro pice brutia liquida sumitur. XIX. 740. ex *bitumine* emplastra barbara vocantur. XI. 126. ex bitumine quae remedia componantur. XVIII. A. 702. quae ex bitumine componuntur re-

media, cruenta, ἔναιμα, vocantur.
XVIII. B. 537. ex bitumine et aceto
remedium. X. 342.

Bituminosae aquae capiti calido
sunt inimicissimae. VI. 423. pravae
sunt. XVII. B. 155. non sunt frigidae. XI. 387. balnea ex talibus aquis
corpus aequaliter vacuant. XVII. B.
657. bituminosae, nitrosae, salsae,
sulfurosae in hydrope anasarca perutiles. XI. 393. compositae sunt ex
pugnantibus qualitatibus. XI. 428.
quibusnam sint pravae. VI. 423. exsiccant. VI. 35. XIII. 6.

Bituminosum trifolium ad morsum
viperae et muris aranei. XIV. 491.

BLAESI unde fiant. XVII. A. 187.
ad genu quinam fiant. III. 211. *Blae-*
sis instrumentorum locutionis aliquod
laesum est. VIII. 272.

BLASTI arteriacae quatuor. XIII. 17.

BLATTAE domesticae cum rosaceo
ad aures exulceratas. XII. 641. domesticarum detractis pennis meminit.
XII. 632. pistrinariae ad dentium
dolores. XII. 861.

BLENNA secundum *Hippocratem.*
IV. 645. *Blennae* antiquis mucus vocabatur. XV. 325.

BLEPHAROPTOSIS, ejus operatio.
XIV. 783.

Βλητοί qui dicantur. XVIII. B. 18.

BLITUM olus est esculentum humidae frigidaeque temperiei. XI. 851.
ejus facultates. VI. 633. viscosos et
crassos humores generat. XI. 368.
semen supprimit. XI. 777. frigidus
cibus. XVII. B. 303. qualis succi sit.
VI. 794. in ossium fracturis utilis.
XVIII. B. 406.

τὸ βλίτυρι pulsationem quandam
significat. VIII. 662.

BOËTHUS (Flavius) anatomes curio-
sus, cui Galenus libros de administratione anatomica dedicavit. II. 215 sq.
vir consularis erat. XIV. 627. *Boëthi*
cometae definitio. XIX. 286. *Boëthi*
filium quomodo clam cibum sumere
Galenus deprehenderit. XIV. 635.
Boëthi uxorem uteri profluvio laborantem praeter spem aliorum sanat
Galenus. XIV. 641 sq.

BOEOTIA vecors. I. 15. in *Boeo-*
tia multi ex coturnicum esu musculorum distentione correpti sunt. XVII.
B. 306.

Boeotios olim vocabant sues secundum Pindarum. I. 15.

BOLETI in aqua elixi ad cibos in-

sipidos accedunt. VI. 655. alimenti
ex iis qualitas. VI. 656. succus qualis. VI. 770. in nonnullis choleram
provocarunt. VI. 770. casus cujusdam, qui ejus usu symptomata gravia perpessus est. VI. 656.

BOLUS armenia, ejus vires. XII. 189.
et usus. 190.

BONI et mali qua ratione fiamus.
IV. 812. Boni Romae non fiunt mali,
sed qui mali jam sunt, rerum materiam hic et quaestum multo uberio-
rem quam ii, qui in externis urbibus
agunt, inveniunt. XIV. 621.

BONITATIS Dei perfectissimae specimen est, quod cultu conveniente
exornaverit omnia, nihilque suis be-
neficiis privatum esse voluerit. III.
237.

Bonorum species diversae. I. 27.
Bonum, defin. XIX. 231.
Bonus quomodo potens et locuples
fiat. V. 13.

BORBORYGMI: causa, varietates, et
quid denotent. VII. 241 sq. (confer.
FLATUS et SPIRITUS *flatulentus.*)

BOREAS, qui siccus et frigidus ventus est, omnia siccat et refrigerat. I.
513. coelum serenum efficit. VII.
240. *Boreae* in corpus nostrum effectus. XVII. B. 609. a borea, euro et
subsolano tutus est sinus inter Sur-
rentum et Neapolin. X. 364. ad bo-
ream pisces meliores. VI. 708.

Borealis aër tenuis, non calidus.
XI. 425. boreales constitutiones faciunt
fructus tenuis essentiae et frigidos.
XI. 665 sq.

Bos cur manus non habeat nec bipes sit. III. 175. et species et genus
dici potest. IV. 641. sue est siccior.
VI. 662. medium locum obtinet inter prona exacte, et plane recta animalia. III. 181.

BOSCADAE columbae quales. XIII.
515.

BOTALLI arteriosus ductus jam *Ga-*
leno notus. II. 828.

BOTHRIA alveoli sunt. II. 754.

BOTHRION, definit. XIV. 774. XIX.
434.

BOTRYITIS, quid sit. XII. 220.

BOVES. Pingue eorum corporibus
durioribus convenit. XIII. 949. ungulas habent solidas. III. 186. coxae
articulum laxiorem habent. XVIII.
A. 586. ultima hieme maxime mar-
cescunt, et tunc femur facile luxatur. XVIII. A. 353. quod testatur

Homerus. XVIII. A. 355. cur hieme marcescant. XVIII. A. 355. boves in dorsi medullae initio vulnerati sanguinem in cordis ventriculis habent. V. 183. cur iis testes eximantur. VI. 675. labia crassa habent, malas autem hebetes et crassas. XVIII. A. 356. qua de causa pedem magis circumvolvant, quam reliqua animalia. XVIII. A. 357. lienem habent nigriorem. V. 127. musculorum temporalium eorundem conditio. III. 844. sevum, non adipem generant. XII. 324. sine noxa ervo vescuntur. VI. 567. ervo vescuntur, in aqua dulcorato. VI. 546. cur exiguis herbis vesci nequeant. XVIII. A. 356. ne aegrotent, remed. par. XIV. 525.

Bovis caro non conducit pulmonum tuberculis laborantibus. XVII. B. 131. adeps qualis. XI. 734. bilis qualis. XII. 277. (bovis *caro,* vide BUBULA caro.) cerebrum in magnis civitatibus venditur. II. 708. cornu foenum graecum vocatur. VI. 537. medulla emollit. XI. 105. pinguedo acris est. XI. 635. stercus, ejus vires et usus medicus. XII. 300 sq. armentariae stercus ad hydropes. XIII. 262. stercus aridum ustum hydropicos juvat. XIV. 241. talus educit rotundos lumbricos, lienem consumit, leucas tollit et mediocriter venereus est. XIV. 241. dentes vacillantes confirmat. XIV. 240. *bove* taurus exacte est calidior. XII. 327.

BRABYLA parum nutriunt et pravi succi sunt. VI. 621. ex brabylis, et prunis et cornis stomatica fiunt medicamenta. XII. 919.

BRACHIA, exercitia eorum. VI. 146. resolutionis causa spinae concussio. XVIII. A. 564. quibus gracilia sunt, quomodo sint curandi. VI. 329. a medulla spinali nervos accipiunt. IV. 276.

BRACHIALE (carpus) definitio. II. 790. XIV. 704. ossa. XIV. 723. ejus ossa tria mutua symphysi deligata sunt. XIV. 723. octo ossibus constat. II. 770. XVIII. B. 433. nisi diligenter inquiratur, ex uno osse constare videtur. III. 121. ossa ejus cur sint plurima. III. 121. 125. 129. os octavum ejus, constructio et usus. III. 134. os nonum. III. 137. cur ea ossa magis constricta sint quae ad cubitum, quam quae ad carpum posita sunt. III. 129. cur in duos ordines disposita. III. 130. non per symphysin, sed synarthrosin inter se junguntur. II. 770. eorum motus. III. 124. formae diversae usus. III. 121. 126. articulatio duplex. III. 133. articuli figura media quae. IV. 452. articulus cur crassa habeat ligamenta. III. 161. quatuor ejusdem motus. III. 102. cur in ipso musculi nulli reperiantur. III. 48. moventes musculi insigunt se epiphysi excavatae radii et cubiti. III. 119. moventium tendinum insertio. III. 138. extendens musculus unus. II. 245. III. 107. extendentes musculi. XVIII. B. 980. in cubito sunt. IV. 395. flectentes musculi duo. II. 244. XVIII. B. 985. flectentium musculorum origo. II. 260. situs et adhaesio. III. 102. actio. III. 103. flectentium musculorum dissectio. II. 252. invertens musculus. III. 100. reflectens musculus ubinam oriatur. II. 257.

BRACHIALIS diarthrosin introvertens musc. II. 245. musc. carpum versus magnum digitum inflectentis tendo ubinam inseratur. II. 271.

BRACHIUM definitio. XIV. 704. XVIII. B. 418. ex uno osse constat. IV. 427. ab humeri articulo incipit. II. 358. totius manus pars est maxima. IV. 426. quomodo extendatur et flectatur. IV. 428. et qui utriusque motus finis. ibid. brachium vel crus ubi tenditur, et violenter convellitur, unius semper nervi partem moventis laesio est. VII. 145. extentum duobus fit motibus, virtute sursum attollente, et naturali pondere pessum trahente. VII. 151. corpus deorsum trahit, virtus attollit ac sustinet. VII. 152. extenti habitus est ex actionum et motuum genere. VII. 151. et crus qui in altum sustulerunt, deinde ita, ut habent, servant, immotos esse ne arbitreris. VII. 592. in brachio tres quietes quomodo a diversis fiant, et in aliis membris. VII. 153. immobilitas secundum naturam sit a vi animali. VII. 153. habet caput innum, unde similitudo trochleae. III. 142. XVIII. B. 349. quomodo cum cubito dearticuletur. XVIII. B. 349. quomodo sint curandi, quibus saepe brachii caput excidit. XVIII. A. 374. hi sibi ipsis reponere possunt. XVIII. A. 317. incommoda, quae iis accidunt, quibus non reponitur. XVIII. A. 397.

Brachii et cruris analogia. II. 347. XVIII. B. 431. brachio puncti pueri casus emplastico curati, qui periit. XIII. 605.

Brachii arteriae. II. 373. 375. 391. 818. IV. 331. brachiali arteria laqueo intercepta pulsus in manu quidem, nec tamen motus et sensus deficit. V. 150. brachialis arteria in venaesectione laesa mortem saepe attulit. XI. 313.

Brachii articuli. Utrumque cum humero jungitur articulo. XIV. 723. brachii articulus ad *scapulam.* IV. 129. XVIII. A. 306. quomodo secundum *Hippocratem* sit lustrandus. XVIII. A. 313. cur sit laxior. III. 161. IV. 17. ligamenta ejusdem. IV. 130. quibusnam musculis et tendinibus firmetur. XVIII. A. 314. eum moventes musculi. XVIII. B. 966. cur sit luxationi maxime expositus. IV. 18. XVIII. A. 310. Brachii articulus ad *cubitum.* III. 141. XIV. 723. figura media quae. IV 452. quomodo sit lustrandus. II. 272. cum illo genu comparatur. XVIII. B. 616. ligamenta III. 149. 161. cur difficilius luxetur quam ille genu. XVIII. B. 624.

Brachii atrophici cura. XVIII. B. 896. 911. *caput* cur sit rotundum. IV. 129. caput imum γιγγλυμοειδες apud *Hippocr.* vocatur. XVIII. B. 349. caput attollens musculus. XVIII. B. 973. *cutis* unde nervos accipiat. II. 852. inferioris finis constructio. III. 142. IV. 427. XVIII. B. 349. fines. IV. 426 sq.

Brachii fracturae. Hippocrates contra eos loquitur, qui brachium intentum devinciunt. XVIII. B. 348. noxae, quae ex ejusmodi deligatione oriantur. XVIII. B. 353. quomodo curandum, ne ossium fines pervertantur. XVIII. B. 429. qua directione extensio sit et deligatio instituenda. XVIII. B. 336 sq. 422. quomodo in deligatione sit figurandum. XVIII. B. 421. deligatio ipsa. XVIII. A. 829. XVIII. B. 427. 763. quadraginta diebus sanantur. XV. 410. XVIII. B. 429. os quibus cutim excedit, non evadunt. XVIII. B. 604. et quomodo hi sint curandi. XVIII. B. 606.

Brachii musculi. IV. 133. musculos dissecandi ratio. II. 244. musculus unus licet duo habeat capita. II. 238. moventes musculi undecim sunt.

XVIII. B. 966. moventium musculorum situs. IV. 430. extrorsum abducens. IV. 135. oblique ad exteriora abducens. XVIII. B. 972. a latere adducentes musculi ante *Galenum* erant incogniti. II. 231. totum pectori adducens musculus. IV. 133. XVIII. B. 973. pectori adducens deorsumque detrahens. XVIII. B. 973. sursum adducens. IV. 133. thoraci adducens musculus. II. 478. elatius thoraci admovens musculus. II. 481. brachii anterior. II. 274. ad exteriora attollens musculus. XVIII. B. 972. attollens et interiora versus inclinans musculus. XVIII. B. 972. sublime attollentes. IV. 135. sursum per rectam lineam attollens. XVIII. B. 972. biceps. II. 238. 274. 275. ad exteriora et posteriora circumagentes musculi. XVIII. B. 973. partim scapulam deprimens. IV. 138. extrorsum et deorsum circumagentes. IV. 135. circumagentes cur tendines habeant robustissimos. IV. 137. magnus brachii. IV. 380. a condylo externo orti. II. 257. ab interno. II. 260. musculus humilis deductionis auctor. II. 480. deprimens ipsumque retro agens. IV. 135. qui efficit, ne brachium, dum deprimitur, ullam in partem inclinet. IV. 135. extendentes et flectentes. IV. 433. musculos dissecandi methodus. II. 244. ad latera detrahens musculus. XVIII. B. 973. ad costas thoracis expandens musculus. II. 479. thoraci adducens. II. 478. thoraci elatius admovens. II. 481. ad costas rectum extendens musculus. XVIII. B. 973. sursum tendentes musculi qui. IV. 335. triceps. II. 276.

Brachii nervi. II. 851. V. 193. nervi subcutanei. II. 356 sq. 852. nervi unde oriantur. XVIII. A. 380. nervi unde veniant. XVII. A. 489. nervos dissecandi ratio. II. 354 sq. 359.

Brachii os, descriptio. II. 767. ossa inaequalia sunt. XVIII. B. 620. ossis ad articulum cum ulna apta constructio. IV. 429. ossa ad manum, si adjecto ulcere luxentur, quid accidat, et quid sit agendum. XVIII. A. 704. si perforatum esset, quid accidisset. IV. 429. cur extrinsecus sint gibbera, intrinsecus vero sima. III. 151. condylorum inferiorum constructio, ejusdemque ntilitas. III. 148. os utrumque fractum si fuerit, breviora fiunt. XVIII. B. 540.

Brachii ad reliquas partes proportio. IV. 354.

Βραχίων humerus est. XVIII. A. 313.

Βραχίονος quinam dicatur. XVII. A. 754 sq.

Βραχυάτοι qui dicantur. XVII. A. 755.

BRADYPEPSIA defin. VII. 166. in *Bradypepsia* imperfecta concoctio consistit. VII. 210. *Bradypepsia* quando fiat. XV. 235. concoctionis symptomata. VII. 62. tandem maciem inducit. VII. 172.

BRANCHIAE piscibus pulmonum loco sunt. III. 443. *Branchiarum* structura et usus. III. 443.

BRANCHUS vide RAUCITAS.

BRASSICA *esculenta*, vires ejus medicae, et morbi, contra quos in usum vocatur. VI. 630. XII. 42. ejus humores mordaces praeparatione auferri debent, si de ejus substantia, quae alit, vis judicium ferre. XVII. B. 487. calefacit et siccat. XV. 179. nutrit, sed parum. X. 545. male *ῥάμνος* vocatur. VI. 633. crudum, crassum et frigidum humorem gignit. VI. 771. sanguinem melancholicum gignit. VIII. 184. stomachicis convenit. XIII. 173. magis siccat quam blitum, malva, atriplex, lapathum et lactuca. VI. 351. vapores resiccat. XII. 516. XIV. 318. nunquam erit humectantis naturae. VI. 808. brassicae, careae et buxi halitus vicinum aërem inquinant. XVII. A. 563. cum brassicae succo aloës pilulae conficiuntur ad solvendam alvum senilis, quod *Galenus* vituperat. VI. 354. XII. 496. elixa phthisicos juvat. XIV. 517. brassica et porrum datur in arteriae affectione. XIII. 12. eam plerique ut opsonium mandunt. VI. 630.

Brassica agrestis, vires, differentiae quoad eas a domestica s. esculenta. XII. 43. *bis cocta*. VI. 632. *marina*, ejus vires. XII. 43. solvendae senum alvo idonea est. VI. 354.

Brassicae germen minus siccat quam brassica ipsa. VI. 642. semen pro cumino. XIX. 733. silvestris semen ex maxime attenuatoriis est, et quae multum siccare et discutere possunt. XIII. 277. facultates succi ejus. VI. 631. succus expressus aut souls

aut cum melle purgat. XI. 575. sin fuerit cocta, ventrem adstringit. XI. 575. succus nitrosus est et alvum subducit. VI. 770. succus alvum movet. XIV. 226. succus alvum perturbat, olus autem contrarium efficit. XVII. A. 403. alvum cohibet, ejus humor movet. XV. 338. pravum est edulium. VII. 285. aërem vitiat. XVI. 360. sanguinem melancholicum gignit. VIII. 184. olus et carnes ventrem comprimunt. XIV. 226.

BRATHY, vide *Sabina*.

BREGMATIS s. *sincipitis* ossa duo dantur. XVII. B. 3. eorum conjunctio cum aliis ossibus. XVII. B. 3 sq. situs. III. 936. quadrilatera sunt. II. 744. rarissima et infirma sunt. II. 745. sutura lambdoidea, et coronalis et squamosa terminat. II. 744. ex cerebri comminutione arescunt. XVII. B. 5. *Galenus* cuidam excidit, isque servatus est. X. 453.

BRENITI colica. XIII. 288.

BREVILOQUENTIA veteribus consueta. VII. 909.

BREVISPIRUS qui dicatur. XVII. A. 754 sq.

Brevissimae res, indivisibiles et elementum idem sunt. V. 661. brevissimae sunt proprii capitis motiones. XVIII. B. 941.

Brevitas Chrysippo insueta est, et cur ea utatur. V. 313. brevitati studuerunt veteres. X. 275. brevitatem perpetuam prositetur *Galenus*. VIII. 682. inter brevitatem et prolixitatem mediam viam prositetur *Galenus*. V. 361.

BREXANTES ranae, quae? XII. 262.

BRILLESUS mons, versus *Callimachi* de eo. IX. 368.

BRITANICA, ejus herbae et succi vires et usus. XI. 854.

Britanniae incolarum corpora cur sint densiora. XIX. 345. incolae cur tarde senescant. XIX. 344.

in BRITTO (Mysiae agro) nascitur mel, attico simile. XIV. 23.

Βρῦξα, ex ea panis fit gravis odoris et ater. VI. 514.

BROMUS, ubi obveniat. VI. 522. jumentorum, non hominum alimentum est. VI. 523. ejus facultates. VI. 523. ex leguminibus est; ejus facultates et usus. XI. 855. panis inde parati qualitas. VI. 523.

BRONCHIA defin. III. 535. XIV. 716. vocantur a dissectoribus tracheae

cartilagines sigmoideae. VIII. 284.
cartilaginosa tracheae corpuscula sunt.
XIII. 2. humore crasso lentoque repleta esse unde concludatur. VIII.
284.*

BRONCHITIS (vide TRACHEAE inflammatio.)

BRONCHOCELE, definitio. XIX. 443.
ad *bronchocelen* bdellium. XI. 850.
bronchocelas i. e. faucium tumores sanat emplastrum catagmaticum *Moschionis*. XIII. 537. ad *bronchocelen*
catagmaticum *Moschionis*. XIII. 647.
en plastrum discutiens. XIII. 926. emplastrum discussorium ex sale. XIII.
943.

BRONCHUS vocatur arteria aspera.
II. 590. ejus constructio et usus. III.
518 sq.

Bronchus cur sit medius inter arteriam et venam. III. 543. qualia vasa
in collo accipiat. VIII. 3. superior
ejus terminus larynx vocatur. IV.
379. divisio et distributio in pulmonibus. III. 520. V. 229. ejus substantia nulla alia in parte reperitur.
X. 344. ex cartilaginibus literae C
imaginem referentibus constat. II.602.
cur cartilagines anterius, membranosa pars posterius sint positae. III.
530. partis membranosae utilitas.
III. 591. cur non ex toto sit cartilagineus, sed alternis cartilaginibus
et membranis constet. III. 521. cur
cartilagines non perfectos forment
circulos. III. 522. intus eum ambit
membrana crassa. III. 533 sq. XIII.
2. quae non est odoratus instrumentum. II. 867. nervi. IV. 289. musculi. XVIII. B. 949. 959. functio.
XIV. 713. XVI. 677. (vide TRA-
CHEA.)

Bronchi caput larynx etiam vocatur.
II. 590. caput cur larynx etiam dicatur. III. 551. (vide LARYNX.)

circa BRUMAM eurus flat. XVI.409.

BRUTA an prorsus sint rationis expertia. I. 1. sunt expertia artium.
I. 2.

BRYON vide Alga et muscus s.
Splanchnon. XI. 855. XII. 152.

BRYONIA proprie vocatur vitis nigra. XI. 827. ejus facultates et usus.
XI. 826. ejus germina edi solent.
XI. 826. radix tenuium partium est,
et calculos renum atterit. XII. 607.
radix in aqua cucumeris agrestis cocta ad tumores. XI. 122. radix ad
nervos vulneratos. XIII. 644. *bryo-*

niae cauliculi urinam ducunt. XIX.
695. oleum pro veteri oleo adhibuit
Galenus. XIII. 897. ei succedit asari
radix. XIX. 726.

Βοίτια. VI. 579.

BUBO. VII. 729. glandula tumens
vocatur. X. 881. glandulae inflammatio est. VII. 296. XI. 77. XVII.
A.410. inguinis morbus est. XIV.779.
febres omnes inde ortae malae praeter
diarias. XVII. B. 733. cura. XI. 85.
a *bubone* ortae febres ad ephemeras
pertinent. XI. 6. ex bubone ortae
febres ab iis, quae ex humorum putredine fiunt, differunt. VII. 296. ex
bubone febris diariae signa. IX. 700.
XI. 13 sq. ex *bubone* qui febricitant,
medicos non consulunt. X. 580. in
bubone qua ratione sanguis corrumpatur.
VII. 375. *bubones* vocat *Hippocrates*
tonsillas inflammatas. XVII. A. 375.
vocantur glandulae tumescentes. X.
881. ventriculi coctionem non laedunt. II. 119. sub alis quando erumpant. VII. 385. excitat ulcus digiti.
X. 881. habet motus alterationem,
et naturalis caloris exsuperantiam.
II. 119.

Bubone quidem laborabunt, qui
praeparati ad sanitatem ad unguem
sunt, si modo eorum corpus ab utroque excrementorum genere vacet, et
eo, quod in quantitate consistit, et
eo quod in qualitate. II. 306. *bubones* febribus succedentes, si in acutis statim ab initio remiserint, perniciosi. XVII. A. 410. in pestilenti
statu malignis febribus oboriuntur.
XVII. A. 411. sanare creditur aster
atticus, unde et Bubonium vocatur.
XI. 841 sq. 852. relaxantibus curantur. X. 910. curat butyrum. XII. 273.
emplastrum *Galeni* ex chalcitide s.
phoenicinum. XIII. 380. ad *bubones*
diuturniores stercus caprinum aliis
cataplasmatis digerentibus mixtum.
XII. 299. sudor cum rosaceo. XII.
284. ad incipientes terra Samia cum
oleo rosato. XII. 180. ex *bubonibus*
febres omnes malae. VII. 296.

BUBONIUM cur aster atticus dicatur. XI. 841 sq. 852. ejus vires. XI.
852.

BUBONOCELE, defin. VII. 730.

BUBULA *caro* tardissime alit. XVII.
B. 484. majorem requirit digerendi
vim quam suilla et avium caro. I.
665. nutrit quidem, sed generat sanguinem crassiorem. VI. 661. sangui-

nem melancholicum generat. VIII.
183. quibus maxime conveniat. VI.
662.

Bubulum lac crassissimum est ac
pinguissimum. VI. 681. 683. 765.
766. potus dysentericis utilis. XIV.
241. contra meconium sumtum valet. XIV. 138. *stercus*, ejus vires
et usus medicus. XII. 300 sq.

Bubulus adeps crassus et terrenus
magis est. XI. 734. discutit, sed
non aeque morsu caret. XIII. 696.
sanguis concoctu est difficilis. VI. 699.

BUBULCI et opiliones qua in re
conveniant, et in qua differant. V.
752.

BUCCA s. mala, (γναθον) qualis
pars. XVIII. A. 423. *buccam* moventes
musculi ante *Galenum* erant incogniti.
II. 231. 418. una cum labiis moventes musculi, quiescente maxilla. II.
421. 423. 429. musculus buccas cum
labris movens in simiis evidentius apparet. II. 429. moventes musculi
unde nervos accipiant. II. 838. 847.
849. IV. 99. buccas cum labiis ad
latera abducens musculus unde nervos accipiat. II. 848. buccae ad alteram partem avulsae, quibusnam
musculis incaute discissis efficiantur.
II. 418. *buccarum* partes tenues unde nervos accipiant. III. 745.

Buccina media sunt inter animal et
plantam. IV. 670. pro ostreis. XIX.
739. stomachicis conveniunt. XIII.
174. ex iis fit album emplastrum.
XIII. 450. duram habent carnem.
VI. 734. crassi succi sunt. VI. 769.
cinis valide exsiccat. XIII. 440.
testae ustae pro ulceribus exsiccan-
dis. XIII. 663. testae usus medicus.
XII. 344. usta, lotio bovis castrati
extincta contra penis erectionem.
XIV. 487.

BUCRANION apud *Hippocratem* ἀντίῤῥινον vocatur. XIX. 82.

BUGLOSSAE pisces neque crassi nec
tenuis succi sunt. VI. 762.

BUGLOSSUM, ejus vires et usus.
XI. 852. vinis injectum laetitiae et
hilaritatis causa creditur. XI. 852.

BULBUS sativus concoctu difficilis
est et flatuosus et venerem provocans.
XI. 851. vomitorius multo est calidior quam bulbus sativus. XI. 852.
pro scilla. XIX. 743. *bulbi* tarde
alunt. XVII. B. 485. eduntur. VI.

652. succus qualis. VI. 770. semen
producunt. XI. 777.

BULIMUS, definitio. VII. 131. XI.
721. XIX. 418. qualis sit morbus.
XVII. B. 501. animi deliquium est.
XI. 48. causae. VII. 132. 136. fit
excrementis e capite delatis. VI. 422.
in ore ventriculi consistit. VIII. 397
pulsus in eo conditio. IX. 198. 480.
contra eum remedia. XI. 721. *Archigenis* praecepta. XIII. 175. remedium
vini potio est. XVII. B. 499. quaenam vina ei maxime conducant.
XVII. B. 500. ad *Bulimum* in itinere, aut alio modo abortum remedia.
XIV. 374.

Bullae in urina quomodo generentur, et quid significent. XVIII. A.
134. XIX. 613. etiam in ambustis
oriuntur. VI. 719. eas prohibent
terra Samia et Chia et Selinusia.
XII. 181.

BUNIADAE rapae sunt. VI. 622.

BUNIUM, alii arcticum vocant, ejus
facultates et usus. XI. 852. menses
provocat. XI. 775.

BUPHTHALMUM a floribus ita vocatur. XI. 852. ejus facultates et usus.
XI. 853. *Buphthalmi* herbae meminit *Diocles* in libro de oleribus.
XVIII. A. 712.

BUPRESTIDES, earum usus medicus. XII. 364. dyspnoeae causae. VII.
139. iis substituenda remedia. XIX.
726. ad *buprestim* sorptam remedia.
XIV. 141. iis vescuntur viperae.
XIV. 264.

BUTYRUS aut BUTYRUM, parandi
ratio, vires et usus. XII. 272. ex
lacte vaccarum paratur. VI. 683.
ejus vires. ibid. eo in balneis utuntur, ubi oleum deest. VI. 683. quid
sit. XII. 270. emplasticum est. XI.
735. maxime temperatum est. XI.
677. utile ad tracheitidem. XIII. 10.
ei substituenda. XIX. 726.

BUXEUM emplastrum ad recentia
vulnera. XIII. 515.

Buxus aërem vitiat. XVI. 360.

BYCIUM vinum quale. VI. 802.

BYSSINI medicamentum ad vesicae
ulcerationem valet. XIV. 749.

BYTHINUM vinum album quomodo
progressu temporis mutetur. VI. 805.
Bythinus pastillus. XIII. 836.

C.

CABBALICE qualis ars a Laconicis vocetur. V. 893.

CACALIAE radicis et succi vires. XII. 8.

CACHEXIA malus corporis habitus est. IV. 750. X. 263. morbus virilis est. V. 698. aquea in carnibus quibus est, iis lens utilis cibus. VI. 526 sq. sanguinis conditio. XIX. 487.

Cachecticis prodest erinacei terrestris caro desiccata. XII. 321. ad *cachexiam* theriaca. XIV. 276.

CACOCHYMIA, definitio. X. 891. unde oriatur. I. 663. qualia ulcera procreet. I. 664. quomodo a plethora differat. X. 891. species ejusdem. VI. 409. adducit eam lac pravum. VI. 685. producit lien tumens. II. 133. ad quosnam morbos nos reddat prociives. IV. 743. ut causa internorum morborum. VI. 407. pulsus conditio. VII. 578. ea laborantes non sunt valde alendi. XVII. B. 466. causa est lassitudinis ulcerosae. XVII. B. 459. causa est ulcerum chironiorum et telephiorum. I. 664. praegnantium causa. XVII. A. 362. in *cacochymia* medendi methodus generalis. XII. 896. cura. X. 892. ei succurritur, dum probi humores generantur. VI. 488 sq.

CACOËTHE *ulcera* sive maligna qualia sint. XII. 988. XIII. 449. ab iis differunt, quae cicatricem aegre inducunt. XIII. 423. ulcera, quae omnibus rite, decenterque factis non sanantur, cacoëthe s. maligna vocantur. X. 275. lien interdum male affectus in culpa est. XIII. 668. cacoëthe et gangraenosa et depascentia causae animi deliquii. XI. 49. ex lolii usu orta. VI. 553. ex varicibus incisis. V. 119. iis medendi methodus. XI. 88. *Thessali* praecepta. X. 250. eorundemque *Galeni* examen. X. 252. necessaria iis est qualitas medicamentorum austera. XIII. 771. *Asclepiadis* medendi methodus. XIII. 675. aridum cicatricem ducens. XIII. 839. aridum *Harpocratis.* XIII. 841. brassica esculenta. XII. 42. capparidis cortex sub forma cataplasmatis. XII. 10. ciceres cum melle. XI. 877. Diphryges. XII. 214. emplastrum. XIV. 198. emplastra alba. XIII.449.

emplastra ab *Andromacho* ad ea tradita. XIII. 681. emplastrum ex chamaelconte. XIII. 516. 715. emplastrum diabotanon h. e. ex herbis. XIII. 746. emplastrum ex lithargyro et oxelaco. XIII. 402. emplastrum ex salicibus. XIII. 740. emplastrum *Tharsci* indum. XIII. 741. farina tritarum testarum buccinorum et purpurarum. XII. 344. ferrum candens et caustica. XVII. B. 326. isatis tinctoria. XI. 890. isis cephalica. XIII. 747. compositiones aliae. XIII. 671. lemnia terra. XII. 175. decoctum lupini. XI. 885. cortex radicis Panaces heraclei. XII. 94. petasites. XII. 99. polium siccum. XII. 107. solanum hypnoticum. XII. 116. Valeriae Secundillae remedia. XIII. 707. *Zenonis* theriaca. XIV. 163. (vide etiam ULCERA.)

CACOCRITI qui. XVII. B. 694.

CACOPHONIAE differentiae. VII. 59. (confer. Vox.)

CACOREMATA s. scopae. XII. 93.

CACOSPHYXIA pulsus affectionis symptoma. VII. 63.

CACATROPHIA vide *Nutritio vitiosa.*

CACOZELUM quid significet. XVIII. A. 179.

CADAVERA super scordium jacentia non computruerunt. XIV. 61. ex cadaverum dissectione multa, quae manu administrantur, apud primos medicos inventa esse videntur. XIV. 675. in cadavere post ossium inspectionem ad musculorum dissectionem properandum est. II. 226. cadavera sepulchris dissolutis inspexit *Galenus.* II. 221. humana lustrandi facultas *Galeni* tempore perexigua erat. II. 385.

CADMIA, ejus praeparatio; in Cyro nativo modo occurrit. XII. 219. combustam alii botryitin, alii placitin vocant. — ejus vires et usus. XII. 220. quomodo praeparanda sit, ut ulceribus malignis inspergi possit. XIII. 660. emplasticum remedium est. XI. 634. quomodo lavari oporteat. XI. 497. XIII. 407. modice exsiccat. XIII. 659. ad cava ulcera. X. 177. vino elota et sicca ad ulcera glandis penis et sedis. X. 382. cremata pro pompholyge. XIX. 740. succedanea ei remedia. XIX. 731.

ex *cadmia* emplastra epulotica. XIII.
524.

CADMIAM victoriam vincere, proverbium. IX. 799.

CAECIAS ventus ab ortu aestivo flat.
XVI. 408. humidus est. XVI. 409.

Caecitas, ejus causa humor est melancholicus et pituitosus. XVIII. A.
95. in senibus causae. XVII. A.159.
ex solis contutu. VII. 91. (vide Visus.)

CAEPA vid. Cepa.

CAESAR usus est malagmate *Bacchii.* XIII. 987. *Caesaris* Titi meminit. XIII. 360. Caesaris Tiberii pastillus ad herpetes. XIII. 836. Caesari theriacam praeparavit *Galenus.*
XIV. 25.

CAESIUS oculus quomodo fiat. I.
330. *Caesios Sabinus* tabi obnoxios
dicit. XVII. A. 726.

CAJI Neapolitani emplastrum croceum. XIII. 830. pastillus. XIII. 825.

CALAMINTHA minthe non odorata
vocatur. XI. 882. romanis nepita audit. XIV. 43. bunisae meminit. XIV.
547. ejus temperies, qualitates, conditiones physicae, vires, morborumque in quibus adhibenda, recensus.
XII. 4 sq. vires. XI. 883. decoctum
ejus in aqua mulsa est discussorium.
XII. 928. si calamintha in oleo ebul-
lierit, facit ipsum evacuare et emol-
lire. XI. 63. ex calamintha cretica
Galeni compositio ad viscerum abscessus. X. 986. numeratur inter obsonia, quae sponte proveniunt. VI. 657.
detergit. X. 567. calida est. I. 682.
menses provocat. XI. 775. radix cocta utilis hydropicis. XIII. 264. ei
succedanea remedia. XIX. 731. pro
damasonio. XIX. 727. pro mentha.
XIX. 730. pro salvia. XIX. 729.

CALAMUS *aromaticus*; qualitates,
vires et in morbis adhibendi modus.
XII. 6 sq. quod multos meatus aëre
plenos habeat, unde cognoscatur. XI.
406. indicus et iam aromaticus vocatur. XI. 405. aromatico succedit
sphagnus. XIX. 731. odoratus pro
aromatico sumi potest. XIX. 725.
odoratus pro myrrha troglodyte. XIX.
743. odoratus bdellio succedit. XIX.
726. *Calamorum* viridium sapor qualis. XI. 633. *Calami phragmitis* radicis, herbae et corticis vires. XII. 7.
flos vitandus. XII. 8. *Calamos* in
Alexandria ad scribendum adaptant.
II. 731 *Calamus* scriptorius cerebri.

II. 731. ad *Calami* ictum remedia.
XIV. 537. *Calamos* aridos ignis celeriter exurit. XI. 406.

CALCANEUS sive *calx.* II. 776.
tarsi est maximum. XVIII. B. 433.
sustinet talum et crus et fert corpus
ubi stamus. XVIII. B. 433. ad pedis
firmitatem contribuit. III. 205. formae ejusdem utilitas. III. 200. qua
de causa sit anteriore in parte angustior. III. 198. situs. III. 205. conjunctionis cum reliquis ossibus ratio.
III. 207. XVIII. B. 433. saltando ex
superiori loco diducitur. XVIII. B.
445. movent eum tres musculi. III.
131. ei inseritur tendo Achillis. XVIII.
B. 448.

CALCARIA muscula sunt organa.
IV. 628.

CALCEAMENTA plura duobus habere
alienum est. V. 47. ad *Calceamen-
torum* attritiones coria vetera usta.
XII. 343. ad calceamenta mulierum
polienda ageratus lapis. XII. 983.

CALCEI ἀρβύλη quales. XVIII. A.
680. *calceus* Cretensis qualis, ejusque in varo curando usus. XVIII. A.
682. *calcei* e plumbo ad varos curandos. XVIII. A. 678. item calcei
qui πηλοπατίδες vocantur. XVIII. A.
679. *calceus* docet, quomodo quis
ingrediatur. XVIII. A. 681. qualibus
venatores utantur. XVIII. A. 682.
683. *calceos* facientes et fractos emen-
dantes artifices. V. 812.

CALCULATOR fieri qui cupit, quid
huic sit agendum. V. 222.

CALCULI in renibus, vesica et in
colo nascuntur. VIII. 47. *Calculi* facile ex crudo humore gignuntur. XVI.
54. puerilis morbus. V. 695. pueris
ob universi corporis calorem procreantur, sed viris ob corporis frigus
non generantur. XV. 153. cur iis
pueri sint obnoxii. XV. 156. XVII.
B. 634. XIX. 651 sq. causa est lienis affectio. XVI. 369. sub quibusnam conditionibus gignantur. VI. 697.
quibusnam in corporibus et qua
ex causa generentur. XVII. A. 325.

Calculi renales unde generentur.
X. 956. XVII. A. 831. et tophi articulorum eandem generationem habent. XVII. A. 835. renum calculi
tophacei unde oriantur. VI. 760. renales fiunt ante mictum. XVII. B. 44.
color eorum variat. XIX. 660. quomodo dolorem procreare valeant.
XIX. 657. variae causae. XIX. 426.

647. causa caseus est frequenter comestus. XVII. B. 47. ex quanam victus ratione oriatur, et cur non omnibus accidat. X. 999. in renibus gigni quibus suspicio est, quale vinum iis conducat. VI. 338. calculos etiam in renum carnibus generari quidam perhibent. XVII. A. 831. ex lactis usu fiunt. VI. 344. lac caseosum in culpa est. VI. 687. gignit eos caseus. VI. 697. in nephritide quomodo oriantur. XIII. 993. gignunt eos, quae ex itriis parantur. VI. 492. eorum diagnosis. X. 1000. XIV. 748. XIX. 653. quomodo a coli affectione dignoscatur. XVI. 367. unde cognoscatur, quonam in rene calculus haereat. XIX. 654. sq. signa et symptomata, ubi renes egreditur, et ureteres transit. XIX. 658. in calculorum creatione et exitu renes acerbissime dolent. XVII. A. 830. cur crurum stupor ei sit adjunctus. XIX. 655. testes cur retrahantur. XIX. 655. pudendi titillatio adest. XIX. 656. cur calculo renum laborantes dolorem stupidum in crus descendentem persentiant. XVII. A. 837. renum calculo laborantes quando sanguinem mingant. XVII. A. 837. constitutio calculis renum obnoxia quomodo sit curanda. VI. 435. qui calculum in renibus facile generant, iis alica cocta vitanda est. VI. 497. cura. X. 1000. XIX. 661. rumpit altheae semen. XI. 867. bdellium. XI. 850. Betonica. XII. 24. ciceris arietini decoctum. XI. 876. damasonii decoctum. XI. 861. expurgat Carpesium. XII. 15. comminuendi vim habentia remedia. X. 110. 840. XIX. 694. lapis Judaicus efficax est. XII. 199. extrahit panacea *Musae*. XIII. 104. frangit Sion. XII. 124. theriaca. XIV. 272. comminuit fructus Triboli terrestris. XII. 144. cura praeservativa. XIX. 673. quale vinum conducat. VI. 338.

Calculi *vesicae*; generatio calculorum in vesica lithiasis vocatur. XIX. 425. generandi ratio. XVI. 366. in pueris generationis causae. XVII. B. 43. 45. cur sit pueris peculiaris et familiaris morbus. XVII. B. 634. XIX. 652. concrescunt post mictum. XVII. B. 44. quinam iis sint obnoxii. X. 917. cur puellae vix iis laborent. XIX. 652. cur non generent senes. XVII. B. 635. causae variae. XVI.

365. aquae. XVI. 364. 438. quae vina eos gignant. VI. 308. quibusnam signis cognoscatur. VIII. 10. XIV. 719. 749. signa sunt arenosa urinae sedimenta. VIII. 47. XVII. B. 775. XIX. 612. differentiae eorundem. XIV. 749. cura. XIV. 750. aquae et vina quae conducant, et quae sint noxia. XIX. 674. non aetatis lapsu, sed chirurgia tantum curari possunt. XVII. B. 289. quae in principio valde calefaciunt, dare nullo modo convenit. VI. 437. vesicae, quomodo tractandus. I. 391. operatio. XIV. 787.

Calculi vesicae. Remedia practer operationem in usum vocanda. XIV. 383. 472. 474. 571. 572. topicum calculosis imponendum. XIV. 473. conterentia remedia. XIX. 694. frangit adiantum epotum. XI. 812. adianti decoctum. XIX. 694. atterens remedium. XIV. 571. 573. atterit antidotus ex lapidibus. XIII. 330. antidotus *Philonis*. XIII. 267. antidotus tyrannis dicta. XIV. 165. *Aphrodae* catapotium anodynum. XIII. 95. frangit asplenum. XI. 841. frangit *Biennitae* antidotus. XIII. 330. iisdem calculis vesicae curantur. XII. 290. compositio, qua *Bassa* uxor *Marii* curata est. XIII. 324. confringere putantur folia Cotyledonis cum radice manducata. XII. 41. prosunt radices Cyperi. XII. 54. diuretica. XIV. 576. frangit foeniculum agreste s. hippomarathrum. XII. 68. frangere solet graminis decoctum. XI. 811. confringere gummi prunorum cum vino potum a quibusdam perhibetur. XII. 33. adjuvat gummi cerasi cum vino epotum. XII. 23. hippomarathri radix et semen. II. 68. utuntur contra eos lapide Judaico, nihil autem proficit. XII. 199. comminuere eos lapides, qui in spongiis reperiuntur, verum non est. XII. 205. frangit cortex radicis lauri. XI. 863. frangit *Macedonis* compositio. XIII. 324. medicamentum commodum. XIII. 327. comminuit murium stercus in potu sumtum. XIV. 241. frangit cortex Ononidis. XII. 89. conterit Ophites et vitrum ex vino albo tenui epotum. XII. 206. frangit palinri succus. XII. 94. XIX. 695. detrahens pastillus. XIII. 329. peponum semen. VI. 564. remedium inspersile. XIII. 328. Scorpius assus et cum pane comestus. XIV. 242. idem facit terrae in-

testinum ex vino sumtum. XIV. 242.
theriaca. XIV. 304. frangit Tragium. XII. 143. alia compositio XIII.
325.

CALEFACERE convenit, quibus memoria perdita est. VIII. 165. confertim etrepente noxium. XVII. B. 556.

CALEFACIENTIA medicamenta qualia. XI. 775. eorum secundum Galenum quatuor sunt ordines. XIII. 368.
ea medicamenta, quae, ubi ignem
attigerunt, facile accenduntur, nos
quoque calefacere videntur I. 650.
conducunt et doloribus colicis et iis,
qui a calculis fiunt. VIII. 83 sq. ecchymoses sanant. XVI. 161. spiritum attenuant et corpora reddunt rara.
VII. 600. calefacientium et exsiccantium immoderatus usus tertianam gignit. VII. 334.

Calefacientia singula: absinthium. XI.
844. aliquantulum acetum. X. 701. XI.
413. 415. 421. 426. acria. XII. 161.
adstringentia. XI. 412. acoponJut *Castus*. XIII. 1037. aphace. XI. 844. aquae
dulces calfactae. VI. 183. nonnunquam
etiam frigida. I. 689. artemisia utraque.
XI. 839. aspalathus. XI. 840. modice atractylis s. Cnicus agrestis. XI.
842. atramentum sutorium. XII. 238.
balanus myrepsica. XI. 845. balsamum. XI. 846. brassica. XV. 179.
bunium. XI. 852. castoreum. I. 649.
681. XII. 337. chalcitis. XII. 241.
conyza. XII. 35. danci semen. XI.
862. daucus. XI. 862. dracontium
XI. 864. lignum ebeni. XI. 867.
elaphoboscus. XI. 873. clenii radix.
XI. 873. in tertio gradu epithymon.
XI. 875. eruca. VI. 639. erysimum.
XI. 877. euphorbium. I. 649. foenum graecum. VI. 537. helleborus
et albus et niger. XI. 874. lauri folia
et fructus. XI. 863. et siccat lenticula. XV. 179. leontopetalon. XII.
57. leucacanthon. XII. 58. multum
lini semen. VI. 550. omnes liquores
probi. XIII. 567. sq. lolium. XI.
816. lotus agrestis. XII. 65. mentha. XI. 883. misy. I. 649. myrrha.
XII. 127. oleum. XI. 529. Oleum
laurinum. XI. 520. pastinaca, daucus,
carum. VI. 654. peucedani radix.
XII. 99. pinguedo omnis. III. 286.
piper. XI. 421. pulegium. XI. 857.
resinae omnes. XIII. 368. ruta. I.
682. salvia. XI. 873. Sandaraca. XII.
235. Sapores omnes amari. XI. 685.
schini flos. XII. 136. serpyllum. XI.

877. sulphur. XII. 217. thapsia. XI.
885. thymus. XI. 887. zingiberi
radix. XI. 880.

CALEFACTIO saepe dolores tollit.
XVII. B. 326. horroris ex frigore
externo oborti remedium est. VII.
188.

CALIDA quaenam sint et quae
potestate calida. I. 649. et sicca temperies hirsuta est. I. 612. putrescunt
facile. VII. 287. moderate grata sunt
et amica, at sensim et haec molesta
evadunt. XI. 624. in *calida* natura
refrigeratio, aqua, quies. X. 544.

Calida remedia: calidum parum, frigidum plurimum et tenuium partium
est acetum. X. 701. XI. 413. 415.
421. 426. XII. 465. calidum etiam
adipem esse unde probetur XII. 326.
calidum et siccum in quarto ordine
allium. XII. 126. calidum in primo
ordine est anethum. I. 682. XI. 832.
apium calidum est. XII. 118. calidus
est asiae petrae flos. XI. 696. XIII.
568. calidum et siccum in secundo
ordine est bitumen maris mortui. XII.
375. calida et sicca est in tertio ordine chamaedrys. XII. 153. calidus
et humidus est canis testiculus, s.
orchis. XII. 92. calida et sicca in tertio
ordine est cardamine. XII. 124. calida in quarto ordine est cepa. VII.
6. XII. 48. calida in secundo ordine
est chamaeleontis radix. XII. 154.
calida est in tertio ordine chamaeleuce. XII. 154. calida in secundo
ordine chamaepitys. XII. 155. calidum et siccum in tertio ordine chelidonium majus. XII. 156. calidum
in quarto ordine chelidonium minus.
XII. 156. calida in tertio ordine colocynthis. XII. 34. calidum est Crocodili semen. XII. 47. calidus in
secundo ordine est crocus. XII. 48.
calidum tertio ordine est cyminum.
XII. 52. calida est Cyperi radix.
XII. 54. calidus et tenuis est cyrenaicus succus. XIII. 567. calidum
est in secundo ordine elaterium. XII.
122. calidum in primo ordine est
ervum. XII. 91. XV. 457. calidus et
tenuium partium est euphorbii succus.
I. 649. XI. 879. calidum in tertio
ordine est foeniculum. XII. 67. calidum in secundo ordine est foenum
graecum. XII. 141. XV. 457. calida
valde est ficus arbor. XII. 133. calidi in primo ordine sunt ficus
fructus. XII. 132. calidum in tertio

ordine est galbanum. XII. 153. calidum et siccum est Garum. XII. 377. calidum est in tertio ordine hypericum. XII. 148. calidum in tertio ordine est hyssopum. XII. 149. calidissima sunt lauri folia. XI. 863. calida in tertio ordine est leucas: XII. 58. calidum in quarto ordine est lepidium. XII. 58. calidum est lybisticum. XII. 62. calidum in primo ordine est lini semen. XII. 62. calida in secundo ordine est lychnis coronaria. XII. 65. calida in tertio ordine est majorana. XII. 118. calida est mastiche. XII. 68. calida est medulla. XII. 331. calidum in secundo ordine est mel. XII. 70. calida magis quam frigida melilotus est. XII. 70. calidum in tertio ordine est meum. XII. 78. calida est milax laevis. XII. 78. et milax aspera. XII. 78. calida est in secundo ordine myrrha. XI. 520. XII. 127. calidum in tertio ordine est moly. XII. 101. calida in secundo ordine est myrrhis. XII. 81. calidum in quarto ordine est napy. XI. 421. XII. 85. calida in tertio ordine est nigella. XII. 69. calidum est in secundo ordine ocimum. XII. 158. calida in tertio ordine est nigella. XII. 69. calidum est in secundo ordine ocimum. XII. 158. calida in tertio ordine est ononis. XII. 89. calidum est opobalsamum. XII. 568. calidum in tertio ordine est opopanax. XII. 94. calidus est origanus. I. 682. XII. 91. calidus est liquor panacis. .XIII. 629. calidum in primo ordine est pentaphyllum. XII. 96. calidum in tertio ordine est petroselinum. XII. 99. calida in tertio ordine est peucedani radix. XII. 99. calida est phaleris. XII. 149. calidum est piper album. XII. 97. calida in secundo ordine est pix sicca. I. 649. XII. 101. XIII. 709. calidum in secundo ordine est polium minus. XII. 107. calidum in secundo ordine est polycnemon. XII. 107. calidum est polygalum. XII. 105. calida est in secundo ordine propolis. XII. 108. calida in secundo ordine est ptarmice. XII. 108. calidus in tertio ordine est raphanus. XII. 111. calida in secundo ordine est radix rhodia XII. 114. calida in tertio ordine est rhododaphne. XII. 86. calida in quarto ordine est ruta agrestis. XII. 100. calidum est sagapenum.

XII. 117. calida in secundo ordine est scandix. XII. 124. calida in secundo ordine est scilla. XII. 125. calidus in secundo ordine est scolimus. XII. 125. calida in tertio ordine est scorpioides. XII. 126. calidum in secundo ordine est seriphium. XII. 119. calidum in secundo ordine est sisaron. XII. 124. calidum in tertio ordine est smyrnium. XII. 128. calida in primo ordine est spica nardi. XII. 84. calida in tertio ordine est stachys. XII. 129. calidum in quarto ordine est struthium. I. 649. XII. 131. calidum in secundo ordine est telephium. XII. 140. calida in secundo ordine est terebinthus. XII. 137. calidum in secundo ordine est teucrium. XII. 138. calidum mediocriter thus est. XII. 60. calidi sunt in quarto ordine tithymali. XII. 141. calidum in tertio ordine est tragion. XII. 143. calidum est triphyllum. XII. 144. calidum est in tertio ordine trifolium. XII. 72. 118. calidum in primo ordine est triticum. XII. 111. calida sunt omnia vina. I. 669 (confer. VINUM) calida sunt unguenta comptoria et foliatum. X. 574.

Calidae naturae conducentia. XVII. B. 307.

CALIDI per se et per accidens definitio. I. 672. significationes diversae. I. 552. virtutes. XVII. B. 807. sq. et sicci ab integra vacuatione laeduntur. XI. 45. diutissime permanent, qui ex affectibus convulsivis moriuntur. IX. 251. natura qualem pulsum habeant. VIII. 463. IX. 472. *Calidis* respiratio major est et densior. IV. 501. calidis naturis utilius est in otio agere, quam exercitari. VI. 368. calidis naturis refrigeratio fit cibo exhibito. X. 545. in *calidis* cur mel succum biliosum creet. XI. 676. *calidis* conducit frigidae potio et quies. XV. 220.

Calidissimus locus est circa diaphragma. IV. 196.

CALIDITAS, definitio. I. 553. qualitatum efficacissima. XV. 368. eam arteriae nutriunt. III. 46.

CALIDIUS non simpliciter apparet, quod citius accenditur. XI. 409.

Calido frigidum medetur. XVII. B. 254. nutritionem, concoctionem, humorum generationem etc. fieri demonstratur. II. 89. in *calido* indicatio est refrigerandi. X. 658.

Calidorum facultates. VII. 600.

Calidum, ejus significatio apud diversos auctores. I. 536. definitio. XVII. B. 404. potestate quid significet. I. 653. in animalibus activum est. IV. 158. quidam omne dicunt, quod viscosum est. XI. 412. perpetuo attrahit. XI. 759. esse a diversis variis substantiis contribuitur. XI. 412. rarefacere, fundere, coquere, movere quidam dicunt. XI. 550. geminum in animali corpore *Hippocrates* agnoscit. XVII. B. 203. plurimum habentes vocalissimi sunt. XVII. B. 200. quibusnam partibus sit amicum. XVII. B. 803. modo suppurationem promovet, modo prohibet. XVII. B. 808.

CALIGO in somno visus ab atra bile oritur. VI. 832. numeratur inter morbos longos. XIV. 738. ante oculos in febre ejus malignitatis est indicium. XVI. 663. *Caliginis* oculorum in febribus causa vapor flavae bilis ad caput adscendens est. XVIII. B. 285. *caliginem* per insomnia videre quid indicet. XVII. A. 214. per *caliginem* quasi videmus, si cornea humidior et crassior est. VII. 99. *caligines* ante oculos in morbo comitiali occurrunt. XIV. 740. ad oculorum caligines remedia parabilia XIV. 522. semen lactucae agrestis. XI. 887.

CALLAINA testa ad dentes denigratos. XII. 866.

CALLIANACTES Herophileus commemoratur. XVII. B. 145.

CALLIBLEPHARA, qualia remedia. XII. 211. calliblepharon medicamentum. XII. 734.

CALLICEROS foenum graecum nominari videtur. XII. 426. substituitur ei foenum graecum. XIX. 731.

CALLICREAS idem quod pancreas. II. 781.

CALLIMACHI de monte *Brilleso* versus. IX. 368.

CALLINICI malagma. XIII. 984.

CALLIONYMI piscis bilis cataractam incipientem digerere dicitur. XII. 279.

CALLIS quid sit. XVIII. B. 749. quomodo inveniri possit. XVIII. B. 750. *Callis* incedentis, sedentis et decumbentis ubi. XVIII. B. 749.

Calliste dicta antidotus. XIV. 176.

CALLUS, definitio. XIX. 442. *Calli* in arthritide quomodo oriantur. XIII. 993. cura chirurgica. XIV. 791. *Cal-*

los incidentia remedia quomodo sint comparata. XI. 748. aegyptia ad callos. XII. 737. *callos* exscindens emplastrum epuloticum ex ladano. XIII. 525. *callos* consuunt emplastrum *Herae.* XIII. 765. *callos* discutit isis viridis. XIII. 794. *callos* exscindit melinon Lucii. XIII. 850. ad *callos* pastillus cephalicus. XIII. 545. cinis corticis salicis. XI. 892. *Callos* in *fistulis* detrahit coracine sphragis. XIII. 826. emplastrum pamphilion XIII. 527. helleborus niger immissus. XI. 874. eximunt Tithymalli. XII. 142. tollit radix Sphondylii rasa. XII. 135. ad *Callos oculorum* compositio. XII. 736. sq. ad oculorum callos *Evemeri* collyrium. XII. 777. *Pyrami* collyrium. XII. 777. *Lyncei* collyrium. XII. 778. alia remedia. XII. 779. callos palpebrarum qui acribus pharmacis tractant, male agunt. III. 810.

Callosa consumit aridum cephalicum ex silphio. XIII. 846. *Callosas* durities emollit emplastrum ex herbis *Critonis.* XIII. 863.

Callosa ulcera; eorum differentiae secundum *Asclepiadem.* XIII. 734. cura. XIII. 734. *Asteris* medicamentum. XIII. 735. *Amphionis* emplastrum. XIII. 736. *Andreae* emplastrum. XIII. 735. *Turpilliani* emplastrum. XIII. 736. *Archigenis* praecepta. XIII. 730. *Asclepiadis* emplastra. XIII. 734.

Callosum corpus cerebri. II. 718.

CALLUS ossium. Origo. I. 387. eo fracturae ossium persanantur. ibid. quaenam vitae ratio ad eum generandum necessaria. I. 388. unde generetur. XVIII. A. 409. XVIII. 397. cur facile in clavicula fracta accrescat. XVIII. A. 409. quid agendum, ut bonus producatur. X. 438. sq. victus ratio eo tempore servanda, quo callus gignitur. X. 440. qualis esse debeat, ut dici possit bonus. X. 440. quid agendum sit, ut, si minor justo proveniat, promoveatur, aut si immodice crescat, inhibeatur. X. 440. momenta, quae ejus generationi adversa sunt. XVIII. B. 400. quomodo nutriatur. XVIII. B. 401. quo minus generetur, quaenam impediant. XVIII. B. 398. ossibus fractis idem, quod lignis, quae glutinantur, gluten. XVIII. B. 398. etiam in fracturis calvariae gignitur. X. 452.

CALOR corpus est. XIX. 473. secundum *Hippocratem* operum naturae
omnium causa. V. 702. *calor* et frigus in animalibus et plantis magis
sunt efficaces, quam humor et siccitas. XV. 226. primum est naturae
instrumentum. IV. 161. accenditur in
parte inflammata, putrescentibus excrementis. VII. 387. qualis hic sit.
VII. 389. num aciditatis causa. XI.
661. alterare potest. I. 252. augetur et iratis, et perturbatis et pudore
affectis. VI. 138. calculi renum causa.
XIX. 648. a corde ad reliquas partes per arterias et venas fluit. V.
159. sq. ejus in corpora effectus.
IV. 340. differentiae unde petantur.
VII. 275. extinguitur in timore. VII.
193. exuperante eo qua ratione cibi
corrumpantur. VII. 213. flatuum generationis causa. VII. 240. morbi,
qui eo superante fiunt. XV. 369.
morbi sedem indicat. XVII. B. 718.
intus movetur in moeroribus. VII. 844.
respirationem magnam et densam facit.
VII. 849. per quem sanguis creatur,
in hepate est. XVII. B. 252. supervenit sanguini per aestum, pestilentem
constitutionem et omnes febres. VII.
375. per somnum interiora magis
petit. XVII. B. 173. circa umbilicum
frequens aegrum afflictat, si stercora
in jejuno et gracilibus intestinis colliguntur. XVI. 146.
Caloris causae. VII. 3. in caput
effectus. XVII. A. 43. conditio in
phrenitide. XVII. A. 883. copia furibundos efficit atque iracundos. IV.
804. in corpore humano duplex genus est. XVII. B. 178. custodiendi
causa adest pulsus. V. 161. exuperantia causa est majoris viri prae
femina perfectionis. IV. 161. ab humoribus ad spiritum translatio facillima. VII. 277. incrementum in corpore qualis pulsus denotet. IX. 276.
justus modus ut servetur, cibis et
potionibus opus est. XV. 246. mutatio *Hippocrati* terminus est sanguinis missionis. XVI. 140. noxae. XVII.
B. 800. opera. XVIII. A. 229. principium respiratione intercepta noxam
percipit. V. 157. in respirationem
influxus. VII. 768. tuendi causa pulsus generati sunt. IX. 5. copiosi
pulsus. IX. 333.
Calorem quidam putant non solum
qualitatem, sed etiam essentiae quantitatem indicare, sed falluntur. XVI.

18. sq. aequalem super totum corpus excitat balneum. X. 712. quandoque aqua frigida provocat. XI. 382.
auget omne alimentum. XV. 289. circa
thoracem auget allium. XV. 871. augent exercitia. VI. 137. auget densata respiratio. XV. 487. extinguunt
humores crudi, si perspirationem laedunt. X. 845. movet omnis frictio
VI. 110. praebent testes. IV. 578.
citra *calorem* nullum potest in halitum solvi corpus. X. 657.
Calore multo, in organis respirationis acervato, spiritus fit densus et
magnus. VII. 911. *calore* in carnibus excitato nutriendi vis augetur.
VI. 417. a *calore* vaporum copia
provenit. XI. 698.
Calor adauctus valenter alterat. VII.
261. XV. 267. adauctum sitis significat. XVI. 195. *caloris aestivi* auctor sol est. XV. 87. XVI. 430. *ae-
stuosi* indicia urinae est sedimentum farinae hordeaceae simile. IX.
603. florentium aetate subacre quiddam habet, nec suave; puerorum vero
halituosus est, copiosus et tangenti
blandior. I. 594. in pueris florenti-
busque aequalis est. I. 597. *alienus*
qui. XV. 297. alienus (externus) sanguinem putrefacit. VII. 374. alienus,
ac praeter naturam in corporibus ex-
citatus quid efficiat. X. 754. *Caloris
ambientis* in corpus effectus. XVII.
A. 32.
Calor animalis qua ratione sit a
primo ortu ad senectutem usque comparatus. VII. 674. num cum flamma
sit comparandus. VII. 674. sq. fons
cor est. III. 436. materiam, unde
accenditur, sanguinem habet. IV. 490.
qua ratione extinguatur. IV. 491. intro forasque defertur animi perturbationibus. VII. 191. excitat eum
animi excandescentia. VII. 941. con-
servatur pulsu et respiratione. VII. 15.
medicamentis calfacientibus quasi alimentis uti videtur. I. 652. extinguitur arteriis nimium repletis. VII. 14.
immoderatus febris est. VII. 4. *Calorem* animalium omne nutrimentum
qua tale apert. I. 660.
Calor cerebri et siccitas mentis mo-
tionis causa XVII. A. 390. auctus
causa vigiliae. XVII. B. 457. *Caloris*
cerebri signa. I. 324. *congeniti* focus
cor. XVII. B. 200.
Calor cordis. I. 332. 334. 335. V.
158. et ejus ventriculorum. V. 159.

cur ipsi prae ceteris partibus major sit necessarius. V. 159. specie duplex. IX. 337. unde augeatur et imminuatur. XVI. 130. ad iram excitandam datus est. XV. 289. XVII. B. 252. pulsus variat. IX. 337. ejus moderator respiratio. II. 884. ad eum refrigerandum cerebrum non factum est. III. 615. in corde et pulmone flagrantis ex respiratione signum. VIII. 251. caloris in corde fervorem quidam iracundiam definiunt. V. 582.

Calor externus non innatus putredinem efficit. X. 753. externus causa humorum putredinis. XVII. A. 669.

Calor febrilis qualis. XVII. B. 408. febrilis qualitas indicium humoris febrem excitantis. VII. 377. in febribus varia conditio. XVII. A. 873. conditio in febre hectica cum marcore. VII. 317. mordax est in febribus putridis. VII. 307. omni febri est inimicus. X. 712. ingesto cibo in febre hectica accenditur. VII. 320. quum exuperat febris adest. VI. 849. febrium hecticarum et putridarum qualis. XVII. B. 408. ejus qualitas maximum est febrium putridarum indicium. VII. 307.

Calor igneus in ventriculo unde dignoscatur. VIII. 36. *immodicus* causa animi deliquii. XI. 50. immodicus, qui universum corpus occupat, febris est. IX. 165. immoderatus unitatem solvit. VII. 745. immodici motus causa. X. 930. immodicus in ventriculo et intestinis febrem gignit. X. 571. immodici effectus. XVI. 51. *Caloris* per sanguinis profluvia immoderata mutatio. XVII. A. 342.

Calor innatus, definitio. XI. 731. innati fons et origo cor. XV. 362. innati fons est facultas vitalis. XV. 293. innatus et nativus spiritus vocatur. XI. 730. innati substantia aërea est et aquea. XVII. B. 407. ejus generatio sec. *Platonem*. V. 706. innatus pueris plurimus est. XV. 154. plurimum eos in se habere qui crescunt, *Hippocrates* statuit. V. 703. innatus plurimus in iis est, qui augentur. XV. 155. innati plurimum habent, quae augentur. XV. 406. innatus non solum moderate calidus, sed praeterea humidus est. XV. 156. innati causa non est spiritus tunicis arteriarum attritus. V. 702. innatus temperatus est. V. 703. ejusdem parum senibus inest secundum *Hippo-*

cratem. V. 703. innati custodia pulsus est. IX. 459. innatus in hepate continetur, cujus ope sanguis gignitur. XV. 289. innatus officium habet ut concoquat. XV. 297. innati fervorem per iracundiam in corde fieri quidam putant. V. 292. innatum hebetat alimentum copiosius. XV. 266. innati incrementum efficit exercitatio. VI. 138. XIX. 691. innati refrigerationem *Philistion* et *Diocles* pro usu respirationis habuerunt. IV. 471. innati augmentum aut decrementum non eundem semper pulsum generat. IX. 8. innati commoderationem conservat respiratio. IV. 466.

Calor, eum varii auctores non *insitum* sed adscititium vocant. VII. 614. *Caloris* insiti motum a profundo extrorsum concitat exercitatio. X. 717. insiti conservatio respirationis principalissimus usus. VII. 761. insitus quibus multum refrigeratus, respiratio fit parva et tarda. VII. 810. insitus verecundis augetur. VI. 138.

Calor nativus quomodo oriatur. VII. 616. nativi initium cor *Hippocrates* putat. V. 582. nativi principium ventriculus cordis sinister. III. 545. nativus in sanguine sedem suam habet. XVI. 130. nativus num crescentibus sit plurimus. XVIII. A. 230. nativi recens nati plurimum habere dicuntur. XVII. B. 410. nativi conditio in pueris et aetate florentibus. XVII. B. 408. nativi affectus rigor. VII. 614. 618. nativi ad igneum conversio febris ortus est. XV. 456. nativi conditio in ira, tristitia et angore. XVI. 174. nativus causa perspirationis insensibilis. XVII. B. 421. nativi in corpus vis. XV. 236. nativus temperatus et modice humidus sanguinis auctor est. XV. 262. nativus squalidus et acer quibus est, alimenta mitiorem reddunt. X. 545. nativus quum aut ex fatigatione et nimia siccitate ad alimentum se convertit, somnus fit. IX. 140. nativi symmetriam servat respiratio. XV. 288. nativum adauget calidum modice adhibitum. XVII. B. 809. nativi conservationi praeest pulsus IX. 210. nativus inspiratione roboratur. XVII. B. 316. nativus in extinctionis periculum agitur venarum oppletione. XV. 775. nativum intercipit deficiens pulsus. V. 157. nativi extincti signum lividitas. XVI. 205. XVIII. B. 126. nativi refrigerandi causa inspiratio est.

V. 713. nativum a refrigeratione victum esse docet ignorantia et oblivio. XVI. 648. nativi extinctionem denotat extremorum frigus et livor. XVII. A. 599.

Calor naturalis in sanguine consistit. XVII. B. 299. naturalis ex sanguine perseverantiam obtinet. XI. 262. causae, quae eum alterare possunt. XI. 262. quomodo servetur. VI. 41. auctio et diminutio et pulsum mutat. VI. 149. cur hieme augeatur. XVII. B. 416. extinctio mors est. I. 582. laeditur respiratione et transpiratione laesa. X. 754. ubi languet, perspiratio invisibilis visibilis fit. X. 175. perfrigeratio quomodo respirationem mutet. VII. 779. si servatur in cordis corpore per respirationem, putredo non accidit. X. 753. naturalis supra modum siccatus, vigilias inducit. IX. 140. praeter naturam febris est essentia. VII. 275. magnam animantibus affert utilitatem. XV. 369.

Calor moderatus; ejus utilitas. IV. 505. coctionem accelerat. XIX. 508. *molestus* erodens et mordax ex bile consistit. VII. 377. *mordax* natura quibus est adeo, ut fumida gignat excrementa, vivendi ratio. VI. 373. *mulierum* qualis. IX. 114. *multus* siccius temperamentum reddit. VI. 390. perfrigerati ex respiratione signum. VII. 813. itemque redundantis. VII. 814. puerorum et aetate florentium qualis. VII. 258. sanorum qualis. XVII. B. 408. summus igni inest. XV. 51.

Calor urens febris ardentis signum. XVII. A. 690. in frigido ambiente exiguam salutem in febr. putridis promittit. X. 760. *vaporosior* et minus molestus in febribus indicium est sanguinis exuperantis. VII. 377. ab initio vaporosus deinde acrimoniam habens, ex pituita putrescente consistit. VII. 377.

CALVARIA qualis sit pars. II. 739. III. 688. *Calvariae* ossa septem. XIV. 720. cur ex multis ossibus composita. III. 751. ossa pericranio teguntur. XIV. 711. membrana externa (pericranium) continua est super totum caput, et propterea tota doloribus affici potest. Idem etiam est cum interna. XII. 522. cerebro formam tribuit. II. 219. qui hoc putant, errant. III. 672. evolutio in foetu. IV. 541. sensu caret. X. 935. quo loco sit tenuissima et rarissima. X. 934. in

sincipite subtilissima et plurimis meatibus pervia est. XVII. A. 808. venae. II. 807. fissurarum, quae ad secundam usque laminam perveniunt, cura. X. 445. *fracturarum* differentiae. X. 445. differentiae duae. XIV. 777. operationes chirurgicae, ad eas facientes, enumerantur. XIV. 783. quae ad meningem pervenerunt, cura. X. 446. usus terebellae. X. 447. fracturae cum comminutione cura. X. 450. facit ad eas sanguis turturis et columbae. XII. 256. etiam callum ducunt. X. 452. *vulnus* ad calvariam usque quomodo curandum. XII. 521.

CALVI nonnulli fiunt, quibus a primo ortu cutis siccior erat. I. 620. cutis capitis in iis conditio. XVII. B. 5. cur aliqui fiant citius. I. 621. his varices magnos non oriri *Hippocrates* dicit; quibus vero calvis varices succedunt, ii rursum capillati fiunt. XVIII. A. 55. casus cujusdam calvi. XVII. A. 762. calvi non fiunt eunuchi. XVIII. A. 40. quid sit agendum, si calvus dolore capitis laboret. XII. 509. fiunt, qui in prima aetate nigri et crispi erant. I. 625.

CALVITIES unde contingat. XII. 381. cutis capitis affectus est. XIV. 777. in senibus accidit, et cur in sincipite magis. I. 621. cerebrum siccum indicat. I. 634. *Calvitiei* causae. X. 1015. XIX. 370. a cerebri exsiccatione oritur. XVII. B. 5. cura X. 1015. XII. 382. 386. ad *Calvitiem* praeter aetatem remedium. XII. 421. aliud. XII. 422. *Andromachi* junioris remedia. XII. 438. remedium *Cleopatrae*. XII. 405.

CALVITIUM affectus insanabilis. XVIII. A. 55. feminis non accidit. XVIII. A. 41. male dicit *Hippocrates* tolli obortis varicibus. XVIII. A. 55.

CALX sive calcaneus, os. II. 776. formae ejusdem utilitas. III. 200. qua ex causa sit in anteriore parte angustior. III. 198. os tarsi est maximum. XVIII. B. 433. ejusdem situs. III. 205. sustinet talum et crus et fert corpus ubi stamus. XVIII. B. 433. ad pedis firmitatem contribuit. III. 205. ei inseritur tendo Achillis. XVIII. B. 448. ejus cum aliis ossibus conjunctio. III. 207. XVIII. B. 433. movent eum tres musculi. III. 131. saltando ex superioribus locis diducitur. XVIII. B. 445. symptomata cum hoc casu conjuncta ibid.

Calx pedis, definitio. XIV. 708. si corrumpitur, curationem non recipit, sed malum totam per vitam durat. XVIII. B. 455. sq. symptomata mala, quae calcis corruptioni superveniunt. XVIII. B. 457. sq. eorumque cura. XVIII. B. 460. sq. corrumpi etiam potest ex longiori situ. XVIII. B. 456. quomodo vinciatur. XVIII. B. 452. sq. *Calx* ferulas non patitur. XVIII. B. 509. *Calcem* tegens cutis, si dura et crassa est, quomodo tractanda in ossium pedis diductionibus. XVIII. B. 449. sq.

Calx absolute dicta significat vivam. XIII. 699. terrenae est consistentiae. XI. 687. 688. calce, cinereque crassiora sunt ferrum et lapis, itemque calidiora. XI. 688. calcem animal nullum esitat. XI. 690. calx frigida dicenda non est, licet sit alba ut nix. XIV. 221. calida est. XI. 606. calx aqua perfusa ebullit, idemque hecticis contingit sumto cibo. VII. 324. *Calx cineris*, ejus vires. XII. 140. emplasticum remedium est. XI. 634. oleo mixta ad nervorum puncturas. X. 394. quomodo lavetur. X. 394. ex aqua elota ad alphos et lepram. XVII. A. 472. ad ulcera maligna. XI. 88. substitui ei potest terra eretria. XIX. 745. non extincta medicamentum est crustificum. X. 325. adstringendi vim non habet. X. 325. thebaica succedit eretriae terrae. XIX. 727.

Calx viva quaenam dicatur. XIII. 699. extincta mediocre est medicamentum, elota prorsus laeve et mordicationis expers. XIII. 681. adurit. XI. 88. XIV. 765. ejus vires. XII. 237. in aqua elotae vires. XII. 237. ejus lixivii vires. XII. 237. calx viva valde digerens et siccans medicamentum est. XIII. 705. ex *calce* viva emplastr. discuss. XIII. 944. ex calce et sorde balnei medicamentum. XI. 115.

CAMAROSIS, definitio. X. 449. XIX. 432. fracturae calvariae species est. XIV. 777. 782.

CAMELUS cornibus caret, et ruminat, et multos ventres habet, quoniam spinosum ligneumque alimentum depascitur. II. 546. *Cameli* cerebrum arefactum et ex aceto potum comitialibus morbis medetur. XIV. 240. oris ejus interior facies cur sit aspera, et ea, quae ventribus obducta est similiter. II. 547. lubenter junco vescitur. XIV. 74. fel pro felle muste-lac. XIX. 746. fel pro felle simiae. XIX. 747. pro ejus felle fel ascalaboti. XIX. 746. *Camelorum* carnes concoctu sunt difficiles. VI. 664. in Alexandria eduntur. VI. 486. carnes maxime sanguinem melancholicum generant. VIII. 183. *Camelarum* lac liquidissimum ac minime pingue. VI. 681. lac seri plurimum habet. VI. 766. urina ad achoras. XII. 476.

CAMERA vocata fascia. XVIII. A. 789. *Glaucii* vocata fascia. XVIII. A. 790.

CAMINORUM aër vitandus. X. 843.

CAMPAE quinam sint vermiculi et quemnam habeant usum. XIV. 430. in CAMPANIA fuit *Galenus* VI. 434.

Canalis lacrymalis usus. III. 809. canalis noxae in fractura femoris, qui non ultra poplitem pertingit. XVIII. B. 528. sed qualis utilis. XVIII. B. 529. toti cruri potius quam dimidio admovendus est. XVIII. B. 848. *Canales* cur in tibiae fractura non sint adhibendi. XVIII. B. 499. glossocomo similes. XVIII. B. 504. ex tilia conficiendi sunt. XVIII. B. 505. utilitas, si homo ex uno lecto ad alterum transferendus est. XVIII. B. 505.

CANCANI radix et succus quasnam habeat vires, et quibus in morbis propinentur. XII. 8.

CANCELLI parva sunt animalia flavo colore, minimis cancris similia. VI. 721.

CANCRI humidi sunt, cutemque habent siccam. I. 639. in pectore cerebrum habent. III. 629. nec collum nec caput habent. III. 609. 614. oculorum situs. III. 631. palpebris egent. II. 879. fluviatilis tritus et illitus spicula et surculos extrahit. XIV. 242. usti, eorum usus medicus. XII. 356.

CANCER, (morbus) definitio. X. 976. XIX. 443. unde nomen suum acceperit. XI. 141. a similitudine ad animal nomen accepit. X. 83. descriptio. X. 975. sq. XI. 139. differentiae. XIV. 779. venarum in iis conditio. VII. 720. cum inaequali intemperie consistit. VII. 751. maxime in mulierum mammis fit, menstruis cessantibus. XI. 139. ab alvi perturbatione aut tussi ubi obortus est, os amarescit. XVII. A. 477. et cum sine ulcere fit. VI. 875. senilibus potissimum contingit. XVIII. B. 283. cancri et phagedaenae herpetibus respondent, et erysipelatibus ex flava bile ortis. VII. 345.

ab atra bile ortum ducit. V. 116. 678.
VI. 875. VII. 224. 720. 724. 726.
IX. 693. XI. 139. XV. 330. 369.
XVI. 15. XVII. B. 659. ex cacochymia oritur. I. 664. gignunt eum
haemorrhoides retentae. XVI. 795.
humorum fluxus. VII. 22. humores
vitiosi. VII. 211. XV. 365. fit ex
lentibus largius comestis. VI. 526. ex
succis malis melancholicis. VI. 814.
sine ulceratione ejus causa est bilis
atra moderatior. VII. 726.

Cancer, Chirurgica operatio. X. 979.
XIV. 786. XVIII. A. 59. sq. communis ejus et propria curatio. X. 976.
XI. 142. sq. quo minus augeatur,
evacuantia prohibent. V. 144. in eo atra
bilis purganda est. XVI. 125. *cancros* eliquare creditus est dracunculi
fructus. XI. 365. plumbum, et plumbeus quidam succus, a *Galeno* descriptus. XII. 231. idonea etiam est
pompholyx. XII. 235. medicamenta
ex pompholyge et chalcitide confecta.
XI. 143. solani succus. XI. 143. theriaca. XIV. 34. urtica. XI. 818. in
cancro purgamus per remedium atram
bilem vacuans. XI. 348. exulcerati
cura. X. 1006. *cancer* incipiens sanari potest, ad notabilem vero magnitudinem perductum nemo sine chirurgia sanavit. XV. 331. incipientes
sola purgatione sanavit *Galenus*. XI.
341. *cancer* in summo corporis consistens si difficulter aut potius non
sanari potest, eo minus curari potest is, qui in intestinis est, per quae
faeces transeunt. XVII. B. 688. ad
cancrum aquis oberrantem theriaca
Andromachi sen. XIV. 34. *cancer* latens quomodo oriatur. V. 116. occultus in alto latens qui dicatur ab *Hippocrate*. XVIII. A. 59. occultus curam
omnem respuit; curati namque cito
intereunt. XVIII. A. 59. eum non
permittunt curari medici magnae auc-
toritatis. XVIII. A. 61. ad *Cancros*
occultos cataplasma ex erysimo cum
aqua et melle. XI. 878. emplastrum
Critonis ex herbis. XIII. 863. exulceratus prorsus est insanabilis. XVII.
B. 688.

Cancer mammarum utplurimum fit
menstruis cessantibus. XI. 139. XV.
331. ab excremento melancholico
originem habet. XV. 331. incipiens
sanabilis, posthac vero citra chirurgiam non curabilis. XI. 141. in mammis cancrum habentem mulierem *Ga-*

lenus singulis annis purgavit, et ita
sanavit. XI. 344. XVIII. A. 80.

Cancer uteri, definitio. XIX. 430.
causa est menstruatio retenta. XVII.
B. 854. versa vice ab uteri cancro
imminuuntur menstrua. XVII. B. 854.
Cancrosa sunt omnia, quae ab atrabilario succo indurantur. XI. 737. *cancrosa* ulcera sunt insuppurabilia. XVII.
B. 809. cancrosorum ulcerum cura.
XIII. 733. sq. iis serum lactis conducit, medicamentis anodynis mixtum.
XII. 268. pompholyx. XII. 235.

CANCHRY calidum est. XI. 421. solum non convenit ulceribus. XIII. 665.
ei succedanea remedia. XIX. 731.

CANDIDAE mulieres carne molli
praeditae sunt. XIII. 662. quaenam
sint candidae et molles. XVII. A. 842.
candidiores mulieres juvantur malleolorum scarificatione. XI. 283.

Candidi succum melancholicum in
se non habent. VIII. 182. melancholicum humorem non continent. XVI. 17.

Candidum emplastrum *Telephanis*.
XIII. 532.

CANICULAE ortus quando fiat. VI.
548. XVII. A. 387. ante *caniculae*
ortum et sub ea medicamenti exhibitio difficilis. XIV. 285. *caniculae*
ortus operam inchoat. XVI. 433. hoc
tempore viperae et serpentes furiunt.
VIII. 133.

Canina fames, defin. VII. 131. XI.
721. XVII. B. 501. XIX. 418. animi
deliquium est. XI. 48. causae. VII.
132. 136. VIII. 354. XVI. 300. fit
excrementis a capite delatis. VI. 422.
in ore ventriculi consistit. VIII. 397.
est lienis affectio. VIII. 378. pulsus
in ea conditio. IX. 198. 480. contra
eum remedia. XI. 721. *Archigenis*
praecepta. XIII. 175. remedium vinum
est. XVII. B. 499. quaenam vina
potissimum conducant. XVII. B. 500.
ad famem caninam in itinere, aut alio
modo obortam, remedia. XIV. 374.
theriaca. XIV. 302.

Canini dentes. XIV. 722. unde nomen habeant. II. 754. inferiore basi
lati, superna acuti sunt, et frangunt
dura. III. 869. unam radicem habent.
II. 753. cur homo habeat utroque in
latere unum, quum leones, lupi ac
canes multos utrinque possideant. III.
877.

Caninus morbus, symptomata et cura.
XIX. 719.

CANIS (sidus) a quibusdam Sirius vocatur. XVII. A. 17. inter eum et arcturi ortum maxima est caliditas. XI. 44. ortus distinguit ventos etesias et prodromos. XVI. 411. sub canis ardoribus succus rosarum opobalsamo mixtus refrigerii causa inungitur. XI. 559. sub *cane* vena non secanda est. XI. 44. XVI. 481. XVII. B. 116. post canem flare incipiunt etesiae. XVII. A. 30. XVII. B. 581. sub eo et ante eum purgationes molestae. XVII. B. 664. eo oriente semper febres ardentes grassantur. XVII. A. 102. circa canis ortum aestus febrem gignit. VII. 278. pluviae nullae eo tempore accidunt. XIII. 887.

Canis (piscis) ad cetacea numerandus est, et carnem habet duram et excrementitiam. VI. 728. marinus nihil habet commune cum cane reliquo, nisi nomen. X. 129. marini carnes sanguinem melancholicum generant. VIII. 184. marini adeps pro crocodili adipe. XIX. 733.

Canis et vulpes qualem foetum procreent. IV. 604. *Canis* et lupus et vulpes procreare possunt animal mixtum. III. 170.

Canes cur sint graciles et minime pingues. XI. 514. in larynge commixtio est nervorum recurrentium cum nervis a sexta conjugatione ortis. IV. 288. cur dentes caninos plures habeant. III. 877. cur vertant aures ad sonos et voces. III. 896. satis evidentem commissuram habent in maxilla inferiore. II. 440. musculos temporales magnos et valde nervosos habent. III. 844. coecos catulos parunt. IV. 639. juvenes ac pingues eduntur. VI. 664. nigrum lienem habent. II. 573. quomodo conditos vulgares homines comedant. VI. 728. *Galenus* frequenter vidit vomitum sibi provocantes. XI. 168. celerrime interimit apocynum. XI. 835. *Canum* stercus ut medicamentum. XII. 291. simile est medicamentis extergentibus, maxime si vescantur ossibus. XI. 760. stercus pro lupi stercore. XIX. 733. ad anginam. XII. 291. quomodo *Galeni* quidam praeceptor effecerit, ut canes aptum stercus deponerent. XII. 291. ad oris crustas. XII. 955. album ad ictericos. XIII. 234.

Canis testiculus (orchis), radicis vires medicae. XII. 92.

Canis etiam morbus quidam faciei est. VIII. 573.

Canis solus rabie afficitur. VIII. 423. rabidi descriptio. XIV. 279. rabidi venenum pededentim agit, non subito necat. XVII. A. 760. canis rabidi saliva rabiem excitat, si hominem tetigerit. VIII. 423. rabidi spuma non parem vim habet soli cuti applicata vel intro sumta. I. 664. quae symptomata faciat morsus canis rabidi. XIV. 195. temporis spatium, quod morsum et hydrophobiae exordium intercedit. XVI. 621. rabidi hepatis usus medicus. XII. 335. a *cane* rabido morsi hydrophobi dicuntur. X. 627. (confer. HYDROPHOBIA).

Canis rabidi morsus quomodo tractandus. I. 74. 88. vulneri ab eo facto rationalis medendi methodus. XIV. 280. remedia ad canis rabidi morsum parabilia. XIV. 516. 517. 573. 574. medicamentum specificum. XIII. 630. praeservans remedium. XIV. 168. *Canis* rabidi morsus juvat alysson. XI. 823. ad *Canum* rabiosorum morsus antidota. XIV. 195. sq. 206. *Aelii Galli* antidotus. XIV. 158. 170. Basilice antidotus. XIV. 174. *Baphulli* vel *Herae*. XIV. 173. *Claudii* Apollonii. XIV. 171. *Cratippi*. XIV. 170. *Damocratis*. XIV. 191—201. *Herae*. XIV. 170. *Menelai*. XIV. 173. *Menippi*. XIV. 172. *Zenonis Laodicei*. XIV. 171. *Aeschrion* usus est cancris ustis. XII. 356. itemque *Pelops*. XII. 358. a cane rabido morsi medicamentum certum ex cancris. XIV. 437. carnes variorum animalium. XII. 322. emplastrum aniceton. XIII. 878. gilvum *Italici*. XIII. 646. 802. hydrophobiam praeservans emplastrum *Herae* candidum. XIII. 431. emplastrum *Hicesii*. XIII. 788. hicesium nigrum. XIII. 781. hepar canis rabidi. XII. 335. isis. XIII. 774. *Machaerionis* medicamentum. XIII. 797. rabiem, a canis rabidi morsu ortam sanare *Galeno* tradita est lemnia terra cum juniperi fructu in vino diluto epota. XII. 174. theriaca. XIV. 90. 300. *Andromachi* sen. XIV. 36. viridia et nigra medicamenta. XIV. 764.

CANRUBUS est frutex silvestris. VI. 619. fructus, facultates. VI. 589. vires medicae et usus. XII. 52. fructus parum alunt, et pravi succi sunt. VI. 621. fructu rustici vescuntur.

VI. 620. germina eduntur. VI. 644. semen pro hyoscyami semine. XIX. 745. ei succedaneum remed. XIX. 733.

CANNABIS, semen, ejus facultates et utendi modi. VI. 549. semen et succum adhibendi ratio. XII. 8.

CANNAB radicem cum bulbis aculeos et stipites ex alto extrahere quidam tradidere. XII. 7. herbae vires ibid. cortex combustus calidus et siccus quonam gradu? XII. 7. sq. flos, *anthele* vocatus, vitandus et cur. XII. 8.

CANITIES, definitio. XIX. 431. frigidi humidique temperamenti cerebri signum. I. 634. turpis nequaquam. XII. 439. remedia quae eam retardant. XII. 441. XIV. 391. ad calvitiem remedium, quo usus est *Andromachus*. XII. 438.

CANON cur vocata sit *Polycleti* statua. I. 566.

CANTHARIDES, earum vires, et usus medicus. XII. 363. sq. quaenam optimae. II. 364. iis vescuntur viperae. XIV. 264. terrenae consistentiae sunt. XI. 688. parce sumtae renes expurgant. XI. 689. nobis in toto sunt contrariae. III. 541. erosione aut putrefactione interimunt. XI. 681. XII. 269. alexipharmacis admiscentur. XI. 609. centesima drachmae particula non nocet. XI. 609. urinam cientibus remediis, et alexipharmacis miscentur. XI. 609. contra symptomata venenosa, ab iis producta, *Galenus* propinavit Lemniam terram cum successu. XII. 174. sq. vesicam peculiariter afficiunt. XIV. 227. eam exulcerant. XIV. 248. vesicam exulcerant, et hydericis prosunt. I. 667. vesicam exulcerant quidem, verum ubi paucum ex illis miscetur bonis atque utilibus, illa quidem velut manu ducunt, rodere tamen nequeunt. XI. 609. mixta vero aliis vesicae sunt auxilio et urinam copiosam provocant. XIV. 248. casus letalis ex earum usu. XV. 913. ad *cantharides* deglutitas antidota. XIV. 141. lac. XII. 269. ad *cantharidum* ulcera theriaca galene dicta. XIV. 33. iis substitui possunt phalangia. XIX. 731.

CAPHURA antidotum scammoneae. XIV. 761.

CAPILLI (conferantur PILI), Aethiopum parvi quidem sunt, sed difficile defluunt. III. 910. albi unde fiant. I. 621. ad eos dealbandos remedia.

XIV. 391. cani ut nigri fiant, remedia. XIV. 391. ne cani fiant prohibens remedium. XIV. 391. quomodo fiant crispi. I. 616. XVI. 89. modice flavi et crispi temperamenti moderati signa sunt. I. 342. flavi redduntur ab ea Phlomi specie, quae aurei coloris flores obtinet. XII. 150. ad *capillorum* in capite generationem *Cleopatrae* remedium. XII. 432. alia compositio ejusdem generis. XII.433. graciles, rectos et rufos quinam habeant. XVI. 90. unde fiant nigri, flavi, albi. XVI. 89. nigri et frequentes cerebrum bene temperatum docent. I. 634. nigri temperamentum calidum monstrant. I.343. nigros, siccos, crispos et fragiles quinam habeant. XVI. 90. ut flavi fiant remedia. XIV. 392. eos denigrantia remedia *Archigenis*. XII. 443. ad eos nigros reddendos oleum *Herae* valet. XII. 430. plani, nec prorsus calvescentes, cerebri humidi indicia sunt. I. 326. recti, rufi, stabiles, qui longe post ortum nascuntur, tenues, et male ab initio nutriti, frigidi temperamenti signa sunt. I. 325. recti et subflavi, quique non facile calvescunt, signa sunt temperamenti calidi et humidi simul. I. 327. robustissimi, celerrime post partum nascentes, crispi et cito calvescentes cerebri siccioris indicia sunt. I. 326. cur sint subrufi fere in pueris. I. 619. subrufi temperamenti humidi et frigidi signum. I. 626. aegre nascentes, male nutriti, rufi et cito calvescentes temperamenti frigidi et sicci sunt indicia. I. 328. qui celerrime nascuntur, uberrime aluntur, magni ac crispi sunt, indicia sunt temperamenti calidi et sicci. I. 326. editis in lucem qui celeriter nascuntur, deinde nigri et robusti et crispi fiunt, signa sunt cerebri caloris. I. 324.

Capillorum usus. III. 910. ad *capillos* conservandos ac augendos *Critonis* praecepta. XII. 435. item *Heraclidae* Tarentini. XII. 435. ad eos augendos remedia. XIV. 580. restituentia remedia. XIV. 503. unde corrumpantur. XII. 381. duplex affectio iis accidit, altera est defectus, altera in alienum colorem mutatio. XIV. 325. tonsura medico qualis esto. XVII. B. 150. tincturae. XII. 439. XIV. 390. sq. earum noxae maximae. XII. 442.

Capillorum defluvium, definitio. XIX. 431. ejus causae. X. 1015. XII. 426.

defluunt ex alimenti indigentia. XV. 366. defluvium in phthisi letale. XVII. B. 796. tabidis accidit ad extrema redactis. XVIII. A. 116. defluentes retinet Ladanum. XII. 28. loti lignum. XII. 65. defluvium sanant varices. XVIII. A. 55. cura. X. 1015. curandi methodus generalis. XII. 426. remedia simplicia in usum vocata. XII. 428. sq. remedia composita. XII. 430. sq. ad defluvium capillorum. XIV. 322. 393. ad defluvium, quod iis accidit, qui reficiuntur ex morbo. XIV. 393. ad capillos tum e capite tum e barba defluentes remed. XIV. 502. ad eorum profluvium et ut plures oriantur. XIV. 503. *Archigenis* remedia. XII. 431. *Cleopatrae.* XII. 432. *Critonis.* XII. 435. *Herae* compositiones. XII. 430. compositio ex oleo, quae et nigros eos facit. XII. 430. remedium *Cleopatrae*, efficacissimum. XII. 404. sq. *Heraclidae* Tarentini. XII. 436. 438. delapsos citius restituit essentia cepae, quam alcyonium. XII. 48.

Capillorum mictus (capillitium): capillis similia corpora nonnunquam cum urina ejiciuntur. VIII. 392. *Galeni* de eorum generatione sententia. VIII. 393. hujus affectionis causae. XVII. B. 768. et cura. XVII. B. 769.

CAPISTRA varia. XVIII. A. 793. sq.

CAPITO *Hippocratis* interpres. XV. 359. *Hippocratis* libros edidit, quae editio apud Adrianum in pretio habita est. XV. 21. verba multa in *Hippocrate* mutavit. XIX. 83. veteres scripturas (*Hippocratis*) audacissime pervertit. XVII. A. 795. librum de humoribus *Hippocratis* quidem, sed non magni illius judicat. XVI. 2. *Capitonis* aridum remedium ad lippitudines siccas et oculos humentes ac angulos circumrosos et palpebras sicosas. XII. 731. — ejusdem medicamentum ex lapide haematite ad scabras palpebras. XII. 732.

CAPITONES pisces vivunt in aqua salsa et dulci. VI. 795. maritimorum caro quomodo differat ab ea degentium in aquis vitiatis. VI. 797.

CAPNELAEON, quid in Cilicia significet. XIII. 626.

CAPNOS sive *Capnios*, vires, morborumque, in quibus exhibetur recensus. XII. 8. sq. succus XII. 9. Plebeji cujusdam eo utendi ratio. XII.

9. in CAPPADOCIA hordeum nudum (gymnocrithon) occurrit. VI. 520.

CAPPARIS planta est fruticosa, in Cypro proveniens. VI. 615. facultates ejusdem. ibid. — radicis cortex ejus qualitates et vires. XII. 9. sq. fructus, foliorum, caulium et succi vires. XII. 11. quaenam validiora. XII. 11. folia pro lepidii radice. XIX. 734. cortex ad obstructiones hepatis et lienis. XI. 746. cortex lieni convenit. X. 920. ex oxymelite vel aceto et oleo sumta citra calorem extenuat. VI. 274. fructus aurium vermes sua amaritudine occidit. XII. 11. Aegyptiae radix calculos destruit. XIX. 694. radicis cortex ad lienis scirrhum. XI. 108. radici succedanea. XIX. 731. pro ejus radice substituendum remedium. XIX. 741. ex oxymelite ad lienis scirrhum. X. 921. ex oxymelite ad renum calculos. X. 1000.

CAPRA minus sicca quam bos. VI. 663. quaedam causa fuisse dicitur operationis cataractae instituendae. XIV. 675. gravidam viventem dissecuit *Galenus*, et quid in ea observaverit. XVII. B. 245. *Caprae* cur castrentur. VI. 676. uteri cum placenta per vasa connexio. IV. 226. alimoniam optimam iis quaenam herbae largiant. XV. 881. datum elaterium pullum purgat. XVII. B. 305. si scammoniae germina aut tithymalum ederint, lac purgatorium habent. XVII. B. 306. capram si aries ineat, capella molli pilo generatur. IV. 605.

CAPRAE *pinguedo* acris est. XI. 635. adeps crassus et terrenus. XI. 734. adeps capra, et tauri phlegmonis frigidioribus magis congruunt. XI. 733. pingue suillo validius, corporibus durioribus convenit. XIII. 949. adeps caprinus et taurinus indurata mollit. XI. 728. *caro* magni usus est. VI. 555. praeter succum vitiosum acrimoniam habet. VI. 663. difficulter concoquitur. VI. 486. sanguinem melancholicum generat. VIII. 183. editur rure cum fabis elixis. VI. 531. est inutilis senibus. VI. 340. *cornu* foenum graecum vocatur. VI. 537. cornuum usus medicus. XII. 334. jecoris usus medicus. XII. 336. fellis usus medicus. XII. 280. hepar ad nyctalopas. XII. 336. *lac* quale. VI. 765. mediae consistentiae est. VI. 346. 682. et asininum alternis vicibus est sumendum. VI. 346. nec immodice pingue nec crassum. VI. 765. minus quam vaccarum habet pinguedinis. VI. 684. ad psilothrum haustum. XIV. 142. ex eo non sit butyrum. XII. 272. minime tuto sumitur sine melle. VI. 766. *sanguine* quidam vescuntur. XII. 259. sanguinem in cibo jucundum esse *Homerus* non ignoravit. VI. 700. sanguis cum melle utilis in hydrope anasarca. XII. 259. *sevum* non adipem generant. XII. 324. sevum ad dysenteriam. XVII. A. 352. *stercus*, ejus vires medicae. XII. 297. stercus ad hydropem. XIII. 263. competit lieni duro et parotidi induratae. XII. 671. stercus pro asio lapide. XIX. 734. ungues, usus. XII. 341. vesica usta ex posca bibenda ad eos, qui se in somno permingunt. XIII. 319.

CAPREOLI vitium sternendi in cubiculo febricitantium. X. 697. pro herpete exedente. XI. 86.

CAPRIFICUS s. Ficus agrestis, ejus vires. XII. 133. ex caprifico fit lixivium. XIII. 569.

CAPRIZANS pulsus. VIII. 553. 556. XIX. 412. quando fiat. IX. 546. quomodo fiat. IX. 488. ex genere est illorum, qui in quiete intercipiuntur. IX. 303. qua in re cum dicroto conveniat, et qua in re differat. IX. 80. XIX. 640. si cum eo conjuncta fuerit aliqua morbi concoctio, crisin bonam nunciat. IX. 488.

CAPSULA cordis, vide Pericardium. — pulmonis, vide Pleura. — lentis. III. 787.

CAPULARIS senectus. VI. 380.

CAPUT, vocatur tota pars supra collum. V. 353. cur sit a natura conditum. III. 633. ossis quid vocetur. IV. 410. ossis ejusque differentiae. II. 736. in eo anima rationatrix locum obtinet. V. 288. ejusdem articuli consideratio. IV. 11. 15. duplex est ejusdem dearticulatio. XVIII. B. 941. articulus cur tutissimam habeat constructionem. IV. 12. articulus ad functiones suas obeundas utilissimus. IV. 19. articuli ligamenta. IV. 12. arx quaedam corporis est ac domicilium sensuum. XIV. 313. secundum *Hippocratem* augetur ex victus intemperantia, quoad ossa firma constiterint. XVII. A. 450. cerebri in ejus magnitudine influxus. XVII. B. 55.

Caput num cerebri causa sit factum. III. 614. non cerebri causa factum est. III. 626. *capitis* et colli partes

communes quae. IV. 1. cutis quomodo se habeat in diversa aetate et sexu diverso. XVII. B. 4. cutis sensu non caret. VIII. 258. cutis mulieribus, pueris et eunuchis humida est. XVII. B. 4. cutis conditio in calvis. XVII. B. 5. duplex ejus est dearticulatio. XVIII. B. 941. propria figura. I. 320. optima figura quae. XVII. A. 819. formae diversitas, et quid significet. XVII. A. 819. sq. foramina nervorum et vasorum causa adsunt. II. 745. primo formari in foetu putat *Alcmaeon*. XIX. 331. animae sedes sec. aliquos. XIX. 315. mentis et rationis sedes secundum *Hippocratem*. XIX. 315. ossa ejusdem sex sunt. II. 744. septem sunt. XIV. 720. ossa septemdecim sunt praeter maxillam inferiorem. IV. 40. ossa cur sint cavernosa. III. 689. os sensu caret. X. 935. post omnia alia ossa concrescunt. IV. 673. ossa remedia habet *Xenocrates*. XII. 248. (confer. *Calvaria*.) cur in eo multi generentur pili. XIX. 369.

CAPUT. Ejus motus duplex. II. 756. motus quot. IV. 13. musculi ad eos necessarii quatuor. IV. 15. moventes musculi. XVIII. B. 941. musculi moventes octo et viginti sunt. IV. 30. naturae artificium in eorum constitutione. IV. 29. sq. 36. eorum actio. IV. 37. diversi motus quomodo peragantur. II. 460. cum vertebris primis conjunctio, indeque pendentes capitis motus. II. 460. motus brevissimi et duplices sunt. XVIII. B. 941. moventium musculorum constructionem aliam meliorem excogitari non posse probatur. IV. 36. ad latera abducentes musculi. XVIII. B. 946. abnuendo moventes musculi. XVIII. B. 946. oblique abnuendo moventes. XVIII. B. 947. recte abnuendo moventes. XVIII. B. 947. quibusnam partibus attollatur atque deprimatur. IV. 23. attollentium et inclinantium musculorum situs. IV. 31. musculi motus recti auctores. IV. 31. retrorsum attollentes musculi. IV. 33. in anteriorem partem circumagens musculus. XVIII. B. 943. claviculis et pectori committentes musculi. II. 463. movent musculi dorsales. IV. 33. flectentes musculi. IV. 33. cum cervice flectentes musculi. XVIII. B. 948. in posteriora flectentes musculi. II. 456. sq. retrorsum inflectentes musculi. II. 452. a quibusnam declinetur in obliquum. II. 453. oblique moventes musculi. II. 458. ejus motum obliquum efficientes musculi. IV. 32. musculi qui caput pectori et claviculae committunt. II. 463. obliquum sensim efficientes, et in anteriora convertentes musculi. IV. 33. recti capitis. IV. 31. obliqui capitis. IV. 32.

Caput. Ejus anterior pars unde nervos accipiat. II. 846. posteriores regiones unde nervos suos accipiant. II. 846. cur ex nervo cervicali secundo neque primo accipiat ramos. IV. 97. regiones. XIV. 700. robustum fit ex calore. XVII. A. 43. velut sphaera quaedam praelonga est. III. 751. venae superficiales a venis jugularibus externis veniunt. XV. 530. quaenam animalia non habeant. III. 609. 626. lacertae, usus medicus. XII. 334. leporum, ejus facultates. XII. 334. maenidum sale conditum, vires ejus et usus. XII. 333.

Caput acuminatum qui habent, et validam cervicem, tum ceteris tum ossibus robusti sunt. XVII. A. 815. forma capitis acuta mendosa et improba plerumque, nonnunquam bona. XVII. A. 819. vitiosum semper est ex comminuta prominentia mucronatum caput. XVII. A. 820. ex adaucta prominentia mucronatum non semper malum. XVII. A. 820. intemperatae naturae fit adeo, ut multa excrementa gignat. VI. 420. excrementa ejus in os, nares, oculos, aures etc. illabuntur. VI. 420. ibique varios morbos excitant. VI. 422. eorum morborum cura. VI. 422. sq. si frigeat ventre et lateribus calentibus, malum. XVIII. B. 119. in quo occipitis eminentia major est illa faciei, bonum. XVII. A. 820. quae circa *caput* existunt rubicundiora et calidiora, cerebri caloris signa sunt. I. 324. calidum et rubrum ad vigoris usque aetatem, signum est temperamenti calidi et sicci. I. 326. frigidum et decolorum temperamenti frigidi et sicci indicium. I. 328. exiguum, et thorax latus, maximum caloris cordis signum, vice versa frigidioris maxime propria nota est. I. 333. parvum vitiosae constitutionis cerebri proprium est indicium. I. 320. magnum, quid significet? ibid. exiguum semper pravum. XVII. A. 818. magnum quibus est, et oculi parvi, ii balbi et iracundi sunt. XVII. A. 473. magnum nonnunquam bonum

est. XVII. A. 818. sq. *Pericles* Atheniensis quali capite praeditus fuisse dicatur. XVII. A. 819. capite tantum sudare in febribus bonum signum non est. XV. 831. capite acuto praediti ab *Hippocrate* φοξοί dicuntur. XVII. A. 822.

Caput; ardor ejus vigilias, refrigeratio soporem inducit. VIII. 161. caput qui copiosis balneis calidis lavant, profundius dormiunt. VII. 141. calefaciunt caput baccae juniperi. VI. 590. quibus vehementer calidum, praestat aestate rosaceo ungi. VI. 424. ex capitis consensu venti flatum quidam cognovit. XIV. 251. totius constitutio signum temperamenti est. I. 319. et quomodo. I. 320. exsiccans pulvis. XIV. 511. ferit foenum graecum, et variae eo utendi rationes. VI. 538. ferit lini semen. VI. 550. feriunt uvae in vinaceis conditae, si largius sumantur. VI. 577. feriunt vina fulva. X. 837. ferit vinum odorum. VI. 802. ferit vinum robustum. XV. 630. 702. *capitis* frigore affecti signa. XIV. 314. ex capite gravedinosi qui dicantur. XVII. B. 24. halitu repleti remedium est sternutatio. VII. 172. ad *caput* vergentes humores retrahunt acria in intestina data. XI. 319. impletur vaporibus, si cibis expleti exercitantur. VI. 413. cura hujus affectionis. ibid. — ejus incalescentia phrenitidis causa. XVII. A. 112. infirmum est, quibus dolet. XV. 125. capiti lac non est accommodatum. VI. 687.

Caput laedunt validi odores. II. 884. circa caput morbos accidentes, medicamentum alvum dejiciens sanat. X. 903. ejus morbum indicantia symptomata. XVI. 535. noxia ei vina quae. X. 835. perfusionis utilitas in febribus. XVIII. A. 145. qua in regione perfusiones inprimis sint adhibendae. X. 934. e capite per os pituitam educentia medicamenta. XIV. 326. e capite pituitam detrahens apophlegmatismus. XIV. 500. e *capite* pituitam provocat capparis. XII. 10. e capite pituitam detrahens gargarismus. XIV. 571. ad *capitis* posteriorem partem faciunt paeonia et stoechas. XIV. 759. ad anteriorem sampsuchus. ibid. capitis pulsus ab initio febrium quid significent. XV. 804. pulsus caloris multi sunt symptomata. XV. 805. eorum cura. XV. 806.

Caput purgantia per nares, errhina vocantur. XI. 769. quae per nares purgant, sputa evacuant. XVI. 168. purgantia remedia per nares quae. XVI. 147. purgatur aut per palatum, aut nares, aut per utrumque. XV. 323. purgat succus hederae. XII. 30. purgantia sternutatoria *Heraclidae* Tarentini. XII. 583. 584. purgat vinum squilliticum. XIV. 570. replent exercitia vehementia. XI. 363. replet cibum aut potum statim post balneum sumere. XV. 718. replet inedia. XI. 243. repletum somnum affert. VII. 141. ejus temperamentum quomodo melius reddatur. VI. 423. nihil caput tusses juvant. VII. 172. vehemens ustio delirium infert. VIII. 128. peruri in iis videtur, qui ab aestu febricitant. VII. 331. caput morbi obsident plures hieme. XV. 198. capitis vaporibus male affecti signa. XIV 314.

Capitis achores, vide ACHORES *capitis.*

Caput: variae ejusdem *affectiones.* XIV. 313. *capitis* affectus quomodo judicentur. IX. 709. curandum est in diuturnis oculorum fluxionibus. X. 939. *Capitis affectus* quomodo deprehendantur. VI. 828. *caput* affectum ostendit surditas in morbis. XVI. 223. calidi affectus causae melancholiae sunt. VIII. 193. exteriores affectus. XIV. 777. ad *capitis* affectus externos remedia parabilia. XIV. 321. ad *capitis* affectus omnes ex fluxione obortos remedia. XIV. 501. *capite* affecto crura scarificamus. XI. 321. *capite* affecto copiosa vini potio mala. XVII. A. 586. ad *capitis* clavos remed. par. XIV. 500. *caput* curandum est in diuturnis oculorum fluxionibus. X. 939.

Capitis dolor, definitio. XIX. 417. inveteratus et aegre cedens, cephalaea vocatur. (confer. *cephalaea*). XII. 561. non inveteratus cephalalgia, inveteratus cephalaea vocatur. XIX. 417. caput affectum esse indicat. XVI. 535. caput affectum, non opisthotonum indicat, ut vult *Hippocrates*. XVI. 683. hieme potissimum fit. V. 694. XVI. 27. quando hieme sit exspectandus. XVII. B. 590. inclinationem humorum ad caput declarat. XVI. 831. obnoxii ei maxime sunt caput acutum habentes. XVII. A. 822.

Capitis doloris causae. VIII. 207. XVI. 49. XVII. B. 755. repente in sanis orientis causa. XVIII. A. 88. quomodo eum solvat febris succedens. XVIII. A. 88. dolores tensivi unde oriantur. VIII. 206. parit eum fructus agni casti. XI. 807. fit ex aquae potu, praesertim vitiosae. VI. 807. quale vinum huic auxilietur. VI. 808. causae sunt aromata. XVII. B. 818. flava bilis in ventriculo contenta. VIII. 189. qualis inde oriatur. VIII. 189. bilis recursus. XV. 688. flavae bilis vapor in caput descendens. XVIII. B. 285. cedri fructus. VI. 591. movent cedrides, quando comeduntur. XII. 19. infert eruca. VI. 639. gignit redundantia humorum acrium, crassorum etc. XVI. 49. causa insolatio est. XII. 504. oritur ab intemperie tum calidiore, tum sicciore et frigidiore. XIV. 315. lac excitat. XVII. B. 873. citat lolium. VI. 553. provocat lora. VI. 580. movet radix Mei, si plusculam sumatur. XII. 78. commovet memecylum. XII. 34. ex menstruis suppressis fit. VIII. 435. excitat mespili fructus. XI. 876. afferunt palmae fructus. VI. 607. gignit refrigeratio. XVII. B. 626. excitat rubi fructus. VI. 589. doloris et gravitatis causa tumor est in utero ex abortu factus. XVII. A. 799. sq. excitat unedo. VI. 620. causae sunt venae flatibus impletae. XIX. 516. inducit vinum fulvum et dulce. VI. 804. afferunt vina odora et fulva. X. 835. affert vinum siculum aminaeum, quod in parvis servatur lagunculis. X. 835. ex ventriculo fit, qui humorum vitiosorum vapores transmittit. VI. 807. talis dolor vinis pauciferis sanatur. VI. 807.

Capitis dolor aliquando crisis futurae signum. IX. 614. cum excreatu violento convulsivum quid habet. XVI. 742. qui eo laborant, his palatum concavum est, et dentes perversa serie positi. XVII. A. 815. coma et surditas in eo abscessum post aures eructant. XVI. 838. cum sopore et gravitate mali sunt secundum *Hippocratem* utero gerentibus. XVI. 736. sq. cur subversio stomachi et morsus eum aliquando sequatur. VIII. 179. vomitus aeruginosi cum surditate et vigilio insaniam significant. XVI. 534. a plenitudine gravitatis sensum affert. VIII. 206. repentinus signum decretorium est. XVII. B. 396. totius capitis dolor pulsatorius insolationis symptoma est. XIV. 314. dolores aut adsunt aut aderunt, quibus urina jumentosa est. VII. 934. quibus sanis derepente oriuntur, et muti fiunt et stertunt, intra dies septem, nisi febris successerit, intereunt. XVIII. A. 87. signa diagnostica ejus speciei, quae ab insolatione oboritur. XII.505. signa diagnostica capitis doloris ob frigiditatem, et cura generalis. XII. 511. praesentis aut futuri signum urina jumentosa est. XIX. 611.

Capitis doloris in febribus causae. XI. 61. sq. cura. XI. 62. sq. in febribus quibusnam individuis maxime accidant. XVIII. B. 289. dolores et gravitates cum febribus et citra febres oboriuntur. XVII. A. 151. in febribus quandonam desinat. XVIII. B. 287. sq. vehemens in febre, si ultra vigesimum diem durat, sine signis malis, quid indicet. XVIII. B. 259. sq. in febre non lethali, et tenebrae ante oculos bilis vomitum futurum docent. VIII.21. si ex eo vocis interceptio fiat, febriente aegro cum sudore, et absque arbitrio superflua excernunt, morbus prolongatur. XVI. 711. quibus alvus simul intercepta est in febre, hos *Hippocrates* convulsivos fieri dicit. XVI. 759. in febre qualis urina indicet. XVII. B. 753. in *capitis* dolore, si quis cibum fastidiat et stomachi rosionem sentiat, bilem evomit. XI. 61. cum gravitate conjunctus multitudinem humoris significat. XI. 61. cum morsu denotat humoris vel vaporis acrimoniam. XI. 61. cum pulsu inflammationem. XI. 62. cum distentione crudi ac flatulenti spiritus copiam. XI. 62. cum distentione ac pulsu membranaceae substantiae inflammationem. XI. 62. cum distentione et gravitate retentam in membranis multitudinem denotat. XI. 62. in vehementi venae temporales pulsantes et quasi vibrari videntur. XVI. 732. vehementes et continui cum febre, si aliquod mortiferum signum praeterea accesserit, admodum sunt perniciosi. XVIII. B. 259. vehementes et continui cum febre, siquidem aliquod signum mortale adfuerit, valde est exitiale. IX. 756. unde vehementissimi exoriuntur. XII. 499. eorundem sedes diversae. XII. 500. — quae ad affectus hujus cogni-

tionem eximie faciant (Diagnosis). XII. 501. in vehementi a vino abstinendum est. XV. 701. vehementem solvit pus, aqua, sanguis per nares, os aut aures effluens. XVIII. A. 20.

Capitis dolores: non omnes ab una eademque causa oriuntur et propterea etiam curandi ratio diversa esse debet. XII. 498. in quonam capitis loco remedia aptissime adhibeantur. XII. 507. casus medici, qui eo laborans sibi ipsi venam secuit. X. 814. incipientes sedat cucurbita in cervice aut cum aut sine scarificatione. XI. 306. pars posterior capitis si dolet, recta vena in fronte secta prodest. XVI. 152. XVII. A. 955. XVII. B. 883. quando sternutamenta indicata sint. XVI. 175. dolores calidos et spirituosos arteriae post aures sectio tollit. XI. 313. cura, si quis sine manifesta causa eo vexetur. XIV. 317. continua *Apollonii* doctrina ad temporum et totius capitis dolores citra manifestas causas. XII. 528. sq. (quomodo *Apollonius* ea in re peccaverit. XII. 529). ad *capitis* dolore ab aestu solis remedia parabilia. XIV. 314. remedia, quae *Apollonius* scripsit ad dolorem capitis, qui ab ardore (insolatione) provenit. XII. 502. doloris, qui ex *bilioso humore* oritur, signa. XII. 558. et cura. XII. 559. si in calvo contingat, quomodo sit curandus. XII. 509. doloris ex *consensu* cura. XII. 559. ad *capitis* dolorem ex contusione praecepta. XIV. 320. cura ex crapula, vini meracis hemina orti. XVII. A.478. sin ex alia causa ortus fuerit, panis calidus cum vino meraco prodest. XVII. A. 478. praecepta, quae *Apollonius* ad capitis dolorem ex *ebrietate* et meri potu tradidit. XII. 514. *Galeni* contra hanc capitis doloris speciem in usum vocata medendi methodus. XII. 515. ad capitis dolorem ex ebrietate *Archigenis* remedia. XII. 572. ad capitis dolorem ex ebrietate et solis aestu remedia parabilia. XIV. 321. ad capitis dolorem ab eduliis crudis ventriculi remedia parabilia. XIV. 317. quibus dolet ob exercitationes, itinera, res venereas etc. ii purgandi non sunt. XV. 900. ad capitis dolorem ex refrigerio. XII. 503. 512. ad capitis dolorem a trigore remedia parabilia. XIV 316. dolor, quum mali causa humor frigidus et pituitosus est, quo modo curetur. XVI. 175. ad capitis dolorem ex ictu et casu ab alto praecepta. XIV. 319. doloris ex imbecillitate cura. XI. 63. doloris ob solis aestum aut febrium ardorem cura. XVII. B. 327. ratio medendi generalis ei capitis doloris speciei, quae ab insolatione s. ardore provenit. XII. 505. ratio medendi inveteratis capitis affectibus calidis et frigidis. XII. 512. dolor ex plaga aut lapsu, qui inflammatione intra calvariam terminatur, periculosus est. XII. 522. nec minus is, qui conjunctus est cum ruptura. XII. 522. eum curandi ratio. XII. 523. dolor ex plaga, inflammatio est. XII. 521. et conjunctus esse potest cum vulnere aut contusione; et hisce conditionibus medendi methodus adaptanda est. XII. 521. *Apollonii* ratio curandi dolorem capitis ex plaga aut casu. XII. 520. *Galeni.* XII. 521. sq. *Archigenis* praecepta ad capitis dolores citra *febrem* obortos. XII. 533. (*Galeni* de iis ratiocinatio. XII. 534) et eos, qui ex stomacho oriuntur. XII. 537. cura capitis doloris, qui in principio febrium occurrit. XII. 560. ex multo flatuoso spiritu ortum tollunt sternutationes. XVII. B. 334. cura ejus, qui ex stomacho s. laesa digestione oboritur. XII. 535. sq. *Archigenis* ei medendi methodus. XII. 537. de iis, quae *Archigenes* porro ad eam affectionem scripsit, et *Galeni* eorundem censura. XII. 541. dolores a surrectione levant statim cibi assumpti. XIV. 317. dolorum ex vaporibus ichorum in ventrem defluxorum cura. VI. 425. ad capitis dolorem a vaporibus remedia parabilia. XIV. 316. ad *capitis* dolorem ex vini potu. XIV. 317. 502.

Capitis dolor: remedia contra eum in usum vocanda. XIV. 500. ad *capitis* dolorem remedia. XIV. 398. sq. XIV. 544. XIV. 557. remedium sat efficax. XII. 596. aliud. XII. 597. acopon metasyncriticum. XIII. 1029. *Alexandri* remedium. XII. 557. amuleta, quibus usus est *Archigenes.* XII. 573. *Antigoni* remedia. XII. 557. apophlegmatismi, et quae naribus infunduntur secundum *Archigenem.* XII. 582. 587. aristolochiae radix in vino data. XIV. 464. *Asclepiades* utitur contra recentes irrigatione *Nicomedis.* XII. 556. quae ex *Nicomede* et *Charicle, Asclepiades* praecepta ad recen-

tem capitis dolorem scripsit. XII. 579. aster stomachicus. XIII. 164. 165. *Barlamae* monachi remedium. XIV. 548. cataplasmata ad eds facientia. XII. 568.

Capitis dolor: *Chariclis* epithema ad inveteratum. XII. 558. 581. *Chariclis* remedium. XII. 556. quae *Crito* ad eum scripsit. XII. 587. clysteres acres. XVI. 145. elaterium cum lacte in nares infusum. XII. 122. emplastrum aegyptium. XIII. 903. emplastrum ex cote. XIII. 874. emplastrum ex dictamno sacrum. XIII. 804. emplastrum sacrum inunctum, rosaceo dilutum. XIII. 779. emplastrum Pamphilion. XIII. 527. ad capitis inveteratos dolores Iberis. XIII. 353. ad dolores diuturnos malagma. XIII. 985. medicamenta ex *Herae* libris petita. XII. 593. sq. lac in eo male adhibetur. XVII. B. 872. sq. valet contra eum lupinum. XIV. 579. malagma *Protae Pelusiotae.* XIII. 338. nasturtii semen. XII. 12. pastilli *Alexandri, Antigoni, Antonii.* XII. 580. *Antonii* Herbarii pastilli. XII. 557. pastillus *Socratis.* XIV. 501. ruta. XIV. 543. veterem tollunt sternutatoria *Ptolemaei.* XII. 584. dolores diuturnos juvat theriaca. XIV. 271. torpedo tota capiti admota. XII. 365. Ex *frigore* capitis dolores curandi ratio. XII. 503. sq. vinum meracius. XVII. B. 332.

Capitis fluxionum differentiae. XV. 788. fluxio quonam tendat. VII. 263. defluxiones causae tabis. XVII. A. 61. fluxio multa et glutinosa e capite ad venas jugulares anginae causa secundum *Hippocratem.* XV. 786. fluxio ex capite calida et nitrosa causa est anginae alterius. XV. 791. fluxio a capite ad pulmones tabem affert. XVII. A. 62. fluxio a capite causa bulimi. VI. 422. a *capite* quibus fluxio fertur, iis veratrum dandum est. XV. 865. (confer. CATARRHUS.)

Capitis fissuras parvas et contusiones *Archigenis* curandi methodus. XII. 576.

Capitis fracturae: *Hippocrates* de iis integrum librum scripsit. X. 444 differentiae. X. 445. XIV. 777. quinque genera. XIV. 782. octo differentiae. XIX. 431 fracturas, quum ad meningas pervenerunt, cur biliosi vomitus sequantur. VIII. 179. fracturae quomodo tractandae secundum *Hippocratem.* XVII. A. 469. operationes

chirurgicae, ad eas facientes enumerantur. XIV. 783. indicata in iis eccope. XIV. 781. etiam callum generant. X. 452. ad capitis fracturas
emplastrum ex scilla. XIII. 870. earum,
quae ad meningas pertingunt, cura.
X. 446. usus terebellae *Abaptistae*.
X. 447. convenientia emplastra vide
Emplastra cephalica. fracturae cum
comminutione cura. X. 450. utilitas
sanguinis columbae et turturis. XII.
256.

Capitis furfuratio, quid sit, et unde
oriatur. XII. 459. fit ab ichoribus,
pruritum concitantibus. XV. 348. medendi methodus. XII. 459. remedia
ad eam parabilia. XIV. 323. remedia
simplicia in usum vocanda. XII. 460.
Archigenis composita medicamenta.
XII. 461. smegina compositum. XII.
489. urina humana. XII. 285.

Capitis gravitas: auget eam allium.
XV. 871. gravant anodyna. XI. 767.
gravitatis causa auster. XVI. 412.
XVII. A. 33. XVII. B. 609. ex coitu
intermisso. VIII. 417. causa est humorum redundantia. XVI. 115. a pituita abundante fit. XVI. 15. 165.
XVII. B. 660. causa sanguinis stagnatio. XV. 781. adducit somnus multus et insuetus. XV. 625. fit ex inconsueto vini meraci potu. XV. 577.
futurae haemorrhagiae indicium. XVI.
798. universi capitis gravitas quid in
febribus secundum *Hippocratem* indicet. XVII. A. 115. gravitas, surditas
et hypochondrii tensio signum epistaxeos futurae. XVI. 812. gravitas,
quae sine mordaci consistit dolore,
somnolenta et cataphorica est. VIII.
161. gravitatem solvit balneum. XV.
719. levare videtur sternutatio. XVIII.
A. 159. gravitates, et inveteratos ex
plenitudine dolores levare solet venaesectio in fronte. XI. 306. levat vomitus. XVI. 143. in capitis gravita-
tibus ex febre a vinis austeris abstinendum est. XV. 646

Capitis pediculi, remedia ad eos
parabilia. XII. 462. XIV. 323. ad
porriginem capitis remedia. XIV. 395.
ad capitis *psydracia*, exanthemata et
pustulas ulcerosas remedia. XII. 496.
ad capitis *rheumatismum* cataplasma.
XIV. 528. remedia alia. XIV. 499.
Capitis *tremor*; cui caput tremit, si
super molle aliquod supinum reclines,
non amplius tremet. VII. 156. ad capitis tremorem remedia. XIV. 398.

ad capitis *tumores*, talpas vocatos remedia. XIV. 542. ad capitis *ulcera*
pastilli gilvi *Hieracis* Thebani. XIII.
829.

Capitis vulnera ex plaga aut lapsu
quomodo tractanda. XII. 521. purgatio per alvum in iis prodest. X.
289. XVI.113. vulnera glutinat myrrha.
XII. 127. vulnera cum ossium prae-
cisione curat isis. XII. 774. plagam
in capite acceptam si sequatur stupor
aut desipientia, malum. XVIII. A. 114.
ictus saepe carus sequitur. VIII. 128.
concutientia portendunt epistaxin. XVI.
805. concussione *Justus* multos hy-
popios sanavit. X. 1019. laesiones
causae apoplexiae et vertiginis. XVII.
B. 626. *luxatur*, si prima cervicis
vertebra coarctatur ad secundam. XIV.
795.

Capiti conveniens *deligatio*. XVIII.
B. 732. 765. fasciae simplices, ad
hoc deligandum aptae. XVIII. A. 782.
universum obtegens fascia. XVIII. A.
785.

CARABI caro qualis. VII. 226. tardissime nutriunt. XVII. B. 484. nec
collum nec caput habent. III. 609.

CARAUS tolme. XIV. 564.

CARBO terra est. XI. 406. carbo-
nes plerosque esse flavos probatur.
XI. 461. sunt prius urendi, quam
coquantur medicamenta. XIII. 398.
extinctos appetunt nonnunquam mulieres gravidae. VII. 133. carbonum
vapore quomodo mors accidat. III.
540. IV. 495. caliditas causa temporariae desipientiae. XVI. 531.

CARBUNCULUS, definitio. XI. 77.
XIII. 854. XVI. 461. XIX. 442. est
ulcus crustosum, cum magna vicina-
rum partium inflammatione. XVIII.
A. 72. sq. descriptio. X. 979. morbus est instrumentalis. VII. 206. quando ulcus vocetur. XV. 342. quomodo
oriatur. VII. 719. IX. 273. cur orti
sint in *Cranone*. XVII. 579. quaedam
foeda carbunculorum lues in Asia
grassavit. II. 803. in carbunculis pes-
tilentibus, qui in Asia grassabant, cutis
circa pustulas statim excoriata est.
X. 980. et qui iis corripiuntur, necessario febricitant. X. 980. semper
cum ulcere complicatus est. VI. 874.
in *carbunculis* sanguis vehementer
fervefactus in humorem melancholicum mutatur. VII. 376. carbunculus
cum inaequali intemperie consistit.
VII. 751. naturalis color immutatur.

VII. 75 calorem angent. VII. 5. crusta nigra est. VII. 719. servorem aestumque denotant. VII. 618. aestivi. I. 530. in pudendis. I. 532. oculi. XIV.777. oculi, definitio. XIX, 434. remedia ad eum parabilia. XIV. 498.

Carbunculi causae; ex pravis alimentis fit. VI. 750. ab atra bile originem ducit. V. 116. *carbunculi* ex cacochymia. I. 664. ex calido quidem fervore, sed crassa materie constituitur. XVII. A. 703. calore superante oritur. XV. 369. febris accedit. VI. 860. fit excrementis retentis et putrescentibus. III. 686. causa fluxio est. VII. 22. causae sunt humores vitiosi. VII. 211. XV. 365.

Carbunculi cura. X. 980. XI. 88. ad carbunculos remedia parabilia. XIV. 498. citra dolorem exterens remedium. XIII. 752. refrigerat acetum. XI. 419. *Apionis* medicamentum. XIII. 856. remedium *Apollonii.* XIII. 856. ab *Asclepiade* scripta remedia ad eos. XIII. 855. sq. refrigerat ceratum humidum. XI. 391. ceratum simplex cum aceto. XI. 439. quidam contra eos utuntur cupressi foliis. XII. 53. emplastrum *Attalici* album. XIII. 422. emplastrum *Hicesii.* XIII. 787. emplastrum *Pamphilion.* XIII. 447. emplastrum sacrum. XIII. 778. emplastrum *Telamonis.* XIII. 528. florida *Magni.* XIII. 856. fomenta ex foliis Cypri. XII. 54. *Massaliotae* medicamentum. XIII. 855. nucum oleum. XII. 14. panacea *Herae.* XIII. 767. sabina. XI. 854. Tithymalli. XII. 142.

In CARCERE qui diu sunt conclusi pereunt, si prohibeantur ambulare, ungi et lavari. VI. 370.

CARCHARODONTA animalia. III.616. musculos temporales validos habent. III. 844.

CARCHEDONIUS ollas feris, quae repente possunt occidere, refertas, adversus hostes projecit, iique protinus collapsi interierunt. XIV. 231.

CARCHESIUS duplex ad reponendam humeri luxationem. XVIII. A. 351. *Carchesii* funes ii sunt, qui in summo malo reperiuntur. XVIII. A. 522.

CARCINOMA, (confer. CANCER) definitio. XIX. 443. differentiae. XIV. 779. cura chirurgica. XIV. 786. ad *carcinomata* emplastrum *Critonis* ex herbis. XIII. 863. carcinoma uteri, de-

fin. XIX. 430. causae menstrua re tenta. XVII. B. 854.

CARDAMINE, ejus vires. XII. 124. pro ocimo. XIX. 747.

CARDAMOMUM quasnam possideat facultates. XII. 12. lumbricos interficit et psoras detergit. XII. 12. calidum est. XIII. 337. non est calidum ut nasturtium. XII. 12. acre est. XII. 815. ingreditur theriacam. XIV. 41. discutit. XII. 924. ei succedanea remedia. XIX. 731. pro cyperi. XIX. 733. pro sinapi. XIX. 742. Babylonicum succedit rutae sylvestri. XIX.725.

CARDAMUM vel *Nasturtium* pravum est edulium. VII. 285. opsonium, non alimentum est. VI. 630. calidum est. XI. 421. natura vitiosum est. XV. 365. seminis qualitates et vires. XII. 11. herbae facultates. XII. 12. nasturtium pro sinapi. XIX. 742. semen pro napy. XIX. 737.

CARDIA vide VENTRICULI OS.

CARDIACA affectio qualis sit morbus ejusque causae. XIX. 420. Syncope cardiaca, quales cordis affectiones sequatur. VIII. 302. causae. VII. 137. causa est venarum oppletio. XV. 775. nonnunquam mortis causa est. VIII. 301. ob dolorum proprietatem exolutionem inducit. VIII. 342. quales affectiones eam sequantur. VIII. 302. ex balneo quando sit metuenda. XV. 721. cura ejus speciei, quae fit ex flava bile. X. 830. *cardiacus* affectus est morbus acutus. XIV. 730. *cardiacus* morbus, definitio. XIV.735. cura. XIV. 735. *cardiaci* frigent quidem sed non rigent. VII. 607. ad *cardiacos* remedia parabilia. XIV. 532. theriaca. XIV. 273. *cardiacis* in extremis degentibus theriaca. XIV. 305.

CARDIALGIA, definitio. XVI. 572. XVII. B. 677. 745. quinam solummodo vocetur ventriculi oris dolor. V. 275. XVII. A. 316. oris ventriculi affectus est. VIII. 343. est oris ventriculi mordicatio. III. 356. praecedit eam vomitus biliosus. III. 356. sequitur eam vomitus. XVI. 229. eam et cardiogmum vocant. XVII. A. 314. autumno maxime vexat. XVII. A. 304. XVII. A. 858. qui a corde eam oriri putant, a situ argumentantur. V. 274. causa est rigoris. XVII. B. 300. vehemens labii inferioris concussionem efficit. XV. 602. a humoribus pravis causa est vertiginis. XIX. 417. ex cruditate ortae in febribus continuis cura. XI. 42. morbi futuri signum. l. 361. sub quibusnam conditionibus imprimis oriatur. V. 276. causae. VII. 238. XVI. 794. causa est bilis affluens. III. 357. XV. 567. XVI. 14. humor acris ventriculi os mordens. XVII. A. 316. inedia ciborum. X. 544. lumborum doloribus accedens quid doceat. XVI. 792. in febribus quid secundum *Hippocratem* significet. XVII. A. 155. laborantis mulieris casus. XVII. A. 313. contra eam adipson catapotium. XIII. 145. aqua frigida confert. XI. 54. cotyledon. XII. 41. hiera antidotus *Themisonis*. XIII. 158. *Archigenis* praecepta. XIII. 168. ad eam sine bilis vomitu. XIV. 450. Asclepiadis remedia. XIII. 158. pastillus Amazonum. III. 152. panis calidus cum vino meraco. XVII. A. 471. ejus sensum efficiunt palmae fructus. VI. 607. punica. VI. 604. obtundunt uvae passae dulces. VI. 582. radix Spicae nardi. XII. 84. in muliere succo mali granati, polentae insperso sanata est. V. 275. in ea per superiora purgandum est. XV. 335. cuidam mulieri pollis hordeaceus, in mali punici succum inspersus medebatur. XVII. A. 313. casus, punicis curatus. VI. 604.

CARDINIS constitutio. XVIII. B. 349.

CARDIOGMOS, definitio. XVI. 572. XVII. B. 746. 677. vomitus signum est. XVI. 572. quibus fiat. II. 184. i. q. cardialgia. XVII. A. 314. signum decretorium. XVII. B. 396. (confer. *Cardialgia*.)

CARDUI radix urinas crassas ducit. XIX. 695. decoctum ejus urinas crassas, lentas foetidas et copiosas a venis, renibus, ureteribus et vesica educunt. XIX. 676.

CAREA aërem vitiat. XVI. 360.

CAREBARIAE, definitio. XVII. B. 810. iis medetur calidum. XVII. B. 810.

CARICAE (sive *ficus*): aridarum et viridium vires. XII. 132. cum ruta et nucibus alexiterium ad venena sunt. VI. 793. maturae immaturas non mediocriter antecellunt. VI. 571. maturae innoxiae. VI. 792. et morbilicae sunt et salubres. VI. 792. siccatae reponi possunt. VI. 786. XI. 367. alvum solvunt. VI. 353. 355. si quis largius esitaverit, offenditur. VI. 571. seni-

bus hieme sunt prae ceteris fructibus eligendae. VI. 352. esus suum hepar ad voluptatem praeparat. VI. 704. decoctum. XIII. 8. 879. decoctum ad buprestim sorptam. XIV. 141. decoctum ex oleo ad psilothrum haustum. XIV. 142. cum nucibus et amygdalis optimum cibum exhibent. VI. 793. succus lana exceptus sanguinem sistit. XV. 914. ustae pro cyphi. XIX. 833.

CARIDES tenuem testam habent. VI. 735.

CARIES *lignorum*, ejus vires et usus. XII. 118. quercina ad sedis ficosas eminentias. XIV. 495.

CARIES *ossium* in corrosione ossis consistit. I. 239. continuitatis solutio est. VII. 37. livida conditio in ea malum. XVIII. A. 10. causae. VII. 34. quibus impendet, purgatio per alvum prodest. X. 289.

CARIS i. e. squilla piscis cum bryoniae radice pota, lumbricos educit. XIV. 242. tenuem testam habet. VI. 735. convenit stomachicis. XIII. 174. digeritur difficile. XVII. B. 484.

CARMIONE, Cleopatrae famula. XIV. 235.

CARNEADES philosophus. XIX. 226.

CARNIVORA pedibus anterioribus pro manibus utuntur. III. 176.

CARNIVORORUM pedes cur sint multifidi. III. 175.

CARNOSAE partes inflammatione obsessae leviter sunt exsiccandae. XI. 90. sq.

CARNOSI homines quanam in regione sint. XVI. 92. pulsum parvum habent. IX. 531. in *carnosis* pulsus qualis. XIX. 632.

CARO, definitio. XIX. 367. quid proprie vocetur. VI. 772. est maxime communis partium animantium. XII. 310. secundum *Platonem* propugnaculum est ac tegmen adversus aestum, frigus et lapsus. III. 37. calida pars est. VII. 744. humida est. XV. 253. cur calidam humiditatem intra se habeat. III. 37. similaris pars est. XV. 8. XVI. 33. an unum specie sit elementum, quod eam procreavit, an multae, quot hae, et quae sint, et quinam compositionis modus existat. I. 246. cute humidior, ea tamen calidior. I. 570. sola sanguinea est XVIII. A. 237. ex sanguine non magno negotio fit. II. 21. multum habet sanguinem et calida est. I. 568.

sanguine perfusa, mollis et calida est. XVI. 33. absumta regeneratur. IV. 552. causa hujus regenerationis. IV. 553. attrita circa costas quomodo sit curanda. XVIII. A. 573. 575. attrita in costis, si negligitur, mucosa fit. XVIII. A. 578. haec quomodo sit curanda. XVIII. A. 579. 581. velut in callum durata cutis est. XI. 758. caraborum et polyporum qualis. VII. 226. castratarum victimarum suavior est. IV. 573. colliquata qualem colorem habeat. V. 701. durescens cutis naturam induit, et cicatrix fit. XVII. A. 903. nimium elixa difficile concoquitur. VI. 302. recens generata mollis est, compacta sanguine nuper concreto, et similis nuper coacto caseo. XVIII. B. 842. gracilior fit, sed firmior exercitatione, ignavis vero abundat, sed mollis est. XVIII. A. 597. gracilium mucosa magis quam plenorum. XVIII. A. 361. quomodo fiat mucosa. XVIII. A. 579. pituitosior fit ex sanguine pituitosiore. VII. 225. ubi producenda est, cur maxime abstinendum ab adstringente medicamento. X. 192. in carne continui solutio quomodo a Graecis vocetur. XVIII. A. 482. aliquo telo tum contusa tum caesa si sit, huic ita medendum est, ut quam celerrime suppuret. X. 280.

Carnis colliquationem in febre qualis urina indicet. XVII. A. 430. colliquationem qualis urina indicet. XIX. 589. conditio in mulieribus. IX. 111. corruptionem quibusnam nominibus *Hippocrates* significet. XVIII. B. 455. diversitates pro organis, in quibus occurrit. II. 610. divisio ulcus vocatur. XVIII. B. 419. et reliquorum omnium elementa. I. 253. supercrescentis cura. X. 200. sq. ad carnem excrescentem pastillus *Arei*. XIII. 829. alia remedia. XI. 696. carnis excrescentiam reprimit pastillus *Aristarchi* Tharsei. XIII. 824. excrescentiam reprimit pastillus *Threpti*. XIII. 828. supercrescentis cura. X. 988. generandae substantia sanguis est. X. 174. generandae opifex natura. X. 174. in ejus generatione duplex provenire excrementum necesse est. X. 175. incrementum provocat frictio mediocris. VI. 108. livida conditio propter ossis cariem, malum. XVIII. A. 104. in manu utilitas. III. 36. minimum inest extremis animalium partibus. VI.

773. usus praeter consuetudinem multus quid efficiat. XV. 574. ad *carnis* mutationem alimenti facultas. VII. 227.

Carni generandae prodest emplastrum ex scilla. XIII. 870. nigrae simul et callosae ab elephanti nomen fecerunt. VII. 227. quomodo oriatur. VII. 227.

Carnem auget frictio mediocris. VI. 93. prave affectam et resectam procreare possumus, quoniam e sanguine orta est. I. 241. ad carnem conglutinandam remedia parabilia. XIV. 526. detrahit et liquat squama aeris et helitis. XII. 224. detrahere nata remedia saepe epulotica vocantur. XI. 757. dissolvit et liquat frictio mollis multa. VI. 96. fungosiorem oreat ptisana fabarum. VI. 529. laxam et flaccidam gignunt uvae. VI. 574. liquat chrysocolla. XII. 242. colliquat vitis agrestis. XI. 683. generat aqua calida. XVIII. B. 841. sq. facit aridum cephalicum ex *Serapiade* inscriptum. XIII. 847. producens remedium fit ex cera, oleo et aerugine. X. 167. generat emplastrum aniceton. XIII. 878. genuinam generat emplastrum *Herae*. XIII. 765. producit emplastrum viride Hecatondrachmon cum cerato mixtum. XIII. 491. ad carnem instaurandam picari egregium medicamentum est. X. 997. producere potest thus in humida natura, in sicca non. X. 178. creat in quibusdam ulceribus thus, in aliis non. X. 179. remittit et facile contrectabilem reddit frictio mollis pauca. VI. 96. replet emplastrum melinum. XIII. 940. sublaxam ac subinanem generant ficus. VI. 571. tenellam colliquantia, idque absque dolore, quae. XI. 756. tenuem habentibus aquae frigidae potio non conducit. X. 624. urit, liquat et corrumpit faex usta. II. 137.

Carne implet laxa et fluida frictio mollis mediocris. VI. 96. molli praediti quinam. XIII. 662. ex carne pus. XV. 414. carne tenera praedita corpora facile phlegmonem recipiunt. XIII. 662. a carne abstinendum in ossium fracturis. XVIII. B. 406. in carne continuitatis solutio ulcus, vulnus, ruptio et contorsio est. X. 160.

Carnes quomodo procreentur secundum *Empedoclem*. XIX. 337. ex sanguine generantur. IV. 551. XV. 74. a semine feminae fieri *Hippocrates* putat. XIX. 323. quando in foetu oriantur. IV. 550. quoad facultates alendi singulae recensentur. VI. 661. quaedam nutriunt, quaedam lethales et venenosae sunt. XII. 311. alimentiae in earum bonitatem effectus. XV. 882. deuruntur ex cedrea. XII. 17. num dolores fusos et laxiores inducant. VIII. 104. sq. cur ad recipiendas fluxiones sint promtissimae. XVI. 469. humidas habentibus conducit fames. XVIII. A. 172. minuunt exercitationes. XVII. B. 8. sal constringit, quae in eo condiuntur. XI. 694. refrigerantur ex sanguinis inopia. XVII. B. 208. sanguine nutriuntur. II. 212. quomodo in statu suo normali serventur. X. 742. quae sanguinem melancholicum generant. VIII. 183. sq. siccat et incorruptas servat muria et aqua marina. II. 129. ulceribus supercrescentes adstringunt aloë et aeris squama. XIV. 226. e ventre introrsus extrorsusque tractrices sunt. II. 61. XVII. B. 311. differentiae earum, quando sale conditae sunt. XII. 321. assatarum et in aqua elixarum differentiae. XII. 321. differentiae, quoad praeparandi modos. VI. 667. in aqua coctae humidius alimentum exhibent. VI. 667. assatae alimentum siccius dant. VI. 667. assatae calefaciunt. XV. 179.

Carnes, earum differentiae pro animalibus, unde petuntur. XII. 320. animalium, probe coctae optimum sanguinem gignunt. VI. 661. animalium agrestium et sale conditae siccant et calefaciunt. XV. 179. juniorum animalium ab ea annosorum valde quoad alendi vires differunt. VI. 704. animalium castratorum sunt praestantiores. VI. 663. senum pessimae. VI. 663.

Caro agnina qualis. VI. 774. humidissima et glutinosa est. VI. 663. humida, glutinosa et mucosa est. VI. 789. facit crassum sanguinem cum bono succo. XVII. B. 69. senibus non conducit, nam humida, rancosa, glutinosa et pituitosa est. VI. 340.

Caro anatis dura est. VI. 700.

Caro anguillae, ea abstineant senes. VI. 340.

Caro anserum qualis. VI. 703. 704.

Caro asinina editur in Alexandria. VI. 486. agrestium caro cervinae propinqua. VI. 664. domesticorum caro editur, et qualis sit. VI. 664. ea nonnisi vescuntur homines asinini. VI.

664. sanguinem melancholicum generat. VIII. 183.

Carnes avium ut alimentum. VI. 700. sq. facile assimilantur. I. 655. avium minore, suilla majore, bubula hac majore indiget digestione. I. 655.

Carnes bubulae quomodo sint praeparandae, ut molestias non gignant. XV. 879. tardissime alunt. XVII. B. 484. majorem requirunt digerendi vim quam suilla et avium caro. I. 665. bubula difficulter alteratur. XV. 413. nutrit quidem, sed generat sanguinem crassiorem. VI. 661. sanguinem melancholicum generat. VIII. 183. bubulae secundum *Hippocratem* melancholicas affectiones augent. XV. 879. bubulas duras, si coquendis adduntur, friabiles et teneras faciunt folia Fici. XII. 133. liquor ex iis defluens, quum assantur, ad aurium vermes. XIV. 334. etiam ad aurium dolores. XII. 634. non conducit pulmonum tuberculis laborantibus. XVII. B. 131. quibus maxime conveniat. VI. 662. quidam facile concoquunt. X. 493. in aliquibus facilius digeruntur. quam pisces saxatiles. X. 460.

Caro camelina in Alexandria comeditur. VI. 486. concoctu est difficilis. VI. 664. maxime sanguinem melancholicum generat. VIII. 183.

Caro caprina qualis. XV. 880. cur aestate optima, autumno vero pessima. XV. 881. magno in usu est. VI. 555. difficulter coquitur. VI. 486. cum caprina et ovilla carne rure editur faba. VI. 532. praeter succum vitiosum habet acrimoniam. VI. 663. choleram gignit. XV. 881. senibus est inutilis. VI. 340. caprina quando noxia et quando conducat secundum *Hippocratem*. XV. 880.

Caro cervina succum generat vitiosum. VI. 664. qualis. XIX. 686. senibus est inutilis. VI. 340. caro columbarum concoctu est facilis. VI. 700. quae in patinis condiuntur, inter coctas et assatas sunt mediae. VI. 667.

Carnes quomodo simpliciter condiantur. XI. 373. excrementitiae quales vocentur. VI. 745. frigidae cur sint, ubi ventriculus calidus est. XVII. B. 206. gallorum tenera et mollis est. XI. 294. concoctu facilis. VI. 700. gallorum veterum caro alvum sistit. XI. 576.

Carnes hircinae, taurinae et sale conditae sanguinem nigriorem gignunt. V. 115. sanguinem melancholicum generant. VIII. 183. deterrima est ad bonum succum generandum. VI. 663. *hoedina* qualis. VI. 775. XIX. 687. non incommoda senibus. VI. 340. humanae remedia sunt ex *Xenocratis* sententia. XII. 248. humidas condire et servare potest chalcanthus s. atramentum sutorium. XII. 238. inanitae quales noxas afferant. VI. 486. *leonis* a quibusdam eduntur. VI. 664. siccae et calidae sunt. I. 255. leonis siccior et calidior est, humidior, frigidiorque ovis, media inter utramque hominis; atque inter ipsos homines *Dionis* caro c. g. calidior est, frigidior autem *Philonis* I. 255. *leporum* gignit sanguinem crassiorem. VI. 664. luxuriantes quibusnam ulceribus superveniant, quibusve non. X. 281. luxuriantes quomodo in universum tractandae. I. 261. ad carnes luxuriantes *Philoxeni* remedium aridum. XII. 731. *mulli* piscis dura est. VI. 727. ostrearum crassi succi est. VI. 769. caro ostrearum mollissima. VI. 734. ostrearum caro ventrem reprimit. XI. 576. ab iis senibus est abstinendum. VI. 340. *Caro* ovilla juvenibus, nec tamen senibus est commoda. VI. 340. humidior et frigidior est. I. 255. excrementosior est et succi deterioris. VI. 663. adiposis danda. XVII. B. 12. non conducit tuberculis pulmonum laborantibus. XVII. B. 130. caro phasiani gallinarum est similis. VI. 700. *reptilium* veris tempore gigni cernuntur. VII. 225. *porcelli* recens nati et porci vetustissimi est deterrima. XV. 883. porcelli cur prava. XV. 882. Carnes piscium, differentiae, quatenus in stagnis, fluminibus aut mari degunt. VI. 711. durae carnis pisces quales. VI. 726. durae carnis pisces aegre digeruntur. VI. 730. molli carne praediti quale alimentum praebeant. VI. 720. mollis carnis pisces condi nequeunt. VI. 746. boni succi sunt, praeter illorum, qui in stagnis degunt. VI. 795. sq. cartilaginei quales habeant. VI. 737. saxatiles qualem carnem habeant. VI. 720. facile digeritur. XVII. B. 489. pleuriticis conducit. XV. 481. γαθυραι, σαχναι, ἐωλαι quales sint. XVI. 761. salitae tarde nutriunt. XVII. B. 485. salsae sanguinem melancholicum generant.

VI. 528. salsae causae febris ardentis. XV. 739.
Caro suilla humanae est similis. XII. 254. suilla optima est. XV. 882. praesertim ab iis, qui mediam aetatem sunt assequuti. XV. 883. suilla optima montana est. X. 549. castratorum suum suavissima. VI. 676. suilla maxime nutriens est. X. 482. succum glutinosum et crassum generat. X. 482. suilla bonum quidem, sed viscosum sanguinem generat. XI. 373. suilla pinguissima minus bona est. XV. 884. suilla non conducit senibus. VI. 339. ea et pane soli fere athletae vescuntur. VI. 488.
Caro viperarum, ejus virtutes et usus. XII. 312. aestate sitis efficax est, secessus tempore sicca, frigida et alimenti expers. XIV. 45. (Carnes ceteroquin animalium singulorum quod attinet, conferantur animalia ipsa).
Carnium immodici incrementi causa cutis adstrictio. XVII. B. 2. esus rariori habitui et hirsutis convenit. XV. 218. usum quaenam corpora facilius ferant. XVI. 92. quoad alendi vires differentiae pro parandi ratione. XVII. B. 487.
in *Carnibus* cachexia aquea quibus est, lens utilis cibus est. VI. 526. *carnibus* flaccidis humidisque prodest emplastrum ex salicibus. XIII. 800.
Carnivora animalia superiores et inferiores dentes habent. XVIII. A. 358.
Carotides arteriae. II. 819. origo et decursus. V. 195. decursus et rami inde prodeuntes. IV. 332. dividitur in externam et internam inter sextam et septimam vertebram. IV. 332. V. 196. utriusque in cranio decursus. V. 155. decursus, et formatio plexus retiformis. III. 305. 697. sq. V. 607. hujus plexus peculiaris situs. III. 696. V. 607. et usus. III. 305. 399. IV. 323. V. 608. externae rami. IV. 333. internae decursus. IV. 334. cor cum cerebro connectunt. V. 263. ligatio nihil impedit respirationem. IV. 503.
Carpasi succus pro succo balsami. XIX. 738.
Carpesium, descriptio et usus medicus. XII. 15. loc nativi ibid. et XII. 16. *ponticum* Laërtio efficacius videtur. XII. 15. simile generi phu appellato. XII. 15. XIV. 72. plurimum in *Side* Pamphiliae gignitur. XII. 606. XIV. 72. frequenter in Syria

occurrit. XII. 16. ad antidota loco cinnamomi usurpatum a *Quinto*. XIV. 71. miscetur medicamentis auricularibus. XII. 606. pro damasonio. XIX. 727.

CARPUS (*brachiale*) definitio. II. 790. XIV. 704. analogia cum tarso et differentiae. III. 203. ossa II. 770. XIV. 723. octo ossibus constat. II. 770. XVIII. B. 433. nisi diligentius inquiratur, ex uno osse constare videtur. III. 121. ossa cur compluria. III. 121. 125. 129. os octavum; ejus constructio et usus. III. 134. os nonum. III. 137. ossa cur magis constricta sint ea, quae ad cubitum, quam quae ad carpum posita sunt. III. 129. cur in duos ordines disposita. III. 130. ejus ossa tria mutua symphysi deligata sunt. XIV. 723. non per symphysin sed synarthrosin inter se conjunguntur. II. 770. eorum motus. III. 124. variae formae eorum utilitas. III. 126. singularis structurae usus. III. 121. et tarsi differentiae, ejusdemque utilitas. III. 203.

Carpi articulatio duplex. III. 133. articuli figura media quae. IV. 452. articulus cur crassa habeat ligamenta. III. 161. quatuor motus. III. 102. cur in eo musculi nulli. III. 48. ossa ne luxentur, quomodo natura praeviderit. III. 123. luxati repositio. XIV. 796.

Carpi musculi: extendens musculus unus. II. 245. moventium tendinum insertio. III. 138. quinam extendant musculi. IV. 395. XVIII. B. 980. moventes musculi infigunt se epiphysi excavatae radii et cubiti. III. 119. 138. extensoris musculi situs. III. 107. extendens musculus unus. II. 245. flectentes musculi duo. II. 244. XVIII. B. 985. flectentium musculorum situs et adhaesio. III. 102. actio. III. 103. origo. II. 260. musc. carpi et digiti majoris unus. II. 241. dissectio. II. 252. reflectens musculus ubinam oriatur. II. 257. carpi diarthrosin intro vertens musculus. II. 245. musculi, carpum versus digitum magnum inflectentis tendo ubinam inseratur. II. 271. carpum invertentis musculi origo. III. 100. flexor carpi ulnaris, origo. II. 257.

Carpum infestantes morbi. XIV. 778. arteria ad carpum insolitum nonnunquam habet decursum. IX. 323. in carpo cur minimi sint obliqui motus, sursum autem ad brachium maximi.

III. 165. in carpo nervi vulneris casus in juvene, philosophiae studioso, ejusque cura. X. 403.

CARTERI compositio valentissima ad haemoptoën. XIII. 80.

CARTHAGINENSIUM lex de vini potu, ejusque praestantia. IV. 810.

CARTHAMI semini succedaneum. XIX. 732.

CARTILAGINIFICA facultas. II. 13.

CARTILAGO, definitio. XIX. 368. similaris pars est. XV. 8. elementum est. I. 467. inter primas partes est, quae generantur. V. 674. ultima pars est, quae perficitur. I. 578. quam habeat qualitatem. I. 602. ossis vicem gerit. II. 501. cartilago, nervus, ligamentum, nunquam in se invicem transeunt. IV. 5. cute est durior. I. 602. frigida est. XV. 253. sicca quidem, sed minus quam os. I. 569. mollior osse, sed durior quam aliae partes. III. 519. ossis imago. XIX. 368. quando confici possit, et quando, non. VI. 671. ejus nutrimentum. II. 212. nutritur muco ei circumfuso. XV. 255. cartilaginum in articulis usus. II. 42. 928.

Cartilaginis usus. IV. 61. 268. cur superfluum sit, ut sensum habeat et motum. IV. 268. cartilaginis substantia ad subjecta instrumenta tegenda ac defendenda est idonea. IV. 61.

Cartilagines nervos nullos accipiunt. IV. 268. patiuntur quidem, sed non dolent. I. 249. non regenerari eas in confesso est. XVIII. A. 31. cur non palpitent. VII. 594. affectus earum aut insanabiles sunt, aut sanatu difficiles. III. 533. persectae nec augescunt nec coalescunt. XVIII. A. 30. ad cartilagines in alto corpore putrescentes *Democratis* emplastrum. XIII. 821. ad praecisas emplastrum barbarum *Herae* nigrum. XIII. 557. unctionis cujusdam usum articulis praestant. III. 42. IV. 6. III. XVIII. A. 98.

Cartilagines singulae: arytaenoidea. III. 553. aurium. III. 893. XVIII. B. 29. XIX. 359. cricoidea. III. 552. costarum. II. 654. costarum utilitas. III. 598. ensiformis sterni usus. III. 598. epiglottidis. III. 587. usus. III. 586. XIV. 713. 716. laryngis, descriptio. III. 551. sq. usus. III. 557. cur non ex una cartilagine constet larynx. III. 557. sed ex pluribus. III. 554.

ex tribus constat. V. 233. nasi. III.
918. ossea. II. 654. scutiformis
(thyreoidea) laryngis. III. 551. tracheae, utilitas. III. 529. formam habent literam C referentem. II. 602. cur
cartilagines in anteriore parte sint
positae. III. 530. cartilagines cur non
perfectos forment circulos. III. 522.531.

Cartilaginei pisces ut alimentum. VI.
737. cutis eorum aspera est et noctu
splendens. VI. 737.

CARUM, medicae ejus facultates.
XII. 13. flatus extinguit et urinas cit.
XII. 13. *cari* radicis facultates. VI.
654.

CARUNCULA lacrymalis, ejus usus.
III. 809. pudendi muliebris defin. XIV.
706. vesicae cervici innata quomodo
cognoscatur. VIII. 12. quibus in urina
crassa caruncylae parvae aut veluti
capilli exeunt, iis a renibus excernuntur. IX. 577. XIX. 612. *Carunculae*
in urina renum exulcerationem denotant. VIII. 392. parvae aut piliformes in urina a renibus veniunt.
XV. 165. in urina renes affectos docent. XVII. B. 767.

CARUS, (confer. SOPOR) definitio.
VIII. 231. XVI. 645. XVII. B. 788.
quomodo differat ab apoplexia. VIII.
231. differentia a catalepsi, catocho
et comate vigili. VIII. 232. et somno
XVI. 646. an possit appellari coma.
XVI. 646. est functionis imaginatricis
laesio. VII. 60. generationis theoria
secundum *Hippocratem*. VIII. 231. in
eo et memoria et ratio perditur. VIII.
161. respirationis conditio. VIII. 232.
palpebrarum conditio. VIII. 232. vox
quoque laeditur. VIII. 270. sopor altus est. X. 931. causae. VIII. 231.
sq. causa in febris insultu. VIII. 134.
causa est capitis refrigeratio. VIII.
161. extrema constipatio. VII. 14.
dorycnidium parce sumtum. XI. 864.
viscidus humor. VIII. 232. hyoscyamus sumtus. XII. 147. causa erat
maxillae luxatio non reposita. XVIII.
A. 447. causa est sensuum principium humectatum et frigescens. VII.
576. saepe sequitur fortes ictus capiti adactos. VIII. 128. concitant eum
temporum plagae. III. 850. stomachi
imbecillitas. VII. 137. ex immodico
vini usu gignitur. I. 661. eo laborantes *Hippocrates* mutos vocat. XVII.
B. 788. ubique malus. XVI. 644.
quandonam sit bona tum causa, tum
signum. XVI. 645. gravis post ca-

pitis dolorem abscessum post aures
futurum indicat. XVI. 229. in morbis sine coctionis notis pessimus.
XVI. 259. pereunt, quibus voces
deficiunt, post judicationem. XVI.
693. in eo perfusiones capitis calfacientes utiles sunt. XIV. 732. sternutamenta conveniant, et solis adspectus e directo. II. 883.

CARUS *ventus* aliquando siccus esse
videtur. XVII. A. 653. frigidus manifesto videtur. XVII. A. 654.

CARVI radix in confinio est boni
et mali succi. VI. 794.

CARYA idem quod NUCES.

CARYEDON, fracturae spec. XIV. 780.

CARYINUM *oleum*, ejus qualitates
et vires. XI. 871. eas noscere medico
necessarium. XI. 483. *vinum* dulce
et nigrum. VI. 801. XV. 632. *Galeni* amicus ex sola descriptione cognovit. VIII. 774.

Caryotae. VI. 607.

CASEOSUM quod est in lacte, emplasticum est. XI. 635. prodest in
dysenteria et omni ventris acri fluxione.
XII. 267. lactis multum potum nocet,
hepar obstruit, et renum calculos gignit. VI. 687.

CASEUS est lac coagulatum. XII.
269. quo lacte paretur. XII. 265.
praeparationis modo, aetate etc. differentiae. VI. 698. vires et facultates. VI. 696. 765. XII. 269. ejus
facultates et usus medicus. XII. 269.
pinguis, quomodo fiat. XII. 270. alvum exacte cohibet. XI. 575. XIV.
226. emplasticum remedium est. XI.
635. omnis crassi succi est. VI. 765.
VI. 767. facit crassum sanguinem
cum bono succo. XVII. B. 69. flatum et adstrictionem et ciborum incendium efficit. XV. 873. plurimum
habet lac crassissimum. VI. 682. non
facit lac asininum. XII. 265. multus
non conducit senibus. VI. 339. cum
pane comestus nocet. VI. 486. a
putredine conservat dracontium. XI.
865. durus tarde nutrit. XVII. B. 485.
edere eum repletos in potu deterrimum est. XV. 873. usus ad gignendum calculum aptissimus. XVI. 366.
immodice comestus calculorum in
renibus causa. XVII. B. 47. optimus
quomodo cognoscendus. VI. 698 sq.
oxygalactinus omnium praestantissimus. VI. 697. oxygalactinus comeditur cum pane typhino. VI. 518. oxygalactinus conglutinat vulnera. XII.

272. salsus recens ad sugillationos. XII. 808. vatusicus optimus. VI. 697. vetus mali succi est. VI. 768. vetus sanguinem melancholicum generat. VIII. 184. vetus utilis ad arthritidem. XII. 270. creditum est, caseum humidum, si foliis dracontii tegatur, a putredine conservari. XI. 865.

CASSIA, diversae ejus species enumerantur, et cujuslibet virtutes exponuntur. XIV. 257. quasnam habeat facultates et quomodo agat. XII. 13. optimae descriptio. XIV. 258. optima in cinnamomum degenerat. XIV. 56. cinnamomo proxima. XIV. 70. quaenam antidotis injicienda. XIV. 72. menses provocat. XI. 775. fistula pro cinnamomo. XIX. 732. ei succedanea remedia. XIX. 781. rotunda pro malabathro. XIX. 735.

CASSII colica. XIII. 276. colica dolorem sedans. XIII. 286.

CASTANEAE fructus magis dulcis quam acerbus. XI. 648. alibiles et crassi succi sunt, minime tamen mali. VI. 792. omnium sunt praestantissimae. VI. 621. adstringentem qualitatem imbecillam possident. VI. 779. ventrem minus adstringunt. VI. 779. cibus sunt crassus. VI. 777. Sardianae et Leucenae a regionibus appellantur, in quibus crescunt. VI. 778.

CASTIGARE quid antiqui dixerint. V. 28.

ad CASTITATEM confert agnus castus. XI. 808. castitatis in quodam noxius effectus. VIII. 451. (confer. COITUS et VENERIS abstinentia).

CASTOR et POLLUX stellae essentia. XIX. 273.

CASTORIS testiculi convulsionibus medentur. XIV. 241.

CASTORES a quibusdam vocantur parotides. XIX. 440.

CASTOREUM, (testiculus castoris) ejus vires et usus medicus. XII. 337 — 341. liquatur sapa. X. 867. est simul et nutrimentum et medicamentum calidum. I. 681. concoquit. XII. 702. adstringit, concoquit et discutit. XII. 713. calidum est. I. 649. contrarium est opio. XIII. 150. usus in cerebri phlegmone. X. 799. olfactu uteri strangulatus efficit. XIII. 320. hellebori antidotum. XIV. 761. ad hysteriam. XIII. 320. usus in lethargo. X. 932. usus in phrenitide. X. 929. ex castoreo remedia ad palpitationem

adhibent. VII. 601. ad aurium, oculorum et dentium dolores. X. 868. ad coli dolores. X. 869. ei succedanea remedia. XIX. 731. pro styrace. XIX. 744. ex castoreo acopon. XIII. 1018. de castorei usu *Archigenes* librum scripsit. XII. 337. ex castoreo compositio utilis ad rigores et quartanas. VII. 636.

CASTRATI quomodo se habeant. IV. 572. *castratorum* animalium caro suavior est. IV. 573. VI. 663. *Castrationis* in cor reactio. IV. 575.

ut CASTUS acopon calefaciens. XIII. 1037.

ut CASTUS discutiens emplastrum. XIII. 931. *Casti* gangraenicum emplastrum. XIII. 739.

CASUS a fortuna differentia. XIX. 262.

CASUS s. *historiae aegrotorum.* Casus abscessus in gula. VIII. 337. narratur, quo deformis, qui formosum puerum volebat procreare, depinxit puellum elegantem jussitque uxorem inter coëundum illum inspicere. XIV. 253. sq. cujusdam, qui ob laborem in studiis atque vigiliis memoriam paene amiserat. VIII. 165. adolescentum duorum, quorum alter febre continente citra putredinem, alter cum putredine laboravit. X. 608. adolescentis, febre illegitima tertiana laborantis. XI. 27. adolescentis cum febre rubidam proluviem non paucam secernentis. XVI. 623. adolescentis in mendacium foro decumbentis et febre ardente correpti. XVII. A. 614. adolescentis, in quo implicatio tertianae febris cum quotidiana continua erat. VII. 355. — adolescentis, qui ex refrigeratis spiritus instrumentis tussim contraxerat, et sanguinem respuebat. X. 371. adolescentis, qui in primo articulo medii digiti dextrae manus tendinem ex contusione putrescentem habebat. XIII. 574. 577. adolescentis, cum febre proluviem rubicundam non paucam secernentis. XVI. 623. adolescentis phrenitici. XVII. A. 790. adolescentis alopecia laborantis, quem *Galenus* curavit. XII. 384. 399. adolescentis dolore oculorum laborantis, quem *Galenus* balneo liberavit. XVIII. A. 46. et alius, quem vino liberavit. XVIII. B. 49. adolescentis epileptici, cui tibia videbatur veluti aqua frigida. VIII. 194. adolescentis, qui in pancratio digitum

indicem morsus erat, et tam male se
habuit ex usu emplastri albi ex pipere,
ut in periculo *esset*, ne pars tota
morsa putresceret. XIII. 418. aegri,
ex lapsu spina vertebrali laborantis.
XVIII. B. 768. *Agesis* filiae tuberculis pulmonum laborantis. XVII. B.
126. Arriae, stomachi dissolutione
affectae. XIV. 218. sq.
Casus cujusdam, qui ex usu aquae
Albulae aluminosae febricitavit. X.
536. *Anaxiónis* febre ardente laborantis. XVII. A. 769. *Anaxionis* pleuritide laborantis. XVII.B.392. anginae,
ex laesione vertebrae primae a *Hippocrate* descriptus. VIII. 238. sq.
anginosae, quae apud *Bitonem* decumbebat. XVII. A. 593. animi deliquii
aliquot recensentur. XVII. B. 540.
Antigenis uxoris. XVII. A. 359. *Antipatri*, nephritico affectu infestati.
XIV. 218. morbi quo periit, historia.
VIII. 293. sq. *Antonini* inperatoris.
XIV. 651. anus atheniensis, quae vel
ex maxima sumtae cicutae copia nullam noxam persensit. XI. 601. *Apollonii* hepatitide laborantis. XVII. A.
782. *Aristaei* uxoris fratris. XVII. A.
326. cujusdam, qui ex boletorum esu
symptomata gravia perpessus est. VI.
656. cujusdam, cui caecitatis immi-
nebat periculum. XI. 299. *Calvi*. XVII.
A. 762. *Cambysis*. XVIII. A. 156.
casti cujusdam male affecti. VIII.451.
catochici. XVI. 684. cerebri vulneris
Smyrnae in Jonia observatus. XVIII.
A. 29. humoris a cerebro in ventriculum defluentis. X. 520. quidam lethales ex cantharidum usu. XV. 913.
Chaerionis febre ardente laborantis.
XVII. A. 588. *Clazomenii*. XVII. A.
289. *Cleonactidis* febre ardente, eaque
erratica laborantis. XVII. A. 279.
colicos dolores simulantis. XIX. 2.
Critonis plenitudine synanchica laborantis. XI. 206. *Critonis* febre ardente
laborantis. XVII. A. 288. cursoris,
cui M. tibiam extrorsum abducens
erat abruptus. II. 298. sq. cujusdam,
qui bile multa abundabat. VIII. 374.
cantharidum devoratarum letalis. XV.
913. *Dealcis* uxoris, quam ex moerore febris prehendit horrida et acuta.
XVII. A. 786. in *Dealcis* horto jacentis. XVIII. A. 131. *Diodori* grammatici, qui ex fame epilepsia correptus est. XI. 242. divitis cujusdam,
qui medicamentum sumserat, et fallere
Galenum quaerebat. IX. 218. doloris

capitis ex insolatione. XII. 502. doloribus colicis vexati. VIII. 41. alius
dolorum colicorum ex medicamento
sumto. VIII. 42. quadragenarii, dolentis ob mordaces succos, in tunicis
intestinorum impactos. X. 856. dolentis in regione renum. VIII. 406.
dolentis circa vesicam. VIII. 407.
Dromeadae, febre ardente correptae.
XVII. A..293. *Dysodis* ab *Hippocrate*
breviter commemoratus. XVI. 659.
elephantiasi laborantis, qui casu sanatus est. XII. 312. elephantiasi laborantium. XII. 312. XVIII. A. 80.
epileptici, paeoniae radice curati. XI.
859. grammatici, qui in epilepsiam
ob oris ventriculi consensum incidit.
VIII. 340. epileptici ex jejunio. XI.
177. *Epicratis* uxoris, febre ardente
laborantis. XVII. A. 274. *Erasini*,
febre ardente laborantis. XVII. A. 286.
erysipelatis in crure. XI. 105. *Eudemi*
peripatetici. XIV. 605. filiae *Euryanactis* febre ardente laborantis. XVII.
A. 590. exolutorum aliquot. XVII.
B. 540. exsiccati a medicis. X. 470.
cujusdam, qui ex balneo in Albulae
aqua febricitavit. X. 536. alius, qui
ex usu aquae aluminosae febricitavit
X. 535. febris acutae casus *Pythionis*.
XVII. A. 483. febris, quam *Galenus*
quartanam esse statim cognovit. XIV.
606. febre et hydrope anasarca
laborantium. XVII. B. 426. febris
puerperalis. XVII. A. 785. febris,
quae sine ulla coctionis signa finita
est. IX. 720. febris cum crisi in
septimo die. IX. 808. judicatae die
sextodecimo. IX. 807. cum crisi letali.
IX. 747. sanati a febre acuta, trans-
missa per cutem bile flava. VIII. 374.
febris horridae in muliere. IX. 675.
febris complicatae in*adolescente. IX.
680. habentis motum febris tardiorem
in primis diebus. IX. 722. febrientis
decima hora diei. IX. 800. febrientis
ex coena copiosa. X. 581. duorum
febricitantium in diversis regionibus.
X. 593. febris synochalis ex putredine. X. 609. febris semitertianae.
IX. 677. febre ardente correpti. VIII.
145. febre ardente correpti, qui in
Dealcis horto jacebat. XVII. A. 561.
febre ardente laborantis, et in mendacium foro decumbentis. XVII. A.
614. febris in adolescente cum virium
prostratione. X. 671. sq. galli, tumore
scirrhoso pericardii laborantis. VIII.
304. genu, quod facile rigebat. XIII.

574. cujusdam, cui rotula avulsa est. III. 253. hepatis phlegmonis. X. 792. hepatis inflammationis in *Glaucone* philosopho. VIII. 361. *Hermocratis*, febre ardente correpti. XVII. A. 528. *Herophontis* febre ardente laborantis. XVII. A. 266. *Heropyti.* XVII. A. 772. sq. herpetis in muliere Romae vivente. X. 1007. *Hippostrati* uxoris, quae ex annua quartana hypochondrii sinistri tumorem habebat. XVII. A. 432. hominis, febre ardente correpti, qui incalescens coenavit et bibit liberalius. XVII. A. 295. alius, qui colis palpitatione laborabat. VIII. 449. qui longo tempore a coitu abstinuit. VIII. 450. penis tumidi ex coitus intermissione. VIII. 451. *Casus* hominis intemperie calida simul et sicca ventriculi laborantis. X. 504. alius. X. 506. hominis febre ardente correpti, qui incalescens coenavit liberalius. XVII. A. 295. hominis qui sensu carebat in digitis manus. II. 343. humeri luxati, quem alii medici non cognoverant. XVIII. B. 641. sq. aegri vitiosis humoribus laborantis. X. 857. alius. X. 858. infantis ex lactis vitiosi usu ulceribus laborantis. VI. 686.

Casus ex scammoneo intestinorum doloribus vexati. X. 858. juvenis, febre correpti, qui ob multa erat siccissimus. X. 671. juvenis, qui inciderat in lassitudinem ulcerosam. VI. 257. juvenis, in primo articulo medii digiti dextrae manus totum locum circa nervum tam humentem habentis ex contusione, ut computresceret. XIII. 574. juvenis Meliboeae. XVII. A. 790. juvenis ex ira febricitantis et aquae frigidae potu sanati. X. 688. juvenis ex meatuum obstructione febricitantis. X. 671. juvenis sanati senio ex morbo laborantis. X. 721. juvenis, quem amare *Galenus* ex pulsu cognovit. XIV. 631. 633. XVIII. B. 40. juvenis odoratus hebetudine ex diuturna gravedine et destillatione laborantis. II. 868. juvenis in digito morsi. XIII. 418. juvenis ex medici errore interfecti. XVIII. B. 6. juvenis, ex intemposto balnei usu necati. XVIII. B. 6. juvenis oculorum inflammatione laborantis. XVIII. A. 46. *Larissae.* XVII. A. 762. 779. *Martii* qui evacuato melancholico humore a *Galeno* curatus est. XVI. 456. cujusdam, qui non poterat movere manus ad partes externas. III. 156. sq. cu-

jusdam, qui trium digitorum sensum amiserat. VIII. 56. cujusdam, qui per reliquas manus partes ita resolutus erat, ut neque sentiret, neque moveretur, sed in tribus digitis sensum haberet integrum. VIII. 61. cujusdam qui in manu stilo vulneratus est. X. 390. cordis nudati in puero *Marylli* mimographi, qui sanatus est. II. 631. 632. sq. in manu stylo vulnerati, et *Thessali* inepta ejus cura. X. 390. cujusdam qui sensu deficiente in brachio et manu laboravit. VIII. 255. medici, qui dolore capitis laborans, nocte sibi ipsi venam secuit. X. 814. quotannis melancholialaborantis. XVIII. A. 79. *Melidiae.* XVII. A. 301. memoriae perditae. VIII. 147. *Metonis* febre laborantis. XVII. A. 283. mictus pilosi, ubi corpora pilosa dimidium cubitum excedebant. XVII. B. 768. *Mosci.* XVII. A. 325. mulieris, partu a stranguria liberatae. XVII. A. 355. sq. mulieris coxendicum dolore laborantis, qui post partum destitit. XVII. A. 357. mulieris, cancrosum in mammis tumorem habentis, quae sanata est. XVIII. A. 80. mulieris enixae in Mendacium foro. XVII. A. 641. enixae nec purgatae apud aquam frigidam. XVII. A. 746. mulieris geniparae. XVII. A. 735. mulierculae, cui menstrua purgatio erat suppressa, et quae sola inedia a medicis curabatur. XI. 187. 190. sq. mulieris, cardialgicae. XVII. A. 313. mulieris quae propter annonae caritatem oleribus sylvestribus usa, ulceribus malignis correpta est. VI. 686. mulieris tertio mense gravidae et febre correptae. XVII. A. 297. mulierum furoris, ex collectione sanguinis in mammis. XVII. B. 832. mulieris herpete in malleolo laborantis. X. 1007. mulieris, menstruorum profluvio nimio laborantis. XIV. 641. mulieris morosae. XVII. A. 777. mulieris febre ardente post partum laboriosum correptae. XVII. A. 641. mulieris ileo laborantis. XVII. A. 625. mulieris ex abortu febre ardente correptae. XVII. A. 629. alius. XVII. A. 634. mulieris febre hectica laborantis. X. 687. mulieris tertio a partu die febre ardente correptae. XVII. A. 746.

Casus circa os sacrum nervorum laesorum. VIII. 257. *Nicodemi*, ex venere et potu febre correpti. XVII

A. 775. palpitatione cordis laborantis. VIII. 305. *Parii* febre acuta laborantis. XVII. A. 737. partus pueri carnosi quadripollicaris et sine ossibus. XVII. A. 359. *Pausaniae* Syri. VIII. 213. *Periclis* subsplenici et febre acuta correpti. XVII. A. 766. percussi in peritonaeo, qui urinam reddere non poterat. VIII. 13. peripneumoniae. VIII. 255. *Philini* uxoris, decimo quarto a partu die febre correptae. XVII. A. 269. *Philisci*. XVII. A. 195. XVII. A. 253. *Philistae* febre ardente laborantis. XVII. A. 585. phrenitidis acutissimae. VIII. 226. XVII. A. 759. sq. pleuritici. VIII. 141. XVIII. A. 13. podagrici, qui a remedio valde laudato male affectus est. XI. 433. priapismo laborantis et curati. X. 970. *Casus* puellae chiensis ab Erasistrato descriptus et curatus cui menstrua suppressa erant. XI. 200. pueri, qui ex lactis vitiosi usu ulceribus scatebat. VI. 686. pueri brachio puncti, qui periit. XII. 605. pueri puncti in pupilla. VII. 100. pueri, cujus cor denudatum erat, et qui nihilominus restituebatur. II. 632. V. 181. pueri, qui invitus alvum deponebat. VIII. 64. pueri, in quo aura epileptica observabatur. VIII. 194. ejus cura. VIII. 198. pulmonum morbo laborantis. VIII. 292. sq. pulsus celeris. VII. 470. duorum adolescentum, qui vario modo didicerunt pulsus. VIII. 762. *Pythionis*, febre ardente laborantis. XVII. A. 752. *Pythionis* febre acuta correpti. XVII. A. 480. sq. resoluti omnibus partibus, excepta facie. VIII. 211. resoluti in omnibus partibus demptis manibus. VIII. 212. rustici, qui, a vipera morsus, amputato digito, servatus est. VIII. 197. sanguinem respuentis. VIII. 262. X. 366. 368. sanguinem per nasum dextrum rejici *Galenus* praecognovit. XIV. 665. sanguisugae deglutitae. VIII. 265. cujusdam, qui sanguisugam in naribus habebat. VIII. 265. scirrhi in femore ex male curato erysipelate contracti. XI. 105. *Scopi* febre continua correpti. XVII. A. 426. a scorpione morsi. VIII. 195. *Secundi* diaphragmatis imbecillitate laborantis. VIII. 254. circa sedem et vesicam refrigerati. VIII. 256. senis, qui invitus alvum deponebat. VIII. 64. ex semine retento affecti. VIII. 418. servi genu dolores vehementissimos simulantis. XIX. 4. *Simonis*,

cui per hiemem latae pustulae effloruerunt. XVII. A. 959. *Sileni*, febre ardente laborantis. XVII. A. 259. simiae cum cordis tumore. VIII. 303. sincipitis ossis fracturae. X. 452. sinuum a *Galeno* sanatorum. XVIII. B. 798. *Stesiani* VIII. 356. *Stymargi* uxoris, quae ex diuturna seditione abortum passa est. XI. 161. XVII. A. 324. suppuratione in alterius natis regione laborantis. VIII. 256. complicationis tertianarum trium. IX. 681. *Theagenis* hepatis inflammatione laborantis. X. 914. vertebrarum luxationis. VIII. 406. 407. virginis febre ardente correptae. XVII. A. 779. abderitanae virginis febre ardente laborantis. XVII. A. 768. cujusdam, qui viperam devoraverat, et siti inexplebili periit. VII. 135. a vipera morsi, qui colorem porri referebat. XVI. 451. de voce amissa casu ex alto. VIII. 50. 61. vocis vitiatae ex nervi recurrentis refrigerio. VIII. 54. vocis amissionis ob strumas. VI. 869. *Zoili* febre ardente laborantis. XVII. A. 403. sq.

CATACLASIES sive CATACLISIES. XVII. A. 893.

CATACLIDA acromion vocant. II. 766.

CATACLYSMATA, quomodo parentur. XV. 198. aestate iis sunt adhibenda, qui tenues crassiores evadere cupiunt. XV. 198. pro individui habitu sunt modificanda. XV. 199.

CATAGMA ossium fractura est. X. 423. XVIII. B. 323. *Catagmatica* deligatio. XVIII. B. 726. emplastra sive fracturis convenientia. XIII. 534. *catagmatica* fascia. XIII. 384. catagmaticum *Andromachi*. XIII. 549. catagmatica ab *Asclepiade* tradita. XIII. 535. catagmaticum *Herac*. XIII. 546. catagmaticum *Moschionis*. XIII. 537. 646. sq. catagmaticum nigrum. XIII. 550. catagmaticum nigrum ariston, s. optimum. XIII. 535. catagmaticum *Oenanthe*. XIII. 540. catagmaticum *Pythionis*. XIII. 536.

CATALEPSIS idem quod *Catochos* et *Catoche*. VIII. 485. IX. 189. definitio XVI. 826. XVII. B. 457. definitio et tres ejus species. XIX. 414. sopor altus est. X. 931. est imaginatricis functionis laesio. VII. 60. cerebri affectus est. XVI. 827. a comate vigili quomodo differat. XVII. A. 640. catalepseos, cari, apoplexiae et soporis differentiae. VIII. 232. quaenam cerebri pars in ea maxime sit affecta. VIII. 232. fit ex refrigeratione primae partis sensitivae cum siccitate. XVII. B. 457. oculorum in ea conditio. XVI. 684. palpebrae apertae sunt. VIII. 232. pulsus, ejusque causae. VIII. 485. IX. 189. respirationis conditio. VIII. 232. vox laeditur. VIII. 270. in ea secundum *Hippocratem* vocis interceptiones sunt perniciosae. XVI. 715. cum exolutione prava est. XVI. 716. causa est stomachi imbecillitas. VII. 137.

Cataleptici etiam detenti vocantur. VIII. 485. casus. XVI. 682.

CATAPHORA definitio. VII. 643. XVI. 494. ab *Hippocrate* coma vocatur. VII. 644. 653. XVI. 495. XVII. A. 540. symptomata. VII. 658. XVII. A. 540. comes est cerebri refrigerationis cum humiditate. IX. 407. functionis imaginatricis laesio est. VII. 60. quando fiat. XVI. 646. quandoque somnolenta, quandoque vigil est. VII. 654. *Cataphora* somnolenta a quibusdam coma vocatur. VII. 643. somni conditionis in ca causa. IX. 140. lethargicam aliqui coma vocant. VII. 643. somnolenta phreniticis et lethargicis non propria est, sed aliquando fit. VII. 655. 656. tremula et lethargica sequitur febrem quotidianam inveterascentem. VII. 466. vigil definitio. XVII. A. 694. in ca humor pituitosus abundat. VIII. 163. vigil et lethargicis et phreniticis accidit. VII. 654. 656. vigil a profunda differt. XVII. A. 640. insomnis quando vocetur. XVI. 494. XVII. A. 390. insomnis species duae. VII. 657. insomnis quid significet. XVI. 707. insomnis quomodo a comate phrenitico insomni differat. VII. 658. commune ambarum, et differentiae a somnolenta. VII. 652. 657. in febris insultu nonnunquam oboritur. VIII. 134. ejus causa, ibid. et sq. raro febres ardentes comitatur. XVII. A. 687. quando sit febris exacerbantis indicium. XVI. 705. pigra quae. VII. 659. cur in ea oculi clausi sint. XVI. 684. pulsus conditio. XVII. A. 541. pulsus languidus et magnus esse solet. IX. 481. in capitis dolore abscessum post aures significat. XVI. 838. parotidis futurae signum. XVI. 831.

Cataphorae causae. XVI. 706. XVII. A. 540. causae in febris insultu. VIII

134. causa est cerebri compressio. XVII. A. 522. immoderata humiditas. VII. 143. XV. 741. XVI. 222. 526. cerebri frigiditas et humiditas nimia. VIII. 131. XVII. A. 390. 660. gignit eam lactuca. VIII. 161. materiae crassitudines. XVII. A. 713. efficiunt morbi pituitosi et frigidi. VIII. 161. inducit papaver liberalius sumtum. VI. 548. ex pituita fit. XVI. 669. exspectanda est, si pituitosi exiguum vomatur. XVI. 669. causa est pituita, in cerebro acervata. XVI. 780. XVII. B. 660. stomachi imbecillitas. VII. 137. immodicus vini usus. I. 661. ad *Cataphoram* remedia. XIV. 320. castoreum, ex rosaceo capiti colloque impositum. XII. 341.

CATAPHRACTUS dicta fascia. XVIII. A. 816.

CATAPLASMA ad remedia evacuantia pertinet. XI. 46. differentiae. XIV. 732. ad abortum impellens. XIV. 480. ad alopeciam. XII. 397. ex althaea anadendromalache vocatur. X. 960. sq. *Antonii* Musae ad hydropem. XIII. 263. ex arnoglosso, lenticula, pane et rosaceo ad rheumatismum. XI. 82. ab *Asclepiade* ad oculos conscripta. XII. 743. ad aures contusas. XII. 663. ad capitis dolores. XII. 568. ad capitis fluxionem. XIV. 499. 528. detergentia aut validius calefacientia siccant quidem, sed pus non movent. XI. 729. ex cruda farina ad erysipelas, quando inflammatio jam desiit. X. 951. ex farina triticea emplasticum est remedium. XI. 736. ex farina triticea et hydrelaeo pus movet. XI. 732. ex farina triticea magis convenit phlegmonis calidioribus. XI. 733. ex farina triticea noxium in rheumatismo. XI. 81. ex triticea farina in oleo et aqua coctum ad suppurationem inducendam. XI. 84. indicationes et contraindicationes in febribus putridis. X. 780. sq. ad necandum foetum citra noxam ullamque suspicionis notam. XIV. 481. hepatica. XIII. 219. laxantium effectus. X. 804. ad lienem praestans. XIV. 524. aliud ibid. ad lienem valde bonum. XIV. 574. lippientium ad doloris vexationes ac maxime epiphoras, quibus usus est *Heraclides Tarentinus*. XII. 743. ex lini semine aqua et oleo coctum ad hypochondria in febribus jactatoriis. XV. 816. ex lini semine usus in lateris dolore. XV. 857. ex lixivia stillatitia et cruda lysi, ad nervorum vulnera. XIII. 574. ex malvis ad erysipelas. VI. 629. ex milio ad quid utile. XII. 16. *Musae* ad hydropem. XIII. 263. oculorum. XIV. 346. ad oculorum fluxiones. XIV. 346. ad oculorum rheumatismum. XIV. 622. ex oxymelite et fabacea farina ad nervos contusos valet. X. 408. ex pane difficulter cedentibus phlegmonis idoneum. XI. 733. ex pane magis discutientem vim habet, quam quod ex tritico fit. XII. 111. ad pedum laborem ex offensione vel casu vel aliquo alio acri dolore. XIV. 535. ex plantagine ad carbunculos. X. 981. ex sempervivo et malicorio in vino decoctis ad rheumaticam inflammationem. XI. 81. ad splenem. XIV. 378. stomachicis utile. XIV. 520. qualia in ventriculi et hepatis phlegmone in usum sint vocanda. X. 792. ad recentia vulnera ex ense vel ligno. XIV. 578.

CATAPOTIA. Catapotium adipson ad stomachi ardorem. XIII. 145. *Andreae*, paeonium dictum ad splenem. XIII. 242. anodynum *Aphrodae*. XIII. 95. ad dysenteriam *Aspasii*. XIII. 302. *Bassi*. XIII. 60. *Charixenis* ad sanguinis rejectionem. XIII. 85. coeliacis et dysentericis utilia. XIII. 302. dolorem sedans. XIII. 60. dyspnoicis et asthmaticis conveniens. XIII. 109. febrem sedans *Darii*. XIII. 69. *Flaviani* Cretensis ad phthisin. XIII. 72. *Galeni* ex aloë, scammonea et colocynthide. XII. 385. Harmonia dictum. XIII. 61. hepaticum. XIII. 208. *Heraclidae Tarentini*. XIII. 328. diversa ex *Hippocrate*. XV. 917. ad stomachi subversiones *Origeniae*. XIII. 143. Paeonium dictum *Andreae* ad splenicos. XIII. 242. Panacea. XIII. 60. concoctorium ex libris *Perigenis* ad tussim et destillationem. XIII. 69. *Platonis* ex marrubio. XIII. 60. album *Prytanis* et *Apollinis*. XIII. 73. resiccatorium. XIII. 68. *Scribonii Largi* ad phthisin et alios morbos. XIII. 99. immodicam sitim, ex nimio ardore extinguentia. XIV. 371. quaedam, quae sub lingua continentur, sputa evacuant. XVI. 168. *Scribonii* ad tussim. XIII. 67. ad stomachi ardorem. XIII. 145. ad tussim *Crispi Liberti*. XIII. 67. ad tussim *Galeni*. XIII. 64. ad tussim statim auxilians. XIII. 71. ad tussim humidam. XIII. 68. ad

tussim recentem. XIII. 59. ad tussim ex libris *Perigenis*. XIII. 73.

CATARACTA, definit. XIV. 775. et quomodo a glaucomate differat. XIX. 438. in quonam oculi humore locum habeat. XVIII. B. 73. oritur vaporibus ichorum, in ventrem defluxorum. VI. 426. stomachicum symptoma eam esse, unde cognoscatur. VIII. 223. sq. diagnosis ejus speciei, quae ab ore ventriculi male affecto fit, et ejus, quae vera est. VIII. 222. ejus symptoma in affectibus stomaticis nunquam accidit, et cur. VIII. 137. in ea obstruitur solaris luminis meatus. V. 635. aliquae species. VII. 95. ejus initium. VIII. 223. centralis effectus in visum. VII. 95. partialis in visum effectus. VII. 95. interjacet humorem crystallinum et corneam, et visum impedit. III. 760. quae corpora habet inter se non conjuncta crassa, qua ratione visum turbet. VII. 96. similia symptomata oriuntur, ubi exhalationes a ventriculo adscendunt. VII. 97. VIII. 137. 221. 223. causa usus remediorum ineptorum. X. 171. signa quibus dignoscatur, an suffusi, detracta cataracta, visum recepturi sint, nec ne. VII. 89. quonam signo deprehendatur, an salva sit videndi facultas. V. 615. in eam incidere solent, qui lucem noctu vident in somnis, patefactis celeriter palpebris. V. 615. melancholiae causa nonnunquam est. I. 282.

Cataractae cura. VI. 426. X. 987. XII. 801. remedia ad eam facientia. XII. 724. XIV. 414. 498. ad incipientem remedia. XIV. 349. ad incipientem antidotum zopyrion. XIV. 205. *Aelii Galli* compositio. XII. 738. *Cassii* compositio. XII. 738. initia ejusdem digerere dicitur bilis. XII. 279. principia juvant caules Chamaesyces. XII. 155. contra eam adhibetur succus cepae. XII. 49. succus cyclamini cum melle illitus. XII. 50. quaenam collyria utilia sint. XII. 257. *Hermophili* collyrium thalasserum. XII. 781. Pomponii *Bassi* collyrium. XII. 781. ad *Cataractam* incipientem collyr. Proteus. XII. 787. Foeniculum. XII. 67. Hyaenae fel. XIV. 241. ad incipientem Indicum basilicon. XII. 782. incipientem nonnunquam discutit myrrha, cui opocalpason admixtum est. XIV. 58. piscium adipem laudant. XII. 331. prodest Sagapenum.

XII. 117. quidam utuntur sanguine columbino, protinus videlicet atque ex animali mactato effluit, assumduntque venis ad alas incisis. XII. 266. ex ictu ortam juvant folia Stoebes viridia illita. XII. 130. operatio. XIV. 784. operatio inde inventa, quod capra, ea affecta, junco aculeato in oculum impacto, visum recepit. XIV. 675. operatio plenam lucem exigit. XVIII. B. 681. curati cur quidam non videant. V. 615.

CATARRHUS (confer. DESTILLATIO et *Fluxio* e capite.) definitio. XIV. 742. XVIII. B. 180. XIX. 418. unde nomen acceperit. VII. 263. vocatur, quum excrementum in os defluit. X.VI. 171. cerebrum frigidum humidumque indicat. I. 634. in eo vox rauca fit. III. 535. VIII. 268. quando raucitas sequatur. XVI. 171. cerebri processuum mammillarium obstructio in eo locum habet. VII. 107. quinam levi ex causa eo corripiantur. XVIII. A. 10. obnoxii sunt podagrici. XVII. A. 431. facile corripiuntur temperamento frigido praediti. I. 325. qualitas et quantitas excretorum capitis affectionem declarat. VIII. 165. virilis morbus est. V. 696. tussiculoso cur senes laborent. XVII. B. 648. conditio respirationis in vehementi. VIII. 276. ad pulmones transiens viginti diebus suppuratur. XVIII. A. 141. quomodo noceat pulmonis morbis superveniens. XVIII. B. 180. brevi necans qui apud *Hippocratem* vocetur. XVII. B. 588. sq. ex plenitudine oritur. VI. 375. ex catarrho sanguinem qui rejiciunt, quomodo curentur. X. 368. casus ejusmodi narratur. ibid. certo tempore in ventriculum defertur. X. 513. causae. XIV. 742. causa cerebrum. VII. 262. XVI. 171. excitant nix et glacies. XVII. B. 813. omnis a pituita fit. XV. 346. omnis secundum *Platonem* a pituita generatur acida et salsa. XVIII. A. 261. ubi concoquitur, pituita crassa evadit. XVI. 74. auxilium febris. XVII. B. 343.

Catarrhi cura. XIV. 742. ad *catarrhum* remedia parabilia. XIV. 510. 512. 514. in catarrho anodyna indicata sunt. X. 817. *Lycomedis* anodynum. XIII. 92. antidotus *Philonis.* XIII. 268. arteriaca *Critonis.* XIII. 36. aster dictum remedium. XIII. 91. aster stomachicus. XIII. 164. *Perigenis*

catapotium concoctorium. XIII. 69. harmonia dictum medicamentum. XIII. 61. melanthium calidum in linteo admotum, atq assiduo olefactum. XII. 69. melanthium frixum. XI. 860. *Nicerati* mysterium. XIII. 96. panacea *Antonii Musae.* XIII. 57. *Comonis* panacea. XIII. 56. panacea *Mithridatis.* XIII. 55. papaver. VI. 548. styrax. XII. 131. terra Armenica. XII. 190.

CATATASIS definitio. XIX. 461.

CATELLI nuper nati potius imperfecti, quam coeci sunt dicendi. IV. 639. incitantur ad mordendum, licet validos dentes non habeant. IV. 692. parvi ventri impositi concoctionem juvant. XI. 724.

CATHAERETICA medicamenta quae, eorumque usus. XI. 756. ex accidenti cicatricem inducunt. XI. 758. usus in haemorrhagiis. X. 324.

CATHEMERINUM non invenitur apud graecos scriptores et propterea febris etiam non cathemerina sed amphemerina dicenda. VII. 354.

CATHARTICA remedia confer. *purgantia, cholagoga, hydragoga, phlegmonagoga, melanagoga* etc.

CATHEGETES *Lucius,* ejus emplastrum epuloticum ex cadmia. XIII. 524.

CATHETER, descriptio et adhibendi ratio. XIV. 788. graecis metrenchyta vocatur. XIII. 316. ab *Erasistrato* in urinae retentione adhibebatur. XIV 751. ejus applicatio et situm et figuram totius vesicae perspectam habere requirit. X. 301. adhiberi debet oborta urinae retentione ex immoderata vesicae tensione. I. 158. usus in viis urinariis obstructis. VIII. 10.

CATHOLCEUS fascia. XVIII. A. 785.

CATOCHA quae dicantur. XVI. 696.

CATOCHA, (confer. CATALEPSIS) sive *Catoche* sopor altus est. X. 931. vocem laedit. VIII. 270. cum catoche vocis interceptiones secundum *Hippocratem* sunt perniciosae. XVI. 715. cerebri affectus est. XVI. 827. sq. quae cerebri pars in ea maxime sit affecta. VIII. 232. cum exolutione prava. XVI. 716.

CATOCHI et detenti vocantur. VIII. 485.

CATOCHOS fascia. XVIII. A. 785.

CATOCHUS idem est quod Catalepsis. IX. 189.

CATOTERICA remedia quae. X. 527.

CAUCALIS, cur etiam Daucus sylvestris vocetur, ejus vires medicae. XII. 15.

CAUDAE animalium quale alimentum praebeant. VI. 788. equina (herba) vel *Hippuris*, ejus vires et facultates. XI. 889. piscium, et partes ei proximae magis nutrire dicuntur. XIV. 239. hirudinum praecidenda est, ut diutius sugat. XI. 318. viperarum abjiciuntur. XIV. 238.

CAULEDON, fracturae ossium species qualis. X. 424. XIV. 780. XVIII. B. 888. ejus deligatio. XVIII. B. 759.

CAULES, radices, folia, fructus, semina unius ejusdemque plantae habent diversas saepe facultates. VI. 457.

CAUPONES aves impinguescunt adversas constitutioni, quae renum calculos gignit. VI. 435. quomodo vendant vina recentia pro vetustis. VI. 806.

CAURUS ventus. XVI. 406.

CAUSA eadem, diversos efficit affectus. I. 159. causae et principii differentiae. XIX. 244. definitio. VII. 45. 49.

Causae morborum, defin. I. 365. VI. 860. sq. VII. 1. X. 65. 90. XV. 305. XIX. 343. 392. causae morborum generales. IV. 742. morbi cujuscunque secundum *Asclepiadem*, *Erasistratum* et *Hippocratem*. XIV. 728. causae secundum *Hippocratem*. XVII. A. 8. secundum *Platonem*. V. 666. *Platonis* locus ex Timaeo huc pertinens. XVIII. A. 260. quid iis proprium. X. 90. genere plures sunt. VII. 47. multa genera sunt. XV. 301. 363. sq. XVI. 109. morbi duplicis generis sunt. XVI. 357. effectrices duplices sunt. XV. 125. omnium triplex genus est. IX. 1. XVII. A. 2. tres primitivae quae. X. 66. earum genera quatuor. XIX. 244. enumerantur et illustrantur. XIV. 691. morborum quomodo cognoscantur. XIX. 494. eas investigandi necessitas. XIV. 691. noscere eas methodici superfluum ducunt: reprehenduntur autem. XIV. 278. cognitio maxime necessaria ad curam eorum. I. 279. XV. 303. ablatis iis, morbi sanantur. XVII. B. 502. ablatio quomodo fiat. XVII. B. 502. omnium, facultates laedentium inventionis summa quae. VII. 205.

Causae abditae quae. XV. 303. adjutricis definitio. XIX. 393. antece-

dentes et primitivae. X. 66. antecedentes quae. XIV. 692. XV. 112. XV. 302. XIX. 392. coadjutrices. XIV. 692. concausae. XIV. 692. XV. 303. continentes. XIV. 691. XV. 302. XIX. 393. evidentes, definitio. XIX. 392. evidentes s. primitivae quae dicantur. XIV. 691. XV. 112. effectrices duplicis generis sunt. XV. 125. per se finientes. XV. 302. manifestae quae. XV. 303. XIX. 394. non manifestae. XV. 303. XIX. 394. morbosae quae. I. 375. ad tempus obscurae. XIX. 394. perfectae seu per se finientes. XIX. 393. procatarcticae. VI. 361. VII. 302. procatarcticae s. primitivae non curationis indicatrices sunt. X. 242. 246. recentes quae. XV. 162. salubres, harum differentiae. I. 365. 376. alias morbosae esse possunt. I. 369. morborum cum caloris incommoderatione. VII. 2. sq. morborum frigidorum. VII. 10. sq. morborum humidorum. VII. 19. morborum organicorum. VII. 26. sq. morborum siccorum. VII. 19.

Causae - morborum: actionis noxa et affectus, qui hanc creat, morborum causa est. X. 116. causae morborum sunt: alimenti nimia copia. XV. 365. alimentum, ubi praeter naturam plus ejus ingestum est. XV. 284. alimenta pravi succi. VI. 749. caloris immoderatio. VII. 2. sq. cibus praeter naturam copiosior ingestus. XVII. B. 475. cibi glutinosi et crassi. VII. 287. cruditas. VI. 814. dolores atque gravitates. XVI. 471. edulia corrupta. XV. 365. habitus et temperamenti mutationes. XV. 570. num, quemadmodum *Julianus* proposuit, in humoribus sitae sint. XVIII. A. 272. sq. humores. V. 678. humorum redundantia. V. 120. robur vel imbecillitas facultatis expultricis. XV. 126. humores, si quantitate excedunt, et in qualitate peccant. XV. 242. humorum intemperies et asymmetria. XIX. 491. alimenti indigentia XV. 366. quidam causam morborum putant iram Deorum. XVIII. B. 17. intemperies. II. 121. mutationes repentinae. XVI. 315. 421. morbi alii. VI. 860. odores coenosi et palustres. XVI. 361. plenitudo aut defectus. XV. 284. situs mutationes. VII. 35. sq. anni tempora. V. 693. XVI. 313. 445. XVII. B. 563. venti. XVI. 394. victus ratio. XV. 117. 552. (de causis singulorum morborum conferantur morbi ipsi).

CAUSTICA medicamenta quae dicantur, eorumque natura. XI. 754. in corpore demum facultatem suam accipiunt. XI. 614. usus in ulceribus malignis. XVII. B. 326.

Causticum est auripigmentum. XIII. 568. euphorbium. XI. 879. pyrethri radix. XII. 110.

CAUSUS vide FEBRIS *ardens.*

CAUTERIA qua ratione sanguinem sistant. XI. 415. ad aegilopas utilia. XII. 821. ad dentes perforatos. XII. 861. ad crustas in ore. XII. 959. ad animalium venenatorum morsus. X. 896. *ignitum* quando sit utile in ulceribus malignis. XVII. B. 326. quibusnam in haemorrhagiis utile. X. 325. usus in iis, quibus humerus saepe excidit. XVIII. A. 375. usus in auris suppuratione a fractura. XVIII. A. 486. usus in carne mucosa lacta. XVIII. A. 581. manubrium pannis est involvendum. XII. 266.

CAUTIO medicis maxime necessaria. XVI. 77.

CAVA Syria: in ea nascitur bitumen. XII. 375.

Cava ulcera: cavum ulcus quomodo a pleno differat. X. 188. impleri postulant. X. 285. replentur carne, quae ex sanguine ortum habet. X. 197. duplex in iis curationis scopus. X. 162. 174. medendi iis methodus. X. 167. adversissimum iis medicamentum oleum est. X. 166. *Hippocratis* iis medendi methodus. X. 173. siccari quidem postulant, minime autem adstringi. X. 194. qualia remedia iis conveniant. X. 177. cava simul et sordida quomodo curentur. X. 218. replet ea aridum cephalicum *Lucii.* XIII. 846. sarcotica remedia requirunt. I. 261. X. 163. cava aperta, quae aperistata vocantur, quomodo curentur. XIII. 464.

Cava vena unde nomen acceperit. IV. 668. *Hippocrates* eam jecorariam vocat. IV. 669. V. 658. XV. 135. et alimenti vehiculum. XV. 266. a hepate oritur. IV. 541. V. 541. 659. principium ejus cor non est. V. 658. ad ultimam spinae vertebram arteriae subjacet. IV. 325. a spina fulcitur. XVIII. A. 544. descriptio. XV. 135. truncus est omnium corporis venarum II. 780. V. 532. XV. 389. duas quidam accipiunt, alteram a hepate, al-

teram a liene. XVI. 783. situm habet optimum. III. 342. decursus et propagines. II. 785. sq. IV. 669. XV. 139. 143. XVI. 136. directio. II. 59. descendentis s. superioris rami. II. 787. adscendentis rami. II. 786. 808. adscendens s. inferior inseritur auri dextrae cordis. II. 786. III. 274. inferioris decursus. III. 418. sq. quomodo natura decursum ejus tutum effecerit. III. 419. inferioris scissio. III. 811. per diaphragma decursus. III. 312., et vincula, quibus ibi alligatur. III. 313. in foetibus in arteriam venosam et in aortam est pertusa. IV. 243. valvulae ejusdem (trisulcae dictae) V. 548. respondet aortae. IV. 339. XV. 389. respondet plantarum medullae et canali. XVI. 343. ex utroque termino tripartita est. XV. 143. quibusnam partibus sanguinem mittat. V. 535. XV. 529. officium. III. 272. sanguinis in ea conditio. III. 272. XV. 243. omnibus partibus alimentum tribuit. XV. 243. etiam cordi. V. 280. molle substerniculum ei est lobus pulmonis quintus. III. 421. quartum est alimenti principium. XV. 387. in ea primum sanguis ab excrementis purus relinquitur. XV. 387. utilitas, quam cordis auricula ei praestat. III. 482. utrinque ei renes adhaerent. II. 59. III. 273. et ad utrumque vas emittit. IV. 169. vulneratam eam sequitur mors. III. 313.

CAVITAS sigmoidea ulnae. III. 142. sigmatoidea ulnae. II. 769. *Cavitates* partium, quae causae efficiant, ut intereant penitus vel oblaedantur. VII. 31.

CEBI, musculorum temporalium eorundem conditio. III. 844. minimam maxillam habent. III. 847.

CECIS vide GALLA.

CECROPIDAE Athenienses vocantur. XIII. 273.

CEDMATA definitio. XVII. B. 283.

CEDREA (oleum cedri) ejus vires medicae. XII. 16.

CEDRIAE succus caput per nares purgat. XVI. 148. substitui ei potest cedri bacca. XIX. 731.

CEDRIDES (cedri fructus), vires medicae. XII. 19.

Cedrinum oleum, ejus vires. XII. 16. calefacit. XI. 520. XIII. 568. qualitates. XI. 871. exsiccat. XI. 530. dolores sedat. XVII. B. 327.

CEDRUS, ejus species, earumque, et olei vires medicae.XIII16.fructus($\varkappa\epsilon\delta\varrho\grave{\iota}\varsigma$) figura, qualitates et facultates. VI. 591. bacca pro cedria. XIX. 731. et pro iis ladanum. ibid. fructus pro costo. XIX. 733. fuligo qualis. XII. 62.

CELE, definitio. II. 507. XIX. 448. (idem quod *hernia* et *ramex*).

CELER *pulsus:* VIII. 461. 824. 879. XIX. 406. quomodo differat a crebro. XIX. 638. causae. VII. 762. VIII. 502. 511. IX. 8. 9. 33. 267. 292. 333. 498. 545. quomodo cognoscatur. VIII. 882. 885. IX. 113. 451. 456. quid significet. IX. 256. 272. 292. celer et creber quid significet. IX. 257. quid celer et mollis. IX. 259. quid celer, mollis et vehemens. IX. 260. quid celer et vehemens. IX. 259. extrema celeritas minus est periculosa. IX. 545. .celerem in stomachicis omnibus esse, quidam putant. VIII. 835.

Celerrimus pulsus quando fiat. IX. 11. modice periculosus est. IX. 294. 546. celerrimus et creberrimus quid denotet. IX. 334.

CELERI *Primipilario* compositum est myracopon regium. XIII. 1031.

CELERITAS et elegantia faciunt artifices. XVIII. A. 768. celeritas et elegantia chirurgo necessariae in fasciis applicandis. XVIII. A. 769. 771.

CELLA vinaria quomodo fieri possit calida. XIV. 17. secundum quosdam in aedibus ad aquilonem est exstruenda. XI. 662.

CELTAE pingues a quibusdam dicuntur. XI. 511. etiam *Galatae et Galli* vocantur. XIV. 80. cutis conditio. I. 627.

Celtica nardus, ejus vires. XII. 85. ex ea medicamentum ad hepaticos. XIII. 209.

CENCHRAMIS fici semen est. VI. 556.
CENCHRIA herpetis genus. X. 1009.
CENCHRUM vide MILIUM.

CENEON ob abscessum malignum mortuus est. XVII. A. 323.

CENTAURI crura quatuor habent simulque et manus. III. 169.

CENTAURIUM *majus*, qualitates et vires radicis ejusdem. XII. 19. et morbi in quibus adhibendum. XII. 19. sq. utuntur eo vice Licii. XII. 20. *Centaurium minus*, radicis, caulium et foliorum vires medicae. XII. 20. tenue ad sinus curandos. XI. 135. minus ad nimiam obesitatem. X. 994. ad renes purgandos. XIV. 759. substitui potest aloae indicae. XIX. 724. substituitur Agallocho. XIX. 723. rheo succedit. XIX. 741. pro symphyto. XIX. 744.

CENTRUM definitio. III. 815.

CEPA pravum est edulium. VII. 285. ejus et succi vires, qualitates et facultates medicae. VI. 658. XII. 48. sq. opsonium, non alimentum est. VI. 630. natura vitiosa est. XV. 365. flatum discutit. X. 866. his cocta. VI. 632. radix acris est. VI. 646. acrimoniam habet. XI. 632. aperiens est. XI. 750. calorem insitum auget. VII. 6. mali succi est. VI. 794. ad obstructiones ex cibis valet. VI. 341. calido ventriculo nocet. XVII. B. 285.

CEPHALAEA, definitio. VIII. 204. XII. 562. XIX. 416. sq. capitis morbus est. VIII. 204. internus capitis dolor est. XIV. 739. symptomata. VIII. 204: XII. 562. sq. cephalalgiae affinis est sed differt ab ea. VIII. 205. quinam ei sint obnoxii. VIII. 205. differentiae. VIII. 205. ea laborantes *Galenus* saepe sola purgatione sanavit. XI. 341. metastasis ad ventriculum nonnunquam fit. X. 513. cura. XII. 564. sq. XIV. 739. num apophlegmatismi in usum sint vocandi. XII. 566. adurentia in ea utilia sunt. XIV. 765.

CEPHALALGIA vid. CAPITIS *dolor.*

CEPHALICA emplastra: cur ita sint dicta. XIII.541. eorum virtutes. XIII. 542. cephalica *Herae.* XIII. 543. cephalicum viride ex collectaneis *Aphrodae.* XIII. 551.

CEPHALICA remedia, quomodo componantur. X. 445. eorum usus. XIV. 765. arida non solum ossibus denudatis in capite, sed in aliis etiam partibus conveniunt. XIII. 844. sq. *Cephalicum Deileontis.* XIII. 744. *Dionysii Samii.* XIII. 745. *Philotae.* XIII. 745. aridum. XIII. 839. aridum, quo usus est *Lucius* praeceptor. XIII. 846. ex silphio ibid. ex ervis, *Xenocratis* ibid. quod ex Serapiade inscribitur. XIII. 847. *Tryphonis* ibid. melanchloron h. e. ex nigro viride, quo usus est Tryphon Archaeus. XIII. 745. *Cephalica vena.* II. 376. 790.

Cephalicus pastillus. XIII. 544.

CERA, ejus facultates medicae. XII. 25. candida, quae *tyrrhenica* nominata est, non sponte nascitur, quare

nullam evidentem habet acrimoniam.
XIII. 411. dulcis mitigans est. XI.
496. quomodo lavetur. XI. 496. quaenam ad lavandum apta. XI. 636. elota
acrimoniam deposuit. XI. 635. fugienda est, quae ex acri et thymoso
melle conficitur. XI. 636. mordacitatis expers quae. XI. 490. *pontica*
alba est, et licet aliunde veniat, ita
vocata, quod plurima in Ponto alba
nascatur. XIII. 411. pontica natura
amara est, ex absinthio nata. XI. 635.
unguentaria s. myrepsice. XIII. 639.
sola ulceri imposita, illud sordidum
reddit. XIII. 466. apta est phlegmonis ferventibus. XI. 734. ei succedaneum. XIX. 732.

CERAMIUM denotans sign. XIX. 759.

CERANITIS usus multiplicis. XIII.
836.

CERASA vel

CERASIA, figura et facultates. VI.
588. frigida sunt. XI. 645. quando
edi commode possint, et quando non.
VI. 811.

ad CERASTAE ictum theriaca. XIV.
90. theriaca *Andromachi* sen. XIV. 33.

CERASUS, vires medicae fructuum
et ejus gummi. XII. 22. sq.

CERATIA, (ceratoniae siliquae
fructus) eorum facultates. VI. 615. et
vires medicae. XII. 23.

CERATIUM vel siliqua idem est quod
granum. XIX. 759. 768. secundum
Dioscoridem. XIX. 775. significans
character. XIX. 749. 758. quot contineat aereos. XIX. 771. quot grana.
XIX. 752. 764.

CERATOIDES (cornea) oculi tunica:
quidam a cornu nomen accepisse putant. III. 771. sq. ejus structura. III.
772. XIV. 711. color. XIV. 712. cur
versus anteriora convexa. III. 780.
tenuis, alba et pura est. III. 643.
quomodo sit a natura munita contra
externas laesiones. III. 790. in senibus fit rugosa. III. 783. sq. VII. 100.
et cur. III. 784. ejus usus. III. 773.
si a statu normali recedit, visum obscurat. VII. 87. sq. densa aut crassa,
si immodice humida, tenebras oculis
offundit. VII. 100. crassitiem ejus
detergit acori radix. XI. 820. ob erosam hanc tunicam uvea saepe laxatur.
VII.. 36. pars pupillae obversa, si
mutata fuerit, visum laedit. VII. 98.
morbi si magni sunt, visum prorsus
impediunt. VII. 101. acrimonia eam
exulcerat. XVI. 51. ulcera visum tur-

bant et caecitatem adducere possunt.
VII. 99. ulceribus medendi methodus.
XII. 716. vulnus penetrans caecita-
tem affert. VII. 100.

CERATOMALAGMATA. XIII. 1006.

CERATONIA, vires ejus medicinales.
XII. 23.

CERATUM, duplex·parandi methodus. XVIII. B. 365. mite quidem, sed
novae carnis loco sordes parit in ulceribus. XIII. 367. simplici si acetum
admisceas, longe frigidius fit. XI.
439. ad alvi fluxum quodnam optimum. X. 574. tum capiti tum collo
admotum adversus anginam. XV. 787.
ad ischiadicos *Herae* Cappadocis. XIII.
338. usus in laterum dolore. XV. 857.
ex aqua ad erysipelas. X. 951. candida quomodo ab emplastris albis
differant. XIII. 455. ex euphorbio.
XIII. 588. *Galeni* ad ventriculi oris
inflammationem. XIII. 119. humidum
quomodo paretur. XI. 391. humidum,
ejus usus in diversis morbis. XI. 391.
humidum, ejus usus in fracturis ossium, ne phlegmone superveniat. X.
435. humidum, si ex aqua frigida
subactum calido alicui affectui imponatur, protinus refrigerat. XI. 391.
Ceratum liquidum ex cera et resina
paratur. XIII. 480. liquidi usus ad
inflammationem in fracturis obviam
sistendam. XVIII. B. 364. sq. ex
melino utile, si ventriculo intus uritur, et phlegmonae similis affectus
fit. X. 574. ex oesypo ad hypochondrii phlegmonas. X. 965. ex oleo
dulci ad ventris mordicationes. XI.
489. piceum. XVIII. B. 365. cum pice
lenit dolorem et pus movet. XVIII.
B. 538. cum pice ulceribus commodum. XVIII. A. 691. cum pice quando
in ulcere conducat. XVIII. B. 538.
rosaceum ad dysentericas dejectiones.
X. 813. ex rosaceo et adipe infusum,
succurrit ventris mordicationi. XI. 488.
rosaceum ad dysenteriam. XVII. A.
352. rosaceum, cui immixtum est
calcis aliquid, quidam ad erysipelas
propinant. X. 952.

CERAUNIO substituitur leucographis.
XIX. 731.

CERCHNOS tussim praecedit. VII.
173. ejus causae. VII. 173.

CERCIDAS citatur. X. 406.

CERDO calceos fractos emendat. V.
812.

CEREALIA qualem terram requirant.
XII. 165. indomita quae. VI. 784.

Cerealium fructuum natura eadem manet. VI. 559.

CERELAEON, quomodo oriatur. XIII. 953. humidissimum acopon est. XIII. 1006.

CEREBELLUM quid. III. 637. XIX. 358. aliae ejusdem denominationes. II. 714. quidam medici cerebrum posterius vocant. I. 321. cerebelli forma, et compositio ab illa cerebri differt. III. 673. epenoranis ab *Erasistrato* vocatur. III. 673. durae matris duplicatura a cerebro cur dirimatur. III. 637. ejus arteriae. IV. 334. venae. II. 714. processus ad cerebrum coronae vocati. XIV. 720. crura ad corpora quadrigemina, usus. III. 682. canali ex ventriculis anterioribus in posteriorem cohaeret cum cerebro. III. 665. ex *cerebellis* medicamentum ad sedem. XIII. 309

CEREBRA bubula venduntur. II. 708.

CEREBRUM in capite locatum est propter oculos. III. 635. vocatur *ἐγκέφαλον* propter situm. III. 627. 628. quidam encranidem et encranium vocant. III. 666. corpus simplex est, praecipuum et princeps. XIV. 710. actionum voluntariarum principium. XV. 362. rationalis animae domicilium est. III. 700. V. 288. 521. 606. 649. VI. 73. VIII. 159. 174. X. 636. XV. 293. 360. avium exiguum est. VI. 705. tanto pedestrium est praestantius quanto est durius. VI. 705. quoad formam calvariae respondet. II. 219. cameli itemque mustelae arefactum et ex aceto potum comitialibus morbis medetur. XIV. 240. cancris in pectore est. III. 629. ejus causa caput non factum. III. 626. aëre semper calidius. III. 618. 620. a cerebello dura matre duplicata dirimitur. III. 637. a cerebello utraque parte processus obtinet, coronae vocatos. XIV. 720. ejus conditiones et peculiaritates. XIX. 358. non, ut putaverunt quidam, caloris causa, qui cordi inest, ut eum refrigeret, factum. III. 615. 620. cordi connectunt tria vasorum genera. V. 263. non a corde habere facultatum suarum originem probatur. V. 263. qui a cranio ajunt formari, errant. III. 672. duplex cur sit, mollius anterius, reliquum durius. III. 637. cor et hepar facultatum nos regentium sunt principia. V. 506. animalis facultatis fons et principium. IX. 492. XIV. 459. facultatis ratio-

natricis sedes. V. 521. in eo etiam ratio et sensibilium imaginum memoria est. VIII. 175. cur in foetu excellat. IV. 241. in foetu triginta dierum clare apparet. IV. 662. a calvaria formam habet. II. 219. functionum voluntariarum principium. XVI. 598.

Cerebrum hirundinis ad suffusiones oculorum. XIV. 240. homo maximum habet, non absolute, sed respectu animalium. XVIII. A. 235. leporis, ejus usus medicus. XII. 334. a pia matre continetur et constringitur. III. 657. medullam spinalem producit. IV. 541. quidam habuerunt medullae spinalis propaginem. III. 671. sed errant. III. 672. quid medulla spinalis cum eo habeat commune, et quid proprium. XV. 263. medulla spinali humidius. I. 570. humidius est et calidius quam medulla spinalis. I. 600. *Philotimus* omnino, alii per ambages inutile censuerunt, ut *Aristoteles*. III. 625. quidam medullam vocant. VI. 678. et motus et sensus origo. V. 520. motus voluntarii fons. V. 239. omnibus partibus sensum et motum tribuit. V. 644. principium est nervorum omnium moventium. I. 234. nervorum et medullae spinalis principium. II. 831. est sensus et nervorum principium. III. 242. IV. 11. nervorum principium. V. 210. 522. nervorum mollium origo est. III. 741. XV. 257. nervis substantia est simillimum. III. 636. sed mollius. III. 637.

Cerebrum ovillum ad dentitionem infantum utilissimum. XIV. 240. palmae vertex ejus dicitur. VI. 623. palmae cibus est. XI. 672. phoenicis arboris esui aptum est. XII. 151. posterius quidam medici cerebellum vocant. I. 321. in puerulis humidissimum. XVII. B. 629. pulsare quidam dicunt. VIII. 701. alii hoc ab arteriis pendere statuunt ibid. sensorium non est sed sensoriorum sensorium. VII. 139. prope cerebrum cur sensoria omnia esse debeant. III. 635. sensu praeditum est. VII. 531. similaris pars est. XV. 252. fons spiritus animalis. X. 839. spiritu a corde allato non valde habet opus. IV. 503. crassi succi est. VI. 774. omnium vasorum originem putabat *Pelops*. V. 527. 544. habet ingentes ventriculos, qui pronis meatibus evacuantur. XI. 276. ad ejus ventriculos per nasum viam esse demonstratur. II. 867. virtutis in eo degentis opera. V. 600.

Cerebrum affectum esse docent: auditus laesio, manus tremulae etc. XVI. 713. cervicis dolor cum comate. XVI. 718. surditas. XVI. 574. male affectum visum laedit. VII. 86. affligunt laeduntque anodyna. XI. 767. ut alimentum. VI. 676. austerum quid in se continet. VI. 677. a succis gravatum cataphorae causa. XVI. 706. catarrhi et coryzae causa. VII. 262. catarrhi et gravedinis causa. XVI.171. humidum coma efficit. XVI. 222. a pituita repletum causa comatis. XVI. 646. comesum juvat ex *Xenocratis* sententia. XII. 248. ortum praebet epilepsiae. VIII. 173. fluxioni facile patet. XI.275. ad suscipiendam fluxionem promtum. XVI. 470. sed facile etiam ejicit ibid. multum humectatum comatis causa. XVII. A. 540. humiditate refertum causa sputationis in morbis. XVI. 540. humiditate replentia. VII. 141.

Cerebrum illaesum esse demonstrat mentis constantia. XVII. B. 529. laesum indicat delirium. XVII. A. 179. si laeditur, omnes partes statim insensibiles et impotentes redduntur. VII. 111. saepe muco evacuato purgatur. XV. 325. perfrigeratum esse quaenam symptomata doceant. VII. 201. pituita repletum causa apoplexiae. XVII.B. 626. purgatur per nares, palatum, aures, suturas capitis et forte per oculos. VI. 73. per palatum, nares et aures vacuatur. X. 527. per palatum, gurgulionem, nares et aures purgatur. XI. 93. XVI. 126. purgatur per processus olfactorios. XIV. 710. cur in pueris etiam per aures purgetur. XV. 332. cur quiete et virium instauratione egeat. VII. 141. sideratum quibus est, hi intra tres dies intereunt, quos si effugerint, sani evadunt. XVIII. A. 155. in somnis quiescit, in vigiliis agit. VII. 141. nunc spiritum trahit, ut refrigerium capiat, nunc reddit, ut noxia a se expellat. II. 870. spiritus in ejus cavis contentus primarium animae instrumentum. XVII. B. 248. spiritum trahere ut se refrigeret docetur. II. 885. succus atrae bilis in eo abundans deliria inducit ferina. VIII. 178. qua parte nervus acusticus oritur, laesum, surditatis causa. XVI. 191. ventriculo suas affectiones transmittit. VIII. 178.

vulneratum interdum sanatur. XVIII. A. 29. cum oleo et garo conditum totum sibi pugnans efficitur. XV.463.

Cerebri brevis descriptio. XIV. 711. anatome traditur ab *Erasistrato*. V. 602. sq. anatomica cerebri administratio. III. 708. 717. partium aliae duriores, aliae molliores. III. 725. qua parte spinali medullae jungitur, durius est. III. 725. pars, quae quemadmodum tectum supra ventriculorum cavitatem est, testudineata et fornicata (fornix) cur vocetur. III. 667. posterior pars durior est anteriori. IV. 369. actiones. XVIII. B. 123. calidam affectionem qualis faciei conditio significet. XVI. 8. affectiones humidae comatosae sunt et somniculosae. XVI. 525. sq. primaria affectione principes animae functiones laeduntur. VIII. 166. affectus quando siccus dicatur. XVI. 200. arteriae. V. 196. calamus scriptorius. II. 731. calor et siccitas mentis emotionis causa. XVII. A. 390. caloris signa. I. 324. calor auctus causa vigiliae. XVII. B. 457. in capitis magnitudinem influxus. XVII. B. 55. cum cerebello connexio per meatum, qui ex ventriculis anterioribus ad posteriorem ducit. III. 665. causa num collum factum. III. 614. commissurarum meminit. II. 730. compressionis symptomata. XVII. A. 522. compressi in vivo animali symptomata. V.185. concussionis periculum. XVIII. A. 171. consumtio apud *Hippocratem* quid significet. XVII. B. 4. sq. corpus callosum. II. 718. corpus conoeides. II. 722. quomodo inveniendum. II. 723. excrementa quanam via eliminentur. II. 859. excrementa per nares defluunt. III. 649. crassa excrementa purgantes meatus. III. 693. excrementa maxima per sinciput disflari solent. XVII. A. 808. formationis tempus. IV. 672. fornix quomodo detegatur. II. 724. fornicis usus. III. 668. frigidi indicia. I. 325. frigiditas causa cataphorae. XVI. 707. frigiditas et humiditas comatis causa. XVII. A. 390. humidioris signa. I. 326. humiditatis symptomata. IX. 407. humiditate conjuncti affectus comatosi et somniculosi sunt. XVI. 221. humiditatem vel frigus indicat torpor. XVI. 653. humiditas et refrigeratio causa comatis soporosi. XVII. A. 665. infundibulum quomodo et alias vocetur. II. 709. morbosae intemperiei

symptomata. IX. 406. sq. intemperies
sequitur facultatis animalis imbecillitates. IX. 548. intemperies quales
pulsus generet. IX. 539. laesiones
magni sunt momenti. IV. 508.
Cerebri pia mater ejusque usus. III.
656. sq. meatus tum per palatum in
os, tum per narium corpus ejus excrementa crassa purgant. III. 687.
viae a natura paratae ad vaporosa.
III. 687. sq. 689. membranae duae.
XIV. 710. meninges cur duae. III.
659. sq. membranae non sunt nervorum origines. V. 602. membranas
pulsare quidam ajunt. VIII. 700. cerebri membranis vulneratis animal
statim immobile reddi Erasistratus
putabat. V. 609. in cerebri membranis lethargus constituitur. XIV. 741.
ejusque membranarum phlegmones
cura. X. 798. membranarum morbi
signa quaenam. XVI. 210. et ejus
membranarum affectionis signa quaenam dentur. XVI. 502. morbi quinam
sicci dicantur. XV. 473. morborum
diagnosis unde petenda. I. 355. morbi,
in quibus obstructio locum habet. VII.
107. motus in recens natis tangi et
cerni possunt. IV. 673. nates et testes s. gemelli. II. 729. Cerebri nates.
III. 677. et testes. III. 678. nutritio.
XV. 264. . opus. X. 525. pars ea,
quae oculis inest, ad pupillam coalescit. III. 644. partem putat semen
Alcmaeon. XIX. 321. plenitudinis aut
inflammationis signum rubor albi oculi.
XVIII. B. 47.
Cerebri principium in foetu. IV. 541.
processus ad nasum. II. 859. processus si obstruuntur, odoratus laeditur.
VII. 107. refrigerationis perpetuum
symptoma. IX. 407. item refrigerationis cum humiditate. IX. 407. refrigeratio causa somni longi. XVII. B.
457. refrigeratio mixta humiditati lethargus, siccitati vero, catalepsis vocatur. XVII. B. 457. sicci indicium.
I. 326. siccitas et caliditas causa vigiliarum. XVI. 646. XVII. A. 665.
substantia proxima adipi humiditatis
ratione est. I. 600. substantiam Plato
medullam vocat. III. 627. alii cerebri
s. cerebralem. ibid. temperamentum
quomodo cognoscatur. I. 634. tendines. II. 730. torporem indicat oculorum statio. XV. 778. ad cerebri transpirationem suturae. III. 691. usum
Aristoteles ignoravit. V. 647. vasa,
naturae providentia, quam in corum

cursu observavit. III. 705. vasorum
in eo distributio. III. 701. venae. II.
713. 806 sq. venae quae sinus vocantur, non habent propriam membranam. II. 711. vitiosae constitutionis indicium caput parvum est. I. 320.
Cerebri ventriculi figurae rotundae
utilitas. III. 669. ventriculos exacte
jam novit Erasistratus. V. 603. sq.
ventriculi animae sedes secundum Herophilum. XIX. 315. ventriculi odoratus sunt instrumenta. II. 869. ventriculus odoratus sensorium. VII. 104.
XI. 698. in iis sanguis non continetur, nisi ex vase rupto. V. 183.
ventriculi praeparant spiritum animalem. III. 663. ventriculi cur duo. III.
663. ventriculus spiritus animalis organon. IV. 501. sq. spiritus in eo
animae principium est. IV. 509. ventriculi animali spiritu repleti sunt. V.
154. spiritus in iis per arterias et
venas gignitur. V. 356. spiritus in
iis contentus rationis et memoriae
instrumentum. VIII. 175. ventriculorum sectio. II. 719.
Cerebri ventriculi cur tanta vasorum
copia sint praediti. V. 606. in eos
venae secernunt superflua, arteriae
spiritum respirant. III. 701. pituitosi
humoris in ventriculis collectio apoplexiam et epilepsiam gignit. VII.201.
pituitosus humor in iis collectus cataphoram vel soporem inducit. VIII.
135. spiritus in iis contentus num
animae domicilium an anima ipsa.
V. 606. ventriculis prius laesis, dein
iterum conjunctis, sensus et motus
redit. V. 606. Galenus docet, non
prius in animali vivo sensum et motum perire laeso cerebro, nisi ad
aliquem ventriculum veneris. V. 605.
ventriculi laesi in animali vivo motus
sensusque expertia animalia reddunt.
V. 605. ventriculo compresso sopor
fit sine convulsione. VIII. 232. ejus
vehiculum totum corpus est, et pes.
III. 243.
Cerebri ventriculi anteriores quamnam functionem habeant. III. 663. in
iis olfactus instrumentum situm est.
III. 647. XV. 325. ex anteriori nervi
optici oriuntur. IV. 276. ventriculi
anteriores cur in unum coëant. III.
667. ventriculi anteriores paulatim
ad figuram coni coarctantur. II. 832.
ventriculi priores quibus ab aestu,
frigore vel humore oppleti sunt,
odoratus depravatur. VII. 107. ven-

triculus posterior cur duplex esse non poterat, magnus vero admodum sit. III. 665. posterior cur anterioribus minor. III. 670. adolescens ventriculo altero anteriore vulneratus, superstes fuit. III. 664. ventriculus tertius et quartus quomodo detegantur. II. 728. quartum qui accipiunt, eum principaliorem judicant. III. 667. ventriculum quartum quid nonnulli anatomici vocent. III. 666.

Cerebri excrescentia vermiformis. II. 729. vermis usus. III. 677. vulnus cum febre et vomitu bilis conjunctum est, et cur. XVI. 535. XVIII. A. 84. vulnus in totum corpus reagit. V. 520.

in Cerebro anima rationalis sedem habet. XVI. 93. eo non eget foetus ab initio. IV. 672. a cerebro quod destillat, non pituitam quis recte appellet, sed mucum et gravedinem. II. 139. frigidum ei inimicum. XVII. B. 803. ex cerebro quibus morbi oriuntur, qualia symptomata superveniant. XV. 222. in cerebro non obscura solum gravitas, sed manifesta etiam apparet. VII. 531. cerebro quales affectiones oboriantur. VIII. 164. cerebro liquescente aurium sordes dulces fieri dicunt. XVII. B. 280. cerebro nocent multa pocula et Veneris abusus. XVII. A. 791. in cerebro consistere omnes principum animae actionum affectus omnes concedunt. VIII. 166. sq. in cerebro redundans humor si frigidus sit, insensibilitas et immobilitas hominem opprimunt, sin calidus est, perpetuus motus. X. 929.

Ceria vocatur longa lataque taenia. X. 1004.

Cerine ex aphronitro, a quibusdam *Dionysia* dicta, qua *Largus* usus est. XIII. 938. *Ctesiphontis.* XIII. 936. qua usus est *Menecrates.* XIII. 937.

Cernuae durae carnis sunt. VI. 727.

Cerumen aurium, in auribus colligitur natura, cerebri excrementa purgante. XVII. B. 240. unde oriatur. XVI. 217. ad paronychias valere dicitur. XII. 308. dulce quando fiat, et quid hoc significet. XVII. B. 280. in morbis spectare jubet *Hippocrates.* XVI. 190. surditatis causa existere potest. XVI. 191. medici quidam degustant, ut exinde conjecturam faciant. XVI. 217. ad educendum remedia.

XIV. 407. *Apollonii* praecepta. XII. 659. devorandum esse scribit *Xenocrates.* XII. 249.

Cerusiana antidotus. XIII. 105.

Cerussa paratur in *Dicaearchia,* quae nunc vocatur Puteoli. XIII. 416. XIV. 9. ejus vires et usus. XII. 243. sq. adusta in sandica abit. XII. 244. quomodo lavetur. XIII. 407. siccat et adstringit modice. X. 196. cum hac et argenti spuma comparatur molybdaena. XIII. 424. emplasticum remedium est. XI. 634. emplastris albis vel coloris causa admiscetur, vel ut quandam adstringendi et refrigerandi vim medicamento concilietur. XIII. 409. ex cerussa et lithargyro emplastra alba. XIII. 409. Mensurae substantiarum in ea introëuntium. XIII. 413. rhodiaca. XIII. 415. inspersa in ulcus nihil valet. X. 196. dyspnoeam inducit. VII. 139. ad cerussam potam remedia. XIV. 144. ei substituenda remedia. XIX. 747. pro plumbo cremato. XIX. 736.

Cervix (confer. *Collum*), definitio. XIV. 703. idem quod collum. II. 756. capiti jungitur. II. 755. valida cur robusta dicatur. XVII. A. 816. quibusnam graecis nominibus insigniatur valida cervix. XVII. A. 816. dilatatur in iis, qui tibiam canunt, et vocem acutissimam edunt. VI. 175. gibbositatis in ejus constitutione effectus. XVIII. A. 503. manus et crura inaequaliter dispersa et nuda habere malum. XVIII. B. 61. cum pulmone interire videtur in animalibus. III. 610. quomodo exerceatur in parvae pilae ludo. V. 902. longa vitiosa est. XVII. A. 816. venas suas a jugularibus externis habet. XV. 530. posteriores ejus partes unde venas accipiant. XVI. 137. si intorqueatur in febre, et deglutitio impedita sit, letale. XVII. B. 708.

Cervicis posteriores partes proprie tendines vocantur. XIV. 703. cum pulmonibus commercium. III. 610. vertebrae ejus cur septem. IV. 105. dolor cum comate cerebrum affectum docet. XVI. 718. dolor aliquando criseos futurae signum. IX. 613. dolor malum quidem in omni febre, sed pessimum, quibus insania speratur. XVI. 663. dolores futurae haemorrhagiae indicia. XVI. 799. fiunt ex menstruis suppressis. XV. 327. dolor secundum *Hippocratem* menstruam purgationem portendit. XVI.804. dolores et gravitates cum febribus et citra febres oboriuntur. XVII. A. 151. remedia ad eos parabilia. XIV.517. 574. emplastrum sacrum. XIII.779. morbi. XIV. 778. tumor obortus anginam solvit. XVIII. A. 58. partem alteram devinciens deligatio. XVIII. A. 821. perfrictiones secundum *Hippocratem* convulsionem indicant. XVI.754. vertebrae septem sunt. II. 755. 756. vertebrarum luxationis symptomata. VIII. 238. moventes musculi. XVIII. B. 962. ad latera cum parva inclinatione moventes musculi. IV. 34. posteriores musculi unde nervos accipiant. II. 846. 849. in anteriora ducentes musculi. XVIII. B. 964. cervicis proprii musculi. XVIII. B. 962. oblique in priora flectens musculus. XVIII. B. 963. cum cervice caput flectentes musculi. XVIII. B. 948. rectam efficientes musculi. XVIII. B. 964. nervorum dissertio. II. 426.

Cervice valida et capite acuminato qui sunt, ii ossibus robusti sunt. XVII. A. 815. in cervice abscessus quando in febribus oriantur. XV. 812.

Cervix femoris. III. 210. sq. *ossis*, definitio. II. 736. *scapulae*. II. 766.

Cervix uteri (s. collum) foramen habet, diversis temporibus quoad magnitudinem diversum. II. 897. musculosa substantia, carne dura et cartilaginea constat. II. 897. *Herophilus* eam gutturis summae parti comparat. II. 897. intro est via spiritus, foras vero foetus. XV. 352. cur in pudendum muliebre desinat. IV. 146. clauditur, quum animal conceperit. IV. 146. in coitu functio. IV. 146. quomodo extra coitus tempus se habeat. IV. 149. cur sit nervosa ac dura. IV. 146. cur non semper sit aperta. IV. 150. semen non valet intro trahere. II. 187. manus quasi est uteri, semen intro ducens. IV. 523. utilitas. IV. 192. ei semen familiarissimus succus. IV. 192. uteri cervicis et virilis pudendi analogia. IV.635. humore perfundunt obstetrices, si liquor amnios jam defluit. IV. 234.

Cervus animal timidum. III. 2. velox habet corpus sed inerme. III. 2. qualem ligaturam habeat in matrice. IV. 226. adeps, ei substitui potest anserinus. XIX. 743. adeps, ei succedit suillus. XIX. 729. adeps pro ejus medulla. XIX. 736. caro

succum generat vitiosum. VI. 664. qualis. XIX. 686. senibus est inutilis. VI. 340. cornua ex abundantia excrementorum gignuntur. VI. 647. masculi modo cornua habent. IV. 629. cornuum usus medicus. XII. 334. cornu rasura adusta et cum vino trita, vacillantes dentes confirmat. XIV. 240. medulla blandissimum est medicamentum. XIV. 241. medulla pro medulla vituli. XIX. 736. medullae succedanea. XIX. 736. medulla pro ovi vitello cocto. XIX. 747. sanguis non coagulatur. IV. 792. in cervis quomodo vasorum umbilicalium productiones cum utero sint connexae. IV.226.

Cestrum vel *Betonica* vel *Psychotrophon*, ejus vires medicae. XII. 23. calculos destruit. XIX. 694. renibus conducit. XIV. 228. radix urinam movet, et ad callosas s. tophaceas consistentias incidendas idonea est. XI. 748. est immiscendum vino pro calculosis senibus. VI. 339.

Cetacea, quaenam vocentur animalia. VI. 737. duram carnem habent et pravi succi. VI. 738. crassi succi sunt. VI. 769. omnia sanguinem melancholicum generant. VIII.184. salita evadunt meliora. VI.746. coria aspera ad tubercula exasperanda. XVII. A. 902. iis canis est adnumerandus. VI. 728.

X character quid significet apud *Hippocratem*. XVII. A. 613.

Xa chalcum, i. e. aereum significat. XIX. 749. 757.

Chaereae molaris compositio. XII. 877.

Chaeremon augur erat celeber. XV. 444.

Chaerionis febre ardente laborantis casus. XVII. A. 588.

Chalastica remedia qualia. XIII. 991. laxantia sunt. X. 303. plurima eorum dantur. XI. 741. ecchymoses curant, in fluxu ad aliquam partem non sunt adhibenda. X. 786. in hepatis et ventriculi oris inflammatione vitae discrimen adducunt. XIV. 367. cholastica sunt althea. XI. 867. oleum sabinum. VI. 287.

Chalaza, definitio. XIV. 770. XIX. 437. cura. X. 1019. ad *Chalazia* compositio. XII. 742.

Chalazosis, definit. XIV. 770.

Chalcanthum, ejus loci nativi, vires et usus. XII. 238. sq. quomodo in Cypro sit paratum. XII. 239. sq.

valenter adstringit. X. 926. XI. 591.
simul adstringit et mordicat. XI. 641.

CHALCEDON, pro eo cyaneus lapis.
XIX. 735.

CHALCEDONIA compositio ad inveteratos aurium affectus. XII. 638.

CHALCIDEI emplastrum. XIII. 803.
in CHALCIDE Euboeae maris angustus locus., XVII. A. 651.

CHALCITIS ferro lapidique ignito
similis. XI. 688. ejus facultates medicae. XII. 241. adstringit. X. 927.
simul adstringit et mordicat. XI. 641.
subtilis, calida et paullum adstringens
est. XIII. 568. valenter siccat. X.
199. ad carnes supercrescentes. X.
202. cruda crustas concitat, usta vero
ulceribus cicatricem inducit. XIV. 289.
ad epistaxin. XV. 914. ad ulcera maligna. XI. 88. combusta ad ulcera
maligna. XIII. 660. ulcera non glutinat. XI. 440. nonnunquam in chalcanthum mutatur. XII. 238.

Χαλκῖτις σωτηρίη quid sit apud
Hippocratem. XIX. 154.

CHALCOS cecaumenos aes ustum est.
XII. 242.

CHALCUM significans character. XIX.
749. 757.

CHALYBIS squama, ejus vires et
usus. XII. 223.

CHAMAE i. e. hiatulae, sunt admodum crassi succi. VI. 769.

CHAMAECISSUS, ejus vires. XII. 153.

CHAMAEDAPHNE ex genere asparagi
est. VI. 643. germina edi solent. XI.
863. urinam ducit. XIX. 695.

CHAMAEDRYS, vires ejus et usus.
XII. 153. Romae eam invenit Galenus. XIV. 31. in Italia nascitur, et
quando sit optima, et quando aequalis illi, quae in Creta occurrit. XIV.
59. secundum Chrysippum aquam non
educit, sed gignit. II. 42. ei succedaneum remedium. XIX. 746. pro stoechade. XIX. 743. pro teucrio. XIX. 745.

Chamaeleon, nigri radicis vires
XII. 154. niger pro visco quercino.
XIX. 730. succus, ei salicis succus
substitui potest. XIX. 746. nigri succus pro suero thapsiae. XIX. 730.
ex Chamaeleonte emplastrum. XIII.516.
715. ex chamaeleonte medicamentum,
quo Philoxenus usus est ad ulcera vix
sanabilia. XIII. 738.

CHAMELAEA, ejus vires. XII. 154.
radix pro polypodio. XIX. 740. succus, ei substituitur salicis succus.
XIX. 747. pro columbario. XIX. 740.

CHAMAELEUCE vel Tussilago, ejus
vires medicae. XI. 851. XII. 154. cur
bechium vocetur. XI. 850. modice siccat,
et propterea ulceribus convenit. XVIII.
A. 694. pro columbario. XIX. 740.

CHAMAEMELON, i. q. anthemis, ejus
vires et usus. XI. 833. soli ab Aegyptiis consecratum est. XI. 562. rarefacit. XI. 750. fundere ac digerere
per halitum potest, haudquaquam contrahere. XI. 588. tenuitate rosae persimile est, calore vero ad olei vires
accedit. XI. 562. usus in morbis.
XI. 562. parti inflammatae impositum
quid faciat. XI. 588. ei anthemis succedit. XIX. 746. ex chamaemelo medicamentum pro priapismo. X. 970.

CHAMAEMELI oleum, eo utimur in
frigidis. XII. 560. humores lentos et
crassos in carne et cute evacuat. VI.
290. mitigatorium est in puncturis
nervorum. XIII. 644. rarefacit. XI.
750. proximum rosaceo, quando vehementem frigiditatem inducere veremur in capitis dolore. XII. 507.

CHAMAEPITYS, ejus vires et usus.
XII. 155. unde optima adportetur.
XIV. 79. curat nervos vulneratos.
XIII. 634. curat etiam ulcera maligna.
XIII. 769. pro equiseto. XIX. 731.
pro eupatorio. XIX. 729.

CHAMAESYCE, ejus vires et usus.
XII. 155.

CHANNAE piscis venter in os rapitur aviditate perurgente. II. 174.

CHARACIAS, valentissima est Tithymallorum species. XII. 143.

CHARACTERES, pondera ac mensuras declarantes. XIX. 749. characterum apud Hippocratem occurrentium
Galeni explicatio. X. VII. A. 600. 606.
610. sq. de characteribus scripserunt
Zeno et Apollonius Biblas. XVII. A.
618.

Χαραδιώς confertim est. XIX. 154.

Χαραδρωθῆναι apud Hippocratem
est: effluvium et exitum habent. XIX.
154.

Χαράκτωρ est exacerbato ob characterem. XIX. 154.

CHARICLIS anodyna compositio. XIII.
94. epithema ad inveteratum capitis dolorem. XII. 558. 581. irrigatio
ad recentes capitis dolores. XII. 579.
medicamentum ad dyspnoeam. XIII.
109. pastillus ad arenosas urinae subsidentias et vesicae ulcerationes. XIII.
329. remedium ad capitis dolores.

XII. 556. remedium ad coli inflationes. XIII. 282.

CHARILAMPI historia morbi narratur. XIV. 624.

CHARITONIS circulatoris antidotus ad phalangiorum morsus. XIV. 180.

CHARIXENIS arteriaca. XIII. 48. alia. 49. alia. 50. catapotia ad sanguinis rejectionem. XIII. 85. compositio ad aurium inflammationes et exulcerationes. XII. 635. ad aurium foetores et corruptiones. XII. 638. ad dyspnoeam. XIII. 108. ad peripneumoniam etc. XIII. 102. medicamentum ad haemoptoën. XIII. 82. pastillus ad ictericos. XIII. 233. ad polypos narium. XII. 685.

CHARMES, antidotus, qua usus est. XIV. 114. 126. sq. discipuli ejusdem alia compositio. XIV. 128.

in CHARONIIS barathris quomodo aliqui moriantur. XVII. A. 10.

CHARTA papyracea, medicamentum ex ea usta ad ulcera glandis penis. X. 382. usta ad pudendi ulcera. XIII. 315.

Χασκῶν quid significet apud Hippocratem. XIX. 154.

Χιμίη frigus, rigor est. XIX. 154. Χιμίουσα refrigerata, rigentia sunt. XIX. 154.

Χιιρίξις quid significet. XVIII. B. 407.

CHEIRONIA morbos creant, quod aërem corrumpunt. XVI. 359.

Χιλῆ quid sit apud Hippocratem. XIX. 155.

CHELIDONIA species aspidis. XIV. 235.

CHELIDONII majoris et minoris vires et usus. XII. 156.

CHELIDONIUM collyrium. XII. 783.

Χιλλοκιον quid sit apud Hippocratem. XIX. 154.

Χήλωμα quid sit. XIX. 155.

CHEMA sive CHEME est cyathi quarta pars. XIX. 779. secundum Dioscoridem. XIX. 776. quantum pendeat. XIX. 763. magna et parva quantum pendeat. XIX. 769. magna et parva quot habeat drachmas. XIX. 772. eam significans character. XIX. 749. 757. olei. XIX. 777. mellis. XIX. 778.

Χήμη Χηραμἰς quid sit. XIX. 155.

CHEMOSIS, definitio. XIV. 773. XIX. 436. pupillam tenebrat. VII. 101. ejus cura. XII. 793. ad chemosin libianum collyrium. XII. 762. sedans collyrium. XII. 757. collyrium try

pheron s. delicatulum. XII. 758. nectarium Marci. XII. 758. Olympionici fuscum remedium. XII. 753.

CHERSAEA species aspidis. XIV. 235.

ad CHERSYDRUM theriaca Andromachi sen. XIV. 34.

Χη chemen significat. XIX. 749.757.

CHIA est Mastiche candida, ejus vires medicinales. XII. 68. ejus vires et usus. XII. 180.

Chiasma nervorum opticorum, ejus usus. III. 813. sq.

CHILIODYNAMION Cappadoces Polemonium vocant. XII. 106.

ad CHIRAGRAM acopon Flavii Clementis. XIII. 1026.

CHIRON Centaurus medic. et herbarum experientiam quandam habuit. XIV. 675.

CHIRONIA ulcera qualia sint. XIII. 676. chironia et telephia ex cacochymia nascuntur. I. 664. sunt insuppurabilia. XVII. B. 809. ad ea medicamentum. XIII. 675. aliud. XIII. 679. ad chironia, vetusta, cicatricem non inducentia compositiones. XIII. 733. emplastrum Herae. XIII. 765. epuloticum Dioscoridis. XIII. 694. panacea Herae. XIII. 767. plumbum lotum tum per se, tum medicamentis cicatricem ducentibus admixtum. XII. 233.

CHIRURGIA, definitio. XV. 425. 780. XIX. 358. species. XIV. 780. primariae ejus actiones. XIV. 780. communitates. XIV. 681. sq. a quibus, per quae et in quibus occupetur. XVIII. B. 667. 675. anatomes in ea dignitas. II. 283. musculorum actionis cognitio ad eam maxime necessaria. II. 228. quomodo curet. XIV. 694. operationum conspectus. V. 844. XIV. 781. in ea administranda lucis dignitas. XVIII. B. 677. sq. organica ejus pars quaenam. XIX. 460. ad chirurgiam spectantia in officina medici. XVIII. B. 665. 667.

CHIRURGUS digitos quomodo componere debeat. XVIII. B. 710. 712. 713. qualem positionem habere debeat in operationibus chirurgicis instituendis. XVIII. B. 690. quali vestitu uti debeat. XVIII. B. 693. in operationibus concinnam positionem habere debet. XVIII. B. 690. in operationibus omnibus, exceptis iis, quae in oculis fiunt, splendidissima lux eligenda est. XVIII. B. 683. operationem facientis et quidem sedentis habitus. XVIII. B. 695. sq. habitus stantis. XVIII. B. 699. operationes exercere debet utraque manu. XVIII. B. 716. ad manus habere debet omnia instrumenta. XVIII. B. 717. ungues quomodo comparati esse debeant. XVIII. B. 709. vestimentum quale habere debeat. XVIII. B. 692.

Chius insula est in mari aegeo, quae unam solam civitatem habet ex nomine insulae. XII. 172. in Chio nascitur arinsium vinum. XIV. 28.

Χλοηρά λαχάνα qualia sint olera. XIX. 155.

Χλοιὰν quid significet. XIX. 155. Χλοῦς quid sit. XIX. 155.

Χλωρὰ significat et aerugineum et pallidum colorem. XVI. 727.

Χλώρασμα quid sit. XIX. 155. Χλωρὸς color qualis. XVIII. B. 30.

Chlorosis ex nimia menstrua purgatione. XV. 328.

Χν choenicem significat. XIX. 749. 757.

Χο choam significat. XIX. 749. 757. Choam significans character. XIX. 749. 757.

Choanae narium, usus. III. 889. Choenix quantum pendeat. XIX. 766. 770. italus quantum. XIX. 765. quot habeat cotylas atticas. XIX. 762. 778. quot libras. XIX. 762. quot sextarios. XIX. 755. significans character. XIX. 749. choenicem significans character. XIX. 749. 757.

Χοι choenicem significat. XIX. 749. Χοῖρον veteres appellabant porcum valde parvum. XV. 883.

Cholagoga remedia quae dicantur. XVII. B. 658. vide Bilem ducentia.

Cholagogon. XI. 325.

Cholera definitio. XIX. 421. morbus acutus est. XIV. 730. morbus peracutus est. XVII. B. 384. juvenibus magis familiaris. XVII. B. 645. virilis morbus est. V. 696. simpliciter vocatam Hippocrates ab arida distinguit. XV. 885. duplex secundum Hippocratem, humida et sicca. XIV. 736. symptomata, causae. XIV. 736. pulsum efficit vermiculantem. IX. 313. musculorum surae saepe observantur contractiones. XVII. B. 783. ventriculus et per superiora et inferiora contenta ejicit. VII. 217. animi defectus in ea causa. XI. 47. et cura. XI. 50. causa tremoris. VII. 601. aliquibus certis intervallis omnem cor-

poris abundantiam educit. X. 513. in ea per venas ad intestina et ventrem pertinentes totum corpus vacuatur. II. 192. humida fit ex acribus humoribus, edulioium corruptione procreatis. XV. 885. obnoxios reddit succus peponum. VI. 564. boleti nonnullis attulerunt. VI. 770. generant carnes caprinae. XV. 880. sanguinis multitudo post membrum amputatum orta. XVIII. A. 727. cura. XIV. 736. ad choleram. XIV. 452. 453. ad choleram, si sine febre et intempestiva purgatione eveniat, remedia. XIV. 370. antidotus Attalica. XIII. 162. aster stomachicus. XIII. 165. pastillus Amazonum cum frigida. XIII. 152. theriaca. XIV. 273. 305. Erasistratus vinum, aqua frigida temperatum exhibet. XI. 171. sicca s. arida qualis sit. XV. 878. siccam gignit laserpitium, cum multo aut caseo aut bubularum carnium edulio mixtum. XV. 877. arida fit a spiritu flatuoso acri. XV. 885. aridae symptomata. XV. 885. aridae cura secundum Hippocratem. XV. 886..

Χολήϊον bilem educens est remedium. XIX. 155.

Χώλωμα quid significet. XVIII. A. 678.

Chondrilla. VI. 627. ejus vires medicae. XII. 119. 156. est sereos species. XII. 119. comeditur. VI. 622. mali succi est. VI. 794. frigidus cibus. XVII. B. 303.

Chondrosyndesmos est ligamentum cartilagineum. I. 569.

Chondrus ex genere euchymorum est. XI. 495. ejus vires et usus. XII. 157. Hippocrates ejus meminit. XV. 455. crassi bonique succi est, et humorum acrimoniam frenat. XV. 898. emplasticum remedium est. XI. 634. farina triticea siccior est et lentus. XI. 736. vires quidem roborat, non autem humectat. XV. 480. nocet in hepatis obstructione ab humoribus glutinosis. XV. 459. ex chondro sorbitio humectat quidem, sed et supinat os ventriculi. XV. 461. chondri succus ad ventris mordicationem. XI. 489.

Chordae in musicis instrumentis quando rumpantur. VII. 153. VIII. 172. tendineae cordis. V. 206. earum actio. III. 440.

Chordapsus, qualis morbus ejusque causae. VIII. 388.

CHORION quid dicatur. IV. 538. XIX. 454. quomodo cum utero cohaereat. II. 902. 904. ejus structura. II. 902. est vasorum multitudo, membrana tenui connexorum. IV. 232. cur duplex sit. IV. 224. usus. IV. 224. vasa. IV. 655. origo eorum. IV. 656. frondosum. IV. 224. sq.

CHOROIDEA cerebri. XIV. 710. tunica oculi, cur a sclerotica circumdetur. III. 767. ejus usus. III. 763. 778. ejus principium est meninx tenuis. III. 763. cur sit coloribus tincta. III. 778. asperitatis, quae intus est, usus. III. 779.

CHOROIDES plexus. II. 719. hos *Herophili* sectatores vocant convolutiones secundarum instar effigiatas. II. 719.

CHRYSANTI *Gratiani* compositio auricularis ad inflammationes et exulcerationes. XII. 631. sq.

CHRYSERMI pastillus. XIII. 243. pulsus definitio. VIII. 741.

CHRYSIPPUS proavus sectae *Archigenis*. VIII. 631. in Cilicia natus graecam linguam non callebat, et legem Graecis dare voluit de nominibus. VIII. 631. libri jacturam subire periclitantur. XI. 221. Cnidium sectatur in omnibus *Erasistratus*. XI. 197. de affectibus scripsit. V. 271. mentis affectus in thorace et corde sentiri dicit. V. 268. (reprehenditur. V. 269. sq.). anatomes peritus. XV. 136. animae definitio. V. 287. animam ex sanguine nutriri dixit. V. 283. opinioni *Aristonis* de animae virtutibus obsistit. V. 596. liber de principe animae facultate versibus scatet, qui affectus in corde contineri affirmant. V. 308. libros de curandis animi affectibus scripsit. V. 3. statuit animi affectus rationatricis facultatis quaedam esse judicia. V. 429. de animi passionibus scripsit, unum de curandi ratione librum, et tres alios, qui logicas continent quaestiones. VIII. 138. in quaestionibus logicis de animi perturbationibus scripsit. IV. 820. et scripsit de virtutum discrimine. ibid. ubi animi affectus, inquit, ibi etiam principatus. V. 651.

Chrysippus quid axioma conclusum vocet. XI. 499. ventriculos cerebri vitali spiritu plenos dicit. V. 185. spiritum in cordis ventriculis contineri statuit. V. 182. qua ratione demonstret, cor esse animi principatum. V. 214. sq. omnes cupiditates in corde existere assumit. V. 321. et alii, qui cor primum generari et tum venarum, tum nervorum originem esse statuerunt, reprehenduntur. IV. 674. in libro de substantia de elementis egit. I. 488. de voce, *cyo*, falsam etymologiam exhibuit. V. 214. sati definitio. XIX. 262. tradit Minervae ortum ex Jovis capite. V. 350. sq. de nominibus diligentius egit quam Solon de numis. VIII. 631. de differentia inter phantasiam, phantastum, phantasticum et phantasma. XIX. 305. Cnidius venaesectionem ex omni remediorum numero tollendam censuit. XI. 252. sententia de origine vocis. V. 242. sq. laudatur ab *Erasistrato*, quod venaesectionem in sanguinis rejectione non adhibuerit. XI. 230. sq. *Zenonis* sententias suscepit. XIX. 227. a *Chrysippo* Cnidio doliare vaporarium in hydrope est laudatum. IV. 495.

CHRYSITES terra. XII. 184.

CHRYSITES s. Chrysocome, radicis vires et usus. XII. 157.

CHRYSOBALANOS discutit et corroborat. XIII. 155. ex chrysobalano medicamenta fugienda sunt. XII. 147.

CHRYSOCOLLA, ejus vires et usus. XII. 242. sq. praeparandi ratio. XII. 243. 286. septicum est. XI. 756. subtilis est. XIII. 568. tenuium partium est citra calorem. XIII. 568. plus pice exsiccat. XIII. 712. ulceribus malignis idonea. XIII. 662. ad ulcera vix curabilia. XIII. 748. sq.

CHRYSOCOME s. Chrysites, radicis ejus vires et usus. XII. 157.

CHUS. XIX. 770. mensura et pondere quantum. XIX. 779. quot habeat choenicas. XIX. 778. quot libras. XIX. 776. quot sextarios. XIX. 752. Italorum quantum pendeat. XIX. 766.

CHYLIFICATIO, ejus cum effervescentia vini comparatio. III. 270. aquae ad eam utilitas. III. 270.

Χυλὸς definitio. XI. 450. ab Atheniensibus et Jonibus *Χυμὸς* vocatur. ibid.

CHYLUS venis ad hepar ducitur, ibique in sanguinem convertitur. III. 269. sq. *Chyli* undam surdam concitat theriaca *Andromachi* sen. XIV. 34.

CHYMETHLA digitorum manus et pedis morbus. XIII. 778. ad ea remedium. XIV. 566. medentur iis fotus, linimenta, abrasiones. I. 159. radix Arctii lappae. XI. 837. cinis unguium

asinorum. XII. 341. emplastrum *Ga-*
leni ex chalcitide *s.* phoenicinum. XIII.
380. 383. emplastrum sacrum. XIII.
778. ad ulcerata emplastrum. XIII.
718.

Χυμὸς a quibusdam gustandi facultas dicitur. XI. 449.

CHYMOSIS s. Chemosis, definitio.
XIV. 345. 773. XIX. 436. pupillam
tenebrat. VII. 101. ejusdem cura. XII.
793. XIV. 345. libianum collyrium.
XII. 762. sedans collyrium. XII. 757.
collyrium trypheron s. delicatulum.
XII. 758. nectarium *Marci.* XII. 750.
Olympionici fuscum remedium. XII.
753.

CHYMUS, definitio. XIX. 457.

Χυτλάζεσθαι quid significet. XIX.
154.

Χυτλοῦσθαι quid significet. XI. 532.

Χυτρίδία et χυτρίδιον ollula est.
XIX. 154.

CIANUS, qui et *Prusias* dictus est,
rationali sectae addictus. XIV. 683.
qui CIBANTUR parcius, iis viscera
pendere, et calidum et viride mejere
dicit *Hippocrates.* XV. 554.

CIBARIA sicca ad uteros et foetus
nutritionem conducunt. XV. 210.

CIBUS assumptus somnum altiorem
reddit. VII. 141. boni succi qualis.
XIV. 373. nutriet bene coctus, con-
coquetur si mediocris; immodicum
enim non posse concoqui novimus.
V. 45. bene non concoctus vitiosum
humorem in venis parit. V. 46. ubi
non concoquitur, aut acescit, theriace
utilis est. XIV. 92. quum coctionem
subit, ejus forma mutatur. XV. 242.
praeter naturam copiosior ingestus
morbum creat. XVII. B. 475. corruptu et evaporatu difficilis qui. VI.
488. in exacerbationibus subtrahendus. XIX. 204. glutinosus in lassitudine ulcerosa et ea, quae phlegmones
sensum refert, cavendus. VI. 203. humidus arteriam mollem reddit. IX.
269. quibus in intestinis occlusus est,
nisi quis alvum prius ducens sorbitionem dederit, vehementer laedet.
XVII. A. 832. si interclusus est, et
eo non vacuato sorbitionem dederit,
dolorem, si adest, auget, si non
adest, inducit. XV. 485. quanto jucundior fuerit, tanto magis nutriens
est. VI. 394. largus pulsus inaequales et inordinatos excitat. IX. 149.
moderatus quomodo pulsum afficiat.
IX. 149. pituitosus refrigerat. IX.

226. restituit, quicquid sicoioris substantiae defluit. XV. 296. semicoctus
saepe in hepatis affectionibus excernitur. VII. 244. (excretionis sub hac
conditione natura. VII. 244.) num
vinum vocari possit. VI. 743.

Cibi cum iis medicamentis habent
similitudinem, quibuscum sapore conveniunt. VI. 475. sq. melancholici
et siccantes quando in usum sint vocandi et quando non. VI. 528. humectantes et refrigerantes aestate conducunt. VI. 528. medii temperamenti
vere. VI. 528. quales junioribus, aetate vigentibus et senibus conducant.
XV. 406. quibus acescunt in ventriculo, qualia remedia prosint. XIV.
369. acres calorem insitum augent.
VII. 6. acres ventriculo calido non
conducunt. XVII. B. 284. admini-
strandi optimum tempus in declinatio-
nibus est. XV. 511. celeriter et tarde
alentes quinam. XVII. B. 484. sq.

Cibi appetentia (confer. Appetitus.)
definitio. XIX. 372. vel major vel
minor morbi futuri signum. I. 360.
appetentia in ore ventriculi locum
habet. XVII. B. 495. appetentiam
intensam coercet theriaca. XIV. 302.
quibus assuevimus, facile feruntur,
etiamsi natura non boni, et sic contra. XV. 573. non consuetam absti-
nentiam facilius ferunt pituitosi. XV.
567. quales in confinio sint attenuantium et incrassantium. VI. 762.
quales autumno sumendi. XV. 183.
biliosi corpus biliosius reddunt. XVII.
A. 852. calidiores biliosi sunt. II.
117. frigidiores pituitosi, ibid. quidam celeriter, alii tarde digeruntur.
XVII. B. 310. assumtio in calidis
naturis refrigerationem efficit. X. 545.

Cibi corrupti febris causae. XVII.
B. 300. crassi succi quales. VI. 764.
767. sq. crassi succi calculos generant. X. 917. crassi et acerbi omnes
tardi sunt transitus. VII. 237. crassi
et sicci sanguinem nigriorem gignunt.
V. 114. insatiabilis cupiditas. V. 45.
defectus cordis intemperiem siccam
gignit. IX. 388. depravatio in ventriculo duplex. VII. 206. ad cibi distributionem balneum praestantissimum
est remedium. VII. 702.

Cibi ἐνστόμαχοι quales. XVIII. B. 35.
qua ratione exuperante calore vitientur. VII. 213.

Cibi fastidium, causae. XIV. 751.
fastidium a coitu neglecto oritur. VIII.

418. creat non nutriri. XV. 291. *Cibi* fastidium efficit pituita cruda. VII. 576. *Cibi* fastidium in mulieribus quando sit conceptionis signum. XVII. B. 859. persaepe febres ardentes comitatur. XVII. A. 688. cur gravidis accidat. XVII. B. 860. fastidium in morbis diuturnis malum signum. XVIII. A. 106. fastidium interdum quartanae symptoma. VII. 470. fastidium inducentia ἀποσιτικὰ vocat *Hippocrates*. XIX. 84. fastidium in dysenteria longa malum. XVIII. A. 11. *Cibi* fastidii cura. XIV. 752.

Cibi quales in febribus vitandi. XV. 457. flatulenti causae lumborum et coxarum dolorum. XV. 867. frigidi et flatulenti palpitationis causae. VII. 600. frigidissimi secundum *Hippocratem* quinam. XVII. B. 302. glutinosi et crassi morbos accelerant. VII. 287. glutinosi gignunt humorem lentum. X. 880. humectantes somnos conciliant. VIII. 162. humidi et glutinosi facilius permeant. VII. 237. humidi morborum humidorum causae. VII. 19. imbecilles qui. XVII. B. 180. 282. corpus refrigerant. XVII. B. 180. imbecilles vitam brevem efficiunt secundum *Hippocratem*. XVII. B. 282. indicatio ex morbo ipso desumenda. XV. 511. intempestivae et frequentes sumptiones quid efficiant. XV. 239. intempestive assumti laedunt, tempestive assumti prosunt. (*Erasistr*). XV. 698. mali succi nocent. XI. 367. medii dicti. VI. 747. molles ac friabiles ad sanitatem maxime conducunt. VI. 726. molliores et pauciores vere conducunt. XV. 181.

Cibi natura concocta faciles corrumpuntur celeriter in iis, quibus biliosus humor aut pravum excrementum in ventriculo congeritur. VI. 568. necessarii modus a sano facile cognoscitur. VI. 131. tardissime nutrientes. XVII. B. 484. parcitas sanguinis redundantiam mitigat. X. 288. paucitas quibusnam lassitudinem tollat. XVII. B. 78. pingues ac lenti celeriter implent, et appetitum evertunt. VI. 716. pituitam generantes. XV. 90. sq. pituitam generantes in epilepsia sunt vitandi. XI. 367. pravi febris causae. VII. 279. sumti quomodo pulsum immutent. VIII. 469. qualitas et quantitas in senibus exacte est consideranda. VI. 331. rejectio vid. *Vomitus*. sale conditi quale alimentum

exhibeant. VI. 745. qui semen generant. XI. 776. semicocti qui. XI. 665. spatio egentes, ut assimilentur et corpus nutriant, frigus potius, quam calorem provocare videntur. I. 659. suaves aegrotis sunt exhibendi. XVII. B. 137. taedium contraindicat purgationem. XVI. 654. 657. uberiores hieme, pauciores aestate appetuntur et concoquuntur. XVII. B. 416. in urinam effectus. XVII. B. 276. valentes qui. XVII. B. 180. valentes calefaciunt corpus. XVII. B. 180. in ventriculo quibus corrumpuntur, iis testacea durae carnis conducunt. VI. 735. voluptas non tanta, quanta prius fuit, futuri morbi est nota. I. 361.

Cibum assumere adhuc ab exercitiis anhelantes, efficit, ut celeriter impleantur. XV. 194. semel bisve de die sumere assuetis repentinae mutationes morbos inducunt. XV. 552. quomodo curentur. XV. 556. bis die sumere qui assueverunt, nisi pransi fuerint, quomodo afficiantur. XV. 559. qui bis sumere consueverunt, iis bis etiam ptisana sumenda. XV. 468. statim post balneum sumere caput replet. XV. 718. boni succi quaenam alimenta exhibeant. VI. 759. capiens a morbo si non roboretur, copiosiore eget, si vero alimentum copiose non sumenti hoc acciderit, evacuatione eget. XVII. B. 462. si quis fastidiat, febrem non habens, per superiora purgandus est. XV. 335. infarctum *Hippocrates* stercus ad merdam vocat. XV. 486. insani non petunt, nisi moniti. VII. 790. semel per diem (modice) sumere, attenuat. XV. 195. sq. qui sumpserunt, parum et frequenter respirant. IV. 501. aliquem nutrire unde cognoscatur. XVII. B. 485.

Cibo supra modum expletis respiratio laeditur. VII. 781. a cibo celeres exercitationes obstructionum hepatis causae. XV. 194. a cibo nullus lavandus est. XV. 717. in cibo medicamentum. VI. 467.

Ciborum in ore alteratio. II. 163. auctio in acutis modice fieri debet. XV. 584. aversatio quid significet et unde oriatur. XVII. A. 552. aversionis causa humorum redundantia. XVI. 115. concoctio improspera febres accendit et exacerbat. X. 788. corruptelae unde fiant. VII. 208. sq. morbi qui inde fiant. VI. 415. corruptionis tres primae ac veluti generalissimae differentiae. VIII. 33. intempestivae exhibitionis effectus. XV. 599 sq. gustus diversus. VI. 475. immoderatus usus morborum frigidorum causa. VII. 13. incendium caseus efficit, et sitim auget. XV. 873. multitudo generationis pituitae in ventriculo causa. XVII.. A. 833. multitudo causa acidi ructus. XV. 555. multitudo si ventrem gravet, quid sit agendum. XV. 558. in ventriculo alteratio. II. 164. alterationis causa. XV. 244. in ventre corruptio quomodo curanda. VI. 413. sq. in ventriculo non bene concoctorum signa. VIII. 35. sq. in ventriculo in nidorem ant acidam mutationem abeuntium causa. VIII. 37. ex ciborum diuturniore abstinentia cardialgia. V. 276.

Cibos duplici respectu vocat *Hippocrates.* XVII. A. 832. aestate et autumno difficillime ferunt, per hiemem facillime, mox vere. XV. 180. non appetentes quomodo Graeci vocent. XVII. A. 74. aversantes quomodo Graeci vocent. XVII. A. 74. aversantur impransi. XV. 560. crassi et glutinosi succi quinam capere sine noxa possint. VI. 763. crudos et incoctos reddit vigilia. XV. 624. elixatio et assatio suaviores reddit, et mutat in aliam speciem. XI. 673. sq. qui postridie eructant, iis somnus longior confert. XV. 218. fomites vocat *Hippocrates.* XVII. B. 413. intempestivos sequuntur vigiliae. XV. 597. labores praecedant. VI. 84. ac potus experiri oportet, an aeque diu morentur. VI. 464. prorsus subtrahere saepe conducit, ubi aeger sufficere potest, donec morbi vigor accedit. XV. 586. vomere quibus incommodum est, crebro die cibum sumere et omnis generis cibariis uti confert. XV. 207. revomere quibusnam conducat. XV. 208.

Cibis in ventriculo corruptis probus sanguis non fit. XV. 249. repleti multo tempore qui sunt, tremuli fiunt. VII. 158. pulsus qualis fiat a cibis. VIII. 664. ex cibis praenotio quomodo petenda. XVII. A. 207.

CICADAE siccae, earum usus medicus. XII. 360.

CICATRIX et CICATRICES: cuti similis quidem, non tamen plane cutis. X. 197. 1003. pilos non edit. X. 1004. fit caro durescens. XVII. A. 903. ejus

durities musculorum motum impedit. IV. 393. dura partes pervertit. VII. 30. nigrae fiunt, ubi lien aegrotat. II. 133. ulcera quomodo cicatrice obducuntur. X. 197. XVII. A. 903. ad *cicatricem* adducitur ulcus ex gignenda cute. X. 197.

Cicatricem inducentia remedia. XI. 756. inducens medicamentum. XIII. 682. malignas delet Andreae malagma didymaea vocatum. XIII. 346. inducens aridum. XIII.839. inducentia arida. XIII. 847. *Asclepiadis* cineritium, ex *Magni* medicamentis. XIII. 849. ut *Heliodorus.* XIII. 849. *Magni.* XIII. 849. *Ptolemaei.* XIII. 849. ex pumice. XIII. 849. rufum. XIII. 849. diachylon *Menecratis.* XIII. 1001. ulcera cicatrice obducit aloë. IV. 770. XI. 822. lapis aegyptius. XII. 198. aes ustum. XII. 242. malagma *Andreae.* XIII. 343. cathaeretica. XI. 756. chalcitis usta. XIV. 289. plumbum lotum. XII. 233. fructus spinae aegyptiae. XI. 819. ulcera, quae cicatricem aegre ducunt, dysepulotica vocantur. XIII. 380. ad ulcera maligna cicatricem non ducentia compositiones. XIII. 733. aliud remedium. XII. 233. emplastrum. XIII. 690. medicamenta in iis vitanda sunt, quae *Hippocrates* malthacodea, h. e. mollicina vocat. XIII. 664. emplastra *Andromachi.* XIII. 803. sq. radices Cyperi. XII. 54. *Erasistrati* compositio. XII. 735. sq. decoctum florum Leucoji. XII. 59. radix lilii tosta, et cum rosaceo contrita. XII. 46. sicca remedia quomodo conducant. XIII. 655. *Asclepiadis* praecepta. XIII. 743. chrysocolla. XII. 286. cicatricem in ulceribus inveteratis inducit radix astragali. XI. 841. folia bardanae. XI. 837. emplastra. XIII. 726. 727. emplastrum *Heraclidae.* XIII. 717. emplastrum nigrum ex duabus aristolochiis. XIII. 782. gilvum *Haliei.* XIII. 645. 802. folia lilii. XII. 47. emplastrum ex lythargyro et hydrelaeo. XIII. 399. (confer. ULCERA).

Cicatricem inducentia emplastra vel *Emplastra epulotica.* Generaliora quaedam circa ea. XIII. 522. epuloticum ut *Alcimion.* XIII. 529. *Andromachi.* XIII. 529. arete h. e. virtus appellatum. XIII. 531. quae *Asclepiades* tradidit. XIII. 524. ex cadmia, quo *Lucius* Cathegetes usus est. XIII. 524. aliud ex cadmia ibid. candidum epulo-

icum. XIII. 526. candida *Andromachi.*
XIII. 530. candidum *Telephanis.* XIII.
532. *Dioscoridis.* XIII. 694. *Euphranoris.* XIII. 525. epuloticum ex hordeo.
XIII. 529. ex ládano. XIII. 525. 529.
703. sq. epulot. *Moschionis.* XIII. 528.
Pamphilion. XIII. 527. *Publii* ex vino.
XIII. 533. epulot. pyricauton. XIII.
525. *Telamonis.* XIII. 528. ducens
emplastr. XIII. 932. ducit emplastrum
aniceton. XIII. 878. ducit emplastrum
ex herbis *Critonis* cum myrteo cerato
duabus vel tribus partibus. XIII. 863.
ducens emplastrum *Herae.* XIII. 765.
ducit emplastrum melinum. XIII. 940.
ducit emplastrum ex scilla. XIII. 870.
cicatricibus atris candorem reddit et
sugillata digerit calamintha. XII. 5.
inducunt folia viridia hyperici. XII.
143.

CICATRIX oculi desin. XIV. 775.
quae in superficie oculorum sit, nebula vocatur, quae vero profundum
petit, albugo. XIV. 411. ejus cura.
XIV. 411. extenuant anemonae. XI.
831. exterens aster inexuperabilis.
XII. 761. solvit cedrea. XII. 18.
crassas detergunt caules chamaesyces
cum melle. XII. 155. collyrium *Evemeri.*
XII. 777. *Evemeri* psoricum. XII. 788.
crassas extenuant flores siccati Leucoji.
XII. 58. in oculo libianum remedium.
XII. 762. collyrium ex cornu cervi.
XII. 762. collyrium *Lyncei.* XII. 778.
sq. collyrium isochryson. XII. 785.
collyrium *Lucii* melinum. XII. 787.
Philoxeni compositio. XII. 736. collyrium *Pyrami.* XII. 777. collyrium
Proteus. XII. 787. expurgat atque
extenuat Sagapenum. XII. 117. ex-
tennare potest Thyites Dioscoridis.
XII. 199. ad oculorum veteres cicatrices. XIV. 497.

CICER agreste, ejus facultates. XI.
877. arietinum maxime urinam movet.
XI. 876. facultates. VI. 533. orobiaeum, facultates. XI. 876. ejus facultates et usus. XI. 876. ab initio
qualitatis expers, posthac dulce fit.
XI. 672. farina exsiccat, sed pus non
movet. XI. 729. flatuosum est. XI.
373. flatum inducit secundum *Hippocratem.* XV. 876. semen generat.
XI. 777. mali succi est. VI. 791.
utendi rationes, et facultates. VI. 532.
sq.

CICERCULAE, usus et facultates. VI.
540. quomodo eas exploraverit *Galeni*
pater. VI. 784.

CICER vide *Ricinus.*

CICHORIUM, ejus vires et usus. XII.
119. comeditur. VI. 622. qualis sit
succi. VI. 794.

CICI semen pro colocynthide. XIX.
732.

CICILICUS veterinariorum. XIX. 773.

CICINDELAE caput non habent. III.
626. oculorum situs. III. 631.

CICINI oleum in Aegypto provenit
ex fructu ricini. XI. 870. ejus facultates. XI. 870. rarefacit. XI. 750.
ventrem subducit. XI. 871. usus in
obstructione cutis. VI. 220. raphanino
succedit. XIX. 729. quaenam olea ei
substitui possint. XIX. 728.

CICLISCI Andronis, Bitinis, Pasionis,
Polyidae fel tauri recipiunt. XII. 276.

CICONIAE crura longa habent, eandemque ob causam collum et rostrum
longa. III. 876. *Ciconiarum stercus,*
num ad comitialem morbum valeat.
XII. 305.

CICUTA, ejus vires medicae. XII.
55. etiam animalium nutrimentum est.
VI. 395. frigida est. I. 649. XI. 421.
madefacit simul et refrigerat. XVIII.
A. 693. herba condensat. XI. 751.
sturno nutrimentum est, homini medicamentum. I. 684. VI. 567. sturnos non refrigerat et enecat. XI. 551.
sturnos nutrit, homines interficit. XIV.
227. pota cur subito animam efflet.
IV. 779. quomodo sit letalis. XI. 596.
qua de causa hominem necet, sturnos
non. XI. 600. hominem refrigerat,
sturnum nutrit. XI. 382. vehementi
frigore enecat. VII. 14. anus Atheniensis historia, quae nullum detrimentum vel ex magna copia persensit.
XI. 601. igni admota vim suam amittit. I. 674. in hydrope utilitas. XV.
917. vino mixta ocius necat. XI. 603.
ad Cicutam theriace galena dicta.
XIV. 33. Cicutae succedanea remedia.
XIX. 733.

CILIA. XIV. 702. ex tarsis oriuntur. — cur recta sint et semper tensa.
III. 793. eorum usus. III. 790. 794.
904. XIV. 702. cur semper ejusdem magnitudinis permaneant. III.
902. 906. ad *Ciliis* depilatos remedia.
XIV. 348.

CILICES petroselinum id modo vocant, quod natum est in Amano, sed
id smyrnium potius. XII. 99. Smyrnium petroselinum vocant. XII. 128.
in CILICIA vina aquosa. crescunt.
XV. 648.

CIMICUM usus medicus. XII. 363.

CIMOLIA terra; ejus vires. XII. 181. 187. trita cum cerato myrteo ad ani pruritum. XIII. 315. succedit terrae stellari. XIX. 727.

CIMONIS compositio ad aures purulentas cum dolore. XII. 637.

CINARA, usus ut alimentum. VI. 636. spondyli etiam vocata ejus capita manduntur. VI. 637. radix pro lapathi radice. XIX. 741. et pro ea radix asphodeli. ibid.

CINGULUM diaphragma vocatur. XIX. 360.

CINIS, quid ita vocetur. XII. 222. reliquiae lignorum vocantur. VII. 389. abrotoni omnibus ulceribus mordax est. XI. 806. foliorum olivae substituitur cinerulae cypriae. XIX. 743. lignorum, in eo fomes quidam igneus per exiguas partes dispersus est. XI. 629. combustorum lignorum, ejus vires et usus. XII. 138. sq. differentiae pro lignis. XII. 139. differentiae ejus calcis. XII. 140. sarmentitius cum nitro ad testium sarcocelen. XIII. 318. sarmentitii colatura ad gypsum sumtum. XIV. 142. tamaricis combustae, ejus vires. XII. 81. crassos viscososque humores secat. XI. 686.

CINNABARIS, ejus vires. XII. 221. ei succedaneum. XIX. 732.

CINNAMOMIS differt a cinnamomo. XII. 26.

CINNAMOMUM, vires ejus medicinales. XII. 26. species enumerantur singularumque virtutes explicantur. XIV. 257. optimi dignotio. XIV. 63. differentiae ejusdem pro aetate. XIV. 64. duplum pro cassia. XIX. 731. in Cinnamomum Cassia optima degenerat. XIV. 56. euphorbii antidotum est. XIV. 761. menses provocat. XI. 775. vires Carpesium non habet. XII. 15. ei substituenda remedia. XIX. 732. pro xylocarpaso et xylocasia. XIX. 738.

CIONIS a quibusdam etiam uvula vocatur. XII. 960.

CIRCEA, vires radicis et seminis ejusdem. XII. 26.

CIRCUITUS: alii numero quodam dierum constant, alii mensium. IX. 913. sq. qui dierum numero constant, septimani sunt, et lunae modo incedunt. IX. 914. qui mensium, ad solem referuntur. IX. 914. febrium. VII. 412. febrium quot diebus constent. XVIII. B. 241. ab initio statim eos

praenoscere, difficile est. XVIII. B. 243. quotnam febres tertianae judicentur. XVIII. B. 246. lunaris dimidium quodnam. IX. 914. morbi quid. VII. 475. zodiacus. IX. 932.

CIRCULUS, definitio. III. 815. lacteus, de eo philosophorum sententiae. XIX. 284. zodiaci obliquitatis inventor qui. XIX. 270.

CIRCUMCISIO. XIV. 781.

CIRCUS ossa dura habet et densa. III. 926.

CIRRI vocantur ab Eudemo uteri cornua. II. 890.

CIRSI omnes venae, quae dilatantur, vocantur. VII. 730.

CIRSOCELE, definitio. XIX. 448. cura chirurgica. XIV. 789.

CISER, vide PUMEX.

CISSAMPELOS, ejus facultates. XI. 875.

CISSANTHEMOS, Cyclamini species, ita vocata, quod ·hederae flori sit assimilis, fructus ejus efficacia. XII.51.

CISSUS vid. HEDERA. (XII. 29.)

CISTATUS i. q. Cistus.

CISTHUS s. Ladanum. XII. 28.

CISTUS, ejusque partium vires et usus medicus. XII. 27.

CITHAROEDI, quum vocem oblaeserint, quomodo eam in integrum restituant. XIII. 6.

CITHARUS piscis qualem carnem habeat. VI. 724.

CITRAGO vid. Melissophyllum.

CITRIUM est fructus mali medicae, ejus vires. XII. 77. etiam malum medicum vocatur. VI. 617. facultates singularum ejus partium. VI. 618.

CITRULI quomodo siccentur. VI.785.

CLAVICULA, descriptio anatomica. II. 767. XIV. 703. quaenam animalia habeant hominis modo claviculam. II. 430. ossa. XIV. 722. cur non recta, sed angulosa. IV. 127. ejus cum sterno et scapula conjunctio. IV. 128. cum sterno per diarthrosin conjungitur. II. 656. cum scapula articulationis usus. IV. 122. prope humeri articulum supernatat. XVIII. A. 413. curvari eam expertus est Galenus. XVIII. A. 401. est finis superior thoracis. II. 653. simiae humanis similis. II. 219. IV. 126. ejus motus exiguus est ad sternum. XVIII. A. 412. ad claviculam costam primam adducens Musc. subclavius. XVIII. B. 956. sub clavicula positi musculi. XVIII. B. 955. claviculae usus. IV. 125. ad claviculam productos dolores solvit fomentum emolliens. XV. 525.

Claviculae fractura quomodo sit ut plurimum comparata. XVIII. A. 413. sq. quomodo reponatur, si pars acromialis subjaceat. XVIII. A. 414. reponendi ratio, si pars sternalis subjacet. XVIII. A. 417. reponendi modus, si hac vel illa parte in latere erumpat. XVIII. A. 418. 421. si ex toto fracta est, facilius curatur, si in longitudinem, aegrius. XVIII. A. 404. fracta restitui saepe non potest. XIV. 792. fracta cur cito sanescat. XVIII. A. 407. cur facile in ea callus increscat. XVIII. A. 409. temporis spatium, intra quod sanatur. XVIII. A. 416. viginti diebus coalescunt. XV. 409. deformitatem gignit, principio maximam, deinde minorem. XVIII. A. 406. deligandi modus. XVIII. A. 416. 813. deligandi modus secundum *Hippocratem*. XVIII. A. 407. sq. in ea tribus spleniis quadruplicatis utitur *Galenus*. XVIII. B. 822. ad clavicularum regiones deligatio. XVIII. A. 816.

CLAVUS, definitio. XIV. 775. XIX. 449. *Clavi* pedum docent, qualis ingressus homini sit consuetus. XVIII. A. 681. iis medicamentis, quae clavos ejiciunt, admiscentur cantharides. XII. 364. cura chirurgica. XIV. 791. ad clavos remedia. XIV. 501. remedium probatum. XIV. 500. cinis corticis salicis. XI. 892. emplastrum *Hicesii*. XIII. 787. in manibus et pedibus emplastrum catagmaticum *Moschionis*. XIII. 537. *Moschionis* catagmaticum. XIII. 647. lacertarum caput. XII. 334. stercus ovillum. XII. 302. ad clavos capitis remedia parabilia. XIV. 500.

CLAZOMENII casus. XVII. A. 289.

CLEANTHES animam ex sanguine nutriri statuit. V. 283. stellas conicas putat. XIX. 271. de ortu stellarum. XIX. 272. versus aliquot ejusdem. V. 476. *Zenonis* sententias suscepit. XIX. 227.

CLEMATIS, ejusque partium vires medicinales. XII. 31. arida pro aristolochia. XIX. 725.

CLEMATITIS, ejus vires et usus. XI. 835.

CLEMATOIDES Dioscoridis. XII. 31.

CLEMENTIS (Flavii) acopon. XIII. 1026. ut *Clemens Sertorius* acopon viride. XIII. 1037. emplastrum discut. quo *Clemens* Sertorius curatus est. XIII. 926.

CLEMENTIAM in morbis immutantes causae. XVI. 540.

CLEOBULI compositio. XIII. 854.

CLEON, ejus compositio ad inflammationes aurium cum fluxu. XII. 636.

CLEONACTIDIS febre erratica laborantis casus. XVII. A. 279.

CLEONIACI malagma boni coloris. XIII. 987.

CLEOPHANES opin. de causa generationis maris aut feminae. XIX. 324.

CLEOPHANTI pinguis compositio ad sedem. XIII. 310. malagma ad hydropicos. XIII. 262. 985. ut *Cleophantus* mithridatica. XIV. 108.

CLEOPATRA quaenam in libro eorum, quae ad corporis ornatum pertinent, ad alopecias scripsit. XII. 403. quae in libro de ornatu scripsit ad defluos capillos. XII. 432—434. quae ab ea in libro de ornatu ad achoras capitis scripta. XII. 492. reginae mortis historia. XIV. 235. ex ejus cosmeticis libris de ponderibus et mensuris expositio. XIX. 767.

CLEPSYDRAE inventio. V. 84. constructio. V. 85.

CLETII *Abascanti* potio ad tabescentes. XIII. 71.

CLIDION aphrodisiacum. XIII. 87. ad dysentericos. XIII. 290. 291.

CLINOPODIUM, vires ejus medicinales. XII. 30. sq. ei succedaneum. XIX. 732.

CLITOMACHUS philosophus. XIX. 227. contentiosus dicitur. XIX. 234.

CLYSTERES multis modis conficiuntur. XVI. 144. acres conficiendi modi. XVI. 145. acres quomodo alvi dejectiones mordaces curare possint. XVII. A. 913. acrium usus medicus. XVI. 145. usus in doloribus colicis. VII. 348. mitiores adversus meconium. XIV. 138. molles quomodo parentur. XVI. 144. molles quibusnam exhibeantur. XVI. 145. indicatio unde sumatur. XV. 509. usus ab Ibide profectus esse dicitur. XIV. 675. quando iis utamur. XVI. 114. per *Clysteres* alvus evacuatur. XVI. 120. alvus iis ducenda, quibus os amarum est. XV. 746. ex aqua salsa quando sint necessarii. XVI. 146. nonnullis ita adscenderunt, ut revomuerint. VII. 219. sibi ipsi applicat avis aegyptia. XI. 168. usus in cholera sicca. XV. 886. benefaciens coxendicis doloribus. XIV. 527. quando secundum *Hippocratem* sint in febribus applicandi. XV.

823. ex aqua mulsa et oleo ad evacuandos humores putridos. X. 756.
usus in obstructione a stercore duro.
I. 391. ad renum affectus. XIV. 526.
de iis scripsit *Mantias*. XI. 795.

CNEORI semen pro silice. XIX. 740.

CNICIUM a quibusdam triphyllum
vocatur. XII. 144.

CNICUS alimentum est. XI. 612.
caliditate a grano cnidio differt. XI.
610. agrestis, vid. *Atractylis*. XI.842.
seminis vires. XII. 32.

CNIDE urtica est. VI. 639.

CNIDIAE sententiae. XV. 418. sq.
sententiae aliae conscriptae sunt, quae
nonnulla prorsus eadem, quaedam
vero addita, alia detracta et immutata continent. XV. 424.

CNIDII medici secundum *Hippocratem* plus quam deceat scripserunt.
XV. 427. eorum illis medendi methodus, qui in pulmone pus habebant.
I. 128. medicos accusat *Hippocrates*
tanquam speciales et generales morborum differentias ignorantes. V. 761.
numerum partium corporis ad numerum morborum accommodant. XV.
363. 427.

CNIDIUM granum s. *Coccus Cnidius*
ejusd. vires medicae. XII. 32.

CNIDOSPERMUM, ei succedaneum.
XIX. 732.

COAGULUM lactis diversorum animalium, ejus vires et usus. XII. 274.
leporinum, equinum, phocae, eorum
vires. XII. 274.

COCALOS est fructus Coni. XII. 55.

COCCALUS *Hippocratis* quid. XV.
848.

Coccus baphicus et Cnidius, vires
medicae utriusque. XII. 32.

COCOYMELEA vid. *Prunus*. XII. 32.

COCHLEAE cibi succi crassi sunt.
VI. 768. difficulter alterantur. XV.
413. tardissime nutriunt. XVII. B.
484. sanguinem nigriorem gignunt.
V. 115. non conducunt senibus. VI.
339. carnis usus. XII. 322. marinarum succi alvum ducunt. XIV. 226.
mucus cum thure sine morsu siccat.
XVIII. A. 485. succus salsus est, et
ventrem solvit, caro autem reprimit.
XI. 576.

ex COCHLEIS medicamentum hepaticum. XIII. 212.

COCHLEARIUM mensura. XIX. 752.
quantum pendeat. XIX. 760. quot
drachmas. XIX. 769. habet drachmam
unam. XIX.772. quot scrupulos. XIX.

779. quot stagia. XIX. 763. veterinariorum. XIX. 772.

COCTA medicari et movere non
cruda neque in principiis, nisi turgeant. IX. 584. purgare convenit et
movere, non cruda, neque in principiis, nisi turgeant. VII. 443.

COCTIO debilis quae. IX. 625. manifesta signum perfecti principii. IX.
634. 635. perfecta quae. IX. 625.
crisis celeritatem denotat. IX. 616.
celeritatem judicii et securitatem sanitatis ostendit. IX. 562. initium quaenam urinae doceant. XVII. A. 537.
privatio secundum *Galenum* lienteria
est. XVIII. A. 2. signa quae. IX.
577.611. signa non ab initio morbi inva-
dunt. XVII. B. 391. signa determi-
nant morbi principium. IX. 580. signa
nisi apparuerint, victus ratio mutanda
non est. XV.580. signum urina quaenam. IX. 613. *Coctioni* perpetuo calidum confert, frigidum vero adversatur. XV. 682.

Coctionem adjuvat myracopon regium. XIII. 1030. imperfectam qualis
urina indicet. XIX. 584. imperfectam
quaenam indicet urina. IX. 593. morborum juvant balnea, si vacuato corpore adhibentur. XV. 727.

Coctiones quomodo cognoscendae.
IX. 706. crisis celeritatem significant.
XVII. B. 397. ex urinis, alvi excrementis et sputis crisin instantem significant. IX. 705.

CODAMI emplastrum. XIII. 929.

CODII *Tuci* antidotum, quo et *Craterus* usus est. XIV. 147.

COECITAS utplurimum accidit ex
vulnere corneae penetrante. VII. 100.
coecitatis periculum est, si ulcus versus pupillam pergit, et humor aqueus
effluit. VII. 99.

COECUM. XIV. 715.

COELIACA affectio, definitio. XIX.
421. minime est mordax. VIII. 388.

COELIACI morbi causa interiorum
refrigeratio. XVII. B. 291. ad *coeliacos* remedia. XIV. 380. 494. 560.
ad *coeliacos*, sistit fluxum confestim.
XIII. 294. radix acanthi albae. XI.
819. anodyna compositio. XIII. 92.
antidotum. XIV. 164. antidotus *Aristarchi*. XIII. 103. antidotus Attalica.
XIII. 162. antidotum mithridation.
XIV 165. antidotum zopyrium. XIV.
150. aphrodisiacum Clidion. XIII.87.
ex libris *Antipatri* medicamenta. XIII.
292. coagulum lactis equini. XII.274.

catapotia. XIII. 302. affectus stercus columbinum. XII. 303. compositio e *Cornelio* medico. XIII. 292. confectio ex fructibus. XIII. 142. 289. affectus sanat cornu cervi ustum. XII. 335. prodesse dicitur Coronopodis radix. XII. 40. epithemata utilia. XIII. 306. convenit medulla Ferulae. XII. 85. hypocisthis valet. XII. 27. lentes coctae. VI. 525. Lentiscus aut per se, aut cum aliis medicamentis. XII. 136. cortex Libanoti. XII. 60. linctus. XIV. 466. rasurae ligni Loti. XII. 65. macer cortex. XII. 66. adhibetur Lycium. XII. 64. malagma Asclepiadae et *Galli Marci*. XIII. 179. mori fructus immaturus. XII. 78. *Nicerati* malagma. XIII. 180. *Nicerati* mysterium. XIII. 96. panacea *Musae*. XIII. 104. pastillus. XIII. 301. pastillus Amazonum cum baccarum myrti decocto. XIII. 152. pastillus amarus ex libris *Aphrodae*. XIII. 135. pastillus aromaticus *Berytii*. XIII. 303. pastillus *Aristarchi* Tharsei. XIII. 825. pastillus *Berytii*. XIII. 290. pastillus dolorem sedans. XIII. 302. alius. 303. pastilli ex succino. XIII. 86. potiones. XIV. 466. rheum. XII. 112.

COELOMATA, definitio. XIV. 773.

COELUM ab *Hippocrate* vocatur aër ad nubium usque regionem. XVII. A. 90. quod astronomi coelum vocant, a lunae loco exorditur. XVII. A. 90. exquisite purum Graeci aetherem dicunt. XVII. B. 185. caliginosum, aut nubibus opacum aërem vocare solent Graeci. XVII. B. 185. generari ex aëre *Empedocles* statuit. XIX. 266. parvum palatum vocatur. XIX. 368. *Coeli* divisio. XIX. 269. essentia. XIX. 269. mutationes repentinae quomodo evitentur. XVII. B. 76. status in morbis indicationem praebet. X. 652. status calidissimus et siccissimus quo sit anni tempore. X. 686. status siccus et calidus nimium ad humores discutiendos propensus. X. 625. status ad indicationem remediorum confert. X. 634. statu calido, frigido et humido quae vina conducant. VI. 803. zonae. XIX. 270.

COENA: in coena cicer elixum vel frixum protragematibus sumitur. VI. 498. in coena cibos valentiores cur accipiebant Athletae. VI. 487. 661. in coena exhibendos esse valentiores cibos probatur. X. 490. ex coena febrientis casus. X. 581.

COENATI, qui impransi sunt, quomodo afficiantur. XV. 560. gravabuntur, qui impransi manserunt praeter consuetudinem. XV. 562. et quomodo iis auxilium feratur ibid. qui coenaverunt praeter consuetudinem, quomodo afficiantur. XV. 552. et quomodo curentur. XV. 556.

COERULEUM ex albo et splendido coëuntibus efficitur. VII. 120. oculis jucundissimum. VII. 118. corrigit visus fatigationes moderatas. VII. 120. coeruleus color oculo jucundissimus. VII. 120.

COËUNDI appetentiam excitare creditur eruca. VI. 639. cupiditas unde oriatur. IV. 616. desiderium auget cicer. VI. 791. facultatem addit asparagus. VI. 653.

COGITARE multum quibus adversum. VI. 373.

COGITATIO, definitio. XVII. B. 263. XIX. 381. quibusnam sit utilis. XVII. B. 263. *Cogitationis* symptoma oculorum cavitas. XI. 12. *Cogitationes* corpus biliosius reddunt. XVII. A. 852. extenuationis causae. XVII. B. 84. *Cogitator* cur dictus sit Socrates. XVII. B. 263.

COGNITU alia facilia sunt alia difficilia. V. 730.

COITUS: idoneum aetatis tempus, quo illo uti conveniat. I. 372. quot agendi facultates habeat uterus in coitibus. XIX. 362. aetati demum florenti conducit. VI. 84. quibus maxime salutaris sit, et quibus non. V. 911. exsiccat. XVII. B. 284. inimicus temperamento sicco et frigido. VI. 402. frequens cur sit conceptionis mutilatae causa. XIX. 325. innoxius est calidis et humidis. VI. 402. cur maxime exolvat. IV. 588. pituita laborantibus secundum *Hippocratem* utilis. XVII. B. 284. plethoram oriri non sinit. XVII. A. 520. *Democritus* epilepsiam parvam vocavit. XVII. A. 521. intermissi sequelae. VIII. 417. sq. quidam horrore tentantur, quum incalescunt. XVII. B. 74. cum equa non potest procreare Centaurum. III. 170. ad coitum non stimulat Orchis, reprimit potius et cohibet. XII. 92. ad coitum femina semine incitatur. IV. 188. 190. ad coitum promptitudinem adducentia remedia. XIV. 488. ejus impetum cohibet agnus castus. XI. 808. cohibet ruta. XII. 101. XIV. 543. cohibere creditur viticis semen.

VI. 550. theriaca *Andromachi* senioris.
XIV. 35. ne quis exercere queat,
remedia. XIV. 543. non appetunt castrati. IV. 572. commoderatio in eo
necessaria iis, qui succos crassos congerunt. VI. 410. non appetunt feminae, quae ovaria non habent. IV.
622. cur cum eo maxima sit voluptas conjuncta, et cupiditas stimulans.
IV. 179. stomachum exsolvit. XVII.
A. 520. purgationem non postulat.
XVI. 110. scopi in ejus usu sequendi.
V. 914. rarius simul et imbecillius,
frigidius et siccius reddit corpus. V.
914. quibusdam, quum eo utuntur,
inflatur venter. XVII. B. 25. ad coitum incitat asparagus. VI. 653. bulbus sativus. XI. 851. ciceres. VI.
533. radix et semen dauci. XI. 862.
eruca. XI. 808. gongylidis semen et
radix. XI. 861. mentha. XI. 883.
satyrium. XII. 118. urticae. XI. 817.
pituita laborantibus utilis. XVII. B.
284. 289. in eo spasmus genitalium
quasi accidit. IV.187. quando re vera
conducat. I. 371. ejus utilitates et
noxae. V. 911. sq. secundum *Epicurum* nullus ejus usus est. I. 371. V.
911. XVII. B. 521. abstinentia stomachum roborat. XVII. A. 520. eo
abstinere debent mulieres lactantes.
VI. 46. exercitia qualia post coitum
sint adhibenda. VI. 221. 225. a coitu
lassati quomodo sint curandi. VI. 223.
sq. qui diu abstinent, interdum priapismo corripiuntur. VIII. 450. im-
moderati noxae. V. 912. XVII. A.
791. immoderate utentes cur imbecilliores reddantur. IV. 588. immoderatus usus morbum futurum indicat.
I. 360. quinam morbi eo augeantur.
XVII. B. 288.

COLA nominantur crassa intestina.
XVII. B. 134.

COLES, definitio. IV.140. XIV.760.
pudendum virile vocatur. IV. 194.
(cf. *Penis*) ejus partes. IV. 706.
glans. XIV. 706. qua ratione nervosus dici queat. XVII. A. 804. quidam eum nervum carnosum vocant.
XVII. A. 805. cur ex ossibus pubis
oriri debuerit. IV. 218. 219. apta
ejus in medio positio. IV. 219. cur
in coitu erectus esse debeat. IV. 221.
erectionis causa. VIII. 441. sq. ejus
erectionem provocantia remedia. XIV.
487. musculi, eorumque usus. IV.
222. musculi carneis partibus inseruntur. IV. 380. cur nervos multos

acceperit. IV. 204. cur intendatur,
et titillationis sensus in eo oriatur
praesente in renibus calculo. XIX.
656. affectionum diagnosis. VIII. 438.
ulceris indicium. VIII. 438. glandis
ulcerum cura. X. 381. ad ejus dolorem et inflammationem remedia. XIV.
578. ad colem roborandum. XIV. 562.
ne cui arrigi possit, remedia. XIV.
486.

COLICA sive COLICUS dolor, definitio. XIV. 736. XIX. 422. symptomata prodroma. VIII. 85. est morbus
acutus. XIV. 730. saepe duobus diebus detinuit. VII. 195. dolorum cum
ea conjunctorum causae. VIII. 387.
indicia. VIII. 384. conditio alvi dejectionum. VIII. 385. qua in re differat a nephritide calculis oborta. VIII.
390. incurabilis in senibus. XVII.
B. 539. ex indigestione et refrigerio
proficisci solet. XIX. 3. simulatae
casus. XIX. 2. ex colica animi deliquii cura. XI. 60. *Hippocratis* de ea
curanda sententia. XIV. 737. cura.
XIV. 737. quosdam ea laborantes
sanavit *Galenus* dato in potu medicamento ex aloë. VIII. 40. sola purgatione aliquando sanavit *Galenus*.
XI. 341. potandum quidam dabat
lupinum stercus, non tantum in ipsis
paroxysmis, sed etiam intervallis, siquidem phlegmone vacarent. XII. 295.
ad *Colicos* remedia. XIV. 379. XIV.
467. XIV. 469. remedia ano immit-
tenda. XIV. 470. alauda in jure elixa.
XII. 360. alauda usta et comesa.
XIV. 243. anodyna. X. 817. antidotus *Philonis*. XIII. 267. stercus caninum album. XIV. 457. cicadae
siccae. XII. 360. clysma acre pituita
evacuata. VII. 348. clysteres. XVI.
146. apta compositio. XIII. 327. eclegma nectareum. XIII. 282. epithema.
XIV. 470. quidam medicus Mysius
bibendum stercus gallinaceum exhibuit. XII. 304. malagma *Antipatri*.
XIII. 983. malagma ex *Areo*, in
ipsis vexationibus impositum. XIII.
347. theriace. XIV. 91. 273. 301.

COLICA vocata medicamenta. XIII.
266. remedia quomodo ab anodynis
differant. XIII. 89. remedia cur vocentur. XIII. 273. (confer. *anodyna*).
admirabilis ad volvulosos et qui ster-
cus sursum evomunt in magnis doloribus. XIII. 278. efficax ad omnem
inflationem. XIII. 279. *Abascanti*. XIII.
278. ab *Andromacho* conscripta. XIII.

276. *Apollonii.* XIII. 279. quam admiratus est *Aristou*, ut *Diophantus* Lycius. XIII. 281. *Broniti.* XIII. 288. *Cassii.* XIII. 276. dolorem sedans *Cassii.* XIII 286. *Euschemo Spadoni* inscripta. XIII. 287. *Liugonis.* XIII. 286. *Lucii*, Sicula inscripta. XIII. 287. ut *Nicostratus*, Isotheos appellata. XIII. 279. *Paccii Antiochi.* XIII. 284. ut *Publius* in *Putiolio* et *Apollonio.* XIII. 281. *Scribonii Largi* ex salice. XIII. 284. ut *Scribonius.* XIII. 280. *Sigonis*, qua usus est *Valens.* XIII. 285. *Tarentii Valentis.* XIII. 279. *Tullii.* XIII. 278. *Tullii* bona. XIII. 280.

COLLA, ejus vires. XII. 33. volucrium quale alimentum. VI. 788.

COLLAPSUS totius corporis indigentiae signum. XIV. 729. *Collapsus* in morbis quando oriatur. XVI. 238. quid indicet ibid. signum in exercitationibus sudor vehemens. XVII. B. 18.

COLLICLES empiricus. X. 142.

COLLINITIO podagricorum ac arthriticorum ex sale confecta. XIII. 1019.

COLLIQUATIO idem est quod fluor. I. 183. et excretio aegre dijudicantur. I. 184. quomodo plerumque fiat. XVI. 289. corporis causa abscessuum. XVI. 288. ejusdem causae. XVI. 288. sq. causa est humorum tenuitas et cutis raritas. XVII. B. 522. adipis totius corporis indicantes urinae. XIX. 588. carnis in febre qualis urina indicet. XVII. A. 430. XIX. 589. signum alvi dejectio exigua, tenax, alba. XVI. 184. signa alvi dejectiones pingues. XVII. A. 708. signum est alvi excrementum pingue. IX. 593. XVI. 188. ex urina cognoscitur. XVI. 290. qualis urina indicet. XVII. B. 276. indicium urinae farinae hordeaceae similes. IX. 603. signum est urina, cui pinguedines innatant. XIX. 610. indicium pinguedines urinae supernatantes araneosae. XVIII. B. 161. signum urina oleosa. IX. 604. signum urina pinguis. XVIII. A. 135. quidam pro maximo signo febris ardentis habent. XVII. A. 695.

COLLISIO quid? I. 239. *Collisionis* partium causae. VII. 38. sq.

COLLUM (confer. CERVIX) definitio. II. 756. XIV. 703. capiti jungitur. II. 755. quaenam animalia non habeant. III. 609. plerisque animalibus manus utilitatem praebet. III. 613.

animalia, quae collum longum habent et cartilagines tracheae siccas, vocem clangorosam edunt. III. 535. collum et claviculas hominis modo habentia animalia. II. 430. breve datum quibusnam animalibus. III. 876. longum quibusnam animalibus et cur datum. III. 847. sq. longum cur habeant animalia ungulis fissis. III. 876. longum habent grues et ciconiae. III. 876. longum quaenam habeant animalia. III. 613. hominis tantae magnitudinis est, quanta pharyngi erat necessaria. III. 613. nervorum etiam originis causa adest. III. 613. pharyngis causa factum. III. 612. 613. simiae illi hominis simillimum. II. 845. simiae breve est. II. 219. quibus deest animalibus, haec muta sunt. III. 611. cum pulmone interire videtur. III. 610. dilatatur in iis, qui tibiam canunt et vocem acutissimam edunt. VI. 175. gibbositatis in ejus conditionem effectus. XVIII. A. 503. manus et crura inaequaliter dispersa et nuda habere malum. XVIII. B. 61. ad latera cum parva inclinatione moventes musculi. IV. 34. validum cur robustum dicatur. XVII. A. 816. venas suas a jugularibus externis habet. XV. 530. si intorqueatur in febre, et deglutitio impedita sit, letale. XVII. B. 708.

Colli et capitis partes communes quae. IV. 1. musculi. XVIII. B. 962. posteriores unde nervos habeant. II. 846. 849. ad latera cum parva inclinatione moventes musculi. IV. 34. in anteriora ducentes musculi. XVIII. B. 964. colli proprii musculi. XVIII. B. 962. oblique in priora flectens musculus. XVIII. B. 963. cum collo caput flectentes musculi. XVIII. B. 948. rectum efficientes musculi. XVIII. B. 964. nervorum dissectio. II. 426. cum pulmonibus commercium. III. 610. posteriores partes unde habeant venas. XVI. 137. vertebrae septem sunt. II. 755. 756. vertebrae cur septem sint. IV. 105. vertebrarum luxationis symptomata. VIII. 238.

Colli morbi. XIV. 778. abscessus quando in febribus oriatur. XV. 812. dolor, crisis aliquando futurae signum. IX. 613. dolor cum comate cerebrum affectum docet. XVI. 718. dolor malum quidem symptoma est in omni febre, sed pessimum, in quibus insania instat. XVI. 663. dolores

futurae haemorrhagiae sunt indicia.
XVI. 799. dolor secundum *Hippocratem* menstruam purgationem portendit. XVI. 804. dolor et gravitas
cum febribus et citra febres oritur.
XVII. A. 151. dolores ex menstruis
suppressis. XV. 327. ad *Colli* dolores
remedia parabilia. XIV. 517. 574.
emplastrum sacrum. XIII. 779. tumor
anginam solvit. XVIII. A. 58. partem
alteram devinciens deligatio. XVIII.
A. 821. perfrictiones secundum *Hippocratem* convulsionem indicant. XVI.
754. *Collo* privati quinam vario sensu
dicantur. V. 384.

COLLUTIONES Archigenis ad aphthas. XII. 1000. ad dentium molarium
dolores. XII. 867. dentium. XIV.
357. gingivarum. XIV. 357.

COLLYRIUM et COLLYRIA, aerianum
Diomedi ad epiphoras et veteres et
recentes oculorum affectus. XII. 759.
ex floribus aeris·extergunt sycoses s.
asperitates magnas palpebrarum. XII.
242. aestivum. XII. 760. arida. XII.
725. sq. arida ab *Asclepiade* conscripta. XII. 730. aridum ex psoricis
Heraclidae ad circumrosos oculorum
angulos. XII. 730. psoricum *Aelii*.
XII. 730. ex libris *Philoxeni* aridum
acharistum. XII. 731. *Philoxeni* ad
lippitudinem siccam et sycosin, putrescentia et excrescentem carnem.
XII. 731. *Capitonis* ad lippitudines
siccas et oculos humidos ac angulos
circumrosos et palpebras sicosas. XII.
731. ejusd. ex lapide haematite ad
scabras palpebras. XII. 732. *Sosandri*
ad palpebrarum defluvia, inveteratos
affectus, et ad encanthidas. XII. 733.
Philoxeni ad pruriginosos et erosos
oculorum angulos. XII. 735. aromaticum. XII. 784. artemonium *Bassi*.
XII. 780. ad asperitudines. XII. 775. 776.
Atymetri. XII. 771. basilidion psoricum. XII. 788.

Collyrium chelidonium. XII. 783.
cinnabarinum *Stoli* ad corrosos angulos, ophthalmias ad malum habitum
adductas, intensos pruritus et inveteratos affectus. XII. 786. ex cornu
cervi ad ulcera, pustulas, cicatrices
oculorum. XII. 762. croceum *Antigoni*,
leunculus appellatum. XII. 773. croceum Asclepium oxydercicum. XII.
785. croceum puerile, ad epiphoras
et molestias doloris et ad affectus ex
plagis. XII. 770. crocodes ad aurium
robur. VI. 440. diaglaucium ad aurium

robur. VI. 440. *δια ῥόδων*. XI. 780.
diarrhodon ad aurium robur. VI. 440.
diarrhodon *Nili*, velut Andreas tradit
ad dolores, fluxum uberem et tenuem,
pustulas, prolapsus. XII. 765. diarrhodon *Tarentini*. XII. 766. *διαπομ-
φόλυγος*. XI. 780. diasmyrnium *Synerotis* ad rhyadas et aegilopas. XII.
774. Diocleum, ad doloris molestias
et epiphoras, oculos suppuratos, pustulas, ulcera. XII. 758. *Dionysii*. XII.
760. dolorem sedans, fluxum omnis
generis, ulcera, papulas, tubercula,
prolapsus, chemoses et omnigenos
affectus. XII. 757.

Collyrium ad epiphoras, dolores et
fluxiones oculorum *Moschionis*. XII.
745. euelpidium, diasmyrnium appellatum. XII. 767. *Evemeri* ad cicatrices et callos oculorum. XII. 777.
Evemeri ad dolores et affectus. XII.
774. *Evemeri* psoricum. XII. 788.
flammeum. XII. 745. fulvum panchrestum ad scabros et circumrosos angulos ac intensos pruritus et palpebras ficosas. XII. 783. *Gaji*. XII. 771.
Gennadii. XII. 760. harmatium, quo
usus est *Ptolemaeus* rex. XII. 779.
Heraclidae aromaticum croceum ex
haematite. XII. 785. *Hermophili* thalasserum ad suffusiones et ad omnem
hebetudinem visus. XII. 781. *Hygidion*
appellatum. XII. 761. *Hygieni* aureum
ad angulos corrosos et scabros. XII.
788. indicum aerianum. XII. 781.
Indicum basilicon, ad incipientem suffusionem et omnem visus hebetudinem.
XII. 782. isochryson, ad corrosos
angulos, scabros affectus, inveteratos
ophthalmias, asperitates, ficosas eminentias, cicatrices et callos. XII. 785.
libianum ad pustulas, inustiones, rup-
turas, leucomata, oculos purulentos,
chemosies, staphylomata. XII. 762.

Collyria liquida: *Aelii* Galli et *Cassii*
ad suffusiones. XII. 738. *Ant. Musae*
ad pilos pungentes in palpebris enatos.
XII. 740. *Ant. Musae* ad parvos instar hordei oblongos circa pilos palpebrarum abscessus, crithas et posthias. XII. 741. *Musae* visum acuens
et ad glaucedinem. XII. 737. ad callos et omnem eminentiam. XII. 736.
Erasistrati ad asperitudines ac omnes
ophthalmias. XII. 735. ad sicosas
eminentias ac omnem extuberatam
carnis, ad encanthidas et incipientes
ophthalmias *Philippi*. XII. 735. *Largi*
visum acuens. XII. 738. *Heraclidae*

Tarentini agglutinatoria pilorum. XII.
741. ad glaucos oculos, ut pupillae
nigrae reddantur. XII. 740. *Philoxeni*
visum acuens, cicatrices et callos exterens. XII. 736. compositio aegyptia
ad callos, leucomata et pelliculas.
XII. 737. *Dionysii Milesii* ad pilos
palpebrarum pungentes. XII. 741. ad
crithas, chalazia et aegilopas. XII.
742. *Lucii* melinum ad scabros et
corrosos angulos, intensos pruritus,
oculos humectos, visus hebetudinem,
cicatrices et callos. XII. 787. lysiponium *Diomedi* ad oculorum dolores.
XII. 771. malabathri oxydercicum.
XII. 790. melinum atarachum ad visus hebetudinem. XII. 786. melinum
delicatum ad pustulas, prolapsus, fluxum acrem ac largum, inustionesque.
XII. 769. monohemera vocata quae.
XII. 713.

Collyria ex myrrha ad pus in oculis
discutiendum. X. 1020. ad collyria
myrrha, cui opocalpason admixtum,
optimum est remedium. XIV. 57.
Naucratitae. XII. 764. *Neapolitae.*
XII. 763. nectarium. XII. 773. ad
oculorum fluxiones additur pompholyx.
XII. 235. oculorum fluxiones desic-
cantibus admiscetur cornu cervi ustum. XII. 335. quae ex opio fiunt,
vehementissimos oculorum dolores curant. X. 869. *Galli* oxydercicum. XII.
784. oxydercicum ex haematite ad
callos et cicatrices oculorum. XII. 779.
asclepiadeum *Paccii.* XII. 772. ex
terra Samia *Paccii* ad oculorum affectus intensos. XII. 760. scabritiei palpebrarum commodum. XII. 709. panchrestum Athenipion. XII. 789. *Phlori*,
quo usus est in Antonia Drusi matre,
quae parum abfuit, quin ab aliis medicis excaecaretur. XII. 768. ex phrygio
lapide ad oculorum robur facit. VI.
439. *Pomponii Bassi* ad incipientem
suffusionem. XII. 781. Proteus, ad
incipientem suffusionem et omnem visus hebetudinem, cicatrices et callos.
XII. 787. *Pyrami* ad cicatrices et
callos oculorum. XII. 777.

Collyrium ex rosis *Nili*, quo usus
est *Gallio.* XII. 766. ex rosis tem-
pestivum. XII. 766. ad scabrities orbiculares cicatrices et callos. XII. 777.
ex libris *Scribonii Largi* Asclepios
Machaonis ad veteres affectus et oculos
suppuratos. XII. 774. *Scribonii Largi*,
psittacium inscriptum. XII. 764. ad
suffusionem (cataractam) sunt plurima,

et quaenam. XII. 257. terrenum ex
Samia terra, ad epiphoras et affectus.
XII. 757. album trypherum ad epiphoras. XII. 757. trypheron h. e. delicatulum ad epicaumata, pustulas,
chemoses, maxime in iis, qui nullam
mordacitatem perferre possunt. XII.
758. ex vino ad aurium robur. VI.
440. ex violis albis ad epiphoras.
XII. 768. viride *Anthaei.* XII. 764.
viride. XII. 763. aliud viride *Zoili.*
XII. 763. *Zoili* ad ophthalmias antiquas, myocephalos, staphylomata et
fluxiones antiquas. XII. 771. sq. ad
collyria sicca adhibetur Stimmi. XII.
236.

COLOBOMATI qui. X. 1002. cura ibid.

COLOCYNTHIS, ejus vires medicinales. XII. 34. ei succedanea. XIX.
732. *Colocynthidis* semen pro novem-
folio. XIX. 729. et epithymo ibid.
antidotum est oleum amygdalinum. XIV.
761. pro scammonio. XIX. 743. ex
Colocynthide remediorum usus in pleuritide. XV. 539.

COLON quidam ventrem inferiorem
vocant. XV. 896. hominis illi canis
simile. XVII. B. 133. venae ejusdem
unde veniant. II. 784. pluribus in
animalibus validis vinculis superne
deorsum porrectis constrictum est. III.
331. stercoris in eo collecti signa.
XVI. 146. pulsus ubi exagitat, theriaca *Andromachi* senioris utilis est.
XIV. 34. affligitur excrementis e capite defluentibus. VI. 422.

Coli affectio quomodo a renum calculo dignoscatur. XVI. 367. affectionis indicia. VIII. 384. ad *Coli* affectus pastillus amarus. XIII. 135. medicamenta, quae *Asclepiades* tradidit.
XIII. 281. malagma *Damocratis.* XIII.
223. ad coli inflationes antidotus theriaca, quam *Gallus* Caesari donavit.
XIV. 203. *Chariclis* remedium. XIII.
282. medicamentum inspersile *Antonii*
pharmacopolae. XIII. 281.

in *Colo* abscessus latentes juvat
emplastrum aniceton. XIII. 878. in
Colo etiam calculi nascuntur. VIII. 47.
in Colo qui mordicationes perpatiun-
tur, iis potius caprinum sevum quam
suillum injicitur. XII. 325.

COLOPHONIA resina, ejus peculiaritates et vires. XIII. 475.

COLOPHONIUM siccissima resina est.
XIII. 589.

COLOR. Definitiones secundum philosophos. XIX. 257. genera primaria.

XIX. 258. animalium unde oriatur.
XIX. 258. bonum inducit confectio
quaedam *Asclepiadis.* XIII. 223. corporis a humoribus pendet. XVI. 9.
sq. excitat eum iracundia. IV. 793.
corporis sanguini proportione respondere *Hippocrates* statuit. XVII. B. 216.
corporis cur in lienis vitiis ad nigrius
vergat. XVI. 300. totius corporis muta-
tatio mala, si et alia accedant signa
perniciosa. XVI. 7. in universo corpore ad diagnosin dignitas. VIII. 47.
corporis superficiei immutationes variae ex hepatis affectione. VIII. 357.
tum cutis tum capillorum ratio in
temperamento frigido. I. 343. in facie,
oculis, lingua et urinis praecipue ad
dignotionem morborum facit. XVI. 20.
faciei qualis malam sit signum. XVIII.
B. 27. faciei, qui ad nigrum tendit,
pessimus. XVI. 6. faciei vividus in
febre hectica letalis. VII. 316. faciei,
qui ad viride vergit, minus est periculosus quam niger. XVI. 6. in febribus ejus differentiae et quid significent. XVII. A. 886. differentiae
in ulceribus, quatenus hic vel ille
humor praevalet in corpore. XVI. 6.
exuperanti humori respondet. XVI. 57.
haud raro propter humorum conversionem commutatur. XV. 297.

Color humorum diversorum. XIX.
490. in iis, qui crudorum humorum
copia abundant. X. 821. humoris
abundantis index. XVII. B. 359. dignitas ejus in morbis cognoscendis.
XVI. 297. 449. sq. In *colore* moveri
quid. II. 2. *Coloris* immutatio ut
symptoma. VII. 74. mutationis causae.
VII. 267. XVI. 449. mulieris prodit,
utrum marem an feminam gestet.
XVII. B. 834. sq. notas suppeditat,
ex quibus temperamentum noscamus.
XVI. 6. noxae magnitudinem indicat.
XVI. 6. de remediorum facultatibus
certiorem parum reddit. XI. 702. vitiati
causae. VII. 72. variat ex anni temporibus, aëris constitutione, aetatibus.
XVI. 449. per repercussionem ab iis,
quae videntur, ad nostrum visum
venit. V. 639. proprium visus sensile
est. V. 625. colore solus visus alteratur. III. 641.

Color albus temperamenti frigidi
indicium. XVII. A. 723. albus et viridis abscessum in hepate demonstrat.
XVI. 301. corporis in atrum propendet ex lienis imbecillitate. VIII. 377.
coeruleus gratissimus oculo. VII. 120.

flavus bilem abundantem docet. XVI.
14. nativus contabescens quid significet. XVI. 238. niger praeter naturam similis ei, qui secundum naturam
existit. I. 178. praeter naturam de
loco affecto nos certiores reddit. XVI.
116. praeter naturam convulsionis
futurae signum. XVIII. B. 294. corporis nigrior a nigro humore in sanguine contento pendet. XVI. 16. in
nigrum mutatus cur pessimus. XVIII.
B. 30. pallidus aut lividus quid significet. XVIII. B. 295. plumbeus, et
ex albo-lividus quid significet. XVI.
10. porraccus a porris mutuatur.
XVIII. B. 167. praerubro praediti
facile in melancholicam intemperiem
incidunt. VIII. 183. ruber quid significet. XVIII. B. 295. rubens calidum
temperamentum denotat. XVII. A. 723.
cutis ex rubro candidoque mixtus
temperamenti moderati signum. I. 342.
subruber temperamentum frigidius indicat. XVII. A. 723. viridantis palloris affecti hepatis signum. VII. 952.
viridis et niger abscessum in liene
esse docet. XVI. 301.

COLUMBAE caro concoctu est facilis.
VI. 700. boscadae quales. XIII. 515.
nomades a domesticis differunt. XII.
302. gregales, quae in turribus nidificant, utiles constitutioni, quae renum calculos gignit. VI. 435. vesicam felleam nullam habent. V. 147.
sanguinis earum vires et usus. XII.
256. sanguis editur. VI. 708. sanguinem Pergami, et per totam fere
Asiam, qui capitis ossa fracta perfo-
rant, in crassum cerebri involucrum
infundunt; alii etiam turturis et palumbi sanguine usi sunt. XII. 255.
256. stercus, ejus vires et usus medicus. XII. 302. stercus putre *Galenus* vidit accensum. VII. 3. stercus
acre est. XIII. 633. stercus attrahit.
XI. 760. sylvestrium stercus calidum
est. XI. 606. stercus pro illo vulturis. XIX. 727. 733. et turturis ibid.
stercori succedanea. XIX. 740. ex
columbarum stercore medicamentum
ad tendinum vulnera. XIII. 633. ex
columbino stercore domus in Mysia
incendium. I. 657.

COLUMBARIUM, ei substituenda.
XIX. 740.

COLUMELLA, vide UVULA.

COLUMNA (in ore) idem est quod
uvula. XII. 960. (vide UVULA).

COLUMNIFORMIS processus, vide PROCESSUS *styloides.*

COLYMBAS herba ad vini conservationem aptissima. XIV. 18.

COMA, quid sub eo intellexerit *Hippocrates.* XVII. A. 540. (confer. CARUS et CATAPHORA). definitio. VII. 643. XVI. 494. ab *Hippocrate* omnis cataphora vocatur. XVI. 495. *'απὸ τοῦ κυμάζειν* nomen accepit. VII. 645. vocare consuevit *Hippocrates* cataphoram. VII. 644. sq. 653. functionis imaginatricis laesio est. VII. 60. quando fiat. XVI. 646. ejus praecipua symptomata. XVII. A. 540. somni conditionis in eo causa. IX. 140. humiditatis cerebri symptoma est. IX. 407. cur oculi in eo clausi sint. XVI. 684. pulsus conditio. XVII. A. 541. in capitis dolore abscessum post aures denotat. XVI. 838. parotidis futurae signum. XVI. 831. perraro febres ardentes comitatur. XVII. A. 687. quibus spumosis prodeuntibus oritur, febris exacerbatur acuta. XVI. 705.

Coma vigiliae adjunctum quid significet. XVI. 707. aliquae ejus causae. XVII. A. 540. causa in febris insultu. VIII. 134. sq. ex cerebri frigiditate et humiditate fit. XVII. A. 390. causa est cerebrum a multo humore gravatum. VII. 143. fit, si cerebrum humidum est. XVI. 222. causa est materiae crassitudo. XVII. A. 713. stomachi imbecillitas. VII 137. ex immodico vini usu gignitur. I. 661. phreniticum insomne quomodo a cataphora insomni differat. VII. 658. phreniticis per se accidit, in febre ardente per accidens. XVII. A. 713. profundum a vigili distinguit *Hippocrates.* XVII. A. 640. profundum aliquam habet ad catochen *Archigenis* et *Philippi* communitatem. XVII. A. 640. non somnolentum quando vocetur. XVII. A. 390. non somnolentum *Hippocrates* quodnam vocet. XVI. 494. soporosum ab humiditate et refrigeratione cerebri fit. XVII. A. 665. in febre malignitatis ejus indicium. XVI. 663. vigil, definitio. XVII. A. 694. vigilans, in eo pituitosus et biliosus humor abundat. VIII. 163. ad coma remedium. XIV. 251.

COMARUM, ejus vires medicae. XII. 34. ei succedaneum. XIX. 732.

COMATOSAE sunt cerebri affectiones humidae. XVI. 526.

COMATOSI affectus quinam sint. XVI. 221. affectus frigidae causae soboles sunt. VIII. 131. quomodo fiant simul delirantes. XVII. A. 391. et vigiles ebrii sunt. VII. 664. erant potissimum phrenitici, et qui febre ardente laborabant in quadam epidemia, quam *Hippocrates* describit. VII. 647. qui in principio sunt, cum capitis, lumborum, hypochondrii et cervicis dolore, vigilantes num phrenitici sint. VII. 644.

COMBUSTA remedia omnia utrum ex aliorum sententia se ipsis efficiantur frigidiora, ex aliorum augeant caliditatem; ambo falluntur, et cur? XII. 163.

COMBUSTIO domus alicujus in Mysia, media aestate et sine igne ex stercore columbino. I. 657. in ventre quando oriatur. XV. 895.

COMEDERE qui bis die consuevarunt, si non prandant, aegrotant. X. 544.

COMETAE quales stellae. XIX. 285.

COMITIALES vide *Epileptici.*

COMITIALIS morbus vide EPILEPSIA.

COMMEMORANS signum quale. XIX. 396.

COMMISSURAE cerebri. II. 730.

COMMODERATIO duplici ratione accipitur. VI. 13. commoderationis differentia duplex. VI. 842.

COMMODUS Adriano in imperio successit. XIV. 65. faucium inflammationem *Galenus* ex pulsu cognovit. XIV. 661. febricitantis casus. XIV. 650.

COMMUNITATES, definitio. XIX. 353. vocant Methodici, quae particularia omnia comprehendunt. I. 80. de iis medici inter se dissentiunt. X. 35. apparentes *Themison* invenit. X. 35. *Thessali* nemo accepit philosophorum. XVIII. A. 270.

COMPAGES ad unguem i. q. *Sutura.* II. 737.

de *Componendi* et dividendi methodo *Platonis* verba. V. 754.

COMPOSITIO in animalium corporibus est triplex. VI. 841. *compositionis* chirurgicae species. XIV. 781. *compositio* ad cruditatis abundantiam in venis. VI. 268. Damocratis ad achores humidos et inveteratos. XII. 486. pinguis ad achoras, psydracas, papulas fervidas, intertrigines et vitia sedis. XII. 485. pinguis ad sedis achoras et psoras. XIII. 310. aliae ibid. in *compositione* sophismata quae? XIV. 583.

ad *Compotationem* profecturo allium conducit. XV. 871.

COMPREHENSIBILE idem est quod cognoscibile. I. 42.

COMPREHENSIONIS organa optima sunt digitorum summitates. III. 13.

COMPRESSIO magis fiat linteorum multitudine, quam pressu. XVIII. B. 881.

COMPTORIAE medicinae ab exornatoria differentia. XII. 434.

CONARIUM cerebri. II. 723. quomodo inveniendum. ibid. ejus usus. III. 674.

CONATELI cannae vocantur. XIV. 503.

CONCAUSA definitio. XV. 303. XIX. 393.

CONCAVI quinam vocentur. XIV. 703.

CONCEPTACULUM *Hippocrates* uterum vocat. XVII. B. 260.

CONCEPTIO sive CONCEPTUS a semen concipere nomen habet. IV. 515. quando accidat. IV. 515. sq. quid in eo contingat. IV. 147. quomodo fiat. XIX. 323. necessarium est, ut semen in utero remaneat. IV. 188. post menstrua fieri *Hippocrates* accipit. XVII. A. 442. causae. XIX. 454. cur non fiat, secundum *Hippocratem* causae. XVII. A. 453. facta quomodo cognoscatur. XVII. A. 444. factam esse, unde concludatur. XVII. B. 859. uteri ore clauso cognoscitur. XVII. B. 843. secundum *Hippocratem* signum. XVII. B. 833. mulieres post eam uterum in se ipsum recurrere sentiunt. II. 149. marium et foeminarum in quanam uteri parte fieri dicatur. XVII. A. 443. tempus vel incipientibus vel cessantibus menstruis est. II. 902. sq. juvantia remedia. XIV. 475. 476. XVII. A. 478. adjuvat antidotum diascincum. XIV. 152.

Conceptus foetus vocatur primis duobus mensibus. VII. 133. quando foetus a *Hippocrate* dicatur. XVII. A. 345.

CONCHA auris. XIV. 701. fluvialis pro lepore marino. XIX. 734. magna et parva. XIX. 769. *Conchae* praeparatae. XII. 233.

CONCHLAX nunquam exstitit. XI. 798.

CONCHYLIORUM jus iis conducit, qui dorycnium hauserunt. XIV. 140.

non *Concipiunt*, quae duros frigidosque uteros habent. XV. 47. uteros humidos habentes. XVII. A. 442. quaenam mulieres non concipiant. XVII. B. 860.

CONCOCTA medicari oportet, non cruda. VI. 264. purgare atque movere oportet, non cruda. XVI. 260. educenda sunt. XVII. B. 441.

CONCOCTIO; brevis ejusdem descriptio. III. 268. sq. VI. 303. definitio. VII. 66. XV. 237. 246. XVI. 69. ciborum, definitio. II. 155. quid sit. XIII. 194. XVII. A. 139. sq. quid sit, et quomodo fiat. XIX. 372. alteratio est. II. 89. VII. 256. diversae invicem se excipiunt. XV. 233. prima in ventriculo est, secunda in hepate, tertia in singulis partibus. XV. 233. propria est ventriculi actio. III. 358. in ventriculo locum obtinet. XIV. 717. ventriculi conditio, dum ea peragitur. II. 152—157. secunda in hepate et venis absolvitur. VI. 786. tertia in partibus singulis, quae nutriuntur. VI. 786. quaedam et in intestinis locum habet. III. 323. in jejuno. III. 349. in somno. IX. 132. elixationi eam similem esse Erasistratus statuit. II. 166. calido potissimum fit. II. 89. deterior iis est, quibus gracile est corpus ventriculi, quam quibus carnosum. III. 388. in dormientibus efficacius peragitur. XVII. B. 169. cur hieme et vere melior. XVII. B. 416. cur hieme optime procedat. XVII. B. 422. imperfecta in bradypepsia consistit. VII. 210. improspera febres accendit et exacerbat. X. 788.

Concoctio mala ventriculi proprius morbus. XIV. 752. in quibus optima. VII. 256. perfecta et imperfecta unde cognoscenda. XVI. 258. prava in ventriculo unde fiat. XVI. 131. pravae in sanguinem influxus. XVII. B. 206. senum. VII. 259. per somnum optime procedit. VII. 140. sequitur somnos. XV. 598. tarda, definitio. VII. 207. turbatur ex nimiis menstruis. XV. 328. turbatur ventriculi intemperie. XVII. B. 205. unde fiat vitiosa. XV. 249. quomodo iis, qui ea carent, concilianda. XIV. 731. morbi qua in re consistat. XVI. 73. in febribus deterior est. II. 118. et cur. II. 119. criseos celeritatem, salutisque securitatem significat. I. 295.

XVII. A. 142. eorum, quae praeter
naturam sunt, est morbi maturatio.
XVI. 69.

Concoctionis generalior significatio.
XV. 596. alterationes. VII. 206. earumque causae. VII. 207. defectum
indicat sedimentum urinae rubeum.
XIX. 586. in excrementorum qualitates effectus. XVI. 74. mancae causae. XV. 235. necessitas. XV. 246.
privatio citra corruptelam unde. VII.
209. progressum denotat urinae color.
VI. 89. signa quae. XVI. 211. ejus
signa sunt excrementa. XVI. 70.
XVII. A. 140. signa semper bona
sunt. XVI. 211. signum semper bonum quid significet. XVI. 237. signum indicat morbum brevem fore et
salubrem. XVI. 236. symptomata morbosa. VII. 62. tardae definitio. XIII.
195. tardae causae. VII. 209. tarditatem efficit fluxio frigida. VI. 422.
tarditatem corrigentia remedia. VI.
413. *Pelusiotae* compositio. XIII. 133.
hiera antidotus *Themisonis.* XIII. 158.
sed sub certis conditionibus. XIII. 161.
ex concoctionis tarditate, in qua ructus sentiuntur acidi, fumidus vapor
nunquam excitatur. X. 579. theoria
Platonis. V. 705. quae in venis fit,
tria sunt excrementa. VII. 222. XVI.
300.

Concoctioni noxiae sunt uvae acidae
et austerae. VI. 578.

Concoctionem accelerantia momenta.
XIX. 508. alvi dejectiones indicant.
XVI. 70. malam indicat alvi excrementorum foetor. XVI. 217. similem
esse elixationi *Aristoteles* statuit. XV.
247. labefactat fluxio in ventriculo
facta. VI. 422. quomodo indicet urinae sedimentum. XIX. 585. in ventriculo fieri unde colligatur. XV. 247.
juvantia remedia. XI. 724. XVII. A.
141. juvat remedium ventriculi orificio et dorso illitum. XIII. 1031.
aegram juvat antidotum mithridation.
XIV. 165. idoneum est antidotum
Aelii Galli. XIV. 159. adjuvat cortex
citri. VI. 618. inedia. XVII. B. 69.
juvant mala post cibum cum pane
comesta. VI. 597. ad eam roboran-
dam medicamentum, quod ex malorum
cotoneorum succo conficitur. VI. 450.
somnus profundus multum confert. VI.
487. juvare dicitur struthionis ventriculus. VI. 705. ad difficilem et
imbecillem theriaca. XIV. 273. ad
vitiatam theriace. XIV. 92. juvantia

vina. VI. 275. prodest vinum mediocriter sumtum. IV. 778. in ventriculo et venis conducunt fulva vina.
X. 837. adjuvant vina nobilia. X, 486.
laesa ea etiam alteratur sanguificatio.
XV. 249.

CONCOCTORIUM est remedium eclog-
ma nectareum. XIII. 282.

CONCOCTRIX facultas. II. 9. ejus
debilitatis signum urina est aquosa.
XVIII. B. 157.

CONCOCTUM alit. XV. 245.

CONCOQUENTIA remedia quae? XIV.
764. peptica vocantur. XI. 779. qualia sint. XII. 702. eorum usus in diversis morbis. XIV. 762. usus quando
sit idoneus. XVII. B. 69. usus in
morbis oculorum. XII. 702. *Concoqui*
quae opus est, occludi convenit. XVII.
A. 962. *Concoquit* anethum. XI. 832.
astaphis uva. XI. 842. butyrum. XII.
273. canchrys. XIII. 879. catapotium
ex libris *Perigenis* ad tussim et destillationem. XIII. 73. castoreum in
lethargo. XII. 713. crocus. XII. 48.
eclegma concoquens. XIII. 281. ficus
arida. XII. 132. lanarum sordes.
XII. 348. lotus domestica. XII. 65.
melilotus. XII. 70.

CONCRETIO puerulis magis post
mictum. XVII. B. 41. ad *Concretiones* callosas in renibus *Onesidemi* compositio. XIII. 328.

CONCUPISCENTIA et motus et actio
est. V. 511.

CONCUPISCIBILES animae actiones.
V. 27. concupiscibilis s. nutricis s.
vegetantis pars est hepatis temperamentum. IV. 782. in hepate sedem
habet. VIII. 160. XIX. 459. eam *Plato*
comparat belluae multorum capitum.
V. 515. quomodo ab irascibili sit
diversa. V. 491. sq. concupiscibilis
Platonis. V. 521.

CONCUSSIO partium in morboso
rigore sine voluntate efficitur. XV.
374. contra *concussiones* rigoresque
per circuitum repetentes calamintham
quidam adhibuerunt. XII. 4.

CONDIMENTA edulia non sunt. XI. 673.

CONDYLOMATA, definitio. XIX. 446.
in ano fiunt. XV. 329. ad *Condylomata* remedium. XIII. 309. compositio
praestantissima. XIII. 312. aridum
Majae. XIII. 840. emplastrum ut
Aphrodas. XIII. 738. emplastrum *Attalici* album. XIII. 422. ad inflammata emplastrum barbarum. XIII. 560.
emplastrum ex chamaeleonte. XIII.

516. 715. ad *Condylomata phygethla* emplastrum *Hicesii*. XIII. 787. hicesium nigrum. XIII. 781. emplastrum melinum *Menoeti*. XIII. 512. emplastrum Pamphilion. XIII. 447. pastillus. XIII. 837. pastillus *Apollophanis*. XIII. 831. pastillus *Arci*. XIII. 829. pastillus *Aristarchi* Tharsei. XIII. 824. pastillus *Magni*. XIII. 831. pastilli *Menesthei*. XIII.830. pastillus *Petronii* virtus dictus. XIII. 831.

CONDYLUS ossis, definitio. IV.410. utilitas. III. 922. a *Condylo* externo brachii quot musculi oriantur. II. 257.

CONFECTIO aceti squillitici ex Galeno. XIV. 567. anodyna. XIII. 88. sq. *Apollonii* ad tusses. XIII. 65. 70. aromatica *Mithridatis*. XIII. 52. *Biennii* ad hydropicos. XIII. 266. diacodion, juxta veterum et *Galeni* traditionem. XIII. 37. ex fructibus ad dysenteriam. XIII. 289. alia ibid. ex fructibus ad stomachi subversionem, coeliacos et dysentericos. XIII. 142. gari *Joachi* martyropolitae. XIV. 546. hypoglossis aromatica ex filice *Andromachi*. XIII. 53. hypoglossis *Dioscoridis*. XIII. 51. hypoglossis *Scribonii* Largi. XIII. 51. isotheos vocata ad tussim et tabem. XIII. 65. ad ixiam epotam. XIV. 141. ex marrubio et iride in pleuritide utilis. XV. 481. *Nicodemi* euaphion. XIII. 314. *Pamphili* febrem finiens. XIII. 68. panchrestus dicta. XIII. 101. ex capitibus papaveris usus. XIII.42. *Andromachi* ex capitibus papaveris. XIII. 38.

Confectio ex capitibus papaveris *Critonis*. XIII. 38. ex capitibus papaveris *Damocratis*. XIII. 40. ex capitibus papaveris *Galeni*. XIII. 43. ex capitibus papaveris *Herae*. XIII. 39. ex capitibus papaveris *Sorani*. XIII. 42. *Pasicratis*, quae multam urinam ducit. XIII. 213. *Proxeni* ad tusses inveteratas. XIII. 61. renales ab *Andromacho* ad renum et vesicae affectiones conscriptae. XIII. 322. ex sapa *Galeni*. XIII. 45. ex seminibus tussiculares. XIII. 266. stomachicae *Andromachi*. XIII. 126. thespesiana. XIII. 99. ad tussim ab *Andromacho* conscriptae. XIII. 62. urinam ciens, ad indurationes hepatis, ad splenicos etc. XII. 213. vini perspicui et coccini. XIV. 552. vini scillitici ex *Galeno*. XIV. 569.

CONFECTUM ut *Eunomus*. XIII. 851.

CONFORMATIO ex his est, quae necessario accidunt. III. 26. in animalium corporibus est triplex. VI. 841. *Conformationis* vitia. I.376. vitia unde oriantur. VII. 26. ex conformatione et alteratione fit generatio. XV. 230.

CONFORMATRIX facultas. II. 15.

CONFUSIO omnium non est affectus ullius, sed malorum ex affectu pravo nascentium indicatorium. XVII. B. 7. humorum oculi. XIV. 776. oculi, definitio. XIX. 435. ad oculi confusionem Psittacinum *Scribonii* Largi. XII. 764. febrium. VII. 367.

CONGELARI est durescere prae frigore. XI. 411. congelata pluvia fit grando et congelata nube nix. XIX. 289.

Congelatum a frigore quod est, excalefacientia postulat. XI. 720.

CONGIUM s. CONGIUS. XIX. 765. 770. mensura. XIX. 752. quantum pendeat. XIX. 762. quot habeat sextarios. XIX.'760. 773. *Congius* olei. XIX. 777. mellis. XIX. 778.

Conglutinantia remedia: acetum non est. XI. 439. bulbus sativus. XI. 851. centaurium minus. XII. 19. oxyceratum. XI. 439. folia piceae. XII. 103. pyrites. XII. 200. emplastra: quidam ea sanguinaria et vulneraria vocant; eorum actio. XIII. 551. ulcera conglutinantia emplastra: emplastrum album ariobarzanion. XIII. 439. album *Damocratis*. XIII. 455. fuscum aegyptium. XIII. 899. Hygiini. XIII. 512. melinum *Menoeti*. XIII. 511. ex chalcitide s. phoenicinum. XIII. 375. melina emplastra. XIII. 504. Vulnera conglutinantia remedia: XIV. 519. 549. 550. anagallides. XI. 829. aloë. IV. 770. XI. 822. bitumen. XII. 375. brassica esculenta. XII. 42. britanicae herbae folia. XI. 854. caseus recens. XII. 271. caseus oxygalactinus. XII. 272. emplastrum Chalcidei. XIII. 803. Cisti folia. XII. 27. emplastrum gilvum *Galeni*. XIII. 520. emplastrum humores et abscessus expressorium. XIII. 932. *Andreae* emplastrum. XIII. 735. 765. emplastrum gilvum *Haliei*. XIII. 645. 802. *Herae* candidum. XIII. 432. emplastrum *Hicesii*. XIII. 787. emplastrum barbarum *Juliani*. XIII. 557. emplastrum fuscum aegyptium. XIII. 899. emplastrum *Serapionis*. XIII. 883. emplastrum melinum Serapionis. XIII.509. emplastrum tyrium.

XIII. 916. decoctum foliorum hederae.
XII. 30. hicesinm nigrum. XIII. 780.
hippuris. XI. 889. isis. XIII. 774.
folia lilii aceto condita. XII. 46. lysimachios. XII. 64. millefolium. XII.
81. pastillus *Aristarchi* Tharsei. XIII.
824. *Pelusiotae* compositio. XIII. 134.
Peristereon s. verbena. XII. 98. pharmaca fusci coloris. XIV. 764. polycnemon. XII. 107. pix arida. XII.
102. pyra. XI. 834. sq. folia rubi.
XI. 848. Sabina non. XI. 853. sarcocolla. XII. 118. stratiotes terrestris.
XII. 131. vinum nigrum et austerum.
XVIII. B. 567. emplastrum ex lithargyro et oxelaeo. XIII. 402. polygonum. XII. 105. salicis folia. XI.
891. in vino austero cocta androsaema. XI. 830. herba centaurii minoris. XII. 21. herba viridis chamaepitydis. XII. 155. cuccus baphicus.
XII. 32. folia corni. XII. 42. cupressi
folia. XII. 52. emplastrum viride *Andromachi.* XIII. 477. emplastrum hecatondrachmon. XIII. 491. isatis. XI.
890. narcissi radix. XII. 85. polium
viride. XII. 106. scordium. XII. 126.
decoctum Stoebes. XII. 130.

CONGRUS duram carnem habet. VI.
729.

CONI quondam apud Atticos vocabantur nuces pineae. XIII. 10.

CONIA vide *Lixivium ex cinere.* XII.
222.

CONJECTATIO, definitio. XV. 419.

CONJECTURA, definitio ex veterum
sententia. XV. 419. multas habet
species. XII. 642. artificiosa, definitio. IX. 583. artificiosa media est
inter exactam cognitionem et omni-
fariam ignorantiam. VIII. 14.

CONII semen cuinam substituatur.
XIX. 732.

CONJUGATIONES nervorum: *cere-
bralium* prima. II. 832. III. 722. secunda. II. 833. III. 722. tertia. II.
834. III. 715. 722. 744. 864. VIII.
229. 233. quarta. II. 834. III. 722.
quinta. II. 835. III. 723. sexta. II.
837. 841. III. 724. 727. 729. 731.
septima. II. 837. III. 732. VIII. 229.
233. *cervicalium* prima. II. 844. 845.
secunda. II. 845. IV. 97. sq. tertia.
II. 846. IV. 99. quarta. II. 850. IV.
99. quinta. IV. 99. sexta. II. 851.
IV. 100. septima. II. 851. IV. 101.
octava. II. 851. IV. 101.

CONJUNCTIVA oculi tunica, brevis
ejusdem descriptio. III. 792. usus. III.
768.

CONISALON quid? XII. 283.

CONNATA quae sunt in homine, si
quid eorum defecerit, is utique vivere
nequit. XV. 95.

CONNIVENTIA definitio. VI. 218.

Connivere quid sit. XVII. B. 234.

COKOIDES cerebri corpus. II. 722.
quomodo inveniendum. II. 723.

CONSENTIENTIA omnia. XV. 356.

CONSENSUS imbecillus, definitio. V.
59. peccati, definitio. V. 59.

CONSERVATRIX artis medicae pars.
VI. 1.

CONSISTENTIA, definitio. V. 788.

CONSITIONEM qualem anni partem
quidam dicant. XVII. A. 18.

CONSONANTES dividuntur in semivocales et mutas. X. 25.

CONSTANTES aetate quinam vocentur ab *Hippocrate* et *Thucidide.* XVII.
B. 402.

CONSTANTIA generatur ex melancholico humore. XV. 97. a melancholico humore venit. XVI. 317.

CONSTIPATIO caloris causa esse
potest? VII. 4. constipationis causae.
VII. 18. ustio. X. 666. febris principium, ubi cum horrore invadit. X.
666. febris causa. X. 666. quibusnam febribus sit inseparabilis et quibus non. X. 667. constipationis extremae effectus. VII. 14.

CONSTITUTIO aëris a vento flante
pendet. XVI. 444. humidior ad quotidianam febrem praedisponit. XI. 23.
et pulsum et respirationem afficit.
VI. 771. ex morbis in posterum praesagire licet. XVI. 435. aquilonariae
in corpus effectus. XVI. 449. (confer. *Aër.*) arteriae, definitio. IX. 527.
communis omnium *corporum.* IV. 773.
quae communis est omnibus hominibus optimae constitutionis notio. IV.
739. tres dantur. XVI. 392. quae
calculos gignit et tophos, quomodo
curetur. VI. 433. sq. quae deteriorem eam reddunt, causae morbosae
dicuntur. I. 375. inaequalis trifariam
fit, prout compositio corporis nostri
triplex est. VI. 420. quaenam morbis maxime sit obnoxia. VI. 693.
optima, quaenam nomina ab aliis ei
sint imposita. IV. 738. corporis nostri
quaenam optima. IV. 737. sq. VI. 30.
optima qua in re consistat. IV. 749.
quaenam optima. VI. 760. optima

difficillime vexatur morbis. IV. 742. optimae corporum signa indicantia. I. 335. organorum tot sunt, quot functionum differentiae. VI. 16. ejus principium. XIX. 234.

Constrictionis arteriae causae. IX. 248.

Constrictores sedis et vesicae. II. 588.

Constringit leviter helxine. XI. 874. confer. *Adstringentia* remedia.

Consueta longo tempore, etiamsi deteriora, insuetis minus molesta esse solent. XVII. B. 553.

Consuetudo natura est acquisita. IV. 452. in diaeta praescribenda observanda est. VI. 361. haud levis scopus est ad remedia invenienda. X. 654. magni momenti est in morbis curandis. XVI. 100. ejus utilitas ad modum evacuationis constituendum. XVI. 124. in morborum constitutionem influxus. XVII. B. 386. prava animi mores turbat. IV. 820. repentinae ejus mutationes, earumque effectus quomodo curentur. XV. 556. sq. in cibo potuque mutationis effectus. XV. 552.

Consumtio vide Tabes.

Contagiosi morbi enumerantur. VII. 282.

Contemperantia sunt: lac asininum. VI. 682. vina fulva. X. 837.

Contemplationis rationalis utilitas. V. 810.

Contentio unde oriatur. XI. 741. quando fiat. XVII. A. 51. XVII. B. 729. quibusnam ex causis fiat. XVII. A. 891. sq. arteriarum causa. IX. 248. dolorum causa. VII. 116. VIII. 79. vehementioris effectus. VII. 549. corporis in febribus acutis malum. XVII, A. 891. sensus ejusdem sine exercitiis plethora est. VII. 547. sensus in lassitudine unde fiat. VI. 192. cura est laxatio. XI. 741. ad eam acopa. XIII. 1005.

Contentio vitalis. VIII. 802. *Contentionis* vitalis vim *Athenaeus* vehementis pulsus causam statuit. VIII. 646. studium animi affectus est. V. 35. *Contentiones* corporis *Hippocrates* inter mala signa refert. XVI. 200.

Contenta quae. VII. 278. XIV. 697.

in Contextu abscessus qualis. XIX. 445.

Continens quinam sit dicendus. XVI. 305.

Continentes causae. XIV. 691. XV. 302. XIX. 393. febres vide Febres continentes.

Continentia quid. VII. 278. XIV. 696. ad temperantiam viam parat. V. 33.

quod *Continet*, spirituosam substantiam, materialem, quod continetur, appellant. VII. 525.

Continuae febres, vide Febres continuae.

Continui solutio quomodo a Graecis in carne et quomodo in osse vocetur. XVIII. A. 482. solutionis species. VII. 37. sq. solutio diversa habet nomina in diversis partibus. X. 232. 385. partium solvitur sectione, erosione, contusione et tensione. I. 357. solutioni communis medendi methodi scopus. X. 659. quod eam solvit, cujus naturae esse debeat. X. 855.

Contorsio continuitatis solutio est in parte carnosa. X. 160.

Contracta, quae diducenda sunt, deligationis modus. XVIII. B. 811.

Contractionem spiritus efficit. VII. 597.

ad *Contractiones* cyzicenum *Herae.* XIII. 815.

Contracturae, causae. VII. 30. sq. *Contrahit* balanus myrepsica. XI. 845.

Contrahunt refrigerantia. VII. 600.

Contraria sunt, quae sub uno genere plurimum inter se distant. X. 770. contrariorum sunt remedia. I. 71. 261. VI. 34. 361. X. 557. 761. 767. XIV. 678.

Contrarietas maximus curationis scopus est. X. 650. morborum omnium curationis communis scopus est. X. 735.

Contrarium quidquid est, id inimicum et noxium. VII. 746.

quae *Contundunt*, dolorum causae sunt. VII. 116.

Contusio, definitio. I. 239. VII. 39. *Contusionis* sensus in lassitudine unde. VI. 193. *Contusiones* causae sunt musculorum inflationis. X. 964. causae. XVIII. B. 882. sanguinis missionem postulant. X. 287. deligatio. XVIII. B. 881. venaesectionis utilitas. XVIII. A. 576. ad *Contusiones* medicamentum. XIII. 1023. emplastrum. XIII. 537. emplastrum aegyptium. XIII. 903. emplastrum aniceton. XIII. 878. emplastrum *Galeni*

ex chalcitide s. phoenicinum. XIII.
380. 385. emplastrum *Hicesii.* XIII.
787. emplastrum sacrum. XIII. 778.
ad contusiones *auris Archigenis* praecepta. XII. 661. emplastrum *Serapio-*
nis. XIII. 883. epithemata. XII. 662.
cataplasmata. XII. 663. ad contusio-
nem *capitis* praecepta. XIV. 320.
musculorum contusiones eorum actionem laedunt. IV. 368.

CONUS, fructuum ejus facultates
medicae. XII. 55. semen generat. XI.
777.

CONVALESCENTIA non sanitas est,
sed inter morbum et sanitatem media.
VI. 330.

Convalescentes aegre, acopon juvat.
XIII. 1048. ad aegre a morbo convalescentes confectio. XIII. 223. *Con-*
valescentium cura generalis. I. 301.
405. XIX. 509. juvat eos analeptice.
VI. 330. *Convalescentibus,* si quae
pars laboraverit, illic abscessus oriuntur. XVII. B. 699. quibusnam alvus
humectetur. XVII. B. 692. si alvus
obstipa fit, oleum prodest. VI. 356.

CONVELLI coriaceis omnibus commune est. XVIII. B. 30.

CONVULSIO: eam perliteram *σ Hip-*
pocrates significat. XVII. A. 613. *Con-*
vulsio, definitio. VII. 639. XIX. 413.
diversitates. VII. 150. natura. VII.
152. frigidi superantis affectus est.
VII. 618. fit musculis ad propria capita convulsis. XVIII. A. 62. est affectus involuntarius. XVIII. A. 62.
nervorum voluntariorum, non colligantium affectus est. VIII. 169. membri nervorum, qui ad ipsum perveniunt, affectus est. VIII. 169. universi
autem corporis primae spinalis medullae partis ibid. continuitatis solutio
est. VII. 40. voluntariae functionis
laesio est. VII. 149. *Praxagoras* eam
arteriarum affectum putat. VII. 598.
VIII. 723. in diversis corporis partibus ubinam fontem habeat. VIII. 170.
primariae ejusdem sedis cognitio. VIII.
212. cur pueri ei maxime obnoxii.
XVII. A. 118. 157. XVIII. B. 293.
senes ea facillime corripiuntur. I. 582.
qua in re a motu voluntario differat.
VIII. 171. quomodo a tremore differat. XVII. A. 514. qui ea moriuntur, diutissime permanent calidi. IX.
251. pulsus in ea qualis. VIII. 486.
pulsus ejusque causae. IX. 190. etiam
per sympathiam fit. XVII. B. 783.

Convulsio quando sit praedicenda in
morbis acutis, quae aestate et autumno fiunt. XV. 841. futurae signa.
XVIII. B. 294. indicia sunt cervicis
et dorsi perfrictiones apparentes; spumosae mistiones cum animi deliquio
et oculorum hebetudo. XVI. 754.
quibus in convulsione oculi fixe re-
lucent, non apud se sunt, et diutius
aegrotant (*Hippocrates*) XVI. 780.
indicat eam secundum *Hippocratem*
lumborum, capitis, cordis dolor cum
excreatu violento. XVI. 742. (sed
Galenus huic contradicit. XVI. 743).
nota est spiritus collidens. XV. 600.
significat eam in febribus spiritus intercisus. VII. 886. denotat in febribus spiritus illidens. VII. 932. XVII.
B. 749. indicia secundum *Hippocra-*
tem turbulentae et ferocissimae e
somno excitationes sunt. XVI. 753.
fieri solet in febribus, si e naribus
multus spiritus feratur. XV. 827. fit
in febre iis, qui sudant, caput dolent,
et quibus alvus intercepta est. XVI.
759. cur sit juncta febribus vehemen-
tibus. XVII. B. 746. quinto die in
febribus accedens quid denotet. XV.
829. in febre continua causa est immodicus frigidae usus. X. 622. in
febribus continuis ejus cura. XI. 43.
febris si ei accedat, periculi expers
est, imo eam solvit, in febre autem
convulsio letalis. I. 138.

Convulsio quartanae medetur. XVII.
B. 885. phreniticis fit. XVII. A. 152.
denotant in phreniticis crebrae permutationes. XVI. 564. a convulsione
fieri febrem melius quam a febre
convulsionem statuit *Hippocrates.* XVI.
673. ardores vehementes sequens malum. XVIII. A. 113. letalis in ebriis,
qui obmutuerunt. XVII. B. 787. moriuntur, qui ebrii repente obmutuerunt.
XVI. 777. ex haemorrhagia aut purgatione copiosa malum. XVII. B. 786.
ex haemorrhagia malum. XVIII. A.
109. in hystericis sine febre facilis
est. XVI. 772. in ileo malum signum.
XVIII. A. 110. ex purgante remedio
letalis. XVIII. A. 124. ex repletione
mala secundum *Hippocratem.* XVI.
828. ab repletione nec acutissima nec
periculosa. XVII. B. 885. quando esse
possit salubris. XV. 782. ex siccitate
nunquam sanatur. VII. 641. per
somnum in febre malum. XVII. B. 747.

Convulsio ex uteri inflammatione
periculosa. XVI. 774. a vacuation-

natam semper damnat *Hippocrates*.
XVIII. A. 123. ex vacuatione acutissima et periculosissima. XVII. B. 885.
ex veratro letalis. XVII. B. 781.
(quomodo oriatur. XVII. B. 782.) ob
vigiliam malum. XVIII. A. 118. si
vox die impari solvatur, liberat. XVII.
A. 474. vulneri succedens periculosa.
XVII. B. 785.

Convulsio unde exoriatur secundum
Hippocratem. XII. 338. *Convulsionis*
causae. VII. 640. X. 872. XVIII. B.
294. causae secundum *Hippocratem*.
XVII. B. 783. causa proxima secundum *Hippocratem*. XVII. B. 735. in
pueris causae. XV. 210. sine delirio
vel caro causa in medulla spinali est.
VII. 145. causa, qua partes convelluntur, difficilis dictu est. VII. 145.
causa alvi circumtentio ad necessitatem liquida demittens, et cito intumescens. XVI. 723. causa quando
ariditas sit, et quando humiditas ducenda. VIII. 172. sq. comatosae aliquae causae secundum *Hippocratem*.
XVI. 731. causa in puerulis dentitio.
XVII. B. 630. sq. fit diaphragmate inflammato. IX. 164. causa interdum
est secundum *Hippocratem* epistaxis
copiosa. XVI. 809. ex nimia epistaxi
ortae venaesectio conducit. XVI. 810.
nimia extensio in fracturis et luxationibus. XVIII. B. 867. famelici ea
corripiuntur, si cibis assumtis praebiberint. XVII. B. 499. frigoris superantis affectus est. XV. 369. causa
frigus est. XVI. 651. XVII. B. 802.
cur eam gignat posteriorum partium
refrigeratio. XVI. 651. causae sunt
haemorrhagiae. XVI. 777. crudus et
crassus humor. XVI. 51. humor glutinosus et frigidus in nervis collectus.
XV. 258. humor melancholicus et
pituitosus. XVIII. A. 95. gignit eam
humor acris in ventriculo acervatus.
VIII. 199. vel a plenitudine vel a
vacuitate fit. (*Hippocrates*). VIII. 171.
ex nervorum inflammatione. IV. 370.

Convulsio excitatur a nervi aut
tendinis punctura. I. 388. causa est
purgatio nimia. XVII. B. 782. plethora. XVIII. A. 279. repletio aut
vacuatio. XVIII. A. 61. sanguinis
stagnatio. XV. 781. inflammatio musculorum ulnae vel tibiae. IX. 415.
urinae interceptio secundum *Hippocratem*. XVI. 774. ut plurimum va-
uatio et repletio. XVII. B. 514.

nimius vini usus. I. 661. cuidam accidit ob vomitum aeruginosum. XVII.
B. 782. oris ventriculi affectio. VIII.
341. causa quando os ventriculi sit.
XV. 609. excitat veratrum. XVII. B.
676. causa est vulnus tendinis. X.
403. producunt vulnera tendinum,
nervorum, carne vacuorum et locorum osseorum. X. 290. tumores vulnerum repente evanescentes. XVII.
A. 460. major metus est in vulneribus nervorum transversis. X. 406.

Convulsionis cura: in convulsione
universali remedia primae parti medullae spinalis sunt adhibenda. XVII.
169. ex copia et inflammatione quomodo curanda. VII. 641. sq. in ea,
quae a puncto musculi capite orta
est, musculus, non morbus secunda-
rius est curandus. X. 220. ad convulsionem acanthium. XI. 818. potio
seminis acanthi albae. XI. 819. acopon calefaciens ut *Castus*. XIII. 1037.
canina affectis acopon ex melle. XIII.
1013. antidotum. XIV. 163. antidotus *Aristarchi*. XIII. 103. antidotus
Philonis. XIII. 267. antidotus theriaca,
quam *Gallus* Caesari donavit. XIV.
203. calidum. XVII. B. 809. capparis. XII. 10. castoris testiculi. XIV.
241. commendantur erinacei carnes.
XII. 321. medela est febris. XVII.
A. 364. XVII. B. 343. 735. remedium
frigidum. XVII. B. 806. dummodo
non sit orta ulceribus. XVII. B. 807.
myracopon regium. XIII. 1031. panacea *Musae*. XIII. 104. compositio
Pelusiotae. XIII. 133. rheum. XII. 112.
Galenus saepe sanguinis detractione
curavit. XI. 166. symphytum petraeum
cum oxymelite. XII. 134. theriace.
XIV. 92. et gignit et sanat vinum.
XVII. B. 788.

CONYLE id. q. Origanus agrestis,
ejus vires. XII. 91.

CONYZA major et minor, vires medicae partium earundem. XII. 35.
Folia conyzae, eorum virtutes
medicae. XII. 35. calefacit, contra
Apollonium. XII. 510. oleum sanat
rigores. XII. 36.

COPROPHAGI. XII. 249.

COPROS vel COPRON vid. STERCUS.

COPULA quid et quale officium habeat. XVII. A. 804. (vide LIGAMENTA).

COR ventriculi os antiqui vocabant.
V. 274. VI. 444. VIII. 338. XVI. 473.
XVII. B. 677. XVIII. B. 286.

Cor. Ejus brevis descriptio. XIX.
360. quomodo, vivente adhuc animali
citra thoracis sinuum vulneratione detegatur. II. 626. 639. et cujusnam
sit haec lustratio utilitatis. II. 636.
num solum regat animal. IV. 685. sq.
est, quod primum alimentum spiritumque haurit. (*Diogenes*). V.281. cerebrum et hepar facultatum nos regentium sunt principia. V. 506. totius
vitae est principium. IV. 121. pars
corporis princeps. III. 436. cur non
sit rotundum sed coni habeat formam
III. 433. tum omnium animalis par-
ticularum maxime sanguineum, tum
calidissimum est, minus durum quam
cutis sed humidius. I.570. primo loco
formari in foetu quidam putant. XIX.
331. *Philotimus* omnino, alii per ambages inutile censuerunt. III. 625.
habent animalia tanquam ignis officinam. IV. 671. in medio pectore, non
in sinistris collocatum est. XVII. A.
1004. medium thoracis spatium oc-
cupare unde cognoscatur. II.605. cur
in medio thoracis sit collocatum. III.
415. quidam non in medio thoracis,
sed magis ad sinistrum locatum esse
accipiunt; quos *Galenus* reprehendit.
III. 415. extrinsecus a pulmone con-
tegitur. V. 229. quin cesset ab agendi
munere, animal interire nequit. XI.
599. ut autem cesset, fieri sine maxima intemperie nequit. XI. 599. debilius circa actiones redditur testibus
exsectis. IV. 575. num a testibus deorsum trahatur. IV. 576. sq.

Cor abscessum non patitur. VIII.
47. actionum vitalium principium est.
XV. 362. an aërem attrahat in respiratione. IV. 473. sq. a pulmone
ad se aërem attrahit. IV. 511. ex
pulmone aërem per arterias pulmonales haurit. V. 525. aërem per pulmones introductum elaborat. III. 541.
aërem cur per pulmones trahere natura constituerit. III. 413. ad cor
vel nihil, vel parum aëris pervenire
docetur. IV. 725. alimenti principium
non est. V. 280. alimento non indiget, nisi prius omnes animalis partes
ad extremam devenerint inopiam. VII.
683. est animae principatus secundum
Chrysippum. V. 288. Stoici putant
animae sedem. XIX.315. num animae
principatus. V. 219. num gubernans
animae nostrae pars in eo sedem habeat. IV.698. animae facultates, quae
in corde sedem habent. IV. 773. in

corde residet anima irascibilis. V. 521.
VII. 283. XVI. 93. XIX. 459. cur
animae sit irascibilis sedes. V. 573.
sedes animae patibilis. V. 219. 288.
655. in corde animae rationalis sedem
non esse unde concludendum. VIII.
304. in corde animae facultas virilis
et irascibilis locum habet. VIII. 159.
in corde sedem ·habet anima vitalis.
X. 635.

Cor aortam producit. III. 477. IV.
266. 313. 541. V. 189. VIII. 733.
XV. 389. arteriis motum praebere,
unde pateat. IV. 679. arteriarum radicatio secundum *Hippocratem*. V.199.
arteriarum principium. II. 780. V. 199.
522. 531. 539. XV. 245. 388. esse
arteriarum et venarum principium
Erasistratus putabat. V. 552. attrahendi vim maximam habet. XV. 238.
cerebro connectunt tria vasorum genera. V. 263. cerebro sensum motum-
que non suppeditare docetur. V. 265.
calefacit aër calidior circa canis ortum
inspiratus. VII. 289. qua de causa
jecore calidius evaserit. IV 670. caloris animalis fons est. III. 436. 545.
caloris nativi fontem putat *Hippocrates*. V. 582. focus caloris ingeniti.
XV. 362. XVII. B. 200. cur prae
ceteris partibus majorem calorem habeat. V. 159. Casus pueri, cujus cor
denudatum erat; et persanabatur. V.
181. puero *Marylli* mimographi erat
nudatum, et tamen sanabatur. II. 631.
632. sq.

Cor dolere quando dicatur. V.330.
dolent, qui prandere assueti non prandiunt. XV. 559. excandescentiae in
cor effectus. XVII. B. 258. exiguum
creatur ob vitalis potentiae infirmitatem. XVII. B. 55. exiguum habent
alati. XVII. B. 34. quando functionem obeat minus plenam, quam pos-
tularet usus. IX. 289. omnium facultatum principium secundum *Aristotelem*. V. 337. num omnium facultatum
in animalibus principium. V. 279.
facultas animosa in corde residet. X.
636. origo facultatum, arterias gubernantium. V. 525. facultatis irascibilis sedes. V. 521. XIX. 459. sedes
vitalis facultatis secundum *Pythagoram*.
XIX. 315. facultatis vitalis principium.
IX. 492. XV. 292. XVI. 598. causa,
cur in foetu pro aliarum partium
proportione excellat. IV. 241. galli
quidam invenit duobus fastigiatum
verticibus. II. 623. irae fontem esse

aliqui versus ex *Homero* demonstrant. V. 296. iracundiae et metus in hoc effectus. V. 520. iracundiae sedes. XVI. 13. ad proprium motum cerebro opus non habet. V. 264.

Cor musculus a quibusdam vocatur. VI. 772. quidam musculis annumeraverunt. VIII. 738. quomodo a musculis differat. IV. 377. coctum saporem differentem ab illo musculi habet. II. 611. quovis musculo durius et colore et fibrarum varietate discrepat. II. 612. ex fibris situ diversis conflatur, sed carne simplici singulis ipsis circumhaerente. II. 609. extrinsecus caloris causa mammae tegunt. III. 605. esse nervorum principium *Aristoteles* et *Praxagoras* putarunt. V. 187. inde nervos omnes oriri negatur. V. 200. nervos multos habet secundum *Aristotelem.* V. 200. quidam nervorum principium dicunt. IV. 674. VIII. 168. qui tamen reprehenduntur. V. 200. nervos nullos habere videtur. III. 500. et cur III. 501. non manifesto habere nervos sensitivos et voluntarios magnitudine vel numero insignes, sed unum exiguum e cerebro oriundum demonstratur. V. 206. nervos nec multos nec magnos habet. V. 202. cur nervis paucissimis egeat. III. 501 exilem nervum a sexta conjugatione habet. II. 613. a vago nervum accipit. IV. 289.

Cor quomodo nutriatur. II. 207. a vena cava nutritur et cur ab hac nutriatur. III 498. V. 280. XV. 243. a hepate nutriri docetur. V. 535. sq. quali sanguine nutriatur. V. 572. cur in quibusdam animalibus os habeat. III. 501. sq. in piscibus thoracem solum occupat. III. 411. piscium dextrum ventriculum non habet. V. 658. pulmoni praeparat alimentum. III. 498. pulsus origo. V. 164. 239. inest ei facultas pulsans. II. 9. pulsus causam esse demonstratur. V. 561. dissecta medulla spinali adhuc pulsat. V. 239. refrigerat respiratio non cerebrum. III. 617. si refrigeratur, animal interit. V. 158. refrigerando medicamenta deleteria interficiunt. XI. 596. respirandi instrumentum. III. 414. laetitia secundum *Hippocratem* relaxat. XVII. B. 259. sanguinis flavi et spirituosi (arteriosi) origo. V. 572. non esse, sed hepar sanguinis nutrientis initium docetur. V. 547. sanguinis, in dextro et sinistro corde contenti

differentia. V. 537. qua ratione sanguinem e vasis attrahat. III. 481. siccius et calidius hepate est. V. 571. XVI. 12. siccius factum, omnes arterias alterat. IX. 387. triplicem sinum habere in magnis animalibus falso putat *Aristoteles.* II. 621. spiritum pulmoni tribuere in embryonibus putant. III. 504. spiritus vitalis fons. X. 839.

Cor substantia quidem caro est, fibrosa ac dura, ideoque concoctu difficile. VI. 680. substantia constat visceribus caeteris et duriore et magis fibrosa. VI. 771. supercalefactum quomodo respirationem immutet. VIII. 306. moderato temperamento praeditum pulsum edit vehementem, pravo, languidum. IX. 281. neque in tristitia neque alio aut animae aut corporis affectu affici docetur. V. 274. qua ratione natura, ut tueatur, providerit. IV. 121. quatuor vasorum trunci, sese in cor insinuantes. V. 551.

ad *Cor* ducentia vasa valvulis, et cur instructa sunt. III. 479. venarum et sanguinis fons est. IV. 671. sq. venarum originem Erasistratei accipiebant. V. 550. venis facultatem suppeditare quidam putant. V. 532. utroque suo ventre sanguine est plenum. V. 182. virtutis in eo degentis opera. V. 600. vitae principium et fons caloris innati. XV. 362. neque ad vocem neque respirationem conferre demonstratur. V. 240. antiqui vocabant ventriculi os. V. 274. VI. 444. VIII. 338. XIII. 121. a veteribus stomachus vocabatur. XIV. 735. veteres ventriculi os vocant. XVII. B. 677. cur vocetur ventriculi os. XVIII. B. 286. ad *cor* facientia medicamenta. XIV. 760.

Cordis actio. III. 490. ab actione cessatio vitae finis est. VII. 681. proprii affectus ab intemperie fiunt. VIII. 302 apicis utilitas. III. 434. arteriae coronariae. II. 817. arteriae et venae coronariae earumque usus. III. 499. sq. arteriae proportione respondent venis in hepate. IV. 339. auricularum descriptio. II. 615. cur ita sint vocatae. III. 484. auriculae cur tenues simul et nervosae. III. 484. auriculae nervosiores ac magis cuticulares ipso cordis corpore manifesto apparent. II. 615. aures peculiarem habent structuram. II. 609. auriculae ; earum conditio cum contrahitur cor, aut dilatatur. III. 480. auricularum usus. III. 482. auriculae colore nigriores sunt. II. 616. cur sint concavae et cuticulares. ibid. duae sunt. ibid. in aurem dextram descendit vena cava inferior. II. 786. basis vasorum originibus dicata. III. 433. basin quidam caput vocant. II. 595. calidioris signa. I. 332. frigidi signa. I. 333. siccioris signa. I. 334. calidi et humidi signa. I. 335. calidi simul et sicci signa. I. 334. calor. V. 158. et ejus ventriculorum. V. 159. unde augeatur et imminuatur. XVI. 130. sq. cur cor prae ceteris partibus majorem habeat. V. 159. specie duplex est. IX. 337. calor ad iram excitandam datus est. XVII. B. 252. calor pulsus variat. IX. 337. caloris moderator respiratio. II. 884. caloris ejus refrigerandi causa cerebrum non factum. III. 615. 620. caro sicca et calida. I. 601. sunt in ea fibrae, quales in musculis cernimus. I. 601. caro durior et fibris magis variat. II. 610. carnes a musculis discrepant. III. 437. corpus si leviter siccatum sit, senescunt quidem celeriter, sed plures annos trahunt. X. 495. dignitas maxima est. X. 526.

Cordis dolor quomodo gignatur. XVI. 50. doloris causa inaequalis aëris temperatura. XVI. 386. ad *cordis* dolorem. XIV. 550. ad eos, quibus cor dolet, remedia parabilia. XIV. 532. erysipelas et inflammationem cardiacae syncopae sequuntur. VIII. 302. facultati quaenam noceant. IX. 245. fibrarum in eo muscularium quoad directionem differentiae. III. 438. fibrae propriam constituunt fibrarum speciem. I. 602. figura et positura. III. 437. *cordis* frigidi et aridi signa. III. 437. quo tempore et unde generetur. IV. 670. principium in foetu. IV. 541. in foetu evolutio. IV. 662. in foetibus triginta dierum clare apparet. IV. 662. in embryonibus conditio. III. 510. quando primum conformationis initium habeat, invenire non licet. IV. 663. post jecur formatur. IV. 664. ab initio magnitudine nihil a milii semine distat aut falsae. II. 87. quomodo posthac crescat. II. 87. male dixerunt quidam primum formari, et venarum et nervorum originem esse. IV. 674. sq.

Cordis humidioris signa. I. 334. humidi et frigidioris signa. I. 336.

intemperies pulsus languidos reddunt. IX. 244. frigida intemperies quales pulsus creet. IX. 343. humidae intemperiei causae. IX. 388. inaequalem intemperiem comitatur pulsus bis feriens. IX. 309. intemperies intemperatas semper mors sequitur. VIII. 298. laesiones maximi sunt momenti. IV. 508. ejus marasmus brevi ad mortem ducit. X. 495. congenitum opus memoria est. VIII. 151. morbi unde dignoscendi. I. 355. motus lustrandi ratio. III. 439. motus involuntarius. IV. 442. motus non cessat quamdiu vivit animal, neque voluntarius est. II. 610. motus pulsus ratione actio est, palpitationum respectu affectus. V. 508. orificia quatuor sunt. III. 460. os cartilagineum. II. 619. quomodo sit detegendum. II. 622. palpitatio aut per se evenit, aut cor in humore moveri significat. VIII. 303. palpitatio in metu evidens. V. 331. palpitatio pluribus sine manifesta causa accidit, et ii omnes sanguine detracto servati sunt. VIII. 305. qua ratione in pluribus feliciter curata sit. VIII. 305. sinistra pars cur crassa admodum et dura, dextra vero tenuis ac mollis. III. 487. phlegmones cura. X. 904. et pulmonis mutua inter se gratia. III. 444. pulsus qua operatione possit contemplari in vivo animali. V. 562. vis ejus pulsatilis non pendet a nervis. II. 614. refrigeratio, ejus in respirationem effectus. VIII. 306. refrigerationis causa respiratio adest. III. 412. corpus refrigeratum mortem adducit. IX. 545. septum foraminulis esse instructum docetur. III. 497. corpus siccescit in marcescentibus. VII. 668. siccitatis causae. IX. 388. sinus inter se cohaerere probatur. II. 207. sq. situs. V. 228. substantia. II. 609. substantia permultum a musculo differt. II. 610. sq. 614. systole et diastole. III. 439. temperies qua ex causa pereat. VIII. 301. temperamentum animae irascibilis pars est. IV. 782. cum ore ventriculi societas. XVI. 473. valvulae ad ejus orificia non a vena cava veniunt, sed ex ipso corde. III. 460. valvulae semilunares. II. 617. valvulae tricuspidales (trisulcae s. triglochinae) II. 617. valvularum et chordarum tendinearum actio. III. 440. vasa ejusdem nutrientia. II. 618. vena coronaria unde veniat. II. 786.

Cordis ventriculorum numerus diversus in diversis animalibus. III. 441. numerus non dependet nec a corporis magnitudine nec parvitate. III. 442. in ejus ventriculis num spiritus contineatur. V. 184. ventriculorum calor etiam post mortem aliquamdiu remanet. V. 159. ventriculus dexter deest in animalibus pulmone egentibus. III. 462. ventriculus dexter deest in animalibus, quibus vox et pulmones denegati sunt. III. 442. ventriculus dexter pulmonis gratia factus. III. 442. 462. ventriculo dextro multa animalia sunt destituta. V. 539. ventriculus dexter simul cum pulmone et perit et gignitur in animalibus. V. 540. ventriculum dextrum *Diogenes* sedem animae vocat. XIX. 315. ventriculum dextrum venarum, sinistrum arteriarum principium esse negat *Galenus*. V. 539. sinum dextrum venae cavae principium non esse demonstratur. V. 658. ventriculus sinister caloris nativi est principium. III. 545. ventriculus sinister arteriosus cur vocetur. VIII. 737. in cordis ventriculo sinistro orificium est aortae. III. 477. ventriculus sinister arteriarum origo. II. 816. ventriculus sinister ad summum verticem adscendit, dexter inferius multum cessat. II. 623.

Cordis vulnera letalia. I. 113. vulnus num absolute letale. XVIII. A. 28. vulnus ad ventriculum usque penetrans, absolute letale. VIII. 304. vulnere non penetrante quidam per dies adhuc vixerunt ibid.

Corde exemto respirare adhuc, clamare et sugere animalia docetur. V. 238. non eget foetus in principio generationis. IV. 665. 667. affecto phreniticus quisque fieri potest. X. 928. inflammato, velut ex syncope cardiaca pereunt. VIII. 304. cum corde pectus aut augetur aut minuitur. XVII. B. 55. corde vulneratis promittenda curatio non est, morientur enim. XVI. 654. a corde calor ad reliquas partes per arterias et venas fluit. V. 159. e corde vocem qui petunt, errant. V. 232. in corde cur quaedam animalia os habeant. III. 501. sq. in corde omnes animi affectus sentiri *Chrysippus* dicit. V. 268. in corde ardor quomodo in respirationem agat. VII. 778. in corde plurimum caloris esse, pectus hirsutum indicat. XVI. 92. in corde calor ad iram excitandam agit. XV. 289. si in eo praepolleat elementum frigidum, laeditur facultas. IX. 245. in corde omnes cupiditates oriri *Chrysippus* statuit. V. 321. in corde per iracundiam fervorem caloris innati oriri, quidam putarunt. V. 292.

circa CORACESIUM pestis quaedam pedes aggrediens. III. 188.

CORACINE sphragis. XIII. 826.

CORACOIDES processus scapulae. II. 275. 766. processus etiam vocatur anchoraeformis. XVIII. A. 306. usus ejusdem. IV. 132.

CORALLIO succedanea. XIX. 733. pastillus ex corallio, ut *Niceratus*. XIII. 87.

CORDATI bene quinam dicantur. V. 330.

CORDOLIUM oris ventriculi symptoma est, quod ad sentiendi functionem lacsam ab humoribus mordacibus refertur. VII. 136.

CORIA emollit oleum. XI. 507. ad coria densanda fructus bryoniae faciunt. XI. 827. coria arida, et pelles aqua madefactae et oleo ac sevo delibutae molliora fiunt. XVII. B. 89. vetera, usus medicus. XII. 343.

CORIANDRUM veteres Graeci Coriannon vocabant. *Dioscorides* perperam ejus herbam refrigeratoriam duxit. ejus verae vires medicae. XII. 36. sq. inter opsonia numeratur. VI. 638. ad coriandrum viride sumtum antidota. XIV. 139. *Coriandrum* cum polenta quidam erysipelatis remedium duxerunt. X. 952. ad conceptum juvandum. XVII. A. 478. ad ructus acidos. XIII. 167. cum polenta ad erysipelas. X. 954. *Coriandri* semen pro cicuta. XIX. 733.

CORIANNON veteres Graeci Coriandrum vocabant. XII. 36.

CORION i. q. CORIANDRUM. XII. 36.

CORIUM fit ex pelle animalis duplicem naturam habente. XVIII. A. 456. aegyptium, ejus ad orbes faciendos, fracturis sanandis destinatos, usus. XVIII. B. 576. sq. Carthaginensis usus in nasi fracturis. XVIII. A. 479. *Coriorum* dissector calceos facit. V. 812.

CORNA comedi possunt. XI. 650. exiguum praebent alimentum, et pravi succi sunt. VI. 621. ex cornis stomatica fiunt medicamenta. XII. 921.

CORNEA oculi tunica. Descriptio. XIV. 711. color. XIV. 712. ejus structura. III. 772. cur sit versus anteriora convexa. III. 780. quomodo sit a natura munita contra externas laesiones. III. 790. in senibus fit rugosa. III. 783. sq. ejusque rei causa. III. 784. quidam a cornibus nomen accepisse putant. III. 771. sq. tenuis, alba et pura est. III. 643. usus. III. 773. si a statu normali recedit, visum obscurat. VII. 87. sq. densa aut crassa, s. immodice humida, tenebras oculis offundit. VII. 100. ob corneam erosam uvea saepe laxatur. VII. 36. *Corneae* pars pupillae obversa si mutata fuerit, visum laedit. VII. 98. morbi, si magni sunt, prorsus visum impediunt. VII. 101. rugatur in summo senio. VII. 100. ejus noxae. VII. 100. eam acrimonia ulcerat. XVI. 51. ulcera visum turbant, et coecitatem adducere possunt. VII. 99. ulcera curandi ratio. XII. 716. pustulae, et pus inter lamellas corneae situm quomodo curentur. XII. 716. vulnus penetrans coecitatem magna ex parte adducit. VII. 100.

e CORNELIO medico compositio ad dysenteriam, coeliacos et haemoptoicos. XIII. 292.

CORNIGERA animalia vertebras magnas habent. II. 845. supernis dentibus ut plurimum carent. II. 546. oris superficiem habent asperam, et ventres asperos. II. 547. sq.

CORNUS est planta agrestis. VI. 619. *Corni* fructus, folia, germina, eorum facultates. XII. 41. fructus acerbus perseverat. XI. 648. ad dysenteriam. XII. 353. fructuum decoctum pro gargarismate. XII. 961. cornis rustici vescuntur. VI. 620.

CORNUA i. e. Dionysisci. XIX. 443. *Cornu* et *Cornua*. Arina habet taurus. III. 2. bovis et caprae foenum graecum vocatur. VI. 537. caprinum pro cornu cervi. XIX. 732. ex abundantia excrementorum gignuntur. VI. 647. cava pro cucurbitulis applicata. X. 896. cervi soli masculi habent. IV. 629. cervi et caprae usta, eorum usus medicus. XII. 334. cervi succedaneum remedium. XIX. 732. deusta dentes splendidos reddunt. XII. 222. cornu rasura adusta, et cum vino trita vacillantes dentes confirmat. XIV. 240.

Cornua uteri. II. 889. 900. eorum usus. IV. 193. 594. *Eudemus* cirros vocat, *Praxagoras* et *Philotimus* sinus.

II. 890. num extra uterum oscula aperta habeant. IV. 594. *Herophilus* ea in collum vesicae, ut in maribus, inserta accipiebat. IV. 597. sed reprehenditur a *Galeno*. IV. 598.

CORONA cubiti pars exterior est. XIV. 704. oculi. III. 768. in oculo, ubi sit. X. 1020. coronae cerebri. XIV. 720.

CORONALIS sutura. II. 740. III. 752. XIV. 720. motum ejus inter mandendum observari a quibusdam statuitur. X. 934. perditur, ubi anterior non adest. II. 741. intromittit potissimum omnes qualitates et substantiam suprapositi medicamenti. X. 933. ei omnes infusiones supraponuntur. X. 934. circa eam cranium est tenuissimum. X. 934. juxta eam sinciput facile recipit alterationes. XII. 506.

CORONOPODIS radix, vires ejus. XII. 40.

CORPULENTI qui sint. I. 607. qui sunt, jejuni vomant a cursu aut celeri deambulatione circa meridiem. XV. 200. succum melancholicum in se non habent. VIII. 82. qua in regione praeprimis reperiantur. XVI. 92. qualem pulsum habeant. IX. 228. 531. XIX. 632. cutis eorum conditio. XVII. B. 85. facti sunt graciles ex unguento dropace. VI. 416. celerius iter facere convenit. XV. 191.

Corpulentia, ejus causa. I. 607. 608. humidis est familiaris. IX. 143. inflammationis affectus non est. VII. 708. ejus cura. VI. 322. X. 993. quomodo *Galenus* eam curaverit. X. 995. quaenam sit in ea vena secanda. XVI. 136.

CORPUS, definitio. XIX. 247. 356. 464. sq. ex quatuor elementis constat. V. 665. humanum summo artificio exstructum est. XVI. 27. sq. hominis in se sanguinem et pituitam et bilem duplicem continet; et haec sua ipsi natura est corporis et per haec dolet et sanum est. XV. 59. de ortu corporis animantium quatuor opiniones. XV. 356. omne et quotum est et quantum. XIX. 473. animalis ex similaribus et dissimilaribus partibus constat. XV. 252. aestate per superiora, hieme per inferiora est purgandum. XV. 199. augetur, donec ossa corroborantur. IV. 748. quod augescit et ad robur procedit, id calidum esse necesse est. XV. 155. biliosius reddentes causae. XVII. A. 852. quod calefactum est, refrigerari

desiderat, quod refrigeratum, cale-
fieri. XV. 178. calidum aequaliter et
molle in morbis acutis optimum. XVIII.
B. 121. callosum cerebri. II. 718.
conocides cerebri. II. 722. quomodo
inveniendum. II. 723. totum sibi est
conspirabile et confluxibile. V. 157.
contrahit, adstringit, ideoque incrementum impedit cubile durum. XV.
196. quibus rationibus corrumpatur.
VI. 10. dissolvit somnus multus et
insuetus. XV. 625. durum quodnam.
VIII. 689. num ex elementis constet
alterationi obnoxiis. I. 427. nostrum
ex quatuor elementis temperatum est.
IV. 740. universum exspirabile est
et inspirabile. XI. 402. gracile reddentes causae. X. 994. gracili inimicissima sunt extenuantia. VI. 433. sq.
habitissimum saluberrimum est. IV.
739. quod cito ad summum incrementum venit, cito etiam senescit.
VI. 397.

Corpus indurat cubile sub dio praeter consuetudinem. XV. 613. insalubre quibusnam vitiis laboret. I. 336.
simpliciter insalubris signa. I. 318.
ubi marcescere coepit, et ad exitium
delabitur, frigidius evadit. XV. 156.
omne unde mortale. VI. 399. quando
quiescere, et quando moveri dicatur.
II. 2. motus corporis differentiae.
II. 2. omne moveri necesse est, si
incrementum aut decrementum capit.
XV. 225. mulierum quale IX. 111.
neutrum quod. I. 311. nutritionis defectu refrigeratur, alimento calefit.
XV. 265. optimum frigida lavandum
non est, ne ejus incrementum moretur. VI. 184. optimum triplici ex causa
ab optimo isto statu declinat. VI. 319.
rarum externis omnibus causis magis
opportunum, densum minus. IV. 747.
quando pronum aut supinum vocetur.
XVIII. B. 336. psalidoeides. II. 725.
purgant aeris squama et aloë. per os
sumta. XIV. 226. si praeter consuetudinem multum quieverit, non statim
robustius evadit. XV. 612. universim
ac repente explere, vel inanire, vel
calefacere, vel refrigerare, aut alio
quocunque modo movere, periculosum est. (*Hippocrates*.) I. 29. simpliciter salubre quodnam. I. 309. simpliciter insalubre quale. I. 310. simpliciter salubre differentiam duplicem
habet. I. 314. qua in re consistat
haec salubritas. I. 315. quodnam saluberrimum. IV. 739. quodnam in

florenti aetate siccum reddatur, et
facile senescat. XV. 228. extreme
siccum ac frigidum Philosophi *terram*
vocant. XII. 166. splendidum reddunt
cucumis et maturus at immaturus, ac
magis quoque, si quis semine arefacto
contusoque atque cribrato, vice pulveris abstersorii utatur. XII. 121.
symmetron h. e. moderatum, nec
rarum nec densum est, sed inter
utrumque medium. IV. 747. qua ratione validum dicatur. XV. 123.

Corporis aequalitas in morbis bonum
signum est. XVI. 213. totius ariditas
arteriarum et venarum siccum morbum denotat. XV. 472. bona varia.
V. 832. bonum absolutissimumque
quodnam. V. 832. calor a humoribus
pendet. XVI. 9. sq. nostri constitutio
quaenam sit optima. IV. 737. sq. VI.
30. contentiones *Hippocrates* inter
mala signa refert. XVI. 200. cujuslibet dimensiones tres. VIII. 455.
totius divisio. XIV. 700. forma signum esse potest in morbis. XVI. 226.

Corporis habitus: definitio. IV. 750.
XV. 777. XIX. 372. corporis est affectio quaedam stabilis ac perpetua.
I. 30. ejus indices oculi sunt. XVII.
B. 213. docet, qualis humor in corpore redundet. XVI. 17. sq. a quibusnam partibus demonstretur. I.
341. immutatus futuri morbi nota est.
I. 361. ejus cognitio necessaria est,
ut, quam in partem morbi effectrix
natura repat, cognoscamus. XVI. 297.
adscititius pulsum qualem efficiat.
VIII. 467. athletarum plenus periculi.
IV. 752. *Plato* eum vituperat. IV. 754.
cur nequaquam bonus. IV. 754. (vid.
ATHLETAE). biliosus fit ex longo jejunio. X. 680. XI. 674. bonus. IV.
780. V. 824. 831. XIX. 382. de bono
habitu libellus. IV. 750. bonus quomodo a sanitate differat. XIX. 383.
bonus robustas actiones producit. V.
816. boni conservatio num sit gymnastice. V. 813. boni exacta cognitio
quomodo concilietur. IV. 753. quibusnam signis se prodat. IV. 754. simpliciter bonus qui. IV. 750. summe
bonus athletarum periculosus. V. 820.
calidus et siccus qui dicatur, eorumque causae. X. 685. in iis inedia
promtissima febris causa. X. 685.
habitus corporis, non collapsus morbum mitiorem significat. XVI. 201.
corrumpitur in quartana. VII. 470.
crassus febri quotidianae est obnoxius.

XI. 23. humiditas est in typo quotidiano. VII. 465. diversus diversam
victus rationem postulat. XV. 184.
densiori carne praeditus alvi profluviis
cibos referentibus saepe tentatur. XV.
213. 215. densus durusque in febre
continua venae sectionem postulat.
X. 626. malus qui. IV. 750. malus
fit ex nimia vacuatione. X. 638. mutationes morborum causae. XV. 570.
phthisicus. XVII. A. 62. rarum qui
habent, febre continente non vexantur. X. 607. rarus quibus est, ii ad
succos digerendos sunt propensi. X.
626. rarioris et hirsuti victus ratio.
XV. 280. salubris corporis unus est
temperatissimus, octo vero intemperati. I. 256. salubris affectu athletico
salubrior. V. 820. subtumidum quomodo curemus. XVII. A. 902. temperatus qualis. XV. 184. regionis in
habitum influxus. XVI. 92. timoris
effectus. XVI. 334. victus rationem
constituit. XIX. 683. ejus in luxationes, earumque repositionem influxus. XVIII. A. 353. est in vacuationibus respiciendus. XVI. 118. valido
propria est febris synochalis. X. 777.
eum corroborat frigus. XV. 195.
agiliorem reddit vomitus. XVI. 143.

Corporis magnitudo non humoris,
parvitas non siccitatis indicium est.
IV. 748. magnitudo, definitio. XVII.
B. 559. ea juveni decora, seni autem
incommoda. XVII. B. 559. naturae
inservit anima. IV. 763. pars quaelibet unde generetur. XIX. 337. exteriorum partium appellationes. XIV.
699. partes loci vocantur. VIII. 1.
pigritia pituitam causam habet. XVI.
165. pulchritudo qua in re consistat.
V. 449. raritas ad transpiratum iis,
quibus plurimum aufertur, salubrius,
quibus minus, insalubrius. VI. 53.
recens natorum conditio. XVII. B. 629.
robur animi fortitudini respondet.
XIX. 384. temperies ad indicationem
remediorum confert. X. 634. virtutes
quae. XIX. 383. vitia animae imperant. IV. 788. vitiosi status duplex.
VI. 384.

Corpore inmoderatius densato accidit stipatio. X. 601. in *corpore* in-
tereunte unumquodque ad suam
secedit naturam, humidum ad humidum, siccum ad siccum, calidum ad
calidum et frigidum ad frigidum. XV.
53.

Corpora animalia sunt. VII. 407.
omnia ex terra, igne, aqua et aëre
nata sunt. VIII. 676. quae diuturno
tempore attenuantur, sensim, quae
pauco, celeriter reficere convenit. XVII.
B. 461. omnia ex materia et forma
constant. IV. 774. animalium constare ex ferente, et eo quod fertur,
putat *Diocles*. XVIII. B. 124. aegro-
tantia dignoscendi ratio. I. 355. quomodo autumno et vere afficiantur.
XVII. B. 434. ex quatuor elementis
constant secundum *Empedoclem*. I. 248.
omnia ex quatuor elementorum temperatura conflari probatur. IV. 762.
omnia quae generantur et intercunt,
duplici transmutationi sunt obnoxia.
I. 473. calida et humida optime nutriuntur. VII. 255. calida et squalida
reddit aestas. XV. 182. calidiora calidiorem victus rationem efflagitant.
XV. 220. quaenam carnium usum
facilius ferant. XVI. 92. carnosiora
evadunt hieme. XVII. B. 422. cerebri
didyma. III. 678. glutia ibid. quadrigemina. III. 677. quae multo tempore extenuata sunt, ea segniter reficere oportet, quae brevi, pauco.
(*Hippocrates*). X. 496.

Corpora frigidiora tenuiorem arteriarum tractum possident. XI. 598.
hirsuta cutim magis raram habent.
XV. 218. imbrium in corpora influxus.
XVI. 442. impura quo magis nutries,
eo magis laedes. VI. 88. XI. 457.
XVII. B. 466. quae a prima generatione morbosa sunt, ad senectutem
nunquam veniunt. VI. 389. mortua
cedrea exsiccat, et a corruptione tuetur. XII. 17. nostra e quibusnam
partibus constent. XIX. 356. quomodo
praehumectentur. XVII. B. 673. primigenia s. similaria quae. IV. 773.
si quis velit purgare, bene fluentia
facere oportet. XVI. 64. quum quis
purgare velit, ea meabilia faciat.
XVII. B. 462. rara reddunt calefacientia. VII. 600. rara imbecilliora
sunt, et ubi aegrotant, facilius sanescunt; densa vero contra. XV. 377.
omnia animantium et sensibilia et
patibilia sunt. XV. 356. qua ratione
siccentur. XI. 718. sicca humectat
oleum dulce. VI. 229. tenuis essentiae
promte tum incalescunt tum refrigerantur. XI. 411. valida validiora
etiam sustinent medicamenta. XIII.
467.

Corporum omnium communis constitutio. IV. 773. carnosorum, molliorum, rubrorum victus ratio qualis et cur. XV. 183. sq. diversitates. X. 656. duritiei eorum et mollitiei causae. VIII. 677. quae ex terra sunt, substantia qualis. X. 657. sanorum signa. I. 317. solidorum substantia crassissima. VII. 278. solidorum siccitatem, si perduret, sequitur frigiditas. X. 496. particularium elementa. XI. 668.

Corporibus temperatis status temperati sunt salubres. XVII. A. 97.

CORROBORATIO vide ROBUR.

CORRUGATIO quando etiam in juvenibus occurrat. XVII. B. 90.

CORRUPTELA duobus modis dicitur. XV. 294. (res autem corrumpi solent quatuor modis). Corruptelae nostri corporis duae sunt. XV. 295. humorum causa. VII. 287. XI. 199. in humorum corruptela vacuatio periculosa est. X. 639. subesse humorum corruptelam, qualis somnus indicet. XVI. 220. ciborum unde fiat. VII. 208. morbi inde oriundi. VI. 415. tres differentiae. VIII. 33. 37. probus sanguis ex iis non generatur. XV. 249. nidorosae unde fiant. VII. 208. acidae. VII. 209.

CORRUPTIO definitio. II. 3. Corruptionem apud Hippocratem character α denotat. XVII. A. 612.

Corruptum quod est, id alienum a natura est, et sui ablationem indicat. X. 639. omne rumpit et tabefacit panacea Herae. XIII. 766.

CORTEX omnis siccior quam arbor ipsa. XI. 891. citri facultates. VI. 618. radicis mori amarus est. XII. 79. pini cortex ad haemorrhagias. X. 329. et ad ulcera penis humidiora. X. 382. punicorum quando sit asservandus. XII. 918. adstringunt sufficienter. XII. 918. radicis rumicis hortensis usus. XII. 715. salicis ejusque vires medicae. XI. 892. thuris corticis vires. XII. 60. (de reliquis corticibus videantur arbores, a quibus sumuntur.)

CORUSCATIONIS causa. XIX. 287.

CORYDALIS herba colicis convenit. XII. 361.

CORYDOS alauda est. XII. 360.

CORYZA definitio. XIV. 742. XIX. 418. unde nomen acceperit. VII. 263. vocandum est, quod a cerebro destillat. II. 139. XV. 325. dicitur, quando fluxio fit in nares. XVI. 171. secundum veteres est humor tenuis et crudus per nares excretus. XVIII. B. 180. ex capite qualis. XVII. B. 24. causae. XIV. 742. causa iter est. XV. 867. causa in cerebro est. VII. 262. XVI. 172. hiemalis morbus. V. 694. XVI.382. cur sit hiemalis morbus. XVII. B. 626. vere potissimum fit. V. 693. XVI. 26. XVII. B. 615. facile laborant temperamento frigido praediti. I. 325. qualitas et quantitas excretorum quid significet. VIII. 165. processus mammillares cerebri in ea laborant. VII. 107. interdum ad ventriculum defertur. X. 513. in ea vox rauca fit. III. 535. ubi concoquitur, pituita crassa fit. XVI..74. quomodo noceat, pulmonum morbo superveniens. XVIII. B. 180. in valde senibus coctionem non admittit. XVII. B. 538. ea laborantibus lienis vitia minus contingunt. XVII. A. 993. ei superveniens febris firmius eam et certius concoquit. XVII. B. 23. contrarius ei est rerum venerearum usus. XVI. 170. quomodo ei medeantur sternutamenta. II. 882. cura diaetetica in senibus. VI. 349. ab initio sternutamenta nocent. XVI. 170. difficulter curatur in locis ventis subjectis. XVI.399. ad coryzam melanthium frixum. XI. 860.

Cos insula est in mari aegeo. XII. 172.

COSI comp. ad humores aegre eductiles. XIII. 100.

COSTAE definitio. XIV. 705. 722. differentiae. II. 765. verae et nothae. ibid. homo habet maxime curvas. XVIII. A. 536. utrinque duodecim. II. 763. ut plurimum duodecim adsunt in animalibus, nonnunquam vero tredecim aut undecim. II. 652. cum sterno coarticulationes. II. 653. non omnes cum sterno cohaerent. II. 654. minima quaenam. II. 654. omnes sedem duplicem habent, anterius sternum, posterius vertebras. II. 653. cum vertebris conjunctio. II. 763. XVIII. A. 535. duplici articulo cum vertebris cohaerent. II. 654. deorsum versus et oblique feruntur, juxta spinam habentes principium. II. 606. duplicibus articulis cum unaquaque dorsi vertebra committuntur. II. 606. superjecta cutis plerisque laxa est. XVIII. A. 577. prima subclavicula vocatur. XVIII. B. 956. primam ad

claviculam attollit M. subclavius. XVIII.
B. 956. arteriae. IV. 315. 319. V.
190. XVIII. A. 573. nervi. II. 853.
IV. 104. 469. V. 190. XVIII. A. 573.
eos dissecandi ratio. II. 667.

Costae octo superiores unde venas
accipiant. XVI. 136. ·unde reliquae
quatuor. XVI. 137. venae costarum
unde veniant. II. 786. 787. IV. 319.
XV. 529. 530. XVIII. A. 573. duodecima nonnunquam musculum habet
proprium detrahentem. XVIII.B. 989.
nothae sunt, quae ad sternum non
pertingunt. II. 655. cartilagines. II.
654. cartilaginum utilitas. III. 598.
intro contrahens stringensque musculus. II. 497. extremas detrahentes
musculi. II. 530. abscessus in thoracis
cavum erumpunt. VII. 738. quomodo
sint excidendae. II. 684. quomodo
ex gibbositate afficiantur. XVIII. A.
501. si abruptae sint, quid accidat.
XVIII. A. 566. carne circa eas detrita, multi sanguinem spuunt. XVIII.
A. 570. et diutius dolore vexantur.
XVIII. A. 572. caro attrita, si negligitur, mucosa fit. XVIII. A. 578.
haec quomodo sit curanda. XVIII.
A. 573. 575. 579. 581. simpliciter
fracta expers periculi est. XVIII. A.
567. fractura: qualis victus in ea sit
adhibendus. XVIII. A. 568. fracta
restitui saepe non potest. XIV. 792.
fracta viginti diebus coalescit. XVIII.
A. 569. fracturas deligandi ratio.
XVIII. A. 569. ad Costas deligatio.
XVIII. A. 816. 824. costas succingens membrana vide PLEURA.

COSTUNIUS Rufinus commemoratur.
II. 224.

COSTUS, ejus et olei vires medicae.
XII. 40. menses provocat. XI. 775.
sufficienter calefacit, moderate vero
adstringit. XIII. 155. febricitantes
laedit. XIII. 229. aromaticum est
remedium. XIII. 275. generose discutit. XII. 924. ei succedanea remedia. XIX. 733. pro enula. XIX.
729.

ex COTE emplastrum. XIII. 874.

COTIS naxiae ramentum mammas
virginibus suo tempore prohibet tumescere. XII. 206.

COTONEA mala, eorum facultates.
VI. 602. majora in Asia struthia vocantur. VI. 450. stomachum roborant.
VI. 431. medicamentorum ex eorum
succo praeparatio. VI. 450. succus
antidotum est Scammoneae. XIV. 761.

austera sunt. VIII. 114. succus cum
melle coctus durare potest. XII. 76.
in aqua coctum pro hepatis phlegmone. X. 793. decoctum adstringit.
VI. 450. acerborum decoctum adstringens forte pro gargarismate. XII.
961. conveniunt stomachicis. XIII.
169. cremor ad stomachi ardorem
cum syncope. XIII. 168. cum vino
pro ventriculo imbecillo. X. 466.

COTURNICES volunt vincere. V. 459.
sine noxa vescuntur helleboro. VI.
567. veratrum iis nutrimentum. I.
684. XI. 612. XIV. 227. Coturnicum
esus musculorum distentiones procreaverat aliquando. XVII. B. 306. sq.

COTYLAE (acetabula) cur non extrinsecus sint locatae ubi sunt tubera
femorum. III. 213.

COTYLE, definitio. II.736. IV. 410.
XIX. 769. etiam tribanum vocatur.
XIX. 774. significans character. XIX.
749. 758. mensura. XIX. 752. mensura et pondere quantum. XIX. 779.
graeca olei pendet ℥cj. XIX. 766. quot
habeat acetabula. XIX. 760. magna
acetabulo par est. XIX. 762. quot
habeat mystra. XIX. 774. quot uncias.
XIX. 763. veterinariorum. XIX. 772.

COTYLEDON, ejus vires. XII. 41.
ad erysipelas X. 951. non facit multum succum. XIII. 386. ei succedanea. XIX. 733.

COTYLEDONES, definitio. XVII. B.
838. in utero humano a quibusdam
negantur. II. 905. uteri secundum
Praxagoram sunt oscula venarum ad
uterum euntium. II. 906. mucore pleni
sunt in iis, quae bimestres aut trimestres abortiunt. IV. 233.

COXA ἰσχίων Graecis dicitur. XVIII.
B. 519.

Coxae, definitio. XIV. 707. ossa.
II. 772. earundem cum vicinis conjunctio. XIV. 724. acetabula. II.772.
cur non ibi sint posita, ubi tuber
femoris. III. 213. articulus. II. 328.
articulus, quibus ex diuturna ischiade
excidit, et rursus incidit, iis mucus
colligitur in articulo. XVIII. A. 98.
articulus cur sit rotundissimus et laxissimus. IV. 17. articulus in simiis
humano non penitus est similis. IV.
252. articuli quales dentur motus.
IV. 253. articulum moventes musculi.
II. 306. musculi eorumque usus. IV.
250. articulus quibus luxatur, iis
crus tabescit, et claudicant nisi urantur. XVIII. A. 99. musculi decem

sunt. XVIII. B. 100. articulum flectens musculus. II. 306. circa articulum sunt venae et arteriae magnae, quae laesae vitae periculum inferunt. III. 212. (de luxationibus in coxae articulo contingentibus vide *Femoris* luxationes). extenuantur, si luxatio tibiae non penitus reponatur. XVIII. B. 493. graciliores fiunt, quibus gibbositas in lumbis est. XVIII. A. 508. latae timidiorem naturam indicant. V. 462.

Coxarum doloris (confer. Ischias) differentiae ab arthritide. XIV. 755. causae quaedam. XIV. 756. XV. 867. XVI. 385. humorum malignitas et refrigeratio. XVII. B. 623. causus male judicatus in culpa erat aliquando. XV. 751. ex menstruis suppressis. XV. 327. raro ex sanguinis multitudine fit. XIII. 334. ut crisis causi nothi. XV. 759. solvit dolores superiorum partium. XVII. A. 477. solvit tussim siccam. XVII. A. 470. in senibus incurabilis. XVII. B. 539. liberatus quidam est arteria in malleolo vulnerata. XI. 315. generalis ei medendi methodus. XIII. 333. sq. XIV. 384. 756. remedia ad eum. XIV. 386. 470. 471. acopon. 1014. 1047. acopon metasyncriticum. XIII. 1029. acopon, quo *Aruntius* Aquila sanatus est. XIII. 1036. acopon barbaricum. XIII. 1035. acopon chloracopon. XIII. 1016. acopon, quo usus est *Menius Rufus*. XIII. 1010. acopon *Neapolitae*. XIII. 1020. acopon polyteles *Pompeji Sabini*. XIII. 1027. acopon ex populo. XIII. 1022. acopon viride. XIII. 1046. antidotum diascincum. XIV. 152. antidotum mithridation. XIV. 165. antidotus tyrannis. XIV. 165. Betonica. XII. 24. quidam illinunt calamintham. XII. 5. cataplasma ex farina lupini. XI. 886. decoctum herbae Centaurii minoris. XII. 21. solvit capparidis radicis cortex. XII. 10. cerine *Ctesiphontis*. XIII. 936. *Chamaecissus*. XII. 153. sunt, qui exhibeant Chamaepytidis decoctum in melicrato. XII. 155. clysteres acres. XVI. 145. clysma benefaciens. XIV. 528. stercus columbinum. XII. 303. succus colocynthidis illitus. XII. 34. oleum Costi. XII. 40. elenii radix. XI. 873. inveteratos solvit emplastrum discussorium ex calce viva. XIII. 944. emplastrum, quo usus est *Andromachus*. XIII. 246. emplastrum ex

cote. XIII. 874. emplastrum tonsoris cujusdam Bithyniensis. XIII. 260. epithema *Andreae*. XIII. 345. garus. XII. 377. *Herae* ceratum. XIII. 338. 339. hypericum. XII. 148. Isotheos dicta confectio. XIII. 66. diuturnos mitigat malagma. XIII. 338. 348. 980. 982. 985. malagma ab *Hera* acceptum. XIII. 986. malagma *Andreae*. XIII. 343. aliud. XIII. 346. malagma, quo usus est *Andromachus*. XIII. 251. 342. malagma *Antiochidis*. XIII. 250. 341. malagma, quo usus est *Antipater*. XIII. 348. quo usus est *Philocalus*. XIII. 349. malagma Pelusiotae. XIII. 338. malagma ex silphio. XIII. 347. myracopon regium. XIII. 1031. nasturtii semen. XII. 12. pastillus conveniens. XII. 597. *Pelusiotae* compositio. XIII. 133. radix Polemonii. XII. 106. rubia tinctorum. XI. 878. salsugo. XII. 377. thlaspi semen. XI. 887. per venaesectionem curatur, ubi ex sanguinis abundantia fit. XI. 305. in *Coxa* fluxiones per venas poplitis et tali vacuamus. I. 286. ad inflationes remedium. XIV. 483. ad *Coxarum* passiones elenii radix. XI. 873. ad *Coxarum* scissuras remedia. XIV. 482.

COXENDIX vide COXA.

CRAEPALE (Crapula) qualis sit apud Graecos affectio. XVII. B. 788.

CRAMBE, vide *Brassica esculenta*. agria vid. *Brassica agrestis*. thalattia. XII. 43.

CRANIUM, definitio. II. 739. III. 688. ita vocatur, quod quasi galea cerebro superjacet. III. 661. num frustra sit factum cavernosum. III.691. cur totum sit osseum. III. 599. ossa ejus. XIV. 720. cur ex multis ossibus compositum. III. 751. pericranio tegitur. XIV. 711. et hoc continuum est super totum caput. XII. 522. cerebro formam tribuit. II. 219. III. 672. sensu caret. X. 935. in foetu evolutio. IV. 541. quo loco sit tenuissimum et rarissimum. X. 934. XVII. A. 808. a *Cranio* qui cerebrum putant conformari, errant. III. 672.

Cranii fissuras parvas et contusiones curandi methodus *Archigenis*. XII. 576. fissurarum, quae ad secundam laminam penetrant, cura. X. 445. *fracturae*: *Hippocrates* de iis integrum librum scripsit. X. 444. differentiae. X. 445. XIV. 777. 782. XIX. 431. operationes chirurgicae ad eas facientes. XIV. 783. quae ad meningas usque pertingunt, cura. X. 446. cur biliosi vomitus sequantur, quum ad meningas usque perveniunt. VIII. 179. quomodo tractandae secundum *Hippocratem*. XVII. A. 469. usus terebellae *Abaptistae*. X. 447. etiam calhun ducunt. X. 452. fracturae cum comminutione cura. X. 450. indicata in iis eccope. XIV. 781. utilitas sanguinis columbae et turturis. XII. 256. convenientia emplastra : emplastrum ex Scilla. XIII. 870. cephalica emplastra *Herae*. XIII. 543. sq. cephalicum viride ex collectaneis *Aphrodae*. XIII. 551.

CRANON urbs in loco concavo et meridionali. XVII. A. 36. casus mulieris in Cranone curatae. XVII. B. 18.

CRANTOR philosophus. XIX. 226.

CRAPULA, ejus secundum quosdam etymologia. XVII. B. 789. tempus, quo solvitur. XVII. B. 789. doloris lumborum et coxarum causa. XV. 867. ex crapula capitis doloris cura secundum Hippocratem. XVII. A. 478. ex crapula cur somnus profundus fiat. XVI. 646.

CRASSAE nimium cur non concipiant. XVII. B. 839.

CRASSI supra modum nondum praeter naturam se habent. VII. 705. quomodo tenues reddantur. XV. 193. pulsum parvum cur habeant. VIII. 812. arteriarum et venarum in iis conditio. XVII. B. 547. *Crassos* admodum *Hippocrates* celerius mori pronunciat. XVII. B. 547. *Crassioribus* quaenam cataclysmata conducant. XV. 199.

CRATAEOGONUS, ejus vires. XII. 44.

CRATERAUCHENES quinam dicantur. XVII. A. 816.

CRATERI anodyna compositio. XIII. 96. antidotum *Codii Tuci*, quo usus est *Craterus*. XIV. 147.

CRATEVAS de remediorum usu scripsit. XI. 795. 797. in metallicis medicamentis erat peritus. XV. 134. *Cratevae* herbarii meminit. XI. 797.

CRATIPPI, viri celebris et canum altoris antidotus. XIV. 170. ferula. XII. 959.

CREMASTERES musculi. IV. 193. XVIII. B. 997. utrinque unus est, ex musculis ilium exoriens. IV. 636. per cremasteres semen ad testiculos defertur. XIV. 719. *Cremasteris* et

ligamenti uteri rotundi analogia. IV. 635.

CREMOR cocti foenu graeci cum pipere per sedem injectus. X. 857. ptisanae ad concoctionem facilis. XV. 513. non copiose alit. XVII. B. 486. eluit succos mordaces. XVII. B. 329. usum ejus *Hippocrates* ibi suadet, ubi morbus maturus est. XV. 621. facultates. XV. 462. quando sit propinandus. XV. 512. quando solus sit in morbis acutis adhibendus. XVII. B. 369. quinam eo utantur. XV. 467. quibusnam *Hippocrates* porrigat. XV. 724. quando in angina dandus. XV. 787. cur in febris initio adhibuerit *Hippocrates*. XV. 809. usus in capitis affectionibus in febribus. XV. 805. ad crudos humores. X. 827. ad humorem mordentem in intestinis contentum. X. 871. ad humores putrescentes vacuandos. X. 756. utilissimum alimentum est pituita laborantibus. XV. 762. ex aqua decoctus vomitum procreat. XVIII. A. 484.

CRESCENTES num plurimum caloris nativi habeant. XVIII. A. 234.

in CRETA multae herbae salutares crescebant. XIV. 9. 211. vina aquosa crescunt. XV. 648. e Creta Romam quotannis mittebantur vasa multa herbis plena. XIV. 9. quae non adulterantur. XIV. 10. Cretae simplicia etiam in Italia nascuntur. XIV. 59. anisum in Creta optimum. VI. 268. optimum est etiam Scordium, in Creta crescens. XIV. 61. in Creta Tragion nascitur. XII. 143.

Cretensibus Jupiter leges dedit. XIX. 179.

Cretensis calceus qualis, ejusque in varo curando usus. XVIII. A. 682.

CRETHMON, ejus vires medicae. XII. 44.

CRETICA terra, ejus vires. XII. 187.

CRETICUM vinum vinosum in tetano lumborum. XV. 862. oleum ab *Hippocrate* 'αρθινον vocatur. XIX. 82. contra uteri durities. XII. 45. pro eo oleum foenu graeci. XIX. 743.

CRIMNON ex zea et tritico fit. VI. 517. vide FARINA crassior. XII. 45.

CRINANTHEMUM, ci succedanea. XIX. 733.

CRINOS vel *Lilium*, floris, olei, radicis, foliorum et succi facultates medicae. XII. 45. sq.

CRISIS, definitio. XVI. 273. XIX. 459. definitio secundum *Hippocratem*

XVIII. B. 236. apud *Hippocratem* per characterem × significatur. XVII. A. 613. quid in ea cognoscenda sit respiciendum. XVI. 239. sq. spectandum in ea, quo natura vergat. XVI. 229. *Diocles* etiam solutionem crisin vocat. IX. 863. sq. item et *Hippocrates.* IX. 864. unde nomen acceperit. XVIII. B. 231. sola ad sanitatem subita conversio dicitur. IX. 703. qua ratione fiat. IX. 703. 731. quatuor modis fit. XVI. 273. sex modis fit. XVI. 227. in statu morbi fieri solet. XVI. 254. quid significet. XVIII. B. 231. in principiis fieri nequit. XVI. 257. omnis cum aliqua manifesta evacuatione vel abscessu fit. XVI. 273. ut plurimum in vigore oritur. XVII. B. 436. quanam facultate peragatur. XVI. 278. quibuscunque fit, his nox molesta, quae antecedit accessionem. IX. 752. in ea alvus ducenda non est. XVI. 255. non, sed solutio vocatur, quae paulatim fit. XVI. 228. post eam quae relinquuntur, recidivas faciunt. XVI. 388. non judicantium aliae letales, aliae judicatu difficiles. XVI. 787. XVII. A. 255. omnibus diebus accidit sed neque paribus, neque ex aequali fide. IX. 774. aliquando vocamus universas quatuor differentias. IX. 814. est quadruplex. XVIII. B. 231. simpliciter dicta. XVIII. B. 231. non omnino hominem servatum iri declarat. XVI. 258. cum insigni aut vacuatione aut abscessu provenit. XVIII. B. 231. anni temporum in eam influxus. XVII. B. 385. prope eam vacuare malum. XVI. 279. ad eam praenoscendam maxime necessaria est cognitio morbi status. IX. 729. vel in statu morbi fit, vel parum ante ipsum. IX. 730. quid sit agendum, quum fit, aut facta est. XVI. 231. de ejus tempore et modo quomodo aliquid colligendum. IX. 730. an morbum solvat, nec ne, unde cognoscatur. IX. 720. sine crisi perseverant, et paulatim solvuntur, qui status tempus praeterierunt. IX. 726. per initia difficilius est eam praenoscere. XVIII. B. 243.

Crisis per abscessum quando exspectanda. IX. 549. 756. sq. 759. sq. absoluta quae. IX. 776. 815. per alvum quando exspectanda. IX. 763. 766. arduam portendunt rigores, sexto die orti. XVII. B. 693. bona et cum

bonis signis quae. IX. 776. bona et mala quando sit exspectanda. XVII. B. 506. bonam quando pulsus caprizans significet. IX. 488. celeritatem ejus adjuvantia momenta. IX. 719. celeritatem aut defectum quae denotent. IX. 616. celeritatem coctiones significant. XVII. A. 142. XVII. B. 397. deficiens quae. IX. 732. 813. quibusnam diebus fiat. XVI. 389. pro accessionum numero fit. XVI. 271. dies quomodo inveniatur. IX. 717. sq. si diebus imparibus accidit, per superiores partes fit. XVI. 272. differentiae. IX. 774. per circuitus septenarios futura a quaternariis indicatur. XVIII. B. 232. accedentis signa. XVIII. B. 299. ejus verus finis. XVII. B. 470. quaenam cum vehementissima pugna fiat. IX. 876. quibus oboritur, iis nox praecedens accessionem moleste fertur, quae vero subsequitur, plerumque levior toleratur. (*Hippocrates*). XVII. B. 469. de indole futurae criseos *Hippocratis* dicta. IX. 752. sq.

Crisis qua via sit futura unde cognoscendum. XI. 66. futurae signa. IX. 582. 613. sq. XI. 65. ante eam pulsus alti fiunt. IX. 93. et vehementes. IX. 158. futuram aliquando indicat pulsus vibratus. IX. 504. futura quomodo dignoscatur. IX. 710. sq. qualis sit futura unde cognoscendum. IX. 752. sq. 761. futurae praecognitionis utilitas ad victum salubrem in morbis instituendum. IX. 938. futurae per sanguinis fluxum e naribus praenotio. XIV. 665. futurae nuncii. XVII. B. 755. sq. futura unde cognoscatur. XVIII. B. 250. etiamsi peracta sit, victus ratio tamen accurata est servanda. XV. 477. per vomitum. IX. 762. 764. per vomitum indicat labium inferius agitatum. IX. 758.

Crisis cur in morbis acutis imparibus diebus contingat. IX. 921. sq. quo die contingat, quomodo sit inveniendum. IX. 717. quales dies eam potissimum efficiant. XVI. 274. aliquando tertius criticus est. IX. 876. 918. 924. XVIII. B. 238. quartus quando criticus. IX. 834. 875. quintus etiam. IX. 876. 918. 924. XVII. B. 506. quando sexto aut octavo die exspectanda. IX. 819. sexti diei qualis. IX. 774. 785. 788. 876. 925. 927. XVII. B. 506. XVIII. B. 235. septimus dies absolute criticus. IX.

775. 784. XVII. B. 506. XVIII. B. 232. quibus septimo die fit, nubecula rubra quarto die in urina apparet. XIX. 611. dies septimus crisin per vacuationem movet. XI. 66. septimo die futuram qualis urina indicet. XVI. 21. septimo die quando exspectanda. IX. 720. 785. 808. 819. 875. aliquando nonus dies criticus. IX. 876. 924. XVII. B. 506. diei duodecimi et decimi sexti qualis. IX. 774. 776. die decimo quarto in febre continua tertiana quando speranda. IX. 800. 802. diei decimi septimi casus aliquot ab *Hippocrate* allati. IX. 848. sq. quibusnam sub conditionibus ante vigesimum diem non sit exspectanda. IX. 838. diei vigesimi casus. IX. 852. quando quadragesimo die exspectanda. IX. 839.

Crisis: circa eam qualis esse debeat alvi dejectio. XVIII. B. 136. si lumbrici teretes una cum alvo subeant, utile. XVIII. B. 138. in diversis morbis diversa. I. 294. quae eam producant, quaeque invertant. I. 295. anni temporum in eam influxus. XVII. B. 385. praecedit eam magna totius corporis perturbatio. IX. 771. morbi quales ut plurimum per abscessum judicentur. XVIII. B. 160. quales per evacuationem ibid. in febribus aequali dierum numero accidit. IX. 870. in febribus futurae signa. XI. 65. sq. sudoribus praecipue fit. IX. 708. XIX. 516. unde cognoscatur, primis quatuor diebus crisin futuram esse. IX. 618. XVII. B. 756. sq. quibus septimo fit, die quarto nubecula rubra in urina apparet. XVII. B. 755. quomodo fiat. XI. 65. crisis propria quae dicatur. XVI. 231. ulcera et tubercula quando critica. XVII. B. 105. in febre ardente quae. VII. 182. IX. 707. XV. 748. XVII. A. 166. 179. et quo die exspectanda. IX. 717. 753. 756. quo die in febre continua. IX. 665. 717. 800. in febre intermittente celeriter peragitur. IX. 715. in tertianis et quartanis non ad dierum, sed circuituum numerum fit. XVI. 271. puerperalis febris quando fiat. XVIII. B. 251. in quartanis. IX. 709. quomodo in febre quartana possit praesagiri. XVIII. B. 246. febris quotidianae. IX. 707. 709. febris tertianae. IX. 707. capitis affectuum. IX. 709. in hepatis inflammatione. IX. 708. lethargi. IX. 709. in lienis inflamma-

tione. IX. 708. in phrenitide. IX. 707. in pleuritide. IX. 707. per haemorrhoidas futurae signa. IX. 767.

Crisis: efficit eam facultas naturalis. IX. 549. efficit expultrix facultas. IX. 919. imperfecta, definitio. IX. 703. 732. 776. imperfecta et mala quae. IX. 813. XVI. 228. incerta seu infida quae. IX. 776. instantis symptomata. IX. 705. integra et perfecta quae. XVII. B. 438. intempestivae signa. IX. 747. mala quae. IX. 776. 813. 819. XVI. 228. 693. mala futura quomodo cognoscatur. IX. 747. cur mala, si prius accidat, quam omnia concocta sint. XVI. 278. manifesta quae. IX. 776. per menstrua futurae signa. IX. 767. obscura quae. IX. 776. optima qualis. XVI. 228. 231. 270. ea optima est, quum jam omnia in corpore concocta sunt. IX. 919. optima praesens quomodo dignoscatur. IX. 704. sq. ex partu quomodo mulieribus contingat. XVIII. B. 250. si perfecta fiat, aut facta sit, naturae omnia committere jubet *Hippocrates.* XVI. 256. non perfecta morbi nonnisi mutatio est. XV. 545. periculosa quae. IX. 776. symptomata eam praecedentia. IX. 704. 731. 771. XVI. 211. 228. 229. tuta qualis. IX. 776. ejus celeritatem maturationes, retardationem cruditas indicat. XVI. 72.

Crisis praeveniens (ante concoctionem accidens) cur mala. IX. 919. sq. signa tantummodo in statu morbi debent apparere. XVI. 259. signa in principio mala. XVI. 259. prosperam aut impróbam quando significent signa decretoria. XVII. B. 397. qualis pulsus eam indicet. IX. 421. 548. in plurimis crisibus pulsus inaequalis est. IX. 536. interdum indicat pulsus intercurrens. IX. 290. ad crisin in febribus quid pulsus significet. IX. 535. per sanguinis fluxum. IX. 763. 765. difficilem faciunt sanguinis e naribus eruptiones quarto die contingentes. XVII. A. 424. fiunt in morbis paribus diebus, qui paribus exacerbantur, et sic contra. XVI. 270. etiam in exacerbationibus fiunt. XVI. 270. signo carens quae. IX. 751. sine signis quae dicatur. IX. 776. subita est ad mortem aut salutem mutatio. XVII. B. 470. per sudores. IX. 763. quibus symptomatibus fiat. XVI. 228. causae eam turbantes. IX. 822. sq.

tuta quae. IX. 776. tuta quando evadat. IX. 906. per urinam. IX. 762. vehemens, et cum jactatione futura quomodo cognoscatur. IX. 713. paulatim veniens, duos aut tres dies maxima ex parte occupat. IX. 863. victus ratio ante eam servanda. XVII. B. 434. sq. semitertianae. IX. 709. quo die in synocho sit exspectanda. IX. 717. 718. morborum thoracis et pulmonum. IX. 708. post *Crisin* quae relinquuntur, recidivas invehunt. XVII. A. 421. XVII. B. 468. ubi in morbis acutis in longum tempus excidit, malum. XVII. B. 506. tres mortis modi eorum, qui sine crisi moriuntur. IX. 745.

CRISPI Liberti catapotium ad tussim. XIII. 67. odoriferum ad nomas. XIII. 841. malagma generosum. XIII. 984. ad recentes in mento seu alia faciei parte lichenes. XII. 831. ut *Crispus* catapotium *Cassii*. XIII. 276.

CRISTAE masculorum partes sunt. IV. 628. cristas gallorum gallinaceorum aut rufa si in insomniis videat quispiam, hoc sanguinem redundare significat. XVII. A. 214.

CRITHE vide HORDEUM.

CRITHE, quae et posthia vocatur, definitio. XIV. 771. ad *Crithas* Musae compositiones. XII. 741. alia. 742.

CRITIAS commemoratur. XVIII. B. 656. vocabuli „*morosus*" ejusdem explicatio. XVII. A. 778. sanguinem animam esse putavit. V. 283.

CRITICA non judicantia partim mortalia esse, partim difficulter judicare *Hippocrates* dicit. XVI. 211.

CRITICI dies, vide DIES et CRISIS.

CRITO scripsit quatuor de ornatu libros simulque index eorundem librorum, quid contineant, exhibetur. XII. 446—449. permulta medicamenta scripsit. XIII. 463. quae de medicamentis ad achoras scripserit. XII. 483—492. quae in tertio libro eorum, quae ad corporis ornatum pertinent, ad alopecias scripsit. XII. 401. ad aphthas. XII. 991. apophlegmatismi. XII. 587. arteriacae. XIII. 35. auricularia remedia ab eo conscripta. XII. 659. quae in primo de medicamentis scripsit ad capitis dolorem. XII. 587. quae naribus indenda ictericis conscripsit. XII. 588. ejus confectio *Gleucini*. XIII. 1040. confectio ex capitibus papaveris. XIII. 38. quae ad crustas oris conscripsit. XII. 953.

quae scripsit ad omnes dentium affectiones. XII. 880. quae de aegyptio emplastro conscripsit. XIII. 903. emplastrum aniceton. XIII. 877. emplastrum ex herbis. XIII. 863. a *Critone* conscripta emplastra polychresta. XIII. 786. emplastrum ex scilla. XIII. 869. ex *Critone* epithema ad hydropicos. XIII. 257.

Critonis medicamenta ad ficosas in mento papulas. XII. 827. ad lichenes in mento praecepta. XII. 830. melina medicamenta. XIII. 515. in tertio libro de ornatu de pediculis capitis, et de remediis contra eos scripsit. XII. 463. psilothra capillorum. XII. 453. quae ad sugillationes recentes medicamenta scripsit. XII. 817. stomaticum ex malis punicis. XII. 933. ex musto. XII. 934. quae scripserit de theriaca in tertio medicamentorum libro. XIV. 103. theriacam componendi ratio. XIV. 310. medicamenta ad ulcera curatu difficilia seu chironia. XIII. 708 — 716. medicamenta ad uvulas. XII. 987. remedia ad varos in facie. XII. 825. febre ardente correpti casus. XVII. A. 288.

CROCEUM puerile collyrium. XII. 770.

CROCODILIUM, seminis, succi caulis et seminis, et radicis facultates medicae. XII. 47.

CROCODILUS vult vincere. V. 460. maxillam inferiorem non movet. II. 422. *Crocodili* adipi succedaneum. XIX. 733. sanguinis usus. XII. 263. a *Crocodilo* laesis ipsius adeps vulneri imposita prodest. XIV. 246. *Crocodilorum* terrestrium stercus, ejus facultates. XII. 307. terrestrium stercus attrahens remedium est. XI. 760.

CROCOMAGMA: ejus compositio. XIV. 133. ex crocomagmate illinienda frons est in caput dolentibus ex febre. XII. 561. pro croco. XIX. 733. ei succedanea remedia ibid.

CROCUS adolescens Croco plantae nomen dedit. XIII. 269.

CROCUS, facultates ejus medicae. XII. 48. quinam sit optimus. XIV. 68. coryceus optimus judicatur. XIV. 68. concoquit et roborat. XIII. 155. ad haemorrhagias. X. 329. antidotis alexeteriis additur. XI. 767. adulterati signa. XIV. 69. *Croco* succedaneum remedium. XIX. 733.

CROTAPHITAE musculi quales. XVIII. A. 429. (vide MUSCULI temporales)

Cruda, acrisias aut dolores aut diuturnitatem aut mortem aut reversiones significant. XVII. A. 144. quae deorsum secedunt, ab atra bile sunt. XVIII. A. 186. purgare non convenit. VII. 443. in quosnam morbos abeant. XVI. 72. non purganda ac movenda sunt. XVI. 260. non, sed concocta medicari oportet. VI. 264. movere noxium. XVII. B. 440. sq. *Cruda aqua* qualis. XVII. B. 157. qualis antiquioribus sit vocata. XVII. A. 339. urina qualis. VII. 457.

Cruditas, definitio. VII. 206. XIII. 195. ex *Galeni* sententia est non solum frustrata in ventriculo concoctio, sed in vasis quoque, hepate, corporisque mole universa. I. 272. crisium defectum denotat. IX. 616. abortus causa. XVII. A. 635. assidua quid efficiat. VI. 814. febris causa. VII. 279. febrium ex humore ortarum principium. VII. 445. quales effectus in ea habeat purgatio. XVI. 261. magna nonnunquam animi defectus causa. XI. 47. ventriculi quomodo secundum *Archigenem* curanda. XIII. 168. quomodo sit curanda. XVI. 262.

Cruditatis causa in parte ventriculi inferiore affecta latet. VIII. 344. cura in febribus continuis. XI. 42. signa statim in initio morbi apparent, postea nonnunquam etiam adsunt, et tunc mortem denotant. XVII. B. 391. signa quae. XVI. 211. signa semper mala sunt. XVI. 211. signum alvi dejectio perliquida. XVIII. B. 139. signum in febribus urina tenuis. XV. 806. signum quaenam urina. IX. 613. indicium urina fulva et tenuis. XVIII. B. 155. maximae signum urina pellucida alba. XVII. B. 759. urina tenuis et flava. XIX. 579. ad *cruditatis* abundantiam in venis remedia. VI. 268.

Cruditati saepissime febres succedunt. X. 571. nidorosa et famosa, si alvus lubrica sit, minus noxia, sin adstringitur, gravis est. X. 571. obnoxii sunt, quibus ventriculus inflammatur. IX. 164

Cruditatem per ω literam *Hippocrates* significat. XVII. A. 613. efficit fluxio frigida. VI. 422. gignunt caprinae carnes. XV. 880. alvi dejectiones indicant. XVI. 70. indicat excrementum liquidum. XVI. 184. morbi quaenam indicent sputamina. IX. 564. humorum in venis denotat urina tenuis.

XV. 322. urina aquosa. XVIII. B. 157. denotantes urinae. IX. 605. indicat urina crassa et alba. XIX. 592. crassa et turbida. XVII. A. 535. jumentosa. XVII. B. 276. rubra. XIX. 599. urinae sedimentum rubeum. XIX. 587. urina tenuis et fulva. IX. 602. XVII. A. 490. XIX. 610. 619. tenuis et rufa. XIX. 619. extremam qualis urina indicet. XIX. 575. extremam indicat urina alba. XIX. 576. summam indicat urina tenuis et talis manens. XIX. 621. summam venosi generis qualis urina indicet. XIX. 603.

ex *Cruditate* diarrhoea febrem gignit. X. 571. ex cruditate febricitantes sine stipatione sunt. X. 667. ex cruditate febricitantium symptomata et cura. X. 821. ex cruditate syncopes cura. X. 829. cruditate laborantes pruritu infestantur. VII. 197. horrore et rigore corripiuntur. VII. 633. quidam laborantes dum quiescunt, nihil patiuntur, dum vero moventur, male se habent. VII. 180. laborantes ad purgationes sunt inepti. XI. 351. ex cruditate omnes fere ventriculi morbi oriuntur. XIII. 167. ex cruditate, in qua ructus acidi sentiuntur, fumidus vapor nunquam excitatur. X. 579. in cruditate venaesectio non administranda. XI. 269.

Cruditates non solum, si quis plura sumat, oriuntur, sed etiam si pauciora. XV. 240. quae cum acido ructu sunt, non sequitur febris. X. 580. nullam crisin, mortem aut recidivas nunciant. I. 295. melancholica symptomata efficiunt. VIII. 342. morborum causae recentes sunt. XV. 162. ad purgationem ineptae. XVII. B. 448.

Cruditatibus qui abundant ex multis, crassis aut glutinosis eduliis, ad purgationem sunt inepti. XVI. 64. laborantes tremuli fiunt. VII. 158. referti ad purgationem sunt inepti. XVI. 107. sq. ex *cruditatibus* ventriculi oborti capitis doloris cura. XIV. 317. *Crudum Philippus* epialon vocat. VII. 347.

Crudus humor, vide Humor *crudus*. morbus, vide Morbus *crudus*. succus vide Succus *crudus*.

Cruenta medicamenta, vide *Sanguinem sistentia*. *ulcera: Thessali* indicatio nihili pendenda. X. 388. ad cruenta ulcera *Andreae* emplastrum. XIII. 735. emplastrum ex salicibus. XIII. 800. glutinat graminis semen.

XI. 811. *Cruenta vulnera:* ad ea *Andromachi* aegyptia. XIII. 643. glutinat aloë. IV. 770. emplastrum aniceton. XIII. 878. bitumen maris nortui. XII. 375. medicamentum cirrhum. XI. 131. emplastrum barbarum *Juliani.* XIII. 557. emplastrum fuscum aegyptium. XIII. 899. emplastrum gilvum *Halici.* XIII. 645. 802. emplastrum gilvum *Galeni.* XIII. 520. emplastrum ex lithargyro et oxelaeo. XIII 402. Polygonum. XII. 105. Salicis folia. XI. 891.

Crus dicta fascia. XVIII. A. 814.

Crus significat totum infra a coxa. VII. 735. cur non habeat multas articulationes. III. 252. binis ossibus componitur. XVIII. A. 672. XVIII. B. 472. quae ad pedem inter se junguntur, et communem appendicem habent. XVIII. B. 473. a natura corporis ferendi gratia factum. XVIII. B. 496. extendere nequeunt, quibus caput femoris luxatum est. VIII. 430. effeminatum apud *Hippocratem* quomodo sit accipiendum. XVIII. A. 598. extenuatur luxatione tibiae male curata. XVIII. B. 493. transferentes musculi et ipsum flectunt. IV. 255. varum quando dicatur. XVIII. A. 668.

Cruris totius actio incessus est, et quomodo is fiat. I. 233. 234. atrophici cura. XVIII. B. 896. et brachii analogia. II. 347. XVIII. B. 431. claudicatio ex menstruis suppressis. XV. 327. extensio quomodo fiat. I. 233. et quomodo flexio. I. 234. fractura vide *Tibiae* fractura. machinae ad eas sanandas aptae. X. 442. cruris musculos dissecandi ratio. II. 292. crus moventium musculorum generalis differentia. IV. 253. descriptio et usus singulorum. IV. 254. sq. foras abducens musculus. III. 258. intro adducens. III. 258. extendentes musculi in statione agunt. IV. 255. qui crus flectunt musculi, etiam in eo transferendo agunt. IV. 255. nervorum origo. XVIII. A. 543. 648. decursus. II. 400. 854. IV. 307. 312. ossa nudata sexagesimo die abscedunt. XVIII. A. 717. ossium constitutio secundum *Hippocratem.* XVIII. B. 472. ossibus luxatis accedente vulnere articuli quid accidat. XVIII. A. 683. 687. et quomodo hic casus sit curandus. XVIII. A. 688. sq. stupor renis calculum indicat. XIX. 654.

In *Crure* ulcus si quis habeat, neque sedere, nec obambulare, sed quiescere et otio vacare confert. VII. 590. in *Crure* si ulcus obortum superpositam venam varicosam habeat, quomodo curandum. XIII. 667.

Crura, definitio et partes. XIV. 707. cur parva habeant et multa animalia exsanguia. III. 176. animalibus sunt ambulationis instrumenta. IV. 251. cerebelli ad corpora quadrigemina, usus. III. 682. ad ea abscessus in peripneumonia utiles. XVIII. B. 215. quid accidat, sin hi dispareant. XVIII. B. 218. abscessus in iis, cum letali eventu, observati sunt ex cantharidum usu. XV. 913. iis, qui liberalius ambulaverunt, calidiera apparent. VI. 849. curva habentes quomodo graece vocentur. XVIII. A. 604. hi firmius pedibus insident, quam qui recta habent. ibid. ad extremam flexionem non sine manuum opera adducere valemus. IX. 451. incurvantur partim jam in utero, partim a prima educatione. III. 215. quibus infirma sunt, quaenam iis exercitationes conducant. VI. 326. sq. inflexa sive explicata mortem significant. XVII. A. 894. intumescunt, si quis dryinum serpentem transgrediatur. XIV. 234. longa habent grues et ciconiae. III. 876. macra temperamentum totius corporis siccum non indicant. I. 638. magnitudinis eorum symmetria. IV. 354. a medulla spinali nervos accipiunt. IV. 276. nervorum in iis decursus. IV. 307. eorum numerus in diversis animalibus. IV. 251. oleo calido inungere in lateris dolore conducit. XV. 857. picari quibus conveniat. VI. 326. scarificamus affecto capite. XI. 321. duplex eorum scopus et ad celeritatem et firmitatis securitatem. III. 217. simiae. III. 264. tubercula in febribus in iis oborta quid significent. XV. 834. in somno multum contracta habere et disjuncta, malum. XVIII. B. 63. *crura*, collum et manus inaequaliter dispersa et nuda habere quid significet. XVIII. B. 61.

Crurum actio ambulatio est, cursus et statio. IV. 254. actio incessus. V. 511. X. 45. artificiosa structura. III. 184. dolor ex causo male judicato. XV. 751. dolor vehemens solvit siccam tussim. XVII. A. 470. exercitatio ambulatio est et cursus. VI. 146. hirsuties secundum quosdam salacita-

tem indicat. XVI. 91. motum ratio
regit. IV. 442. nervi unde oriantur.
XVIII. A. 543. officium. IV. 451.
paralysis ex lapsu ab alto effecta.
VIII. 50. sq. resolutionis causa spinae concussio. XVIII. A. 564. tor-
sionum causae. VII. 28.

Cruribus hirtus salax judicatur. I.
624. duobus incedentia animalia. II.
430. imbecilles evadebant in Aeno ex
leguminum frequenti usu. XVII. B.
168.

Crusta ulceris sepimentum. XV.
343. velut operculum fit corporibus
sanguinem profundentibus. XI. 411.
ex quibus generetur. X. 211. quomodo generetur. XV. 343. interdum
laedit interdum juvat. XV. 342. in
carbunculis nigra est. VII. 719.

Crustae oris : iis medendi ratio.
XII. 951. sq. ad eas *Andromachi* compositio. XII. 953. *Archagenis.* XII.
954. *Critonis.* XII. 953. *Heraclidis*
Tarentini. XII.957. Musae. XII.956.
Sorani. XII. 956. *Pelusiotae* compositio ex passo ut gargarisma. XIII.
134. stomaticum *Andromachi.* XII.
946.

Crustam efficit calx viva. XII. 237.
chalcites. XII. 241.

Crustas inducentia arida: melinum
Lucii. XIII. 850. aliud, quod inscribitur robustum. XIII. 851. Dia tessaron ibid. — aliud valde generosum
ibid. — crustam non facit sanguis
equi admissarii. XII. 263. *Philoxeni*
medicamentum. XIII. 738. concitat
chalcitis cruda. XIV. 289. crustas
efficientium medicamentorum usus in
haemorrhagiis. X. 324. sq. citra dolorem dejicit cyzicenum *Herae.* XIII.
815. aufert emplastrum tyrium. XIII.
916. cito detrahit cortex Ononidis.
XII. 89. gangraenosas elidentia remedia. XI. 138. ad *Crustas* puerorum in faucibus remedia. XIV. 439.

Crustacea quaenam vocentur animalia. VI. 735. quale alimentum exhibeant. VI. 736. pili in iis non generantur. I. 612.

Crustaceos lapides nigros, flammam
ex igne admoto edentes Galenus in
Coele Syria invenit, iisque ad varios
morbos usus est. XII. 203.

Crypsorchis, definitio. XIX. 448.

Crystallinus humor oculi (lens crystallina). V. 623. XIV. 712. post
corneam situs est. III. 644. sensorium
est oculi. III. 641. visus est organon.

X. 119. praecipuum videndi instrumentum est. II. 864. III. 760. VII. 86
quoties ex intemperie laborat, laeditur oculorum functio. X. 119. respondet ei in aure internus finis
meatus auditorii. VII. 103. cur non
exacte sit sphaericus. III. 789. anteriori in facie tunica tenui vestitus est,
posteriori vero tunicae expers. III.
787. situs ejus in corpore vitreo.
III. 766. humore vitreo nutritur. III.
761. morbi ejusdem per octo intemperies distinguuntur. VII. 86. sedis
mutatio quid efficiat. VII. 87. siccitas et concretio glaucosis vocatur.
III. 786. glaciem aliquando vocat.
V. 623. est pars similaris. X. 48.
usque ad crystallinum humorem septem circuli. III. 770. ad eum portio
quaedam a cerebro mittitur. III. 641.
circa crystallinum humorem humor,
qualis in ovis. III. 780. post eum
spatium est plenum aqua et spiritu.
III. 783. solus a coloribus alteratur.
VII. 86. potest dividi et pati solutionem continuitatis. VII. 87.

Ctesias Cnidius ex familia fuit
Asclepiadarum. XVIII. A. 731

Ctesiphontis *Cerine.* XIII. 936.
emplastrum dissolvens. XIII. 927.

Cubare quemadmodum sani solent,
optimum. XVIII. B. 55. pronus in
morbis, si quis ita cubare non consuevit, quid portendat. XVI. 100.

Cubile sub dio praeter solitum
corpus indurat. XV. 613. durum ut
causa morborum recens. XV. 162.
durum corpus molestat, contrahit et
adstringit, ideoque in omnem partem
incrementum ipsius impedit. XV. 196.

Cubitus, definitio. III. 92. IV. 427.
XIV. 704. vocatur totum corpus inter brachium et carpum. II. 768.
etiam vocatur ulna. II. 769. proprie
dictus. XVIII. B. 362. eum Dores
olecranon vocant. IV. 430. extensioni
et flexioni inservit. III. 139.

Cubiti ad reliquas partes proportio.
IV. 354. distortus in superiorem aut
inferiorem partem quomodo deligandus. XVIII. B. 818. articulus. III.
141. sq. XIV. 723. articuli figura
media quae. IV. 452. articulus ad
brachium quomodo sit lustrandus. II.
272. articulus cum illo genu comparatur. XVIII. B. 616. articuli ligamenta. III. 149. articulus cur crassa
habeat ligamenta. III. 161. articulus
cur difficilius luxetur quam ille genu.

XVIII. B. 624. corona, (olecranon). III. 142. epiphyseos inferioris usus. III. 132. 133. extensionem et flexionem articulus ejus peragit. III. 105. circumductionem vero ad latera articulus ad radii externum caput. III. 105. cum humero junctura describitur. XVIII. B. 349. sq. motus quatuor III. 105. motus ad brachium qua ratione lustrandus. II. 272. musculi. III. 90. quot sint numero. II. 256. III. 106. et manus musculi sunt viginti tres. III. 90. in cubito musculi sunt quindecim tironibus, septemdecim veteranis. XVIII. B. 978. musculi quo pacto singuli ossibus adnascantur. II. 257. articulum, qui in gibbo cubiti est, moventes musculi. XVIII. B. 975. musculi, quibus radius, ulna et digiti moventur. XVIII. B. 978. articulum flectentes musculi. II. 274. III. 157. XVIII. B. 975. extendentes musculi. IV. 395. XVIII. B. 976. quomodo dissecandi. II. 276. articulum movens peculiaris musculus in simiis. XVIII. B. 977. musculi externi. III. 107. XVIII. B. 978. sq. musculos exteriores dissecandi ratio. II. 253. quot sint. II. 256. flectentes musculi. XVIII. B. 975. flectens et in exteriora paulatim inclinans. II. 276. musculi qui cubitum extendunt et flectunt, in brachio sunt, qui vero convertunt, in ipso cubito. III. 105. sq. musculi moventes eum in humero. III. 152. musculi interiores. II. 243. III. 106. XVIII. B. 984.

Cubiti nervi subcutanei. II. 364. profundi. II. 366. ossa. III. 92 (vide *Radius* et *Ulna*). positura recta cur sit. III. 139. processus styloidei motus. III. 166. cur radius ei incumbat. III. 140. tres modi venaesectionis in cubito instituendae. XIX. 522. et cervicis dolores *Hippocrates* convulsivos vocat. XVI. 756. juncturam afficientes morbi. XIV. 778. fracti cura. XVIII. B. 363. sq. deligatio quomodo sit instituenda. XVIII. B. 369—387. signa, quae deligationem aptam prodant. XVIII. B. 386. conditiones, moderationes deligationis requirentes. XVIII. B. 388. deligatio tertio quolibet die solvenda est, et denuo applicanda. XVIII. B. 391. figuratio in deligatione qualis. XVIII. B. 359. quomodo sit in deligatione brachium collocandum. XVIII. B. 367. quomodo collocari debeat aegrotus in reposi-

tionis et deligationis opere. XVIII. B. 361. quomodo sit brachium suspendendum, quum homo jam ambulat, hoc est a decimo die. XVIII. B. 409. 416. noxae, quae ex prava suspensione oriuntur. XVIII. B. 414. ferularum in ea applicandi ratio. XVIII. B. 395. sq. mitellae usus, et quomodo esse debeat comparata. XVIII. B. 410. sq. noxae, quae ex minus apta proveniunt. XVIII. B. 411. inflammationi succurrendi methodus. XVIII. B. 364 sq. tempus, intra quod coalescit, triginta ad summum dierum est. XVIII. B. 396. tempus, quo coalescit non sibi constat, sed pendet ab aetate, regione, natura aegroti etc. XVIII. B. 399. victus ratio, dum cura durat, adhibenda. XVIII. B. 403. qualia obsonia conducant. XVIII. B. 405. a vino et carne abstinendum. XVIII. B. 406. quid sit agendum, si suspicio· fuerit, ossa non recte concurrere. XVIII. B. 402.

Cubiti luxationis quatuor species. XIV. 795. repositio. XIV. 796. luxati deligatio. XVIII. B. 767. luxati pericula. XVIII. A. 709.

Cuboides os. II. 776. os tarsi, ejus situs. III. 199. dearticulatur cavitati calcanei. III. 204.

Cubus terrae principium. secundum *Pythagoram*. XIX. 266. figura primitiva terrae est. V. 668. sex bases habet s. sessus quadrangulis sex. V. 669.

Cuculi (pisces) duram habent carnem. VI. 727.

Cucumis maturus i. q. pepon. VI. 565. *agrestis*, succus fructus, radicis et foliorum ejus sunt in usu. XII. 122. radix emolliens remedium est. XI. 739. radix ad ulcera putrida. XIII. 732. e radice parabat *Galenus* oleum, pro veteri oleo. XIII. 896. e radice in oleo cocta mitigatorium in durioribus corporibus. XIII. 644. radix pro discutiendo tumore. XI. 112. agrestium oleum rarefacit. XI. 750. *esculentus*, ejus vires et usus. XII. 121. caro in oculorum doloribus utilis. XII. 794. *sylvestris* radix ad hydropes. XIII. 263. succus elaterium vocatur. XVII. B. 305. radix tenuium partium est, absque morsu et lapidem in renibus atterit. XII. 605. radix ad aurium dolores ex flatuoso spiritu. XII. 606. radix in oleo cocta pro scirrhis. X. 959. radix multum dis-

cutit. XII. 477. radix ad nervos vulneratos. XIII. 634.

Cucumeris semen pro strobilis. XIX.
743. semina amara et calida sunt.
XI. 646.

Cucumeres, eorum facultates. VI.
567. quidam dulces ex amaris fiunt.
XI. 671. reponuntur. VI. 786. si non
concoquantur in ventriculo, vertuntur
in succum lethalibus venenis similem.
VI. 793. nihil adstringentis continent.
VI. 587. inter fructus numerantur
mali succi. VI. 793. humorem pituitosum gignunt. XI. 368. semen supprimunt. XI. 777.

CUCURBITA, vires medicae. XII. 33.
ejus facultates et qualitates. VI. 561.
facultates variarum ejus praeparatio-
num. VI. 563. nihil adstringentis in
se continet. VI. 587. cruda insuavis
est, stomachum laedit et concoctu est
difficillima. VI. 561. elixa nullum
evidentem saporem habet. VI. 561.
frigidus cibus. XVII. B. 302. siccata
in hiemem asservatur. VI. 559. usta
ad pudendi ulcera. XIII. 316. semen
supprimit. XI. 777. *Cucurbitae* succus valde malus si corrumpatur. VI.
794. humorem pituitosum gignit.
XI. 368. quomodo siccari queat.
VI. 785.

CUCURBITULA et CUCURBITULAE.
Earum actio. VIII. 152. indicationes
earum et usus. XI. 320. qua sub
conditione iis utamur. XIX. 458. ad
auris dolorem gravissimum. XVII. A.
477. ad occiput affixae revulsoria medicamenta sunt in capitis doloribus.
XII. 570. usus in ecchymosi. X. 303.
utilitas in epistaxi. X. 316. usus,
praecordiis affixae in epistaxi. X. 926.
hepati aut lieni admotae epistaxin
sanant. XI. 51. hypochondriis defixa
sanguinis ad nares impetum repellit.
XI. 319. XVI. 150. siccarum usus in
flatulentia abdominis. XI. 114. magna
sicca bis terve ventri applicata ad
intestinorum inflationes. X. 964. ad
dolorem, qui spiritum flatuosum co-
mitat. X. 869. usus in lienis et hepatis inflammatione. XI. 93. XVI. 157.
quando eam hepati et quando lieni
affigamus. XVI. 151. usus, in inguine
et pube infixae, ubi menses evocare
volumus. X. 926. inguinibus et fe-
moribus admotae curant uterum sursum revulsum. XI. 54. ad lethargum.
X. 931. sub mammis defixa menses
immod. sistit et uteri haemorrhagias

revulsivo modo. X. 315. sq. ad mammas adhibentur, quum sanguis ex
utero profluit. X. 925. mammis admotae ad uteri fluxiones. XI. 51.
sub mammis ab utero revellunt. XI.
91. mammis admota revulsorium est.
XI. 319. maxima sub mammis affixa
sanat uteri haemorrhagiam. XVI. 150.
prope mammas revellunt ab utero.
XVI. 155. mammae admota menstrua
sistit. XVII. A. 476. XVII. B. 842.
occipiti quando sit affigenda. XVI.
150. occipiti affixa utilis ad oculorum fluxiones diuturnas. X. 926. XVI.
153. in ossium fracturis utilis. XVIII.
B. 406. usus in phlegmone. X. 925.
usus in pulmonum phlegmone. V. 798.
usus in renum calculo. XIX. 667.
sicca ad ulcera in glande penis. X.
382. sicca ulceribus conducit humidis. XI. 806. ad virus ex animalium
morsu impactum extrahendum. X. 896.

CULICES fieri ab eodem artifice,
quam homines, *Galenus* negat. IV. 700.
quinam conspiciant ante oculos voli-
tantes. VII. 96. non dissecuit *Galenus*. II. 537. *Culicum* morsibus similia
exanthemata *Hippocrates* variis in locis
commemorat. XVII. A. 394. ad *Culices* necandos remed. XIV. 537.

CULMEN domus apud *Hippocratem*
vocatur Ἀέτωμα. XVIII. A. 518.

CULTELLUS oblongus. II. 682.

CUMINUM, seminis ejus vires. XII.
52. semen urinam ducit, et attenuat.
XIII. 276. ad conceptum juvandum.
XVII. A. 478. condimentum est. XII.
460. miscetur purgantibus medicamentis. XIII. 119. in eclegmate usus
in febre singultuosa. XV. 846. semina ad flatus. X. 578. potu sumtum pallidos reddit. XVI. 337. tritum
ad pudendi inflammationes. XIII. 317.
aethiopicum ceteris praestat. VI. 265.
ei succedaneum remedium. XIX. 733.

CUNICULUS in Iberia occurrit, le-
pori similis. VI. 666.

CUNEI usus in ossium fracturis.
XVIII. B. 593.

CUNILA atram bilem ducit. XIX.
712.

CUNNUS quaenam pars. II. 890.

CUPIDITAS, *Chrysippi* definitio. V.
380. ea lustratur. V. 381. num sit
actio an affectus. V. 506. et actio
est et affectus. V. 510. inexplebilis
omnium animi dolorum causa. V. 49.
stimulans ad coitum cur sit animalibus florentibus innata. IV. 179.

coëundi quomodo oriatur secundum *Empedoclem.* IV. 616. (confer. Coi-tus et Venus.)
Cupiditates Plato mox actiones mox affectus vocat. V. 512. saepe affectio-nes significant. XVI. 326.
Cupressi foliorum, germinum, etc. effectus medici. XII. 52. ex cupressi sphaerulis medicamentum. X. 357.
Cuprum vide Chalcitis; ejus Vi-triolum vid. Chalcanthus.
Cura prophylactica quae. X. 248. sq. prophylactica quomodo a prae-cautione differat. X. 741. a causis externis nascitur. IV. 742. morborum causa recens est. XV. 162. affectis palpebrae arescunt. XI. 12. vires re-solvit. X. 841. flavam bilem auget. XIX. 488. *Hippocrates* saepe eam exercitationem vocat. XVII. A. 148.
Curatio, definitio. XIX. 396. *Cu-rationis* generaliora *Hippocratis* prae-cepta, eorumque *Galeni* explicatio. XVII. A. 896. sq. quatuor simplices rationes. X. 103. quatuor compositae ibid. rationes admodum sunt diversae. XV. 38. sq. omnis scopus primarius. I. 381. maximus scopus contrarietas est. X. 650.
Curatrix medicae artis pars. VI. 1.
Currentes cur non subito possint consistere. V. 373.
Cursoris casus, cui M. tibiam extrorsum abducens erat abruptus. II. 298. sq.
Cursus definitio. VI. 144. est exer-citationis genus. VI. 133. quomodo fiat. IV. 254. crurum exercitatio est. IV. 251. VI. 146. celerrimus nimiam corpulentiam curat. X. 994. ad cur-sum praeparatio. X. 995. celeres rupto vase jam dudum perdidere. V. 909. non laudatur a *Galeno.* V. 906. *Cursibus* qui defatigantur, eos luctari oportet. XV. 212.
Curti qui. X. 1002. *Curtorum* in naribus, auribus, oculis etc. cura chi-rurgica. X. 1002. XIV. 791.
Cuticula, defin. XVII. B. 773.
Cuticularis meninx i. q. dura mater. II. 708.
Cutis definitio et usus. XIX. 370. omnis in primo statim ortu sibi est continua sed temporis spatio perfora-tur, et plurima nanciscitur spiramenta ritu cibrorum. XI. 402. affectus. XIV. 779. ad affectus salia theriaca. XIV. 290. arida est in febre ex lassitudine. XI. 12. artem naturae demonstrat.

IV. 357. brachii unde nervos acci-piat. II. 852. cur ex cacochymia afficiatur. I. 664. circa calcem quando sit secanda. XVIII. B. 449. et quo-modo extenuari possit. XVIII. B. 452. velut in callum durata caro est. XI. 758. capitis quomodo se habeat in diversa aetate et sexu diverso. XVII. B. 4. capitis conditio in calvis. XVII. B. 5. naturam caro durescens induit, et cicatrix fit. XVII. A. 903. ex ci-catrice reproducta cuti similis qui-dem, non tamen plane cutis. X. 197. color in *Aegyptiis*, *Celtis* et Scythis. VI. 21. condensationis causae. IX. 699. conditio de judicatione morbi nos reddit certiores. XVI. 244. con-ditio in febre ab aestu. VII. 330. conditio in febre hectica cum marcore. VII. 316. sq. conditio infantis, in utero adhuc degentis. VI. 33. con-ditio in macie. XVII. B. 85. conditio in obesis. XVII. B. 85. conditio op-tima. VI. 53. conditio in senibus. XVII. B. 650. conditio in tabe re-torrida. XVII. B. 87.
Cutis quaenam conditio ad tactum aptissima. III. 110. constipationis va-riae causae. X. 601. sq. in corruga-tione et horrore similiter afficitur. XVII. B. 91. costis superjecta pleris-que laxa est. XVIII. A. 577. cura in recens natis. VI. 32. cura in in-fantibus. VI. 48. adstrictio immodici carnium incrementi causa. XVII. B. 2. densa est, horretque in lassitudine ulcerosa. VI. 195. densitas unde. VI. 219. quibusnam causis densetur. XI. 13. densitas febris causa. VII. 284. plethorae causa. VII. 284. densitas, ei conducit frictio mollis cum multo oleo. VI. 230. oleum anethinum. VI. 221. durae conducit mollificatio, ten-sae laxatio. XI. 741. (*Hippocrates*). XIII. 991. durior, nigrior et hirsu-tior temperamenti calidi et sicci sig-num. I. 626.
Cutis quibusnam morbis sensibiliter exasperetur. XVII. A. 900. ubinam excoriari difficillime possit. III. 108. sq. excrementum et sudor et per-spiratio insensibilis est. VI. 66. sq. excrementum evocat balneum. VI. 184. nec plane exsanguis, ut nervus, nec sanguine abundans, ut caro est. I. 568. faciei unde nervos habeat. II. 837. III. 744. quomodo frictione af-ficiatur. VI. 90. frigida in febribus, dum interiora exurantur, letale. XVII.

B. 727. sq. frigida, humida, mollis, alba, pilis nuda Celtis est, Germanis, generi Thracio et Scythico. I. 627. frontis motum habet a musculo frontali. II. 419. circa frontem dura, intenta et arida malum. XVIII. B. 27. in fronte motus causa laxa facta est. III. 913. frontis, motus voluntarii particeps, fibras nervorum sensibiles ac conspicuas cur sit adepta. III. 745. respectu humiditatis considerata. I. 601. etiamsi vehementer inflammata, non edit dolorem pulsatorium. VIII. 79. cum labiorum musculis admiranda commixtio. III. 745.

Cutis laxa in extenuatis, extensa in crassioribus occurrit. XVII. B. 83. 85. laxa est gracilibus et senibus. XI. 508. laxationis causa. XI. 741. laxitatis cura est perfrictio. VI. 230. in manu tactus instrumentum. I. 563. in manibus cur sit arctius applicata et magis sensibilis. III. 109. meatuum plena. VI. 66. meatus reserantia remedia rarefacientia dicuntur. XI. 749. meatuum vitium, quo supervacua transmitti prohibentur, adstrictio est. VI. 218. in ejus meatus et in superficiem externam multae aperiuntur et venae et arteriae. XI. 402. mollis et alba temperamenti humidi et frigidi signum. I. 626. quibus mollis et rara est, ab omnibus externis causis facile corripiuntur, quibus autem dura et densa, facilius ab internis. XV. 377. musculosae fronti subjectae anatome. II. 444. unde nervos suos accipiat. V. 272. minus nutrit. VI. 671. obstructio, quomodo se manifestet. VI. 219. cura. ibid. obstructio, condensatio aut contractio quinam dicatur affectus. XV. 379. obstructio qua in re a condensatione differat. XV. 379.

Cutis veluti operculum est. VII. 25. palpitatio saepe accidit et musculis ei subjectis. VII. 160. causa, quae in ea palpitationes provocet. VII. 598. affectus num palpitatio. VII. 594. cur vix sensibilis in pede et arcte adhaerens. III. 235. a pedibus excoriatur, ubi quis imprudens supergrediatur dryinum serpentem. XIV. 234. in phlegmone tenditur et quomodo. XIII. 991. in sicca et calida cute pili multi magnique cur generentur. I. 614. pilosa quales nervos accipiat. III. 745. poros contrahens remedium condensans appellatur. XI. 749. pinguium

porcellorum qualem succum generet. VI. 773. pruritus ab atra bile fit. XV. 369. punctura ex acu, quid exigat in curatione. X. 386. raritas et humorum tenuitas causa colliquationis. XVII. B. 522. raritas causa ventris densitatis. XVII. B. 2.

Cutis, quae prorsus periit, regigni cur nequeat. X. 197. rhacodes qualis. XI. 132. ruborem excitat frictio dura exigua. VI. 97. rugosa quae dicatur. XVII. B. 90. sicca est in febre ex lassitudine. IX. 698. ut signum. VII. 76. sordes unde. VI. 67. sordes detergentia remedia quae. XI. 744. a cute detergit sordes farina fabarum. VI. 530. squalida, nec humida iis est, qui in sole aut ad ignem calefacti sunt. IX. 215. stipatio vitiosis naturis plurimum incommoda. X.584. superficies extima callosa est, dura et frigida. XI. 401. temperies non utique subjacentium partium temperiem prodit. I. 627. terrae comparatur. I. 613. quomodo sit tractanda, ne a causa externa facile laedatur. XV. 377. ulcera a phlegmone tuentur tela aranei. XII. 343.

Cuti inhaerentium succorum cura. XVII. A. 961.

Cutem Plato in Timaeo carnem esse dicit. XI. 716. ad *cutem* avulsam emplastrum album Damocratis. XIII. 455. cutem densat aër frigidus. X. 698. densat balneum frigidum. X.709. densat frictio dura. VI. 229. emollit balneum. XV. 719. quod erodit et exulcerat, ut sinapi, salsamentum, allia, cepae, cur non idem in ventriculo, devoratum, efficiat. I. 661. exugit calamintha. XII. 4. exulcerat Chelidonium minus. XII. 156. induratam emollit calidum. XVII. B. 809. pilis glabram reddit dryopteris. XI. 865. rarefacit balneum. X.709. rumpens emplastrum. XIII. 932. siccantia stipationem adducunt. X. 602. per cutem vacuationis causa. X.658. per cutem ubi notabilis vacuatio est, venaesectio aut non aut modice adhibenda. X. 658.

A *Cute* quid ad intestina et ventriculum ferri posse docetur. II. 193. in *Cute* foramina quaedam sunt, ut supervacua exeant. XV. 253. sq.

CYAMUS vide FABA: quot habeat uncias. XIV. 763.

CYANUS, ejus vires et usus. XII. 223.

CYATHUS. XIX. 769. secundum *Dioscoridem.* XIV. 776. ejus character. XIX. 757. 758. quot contineat chemas. XIX. 753. 774. quot drachmas. XIX. 779. quot minas vel mystra parva. XIX. 764. quot mystra parva. XIX. 760. olei. XIX. 777. mellis. XIX. 778. veterinariorum. XIX. 772. in CYCLADIBUS insulis quod mel nascitur, antidotis conficiendis bonum. XIV. 22.

CYCLAMINUS aperiens est. XI. 750. succi, radicis vires medicae. XII. 50. sq. altera species quam alii propter florem hederae similem *cissanthemon* vocant, quales habeat vires. XII. 51. sicca cum vino pota mentem perturbat. XII. 561. succus caput per nares purgat. XVI. 147. radix foliis est potentior. VI. 646. radix trita cum vino ad leporem marinum sumtum. XIV. 139.

CYCLAS Apollonius. XVII. A. 618.

CYCLISCI excipiunt bilem. XII. 276. *Cycliscorum* usus in fracturis calvariae. X. 448.

CYCLOPEM in magna vena vulneravit lethaliter Ulysses. III. 313.

CYCNARIA medicamenta ad incipientes lippitudines. XIV. 765.

CYDONIA herba odoramentis admiscetur. XII. 458.

CYDONIA, eorum facultates. VI. 602. austera sunt. VIII. 114. *Cydoniorum* succus coctus cum melle durare potest, tametsi ipse per se non ita durare queat. XII. 76.

Cydonia: coctorum et struthiomelorum differentia. VI. 602. movent alium sensum in lingua, quam adstringentia. XI. 452. magis adstringit quam aeris squama. XI. 579. in cydonio malo praeparatur scammonium. VI. 476.

CYEMA foetus vocatur primis mensibus. VII. 132.

CYGNUS ex terra Samia ad ulcera, epiphoras, dolores molestos suppuratosque oculos. XII. 759. *Cygnus* inscriptus reginae ad maximos oculorum dolores et affectus. XII. 759. Cygni collyria. XI. 708.

CYLINDRUS, definitio. XVIII. A. 462.

CYMINUM vide CUMINUM.

CYNANCHE, definitio. VIII. 249. XIV. 733. *Cynanches* et Synanches differentia. XVIII. B. 267. quaenam gravissima et celerrime necans. XVII. A. 596. ex plenitudine oritur. VI. 375. vere potiss. fit. XVI. 26.

CYNARAE radix pro lapathi radice. XIX. 734.

CYNICAM philosophiam invenit Antisthenes. XIX. 227.

Cynici philosophi contendunt, placita sua brevem esse ad virtutem viam. V. 71. principium materiale putabant, ex quo omnia sint genita. XIX. 243.

Cynici spasmi cujusnam sint musculi affectio. XVIII. B. 930.

CYNIPS vitium vide *Scnipae.*

CYNOCEPHALI evidentem ossium dissimilitudinem cum humanis nacti sunt. II. 223. *Cynocephalis* similes siniae rostro longiore et dentibus caninis cur ambulare nequeant. II. 222. musculorum temporalium conditio. III. 844.

CYNOCRAMBE apocynum vocatur. XI. 835.

CYNOMORUS apocynum cur vocetur. XI. 825.

CYNOSBATUS (Canirubus) est frutex silvestris. VI. 619. fructus facultates. VI. 589. fructus parum alunt, et pravi succi sunt. VI. 621. fructubus rustici vescuntur. VI. 620. germina eduntur. VI. 644. semen pro hyoscyami semine. XIX. 745. ei succedaneum remedium. XIX. 733.

CYNOSORCHIS, (orchis) radicis vires medicae. XII. 92.

CYPARISSIAS est tithymali species. XII. 143.

CYPARISSUS vide CUPRESSUS.

CYPERIS attica pro cinnamomo. XIX. 732. *Cyperi* succedanea remedia. XIX. 733.

CYPERUS, ejus foliorum et germinum vires et usus medicus. XII. 54. mixtam naturam habet ex contrariis. XII. 472. ejus radicis vires et usus medicus. XII. 54. numeratur inter arida moderate adstringentia. XII. 961. pro juniperi baccis. XIX. 725.

CYPHI compositio secundum *Damocratem.* XIV. 117.

CYPHEOS odores cephalalgiam inducunt. VIII. 207. ei succedaneum remedium. XIX. 733.

CYPHOIDES antidotus Andromachi ad hepaticos. XIII. 198. (cur ita sit vocata. 199) alia. XIII. 202.

CYPHOS Hippocrates gibbos vocat. XVIII. A. 74.

CYPHOSIS, definitio. XVII. B. 709. XVIII. A. 553.

ex Cyprino Aphrodae emplastrum viride. XIII. 494.

Cyprum Galenus profectus est, ut metalla inde ad theriacam conficiendam exportaret. XIV. 7. in *Cypro* rustici polenta pro pane utuntur. VI. 507.

Cypselus cum adhuc generaretur, et si Bacchiadis non videbatur terrente ipsos spectro. XIX. 180.

Cyrenaica lachryma utilis ad nervorum puncturas. X. 393.

Cyrenaicae philosophiae inventor Aristippus. XIX. 227.

Cyrenaicus succus tenuissimae substantiae calidae est. XIII. 567. succus, usus in columellae phlegmone. XI. 860.

Cyrillum, Boëthi filium quomodo clam cibum sumere deprehenderit. XIV. 635.

Cyrti emplastrum attrahens. XIII. 928.

Cyrtoma quale tumorum genus. XVIII. B. 145.

Cyrtoses in senibus incurabiles. XVII. B. 539.

Cyssaron rectum intestinum est. XIX. 176.

Cytinus punicae domesticae flos est. XI. 847. *Cytini* vocantur flores mali granati. XII. 115. in fine veris generantur. XII. 917. adstringunt. XII. 918. punicorum ad ulcera interna. X. 298.

Cytisus fruticosa planta est, in altum excrescens, myrtis similis. XIV. 22. in colle ad Tabias crescit. X. 365, foliorum ejus facultates medicae. XII. 55. ex *Cytiso* apes mel bonum conficiunt. XIV. 22.

Cyzicenum emplastrum. XIII. 742. ut *Asclepiades.* XIII. 818. ut *Philoxenus.* XIII. 819. *Herac.* XIII. 814.

D.

A character apud *Hippocratem* quid significet. XVII. A. 612.

Dactyli syriaci pro agria staphide. XIX. 723.

Dadinum oleum ex nigra pice conficitur; ejus facultates. XI. 871.

Daemones, de iis philosophorum sententiae. XIX. 253. remedia ad daemones abigendos. XIV. 561.

Daemoniorum et decanorum herbae sacrae. XI. 797.

Dalmatae quales capillos habeant. I. 618. a *Dalmatis* quonam veneno telorum cuspides obducantur. XIV. 244.

Damagorae ex Veneris usu venter inflatus est. XVII. B. 25.

Damarum sanguis non coagulat. IV. 792.

Damascena pruna praestantissima. VI. 613. reservantur. XI. 367. secundum *Dioscoridem* ventrem sistunt, quod non est. XII. 32.

Damasonium s. alisma, ejus facultates et usus. XI. 861. *Damasonii* decoctum lapides conterit. XI. 861. XIX. 694. *Damasonio* succedanea. XIX. 727.

Damocrates integrum librum de antidotorum confectione versibus conscripsit. XIV. 260. quanam in re ab

Andromacho et aliis in conficienda theriaca discrepet. XIV. 260. librum scripsit: Damocratis medicinae studiosus. XIII. 40. librum, Clinicus inscriptum edidit, in quo versibus jambicis de tribus medicamentis disserit ad Ischiadicos. XIII. 349. trimetris versibus diachylon *Menecratis* describit. XIII. 996. usus multiplicis medicamenta. XIII. 915. acoporum compositiones. XIII. 1047. sq. antidotus sanguinis impetum arcens. XIV. 129. confectio ex papaveris capitibus. XIII. 40. dentifricium. XII. 889. (in libello Pythici appellato, quem Damocrates Pythicum inscripsit.) aliud. XII. 891. discussoria. XIII. 940. compositiones ex sale discussoriae. XIII. 942. sq. dysrachitis. XIII. 797. emplastrum album. XIII. 455. ut *Damocrates* emplastrum ex dictamno. XIII. 820. a *Damocrate* conscripta malagmata ad hepar et praecordia. XIII. 220. *Damocratis* malagma. XIII. 988. theriace. XIV. 90. sq. ad venenosorum ac rabiosorum morsus antidoti. XIV. 191—201. ex *Damocratis* traditione antidotus mithridatica. XIV. 115. ex *Damocratis* libris emplastrum gilvum. XIII. 939. aliud. ibid.

Damon musicus. V. 473.

Damonici, (Claud.) compositio ad purulentas aures cum dolore. XII.637. ad *Damonicum* relatum emplastrum ex pyrite lapide. XIII. 740.

Damocratica compositio ad achoras humidos et inveteratos. XII. 486.

Daphne herba, quam et alexandrinam vocant, vires et usus. XI. 863. (confer. Laurus.)

Daphnites cassiae species. XIV. 72.

Daphnoides simile quoad vires Daphnae alexandrinae. XI.863. idem quod *Clematis*. XII. 31.

Darii febrem sedans catapotium. XIII. 69. pastillus qui per anum immittitur. XIII. 832.

Dartos. XIV. 719.

Dasypodis caput ustum. XII. 877. *Δασυστόμοι* qui. XVI. 509.

Daucus a quibusdam pastinaca sativa vocatur. XI. 655. (alias staphylinus) ejus facultates et usus. VI. 654. XI. 862. comeditur. VI. 622. aniso substitui potest. XIX.725. *sylvestris*, ejus vires. XII. 15.

Dauci mali succi sunt. VI. 794. seminis facultates et usus. XI. 862. semen urinam movet. XI. 747. semini succedens remedium. XIX. 727. triti usus in febre singultuosa. XV. 846.

Dealcis uxoris casus, quam ex moerore febris prehendit horrida et acuta. XVII. A.786. in *Dealcis* horto jacentis, et febre ardente laborantis historia traditur. XVII. A. 561. is casus citatur etiam. XVIII. A. 131.

Debilitare dicuntur, quae vires imminuunt. XV. 665.

Deceptio qua in re consistat secundum *Platonem* V. 729.

Declinantes aetate. In iis bilis atra exuberat. XIX.374. *Declinantium* aetas sicca et frigida. XV. 186. XVI. 101. temperamentum quale. XIX. 374.

Declinatio, definitio. IX. 553. optimum cibandi tempus declinatio est. XV. 511. quibusnam symptomatibus fiat. XV. 512. *Declinationis* initium variat. VI. 387. morbi indicia. IX. 555. 556.

Declivem esse decubitum quid significet. XVIII. B. 60. jacere, et ad pedes delabi malum signum. XVI.198.

Decoctum caricarum. XIII. 879. glycyrrhizae, ad crassitudinem mellis attici redactum, ad tracheitidem. XIII. 11.

Decolorati ex nimia vacuatione. X. 638. quinam dicantur. XV. 904. purgandi non sunt. XV. 900. cur purgandi non sint. XV. 904. XVI. 657.

Decretoria signa quae. IX. 614. XVII. B. 396. quae non decernunt, partim mortalia sunt, partim vero difficulter decernunt. IX. 612. XVII. B. 398. signa non decernentia mala. XVII. B. 398. si cocto morbo supervenerint, propinquam salubrem, si crudo, improbam crisin indicant. XVII. B. 397.

Decretorii dies vide Dies.

Decubitus fit ex diuturniori situ immutato. XVIII. B. 573. aegri signum esse potest. XVI. 198. 226. XVIII. B. 55, decens in morbis bonum signum est. XVI. 213. aegri in latus dextrum aut sinistrum bonum. XVIII. B. 55. qualis sit bonus. XVIII. B. 56. si declivis est, et a cubcitra ad pedes delabitur, malum. XVIII. B. 60. pronus in ventrem quid significet. XVIII. B. 64. in somno supinus una cum cruribus contractis et disjunctis malum. XVIII. B. 63. supinus, manibus collo cruribusque porrectis malum. XVIII. B. 58.

Decumbentis callis ubi. XVIII. B. 749.

Decurtatum crus quale. XVIII. A. 596.

Decurtatus pulsus. VIII. 524. duplex genere est. IX. 314. quid significet. IX. 315. 321. causa. IX. 65. 85. etiam fit, ubi arteria insolitum decursum habet. IX. 322. decurtatus deficiens. VIII. 525. reciprocus. VIII. 524. IX. 65.

Decussationem nervi optici negat Galenus. III. 814.

Defatigati pulsus. XI. 13.

Defectus num morbi causa. XV. 284. (animi vide Animi defectus atque deliquium).

Definitio qualis sit oratio. XIX. 236. ejus differentiae. XIX.237. ejus definitio. XIX. 348.

Defluvium capillorum vide *Capillorum defluvium*.

Deformia incrementa prava sunt. XVII. A. 820.

Deformitas comitatur roboris infirmitatem. V. 831.

Deglutitio, definitio. XIX. 372. ejus mechanismus. II. 168. sq. laryngis et pharyngis in ea conditio. III. 591. tracheae peculiaris structurae ad eam utilitas. III. 531. impedita in febribus, nullo tumore existente, letale. XVIII. A. 175.

DEILEONTIS cephalicum. XIII. 744.

DELECTATIO quomodo fiat. VII. 115. omnibus sensibus inest. VII. 115.

DELETERIA medicamenta quae. I. 670. XI. 767. XVII. B. 337. deleteria quae curant, alexipharmaca vocantur. XI. 764. crassarum sunt partium, nec facile moveri possunt. XI. 597. qua ratione interficiant. XI. 596. in naturis calidis citius vim suam exserunt. XI. 596. quae alterant facultates, quamnam naturam habeant. XI. 762. venena deleteria quaedam carnes sunt. XII. 311. deleterium dorycnium est. XI. 864. ad *Deleteria* medicamenta utrum eandem vim habeat medicamentum ex fructu Juniperi et terra Lemnia, Galenum fugit. XII. 175. scordium adversatur. XIV. 61.

ut DELETIUS *Epagathus* infusum ad dysenteriam. XIII. 300.

DELIGATIO (confer. FASCIA.) differentiae. XVIII. A. 776. variae denominationes. XVIII. A. 776. omnis quomodo comparata esse debeat. XVIII. B. 873. celeriter, sine dolore, promte, concinne facienda est. XVIII. A. 769. ambabus simul manubus debet exerceri. XVIII. B. 771. quid sit agendum, si neque comprehensio, neque suspensio linteorum commode se habeat. XVIII. B. 767. sq. semper fiat e regione morbi, qui deligationem postulat. XVIII. B. 755. sq. inclinatio ordinata quando in ea dicatur. XVIII. B. 729. species devinciendae partis affectioni congruere debet. XVIII. B. 732. partim medetur, partim medentibus subservit. XVIII. B. 734. partim ipsa sanat, partim sanantibus subservit. VI. 122. causa maciei partium. XVIII. B. 892. in abscessibus administranda. XVIII. A. 781. aequalis. XVIII. B. 725. articulorum quomodo fiat. XVIII. B. 760. ascia vocata. XVIII. A. 787. XVIII. B. 727. calcis. XVIII. B. 452. sq. capitis. XVIII. B. 732. 765. a duobus capitibus qualis. XVIII. A. 830. catagmatica s. fracturis idonea. XVIII. B. 726.

Deligatio claviculae fractae et brachio luxato conveniens. XVIII. A. 813. constructa et quae construitur, quomodo comparatae esse debeant. XVIII. B. 719. sq. 724. constructae species.

XVIII. B. 724. sq. coronaria. XVIII. A. 786. in cubiti fractura adhibenda. XVIII. B. 369. sq. cubiti luxati. XVIII. B. 767. elegans quidem, non autem conveniens nocet. XIII. 666. in quibus expassa contrahere oportet. XVIII. B. 807. sq. extenuatorum. XVIII. B. 890. faciei conveniens. XVIII. A. 797—813. in femoris fractura adhibenda. XVIII. B. 521. filum quid. XVIII. B. 740. in fracturis quomodo facienda. XVIII. B. 741. frontalis, maxillaris, mertina etc. qualis. XVIII. A. 787. genu articuli. XVIII. B. 760. 761. humeri. XVIII. B. 763. humeri fracti. XVIII. B. 427. inguinis. XVIII. B. 763. mala laesionis causa. V. 770. multiplicis utilitatem quidam damnant. XVIII. A. 770. oculus vocata quando sit adhibenda. XVIII. B. 732.

Deligatio quaenam sit optima in ossium fracturis. XVIII. B. 332. sq. XVIII. B. 826. orbicularis. XVIII. B. 726. poplitis. XVIII. B. 760. 761. principia non sunt super ulcus injicienda, sed hinc aut illinc nodus faciendus. XVIII. B. 745. a duobus principiis qualis. XIII. 685. XVIII. B. 758. prolapsorum, laxatorum, avulsorum, perversorum etc. XVIII. B. 886. recta est, quae proba, quae confert, juvatque. XVIII. B. 737. rhombus vocata quando adhibeatur. XVIII. B. 732. semirhombus vocata. XVIII. B. 732. sima quae. XVIII. B. 727. simplex quae. XVIII. A. 772. sinuum. XVIII. B. 793. 797. 801. ejus stabilimenta. XVIII. B. 918. suggillationum, contusionum, tumorum inflammationis expertium. XVIII. B. 881. tertia chirurgicae operationis pars est. XVIII. B. 743. tibiae. XVIII. B. 763. in tibiae ad talum luxatione. XVIII. B. 489. ulcerum. XVIII. B. 792.

Deligationis applicandae generaliores regulae. XVIII. A. 778. sq. *Deligationis* duae species, et quae fit, et quae facta est. XVIII. A. 769. XVIII. B. 719. sq. usus. XVIII. A. 780. duplex usus in fracturis. XVIII. B. 364. scopi. XVIII. A. 828. XVIII. B. 763. vires et opera. XVIII. B. 784. pro loco, in quo instituenda, diversitas. XVIII. A. 829. sq. robur quomodo esse debeat comparatum. XVIII. B. 738. pravae effectus. XVIII. B. 788. qualitas optima. XVIII. B. 736. neutiquam ferendae effectus.

XVIII. A. 833. ratio, si contracta diducenda sunt. XVIII. B. 811. stabilimenta sunt ferulae et splenia. XVIII. B. 830. capiti convenientes. XVIII. A. 782—796. in fracturis ossium ratio. XIV. 793. nodus quid sit. XVIII. B. 740. nodus quo loco strui debeat. XVIII. B. 749. nodus et filum mollia nec magna sunto. XVIII. B. 752. nodus et filum non ferantur deorsum, sed sursum. XVIII. B. 739.

DELIRANTES, respirationis conditio. VII. 809. non omnes habent respirationem magnam et raram. VII. 836. sq.

DELIRATIO apud *Hippocratem* est moderata desipientia. XVIII. A. 109.

DELIRIUM quid sit, et qua in re consistat. VII. 60. *Hippocrates* mentis laesionem vocat. XV. 701. functionis imaginatricis laesio. VII. 60. est symptoma actionis loci delirantis. VIII. 131. quomodo oriatur. XV. 741. citissime supervenit nervosis partibus inflammatis et cur. VIII. 179. laesum cerebrum indicat. XVII. A. 179. promtissime excitat diaphragma affectum. XVIII. B. 89. contraindicat purgationem. XVI. 654. futurum significant sputa rotunda secundum *Hippocratem*. XVII. B. 106. ex haemorrhagia malum. XVIII. A. 109. quaenam symptomata portendant in morbis acutis aestivo aut autumnali tempore. XV. 841. portendunt faucium partes dolentes, et si os tum cogitum claudi nequit. XVI. 536. portendit, si quis pronus cubet, quum in bona valetudine ita cubare non consuevit. XVI. 100. indicat alvus liquida, bile flava sincera exeunte, et si spumosae fuerint dejectiones. XVI. 593. *Delirium* num indicet alvus liquida in lassitudine laborante. XVI. 590. signum est dentium stridor inconsuetus. XVIII. B. 66. in febribus futurum esse ex quibus signis cognoscatur. XV. 825. sq. 840. indicare potest lassitudo ulcerosa et phlegmonosa. XVI. 593. num significent rari lateris dolores. XVI. 558. indicat oculi ferocitas. XVII. A. 895. oculi instabiles vel perpetuo motu agitati. XVIII. B. 48. indicant oculi obtorti. XVII. A. 870. indicium est praecordiorum pulsus. XVIII. B. 87. indicat respiratio magna et rara. VII. 814. 815. indicat semper sedere velle. XVIII. B. 66. portendit siccitas in vicinis capitis instrumentis. XVI. 592. indicat situs pronus in

ventrem. XVIII. B. 64. portendit situs cum cruribus contractis et disjunctis. XVIII. B. 63. denotat spiritus magnus. VII. 906. ostendit spiritus magnus et longo tempore inspiratus. XVII. A. 258. denotat magnus spiritus et ex longo intervallo. VIII. 279. denotat spiritus magnus ex intervallis. (*Hippocrates*). XVI. 520. XVII. A. 918. num portendat spiritus in vocis defectione promtus. XVI. 559. portendit urinae enaeorema, dissipato femoris dolore. XVI. 587. urina non indicat. XVI. 590. vehementis signa in morbis acutis quae. XV. 603.

Delirium lethargicum i. q. typhomania. XIX. 415. fit osse capitis ad cavitatem persecto. XVIII. A. 123. in peripneumonia et pleuritide non proprius est capitis affectus. VIII. 133. a septo transverso continuum. VIII. 331. quomodo hoc ab illo phreniticorum differat. VIII. 331. signum decretorium. XVII. B. 396. solvit febres ardentes, quibus tremores accidunt. XVIII. A. 37. ubi somnus sedat, bonum. XVII. B. 456. ob siccum cerebri temperamentum vigilias solet excitare. XVIII. B. 130. cum vigiliis ex quanam cerebri intemperie oriatur. IX. 407. ob vigilias malum. XVIII. A. 118. ex vini multo potu malum. XVIII. A. 107.

Delirii differentia pro humore exsuperante, qui provocaverat. XIX. 493. causa auris dolor. XVIII. B. 262. fiunt ex excandescentia et bile amara in stomacho vel cerebro collecta. XV. 598. efficiunt morbi biliosi et calidi. VIII. 161. quomodo producat flava bilis. XVII. A. 176. causa est calor multus. XV. 805. causa calida efficit. VIII. 131. inducit succus atrae bilis, in cerebri corpore abundans. VIII. 178. generatio fit a flava bile in cerebro exsudante. XVII. A. 533. fit ex immodice calida cerebri intemperie. IX. 407. causa est calor immodicus. XVI. 51. vehemens capitis ustio. VIII. 128. *Deliria* in aestuosis febribus unde fiant. IV. 507. in febribus ardentibus causa sanguis melancholicus et biliosus. XV. 370. causae sunt odores validi. II. 884. in pleuritide causa. IX. 171. causa inflammatio oris ventriculi. XVIII. B. 89. stomachi imbecillitas. VII. 137. quando os ventriculi causa sit. XV. 609. vulnera tendinum, nervorum et alia. X.

290. respirationis in iis rarae et magnae *Hippocratis* testimonia. VII. 827. respirationem raram et magnam faciunt. VII. 849. quinam eo facile corripiantur. XVII. A. 791. praecedit respiratio frequens et exigua, infestante vero delirio inaequalis fit. VIII. 329.

Deliria omnia affecto cerebro orinntur. XVIII A. 90. saepe simulantur. XIX. 2. sine febre *Hippocrates* manias vocat. XVII. A. 159. quomodo differant ea, quae per se, et quae per consensum aut secundarie fiunt. XVIII. A. 90. gravissima sunt, quae ob defectum oriuntur. XVIII. B. 48. omnia in vitiosis humoribus consistunt. VII. 202. audacia periculosissima. XVIII. A. 90. per febrium vigores per consensum fiunt. VIII.178. melancholica multifaria sunt. VII. 203. XIX. 702. minus periculosa sunt, quae cum risu fiunt. XVIII. A. 90. phreniticorum non quiescunt initigato febrium vigore. VIII. 178. phreniticorum sedat theriaca. XIV. 271. quae ob septum transversum fiunt, phreniticorum deliriis affinia sunt. VIII. 329. ut signum criseos futurae. IX. 582. cur senioribus fieri consueverint. XVII. A. 159. in quibusnam morbis oriantur. VIII. 329.

Deliriis famelici corripiuntur, si cibis assumtis praebiberint. XVII. B. 499.

DELPHINUS aërem respirat. III. 444. sanguinem melancholicum generat. VIII. 184. *Delphini* duram carnem habent. VI. 728.

DELUXATIO, definitio. XIX. 460.

DEMENTIA fit ex humoris vitio. X. 930. *Dementiam* adducunt quaedam remedia anodyna. XI. 767. provocat semen Solani hypnotici, duodecim corymbis hausti. XII. 146. erysipelas ad pulmones conversum. XVIII. B. 270. continua cum febre Hippocrati phrenitis est. XVI. 493. *Dementiae* in morbis signa sunt mala. XVI. 259.

DEMETRIUS Alexandreus. XIV. 627.

DEMETRIUS *Bithynus* chrysocolla, super calente cera excepta usus est ad ulcera. XIII. 722. qua ratione ab *Andromacho* et aliis in theriacae confectione discrepet. XIV. 261. *Demetrio* archiatro *Galenus* theriacen praeparanti semper adstitit. XIV. 4. sq.

DEMOCRATIS collyrium ad cataractam. XII. 257.

DEMOCRITUS, opinio ejus de seminis origine. XIX. 322. mortalem animam putat. XIX. 316. ubi ponat animae sedem. XIX. 315. ea corpora, quae atomos vocat, potestate et specie esse unum statuit, sed reprehenditur. I. 416. atomos omnium rerum principia statuit. XIX. 244. de circuli lactei natura. XIX. 285. coitum epilepsiam parvam vocavit. XVII. A. 521. corporum alterationem concretionem et alterationem esse putavit. XVI. 38. de Deo sententia. XIX. 251. qualia elementa statuerit. XIX. 243. de essentiae necessitate opinio. XIX. 261. facultatem corpus esse dicit. XIX. 322. feminam quoque semen emittere putat. XIX. 322. theoria de foetus nutritione. XIX. 330. opinio de causa generationis maris aut feminae. XI. 324. hominem ex homine excuti dicit. XIX. 176. de causa incrementi Nili. XIX. 300. de lunae natura. XIX. 279. membrana obductum mundum putat. XIX. 267. mixtionis definitio. XIX. 258. mortis ejusdem definitio. XIX. 340. mundum non animatum putat. XIX. 264. infinitos mundos in infinito vacuo accipit. XIX. 263. de necessitate sententia. XIX. 261. semen a toto corpore secerni vult. XIX. 449. sensus definitio. XIX. 302. plures sensus brutis quam diis et sapientibus inesse ducit. XIX. 303. de solis natura. XIX. 275. de causa somniorum. XIX. 320.

Democriti theoria, quomodo imagines speculi fiant. XIX. 308. quas stellas cometas dicat. XIX. 286. de motu stellarum. XIX. 272. de ordine stellarum. XIX. 272. de terrae figura. XIX.294. de terrae inclinatione. XIX. 295. theoria de terrae motu. XIX. 295. de terrae motuum causa. XIX. 296. vacuum magnitudine infinitum putat. XIX. 259. visus theoria. XIX. 306. vocis theoria. XIX. 311.

DEMONSTRATIO, definitio. XIX.238. sq. omnis ab evidentissimis inchoari debet. V. 94. *Demonstrationis* principium. XIX. 234.

Demonstrativum signum quale. XIX. 396.

DEMORSUS ventriculi causae. VII. 238. (confer. VENTRICULI morsus.)

DEMOSTHENIS locus. V. 503. divites indoctos appellat: *oves onustas aureo vellere.* I. 10. emplastrum ejus viride. XII. 843.

Demosthenes Massaliota. XIII. 856.

Demosthenes Philalethes tres libros reliquit de pulsibus. VIII. 727. ejus pulsus definitio. VIII. 727.

DENARIUS quanti aestimetur. XIX. 759. italicus. XIX. 768. veterinariorum. XIX. 773.

DENSA corpora quali alimento indigeant. VI. 798. XII. 9.

DENSANT adstringentia. XIII. 698. aqua calida. X. 472. aquae aluminosae. VI. 219. aquilo. XVII. B. 609. capparis. XII. 9. refrigerantia. VII. 600.

DENSATA dilatare convenit. XVII. A. 896. et quomodo. XVII. A. 897. fundit balneum. X. 712.

DENSATIO non omnis adstrictio est. I. 177.

Densiores qui sunt, in morbos diuturnos ruunt. XV. 610.

DENSITAS corporis ad perspirationem, quibus minus aufertur, morbosum. XV. 376. cutis unde. VI. 219. senibus secundum naturam, pueris praeter naturam est. I. 179.

DENSUM quid proprie significet. VI. 120. rarum ei contrarium. X. 771.

DENS epistrophei, s. processus odontoideus. II. 756. apud *Hippocratem* tota vertebra secunda vocatur. II. 757. XVI. 681. ab *Hippocrate* vocatur processus odontoideus epistrophei. XVII. A. 371. alii apophysin pyrenoidem vocant. IV. 24.

DENTES, definitio. XIX. 368. aper arma habet. III. 2. sedecim in utraque maxilla sunt. II. 753. habemus triginta, quaque in maxilla sexdecim. III. 869. numerus et varietates. XIV. 722. etiam inter ossa numerari debent, id quod sophistis quibusdam non placet. II. 752. et superiores et inferiores animalia habent carnivora. XVIII. A. 358. in alveolis apta collocatio. III. 873. gomphosi junguntur alveolis. II. 738. XIV. 722. eorum positio ad officia sua peragenda optima. III. 870. sq. quod superiores inferioribus et dextri sinistris sint aequales, aequitatis summae specimen est. III. 874. canini. XIV. 722. canini unde nomen habeant. II. 754. canini inferiore basi lati, superna acuti, qui frangunt dura. III. 869. canini unam radicem habent. II. 753. caninum cur homo habeat utraque in parte unum, quum leones, lupi ac canes multos utrinque habeant. III. 877.

Dentes incisivi. XIV. 722. incisivi unde sic dicti. II. 754. incisores quatuor sunt. II. 753. incisivi cur quatuor quavis in maxilla. III. 877. incisivi acuti et lati, ut morsu possint incidere. III.869. molares. XIV. 722. molares unde nomen habeant. II. 754. molarium numerus non est definitus, ut plurimum sunt quinque. III. 877. maxillares seu molares utrinque quini, triradices qui in superiore, biradices qui in inferiore maxilla. II. 753. maxillares nonnunquam quatuor tantum aut sex adsunt. II. 753. molares medii cur maximi, qui vero in utraque parte, minores. III. 872. molares, si in parte anteriore essent locati, quid eveniret. III. 870. maxillares s. molares, asperi, lati, duri ac magni, qui laevigare ac terere plane queant. III. 869. alios nervos habere, alios nullos, molarium radices, quod hi magni sint, exiguos, reliqui vero magnos. III.866. participes sunt nervorum. II. 754. nervi unde veniant. II. 837. nervos accipiunt a tertia conjugatione. II. 743. sq. cur nervos molles acceperint. IV. 271.

Dentes ad loquelam conducunt. VIII. 267. ad loquelam maxime necessarii. XVI. 204. ad vocem articulatam conferunt. VIII. 272. jactura et esum et loquelam turbat. III. 866. cur parvi unam, majores autem duas aut tres habeant radices. III. 871. omnes quidam amisit ex lactis usu. VI. 344. cibos extenuant moliuntque. XIV. 714. receptacula duo. XIV. 721. cur in infante nascantur. IV. 249. perversa serie positos habent, qui caput dolent, et aures fluentes habent. XVII. A.815. quibus plures, ii diuturnae sunt vitae. XVII. A. 473. superiores quae non habent animalia, his ventriculi plures sunt. II. 544. in temperamento calido et frigido, et humido et sicco citius eduntur. VI. 390. in *Dentium* intervallis quod per totam noctem relictum est cibi, propriam formam non servat. XV. 242. acuti multi ac fortes sunt dati animalibus fortibus. III.875. arma habet aper. III. 2. exerti mascula sunt organa. IV. 628. frigus iis inimicum. XVII. B. 803. serratos habentia animalia carcharodonta vocantur. III. 616. simiarum, ad cynocephalos accedentium, quales sint. II. 534. in senibus laxantur et decidunt cur. XII. 851. cura. XII. 851. secundum *dentes* abscessus *Hippocrates* conmemorat in pestilente constitutione. XVII. A. 677. utrum dolere possint. XII. 848.

Dentium morbi. Quidam evidentes apparent, quidam non. XII. 848. 850 —853. Generalia circa eorum curam. Recensentur nobiliores eorum. XII. 851. sq. nihil offendit lac acidum. VI. 689. nocet assiduus lactis usus. VI. 688. ad hoc praesidia. ibid. et sq. helleborus niger prodest cum aceto colluentibus. XI. 874. ad dentium affectiones remedia parabilia. XIV. 354. abstergunt salia theriaca. XIV. 290. ut albi reddantur, odorati, et ab erosione serventur. XII. 889. ad dentes dealbandos. XIV. 426. 432. 523. candidos efficit aristolochiae radix rotunda. XI. 836. ad dentium candorem cornua cervi et caprae usta. XII. 334. ad dentes splendidiores reddendos cinis ostreiorum. XII. 346. testa Sepiae. XII. 347.

Dentium caries; remedia *Archigenis.* XII. 859. ad dentes cariosos praeservativum. XII. 868. ad dentes cariosos. XII. 880. fomentum Critonis. XII. 882. cariosi ne vacillent neque foetorem faciant remedia. XII. 865.

Dentium collutio. XIV. 357. ad dentes concussos et dolentes remedia. XIV. 427. ad dentes ex ictu concussos. XIV. 430. ad dentes corrosos remedia parabilia. XIV. 526. ad dentes debilitatos tum alios tum molares. XII. 873. ad dentes ab ictu decidentes remedia. XIV. 496.

Dentium dolor, quomodo exoriatur. XII. 849. in culpa sunt ejus nervi. XII. 849. aut gingivae. XII. 854. exoritur mox in dentis corpore, aliquando in nervo. XII. 855. Curandi ratio. XII. 855. a doloribus praeservantia remedia. XII. 876. XIV. 357. citra dolorem dentem tollens remedium. XII. 864. ad dentium dolores remedia. XIV. 432. 496. 522. 549. 576. dolentes juvat radix acanthi albae, si decocto ejus colluantur. XI. 819. ad dentium dolores amuleta. XII. 874. *Andromachi* praecepta. XII. 877. *Apollonii* praecepta. XII. 864. remedia, quae in dolore dentium naribus infunduntur. XII. 865. *Apollonii* compositio, e vestigio dolores dentium sedans. XII. 858. apophlegmatismi. XIV. 356. remedia, quae *Archigenes* ad eos conscripsit. XII. 855.

Archigenis ad dentium dolorem ex eorum perforatione remedia. XII. 859. sq. *Archigenis* apophlegmatismi. XII. 862. *Aristocratis* Grammatici remedia. XII.879. *Critonis.* XII.882. radix et semen arctii lappae cocta. XI. 837. asparagus myacanthinus s. petraeus. XI. 841. aster cavernae inditus, tritus ac galbano exceptus aut fici succo. XIII. 165. radix batrachii. XI. 849.

Dentium dolores mitigat quidem cedrea, sed dentes confringit. XII. 18. Chelidonii majoris radix mansa. XII. 156. mitigat clematis. XII. 31. collutio radicis ephemeri. XI. 879. collutio ad molarium dolores. XII. 867. masticatoria ad eosdem. XII. 868. aliud remedium ad dentes erosos dolentes. XII. 869. *Dioclis* remedia. XII. 880. emplastrum ex cote. XIII. 874. emplastrum molare. XII. 869. epithemata. XII. 862. Fomenta. XII. 862. XIV. 355. infusum in nares. XIV. 356. remedia, quae naribus infunduntur, *Apollonii.* XII. 582. dentium dolores, quando erosi sunt, sistere dicunt hepar lacertae. XII. 336. cortex radicis Ononidis in Oxycrato cocta. XII. 90. cariosorum dolores cavitati impositus sedat protinus Peucedanus. XII. 100. Phlomi radix. XII. 150. radix plantaginis (arnoglossi). XI. 839. cortex platani in aceto coctus. XII. 104. ex refrigerio obortos mitigat radix pyrethri. XII. 110. senecta serpentis. XII. 342. suffimentum. XIV. 428. sanat decoctum Tamaricis. XII. 80. sanat radix Tithymalli maxime cariosorum, et liquores in foramina ipsa dentium induntur; qua in re autem, ne vicinae partes corrodantur, summa cautio habenda. XII. 141.

Dentium erosiones fiunt fluxione e capite facta. VI. 422. ad dentes erosos remedia. XIV. 358. ad dentes exesos remedia. XIV. 429. extergunt et splendidos reddunt pumex, smiris testa, aut cornua deusta. XII. 222. *mobiles* et *prominentes*: qui citra plagam mobiles redduntur, in iis nervus per multam humiditatem laxatus est. XII. 871. Cura prominentium ope limae. XII.871. Operandi ratio ipsa. XII. 872. *Archigenis* scripta, quae mobiles dentes corroborant. XII. 873. ad dentes motos et labantes remedia. XIV. 429. moti ut confir-

mentur. XIV. 358. ad dentes motos
Aristocratis remedia. XII. 879. *Pythii.*
XII. 879. alia. 881. *Heraclidae* praecepta. XII. 867. ex ictu motos sta-
bilit isis viridis. XIII. 795. panacea
Mithridatis. XIII. 55. ad dentes denigratos remedia. XII. 866. XIV. 356.
575. ad dentes labentes remedia.
XIV. 495.

Dentium lentor in febribus quid significet. XVII. B. 732. ut bene oleant
remedia. XIV. 428. ad dentes, qui
pessum eunt, remedia, ut citra dolorem excutiantur. XII. 870. dentes
praeservans compositio. XII. 892.
praeservativa remedia. XII. 875. ad
dentes purgandos pumex et smyris.
XII. 205. ad dentes putridos, et nigros dealbandos remedia parabilia.
XIV. 528.

Dentium stridor quomodo generetur.
XVIII. B. 66. stridor a natura similis hippo oculorum. XVIII. B. 67.
invitus stridor masseterum convulsio
est. VII. 150. stridor signum abundantiae sanguinis. XV. 778. stridor,
si non consuetus est, insaniae et
mortis signum. XVIII. B. 66. stridor
in jam delirantibus valde perniciosus.
XVIII. B. 66. stridor in *febre*, quibus a pueris non consuevit, insaniam
mortemque significat. XVI. 100. stridor perniciosus, quibus non per sanitatem est adsuetus. XVI. 612.

Dentium stuporis tum nomen tum
symptoma tactricis facultatis est insigne. VII. 108. stupor quando accidat. VII. 108. causae. VIII. 86.
quibusdam stupent, si molas atteri
audiant. XVI. 330. stuporis ex austero aut acido curam portulaca efficit.
XVI. 331. ad dentium stuporem remedia. XII. 874. XIV. 430. stuporem
sanat andrachne portulaca. XI. 831.
portulaca. I. 127. VI. 634.

Dentium titubatio: ad dentes titubantes infirmosque lavatio. XIV. 427.
vacillantes confirmat rasura cornu
cervi. XIV. 240. item bovis talus.
XIV. 241. vitiati odoris tetri ex ore
causae. XVI. 215. ad dentium vulnus remedia parabilia. XIV. 523. ut
digitis evellantur. XIV. 431. quomodo
eximantur. XIV. 785. ad dentes exi-
mendos sine ferramento et absque
dolore. XIV. 430. 431. *Dens* molaris,
ut citra dolorem tollatur. XII. 883.
ut sponte excidant. XIV. 430.

DENTIFORMIS apophysis epistrophei.
vid. pyrenoides. II. 756. (vide **DENS**
epistrophei et **EPISTROPHEUS**).

DENTIFRICIA. XIV. 357. 426. *Dentifricium* optinum. XII. 889. *Damo-
crati.* XII. 889. aliud. 891. *Aurelii.*
XII. 892. *Galeni.* ibid. *Dentifricio-
rum* compositio, quibus *Galenus* utitur.
XII. 884. (aliud ad dentes mobiles.
XII. 886). ad *dentes* mobiles dentifricium *Galeni.* XII. 886. ad *dentium*
dolorem dentifricium Timocratis. XII.
887. dentifricium *Timocratis.* XII. 887.
ad dentes molares mobiles et concussos dentifricium *Timocratis.* XII.
887.

DENTITIO *puerorum.* Dentientibus
infantibus, si doluerint, canino lacte
gingivas obline. XII. 874, aut si le-
porino cerebello illiveris, cito dentes
proveniunt. XII. 874. morbi ex ea
originem ducentes. XVII. B. 629. eam
adjuvat capparidis cortex cum aceto
aut vino coctus, aut etiam solus dentibus mansus. XII. 10. ad *dentitionem* infantum cerebrum ovillum utilissimum. XIV. 240. ad *dentitionem*
difficilem remedia. XII. 875. ad *dentitionem* primam remedia parabilia.
XIV. 541.

DEOBSTRUCTIO obstructioni contraria. X. 775. *Deobstruentia* medicamenta, definitio. XIV. 759.

DEPASCENTIA ulcera qualia. XII.
988.

ad **DEPILATIONEM** medicamenta. XII.
366. 450. sq. 454. dryopteris. XI.
865. succus tithymallorum inunctus.
XII. 142. arrhenicum. XII. 212.

DEPLETIO, eam vocat *Hippocrates*
vasorum vacuationem. XVII. B. 358.

DEPLORATI cur e medio tollendi.
IV. 815.

Δεψεῖν quid significet. XVIII. A.
437.

DERIVARE quando conveniat. XVII.
A. 905.

DERIVATIO, definitio. X. 315. definitio secundum *Hippocratem.* XVII.
A. 905. quomodo fiat. XVI. 149. sq.
XVII. A. 905. dignitas ejus in morbis curandis. XVI. 148. sq. ejus finis.
XVI. 149. quomodo a revulsione differat. XVI. 150. medela est humorum, qui jam partem occuparunt. XI.
91. XVI. 155.

DESCRIPTIO qualis sit oratio. XIX.
349.

DESICCANTIA remedia qualia. X.
199. 282. XIII. 401. incommoda sunt
exscreationi ex pectore et pulmone.
XI. 776. sine morsu desiccantia quae.
XVIII. A. 485. semen corrumpunt.
XI. 776. cordis intemperiem siccam
gignunt. IX. 388. ad ulcera maligna
quae. XIII. 712. remedia metallica.
XIII. 659. *Desiccat* absinthium. XI.
844. acetum. XII. 90. adstringentia.
XI. 748. androsace. XI. 830. aphace.
XI. 844. arctium lappa. XI. 837.
modice artemisia utraque. XI. 839.
et refrigerat aspalathus. XI. 840. astragalus. XI. 841. atractylis s. cnicus
agrestis. XI.842. balaustium. XI.847.
balsamum. XI. 846. bdellium arabicum. XI. 850. brassica. XV. 179.
Bromus. XI. 855. bulbus sativus. XI.
851. calx elota. XII. 237. castoreum.
XII. 337. centaurii minoris radix.
XII. 20. cyprus. XII. 54. dipsaci
radix. XI. 864. echinus herba. XI.
880. elaphoboscus. XI. 873. epithymum. XI. 875. folia fagi et ilicis
illita. XI. 866. galium. XI. 856. faba.
XII. 49. filix femina. XII.108. galla.
X. 199. gingidium. XI. 856. herbae
recensentur. XIII. 663. sq. hippuris.
XI. 889. Isatis tinctoria. XI. 890.
lagopus. XII. 56. lana usta. XII. 348.
lauri folia et fructus. XI. 863. lenticula. XV. 179. lilium. XII. 45. sq.
lentis corpus. XII. 149. macer. XI.
66. mastiche. XII. 68. moly. XII.101.
myrtus. XII. 81. nymph
eae radix.
XII. 86. pira. XI. 834. platani pilulae. XII. 104. polemonium. XII.
196. polenta ex hordeo. VI. 501. 507.
XV. 898. poterii radix. XII. 86.
quercus. XI. 867. Sabina. XI. 853.
flores salicis. XI. 891. smiris. XII.
205. tamarix. XII. 80. Thalictri folia.
XI. 885. uvae acini. XI. 856. motus,
inedia, vigiliae, vacuatio et omnes
animi affectiones. I. 373. exercitatio
multa. VI. 322. carnes animalium
agrestium sale conditae. XV. 179.

DESIDENDI cupiditatem majorem cur
habeant tenesmo laborantes quam dysenterici. XVII. A. 729. in *Desidendi*
crebra cupiditate clysteres. XVI. 146.

DESIDES inaequaliter respirant. VII.
801.

DESIDERIUM intempestivum futurum
morbum nunciat. I. 360.

DESIDIOSI fiunt, qui prandere non
assueti prandiunt. XV. 552. quomodo
curentur. XV. 556.

DESIPIENTIA moderata apud *Hippocratem* vocatur deliratio. XVIII. A.
109. symptoma ejus est respiratio
magna et rara. VII. 830. 876. eam
significat spiritus magnus et per multum tempus. VII. 831. 901. 906. signum est spiritus magnus et rarus.
XVI. 520. temporariae causae. XVI.
531. in phrenitide desipientiae debi-
litatorum pessimae. XVI. 531. quae
pauco tempore ferox fit, ferina est.
XVI. 561. ferina quaenam ab *Hippocrate* vocetur. XVI. 562. ferinam
quamnam *Hippocrates* dicat. XVI. 780.
ferinae causa humor melancholicus.
XVI. 780. a menstruis retentis secundum *Hippocratem* ferina. XVI.779.
cui opinioni contradicit *Galenus*. XVI.
780. tremula, obscura et contrecta-
bilis valde sunt phreniticae. XVI. 577.
ob capitis plagam acceptam malum.
XVIII. A. 114. praedebilitatorum pessima. XVI. 531. in ileo malum signum. XVIII. A. 110. ex phrenitide
lethalis. XVI. 531. cum rigore malum. VII. 613. cum voce clangente
indicium mentis alienationis. XVI.555.

DESTILLATIO vide *Catarrhus*. De-
stillationes a capite in pulmonem
descendentes quando sint maleficae.
XVII. B. 56.

DETENTI catochi etiam vocantur.
VIII. 485.

DETERGENDUS nullus aeger est,
nisi sordeat et pruritu vexetur. XV.
707.

DETERGENTIA medicamenta: X.
569. XI. 743. XIII. 499. (confer.
ABSTERGENTIA medicamenta) semen
et radix altheae. XI. 867. detergit
marrubium. XII. 108. mel et aphronitrum extra applicatum. XII. 270. mel
hymettium. X. 569. oxymeli. XV.
762. ptisana. VII. 503. radicula ex
oxymelite. X. 567. sapo. X. 569.
trachomatica. X. 1018.

DETERSIO quomodo fiat. XV. 707.

DETRACTIO solidorum quomodo peragatur. XVII. B. 7.

DEUS a *Platone* bonus vocatur. IV.
815. genitus nunquam est, sed perpetuus, haud creatus et sempiternus.
IV. 815. mundi opifex secundum
Platonem. V. 791. XIX. 242. similia
similibus jungit. XIV. 225. aliquis
corporis nostri conditor. V. 789. 791.
de Dei essentia philosophorum sententiae. XIX. 241. sq. *Dei* laus ex
constructione hominis petenda. III.

237. de *Deo* philosophorum opiniones. XIX. 250. sq.
Deorum pater mundum regit. XIX.
179. ira secundum quosdam morborum causa. XVIII. B. 17. naturam
quomodo cognoscamus. XIX. 252.
deos quinam philosophi ignoraverint.
XIX. 250.
Δευτέρας, definitio. VI. 580.
DEUXIPPUS in febre non vinum, ne
aquam quidem dedit. I. 144.
DEXTRI lateris atque sinistri analogia. V. 786. sq.
DIABETES: variae ejus denominationes. VII. 81. qualis morbus. XIX.
627. qua in re consistat. IX. 597.
renum affectus est. VIII. 394. *Galenus* bis eum observavit. VIII. 394.
similis est intestinorum laevitati. VIII.
394. *Diabeti* similis morbus a cibis,
qui celeriter dissipantur. VIII. 400.
causae proximae. VIII. 395. 396.
DIACALAMINTHE, compositio. VI.
282. vires. VI. 285. usus ad hepatis dolorem. VI. 393. in biliosis temperamentis cavere oportet ejus assiduum usum. VI. 393. ad obstructionem ex cibis. VI. 340.
DIACHALCITEOS medicamentum ad
nervorum vulnera. X. 405.
DIACHYLON vocatus pastillus. XIII.
831. medicamentum *Menecrates* invenit.
XIII. 995.
DIACINEMA, definitio. XIX. 461.
DIACODION confectio, juxta veterum
et *Galeni* traditionem. XIII. 37. sq.
DIACOLOCYNTHIDIS hiera. XIV. 327.
DIACOPAE quaenam vulnera ab *Hippocrate* vocentur. XVIII. A. 29.
DIADAPHNIDON emplastr. XIII. 928.
DIAETA, definitio. XV. 425. XVII.
A. 660. qua in re consistat. V. 872.
in varias partes divisio. XIV. 690.
sanorum non solum ut pars medicinae,
sed tanquam potior ea, quae medetur, ei praeponitur. XIV. 692. sanitatem tuetur, et morbos invadentes
longius arcet. XIV. 693. humida febrientibus convenit. XVI. 427. infantum. VI. 48. ita est administranda,
uti morbus postulat. XVI. 429. (confer. VICTUS ratio).
Diaetas Hippocrates alimenta vocat.
XIX. 191.
DIAETETICE. VI. 77. definitio. XIX.
351. sq. *Plato* antiquos Asclepiadeos
hac doctrina non valde usos esse
affirmat. V. 869. *Diaetetices* summa
secundum *Hippocratem*. XV. 898. sq.

DIAGNOSIS, definitio. XVIII. B. 24.
morborum quomodo fiat. I. 355.
sensuum externorum omnium ad eam
complendam necessitas. XVIII. B. 648.
sq. 652. affectuum medico maximo
necessaria. I. 271. generalia praecepta. VIII. 1. sq. finis et utilitas.
XVIII. B. 634. sq. ad *Diagnosin* quaenam necessaria. VIII 16.
DIAGNOSTICA insalubria, quae
morbum praesentem indicant. I. 313.
salubria sunt, quae praesentem indicant sanitatem. I. 313.
Διακινῆσαι quid significet. XVIII.
A. 742.
DIALECTICAE philosophiae auctor
Euclides Megarensis. XIX. 227. *Dia-
lecticorum* munus. IX. 789.
DIAPEDESIS, definitio. VII. 234.
continuitatis solutio est. X. 233. causae. ibid. sub quibusnam conditionibus accidat. X. 311. cura. X. 332.
DIAPHANES, Romanis specularis
dictus lapis ex iis est, quae leniter
ac sine morsu exsiccant, et ustus ulceribus malignis conducit. XIII. 663.
DIAPHORESIS, definitio. X. 919.
DIAPHRAGMA, Phrenes, Septum
transversum, definit. XIX. 360. *Aristoteles* hypozoma vocat. VIII. 328.
apud veteres Phrenes (φρένα) vocatur. III. 400. V. 716. VIII. 327. XVIII.
B. 76. cur sit a veteribus sic vocatum. XVIII. B. 89. *Plato* septum transversum vocat. III. 314. ejus origo
pericranium. XIV. 711. ejus descriptio.
II. 504. 521. IV. 102. sq. usus
ad faeces expellendas. III. 399. *Hippocratis* diaphragmatis descriptio. II.
524. administratio anatomica. II. 503.
520. situs descriptio. XVI. 608. figura
ejus inter agendum. IV. 460. sq. ex
cartilaginibus costarum sumit initium.
II. 655. finis inferior thoracis est.
II. 653. adhaeret hepati, et ab eo
separari non facile potest. XVII. A.
464. cur arcte ei adhaereant neque
hepar neque ventriculus. III. 314. et
supra et infra membrana serosa obducitur. II. 522. foramina duo habet,
alterum pro stomacho et magna arteria,
alterum pro vena cava. II. 522. haec
foramina quomodo sint detegenda.
II. 523. et qualis sint figurae. II.
524. non substantia solum, sed usu
quoque musculus est. II. 657. differentiae a reliquis omnibus musculis.
IV. 102. substantia musculosa est.

III. 596. tunicae ejus duae. III. 597.
subsidio ei sunt musculi intercostales.
III. 401 a quibusdam putatur animae
sedes. XIX. 315. instrumentum animae est. IV. 455. *Plato* hoc putavit
esse sedem facultatis appetitricis et
irascibilis. II. 503. nervi ejusdem.
IV. 468. nervi ejus cur non ex ipso
cerebro originem duxerint. IV. 118.
neque ex thorace ibid. nervorum
origo. II. 692. 850. IV. 102. VIII.
241. nervis discissis fit motus expers.
II. 692.

Diaphragma: motus ejus perit nervis ejusdem dissectis. II. 678. venas
unde accipiat. II. 786. XV. 529. XVI.
136. a vena cava sanguinem accipit.
V. 535. thoracis motum gubernat.
II. 657. ad respirationem utilissimum.
II. 503. 657. III. 289. 290. 314. IV.
443. 466. sq. VIII. 328. usum qualem in respiratione praebeat. IV.467.
ejus ad excrementa eliminanda utilitas. IV. 456. circa *Diaphragma* locus
est omnium calidissimus. IV. 196.

Diaphragma: affectus, qui superno
consentiente principio ei adveniunt.
VIII. 329. in ejus affectu quaenam
sit vena secanda. XVI. 139. affectiones quales pulsus efficiant. IX. 400.
537. angustia dyspnoeam adducit.
VII. 137. ejus coarctatio quomodo
respirationem turbet. VII. 781. delirium citissime excitat. XVIII. B. 89.
dolet in pleuriticis. VIII. 101. sq.
dolore vexat spiritus densus. VII. 914.
supra *Diaphragma* dolores juvat venaesectio. XV. 769. dolore ejusdem
correptis conducit panace ex aceto
mulso. XV. 858. in dolore qualis sit
vena secanda. XIX. 522. fatigat spiritus densior. XV. 486. inflammatio
alia symptomata quam phrenitis habet.
VIII. 332. inflammatio ad convulsiones pronos reddit. IX. 164. inflammatum respirationem parvam et densam efficit. VII. 852. inflammatum
causa hypochondriorum intus retra-
ctionis. XVI. 607. laesio spiritum
densum et parvum reddit. VII. 910.

Diaphragma palpitat. VII. 160. ab
eo coarctatum, quod in ventre continetur alimento, spiritum densum reddit. XV. 601. quibusnam causis ten-
datur. XVII. A. 587. vulnera ejus
num absolute letalia. XVIII. A. 28.
vulnera, in carnosis partibus facta,
coalescere sunt visa, quae in nervosis
ejus haerent, insanabilia sunt. X. 345.

vulnerum cura. X. 345. nervosa pars
reuniri nequit. X. 161. ad *Diaphrag-*
ma remedia parabilia. XIV. 470.

sub *Diaphragmate* si dolor est et
ad claviculam extenditur, mollire ventrem oportet veratro nigro. XIII. 149.
sub diaphragmate dolor si sit, ad
claviculam vero signum non fecerit,
emolliendus est venter vel nigro veratro vel peplio, veratro quidem dau-
cum vel seseli vel cuminum vel
anisum vel aliud quid odoriferum mis-
cendo, peplio autem silphii succum.
(*Hipp.*) XIII. 373.

DIAPHRYNON acopon. XIII. 1023.
Διαπύρινον instrumentum. XVIII.A.
479.

Διαῤῥέπειν quid significet. XVIII.
A. 620.

DIARRHODON euelpidium, diasmyrnium vocatum. XII. 767. ex rosis,
magnum appellatum. XII. 767. innoxium. XII. 770. *Nili* collyrium. XII.
765. *Tarentini.* XII. 766.

DIARRHOEA, definitio. V. 46. XIX.
421. *Hippocrates* cam per δ significat. XVII. A. 62. quomodo oriatur.
II. 159. XVII. A. 349. oritur, si ventriculus acrimonia mordetur, aut copia
onustatur. XV. 248. ventriculi proprius morbus. XIV. 752. cur aestate
potissimum fiat. XVII. B. 619. cur
sit juncta dentitioni. XVII. B. 630.
lethalis ex esu fungorum. VI. 771. ex
cibis crudis fit. II. 158. causa est
coena intempestiva. XV. 555. ex cruditate febres gignit. X. 571. pariunt
eam succi pravi in ventriculo con-
gesti. VI. 594. animi defectus causa.
XI. 47. ejusque cura. XI. 50. longa
balbi maxime secundum *Hippocratem*
corripiuntur. XVIII. A. 50. interdum
in dysenteriam transit. XVIII. A. 191.
vehemens leucophlegmatiam tollit.
XVIII. A. 127. peripneumoniam sanat. XVII. A. 364. peculiare symptoma ejus anasarca hydropis, quam
phlegmone partium inanium excitavit.
XVIII. B. 114.

Diarrhoea aliquibus certis intervallis omnem corporis redundantiam educit. X. 513. quos afficit quum exercentur, iis exercitiorum pars tertia,
ciborum dimidia subtrahenda est. XV.
213. in ophthalmia succedens, malum.
XVIII. A. 26. sq. in phthisi malum
signum. XVII. B. 797. 799. pleuri-
tidi aut peripneumoniae succedens
quando malum. XVIII. A. 25.

Diarrhoeae cura: ejus curae diversitates. XIV. 752. ad *Diarrhoeam* sistendam remedia. XIV. 494. 573. adiantum. XI. 813. adstringentia. VI. 596. decoctum radicis altheae. XI. 867. alismatis radix secundum *Dioscoridem.* XI. 861. folia anchusae onocleae cum vino. XI. 812. animalia marina testa praedita. XV. 339. aphacae. VI. 551. aquilo. XVI. 412. XVII. A. 33. XVII. B. 609. radix astragali. XI. 841. brassica. XV. 339. eadem in brassicae aqua cocta. VI. 631. brassicae carnes et olus. XIV. 226. XVII. A. 403. canirubi fructus. VI. 589. caro testacecrum elixa. VI. 735. caseus. XIV. 226. caseus siccus ac durus. XV. 873. castaneae. VI. 779. crustaceorum caro. VI. 736. femora tauri usta. XIV. 240. idaeae radix. XI. 888. lac caseosum. VI. 688. lagopus. XII. 56. lapathi semina. XIV. 226. lens. XV. 339. lenticula. VI. 632. limaces. VI. 669. lini semen frixum. VI. 549. mala post cibum comesta. VI. 597. mespilus. IV. 760. myrti fructus. VI. 592. oryza. VI. 525. oxylapathum. XII. 56. panis siligineus et similagineus. XIX. 685. phyllitis pota. XII. 152. rubi fructus. VI. 589. rumicis semina. XV. 405. uvae passae austerae. VI. 581. vina austera. VI. 802.

DIARTHROSIS, definitio. II. 735. XVIII. A. 433. XVIII. B. 488. ejus species tres. II. 735.

DIASMYRNON optimum est collyrium ad cataractam. XII. 257. appellatum remedium ad achores capitis. XII. 489. apolophonion. XIII. 967. Glaucidanum; parandi ratio et usus. XII. 746. ex haematite. XII. 746. ad hypopion. X. 1020. odorum *Syncrotis.* XII. 774.

DIASPERMATON malagma, h. e. ex seminibus. XIII. 978. remedium et somnum conciliat, et dolorem levat et siccandi vim habet. X. 372.

DIASTOLE, definitio. XIX. 402. ejus magnitudo facillime sensu dignoscitur. IX. 460. quantitas quomodo dignoscenda. IX. 447. sub quibusnam conditionibus major fiat et celerior. IX. 469. usus quando augeatur. IX. 469. usus major evadit, si caliditas copiosior in animalis corpore aucta fuerit. IX. 460. arteriae quando fiat. IV. 711. cordis. III. 439 sq. *Diastoles* tumor, definitio. IX. 523.

DIASTOLAR, quales sermones dicantur. XV. 452.

DIATASIS, definitio. XIX. 462.

DIATESSARON. XIII. 851.

DIATHESIS, unde derivetur nomen. VII. 43.

DIATRIONPEPEREωN simplex. VI. 285. ad alvi obstipationem. X. 576. ad obstructiones ex cibis. VI. 340. concoctionem juvat. VI. 413.

DIATRITON, i. e. inedia triduana. XI. 6. febres ephemeras saepe reddit acriores. XI. 6.

in DICAEARCHIA, quae nunc vocatur *Puteoli*, aerugo, cerussa, aes, squama aeris parantur. XIV. 9.

DICAEARCHUS animam mortalem putat. XIX. 254. quo respectu divinationes admittat. XIX. 320.

DICHOPHYIA, definitio. XIX. 430.

in DICTAEO, Cretae monte, Jupiter educatus est. XIII. 271.

DICTAMNUM, ejus facultates. XI. 863. menses provocat. XI. 304. 775. *Dictamni* essentia attrahit. XI. 759. ex *Dictamno* emplastrum ut *Damocrates.* XIII. 820. ex *Dictamno* emplastrum sacrum. XIII. 778. ei succedanea remedia. XIX. 728.

in DICTIONIS figura sophismata quae. XIV. 583.

DIDRACHMA quot habeat holcas. XIX. 765.

DIDUCTIO ossium, definitio. XIX. 461.

DIDYMAEA vocatum Andreae malagma. XIII. 346.

DIDYMIA corpora cerebri. III. 678.

DIDYMOS testis *s.* ovarium est. IV. 193.

DIES, et noctem et diem s. horas 24 ita vocamus. IX. 642. anno respondet. XVI. 424. XVII. A. 860. ejus partes anni temporibus respondent. XVI. 345. quotnam habeat apud Romanos quilibet mensis. XVII. A. 22. quotnam annus habeat integer. XVII. A. 22. maximus in Alexandria 14 horarum est, minimus decem. VI. 405. longissimi Romae sunt quindecim horarum, brevissimi infra novem. VI. 405. coincidentes qui. IX. 876.

Dies critici qui dicantur. XVI. 273. XVIII. B. 232. quosnam *Hippocrates* maxime valentes ducat. XVI. 274. criseos quomodo inveniatur. IX. 717 sq. in *Diebus* criticis quae cum anxietate absque sudore perfrigerantur, malum;

et quae ex his insuper riguerint, mala sunt secundum *Hippocratem.* XVI. 642 sq. *decretorii* qui. IX. 792 sq. de iis *Hippocrates* duplicem doctrinam instituit. IX. 868. decretorius ut cognoscatur, quaenam consideranda veniant. IX. 818. decretoriorum inventionis modus duplex. IX. 900. decretoriorum causae. IX. 901. decretoriorum in morbis acutis causae. IX. 917. decretoriorum principium a tertio statuendum est. IX. 917. decretoriorum quot sint differentiae. IX. 774. decretorii secundum *Hippocratem* qui et paribus decernunt et qui imparibus circuitibus. IX. 871. decretoriorum proportio (analogia.) IX. 876. decretorii febrium, quae diebus aut paribus aut imparibus judicantur, qui. XVII. A. 245 sq. decretoriorum quisnam de morbis acutis decernat. IX. 880. mutationes, quae in iis fiunt ad pejora, lethales sunt. IX. 912. decretoriorum natura quaedam propria est et eximia. IX. 782. doctrinae ad morbos curandos maxima utilitas. IX. 784. non decretorius qui. IX. 780.

Dies impares qui sint. XV. 822. imparibus cur judicium in morbis acutis contingat. IX. 921. eorum in morbis acutis dignitas. XV. 822. *indices* s. contemplabiles qui. XVI. 274. XVIII. B. 232. quales *Hippocrates* vocet. XVII. B. 510. *integris* neque febrium insultus, neque annus nec mensis exacte numerari possunt. XVIII. B. 239. *intercalares* qui.i IX. 847. XVI. 275. *judicatorii.* XVII. B. 506. *judiciarii*, de iis variorum auctorum sententiae. IX. 777 sq. *spectabiles* quinam dicantur ab *Hippocr.* XVII. B. 510.

Dies: primum Diocles decretoriis adnumerat. IX. 863. judicatorius primus in morbis diuturnis qui. XVII. B. 640. tertius aliquos judicat. IX. 876. IX. 918. tertius etiam inter criticos recensetur ab *Hippocr.* XVIII. B. 238. cur sit decretorius. IX. 924. quartus decretorius minor et septimi index est. IX. 875. quartus septimi indicatorius est. IX. 784. 792. 808. 820. XVI. 21. XVI. 274. XVII. B. 510. XVIII. B. 232. sexti et septimi index est. IX. 792. quartus morbos solvere conatur, qui primo die non cessaverunt. IX. 846 quartus quando in febre acuta judicatorius, et

quando dies mortis. IX. 834. quarto qui in pejorem statum recidunt, plerique sexto moriuntur. IX. 785. quarto si evidens quoddam coctionis signum comparuerit, septimo crisis futura est. IX. 819. quarto, si periculosa signa adfuerint, septimo mors sequitur. IX. 819. *quintus* aliquos judicat. IX. 876. 918. XVII. B. 506. quintus cur sit decretorius. IX. 924. *sexto* quando crisis exspectanda. IX. 819. sextus cur decernit. XI. 66. pauciores in eo judicantur et malignior est. IX. 785. sextus malus decretorius. IX. 788. 876. sextus etiam decernit. IX. 925. sed male. IX. 927. XVII. B. 506. XVIII. B. 235. sexto judicantur, sed cum difficilibus symptomatibus, periculo, et sine fide. IX. 774. sexti index quartus. IX. 792. sextum comparat *Galenus* tyranno. IX. 786 sq. sexto judicatio maximis turbis evenit. IX. 785. sexto moriuntur, qui quarto in pejorem statum incidunt. IX. 785. sexto hominem moriturum unde cognoscatur. IX. 820. 821.

Dies septimus potentia et dignitate primus decretoriorum. IX. 784. quartus eum plerumque praenunciat. IX. 784. 792. 808. 820. 875. XVI. 274. septimus judicatorius. XVII. B. 506. septimus judicat absolute et tuto. IX. 775. septimo crisis quando exspectanda. IX. 819. *Dies septimus* decretorius fortissimus. IX. 875. XVIII. B. 232. septimum comparat *Galenus* regi providenti. IX. 786 sq. septimus crisin per vacuationem movet. XI. 66. septimus peracutorum morborum terminus. XVI. 272. septimus qualis sit, quartus docet. XVI. 21. septimi naturam decimus quartus imitatur. IX. 792. septimo mors sequitur, si quarto periculosa signa adsunt. IX. 819. *octavus* quando sit judicatorius. IX. 819. octavo quando mors accidat. IX. 821. *nonus* judicatorius. XVII. B. 506. nonus cur interdum decretorius. IX. 924. nonus plurimos judicat. IX. 876. nono quando mors accidat. IX. 821. *decimus quartus* septimi naturam imitatur. IX. 792. *undecimus* morbos solvere conatur, qui septimo non cessarunt. IX. 846. undecimus judicatorius. XVII. B. 506. undecimus decretorius minor et decimi quarti index. IX. 875 sq. undecimus quarti decimi index. IX. 626.

800. 802. 808. 836. XVI. 274. XVII.
B. 510. XVIII. B. 232. *duodecimo*
et decimosexto *Galenus* judicatum ne-
minem vidit. IX. 774. et si foret,
periculosum esset. IX. 776. *decimus
tertius* omnium decretoriorum imbecillimus. IX. 876. decimo tertio hora
noctis octava si accessio invadat, decimo quarto crisis incipit. IX. 802.
decimus quartus judicatorius est. IX.
876. decimus quartus judicii tempus
est morborum acutorum. IX. 914.
XVI. 271. si is non decernit, decimo septimo crisis erit. IX. 837.
quarti decimi index undecimus. IX.
808. 836. XVI. 274. XVII. B. 510.
decimus septimus: casus ab *Hippocr.*
relati, in quibus erat decretorius. IX.
848. decimus septimus vigesimi index. IX. 837. 847. 876. XVII. B.
511.
Dies decimus octavus vigesimi primi
index, sed raro. IX. 837. 848. 876.
circa *vigesimum* qui superriguerunt,
his judicium quadragesimo contingit.
IX. 852. vigesimus decretorius, ejusque
index decimus septimus. IX. 876. vigesimus cur etiam decernat. IX. 928.
vigesimus decretorius secundum *Hippocratem.* IX. 860. 862. XVIII. B.
233. vigesimi index decimus septimus. XVII. B. 511. vigesimi et vigesimi primi index decimus septimus.
IX. 837. vigesimus diem habet decimum septimum indicem. IX. 847.
vigesimus primus cur etiam decernat.
IX. 928. vigesimus primus decretorius, ejusque index decimus octavus.
IX. 848. 876. decretorii post vigesimum qui. IX. 815. *quadragesimus*
decretorius secundum *Hippocratem.*
IX. 860. 862. quadragesimus dierum
judicatoriorum primus est in morbis
diuturnis. XVII. B. 640. decretorios
post quadragesimum *Hippocrates* contemnere videtur. IX. 817. *octogesi-
mus* judicatorius secundum *Hippocratem.* IX. 862.
DIEUCHES anatomicus. XV. 136.
passim de medicamentorum usu scripsit. XI. 795. venaesectione utitur.
XI. 163.
DIFFERENTIAE tactiles, quae. II. 12.
DIFFLATIO, definitio. XVII. B. 319.
arteriarum, definitio. XVII. B. 252.
ratione perceptibilis qualis. XVII. B.
193.
DIGERENTIA remedia quae? XIV.
764. agarici radix. XI. 814.

Digerit althaea. XI. 867. ammoniacum. X. 957. XI. 728. 738. 828.
androsace. XI. 830. anethum. XI.
832. anisi semen. XI. 833. anthemis. XI. 833. apocynum. XI. 835.
aqua in Lesbo sponte nascens. X.
996. arisarum. XI. 835. leniter
astaphis uva. XI. 842. aster atticus.
XI. 842. 852. atriplex. XI. 843. et
desiccat bardana. XI. 837. beta. XII.
138. cineres Brassicae esculentae.
XII. 43. Bromus. XI. 855. buphthalmi flores. XI. 853. calx. XII.
237. XIII. 705. capparis. XII. 9.
chamaeleontis radix. XII. 154. cicer
orobiaeum. XI. 876. cissampelos.
XI. 875. citri folia. XII. 77. cyrenaicus. XIII. 567. cytisus. XII. 55.
per halitum ephemerum. XI. 879. per
halitum erice. XI. 877. fermentum.
XI. 882. gladiolus. XII. 87. hellespontia. XIII. 914. radix hemerocallis. XI. 884. modice herigeron. XI.
884. lampsane. XII. 56. lappae species. XI. 837. leonum adeps. XII.
327. leontopetalon. XII. 57. libanotides. XII. 61. lixivium. XII. 35.
lupinus. XI. 885. marrubium. XII.
107. mastiche aegyptia. XII. 69.
melilotus. XII. 70. mercurialis. XII.
63. moly. XII. 101. muscus cedrinus. XI. 855. oleum caryinum. XI.
871. oleum laurinum et cedrinum.
XI. 871. onobrychis. XII. 89. peucedani radix. XII. 99. folia phlomi
albae et nigrae. XII. 150. phorbium.
XII. 152. piper. XII. 97. raphanus.
XII. 111. rhamnus. XII. 112. salsa
qualitas. XII. 373. sion. XII. 123.
sordes palaestritarum. XII. 116. sudor et sordes. XII. 283. stercus. XII.
291. terebinthina magis quam mastiche. XII. 113. thus. XII. 60. xanthium. XII. 87. xyris. XII. 87.
Digerentia emplastra: Antipatri.
XIII. 931. cutem rumpens. XIII. 932.
melicerides. XIII. 931. attalicum.
XIII. 419. candidum *Telephanis.* XIII.
532. *Damocratis* ex calce viva. XIII.
944. melinum. XIII. 940. ut *Scribonius.* XIII. 930. ex struthio. XIII.
930. *Xenocratis.* XIII. 931.
DIGESTIO breviter describitur. XV.
386. ejus stadia. II. 200. favet ei
somnus. XVII. B. 260. quomodo
minuatur. VI. 418. minuenda est in
iis, qui immodice obesi sunt. VI. 417.
laeditur in senibus. I. 582. (confer.
CONCOCTIO.)

Digiti manus, eorum nomma. XIV. 704. numeri utilitas. III. 62. cur non sint aequali magnitudine. III. 84. cur non in una recta linea et uno ordine facti sint. III. 12. cur non uno ordine siti sint omnes, sed magnus aliis oppositus. III. 127. optima eorum constitutio. III. 24. in *Digitos* manus cur sit divisa. III. 22. *Digiti* quo pacto ad comprehendendum conspirent. III. 24. eorum summitates optima sunt comprehensionis organa. III. 13. articuli. III. 164. articuli triginta sunt. III. 76. articulationis ratio et usus. III. 41. 43. circa *Digitorum* articulos quae ex toto abscinduntur, plerumque detrimentum non afferunt. XVIII. A. 714. internodia ubi excidimus, in excisorum loca alia crescunt. X. 1003.

Digitorum manus motus. III. 53. motus ad latera utilitas. III. 67. quisque proprium parvum habet musculum. III. 93. movens musculus unus est. II. 237. tres majores unus musculus in latus s. ad parvi digiti regionem movet. II. 239. tres digitos parvo adducentes musculi. XVIII. B. 979. extensoris situs in cubito. III. 107. extendens unus musculus est. — flectentes vero duo. III. 95. extendens musculus. XVIII. B. 979. extendens musculus unde nervos accipiat. II. 370. quisque ab internis tendonibus flectitur. IV. 395. flectentium tendinum constitutio. III. 58. quatuor flectentis musculi origo. II. 260. situs. III. 106. flectentes musculi. XVIII. B. 954. 985. omnes si flexi sunt, qualem figuram tunc manus habeat. IV. 395. musculi interossei externi quatuor. II. 264. in obliquum ducentes musculi. III. 99 sq. oblique introrsum sursumque moventes musculi quinque sunt. XVIII. B. 952. quilibet quot habeat tendines. III. 51. tendinum in iis utilitas. III. 47. insertiones tendinum moventium centum et vigenti. III. 76.

Digitorum manus nervi. II. 372. ossa phalanges vocantur. II. 250. ossa quot sint. II. 772. singuli digiti ex tribus ossibus constant. II. 771. ossa cur tria. III. 39. commoditates ex paulatim decrescente magnitudine corum. III. 39. et forma. III. 40. cur plura habeant ossa digiti nec unum solummodo. III. 33. ossium utilitas. III. 32. ossa cur in articulis labiis

quasi sint cincta. III. 43. ossa arbitratur remedia *Xenocrates*. XII. 248. positio in diversis operationibus chirurgicis. XVIII. B. 710. 712. 713. proportio artificialis. IV. 355. venae. II. 795 sq. ungues cur habeant. III. 14. deficiens restitui nequit. X. 1014. cur maxime calidi sint in febre hectica. XVIII. B. 204. in *digitorum* manus convulsione quid sit agendum. XVII. A. 471. *Digiti* lividi malum. XVIII. B. 125. in interiorem partem luxati, curvari non possunt, in exteriorem, non extendi. XVIII. A. 705. deterius eos moveri et sentire percepit quidam, et veluti cavum sonantes ex usu extenuantium. VI. 434. nigri penitus secundum *Hippocratem* minus sunt periculosi quam lividi. XVIII. B. 126. sensus deperditi casus. II. 343. casus aegroti, quibus sensus in digitis jam ex triginta diebus perditus erat, ejusque curatio. VIII. 56. ad *Digitorum* affectus emplastrum aniceton. XIII. 878. ad *Digitorum* ulcera urina humana. XII. 286.

Digiti manus: annularis et parvi usus. III. 83. *indicis* et medii usus. III. 82. indicem adducens musculus. II. 265. index in pancratio adolescenti morsus ex emplastro ex pipere albo tam male se habuit, ut in periculo esset, ne pars tota morsa putresceret. XIII. 418. *magnus* manus anticheir vocatur. XVIII. B. 952. magnus cur sit promanus vocatus. III. 79. magnus manus etiam ex tribus phalangibus constat. III. 130. magnus cur aliis opponatur. III. 22 sq. 127. cur non minimo digito, sed indici sit adnatus. III. 128. magni dignitas ad reliquorum digitorum motum. III. 79. maximi motus. III. 51. 54. tendines ad eos peragendos. III. 53. maximi tendines. III. 50. internus ejus motus imbecillus, qui in aliis digitis validissimus, vehementissimus autem lateralis, qui in illis debilis est. III. 73. utilitas motus, quem oppositionem vocamus. III. 67. aliis veluti operculum est. III. 83. simiis est denegatus. III. 79. magno perdito aliorum potestas perit. III. 82. magnus cur magnum acceperit tendinem. III. 67. magni primam phalangem nonnulli metacarpio tribuunt. III. 130. magnus etiam tendines a m. cubiti accepit. III. 94. tendo tenuissimus internus, latissimus lateralis.

III. 73. musculus abducens longus ejusdem ubinam oriatur. II. 264. magnum ab indice abducens musculus. III. 101. ejus situs. III. 108. musculus magnum digitum ab indice abducens. XVIII. B. 952. magni musculus adducens ad indicem. III. 93. magnum extendens musculus. XVIII. B. 981. *medius* cur longissimus. III. 84. minimus musculos accepit abducentes et adducentes. III. 94. *parvum* abducens musculus. XVIII. B. 953. 979. parvum abducens musculus ubinam oriatur. II. 257. II. 265. parvum manus oblique movens musculus unus. II. 237. nervi ad eum pervenientis decursus. IV. 306. quintus nonnullis deficit. X. 992. sextus nonnunquam nascitur. VI. 862. X. 991. *Digitus* manus et pedis infestantes morbi. XIV. 778.

Digiti pedis. XIV. 708. ad ambulandum necessitas. III. 189. cur illis in manubus sint minores. III. 196. 220. nec singuli ejusdem magnitudinis. III. 197. pedis vel manus articuli si cum ulcere luxati sunt, osse a commissura recedente, si reponantur, nervorum distensionis periculum est. XVIII. A. 709. pedis constructionis utilitas. III. 201. fracturarum cura. XVIII. B. 438 sq. ossa. II. 777. quatuordecim ossibus constant. XVIII. B. 433. in simia cur plurimum a sese diducti sint. IV. 251. venae. II. 816. moventes musculi in tibia siti. XVIII. B. 1014 sq. quatuor extendens musculus. II. 320. musculus extendens. III. 233. XVIII. B. 1020. eos flectunt musculi tres. III. 131. magnus pedis ex duobus ossibus constat. II. 777. magnum quidam putant primo formari in foetu. XIX. 331. magnum extendens musculus. XVIII. B. 1020. flectens ibid. magnum extrorsum ducens musculus. II. 324. magnum flectens musculus. II. 322. magnum oblique leniter sursum trahens musculus. XVIII. B. 1019 sq. parvum pedis abducens extrorsum musculus. II. 323. XVIII. B. 1021.

DIGNOTIO valde ad curationem utilis. XV. 421.

DILATARE densata oportet. XVII. A. 896. et quomodo. XVII. A. 897.

DIMENSIONES corporis cujuslibet tres. VIII. 455.

DIMINUTIO definitio. II. 3. cor-

poris. II. 3. *Diminutionis* motus qualis. XIX. 247.

DINARCHI ex oratione in *Daonem* locus. XVIII. B. 237.

sub DIO cubile praeter consuetudinem corpus indurat. XV. 613.

DIOCLEUM collyrium ad dolores, epiphoras, oculos suppuratos, pustulas, ulcera. XII. 758.

DIOCLIS *Chalcedonii* medicamentum. XIII. 87. *Carystius* rationalis sectae ex principibus. XIV. 683. negligentius de alimentorum facultatibus scripsit. VI. 510. libros de administratione anatomica scripsit. II. 282. animalium corpora ex ferente et eo, quod fertur, constare proposuit. XVIII. B. 124. librum scripsit sub titulo: affectio, causa, curatio. VIII. 184 sq. in primo de sanitate tuenda scribit, sola experientia alimentorum facultates nobis notas' esse. VI. 455. in libro de oleribus buphthalmi herbae meminit. XVIII. A. 712. opinio, cur frequens eo tus expers sit conceptionis. XIX. 325. testatur, ab illuminatione et cursu lunae prognostica veteres solitos fuisse conficere. XIX. 530. primum diem decretoriis adnumerat. IX. 863. diem vigesimum primum decretorium accipit. IX. 816. dolichorum meminit. VI. 541. quomodo vocem Ῥόῤψιν (projectionem) quae apud *Hippocratem* est, explicet. XVI. 197. febris definitio. XIX. 343. gymnasticae legitimae auctor. V. 879. de lienteria scripsit. XVIII. A. 7. lysin quoque crisin vocat. IX. 863. descriptio symptomatum hypochondriae et flatulentiae. VIII. 185. *Galeni* ejusdem lustratio. VIII. 188. terminum acutorum morborum vigesimum primum diem proposuit. IX. 896. de morborum causis opinio. XIX. 344. de causa muli sterilitatis. XIX. 329. oleum poros oblinere dixit. XI. 507. locus ejusdem in *Archidamo* de olei facultatibus. XI. 472 sq. de rebus ad medicam officinam spectantibus scripsit. XVIII. B. 629. ptisanam triticeam alicam vocat. VI. 496. usum respirationis putabat caloris innati refrigerationem. IV. 471. remedia ad dolores dentium. XII. 880. passim de remediorum usu scripsit. XI. 795. semen a cerebro et medulla spinali derivat. XIX. 449. sudores praeter naturam esse putabat. XVII. B. 421.

de sudore studiose argumentatus est.
XV. 322. thoracis suppurationem
memorat, in uretherem apertam,
et cum urinis excretam. XIV. 744.
uteri cornua cornubus enascentibus
comparat. II. 890. venaesectionem
adhibet. XI. 163. opinio de causa
virorum infoecunditatis. XIX. 328.
DIODORUS Cronus, ejus de elementis opinio. XIX. 244. Empiricus.
X. 143. Grammaticus ex fame statim in epilepsiam incidit: ejus cura.
XI. 242.
Diodori remedium. XIII. 857. compositio ad lichenes. XII. 834. malagma ad arthriticos. XIII. 361. malagma ad splenicos. XIII. 248.
DIOGAS contra quos morbos usus
sit panacea *Musae*. XIII. 104.
DIOGENES *Apolloniata* aërem elementum duxit. XIX. 243. *Antisthe-
nis* sectator. XIX. 227. *Babylonius*
scripsit de anima. V. 241. ejus sententia de voce. V. 241. Babylonius
Chrysippi discipulus et *Antipatri* praeceptor. XIX. 227. Cynicus, alioqui
continentissimus, quomodo libidini
indulserit. VIII. 419.
Diogenes statuit: quod primum alimentum spiritumque haurit, in hoc
principem facultatem animae existere.
V. 281. quemnam annum magnum
vocet. XIX. 284. theoria auditus.
XIX. 309. compositiones ad ulcera
in naribus. XII. 686. in ventriculo
cordis dextro sedem animae putat.
XIX. 315. dictum, cum apud quendam ad convivium invitatus, omnes
res nitidissimas nullum autem vasculum conspiceret, in quod exspueret,
in ipsum herum exspuit. I. 19. divites indoctos similes judicat ficis arboribus, in praeruptis locis stantibus.
I. 10. foetus inanimatos nasci putat.
XIX. 330. theoria gustus. XIX. 310.
ut *Diogenes* remedium ad haemorrhoides. XIII. 313. *Diogenes* voluntarii
motus causam evaporationem animalem putat. V. 282. de mundi inclinatione opinio. XIX. 268. rationem
ex parte animalibus concedit. XIX.
336. sanguinem animam esse dicit.
V. 283. de solis conversione opinio.
XIX. 277. de essentia stellarum sententia. XIX. 270. stellas cometas
putat. XIX. 286.
DIOMEDI aerianum collyr. XII. 759.
lysiponium ad dolores oculorum. XII.
771.

DIOMEDEM rhetorem restituit a
morbo *Galenus*. XIV. 625.
DION mensis Macedonum. XVII. A.
20.
DIONIS caro calidior est. I. 255.
Dionem vocare mos est philosophis
substantiam individuam. V. 662.
DIONYSIAS. XI. 830.
DIONYSISCI, definitio. XIX. 443.
DIONYSIUS methodicus erat. XIV.
684. *Dionysii* collyrium. XII. 760.
Milesii ad pilos palpebrarum pungentes compositiones. XII. 741. *Samii*
cephalicum. XIII. 745. ad *Diony-
sium* milesium refertur antidotus *Zenonis* Laodicaei. XIV. 171.
DIONYSIDORI alopeciae medendi
methodus. XII. 409.
DIOPHANTIS aphra vocatum emplastrum. XIII. 507.
Diophantus quo usus est, remedio
ad phalangia, scorpiones, et omnis
serpentis ictus. XIV. 181. quo remedio usus est ad scorpionum et
phalangiorum morsus. XIV. 175. ut
Diophantus Lycius colica, quam admiratus est Ariston. XIII. 281. *Diophanti* emplastrum. XIII. 805. emplastrum ad ambusta et intertriginem.
XII. 845.
DIORISMOS, definitio. XIX. 349.
DIOSCORIDES junior commemoratur.
XIX. 63. peccat, quod laxans emolliens, humectans aut phlegmonen solvens remedium nonnunquam aperiens
vocet. XI. 751. quid de alismatis
viribus dicat. XI. 861. de asclepiade
scripsit. XI. 840. male omnes cineres adstringendi vim habere prodidit. XII. 139. coriandri herbam refrigeratoriam scribit, sed perperam.
XII. 36. ex lacte ovillo et caprino
confici butyrum refert. XII. 272. scribit, Circeae radicem ex vino dulci
potam, secundas purgare. XII. 26.
epuloticum ad chironia. XIII. 694 sq.
refert, erysimum conferre occultis
cancris. XI. 878. et alii Gagaten in
Lycia inveniri prodiderunt ad fluvium
Gagatem. XII. 203. secundum *Dioscoridem* Gleucini confectio. XIII.
1041.
Dioscorides refert, radicem siccam
ad laevorem redactam glycirrhizae
pterygio aptum esse remedium. XI.
858. *Hippocratis* opera edidit, et
multa in iis immutavit. XV. 21. XIX.
83. veteres scripturas *Hipp*. audacissime pervertit. XVII. A. 795. su-

spectis *Hippocratis* locis obeliscum praefixit. XV. 110. librum de humoribus *Hippocratis* quidem, sed non magni illius esse judicat. XVI. 2. hypoglossis. XIII. 51.

Dioscorides aliique tradunt, Lemniae terrae admisceri sanguinem hircinum atque inde conformari sigilla ab Sacerdotibus. Quod ut experiretur Galenus, Lemnum profectus est. XII. 171. ejus malagma. XIII. 968. quinque libris materiam medicam absolvit. XI. 794. medicamenta quaedam propterea, quod diarrhoeis et dysenteriis medentur, adstringere dicit, sed perperam. XI. 443. descripsit, quae in singulis regionibus praestantissima medicamenta gignantur. XIV. 9. scribit, molae radicem cum farina Lolii appositam, sanare vulvam apertam. XII. 80. regulae ejusdem, quomodo propinandum Periclymeni semen. Memorat etiam, hoc urinam cruentam reddere a sexto die. XII. 98. refert, Polygonum urinam provocare exhibitum stillicidio et stranguria affectis, non tamen exacte dispositiorem discriminat, in qua ipsum dari expediat. XII. 105. de ponderibus et mensuris. XIX. 775. exprobratur, quod pruna damascena siccata ventrem sistere dixerit. XII. 32. de resinis sententia. XIII. 590. Tarseus tradidit *Areo* Asclepiadeo med. mirifice sanguinis profluvia comprimens. XIII. 857. de succedaneis scripsit. XIX. 721. significationes graecarum vocum non satis pernovit. XII. 330. zeae meminit. VI. 516.

Dioscori antidotus hepatica. XIII. 204.

Diospoliticum medicamentum, compositio. VI. 265. componendi rationes duae *Galeni*. VI. 430. medicamentum alvum dejicit, ubi crassum est. VI. 283. ad ciborum in ventre corruptionem. VI. 413 sq. ad ventrem frigidum aut ad frigus propensum. VI. 430.

Diospyra parum nutriunt, et pravi succi sunt. VI. 621.

Diphryges, ejus vires et usus. XII. 214 sq. adstringit. X. 927. cicatricem inducit. XI. 758. quomodo lavetur. XIII. 407. ulceribus humiditatis vitio aegre ad cicatricem venientibus aptissimum est. XIII. 661. ei succedanea remedia. XIX. 728. pro misy. XIX. 736.

Diplopia quomodo oriatur. VII. 87. quando oriatur. VIII. 220.

Dipsacus i. q. diabetes. VIII. 394. radicis facultates. XI. 864.

Dipsas a quibusdam vocatur species viperarum, sed non est. XII. 316. a *Dipsade* commorsi causo febre male afficiuntur. XIV. 234. *Dipsadum* una Cleopatram necavit. XIV. 235. ad *Dipsades* theriaca *Andromachi* sen. XIV. 33. 90.

Dipyrena. II. 711. IV. 595.

Discendi facilitas signum est cerebri formas facile suscipientis. I. 322. difficultas contrarium indicat. ibid.

Discussionem Hippocrates per δ significat. XVII. A. 612.

Discussoria scripta a *Damocrate*. XIII. 940.

Discutientia medicamenta, ubi plenitudo in toto corpore est, implent potius quam vacuant, si partibus applicantur. X. 938. discutit cucumeris radix. XII. 477. adeps bubulus. XIII. 696. adeps vitulinus. XIII. 696. inflationes discutit cucurbitula. X. 964. lolium. XI. 816. myrrha. XII. 127. valenter discutit oleum vetus, ex dulci inveterato. XI. 868. XIII. 696. discutit acetum scirrhos. X. 958. callos discutientia vid. *Callus.* emplastra. XIII. 923. emplastrum discutiens bronchocelen. XIII. 926. emplastrum discussorium ex sale. XIII. 943. discutientia emplastra, quae Asclepiades scripsit. XIII. 936. discutiens ex aspidibus ad strumas et podagras. XIII. 927. discussorium ex calce viva. XIII. 944. candidum, quo usus est *Andromachus.* XIII. 926. meliceridas discutiens. XIII. 929. discutiens ad strumas *Nymphodoti.* XIII. 926. ex terra pelagia. XIII. 928. ut *Scribonius.* XIII. 930. ex struthio. XIII. 930. discutiens *Xenocratis* ut *Castus.* XIII. 931.

Disparata quaenam *Hippocrates* vocet. XVIII. B. 887.

Dispensatio medicamentorum quid sit secundum *Hippocratem.* XVII. A. 403.

Distentio, et ex plenitudine facta ruptio, vasorum ipsorum, non facultatis cujusdam affectus est. VII. 529. *Distentionem* spiritus efficit: VII. 597. *Distentiones* tres accipiunt Cnidii. XV. 364. frigoris superantis affectus sunt. XV. 369.

Distichiasis, definitio. XIX. 438.

DISTINCTIO, definitio. XIX. 349.

Distorsiones: causae. VII. 27. *Distorsionibus* corporis conducit malagma Andreae. XIII. 343.

DISTRIBUTIO , definitiones. XIX. 373. ad *Distributionem* quaenam alimenta inepta. VII. 261.

DITRICHIASIS, definitio. XIV. 771.

DIURETICA vel *Urinam* cientia remedia. XI. 747. XIV. 571. XIX. 695. sunt etiam ea, quae menses provocant. XI. 775. quando conducant, et quando sint vitanda XVI. 148. (confer. *Urinam* moventia remedia.)

de DIVIDENDI et componendi methodo *Platonis* verba. V. 754.

DIVINATIO , de ea philosophorum opiniones. XIX. 320.

DIVISIO , definitio. XIX. 237. *Divisionis* chirurgicae species. XIV. 781. in *Divisione* sophismata quae? XIV. 583.

DIVITES indoctos *Demosthenes* appellat: *oves onustas aureo vellere,* et *Diogenes* dixit eos similes ficis arboribus, in praeruptis locis stantibus. I. 10.

DOCTRINA, de optima — liber. I. 40. optima doctrina quaenam. I. 40.

DODECAEDRA sphaerae universi principium secundum *Pythagoram.* XIX. 266.

DOGMA, definitio. XIX. 352.

DOGMATICUS, qui. X. 159. loquens introducitur medicus, Empiricos exprobrans. I. 91 sq. *Dogmatici* medici, quomodo in arte exercenda procedant. Ab empiricis theoria quidem, non autem ratione medendi differunt. I. 72. fatentur, nullam scribi posse curationem exactam. X. 182. rationem, qua medicamenta singula composita sint, quibus utuntur, reddere nequeunt. XIII. 463. eos tantum morbos ratione curant, qui organicarum partium sunt proprii. X. 184. a naturae inspectione auspicantur. XIV. 677. *Dogmaticorum* pulsus definitio. VIII. 721.

DOLET quicquid , patibile et sensibile esse debet. I. 250.

DOLIARE vaporarium hydropicorum. IV. 495.

DOLICHUS qualis sit planta, *Theophrasti* de ea sententia. VI. 542. apud quosnam scriptores hoc nomen occurrat. VI. 541. quid *Hippocrates* de dolichis tradat. VI. 543. *Dolichi* num cicerculae. VI. 544. de iis *Dio-*

clis verba. VI. 544. num phaseoli. VI. 543. qualis cibus. VI. 791. *Philotimus* et *Praxagoras* eorum non meminit. VI. 545. pisis celerius secedunt, minus flatulenti sunt, . et uberius nutriunt. VI. 543.

DOLOR et DOLORES (de doloribus, singulas partes occupantibus, vide partes ipsas) quomodo fiat. VII. 115. XVII. B. 551. quando oriatur. XV. 61. 62. et actio est et affectus. V. 510. omnis affectus est. V. 35. molestus sensus est. VIII. 71. omnibus sensibus inest. VII. 115. in principatu animae consistit. V. 337. omnes sensus, inprimis autem tactum infestat. VII. 57. aut solutionem continuitatis , aut vehementem subitamque immutationem ostendit. I. 357. extenuationis causa est. XVII. B. 84. quidam dolores ab *Archigene* proditi, nec cognosci nec intelligi possunt. VIII. 87. num doloris cura. XVII. A. 910. ab intemperie ortus differt ab eo, qui ex cacochymia fit. XI. 489. gignit eum, quicquid per vim aliquid agit. XVI. 118. omnem exacerbat allium. XV. 871. causa est augmentationis bilis. XIX. 488. nullus fit in jam perfecte alteratis. VII. 744. interdum *Hippocrates* vocat ipsam affectionem in qua dolemus. XVII. B. 460. qui eum non sentit, ei mens aegrotat. XVII. B. 460.

Dolor quomodo pulsum mutet. VIII. 474. in faucibus gracilibus suffocans convulsivi quid habet. XVI. 738. duorum simul, non in eodem loco orientium alterum vehementior obscurat. XVII. B. 549. pro situs varietate affectum locum ostendit. VIII. 45. vires laedit. X. 812. si vires resolvit, mitigandus est, et vires roborandae. X. 814. in morbis acutis causa virium imbecillitatis. XV. 606. vehemens mortem nonnunquam inducit. VIII. 301.

Doloris causae. V. 636. VII. 115 sq. VIII. 79. XV. 515. XVII. A. 763. causa est arteriarum motus. XVIII. B. 923. causa aut continuitatis solutio est aut alteratio aliqua. X. 852. a dissolutione similium partium oboritur. XII. 544. evacuatio cum excitat. XV. 63 sq. concitat frigidum, quod substantiam divellit. VIII. 116. ex humoribus sex modis fit. XVI. 54. fiunt, quibus alteratur et corrumpitur natura, non quibus corrupta jam et alterata est. VII. 176. fiunt, dum alteratur ac corrumpitur natura. VII. 115. 620. 739. causae in inflammationibus. VIII. 81. vehementis in inflammatis partibus causae. VIII. 75. causa inaequalis intemperies. VII. 749. internarum partium causa. XV. 779. maligni causae. XVII. B. 335. primae species duae. VIII. 80. variae eorundem species. XII. 545. XIX. 7. colici qui. VIII. 82. eorum natura et differentiae. VIII. 83. a nephriticis differentiae. VIII. 385. colicorum diagnosis. VIII. 384 sq. colicorum cura. VIII. 83 sq. (vide COLICA.) ex eorum differentiis *Archigenes* locos affectos significari putat. VIII. 70. *Doloris* differentias ac species nosse medicum decet. XVII. A. 335. differentiae quomodo dignoscantur. XVII. A. 335. emicans qui. VIII. 94. in quibusnam morbis observetur. ibid.

Dolor gravis duplici respectu dicitur. XVII. A. 830. gravis in febre continua vacuationem non fert. XI. 44. fixus in parte aliqua quid indicet. XI. 261. infixus quibusnam partibus accidat. VIII. 99. frigidi et calidi apud *Hippocratem* quales. XVII. A. 844. ingens spiritus corruptionis causa. X. 841. inhaerens. VIII. 112. lacerans. VIII. 109. laxus nullus. VIII. 104. mediocris in ventre exonerando, vomendo, urina reddenda etc. morbi futuri nota est. I. 362. ostocopi. VIII. 104. pruriginosus solius superficiei est. VIII. 108. pulsatilis qui. VII. 546. pulsativus s. pulsatorius quando oriatur. VIII. 78. in quibusnam partibus non observetur et cur. VIII. 78. pulsatorius magnarum inflammationum symptoma. VIII. 93. pulsatorius neque in peripneumonia neque pleuritide oritur. VIII. 77. punctorius circa membranas imprimis consistit. VIII. 86. est plenitudinis dolor. ibid. stimulans non in imo consistit. VIII. 109. stupidus doloris species peculiaris non est. VIII. 71. stupidum in nervis fieri *Archigenes* statuit sed male. VIII. 70. tensivi aut ulcerosi proveniunt a multis exercitationibus. VIII. 103. tensivo quaenam partes afficiantur. VIII. 79. ulcerosi qui. VIII. 107. non in sola cute consistere videntur, sed ad ossa usque descendunt. VIII. 108. circa ungues ex frigore unde oriatur. X.

853. vehementes causae soporis. VIII. 233. vehemens causa syncopes. X. 850. (ejus cura ibid. et sq.) vehementia vires prosternit. XI. 49. vehementior alterum obscurat. (*Hipp.*) XVI. 488. vehementissimus quando ex humoribus crassis et glutinosis oriatur, ejusque causae. X. 863. omnem ad ulcerum genus pertinere demonstratur. XVIII. B. 586.

Dolor abortus causa. XVII. A. 635. *Dolores* ac febres circa puris generationem contingunt, magis quam ubi jam est generatum. IX. 623. in inflammatione majores fiunt, dum pus generatur. VII. 445. intestinorum mordaces a mordaci humore fiunt. VIII. 85. qui ex lapide in ureteribus impacto fit, quomodo dignoscatur a colico. VIII. 84. quomodo morbos gignat. XVI. 471. respirationem parvam et densam efficit. VII: 849. tolerant eum partes nonnisi sensiles. X. 851. quomodo pulsum mutent et cur. IX. 161. saepe simulantur. XIX. 2. et quomodo deprehendantur simulati. XIX. 4. ventris perturbationis causa est. XVII. A. 324. circa costas spiritum densum et parvum efficit. VII. 910. ad pectus firmatus cum torpore malum. XVI. 653. ad *Dolorem* proclives juvenes. V. 38. *Dolorem* denotat respirat.o parva et densa. VII. 814. VII. 815. respiratio frequens. XVIII. B. 76. loci, supra diaphragma siti dolorem denotat spiritus densus. VII. 901. et spiritus frequens. XVII. A. 754.

Doloris effectus. VII. 194. in respirationis quodam organo consistentis in respirationem effectus. VII. 778. gradus ad diagnosin et curam morborum valet. XVIII. A. 13. motio affluxum humorum ad eam, quae dolore vexatur, partem excitare consuevit. XV. 780. in morbis quomodo afficiamur dolore sine causa extrinsecus agente. X. 855. ex doloribus animi deliquii cura. XI. 60. ob dolores aegri saepe expertes pulsus evadunt. XV. 611. ob dolorem viribus imbecilles, vacuatione interdum magis quam repletione indigent. XV. 611. ex dolore vocis interceptiones cum cruciatu letales. XVI. 631.

Doloris cura generalis. X. 851. doloribus quae medentur, *Homerus* amara esse autumat. XIV. 30. a capite ortis, qui vexantur, quomodo curentur. VI. 425. ad claviculam productos solvit fomentum emolliens. XV. 525. diutinos fixosque in parte quadam perpessi luto terrae aegyptiae persanati sunt. XII. 177. ad *dolores* inveteratos in lateribus, scapulis, cervice, lumbis, stercus columbinum. XII. 303. supra septum transversum qui purgatione indigent, per superiora, qui sub septo transverso, per inferiora sunt purgandi. XV. 335. superiorum partium solvunt alii in inferioribus partibus. XVII. A. 477. vehementissimi saepe vacuationem requirunt usque ad animi deliquium. XVII. B. 445. doloris pro causis eficientibus cura. XVII. A. 763 sq. ex animalis punctu morsuve cura. X. 895 sq. ex flatuoso spiritu cura. X. 861. quomodo curandi ii, quos frigidus humor in medio intestinorum interclusus excitavit. X. 864. ab infarctu aut crassitie crudorum spirituum curat rotunda radix Aristolochiae. XI. 836. ex mole aliqua gravante aut contundente cura. X. 861. ex mordente humore. X. 862. ex sanguinis abundantia cura. X. 861. majoribus attrectatio mollis blanda et lenis solatium affert. VII. 125. sedantia remedia. XVII. B. 325. sedantia aut mitigantia aut lenientia remedia anodyna dicuntur. XI. 764. (vide *Anodyna.*) ad *dolorem* diuturnum acopa. XIII. 1005. XIII. 1045. *Dolorem* sedat anethum in oleo coctum. XI. 832. antidotum *Aelii Galli.* XIV. 159. ad *Dolores* internos antidotum. XIV. 206. *Dolorem* sedans aster. XIII. 165. mitigat chamaemelum. XI. 562. solvit cucurbitula. XI. 321. lenit diaspermaton. X. 372. emplastrum *Hicesii.* XIII. 787. emplastrum fuscum *Isidori.* XIII. 908. ad *dolorem* omnem Salome dictum emplastrum. XIII. 507. sedans emplastrum *Xenocratis.* XIII. 931. ad *Dolores* omnes diuturniores malagma *Protae Pelusiotae.* XIII. 338. ad *Dolores* magnos pastillus *Petronii* virtus dictus. XIII. 831. ad *Dolores* sedandos *Philonis* remedium efficacissimum. X. 818. *Dolorum* medela, purgatio. XVII. B. 678. ad *Dolores* scarificatio. XI. 321. *Dolorem* solvit stupor immoderatus. XVII. B. 814. stupor mediocris. (*Hipp.*) VIII. 71. XIII. 865. XVII. A. 904. ad *Dolores* qui conferunt locorum principum absces-

sus theriaca. XIV. 91. ad *Dolores* internos *Euclidis Palatiani* theriaca. XIV. 162. *Dolores* supra diaphragma juvat venaesectio. XV. 769. ad *Dolores* vehementes venaesectio. XV. 766.

DOMITIO *Nigrino* compositum acopon. XIII. 1021.

DOMUS agrestes Pergamenae quales. XIV. 17. calida ad vinum conservandum quomodo paretur. XIV. 17. combustio media aestate sine igne, ex stercore columbino. I. 657. conditio necessaria in febribus. X. 648. culmen ἀέτωμα vocatur apud *Hippocratem.* XVIII. A. 518. tectum quomodo paretur. XVIII. A. 518. quaedam similes sunt frigidis speluncis. XVII. B. 182.

in DORIDE multi ex coturnicum esu musculorum distentione correpti sunt. XVII. B. 306.

DORMIENTES: cur sit inspiratio in iis major. XVII. B. 169. concoctio in iis efficacius peragitur. XVII. B. 169. partes extimae frigidiores, internae calidiores sunt. XVII. B. 169. *Dormientium* actiones non omnes naturales sunt, sed mente fiunt. IV. 440. *Dormientium* anima non quiescit. IV. 439. non sensus expertes sunt, sed difficulter sentientes. IV. 439. *Dormientium* pulsus. IX. 137.

DORMIRE nec die nec nocte malum. XVI. 176. hians lethale signum. XVI. 198. ore aperto mortiferum. XVII. A. 894. XVIII. B. 62. profunde et non profunde unde contingat. VII. 140.

DORMITATIO fit, ubi quis, prandere assuetus, pransus non fuerit. XV. 868.

Dormiunt saepe et sedentes et ambulantes. IV. 435.

DOROTHEI *Helii* remedium ad viperarum morsus. XIV. 183. medicamentum, cujuslibet serpentis ictui accommodatum. XIV. 187.

DORSUM, definitio. XIV. 707. tanta est longitudine, quanta thorax. II. 755. devinciens deligatio. XVIII. A. 820. 823. *Dorsi* dolorum causae quaedam. XV. 867. dolores significant, stercus in superioribus intestinis contineri. XVI. 146. dolores locum mutantes, ex humore defluente fiunt. XVI. 52. ad *Dorsi* dolores crocomagma. XIV. 134. *Dorsi* dolorem in peripneumonia lenit balneum.

XV. 719. *Dorsi* musculorum dissectio. II. 451. *Dorsi* perfrictiones secundum *Hippocratem* convulsionem
indicant. XVI. 754. *Dorsi* vertebrae
duodecim dantur. II. 755.

DORYCNIUM, ejus facultates. XI. 864.
qui hauserunt, quaenam iis conveniant. XIV. 140. ei succedanea remedia. XIX. 728. semen ejus substituitur halicacabo. XIX. 724. pro
mandragorae semine. XIX. 736.

DRACHMA, XIX. 767. secundum
Dioscoridem. XIX. 775.

Drachmae character. XIX. 750.
XIX. 757. XIX. 758. *Drachmae* et
drachmae dimidiae character. XIX.
757. XIX. 780. etiam holce dicitur.
XIX. 752. XIX. 765. quot habeat
scrupulos. XIX. 759. 765. 771. quot
siliquas. XIX. 764. aegyptiaca sexta
pars est atticae drachmae. XIX. 768.
veterinariorum. XIX. 772. 773.

DRACO *Hippocratis* filius. XV. 111.
XVI. 625. filium habuit *Hippocratem.*
XVI. 5.

Draco marinus in suum ipsius ictum
impositus ei medetur, ut et Trigla
imposita. XII. 365. *Dracones* duram
habent carnem. VI. 727. ad *Draconis* ictus emplastrum *Hallei* gilvum.
XIII. 802. *Draconis* marini venenum
ducit isis. XIII. 774. contra *Draconem* sulphur. XII. 217.

DRACONTIA varicibus similia sunt,
et magnum dolorem, dum paululum
moventur, concitant. XIV. 790. cura
chirurgica. XIV. 790.

DRACONTIUM, ejus facultates. XI.
864. magis quam arum excreationes
ex pectore promovet. XI. 839. ejus
radix bis terve elixata editur. VI. 650.
Dracontii radix plus habet virium
quam folia. VI. 646. *Dracontio* succedit arum. XIX. 728.

DRACUNCULUS, succus ejus qualis.
VI. 770. (confer. DRACONTIUM.)

DRACUNCULUS, definitio. XIX. 449.
Dracunculi vocati (Filaria medinensis) in Arabia in tibiis hominum latere traduntur. VIII. 393.

DROMEADAE, febre ardente correptae casus. XVII. A. 293.

DROPAX unguenti utilitas. VI. 416.
vicarius. XVIII. B. 898.

ad DRYADEM theriaca *Andromachi*
sen. XIV. 33.

DRYINUS serpens unde ita vocatus
ejusque malignitas. XIV. 234. *Dryi-*

nos domat theriaca *Andromachi* sen.
XIV. 33.

DRYOPTERIS, ejus vires. XI. 865.
deleterium remedium est. XI. 767.
septicum est. XI. 756.

DRYS vide *Quercus.*

DUCERE quae oportet, eo ducenda
sunt, quo potissimum vergunt per
loca convenientia. XI. 160. XVI. 263.
XVII. B. 438.

DUCTUS arteriosus *Botalli* jam *Galeno* notus erat. II. 828. IV. 243.
ejus obliteratio. IV. 245 sq. *choledochus.* III. 298. choledochus, ejus
insertio in duodenum — aliis geminus
est, aliis unicus. I. 631. choledochi
in duodenum insertio memoratur. III.
348. cur in illud abeat. III. 354. 390.
choledochus cur non in ventriculum
sit insertus. III. 354. choledochus
nonnunquam variat, ita, ut portio
ejus ad ventrem procedat. XV. 570 sq.
Asclepiades gigni in ductu choledocho
bilem flavam statuit sed reprehenditur.
II. 40. cysticus. III. 298. excretorii
seminis, in utroque sexu differentia.
IV. 186. hepatici. III. 298. venosus *Arantii.* IV. 243 sq. ejus obliteratio. IV. 244.

DULCE, definitio. XI. 454. *Dulce,*
definitio secundum *Platonem.* XI. 448.
est, quicquid nutrit. XI. 669. omne
calidum est. XI. 649. XI. 412. 785.
acerbo calidius esse unde cognoscatur. XI. 655. perfectius et calidius
esse unde colligatur. XI. 657. non
dulce. XV. 375. terrae inest. XV.
79.

DULCEDO a moderatione caloris
provenit. XI. 655.

DULCIA quaenam dicantur secundum *Galenum.* XI. 494. fiunt bifariam. XI. 653. proxime accedunt
ad ea, quibus apparent dulcia. XL.
653. simul et acerba crassioris sunt
essentiae et frigida. XI. 670. omnia
jucunda sunt. XV. 655. multum nutriunt. VI. 651. ex *Dulcibus* omnibus
hepar et lien intumescit. X. 908.

DUODENUM vocatur γαστρὸς ἔκφυ-
σις, quasi quiddam e ventre enatum.
I. 631. a *Herophilo* nomen accepit.
VIII. 396. alii ecphysin, alii cum
appendice duodenum vocant. II. 578.
Herophilus ecphysin vocat. II. 780.
III. 346. cur non statim in anfractus
abeat. III. 345. in illud inseritur
ductus choledochus. III. 348. et cur.
III. 354. venae unde veniant. II. 780.

DUPONDIUM quatuor drachmas habet. XIX. 769. 772.

DURA quae dicantur. VIII. 686. a *Platone.* VIII. 687. 926. sunt, quibus caro nostra cedit. XI. 716 mediocriter chamaemelum emollit. XI. 562. omnia an per decoctionem salsos succos gignant. VI. 730 sq.

Dura mater. XIV. 710. secundum *Erasistratum* origo nervorum. V. 602. ejus utilitas. III. 659. duplicata cerebrum a cerebello cur dirimat. III. 637. duplicationum ejus (processuum) usus. III. 707. 711. suturas penetrat et in pericranium abit. III. 662. 707. usus ad venarum decursum regulandum. III. 709. ad cerebrum dividendum et alia. III. 711.

Dura mater, vincula (processus) inde enata. III. 661. vincula ejus et quid sit causae, cur in plerisque locis valide, invalide, aut mediocriter, in aliis omnino non cranio sit adnata. III. 749. affecta, quomodo pulsum immutet. IX. 412. in ejus vulnere vomitus biliosus oritur. XVIII. A. 86. vulnera tractandi ratio. XII. 523. medullae spinalis uomodo ab illa cerebri discrepet. IV. 113.

DURARE quando conveniat. XVII. A. 902.

DURITIES qualitas tangibilis est. VIII. 690. num plenitudo dicenda. VIII. 677. ad *Duritiem* trimestrem quae ex partu profecta erat emplastrum Attalici album. XIII. 422. *Duritiem* dissolvit emplastrum attrahens nigrum. XIII. 934. discutit emplastrum aniceton. XIII. 877. emplastrum discutiens. XIII. 930. mediocres emolliunt emplastra melina. XIII. 504. tollit emplastrum *Serapionis.* XIII. 883. solvit malagma *Amythaonis.* XIII. 967. diasmyrnon apolophonion. ibid. dissolvit malagma *Andreae* didymaea vocatum. XIII. 346. omnem tollit malagma *Dioscoridis.* XIII. 968. dissolvit malagma Nilo inscriptum. XIII. 181. inveteratas discutit compositio discussoria ex sale. XIII. 943. (vide INDURATIO.)

DURUM est, quod non in se cedit (Arist.) XI. 716. varia ratione dicitur. XI. 715. qua varia ratione fiat. XI. 717. est, quod siccum, non tamen prorsus siccum quod durum. I. 598. quod est, ad agendum est aptum. III. 633. *Durorum* corporum

ad statum naturalem reditus emollitio est. XI. 716.

Δυσάριος qui dicatur. XVII. A. 778.

DYSENTERIA. Variorum auctorum definitiones. VIII. 85. XIV. 753. XVIII. A. 11. XIX. 421. definitio secundum *Erasistratum.* XVIII. A. 6. est et hepatis imbecillitas, et ulcus intestinorum. XVIII. A. 725. nonnulli solummodo intestinorum ulcerationem vocarunt. VII. 247. proprie intestinorum ulcus significat. VIII. 381. propriae ejus notae. VIII. 382. dolores mordaces eam praecedunt. VIII. 85. arterias exsiccat. VII. 313. in Dysenteria quae excernuntur, symptomata sunt. VII. 170. dejectionum conditio in diversis stadiis. XVII. B. 691. cur sit cum tenesmo juncta. XVII. A. 351. duplex differentia. XVII. A. 350. cruenta. XVII. B. 879. cruentae duplex species. XVII. A. 725. cruentae causae. VIII. 370. cruenta in quibus potissimum accidat. VII. 243. cruentae vere potissimum et aestate oriuntur. XV. 82. cruentas *Hippocrates* iis accidere dixit, quibus artuum aliquis erat abscissus. VII. 243. haec (post amput.) quomodo a vulgari sit distinguenda. XVIII. A. 730. etiam apud *Hippocratem* est alvi dejectio cruenta, post membrum excisum ex multitudine sanguinis orta. XVIII. A. 724.

Dysenteria rubra qualis. XVII. A. 460. quomodo fiat. XVII. A. 349. quosnam inprimis infestet. XVII. B. 582. juvenibus magis familiaris. XVII. B. 645. diuturnior cur aetate provectis accidat. XVII. B. 646. morbus virilis est. V. 696. quando sit aestate exspectanda. XVI. 374. XVII. B. 577 sq. aestate fit ex usu aquae stagnatilis. XVI. 436. aestate fit, si hiems squallida et ver pluviosum fuerit. VII. 934. fit ex aquilonia constitutione. XVII. A. 33. cur aquilone flante fiat. XVII. B. 571. morbus autumnalis. V. 694. autumno potissimum fit. XVI. 27. fit, si hiems austrina, ver aquilonare fuerit. XVI. 440. fit, ubi hiems austera et pluviosa, ver aquilonium fuerit. XVII. B. 586. fit putredine per alvum vacuata. XVII. B. 583. non, quod *Hippocrates*· vult, siccitates distincte sequitur. XVII. B. 608. vere potissimum et aestate grassatur. V. 690.

DYS

DYS   213

Dysenteriae causae. XVIII. A. 153.
ex sinceris alvi dejectionibus. XVIII.
A. 122. causae atmosphaericae. XVI.
386. quomodo ab atra bile oriri possit. III. 381. ab atra bile orta insanabilis. XVII. B. 688. causa est bilis flava. XVII. B. 688. diarrhoea.
XVIII. A. 191. mordax humor. VIII.
25. humores noxii, qui non per
menstrua deducuntur. XVI. 806. ex
pituita in intestinis collecta oritur. III.
354. tumor vulnerum evanescens.
XVII. A. 459. ex *Dysenteria* intestinorum lienteria generatur, et quomodo. XIV. 754. quando lienteria
in eam transeat. XVIII. A. 4. ei succedit lienteria. XVIII. A. 192. docet,
quanti dignitatis sint tunicae intestinorum duae. III. 330. in ea tunica
interior saepe putrefacta reperitur. III.
330. animi defectus causa. XI. 47.
ejusque cura. XI. 50. sedata tumorem aut abscessum quando faciat. XV.
859. incaute suppressae sequelae. XI.
170.

Dysenteriae differentia a hepaticis
profluviis. VIII. 383. letalitatis signa
ex dejectionibus. XVII. B. 692. quando sit in lienis induratione salutaris.
XVIII. A. 67. diuturnae vero hydropes et lienterias efficiunt. XVIII. A.
66 sq. in longa cibi fastidium malum. XVIII. A. 11. si ab atra bile
coeperit, letalis. III. 381. V. 122.
VII. 935. si a nigra bile incipiat,
mortifera est, quae a flava non utique,
sed plerique ex ea servantur. II. 131.
maniae remedium. XVIII. A. 105.

Dysenteriae cura. XVII. A. 352.
quae in ejus cura sint observanda.
XIV. 379. dejectionibus ubi obsisti-
mus, symptoma curamus. X. 813.
ad curam multum interest, nosse,
utrum in superioribus aut inferioribus
partibus locum habeat. XVII. A. 351.
quidam medicus vehementissimo medicamento curans multos uno die sanavit, quosdam jugulavit. X. 815.
ei mordentibus medicamentis tum potissimum medemur, quum est gravissima. X. 814. ad *Dysenteriam* remedia. XIV. 370. 380. ad diuturnam
remedia. XIV. 381. ad *Dysentericorum* dolores remedia parabilia. XIV.
469. ad *Dysenteriam* remedia per
inferiora injicienda. X. 813. aliud
quod statim a prima potione cohibet
fluxum. XIII. 293. ad *Dysenteriam*
alismatis radix secundum *Dioscoridem.*

XI. 861. decoctum radicis altheae.
XI. 867. andrachne portulaca. XI.
831. Ambrosia sacra *Archibii.* XIV.
159. ab *Andromacho* scripta medicamenta. XIII. 289. antidotus *Aristarchi.* XIII. 103. antidotus Attalica.
XIII. 162. antidotum zopyrium. XIV.
150. medicamentum ex libris *Antipatri.* XIII. 292. compositio *Apellis* infusum rosaceo. XIII. 853.
aphrodisiacum Clidion. XIII. 87. *Philippi* comp. XIII. 88. arnoglossum.
XI. 838. quae ab *Asclepiade* conscripta sunt remedia. XIII. 301. aster
dictum remedium. XIII. 91. aster
stomachicus. XIII. 165. balaustium.
XI. 847. Beta ex aceto contusa. XIV.
469. usi sunt quidam sanguine caprarum tosto. XII. 260. sevum caprinum et cur. XII. 325. catapotia.
XIII. 302. catapotium *Aphrodae* anodynum. XIII. 95. catapotium *Aspasii.* XIII. 302. cervi cornu ustum.
XII. 334. Cisti folia et hypocisthis.
XII. 27. Clematis. XII. 31. Clidion.
XIII. 290. 291. clysteres. XVI. 146.
ubi intestinorum ulcera computruerunt, quales clysteres tunc sint adhibendi. XVI. 146 sq. cochleae totae
ustae admixta galla omphacitide, pi-
pero albo, quando ulcera nondum
computrescere coeperunt. XII. 355.
ad *Dysenteriam* compositio. XIII. 79.
compositiones. XIII. 288. confectio.
XIII. 290. e *Cornelio* medico. XIII.
292. epithemata utilia. XIII. 306.
nonnulli contra eam totam fabam cum
oxycrato coctam exhibuerunt. XII. 49.
Flavii pugilis. XIII. 294. confectio
ex fructibus. XIII. 142. confectio ex
fructibus. XIII. 289. alia. ibid. garus injicitur. XII. 377. membrana
glandes quercus obvolvens decocta. XI.
866. gnaphalii folia ex austerorum
vinorum quopiam. XI. 861. *Herae*
stomaticum ex ruta sylvestri. XII. 941.
Hippocratis praescriptiones. XV. 916.
hippuris. XI. 889. idaea radix tum
pota tum imposita. XI. 888. infusa
conferentia. XIII. 295. infusum *Faustianum.* XIII. 296. infusum *Isidori.*
XIII. 295. infusum *Nicostrati,* quo
Menander usus est. XIII. 299. Isotheos confectio. XIII. 66. coagulum
lactis equini. XII. 274. serum lactis
cum aliis remediis. XII. 267. lentes
bis coctae. VI. 525. Lentiscus aut
per se, aut cum aliis medicamentis.
XII. 136. cortex Libanoti. XII. 60.

tinctns. **XIV. 466.** accommodantur
tasurae ligni Loti. **XII. 65.** Macer,
cortex. **XII. 66.** ex scriptis *Lucii*. **XIII.**
292. Lycium. **XII. 64.** Lysimachios
pota. **XII. 64.** mala post cibum
comesta. **VI. 597.** mori fructus immaturus. **XII. 78.** *Nicerati* eclegma.
XIII. 98. *Nicerati* malagma. **XIII.**
180. *Nicerati* mysterium. **XIII. 96.**
Nymphaeae semen. **XII. 86.** oxylapathum. **XII. 56.** Leimonii fructus.
XII. 57. pastillus. **XIII. 301.** pastillus dolorem sedans. **XIII. 302.** alius.
303. pastillus alius, ubi febris non
adest. **XIII. 305.** ad inveteratam pastillus. **XIII. 304.** pastillus Amazonum cum baccarum myrti decocto.
XIII. 152. pastillus *Aristarchi* Tharsei. **XIII. 825.** pastillus *Berytii*. **XIII.**
290. pastillus aromaticus *Berytii*.
XIII. 303. pastillus ab *Eudemo* se-
niore. **XIII. 291.** ad inveteratam pastillus Philippi dolorem sedans. **XIII.**
304. pastilli ex succino. **XIII. 86.**
Phyllitis pota. **XII. 152.** radix Polemonii. **XII. 106.** polygonum. **XII.**
105. potiones. **XIV. 466.** potio *Lucii Tarsensis*. **XIII. 295.** rheum. **XII.**
112. flos et fructus rubi. **XI. 848.**
salsugo. **XII. 377.** Sideritis. **XII. 121.**
stercus caninum lacti immixtum. **XII.**
292. injicitur decoctum foliorum Stoebes. **XII. 130.** stomachicum remedium. **XIII. 142.** Symphytum petraeum in vino coctum. **XII. 134.**
terra armenica. **XII. 190.** exulcerationibus, antequam putrescentes fiunt,
prodest Samia terra. **XII. 179.** theriaca. **XIV. 273. 304.** vaccini lactis
potus. **XIV. 241.** *Valentis* remedium.
XIII. 292. *Xenocratis* anodynum. **XIII.**
90.

DYSENTERICI quinam vocentur. **XIII.**
288.

DYSEPULOTA ulcera sunt, quae cicatricem aegre inducunt. **XIII. 380.**
insuppurabilia sunt. **XVII. B. 809.** generalis iis medendi methodus. **XIII.**

654. praesidia iis difficulter inveniuntur. **XIII. 655.** remedia, quae
citra mordicationem et exasperationem manifestam exsiccare ea possunt.
XIII. 659. (confer. ULCERA cicatricem aegre ducentia.)

DYSODIS casus breviter ab *Hippocrate* commemoratus. **XVI. 659.**

ad **DYSPATHIAM** quaenam constitutio optime constituta. **IV. 743.**

DYSPEPSIA, definitio. **VII. 66.** concoctionis symptoma. **VII. 62.**

DYSPHAGIAE causae et symptomata. **VIII. 334** sq.

DYSPNOEA, definitio. **XIX. 420.**
qua ratione eveniat. **VII. 137.** et
causae. **VII. 137.** corripitur plethoricus aut thorace et pulmone affectus,
qui velociter exerceri coepit. **VIII.**
850. magis propter cibum intempestivum, quam ob indigentiam oritur.
XV. 600. ad *dyspnoeam* (quae sub
Orthopnoea citatae sunt compositiones,
hic quoque erant in usu.) potio *Antipatri*. **XIII. 66.** convenit ei centaurium majus. **XII. 20.** num ciconiae stercus, noctuae sanguis, urina
humana etc. valeant. **XII. 305** sq.
eclegma *Antonii* Musae. **XIII. 108.**
eclegma nectareum. **XIII. 282.** Isotheos dicta confectio. **XIII. 66.** panacea Musae. **XIII. 104.** pastillus. **XIV.**
532.

DYSPNOICI quinam vocentur. **XIII.**
110.

DYSRACHITIS *Damocratis*. **XIII. 797.**
Ἀυσθάνατοι quinam dicantur. **XVI.**
631.

DYSURIA, defin. **XIV. 750. XVIII.**
A. 153. XIX. 425. symptoma est.
VII. 80. quomodo fiat. **XVII. A. 349.**
causa est aquilo. **XVI. 415.** ad *Dysu-
riam* remedia. **XIV. 548. 560. 572.**
577. inunctio. **XIV. 571.** potio. **XIII.**
322. qualem venaesectio solvat. **XVIII.**
A. 57. eam thorexis et venaesectio
solvit. **XVIII. A. 153.**

E.

E character quid apud *Hippocratem*
significet. **XVII. A. 612.**

EBENUS, cjus facultates et vires
medicae. **XI. 867.** ei succedanea.
XIX. 728.

EBISCUS vide *Althaea*. (**XI. 867.**)
radici succedanea remedia. **XIX. 728.**

EBRIETAS morborum causa recens.
XV. 162. inter generandum in foetus
effectus. **III. 885.** *Ebrietati* dediti fe-

bri quotidianae sunt obnoxii. XI. 23. ad *Ebrietatem* cavendam remedia parabilia. XIV. 540. ab *Ebrietate* juvenes abstineant. IV. 809. ex *Ebrietate* capitis dolorum cura. XIV. 321. ad capitis dolores inde ortos praecepta *Archigenis*. XII. 572.

EBRII cur balbutiant. XVIII. A. 52. cur, quid egerint, nesciant. IV. 445. quum repletum caput est, vigiles et comatosi sunt. VII. 664. in iis sphincteres officium suum amittunt. IV. 439. nonnunquam phrenitis et lethargus hisce supervenit. VII.664. si repente obmutuerint, convulsi moriuntur, nisi febris prehenderit. (*Hipp.*) XVI. 673. 777. XVII. B. 787. ut quis vel uno vini poculo hausto evadat. XIV. 540.

EBULUS sambuci species herbacea est. XI. 820.

Ἐκχυμώσεις apud *Hippocratem* quid sit. XVI. 160.

ECCHYMOSIS, definitio secundum *Hippocratem*. XVII. A. 908. una cum contusione et ruptione incidit. X.232. accidit etiam ex oris vasorum apertione, quam anastomosin vocant. X. 233. quando accidat. XVIII. B. 446. in ea supervacaneum est, causam efficientem inquirere. X. 243. cura. X. 302. *Ecchymoses* discutit Ptarmices frutex viridis contusa. XII. 109.

Ἐκχυμώματα quid *Hippocrates* dicat. XVI. 160.

ECCHYMOMATA scirrhos vicina sunt. VII. 724. senibus ex venis contusis fiunt. VII. 724. cura. XVI. 161. ad *Ecchymomata* commansus panis cum pauco radiculae. XII. 289.

Ἐκχυμούμενα quid significet apud *Hippocratem*. XVI. 160.

Ἐκχυμούσθαι quid significet. XVIII. B. 446.

ECCOPE, definitio. XIX. 432. in membris nigrescentibus et capitis fracturis in usum est vocanda. XIV. 781.

ECHINI herbae facultates. XI. 880. *Echini* marini quale alimentum praebeant. VI. 738.

ECHO quomodo fiat. XIX. 312.

ECLAMPSIAE puerorum cum pubertate in quibusdam mutationes habent. XVII. A. 824.

ECLEGMA fit ex pini strobilis. XV. 848. ad educendos ex pectore et pulmone crassos lentosve humores miscetur elenii radix. XI. 873. *Amaranti* ad sanguinis rejectionem. XIII.

84. Faustianum. XIII. 36. colicis nectareum. XIII. 282. Antonii *Musae* ad dyspnoicos. XIII. 108. *Nicerati*. XIII. 98. *Origeniae* ad haemoptoën. XIII. 85. hepaticum *Paulini*. XIII. 211. peripneumoniae. XV. 858. pharos appellatum. XIII. 97. ad pleuritidem. XIV. 446. ex vino Scybelite. XIII. 36. tussiculare. XIV. 364. ad tussim. XIII. 66.

ECLIPSEOS lunae causae. XIX. 281. solis causae. XIX. 278.

Ἐκμαίνειν quid significet. XVI.536.

ECPHANTI theoria de terrae motu. XIX. 295.

ECPHYSIS duodenum est. II. 578. III. 346. ejus situs causa. III. 347. ab *Herophilo* intestinum duodenum vocatur. II. 780.

ECPIESMA, definitio. XIX. 432.

Ἐκπλεθρίζειν quid. VI. 144.

ECPLEXIS, definitio. X. 841. XIX. 462.

ECSTASIS, definitio. XVI.031. XIX. 462. quomodo ab *Hippocrate* dici potuerit maniae remedium. XVIII. A. 105.

Ἔκτασις quid significet. XVIII. A. 661.

Ἐκθλίμματα quid significent apud *Hippocratem*. XVIII. B. 510.

Ἐκθύματα *Galenus* derivat ἀπὸ τοῦ ἐκθύειν. XVII. A. 354.

Ἔκθυσιν, eruptionem, ab ἐκθύειν *Hippocrates* derivat. XVII. A. 865.

Ἔκτριψις quid significet. XVIII. B. 703.

ECTROPION, definitio. XIX. 439.

EDENDI finis ventriculi impletio. II. 199.

EDERE quam plurimum hieme decet. XV. 177.

EDOMANTIA medicamenta quaenam vocentur. XIV. 760.

Ἔδρα qualis sit morbus. XVIII. B. 436.

EDUCATIONIS in animi mores effectus. IV. 813.

Educere quae oportet, quo maxime natura vergit, per commoda loca educito. XVI. 62.

EDULIA (confer. ALIMENTA et CIBI) singula vocamus alimenta. XV. 349. num dentur, quae solummodo sint alimenta. XV. 340. non ex ratione, sed experientia judicari convenit. XV. 871. nutriendorum naturae simillima, et dulcedinem summam prae se ferunt. XI. 673. quae remotiorem temperiem nacta sunt, condimentis aut coctione indigent. XI. 673. acida pituitosa sunt et frigida. XVII. A. 436. quae adstringunt, ventriculi os roborant quidem, sed plus etiam exsiccant. XV. 460. quorum natura calidior est, biliosiora sunt. XVI. 39. corrupta quales morbos gignant. XV. 366. pituitosiora sunt, quae calidiora. XVI. 39. in *Eduliis* pituitosis pituitae generatio sanguinem perpetuo antecedit. XV. 569. prava quae. VII. 285. pruriginosa calida sunt et biliosa. XVII. A. 436. interdum vitiosa sunt aut natura, aut propter corruptelam aliquam. XV. 365.

Edulium acre quod dicatur. XI. 680. dulce omne calidum est. XI. 650. parum ad putrefactum mortificatumque quale dicatur. XVI. 761.

EFFLATIÓ, definitio. VIII. 270. XIV. 629. quid et quibusnam musculis fiat. IV. 459. *Efflationem* quinam musculi efficiant. VIII. 271. musculi abdominales eam adjuvant. II. 584. 587. vehemens exspiratio est. VIII. 271. strepentem efficiunt musculi in faucibus. VIII. 271.

EFFLORESCENTIAE vere potissimum fiunt. XVI. 26.

EFFLUVIA cohibet somnus. XV. 625.

EFFLUXIONIS causa duplex. XV. 369.

Effluxus vocantur foetus corruptiones, quae septem primis diebus fiunt. XVII. A. 445.

EFFEMINATUM usus roborat. XVIII. A. 599.

'Εγχρίπτειν quid significet. XVIII. A. 659.

EGO. *Chrysippum* hac de voce falsam etymologiam proposuisse docetur. V. 214.

Εἰρύεσθαι quid significet. XVI. 607. XVII. B. 13. 14.

'Ελαια et oliva et olea est. XI. 483.

ELAEA vel Oliva. XI. 868. (vide OLIVA.)

Elaeam inter et *Pergamum* collis est thymis refertus, in quo apes laudatissimum mel conficiunt. XIV. 22.

'Ελαιον, oleum est. XI. 483.

ELAPHOBOSCUS, ejus facultates. XI. 873.

ELATE, quid ita vocetur, ejusque facultates medicae. XII. 151.

ELATERIUM, ejus vires et usus. XII. 122. cucumeris silvatici succus est. XVII. B. 305. matri datum pur-

gat puerum. XVII. B. 305. ad cancrum. XVII. A. 477. ad ulcera putrida si crusta non decidat. XIII. 732. *Elaterii* triti succus caput per nares purgat. XVI. 148. succo succedanea. XIX. 729.

ELATINE modice refrigerat et adstringit. XI. 873.

ELATIONEM spiritus efficit. VII. 597.

ELELISPHACUS vide *Salvia*.

ELEMENTATIO quid. XIX. 356.

ELEMENTUM, definitio. V. 661. XVI. 23. XIX. 356. minima est rei particula. I. 413. neque nostrum corpus, nec aliorum omnium ex uno elemento constat. I. 415. primum num omnis penitus qualitatis expers. I. 417. et principium quomodo a se invicem differant. XV. 30. XIX. 245. non est unum tum forma tum potestate. I. 416. 435. unum esse sententia quomodo sit orta. XV. 28 sq. *Melissi* de eo sententia lustratur. XV. 29 sq. principales ejus figurae secundum *Platonem*. V. 668.

Elementa, de iis philosophorum dissensio. XIX. 243. ex *Hippocratis* sententia. I. 492. non modo generationis hominum, sed etiam animalium ceterorum sanguine praeditorum sanguis, pituita et bilis utraque et flava et atra sunt. I. 492. quot dentur, notum non est. I. 426. num alterationi obnoxia. I. 427 sq. quae ab *Athenaeo* accipiuntur. I. 457. *Hippocrates* a qualitatibus denominat. XV. 103. secundum simplices nec mixtas qualitates nuncupantur. XV. 51. ex quatuor qualitatibus oriri statuit *Hippocrates*. XV. 226. iis efficiuntur humores, qui in animantibus et stirpibus consistunt. XV. 226. dicuntur per abusum simplices et primae partes ad compositionem. XV. 102. qui terram, aërem, aquam et ignem judicant, reprehenduntur. I. 443. animalium sanguine praeditorum. XV. 59. eorum commoderatio sanitatem efficit. XV. 60. corporum quae. I. 253. XV. 54. XV. 6. de iis variorum auctorum sententiae. XV. 7 sq. corporum particularium. XI. 668. corporum alterantia et sensibilia. II. 12. corporum quaenam sint ex Philosophorum mente. XII. 166. proportiones eorum, corporum temperamenta constituunt. I. 548. ex quibus quaelibet corporis pars formetur. XIX.

337. quatuor corpus nostrum componunt, et sanitatis morbique causae sunt. V. 666 sq. hominem constituentia. XIV. 695. in hominis obitu dirimuntur. XV. 53. primus *Hippocrates* contemperari docuit. XV. 49. quomodo *Empedocles* ea in re ab *Hippocrate* differat. XV. 50. de eorum compositione *Empedoclis* sententia. XIX. 258. diversa inveniendi methodus. I. 415.

Elementa morborum causae secundum *Platonem*. XVIII. A. 260. inter se mutantur, ut humores procreentur. XVI. 37. mutationis non expertia esse *Empedocles* putat. XVI. 38. ex quibus mundus constat, quaenam sint. XIX. 485. mundi alimenta ex se mutuo obtinent. XV. 95. parum nutriunt. XI. 671. orationis secundum *Chrysippum*. V. 670. sensibilia quae. II. 12. sensibilia ex qualitatum temperatione fiunt. XV. 226.

Elementorum quatuor commoderatio sanitatem constituit. XVII. A. 97. institutio duplex genere est. XV. 60. intemperiem morborum causam esse, primus *Hippocrates* docuit. V. 673. commoderatio sanitatem efficit. V. 449 sq.

Elementis respondent quatuor humores XVI. 23. de iis in quibusnam libris *Aristoteles* tractet. I. 487. *Chrysippus* in libro de substantia de iis egit. I. 488. de *elementis* ex *Hippocrate* liber primus. I. 413. liber secundus. I. 492.

Elenium, radicis facultates. XI. 873.

in Eleonte *Cherronesi*, juxta monumentum Protesilae mel nascitur, quod Hymettio simile, tempore in grumum concrescit. XIV. 22.

Elephas et Elephantiasis, definitio. XIX. 428. unde nomen acceperit. XIV. 756. melancholicus affectus est. VII. 727. malum hoc, dum incipit, satyriasmus vocatur. VII. 728. cur sit in Alexandria frequens. XI. 142. in Germania et Mysia rarissime occurrit. XI. 142. apud lactipotos Scythas nunquam observatur. XI. 142. symptomata. VII. 29. naturalem colorem mutat. VII. 75. nutritio in ea vitiosa est. VII. 211. 225. *Elephanticorum* pulsus ejusque causae. VIII. 491. IX. 202. typum non habet. VII. 464. quidam eam dividunt in species. XIV. 757.

Elephantiasis quomodo gignatur. V. 116. XI. 140. causae. XIV. 756.

causa bilis atra per totum corpus distributa. VII. 224. IX. 693. XV. 369. XVI. 15. XVII. B. 659. haemorrhoides retentae. XVI. 795. gignit humor melancholicus. XV. 331. XVI. 442. oritur ex lentibus largius comestis. VI. 526. fit ex solidarum partium mutatione. XV. 347.

Elephantiasis. Ejus cura. XIV. 757. atra bilis purganda est. XVI. 125. purgamus per remedium, quod atram bilem vacuat. XI. 348. incipientem quomodo *Galenus* sanaverit. XVIII. A. 80. incipientem sola purgatione *Galenus* sanavit. XI. 341. incipientem *Galenus* venaesectione et purgatione sanavit. XI. 345. nigrorum humorum purgatione indiget. XI. 345. ad incipientem remedia. XII. 827. remedium est calamintha. XII. 5. contra elephantiasin carnes erinacei terrestris exsiccatae, si bibendae praebeantur. XII. 321. medicamentum purgatorium, quod atram bilem educit, optime facit. I. 498. theriaca. XIV. 276. vipera mira utilitate vescuntur. XI. 143. carnes viperarum optime respondebant. XII. 312. (historia ejusdem morbi maxime memorabilis narratur sanati): alius casus. XII. 313. tertius. XII. 314. quartus. XII. 315.

Elephantis de remediis ad alopeciam scripsit secundum *Soranum*. XII. 416.

Elephas, (animal) proboscidis usus. IV. 348. quasi nasus est. IV. 349. *Elephantis* os cordis maximum. II. 620. intestinum est latissimum. II. 572. *Mnesitheus* ei nullam esse vesicam felleam dicit. II. 569.

'Ελιννύειν quid significet. XVII. A. 838.

Elixa minus quam assa corroborant. XV. 413. potius quam assa vere conducunt. XV. 181.

Elixatio quomodo cibos mutet. XI. 673.

'Έλκος continui est solutio in carne. XVIII. A. 482.

Elleborus niger, succedanea ei. XIX. 729. (vide Helleborus.)

Ellychnium tarsicum. X. 954.

'Έλλυτρα quid significet. XVIII. A. 530.

Eluxatio, definitio. XIX. 460.

Elydrium pro succo thapsiae. XIX. 730.

Elymon vid. *Panicum*.

Ἐμβολή, quid significet. XVIII. B. 347.

Embroche ex oleo omphacino ad capitis dolorem ab aestu solis. XIV. 314. *Embrochae* calidiores ad capitis dolorem a frigore. XIV. 316.

Embryo (confer. Foetus.) quali sanguine nutriatur. XV. 74. non respirat per os, sed per vasa umbilicalia. III. 504. cordis ejus conditio. III. 510. cor pulmoni, nec pulmo cordi in eo tribuit spiritum. III. 504.

Emmota remedia qualia. XI. 125. XIII. 484. *Emmotum* i. e. linimentum. XIV. 280.

Emollientia remedia quaenam. XI. 105. 736 sq. 737. quomodo a pus moventibus differant. XI. 727. emollientia et pus moventia omnia calida sunt. XI. 714. calida sunt nec admodum sicca. XI. 727. eorum actio. XI. 727. ea sunt, quae duritiem solvunt. XIII. 991. ea sunt, quae cerati formam referunt, ubi butyro, cera, adipibus oleoque laxante componuntur. XIII. 994. medium quodammodo ordinem inter humectantia et siccantia sortiuntur. XIII. 946. substantiae induratae veluti fusionem quandam moliuntur. XIII. 946. in usum vocantur, tum ut partis duritiem, quae jam in scirrhum degenerat, diffunderent, tum ut per halitum discuterent. XIII. 948. primi ordinis. XIII. 959. secundi ordinis. XIII. 960. generalis differentia ac facultas. XIII. 953. differentia specialis. XIII. 958. usus ad scirrhos curandos. XI. 727.

Emollientia: acopa. XIII. 1005. adeps suillus. XII. 327. caprinus et taurinus. XI. 728. ammoniacum. X. 957. 960. XI. 728. 738. bdellium scythicum. XI. 728. 850. buphthalmi flores. XI. 853. cera. XII. 26. frictio cum oleo. XI. 507. hypoglossum. XII. 149. libanotides. XII. 61. liliorum radix. XII. 46. malva hortensis atque agrestis. XII. 66. mastiche. XII. 68. myrrha. XII. 127. et refrigerat oleum hyoscyami. XI. 871. oleum liliorum. XII. 45. oleum lentiscinum, mastichinum, terebinthinum. XI. 871. muscus cedrinus. XI. 855. sesamum. XII. 120. thus. XII. 60. catagmaticum Moschionis. XIII. 537. 647. emplastrum *Mnaseei*. XIII. 962. cyzicenum *Herac*. XIII. 815. emplastrum ex chamaeleonte. XIII. 516. 715. emplastrum discutiens. XIII.

926. emplastrum *Haliei* gilvum. XIII. 802. emplastrum melinum *Menoeti*. XIII. 511. emplastrum ex pyrite lapide. XIII. 740. emplastrum sacrum. XIII. 778. galbanum. XI. 728. gilvum *Halici*. XIII. 645. hicesium nigrum. XIII. 781. malagmata. XIII. 946. malagma e baccis lauri. XIII. 259. medulla. XII. 331. malagma *Lucii*. XIII. 969. medulla cervina et vitulina. XI. 728. styrax. XI. 728.

Emollitio, definitio. XI. 716. cuti durae convenit. XIII. 991. qua varia ratione fiat. XI. 717.

Empedocles citatur. V. 309. versus ejusdem aliquot. V. 627. versus: undique splendentem solem calidumque videre. XI. 461. verba: in calidiore enim parte terrae masculus fuit. XVII. A. 1002. opinio de causa aestatis et hiemis. XIX. 293. sanguinem animam esse putavit. V. 283. animae sedem in sanguine putat. XIX. 315. auditus theoria. XIX. 309. theoria coctionis. XIX. 373. de coeli essentia opinio. XIX. 269. coloris definitio. XIX. 257 sq. corpora composita ex immutabilibus quatuor elementis quomodo generentur sententia. XV. 32. e minimis corpusculis elementa componi statuit. XIX. 258. quatuor elementa non expertia mutationis putavit. XVI. 38.

Empedocles ex quatuor elementis corpora vult constitui, sed quae invicem non transmutentur. I. 248. opinio de elementis, ex quibus quaeque corporis pars generetur. XIX. 337. sententia de elemento, ex quo mundus sit factus. XIX. 266. elementis quatuor amicitiam et litem adjungit. XIX. 243. de essentiae necessitate opinio. XIX. 261. theoria, quanto tempore foetus in utero formentur. XIX. 337. foetum animal esse negat. XIX. 330. de causa, cur sint foetus septimestres vitales. XIX. 331. nihil nec generari nec interire proprie ducit. XIX. 260. de generatione theoria. IV. 616. de causa generationis geminorum et trigeminorum. XIX. 326. opinio de causa generationis maris aut feminae. XIX. 324. de causa similitudinis liberorum cum parentibus. XIX. 327. librum de natura scripsit. I. 487. de lunae figura opinio. XIX. 280.

Empedocles, ejus maris definitio. XIX. 298. de causa muli sterilitatis. XIX. 329. opinio de causa monstro-

rum. XIX. 325. de mundo sententia.
XIX. 249. de dextra et sinistra mundi
parte opinio. XIX. 269. de mundi
inclinatione. XIX. 268. de natura
scripsit. XV. 5. odoratus theoria.
XIX. 310. quomodo augeantur plantae opinio. XIX. 341. opinio de causa
primae respirationis. XIX. 316. duos
soles accipit. XIX. 275. de solis
conversione. XIX. 277. solis cursum
mundi circumscriptionem ducit. XIX.
263. de somni et mortis causa sententia. XIX. 339. theoria de causa
speculi imaginum. XIX. 307. de essentia stellarum. XIX. 270. nullum
dari vacuum putabat. XIX. 258. visus theoria. XIX. 307.

EMPETRON, ejus facultates. XI. 875.

EMPIRIA quanam in re consistat.
I. 66.

EMPIRICAE sectae praefuit *Philinus*
Cous. XIV. 683. *Empiricae* sectae
dogmata. XIX. 353.

EMPIRICUS qui dicatur. X. 159.
XVI. 83.

Empirici vocantur, qui experientiam solam profitentur. I. 65. eorum
de medicina theoria. I. 66 sq. rationabiliter fatentur nec inventionis
nec doctrinae apud ipsos esse necessarium ordinem. X. 31. neglecta naturarum ratione unum quemque sine
artificio curant. XIV. 220. dogmata
eorum recensentur. I. 87 sq. XIV.
678. a dogmaticis theoria quidem,
non autem ratione medendi differunt.
I. 72 sq. apparere quaenam dicant.
X. 36. fatentur, nullam scribi posse
curationem exactam. X. 182. ne prima quidem elementa potuerunt assequi. X. 170. ex observatione experimentali auspicantur. XIV. 677. per
experientiam inveniri omnia contendunt. X. 159. tria experientiae genera esse statuerunt. XVI. 82. ictum
se tantum in pulsu sentire, distentionem autem ignorare arteriae. VIII.
776.

Empirici medicamentorum inventionem ad casum referunt. XIII. 463.
eorum de phlegmone sententia. X.460.
de plenitudine sententiae. VII. 557.
quando purgationem praecipiant. XVI.
111. quomodo remediis utantur. XIV.
245. symptomatum congressum concursum vocant. XIV. 691.

Empiricorum anatome, casu contingens, prolixum nugamentum. XIII.
604. pulsus definitio. VIII. 721.

EMPLASTICA remedia quae dicantur. XI. 634. 742. etiam emphractica dicuntur, id est infarcientia. XI.
743. expertia mordacitatis esse debent. XI. 742. terrenae substantiae
aut viscosa esse debent. XI. 743. duplicis sunt naturae. XI. 634. succos
crassos lentosque reddunt. XI. 746.
quando sint adhibenda et quando vitanda. XVII. A. 962. haemorrhagias
sistunt. X. 319.

EMPLASTRA ex solis simplicibus
medicamentis constare nequeunt. XIII.
372. cur vitanda tunc, ubi phlegmone jam subsedit. X. 885. de *Emplastris* colore similibus communis sermo. XIII. 496.

Emplastrum acerum *Galeni*. XIII.
759. *Accsis* h. e. medela. XIII. 442.
adhaesivum. (?) XIII. 400. aegyptium. XIII. 883. 919. aliud. 922.
aegyptium *Andromachi*. XIII. 643. aegyptium Claud. *Philoxeni*. XIII. 645.
Emplastrum aeruginosum *Mantiae*.
XIII. 751. *Aeschrii* ad vulnus ex
morsu canis rabidi. XII. 357. alba
quae *Asclepiades* scripsit. XIII. 442.
alba quae ex lithargyro et cerussa
fiunt. XIII. 409. (pondus utriusque
substantiae. XIII. 413.) alba quomodo componenda sint ad ulcera cacoëthe s. maligna, et ea, quae cicatricem difficulter admittunt. XIII. 449.
albis vel coloris causa cerussa admiscetur, vel ut quaedam adstringendi
et refrigerandi vis iis concilietur. XIII.
409. album aquosum *Magni* circulatoris ad lichenes excoriatos. XII. 844.
album Ariobarzanen quo *Xenocrates*
abscessum jam inalteratum circa tarsum discussit. XIII. 439. album *Damocratis*. XIII. 455. album *Herae*
adversus rabiosos morsus. XIII. 431.
(ejus *Galeni* censura. XIII. 434.) album, quod ad *Mnaeseum* refertur.
XIII. 445. album ex pipere, ut *Attalus Herasque* composuerunt. XIII.
414. *Amphionis* ad ulcera callosa. XIII.
736. *Andreae* ad ulcera callosa. XIII.
735. *Andromachi* album. XIII. 427.
aliud. 429. 430. ab *Andromacho* conscripta ad ulcera maligna. XIII. 681.
Emplastrum anicetum. XIII. 877. *Antipatri*. XIII. 931. *Antonini*, quod
Timocrates post lichenes excoriatos
imponit. XII. 843. ut *Aphrodas*. XIII.
738. ariobarzanen. XIII. 750. ex duabus aristolochiis ut *Andromachus*. XIII.
820. quae *Asclepiades* ad ulcera cal

losa conscripsit. XIII. 734. *Asclepia-dae* ad recentes splenis inflammationes. XIII. 244. asianum *Neapolitae.* XIII. 938. ex Asio. XIII. 938. ex aspidibus. XIII. 927. Athena (Minerva.) XIII. 494. athletarum trypherum. XII. 844. *Attalici* secundum *Andromachum* album, quod minus laedit a rabiosis morsos et nervos vulneratos. XIII. 419. attrahens album. XIII. 933. attrahens, quo usus est *Andromachus.* XIII. 935. attrahentia quae *Asclepiades* scripsit. XIII. 933. attrahens *Cyrti.* XIII. 928. attrahens *Harpali.* XIII. 928. aliud. 929. attrahens Lucii. XIII. 934. attrahens nigrum. XIII. 934. attrahens et discutiens ad multa. XIII. 930. *Aza-nitae.* XIII. 784.

Emplastra barbara. XI. 126. barbara ex bitumine. XIII. 555. barbarum *Galeni.* XIII. 560 sq. aliud ex emplastris *Galli.* XIII. 556. barbara *Herac.* XIII. 557. barbarum *Juliani.* XIII. 557. Buxeum ad recentia vulnera. XIII. 515. candidum *Telepha-nis.* XIII. 532. *Casti* nominatum gangraenicum. XIII. 739. *catagmatica* s. fracturis convenientia. XIII. 534. catagmaticum *Andromachi.* XIII. 549. catagmatica ab *Asclepiade* tradita. XIII. 535. catagmaticum *Herac.* XIII. 546. catagmaticum *Moschionis.* XIII. 537. 546 sq. catagmaticum nigrum. XIII. 550. catagmaticum nigrum ariston s. optimum. XIII. 535. catagmaticum *Oenanthe.* XIII. 540. catagmaticum *Pythionis.* XIII. 536.

Emplastra cephalica, cur ita dicta. XIII. 541. eorum virtus. XIII. 542. cephalica *Herac.* XIII. 543 sq. cephalicum viride ex collectaneis *Aphrodae.* XIII. 551. ceratum, quo *Galenus* ad ventriculi oris inflammationem utitur, quomodo componatur. XIII. 119. *Chalcidei.* XIII. 803. ex chamaeleonte. XIII. 516. 715. ex chamaeleonte, quo *Philoxenus* usus est. XIII. 738. obducendis cicatricibus ex collectaneis *Primionis* ad desperata. XIII. 695. cirrha. XI. 126. Claudii *Philoxeni* apelum h. e. hiulcis convaleniens. XIII. 539. *Codami* vel *Nicomedis* regis. XIII. 929. ex cote. XIII. 874. *Critonis* ex scilla. XIII. 869. croceum ex libris *Agathini*, *Andromachi*, *Caii* Neapolitani. XIII. 830. *Ctesiphontis,* quaedam dissolvens, quaedam cogens et detergens. XIII. 927.

Cyzicenum. XIII. 742. cyzicenum ut *Asclepiades.* XIII. 818. ut *Philoxenus.* XIII. 819. Cyzicenum *Herac.* XIII. 814.

Emplastrum Damocratis ex calce viva. XIII. 744. diabotanon quo *Lucius* usus est. XIII. 746. diadaphnidon, h. e. ex baccis lauri. XIII. 928. dichroma. XI. 127. dichromon, h. e. bicolor, quomodo exoriatur. XIII. 497. ex dictamno, s. sacrum ex Vulcani templo in Memphi. XIII. 778. ex dictamno sacrum. XIII. 804. ex dictamno ut *Damocrates.* XIII. 820. digerens *Antipatri.* XIII. 931. digerens, cutem rumpens. XIII. 932. digerens meliceridas. XIII. 931. di halōn, i. e. ex salibus, eorum usus. XIII. 501. *Diophanti* ad ambusta, intertrigines et faciem. XII. 845. *Diophanti* chirurgi, quo usus est *Phylacus.* XIII. 805. diprosopa. XI. 127. de *emplastris* discutientibus et extrahentibus. XIII. 923. discutientia quae *Asclepiades* scripsit. XIII. 936. discutiens ex aspidibus ad strumas et podagras. XIII. 927. discutiens bronchocelen, quo *Clemens Sartorius* curatus est. XIII. 926. discussorium ex calce viva. XIII. 944. ad discutiendum *Candidi* quo utitur *Andromachus.* XIII. 926. discutiens meliceridas. XIII. 929. discutiens ad strumas auctore *Nymphodoto.* XIII. 926. discutiens ex terra pelagia. XIII. 928. discutiens ut *Scribonius.* XIII. 930. discutiens e struthio. XIII. 930. discutiens *Xenocratis*, ut *Castus.* XIII. 931. ad duritias. XIII. 930.

Emplastrum emolliens *Mnasaei.* XIII. 962. epulotica s. synulotica h. e. quae cicatricem inducunt. — Generalia quaedam circa ea. XIII. 522. epulotica ut *Alcimion.* XIII. 529. epulotica *Andromachi.* XIII. 529. epuloticum arete, h. e. virtus appellatum. XIII. 531. epulotica quae *Asclepiades* scripsit. XIII. 524. epuloticum ex cadmia, quo *Lucius* Cathegetes usus est. XIII. 524. aliud ex cadmia. ibid. epuloticum candidum. XIII. 526. epulotica candida *Andromachi.* XIII. 530. epuloticum candidum *Telephanis.* XIII. 532. epuloticum *Dioscoridis* ad chironia. XIII. 694 sq. epuloticum *Euphranoris.* XIII. 525. epuloticum ex hordeo. XIII. 529. epuloticum ex ladano. XIII. 525. 529. 708 sq. epuloticum *Moschionis.* XIII.

528. epuloticum Pamphilion. XIII.
527. epuloticum *Publii* ex vino. XIII.
533. epuloticum pyricauton. XIII. 525.
epuloticum *Telamonis.* XIII. 528.

Emplastrum euchroum *Tryphonis.*
XII. 843. ex euphorbio. XIII. 588.
expressorium humores et abscessus.
XIII. 932. extrahens ex sale. XIII.
927. extrahens *Sarcenthitae.* XIII. 927.
ad fracturas et hydropem. XIII. 548.
fuscum aegyptium *Andromachi.* XIII.
890 sq. fuscum aegyptium: Quae
Asclepiades et *Crito* de hoc conscri-
pserint. XIII. 903. fuscum *Eubuli.*
XIII. 911. fuscum *Isidori* ad dolorem sedandum. XIII. 908. fuscum
lite. XIII. 908. fuscum Minerva. XIII.
906. fuscum nygmaticum. XIII. 907.
fuscum nygmaticum *Andromachi.* XIII.
650. fuscum phtheirographi. XIII. 913.

Emplastra Galeni ad ulcera maligna.
XIII. 752—762. *Galeni* ex chalcitide.
XIII. 375. a palma, quam graeci
vocant phoenica, phoenicinum. ibid.
gilca s. *dichroma:* generalia quaedam
circa ea. XIII. 517. praeparandi ratio. XIII. 518. vires. 519. gilvum
ex libris *Damocratis.* XIII. 939. aliud.
ibid. gilvum ex metallicis quo *Galenus* utitur. XIII. 519. gilvum *Halici.*
XIII. 645. 802. *glutinantia.* Quidam
sanguinaria et vulneraria vocant. Eorum actio. XIII. 551. halicon i. e.
salsum ad multa. XIII. 925. halicon
Theudae Sarcophagi. XIII. 925. *Halici*
seu piscatoris ex sinopide. XIII. 785.
quod hephaestiada vocant, optimum
remedium est inducendae cicatrici.
XII. 233 sq. ab *Hera* conscripta ad
ulcera vix sanabilia. XIII. 747. quae
ab *Heraclide* scripta sunt. XIII. 717.
ex herbis *Andromachi.* XIII. 885. ex
herbis *Critonis.* XIII. 863.

Emplastrum Hicesii. III. 787. Hicesium nigrum *Andromachi.* XIII. 809.
Heraclidis Tarentini. XIII. 811. hicesium nigrum ut Tarentinus *Heraclides* tradidit. XIII. 811. humidum ad
nomas. XIII. 886. *Hygiini.* XIII. 747.
indum *Tharsei* chirurgi. XIII. 741.
invictum. XIII. 556. *Irionis.* XIII. 913.
Isidori Antiochei. XIII. 885. Isis vocatum. XIII. 492. 736. leuce (album) ad humidos achores, aegre tollendos, ad papulas fervidas et intertrigines. XII. 487. lichenica. XII.
837. — quod facit ad lichenes ele-
vatos. XII. 837. aliud quod eos citra
ulcerationem removet. XII. 838. liche-

nicum *Philotae.* XII. 838. ad lienem.
XIV. 461. quae ex Lithargyro parantur. XIII. 394 sq. 396. quod ex lithargyro et hydrelaeo conficitur. XIII.
399. ex lithargyro et oenelaeo. XIII.
404. ex lithargyro et oxelaeo. XIII.
401. lutea quomodo fiant. XI. 126.

Emplastrum Machaerionis. XIII. 499.
manna. XII. 845. ex mastiche. XIII.
940. *Megeti* ad lichenes. XII. 845.
melini *Leuci* et *Hygieni* ad achores
capitis. XII. 488. *melina,* quaenam
ita dicantur. XIII. 503. eorum usus.
ibid. et sq. generalis ea parandi ratio. XIII. 504. melinum. XIII. 940.
aliud. 941. melina *Andromachi.* XIII.
505. melina *Critonis.* XIII. 515. melinum emolliens, *Diophantis* aphra
nominatum, attrahens et eruens, quo
articuli curantur. XIII. 507. melinum
Heraclidae, internos abscessus sine
dolore discutiens. XIII. 507. melina
Herae. XIII. 511. melinum *Hygiini.*
XIII. 512. melinum *Menoeti.* XIII.
509. 511. melinum *Salome* ad omnem
dolorem. XIII. 507. melinum *Serapionis* ad vulnera. XIII. 509. Mesianum. XIII. 877. *Minutiani* ad strumas. XIII. 930. molare. XII. 869.
Molochinum. XIII. 490.

Emplastrum nigrum ex duabus aristolochiis. XIII. 781. nigrum ex pyrite lapide vocatum. XIII. 739. nigrum
ex salicibus. XIII. 740. oleosum, hoc
adhibendi ratio. XIII. 499. Pamphilion. XIII. 527. Pamphilion idem est
quod Attalicum. XIII. 447. aliud. ibid.
pantagathium. XIII. 649. ad parotides. XII. 677. phaea. XI. 126. phlegmonas arcens. XIII. 547. phoenicinum a palma, quam Phoenica Graeci
vocant dictum, vocatur alias Emplastrum ex chalcitide. XIII. 375. platysma.
XIII. 676. polychresta, h. e. multiplicis usus. XIII. 501. polychresta,
quae *Heras* conscripsit. XIII. 765. ad
pus discutiendum. XIII. 929. pus
vacuans sine ruptura ut *Asclepiades.*
XIII. 932. pycticon h. e. pugillatorium, quoniam pugiles eo potissimum
utuntur. XIII. 510. pyricauton. XIII.
525. cum rho finientia. XIII. 407.

Emplastrum Rhodiacum s. discutiens.
XIII. 448. ex salicibus. XIII. 800.
ex salicibus lite, ut *Herodotus.* XIII.
801. contra saniem et morsum canum
rabidorum. XIV. 197. sanitas, digerens et extrahens ad mammillas ex
visco. XIII. 932. ex scilla, differen-

tiae ab illo *Critonis.* XIII. 882. *Scra-pionis.* XIII. 883. strigmentosum. XIII. 806. *Telephanis* candidum. XIII. 532. *Thebaei* ad achores humidos. XII. 489. *Thebano* adscriptum. XIII. 739. tonsoris. XIII. 259 sq. *Turpilliani,* quod Philosophorum dicitur. XIII. 736. tyrium. XIII. 915. aliud. 918. ad ulcera. XIII. 688. aliud. XIII. 690. ad vetera ulcera et callosa. XIII. 726. 727. viridia quomodo fiant. XIII. 496. viride *Alcimionis.* XIII. 493. viride multa 'promittens *Alcimionis* vel *Nicomachi.* XIII. 807. viride simplex *Andromachi* et facultatis ipsius explicatjo. XIII. 470. viride quo utitur *Andromachus.* XIII. 489. aliud. XIII. 490. viride ut *Andromachus.* XIII. 808. viride ex Cyprino *Aphrodae.* XIII. 494. viride *Demosthenis.* XII. 843. viride *Epigoni.* XIII. 492. viride *Epicuri.* XIII. 807. viride *Euangei.* XIII. 806. aliud. XIII. 807. viride *Galeni.* XIII. 469. viride *Galli.* XIII. 472. viride Hecatondrachmon. XIII. 491. viride *Herophili.* XII. 843. viride lite. XIII. 495. viride *Pamphili* ad mentagram post rupturam bullarum. XII. 842. viride *Pasionis.* XIII. 493. viride *Potamonis* commemoratur. XIII. 473. venatorum. XIII. 802. Venus. XIII. 883.

EMPLATTOMENA remedia. X. 547.

EMPROSTHOTONUS, definitio. VII. 641. XIV. 737. XIX. 414. morbus acutus est. XIV. 730. saepe in a frigore mortuis observatur. VI. 850. et opisthotonus differre quidem videntur, sed cura eadem. I. 156. 157. cura. XIV. 738. confert ad curam olei gleucini confectio. XIII. 1042.

EMPYEMA, definitio. XVII. B. 793. quid sub hoc *Hippocrates* intelligat. XVIII. A. 149. passim ab *Hippocrate* tuberculum vocatur. XVIII. A. 108. introrsum rupti effectus. XVIII. A. 108. morbus diuturnus est. XVII. B. 385. quando exspectandum sit in pleuritide. XVII. B. 793.

EMPYI quinam dicantur. VII. 716. IX. 173. quinam potissimum dicantur. XVIII. B. 202. quosnam vocare consueverit *Hippocrates.* XVIII. A. 39. fiunt ex erysipelate ad pulmones converso. XVIII. B. 270. fiunt, si sanies e venis ad pulmones fertur. XV. 151. quibusnam signis cognoscantur. XVIII. B. 201. febris in iis conspicuae conditio. XVIII. B. 202. cur nihil fere

sputi rejiciant. XVIII. B. 203. vomicae ruptio quomodo possit praenosci. XVIII. B. 255 sq. vomicae ruptio num celerius aut tardius fiat, unde sit colligendum. XVIII. B. 206. quomodo possit cognosci, utrum in hoc vel altero latere consistat. XVIII. B. 199 sq. quandonam rumpatur. XVIII. B. 197. quo die rumpatur unde sit dijudicandum. XVIII. B. 255. per urinam purgari vidit *Galenus.* VIII. 412. quomodo hoc fiat. ibid. quinam empyi superstites maneant, quique moriantur. XVIII. B. 207 sq. quaenam remedia ab *Hippocrate* commendentur. XV. 915. quando ustione egeant. XVIII. A. 39. qui uruntur vel secantur, pure confertim effluente intereunt. XVIII. A. 38. si urantur aut secentur pus indicat bonum aut malum eventum. XVIII. A. 149. XVIII. B. 222. ad *Empyicos* catapotium. XIII. 59. *Charixenis* compositio. XIII. 102. Coni fructus facile extussire et exspuere faciunt. XII. 55. adjuvat pix liquida. XII. 101. sphragis. XIII. 100.

'Εμαυΐκοἱ qui dicantur. IX. 173.

ENAEMA medicamenta qualia. X. 387. XVIII. B. 536. ea, quae ex bitumine fiunt, detergendi facultate egent. XVIII. B. 538. *Enaemum* cephalicum est emplastrum nigrum ex duabus aristolochiis. XIII. 782.

ENAEOREMA, definitio. XVIII. B. 149. album bonum, nigrum pravum. XVII. A. 493. optimum quodnam sit. XVI. 588.

ENARTHROSIS, definitio. II. 736.

ENCANTHIS, definitio. VI. 870. VII. 732. XIV. 772. XIX. 438. cura. X. 988. ad *Encanthides Philippi* compositio. XII. 735. *Sosandri* remedia. XII. 733. operatione removendae sunt. XIV. 784. operatio plenam lucem requirit. XVIII. B. 681. absurdum in ea, carunculam lacrymalem rescindere. III. 811.

ENCEPHALITIS vid. CEREBRI inflammatio.

ENCEPHALUM cerebrum propter situm vocatur. III. 627. 628.

ENCERIDES, definitio. XIII. 628.

ENCHYMA. VII. 524.

ENCRANIS a quibusdam vocatur cerebellum. III. 666.

ENCRANIUM a quibusdam vocatur cerebellum. II. 714. III. 666.

ENDEMICI morbi qui dicantur. XV. 429. XVII. A. 11.

'Εντοὶ quinam a Graecis dicantur. XVIII. B. 750.

ENGEISOMATA, definitio. X. 449. XIX. 432.

ENNEAPHARMACUM *Heraclidis* Tarentini. XIV. 186.

ENRHYTHMUS pulsus. VIII. 516.

ENSTASES, ad eas utitur *Asclepiades* vino. XVIII. A. 152.

ENTEROCELE, definitio. VII. 729. et causae. XIX. 447. in ea laxatur aut rumpitur meatus, qui a peritonaeo ad testiculos procedit. VII. 36. *Enteroceles* cura. XIV. 789. *Enterocelicos* juvat cupressus. XII. 52. *Enteroceles* glutinat hippuris. XI. 889. *Enterocelis* imponitur Symphytum petraeum. XII. 134.

ENTEROEPIPLOCELE, definitio. VII. 729. XIX. 448.

ENTEROMPHALI et ENTEROMPHALON, definitio. XIV. 786. XIX. 444.

ENTHUSIASMUS, definitio. XIX. 462.

ENTROPIUM, definitio. XIV. 772.

ENULA campana, vide *Elenium.* (XI. 873.) pro ea costus. XIX. 729. ad ENURESIN. XIV. 577.

'Εῶλαι carnes quales sint. XVI. 761. 'Εωλίζειν quid significet. XVI. 761.

EPACMASTICA febris. VII. 337.

ut EPAGATHUS Deletius infusum ad dysenteriam. XIII. 300.

'Επαφαίρεσις. XI. 251.

EPAPHRODITUS Carthaginensis usus est *Zoili* remedio ad scorpionum ictus. XIV. 178.

EPARMATA secundum *Hippocratem* quales sint tumores. XVII. B. 121.

EPENCRANIS ab *Erasistrato* cerebellum vocatur. III. 673.

EPHECTICA remedia, definitio. XIV. 761.

EPHELCIS, definitio. VII. 247. X. 361.

EPHELIS in facie oritur. XV. 348. ad *Ephelidas* faciei remedia parabilia. XIV. 420. 422. *Ephelin* expurgat alysson. XI. 823. purgant amygdalae. XI. 827. purgant radices amygdali coctae atque illitae. XI. 828. balanus myrepsica. XI. 845. juvat semen brassicae esculentae. XII. 42. tollit stercus crocodilorum terrestrium. XII. 308. curat radix Cyclamini. XII. 51. farina fabarum. VI. 530. semen peponum. VI. 564. testa Sepiarum usta. XII. 347. vitis agrestis racemi. XI. 826.

EPHEMERA febris vide FEBRIS ephemera.

EPHEMERUM (Iris agrestis), facultates et usus. XI. 879. qui potarunt, quaenam juvent. XIV. 140.

EPHICIANUS *Hippocratis* commentator. XIX. 58.

"Εφοδος quid significet. XVIII. B. 239.

EPHORUS historicus, ejus opinio de causa incrementi Nili. XIX. 301.

EPIALA febris. VII. 751. ejus proprietates. VII. 347. causae. VII. 349.

EPIALON vocabulo quae res designentur. VII. 347.

EPICAUMA, definitio. XIV. 774. XIX. 434.

ad EPICHERSUM theriaca *Andromachi* sen. XIV. 34.

EPICOPON, ejusque usus. II. 685.

EPICRANIUM, in eo secundum Erasistratum sedes animae. XIX. 315.

EPICRATIS uxoris, febre ardente laborantis casus. XVII. A. 274.

EPICRISIS, definitio. X. 640.

EPICRUSIS. X. 998.

EPICURUS permultos libros scripsit de natura. XV. 5. refutatio ejus qui alterationem negat, et opera naturae in atomos et moles refert. XIV. 250. ejus de anima sententia. XIX. 254. animam mortalem putat. XIX. 254. 316. sedem animae in pectore putat. XIX. 315. Atheniensis Dogmaticus. XIX. 234. ejusdem atomus. I. 246. statuit, individua ea corpora, quae atomos vocat, potestate et specie esse unum, sed reprehenditur. I. 416. corporum alterationem concretionem et alterationem esse putavit. XVI. 38. de Deorum natura sententia. XIX. 252. Deum habere formam humanam credidit. XIX. 241. divinationem negat. XIX. 320. emplastrum viride. XIII. 807. feminam quoque semen emittere putat. XIX. 322. theoria foetus nutritionis in utero. XIX. 330. fortunae definitio. XIX. 263. nec heroës nec daemonas concedit. XIX. 253. locum a receptaculo diversum putat. XIX. 259.

Epicurus quomodo magnetis vim ferrum attrahendi explicet. II. 45. mundum animatum non putat. XIX. 264. de mundi compage sententia. XIX. 267. mundum corruptibilem putat. XIX. 265. de mundi figura opinio. XIX. 264. infinitos mundos in infinito vacuo accipit. XIX. 263. nihil nec oriri nec interire proprie dicit. XIX. 260. ejus philosophia. XIX.

228. plantas non animatas esse putat. XIX. 341. opinio de seminis essentia. XIX. 322. sensus definitio. XIX. 302. de solis figura. XIX. 277. de solis magnitudine. XIX. 276. de solis natura. XIX. 276. theoria, quomodo speculi imagines fiant. XIX. 308. theoria terrae motus. XIX. 298. magnitudine infinitum vacuum putabat. XIX. 259. in aqua et aëre vacua spatia dari putabat. XVII. B. 163. veneris usum nunquam salutarem duxit. 1. 371. V. 911. XVII. A. 521. visus theoria. XIX. 306. vocis definitio. XIX. 311.

EPIDAURI malagma ad lipodermos. XIII. 985.

EPIDEMIA perniciosa pestis est. XV. 429.

EPIDEMICI morbi qui dicantur. XV. 429. quomodo a vernaculis differant. XVII. A. 2.

EPIDIDYMIS, situs. IV. 565. principium est, et radix vasorum seminalium. IV. 592. ejus usus. IV. 208. 590. differentia a testibus ipsis. ibid. structura. IV. 591. cur apud feminas non manifesto adsit. IV. 209.

'Επιδημήσειν, passim grassari *Hippocrates* habet. XVII. A. 12.

'Επιεικῶς quid significet. XVIII. A. 336.

'Επιεικὴς qui dicatur. XVIII. A. 336.

EPIGASTRIUM, definitio. XIV. 705.

EPIGENES optimus pilae parvae lusor. V. 899. cometae definitio. XIX. 286. medicamentum ad fistulas. XI. 126.

EPIGENNEMA morbi symptoma est. VII. 42.

EPIGLOTTIS. III. 553. ejus structura. III. 587. ejus utilitas. III. 586. XIV. 713. functio. XIV. 716. usus in vomitu. III. 588. prohibet, quo minus quid incidat in pulmonem. III. 282. maxime proprium est vocis instrumentum. VIII. 50. talem ac tantam molem habet, quanta pars ea est, quam erat clausura. III. 892. ulceratione saepe deletur. VIII. 289. in adulescentulo ulcere deleta rejiciebatur, sed curatus est. VIII. 3.

'Επιγνωτὶς graece patella vocatur. XVIII. B. 626.

EPIGONATIS os i. q. *Patella.* II. 775.

EPIGONI emplastrum viride. XIII. 492. medicamentum Isis. XIII. 774 sq.

EPILEPSIA, definitio. VII. 59. VII. 173. XIX. 414. est corporis totius convulsio. XVII. B. 343. *Epilepsia* frigoris superantis affectus est. VII. 618. XV. 369. affectus frigidus est. VII. 608. morbus pituitosus est. XVII. B. 602. affectus est apoplexiae vicinus. XVII. B. 548. qua in re ab apoplexia differat. XVII. B. 548. inter soporem et apoplexiam media est. VIII. 231. non desinit in paraplegiam. VIII. 232. quomodo ab aliis convulsionibus differat. VIII. 173. ejus varia synonyma. XVII. B. 341. cur sit vocata herculeus morbus. XVII. B. 341. ortus ejus in cerebro est. VII. 144. VIII. 173. quaenam cerebri pars in ea maxime sit affecta. VIII. 232. interdum ipso capite affecto, interdum aliis consentiente ortum habet. VIII. 193. a ventriculo eam originem ducere, optimi medici statuunt. VIII. 189. ab oris ventriculi affectu ortae historia. VIII. 340. tres ejus differentiae. VIII. 193. brevis descriptio. XIV. 739. longi temporis habet principium. IX. 561. aurae epilepticae fit mentio. VIII. 194.

Epilepsia: genitalium in ea affectio. IV. 187. in epilepsia spumae ante os causa. XVII. B. 544. pulsus conditio. VIII. 487. ejusque causae. IX. 193. rationis et memoriae in ea conditio. VIII. 174. vocem laedit. VIII. 270. non est morbus divinus. XVIII. B. 18. mulier ea non tentatur, si recte purgatur. XI. 165. parvam *Democritus* coitum vocavit. XVII. A. 521. in paraplegiam non desinit. XVII. A. 333. circuitus ejus custodit luna. IX. 903. adolescentis epilepsia laborantis historia, cui tibia videbatur velut aqua frigida. VIII. 194. casus epilepsiae ex jejunio. XI. 177. *Diodorus* grammaticus ex fame statim ea correptus est: ejus cura. XI. 242. pueri historia, in quo tertia differentia aderat. VIII. 194. ejus cura. VIII. 198. generationis modus. XVII. A. 825. 827. morbus adolescentum est. V. 695. autumno fit. XVI. 27. cur autumno fiat. XVII. B. 624. cur a veteribus puerilis affectio sit dicta. XVII. B. 289. non frequenter juvenibus accidit. XVII. B. 642. causae, quae eam in juvenibus etiam provocant. XVII. B. 643.

Epilepsia vere potiss. occurrit. V. 693. XVI. 26. 382. XVII. A. 31. XVII. B. 563. morbus vernalis. XVII. B. 615. causae. XIV. 739. XVII. A.

Neapolitae. XII. 755. Serapiacum. ibid,
phosphorus. XII. 747.

Epiphyses ossium. II. 733. non
omnes medullam in se continent. III.
927. usus. III. 132. 922. quomodo
ab apophysibus differant. II. 733.

Epiploon, ejus descriptio. II. 556.
cur epiploi nomen acceperit. II. 556.
quoddam est ex cibi instrumentis. II.
547. veluti est operculum, caloris
fovendi gratia natum. II. 547. ejus
usus. II. 285. ex duabus tunicis, arteriis et venis constat. III. 286. nullam habere utilitatem *Erasistratus*
putabat. II. 91. XV. 308. ejus pinguedo. II. 565 sq. ejusque utilitas. III.
295. ejus generatio. III. 294. in foetu generatio. IV. 651. maximum habent simiae et homines. II. 556. prolapsum *Hippocrates* necessario putrescere dicit, sed contradicit *Galenus.*
XVIII. A. 96. vulnerati symptomata.
III. 286. peritonaeo vulnerato procidit. X. 421. quid sit agendum, quando
prolapsum jam liveat aut nigrescat.
X. 421. num tuto abscindi queat. X.
422. per vulnus labens peritonaeum
divisum significat. VIII. 5. *Epiploi*
venae unde. II. 782. 783.

Epiplocele, definitio. VII. 729.
XIX. 448. quomodo oriatur. VII. 36.
cura chirurgica. XIV. 789.

Epiploocomistae saepe homines
dicuntur. II. 556.

Epiploomphalon, definitio. XIX.
444.

'Επιπολάζοντος pro πλεονάζοντος.
XV. 63.

Episemasiae, definitio. XVII. B.
452. XVIII. B. 120.

Epistaxis qua aetate ut plurimum
contingat. XVII. B. 73. cur sit circa
pubertatem familiaris. XVII. B. 638.
vere potissimum et aestate grassatur.
V. 690. vere potissimum et aestate
fit. XV. 82. quibusdam superflua evacuat. X. 512. futurae signum in febribus manus tremulae sunt secundum
Hippocratem. XV. 826. futuram quinam pulsus indicet. IX. 505. quando
sit salutaris in morbis acutis. XV. 845.
futura quomodo indicetur. XVI. 229.
signa, quae futuram indicent, secundum *Hippocratem.* XVI. 812. in febre ardente quando sit exspectanda.
XVII. A. 153. XVIII. B. 259. 260.
aliqui ex capitis refrigerio deterius se
habuerunt. X. 331. copiosa interdum
ad convulsiones deducit. XVI. 809.

larga febrem a lassitudine obortam
solvit. XVI. 486. in menstruis deficientibus bonum. XVII. B. 822. modica in surditate et torpore molesta,
secundum *Hippocratem;* vomitus his
confert alvique perturbatio. XVI. 803.
in mulieribus quando sit secundum
Hippocratem exspectanda. XVI. 805.
quarto die contingens difficilem judicationem facit. XVII. A. 424. si accidat, quum sudores vel fuerint, vel
supervenerint, perfrictionem ferunt,
quae malum morbum indicat. XVI. 786.
surditatem solvit in febribus. XVII. B.
740.

Epistaxis in exsiccatis mala. XVI.
598 sq. undecimo die secundum *Hippocratem* difficilis. XVI. 812. critica.
XV. 605. plerumque febres ardentes
judicat. XVII. A. 166. critica est, ubi
causo supervenit. XV. 748. critica
est in causo notho et quidem in eo,
cujus sedes in pulmone est. XV. 758 sq.
criticam secundum quosdam color faciei bonus denotat. XVI. 8. critica
quando sit exspectanda. IX. 549. critica in febribus ardentibus quando accidat. IX. 753. 756. critica quando
sit in febribus exspectanda. XVIII. B.
290. criticae futurae signa. IX. 765.
XI. 66 sq. XIV. 665. quaenam sup-
primi nequeat. XIV. 418. eam provocat radix Crocodilii. XII. 48.

ad *Epistaxin* remedia parabilia. XIV.
337. 338. 416. 418. 518. 524. 525.
548. XV. 914. succus hippuridis. XI.
889. curat Lysimachios, emplastri
modo illita. XII. 64. duplex in ea
revulsio est. X. 332. ea laborantes
lavandi non sunt, si vero parcius sanguis fluat, lavandi sunt. XV. 721. ea
laborantes purgandi non sunt secundum *Hippocratem.* XV. 901. *Heraclidae* ad eam scripta. XII. 689. XIII.
858. *Asclepiadae.* XII. 693. *Andromachi* et *Galeni.* XII. 695. *Aphrodae.*
ibid. sistit eam cucurbitula, si ex
dextra nare, super hepate, sin ex sinistra, super liene, sin ex utraque,
super utroque imposita. X. 316. cucurbitae praecordiis affixae sunt efficaces. X. 926. cucurbitae hepati aut
lieni admotae. XI. 51. si ex dextra
nare contingat, cucurbitula ad hypochondrium dextrum, sin ex sinistra,
ad hypochondrium sinistrum sistitur.
XI. 296. cucurbitula hypochondriis
admota revulsorium remedium est.
XI. 319. cohibetur cucurbitulis maxi-

mis praecordiis affixis. XVI. 150. ex
dextra nare cucurbitula hepati affixa,
ex sinistra, lieni affixa curatur. XVI.
151. curatur revulsive per venae sectionem. XI. 284. in nimia venaesectio utilis. XVI. 153. 810.

EPISTROPHEUS apud *Hippocratem*
dens vocatur. II. 757. XVI. 681. *Epi-*
strophei descriptio et usus. II. 756.
dentis usus. XVII. A. 374. dens vocatur apud*Hippocratem* processus odontoideus. XVII. A. 371. cur utrinque
habeat apophysin acclivem ac prae-
longam. IV. 23. et atlantis motus quinam. II. 460. cum atlante articulatio
ejusque usus. IV. 23. dentem alii
apophysin pyrenoïdem vocant. IV. 24.

EPISYNTHETICAE sectae auctor erat
Agathinus Lacedaemonius. XIX. 353.

EPITHEMATA: *Epithema Andreae*,
ischiadicis et arthriticis auxiliatur confestim. XIII. 345. *Asclepiadae* ad recentes splenis inflammationes. XIII.
244. ad aures contusas. XII. 662.
totius capitis in fluxionibus cerebri. X.
940. quo *Charicles* usus est ad inveteratum capitis dolorem. XII. 558. 581.
coeliacis et dysentericis convenientia.
XIII. 306. colicis et inflatis commodum. XIV. 470. ad dentium dolores.
XII. 862. diureticum; prodest et calculosis renibus. XIV. 473. hepaticis
commodum. XIV. 454. ad hydropicos.
XIV. 463. hydropicis commodum,
quod adjacentem humorem absorbet.
XIII. 257. aliud ex *Critone.* ibid. ad
lienosos. XIV. 460. ad podagram sedans dolorem. XIII. 355. ad podagricos et arthriticos quo usus est*Era-*
sistratus Sicyonius. XIII. 356. ad scorpionum ictus. XIV. 179. splenicum.
XIV. 377. ad splenis tumorem. XIII.
248. ad stomachi hypochondriorumque
vitio laborantes. XIV. 450 sq. ventris
solutivum. XIV. 472. ad viperarum
morsus. XIV. 190. 490.

EPITHYMUM, ejus facultates. XI.
875. humorem melancholicum educit.
X. 977. atticum atrae bilis humorem
ex ventriculo purgat. XIV. 223. agarico substituitur. XIX. 723. ei succedaneum. XIX. 729.

ʼΕπῳδός, definitio. IV. 365.

EPOMIS. II. 273. XVIII. A. 314.
ad epomida musculi, qui brachium
attollunt, unde habeant nervos. IV. 304.

ʽΕψημα. VI. 519.

EPULIDES carnosi surculi sunt. VII.
731. *Epulidas* in ore dividimus, ubi

suppuratio se ostendit. XIV. 785.
cura. XII. 875.

Epulotica remedia qualia dicantur. XI. 757. XII. 218. ulcus
omne planum cicatrice claudere valent. XI. 758. sicca *Andromachi.* XIII.
728. ad chironia *Dioscoridis.* XIII.
694. ex ladano, *Critonis.* XIII. 708.
Epulotica alia remedia. XIII. 682. *An-*
dreae malagma, didymaea vocatum.
XIII. 346. aridum. XIII. 839. 847.
Asclepiadis cineritium, ex *Magni* medicamentis. XIII. 849. ut *Heliodorus.*
XIII. 849. *Magni.* XIII. 849. *Ptole-*
maei. XIII. 849. ex pumice. XIII. 849.
rufum. XIII. 849. diachylon *Menecra-*
tis. XIII. 1001. aloë. IV. 770. XI. 822.
lapis aegyptius. XII. 198. aes ustum.
XII. 242. malagma *Andreae.* XIII. 343.
cathaeretica. XI. 756. chalcitis usta.
XIV. 289. plumbum lotum. XII. 233.
fructus spinae aegyptiae. XI. 819.
compositiones. XII. 233. XIII. 380.
radices Cyperi. XII. 54. *Erasistrati*
compositio. XII. 735 sq. decoctum florum leucoji. XII. 59. radix lilii tosta
et cum rosaceo trita. XII. 46. chrysocolla. XII. 286. radix astragali.
XI. 841. folia bardanae. XI. 837. folia lilii. XII. 47.

Epulotica emplastra. Generaliora
quaedam circa ea. XIII. 522. epuloticum. XIII. 690. 726. ut *Alcimion.*
XIII. 529. *Andromachi.* XIII. 529. 803 sq.
arete h. e. virtus vocatum. XIII. 531.
Asclepiadis. XIII. 524. ex cadmia,
quo usus est *Lucius* Cathegetes. XIII.
524. aliud ex cadmia. ibid. emplastrum Heraclidae. XIII. 717. emplastrum nigrum ex duabus aristolochiis.
XIII. 782. gilvum *Haliei.* XIII. 645.
802. emplastrum ex lithargyro et hydrelaeo. XIII. 399. candidum epuloticum. XIII. 526. candida *Androma-*
chi. XIII. 530. candidum *Telephanis.*
XIII. 532. *Dioscoridis.* XIII. 694. *Eu-*
phranoris. XIII. 525. epuloticum ex
hordeo. XIII. 529. ex ladano. XIII.
525. 529. 708. epuloticum *Moschio-*
nis. XIII. 528. Pamphilion. XIII. 527.
Publii ex vino. XIII. 533. epuloticum
pyricauton. XIII. 525. *Telamonis.* XIII.
528. emplastrum aliud. XIII. 932.
emplastrum aniceton. XIII. 878. *Cri-*
tonis ex herbis cum myrteo cerato.
XIII. 863. emplastrum *Herae.* XIII.
765. emplastrum melinum. XIII. 940.
ex scilla. XIII. 870.

EQUA ab homine non potest foe-

cundari. III. 170. *Equa* et asinus procreant animal mixtum. III. 170. *Equa*
et asinus si coëunt, foetum generant,
ex utroque parente mixtum. IV. 604.
Equarum lac. VI. 681. *Equa* ovaria
ingentia habet. IV. 596.
EQUARIUM comeditur. VI. 622. ejus
facultates. VI. 637.
EQUI currentes cur spumam ante
os habeant. XVII. B. 544. eorum
carnes malae. VI. 664. cur manus
non habeant nec bipedes sint. III.175.
corpus sortibus ungulis et juba ornatum habent. III. 2. pedes velocitatis
causa rotundi. III. 185. ungulas habent solidas. III. 186. quali nutrimento utantur. VI. 567. musculorum
temporalium conditio. III. 844. quatuor habenis simul coërcere impense
robusta exercitatio est. VI. 140. equorum lichenum usus. XII. 342. ad
equorum scabiem. XIV. 526. equorum
admissariorum sanguis utrum crustam
moliatur et septicus sit. XII. 263. equis
admissariis seminis generandi causa
ciceres exhibentur. VI. 533.
EQUISETUM, ei succedit chamaepitys. XIX. 730.
EQUITARE jam septennes adsues-
cant. VI. 38.
EQUITATIO, crura, visus, collum
et viscera in ea imprimis exercentur.
VI. 151. vehemens effecit aliquando,
ut circa renes aliquid frangeretur,
aut alia mala generentur. V. 910.
ERASINI casus febre ardente laborantis. XVII. A. 286.
ERASISTRATEI ab *Herophili* obitu
floruerunt. VIII. 715. quomodo a Pe-
ripateticis in explicandis physiologicis
objectis differant. II. 90. naturam non
semper laudant artificem. XV. 306.
meningas nervorum principia statuunt.
XVIII. A. 86. de sanguinis missione
absurda loquuntur. XI. 175. eorum
theoria urinae secretionis. II. 68. *Erasistrateorum* judicio vacuatio per purgationem et venaesectionem par est.
XI. 328. pulsus definitio. VIII. 759 sq.
ERASISTRATUS Chius rationali sectae addictus. XIV. 683. ejus librorum nullus jam supererat *Galeni* tempore. XI. 221. criminatur *Hippocratem.* XV. 702 sq. sectatur *Chrysippum*
Cnidium. XI. 197. quomodo is debeat
esse exercitatus, qui affectus probe
velit cognoscere. VIII. 14. de alvi
affectibus, de resolutionibus, de podagra scripsit. XI. 192. divisionum

libros fecit. XI. 193. theoria de sede
animae. XIX. 315. arterias aërem
continere putabat. III. 492. false putabat aortam et arterias spiritum continere, non sanguinem. IV. 664. 671.
arterias sanguine destitutas putavit.
V. 168. arteriam vas spiritus, venam
autem sanguinis vocat. XI. 153. bilem inutilem animalibus esse dicit. II.
78. de atra bile scribere omisit. V.
104. quae de flava bile scripserit. V.
123.

Erasistratus calorem non insitum
sed adscititium censet. VII. 614. catheterem adhibuit in urinae retentione. XIV. 751. cerebellum epencranin
vocat. III. 673. ex cerebri membranis vulneratis statim animal immobile
reddi putabat. V. 609. inutile putat
scire, quomodo cibi in ventriculo concoquantur, et humores gignantur etc.
XVI. 39. concoctionis theoria. II. 166.
XIX. 372 sq. negat, concoctionem in
ventriculo locum habere. XV. 247. et
cor et arterias simul pulsare accipit.
VIII. 703. libros scripsit de deglutitione, distributione et concoctione. III.
316. libros scripsit de dissectionibus.
IV. 718. elementa corporis ab eo accepta. XIV. 697.

Erasistratus difficile admodum esse dicit, excretionem et colliquationem discernere. I. 184. tanquam fame necantem aegros accusat *Hippocratem.* XV. 478. febris definitio. XIX.
342. febrem symptoma judicabat. XIV.
729. de febribus scripsit. XV. 435.
sententia de febris et inflammationis
ortu. XI. 153 sq. de febribus et vulneribus scripsit. XI. 176. in commentariis de febribus affirmat, animalem
esse in corde, nedum vitalem facultatem. ,VIII. 760. febres omnes ab
inflammationibus ortum habere dicit.
XV. 159. de causa generationis geminorum et trigeminorum. XIX. 326.

Erasistratus gymnasticae legitimae
auctor. V. 879. propriam hepatis substantiam parenchyma putat, nec principalem visceris partem. XIII. 193.
putat divisionem venarum in hepate
bilis secernendae gratia existere: ea
sententia reprehenditur a Galeno. III.
304. humorum vim ignorat. VIII. 191.
auctore eo causa hydropis cujusque
jecinoris et lienis inflammatio est.
XIV. 746. de hydropis anasarca generatione sententia. XVI. 447. inflammationis theoria. X. 461. cura

inflammationum per inediam lustratur. XI. 156. lassitudinem tensivam abundantiam (sanguinis) indicare dicit. VI. 295. lienem sine utilitate esse statuebat. V. 131. de lienteria sententia. XVIII. A. 6. medicinam et scientiam et conjecturam vocat. XIV. 684. de membranis, quae in cordis orificio positae sunt, scripsit. V. 206. unam omni morbo causam tribuit. XIV. 728.

Erasistratus nos mori dicit, quod neque cor ipsum aërem ex pulmone trahere potest, si respiratio cohibeatur. IV. 473. haec ipsa sententia a *Galeno* lustratur. ibid. et sq. de morte eorum sententia, qui gasibus nocivis, carbonum vapore etc. e medio tolluntur. III. 540. de causa, cur mulier ex frequenti coitu non concipiat. XIX. 326. musculos, si spiritu impleantur, in latitudine augeri, in longitudine vero minui dicit. VIII. 429. nervos a meningibus oriri putabat. V. 602. senex factus novit, nervorum medullam a cerebro proficisci. (Additur totus huc faciens locus.) V. 602. in libro de resolutione duplicem paraplegiam accipit. XVI. 673. parenchymatis definitio. I. 599. statuit, peripateticos nihil de natura recte statuisse. XV. 307. phlegmonem generari docet sanguine ex venis in arterias incidente. III. 493. in phlegmones substantia lapsus est. X. 119. de plethorae generatione ejusque dignotione. VII. 537. *Galeni* ad haec animadversiones. VII. 539 sq. quaenam de causa vasorum structurae mutationis in pulmonibus dixerit. III. 465. pulsus theoria. II. 597. pulsus definitio. VIII. 714. 716. pulsum solummodo vocare videtur motum arteriarum in inflammationibus. VIII. 761. doctrinam de pulsu parum elaboravit. VIII. 497. de pulsus ortu sententia. IX. 507. de causis mutationis pulsus per somnum. IX. 133. causa vehementis pulsus secundum eum. VIII. 646. ex pulsu adolescentis erga ancillam patris cognovit amorem. XIV. 631.

Erasistratus doctrinam de purgantium remediorum facultate subvertere studuit. XI. 324. id, quod in urinis febricitantium subsidet, pus esse statuit. XV. 158. de usu respirationis sententia. IV. 471. de sanguinis missione nullam fecit mentionem. XI. 147.

sanguinis rejectioni medendi methodus. X. 377. de sanitate tuenda scripsit. XI. 179. de sanitatis et morborum causis opinio. XIX. 344. ex capite animalem, ex corde vitalem spiritum proficisci affirmat. V. 281. spiritum in arteriis contentum ex aëre procreari putat. IV. 706. qui spiritum solummodo in arteriis accepit, non dicere poterat, cur tantae ad renes accedant. III. 364. spiritu vitali cerebri ventriculum plenum putat. V. 185. splenem frustra adesse putat. III. 315. sententia de suffocationis causa in specubus gravolentibus. IV. 496. de via ac ratione, qua suppurati pus per tussim ejiciant. VIII. 317 sq. in retentione urinae ab immensa vesicae tensione, aphronitro tetigit extremum ureteris. I. 158. male ulcus sanat. X. 184. de via opinio, qua fluida e thorace resorpta per tussim rejiciantur. VIII. 311. de valvulis in corde tractavit. V. 166. de distributione vasorum per corpus sententia. XI. 153. venaesectione eum usum non fuisse probatur. XI. 199 sq. 216. 220. *Chrysippum* laudat, in libro de sanguinis rejectione, quod loco venaesectionis membra vinculis excipere consueverit. XI. 230. et venarum et arteriarum originem cor habebat. V. 550. venarum valvulas jam novit. V. 548. tractionem ventriculi nullam esse dicit. II. 60. vesicae felleae, utero, vesicae urinariae et renibus attractricem facultatem denegat. II. 187. viscerum carnem parenchyma vocat. XV. 8. Sicyonius, epithema quo usus est ad podagram et arthritidem. XIII. 356. aliud ejusd. XIII. 357. *Erasistrati* compositio ad asperitudines ac omnes ophthalmias, auresque purulentas, et ad ulcera aegre recipientia cicatricem et ad serpentia oris ulcera. XII. 735 sq.

Eratosthenes libros fecit de antiqua comedia. XIX. 65. solis iter tempora constituere putat. XIX. 259. *Eratosthenis* opinio de solis ac lunae a terra distantia. XIX. 283.

Erebinthus vide Cicer.

'Ερείγμὸς. VI. 533.

in Ereso vinum gignitur et odoratum et dulce. X. 832. in *Ereso* quod vinum crescit, ad antidota bonum. XIV. 28.

Erethismi nomine quaenam *Hippocrates* significet. XV. 622.

ERETRICAE philosophiae auctor *Menedemus* Eretriensis. XIX. 228.

ERETRIENSIS terra, vires. XII. 188. quae colore est cinericio illi, quae admodum albida est, praefertur. XII. 189. terrae succedit calx thebaica. XIX. 727.

ERGASTERIA pagus est, inter Cyzicum et Pergamum quadringentis et quadraginta stadiis distans a Pergamo. XII. 230.

ERICE, ejus facultates. XI. 877. ei succedanea remedia. XIX. 729. *Erices* fructus pro aspalatho. XIX. 725. pro fructu succedanea. XIX. 729. radix pro capparidis radice. XIX. 731.

ERINACEI terrestris carnes contra Elephantiasin commendantur et alios morbos. XII. 321. combusti, eorum vires et usus medici. XII. 354.

'Ερμάσαι fulcire significat. XVIII. A. 523.

Έρματα apud *Hippocratem* quid. XVIII. A. 523.

EROSIO, si intrinsecus · provenit, vitiosi succi soboles est, sin extrinsecus, aut a valentibus medicamentis fit, aut ab igne. X. 233. *Erosione*, quam anabrosin vocant, solvitur continuitas. X. 233. *Erosiones* quomodo curandae, quae in fracturis ossium ex situ membri proveniunt. X. 437.

ERPYLLON, vide SERPYLLUM.

ERRARE, quinam dicatur. V. 3. se, quo modo quis possit cognoscere. V. 6. quinam in paucissimis spectentur. V. 4. quinam vero in plurimis. V. 4. qui diu consuevit, affectus coërcere facile non potest. V. 25.

ERRHINA remedia quae dicantur. XI. 769. *Errhinum Nicerati*. XIII. 233.

Έρρίψις quid sit apud *Hippocratem*. VII. 592. varie a variis explicatur. XVI. 196. *Galeni* hujus verbi explicatio. XVI. 199.

ERRORES prava sunt judicia. V. 372. ob falsam opinionem oriuntur. V. 7. plurimos qui ignorat, honestus probusque. V. 5.

ERUCA, ejus facultates. VI. 639. tam cibus quam medicamentum calidum est. I. 681. lac generat. XI. 772. semen generat. XI. 777. Venerem stimulat. XI. 808. *Erucae* semen pro polii semine. XIX. 740. semen pro satyrio. XIX. 742. semen pro thapsia. XIX. 730. semini succedit erysimi semen. XIX. 729.

ERUPTIONES ulcerosae, iis medendi *Archigenis* ratio. XII. 468.

ERVILIA, rationes ea utendi et facultates. VI. 538 sq. 547. *Erviliae* celerius secedunt pisis, sed minus sunt flatulentae et nutriunt uberius. VI. 543.

ERVUM, ejus vires. XII. 91. XV. 523. amarum. VI. 731. calefacit. XV. 457. detergit. XI. 745. subtile est sine calefaciendi potestate. XIII. 569. *Ervum* et legumina in Aeno comedentes, cruribus imbecilli et genu dolentes evadebant. XVII. B. 168. *Ervi* usus assiduus in Aeno genu dolores adducebat. XVII. B. 168. farina moderatissime detergit. X. 569. farina siccat. XI. 730. farina ad ulcera putrida et nomas. XIII. 731. semen amarum et calidum est. XI. 646. *Ervo* boves vescuntur, homines vero ab eo abstinent. VI. 546. sine noxa boves vescuntur. VI. 567. ex *Ervis* aridum cephalicum *Xenocratis*. XIII. 846.

ERYNGIUM, ejus qualitates. XI. 884. pro damasonio. XIX. 727.

ERYSIMUM, seminis facultates. XI. 877.

Erysimum, qualitates et facultates ejus. VI. 548. *Erysimi* semen pro erucae semine. XIX. 729.

ERYSIPELAS, definitio. XIX. 441. qualis sit affectus. X. 949. vel sine vel cum exulceratione accidit. X. 949. *Erysipelatis* et herpetis differentiae X. 1005. ejus et phlegmones communia et ab invicem differentiae. X. 946. in cute magis consistit. X. 946. alias est phlegmonodes, alias oedematodes, alias scirrhodes. XII. 39. inflammationibus non adnumeratur. XI. 69. inflammatione calidior est et aspectu flavior. XI. 75. calore superante fit. XV. 369. calorem adauget. VII. 5. naturalis color in eo mutatur. VII. 75. pallidum vel flavum, vel ex utroque mixtum colorem habet. X. 946. febris fere semper ei accedit. VI. 860. fervorem aestumque denotat. VII. 618. cum inaequali intemperie consistit. VII. 751. in eo supervacaneum est, causam efficientem inquirere. X. 243.

Erysipelas: dolores in eo unde oriantur. VIII. 81. in eo pulsum cum dolore sentimus. VIII. 75. cum ulcere nonnunquam complicatum est. VI. 874. exactum quid? — differt a phlegmone, et cataplasmate ex pane et coriandro curari nequit. XII. 39. exqui-

situm soltus cutis est affectio. XI. 76.
exquisitum biliosa fluxio est. XI. 521.
malignum cum parvulis ulcusculis in
toto corpore, et praesertim circa caput *Hippocrates* epidemice grassans
commemorat. XVII. A. 668 sq. phleg-
gmonosum. X. 949. phlegmonosum.
XI. 75. phlegmonodes quomodo generetur. VII. 288. in pulmonibus consistentis signa. VIII. 286. purum statim cum coloris mutatione quiescit.
X. 951. non purum, sed quodammodo jam phlegmonodes, si plusculum refrigeres, lividam cutim efficit.
X. 951. quod anginae succedit, si
diebus criticis non dispareat, mortem nunciat. XVIII. B. 268. si ad
pulmonem vertatur, dementiam parit,
et fiunt aegri suppurati. XVIII. B.
270. ab externis ad interna verti,
bonum non est, ab interioribus ad
exteriora bonum. XV. 343. foris intro verti, minime bonum, intus vero
foras bonum. XVIII. A. 36. ossi nu-
dato superveniens malum. XVIII. A.
119. putredo ad eo aut suppuratio
malum. XVIII. A. 119.

Erysipelas quomodo oriatur. VII.
722. XI. 75. 265. XV. 736. gignitur, si flava bilis in aliquam partem
decubuerit. V. 121. saepe consulto
ab externis medicamentis procreatur.
XIX. 1. ex cura per adstringentia
et refrigerantia scirrhus generatur. XI.
104. causa flava bilis est. V. 678.
VI. 875. IX. 693. bilis pallida in partem aliquam delata. VII. 223. oritur
excrementis putrescentibus retentis.
III. 686. causa est fluxio biliosa. XVI.
132. humor biliosus. VIII. 288. XV.
946. *erysipelatis* causa est fluxio humorum. VII. 22. *Erysipelas* ex vitio
humorum fit. VII. 211. XV. 365. fiunt
ex malis succis. VI. 814. ex plethora. XVIII. A. 279. oritur, si sanguis
amarae bili miscetur. XV. 337. phlegmonodes ob flavam bilem exuperan-
tem fit. VII. 723.

Erysipelatis cura. X. 950. cura,
postquam inflammatio et fervor ac
biliosum abierunt. XII. 38. in erysipelate refrigerationis indicatio magis
urget quam vacuatio. X. 898. in eo
oleum manifeste calorem auget. XI.
521. medicamentum ad hoc optimum.
X. 702. refrigerat acetum. XI. 419.
ad erysipelas mediocre alsine. XI. 823.
anchusa lycopsis. XI. 813. bilem educens remedium optimum. XI. 341.

ceratum humidum. XI. 391. ceratum
simplex cum aceto. XI. 439. utuntur quidam Cupresso admixta polenta
cum aqua, aut oxycrato aquoso. XII.
53. emplastrum ex salicibus. XIII.
800. glaucium. X. 955. XI. 857. ad
erysipelas parvum et leve lactuca. XI.
887. ad erysipelas malagma *Nilei*
croceum. XIII. 182. malvae cataplasma. VI. 629. radix onocleae anchusae cum polenta illita. XI. 812.
oxalis et oxylapathum. XI. 631. pastillus. XIII. 829. pastillus ex *Aga-
thocle*. XIII. 832. pastillus *Andromachi*. XIII. 835. pastillus bithynus. XIII.
837.

Erysipelas juvat Polygonum foris
frigidum illitum. XII. 105. sempervivum. XI. 813. succus solani quid
efficiat. XI. 588. quidam commenda-
runt crassum in urina sedimentum.
XII. 287. non admodum calidum sanat rhamnus. XII. 111. cura si jam
livor partem occuparit. X. 951. si jam
livorem contraxerit, cura. XI. 84. si
jam lividum factum fuerit, quomodo
curandum. XIII. 388. et quomodo,
ubi jam nigrescit. XIII. 389. oedematosi cura. X. 952. phlegmonodis
cura. XI. 85. ad erysipelas phlegmonodes remedia parabilia. XIV. 514.
phlegmonodes curat cotyledon. XII. 41.
ad phlegmonodes emplastrum *Galeni*
ex chalcitide s. phoenicinum. XIII.
385. ex *erysipelatis* immodice refrigeratis scirrhosos tumores habere constat. XIII. 993. scirrhositatis post illud relictae causa. X. 951. scirrhosi
cura. X. 953. induratum ac aegre
solubile sanat Brassica esculenta. XII.
42. ad erysipelas scirrhosum glaucium non aptum. X. 955. ex vulneribus cura. XI. 85. si ulceri supervenerit, purgatio totius corporis adhibenda est. X. 278. 291. XVI. 152 sq.
non ulceratum frigidum juvat, ulceratum laedit. XVII. B. 811 sq. ad
unguem (panaritium) non sanare
potest cum pane Coriandrum. XII. 38.

ERYTHRAEI Heraclidis definitio.
pulsus. VIII. 743.

ERYTHRODANUM (*Rubia* tinctorum.)
ejus facultates. XI. 878. pro lepidio.
XIX. 734.

ERYTHROIDES tunica testis. XIV.
719.

Εσχαρα. XI. 416.

Escharam efficit calx viva. XII. 237.
Chalcitis. XII. 241. XIV. 289. meli-

num *Lucii.* XIII. 850. aliud robustum
inscriptum. XIII. 851. diatessaron. ibid.
Philoxeni medicamentum. XIII. 738.
Escharoticorum usus in haemorrhagiis.
X. 324 sq.

ESCULENTA quae fauces exasperando tussim movent, quomodo vocet
Hippocrates. XVIII. A. 574. et qualia sint. ibid.

'Εσμάττεσθαι quid significet. XVIII.
A. 453.

ESSENTIA, definitio. V. 593. febris. XVII. A. 872.

ESTREATICON macedonicum. XIV.
76.

ESTYMARGEI ancillae cura tremore
affectae. VII. 602.

ESURIENTES vehementer, os ventriculi contrahi et convelli sentiunt. III.
728.

ETESIAE opinio de causa ventorum.
XIX. 292.

ETESIAE venti quales. XVII. A. 388.
Etesiae quando oriantur. XVII. A. 30.
quomodo a prodromis differant. XVI.
410. post canem flare incipiunt. XVII.
B. 581. inferunt morbosum statum.
XVII. A. 733. eorum directio. XVI.
410. perpetuo aestate spiraverunt.
XVII. A. 86.

ETHMOIDES os: usus foraminum ad
in — et exspirationem. III. 654. *Hippocrates* ea spongiosa vocat. III. 652.

ETNOS quid. VI. 782. XII. 45. fabaceum, etiamsi per triduum coxeris,
est flatulentum. XV. 465. ex ciceribus. VI. 532. coctum in tetano lumborum utile. XV. 862. fabarum flatulentum est. VI. 530.

EUANGEI emplastrum viride. XIII.
806.

in EUBOEA Chalcide locus maris
strictus. XVII. A. 651.

EUBULI emplastrum fuscum. XIII.
911. infusum ad dysenteriam. XIII.
297.

EUCHROUM remedium ophthalmi-
cum. XII. 747. emplastrum *Tryphonis.* XII. 843.

EUCHYMA quae. XVII. B. 876.

ad EUCHYMIAM conferentia. XI. 491.
495.

EUCLIDES contentiosus dicitur. XIX.
234. ejus positio: si duae lineae rectae sese secent, in uno sunt plano,
omnisque triangulus in uno est plano.
III. 830. terram mundi medium vocat. V. 654. rhombi definitio. XVIII.
A. 466. *Euclidis Palatiani* theriaca.

XIV. 162. *Euclides Megarensis* philosophiae dialecticae auctor. XIX. 227.

EUCRASIA difficile et vix in temperamenti incommoderationem labitur.
IV. 742.

EUDEMUS anatomes erat peritus.
XVI. 134. philosophus per sedem ex-
cernebat bilem. XV. 565. philosophus tribus quartanis laboravit. XVI.
276. XVII. A. 250. habitu erat bilioso. I. 631. 632. metatarsum et
metacarpum similiter ex ossibus quinque constare dixit. III. 203. nervorum anatomen scripsit. VIII. 212. nervum opticum meatum vocat. XIX. 30.
uteri cornua cirros vocat. II. 890. peripatetici morbus narratur, et quid
Galenus de eo praedixerit. XIV. 605.
emplastrum *Isin* nudatae meningi imponit in fracturis calvariae. X. 454.
ab *Eudemo* pastillus ad dysentericos.
XIII. 291.

EUDIOS graecis vocata theriaca. XIV.
33.

EUDOXI theoria de causa incrementi
Nili. XIX. 301.

EUECTICA est boni habitus conservatrix. V. 862. parva magis castigat.
V. 863.

EUEMERUS Tegeata Deos ignorat.
XIX. 250.

EUKTHIA, definitio. XVIII. B. 237.

EUEXIA, definitio. IV. 740. 751. 752.
absoluta quae. XVII. B. 362. athletarum periculosa. IV. 752. V. 820.
cur. IV. 754. athletica cur sit solvenda. XVII. B. 364. ejus solutio
evacuatio est. XVII. B. 364. gymnastica quae. XVII. B. 362.

EUGENII composit. ad orthopnoeam.
XIII. 114.

EUGERASIAE compositio ad spleniticos. XIII. 244.

ad *Eunochos* teneros emplastrum
melinum *Menoeti.* XIII. 511.

EUNOMUS Asclepiades. XIII. 850.
ut *Eunomus* confectum. XIII. 851. ut
Eunomus medicamentum ad nomas.
XIII. 852.

EUNUCHI quomodo se habeant. IV.
572. feminis similes evadunt. XVIII.
A. 41.

Eunuchi carne molli praediti sunt.
XIII. 662. humidi sunt. XII. 221.
sunt humidi et molles. XII. 1004. casus eunuchi in polypo, qui nihil ferre
poterat, et rosis sanatus est. XII. 690.
in *Eunuchis* quomodo sit cutis capitis
comparata. XVII. B. 4. in eunuchis

vehemens refrigeratio non est inducenda. XII. 507. eunuchis caulmia convenit. XII. 221. *Eunuchi* num nec podagra laborent, nec calvi fiant. XVIII. A. 40. ad Eunuchos emplastrum commodum. XIII. 511.

EUPATORIA herba saepe patienti jecinori auxiliata est. XIV. 227.

EUPATORIOS theriaca. XIII. 909.

EUPATORIS Mithridatis antidotus diascincus. XIII. 152.

EUPATORIUM, ejus facultates. XI. 879. hepati convenit. X. 920. ei succedit chamaepitys. XIX. 729.

EUPHORBIUM vocatur *Menoetiadae* occisor a Philone. XIII. 270. in occidentalibus orbis regionibus nascitur. XIII. 567. plantae cujusdam spinosae in Maurusiorum terra nascentis succus, facultate calidissimus, et de ipso libellus parvus scriptus est *Jubae* regi Maurusiorum. XIII. 271. facultates. XI. 879. calidum est. I. 649. caducum et statim evanescentem calorem habet. XIII. 586. nocentes humores discutit, viscosos extergit, crassos secat et flatus attenuat et educit. XIII. 274. vetus quoad vires recentiori multo inferius est. XIII. 620. aliae differentiae ex aetate ejus provenientes. ibid. et sq. ad alopeciam. XII. 389. ad palpitationem. VII. 600. agarico substituitur. XIX. 723. pro struthio. XIX. 744. ei succedanea. XIX. 729. ex euphorbio acopon barbaricum. XIII. 1035. ex euphorbio composita medicamenta ad nervorum vulnera. XIII. 620. ex euphorbio remedium compositum. X. 396. utilitas ejus in nervorum puncturis. X. 396. ex euphorbio emplastrum. XIII. 588.

EUPHORBUS euphorbio nomen dedit. XIII. 270. *Euphorbii* antidotum cinnamomum. XIV. 761.

EUPHRANORIS emplastrum epuloticum. XIII. 525.

EURIPIDES nihil eorum, quae generantur, perire dicit. XIX. 334. quid de athletis sentiat. I. 32. ejus dictum de athletis. I. 23. Deos negasse videtur. XIX. 250. dicit: stellae in coelo sunt ornatus opificis sapientiae. XIX. 253. qualem gladium amphidexium vocet. XVIII. A. 147. ejus locus, quo Theseum loquentem introducit. V. 418. versus. XVIII. B. 8. versus ex Hypsipyle. XVIII. A. 519. dialogus *Herculis* ad Admetum. V. 413. cur Medeam megalosplanchnam voca

verit. V. 317. versus ex Medea demonstrantes, iram ratione esse compescendam. V. 307. ex Oreste versus. XVIII. A. 384.

EURONOTUS ventus qualis. XVI. 400.

EUROPA natura omnium ab Asia differt. IV. 798. *Europae* ab Asia differentiae secundum *Hippocratem*. XVI. 317.

Europaei agrestes, duri, feroces et iracundi sunt. IV. 800.

EURUS ventus. XVI. 407. 408. aestuosus est. XVI. 409. ab aurora ruit. XVI. 406. circa brumam flat. XVI. 409. Favonio oppositus est. XVI. 444. siccus est. XVI. 409. ab ortu solis spirat. XVI. 399.

EURYANACTIS filiae febre ardente laborantis casus. XVII. A. 590.

EURYPHON scripsit quaedam, quae *Hippocrati* tribuuntur. VII. 960. anatomes peritus. XV. 136. auctor dicitur libri hippocratici de salubri victu. XV. 455. ejus de febre livida locus. XVII. A. 888. gnidiarum sententiarum, auctor dicitur. XVII. A. 886. lac muliebre phthisicis commendat. VII. 701. lac tabificis commendat muliebre. VI. 775. in phthisi lac ex ipsis mamillis sugere suadet. X. 474. multa passim de remediorum usu scripsit. XI. 795. de succedaneis scripsit. XIX. 721.

EURHYTHMUS pulsus. VIII. 516. XIX. 409.

EUSCHEMO *Spadoni* inscripta colica. XIII. 287.

EUSTOMACHA remedia, definitio. XIV. 761.

EUTHYMENES, opinio de causa Nili incrementi. XIX. 300.

EUTHYTOROS, instrumentum, ad fracturas cruris aptum. X. 443.

EVACUANTIA remedia, usus eorum in morbis a melancholico humore ortis. V. 144.

EVACUATIO, definitio. XVI. 752. duplex est. VI. 79. quando secundum empiricos sit instituenda. XVI. 111. qua via fieri possit. I. 382. commoda loca quae. XVII. B. 439. quomodo fiat, quo tempore et per quem locum bene considerandum est. XVI. 120. modus bene in morbis est considerandus. XVI. 97. exsiccat corpus. I. 373. citam spiritus efficit. VII. 597. largae pulsum efficiunt vermiculantem. IX. 312. modi varii, quibus ea pera

gi possit. XVI. 147. XVII. B. 657.
cautelae in ejus usu adhibendae. XVII.
B. 359. autumno et vere potissimum
fiat. XVI. 122. jucundissimum tempus ver, deinde autumnus. XVI.127.
hieme aut aestate si necessaria sit,
quae sint observandae regulae. XVI.
122. in ea copia non consideranda
est, sed qualitas. XVII. B. 443. ad
lypothymiam usque quanJo sit in usum
vocanda. XVII. B. 444. quae per totum corpus est, quomodo fiat. XVI.
121. omnis, nisi paulatim fiat, vires
prosternit. XVII. B. 14. convulsionis
et singultus causa. XVIII. A. 61. consuetudinis dignitas ad ejusdem modum constituendum. XVI. 124. quos
morbos excitavit, sanat repletio. XV.
110. immodica vires laedit. X. 812.
nimia periculosa. XVII. B. 364. ipsa
quomodo dolores concitet. XV. 63.
quibusnam in morbis sit periculosa.
X. 639. quae per balnea fit, non
magna est. XVI. 126. tollit exple-
tionem. XVI. 173. quando conveniat
et quando noceat. XVII. B. 358. in
febribus ardentissimis et siccissimis
caput rei est. VII. 153. citra periculum est in febribus continentibus ex
meatuum constipatione. X. 639. quando
sit in febribus continuis vitanda. XI.
44. plenitudinis cura. XVII. B. 502.
quaenam sit moderata dicenda et quae
molesta. XVI. 97. immodica causa
faciei Hippocraticae. XVII. B. 87.

Evacuationis nomen de solis liqui-
dis dicitur. XVII. B. 7. per vomitum
indicationes et contraindicationes.
XVI. 142 sq. quantitatem indicant vires. XVII. B. 364. scopi. XVI. 99.
indicationem praebet consuetudo. XI.
45. et corporis habitus. XI. 46.

Evacuationem quid dicat *Hippocrates.* XVI. 105. quamcunque vocat
Hippocrates vasorum inanitionem. XVI.
106. quinam affectus requirant. I.
392 sq. XI. 260. per δ *Hippocrates*
significat. XVII. A. 612. indicantia
symptomata. XVI. 115. ad animi deliquium fieri posse unde sit cognoscendum. XVI. 268. per *evacuationem*
quinam judicentur morbi. XVIII. B.
160.

Evacuatione egemus in qualibet plenitudine. XI. 259. integra laeduntur
calidi et sicci. XI. 45. nimia orta
animi deliquia curat vinum aqua gelida dilutum. XI. 51. ex evacuatione
convulsio acutissima et periculosissi-

ma. XVII. B. 855. XVIII. A. 123. ex
immodica evacuatione morbi. X. 637.
in *evacuatione* est etiam ad morbi genus respiciendum. XVI. 124. ex *evacuatione* spasmum fieri Hippocrates
monet. XIII. 153.

Evacuationes naturales si retinentur,
astrictio adest secundum Methodicos,
si autem magis efferuntur, fluor. I.
80. complexus autem morbi est si
et retinentur et efferuntur. I. 80. quomodo fiant. XVI. 106. morborum causae. XV. 114. spontaneae quales.
XVIII. A. 24. regulae generales in
earum administratione servandae. XVII.
A. 970. ad quae sit in iis admini-
strandis respiciendum. XVI. 118. pro
humorum inclinationibus instituere
Hippocrates praecipit. XVI. 61. in
morbis impetu naturae factas *Thucydides* purgationes vocat. XVII. B.168.
diuturnae arteriarum siccitatem efficiunt. VII. 313. sincerae desinentes
exacerbant. XVI. 752.

EVEMERI collyrium ad cicatrices et
callos oculorum. XII. 777. aliud. 778.
collyrium ad dolores et affectus. XII.
774. psoricum. XII. 788.

EVENI ad stomachi subversiones
doloresque. XIII. 178.

EVENOR commemoratur. XVIII. A.
736.

Εὑηθέστεραι, quid significet. XVI.
732.

EVISCERATI quinam. V. 313. 316.
318.

EVULSIO continuitatis solutio in nervis vocatur. X. 232. et ruptura ejusdem sunt generis. VI. 872.

EXACERBATIO, ejus effectus. XVI.
389 sq. in ea alvus ducenda non est.
XVI. 255. purgatio in ea quando sit
instituenda. XVI. 255. cibus in ea
subtrahendus. XVII. B. 379. XIX. 204.
cur etiam in iis nonnunquam judicationes fiant. XVI. 270.

Ἐξαιρεύμενοι tumores quales et
quomodo curentur. XVIII. B. 523.

EXAMEN cum aegroto instituendum.
XVII. A. 995 sq.

EXANTHEMATA culicum morsibus
similia *Hipp.* variis in locis commemorat. XVII. A. 394. capitis sunt ulcerationes factae in cute subrubicun-
dae et asperae. XIV. 396. quomodo
morborum causas doceant. XIX. 495.
in uteri affectibus ad cutim erumpentia quid significent. XVII. A. 358. nigra in peste aliqua salutem portende-

bant. X. 367. ad *Exanthemata* balanus myrepsica. XI. 846. radix Cyclamini. XII. 51. pastillus *Threpti.* XIII.
828. ad exanthemata in capite remedia. XII. 496. ad exanthemata in
mento remedia. XII. 824. ad exanthemata, sed non ad omnia utile emplastrum *Attalici* album. XIII. 421.
(singula exanthemata vide suis sub
nominibus.)

EXARTICULATIO vide LUXATIO.

᾿Εξάρθρους quosnam vocaverit *Hippocrates.* XVIII. A. 370.

Exasperentur sensibiliter quaenam
partes. XVII. A. 900.

Exasperare quaenam conveniat.
XVII. A. 900 sq.

Exasperata quomodo curentur. XVII.
A. 901.

EXCALEFACIENTIA *remedia:* qualia
sint. XI. 775. postulat id, quod a
frigore congelatum est. XI. 720. eorum secundum *Galenum* quatuor sunt
ordines. XIII. 368. ea quoque huc
pertinere videntur medicamenta, quae,
ubi ignem attigerunt, facile accenduntur. I. 650. conducunt et doloribus colicis et iis, qui a calculis fiunt.
VIII. 83 sq. ecchymoses sanant. XVI.
161. spiritum attenuant et corpora
reddunt rara. VII. 600. excalefacien-
tium et exsiccantium immoderatus
usus tertianam gignit. VII. 334.

Excalefacit: absinthium. XI. 844.
acetum aliquantulum. X. 701. XI. 413.
415. 421. 426. acria. XII. 161. adstringentia. XI. 412. acopon ut *Castus.* XIII. 1037. aphace. XI. 844.
aquae dulces calefactae. VI. 183. nonnunquam etiam frigida. I. 689. artemisia utraque. XI. 839. aspalathus.
XI. 840. atractylis. XI. 842. atramentum sutorium. XII. 238. balanus
myrepsica. XI. 845. balsamum. XI.
846. brassica. XV. 179. bunium. XI.
852. castoreum. I. 649. 681. XII.
337. chalcitis. XII. 241. conyza. XII.
35. dauci semen. XI. 862. daucus.
XI. 862. dracontium. XI. 864. lignum
ebeni. XI. 867. elaphoboscus. XI. 873.
elenii radix. XI. 873. epithymon. XI.
875. eruca. VI. 639. erysimum. XI.
877. euphorbium. I. 649. ferulae semen. XII. 85. foenum graecum. VI.
537. helleborus albus et niger. XI.
874. lauri folia et fructus. XI. 863.
lenticula. XV. 179. leontopetalon. XII.
57. leucacanthon. XII. 58. lini semen. VI. 550. omnes liquores probi.

XIII. 567 sq. lolium. XI. 816. lotus
agrestis. XII. 65. mentha. XI. 883.
misy. I. 649. myrrha. XII. 127. oleum.
XI. 529. oleum laurinum. XI. 520.
pastinaca, daucus, carum. VI. 654.
peryclimenon. XII. 98. peucedani radix. XII. 99. pinguedo omnis. III. 286.
piper. XI. 421. pulegium. XI. 857.
resinae omnes. XIII. 368. ruta. I. 682.
salvia. XI. 873. Sandaraca. XII. 235.
sapores omnes amari. XI. 685. schini
flos. XII. 136. scordium. XII. 126.
serpyllum. XI. 877. sulphur. XII. 217.
thapsia. XI. 885. thymus. XI. 887.
zingiberis radix. XI. 880.

EXCANDESCENTIA vehemens causa
febris ardentis. XV. 740. febris ephemerae causa. XI. 6. *Excandescentiae*
in cor et pulmones effectus. XVII. B.
258. in pulsum effectus. XVII. B. 258.
excandescentias sequuntur deliria. XV.
598. ab excandescentia animi deliquii cura. XI. 59.

EXCEREBRATI quinam. V. 316

EXCESSUS omnis per contrarium ex-
cessum sanatur. X. 534.

EXCITARE quando conveniat. XVII.
A. 903.

EXCLAMATIO vehemens vocem raucam reddit. VIII. 268.

EXCOCTIO est virium dissolutio. XV.
625.

EXCORDES quinam dicantur. V. 310.
316.

EXCORIABILIA animalia quae. II.
644.

EXCORIATIO, definitio, et qua in
re a sectione differat. II. 349.

EXCORIATORIUM lichenum *Apii Phasci.* XII. 841.

Axiorii. XII. 841.

Menecratis. XII. 846.

Pamphili. XII. 839.

EXCREATIONES in febribus non intermittentibus lividae, cruentae, foetidae, biliosae omnes malae. XVI. 478.
ex pectore et pulmone promovent
amygdalae. XI. 827. ex pectore et
pulmone contingentibus incommoda
sunt desiccantia. XI. 776. ex pectore
et pulmone promoveri ari radix. XI. 839.
crocodilii radix. XII. 47. dracontium.
XI. 839. faba. XII. 49. isopyri semen. XI. 891. pulegium. XI. 857.
thymus. XI. 888. *Excreantibus* aegre
theriaca *Euclidis* Palatiani prodest.
XIV. 162.

EXCREMENTA et EXCREMENTUM,
definitio. VI. 8. quomodo emittantur.

VI. 64. quomodo oriantur. VI. 7. eorum egestionem musculi abdominales adjuvant. II. 584. 587. duplicis generis sunt, vaporosa et aquosa. III. 686. cognitio eorum quomodo debeat esse comparata, ut exinde concludere possimus, utrum sint proficua an noxia. XVI. 239. quibusnam causis remorentur, et quo pacto, quod retentum est, extrudatur. VI. 68 sq. si quae intus ad cutim haerent, evocat balneum. VI. 184. alimentorum duplici ratione, qualitate et quantitate noxam afferunt. IV. 742. abundantia eorum lassitudinem gignit ulcerosam. VI. 195. in principio morbi non judicant. XVI. 259. acria et inaequalia quomodo fiant in iis, qui ventres calidos habent, et quomodo curentur. XV. 895. 898: ictericorum quonam respectu sint alba dicenda. XVI. 542. alba in phrenitide malum signum. VII. 662. XVI. 541. albida quid significent. XVIII. B. 139. albicantia, spumosa et circum biliosa in acutis biliosis malum. XVI. 625. valde aquosa, alba, ex viridi pallida aut vehementer rubra aut spumantia mala. XVIII. B. 139. aquosa, tennia et serosa humiditatis signum. XVII. A. 708. biliosa Hippocrates vocat sinceru. XVII. A. 70. biliosa febris ardentis signa. XVII. A. 695. biliosa non ferunt lactis usum. XVII. B. 875. alba quid denotent. XVI. 184. per alvum eorum dejectiones adstringentia retinent. X. 547. alvi suppressa, aut dura aut pilulata quales morbos denotent. XV. 472. aquosius et pituitosius unde fiat. VII. 223. per balneum vacuantur. X. 710. circum colorata quae dicantur. XVI. 627. crassa quando fiant. XVI. 74. cruda ubi adsunt, purgantia non sunt adhibenda. XV. 901. cruenta unde oriantur. XV. 113. XVIII. A. 725. quid significent. XI. 60. biliosum hepar expurgat. VII. 222. biliosa interdum bona, interdum spumantia educit mulsa. XV. 657 sq. biliosorum copiam quomodo augeat aqua mulsa meracior. XV. 660. biliosum herpetes gignit. X. 291. biliosa multas vigilias gignunt. XVI. 434. bilis atra in iis mortale signum habetur. XVI. 218. eorum dignitas in statu bilioso dignoscendo. I. 632.

Excrementa omnia cur boreas ex corpore absumat. XVII. B. 609. ca-

lida et biliosa nidorosas. VII. 209. cerebri qua via eliminentur. II. 859. cerebri purgantur per meatus in os, aut per nares. III. 687. cerebri crassa purgantes meatus. III. 693. cerebri per nares defluunt. III. 649 sq. maxima per sinciput difflari solent. XVII. A. 808. quod a cerebro delluit, non pituita sed mucus s. gravedo dicendum. XV. 325. cibos referentia ubi sunt, quando exercentur, iis exercitii pars tertia, ciborum dimidia subtrahenda est. XV. 213. cocta quaenam *Hippocrates* dicat. XV. 596. cocta non cohibenda sunt. XVI. 194. ubi computrescunt, quales morbos provocent. III. 686. de coctionis conditione certiores reddunt. XVII. A. 140. concoctionem aut cruditatem indicant. XVI. 70. copiosiora, mediocriter cocta indicia sunt temperamenti calidi et humidi simul. I. 327. cruda qualia. XVI. 187. cruda ac tenuia, horrorem et rigorem, non autem febrem concitant. XVI. 186. cruentorum quatuor differentiae. VII. 246. cutis quibus sit acre et mordax. VII. 284. quae per cutim et urinas exeunt, emplottomena cohibent. X. 547. caprinis stercoribus similia quando dicantur, et unde fiant. XVI. 599. carnium recens mactatarum loturis similia signa sunt hepatis affectionis. VIII. 359. nondum in chylum mutata denotant, ventriculum non concoxisse. VII. 446.

Excrementa capitis in os, nares, aures et oculos illabuntur. VI. 420 sq. morbi inde orti eorumque cura. VI. 422 sq. ad ea eliminanda quaenam partes conferant. IV. 456. cruditatem aut coctionem indicant. IX. 611. XVI. 211. 248. expellit exercitatio. VI. 88. expellit facultas expultrix. XV. 246. expellendis viam faciunt vina nobilia. X. 486. naturae ad ea evacuanda varii apparatus. III. 686. num de febre ardente certiores reddant. XVII. A. 690. in decretoriis fiunt plurimum pulsus lati. IX. 93. foetidum quid significet. IX. 593. XVI. 184. 217. XVIII. B. 143. fuliginosorum copiam denotat celeritas contractionis in pulsu. IX. 272. eorum generationis causae. IX. 272. exigua, glutinosa, alba et subpallida malum. XVIII. B. 140. exigua, tenacia et alba colliquationis signum. XVI. 184. uberiorum generatio unde. VII. 230.

gigni prohibet actionum inter se symmetria. IV. 743.

Excrementa ciborum halituosa quae. X. 547. humida quae. X. 547. humidorum exuperantia terminus est inter senectutem et aetatem decrescentem. VII. 680. incocta qualia, et quid significent. IX. 592. in ictero quomodo se habeant. III. 360. VIII. 373. immoderationis causae. VII. 223. inflammationum causae. VII. 387. in omni inflammatione putrescunt. VII. 387. invite et intempestive effluunt, quibus sphincter ani resolutus est. III. 335. VIII. 404. XVI. 667. XVII. B. 51. liquidum cruditatem indicat. XVI. 184. ejus causa. XV. 802. XVI. 183. XVIII. B. 134. liquida quomodo esse debeant comparata. XVI. 182. XVIII. B. 133. quando liquida sint commoda et quando non. XVIII. B. 134. liquida nonnunquam iis fiunt, qui praeter consuetudinem coenaverunt. XV. 552. liquida biliosa quarto die in febre quid significent. XV. 840. liquida lutosa hepar affectum docent. XVI. 719. liquida et pallida unde fiant in causo. XV. 740. 760. liquida fiunt in ultimo phthiseos stadio. XVIII. A. 116. liquida omnia sunt deteriora. XVI. 190. perliquida cruditatem significant. XVIII. B. 139. lividum ab atra bile sed modica oritur. XVI. 184. XVIII. B. 142. quid significent. IX. 593. XVI. 188. melancholicum quod dicatur. X. 916. melancholicum ex liene cur non in intestina ano propinqua sed in ventriculum ipsum excernatur. III. 360. melancholicum lien gignit. VII. 222. mera omnia *Hippocrates* reprobat. XVII. A. 319.

Excrementa mollia et sicca sunto eorum, qui multum edunt, et multum laborant. XVI. 190. mordacia quomodo per clysteres acres possint curari. XVII. A. 913. mordacia duobus modis ad motum incitantur. XVI. 186. mordentium confertim actorum citatior motus horroris causa. X. 710. naturalia aut praepostera quid significent. IX. 589. nigra qualia. XVII. B. 681. colorem ab atra bile pura habent. XVI. 184. XVIII. B. 142. pessima sunt. XVII. B. 681. quid significent. IX. 592. XVI. 187. nigra quomodo ab atra bile differant. XVII. B. 687. nigra, aut pinguia, aut livida, aut aeruginosa, aut foetida malum. XVIII. B. 142. nigra et ster-

corosa cum comate secundum *Hippocratem* parotidis indicia. XVI. 836. nigra in febre mortem denotant secundum *Hippocratem*. XV. 823. nigra aut praerubra a sanguinis eruptione mala. XVI. 786. nigra observata sunt a *Galeno* in pestilenti morbo. V. 115. XVII. B. 683. optima qualia sint. IX. 574. XVIII. B. 130 sq. optima qualia secundum *Hippocratem*. IX. 587. 591. XVI. 182. XVII. B. 398. oculorum in nares defluunt. III. 809. palati, narium, oculorum et aurium pauca et concocta, cerebri calidi indicia sunt. I. 324. pallidum quid denotet. XVI. 184. quae in pectore et pulmone continentur, bechicis vacuantur. X. 801. pessima quae. XVI. 183. pinguia quomodo fiant. XVI. 184. XVIII. B. 142. quid significent. IX. 593. colliquationis sunt indicia. XVI. 188. XVII. A. 708. pituitosa et frigida acidas corruptelas adducunt. VII. 209. per pedes cur non edantur. III. 236. prava nutritionem frustrantur. XV. 235. prava quibus in ventriculo colliguntur, iis cibi facile corrumpuntur. VI. 568. pravitas qua in re consistat. VII. 222. pura quae dicantur. XVII. A. 320. si diutius in corpore morantur, putrescunt. II. 185. putridos morbos procreare possunt. VII. 34. qualitates a calore innato proveniunt. II. 89. quae prius quieverant, ad motum excitantia. VII. 181. rufa quando fiant. XVI. 187. secretio, symptomata inde petenda. VII. 63. secretionem laedentis causae. VII. 221. serosum renes expurgant. VII. 222. serosa ubi redundant, quales morbos procreent. VII. 224. sicca quae. X. 547. a coitu sicciora fieri *Hippocrates* observavit. XVII. B. 295. sicca quando sint in causo. XV. 761. sincera quae dicantur et quid significent. XVI. 185. 617. XVII. A. 70. XVIII. A. 107. 122. haec in morbis diuturnis mala secundum *Hippocratem*. XVIII. A. 106. sincera sequuntur dysenteriam. XVIII. A. 122. variae species. VI. 63. 249. quarum quaelibet vacuationem postulat. VI. 64. spumea et biliosa educit mulsa pura. XVI. 186. spumeum quid denotet. IX. 594. XVI. 184. XVIII. A. 128. XVIII. B. 140. febres exacerbant. XVI. 705. 708. XVII. A. 321. spumosa quomodo oriantur. XV. 658. XVI. 186. XVIII. A. 128. et in qui-

busnam febribus maxime occurrant.
XV. 658. *Hippocrates* ea damnat.
XV. 661. stridentia quid significent.
IX. 593.

Excrementa subarenosa qualia *Hippocrates* vocet. XVI. 761. subcalida
et putrida ubi vehementius moventur,
horrorem, rigorem et febrem provocant. VI. 240. XVI. 186. sublivida
et turbulenta suspecta sunt. XVI. 747.
subpallida quid denotent. XVI. 184.
crassum in ulceribus sordes vocantur; tenuius sanies. X. 176. ut cum
urinis excernantur, diureticis opus
est. X. 801. vacuatio omni febri utilissima. X. 712. vacuationem efficit
balneum. X. 712. varia quid significent. XVIII. B. 143. ex viridi-pallida quid denotent. XVIII. B. 140. in
venarum concoctione triplex. VII. 222.
concoctionis, quae in venis fit, tria
sunt. XVI. 300. viridia quid significent. IX. 592. viridia bilis aeruginosae indicia sunt. XVI. 187. viscosa
quid denotent. IX. 593. vitia eorum
quae. XVI. 300. vitiis medetur vacuatione et alteratione. VI. 242.

Excrescentia vermiformis cerebri.
II. 729. ad *excrescentias* emplastrum
ex scilla. XIII. 870. epuloticum siccum. XIII. 729. excrescentias reprimit haematites in pollinem redactus.
XII. 196. ad excrescentias Hercules
vocatum remedium. XIII. 858. eas
emolliendi et liquandi vim habet Silphium. XII. 123.

Excretio (vid. Excrementa) definitio. XIV. 726. XVII. B. 489. XIX.
363. a calido provocatur. XVII. B.
293. et colliquatio aegre discernuntur. (*Erasistratus.*) I. 184. loturis
carnium similis, per inferiora, hepatis imbecillitatem denotat. VIII. 46.
excretionis organa cur adsint. II. 22.
nuncius pulsus altus. IX. 549. *excretio* seminis speciem referens in
Perintho judicatoria erat. XVII. A. 979.
excretiones si biliosae fuerint in faucium morbis aut tuberculis, corpus
simul aegrotat. XVII. B. 472. omnes
cohibet vinum austerum. XV. 647.
decretoriam quinam pulsus portendant.
IX. 68. decretorias cur pulsus altus
simul et celer denotet. IX. 424. locum affectum ostendunt. XVI. 116.
quatenus indicent locum affectum et
affectiones ipsas. VIII. 44. lividae,
cruentae, graveolentae et biliosae in
febribus non intermittentibus omnes

malae. XVIII. A. 188. lividae, footidae et cruentae in febribus non intermittentibus malae sunt. XVI. 216.
partim secundum, partim praeter naturam fiunt. XV. 317. pessimae quae.
IX. 428. criticae pessimae quae. IX.
549. eam stimulat acrimonia. XVI.
50. pravae commode exeuntes bonae
sunt. XVII. B. 726. *Excretionibus*
quinam morbi non juventur. XVII. A.
132.

'Εξεχεβρόγχοι quinam dicantur.
XVIII. A. 504.

Exedens aridum sine morsu. XIII.
837. aridum *Lecanii Arei* XIII. 840.

Exedentia ulcera *Hippocrates* phagedaenas vocat. XVI. 460. ulcera quae
exeduntur, tum maligna sunt, tum
malorum succorum soboles. X. 291.
vide *Cacoethe* ulcera, et Ulcera cacoëthe.

Exelcysmus, definitio. XIX. 462.

Exercitata quae sunt, aegre immutantur, et valentiora sunt. XV. 414.

Exercitatio et Exercitationes:
meridies ad eam aptissima. VI. 127.
domus conditio, in qua fit. VI. 127.
genera ejus tria. VI. 37. labor et
motus an idem. VI. 85. causa est
abundantiae bilis. XIX. 488. acuta
corpus gracile reddit. X. 994. acuta
corpus attenuat. VI. 321. quaenam
aestate et quae hieme sit instituenda.
XV. 211. quo anni tempore et in
quonam orbis loco fiat. VI. 125. brachiorum et manuum. VI. 146. tum
animi tum corporis modica, calor naturalis servatur. VI. 41. caloris incrementum inde venit. VI. 137. carnium, adipis et succorum abundantiam minuit. XVII. B. 8. cautelae,
qualibet in exercitatione observandae.
XIX. 692.

Exercitatio celeris. VI. 144 sq. celeris
extenuat. VI. 391. ante cibos maxime
commendanda. VI. 764. ante cibum
cur saluberrima, post cibum noxia.
XV. 239. a cibo celeres obstructionum hepatis causae. XV. 194. omnium
cognitio gymnastica est. V. 885. in
iis collapsionis signum sudor vehemens. XVII. B. 18. ejus commoda.
XIX. 690. omni quid commune. VI.
137. consuetae delectant, inconsuetae lassant. VI. 323. qualem poscat
optimus corporis status. VI. 156. ad
eam qua ratione corpus praeparandum. VI. 90. ad exercitationem quodnam corpus ineptum. VI. 322. flori-

dum corpus reddunt. XVII. B. 17. corpora pinguiora reddunt. XVII. B. 11. corporis respirationem celeriorem reddit. V. 152. crurum. VI. 146. eam *Hippocrates* saepius curam vocat. XVII. A. 148. ejus effectus. VI. 87. X. 717. excrementa ad motum incitat. VII. 181. exhalationem juvant. VI. 418. exsiccant. XVII. B. 673. evacuant, quae per singulos dies acervantur. XVI. 126. qui omiserunt, maxime febribus corripiuntur. VII. 279. ab exercitiis frigida potio, nisi calidum praebibas, tuta non est. XV. 194. exercitatio habitui corporis est adaptanda. XVII. B. 8. humilis crassum reddit corpus, multa siccat, mediocris obesum reddit. VI. 321. humores foras propellunt. XVI. 75. 105. intermissae effectus. XV. 151 sq. discutit lassitudinem ulcerosam. VI. 197. nimia lassitudinem ulcerosam producit. VI. 195. lentae corpus implent. VI. 391. lumborum. VI. 146.

Exercitatio mediocris ad meatuum constipationes valet. X. 535. mediocris perspirationem corporis universi salubrem reddit. I. 371. ejus mensura. VI. 129. modicae renum affectibus conducunt. XVII. A. 838. multae dolores tensivos et ulcerosos producunt. VIII. 103. ejus in musculorum robur effectus. XVIII. A. 597. musculorum thoracis. VI. 152. natura ejusdem et utilitas. XVII. B. 317. calidis naturis non convenit. VI. 368. nimia extenuationis causa. XVII. B. 84. diversorum organorum. VI. 146 sq. ejus ultima pars apotherapia est. VI. 167. philosophiam eam quidam existimant. XIX. 231. praeparatoria post venerem in usum vocanda. VI. 225. proprietates singularum. VI. 139. pulmonis et thoracis. VI. 147. pulsus per eas mutationes. VIII. 467. IX. 143 sq. quomodo pulsum immutent. VIII. 849 sq. 852. qualitates s. differentiae. VI. 136.

Exercitatio: ejus in respirationem effectus. VII. 772. siccat. X. 346. exercitationes senibus conducentes. VI. 321. quomodo eae perspiciantur. VI. 322. utilitas ad senes calefaciendos et humectandos. VI. 358. sola nonnunquam plethoram sanat. X. 288. species. VI. 133. cognovisse eas debet, qui hygieinen exercet. VI. 135. succos crudos foras pellit. VI. 277. succos ad cutem ducunt. XVII. B. 304.

temperamento calido et sicco conducentes. VI. 391. tempus ejusque usus. VI. 88. tempus aptum quod. XIX. 692. utendi modi. VI. 136. ad perfectionem quacunque in re utilitas. V. 733. ad sanitatem tuendam utilitas. VI 86. utilis iis, quibus succi crudi et lassitudo ulcerosa junguntur. VI. 286. valens quae. VI. 139 sq. nihil ad bonam valetudinem conferre, *Asclep.* docet. VI. 39. vehemens. VI. 139. vehementes. VI. 145 sq. vehementes caput replent. XI. 363. quae post Venerem adhibeantur. VI. 221. quales sunto iis, qui facile vertigine etc. vexantur. VI. 324. vitanda sunt, dum fames urget. XVII. B. 474.

Exercitatorum ad summum venientes euexiae periculosae. IV. 752. habitus probus cum sanguinis et carnium repletione naturalium facultatum robur servat. XV. 217.

Exfoliatio ossium futura quibusnam signis cognoscatur. XVIII. B. 559. quomodo sit curanda. XVIII. B. 560. et quomodo, si grandius fragmentum ab osse recedat. XVIII. B. 563. *Exfoliationem ossium* juvat radix Peucedani. XII. 100.

Exhalatio (conf. PERSPIRATIO.) quomodo augeatur. VI. 418. augenda in iis est, qui immodice obesi sunt. VI. 418. *Exhalationes*, quae a ventriculo adscendunt, similia suffusioni symptomata adducunt. VII. 97.

Exolutio vehemens morbum futurum indicat. I. 360. XVI. 224. *Exolutionis* causa omnis evacuatio nimia. XVII. B. 13. nimia sanguinis jactura. XVI. 795. somnus multus et insuetus. XV. 625. sudor immodicus. XVII. A. 972. dolor vehemens. XI. 49. *Exolutionem* gignit, quicquid per vim aliquid facit. XVI. 118. cum *Exolutione* et catoche quae fiunt vocis interceptiones secundum *Hippocratem* sunt perniciosae. XVI. 559. 715. *Exolutos* fieri eos dicit *Hipp.* qui statis temporibus sanguinem fundunt. XVI. 794. *Exolvuntur*, qui, saepe et vehementer sine manifesta causa, ii derepente exolvuntur. VIII. 303.

Exomphali qui dicantur. VII. 730. species et cura. XIV. 786. *Exomphalos*, definitio. XIX. 444.

Exornatoriae medicinae a comptoria differentia. XII. 434.

EXPASSA quae dicantur, et quomodo sint deliganda. XVIII. B. 807 sq.

EXPECTORANS remedium est radix Crocodilii. XII. 47. fabae. XII. 49. amygdalae. XI. 827. eclegma ex nuce pinea. XV. 848. erysimum cum eclegmatis. XI. 878. est myrrhidis radix. XII. 81. pityides s. fructus picearum. XII. 103. pulegium. XI. 857.

EXPERGISCENTIAE causae. XI. 141. *Expergiscentium* pulsus. VIII. 467. IX. 139.

EXPERIENTIA, definitio. I.131. species. I. 66. difficillima est, et cur. XVI. 80. instrumentum judiciarium. X. 29. inventionis medicinae principium. XIV. 676. periculosa. XVII. B. 346. 347. sola docet ea, quae prosunt, quaeque nocent. XVI. 87. genera tria secundum empiricos. XVI. 82.

EXPIRATIONEM facit latio quae sursum fit. XV. 601.

EXPLETIO tollitur penuria et evacuatione. XVI. 173.

EXPUITIONEM partim viscosorum, partim crassorum humorum promoventia remedia. XV. 635. promovent amygdalae. XI. 827. radix Crocodilii. XII. 47. faba. XII. 49. eclegma ex nuce pinea. XV. 848. myrrhidis radix. XII. 81. pityides s. fructus pinearum. XII. 103. pulegium. XI. 857. butyrum comestum. XII. 273. erysimum cum eclegmatis. XI. 878. ad EXPULSIONEM quaenam alimenta inepta. VII. 261.

EXSANGUES purgandi non sunt secundum *Hippocratem.* XV. 900.

Exsiccant corpus motus, inedia, vigiliae, vacuatio et omnes animi affectiones. I. 373. *Exsiccantes* herbae recensentur. XIII. 663 sq.

EXSICCANTIA remedia qualia. X. 192. 282. XIII. 401. incommoda sunt exscreationi ex pectore et pulmone. XI. 776. sine morsu exsiccantia quae. XVIII. A. 435. semen corrumpunt. XI. 776. cordis intemperiem siccam gignunt. IX. 388. ad ulcera maligna quae. XIII. 712. remedia metallica. XIII. 659. absinthium. XI. 844. acetum. XII. 90. adstringentia. XI. 748. androsace. XI. 830. aphace. XI. 844. arctium lappa. XI. 837. artemisia utraque. XI. 839. aspalathus. XI. 840. astragalus. XI. 841. atractylis s. cnicus agrestis. XI. 842. balaustium. XI.

847. balsamum. XI. 846. bdellium arabicum. XI. 850. brassica. XV. 179. bromus. XI. 855. bulbus sativus. XI. 851. calx elota. XII. 237. castorenm. XII. 337. çentaurii minoris radix. XII. 20. cyprus. XII. 54. dipsaci radix. XI. 864. echinus herba. XI. 880. elaphoboscus. XI. 873. epithymum. XI. 875. folia fagi et ilicis illita. XI. 866. galium. XI. 856. faba. XII.49. filix femina. XII. 108. galla. X. 199. gingidium. XI. 856. hippuris. XI.889. isatis tinctoria. XI. 890. lagopus. XII. 56. lana usta, XII. 348. lauri folia et fructus. XI. 863. lenticula. XV. 179. lentis corpus. XII. 149. lilium. XII. 45. macer. XII. 66. mastiche. XII. 68. moly. XII. 101. myrtus. XII. 81. nympheae radix. XII. 86. pira. XI. 834. platani pilulae. XII. 104. polemonium. XII. 196. polenta ex hordeo. VI. 501. 507. XV. 898. poterii radix. XII. 86. quercus. XI. 867. sabina. XI.853. flores salicis. XI. 891. smiris. XII. 205. tamarix. XI. 80. thalictri folia. XI. 885. uvae acini, XI. 856. motus, inedia, vigiliae, vacuatio et omnes animi affectiones. I. 373. exercitatio multa. VI. 322. carnes animalium agrestium sale conditae. XV. 179.

Exsiccare quando conveniat. XVII. A. 962. 964.

EXSICCATI a medicis casus, ejusque per *Galenum* cura. X. 470 sq. victus ratio. X. 481. scopus quantitatis cibi et potus. X. 487. *Exsiccatis* quale vinum maxime conducat. X. 483 sq.

EXSICCATORIUM ad tussim. XIV. 513.

EXSPIRATIO, definitio. XVII. B. 319. 715. quomodo differat ab efflatione. III. 526. exspiratio, inspiratio et respiratio quomodo differant. V. 709. perficitur cerebro aërem foras propellente. III. 654. quinam musculi ei praesint. VIII. 271. perficiunt eam musculi intercostales externi. IV. 467. velut pulsuum systole est. VII. 766. ejus nullus musculus est opifex, sed solus thorax. IV. 458. thorace contracto fit. XIV. 629. vocis propria materia est. VIII. 269. mutationum ejus causae. VII. 770. utilitas. III. 412. usus secundum *Hippocratem.* V. 713. usus est, ut id, quod veluti fuligo sanguinis est, evacuetur. IV. 492. 493 sq. quomodo co-

libeatur. VI. 359. ejus difficultates.
VII. 796. difficultates unde fiant. VII.
768 sq. frigida perniciosissima. XVII.
B. 217. tumosum adustionis excrementum excernit. VII. 766. magna
et velox caloris redundantiam significat. VII. 814. febricitantium qualis.
VII. 784.

EXSUDANTES in febre cum intercepta alvo, convulsivos fieri *Hippocrates* statuit. XVI. 759. ac potissimum circa caput in acutis submoleste
ferentes malum. XVI. 595.

EXSUFFLATIO, definitio. V. 235.

EXTABESCENTES paucis diebus carne implevit *Galenus* frictione cum pin-
guedine. VI. 320. (vide TABES et
TABESCENTES.)

EXTENSIO, cur a vehementiori pueri
minus oblaedantur. XVIII. B. 867.
Extensionem et in luxatis et fractis
reponendis necessariam esse docetur.
XVIII. B. 329. *Extensionis* in fracturis gradus. XVIII. B. 866 sq. vehementioris noxii effectus. XVIII. B.
867.

EXTENUANTIA gracili corpori sunt
inimicissima. VI. 434 sq. corpus gracile reddunt. X. 994. remedia qualia.
XI. 778. et quaenam. XIII. 141. 276.
eorum officium. VI. 760. extenuat
acetum et acetum mulsum. XIII. 141.
anisum. XIII. 276. amari sapores.
XI. 698. anisum. XIII. 276. apii semen. XIII. 276. exercitatio vehemens.
VI. 321. radix asphodeli. VI. 652.
daucus. XI. 862. ferulae semen. XII.
85. gallium. XI. 856. mel. XII. 70.
petroselinum. XIII. 276. pulegium.
XI. 857.

EXTENUATA quomodo deligentur.
XVIII. B. 890. corpora quomodo sint
curanda. XVII. B. 464. XVIII. B. 893 sq.
Extenuatos reficiendi modus. X. 997.

EXTENUATIO quot modis fiat. XVII.
B. 80 sq. *Extenuationis* corporis causae. XVII. B. 83. *Extenuatio* corporis, ejus causae. XVII. B. 519. signum imbecillitatis est. XVII. B. 520.
Extenuationis curae scopi. VII. 688.

EXTERGENTIA remedia qualia. XI.
743. *Extergit* absinthium. XI. 844.
modice arctium lappa. XI. 837. arum.
XI. 839. asphodeli radix. XI. 842.
balanus myrepsica. XI. 845. cicer
orobiaeum. XI. 877. dracontii radix.
XI. 864. eupatorium. XI. 879. hel
leborus et albus et niger. XI. 874.
lignum ebeni. XI. 867. lupinus. XI.

885. et adstringit oleum ex agresti
oliva. XI. 871. rubia tinctorum. XI.
878. *Extergentium* medicamentorum
in morbis oculorum usus. XII. 701.

EXTRAHENTIA emplastra. XIII. 923.

EXTREMITATES corporis quaenam
dicantur partes. XVI. 603. anteriores posterioribus similes sunt in animalibus. III. 168. cur nervos postulent durissimos. III. 726. conditio in
foetibus junioribus. IV. 543. conditio magni momenti est ad judicatio
nes. XVI. 244. corporis cur difficile
in accessionibus recalescant. XVII. A.
126. infantum ne distorqueantur, quid
curandum. VI. 38. rd earum dolores
remedia. XIV. 560. inunctio. XIV.
557. duritias et confractiones earum
Hippocrates inter mala signa refert.
XVI. 200. fracturam deformitatis causae. VII. 29. fracturas juvat emplastrum aegyptium. XIII. 903. fracturas cum vulnere curat isis. XIII. 774.
ad fracturas malagma *Damocratis*. XIII.
988. inflationis cura. X. 964. live-
scere neque amplius recalescere mortis certum indicium. XVII. A. 180.
circa extremitates phlegmones cura.
X. 905. in morbis refrigerationis causae. XVIII. A. 124. refrigeratio a
vehementi alvinarum partium dolore
malum. XVIII. A. 124. perfrigerationes invadentis febris signa. XIX. 515.
refrigerantur, male se habente ventriculi orificio. XV. 599. perfrigerantur iis, qui prandere assueti non prandiunt. XV. 559. frigus in morbis acutis quomodo oriatur. XVIII. B. 120.
frigus in morbis acutis malum. XVIII.
A. 102. pertrictio in febre ardente
symptoma pravum. XVII. A. 179. frigus et livor quid denotent in febribus
acutis. XVII. A. 599. quibus per febrium accessiones refrigeratae sunt,
anima facile deficit. XI. 48. frigus
propellit theriaca. XIV. 302. refrigeratae symptoma causi nothi. XV. 757.
refrigeratio signum abundantiae sanguinis. XV. 778. et calorem naturalem ab humorum multitudine gravari
ostendit. XV. 779. frigus, dum interiora calent, malum. XVIII. B. 119.
corporis in utraque contraria cito per-
mutata, malum. XVI. 602.

EXULCERATIONIBUS dysentericis,
antequam putrescentia evadant ulcera,
prodest Samia terra. XII. 179.

EXUSTIO, definitio. VII. 5. calorem
immoderatum efficit. VII. 5. cur sic-

cis temperamentis vitanda. VI. 398.
ad *Exustionem* remedia. XIV. 551.
ad *Exustiones* per hiemem remedia.
XIV. 541.

Exustos refrigerat rosaceum. XI.
565.

Exustum, definitio. XVII. B. 316.

F.

Fabae. Faba suis Arcadicae cur
hyoscyamus vocetur. XIII. 271. inter cerealia numeratur. XV. 454. facultates ejus medicae. XII. 49. faba
siliquas habet. VI. 544. viridis siliqua
non est esculenta. VI. 557. usus earum multiplex. VI. 529. ex iis puls
conficitur. VI. 529. fabas quomodo
expertus sit *Galeni* pater. VI. 784.
etiamsi quotidie sumatur, boni succi
generationem non impediret, nisi inflationes pareret. VI. 790. fabae recentes quid faciant. VI. 530. cito permeat. VI. 530. cibus crassus est. XVII.
B. 768. facit renum passionem, quae
dicitur capillitium. XVII. B. 768. quomodo ex aure extrahatur. XII. 657.
ab initio qualitatis expers posthac dulcis fit. XI. 672. fabae substantia fun-
gosa ac levis est, quae vim habet
detergendi. VI. 530. fabae coctae ad
alvi perturbationes. XVII. A. 475. detergunt. XI. 745. flatulentae sunt. VI.
529 sq. XI. 373. flatuosam naturam
habent. XII. 44. flatuosa est, etiamsi
per triduum coxeris. XV. 465. semen
generat. XI. 777. nec succum malum
procreat, nec meatus infarcit. VI. 790.
farina ejus a cute detergit sordes. VI.
530. farina moderatissime detergit.
X. 569. farina *Galenus* usus est in
nervorum vulneribus. XIII. 576. farina exiccat, sed pus non movet. XI.
729. frixae concoctu sunt difficilli-
mae. VI. 531. puls fabae flatulenta
est. VI. 530. succus pro lini semine.
XIX. 735. usus multiplex, et effectus. VI. 529. virides minus nutriunt,
sed promptius dejiciuntur. VI. 531.
Faba aegyptia, ejus facultates alentes. VI. 532. aegyptiae mediocriter
refrigerare possunt. XV. 898. fabae
aegyptiae magnitudo quantum pendeat. XIX. 780. fresa pro irione.
XIX. 729. fresa cum propoli cocta
et trita pro cera. XIX. 732. fresa,
pro ea struthium. XIX. 729.
Fabae vocantur millepedes in glo-
bum contortae. XII. 366.

Fabri sunt in secunda sede apud
Mercurium. I. 7. et sutores et tin-
ctores tempore *Galeni* medicinam ex-
ercebant. X. 5. fabri tum materiarii
tum ferrarii ignorabant vires motuum.
VI. 155.

Fabullae Libycae malagma. XIII.
341. compositum ejusdem. ibid. praeparatum malagma. XIII. 250.

Facies. XIV. 700. a maxillis formam suam accipit. II. 219. symphy-
ses novem habet. XIV. 721. cutis
ejus unde nervos accipiat. II. 837. III.
738. cutis excoriari vix potest. III.
109. cutis tota a trigemino nervos
accipit. III. 744. 864. intumescit in
tibiam canentibus. VI. 175. musculi,
eorumque usus. III. 732. XVIII. B.
930. arteriae. IV 335. V. 196. venae. II. 805. IV. 335. simiae rotunda
est. II. 219.

Faciei conditionis dignitas in morbis acutis. V. 726. in morbis acutis
quaenam optima sit et quae mala.
XVIII. B. 24 sq. signa ex ea desumenda. XVIII. B. 22 sq. bona in in-
gentibus malis bonum signum. XVII.
A. 972. color, si multum moestitiae
adjunctum habeat, malus est. XVI. 8.
color praecipue ad morborum diagnosin valet. XVI. 20. color qualis malum sit signum. XVIII. B. 27. color
albus temperamenti frigidi indicium.
XVII. A. 723. albus et viridis abscessum in hepate demonstrat. XVI. 301.
color flavus bilem abundantem docet.
XVI. 14. color bonus quid secundum
quosdam significet. XVI. 8. color
niger, pallidus, lividus aut plumbeus
malum. XVIII. B. 27. color faciei,
qui ad nigrum tendit, pessimus. XVI.
6. XVIII. B. 30. color pallidus aut
lividus quid significet. XVIII. B. 295.
color plumbeus et ex albo lividus quid
significet. XVI. 10. colore praerubro
praediti facile in melancholiam incidunt. VIII. 183. ruber quid significet.
XVIII. B. 295. rubens calidum temperamentum denotat. XVII. A. 723.

color ex rubro candidoque mixtus temperamenti moderati signum. 1.342. color probus, ei cum multa tristitia liat, malum. XVI. 612 sq. subruber temperamentum frigidius indicat. XVII. A. 723. color virescens minus quam niger periculosus est, XVI. 6. color vividus in febre hectica letalis. VII. 316. qui ad viride vergit, minus est periculosus quam niger. XVI. 6. in febribus coloris differentiae, et quid significent. XVII. A. 886. viridantis palloris color male affecti hepatis signum est. VII. 952. viridis et niger abscessum in liene docet. XVI. 301. si convellitur, non solum exortum medullae spinalis, sed cerebrum quoque ipsum curamus. VIII. 170. conditio in febre diaria ex bubone. XI. 14. conditio in febre hectica cum marcore. VII. 316. quum florida videatur, aeger autem moestus sit, quid significet. XVI. 8. florida qualis sit. XVII. A. 329. et quid significet. XVII. A. 330. Hippocratica describitur. XVII. B. 87. hippocratica quomodo generetur. XVIII. B. 27. hippocraticae causae. XV. 608. hippocraticae causa est immodica evacuatio. XVII. B. 87. hippocraticae causae quomodo sint indagandae. XVIII. B. 38 sq. quomodo cognoscendum, utrum facies hippocratica sit ab externa causa, an gravitate morbi producta. XVIII. B. 36 sq. hippocraticae similis fit ex vigiliis et inopia. XVI. 309. hippocratica si vigilia, inedia aut alvi profluvium praecesserit, minus periculosa. XVIII. B. 33. hippocratica jam primis morbi diebus accedentis causae. XVIII. B. 33. hippocratica non contingit in morbo pituitoso et plethorico. XVIII. B. 34. si statim ab initio nullam externam ob causam accedit, periculosissimum. XVIII. B. 33. ejus partium et motus et sensus nonnunquam laeditur; causae hujus affectionis. VIII. 235. mala in parvis malis malum signum. XVII. A. 972. parotidum futurarum signa praebet. XVI. 836. pessima coloris mutatio est, quae ad nigrum tendit. XVI. 6. in principio morbi si pessima fuerit, quomodo aeger interrogandus. XVIII. B. 32. praerubram habentibus non effuso de naribus sanguine aut pauco abscessus excitatur. XVII. A. 934 sq. rubor signum abundantiae sanguinis. XV. 778. rubor signum decretorium.

XVII. B. 396. rubor plenitudinis nota. XIV. 729. una cum oculis rubens, aliquando crisis futurae signum. IX. 614. subtumida in iis est, qui febre ex pervigiliis laborant. XI. 11. subtumida in febre quotidiana. VII. 466. cum sudore vel sine rigore flammea, malum. XVI. 651. bene valentium faciei similis in morbis bonum signum est. XVI. 213.

Faciei morbi. XIV. 778. ad faciei diversas affectiones remedia parabilia. XIV. 420. ad colorem album reddendum remedia. XIV. 421. 422. ad faciei cutis vitiosos colores extergendos ptisana. XV. 459. ad faciei cutim tensam et splendentem reddendam utuntur stercore crocodilorum terrestrium et sturnorum. XII. 308. ad faciem dealbandam remedia parabilia. XIV. 536. in facie ephelis, vari, lentigines et ossium fracturae fiunt. XV. 348. ad ephelidas faciei. XIV. 420. 422. lentes in ea detergunt pepones. VI. 564. ad faciei lenticulas remedia parabilia. XIV. 420. 422. 423. 540. ad faciem mundam efficiendam. XIV. 536. ad faciei pruum. XIV. 423. ad faciendam faciem rubicundam. XIV. 423. ad impediendam solis exustionem et exustam faciem sanandam. XIV. 423. ad splendorem faciei efficiendum. XIV. 422. remedia ad varos in ea obortos. XIV. 352. ad faciei vitiligines remedia. XIV. 420. 421.

Facultas diversa relatione accipitur. XV. 292. definitio. II. 7. quid a *Galeno* vocetur. II. 7. actionis et operis causa. II. 9. animae ministra et princeps quae. XIX. 378. omnia auget, et alit et propagat. XV. 415. ejus cognitio unde sumenda. IX. 547. facultatis conservatio alimentum indicat. XV. 506. facultatis essentia singularum partium qua in re consistat. IX. 244. imbecillis a solidis partibus gravatur. VII. 533. imbecillitatis ejus causae. VII. 562. imbecillitatem indicat urina alba. XIX. 604. mulierum infirmior. IX. 114. singulis organis propria inest. II. 9. robur ejus et vigor actionum se invicem sequuntur. VII. 545. robur conservandi methodus. X. 844. symptomata, quae in iis observanda veniunt morbosa. VII. 63 sq. una et non una. XV. 392. facultatem omnem nominare solemus ex potestate efficiendi id, cujus habet potestatem. XV. 291. facultatem cor-

pus esse quinam putent. XIX. 322. facultate validus in functionibus obeun-
dis robustior est. VII. 545.

Facultates. De naturalibus facultatibus. II. 1—214. animas vocat *Plato.*
X. 635. propriae omnis corporis quatuor. I. 654. tres animal gubernant.
X. 635. tres in nobis sunt, animalis,
vitalis, naturalis. XV. 292. substantiae tot sunt, quot functiones. IV. 769.
naturae et primae et maxime propriae. XV. 230. instrumentis egent.
XV. 292. servare idem est, quod vitam servare. X. 636. eae in quoque
affectu, an validae sint an infirmae,
considerandum. VIII. 367.

Facultatum principia cor, cerebrum
et hepar. V. 506. 523. corpora gubernantium essentia temperamentum
existit. VII. 523. speculationem *Archigenes* et *Philippus* attigerunt. VII.
530. diversae species. II. 9. 13. VII.
529. alteratrices quae. II. 13. tot
sunt, quot corpus habet partes elementares. II. 14. alteratrices quot. II.
14. 15. alteratrix imbecilla unde cognoscatur. XI. 60. animae concupiscibilis. IV. 772. irascibilis. IV. 772.
rationatricis. IV. 770. animae rationis expertes. V. 28. animalia gubernantes. X. 635. animales quaenam.
XIV. 727. animalis principium cerebrum. IX. 492. animalis in cerebro
est nervosque habet instrumenta. XV.
293. animalis fons cerebrum. XIX.
459. animalis imbecillitates cerebri
intemperiebus comites sunt. IX. 548.
animalis imbecillitas unde cognoscatur. XI. 60. animalis signa animi
deliquium et oculorum hebetudo. XVI.
755. animosa in corde sedem habet.
X. 636. anodyna alia revera est, alia
tantum dicitur. XI. 764. apophlegma-
tica, definitio. XI. 769. appetens qualis. XV. 292. appetens varia sortita
est apud varios auctores nomina. V.
521. facultatis appetentis etiam plantae sunt participes. V.516. appetitrix
vel naturalis, vel altrix quae. XV.
292. appetens varia sortita est apud
varios auctores nomina. V.521. appetentis sedes. V. 716. X. 635. appetitricis sedem *Plato* diaphragma esse putat. II. 503. appetens in hepate
sedem habet. V.521. attrahentes quae.
XI. 759. auctricis officium. XV. 226.
eoctricis imbecillitatis signum urina
aquosa. XVIII. B. 157. concupiscibilis. IV. 772. belluae multorum capi-

tum, irascibilis leoni, rationatrix homini comparatur a *Platone.* V. 515.
facultatis concupiscibilis s. nutricis s.
vegetantis pars est hepatis temperamentum. IV. 782. facultas concupiscibilis in hepate sedem habet. VIII.
160. XIX. 459. concupiscibilis ab
irascibili diversa est. V. 491sq. concupiscibilis corroboratio respiratio est
secundum *Praxagoram.* IV. 471. ab
irascibili diversa est. V. 491sq. concupiscibilis *Platonis.* V. 521. expultrix excrementa expellit. XV. 246. expultrix crisin efficit. IX. 919. ge-
neratrix. V. 521. irascibilis rationi
adjutrix est. V. 498. irascibilis fons
cor. V. 521. XVI. 93. XIX. 459.
irascibilis cur in corde habitet. V.573.
irascibilis sedem *Plato* diaphragma
putat. II. 503. irascibilis rationi adjutrix data est. V. 498. irascibilis pars
cordis temperamentum est. IV. 782.
irascibilis sedes. VII. 283. irascibilis
sedem in corde habet. V. 521. irascibilem facultatem *Plato* leoni comparat. V. 515. animae ministra quae.
XIX. 378. motricis functiones. VII.56.

Facultates naturales: de substantia
facultatum naturalium fragmentum.IV.
757. naturales quae. VIII. 367. XV.
124. naturales sunt quatuor. VII.63.
naturalis principium hepar. IX. 492.
XV. 292. naturales quomodo attrahere dicamus familiare, alienum autem secernere. IV. 764. naturalis affectus non est gravitas. VII. 529. naturalis et vitalis imbecillitas deterrima
est. XVI. 598. naturalis crisin efficit.
IX. 549. naturalis extinctae proprium
signum inappetentia. XVII. A. 743.
nutricis actio assimilatio est. XV.230.
nutricis s. vegetativae principium hepar. V. 533. 658. nutricis vitium causa
est frustratae nutritionis. XV. 235.
nutritia *Aristotelis.* V. 521. ophthal-
micae quae. XI.780. oxydercica quae.
XI. 778. oxyecoos quae. XI. 779.
rationalis secundum *Aristotelem* unica
est animae facultas. V. 595. *Facultas* rationatrix. V. 595. in cerebro
est. III. 700. V. 272. 521. VI. 73.
VIII. 159. X. 636. XV. 293. XVI. 93.
quibusnam functionibus praesit. X.
636. rationatricem excipere, non
omnis corporis species est idonea. IV.
775. eam *Plato* homini comparat. V.
515. rationatricis animae facultates.
IV. 770. sedem ejus non in corde
esse, unde pateat. VIII. 304. ratio-

natricis sedes in capite est. V. 268.
repellentes quae. XI. 759. retentrices
quomodo se habeant in siccis, humidis, frigidis etc. VII. 260. retentricis
imbecillitatem indicat sudor non judicatorius. XVI. 719. sanguifica a concoctione pendet. XV. 248. sanguinem
comprimens *Andromachi*. XIII. 837.
sensitricis functiones quinque. VII. 55.
sensitricis evidentissimum signum
quod. VII. 532. vegetativa. II. 1. V.
521. vegetans *Aristotelis* aut appetens *Platonis* num foetum formet. IV.
700. vegetans non particeps est co-
gnitionum. IV. 765. vegetantis in nobis instrumenta venae. V. 656. vitalem nec plantae nec animalia frigida
habent. IX. 549. calida autem habent.
IX. 549. vitalis etiam vocatur, quae
irascitur, et anima irarum aestu fluctuans. XV. 293. vitalis innati caloris fons est. XV. 295. vitalis principium cor. IX. 492. X. 636. XV. 292.
vitalis sedes cor secundum *Pythago-*
ram. XIX. 315. vitalis quibusnam
dissolvatur. VIII. 471. vitalis imbecilla ex pulsus debilitate cognoscitur.
XI. 60. vitalem suffocantes affectus.
IX. 419. prosternentes affectus. IX.
419. vitalis robur causa pulsus vehementis secundum *Herophilum*. VIII.
645. venenatae spiritum alterant. X.
840.

FAECES vid. EXCREMENTA.

FAECULA, pro ea sandaracha. XIX.
746.

FAEX uvarum i. q. vinacei. VI. 576.
aceti calefacit. IV. 414. vini. III. 270.
XI. 414. 628. vocatur in vino, quod
subsistit. XI. 414. XVII. B. 682. faex
vini calefacit. XI. 414. faex vini ad
achoras. XII. 473. usta et non usta
quomodo differant. II. 137. usta frigida est et sicca. II. 137. vini usta
ad fungos venenatos. XIV. 140.

FAGUS vehementius quam quercus
adstringit. XI. 866. ad plantas agrestes pertinet. VI. 619. *Fagi* fructus
acerbus perseverat. XI. 648.

FALERNUM vinum, quod Faustianum vocant, admodum dulce est. X.
832. gustu hoc dignovit *Galenus*. VIII.
774. siccat. XIII. 659. biliosis non
convenit. VI. 803. capiti noxium est.
X. 835. ad herpetem exedentem. XI.
87. senibus convenit. VI. 334. stomachum roborat. X. 832. optimi succi
est. VI. 802. ad succi bonitatem et
concoctionem facit. VI. 275. in syn-

cope ex crudis humoribus utile. X.
831. adulterationes, earumque notae.
XIV. 77. ad antidota optimum. XIV.
19. meconii est antidotus. XI. 604.

FAMELICI qui dicantur. XVIII. B.
473. admodum sunt, quibus atra bilis acida abundat. VII. 577. oblac-
duntur, si cibis assumtis praebiberint.
XVII. B. 499. *Famelicos* facit pituita
acida abundans. VII. 576. XVI. 221.

FAMES definitio. III. 378. quomodo
oriatur. VII. 130. *Plato* eam nonnunquam actionem, nonnunquam affectum
vocat. V. 512. corpus exsiccat. XVIII.
A. 172. iis conducit, qui carnes humidas habent. XVIII. A. 172. labori
non convenit. XVII. B. 101. laborare
vetat. XVII. B. 473 sq. ubi fames,
laborandum non est. XV. 620. quibus morbus est, vinum non cibus est
remedium. XVII. B. 499. curatur cibis oblatis. XVI. 173. ad eam haud
parum confert frigus ventriculi. VII.
132. fame qui intereunt, ad verum
marcorem prope accedunt. VII. 684.
a fame convulsio causam in ariditate
habet. VIII. 172. ex fame *Diodorus*
grammaticus statim in epilepsiam incidit. Ejus cura. XI. 242.

Fames canina. VII. 131. XI. 721.
XIX. 418. qualis sit morbus. XVII.
B. 501. animi deliquium est. XI. 48.
causae. XIII. 132. 136. sit excrementis e capite delatis. VI. 422. pulsus
conditio. IX. 198. 480. in ore ventriculi consistit. VIII. 397. remedia
contra eam adhibenda. XI. 721. ad
famem caninam *Archigenis* praecepta.
XIII. 175. ad famem caninam in itinere obortam remedia. XIV. 374. ca-
ninae remedium vini potio est. XVII.
B. 499. quaenam vina ei maxime
conducant. XVII. B. 500. *diuturna*
arterias exsiccat. VII. 313. *ingens*
quaenam sit affectio. XI. 721. ingens
animi defectus causa. XI. 47. ingentis remedia. XI. 721. si modum excedat, mala. XVII. B. 458.

FAMILIARE quod est, necessario
jucundum et amicum est. XI. 651.

FARINA crassior, vires ejus medicinales. XII. 45. cruda vocatur hordeacea. X. 951. trita lenta apparet.
VI. 510. alicae. XII. 835. ciceris
farina exiccat, sed pus non movet.
XI. 729. ervi moderatissime detergit.
X. 569. ervina ad gangraenam. XI.
136. ervi ad cava ulcera. X. 177.
fabarum a cute detergit sordes. VI. 530.

fabacea siccat sed parum. X. 178 fabacea ad gangraenam. XI. 136. fabacea ad cava ulcera. X. 177. glutinosae usus in fractura nasi. XVIII. A. 468. glutinosae usus in auris fracturis. XVIII. A. 482. hordeacea etiam cruda vocatur. X. 951. hordeacea a *Galeno* lysis cruda vocatur. XIII. 574. moderatissime detergit. X. 569. exiccat, sed pus non movet. XI. 729. hordeacea in phlegmone dolorem lenit, non autem phlegmonen sanat. X. 283. hordeacea ex aqua et oleo pus movet. X. 281. hordeacea pro oryza. XIX. 739. hordeacea discutit. XI. 121. hordeacea siccat, sed parum. X. 178. hordeaceae effectus in phlegmone. X. 283. hordeacea ex aqua et oleo pus movet. X. 281. hordeacea ad cava ulcera. X. 177. loliacea ad gangraenam. XI. 136. loliacea siccat. XI. 730. lupinorum siccat. XI. 730. milii siccat. XI. 730. panici resiccat. XI. 730. pura humida est et calida. XI. 733. tenuis plane et alba et ab omni furfure pura facillime digeritur. VI. 508. triticea concoctu difficilis. VI. 499. sed vires nutriendi magnas habet. VI. 500. triticea pus movet, ac concoctionem juvat. XI. 121.

FASCIA idem quod *taenia* (?) XIV 755.

FASCIAE, (confer. DELIGATIO.) conditio earum qualis esto secundum *Hippocratem*. XVIII. A. 775. earum materia docetur. XVIII. B. 770. diferentiae inter se materia, figura, longitudine, latitudine et structura. XVIII. A. 773. linteae quando sint in usum trahendae, quando laneae, quando membraneae. XVIII. A. 773. quales esse debeant. XVIII. B. 790. eas applicandi ratio. XIV. 793. applicandarum generales regulae. XVIII. A. 778. earum applicatio ambabus simul·manibus debet exerceri. XVIII. B. 771. semper injicienda est e regione morbi, deligationem postulantis. XVIII. B. 755 sq. quaelibet ad declivia et acuminata fugit. XVIII. B. 753 sq. non laxantur, quod longiores fiant, sed quod membrum extenuatum contrahatur. XVIII. B. 391. earum longitudo et latitudo partibus aequiparanda est. XVIII. B. 772. debent esse in spiram convolutae. XVIII. B. 773 sq. multitudo earum, longitudo et latitudo quanta esse debeat, docetur. XVIII. B. 827 sq.

Fasciae cerato sunt illinendae. XVIII. B. 836. fasciarum usus. XVIII. A. 780. fasciarum subactio in frictione apotherapiae necessaria. VI. 176. fasciarum spirae tres simplices. XVIII. A. 837. *Glaucii* camera (tholos) dicta. XVIII. A. 790. iis congruens, qui in multis capitis et genarum partibus vulnus habent. XVIII. A. 797. catagmaticáe. XIII. 384. cataphractus dicta. XVIII. A. 816. catholceus. XVIII. A. 785. catochos. XVIII. A. 785. idonea iis, quibus alteram cervicis partem devincire volumus. XVIII. A. 821. ad claviculam fractam et humerum luxatum apta. XVIII. A. 813. iis congruens, quibus clavicularum regiones, scapulas, sternum, metaphrenum aut costas deligare volumus. XVIII. A. 816. consutae. XVIII. A. 774. convolutae quae dicantur. XVIII. A. 773. utimur iis in membrorum fracturis. XVIII. A. 774. costis deligandis congruens. XVIII. A. 824.

Fascia sex cruribus praedita. XVIII. A. 782. quatuor, octo cruribus constans. XVIII. A. 783. crus dicta. XVIII. A. 814. dorsum devinciens. XVIII. A. 820. grus quasilliformis vocata. XVIII. A. 822. inguini devinciendo destinata. XVIII. A. 825. utriusque humeri laesionibus conveniens. XVIII. A. 815. iis congruens, quibus unica parte ob vulnus aut luxationem aut cynicum spasmum aut aliam causam maxillam devincire volumus. XVIII. A. 793. oculis diuturno rheumatismo exulceratis, diductis partibus coalescendis et vulneribus frontis conveniens. XVIII. A. 790 sq. parascepastra. XVIII. A. 785. ad pectus et dorsum devinciendum congruens. XVIII. A. 823. ad eos, quibus pectus, metaphrenum, latera aut thorax devincire volumus. XVIII. A. 817. rhombus. XVIII. A. 466. rhombus quando in capite adhibeatur. XVIII. A. 838. sceparnus. XVIII. A. 837. scissae quae earumque usus. XVIII. A. 774. semirhombus. XVIII. A. 788. semirhombus. XVIII. A. 797. semirhombus quando in capite adhibeatur. XVIII. A. 838. simplices quae. XVIII. A. 772. simplices, et quidem *a*) sex; *b*) quatuor; *c*) octo cruribus constantes. XVIII. A. 782 sq. ad sinciput et huic proximas partes simul devinciendas. XVIII. A. 791. spica dicta. XVIII. A. 814. Thais dicta.

XVIII. A. 792. theatralis. XVIII. A.
823. tholus. XVIII. A. 788. ad verticem et sinciput simul devinciendum
apta. XVIII. A. 788. involvendi sunt
recens nati. VI. 33.

FASCIATIONIS scopi. XVIII. A. 828.
scopi duo. XVIII. B. 828.

FASTIDIUM, vide CIBORUM *fastidium.*

FATUITAS, definitio. XVI. 696.
perpetuum symptoma est cerebri refrigerationis. IX. 407. functionis rationatricis quasi deficiens motio est.
VII. 60. ictero succedens mala. XVI.
573. ex refrigeratione. VII. 201.

FATUM necessitas est. XIX. 261.
Feti essentia secundum philosophos.
XIX. 261.

FAUCES, quaenam pars. XVIII. B.
962. quasnam partes *Galenus* vocet.
VIII. 249. qualem locum *Homerus*
dicat. XVII. B. 704. quid faciant ad
vocem formandam. XVII. A. 187. earum isthmus. XVIII. B. 961. exco-
lens membrana multa humiditate irrigata vocem laedit. VIII. 268. tunica
earum non est odoratus instrumentum. II. 867. musculi. XVIII. B. 961.
ad fauces oculorum fluxus retrahere
convenit. XVII. A. 965. per fauces
pectus et pulmo vacuantur. X. 527. per
fauces pulmo et thorax purgantur.
XVI. 126. fauces humectant glandulae. IV. 647. ubi aegrotant, excretionesque biliosae sunt, corpus simul
aegrotat. XVII. B. 471. ad puerorum crustas in faucibus remedia parabilia. XIV. 439. unde exasperentur. XVII. A. 900. exasperat aër frigidus inspiratus. XVII. A. 949. asperae fiunt ex aquilonea constitutione.
XVI. 415. asperitates fiunt ex aquilonia constitutione. XVII. A. 33.
Fauces exasperando tussim excitantia alimenta. XVIII. A. 574. asperitates earum laevigant ova sorbilia.
VI. 706. exulceratae cum febre malum. XVIII. B. 263. exulceratae succi
erodentis indicia sunt. XVIII. B. 263.
dolentes, graciles cum jactatione stran-
gulantesque acute perniciosae. (*Hippocrates.*) XVI. 675. cur aquilone
durae fiant. XVII. B. 571. humectare
oxymel subacidum *Hippocrates* dicit.
XV. 683. inflammatio earum angina
est. XI. 77. inflammationes aquilo
creat. XVII. A. 719. inflammationem
Galenus ex pulsu cognovit. XIV. 661.
in inflammatione incipiente cavenda

sunt, quae pituitam per os evocant.
X. 903. ad faucium inflammationes
praecepta. XIV. 359. ad fauces tubercula *Hippocrates* commemorat in
pestilenti constitutione. XVII. A. 677.
faucium tumores bronchocelae vocantur a Graecis. XIII. 537. faucium ulcus unde cognoscendum. VIII. 45.
ulcerum faucium cura. X. 299. in
faucibus gracilibus dolores suffocantes
convulsivum quid habent. XVI. 738.

FAUSTIANUM eclegma. XIII. 36.
infusum. XIII. 296. *vinum* species falerni. XIV. 20. falernum est mediocriter dulce. VI. 801. faustianum falernum vinum optimum seni est, qui
a balneo veniens vino uti cupit. VI.
338.

FAVILLA flammae gustantibus amara apparet. XI. 688. corpus tenue.
XI. 688. favillam animal nullum esitat. XI. 690. favillosa, fuliginosa et
fumosa excrementa quae dicantur. VII.
811.

FAVONIUS quinam ventus dicatur
a Stoicis. XVI. 396. flat circa solstitium. XVI. 409. contra Eurum flat.
XVI. 444. ab occasu solis spirat.
XVI. 399. ab oceasu aequinoctiali
flat. XVI. 407. aestuosus est. XVI.
409. humidus et lenis, minus tamen
salubris quam aquilo. XVI. 401.

FAVORINUS librum scripsit de constitutione academica, et alium ad Epi-
ctetum. I. 41. argumentationem in
utramque partem optimam doctrinam
pronunciat. I. 40.

FAVUS, definitio. XIX. 443. qualis sit morbus. XIV. 397. ejus differentia ab achoribus. VII. 728. XII.
464. achoribus similis affectus est
majora habens foramina, melleum humorem continentia. XIV. 323. causae. XII. 464. ortum ducit ab excrementoso humore. XIV. 323. humorum fluxus. VII. 22. medendi ei methodus. XII. 465 sq. quomodo sint
discutiendi. XVII. A. 902. ad favos
remedia parabilia. XIV. 323. 397.
sanat eos Paronychia. XII. 96. pastillus *Aristarchi* Tharsei. XIII. 824.

FEBRICITANTES in accessionis tempore lavandi sunt. X. 555. ab aestu
qui febricitat, calore alterari solet.
VII. 295 sq. *Petronae* ratio eos curandi. I. 144. *Apollonii* et *Deuxippi*
methodus medendi. I. 144. febricitantibus victus humidus idoneus est.
X. 591. in febricitantibus praesagium.

XIV. 619. in febrientibus cur mel
succum biliosum procreet. **XI. 676.**
febricitantibus humidi victus omnes
conducunt. **I. 114.** febrientibus cur
vinum dulce non idoneum. **XV. 638.**
febrienti clam, antidotus utilis. **XIV.**
119.

Febricitare aliquem unde cognoscatur. **IX. 475.** ex pulsu cognoscitur.
IX. 525.

Febrire quinam dicantur. **XIV. 529.**
FEBRIS unde nomen habeat suum
graecum πυρετός. **XVIII. B. 548.** de
nominis derivatione variae auctorum
sententiae. **VII. 469.** definitio. **XI. 265.**
XIV. 729. definitiones secundum varios. **XIX. 342. 398.** morbus est calidus simul et siccus. **I. 522.** appellatur, quum calor exuperat. **VI. 849.**
est caloris animalis immoderata auctio.
VII. 4. est calor immodicus, qui universum corpus occupat. **IX. 165.** veteres affectum per se esse arbitraban-
tur. **XIV. 729.** intemperies est, ejusque
cura intemperiei hujus depulsio. **X.**
534. intemperies est per totum corpus diffusa. **X. 647.** intemperiei febrilis excessus in caloris abundantia
est. **X. 534.** *Hippocrates* eam magnum
ignem vocat. **XV. 456.** *Hippocrates*
ignem vocare consuevit. **XVII. A. 264.**
Erasistratus non morbum, sed symptoma judicabat. **XIV. 729.** venosi
generis affectus est. **XVI. 237.**

Febris differentiae. **X. 533. XVII.**
A. 228 sq. **889** sq. differentiae secundum *Hippocratem.* **XVII. A. 219.** nobiliores quaedam secundum *Hippocra-*
tem differentiae. **XVII. A. 871.** differentiae secundum earum substantiam
sunt; aliae secundum aliquod accidens. **VII. 273.** in differentiis hisce
statuendis medici plurimi errarunt. **VII.**
274. differentiae pro earum causis.
XV. 336. symptomatum differentiae
tres. **X. 811.** quinque periodi. **VII.**
429. temporum differentiae secundum
Hippocratem. **XIX. 183** sq. alia exigua
est, alia magna, alia media. **VII. 468.**
quaedam plane siccae sunt, quaedam
summe humidae. **XVIII. A. 200.** duae
species: continua et intermittens. **XIV.**
729. divisio secundum *Hippocratem.*
VII. 274. essentia. **VII. 275. XVII.**
A. 872. focus. **VII. 693.** generationis causae. **VII. 279.** proprium generationis tempus divisum non est.
VII. 409. et inflammationis ortus theoria secundum *Erasistratum.* **XI. 153** sq.

status quatuor. **XIX. 388.** quando st
symptoma. **VI. 851.** quando sit morbus. **VI. 851.** principium, incrementum, status, declinatio quando dic-
tur. **XVI. 71.** aestate sicca ut plurimum sine sudore est, si vero pluit,
sudores facilius proveniunt. **XVIII. E.**
305 sq. ex obstructione meatuum
creata, ultra unum diem progreditur.
X. 602. quam vel conniventia meatuum, vel recens corporum densato
excitat, desistit post primam accessionem recte curata. **X. 602.** quaenam temperamenta ea imprimis capiantur. **X. 552.** num a cura, timore, ira et tristitia sit orta, unde dignoscatur. **IX. 697.** in febre secundum
Hippocratem abscessus maxime ad articulos et maxillas fiunt et cur. **XVI.**
282. quidam per eam melancholicum
humorem contraxerunt. **VIII. 185.** magis a parte ventris inferiore inchoat.
XVII. B. 299. causae sunt, quae corpus extenuant. **XVII. B. 517** sq. in
epidemia ab *Hippocrate* descripta
grassantes. **XVII. A. 714** sq. in febre
laeduntur animae functiones principes.
VIII. 166. in gravidis abortum efficit.
XVII. B. 851. in febre ciborum concoctio deterior. **II. 118.** et cur. **II. 119.**
quaenam in ea observare *Hippocrates*
jubeat. **XV. 822.** febres ac dolores
circa puris generationem contingunt,
magis quam ubi jam est generatum.
IX. 623. abscessus in febribus hieme
magis contingunt. **XVIII. B. 283.**

Febris accessionis tempus quid vocetur. **VII. 399.** quid incrementum
et ascensus, quid vigor. **VII. 399.**
quid declinatio. **VII. 400.** accessionum circuitus unde turbentur. **VII.**
403 sq. accessionum futurarum principium praenoscere, maxime utile est.
VII. 479. accessurae signum pedum
frigus. **XIX. 213.** in accessionibus cur
difficile corporis extrema recalescant.
XVII. A. 126. alvus humectatur, quibus hypochondria sublata murmurant.
XVII. B. 761. magnam in iis vim
habet facultatis arterias moventis robur. **IX. 492.** a bubone ortae ad
ephemeras pertinent. **XI. 6.** calor in
iis qualis. **XVII. B. 408.** caloris variae conditiones. **XVII. A. 873.** calor pravos humores ad caput vehit.
XVII. A. 713. caloris qualitas indicium est humoris febrem excitantis.
VII. 377. capitis dolor accedens quandonam iterum remittat. **XVIII. B. 287** sq.

capitis dolores quibusnam maxime accidant. XVIII. B. 289. quando in iis causa efficiens adhuc perseveret aut abeat. X. 666. circuitus, ab initio eos praenoscere, difficile est. XVIII. B. 243. circuitus quot diebus constent. XVIII. B. 241. circuitu redeuntium causa secundum *Hippocratem.* V. 697. ex sanguine putrescente tertianae circuitum servant. VII. 376. paucae ad exactam sui cognitionem quartum diem desiderant. XI. 16. complicationes earumque diagnosis. IX. 666 sq. 672 sq.

Febris: criseos futurae signa. XI. 65 sq. unde cognoscatur, primis quatuor diebus crisin futuram esse. IX. 618. futuram crisin indicantia symptomata. XVII. B. 756 sq. quibus septimo crisis fit, iis urina rubram habet die quarto nubeculam. XVII. B. 755. quae ex partu accidit, crisis quando contingat. XVIII. B. 251. cruditatis signum est urina tenuis. XV. 806. urinae contemplationis dignitas in salute vel morte praesagienda. XV. 817. indicat eam urina rufa. XIX. 604. urinae in iis differentiae. VII. 301. quando oriatur urinae hypostasis furfuracea. XIX. 590. quod in urina subsidet, pus putat *Erasistratus.* XV. 158. quod in iis futurum est, urinis cognosci potest. XIX. 614. quibus septimo die crisis fit, quomodo sit quarto die comparata urina. XIX. 611. in iis urinis maxime mens est adhibenda. XVI. 237. articulorum abscessus qualis urina praevertat. XVII. B. 764. ei proportione respondet ventriculi intemperies calida simul et sicca. X. 504. a febris invasione ventriculi laborantis dignotio. XIV, 657 sq. vires laedentes causae. X. 812. haud raro accidit in ea visus obscuratio. XVI. 609. quando sit exspectandus biliosus vomitus. XVIII. B. 284. quando sint vomitus pituitosi ac biliosi exspectandi. XVII. A. 155. in febribus vox acuta unde fiat. XVI. 608.

Febris causa proxima. XVII. B. 551. nulla causa praecedente nonnunquam fieri *Herodotus* putat. XIX. 343. tres causae, cur longae fiant. XVIII. B. 273. ab aestu symptomata. VII. 330. omnes fervoris aestusque affectus sunt. VII. 618. causa est adstringentium remediorum usus. X. 666. amuleta. VII. 6. procreant morae in apricis locis. VII. 5. excitatae casus cujus-

dam, qui in aquis aluminosis, quas Albulas vocant, se laverat. X. 536. fiunt autumno sicco et aquilonio. XVII. B. 594. febribus patent putredinosi et in quibus bilis amara abundat. X. 584. ortus caloris nativi ad igneum est conversio. XV. 456. causa est immoderatior acriorum ciborum usus. VII. 6. cibi corrupti. XVII. B. 300. coitus intermissus. VIII. 418. accendit eas et exacerbat concoctio improspera. X. 788. constipatio. VII. 17. X. 666. non sequitur cruditates, quae cum acido ructu sunt. X. 580. ex cute densata ortae quomodo cognoscantur. IX. 699. quae ex cutis densitate nascuntur, solae adstricta sunt affectio. XI. 13. et tactu deprehendi possunt. ibid. si propter cutis densitatem accenditur, collectio in corpore mordaci effluvio consistit. VII. 284. causa est cutis perspiratio suppressa. VII. 6. oriuntur ex dentitione. XVII. B. 629 sq. ob diarrhoeam ex cruditate. X. 571. causae sunt excrementa subcalida et putrida. XVI. 186. accendunt eam excrementa calida et putrida quando moventur. VI. 240. causa est frigiditas. X. 666. hieme potissimum fiunt. XV. 82. causae sunt humiditates longae. XVII. B. 602. quae in humoribus accenduntur, num a flava bile originem habeant. VII. 333. ex abundantia crudorum humorum symptomata. X. 820 sq. ejus cura. X. 821. causa humores et halitus mordaces. X. 679. causae sunt humores corporis ad putredinem idonei. VII. 289. omnis num ex humorum putredine consistat. VII. 295. etiam ex humoribus putrescentibus fit. VII. 747. causae sunt putredines humorum. VII. 272 sq. quae fiunt ex putredine humorum, pulsus. IX. 534. oriuntur ex hypochondriis. XVI. 245. longae ex imbribus fiunt. XVI. 372. causae sunt inediae longae. XVII. B. 503. paratissima causa inedia est in calidis et siccis habitibus. X. 685. causae quatenus sint inflammationes. VII. 288. omnes ab inflammationibus ortum habere quidam putant. XV. 159. oritur, si inflammatio in suppurationem abit. XVIII. B. 198. causa est intemperies calida et humida. X. 583. ejus cura. X. 584. ad febres quaenam intemperies sit opportunissima. X. 586. causa ira est. X. 666. febris ex ira qualis. VII. 283. cur ex ira oriatur.

VII. 4. lassitudo. VII. 8. 283. ex
lassitudine cutim siccam habet. IX. 698.
causa est meatuum constipatio. X. 535.
his infestissima est lavatio ex aqua
aluminosa. ibid. ex obstructione meatuum casus. X. 671 sq. *Asclepiades*
propter quasdam corpusculorum in
meatibus obstructiones semper constitui febrem dictitat. VII. 615. causae
sunt medicamenta acria. VII. 6. moeror. X. 666. quae ex moerore consistit qualis. VII. 283. motus modum
excedentes febres sequuntur. VI. 41.
cur phlegmonen sequatur. X. 694. ex
phlegmone ortae in communi putredinis genere comprehenduntur. X. 694.
cur plethoram sequatur. VII. 287. longae oriuntur ex multis pluviis. XVII.
B. 580. excitatur, dum pus generatur. XVII. B. 550 sq. ex humorum
putredine ortarum differentiae. X. 751.
excitant putredines. VII. 5. accendit,
quicquid putrescit. VII. 350. fiunt,
manente putredine in corpore. XVII.
B. 583. quae ex refrigerio oritur,
notae. VII. 331. simpliciores fiunt ex
mutatione sanguinis. VII. 377. interdum senium adducit. VI. 357. causae etiam sunt succi vitiosi. VII. 288.
ustio. X. 666. venae distentae. XV.
221. praesertim in hepate. XV. 222.
venena. VII. 6. vigilia. X. 666. vini
veteris et acris immoderatus usus.
VII. 6. vinum fulvum et dulce. VI.
804.

Febris abortus causa. XVII. B. 851.
diuturnitatem indicant abscessus, qui
eam non solvunt. XVII. B. 730. abscessus ad articulos cur in febre fiant.
XVI. 282. abscessus ex febre qualis
urina praevertat. XVII. B. 764. quando sit abscessus ad articulum aliquem
exspectandus. XVII. A. 930 sq. XVII.
B. 697. 699. quibusnam tales maxime
contingant. XVIII. B. 272. 276.
XVIII. B. 274. abscessus ad articulum in longa febre salutariter affecto
aegro. XVII. B. 272. si fiant die judicatorio, vel incipiant, bonum. XVII.
B. 711. abscessus quando etiam in
infernis partibus fiant. XVI. 283.
XVIII. B. 259. ex febre abscessus
hieme magis contingunt. XVIII. B.
283. abscessus critici quando sint.
IX. 429. 753. XV. 844. 846. XVI.
229. in febre a lassitudine quando
abscessus sint expectandi. XVI. 486.
XVII. B. 697. exspectandi sunt in
febribus continuis, non intermittenti-

bus. XVIII. B. 277. in febre lassitudine facta, ad articulos, praecipue
circa maxillas abscessus oriuntur. XVI.
282. XVII. B. 697. ad aures futuros criticos, color faciei significat.
XVI. 8. circa aures quando in febribus oriantur. XV. 812. XVI. 833.
abscessus circa aures fiunt in febribus
laboriosis. XVII. B. 765. accessiones
stabiles habentes difficile judicantur.
XVII. B. 695. alvi profluvia saepius
repetentia mala sunt. XVI. 190. qualis mortem denotet et qualis salutem
alvi dejectio. XV. 823. ex bubonibus
omnes malae, excepta ephemera. VII.
296. XVII. B. 733. bubonibus obortae, praeterquam diariae, malum.
XVII. A. 410. capitis dolores vehementes et continui cum aliis malis
signis perniciosi. XVIII. B. 259. si
sine signis malis viginti dies superant,
sanguinis e naribus fluxum aut abscessum aut suppurationem promittunt.
XVIII. B. 259 sq. in febre non letali
si cui caput doleat, aut ante oculos
tenebrae sint, is bilem evomet. VII.
21. in febris insultibus quando cerebrum vehementer refrigeratur, sopor
et coma evenit. VIII. 134. in omni
quidem febre cervicis dolor malum,
sed pessimum, quibus insania speratur. XVI. 663. si in ea cervix intorqueatur, ac vix deglutiri queat
sine tumore, letale. XVII. B. 708.
cum comate, lassitudine, lucis cali-
gine, vigiliis et levibus sudoribus
malignae. XVI. 663. coloris differentiae et quid significent. XVII. A. 886.
fieri febrem a convulsione melius quam
a febre convulsionem, dicit *Hippocrates*. XVI. 673. XVII. B. 513.

Febris in convulsione non modo
periculi expers, sed etiam morbum
solvit, in febre autem convulsio letalis est. I. 138. corpora sive permaneant magis, quam ratio postulat, sive
extenuentur, malum. XVII. B. 518.
corporis contensiones et articulorum
durities malum. XVII. A. 891. dejectiones, in spumosas meras desinentes, exacerbationes excitant. XVII. A.
321. delirium futurum unde cognoscatur. XV. 825 sq. dentium stridor
in febre, quibus a pueris non consuevit, quid significet. XVI. 100. dysenteriae longae succedens, mala. XVIII.
A. 12. quando sit in iis epistaxis
critica exspectanda. XVIII. B. 290.
in febribus exsudantes, caput dolen-

tes, intercepta alvo convulsivi fiunt.
XVI. 759. fauces exulceratae malum
signum. XVIII. B. 263. glandularum
tumores diuturnum affectum significant. XVII. A. 411. quarto die oborientes haemorrhagiae suspectae. XVII.
A. 424. in febre ad hypochondria
dolores cum vocis privatione, sudore
si solvuntur, maligni. (*Hippocrates.*)
XVI. 687.

Febres: quomodo in iis deliria fiant.
VII. 202. dierum imparium in iis
dignitas. XV. 822.· exacerbatur, quibus coma spumosis prodeuntibus oritur. XVI. 705. quae paribus diebus
exacerbantur, paribus judicantur, et
e contrario. XVII. A. 245. ad crisin
eam exacerbari unde cognosci possit.
XIX. 613. faciles sunt, et non per-
acutae, si aestas sit veri similis.
XVI. 379 sq. ejus tempora, quae ex
humore citra inflammationem proficiscitur. VII. 445. variae implicationes, ita ut quotidiana tertianae, quartana quotidianae, tertiana quartanae
etc. etc. implicentur. VII. 472 sq. indicia. XIV. 729. in ea, quae inflammatoria est, eadem ac in inflammatione sunt tempora. VII. 445. in inflammatione majores fiunt, dum pus
generatur. VII. 445. omni inflammationi accedere solent. XI. 71. ex inflammatione partium inflammatarum
symptomata sunt. XI. 16. initia, teste
Erasistrato, inflammationis principium
habent. XI. 226. principium, ubi cum
horrore invadit, constipationis causa
est. X. 666. insultus quibusnam diebus incipiant aut desinant. XVIII. B.
239. in omnibus intemperies inaequalis adest, exceptis hecticis. VII.
750. intermissio, definitio. IX. 552.
interstitium, definitio. IX. 680. inva-
sionis signa quae. IX. 476. invadentis signa quae. XIX. 514. judicationes quomodo fiant. XI. 65. calidae
ac ardentes excretione judicantur. XI.
65. mitiores et velut languentes diutius durant, ac in abscessum plerumque finiuntur. XI. 65. judicationes
propriae quae dicantur. XVI. 231.
praecipue sudoribus judicantur. IX.
708. diebus numero iisdem judicantur, ex quibus homines tum servantur tum intereunt. XVIII. B. 229. quae
diebus paribus judicantur, dies decretorii quinam iis sint. XVII. A. 245.
et qui earum, quae diebus imparibus
judicantur. XVII. A. 246. aequali

dierum numero judicantur. IX. 870.
per sudores solutas iri unde cognoscatur. XIX. 516. ex lassitudine tactu deprehenduntur. XI. 13. omnes
ex lassitudine proprium quendam calorem habent in articulis excitatum.
XVI. 283. in febre a lassitudine oborta urina crassa alba quarto die interdum liberat. XVI. 485. a lassitudine solvitur largo sanguinis e naribus profluvio. XVI. 486. modos interdum mores vocant. XVII. A. 242.
quibusnam morbis saepe superveniat. VI. 860. mortis dies et hora
quomodo possit praesagiri. XIX. 512 sq.
oscitationes eas praecedentis causae.
XIX. 515. quae protrahuntur, per
abscessum cum oedemate et dolore
ad articulos judicantur. IX. 753. protrahuntur, quibus urina tenuis est.
XV. 813. praecognitiones earum ex
pulsu. IX. 533. omnium inseparabile signum pulsus duritiem *Archigenes* putat. VII. 686. pulsus conditio
in iis, in quibus cor calidius est quam
vicina ei frigidiora. IX. 361. pulsus
durus nec proprius nec inseparabilis.
VII. 311. pulsus conditio in accessione et incremento. XIX. 515. omnes
perurentes frequentem habent pulsum.
IX. 545. quando in iis pulsus fiant
intercurrentes. IX. 289. quid pulsus
rarus significet. IX. 480. recidiva
quando sit exspectanda. XVII. A. 307.
quae extra dies decretorios legitimos
judicantur, recidivas faciunt et graves
sunt. XVII. A. 247. quaenam recidivas faciant secundum *Hippocratem*.
XVI. 389. nisi die impari remiserit,
recidivam facit. XVII. A. 471. XVII.
B. 740. recidivas facere consueverunt, quae post judicationem relinquuntur. XVII. A. 939. recidivae
praenotio et illius per sudorem discessus. XIV. 651. recidivarum causae.
XVII. B. 105. minus iis recidivas faciunt, qui gravedine et raucitate laborant. XVII. B. 22. quibus cessant,
neque apparentibus solutionis signis,
neque in diebus criticis, iis recidiva
exspectanda est. XVIII. B. 272. respirationis in iis conditio. VII. 773.
exspiratio in iis major simul et calidior. VII. 786. num rigori semper
succedat. VII. 188. non semper rigorem sequitur. VII. 751. omnis sanguinem exaestuat. VII. 375. in febre
unde signa maxima sumantur. XI. 8.
ex solis ardore tactu deprehenduntur.

XI. 13. spirandi difficultatis causae
et prognosis. XVII. B. 730. multi
sudores quando sint exspectandi. XVI.
379 sq. omnes, exceptis continuis vel
inordinatis, typum habent. VII. 464.
ex hypochondriorum doloribus malignae quaenam. XVI. 632. ex hypochondriis malignae secundum *Hippocratem.* XVII. A. 580. icterus ante
septimum diem ortus, malum signum.
XVII. B. 741. post septimum bonum.
XVII. B. 744. febre laborantibus in
calida et sicca aestate, inedia cur perniciosa. X. 686. lacrymae involuntariae malum signum. XVII. B. 731.
lentores dentibus adnati vehementiam
ii dicant. XVII. B. 732. lingua quarto
die obturbata quum sermocinatur, et
alvus biliosa liquida dejicit, quid significet. XV. 840. longae quibus sunt,
iis ad articulos tubercula vel dolores
criuntur. XVII. B. 723. XVIII. A. 178.
cum febrium accessionibus non paucis lipothymia accedit. XI. 48. manus si tremulae fuerint, epistaxis futura est. XV. 826. nisi prehenderit
ebrium, si repente obmutuerit, con-
vulsus moritur. XVI. 673. quid oedema circa praecordia significet. IX.
757. cum rigore febricitantes, raro
abscessus patiuntur. XVII. A. 852.
quib is sexto die rigores oriuntur, arduam crisin portendunt. XVII. B. 693.
quibus quotidie rigores fiunt, quotidie
solvuntur. XVII. B. 743. quibus ex
rigore cum lassitudine fuerint, muliebria his secundum *Hippocratem* menstrua decurrunt. XVI. 804. per febres quibus sanguis eruperit, in refectibus alvi humectantur. VII. 935.
in principio accessionis somnus semper nocet. XVI. 165. per somnos
pavores aut convulsiones malum. XVII.
B. 747. illisus spiritus malus, convulsionem enim denotat. VII. 932.
XVII. B. 749. spiritus intercisus malum, convulsionem enim significat.
VII. 886. si spiritus multus e naribus feratur, convulsio fieri solet. XV.
827. sudores quando in iis salutares
et quando non. XVII. B. 711. sudor
non judicans malus et cur. XVII. B.
734. in febre cum sudoribus non criticis cur defluentia sputa oboriantur.
XVI. 778. sudores boni quando sint
judicandi, et quando non. XIX. 517.
copiosi sudores exspectandi sunt, ubi
aestas veri similis est. XVII. B. 572.
sudores frigidi quid denotent. XVII.

B. 715. sudores frigidi quando morbi longitudinem indicent. XIX. 517.
sudores frigidi mortem indicant. XIX.
517. si aestas veri sit similis, sudores multi expectandi sunt. VII. 933.
suffocatio superveniens letalis. XVII.
B. 702. si tumore nullo in faucibus
existente suffocatio repente accidit, letale. XVIII. A. 175.

Febris: symptomata, quae secundum *Hippocratem* denotent, suspirio-
sos morituros aegros esse. XV. 829 sq.
in febre circa crisin si tubercula juxta
aures fiunt, minime suppurantia, iis
subsidentibus reversio fit. XVI. 483.
tubercula in cruribus quid significent
secundum *Hippocratem.* XV. 834. urina qualis pinguedinis et qualis carnis factam colliquationem indicet.
XVII. A. 431. urinae jumentosae capitis dolorem aut esse aut futurum
esse docent. XVII. B. 753. urina pellucida alba (aquosa) mala. XVII. B.
759. si in urinis sedimenta crassiorem farinam referentia oriuntur, longum morbum significant. XVIII. A.
130. XIX. 613. circa ventriculum
aestus aut morsus malum. XVII. B.
745. per febres ab initio tum vertigines tum capitis pulsus quibus fiunt,
ac urina tenuis, in his ad crisin febris exacerbatur. XV. 804. die deci-
moquarto superveniens vocis interceptio quid significet. XV. 839. cum
febre quibus voces deficiunt, post judicationem, hi trementes et soporati
pereunt. XVI. 693. in febre si vocis
privationes, quae convulsivo modo
fiunt, desinant in eam, quae cum
silentio sit, ecstasin, malum. XVI.
628 sq. si quis per febrem non leta-
lem ait se capite dolere et atrum
quiddam ante oculos cernere, biliosus aderit vomitus. XVI. 572.

Febris quorumnam sit aliorum morborum remedium XVII. B. 343. solvit capitis dolorem, repente in sanis
ortum. XVIII. A. 88. convulsionem
et ophthalmiam sanat. XVII. A. 364.
sanat convulsiones et tetanum. XVII.
B. 735. solvit vehementes hepatis dolores. XVIII. A. 160. judicant ulcera
et tubercula. XVII. B. 105. absurde
quidam dicunt per eam ileum juvari.
XVIII. A. 69. tollit hypochondrii dolores citra inflammationem ortos. XVIII.
A. 64.

Febris cura. X. 530 sq. indicationes
in earum cura persequendae. X. 533.

generalis cura secundum *Hippocratem.*
XVII. B. 103. non eadem curatio est
tertianae, quartanae et quotidianae.
VII. 486. si febris in generatione
adhuc est, causa, quae eam accendit, submovenda est. X. 534. 552.
omni febri calor inimicus. X. 712.
alii in ea ne aquam quidem propinant; alii per initia ptisanam exhibent, reliqui cavent, ne unquam hordeum devoret aeger. I. 144. in quibus alvus perpetuo liquata est, ad pedes potissimum respici debet. XV. 801.
quae causam intus habent, indicatio
a causa petenda. X. 662. 664. scopi
in cibando habendi. X. 689. omnis
qua febris est, humectatio et refrigeratio remedia sunt. X. 647. ei motus vehementiores inimici sunt. XVII. B. 100.
sitim in ea prohibere convenit. XVII.
B. 103 sq. si prehenderit, veteri stercore non subeunte, quies agenda est.
XV. 796. — ejus cura medicinalis.
ibid. et sq. virium rationis habendae
dignitas in cura constituenda. X. 664.
812. quomodo *Prodicus* eas tractaverit. XVII. B. 98. cura graviorum
symptomatum. X. 810 sq. remedium
contra febres quales facultates habere
debeat. XV. 457. ad febrem finiendam
remedia parabilia. XIV. 515. 573. quibus urinae principio tenues, iis alvum subluere confert. XV. 807. ad
febres per circuitum repetentes antidotus *Aristarchi.* XIII. 103 sq. per circuitum remeantibus antidotum diascincum. XIV. 152. aqua cur febris naturae maxime sit conveniens. XV.
499. aquam frigidam cur in ea pro-
pinemus, duo scopi. XVI. 82. omnes,
(si non a bile ortum habeant) aqua
tepida copiose super caput effusa solvi
statuit *Hippocrates.* XVIII. A. 145.
balnei utilitas. X. 802. in febris declinatione balneum utile. X. 710. in
febris principio cur balneum non sit
adhibendum. X. 710. omnium putatur remedium chamaemelum. XI. 562.
quae ex humoribus biliosis aut cutis
densitate veniunt, solvit chamaemelum. XI. 562. citra visceris alicujus
inflammationem, solvit chamaemelum.
XI. 562. febrem sedans catapotium
Darii. XIII. 69. qui uruntur in febribus, refrigerat ceratum humidum
hypochondriis admotum. XI. 391. quinam cibi in iis sint vitandi. XV. 457.
ad febres per circuitum repetentes
colica *Sigonis.* XIII. 285. febrem fi-

niens confectio *Pamphili.* XIII. 68.
febrem optime sedans confectio *Proxeni.*
XIII. 61. 63. prodest diaeta humida.
XVI. 253. 427. in febribus cur dulcia non conveniant. XV. 657. surditatem in iis obortam solvit epistaxis
et alvus turbata. XVII. B. 740. non
ubique in iis fusio utilis est. X. 712.
ad febrem illitus. XIV. 516. in febre ex ardore oleum calorem auget.
XI. 521. ad febres per circuitum repetentes potio. XIII. 64. purgationes
in iis qua cautione sint instituendae.
XVII. B. 446 sq. in febris accessione
per superiora vacuandum est. XI. 349.
in remissione per inferiora purgandum est. XI. 350. in febre sopor
contraindicat purgationem. XVI. 658.
quibus principio urinae nebulosae aut
crassae existunt, eos purgare oportet. XV. 806. commoda, quae purgationes in iis praebent. XI. 350. sorbitiones, quum prope judicationes fuerit', non dandae. XV. 811. theriaca
febres obliterat, si quis ante earum
significationes ter aut quater ea utatur. XIV. 302. ad febres redeuntes
theriace. XIV. 91. vomitum biliosum
in paroxysmis sedat theriaca. XIV.
302. omni utilissima est vacuatio. X.
712. in accessione vena secanda non
est. XIX. 519. quaenam victus ratio
in iis absurda. XV. 437. victus ratio
humida ei convenit. VI. 34. omnis
victus rationem humidam frigidamque
exigit. X. 589. victus humidus conducit. XVII. B. 426. qualia vina sola conducant. XV. 646. *Petronas* vinum et carnem dedit. XV. 436. cur
vinum fulvum pravum sit auxilium.
XV. 642. per vomitum purgationem
indicantia symptomata. XVII. B. 676.

Febres: cura earum, quae ex bubone ortae sunt. X. 580. saepenumero ciborum cruditati supervenien-
tium cura. X. 570 sq. ex frigore ortarum cura. X. 554. ex inedia ortarum cura. X. 679 sq. ex ira ortarum cura. X. 553. ejus, quae lassitudinem phlegmonosam sequitur, cu-
ra. VI. 296 sq. ejus cura, quae ex
meatuum constipatione excitatur. X.
535. cura ejus, quae ex meatuum
obstructione est. X. 617 sq.
febris ex obstructa transpiratione cura. X. 563. ex tristitia cura. X.
553. ex ustione cura. X. 553. ex
vigiliis cura. X. 553. cura capitis do-

lorum, qui in principio febrium occurrunt. XII. 560.
Febris acerrimae et acutissimae
causa inedia longior. X. 542.
Febris acmastica. VII. 337.
Febris acutae et causa et signum
perniciosissimum. XVII. B. 717. quasnam acutas dicat *Hippocrates.* XVII.
A. 69. acuta humorum putredinem
comitatur. XVII. A. 482. acutae quando sint aestate exspectandae. XVI.
374. acutae aestate fiunt, si hiems
squallida et ver pluviosum fuerit. VII.
934. acutae aestate quando sint secundum *Hippocratem* exspectandae.
XVII. B. 578. acutae causa bilis flava. XVIII. B. 175. acutae adolescentibus sunt familiares. V. 695. acuta
oritur aut putrescente aliquo humore
aut parte inflammata. XV. 337. acutas parit iracundia in sicco temperamento. VI. 398. acutae per siccitates (aëris) fiunt. XVII. B. 573. acutae fiunt in squaloribus. XVI. 417.
acutae gignuntur ex succis diversis
mixtis. VI. 815. acuta cur senes rarius corripiantur. XVII. B. 414. respiratio facilis in iis salutaris. VII.
929. cito judicantur. XVII. A. 939.
non acutae, quae revertentes sunt,
et diuturnae sunt, et imperfectas solutiones habent. XVII. A. 939. acuta, si quis primo die infestatur, sed
in urinis aliqua coctionis nota inventa fuerit, non extra quartum diem
morbus solvitur. IX. 834. rigores judicatorii in iis unde generentur. XVII.
A. 851. quibusnam sit haemorrhagia
e nare exspectanda. XVII. A. 191.
acutae casus *Pythionis.* XVII. A. 483 sq.
acutae mala signa: palpebrae circum-
tensae. XVII. A. 867. si quid in oculis inarescit veluti arida spuma. XVII.
A. 868. oculorum hebetatio ac retusio. XVII. A. 868. squalor. XVII. A.
869. palpebrae intro corrugatae. XVII.
A. 869. oculi concreti et vix se moventes. XVII. A. 870. extremorum
frigus et livor quid significet. XVII.
A. 599. convulsiones quando pueris
accidant. XVIII. B. 292. in febribus
acutis involuntariae lacrymae pravae.
XVII. A. 867. gemebundae respira-
tiones malum signum. XVIII. A. 92.
in acuta sudores frigidi mortem denotant, in mitiori vero diuturnitatem.
IX. 635. sudor multus non levans
malus. XVI. 636. si multa letalia
primo die statim deprehendantur, mo-

ritur aegrotus non extra quartum diem.
IX. 834. acuta et ardens quando in
hecticam transeant. VII. 326. ad febrem acutam remedia parabilia. XIV.
518. in ea lac nocet. XVII. B. 875.
perfusiones capitis refrigerantes utiles sunt. XIV. 732.
Febris acutissima: inferunt eam
carbunculi et gangraenae. VII. 719.
acutissimarum et ardentissimarum causa bilis flava. V. 699. in febre acutissima dolore afficiuntur solidae animantis partes. VII. 176.
Febris aestiva ex bile fit. XV. 828.
Febres aestuosae: unde in iis deliria fiant. IV. 507. aestuantes non
semper uterum inflammatum comitantur. XVII. B. 274. aestuans, convulsio si in ea oriatur, qua in re ejus
sit causa quaerenda. VIII. 172.
Febris amphimerina. VII. 354.
Febris anabatica. VII. 337.
Febris ardens quaenam proprie dicatur. XV. 737. XIX. 399. est morbus acutus. XIV. 730. ab *Hippocrate* inter acutos morbos relegatur. XIV.
733. quomodo a tertianis differat.
VII. 632. IX. 662. 663. *Hippocratis*
descriptio. VII. 651. brevis temporis
habet principium. IX. 561. ardens
acuta. XVI. 252. ardens amarulenta
quae. XVII. B. 658. ardens exquisita
quae. IX. 663. ardens exquisita intra
septimanam necessario judicatur. IX.
665. ardens exquisite cum intermittente tertiana exquisita analogiam habet. IX. 662. malignae ardentes convulsiones excitant. VII. 641. ardentis nothae symptomata. XV. 753 sq.
757. quomodo judicetur. XV. 758.
et qualis victus ratio sit adhibenda
secundum *Hippocratem.* XV. 761. cur
in iis singulae accessiones non inter-
mittant. IX. 650. multa detinet, cor-
pusque ab ossearia quasi lassitudine
affectum laborat. XV. 738. ardentes
arterias exsiccant. VII. 313. ardentis
symptomata. XV. 740. ardentis symptoma declaratur in febr. putr. per
accessionis vigorem. VII. 309. cum
febre ardente et maligna anima nonnunquam deficit. XI. 48. in febre
ardente aurium tinnitus cum visus hebetudine et in naribus gravitate, mente
ex melancholia aberrant. XVI. 553.
raro eam coma comitatur, fastidium
persaepe. XVII. A. 688. coma per
accidens in ea contingit. XVII. A. 713.
quidam meras biliosas dejectiones et

colliquationes maxima febr. ard. signa existimant. XVII. A. 695. deliria non raro fiunt. VIII. 329. iis ex propriis phrenitidis signis desipientia continua accedit. XVI. 554. quando sit epistaxis exspectanda. XVII. A. 153. horror in ea raro accidit. XVII. A. 688. ardentis signum lingua nigricans. VIII. 47. in febre ardente lingua aspera et sicca convenit. XVI. 508. respirationis et pulsus conditio in iis. V. 152. cur in iis respiratio frequentetur. IV. 499. respirationem habent densam et magnam. VII. 911. ardentes sanguinem nigrum et crassum gignunt. V. 115. unde in iis oriantur sanguinis eruptiones et deliria. XVII. A. 111. sanguinis eruptionis causa bilis flava. XVII. A. 170.

Febris ardens plane sicca est. XVIII. A. 200. siccitatis in ea causa. IX. 247 sq. sitis in ea inexplebilis. XV. 737. in febribus ardentibus vox clangorosa fit, et cur. III. 535. ardens bilem indicat. XIX. 622. ardentes hecticarum causae. VII. 313. ardens marcoris causa. VII. 327. ardentem quomodo *Hippocrates* cognoscere videatur. XVII. A. 690. num excrementis possit cognosci. XVII. A. 690. sub quibusnam conditionibus oriantur. VII. 651. quando oriatur secundum *Hippocratem.* XV. 734. maxime aestivo tempore abundant. IX. 647. aestate potissimum fiunt. XVI. 26. XVII. A. 304. ardentes et continuae vere potissimum grassantur. V. 694. juvenibus magis familiaris. XVII. B. 645. juvenes cur frequenter invadat. XVII. B. 642. quae apud *Hippocratem* describuntur in tertio epidem. status. XVII. A. 686.

Febris ardens: casus aegroti, qui in *Dealcis* horto jacebat. XVII. A. 561. casus adolescentis in mendacium foro decumbentis. XVII. A. 614. casus *Anaxionis.* XVII. A. 769. casus *Chaerionis.* XVII. A. 588. casus *Clazomenii.* XVII. A. 289. casus *Critonis.* XVII. A. 288. casus *Dromeadae* conjugis. XVII. A. 293. casus *Erasini.* XVII. A. 286. casus *Eurymactis* filiae. XVII. A. 590. casus *Hermocratis.* XVII. A. 528. casus *Herophontis.* XVII. A. 266. casus *Heropyti.* XVII. A. 772. casus hominis, qui incalescens coenavit et bibit liberalius. XVII. A. 295. casus *Melidiae.* XVII. A. 301. casus *Metonis.* XVII. A. 283.

casus mulieris tertio mense gravidae. XVII. A. 297. mulieris casus, ex abortu ea correptae. XVII. A. 629. alius. XVII. A. 634. mulieris casus, quae ea post laboriosum partum erat correpta. XVII. A. 641. casus mulieris, tertio a partu die ea correptae. XVII. A. 746. *Nicodemi* casus. XVII. A. 775. *Parii* casus. XVII. A. 737. *Periclis* casus. XVII. A. 766 sq. casus in *Philini* uxore. XVII. A. 269. casus *Philistae.* XVII. A. 585. *Pythionis* casus. XVII. A. 752. casus *Sileni.* XVII. A. 259 sq. virginis casus. XVII. A. 768. *Zoili* casus. XVII. A. 403 sq.

Febris ardens: causae. VIII. 348. XIV. 733. XVII. A. 113 sq. causae secundum *Hippocratem.* XV. 739. horroris et rigoris causa. VII. 632. ardentes fiunt ex usu aquae stagnatilis. XVI. 437. ex flavae bilis abundantia fit. XVI. 14. ardentis et tertianae causa flava bilis. XVII. B. 737. ardentes et tertianae a flava bile fiunt, sed differunt locis, in quibus redundans humor acervatur. XVII. A. 113. ardens ex calore tum vasorum tum viscerum adaucto fit. XVII. A. 113. causa est cerebri inflammatio. XVI. 554. ardentes et phrenitidas idem humor facit, sed non eundem locum occupat. XVII. A. 175. ardentis causa est inedia. X. 686. oritur a morsu dipsadis. XIV. 234. ardentis causa vini aqua marina diluti potio. XV. 739.

Febris ardens, ejus crisis. IX. 707. quo die crisis sit exspectanda. IX. 717. quando sit crisis per sanguinis profluvium ex naribus exspectanda. IX. 753. 756. quando per vomitus biliosos et pituitosos. IX. 753. 754. qua ratione judicetur. XV. 748. ardentibus maxime proprium est, epistaxi judicari. XVII. A. 166. rigor eas judicare consuevit. XVII. A. 179. ardentem solvit rigor superveniens. VII. 182. XV. 752. si bene judicata non est, redit, aut alii morbi oriuntur. XV. 750. quibus tremores oriuntur, eas delirium solvit. XVIII. A. 37. si quis febre ardente affligitur, et rigor superveniat, liberatur. VII. 613. VII. 627. in febre ardente sanguis melancholicus et biliosus ducit ad delirium. XV. 370. ea, quae hieme existit, perniciosior est. XVI. 426. in febre ardente cum aliqua perfrigeratione et aqueis biliosisque dejectionibus, oculorum distorsio signum malum. XVI. 671. superveniens apoplexiae et paraplegiae, solvit hos morbos. XVI. 673. mala in ea locum habentia signa. XVII. A. 179 sq. extremorum perfrictio malum signum. XVII. A. 179. accessiones paribus diebus ab initio statim factae quid denotent. XVII. A. 179. oculorum lemae pravum signum. XVII. A. 639. de naribus stilla pravum est signum. XVII. A. 691. accedere diebus imparibus solent: *Hippocrates* vero observavit accessiones diebus paribus. XVII. A. 692. quos in febre ardente diutius tusses aridae irritant, non admodum siticulosi sunt. XVII. A. 946. XVII. B. 733. hieme contractam curatu faciliorem autumant. XVII. B. 530. *Galenus* vero contrarium statuit. XVII. B. 531. rigor superveniens quomodo eam solvat. XVII. B. 736. quid indicet urina alba et tenuis. XIX. 577. phrenitidem significat urina alba et tenuis. XIX. 621. quando solvatur. IX. 651.

Febris ardens: cura. XIV. 733. ardens alvum vacuam habenti oborta quomodo sit curanda secundum *Hippocratem*. XV. 797. remedia parabilia ad eam. XIV. 533. acetum conducit. XI. 437. cur aqua conveniat. XI. 438. frigidae aquae in ea utilitas. XV. 752. in ea *Hippocrates* tum aquam tum mulsam coctam, aquosam, quantum desideret, potui dat. XV. 743. etiam balneum conducit. XV. 720. quibusnam ea febre laborantibus conducant balnea. XV. 727. ob salsam pituitam putrescentem orta a-versatur balneis. XV. 727. lactis asinini in ea ad alvum ducendam usus. XV. 746. ad febrem ardentem ptisana. VI. 825. 826. sorbitio non danda, quoad extra crises fuerit. XV. 748. in febribus ardentissimis et siccissimis vacuatio caput rei est. VII. 153. ardentissimae maximum remedium purgatio est ad animi usque deliquium. XVI. 267. XVII. B. 445. si os amarum fuerit, vomere confert et alvum subluere. XV. 746. in febris ardoribus in venis praesertim hepatis et ventris acervatur. XVII. A. 113.

Febris assidua qualis secundum *Hippocratem*. XVII. A. 328.

Febris astrictae definitio. XIX. 400.

Febris auriginosa, definitio. XIX. 400.

Febris biliosa: febres, quae a bile procreantur, specie quatuor sunt. XV. 166. in febre biliosa regius morbus ante septimum diem cum rigore succedens febrem solvit. XV. 859 sq. regius morbus citra rigorem ortus, letalis. XV. 859.

Febris calida non a bile aut pituita oborta, quomodo sit secundum *Hippocratem* curanda. XVII. A. 478 sq.

Febres, quae *causi* vocantur, maxima ex parte ex hepatis aut ventriculi inflammatione fiunt. VIII. 348.

Febris colliquans quomodo a marasmode differat. X. 731. in marasmodem transit. X. 732. colliquans causa est alvi perpetuo liquidae. XV. 802. cura. X. 733. colliquanti maxime conducit frigidae potus. XV. 802.

Febris composita, periodi et tempora. VII. 433 sq.

Febres continentes quaenam dicantur. X. 603. XIX. 399. apud recentiores quae. XVII. A. 220. continentes multas observavit *Galenus*. X. 615. ejus symptomata. VII. 322. pulsus. X. 607. urina rufa et crassa est cum rubro sedimento. XIX. 620. cur in iis urina sit crassa et rubra. XIX. 599. quid urina significet crassa et rubra. XIX. 593. quinam sint febribus quartanis subsecutivis obnoxii. XVIII. B. 280. quandonam in quartanam abeat. XVIII. B. 279. aestate potissimum fiunt. XVI. 26. ex plurima et meracissima bile provenit. XV. 166. causa est corruptio calcis ossis. XVIII. B. 457. excitat putredo per totum corpus diffusa. X. 756. causa est transpiratio obstructa ex humore multo crasso et glutinoso. X. 563. febris continentis sine putredine, et cum putredine casus. X. 608. vel sine, vel cum putredine esse potest. X. 607 sq. continentium differentiae tres. VII. 336. X. 604. 605. quinam iis infestentur, quique non. X. 607. continentium diagnosis. XI. 24. indicationes in iis unde sumendae. X. 776. continentium cura. XI. 41. quae cum symptomatis sunt, cura. XI. 42 sq. in febribus continentibus ex meatuum stipatione citra periculum vacuatio est. X. 639. si cum alvi profluvio fuerit, alia vacuatione opus non est. XI. 43. in febre continente aqua frigida est aptissima. X. 757. in febre continente cum putredine, et in qua coctionis notae apparent, frigida danda est. X. 623. maximum remedium venaesectio est ad animi usque deliquium. X. 612. maxima remedia sunt venaesectio et frigidae potio. X. 624. cautiones et conditiones, quae earum usum dehortantur. X. 626. conditiones, quae venaesectionem postulant. X. 626. victus ratio. XI. 41. XIX. 218.

Febris continua quae dicatur. IX. 664. 888. XIV. 729. XVII. A. 69. XIX. 398. continuae secundum recentiores quae dicantur. XVII. A. 220. continuas quasnam veteres vocent. XVII. A. 219. continuae maxime aestivo tempore abundant. IX. 647. XVI. 103. fiunt ex hepatis inflammatione simplici. XIV. 745. febres in acutis morbis ut plurimum sunt continuae. XVII. B. 490. in continua morbos acutissimos, gravissimosque et maxime letales contingere *Hippocrates* censet. XVII. A. 224. continua remittens quotidianâ fit ex pituita. IX. 663. continuae quomodo primo statim die cognoscantur. IX. 662. continuae cum intermittente analogia. IX. 662. continuae qua in re ab intermittentibus discrepent. IX. 664. continuarum differentiae duae. VII. 337. continuarum, quae ex flava bile consistunt, duplex species. VII. 336. continuae secundum *Platonem* ex ignis excessu fiunt. XV. 169. continuae omnes in prima septimana judicantur. IX. 665. quando sit in continua tertiana crisis die decimo quarto speranda. IX. 800. auris dolor in ea mala. XVIII. B. 261.

Febres diurnae quae. XVII. A. 221.

Febres diuturniores circa pubertatem oriuntur. XVII. B. 637 sq. diuturna laborantis, et intempestivo usu antidoti extincti puelli historia. XIV. 286. diuturna longior, et quibusdam ad tabem vergit. (*Hippocrates.*) XVII. A. 236. ubi diuturnae fiunt, vires redduntur imbecilles et sanguis fit paucus. VII. 692.

Febres elodes summe sunt humidae. XVIII. A. 200.

Febris epacmastica. VII. 337.

Febris epiala quae. VII. 751. ejus proprietates. VII. 347. epialam gignit pituita acida et vitrea, si quae putredo iis adfuerit. VII. 349.

Febres diariae (*s. ephemerae*) quaenam sint. X. 666 sq. apud *Hippocratem* quales. XVII. B. 734. cur ita dicantur. X. 666. diaria excepta, omnes febres ex bubonibus malae. VII. 296. diariae non subsequi videntur putredinem humorum. VII. 295. sanguine calefacto tantum, non putrescente consistit. VII. 374. sunt tantummodo spiritus affectiones absque humorum putredine. IX. 695. unica est accessio uno ut plurimum die ex sua natura circumscripta. X. 599. quomodo in primo die cognoscantur. IX. 696. solutionem in primo die aut in secundo nanciscuntur. IX. 812. 917. nunquam ad tertium usque diem progredietur, nisi quid delictum circa laborantem sit. X. 601. quibus stipatio febris causa est, iis ultra tres dies accessio porrigi potest. X. 601. licet celeriter finiatur, non tamen acutus morbus est. XVII. B. 490. ephemerarum notae. XI. 7 sq. fiunt sine magna perturbatione et non subitas mutationes faciunt. XVI. 231. ex pulsu cognoscuntur. IX. 363. 371. pulsus conditio. VII. 302 sq. IX. 533. XI. 14. quando in ea pulsus durus evadat. VII. 312. quibusnam stipatio sit inseparabilis et quibus non. X. 667. urinae conditio. VII. 302. generationis causae. IX. 696. XI. 6. causae sunt humores lenti, crassi aut copiosi, ubi mediocriter obstruxerunt. X. 666. causae, quae eas longius protrahant. X. 667 sq. particulares differentiae. X. 669.

Febres diariae: diagnosis. X. 564. diagnosis maximam diligentiam exigit. XI. 7. ejus, quae ex bubone fit, signa. XI. 13 sq. ejus, quae ex bubone ortae ab iis, quae ex humorum putredine consistunt, differunt. VII. 296. earum, quae ex inflammatione inguinum oriuntur, diagnosis. IX. 700. ex iracundia caloris abundantiam habet. XI. 11. diariarum ex lassitudine signa. XI. 12. diaria ex moerore acrimoniam potius quam calorem habet. XI. 11. solutio qua ratione fiat. X. 668. XI. 10. cessante accessione omnia simul signa abolentur. XI. 10. sine exacta crisi solvuntur. IX. 690. nubecula in urina saepe ad solutionem sufficit. XIX. 597. nonnunquam in alias febris formas transeunt. X. 600. quaedam in continentes transeunt, ejusque transitus causa. X. 665. nonnunquam hecticas gignunt. VII. 305. transitus hujus indicia. ibid. — quaedam cum hecticis conjunguntur. VII. 691. aqua frigida danda, ubi haec complicatio apparuit. VII. 692. unum ac primum ejus indicium. VII. 302. indicationes in ea unde petendae. X. 661. indicatio, quae a viribus sumitur, exigua est. X. 670. magna in iis, quae diu durant. ibid. in febribus diariis simplex est affectus, utpote causis excitantibus non amplius agentibus. X. 661. in quibus causa efficiens adhuc manet, nec affectus nec sanatio simplex est. X. 661. jam facta propria indicatione solvitur, futura vero ne fiat vetandum. X. 661. vetabitur causa efficiente prorsus excisa. X. 661. cura. XI. 6. 14. ejus substantia propemodum ipsa balneo vacuatur. X. 718. victus ratio. X. 590.

Febris ephemera vide *diaria*.

Febres erraticae, definitio. IX. 680. erraticae quae vocentur. XIX. 402. autumno potissimum fiunt. V. 694. XVII. B. 622. causa est inaequalis temperatura. XVI. 385. diversorum humorum soboles sunt. XVII. A. 116. erraticae singulas accessiones inordinatas habent, signis tamen earum judicatio praenoscitur. XVII. A. 249. febris erraticae *Cleonactidis* casus. XVII. A. 279.

Febris fluens, definitio. XIX. 399.

Febres fumantes diuturniores sunt. XVI. 252.

Febres hecticae quae dicantur. X. 533. cur ita sint vocatae. VII. 304. earum origo. VII. 313. quinam ea corripiantur. VII. 325. ejus principium quando determinetur. VII. 325. ex siccitate et caliditate ortis solidarum partium affectus candenti ferro similis est. X. 718. hecticae brevis descriptio. XVIII. B. 202 sq. ex quorumnam organorum morbis proveniant. X. 699. nonnunquam ephemeram sequuntur. VII. 305. transitus hujus indicia. ibid. arterias exsiccant. VII. 313. natura calida et sicca est. VII. 314. continua est et fere continens. VII. 322. omnes tum doloris tum sensus expertes sunt. VII. 744. futurae quando sit timor. X. 693. quomodo praevertatur. X. 693. diagnosis. X. 699. indicia manifesta quum sunt, refrigerantia utiliter foris adhibentur. VII. 692. hecticarum duo propria signa. IX. 342. maximum

signum. VII. 328. hectica laborantes noctu calore magis vexantur. XVIII. B. 202. cibo et potu sumto vehementior evadit. XVIII. B. 202. hectica parva ex concoctionis laesione et ciborum corruptela fit. VII. 214. eam minime sentit, qui laborat ea. VII. 746. hecticarum calor qualis. XVII. B. 408. marcor cum calore ei proprius. VII. 668. cuilibet proprium, ut ingesto cibo calor accendatur. VII. 320. et pulsus velox evadat. ibid. pulsus in iis qualis. IX. 342. 371. 379. 534. hectica quomodo ex pulsu dignoscatur. IX. 360. ejus, quae tabi affinis est, proprietates. VII. 322. cum aliis febribus complicatae diagnosis. VII. 328. quid commune habeant cum diariis, et qua in re differant. X. 598. a synocho differentiae. VII. 322. sine magna perturbatione non subito judicantur. XVI. 231. sine exacta crisi solvuntur. IX. 690. indicia. VII. 304 sq. quae facile curari potest, indicia. VII. 319. exquisite hectica quae. VII. 699. hecticae cum marasmo causae. VII. 327. hecticae cum marcore dignotio. VII. 315 sq. hectica tabida quando metuenda. VII. 326.

Febris hectica: causae. VII. 693. hectica fit ex diutina inedia. X. 542. 686. *Febris hecticae* casus in muliere. X. 687. hectica causa cordis intemperiei siccae. IX. 388. hecticae cura. VII. 695. ad febrem hecticam remedia. XIV. 579. hectica quando sit curabilis et quando non. VII. 318. si in marasmum abierit, difficilis est curatu. VII. 314. qualis aëris ambientis conditio in iis requiratur ad curam. X. 698. cura: remedia extrinsecus adhibenda. X. 701. in febribus hecticis andrachne portulaca, ventris osculo imposita aut hypochondriis, utilis. XI. 831. hecticae nec aquam puram frigidam, nec multam desiderant. X. 624. utilitas balnei, ubi simplices sunt. VII. 691. sub quibusnam conditionibus balneum non conducat. VII. 697. balneorum in ea usus. X. 706. in ea *Philippus* balneum noxium putat. X. 706. ea laborantes nonnisi a frigido balneo juvantur. X. 718. cibi frigidi et humidi conducunt. X. 726. in ea cura a melle sit abstinendum. X. 727. hectica laborantes refrigerandi sunt, antequam in marasmum incidant. X. 720. complicatae cura. VII. 697.

Febris hemitritaios vide *semiter-tiana.*

Febris hiberna quae dicatur. XV. 828. hiberna ex pituita fit. XV. 828. in febre hiberna lingua aspera et animi deliqnia quid denotent secundum *Hippocratem.* XV. 827.

Febris homotonos. VII. 837.

Febres horridae quae dicantur. XVII. A. 398. XIX. 401. horridae quales sint, et unde fiant. XVII. A. 68.

Febres humidae quaenam dicantur. XVIII. A. 200.

Febres jactatrices quasnam *Hippocrates* dicat, et quomodo secundum eum curentur. XV. 813 sq. quosnam morbos hae febres potissimum sequantur. XV. 814.

Febres inconstantes, donec constent, sinere jubet *Hippocrates.* XV. 818. inconstantes quas *Hippocrates* vocet. XV. 819.

Febres intermittentes quae dicantur. VII. 336. XVII. A. 69. differentiae tres; quotidiana, tertiana et quartana. VII. 336. XVII. A. 715. intermittentis sex species. XIV. 730. intermittentes quasnam veteres vocent. XVII. A. 219. singulorum temporum nomina. VII. 421. totius circuitus alia divisio. VII. 425. celeriter ad crisin properat. IX. 715. intermittentis et continuarum implicationes. VII. 351. intermittentis cum continua mixtionis diagnosis. IX. 675. quocunque modo intermiserint, periculum abesse significat. XVII. B. 722. qnae intermittunt uno die, altero superrigent, ad septimum circuitum perdurant. XVII. A. 425. intermittentes longas solvit antidotus *Aelii* Galli. XIV. 114.

Febres non *intermittentes*: earum differentiae. VII. 427 sq. mortem propinquam indicantia symptomata. XVII. B. 729. 730 sq. si altum corpus exuratur, cute perfrigerata, letale. XVII. B. 727 sq. ejus rei causa. XVII. B. 728. in non intermittente quando sit mors proxime exspectanda. XVIII. A. 190. quaecunque non intermittentes tertio die vehementiores fiunt, periculosiores; quocunque autem modo intermiserint, periculum abesse significant. VII. 420. XVIII. A. 178. in febribus non intermittentibus lividae, foetidae et cruentae excretiones malae sunt. VII. 216. 478. XVIII. A. 188. in febre non intermittente si frigida exteriora fuerint et interna

exurantur, malum. XVI. 530. XVIII. A. 190. non intermittentes tertio quoque die vehementiores malae. XVII. A. 941. in febre non intermittente si fractis jam viribus rigor invadat, letale. VII. 190. 626. XVII. B. 724. non intermittentes tertianae sunt periculosiores. XVII. B. 721.

Febres laboriosae quaenam secundum *Hippocratem* sint. XVII. A. 949. XVII. B. 124. abscessus circa aures in iis fiunt. XVII. B. 765.

Febres lentae lactis usum requirunt. XVII. B. 875.

Febris lethargica: causa est humor pituitosus in cerebro acervatus. XVII. B. 646.

Febres lipyriae, definitio. XIX. 399.

Febres lividae quales sint, et quid significent. XVII. A. 887. secundum alios auctores definitio. XVII. A. 889. *Euryphontis* de iis locus. XVII. A. 888.

Febres longae ex imbribus fiunt. XVI. 417. XVII. A. 32.

Febris madens qualis. XIX. 400.

Febris magna et *parva.* VII. 275.

Febres malignae et gravissimae quarto vel prius interficiunt. XVIII. B. 236. quae malignae sunt, et cum signis gravissimis accidunt, quarto die accidunt vel antea. IX. 619.

Febres marasmodes ex earum genere sunt, quae colliquant, sed quomodo differant. X. 731. cura. X. 722. marasmodes curatu est difficillima. X. 729. et cur. X. 730.

Febris marcida. VII. 684. ad *Febres melancholicas* chamaemelum remedium praestantissimum est. XI. 563.

Febres mitissimae sunt, quae cum securissimis signis fiunt, quarto die finiuntur, vel prius. IX. 619. 713. XVIII. B. 236.

Febris nocturna non admodum letalis sed longa. (*Hippocrates.*) XVII. A. 236.

Febris nonana, definitio. XIV. 730. longa est et non letalis. XVII. A. 238. nonanam nullam observavit *Galenus.* XVII. A. 222.

Febres valde *pallidae*, nisi cum rigore et sudore praejudicatae fuerint, tabem inferunt. XVII. A. 887.

Febris paracmastica. VII. 337.

Febris pestilens, definitio. XIX. 400. pestilens putridum calorem habet. XVII. A. 883. pestilentialis causae

secundum *Thucydidem.* VII. 290. pestilens secundum *Thucydidem* tuberculis praedita. XVII. A. 882. pestilentis casus a *Hippocrate* descriptus. IX.
627.

Febris pemphygodes, definitio. XIX.
399. pemphigodees quales. XVII. A.
877. 881 sq. 882. 885.

Febres pituitosae: remedium optimum chamaemelum est. XI. 563.

Febris producta, ejus differentiae.
VII. 371.

Febris puerperalis casus. XVII. A.
269. 785.

Febres primariae, tria earum genera. XVII. A. 529.

Febres putridae et eae vocantur,
quae ex phlegmone oriuntur. X. 694.
quae ex putredine humorum fiunt,
tria genera sunt. IX. 678. ad febrem
putridam praedispositionem quinam
habeant et qui non. VII. 291 sq. putridae causae. VII. 289 sq. putridae
et pestilentes fiunt ex esu frumentorum pravorum. VII. 285. putridarum
maximum indicium est caloris qualitas. VII. 307. in febre putrida calor
mordax est. VII. 307 pulsus qualitas. VII. 308. febris, quae ex putredine humorum fit, pulsus. IX. 363.
371. quando in iis fiat pulsus durus.
VII. 312. urinae conditio. VII. 308.
transitus ejus in aliam febrem indicia. VII. 310. febris putridae mala
signa. X. 760. per accessionis vigorem declarant symptoma quoddam ardentis febris. VII. 309. indicationes,
quibus in iis satisfaciendum est. X.
752 sq 762. indicationes a causis
sumendae. X. 773. causa simul et
symptoma est transpirationis suppressio. X. 773. causa pariter et affectus
putredo est. X. 773. putridarum cura. X. 695 sq. quemadmodum causae, quae putredinem excitavit, adhuc manentis remedium facillime inveniatur. X. 755. apparatus medica-
minum, quae humores putrescentes
purgant. X. 756. quae ex putrescentibus humoribus fiunt, in iis post humorum concoctionem balneum utile.
VII. 691. de cataplasmatum et praecordiorum perfundendorum indicationibus. X. 780. putridarum cura etiam
praecautionem postulat. X. 740. cura, si vires adhuc valentes sique infirmae sint. X. 777. ex putrescentibus humoribus ortae quomodo curentur. X. 735. putridarum, quae ex

putredine in maximis vasis consistunt,
cura. X. 744. in febris putridae cura causae maxime sunt respiciendae.
X. 746. victus ratio in iis observanda. X. 747 sq.

Febris quartana qualis. VII. 508.
XIV. 730. XIX. 402. quartana secundum *Hippocratem* securissima, facillima et longissima. XVII. A. 226.
quartana laborantes morbo magno non
capiuntur. XVII. B. 341. quartana
non ab initio statim talis, sed aliis
antegressis succedit. XI. 18. quartanae duae et tres saepius invicem complicantur. IX. 677. quartana quando
ex continua fiat. XVIII. B. 279. et
hae quidem fiunt hominibus, qui triginta sunt annorum et senioribus.
XVIII. B. 280. quartana continua
quando fiat. IX. 663. quartanae diuturnae sunt. IX. 665. XI. 30. diuturnae fiunt ex aquae stagnatilis usu.
XVI. 436. quartana duplex. VII. 472.
exquisita et spuria quomodo distinguantur. XI. 30. longa est, sed vacat periculo. XVI. 103. quartana
longissima. XI. 25. quartana quomo-
da a quotidiana distinguatur. XI. 30.
quartanae tanto tertianis sunt longiores, quanto pauciorem partem bilis
obtinent. XV. 166. quartanae circuitus. VII. 412. quartana quomodo
cognoscatur. IX. 658. quartanarum
constitutio. XVIII. B. 245. quartanae
crisis. IX. 709. quomodo in iis crisis
futura possit praesagiri. XVIII. B. 246.

Febris quartanae diagnosis. XI. 20.
quartana correpti non sunt convulsionibus obnoxii. XVII. B. 885. quartana longissimam habet judicationem.
XVI. 251. in iis *Galenus* judicationes ad circuituum numerum fieri observavit. XVI. 271. difficile solvitur,
et ad biennium nonnunquam proro-
gatur. VII. 470. noxae, quae eam ut
plurimum comitantur et sequuntur.
VII. 470. frequentissime autumno oritur, et solutu est difficilis. VII. 470.
XVII. B. 622. pulsus conditio. IX.653.
non primo statim die cum rigore invadit. IX 652. rigor ex calido et frigido mixtus est. VII. 190. quartanae
rigor qualis. IX. 652. quartana nunquam cum vehementi rigore incipit.
XI. 18. si cum validis rigoribus accessiones invadant, nihilque remit-
tantur rigores, declinatio prius exspectanda non est, quam rigor seda-
tus fuerit. XVII. A. 847. quartanam

comitantia symptomata. VII. 469. qualis urina abscessus praecaveat. XVII. B. 123. in ejus principio cur sit urina tenuis. XIX. 621. urina crassa et nigra quid significet. XIX. 582. urina alba et tenuis quid in principiis indicet. XIX. 577. quando in abscessum desinant. XVII. B. 124. non sine lienis vitio fit. XI. 18. quartana triplici *Eudemus* laboravit. XIV. 613. XVI. 276. erraticis febribus ob pituitam succedit. XI. 18. quo anni tempore et qua aetate pluimi corripiantur. XV. 167. aestate fiunt. V. 694. etiam autumno. V. 694. IX. 659. XVI. 27. quartanae proprietates. VII. 343 sq. si per aestatem invadat, solutu facilior est. VII. 470. quartanae aestivae magna ex parte breves. IX. 561. quartanae aestivae plerumque breves, autumnales longae, longissimae hiemales. IX. 561. XVII. B. 385. 511. longae, et praesertim quae hiemem attingunt. IX. 561.
Febris quartana quomodo fiat. IX. 663. causa bilis atra est. XIV. 745. XV. 369. XVI. 15. XVII. B. 659. secundum *Platonem* terrae excessu fiunt. XV. 169: causa est morbus male judicatus. XVIII. B. 79. ex succis malis melancholicis fiunt. VI. 814. VII. 335. XV. 167. XVII. A. 433. XVIII. B. 278. casus *Hippostrati* uxoris, ex annua quartana tumorem sinistri hypochondrii habentis. XVII. A. 432. aliorum morborum curatrix est. XVII. A. 227. epilepsiam sanat. XVII. A. 364. quartana magnis morbis medetur. XVII. B. 242. quartanae cura. XI. 37. XIV. 745. ad febrem quartanam remedia parabilia. XIV. 524. 561. antidotus *Harpalus*. XIV. 167. theriaca. XIV. 277. theriaca *Euclidis* Palatiani. XIV. 162.
Febris quintana qualis. VII. 508. XIV. 730. quintana an detur. VII. 299. quintanam vidit *Galenus* ambiguam. XVII. A. 223. quintana omnium pessima. XVII. A. 240.
Febris quotidianae brevis descriptio. VII. 341. quotidiana qualis. XIV. 730. XIX. 402. quotidianam simpliciter nonnulli quando pronuncient. VII. 485. quotidiana ex recentiorum denominatione quae. VII. 354. diuturna est. XI. 30. quotidiana duplex. VII. 472. legitima quae sit, et quae non. XI. 30. longa est, et periculo non vacat. XI. 25. quotidiana et intermit-

tens et continua diuturnae sunt. IX. 665. tertiana longior. XV. 169. quotidiana continua et simplex. VII. 355. quotidianae circuitus. VII. 412. praecipua symptomata. VII. 465 sq. in iis non antecedit rigor, sed solummodo perfrigeratio. IX. 653. quotidiana quomodo judicetur. IX. 707. 709. longam habet judicationem. XVI. 251.
Febris quotidiana. causae. XI. 23. sub quibusnam conditionibus accendatur. VII. 334. quotidianae secundum *Platonem* aëris excessu fiunt. XV. 169. quotidiana a bile, sed pauciore quam continens, generatur. XV. 166. in ea pituita exuperat. V. 698. fit ex pituita. IX. 663. XVI. 15. XVII. A. 116. XVII. B. 660. vix citra oris ventriculi injuriam fit. XI. 18. quotidianae diagnosis. XI. 22. quotidiana quomodo a quartana distinguatur. XI. 30. quotidianae a tertiana primis statim diebus diagnosis. IX. 660. a quartana. IX. 661. quinam praesertim ea corripiantur. XI. 23. quotidianae cura. XI. 40.
Febris refrigerata quomodo dicatur ab *Hippocrate*. XVI. 529.
Febris valde rubra qualis sit. XVII. A. 887. ejus cura. ibid.
Febres salsuginosae, ad tactum relatae quales. XVII. A. 877. 884.
Febres scheticae quae dicantur. X. 533.
Febris semitertiana. VII. 358. semitertiana qualis. IX. 673. 680. XVII. A. 69. 233. semitertiana quando dicenda. XVII. A. 944. cur ita sit dicta. XVII. A. 235. de ea scripsit *Agathinus*. XVII. A. 118. Romae erat familiarissima. XVII. A. 121. duplex generationis modus. VII. 358. generatur etiam ex tertiana producta. VII. 468. semitertianam solent provocare humor crudus et crassus. XVI. 51. semitertiana exquisita. VII. 363. talem *Hippocrates* describit libro Epidem. ibid. semitertiana exquisita quomodo oriatur. XVII. A. 121. aliquando ea secundo et tertio die incipit. VII. 468. semitertianam *Archigenes* novit sed male descripsit. VII. 365. semitertiana quomodo cognoscatur. IX. 673. semitertiana magna et parva *Agathini* qualis. XVII. A. 942 sq. semitertiana continua. VII. 367. semitertiana deterrima. VII. 420. semitertiana periculosa est. XVII. A. 945. cur sit periculosa. VII. 467. mox inter conti-

nuas, mox inter intermittentes ponitur. XIV. 730. non semper est continua, sed etiam intermittens. VII. 468.
hae et extensae tertianae, tertianae
naturam habent. XVII. A. 941. semitertianae cum tertiana complicationis casus. IX. 676. quosnam inprimis infestet. VII. 468. si habet bilem
flavam aut pituitam superantem, aut
ambas aequales, symptomata. VII.363.
casus narratur in adolescente observatus. VII. 355. semitertianae judicatio. IX. 709. quum solvitur, in tertianam redit. VII. 468.

Febris septimana, definitio. XIV.
730. septumanam nullam observavit
Galenus. XVII. A. 222. septimana
longa non letalis. XVII. A. 238.

Febres siccae quaenam vocentur.
XVIII. A. 200.

Febris singultuosa quaenam tantummodo dici queat. XV. 847. singul-
tuosae quomodo judicentur. XV. 846.
singultuosa quomodo curetur ab *Hippocrate.* XV. 846.

Febres spuriae non tam longae sunt,
quam quartana et quotidiana. XI. 30.

Febres squalidas tactu cognoscimus.
XI. 13.

Febris synochus s. synochalis, definitio. IX. 926. synochos in vires
imbecillas non incidit. X. 777. propria est bene habito corpori ac calenti aetati. X. 777. causae. VII. 378sq.
synochales ex putrescente sanguine
fiunt. XVII. A. 807. in caput mittunt vapores calentes. XVII. A. 807.
declinationem apertam non habent,
nec universum circuitum. VII. 420.
in ea crisis quarto die speranda. IX.
717. quae a coarctatione et putredine orta est, ei aqua mulsa optimum esset remedium, nisi febrem
augeret. X. 766.

Febres syntecticae colliquantes sunt.
X. 840. in iis excrementa spumantia praeprimis oriuntur. XV. 658. adversissima est mulsae potio, utilissima aqua frigida. ibid. syntecticae causa bilis amara abundans. XVII. A. 350.

Febris tertiana qualis. VII. 508.
XIV. 730. XIX. 402. tertiana etiam
est ex genere ardentium. V. 699.
quomodo statim ab initio dignoscatur.
IX. 649 sq. XI. 18. quomodo ab ardentibus differant. VII. 632. quomodo a febre ardente dignoscatur. IX.
650. tertiana quotidiana longior est,
et a pauciore bile fit. XV. 166 ca-

sus tertianae cum quotidiana continua
implicitae. VII. 355. ex flava bile
statim ab initio rigorem affert; quomodo hic vero ab illo quartanae differat. IX. 652. mansuetissima est. XI.
25. saepe cum vehementi rigore prima statim accessione incipiunt. XI.18.
tertianae omnium maxime horrorem
inducunt. VII. 182. maxime biliosae
et calidae sunt. VII. 182. tertio quoque die invadentium differentiae.XVII.
A. 233. tertianae decursus descriptio. VII. 413. tertianam comitantia
symptomata. VII. 466. vix sine hepatis injuria fit. XI. 18. horroris et
rigoris causae. VII. 632. pulsus conditio. IX. 497. 653. urinae conditio.
IX. 656. nubecula in urina ad solutionem morbi saepe sufficit. XIX.
597. quid urina tenuis et pallida doceat. XIX. 579. tertianae circuitus.
VII. 412. intermissio tempus integritatis est. VII. 420. tertianae tempora
sex. VII. 417. sub quibusnam conditionibus cesset. VII. 183. tertiana
qua ratione judicetur. IX. 707. celerem judicationem habet. XVI. 251.
unde cognoscatur, eam quatuor an
pluribus circuitibus finiri. IX. 656.
cur sudoribus et vomitibus finiatur.
IX. 650. septimo circuitu terminatur. XVI. 272. in iis *Galenus* observavit, judicationes non ad dierum sed
circuituum numerum fieri. XVI. 271.
momenta, ejus generationi faventia.
VII. 334. generatio quales causas requirat. IX. 657. quo anni tempore et
qua in regione praeprimis generentur.
XVI. 356. aestate potissimum fiunt.
V. 694. IX. 647. XVI. 26. 103.
tertiana aestate quam hieme celerioris judicationis est. XVII. B. 386. cur
juvenes maxime invadat. XVII. B.
642. secundum *Platonem* aquae excessu fiunt. XV. 169. in iis bilis flava abundat. V. 698. tertiana a flava
bile fit. XVI. 14. tertianae procreantur bile flava, in totius corporis carnibus redundante. XVII. A. 113. in
ea flava bilis et rigorem efficit et febrem. VII. 350. quae tertianae naturam habent, his nox ante accessionem molesta. (*Hippocrates.*) XVII. A.
941. tertiana quotannis correptus non
febricitavit, cum per veris initium
flava bilis purgaretur. XI. 345. omnes
semitertianas appellare videtur. VII.
367. ad febrem tertianam remedia
parabilia. XIV. 524. quotannis aesti-

vo tempore redeuntem *Galenus* vernali purgatione sanavit. XVIII.A. 81.

Febris tertiana duplex. VII. 472. tertiana duplex quomodo cognoscatur. IX. 677. intermittens exquisite tertiana quae. VII. 371. tertiana exquisita quae. XVII. A. 233. 425. XVII. B. 737. tertianae exquisitae brevis descriptio. IX. 654. exquisite tertianae decursus quaeque in eo occurrunt differentiae. VII. 339. exquisitae nota, rigor. VII. 626. exquisita sine rigore vehemente non contingit. IX. 652. tertiana cum ardente eandem causam habet, bilem flavam. XVII. B. 737. tertiana exquisita duodecim horas non superat. XVII. A. 943. tertiana exquisita cito judicatur et vacat periculo. XVI.103. XVII. A. 239. quinque, vel septem, vel novem circuitibus judicatur. XVII. A. 425. tertiana exquisita septem circuitibus ut longissime terminatur. VII. 467. IX. 647. XI. 26. XVII.A. 249. XVII. B. 737. XVIII. B. 246. facile in semitertianam transit. VII. 466. raro diuturna est. VII. 467. tertianae exquisitae medendi methodus. XI. 32. non exquisita saepe autumno incipit, et vere desinit. XI. 26. exquisita quomodo a non exquisita dignoscatur. XI. 27. tertianae non exquisitae cura. XI. 35 sq. tertianae illegitimae casus in adolescente. XI. 27. tertiana longa quando dicatur. XVII. A. 943. 944. tertiana producta quae. XVII. A. 233. protensa quae. XVII. A. 942. tertiana simplex et continua. VII. 355. 371. tertiana pura intra septimum circuitum judicatur. IX. 665. tertiana simpliciter quae. XVII. A. 233. 942. tertiana quaenam simplicissima. IX. 656. tertianae triplicis casus. IX. 680 sq. tertiana vera acuta est. XI. 30.

Febris tertianaria quae. VII. 337.

Febris tertianigena quaenam dicatur. XVII. A. 233.

Febris torpida, definitio. XIX. 401.

Febris tritaeophya qualis. VII. 337. 436. XVII. A. 233. 944. tritaeophyae unde generentur. XVII. A. 123.

Febris typhodes, definitio. XIX. 400. typhodes summe humidae. XVII. A. 200.

Febres vehementer *urentes* non prorsus sunt perniciosae. IX. 291.

Febris vapida qualis. XIX. 400.

Febres vehementes fiunt ex menstruis suppressis. XV. 327. vehementes cur convulsiones habeant junctas. XVII. B. 746.

FEL, (vide BILIS.) diversorum animalium sibi invicem substituitur. XIX. 746. animalium venenatorum deleterium est. XI. 767. perdicis et vulturis pro aeris aerugine. XIX. 730. taurinum aperiens est. XI. 750. ex felle ursino antidotus ad hepatis affectiones. XIII. 214.

FELICITATIS humanae praecipuum firmamentum. V. 78.

FEMINAE, analogia cum viris quoad genitalia. IV. 158. femina et mas quomodo differant. IV. 628. femina humidior est et frigidior. IV. 624. femina mare est imperfectior. IV. 157. causa hujus rei. IV. 158. 162. utilitas. IV. 162 sq. mas ea calidior et siccior est. IX. 107. mare frigidior est. III. 606. mare frigidior, ergo imperfectior. IV. 158. 162. utilitas ejus rei. IV. 162.

Feminae calvae non fiunt. XVIII. A. 41. frigiditatis earum usus. IV. 163. cur celerius maribus juventutem, florem et senectutem consequantur. XVII. A. 445. cur viris sint pinguiores. I. 606. etiam pollutiones habent. IV. 601. num semen foecundum emittant. IV. 165. XIX. 322. 450. semen nec viscosum, nec calidum nec crassum generare possunt, et propterea non foecundum. IV. 625. sterilitatis earum causa secundum *Aristotelem*. XIX. 323. 451. earum naturalis urina qualis. XIX. 615. ad venerem excitantur semine femineo. IV. 188. 190. feminam mulier ut generet. XIV. 476. feminae quomodo generentur. XIX. 453. quomodo generentur ex semine, et quomodo mas. IV. 165. quomodo et quomodo mares procreentur. XIX. 324. generantur semine muliebri praedominante. IV. 629. feminas gignunt, quibus in pubertate testis sinister magis tumet. XVII. B. 212. feminae quanto tempore in utero formentur. XIX. 337. feminae in utero notae. XIV. 476. XVII. B. 834 sq. feminae ut plurimum in sinistra matrice reperiuntur. IV. 174. 633. XVII. A. 443. XVII. B. 840. cur tardius conformentur et articulentur. XVII. A. 446. primam concretionem 42 die ut longissimo suscipiunt. XVII. A. 446. in generatione corpus et materiam exhibent. IV. 517. ad feminarum affectus remedia parabilia. XIV. 475. (vide etiam MULIERES.)

FEMORA, definitio. XIV. 708. femoris os. II. 773. XIV. 723. omnium corporis ossium maximum est. III. 210. capitis et colli ejusdem positio ejusdemque utilitas. III. 210sq. quid eveniret, si femur rectum esset. III. 211. universae ejus figurae utilitas. III. 214. femur non omnino rectum, sed a priori et exteriori parte gibbum, sicut e contrario sinum. XVIII. B. 517. femoris articulus ad genu. III. 253. secundum magnitudinem tenuior est quam humeri. XVIII. B. 611. genu articulus femoris et tibiae commissura formatur. XVIII. B. 612. cum illo cubiti comparatur. XVIII. B. 616. simplex est. III. 225. articulum ad genu solum justam naturam habere *Hippocrates* statuit. XVIII. B. 613. quod a *Galeno* quoque comprobatur. XVIII. B. 614. figura ejusdem media quae. IV. 452. (de femoris articulo ad coxam vide COXA.) femoris caput qua ratione in acetabulo retineatur. XVIII. A. 732. caput obliquius cum ischii acetabulo committitur in simiis et cynocephalis. II. 222. ejus cum coxa per ligamenta connexio. XVIII. A. 542. per validissimum ligamentum in acetabulo continetur. XVIII. A. 311. ligamenti rotundi utilitas. XVIII. A. 732. si ligamentum rotundum rumpatur, non potest contineri in sua sede. XVIII. A. 733. ei sola tibia committitur in genu. XVIII. B. 511. quomodo cum tibia committatur. XVIII. B. 612. femori in manu brachium respondet. II. 347. femur humero respondet. XVIII. B. 431. femoris processus in sinus tibiae se inserunt. XVIII. B. 511. femoris ad tibiam proportio. IV. 354. cum tibia per diarthrosin conjungitur. II. 774. femoris arteriae. II. 412. 822. IV. 327. V. 198. femoris musculi. III. 257. eorum usus. III. 259. musculus dissecandi ratio. II. 292sq. moventium musculorum generales differentiae. IV. 253. musculi interiores unde venas accipiant. II. 814. musculus extrorsum femur abducens. IV. 260. retrorsum magis abducens musculus. XVIII. B. 1002. retrorsum abducendo extendens musculus. II. 311. 312. musculi adducentes. IV. 260. adducens musculus. XVIII. B. 1002. introrsum

retrorsumque adducens musculus. XVIII. B. 1000. introrsum adducens musculus. XVIII. B. 1007. caput circum agentes musculi. XVIII. B. 1006. caput extrorsum circumvertens. II. 312. introrsum circumvertentes. II. 313. quomodo extendatur. IV. 255. femur extendentes musculi. IV. 255. extendens et ad ejus regionem exteriorem caput ipsius trahens. XVIII. B. 1005. caput sursum simul et extrorsum trahens musculus. XVIII. B. 1005. 1006. exacte extendens et in posteriora trahens musculus. XVIII. B. 1003. flectentes musculi. IV. 258. flectens et tibiam attrahens. III. 258. oblique ad interiora ducens musculus. II. 306. interiores musculi unde nervos habeant. II. 814. intro flectens simulque sursum erigens musculus. II. 309. flectens simul et introrsum vertens musculus psoas est. XVIII. B. 1002. ad inguinem quomodo flectatur et quibusnam musculis. IV. 255. invertentes et circumagentes musculi. IV. 260sq. musculus femoris lividus. II. 312. femoris magnus ischii articulum movet. II. 306. femoris nates. II. 773. nervi. II. 398. trochanteres. II. 773. venae. II. 406.

Femoris morbi: attritus ex itinere juvat sola per se cruda Lithargyrus. XIII. 395. femoris doloris repente oborti, et febre ardente terminati casus. XVII. A. 762 sq. dolore dissipato si quid in urina innatarit, delirium portendit. XVI. 587. femur effeminatum quomodo sit accipiendum apud *Hippocratem.* XVIII. A. 598. femoris caput quibus excidit, hi crus extendere nequeunt. VIII. 430. femur quando bobus facile excidat. XVIII. A. 353. multum, quoad ingressum refert, in interioremne partem articulus exciderit, an in exteriorem. XVIII. A. 603.

Femoris fractura: danda opera est, ut imus calx optime contineatur. XVIII. B. 530. quibus cutim excidit, cur hi fere non evadant. XVIII. B. 604. et quomodo hi sint curandi. XVIII. B. 606. extensionis modus. XVIII. B. 513. fracturae quinquaginta diebus sanantur. XV. 410. deligatio. XVIII. B. 521. canali quomodo in ea sit utendum. XVIII. B. 848. noxae, quae ex canali oriuntur, breviori, quam ut ultra poplitem pertineat. XVIII. B. 528. utilis qualis sit. XVIII. B. 529.

glossocomii utilitas. XVIII. B. 505.
quomodo tumores sint curandi, qui
sub constringentibus vinculis assur-
gunt. XVIII. B. 523 sq. ad femorum
intertrigines lithargyrus. XII. 225.
Femoris luxationis modi. XIV. 796.
femur cur non ita facile luxetur.
XVIII. A. 310. omnes immedicabi-
les. XIV. 796. causa est ligamenti rotundi laxitas. XVIII. A. 734 sq. quid
iis accidat, quibus nondum perfectis
excidit, neque reconditum est. XVIII.
A. 595 sq. femur luxatum repositumque in suo situ contineri docetur.
XVIII. A. 735. luxati femoris per
utrem reponendi modus. XVIII. A.
763 sq. femore luxato multo magis
membrum incremento prohibetur atque emacrescit, si in interiorem, quam
si in exteriorem prorumpat. XVIII. A.
606 sq. femur luxatum neque repo-
situm effeminatur atque tenuius fit.
XVIII. A. 596. XVIII. B. 493. si
non reponatur, quomodo ingressus
eorum sit comparatus. XVIII. A. 585 sq.
ejusque causae. XVIII. A. 586. quibus jam in utero hoc accidit, aut aetate tenera, potissimum laeduntur.
XVIII. A. 599. femoris luxatio in
quatuor partes fieri potest. XVIII. A.
582. in exteriorem partem luxati
signa. XVIII. A. 610 sq. caro iis,
quibus femur in exteriorem partem
luxatum est, ab initio dolet, quum
premat femoris caput, postea calle-
scit, et commissurae fit similis. XVIII.
A. 617. quid eveniat, si quibus aetate jam robustis haec luxatio (in
exteriorem partem) non reponatur.
XVIII. A. 612. 616. luxatio in exteriorem partem nonnunquam gibbositatis causa est. XVIII. A. 623. in
exteriorem partem luxatum femur reponendi methodus. XVIII. A. 759. in
interiorem partem luxati signa. XVIII.
A. 582. 583. 585—592. in interiorem partem luxatum reponendi methodus. XVIII. A. 731. 737. 758. in
posteriorem partem luxati signa. XVIII.
A. 626. qua de causa haec luxatio
sit rara. XVIII. A. 626. in posteriorem partem luxati, neque repositi
sequelae. XVIII. A. 641. quibus in
posteriorem partem luxatur, vitiatur
non solum articulus luxatus, sed et
genu. XVIII. A. 647. in posteriorem
partem luxatum reponendi methodus.
XVIII. A. 761. luxati in priorem partem signa. XVIII. A. 649. quid ac-

cidat iis, quibus non reponatur. XVIII.
A. 653. in priorem partem luxatum reponendi methodus. XVIII. A. 762.
Femoris morbos duo statuunt Cnidii. XV. 364. nudatum vidit *Hippocrates* octogesimo die abscedere. XVIII.
A. 717. ad femorum scissuras remedia. XIV. 482. sinum in eo quomodo
sanaverit *Galenus.* XVIII. B. 798. ad
femorum sudores a partu remedia.
XIV. 483.
FERARUM morsus sanguinem in bilem nonnunquam convertit. VIII. 355.
venenatarum morsus quomodo curandi. XI. 764. XIV. 797. ad ferarum
venenosarum morsus et ictus remedia. XIV. 502. agarici radix. XI. 812.
remedia amara. XIV. 29. ad feras
virulentas quaedam antidota proficiunt.
XIV. 1. ad ferarum plagas antidotus. XIII. 205. ad feras antidotum
Codii Tusci. XIV. 147. ad ferarum
morsus antidotum mithridation. XIV.
165. *Betonica.* XII. 24. ad ferarum
virus jaculantium ictus emplastrum.
XIV. 198. ad ferarum morsus emplastrum aniceton. XIII. 878. ad ferarum ictus emplastrum *Hicesii.* XIII.
788. ferarum ictus sanat emplastrum
sacrum. XIII. 778. ad ferarum morsus equorum lichenae. XII. 342. ad
ferarum omnium morsus adhibetur
Lemnia terra. XII. 174. 175. ad ferarum morsus theriaca. XIV. 90. theriaca *Euclidis* Palatiani. XIV. 162.
feras necat suffitu emplastrum sacrum.
XIII. 779. a feris, quae interimere
consueverunt commorsus, nullus mortuus est, statim epota theriaca. XIV.
214. ferarum morsibus quae medentur, theriaca vocantur. XVII. B. 337.
feris refertae ollae loco telorum contra Romanos adhibebantur. XIV. 231.
FERINUM quid sit apud *Hippocratem.* XVII. A. 932. 948. ferinus morbus apud *Hippocratem* qualis. XVII.
A. 858.
FERMENTATIO in pane quomodo
fiat. XVI. 661. secundum *Platonem.*
X. 974.
FERMENTUM, ejus vires. XI. 882.
attrahit. XI. 760. utile ad tendinum
vulnera. XIII. 593. multum panis purissimus, parum furfuraceus requirit.
VI. 482.
FERRUM igne mollescit, et flexum
nobis ad multos vitae usus habile evadit. XIV. 288. in halitum solvi nequit.
X. 657. ferri substantia qualis. X.

657. ferrum tingendi modus. X. 717. ferri candentis usus in auris suppuratione a fractura. XVIII. A. 486. ferri candentis usus in carne mucosa facta. XVIII. A. 581. ferri candentis usus in iis, quibus humerus saepe excidit. XVIII. A. 375 sq. ferrum candens quando sit in ulceribus malignis adhibendum. XVII. B. 326. ferri formae, quae ad ustionem peragendam in usu sunt. XVIII. A. 376. ferri rubigini succedanea. XIX. 730. ferri scoria, vires et usus. XII. 235. ferri squama, ejus vires et usus. XII. 223.

FERULA, vires medicinales seminis et medullae. XII. 85.

FERULAE deligationis stabilimenta sunt, et fulcimenta. XVIII. B. 830. quomodo comparatae esse debeant. XVIII. B. 832. in quibusnam partibus sint vitandae. XVIII. B. 834. non sunt adhibendae in ossium fractura cum ulcere. XVIII. B. 551. et quomodo, si tamen adhibeantur, sint applicandae. XVIII. B. 551. qua sub conditione *Galenus* iis utatur. XVIII. B. 552. quando sint in humeri fractura adhibendae. XVIII. B. 428. ferulam non patitur calx. XVIII. B. 509. ferularum usus in cubiti fractura. XVIII. B. 395 sq.

FERVOR, secundum *Platonem.* X. 974.

FESTUCAE tenues persimiles sunt surculis cinnamomi. XIV. 72. *Festucas* carpere malum signum. XVIII. B. 71.

FIBRARUM genera et temperaturae. I. 602.

FIBULA, descriptio. II. 774. XIV. 724. quomodo cum tibia committatur. XVIII. B. 619. tibiae per synarthrosin alligatur. II. 774. ima parte tibia longior est. XVIII. B. 619. cur non cum femore committatur. XVIII. B. 511. situs. III. 246. ejus usus. III. 246. hominem ea omnino egere probatur. III. 246. magnitudinis ejus usus. III. 251.

FICEDULA laudabilem carnem habet. XV. 882.

FICIANUS *Galeni* praeceptor. XVI. 484.

Ficosi tumores in mento, differentiae a varis faciei; curandi ratio. XII. 823. *Critonis* methodus medendi. XII. 827. *Artemidori.* XII. 828. ad ficosos tumores in mento *Archigenis* praecepta. XII. 846. ad ficosas ex-

crescentias in mento remedia. XIV. 353.

FICUS arbor, ejus vires et usus. XII. 133. qualitates et facultates ejus. VI. 570.

Fici s. Caricae aridae et virides, earum vires et usus medicus. XII. 132. domesticarum semina calculos destruunt. XIX. 694. fructus ficus est, cenchramis vero semen. VI. 556. maturae immaturas non mediocriter antecellunt. VI. 571. et morbificae sunt et salubres. VI. 792. maturae innoxiae. VI. 792. alvum solvunt. VI. 353. 355. siccatae reponi possunt. VI. 786. XI. 367. cum ruta et nucibus alexiterium ad venena sunt. VI. 793. quas carycas vocant, possunt. XI. 367. si quis largius esitaverit, offenditur. VI. 571. senibus hieme prae ceteris fructibus sunt eligendae. VI. 352. esus suum hepar ad voluptatem praeparat. VI. 704. earum decoctum. XIII. 8. 879. decoctum ad buprestin sorptam. XIV. 141. decoctum ex oleo ad psilothrum haustum. XIV. 142. cum nucibus et amygdalis optimum cibum exhibent. VI. 793. alvum solvunt. VI. 353. succus lana exceptus sanguinem sistit. XV. 914. succus pro elaterii succo. XIX. 729. ustae pro cyphi. XIX. 833.

FIGURA, definitio et differentiae. XIX. 248. de figuris (in motu) *Hippocratis* doctrina etiamnum valet. IV. 418. figura media, duplex musculis in ea inesse debet constitutio. IV. 422. mediae in diversis articulis. IV. 452 sq. mediae manus terminus qui. IV. 425. media simpliciter quae sit et quae non. IV. 424. media ea sine dolore est, quae in quiete fit. IV. 423. simpliciter media caret dolore. IV. 434. reliquae quatuor dolorificae sunt. IV. 434. extrema in manu quae. IV. 424. extrema maxillae inferioris. IV. 437. naturalium partium mutationis causa. VII. 268. organorum immutationis causa. VII. 26 sq. manus prona quae, et quae inter utramque media. IV. 425. manus supina quae. IV. 424.

FILARIAE medinensis meminit. VIII. 393.

FILIX femina, ejus vires et usus. XII. 109. ad lumbricos latos (taenias). X. 1021. ei succedanea remedia. XIX. 740.

FILUM in deligatione quid. XVIII.

B. 740. molle nec magnum esto. XVIII. B. 752.

FINIS, definitio. XIX. 354. varia significatione dicitur. XV. 271. omnium unus. XV. 270.

FIRMITAS animi causa eorum, quae recte fiunt. V. 403. animi a melancholico venit humore. XVI. 317. ad firmitatem conducit siccitas. VII. 261.

FISSURA orbitalis inferior, nervi per eam transgredientes. III. 719.

FISTULAE aeneae aut corneae usus ad sinus curandos. XI. 125. *Fistulae* (vide *Sinus.*) definitio. XVI. 463. XIX. 446. sinus oblongi et angusti sunt. VII. 718. differentiae. XIX. 447. caeca et occulta qualis. XIX. 447. aliorum morborum remedia. XVI. 464. cura generalis. XVI. 463. nonnisi summa cum cautione sunt curandae. XVI. 464. fistulas juvat cerine *Ctesiphontis.* XIII. 936. dysrachitis. XIII. 798. emplastrum attrahens album. XIII. 933. emplastrum attrahens *Andromachi.* XIII. 935. emplastrum Azanitae. XIII. 785. emplastrum catagmaticum *Pythionis.* XIII. 536. fistulas adstringit, exsiccat et claudit emplastrum gilvum *Galeni.* XIII. 520. ad fistulas emplastrum halicon *Theudae Sarcophagi.* XIII. 925. emplastrum *Hicesii.* XIII. 787. emplastrum ex pyrite lapide. XIII. 740. emplastrum ex salicibus. XIII. 800. emplastrum viride *Alcimionis* vel *Nicomachi.* XIII. 807. fistulas, quae nondum callum durum habent, curat emplastrum ex lithargyro et oxelaeo. XIII. 402. omnes recentes curat isis. XIII. 774. isis viridis imposita et ut collyrium indita. XIII. 794. ad fistulas aegre sanandas ostrea combusta. XII. 346. fistulis medetur panacea *Herae.* XIII. 767. ad fistulas pastillus *Aristarchi Tharsei.* XIII. 824. pastillus bithynus. XIII. 836. pastillus cephalicus. XIII. 545. utuntur Stratiote terrestri. XII. 131. fistulis callum exterit coracine sphragis. XIII. 826. callum exterit emplastrum Pamphilion. XIII. 527. callum in iis detrahit helleborus niger immissus. XI. 874. callos tollit radix Sphondylii rasa. XII. 135. eximunt Tithymalli. XII. 142. fistulae in ano etiam oriuntur. XV. 329. earum operatio chirurgica. XVI. 789. fistula in parotide, ex suppuratione ejus relicta, sanatur emplastro ex lithargyro et oxelaeo. XIII. 402. fistu-

lae in pulmonis inflammatione salutares. XVI. 464.

FLAMMA et pruna ignis sunt genera. XI. 626. aër accensus est. XI. 406. tenuium partium est. XI. 423 sq. *Flamma* exigua, si ad solem fervidum ponitur, obscuratur et denique extinguitur. XI. 663. flamma quibus extinguatur et augeatur. VII. 11 sq. ad incrementum suum motu eget adventitio. VII. 13. qua ratione extingui possit. VII. 15. flammae nutrimentum oleum. I. 660. oleo nimis affuso exstinguuntur. XVII. B. 413. aëre privatae pereunt. IV. 487. et cur. IV. 489. omnes duplici motu moveri videntur. IV. 488. favilla gustantibus amara apparet. XI. 688. flammam edunt lapides attriti. I. 658.

FLATULENTA materia tumores flatuosos gignit. X. 879.

Flatulenti cur non fiant admodum icterici. XVII. B. 887. purgandi non sunt secundum *Hippocratem.* XV. 900.

Flatulentis antidotum convenit. XIV. 164. ad flatuosos malagma. XIII. 982.

FLATULENTIA, ejus symptomata a *Diocle* scripta. VIII. 185. quando adsit. VIII. 192. flatulentiae effectus. VIII. 342. flatulentia causa torminum. XVII. B. 669. flatulentiae cura. X. 869. XI. 112. in ea lac nocet. XVII. B. 874. flatulentiam cur sequatur tristitia melancholica. VIII. 179. ad flatulentiam vehementem castoreum. XII. 340. ad flatulentiam theriaca. XIV. 273. theriaca *Andromachi* senioris. XIV. 34.

Flatuosi fiunt, qui a morbis immodice se satiant. VII. 213.

Flatuosum furfurosis simul causa est. (*Hipp.*) *Galeni* explicatio. XVII. B. 32 sq.

FLATUS, definitio. XI. 111. etiam ventus vocatur. XVI. 394. affectus frigidus est. VII. 608. indicium sonitus in praecordiis. XVIII. B. 145. soni, quos in intestinis efficiunt, indicant, quale quantumque sit excrementum, ac quo maxime loco volvatur. VII. 241. sequuntur imbecillam ventriculi comprehensionem. VII. 67. a sole comprimuntur et excitantur. XVI. 399. cohibentur, si colon intestinum male affectum sit. XVI. 146. naturae providentia in utriusque expulsione. XVII. B. 244. in ventriculo generationis causa. VII. 239 sq. ventris perturbationis causa. XVII. A. 324. quomodo

per somnum detegatur. XVI. 220.
quomodo per insomnia cognoscatur.
XVII. A. 214. torminum causae. XVII.
B. 834.

Flatus ut signum. XVIII. B. 143 sq.
qualis optimus habendus. XVIII. B.
143 sq. cum, aut sine crepitu cedens,
quid doceat. XVIII. B. 144. retentus
recurrit. VII. 220. vaporosus in musculis causa oscitationis. XVI. 166. iis
distenta hypochondria ad purgationem
sunt inepta. XVI. 108. generatio. XVII.
A. 397. quando gignantur. XVI. 171.
excitat allium secundum *Hippocratem*;
sed contradicit *Galenus.* XV. 871.
bulbi excitant. VI. 654. gignit bulbus sativus. XI. 851. gignunt caprinae carnes. XV. 880. procreant castaneae. VI. 779. excitat caseus recens et mollis. XV. 873. citant ciceres. VI. 533. excitat cicer. VI. 791.
gignit cicer. XI. 876. gignit radix
dauci. XI. 862. excitant fabae. VI.
529. excitat pultaceum fabaceum.
XV. 465. excitant ficus. VI. 571. in
quibusnam lac gignat. VI. 687. gignit
laserpitium. XV. 878. excitant legumina omnia. XV. 875. excitat Linum.
XII. 62. gignit maza praeter morem
comesta. XV. 574. gignit mel non
despumatum. VI. 741. citat mustum.
VI. 576. 804. gignunt palmae fructus. VI. 608. concitat ptisana, si
mulsae superbibatur. XV. 674. excitat rapae radix crudior sumta. VI. 649.
gignit vinum aquosum, praeter morem epotum. XV. 575. 577. gignit
vinum dulce. XV. 630 sq. cur gignant
vina dulcia. XV. 638. a vino dulci
profectus facile penetrabilis non est,
sed circa praecordia immoratur. V.
771. gignit zythus. XI. 882.

Flatus cura. X. 577. cura eorum,
quibus ventriculus iis distenditur. XIV.
373. 374. ad flatus, qui longo tempore ventriculum infestarunt, antidotus. XIV. 122. flatibus distenta hypochondria purganda non sunt. XVII.
B. 448. ex flatibus obortorum aurium dolorum cura. XII. 605. ex flatibus dolor sanatur cucurbita. X. 869.
flatus quomodo extrudantur. XVI. 218.
flatus ventris discutit agnus castus.
XI. 837. discutit allium. X. 866. discutit apium. XII. 118. crudorum dis-
cursus sanat bdellium arabicum. XI.
850. extinguit cannabis semen. XII.
8. extinguit carum. XII. 13. cepa.
X. 866. ducit cepa manducata. XII.

49. expelluntur diospolitico. VI. 430.
extinguunt Libystici radix et semina.
XII. 62. discutit mel despumatum.
VI. 266. extinguit melanthium intro
sumtum. XII. 69. discutit oxymel
subacidum. XV. 684. excutit peplium.
XV. 535. discutit peplus. XVII. A.
428. extinguit petroselinum. XII. 99.
solvit piper longum. VI. 265. attenuat
et educit pyrethrum, euphorbium, piper. XIII. 274. extinguit ruta. XII.
101. sanare dicunt talum suillum
ustum. XII. 342. valde dissipat viticis semen. VI. 550.

Flavi homines facile in intemperiem melancholicam incidunt. VIII.
183. saepe in melancholicam temperaturam incidunt. XVI. 18.

Flaviani Cretensis catapotium ad
phthisin. XIII. 72.

Flavii pugilis ad dysenteriam remedium. XIII. 294.

Floccos legere malum signum.
XVIII. B. 71.

Florentium aetas sicca et calida.
XV. 186. XVI. 101. .

Flores non solum ad coronas, sed
ad alia omnia *Hippocrates* ἄνϑεα vocat. XIX. 81. aeris, eorum vires et
usus. XII. 242. conyzae, eorum vires medicae. XII. 35.

Florida Magni. XIII. 839. 856.

Floridum Hippocrates vocat, quod
subcruentum est. XVII. A. 329. corpus unde evadat. XVII. B. 17.

Flos petrae Asiae quid, ejusque
usus medicus. XII. 202. asiae petrae
cathaereticum est. XI. 756. petrae
asiae tenuis est, sed aphronitro minus calidus. XI. 696. picis. XII. 441.
vini. III. 270.

Fluctuationes in ventriculo cum
sonitu quando fiant. VII. 215. in ventriculo quando oriantur. XVI. 171.
earumque effectus. XVI. 171.

Fluor, ex Methodicorum mente
ejus definitio. I. 80. 183. idem est
ac colliquatio. ibid. cura. I. 80. albus, definitio. XIX. 429. muliebris,
definitio. XIX. 429. niger, definitio.
XIX. 429. ruber, definitio. XIX. 429.
rufus, definitio. XIX. 429. fluori obnoxia repurgat emplastrum nigrum
ex duabus aristolochiis. XIII. 782.

Fluxio per literam ϱ significatur
ab *Hippocrate*. XVII. A. 613. (vide
Rheumatismus.) causa inflammationum est. XI. 78. fluxionum causa.
II. 191. fluxio biliosa gignit ignem

sacrum. XVI. 132. fluxiones biliosae exquisita erysipelata sunt. XI. 521. fluxiones ex bile pura ortas laedit oleum. XI. 521. fluxionum, quae ex capite fiunt, differentiae. XV. 788. fluxio a capite quonam tendat. VII. 263. (vide *Caput.*) multa et glutinosa e capite ad venas jugulares, anginae causa secundum *Hippocratem.* XV. 786. ex capite calida et nitrosa causa anginae alterius. XV. 791. a capite ad pulmones tabidis causa. XVII. A. 62. quibus a capite fertur, iis veratrum dare oportet. XV. 865. si cessarit, et in membro fixa est, derivandum est. XVI. 153. diutina, quaenam remedia Thessali sequaces ad eam adhibeant. XI. 782. frigida concoctionis tarditatem efficit et cruditatem et acidos ructus. VI. 422. in gurgulionem uvulam creat. VII. 263. quae inflammationem efficit, vel flavae bilis est, vel atrae, vel pituitae. IX. 693. inflammationis inde oriundae cura. XI.78sq. quae phlegmonen commisit, si consistentia sit tenuis, et curatio per medicamenta siccantia et calfacientia fiat, nihil scirrhosi relinquit. XIII. 993.

Fluxio melancholica. VII. 726. fluxiones in crura decumbentes oedmata *Hippocrates* vocat. XVII. B. 283. fluxioni maxime obnoxiae partes quae. XI. 275. fluxiones in pulmones quales pulsus efficiant. IX. 395. qualem respirationem. IX. 396. fluxiones in ventre et intestinis consistentes desiccat nardi spica ut et eas, quae in thorace et capite contingunt. XII. 85. fluxionibus obnoxium est temperamentum humidum et calidum. VI. 374. fluxionis coctiones quomodo fiant. XVII. A. 94. fluxio quomodo revelatur. XVI. 153. fluxiones diversas generalis curandi methodus. I. 286 sq. ad fluxiones omnes incipientes, quae aut in inguina aut pedes, aut in alium articulum decumbunt, optimum remedium plumbum est. XII. 231. omnes desiccat coma amaranthi. XI. 824. maxime biliosas et calidas repellit andrachne portulaca. XI. 830. ad fluxiones arnoglossum. XI. 838. aspalathus. XI. 840. ex alto transfert et siccat cucurbitula. XI. 321. ad acres et mordaces lac. XII. 264. fluxiones omnes cohibet fructus Oxyacanthi. XII. 90. sistit polygonum. XII. 105. ad fluxus internos potio. XIII. 294 sq.

fluxiones repellunt pyra sylvestria. XL 835. ad fluxiones jam confirmatas scarificatio. XI. 321. ad fluxus omnes congruunt Triboli species. XII. 144. ad fluxiones omnes ventris acres serum lactis. XII. 267.

Fluxus muliebris qualitas diversa. VII. 265. causae. VII. 80. animi defectus causa. XI. 47. comitatur eum pulsus vermiculans. IX. 313. interdum in hydropem anasarca terminavit. XVI. 447. in purgationibus per inferiora est respiciendus. XVI. 119. muliebrem nobilis mulieris Romanae sola purgatione sanavit *Galenus.* XL 341. ad fluxum muliebrem potio. XIII. 70. ad fluxum muliebrem sistendum potio ut *Apollonius.* XIII. 295. fluxum muliebrem juvat Samia terra. XII. 179.

Fluxus pilorum, definitio. XIX. 431. (vide *Capillorum defluvium.*)

Fluxum pituitosum denotant sputa spumea. XV. 324. biliosum flava. ibid. — biliosum simul et serosum rufa. ibid. — melancholicum nigra. ibid. pituitosus causa tumoris laxi. XVI. 132. tenuis a capite ad asperam arteriam quibus destillat, non permittens dormire ob consequentem tussin, iis confectio conducit ex capitibus papaveris. XIII. 45. in ulceribus exsiccant aloë et aeris squama. XIV. 226.

Focus febris. VII. 693.

FODERE valens et robusta exercitatio est. VI. 140.

FOECUNDA an sit mulier quomodo cognoscatur. XVII. B. 857. foecundae quaenam sint mulieres. XV. 48. XVII.B. 860 sq.

Foecunditas, gibbositatis in eam effectus. XVIII. A. 509.

FOENUM *graecum*, aliae ejus denominationes, utendi modus, facultates. VI. 537. ejus vires et usus. XII. 141. si quis frequenter eo utatur, succi boni non est. VI. 790. calefacit. XV. 457. pro callicero. XIX. 731. pro malva. XIX. 735. foeni graeci decoctum maxime omnium, quae oculis applicantur inflammatis sine offensione discutiens. X. 938. farina exiccat sed pus non movet. XI. 729. succus magis quam sanguis columbinus valet ad suffusiones. XII. 257.

FOENICULUM nascitur sponte, et in hortis colitur. VI. 641. condendi et utendi ratio. VI. 641. editur. VI.

622. lactis secretionem auget. XI.
772. semen urinam movet. XI. 747.
agreste, ejus vires. Cur etiam
Hippomarathrum audiat. XII. 68. domesticum, ejus vires medicae. XII.
67. itidem agrestis. XII. 68.
FOETIDA semper perniciosa sunt.
XVI. 216. in foetido loco versari per
insomnia quid significet. XVII. A.
214.
FOETUS primis duobus mensibus
conceptus vocatur. VII. 133. *Hippocrates* primum vere de eo scripsit.
IV. 653. sex dierum observavit *Hippocrates.* IV. 653. quonam in stadio
ab *Hippocrate* genitura vocetur. IV.
542. quando ab *Hippocrate* foetus
vocetur. IV. 542. et quando puer.
IV. 543. foetura quando foetus a
Hippocrate dicatur. XVII. A. 345.
foetus in utero num sit animal. XIX.
329. 451 sq. primo et secundo tempore nondum animal vocari debet,
sed velut planta ortum habet. XV. 403.
lege eum et per accidentia animal
esse probatur. XIX. 178. infantulus
qui dicatur. XVII. A. 630. 635. eandem cum stirpibus dispensationem in
prima generatione obtinet. IV. 667.
velut planta omnem generationem et
formationem a semine habet. IV. 543.
congressu seminis utriusque, et foeminae et maris, progignitur. IV.
167 sq. ex menstruo et motivo ex
viro principio constituitur secundum
Aristotelem. IV. 519. 529. non solum
parentibus, sed proavis etiam similes
redduntur. XIV. 253. num matri magis an patri similis. IV. 603 sq. recens similis recens coagulato lacti.
IV. 632. formationis ratio. I. 578. de
foetus formatione libellus. IV. 652 sq.
formari ab anima vegetante aut ap-
petente docetur. IV. 700. generatur
ab anima, quae per totum mundum
diffusa extensaque est. IV. 701.
Foetus evolutionis quatuor stadia.
IV. 542 sq. XV. 400. forma prima.
XVIII. A. 236. quoto tempore perficiatur. XVII. A. 440. quanto tempore in utero formetur. XIX. 337.
efformatus quo celerius movetur, eo
tardius et diutius incrementum habet.
(*Hippocrates.*) XVII. A. 444. nec
manifestae conformationis, nec motio-
nis, nec editionis in lucem definitus
terminus est. IV. 653. XV. 407. quatuor tempora dantur. XVII. A. 345.
conformationis tempus est dierum

35 — 45. XV. 407. foetui *Hippocrates* ad conformationem 35, ad motum
70, ad perfectionem 210 dies concedit. XVII. A. 440 sq. perfectionis
tempus secundum alios. XVII. A. 449.
requisita ad ejus perfectionem. IV.
162 sq.
Foetus alimentum. IV. 625. animae
etiam et rationis particeps est. XIX.
168. ubi sanguine est repletus, tria
sunt principia, cor, cerebrum, hepar.
XV. 361. cerebrum ejus. IV. 241.
cor. III. 510. IV. 241. cor pulmoni,
nec pulmo cordi in eo tribuit spiritum. III. 504. corruptiones, quae
primis septem diebus fiunt, effluxus
vocantur. XVII. A. 445. quae ad
quadraginta dies usque fiunt, abortus
dicuntur. XVII. A. 445. figurae s.
positiones quatuor dantur. XIX. 455.
genus ab initio dijudicari nequit. IV.
169. hepatis conditio. IV. 241. quando
imbecillus evadat. IV. 178. imbecillus fit, si lac gravidae copiose fluat.
XV. 402. imbecillus fit menstruis in
gravidis fluentibus. XVII. B. 858. imbecillum significat galactirrhoea in
gravidis. XVII. A. 457.
Foetus membranis continetur. IV.
524. membranae eum cingentes. II.
902. IV. 224. membranarum ortus.
IV. 526. membranae e semine generantur. IV. 536 sq. ex cornibus primum oriuntur, et deinde reliquo utero
junguntur. IV. 537. monstrositatis
causa semen vitiosum est. XIX. 177.
motus primi quando contingant. XVII.
A. 447. motus tempus duplum est
ejus, in quo formatur. XV. 407. motiones qui utero tribuunt, errant. XVII.
A. 811. cur octavo mense converta-
tur in utero. XVII. A. 811. nervorum ortus. IV. 540. numerus uberibus est aequalis. IV. 151. per vasa
cum gravida commercium. IV. 656.
mater quasi terra est. IV. 625. nutritio. IV. 658. XIX. 166 sq. 176. 330.
nutriri eum per os quoque demonstratur. XIX. 167. 170. 176. non per os
sed per umbilicum alitur. XIX. 451.
ad foetus nutritionem conducunt cibaria sicca et potus meraciores. XV.
210. sanguinem et spiritum trahit
per vasa umbilicalia. XV. 388. per
secundas alimentum excipit. XIX. 451.
uteri sanguine nutritur. XI. 164. quali
sanguine nutriatur. XV. 74. ipsius
propriae partes. IV. 657. quaenam
ejus partes primum in conspectum ve-

niant. IV. 541. XIX. 331. futuri partes partim in masculo, partim in foemineo semine contineri, et in generatione uniri, *Empedocles* putat. IV. 616. cur portae duae adsint. IV. 668. *Foetus* respirare dicitur. XIX. 666. 170.

Foetus respirare in utero putatur. XIX. 330. non respirat per os, sed per vasa umbilicalia. III. 504. sanum demonstrant mammae solidiores. XVII. A. 476. sanus non esse potest, si menstrua in graviditate fluant. XVII. A. 439. excrementa in duplicibus membranis reponit. VII. 134. sudorem amnios excipit. IV. 547. urinam recipit allantois. IV. 224. 232. (experimentum hoc probans. IV. 239.) 547. cur per urachum urina eat. IV. 237. vasa e semine generantur. IV. 540. vasorum systema. II. 824. vasorum conditio. IV. 242 sq. in utero novem menses moratur. II. 147. cum utero cohaeret, ut fructus cum planta. XVII. B. 652. facile a quovis vehementiori motu ejiciuntur. XVII. B. 653.

Foetus ubi ita est perfectus, ut per os nutriri queat, partu editur. IV. 246. caput ut plurimum reliquis partibus viam parat in partu, nonnunquam vero et aliae partes, non caput, primae apparent. IV. 247. a natis differentia. IV. 241. transeunt in eum peccata matris, utero gestantis. III. 885. valere non potest, si purgationes uterum gerenti procedant. XV. 402. neque arteria, nec pulsu, nec corde eget in principio generationis. IV. 665. unius aut duorum mensium facilem, trium vero, aut quatuor difficilem abortum faciunt. XVII. A. 346. caprae dissectae gravidae exemtus ambulare coepit. XVII. B. 245. foeminei motus fit circa nonagesimum diem. XVII. A. 445. foemineus cur longiori quam mas tempore efformetur. XVII. A. 444. foemineus cur tardius conformetur et articuletur. XVII. A. 446. masculus cur sit secundum *Hippocratem* solidior, biliosior et sanguine plenior factus. XVII. A. 1008. masculus foemineo non solum calidior, sed et siccior est statim ab initio. IV. 631. masculus et foemineus quomodo generentur. XIX. 453. masculi in quanam uteri parte inveniantur, et in qua foeminei. XVII. A. 1001 sq. mares in dextris,

foeminae in sinistris magis sunt. IV. 153. VIII. 437. XVII. B. 840. masculus foemineo citius confirmatur et movetur. XVII. A. 1006. masculus trigesimo die ut longissimo concrescit. XVII. A. 446. masculus breviori tempore effingi ac formari dicitur. IV. 631. masculus cur breviori tempore efformetur. XVII. A. 444. masculi circa septuagesimum diem fit motus. XVII. A. 445. masculus cur tertio, foemineus quarto moveatur. XVII. A. 446. masculus facilius paritur quam foemina. XVII. A. 445. duodecimestres etiam notat. XIX. 334. trimestris aut quadrimestris sine periculo ejicitur. XIV. 481. quadrimestres corrumpit antidotum diascincum. XIV. 154. trimestres educit idem. XIV. 154. octavi mensis et vitalem esse, sed imbecillem quidam statuunt. XIX. 332. septimestres cur sint vitales. XIX. 331. septimestres cur vivant, octimestres non. XIX. 454. emoritur, facta in utero inflammatione. XVII. B. 836.

Foetus corruptus ejicitur. VII. 167. ad foetum in utero mortuum. XIV. 562. ad foetum mortuum extrahendum. XIV. 477. foetus sine dolore ejicit antidotus *Aelii* Galli. XIV. 114. ad foetus ejiciendos *Orbani* Indi antidotus. XIV. 109. foetus expellit antidotus tyrannis dicta. XIV. 165. foetum elicit centaurii minoris succus. XII. 22. foetus ejici dicitur ex usu florum conyzae. XII. 35. foetum ejicit lupinus, cum myrrha et melle impositus. XI. 886. foetum evellit thapsus. XI. 887. ad foetum citra noxam ullamque suspicionis notam necandum. XIV. 481. foetum interimit et ejicit calamintha. XII. 6. foetum viventem cedrea apposita interimit, mortuum ejicit. XII. 18. foetum interimit succus Cyclamini ventri illitus aut in pesso appositus. XII. 51. foetum interimit elaterium appositum. XII. 122. foetum vivum necat, mortuum ejicit filix femina. XII. 109. foetum enecat et ejicit myrrha. XII. 127. foetus necare et ejicere creduntur folia Onagmatis in vino pota. XII. 89. foetum viventem necat et mortuum educit sabina. XI. 854. foetum necat thlaspi semen epotum. XI. 887. foetus emortuos educit antidotum diascincum. XIV. 152. foetus emortuos educit antidotum zopyrium. XIV. 150. foetum

mortuum evellit, vivum corrumpit et
ejicit centaurium majus. XII. 19. foetus emortuos ejicere dicitur lac caninum. XII. 269. foetus emortuos
elicit decoctum florum Leucoji. XII.
58. potiones. XIV. 480. mortuos ejicit theriaca. XIV. 302. ut foetus retineatur. XIV. 476 sq.

Fomenta non symptomatica remedia sunt, sed affectum sanant. X. 819.
fomentum ex milio idoneum iis, quae
citra morsum exsiccari postulant. XII.
16. fomentationes ad auditus gravitatem repentinam, et ex dolore capitis obortam. XII. 651. ad aurium
dolorem ab Apollonio conscripta. XII.
653. ad dentes cariosos et dolentes.
XII. 882. ad dentium dolores. XII.
862. XIV. 355.

Fomentum multae calidae aquae pus
movet. X. 281. tollit oculorum dolores. X. 171. ad oculorum dolores.
X. 819. ad ophthalmiam utile. XVIII.
A. 45. usus in sanguinis stagnatione.
XV. 784. ex hordeo et ervo, aceto
acriori maceratis, ad pleuritidem. XV.
522 sq. si diutius in pleuritide adhibeatur, pulmonem siccat et suppurationem creat. XV. 526. ad fomentationes uteri aristolochiae longae radix. XI. 836. artemisiae. XI. 840.
fomenta calami aromatici ad uteri
phlegmonen. XII. 7. fomentum ad
morsum viperae et muris aranei. XIV.
491. fomenta calida quae, eorumque
qualitates. XV. 518. fomentum calidum optimum quale. XV. 518. fomenta calida humores foras trahunt.
XVI. 75. calidorum usus in angina.
XV. 787. aquae calidae extremorum
dolores tollit. XVII. B. 326. fomenta
calida ad lateris dolorem in pleuritide. XV. 516. fomenta calida succos
crudos foras pellunt. VI. 277. fomentum emolliens dolores etiam ad claviculam productos solvit. XV. 525. fomentis frigidis juvantur, qui ab
aestu febricitant. VII. 331. fomenta
frigida ad capitis dolorem. XII. 508.
humida phlegmonis, a biliosiore humore factis idonea. XV. 519. non
mordacia mordacibus humoribus quadrant, mordacia crassis et glutinosis.
XV. 519. siccum ex milio ad intestinorum dolores. X. 866. sicca phlegmonis respondent, a tenui et aquoso
sanguine obortis. XV. 519. sicca ex
sale et milio torrefactis ad pleuritidem. XV. 525.

Fomites cibos vocavit *Hippocrates.*
XVII. B. 413.

Fons medicatus in Allianis. VI. 424.
in Prusa. VI. 424. in Lycetis. VI.
424.

Fontes cur sint hieme calidiores,
aestate frigidiores. XVI. 362.

Foramina capitis nervorum et vasorum causa adsunt. II. 745.

Foramen coecum in meatu auditorio interno. II. 838. cur ita sit vocatum. — recipit nervum facialem. III.
723. ethmoidalium usus. III. 649 sq.
infraorbitale nervum transmittit. III.
719. intervertebralia, eorumque usus.
IV. 84 sq. XVIII. A. 533. intervertebralia adsunt ad nervos, arterias et
venas transmittendas. IV. 115. magnum occipitis. II. 744. mentalia,
eorumque usus. II. 432. obturatorium
Graecis ϑυροειδὲς vocatur. II. 414.

Forma corporis in aegro signum
esse potest. XVI. 226. formas hominum et mores regionis naturam imitari. IV. 799 sq.

Formica sicca est. I. 540. formicae prudentes. IV. 793. thesauros et
labyrinthos fabricant non ratione sed
natura ductae. III. 7.

in *Formicantibus* pulsus densissimus.
VII. 155.

Fornix cerebri, unde ita vocatus.
III. 667. quomodo inveniatur. II. 724.
usus. III. 668.

Fortuna, philosophorum ejus definitio. XIX. 262. quomodo se gerant
ii, qui eam sequuntur, et quinam sequantur. I. 5 sq. quomodo prisci hanc
nobis ob oculos posuerint, et cur. I.
3. fortunae a casu differentia. XIX.
262.

Fotus vide Fomentatio et Fomentum.

Foveas veteres curat isis. XIII. 774.

Fractura, definitio. I. 387. XVIII.
B. 330. ossium est continui ossis solutio. I. 238. VI. 872. VII. 37. X.
160. 232. differentiae quinque. X. 424.
XIV. 780. quaenam dicatur abrupta.
XVIII. B. 888. fractura ἀλφιτηδὸς
dicta. X. 424. XVIII. B. 408. comminuta a farina dicitur ἀλφιτηδὸς.
XVIII. B. 408. fracturas artuum cum
vulnere curat isis. XIII. 774. brassicatim facta qualis. XVIII. B. 888. fracturae calvariae quinque species. XIV.
777. fracturae calvariae differentiae.
X. 445. XIV. 777. operationes chirurgicae, ad eas facientes. XIV. 783.

cura ejus, quae ad meningas usque pervenit. X. 446. usus terebellae. X. 447. fracturae calvariae cum comminutione cura. X. 450. facit ad eas sanguis turturis et columbae. XII.256. hae fracturae etiam callum ducunt.X. 452. fracturae in capite octo differentiae. XIX. 431. Hippocrates de iis integrum librum scripsit. X. 444. differentiae. X. 445. XIV. 777. 782.

Fracturae: deligandi methodus docetur exacte in doctrina de cubiti fractura. (vid. *Cubiti* fractura.) quales cauledon factae dicantur. X. 424. XVIII. B. 888. quae raphanedon factae. X. 424. quae schidacedon factae. X. 424. eam speciem, ubi comminuto osse nihil integrum relinquitur, et frustula nullo modo inter se cohaerent, quomodo vocent Graeci. XVIII.A.451. causae generales.XVIII. B. 436. fractura κατὰ περίλλασιν quando contingat. XVIII.B. 437. qualis membri positura sit necessaria. XVIII. B. 843. ad curam osteologiae cognitio maxime necessaria. II. 732. cura. XIV.792. X.426. XVIII.B.330. quaenam curam non recipiant. XIV. 792. quaenam extendi maxime desiderent. XVIII. B. 866. quae vero minus. XVIII. B. 867. fracturarum conformatio quid sit. XVIII.B.330. et quomodo peragatur. XVIII. B. 332. extensionem ante repositionem requirunt. XVIII.B. 329. ossium generalis medendi methodus. I. 387. anni temporis, regionis, victus etc. in ejus sanationem influxus. XV. 410. ossium, ut callo inducantur, decocto radicis Ulmi utuntur. XII. 109. ulceribus complicatae cura secundum *Hippocratem.* V. 768. methodus inflammationem coërcendi. XVIII.B. 365sq. fractura male curata, quomodo tractanda. I. 391. fracturis in quibus os cutem excedit, *Hippocrates* vinum austerum nigrum adhibet. XVIII. B. 366. remedia. XIV. 561.

Fracturis convenientia emplastra vel *Emplastra catagmatica.* XIII. 534. catagmaticum *Andromachi.* XIII. 549. catagmatica ab *Asclepiade* tradita. XIII. 535. catagmaticum *Herac.* XIII.546. catagmaticum *Moschionis.* XIII. 537. 646 sq. catagmaticum nigrum. XIII. 550. catagmaticum nigrum ariston s. optimum. XIII. 535. catagmaticum oenanthe.XIII.540. catagmat.*Pythionis.* XIII. 536. ad fracturas aegyptia *An-*

dromachi. XIII. 643. emplastrum *aniceton.* XIII. 878. emplastrum *Hicesii.* XIII. 787. emplastrum *Galeni* ex chalcitide sive phoenicinum. XIII. 360. isis viridis. XIII. 795.

Fracturae deligatio. XVIII. B. 726. 741. 826. quae deligatio sit optima. XVIII. B. 332 sq. ferulae quomodo esse debeant comparatae. XVIII. B. 832. et ubinam sint vitandae. XVIII. B. 834. laudantur, qui post septimum diem devinciunt. XVIII.B. 588. etiamque hujus methodi noxae docentur. XVIII. B. 590. reprehenduntur, qui tertio et quarto die vinculum accommodant. XVIII. B. 583. fasciae ad fracturas necessariae. XIV. 793. fasciae cerato molli et laevi sunt impraegnandae. XVIII. B. 836. multitudo fasciarum, longitudo et latitudo quales esse debeant. XVIII.B.827sq. splenia quomodo comparata esse debeant. XVIII. B. 822sq.

Fracturae: machinae, quae in cura adhibentur. X. 442. machinationes, ad eas maxime facientes. XVIII. B. 593. ex distentione in rectum restituuntur, ex deligatura callo obducuntur. XIV. 791. non per coalitum, sed per callum uniuntur. X. 334. callus unde generetur. XVIII. B. 397. (cfer. CALLUS.) quid agendum, ut callus sanus proveniat. X. 438. erosiones quomodo curandae, quae in fracturis saepe occurrunt. X. 437. quomodo prohibeatur, ne phlegmone fiat. X.435. pruriginis, quae eam comitatur, causae. XVIII. B. 399. victus ratio, inter curam fracturarum inchoanda quae. X. 439. utilissimum calidum. XVII. B. 810. aquae calidae perfusionis utilitas. XVIII. B. 838. 843. venaesectionis utilitas. XV. 766. cura ossium, quae confracta multifariam sunt. X. 441. transversae cauliformis (cauledon) cura. X. 428. repositio in ea quomodo administranda. X. 430. et deligatura. X. 431. 433. cura longitudinalium. X. 441. cura fracturarum, in quibus ossa cutim excedunt: — in his nervorum distentio saepe fit, si restituuntur. XVIII. B. 594. quomodo ergo sint curandae. XVIII. B. 595. quando sit necessarium, os exstans praecidere. XVIII. B. 602. et quid agendum, si abscessurum est. XVIII. B. 603. quomodo curentur, in quibus ossa fracta e cute excedentia restitui nequeunt. XVIII.

B. 590. machinae huic scopo accommodatae. XVIII. B. 593. cum ulcere cura secundum *Hippocratem.* XVIII. B. 547. cura ulcerum, quae in ipsa fracturae cura ex pressione aliave de causa orta sunt. XVIII. B. 553.

Fracturae cum ulcere: quomodo sint ulcera curanda, quae jam nigrescunt, sordida sunt, et e quibus tendines excidere minantur. XVIII. B. 554. vulnus ipsum quomodo curetur. XVIII. B. 570. et quidem et aestate et hieme. XVIII. B. 571. unde cognoscatur, subjectum os vitiatum esse, et exfoliationem futuram. XVIII. B. 559. et quomodo tunc ulcus ipsum curandum. XVIII. B. 560. 563. noxae, quas mala harum vinctura affert. XVIII. B. 544. a ferulis abstinendum aut certe cum cautione adhibendae sunt. XVIII. B. 551. fracturas cum vulnere deligandi ratio. XIV. 794. cum vulneribus quomodo tractandae, si aliquid fracti ossis nudetur, et os exfolietur, aut nihil hujusmodi accidat. XVIII. B. 533 sq. reprehenduntur, qui male ulceri medentur, in quo nihil nisi ulcus restat, si os compositum est. XVIII. B. 535. *Galenus* in iis fracturis, quibus vulnus longitudinale accidit, ferulas adhibet utrimque a lateribus vulneris. XVIII. B. 552. ad ossium fracturas cum vulnere catagmaticum *Moschionis.* XIII. 647. victus ratio servanda. XVIII. B. 552.

FRAGILITAS siccis et duris inest. VI. 799.

FRATERNA secundum *Hippocratem* quae. XVII. A. 453.

FRENULUM linguae, ejus usus. III. 883.

FRIABILITAS quibusnam corporibus insit. VI. 799.

FRICTIO quomodo instituenda. VI. 90. et qua directione. VI. 92. *Theonis* gymnastae de ea sententia. VI. 96. de ejus vi Hippocratis sententia. VI. 93. quo anni et diei tempore, et quali in domo sit instituenda. VI. 127. aëris, in quo fiat, qualis sit temperies. VI. 125. frictiones quales sint adhibendae ante balneum frigidum. VI. 187. frictio quam diu continuanda. VI. 128. post exercitationes adhibenda, apotherapia vocatur. VI. 116. in apotherapia quomodo administranda. VI. 170. frictionis novem conjugationes. VI. 112 sq. conjugationes quando in usum trahendae. VI. 117.

numerus. VI. 129. quantitas semper cum qualitate coaptanda. VI. 96. frictiones, quae viscera agitant. VI. 151. frictio qualis in puero bene valente sit adhibenda. VI. 115. frictiones ex eorum genere sunt, quae faciunt. VI. 107. frictiones partibus infirmis, quo tempore laborant, non conveniunt. VI. 325. frictionis effectus. VI. 122. XVIII. B. 871. vires secundum *Hippocratem.* VI. 93. attollit primum, postea contrahit ac purgat corpus. VI. 128. omnis calorem provocat. VI. 110.

Frictio distributionem nutrimenti et nutritionem promptiorem reddit. VI. 321. frictiones humores foras pellunt. XVI. 75. humores evacuat XVI. 105. frictionis in musculorum robur effectus. XVIII. A. 597. per eam floridus rubor per totam cutim diffunditur. VI. 90. uberior somnum conciliat. X. 823. succos crudos foras pellit. VI. 277. frictionis usus in macie partium. XVIII. B. 893. usus post repositionem humeri luxati. XVIII. A. 364. utilitas secundum *Hippocratem.* XVIII A. 365. frictio corporis infantibus maxime conducit. VI. 49. frictiones exercitii loco sunt in imbecillis. XI. 364. ejus utilitas in iis, qui ex humorum crudorum copia febricitant. X. 821. frictiones ad vigilias valent. XVI. 434.

Frictionis diversitates ab auctoribus proditae recensentur. VI. 94 sq. frictionis durae species et vires. VI. 96 sq. dura adstringit. VI. 93. dura cutim densat. VI. 229. matutinae et vespertinae usus ad sanitatem tuendam. VI. 228 sq. hujus indicationes. VI. 229. matutina quibusnam utilis. VI. 229 sq. matutina concoquit crudum succum, et corpoream molem animantis nutrit. VI. 281. mediocris notae rubor et tumor. VI. 128. mediocris carnem auget. VI. 93. mediocris carnis incrementum gignit. VI. 108. 109. mollis triplex opus efficit. VI. 96. mollis quid efficiat et quomodo peragatur. XVIII. A. 364. mollis per halitum evocat. VI. 229. mollis solvendi vim habet. VI. 93. multa gracilitatem gignit. VI. 108. multa minuit. VI. 93. obliqua. VI. 92. multa cum oleo dulcissimo (Sabino) lassitudo tollitur ulcerosa. VI. 196. cum oleo copioso tepido valet contra lassitudinem cum phlegmones sensu. VI. 200.

Frictio ex largo oleo lassatis voluptatem adducit. VII. 125. cum oleo nequaquam inaequalis, ut *Diocles* vult. XI. 507. ex oleo magis quam sicca lassitudinem aufert et corpora emollit. XI. 507. praeparatoria. VI. 117. 122. quomodo instituenda. VI. 123. praeparatoriae meta finisque. VI. 129. rotunda. VI. 93. rotundae conveniunt cruribus infirmis. VI. 328. rarefaciens utilis in meatuum obstipatione. X. 535. recuratoria. VI. 122. post exercitationem recuratoria vocatur. VI. 122. qualis senibus conducat. VI. 320. 325. sicca uti Graecis ξηραλιιφειν dicitur. XI. 532. sicca inaequalis, dura laboriosa est. XI. 508. siccam *Archidamus* illi cum oleo praetulit. XI. 471. sed hoc reprobatur a *Galeno*. XI. 477. subrecta. VI. 92. subtransversa. VI. 92. transversa. VI. 92. vespertina quibusnam conveniat. VI. 230 sq.

FRIGIDITAS succedit siccitati corporum solidorum, si perdurent. X. 496. contrahendi vim habet. XVII. B. 37. febris causa. X. 666. immoderata causa animi deliquii. XI. 49. respirationem parvam et raram efficit. VII. 849. cerebri causa cataphorae. XVI. 707. *Frigiditatis* foeminarum usus. IV. 163. frigiditatis indicium est urina, sedimentum nigrum et lividum. XIX. 587 sq. frigiditatis cum siccitate conjunctae cura. X. 496 sq. ad frigiditates quae unguenta conducant. VI. 220.

Frigidis respiratio minor est et rarior. IV. 501.

Frigidam qui intempestive biberunt, pulsus durus fit. VII. 312. (vid. *Aquam frigidam*.)

in *Frigido* indicatio est calefaciendi. X. 658.

Frigidum, ejus definitio diversa. I. 553. aliquod esse non exinde cognoscitur, quod facile conglaciatur. XI. 409. calido minus est activum. IV. 158. calido medetur. XVII. B. 254. omne contrahere, constipare, et substantiam reddere immobilem aut aegre mobilem quidam dicunt. XI. 549. partim delectat, partim dolorem affert. VII. 620. quod substantiam divellit, dolorem concitat. VII. 116. tum imbecillius est tum torpidum. VII. 260. qua ratione mordax sit. XI. 622. quibusnam partibus sit mordax. XI. 621.

mordax quomodo dicatur. XVII. B. 805. ejus in ulcera effectus. XVII. B. 805. utile in convulsione. XVII. B. 806. nervis (tendinibus) inimicum. (*Hippocrates.*) XIII. 565. perpetuo repellit. XI. 759. ulceribus mordax. (*Hippocrates.*) XI. 426. venas frangit et tussim citat. XVII. B. 36.

Frigidi superantis effectus. VII. 618. utilitas et noxa diversis in morbis. XVII. B. 811.

FRIGUS per ψ literam *Hippocrates* significat. XVII. A. 613. et calor in animantibus et stirpibus magis sunt efficaces quam humor et siccitas. XV. 226. frigoris auctor cur sol. XV. 87. XVI. 430. ejus in corpora effectus. IV. 340. frigoris vehementioris effectus in corpus humanum. VI. 850. symptomata, sub quibus mors sequitur. ibid. ambientis in corpus effectus. XVII. A. 32. XVII. B. 36. 802. frigoris superantis effectus qui. XV. 369. frigus nulli functioni utile. VII. 261. XV. 267. quibusnam partibus sit inimicum. XVII. B. 803. aquae inest. XV. 51. arteriarum constrictiones adducit. IX. 248. functionibus animae adversatur obstatque. IV. 787. insitum calorem auget. VII. 5. comatis causa. XVII. A. 540. convulsionem gignit. XVI. 651. frigore valido densatur cutis. VI. 219. frigus dolorem concitat. VII. 116. febris causa. VII. 279. ex frigore febres cum stipatione sunt. X. 667. frigoris usus in haemorrhagiis. XVII. B. 36. frigus absolutum halitum non facit. VII. 239. quemnam effectum in humores exerceat. XVI. 9. humorum reciprocationem efficit. XV. 275. morbi sedem indicat. XVII. B. 718. frigoris morbosi causa triplex. XI. 719. frigus nervorum distensionem excitat. XVIII. A. 693. oculorum dolores excitat. XVII. A. 94. frigoris in thoracem et pulmones effectus. XVII. A. 43. frigus torporem inducit. VII. 109. recens quos afflixit, segniores ad motum sunt. VI. 130. ex frigore segnities. X. 930. frigus, si cum humiditate multa accesserit, somnolentas et soporosas affectiones constituit. VIII. 162. frigore stipatio accidit. X. 601. frigus validum causa tremoris. VII. 601. immoderatum unitatem solvit. VII. 745. externum causa vasorum finium constipationis. X. 746. a frigore capitis doloris remedia parabilia. XIV. 316.

Frixa omnia flatum deponunt, sed difficilius coquuntur. VI. 534.

Frons. XIV. 700. quaenam sit facici pars. IV. 796. magna tarditatem, parva mobilitatem, lata mentis acutiem, rotunda iracundiam significat. IV. 796. Frontis cutis dura, intenta et arida malum. XVIII. B. 27. cutis motum habet a musculo frontali. II.419. cutis motus causa laxa facta est. III. 913. musculosa structura consideratur. III. 913. cutis musculosa. II. 444. musculosa natura. XVIII. B. 932. cutis nonnunquam convulsione tentatur. VIII. 170. cutis excoriari vix potest. III. 109. frons tota unde nervos accipiat. III. 744. frons cur pilos non habeat. III. 901. frontis vasorum distentio insolationis symptoma est. XIV. 314. frontis vulneribus conveniens fascia. XVIII. A. 790 sq. frontis os. XIV. 720. quomodo os frontis terminetur. II. 745. frontis ossis fracturae viginti diebus coalescunt. XV. 409. in fronte venaesectio, ejusque usus. XVI. 151. venaesectio in fronte ubinam sit instituenda. XVI. 134. et quando sit instituenda. XI. 306.

Fructus omnes circa anni horam constant. VI. 558. omnes ante maturitatem quales habeant facultates. VI. 531. quinam ad reponendum sint idonei. VI. 785. et arborum germina inter se quoad facultates sunt similia. VI. 643. a seminibus differentia. VI. 556. arborum qui. VI. 569. qualitates et facultates eorum, quibus homines vescuntur. VI. 570. cum acerbitate habent aciditatem. XI. 667. acerbi simul et dulces qui. XI. 648. qui acerbi perseverent. XI. 648. antequam maturuerint, cur acescant. XI. 666. arborum, quotquot nobis, ubi maturuerint, dulces apparent, nuper enati acerbi et sicci sunt. XI.636. sunt, qui non in arboribus, sed postea, quum decerpti conditique aliquandiu fuerint, dulcedinem accipiunt, cujus causa calor est. XI. 637. quo pacto principii acerbi quum sint, processu temporis dulcescant, aut acescant aut austeri fiant. XI. 648. prope omnes arborum, qui ab initio acerbi sunt, posthac aciditatem occupant. XI. 660. austeri simul et dulces qui. XI. 648. autumnales humorum pravorum co-

piam efficiunt. XVII. B. 577. boni succi et mali. VI. 791. cerealium natura eadem manet. VI. 559. consistentiae humidae facile corrumpuntur. VI. 559. qui ex amaris dulces evadunt, non repente ita mutantur. XI. 671. qui fugaces vocantur, omnes mali succi sunt. VI. 792. fugaces corrumpuntur in ventriculo, nisi velociter subsideant. VI. 562 sq. fugaces, eorum usus effecit, ut *Galenus* saepius in morbum acutum incideret. VI. 756 sq. horarii. VI. 558. qui tantummodo sunt oleosi, edendo sunt et dulces, quibus vero amaror advenit, edi nequeunt. XI. 649. pingues. XI. 649. cum putamine lignoso mali succi sunt. VI. 793. quinam in theriacen immittantur. XIV. 83. auget et incrassat luna. IX. 903. ne ab arbore amittantur. XIV. 549. stirpium aquae et ignis recrementa esse *Empedocles* putat. XIX. 341.

Frumenta depravata quales morbos inducant. VII. 285.

Fruticks quomodo et quando considerandae, colligendae et ad usus medicos asservandae. XIII. 570. fruticum et arborum germina inter se quoad facultates sunt similia. VI.643.

Fuca piscis ut alimentum qualis. VI. 718.

Fucatam mulierem lavari jussit *Phryna.* I. 26.

Fucus, (confer *Cerussa*.) ejus vires. XII. 152. ei substitui potest anchusa. XIX. 746.

Fugaces fructus vide Fructus fugaces.

Fulcimenta, definitio. XVIII. B. 921. quomodo Graecis dicantur. XVIII. B. 874.

Fulgores puerorum cum pubertate evanescunt. (*Hipp.*) XVII. A. 824.

Fuligo quomodo a fumo differat. XVIII. A. 205. vapor terrestris est. X. 579. ejusque specierum usus medicus. XII. 61.

ad Fullonem nemo portat vellus, *Archesilai* dictum. VIII. 624. fullonum terra emplasticum remedium est. XI. 634.

Fulmina: eorum ortus. XVII. B. 187. causa. XIX. 287.

Fulvi qui sunt, acuto naso et oculis parvis, pravi. XVII. A. 468. simi et magnis oculis boni. XVII. A. 468.

Fumus mixtio quaedam est ex terrestri et aquea substantia. X. 579.

quomodo a fuligine differat. XVIII. A.
205. in somno visus ab atra bile.
VI. 832. fumum per insomnia videre quid indicet. XVII. A. 214.
Functio quaevis trifariam laedi
potest. I. 357. functionis voluntariae
laesiones quae. VII. 149. functiones
omnes ex borea melius peraguntur.
XVII. B. 610. functiones ubi peraguntur recte, sanitas obtinet. VI.836.
functiones secundum naturam se habentes sanitatis signa sunt. VI. 12.
functiones principes a partibus similibus, secundariae ab organicis per-
ficiuntur. XVI. 114. functionum arbitrariarum instrumenta musculi. XVI.
519. functionum imbecillitas nondum
morbus est. VI. 19. functionum laesio unde fiat. VIII. 20.

Funes in summo malo carchesii
vocantui. XVIII. A. 522.

Fungi nonnulli tota substantia de-
leterii sunt. XI. 767. eorum qualitates et vires. XII. 79 sq. ut alimenta.
VI. 655. pessimi cibi sunt. XI. 368.
eorum succus qualis. VI. 770. dyspnoeae causa. VII. 139. unde mali
cognoscantur. VI. 785. venenati, symptomata ex eorum esu orta. VI. 771.
venenati, ad eos remedia. VI. 656.
XIV. 388. ad fungos venenatos acetum. XVII. B. 336. ad fungos suin-
tos antidota. XIV. 140. ad fungos
suffocantes rusticus quidam uti solet
Aphronitro cum successu. XII. 225 sq.
contra fungos venenatos stercus gallinaceum. XII. 303.

Fungi durae matris. VIII. 6.

Funiculus umbilicalis nervos nullos habet. V. 557.

Furentes sunt, quibus vena in cubito pulsat. IV. 803.

Furfur minus calidus, et magis
desiccat. XI. 733. furfures nec probe
possunt concoqui nec distribui. VI.
508. furfures aceto macerati ut fomenta in pleuritide. XV. 523.

Furfuratio capitis, quid sit, et
unde oriatur. XII. 459. medendi methodus. XII. 459. remedia simplicia
in usum vocanda. XII. 460. Archi-

genis composita medicamenta. XII.
461. furfures capitis fiunt ab ichoribus, pruritum concitantibus. XV.348.
ad furfures capitis remedia parabilia.
XIV. 323. smegma compositum. XII.
489. urina humana. XII. 285.

Furfurosi quinam apud Hippocratem dicantur. XVII. B. 33.

Furiosi sunt, quibus arteria in cubito vehementissime movetur. IV.804.

Furor oritur in pleuritide, ex bilioso humore, ubi dolor evanescit.
XVI. 716 sq. furoris causa seminis
abundantia. IV. 789 sq. furor febris
ephemerae causa. XI. 6.

Furunculus, definitio secundum
Hippocratem. XVI. 461. generatio,
varietates, (alii varosi, duri, alii inflammati.) XII. 824. cura. XII. 825.
mitis est, quum in cute sola consistit; malignus, quum magis ab alte
surgit. VII. 728 sq. quomodo a tu-
berculo differat. VII. 729. a furunculis immunes sunt, qui haemorrhoidas patiuntur. XVI. 453. XVII. A.
327. XVII. B. 107. et cur. XVI.
460. furunculos solvit emplastrum
Critonis ex herbis. XIII. 863. emplastrum sacrum. XIII. 778. emplastrum
tyrium. XIII. 916. sanat Mastiche
nigra. XII. 69. discutiunt folia Pycnocomi. XII. 110. duros discutit stercus ovillum. XII. 302. maturat triticum. II. 163. rustici imponunt triticum aut panem manducatum. XII.289.

Fusca Aegyptia Andromachi. XIII.
890.

Fuscae multiplicis usus. XIII.886.

Fuscum ex albo et nigro mixtis
efficitur. VII. 120. corrigit visus fatigationes. VII. 120. cur oculis jucundum. VII. 118. Eubuli. XIII. 911.
aliud. XIII. 912. lite fuscum. XIII.
908. Minerva. XIII. 906. fuscum nygmaticum. XIII. 907. Andromachi. XIII.
650. fuscum Phtheirographi. XIII. 913.
Olympionici ad maximos oculorum dolores, et chemoses. XII. 753.

Fusio in febribus non ubique utilis. X. 712.

G.

Γ character apud Hippocratem quid
significet. XVII. A. 612. scrupuli nota
est. XIX. 750. 758.

Gabianum vinum in Italia nascitur.
VI. 334.

Gagates, ejus characteres, locus

nativus, vires et usus medicus. XII.
203.

GAJI collyrium. XII. 771.

GALACTITES cur ita vocatus. Ejus
vires. XII. 195. 197.

GALATAE Celtae vocantur. XIV.
80. sicut frigidae regionis sunt incolae, ita in universum sunt pingues.
XI. 513. pingues esse a quibusdam
dicuntur. XI. 511.

GALBANUM quid ejusque vires medicae. XII. 153. discutit simul et
emollit. XIII. 957. indurata mollit. XI.
728. scirrhos emollit. XI. 738. ad
hysteriam. XIII. 320. et nucleus pi-
neus ex melle attico eclegma est in
peripneumonia. XV. 858. ex melle
usus in febre singultuosa. XV. 846.
ei substituenda. XIX. 746. pro sagapeno. XIX. 742.

Γαλῆ felis est. XVIII. A. 395.

GALENA· dicta theriace ex viperis
Andromachi senioris. XIV. 32sq. *Ga-
lene* dicta theriaca Andromachi jun.
XIV. 42.

GALENUS educatus fuit apud Graecos. VIII. 567. patria ejus temperata est. I. 627. natus est Pergami in
Asia. XII. 272. disciplinam a patre
suo primam accepit. V. 41. pater et
mater moribus inter se discrepabant.
V. 40. patris describitur modestia.
V. 17. pater quomodo alimenta pro-
baverit. VI. 784. pater geometriae,
architecturae, logisticae, arithmeticae etc. operam navavit summam.VI.
755. pater arithmeticae, supputato-
riae et grammaticae speculationis erat
peritus. XIX. 59. pater adamussim
tenebat graecam linguam, eratque
doctor et paedagogus graecus. VIII.
587. statim ab adolescentia philosophiae studium sequutus est. X. 609.
pater plurimum erat in geometria,
arithmetica, architectura et astronomia exercitatus. V. 42. pater somniis
admonitus eum aetate 17 annorum ad
philosophiam et medicinam adduxit.
X. 609. XIX. 59. patris insomniis
admonitus in medicinae studium incu-
buit. XVI. 223. praeceptor ejus erat
Pelops. V. 112. VIII. 194. *Satyrus*
ejus praeceptor. II. 224. praeceptores
Satyrus et *Ficianus.* XVI. 484. praeceptores *Satyrus* et *Pelops.* XVI.524.
Satyrus et *Phecianus.* XVII. A. 575.
praeceptor *Stratonicus.* V. 119. in
palaestra acromii avulsionem perpessus est. XVIII. A. 401. 402. adole-

scens quonam exemplo iracundiam
odisse coeperit. V. 16. in adolescente, quartana laborante statum morbi
et solutionis tempus praefatus est.
XIV. 624. in puerili aetate atque
pubertate et adolescentia, morbis nec
paucis nec levibus pressus est. VI.
309. quomodo aliquando quem amore captum esse cognoverit. XVIII. B.
40. animi conditio. V. 43sq. artem
sanitatis tuendae observans nunquam
aegrotavit. VI. 309. insomniis ductus
ad arteriam incidendam inter indicem
et magnum digitum dextrae manus
devenit. XVI. 222. Aesculapium co-
lebat, quod ejus ope abscessu erat
liberatus. XIX. 19. cum Aquileiam
esset ingressus, invasit pestilentia.
XIX. 18. quomodo ex pulsu amorem
clandestinum cujusdam mulieris cognoverit. XIV. 631. 633. quomodo *Cyrillum* Boëthi filium clam cibum sumere deprehenderit. XIV. 635. uxorem *Boethi*, uteri profluvio laborantem sanat. XIV. 641sq. causo semel
laboravit. VII. 638. excepta diaria
quadam febre ex lassitudine, nullo
per multos annos morbo tentatus est.
VI. 308sq. libros de morbis popularibus non *ἐπιδημιῶν*, sed *ἐπιδημίους*
inscribendos censet. XVII. A. 797.
faucium inflammationem ex pulsu cognovit. XIV. 661. febrem describit
quam perpessus est, in qua phantasmata ante oculos ipsi apparebant. VIII.
226. ex esu fructuum fugacium in
morbum acutum pluries incidit. VI.
756sq. in juventute quater febre tertiana laboravit. VII. 638. mulierculae
jam octo menses menstruorum retentione laboranti quomodo restituerit.
XVII. B. 81. musculum detexit, qui
intra articulationem abditus poplitem
incurvat. XVII. B. 235. ejus curandi
ratio nervorum vulnera. XIII. 563.
anno aetatis vigesimo octavo nervorum vulnerum curationem excogitavit.
XIII. 599. et multos sanavit. XIII.
600. qua ratione peritiam de ossibus
sibi comparaverit. II. 221. a peste se
liberavit venaesectione. XIX. 524. vocabuli projectionis (*ἐῤῥίψεως*) explicatio. XVI. 198. attica, aeolica, do-
rica et ionica nomina bene callebat.
V. 869. videtur etiam, Galenum linguam latinam scivisse. VII. 758. adolescens despexit multos praeceptores.
V. 73. Curam gladiatorum Pergame-
norum sibi a pontifice commissam

fuisse docet. XVIII. B. 567. et quonam cum successu eam gesserit, docetur. XIII. 574. in praesagiendis et curandis morbis summus. IX. 636. docuit; quomodo respiratio et vox fieret. XIV. 627. pulsus definitio. VIII. 714.

Galenus nullam sectam professus est. V. 43. siticulosus aliquando ex aestivo itinere comperit nullam contra sitim utilitatem ex vini veteris meracioris potu. XV. 736. exprobratio *Thessali*. X. 8. exprobrat *Xenocratem*, de urinae, stercoris, seminis hominis et animalium usu medico scribentem. XII. 249—251. ex Coele Syria crustaceos lapides nigros apportavit, iisque ad varios morbos usus est. XII. 203. in Cyprum profectus est, ut inde metalla varia deportaret. XIV. 7. in Cyprum navigavit videndorum, quae in ea sunt, metallorum gratia, et Syriam cavam Palaestinae partem bituminis et aliorum inspiciendorum, deinde in Lemnum quoque, ut videret Lemniae terrae praeparationem. XII. 171. et edoctus est, istam a vulgari opinione longe recedere. XII. 173. in Germaniam proficisci recusavit. XIX. 18. iter in Lemnum, Cyprum, Palaestinam Syriam fecit, ut ibi vim cognosceret Lemniae sphragidis, pompholygis, opobalsami et lycii indici. XII. 216. in Lemnum navigata est, ut Lemniam terram sibi compararet. XIV. 8. Romam perventus *Eudemi* peripatetici philosophi morbi exitum praedixit. XIV. 605 sq. in Christianos et Judaeos acerrimus. VIII. 579. post trigesimum et secundum annum Romae degebat. XVIII. A. 347. Romae et praedictiones et curationes magna laude dignas molitus est, sed magnam quoque invidiam reliquorum medicorum sibi contraxit. XIV. 625. ex Roma in patriam reditus, ejusque ab imperatoribus revocatio. XIV. 648. explicatio antidoti *Philonis*. XIII. 267. antidotum hecatontamigmaton. XIV. 155 sq. medicamentum aridum ad tuendam oculorum valetudinem. XII. 727. ejus usus. XII. 729. catapotium ad tussim. XIII. 64. ad stomachicos compositio ex succo malorum cotoneorum. XIII. 176. confectio aceti squillitici. XIV. 567. confectio ex capitibus papaveris. XIII. 43. confectio vini scillitici. XIV. 569. emplastrum

acerum h. e. sine cera. XIII. 759. emplastrum barbarum. XIII. 560 sq. emplastrum ex chalcitide. XIII. 375. emplastrum gilvum ex metallicis. XIII. 519. emplastra ad ulcera maligna. XIII. 752—762. emplastrum viride. XIII. 469. malabathrinum ad dolores oculorum et affectus in declinatione. XII. 756. medicamentum ad ani prolapsum. XII. 313. opobalsamum e Palaestina Syria sibi comparavit. XIV 7. theriacae vires in gallis expertus est. XIV. 215. *Antonino* theriacam praeparavit. XIV. 64. itemque *Severo*. XIV. 65. vigiliarum remedium lactuca erat. VI. 626.

Galeni liber de libris propriis. XIX. 8 sq. causae cur hunc conscripserit. ibid. enumerat opera a se conscripta. I. 407—412. quo ordine sua opuscula legere suadeat. XIX. 49 sq. de affectibus partium corporis se scripturum promittit. XI. 124. de anatome *Hippocratis* scripsit. IV. 154. anatomicas administrationes quando scripserit. XIX. 20. de administratione anatomica librorum conspectus. XIX. 23 sq. scripsit librorum anatomicorum *Marini* XX epitomen in II libris. XIX. 25. *Lyci* librorum anatomicorum epitomen duobus libris. XIX. 25. de animae speciebus librum scripsit. IV. 701. de animi peccatis et perturbationibus scripsit. XVI. 335. scripsit de bonitate et vitio succorum. XVI. 48. de comate librum scripsit. XVI. 705. commentarios de consuetudinibus scripsit. IV 768. librum scripsit de conjectura et signo. XV. 420. libros duos scripsit de definitionibus. VIII. 764. commentatus est secundum librum *Aristotelis* de demonstratione. VIII. 765. de demonstratione commentarios scripsit. VII. 671. scripsit de demonstratione et de *Asclepiadis* placitis. XI. 257. de dissectione *Hippocratis* scripsit. IV. 537. scripsit de dissensione, quae in anatomis est. III. 463. de *Erasistrati* anatome libros III. scripsit. XIX. 13. commentaria scripsit in *Erasistrati* librum de sanguinis sputo. XVIII. A. 570. scripsit librum: nullum errorem esse commissum in eo aphorismo, cujus initium est: crescentes plurimum habent innatum calidum. XVII. B. 203. de medica experientia scripsit. XIX. 16. de bono corporis habitu. VI. 13. scripsit librum sub titulo: quod etiam

in aliis operibus *Hippocrates* eandem habere opinionem quam in libello de natura hominis videatur. XV. 107. commentarium scribere voluit, in quo qui veri quique spurii *Hippocratis* libri sint, exponeret. XVI. 3. scripsit de *Hippocratis* dissectione. VII. 851. scribere librum voluit: quod recte ab *Hippocrate* dictum sit, contrariorum contraria esse remedia. XVII.A. 914. libros de *Hippocratis* anatome et *Erasistrati* absolvit, cum *Boëthus* Romae adhuc degeret. II. 216. quo tempore libr. VI. de *Hippocratis* et *Platonis* decretis scripserit. XIX. 15. scripsit de *Hippocratis* anatome libros VI. XIX. 13. scripsit ignoratorum *Lyco* in dissectionibus commentarium. XIX. 22. scripsit de marasmo. VI. 357. jam ante libros, qui nunc de compositione medicamentorum per genera exstant, priores eorundem libros scripserat, sed cum aliis in apotheca, quae ad viam sacram est, relicti intercidere, quum Pacis delubrum totum et ingentes Palatii bibliothecae incendio delerentur. XIII. 362. quid in iis contentum fuerit, exponitur. XIII. 363 sq. scripsit librum de fine medicinae. XV. 421. magnum opus de universa curandi ratione conscribere voluit. XI. 145. de moribus commentarium scripsit. V. 27. de dubiis motibus scribere voluit. III. 808. librum de recto nominum usu scripsit. V. 214. librum de medicis nominibus scripsit. VII. 45. scripsit de medicis vocabulis. XV. 7. scripsit· nominum atticorum expositionem in 48 libris. XIX. 61. de arte opsonandi scripsit. VI. 670. de plenitudine scripsit. VI. 238. scripsit de pulmonis et thoracis motu, dum Smyrnae erat. XIX. 17. scripsit librum de dignoscendis oculorum affectibus. VIII. 229. de oculorum morbis scripsit. X. 943 sq. dignotionis affectionum, quae in oculis sunt, librum parvum juveni oculos curanti. XIX. 16. de Thucydidis peste scripsit. VII. 851. de plenitudine. XI. 257. quae opera de pulsibus scripserit. VII. 310 sq. opus scripsit in *Archigenis* commentarios de pulsibus. VII. 365. VIII. 685. IX. 381. de respirationis. causis scripsit. V. 236. ad *Salomonem* medicorum principem opus scripsit. XIV. 389.
Galenus cur librum scripserit de optima secta. XIX. 51. liber de se-

ctis ad eos qui introducuntur, quibus sit legendus et quae contineat. XIX. 12. de optimo corporis nostri statu scripsit. VI. 13. librum de theriaca dicat *Pisoni*, Andromachum commendat, et causam operis conscribendi aperit. XIV. 210. scripsit de *Themisonis* et *Thessali* secta. XI. 783. de thoracis et pulmonis motu tres commentarios adolescens exaravit. II. 217. summa libri de thoracis et pulmonis motu. V. 236. scripsit librum *Thrasybulus* inscriptum. VI. 12. commentarium in *Timaeum* scripsit. XVI. 48. commentaria scripsit in vanam opinionem de urinarum secretione. V. 130. librum scripsit de urinis. XVI. 21. cur de usu partium opus scripserit. III. 20 sq. librum primum de usu partium quando scripserit. XIX. 15. de usu partium quando opus scripserit. XIX. 19. scripsit de attenuante victu. VI. 409. 762. XI. 303 sq. XVII. B. 465. item de vivis dissecandis, de mortuis, de respirationis causis et de voce. II. 217. scripsit de vivorum dissectione. VIII. 140. de voce scripsit. V. 236. vulvae dissectionis parvum scripsit librum obstetrici cuidam, et quo tempore. XIX. 16. (Conferatur ceteroquin de vita *Galeni*, ejus rebus gestis et scriptis, tam genuinis quam spuriis et deperditis, quorum tamen tituli passim in ejusdem operibus leguntur, historia literaria Cl. *Galeni*, primo volumini hujus editionis praefixa.)

Γαλεοὶ et γαλεώνυμοι, pisces e genere mustelorum. VI. 727.

GALERITA, vide ALAUDA.

GALEXIA piscis ex genere est mustelorum. VI. 727. mollem carnem habet. VI. 727.

Γαλιάγκωνες quinam dicantur. XVIII. A. 394. 609.

GALLA, vires ejus medicinales. XII. 24. ejus adhibendi ratio in diversis morbis. XII. 25. gallae quomodo differant a myricae fructu et cortice. XII. 80. galla medicamentum potius quam cibus est. XI. 650 sq. summe adstringens est. XI. 591. adstringentem saporem habet. XI. 632. ad ulcera interna. X. 298. ulcera non glutinat. XI. 440. ei succedanea. XIX. 732. immatura ad haemorrhagias. X. 329. immatura modice siccat. X. 199.

immatura pro erice. XIX. 729. immatura pro uva acerba. XIX. 738. nigra cum melle ad reduviam. XVII. A. 478. omphacitis acerba est. VIII. 114. omphacitis cicatricem inducit. XI. 756. omphacitis ex tertio ordine siccantium est. XI. 788. trita cum alumine ad scroti ulcera ex sudoribus. XIII. 317.

GALLINACEORUM adeps phlegmoni familiarissimus. XI. 733.

Gallinaceum stercus, ejus vires et usus medici. XII. 303.

Gallinas solas Graeci aves vocant. VI. 700. gallinarum alae optime nutriunt. VI. 704. gallinae jus, usus ejus medicus. XII. 361. gallinarum ova ut cibus. VI. 706. gallinarum pinguedo calidior est. XI. 635. gallinarum sangnis editur. VI. 708. XII. 259. gallinarum stercus attrahit. XI. 760. gallinarum ventriculus optimus habetur. VI. 788.

GALLI etiam Celtae vocantur. XIV. 80.

GALLIO, ocularius medicus citatur. XII. 766.

GALLIUM vocatur, quod lac coagulat. XI. 855. odoris boni est et coloris lutei. XI. 856.

GALLUS ex Arabia profectus, Caesari antidotum theriacam donavit, qua multos servavit. XIV. 203. *Galli* aromaticum antidotum ad omnia faciens. XIV. 159. (Ael.) antidotum, qua Caesar et Charmes utebantur. XIV. 114. ex libris *Galli* antidotus cyphoides ad hepaticos. XIII. 202. antidotum ad rabidorum morsus. XIV. 158. aliud ejusdem ad affectus interiores. ibid. antidotum ad rabiosorum morsus, ut *Belchionius* ajebat, a Caesare acceptum. XIV. 170. aridum ad pterygia. XIII. 838. collyrium oxydercicum. XII. 784. compositio auricularis, qua utitur *Andromachus*. XII. 625. compositio ad fluxiones et sanguinis rejectionem. XIII. 77. pinguis compositio ad sedem. XIII. 310. stomachica compositio. XIII. 138. et *Alcetii* ejusdem mutatio. ibid. compositio ad suffusiones. XII. 738. emplastrum barbarum. XIII. 556. emplastrum viride. XIII. 472. *Galli Marci Asclepiadei* malagma. XIII. 179. *Galli* theriaca antidotus. XIV. 189. *Galli* (Aelii) theriaca egregia. XIV. 161. alia ibid.

GALLI, gallinaeque sanguinis usus XII. 260. bilis cataractam incipientem digerere dicitur. XII. 279. teneram mollemque carnem habent. XI. 294. gallinacei caro concoctu est facilis. VI. 700. cor quidam invenit duobus fastigiatum verticibus. II. 623. gallinacei levia habent ossa et laxa. III. 926. pericardium scirrhosum. VIII. 304. pennae utiles ad verrucas. X. 1012. temperamento humidiore sunt. XVII. A. 726.

Gallorum cristae et palearia quale alimentum exhibeant. VI. 704. cristam per somnum videre quid significet. XVI. 220. XVII. A. 214. veterum jus ventrem ducit, caro sistit. XI. 576. vetulorum jus alvum movet. XIV. 226. testes et suavissimi sunt, et laudabile corpori praebent alimentum. VI. 675. in gallis *Galenus* theriacae vires expertus est. XIV. 215.

GAMMARI tardissime nutriunt. XVII. B. 484. palpebris egent. II. 879.

GANGLION, definitio. XIX. 441. *Ganglia* in quibusnam partibus et quibusnam causis oriantur. XVIII. A. 489. in metacarpio oriuntur, et mulieribus lana victum quaerentibus. XIV. 785. provocat frigus. XVII. B. 37. causa est humorum fluxio. VII. 22. in gangliis supervacaneum a natura deponitur. VII. 35. gangliorum cura chirurgica. XIV. 785. ganglia saepe aperiuntur, sed sine noxa. XVIII. A. 489. bractea tenuis ex plumbo et illigata, ipsa dissipat. XII. 232. ad ganglia cerine *Ctesiphontis*. XIII. 936. cyzicenum *Herae*. XIII. 815.

Gangliorum sympathici nervi fit mentio. IV. 290 sq.

GANGRAENA, definitio. XI. 135. XIX. 449. partis affectae mortificatio est. VII. 720. mortificatio est. VII. 726. cum inaequali intemperie consistit. VII. 751. quomodo oriatur. VII. 719. XIX. 449. media est inter magnam inflammationem et sphacelum. XVIII. A. 687. naturalis color mutatur. VII. 75. causa est humorum fluxus. VII. 22. humores vitiosi. VII. 211. XV. 365. oritur, si inflammatio non solvatur. VII. 458. inflammationes magnas sequitur. VII. 720. accedit, si crure luxato simul articuli vulnus fit. XVIII. A. 687. symptomata et pericula. VII. 721. completa non, incompleta sanabilis. XVIII. A.

156. venarum, definitio. XVIII. B. 460.
cura. XI. 136. ad gangraenam emplastrum *Azanitae.* XIII. 785. emplastrum *Isidori Antiochei.* XIII. 885.
gangraenam coërcet isis, ne latius
serpat. XIII. 775. ad gangraenas decoctum lupini. XI. 885. nucum oleum.
XII. 14. gangraenam juvant aliquan-
tum Tithymalli. XII. 142. ad crustam
solvendam et pus movendum apta remedia. XI. 138. remedia, quae partem sanam ab aegrota separent. XI.
138. gangraenosa sanat urtica. XI.
818.

GARGAREON, definitio. XIX. 368.
idem est quod uvula. XII. 960.

GARGARISMA calidum ad anginas.
XV. 787. ad pendulam uvulam. XII.
981. 983. 984. quo qui sumptus e
stomacho pituitam gargarizatus e capite detrahit. XIV. 571.

GARRIRE doctus, verum ineptus
dicere. VIII. 653.

GARUS, ejus facultates et usus. XII.
377. *Gari* confectio *Joachi* martyropolitae. XIV. 546.

GASTRITIS, (vide *Ventriculi* inflammatio.)

GASTRORRHAPHIA, definitio. X. 411.
quomodo administretur. X. 416. 418.
Γαστρὸς ἔκφυσις duodenum vocatur.
I. 631.

ex GAUDIO ingenti nonnulli interierunt. VII. 193.
Γαῖσος quid significet. XVIII. B.
517.

GEMELLI infusum ad dysenteriam.
XIII. 299.
Gemelli cerebri. II. 729. etiam testes vocantur. ibid. *Gemellorum* alter
ejicitur, si altera mamma gracilescit.
XVII. B. 828. gemellus alter abortu
rejicitur, si una alterave mamma gracilescat. IV. 153.

GEMINI quomodo generentur. XIX.
326. 453.

GEMITUS unde oriatur. V. 346.

GENAE, definitio. XVIII. A. 423.
genarum musculi cur parvos et molles nervos accipiant. III. 733. ad genarum papulas. XIV. 354.

GENERATIO, definitio. II. 3. 10. 19.
est ex alteratione et conformatione
conflata. XV. 230. quomodo fiat. II.
11. animalium quomodo eveniat. II.
10. ex alteratione et conformatione
subjectae substantiae fit. II. 11. non
uno fit. XV. 43. non, nisi duo individua ejusdem sint generis, locum

habet. XV. 46. id quod verum non
est. ibid. ut locum habeat, uterque
conjux consentaneum temperamentum
habere debet. XV. 48. futura nulla
est, nisi calidum cum frigido, et siccum cum humido aequaliter se habeant. XV. 47. ad generationem animalium substantia menstruum est, ut
Aristoteles dixit, principium motus
vero ex semine accedit. IV. 612. ad
generationem foecundam quae requirantur. XVII. A. 443. generationis
principia mas et femina. IV. 516.
principia sanguis et semen. VI. 3.
principium quando semen fiat. IV.
183. generationis theoria *Empedoclis,*
qui omnes foetus partes jam praefor-
matas accipit, ejusque reprehensio.
IV. 616sq. generatio pilorum eadem
quae plantarum. XII. 379. generatio
plantarum. IV. 666.

GENETHLIACI vates vocantur. XV.
441.

GENISTA, ejus vires. XII. 129.

GENITALIA organa, eorum utilitas.
IV. 144. apta eorum constructio. IV.
145. nervos unde accipiant. IV. 203.
nervos exiguos accipiunt. IV. 204.
unde vasa accipiant. IV. 200. prima
eorum evolutio. IV. 637. in eorum
evolutionem gibbositatis effectus. XVIII.
A. 509. proprio quodam et eximio
sensu afficiuntur et cur. VII. 126sq.
genitalium in coitu turgor. IV. 187.
genitalium in epilepsia affectio. ibid.
ad genitalium vim reconciliandam remedia parabilia. XIV. 534. genitalium putredines quando aestate oriantur. XVII. B. 620. putredines aestate
potissimum fiunt. V. 694. muliebria
cur intus sint posita. IV. 640. mulierum iis virorum sunt imperfectiora.
IV. 162. genitalium virorum et foeminarum analogia. IV. 158sq. 635.
genitalia virilia aptam habere positionem et structuram docetur. IV.213sq.

GENITURA, (confer. SEMEN.) est
aut uterus, aut genitales partes in
universum. II. 889. quomodo a semine differat. XIX. 450. quonam in
stadio foetus ab *Hippocrate* vocetur.
IV. 542. genituram semen virile *Xenocrates* vocat, eamque, quae ex sinu muliebri post coitum effluxit, illi-
tam juvare multum dicit. XII. 250. in
iis extinguitur, quae uteros humidos
habent. XV. 48. genitura ab utrisque si permanserit in utero mulieris,
primum quidem miscetur, ut mulieri

non quiescente. IV. 595 sq. genitura aetatis signum. XVI. 338. geniturae profluvium cohibet semen lactucae potum. XI. 887. genituram exiccat cannabis semen majori dosi propinatum. XII. 8.

Genius homini insitus qualis. V. 469.

Gennadii collyrium. XII. 760.

Gentiana, radicis vires. XI. 856. ad nimiam obesitatem. X. 994. nascens in Italia, quando sit aequalis illi, quae nascitur in Creta. XIV. 59. medicamentaria, et calida facultate praedita est. XIII. 229. incidit et digerit. X. 994. radix ad nervos vulneratos. XIII. 634. ei succedanea. XIX. 726. radici succedanea. XIX. 727.

Genu, definitio. XIV. 708. vocatur prior articuli genu pars. XVIII. B. 512. ad abscessus circa genu emplastrum Attalici album. XIII. 423. in genu abscessus extrahens emplastrum sine incisione. XIII. 932. articulatio. III. 253. articulus femoris et tibiae commissura formatur. XVIII. B. 612. articulus cum illo cubiti comparatur. XVIII. B. 616. in genu simplex articulus. III. 225. genu articuli figura media quae. IV. 452. genu articulum solum justam naturam habere Hippocrates docet. XVIII. B. 613. quod a Galeno quoque comprobatur. XVIII. B. 614. articulus non, nisi una cum coxae articulo, extendi potest. XVIII. A. 630. articuli ligamenta. II. 329. genu articulum extendentes musculi. II. 302. flectentes. II. 304 sq. genu articulum moventes musculi novem sunt. XVIII. B. 1007. genu articulus cur facilius luxetur quam cubiti, et facilius reponatur. XVIII. B. 624. genu articuli luxati pericula. XVIII. A. 707. luxationis modi varii, et repositio. XIV. 796. XVIII. B. 626. cura genu luxati. XVIII. B. 627. genu articuli deligatio. XVIII. B. 760. 761. ad genu debilitatem remedia. XIV. 559. genu dolores sequuti sunt usum assiduum ervi in Aeno. XVII. B. 168. genu dolores vehementissimos simulantis casus. XIX. 4. ad genuum dolorem remedia. XIV. 561. genu fluxione tentati cura. XI. 80. genu gravitas infestat aestate. XV. 198. genu inflammatum laxandum est. I. 80. ad genu inflationes crustacei lapides ex Coele Syria. XII. 203. genu morbi. XIV. 779. ad genuum rheumatismos

discutiendos remedia parabilia. XIV. 535. ad genu tumorem habens inveteratum et aegre solubilem cataplasma ex farina hordeacea per oxycratum addito stercore caprino. XII. 298.

Genubeos est stercus caninum album. XIV. 457.

Genus foetuum ab initio discerni nequit. IV. 169. ne periret, quomodo natura praevidit. IV. 151.

Geometrae quomodo procedant in suis rationibus. XI. 256. numerantur inter rationales. V. 98. occupant primam sedem apud Mercurium. I. 7.

Geometria secundum Hippocratem medicis necessaria. I. 53. in geometria Galeni pater excellebat. V. 42. animum acuit geometria. V. 64. in geometria est methodus certa. V. 68. geometria astronomiam praecedit. I. 53. geometria et arithmetica tantum utuntur divites, quantum exstruendis aedibus et computandis expensis conducit. XIV. 604. in geometria Posidonius excellebat. V. 390.

Germani cutem habent frigidam humidamque, ideo mollem, albam pilisque nudam. I. 627. quales capillos habeant. I. 618. a nonnullis flavi vocantur, sed potius rufi sunt. XV. 185. animosi, audaces et praecipitis consilii sunt. I. 628. apud eos infantes probe non nutriuntur. VI. 51. recens natos statim ad flumen deferunt lavandos. VI. 51. temperamento humidiore sunt. XVII. A. 726. in Germania elephantiasis rarissima. XI. 142. in germanico bello nihil didicerunt medici. XIII. 604.

Germina arborum ac fruticum olerum asparagis proportione respondent. VI. 644. inter se quaenam facultates sunt similia. VI. 643. quaenam sint praestantissima. VI. 644. pariunt succos malos. VI. 750. ubi vel muria vel oxhalme condiuntur, sanguinem melancholicum generant. VIII. 184. vescuntur iis urgente fame. VI. 644.

Gerocomice quid, ejusque scopus. VII. 681. doctrina est, quae senum sanitati prospicit. VI. 330.

Gibbi quidam fiunt ob luxationem femoris in exteriorem partem. XVIII. A. 622. qui ex asthmate aut tussi fiunt, ante pubertatem intereunt. (Hippocrates.) XVIII. A. 74. gibbos Hippocrates vocat hybos et cyphos. XVIII. A. 74.

Gibbositas, definitio. VIII. 242.
XVIII. A. 493. ejus effectus. VIII.
242. si corpore jam robusto fiat,
morbum tunc existentem solvit. XVIII.
A. 509. in genitalium evolutionem,
barbam et foecunditatem effectus.
XVIII. A. 509. gibbositatis causae.
XVIII. A. 75sq. 552. causae sunt tubercula cruda et dura in pulmone secundum *Hippocratem.* VII. 922. causa
situs, quo jacere consueverunt. XVIII.
A. 511. in ea tubercula plerumque
dura et cruda oriuntur in pulmone.
XVIII. A. 505. causa tubercula sunt.
XVIII. A. 505. ictus. XVIII. A. 506.
renum et vesicae vitia superveniunt,
abscessus ad ilia et inguina. XVIII. A.
507. affecti multi usque ad senectutem hoc malum sustinent, pauci tamen ad sexagesimum annum pervenerunt. XVIII. A. 519. effectus ejus
in pueris. XVIII. A. 500. supra septum transversum consistentis in costas effectus. XVIII. A. 501. gibbositatis thoracis in varias functiones effectus. XVII. A. 501. gibbositas quibus in lumbis est, his coxae graciliores sunt, quam quibus ad pectus.
XVIII. A. 508. gibbositatis cura generalis. I. 262. si causa casus ex alto est, paucis ita convalescit, ut di-
rigatur. XVIII. A. 513. quae supra
diaphragma fit, difficilis curatu est.
XVIII. A. 496 sq. quae infra septum
transversum quomodo nonnunquam
sanetur. XVIII. A. 497. gibbositatis
cura chirurgica. XVIII. A. 553 sq.

Gibbum apud *Hippocratem* κυφον
vocatur. XVIII. A. 493.

Gigarta, eorum vires et usus. XI.
856.

Gilva emplastra; generaliora quaedam circa ea. XIII. 517. praeparandi
ratio. XIII. 518. vires. XIII. 519.
gilvum ex libris *Damocratis.* XIII.
939. aliud. ibid. — gilvum ex metallicis, quo *Galenus* utitur. XIII. 519.
gilvum *Halici.* XIII. 645. 802.

Gingidium, facultates et usus. VI.
640. XI. 856. plurimum in Syria provenit. VI. 640. comeditur. VI. 622.
mali succi est. VI. 794.

Gingivae appellantur carnes, quae
dentes comprehendunt, ubi primum e
locellis emergunt. XII. 852. unde
nervos accipiant. II. 432. 836. nervos accipiunt a tertia conjugatione.
III. 743 sq. nocet iis assiduus lactis
usus. VI. 688. quomodo noxa illa

prohibeatur. ibid. et sq. ad gingivarum abscessus compositiones. XII. 958.
gingivas albas reddit aristolochiae radix rotunda. XI. 836. ad gingivarum
carnem instaurandam remedium aridum. XIV. 523. gingivarum collutio.
XIV. 357. ad gingivas corrosas remedia parabilia. XIV. 432. ad gingivas corrosas remedia. XIV. 495. 496.
ad gingivas cruentas remedia parabilia. XIV. 433. ad gingivarum defu-
xiones clysteres acres. XVI. 145. ad
gingivas denigratas et putridas remedia parabilia. XIV. 433. gingivarum
dolorum cura. XII. 874. ad gingivarum dolores *Aristocratis* praecepta.
XII. 879. ad gingivas emollitas cornua cervi et caprae usta. XII. 334.
gingivarum fluxione laborantibus et
corrosis cum tumore et dolore remedia. XII. 875. gingivarum inflammatarum cura. XII. 874. gingivarum
cura. XII. 853. cura, quando ex inflammatione dolent. XII. 853. ad gingivarum inflammationem remedia parabilia. XIV. 433. ad gingivas humore praegnantes panacea *Mithridatis.* XIII. 54. gingivarum laxitatem
mollitiemque desiccat ostrea usta. XII.
347. ad gingivas laxas, putrescentes
et cruentas Timocratis dentifricium.
XII. 887. gingivas madentes resiccat
coracine sphragis. XIII. 826. ad gingivas madore laxas. XII. 879. humore
gravidas et subcorruptas. XII. 879.
gingivarum nomis pastillus *Aristarchi*
Tharsei. XIII. 825. ad gingivas praegnantes et foetentes. XII. 956. gingivarum prurigines quanam aetate
veniant. V. 695. gingivarum pruritus in dentitione accidit. XVII. B. 629.
ad gingivas puerorum remedia parabilia. XIV. 541. gingivis puerorum
dentientium assidue illitum butyrum,
dentium exitus adjuvat. XII. 273.
gingivae putrescentes odoris tetri ex
ore causae. XVI. 215. ad gingivas
tumidas et carnis incrementum. XIV.
433. ad gingivas ulceratas. XII. 881.

Γιγγλυμοιδὲς apud *Hippocratem* est
imum caput humeri. XVIII. B. 349.

Ginglymus, definitio. II. 736. ejus
differentiae. II. 737.

Gith vocatur melanthium. XI. 870.

Gizi cassiae species. XIV. 72.

Glabri humorem melancholicum
non generant. XVI. 93.

Glabrities qualis sit affectus. XVI.
88. ut signum. ibid. quid significet.

XVI. 90. frigidiorem et mansuetam naturam significat. XVI. 91. denotat temperamentum justo frigidius. XVII. A. 722.

Glacialis humor nonnunquam vocatur lens crystallina. V. 623. (vide *Crystallinus* humor et *Lens* crystallina.)

Glacies, ejus in thoracis organa effectus. XVII. B. 813. in somno visa quid denotet. VI. 832. XVI. 219. XVII. A. 214.

Gladiatores quotidie utuntur ptisana fabarum. VI. 529. in patella vulneratos et in tendine lato tenuique supra illum, perditos vidit *Galenus*, qui enim superstites, claudi erant. XIII. 564. casus, transversam divisionem in priore et inferiore femoris parte habentis. XIII. 601. gladiatorum cura *Galeno* tradita. XIII. 600. gladiatorum vulnera gravia quomodo *Galenus* Pergami curaverit. XVIII. B. 567.

Gladiolus, (*Xiphium*) radicis facultates medicae. XII. 87.

Gladius qualis optimus. III. 30. vel ceram secando hebetatur. XI. 597.

Glandium i. q. *Thymus*.

Glandulae: universam earum naturam *Hippocrates* vocavit ουλομελίην. XVIII. A. 379. de glandularum natura *Hippocrates* librum conscripsit, sed hic non amplius exstat. XVIII. A. 379. quae, quod in medio vasorum in diversas partes diductorum habetur, implent, earum haud magnus usus est. X. 983. earum induratarum cura. ibid. quae vel salivam , vel lac, vel genitale semen, aut pituitosum humorem quendam generant, earum major usus est. X. 983. harum induratarum cura. ibid. quaenam a quibusdam glandulosa corpora, non glandulae vocentur. X. 983. omnes exsangues et frigidae. XVII. B. 833. in diversis regionibus enumerantur. VI. 674. ut alimenta. VI. 673. glandulas antiadas dissipat myrtus, liquido alumine ac melle mixtus. XIV. 438. glandulae circa aures unde nervos accipiant. III. 745. axillares unde venas accipiant. II. 788. axillarium usus. IV. 331. glandulae inflammatio bubo dicitur. XI. 77. tumescentes bubones vocantur. X. 881. glandularum affectus bubo, phyma et phygethlon est. XI. 77. glandulae in collo et post aures tument ex ulcere

in vicinia orto. X. 881. glandulae humectant fauces. IV. 647. cur facile fluxiones suscipiant. X. 880. cur sint ad suscipiendam fluxionem promptissimae. XVI. 469. glandularum inflammationes phygethla vocantur. VII. 729. ad glandularum inflammationes panacea *Mithridatis*. XIII. 54. glandulae inguinales arteriae cruralis sunt fulcimenta. IV. 327. in inguinibus et alis cur intumescant ex ulcere in manus aut pedis digito. X. 881. glandulae lacrymales, usus. III. 811.

Glandulae linguales, functio. VI. 673. circa laryngem glandulae sunt. VI. 674. quae laryngi adjacent, usus. III. 589 sq. glandulae Meibomianae, usus. III. 792. mesenterii, duplex differentia. IV. 647. mesentericarum usus. III. 338. mesentericae unde venas accipiant. II. 785. meseraicas *Herophilus* jam novit. III. 335. cur nervos nullos accipiant. IV. 268. 269. glandulis phlegmone tentari incipientibus saepe solum oleum satis est. X. 905. glandularum phlegmones cura. X. 882. in glandularum phlegmone victus ratio. X. 905. glandula pituitaria extra duram matrem posita est. III. 696. pituitaria cerebri cava est et cur. III. 694. usus ejus. III. 674. 695. glandulae pylori in animalibus obviae. III. 281. glandulae cur excipiendis recrementis idoneae. XI. 275. robur plane nullum habent. X. 881. salivam generant. IV. 647. glandularum scirrh. sa phlegmone struma dicitur. X. 881. 982.

Glandulae quaedam sensus sunt expertes. VII. 531. glandularum morbus struma est. XVII. B. 637. glandulae ubi scirrhum contraxerunt, struma vocatur. VII. 729. secernentium substantia rara et cavernosa est. IV. 647. glandulae succus qualis. VI. 774. glandulae ad succos animali utiles generandos quae sunt comparatae, nervos habent, arterias et venas. IV. 269. glandularum tumores quid significent in febribus. XVII. A. 411. tumores sine ulcere aut manifesta causa admodum sunt suspecti. XVII. A. 410. glandularum usus. IV. 269. glandularum omnium duplex usus est secundum *Marinum*. IV. 646. collo vesicae adjacentes prope ad testium naturam accedunt. VI. 675. utraque parte colli vesicae locatae, humorem continent semini similem, sed tenuiorem. IV. 182 sq. in coitu una cum semine ejicitur in maribus, in feminis in muliebre pudendum defluit. IV. 189. usus ejusdem. ibid.

GLANS penis, definitio. XIV. 706.

GLANDES castanearum sunt praestantissimae. VI. 621. (alii hasce λοπιμους vocant. VI. 621.) quernae glandibus castanearum sunt deteriores. VI. 621. quercuum suibus nutrimento sunt. VI. 620. aliquando etiam prae fame ab hominibus edebantur. VI. 620. aeque nutriunt ac frumentacia edulia. VI. 621. castaneis magis sunt acerbae. VI. 779. inter crassi succi cibos pertinent. VI. 777. rustici iis vescuntur. VI. 620. diversarum arborum partim hominibus, partim suibus alimentum sunt. VI. 778. per glandes alvus evacuatur. XVI. 120. glandis magnitudo pendet drachmam dimidiam. XIX. 780.

GLANS unguentaria vide BALANUS myrepsica. XI. 844 sq.

GLAUCEDO quid. III. 786. cur senibus frequens sit. XVII. B. 651. ad glaucedinem *Musae* compositio. XII. 737.

GLAUCIAS empiricus. X. 142. in *Hippocratem* commentaria scripsit. XVI. 196. sextum *Hippocratis* de popularibus commentatus est. XVII. A. 794. quomodo locum aliquem *Hippocratis* de morum cognitionis dignitate in morbis cognoscendis explicet. XVI. 325. librum de humoribus *Hippocratis* esse judicat quidem, non autem magni illius. XVI. 1 sq.

GLAUCII camera (tholos) vocata fascia. XVIII. A. 790. illinitiones ad oculorum dolores. XII. 743. pastillus. XIII. 835.

GLAUCIUM, ejus facultates et usus. XI. 857. solum, super cote tritum, ad aurium robur. VI. 439. ad erysipelata. X. 955. ad phlegmones incipientes. X. 955. ad oedema. X. 954. substituitur aloae indicae. XIX. 724. pro myrobalano. XIX. 737. substituitur sambuco. XIX. 724.

GLAUCOMA, definitio. XIX. 435. quomodo a suffusione differat. XIX. 438. virilis morbus est. V. 696.

GLAUCONI libros de medendi methodo dicavit. XI. 1. ejusdem admiratio *Galeni* propter medici casum, jecoris inflammatione laborantis. VIII. 364.

GLAUCOSIS quid sit. III. 786. XIV. 775.

GLAUCUS durae carnis est. VI. 727.

GLAUX herba, ejus facultates. XI. 857.

GLENE ossium quid sit. II. 736. IV. 410.

Γλήχων vid. Pulegium. (XI. 857.)

GLEUCINI confectio ut *Heras*. XIII. 1042. confectio *Critonis* in secundo de ornatu. XIII. 1040. confectio juxta *Andromachum*. XIII. 1039. confectio secundum *Dioscoridem*. XIII. 1041. mustei unguenti confectiones. XIII. 1039.

GLEUCINUM unguentum prorsus acopon est et relaxans. VI. 220. vim habet calfactoriam et remittentem. XIII. 1041.

GLOBOS modice emolliendi vim habet. XI. 858.

GLORIAE cupiditas animi affectus est. V. 35. gloriam vanam Graeci ambitionem vocant. VI. 415.

GLOSSITIDIS casus. X. 972.

GLOSSOCOMON. X. 442. descriptio et agendi ratio. III. 573. structura et usus. XVIII. B. 503. num sit in cruris fracturis necessarium. XVIII. B. 499 sq. vocatur ab Atticis arcula. XVIII. B. 502. quale esse debeat ad cruris fracturas commodum. XVIII. B. 502. quando sit commodum. XVIII. B. 503.

GLOTTIS, descriptio et usus. III. 560 sq. vocatur et lingua s. lingula laryngis. III. 562. quomodo in ea vox oriatur. III. 561 sq. usus ejus in spiritus cohibitione. III. 562. eam claudentes musculi. III. 568. nervus eorum, ibid. nervi eam aperientium musculorum. III. 569 sq. 575. humida semper sit necesse est. III. 566.

GLUTAEI musculi. XVIII. B. 1003.

GLUTEN, ejus vires. XII. 33. taurinum, ei substitui potest ichthyocolla. XIX. 745. volucrium quale alimentum. VI. 788. piscium ulceribus malignis idoneum. XIII. 662.

GLUTIA corpora cerebri. III. 678.

GLUTINANTIA remedia: (Confer. *Conglutinantia* remedia.) bulbus sativus. XI. 851. hicesium nigrum. XIII. 781. myrrha. XII. 127. narcissi radix. XII. 85. pix arida. XII. 102. folia piceae et tedae. XII. 103. polygonum. XII. 105. polium. XII. 106. polycnemon. XII. 107. sarcocolla. XII. 118. stratiotes. XII. 131.

GLYCERLAEUM prodest fractis. XIV. 793.

GLYCOPHYLLUM pro thermuntiade. XIX. 730.

GLYCYRRHIZA, ejus facultates. XI. 858. refert *Dioscorides*, siccam radicem ad laevorem redactam pterygiorum esse remedium. XI. 858. etiam radix dulcis vocatur. XIII. 11. optima in Creta nascitur. XIV. 59. exasperata lenit. XIII. 51. succus pro ipsa radice ex Creta apportatur. XIII. 47. succus tempore durescit. XII. 963. glycyrrhizae succo succedanea. XIX. 727.

GLYCYSIDA s. pentorobos s. paeonia, ejus facultates et usus. XI. 858 sq.

GLYTI acopon, ut *Philoxenus* grammaticus. XIII. 1036.

GNAPHALIUM unde nomen acceperit; ejus facultates et usus. XI. 861.

Γναθος quaenam dicatur pars. XVIII. A. 423.

GNIDIAE sententiae *Eriphonti* medico adscribuntur. XVII. A. 886.

Γνωμη apud *Hippocratem* qua significatione occurrat. XVI. 174. XVIII. B. 656.

Γο unciam significat. XIX. 750. 756. 758. 780.

GOBIO littoralis piscis est; quale praebeat alimentum. VI. 719.

Gobiones qualem carnem habeant. VI. 724.

GOMPHOSIS, definitio. II. 738.

GONGRI arborum. XVII. B. 38.

GONGRONAE apud *Hippocratem* quid sint. XVII. B. 38. causae. XVII. B. 39.

GONGYLIS, seminis et radicis facultates. XI. 861.

GONORRHOEA, definitio. VIII. 438. XIX. 426. nomen unde sit derivatum. VIII. 439. spermaticorum vasorum affectio est. VIII. 441. in gonorrhoea vasa spermatica afficiuntur. IV. 188. gonorrhoeae differentia. VII. 150. gonorrhoeae causae. VII. 267.

GORGIAS librum de natura scripsit. I. 487.

GORTYNIATES Tryphon. XIII. 246.

GRACILE ab *Hippocrate* interdum dicitur ad partium praeter naturam tumentium oppositionem. XV. 793.

GRACILES fiunt ventriculo calido praediti. XVII. B. 203. 209. admodum facile abortiunt. XVII. B. 836. et aridi omnes, qui regiones calidas incolunt. XI. 512. plerumque biliosi sunt. XVII. B. 665. eorum caro mu-

cosior quam plenorum. XVIII. A. 361. cutis laxa est. XI. 508. febre continente non vexantur. X. 607. ad humorem melancholicum generandum sunt aptissimi. XVI. 17. 93. crassis tardius mori *Hippocrates* pronunciat. XVII. B. 547. obesi facti sunt ex unguento dropace. VI. 416. lenius iter facere iis convenit. XV. 191. natura qualem pulsum habeant. VIII. 464. corpore, ceterum robusti, qualem pulsum habeant. VIII. 812. graciliores quales pulsus habeant eorumque causae. IX. 117. gracilium pulsus longus videtur. IX. 228. graciliorem hominem factum esse qualis pulsus denotet. IX. 233. graciles, eorum pulsus. IX. 472. 531. XIX. 632. graciles et facile vomentes superius purgare, caventes hiemem, confert. XV. 335. graciles et ad vomendum faciles per superiora sunt purgandi. XVII. B. 664. gracilioribus quaenam cataclysmata conducant. XV. 199. in gracilibus quaenam sit vena secanda. XVI. 136. graciliorum victus ratio. XV. 202 sq. gracili corpori inimica sunt extenuantia. VI. 433 sq. gracilia omnia magis exsanguia sunt. XVIII. B. 893.

GRACILITAS, definitio. XV. 236. deficiens nutritio est. VII. 211. quomodo fiat. VI. 416. fit ex frictione multa. VI. 108. 109. quomodo ex pulsu cognoscenda. IX. 522. temperamento sicco familiaris. IX. 143. gracilitati conveniens victus ratio. VI. 417. gracilitatis remedium pix habetur. VI. 416.

GRACULI quale alimentum praebeant. VI. 729. sale condiuntur. VI. 746.

GRAECI quid sub terra intellexerint. XII. 165. 168.

GRAMINIS radicis, herbae, seminis facultates. XI. 810. semen ex Parnasso desiccatorium et acerbum. XI. 810. decoctum calculum frangere dicitur. XI. 811. radicis decoctum lapides conterit. XIX. 694. recentis sapor qualis. XI. 633.

GRAMMATICA, definitio. XVIII. A. 215. ars nobilis est. I. 39. callebat eam *Galeni* pater. VI. 755. didicit eam a patre *Galenus*. XIX. 59. grammaticae, dialecticae et rhetoricae tantam cognitionem habebant *Galeni* tempore nonnulli medici, quantam asinus lyrae. IX. 789.

GRAMMATICI inter rationales numerantur. V. 98. occupant primam sedem apud Mercurium. I. 7.

Grammatici historia, qui ex vini potu in balneo deliravit et periit. VIII. 132. casus, qui ob oris ventriculi consensum incidit in epilepsiam. VIII. 340. Grammaticorum munus. IX. 789. ad Grammaticum Basilii victus ratio. XIV. 552.

GRANA Cnidia et tinctoria, vires eorundem medicae. XII. 32. granum cnidium qua in re a cnico differat. XI. 610. granum cnidium rarius alimentum evadit. XI. 612. granum cnidium pituitam et totum aquosum humorem evidenter educit. XIV. 223. granum cnidium pro lathyri. XIX. 734. grana purgantia: eorum compositio. XIV. 531.

GRANDO quomodo fiat. XIX. 289. grandinem quales venti gignant. XVI. 409. grando in somno observatas quid denotet. VI. 832. XVI. 219. XVII.A. 214.

GRAPHOIDES processus ossis temporum. II. 745. ulnae. II. 769.

GRAVEDO, definitio. XIV. 742. XIX. 418. unde nomen acceperit. VII. 263. vocandum est, quod a cerebro destillat. II. 139. XV. 325. dicitur, quando fluxio fit in nares. XVI. 171. secundum veteres est humor tenuis et crudus per nares excretus. XVIII. B. 180. ex capite qualis. XVII. B. 24. causae. XIV. 742. causa iter est. XV. 867. causa in cerebro est. XVI. 171. hiemalis morbus. V. 694. morbus hibernus est. XVI. 382. cur sit hiemalis morbus. XVII. B. 626. vere potissimum fit. V. 693. XVI. 26. morbus vernalis. XVII. B. 615. facile laborant temperamento frigido praediti. I. 325. in gravedine qualitas et quantitas excretorum quid significet. VIII. 165. processus mammillares cerebri in ea laborant. VII. 107. causa cerebrum est. VII. 262. interdum ad ventriculum defertur. X. 513. in gravedinibus vox rauca fit. III. 535. ubi concoquitur, pituita crassa evadit. XVI. 74. quomodo noceat, pulmonis morbo superveniens. XVIII. B. 180. gravedines in valde senibus coctionem non admittunt. XVII. B. 538. ea laborantibus lienis vitia minus contingunt. XVII. A. 993. gravedini superveniens febris ipsas firmius et certius concoquit. XVII. B. 23. grave-

dini contrarius rerum venerearum usus. XVI. 170. gravedini quomodo medeantur sternutamenta. II. 882. gravedinis in senibus cura diaetetica. VI. 349. gravedines ab initio laedit sternutatio. XVI. 170. gravedo difficulter curatur in locis, ventis subjectis. XVI. 399. ad gravedinem melanthium frixum. XI. 860.

GRAVEOLENTIA quae dicantur. XI. 699. graveolentiae ut morborum symptomata. VII. 75. ad graveolentiam oris remedia. XIV. 357. graveolentiam alarum et totius corporis sanat scolymos. XII. 125.

GRAVIDAE pica saepe afficiuntur. VII. 133. cur cibi fastidio et pica laborent. XVII. B. 860. XIX. 455. qua de causa vitiosis humoribus impleantur. XVII. A. 749. parum et frequenter respirant. IV. 501. cacochymiae earum causa. XVII. A. 362. cur menstruorum expertes. XIX. 455. gravidarum pulsus qualis. VIII. 466. IX. 131. XIX. 632. 636. gravidae si lac copiose mammis profluat, foetum imbecillum reddit. IV. 178. XV. 402. XVII. A. 457. XVII. B. 843. quando sint purgandae. XVII. B. 819. gravidas quando purgare Hippocrates praecipiat. XVII. A. 346. XVII. B. 653. 819. gravidae si purgantur, foetus aegrotat. XVII. B. 858. gravidam acuto morbo corripi letale. XVII. A. 440. XVII. B. 820. abortus causae. II. 183. XVII. A. 438. 635. XVII. B. 838. 846. alimenti indigentia abortum causatur. XV. 366. ex venaesectione abortit. XVII. B. 821. abortiunt ex incauta purgatione. XVII. B. 652. 655. gravida abortit ex alvi profluvio. XVII. B. 823. abortit, si mulier transgrediatur amphisbaenam. XIV. 243. abortit ex decocto florum leucoji. XII. 58. gravidae, si mammae derepente extenuentur, abortit. IV. 178. VIII. 437. XVII. A. 307. XVII. B. 827. tenesmus in iis abortus causa. XVIII. A. 125. gravidae si purgatio prodeat, foetus sanus esse nequit. XV. 402. XVII. A. 439. XVII. B. 858. marem an feminam gestent unde cognoscatur. XVII. B. 834. utrum abortum fecerit unde cognoscatur. XIV. 480. gravidae peccata in foetum transeunt. III. 885. febre correptae aut extenuatae periculose pariunt, aut abortiunt. XVII. B. 851. uteri erysipelas letale. XVII. B.

835. febre si corripiantur, abortiunt. XVII. B. 851. abortum efficit stachys. XII. 130. causa abortus in *Stymargi* uxore erat diutina seditio. XVII. A. 324. (confer. ABORTUS.) gravidae gemellos gestanti si altera mamma gracilescat, alter foetus ejicitur. IV 153. XVII. B. 828. non gravidae si lac habeant, menstrua iis cessant. XVII. B. 829.

GRAVIDITAS, cur in ea menses cessent. IV. 177. graviditatis tempus varium et dubium. XVII. A. 448. tempus medium septimus mensis. XVII. B. 653. uteri conditio in ea. II. 899. graviditatis signum est uteri orificium citra duritiem clausum. VIII. 433. graviditas inter lactandum oborta infanti et lacti nocet. VI. 46.

GRAVITAS manifesta apparet in cerebro. VII. 531. nullus ejus sensus in partibus sensu vacuis. VII. 531. num comes plenitudinis an plenitudo gravitati praeeat. VII. 533. ubi aliqua in parte est, non etiam in illa humorum est plenitudo. VII. 533. evidentissimum signum plenitudinis sensitricis facultatis. VII. 532. naturalis facultatis affectus non est. VII. 529. in motu morbum futurum indicat. I. 360. gravitatis sensus ut signum morbi futuri. XVI. 224. gravitas totius corporis comitatur febrem quotidianam. VII. 466. gravitatis sensus in parte paralytica. VII. 533. gravitatis sensus nonnunquam in pulmone, hepate et renibus est. VII. 530. (gravitas capitis, vide *Capitis gravitas*.)

Γϵῖφον quid significet. XVI. 728.

GROSSI, eorum vires medicinales. XII. 88.

GRUES crura longa habent, eandemque ob causam coll·un et rostrum longa. III. 876. habent vocem clangorosam. III. 535. *Gruum* caro qualis. VI. 703.

GRUMUS acervata sanguinis concretio est sensibilis. VII. 710. grumos sanguinis liquare dicitur coma amaranthi. XI. 824. grumi, qui in intestinis, ventriculo atque thorace continentur, quaenam symptomata provocent. VIII. 409.

GRUS quasilliformis vocata deligatio. XVIII. A. 822.

GULA, os et ventriculi primum est alimenti principium. XV. 387. spinae superjacet, per collum et pectus deorsum usque ad ventriculum por-

recta. X. 923. excipit excrementa capite in os delata. VI. 421. maxime a devoratis dulcibus delectatur. XV. 656. abscessus in ea concoctu difficilis unde cognoscendus. VIII. 337. affecta quomodo curanda. XVII. A. 474. affecti cur in dorso etiam dolores sentiant. VIII. 337. adeo vehementer ex frigidae usu afficitur, ut vix deglutiat. X. 621. ex gulae vasis ruptis haemorrhagiae diagnosis. VIII. 337. inflammata vocem laedit. VIII. 269. gulae inflammationis cura. X. 922. gulae indulgentes febri quotidianae sunt obnoxii. XI. 23. ex gula sanguis vomitu rejicitur. VIII. 264. in gula ulceribus remedia convenientia. X. 299.

GULOSA animalia magnum habent hepar. II. 570.

GUMMI, usus ejus in fracturis nasi. XVIII. A. 474. pro tragacantha. XIX. 745. vires ejus medicinales. XII. 34. viscosum et glutinatorium est. XII. 81. arabicum antidotum scammoneae est. XIV. 761. gummi *cerasi*, vires medicae. XII. 23. gummi *pruni*, vires ejus medicae. XII. 33.

GURGULIO vide UVULA.

Gustandi facultas a compluribus χυμὸς vocatur. XI. 449.

GUSTUS, definitio. II. 857. XIX. 380. theoriae. XIX 310. organon lingua. XIX. 359. gustus et odoratus sensus sunt congeneres. VII. 122. gustus et odoratus inter se consentiunt. XI. 697. gustus instrumentum liquidum. V. 627. gustus humidae naturae sensus. VII. 122. sensilia per humiditatem et humores in cognitionem veniunt. V. 634. gustu quaenam corporum qualitates explorari queant. XI. 445. gustui sano quales sapores jucundissimi. VII. 122. gustus per nervum lingualem tertiae conjugationis producitur. II. 837. gustui aegroto et vitiato quales sapores amici. VII. 122. gustus amarus est in biliosis. VII. 105. gustus nonnunquam alteratur. VIII. 229. gustus depravatur referto extraneo quopiam humore lingua. VII. 105 sq. depravatus futuri morbi nota est. I. 361. 362. gustus organon divellitur, quatenus tactus est particeps. VII. 116. gustum laedit intemperies membranae linguam ambientis. VIII. 234. gustus perit lingua arefacta. V. 634. plures qualitates sunt. XI. 669. gustus instrumen-

tum laborans reficit theriaca. XIV. 271.
gustus morbi futuri nota. XVI. 224.
gustus docet aliud medicamentum esse salsum, vel acidum, aliud amarum
vel dulce. XIV. 221. gustus ad diagnosin morborum utilitas. XVIII. B.
649. gustus indicat humores supervacaneos. XVII. B. 278. symptomata
ex eo petenda. VII. 76. symptomata
morbosa in eo apparentia. VII. 104.
GUTTA cavat lapidem saepe caden-
tis aquae. VIII. 27.
GUTTUR (confer. LARYNX.) vocis
instrumentum etiam est. VIII. 267.
in gutture vocis generatio est. XV.
793. guttur et musculi hoc moventes ad vocalia instrumenta pertinent.
XVI. 204. gutturis musculi proprii.
XVIII. B. 950. gutturis musculis ner-
vuli tenuissimi inseruntur. XIV. 628.
gutturis inflammatio ab initio venaesectione in cubito, postea sub ipsa
lingua curatur. XI. 305. ad gutturis
inflammationem stercus humanum. XII.
293. guttur resolvitur vocalibus nervis vel incisis vel laqueo interceptis.
VIII. 53. ad gutturis rheumatismum
remedia. XIV. 579. per guttur simul cum tussi thorax purgatur. XV.
323. gutturis ulcus unde dignoscatur. VIII. 45.

GYMNASIUM quid, et ad quid instructum. VI. 85.
GYMNASTAE quomodo corpora carne impleant. XV. 197. magister paedotriba. VI. 156.
Gymnastes vocatur, qui gymnasiis
praeest. VI. 135. omnium exercitationum vires pernoscit. VI. 156.
GYMNASTICA ars, definitio. V. 885.
nomen *Homeri* tempore nondum re-
pertum erat. V. 870. neque apud
Platonem frequenter reperitur. ibid.
paulo ante *Platonis* tempora exorta
est. V. 870. gymnasticae legitimae
auctores qui. V. 879. gymnasticae
finis num boni habitus custodia. V. 813.
gymnasticae pars num sit hygieine.
V. 806 sq. gymnasticam athletarum
damnat *Plato*. V. 874. itemque *Hippocrates*. V. 875. et *Galenus*. V. 876.
Gymnastica euexia, definitio. XVII.
B. 362.
GYMNOCRITHON hordeum est nudum ac corticis expers. VI. 520.
GYNAECOMASTHON, definitio. XIX.
444.
GYPSUM, ejus vires et usus. XII.
212. dyspnoeam gignit. VII. 139. ad
gypsum sumtum remedia. XIV. 142.
gypsum ustum, ejus vires. XII. 214.
GYRIS sicca pro amylo. XIX. 724.

H.

HABENA vinculum ab effectu nomen habet. XVIII. A. 777.
HABENDI avida libido omnium animi dolorum causa. V. 49.
HABITUDINES corporis adscititiae
causae pulsuum mutationum. IX. 142.
HABITUS corporis, definitio. IV. 750.
XV. 777. XIX. 372. est affectio quaedam stabilis ac perpetua. I. 30. habitus corporis docet, qualis humor in
eo redundet. XVI. 17 sq. habitus corporis quibusnam partibus demonstretur. I. 341. cognitio ejus necessaria
est, ut, quam in partem morbi effectrix natura repat, cognoscamus. XVI.
297. indices ejus sunt oculi. XVII.
B. 213. adscititi, pulsuum in iis
conditio. VIII. 467. athletarum ad
summum bonus periculosus est. V.
820. athletarum periculi plenus. IV.
752. eum *Plato* vituperat. IV. 754.
athletarum cur nequaquam bonus. IV.

754. biliosus fit ex longo jejunio.
XI. 674. in picrocholis biliosus fit
ex longa inedia. X. 680. bonus, definitio. IV. 740. V. 824. 831. XIX.
382. de bono habitu libellus. IV. 750 sq.
bonus quomodo a sanitate differat.
XIX. 383. bonus robustas actiones
producit. V. 816. bono conservatio
num gymnastice. V. 813. boni exacta
cognitio quomodo comparetur. IV. 753.
quibusnam signis se prodat. IV. 754.
simpliciter bonus qui. IV. 750. summe bonus athletarum periculosus. V.
820. calidi et sicci qui dicantur. X.
685. eorumque causae. ibid. in iis
inedia paratissima febris causa. X. 685.
corporis non collapsus, morbum mitiorem significat. XVI. 201. corrumpitur in quartana. VII. 470. crassus
febri quotidianae obnoxius. XI. 23.
humiditas est in typo quotidiano. VII.
465. corporis diversus diversam vi-

ctus rationem postulat. XV. 184. densiori carne praeditus, alvi profluviis cibos referentibus saepe tentatur. XV. 213. 215. densus durusque in febre cont. venaesectionem postulat. X. 626. malus qui. IV. 750. malus ex nimia vacuatione. X. 638.

Habitus mutationes morborum causae. XV. 570. phthisicus. XVII. A. 62. rarum qui habent, febre continente non vexantur. X. 607. quibus rarus est, ad succos digerendos sunt propensi. X. 626. rarioris et hirsuti victus ratio. XV. 218. salubris corporis unus est temperatissimus, octo vero intemperati. I. 256. salubris affectu athletico salubrior. V. 820. sub tumidum quomodo curemus. XVII. A. 902. temperatus qui dicatur. XV. 184. regionis in eum influxus. XVI. 92. timoris in eum effectus. XVI. 334. victus rationem constituere debet. XIX. 683. ejus in luxationes, earumque repositiones influxus. XVIII. A. 353. est in evacuationibus respiciendus. XVI. 118. corporis valido propria est febris synochalis. X. 777. habitum corroborat frigidum vinum. XV. 195. habitum totius corporis agiliorem reddit vomitus. XVI. 143.

HADRIANUS consul, qui auditum difficilem habebat, manus cavas auribus obtendit. III. 895.

HAELURORUM salitorum caro, ad laevorem contrita, palos et spicula educere dicitur imposita. XII. 321.

ad HAEMALOPIAS remedia. XII. 796. XIV. 347.

HAEMATICUM *Synerotis*. XII. 775.

HAEMATITES, a colore ita vocatus, ejus vires. XII. 195. ad ulcera penis calidiora. X. 382. ad haemorrhagias. X. 330. leviter adstringit. X. 330. ulceribus humentibus convenit. XIII. 316. ex lapide haematite medicamenta. XII. 732. 775.

HAEMATURIA, vide MICTUS cruentus.

HAEMODIA. VIII. 86. ejus tum nomen tum symptoma tactricis facultatis est insigne. VII. 108. quando accidat. VII. 108. causae. VIII. 86. quibusdam fit, dum molas atteri audiunt. XVI. 330. cui causa est austerum et acidum, hanc curat portulaca. XVI. 331. remedia ad eam. I. 127. VI. 634. XI. 831. XII. 874. XIV. 430.

HAEMOPHOBI qui dicantur. X. 627.

HAEMOPTOE periculosissima. VIII.

261. morbus adolescentum est. V. 695. cur juvenibus familiaris. XVII.B. 642. per anastomosin causae. VIII. 289. ab erosione quando accidat. VIII. 289. ex ruptura vasorum quomodo dijudicanda. VIII. 287. earumque rupturarum causae. ibid. sq. comitatur eam suppuratio et tabes. XIV. 743. tabidis causa. XVII. A. 61. saepe simulatur. XIX. 2.

Haemoptoë, ejus causae. VIII. 261 sq. XIV. 742. carnes circa costas detritae. XVIII. A. 570. dysenteriae et haemorrhoidum incauta suppressio. XI. 170. haemorrhoides suppressae. XVI. 458. sanguinis redundantia post membri amputationem orta. XVIII. A. 728. ejus diagnosis. VIII. 262. quomodo differat a vomitu cruento. XIV. 743. si sputum puris eam sequatur, malum. XVIII. A. 115.

Haemoptoës cura. X. 341. XIV. 743. generalis ei medendi ratio. XIII. 73 —75. in muliere solvitur, si menstrua superveniant. XVI. 150. obnoxiis ei prophylactice vere vena secanda est. XVI. 483. qui curati eam sortiti sunt conditionem, ut facile vas aliquod rumpatur, iis vere ineunte vena secanda est. XI. 271. qui ea laborat, caveat et ab exercitiis et omni calefactione. XI. 185. in haemoptoë utile est neque clamare, nec vehementer spiritum ducere aut mittere. XVI. 175. in ea mens adhibenda, utrum sanguis mittendus sit secta vena an secus. XVI. 481. eam arcet venaesectio praeservativa. XVIII. A. 79. sanguinis detractionem contraindicantia. XVII. B. 116. in haemoptoë *Erasistratus* venam secare prohibet. XI. 225. *Chrysippus* laudatur ab *Erasistrato*, quod loco venaesectionis membra vinculis excipere consueverit. XI. 230 sq. amara noxia sunt. XI. 683. in haemoptoë medicamenta adstringentia toti thoraci undique apposita, nocent. I. 288. in haemoptoë nocere vidit *Galenus* refrigerationem thoracis. X. 331. haemoptoë laborantibus suffumigatio non conducit. XVI. 147.

ad *Haemoptoën* remedia. XIV. 365. 442 sq. 443. 444. 506. 508. 509. 513. 532. 533. compositionum usus. XIII. 80. remedium quod statim a prima potione cohibet fluxum. XIII. 293. medicamenta *Acacii*. XIII. 79. *Amaranti* eclegma. XIII. 84. remedia,

quae *Andromachus* scripsit. XIII. 76.
compositio anodyna. XIII. 92. antidotus. XIV. 119. 163. antidotus *Philonis*. XIII. 267. antidotus *Aristarchi*. XIII. 103. antidotus *Arrhabiani*. XIII. 83. antidotus thespesiana. XIII. 102. antidotum zopyrium. XIV. 150. Aphrodisiacum Clidion. XIII. 87. remedium *Apollonii*. XIII. 76. 78. terra Armenica. XII. 190. remedia, quae *Asclepiades* scripsit. XIII. 82. aster stomaticus. XIII. 164. 165. aster dictum remedium. XIII. 91. balaustium. XI. 847. catapotium *Bassi*. XIII. 60. *Carteri*. XIII. 80. *Charixenis* catapotia. XIII. 85. contra eam valet centaurium majus. XII. 19. *Charixenis* compositio. XIII. 102. *Charixenis* medicamentum. XIII. 82. compositio e *Cornelio* medico. XIII. 292. *Crateri* anodyna compositio. XIII. 96. crocomagma. XIV. 134. *Dioclis* Chalcedonii compositio. XIII. 87. emplastrum barbarum *Herae* nigrum. XIII. 557. medulla Ferulae. XII. 85. medicamentum *Galli*. XIII. 77. haematites in cote tritus. XII. 196. remedium *Herophili*. XIII. 79.

ad *Haemoptoën* hippuris. XI. 889. sanguinis hoedorum usus nihil proficere videbatur. XII. 261. hypoglossis ex filice *Andromachi* aromatica. XIII. 53. isopyri semen non est adversum. XI. 891. Leimonii fructus. XII. 57. Lentiscus. XII. 136. cortex Libanoti s. Thuris. XII. 60. remedium *Magni* Philadelphi. XIII. 80. *Mithridatis* antidotus. XIV. 148. confectio aromatica *Mithridatis*. XIII. 52. panacea *Mithridatis*. XIII. 55. panacea *Origeniae*. XIII. 85. alia panacea. XIII. 49. panacea *Musae*. XIII. 57. pastillus ex corallio *Nicerati*. XIII. 87. pastillus haemoptoicus. XIII. 85. pastillus ex mandragora sphragis dictus. XIII. 100. pastillus *Neapolitae*. XIII. 86. pastillus ex succino. XIII. 86. *Pelusiotae* compositio. XIII. 133. compositio *Philippi*. XIII. 88. compositio pilularum. XIII. 84. potio. XIII. 70. 289. quercus glandium membrana interna. XI. 866. pastilli ex succino. XIII. 86. rheum. XII. 112. rubi flos et fructus. XI. 848. Samia terra. XII. 178. *Scribonii Largi* catapotium. XIII. 99. sphragis. XIII. 100. theriace. XIV. 92. theriaca. XIV. 271. 303. theriaca *Euclidis* Palatiani. XIV. 162.

Haemoptoici etiam *Anaphorici* vocantur.

Αἱμορραγέειν verbo *Hippocrates* saepe uti videtur de epistaxi. XVI. 799.

Haemorrhagiae. (de haemorrhagiis singulis vide partes ex quibus contingunt.) Hipp. sub ea intelligit epistaxin. XVII. A. 50. definitio. XIX. 456. quomodo a haemorrhoide differat. XIX. 456. omnes praeter naturam sunt, excepta menstruatione. VII. 232. XV. 320. modi, quibus producantur. VII. 79. X. 311. XIX. 456. haemorrhagiae species. XVI. 475 sq. vere potissimum occurrunt. XVI. 26. XVI. 382. XVII. A. 31. XVII. B. 615. sine vulnere quomodo oriatur. XV. 127. ex erosione (per diabrosin) non est larga, sed exigua. X. 330. remedia ad eam apta. ibid. haemorrhagiae indicia sunt ventris palpitationes cum hypochondrii tensione. XVI. 806. haemorrhagia ventris perturbationis causa. XVII. A. 324. ex haemorrhagia rigores longi. XVI. 814. haemorrhagiae, ex gulae vasis ruptis factae, diagnosis. VIII. 337 sq. haemorrhagiae e gula et ventriculo vomitione fiunt. VIII. 261. ex respirationis organis tussi fiunt. VIII. 261. ex faucibus et gurgulione screatu fiunt. VIII. 261. in haemorrhagiis per os succedentibus, quae cautiones sint habendae, ne inter se confundantur. VIII. 265. haemorrhagia in ventriculum interdum fit a hepate et liene. VIII. 345.

*Haemorrhagia*e: causae. VII. 233. X. 311. balnea. XI. 53. calor. XVII. B. 801. causa est imbecillitatis virium in morbis acutis. XV. 607. causa nix et glacies est. XVII. B. 813. ex plenitudine oritur. VI. 375. utilis interdum est, interdum noxia. XV. 344. ad signa decretoria etiam pertinet. XVII. B. 396. quando crisin efficiant et quando non. IX. 577. criticas qualis pulsus indicet. IX. 536. criticae futurae signa. IX. 765. in principio morbi non judicat. XVI. 259. judicat praecordiorum inflammationem. XVIII. B. 291. per febres quibus aderat, alvus humectatur. XVII. B. 162. futurae indicia sunt, si qui in horroribus judicatorie sudaverint, postridie inhorruerint, et praeter rationem vigilent. XVI. 813. XVII. A. 111. haemorrhagiarum in febribus ardentibus causae. XVII. A. 170. futurae in morbis signa. VIII. 21. criticam qualis pulsus indicet. IX. 536. haemorrhagiae ex contrario malae. XVI 782. copiosa quibus est nigrorum dejectio et alvi contentio, hi sanguinem profundunt alvo dolentes. XVI. 802. frequentes quibus sunt, iis procedente tempore alvus male afficitur, nisi urinae concoctae fuerint. XVI. 796. vehementes in judicatoriis perfrictionibus pessimae. XVI. 797. copiosas ferre non possunt, qui septentrionem inhabitant, nec qui Aegyptum aut meridionalem plagam, optime autem, qui medii his sunt. I. 90. ex ventriculo quibusnam certo tempore fiat. X. 513. delirium aut convulsio inde orta malum. XVIII. A. 109. in ulceribus vehementer pulsantibus oborta malum. XVIII. A. 120. abortus causa. XVII. A. 635. ex ore aut naribus animi defectus causa. XI. 47. convulsionum causa. XVI. 777. ex copiosa convulsio aut singultus, malum. XVII. B. 786. extenuationis causa. XVII. B. 84. causa faciei hippocraticae. XVIII. B. 35. hydropis causa. XVII. B. 503. maciei causa. XVI. 289. haemorrhagiam e naribus futuram quinam pulsus indicet. IX. 505. ex haemorrhagia animi deliquii cura. XI. 50. haemorrhagia medetur lienis tumori, et solvit hypochondriorum contentiones. XVII. A. 421. per diapedesin difficile curatur. XIX. 457. ex arteriis difficilius quam ex venis sanatur. XIX. 457.

Haemorrhagiae: cura eo peragenda, ut aut non amplius confluet sanguis, aut quod occlusa divisio erit, aut etiam utroque simul. X. 326. ad contrarium per communes venas avertimus. X. 926. difficulter curantur in locis ventis subjectis. XVI. 399. ex vase laeso citissime sistitur vase transversim secto. II. 681. in haemorrhagiis internis remedia quae extrinsecus adhibentur, ut adstringentia et frigida, *Galenus* non probat. X. 331. haemorrhagiae, quae ex profundo erumpunt, quomodo curandae. X. 327. haemorrhagiae ex abundantia sanguinis, indeque orta vasis ruptura, cura. X. 313. in haemorrhagiis sanguinis detractio quando sit secundum *Hippocratem* utilis et quando non. XVI. 480. haemorrhagiae per diapedesin cura. X. 332. ad haemorrhagias erosione factas arnoglossi succus. X. 329.

ex erosione putrescentis alicujus ortae, escharotica et cauteria ignita requirunt. X. 324 sq. haemorrhagias pulmonum supprimere quidam prodiderunt lactis leporini coagulum. XII. 274. ad haemorrhagiam ex vulnere optimum remedium. X. 320. haemorrhagiae ex vulnere quomodo sistantur. X. 314. haemorrhagias vulnere sistendi modi mechanici. X. 317. ad haemorrhagias ex vulnere remedia. XIV. 339.

ad *Haemorrhagias* omnes remedia parabilia. XIV. 443. 535. 543. haemorrhagias juvat radix acanthi albae. XI. 819. secundum quosdam sistit acetum propter caliditatem. XI. 415. sistit andrachne portulaca. XI. 831. sistuntur animi deliquio, revulsione, derivatione et refrigeratione. X. 327. anodyna potio. XIII. 95. *Asclepiadis, Lucii* praeceptoris medicamentum. XIII. 857. aster stomachicus vino myrtite dissolutus. XIII. 165. balneum calidum noxium. XI. 181. qua ratione cauteria sistant. XI. 415. haemorrhagiam *Galenus* suppressit aliquando cinere ex acerbis lignis. XII. 139. haemorrhagiam sistere referunt cinerem ranarum ustarum inspersum. XII. 362. ad haemorrhagias compositio. XIII. 77. 73. cucurbitula. XI. 321. haemorrhagiam sistit cornu cervi ustum. XII. 334. ad haemorrhagias *Dioscoridis* Tarsei medicamentum. XIII. 857. emplastrum barbarum *Herae* nigrum. XIII. 557. emplastrum *Hicesii.* XIII. 788. frigoris usus. XVII. B. 36. frigidum conducit. XVII. B. 812. sistunt gallae. XII. 25. flos gallii. XI. 856. haemorrhagiis accommodatis remediis miscetur gypsum. XII. 212. *Hercules* vocatum remedium. XIII. 858. alia. ibid. hypocisthis. XII. 27. idaeae radix. XI. 888.

ad *Haemorrhagias* isatis tinctoria illita. XI. 890. Isotheos dicta confectio. XII. 66. an sistat lichen? XII. 57. sistere potest Lysimachios. XII. 64. ad recentes mentha. XI. 883. sistit panacea *Herae.* XIII. 767. *Pelusiotae* compositio sicca cum aceto. XIII. 134. apte possunt imponi partibus iis affectis folia Perseae. XII. 97. sistit polygonum. XII. 105. pyrites. XII. 200. refrigerantia simul et adstringentia remedia. XI. 838. Samia terra. XII. 178. Sideritis. XII. 121. spongia usta. XII. 376. spon-

giae ustae cinis. XIV. 289. sistunt
folia Stoebes viridia, si illinantur.
XII. 130. quidam utuntur Stratiote
terrestri. XII. 131. levat symphytum
petraeum. XII. 134. taurini cornu rasura cum aqua pota. XIV. 240. theriaca. XIV. 274. suppressa venaesectionem requirit. XI. 282. immodicam venaesectio cohibet. XVI. 153.
vehementis auxilium venaesectio est.
XVI. 810. ad haemorrhagias vinum
crassum. XI. 52.

HAEMORRHUS et HAEMORRHOIS serpens: eo percussi, sanguine per os
et nares totoque corpore effuso intereunt. XIV. 234.

HAEMORRHOIDES, definitio et differentiae. XIX. 446. unde nomen acceperint. V. 117. quomodo ab haemorrhagia differant. XIX. 456. cuinam aetati sint propriae earumque
causae. XVI. 453. viris sunt familiares. V. 696. propriae sunt affectiones
aetatis decedentis. XVII. B. 647. causae. XVII. B. 287. fiunt ab atra bile
ad sedis venas cumulatius decumbente. XVII. B. 647. ex plenitudine oriuntur. VI. 375. ex succis malis melancholicis. VI. 815. haemorrhoidum indicium est hypochondrii tensio cum
capitis gravitate et surditate. XVI.
812. exspectandae si lumborum dolori cardialgia superveniat. XVI. 792sq.
per haemorrhoides judicatio futura
quomodo cognoscatur. XVI. 230. in
purgationibus per inferiora sunt respiciendae. XVI. 119. protinus ces-
santes malae. XVI. 500. largae pulsum reddunt vermiculantem. IX. 313.
morbum futurum indicant. I. 361. per
haemorrhoidas immodica evacuatione
turgentes effectos, ac tumidos novit
Galenus, qui luto terrae aegyptiae
non obscure sunt adjuti. XII. 177.
plerisque superflua vacuare consueverunt. X. 512. quibus fluunt, hi
immunes a morbis sunt, quibus vero
retinentur, gravissimis conflictati sunt.
XI. 166. qui iis laborant, a quibusnam morbis hi sint incolumes. XVI.
453. quosnam alios morbos arceant.
XVII. A. 327. haemorrhoidibus laborantes qualibus morbis non corripiantur et cur non corripiantur. XVII.
B. 107. bile atra infestatis remedio
sunt. XI. 158. melancholiam curant.
XVI. 454. 459. melancholicae constitutioni medentur. XVII. B. 108. 286.
melancholiam praevertunt, et si facta

est, removent. XVII. B. 344. medentur melancholiae. XVII. B. 690. XVIII.
A. 33. melancholicis et nephriticis
salubres. XVIII. A. 21. animi defectus causae. XI. 47. et cura ejusdem.
XI. 50. diuturnae hydropem generant.
II. 109. immoderatae abortus causae.
XVII. B. 636. immoderatae hydropis
causa. VIII. 354. IX. 416. male cu-
ratarum sequelae. XI. 170. incaute
curatis succedit hydrops aut tabes.
XVIII. A. 21. suppressionis sequelae.
XV. 328. praeclusarum effectus. XVI.
454. morbi, ex earum suppressione
oriundi. XVI. 458. XVI. 795. suppressae hydropis anasarca causae.
XVI. 447. suppressae causa insaniae.
XVII. B. 286. suppressae causae intemperiei melancholicae. VIII. 183.
suppressae causae melancholiae. XVIII.
A. 80. XIX. 708.

Haemorrhoidum cura qualis inepta.
XVII. B. 109. ad haemorrhoides remedia. XIV. 551. ad haemorrhoides
composita remedia varia. XIII. 313.
arida varia. XIII. 838. aridum *Apollonii* Tharsei. XIII. 843. decoctum
radicis altheae. XI. 867. medicamenta ex *Heraclidis* libris. XIII. 858. extractorium *Magni Tarsensis*. XIII. 313.
insessus *Phanii*. XIII. 840. *Polyxeni*
compositio. XII. 684. ad haemorrhoides phlegmone tentatas emplastrum
Hicesii. XIII. 787. haemorrhoides aperit bilis tauri. XII. 278. aperit tum
apposita cepa, tum cum aceto inun-
cta essentia ejus. XII. 48. si cohibere eas velis, in brachio, si pro-
movere, in cruribus venae secandae
sunt. XI. 307. haemorrhoides cohibet cyzicenum *Herae*. XIII. 815. co-
hibitarum cura. XVI. 459. fluentes
sistunt Hieracites et lapis Indicus. XII.
207. sistit panacea *Herae*. XIII. 767.
occoecatas aperiunt unguentum irinum
et amaracinum. XI. 750. retentae venaesectionem requirunt. XI. 271. in
haemorrhoidibus suppressis crura scarificamus. XI. 321. ad haemorrhoidas suppressas theriaca. XIV. 274.
haemorrhoides quibus suppressae sunt,
iis sanguis mittendus est. XVI. 133.
haemorrhoidum cura chirurgica. XIV.
789. haemorrhoides vix procidentes
extrahens remedium ex *Largi* scriptis. XIII. 314. haemorrhoides deligandi methodus secundum *Hippocratem*. XV. 915. haemorrhoides reserat
succus cyclamini. XII. 50.

HALES ex viperis assatis, parandi ratio. XII. 319.

HALICACABUS, facultate hortensi solano similis, fructum habet ciendae urinae idoneum et valet ad jecur, vesicam et renes. XII. 145. remedia ei substituenda. XIX. 724. *Halicacabi* semen pro canirubo. XIX. 733.

HALICAR usus in marcore. VII. 702.

HALICON i. e. salsum emplastrum ad multa. XIII. 925.

HALIEI acopon. XIII. 1025. aliud. 1026. acopon viride. XIII. 1032. gilvum emplastrum. XIII. 645. XIII. 802. emplastrum ex sinopide. XIII. 785.

HALITUS, definitio. VII. 122. odoratus sensus est. VII. 122. duplicis generis est. XVI. 396. calidi inspiratio in pleuritide bona. XV. 522. mordens horrores et rigores facit, ex quibus, cute stipata, febres accenduntur. X. 679. ad halitus fervidos remedia. XIV. 371. in halitum sensibilem solvuntur humida et calida. X. 657. in halitum solvi nullum corpus potest citra calorem. X. 657. per halitum digerendi vim habent acria tenuis substantiae. XI. 684.

HALLUCINATIONES aliquando crisis futurae signum. IX. 613.

HALOSACHNE est spuma salis. XII. 374.

HALOSANTHOS, ejus vires. XII. 374.

HALUX ex duobus ossibus constat. II. 777. cur non ut reliqui pedis digiti tres habeat phalanges. III. 201. putant quidam, eum primum formari in foetu. XIX. 331. extendens musculus. XVIII. B. 1020. flectens. ibid. musculus extrorsum ducens. II. 324. musculus flectens. II. 322. musculus oblique leniter sursum trahens. XVIII. B. 1019 sq.

HAMIAE pisces molles carne. VI. 720. etiam durae carnis. VI. 727.

HARMOLA a quibusdam vocatur ruta sylvestris. XII. 82. XIII. 257.

HARMATIUM collyrium, quo usus est *Ptolemaeus* rex. XII. 779.

HARMONIA, definitio. II. 737. dictum medicamentum. XIII. 61. harmoniae vocantur commissurae capitis, mutuo contactu se tangentes. XVIII. B. 922.

HARPALI emplastrum attrahens. XIII. 928. aliud. 929. ut *Harpalus* antidotus ad quartana laborantes. XIV. 167.

HARPOCRAS, stomaticum tradit remedium ex hirundinibus. XII. 943. ut *Harpocras* malagma. XIII. 978. ut *Harpocras* sanguinem cohibens remedium. XIII. 838. *Harpocratis* aridum carnes cicatrice obducens citra erosionem. XIII. 841. compositio ad affectus et dolores aurium. XII. 631. ut *Harpocrates* epuloticum siccum. XIII. 729.

HARPOCRATIONIS compositio ad aures purulentas. XII. 629.

HARPOCRATIUM remedium ad epiphoras et dolores. XII. 754.

HARUSPICINA ab *Hippocrate* ars immolandi vocatur. XV. 441.

HEBDOMADES quomodo numerare *Hippocrates* jubeat in morbis. XVI. 274.

HEBETUDO visus, definitio. XIV. 776. amblyopia est. XI. 779. ab humorum crassitie, medetur cedrea. XII. 18. hebetudo oculorum secundum *Hippocratem* convulsionis indicium. XVI. 754. oculorum hebetudo signum futurae epistaxeos. XVIII. B. 291. oculorum hebetatio ac retusio in febre acuta malum. XVII. A. 868. ad hebetudinem oculorum accipiter in susino unguento decoctus. XIV. 242. prodest succus rapae inunctus. XII. 49. quae ab humorum crassitie oritur, removet Sagapenum. XII. 117. prodest theriaca. XIV. 271. causae sunt lentes saepius comestae. VI. 526. lens et brassica. VI. 632. cornea crassior et densior. VII. 99. cur austeri eam gignant. XVII. B. 570. in febre ardente mentis alienationem indicat. XVI. 553. visus hebetudo et obscuritas morbi futuri nota est. I. 361. ad eam remedia parabilia. XIV. 498. caules chamaesyces. XII. 155. collyrium *Lucii* melinum. XII. 787. *Ptolemaei* remedium. XII. 789. collyrium *Proteus*. XII. 787. *Hermophili* collyrium thalasserum. XII. 781. Indicum basilicon. XII. 782. melinum atarachum. XII. 786.

HECATONDRACHMON emplastrum viride. XIII. 491.

HECTICA febris vide *Febris hectica*.

Hecticus spiritus est, qui lapides continet. XIV. 726.

HECTOR dabat typham equis suis. VI. 515.

HECUBA ante partum formidasse Alexandrum dicitur. XVII. B. 180.

HEDERA in colle ad Tabias crescit.

X. 365. *Hederae* vires medicinales.
XII. 29. immatura pro ericis fructu.
XIX. 729. pro ejus succo, succus
persiens. XIX. 732. ad haemorrha-
gias. X. 330. terrestris, ejus vires.
XII. 153.

HEDIOSMUS vide MENTHA.

HEDYCHROI confectio. XIV. 51. 306.
pastilli secundum *Magnum* compositio. XIV. 262.

HEDYSARUM, seminis descriptio et
vires. XI. 883. semen amarum et calidum est. XI. 646.

HELCYSMA est argenti scoria. XII.
236.

HELENIUM a Dacis et Dalmatis telorum cuspidibus circumspergitur et
venenificum effectum in vulnera de-
latum efficit, comestum vero nihil
mali profert. XIV. 244. pro costo.
XIX. 733. succedit gentianae. XIX.
726. odoratum pro iride illyrica. XIX.
731.

HELIODORUS atheniensis tragicus
poëta de compositis medicamentis le-
talibus scripsit. XIV. 144. 145.

HELIOTROPIUM pro cfinepodio. XIX.
732. pro rapa. XIX. 727. semini
succedit rapae semen. XIX. 730.

HELITIS squama, ejus vires et usus.
XII. 223.

HELLEBORI antidota. XIV. 761.

HELLEBORUS Anticyricus quid. XII.
120. ejus facultates et usus. XI. 874.
quando dandus secundum *Hippocratem*. XV. 865. quibusnam suppuratis
dandus non sit secundum *Hippocratem*. XV. 865. usus ejus in dejectionibus acribus eorum, qui ventres calidos habent. XV. 895. albus pro
struthio. XIX. 744. niger pro papyri
radice. XIX. 739. nigri radix pro
struthii radice. XIX. 744. helleborum
qui assumturi sunt, eorum natura
prius exploranda est, quomodo ad
vomitum se habeat. XI. 346. helleboro utuntur coturnices sine noxa.
VI. 567. de helleboro propinando *Archigenes* librum scripsit. XVI. 124.

HELLESPONTIA ut Andromachus.
XIII. 914. *Herae.* ibid.

in HELLESPONTI parellelo veris, aestatis, autumni, hiemis finis et initium.
XVII. A. 17.

HELMINTHES vide VERMES intestinales.

HELMINTHIASIS, cura. X. 1021.

HELXINE, varia ejusdem nomina,
facultates et usus. XI. 874.

HEMEROCALLIS, radicis descriptio
et vires. XI. 884.

HEMICRANIA, definitio morbi, causae, varietates. XII. 591.

Hemicraniae differentiae. VIII. 206.
cura generalis. XII. 592. medicamenta
ex libris *Herae* ad eam facientia. XII.
593. ad *hemicraniam* remedia. XIV.
500. 516. celebre medicamentum. XIV.
502. aliud. ibid. — elenii radix. XI.
873. pastillus *Socratis*. XIV. 501. remedium quod efficax est. XII. 596.
aliud. 597. stercus columbinum. XII.
303. vinum meracius. XVII. B. 332.

HEMINA quantum contineat. XIX.
755. i. e. cotyle quot habeat uncias.
XIX. 776. libra est. VI. 287. aequalis est unciis novem librae romanae.
XIII. 429. est unciarum novem, aliis
duodecim. XIII. 749. constat aliis
novem unciis romanae librae, aliis
duodecim. XIII. 893. alius sedecim
unciis romanis constare tradit. XIII.
894. heminam significans character.
XIX. 749. 761. 758. hemina olei.
XIX. 777. mellis. XIX. 778.

HEMIONITIS, ejus vires et usus. XI.
884.

HEMITRITAEUS, definitio. XIX. 402.
media et magna qualis. XIX. 402.

HEPAR, definitio et brevis descriptio. XIX. 360. administratio ejus
anatomica. II. 575 sq. de hepate *Herophili* locus citatur. II. 570. hepatis
corpus quid a *Galeno* vocetur. II. 201.
hepatis propriam substantiam *Erasistratus* parenchyma putat, et non
principalem visceris partem. XIII. 193.
urbi aut ae ibus magnis comparandum est. XV. 145. hepar pecus veluti agreste secundum *Platonem*. III.
309. principium est earum actionum,
quae ad nutritionem pertinent. XV.
362. cur ventriculum ambeat. III.
284. quae habent animalia, etiam
lienem habent. II. 569. alimenti maximam alterationem molitur. XV. 386.
omnibus praeparat corporis partibus
alimentum. XV. 233. alimenti in eo
redundantia efficit, ut animal non esuriat. XV. 234. adfert alimento pu-
gationem. III. 269. tertium est alimenti principium. XV. 387. in eo
animae facultas concupiscibilis sedem
habet. VIII. 160. sedes est animae
nutricis. X. 635. unde arterias accipiat. IV. 319. arteriarum situs et parvitatis causa. III. 307. propter frigiditatem minus attrahit. XVII. B. 495.

auget vinum dulce. V. 771. in hepate calor innatus continetur, cujus ope sanguis gignitur. XV. 289. hepatis calor ad sanguinem generandum creatus est. XVII. B. 252. hepatis caro post illam renum densissima. XVI. 157. hepatis caro cute humidior et calidior. I. 601. hepatis caro sanguini simillima. III. 298. hepatis caro erit effecta, si sanguis concrescit. XV. 250. cava pars dejectione purgatur. X. 527. cava per intestina purgatur. X. 923. in hepate secunda concoctio perficitur. VI. 786. XV. 233. hepatis convexa pars diaphragmati annexa est. XVI. 284. hepar, cor et cerebrum facultatum nos regentium sunt principia. V. 506. corde humidius, rubrum magis et mollius. V. 571. XVI. 12. non cordis minister. V. 534. 537. hepatis devexum diaphragmati annexum est. XVII. A. 924. hepar a liene expurgatur. V. 127. hepatis excrementa quae. — hepar biliosum excrementum expurgat. VII. 222. excrementa ex eo educit oxymel subacidum. XV. 685. hepatis excrementum aliud lieni, aliud vesicae felleae, aliud renibus est jucundum. II. 178. hepar fons facultatis alteratricis. XV. 292. facultas attractrix affecta qualia symptomata producat. VIII. 367. facultatis appetentis sedes. V. 521. concupiscentis facultatis fons est. XIX. 459. facultatis naturalis principium. IX. 492. facultatis nutritiae fons. V. 658. nutricis facultatis et sanguinis origo. V. 533. facultatis retentricis affectae signa. VIII. 369. ficatum quod vocatur, praestantissimum alimentum est. VI. 679. principium in foetu. IV. 241. 541.

Hepatis functiones. XIII. 193. XIV. 718. hepar functionum naturalium principium. XVI. 598. ex sanguine generatur. IV. 658. generationis tempus. IV. 662. hepatis gibba pars per urinas, sima per alvum purganda est. XI. 93. gibba per renes purgantur, cava per ventrem inferiorem. XVI. 234. gibba per urinas purgantur. X. 923. pars gibba per medicamenta dejectoria purgatur. X. 527. quidam carnem circa gibbas hepatis, quam parenchyma vocant, sensibilem accipiunt, at nervus nullus ei inseritur. VII. 531.

Hepatis gibbi venae unde oriantur. II. 786. humorum noxiorum in eo acervatorum vacuandi rationes. XVII. B. 440. hepatis ligamenta eorumque usus. III. 311. lobi non pares in cunctis animalibus. II. 569. nec magnitudo eadem. II. 570. hepar magnum quaenam animalia habeant, quaeque parvum. II. 570. membrana ejus externa velut cutis quaedam est. III. 300. cur minimum nervum acceperit. III. 308. 382. in hepatis substantiam nulli distribuuntur nervi. III. 500. nervos molles accipit. IV. 271. a vago ramos accipit. IV. 289. exiguis nervis praeditum est. XVI. 668. XVII. A. 832. nutritionis ratio. III. 320. quali sanguine nutriatur. V. 572. XV. 381. venis nutritur. III. 495. palpitat. VII. 160. parenchymatis hujus et splenis differentiae, ejusque causae. III. 319 sq. unde concludi queat, hepar parvum esse, et angustos meatus habere. I. 354. portae ejusdem. III. 268. portae cur duae in foetu. IV 668. in portis omnes venae conveniunt. XV. 144. ad hepatis portas omnes venae ex intestinis, ventriculo, liene et omento veniunt. XV. 385. portae functio. I. 285. nervi, portae qui inseruntur, exiles sunt. VII. 531. purgantia organa. III. 382. simae partis inflammationum judicatio. IX. 708.

Hepatis situs. II. 571. situs tutus. III. 311. situs causa. III. 278. omnibus infra diaphragma positis partibus sanguinem largitur. V. 535. sed et superioribus. V. 536. hepatis ad sanguinis absolutam generationem dignitas. III. 269. sanguinis nutrientis initium esse demonstratur. V. 547 sq. V. 565. XIX. 489. sanguinis rubri origo. V. 572. structura breviter delineata. I. 285. substantia qualis. XI. 91. substantia singulis venis adnascitur. IV. 661. 667. crassi succi est, ac concoctu difficile. VI. 679. 771. terminus est supernarum et infernarum corporis partium. XVI. 284. hepatis temperamentum animae est concupiscibilis pars. IV. 782. temperamentorum diversorum signa. I. 337. hepar trahit, quum indiget alimento. XV. 353. hepar interdum, interdum ventriculus valentius trahit. XV. 233. ad hepar ducunt venae chylum ex concoctione. III. 268. venas ex mesenterio excipit. II. 575. venam cavam producit. IV. 541. vasorum et nervorum hepatis usus. III. 300. venarum principium. III. 297. num ve-

narum principium. V. 522. principium simul et finis omnium venarum.
V. 564. 565. venarum radicatio. V.
199. 531. 657. venarum radix. XV.
245. 388.

Hepatis quaenam pars sit venarum
principium et generationis sanguinis
causa. III. 297. 298. 299. venae distributio secundum *Hippocratem*. XVII.
A. 463. venae singulas fibras ejusdem comitantur. II. 785. cur magnus
in eo sit venarum plexus. XV. 277.
venae proportione respondent arteriis
cordis. IV. 339. venae cur in plures
iterum dividantur, postquam in porta
coiverint. III. 303. 305. 306. venae
cujuscunque tunica admodum tenuis
est. II. 576. in hepate voluptas sedem habet. XVI. 93. hepar ex caricarum pastu ad voluptatem praeparatur in suibus. VI. 704. virtutis
in eo habitantis opera. V. 601.

Hepar anserum quomodo jucundissimum reddatur. VI. 704. canis rabidi, ejus usus medicus. XII. 335.
caprinum, hircinum, lacertae, lupinum eorundem usus medicus. XII.
336. humanum remedium est ex Xenocratis sententia. XII. 248. lupinum
utile hepaticis. XIII. 212. muli propter voluptatem a gulosis expetitur.
VI. 716. suillum ficatum quod. VI.
771. hepati affigimus cucurbitulam in
epistaxi ex dextra nare. XVI. 151. a
hepate in lienem metastasis non periculosa. XVII. A. 957.

ad *Hepar* remedia. XIV. 550. hepar abstergit resina terebinthinae. VI.
355. hepati convenit radix Nardi
spicae tum pota tum extrinsecus imposita. XII. 84. hepati prodest antidotus *Damocratis*. XIV. 120. prodest
cortex radicis lauri. XI. 863. hepar
purgant baccae juniperi. VI. 590. Balanus myrepsica. XI. 845. abstergitque
Betonica. XII. 24. purgant ciceres.
XI. 877. purgat glans unguentaria.
XVI. 143. isopyri semen. XI. 891.
expurgat decoctum lupini. XI. 886.
rubia tinctorum. XI. 878. sandala.
XIV. 759. hepar roborant pistaciae.
VI. 612. hepatis morbis convenit
Chrysocome s. Chrysites in melicrato cocta. XII. 158. in hepar si supervacuum fluxerit, adstringentibus
utendum. X. 787. hepar laedit frigida
potio ab exercitiis. XV. 195.

Hepatis morbi diversi. VIII. 345.
morbi quibusnam symptomatibus sint

dignoscendi. I. 356. hepar cur morbos non luculenter sentiat. III. 310.
pulsuum conditio in hepatis morbis.
IX. 399. hepar occupantes morbi
quando sicci vocentur. VI. 828. hepatis abscessum indicat color albus et
viridis. XVI. 301. hepatis affectionum
maxima varietas et quomodo fiant.
XIII. 192. in hepatis affectibus excernitur saepe cibus semicoctus. VII.
244. excretionis hujus natura. VII.
244. hepatis affectionum plurimarum
decursus. XIII. 195. hepatis affectiones comitantur urinae subsidentiae
oroboides aut sandarachodes. XVII.
A. 834. hepatis affectuum diagnosis.
VIII. 125 sq. affecti signa diagnostica. VIII. 348. affectionis efficacissimum signum. VIII. 359. hepar prius
male affectum esse prodit alvus sicca
aut suppressa. XV. 472. affectum docet alvus liquida sublutosa. XVI. 719.
affecti signum color corporis. VIII.
47. dysenteria. VIII. 85. pallor viridans. VII. 952. tumor durus et circumscriptus in dextro hypochondrio.
VIII. 45. hepar ubi male affectum
est, mulsa non convenit. XV. 655.
affectum icteri causa. XVI. 297. in
hepatis affectibus interdum dejiciuntur
excrementa tum odore tum colore
pessima, expurgante se viscere. VIII.
372. hepatis affectio causa icteri. XVII.
B. 742.

Hepatis affectiones: Generalis iis
medendi methodus. XIII. 187 sq. (qua
medicamenta composita variorum re-
censet.) ad hepatis affectus remedia
parabilia. XIV. 374 sq. medicamenta
selecta. XIV. 529. ambrosia sacra
Archibii. XIV. 159. affectus aquosos
curat emplastrum discussorium ex calce viva. XIII. 944. affectus juvat radix papaveris corniculati, in aqua
decocta ad dimidium. XII. 74. quibus in hepate causi radix est, iis interdum alvus liquida interdum sicca.
XV. 761.

Hepatis compressi effectus. V. 520.

Hepatis colliquatio ex calida ejus
intemperie nascitur. XIII. 196.

Hepatis dolor qualis. VIII. 110. dolores oriuntur, quum a cibo nos exer-
citaverimus vel laverimus. XV. 221.
doloris vehementis causae. XVIII. A.
161. doloris effectus. VIII. 112. dolor respirationem qualem reddat. VII.
788. dolor holcimos qui. VIII. 111.
in hepate cur dolor pulsatorius non

observetur. VIII. 78. dolores vehementes venaesectio juvat. XV. 769. in hepatis dolore quaenam vena sit secanda. XIX. 522. ad hepatis dolorem apta victus ratio. VI. 393.

Hepatis empyema noctu quotidie accessionem habet. XVII. B. 385.

Hepatis erysipelatis symptomata. VIII. 348.

Hepatis gravitas: nonnunquam gravitatis sensus hepati innascitur. VII. 530. gravitatis causa humorum redundantia. XVI. 115.

Hepar hydatidibus saepe obsidetur. XVIII. A. 165., quae si ruptae sint, et aqua in ventre colligatur, mors accidit. XVIII. A. 165. hydropis inde orti symptomata subsecutiva. XVIII. B. 116.

Hepatis induratio vide *Hepatis scirrhus.*

Hepatis inflammationes in gibbo facile dignoscendae. VIII. 346. inflammatio gibbae partis spiritum densum et parvum efficit. VII. 910. gibbae partis inflammationes tribus modis crises obeunt. IX. 708. inflammationis quae in simis ejus partibus fit, signa. VIII. 349. phlegmone affectum aeruginosum humorem generat. XVI. 535. in inflammationibus hepatis anima facile deficit. XI. 48. coloris corporis mutatio ejus symptoma est. VII. 74. doloris conditio inflammationis sedem demonstrat. XVIII. A. 14. pulsus conditio in hepatis inflammatione. IX. 537. respirationis conditio. IV. 501. respiratio multa et parva est. VII. 852. inflammatio singultum excitat. XVII. B. 855. quomodo singultus in ea oriatur. XVIII. A. 117. singultus in ea oboriens malum. XVIII. A. 117.

Hepatis inflammationis causae: ab atra bile oritur. V. 123. ex abusu cataplasmatum. X. 784. causae sunt lentes cum sapa comestae. VI. 527. inflammatio causa hydropis. XIV. 746. inflammationes simplices febres continuas afferunt. XIV. 745. febres, quas causos antiqui vocant, gignit. VIII. 348. quibus inflammatur, hi atrophiae obnoxii sunt. IX. 164. inflammationes, si in pus vertuntur, corpus consumunt. XIV. 745. haud recte curatae marcor succedit. VII. 326. inflammatio complicatur nonnunquam cum imbecillitate. VIII. 361. phlegmones casus. X. 792. casus *Apol-*

lonii. XVII. A. 782. *Hepatis* inflammatio quomodo judicetur. IX. 708. alvus erumpens malum signum est. XVI. 692. ex perversa ei medendi ratione methodicorum quorundam, plurimi ea laborantes e medio tolluntur. XIII. 117.

Hepatis inflammationis cura *Attali* in *Theagene* philosopho instituta. X. 910 sq. in hepatis phlegmone incipiente quibusnam remediis non sit utendum. X. 905. incipiens, si purgatione curatur, maxima fit. X. 903. si humores concocti fuerint, qua via purgatio sit instituenda. XI. 349. in ejus inflammatione, ubi concocta est, alvum ducimus, quando in simis ejus partibus consistit, per urinas vero, quando in gibbis est. XVI. 62. ficus et caricae noxiae sunt. VI. 572. cur mulsa sit inutilis. X. 800. phlegmones cura. X. 790 sq. phlegmones incipientis cura. X. 901. *Hepatis* phlegmones cura per medicamenta. X. 907 sq. inflammationes quaenam requirant remedia. XIV. 367. absinthium ponticum. X. 789 sq. inflammatio adstringentia requirit medicamenta. XIII. 117. in hepatis phlegmone alica cur noxia. X. 906. cucurbitularum utilitas. XI. 93. quando sint cucurbitulae applicandae. XVI. 157. ad hepatis inflammationes malagmata. XIII. 182. 219. inflammationibus convenit mastiche candida s. chia. XII. 68. prodest schini flos. XII. 136. venaesectionis utilitas. X. 904. quaenam sit vena secanda. XVI. 156. victus ratio in ea servanda. X. 905.

Hepatis imbecillitas: causa est nimia vacuatio. X. 638. imbecillum hepar ex balneo laeditur. X. 804. in hepatis imbecillitate loturis carnium similia per inferiora vacuantur. VIII. 46. hepatis imbecillitatibus et phlegmonis convenit mastix. XII. 113.

Hepatis intemperiei causae. VIII. 351. intemperiei effectus VIII. 358. calidae intemperiei effectus. VIII. 360. frigidae. VIII. 360. calida intemperies et frigida quosnam morbos inducant. XIII. 196.

Hepar quibus *invalidum* est, his conducit medicamentum ex succo malorum cotoneorum. VI. 451.

Hepatis obstructio: hepar obstructioni maxime obnoxium tum ob structuram, tum ob ejus actionem. I. 285

quibus facile obstruatur. VI. 687. obstructio quomodo fiat. VIII. 351. oritur ex impedimento distributionis alimentorum. VI. 759. in culpa sunt humores crudi, aëre frigido incrassati et impacti. X. 829. celeres a cibo exercitationes et balnea. XV. 194. hepar obstruit lac caseosum. VI. 687. obstructionis ex lacte ortae historia. VI. 344. obstructiones gignunt lentes cum sapa. VI. 527. obstructiones sequuntur motus segnes. VI. 41. meatus obstruunt, quae cum melle ex itriis parantur. VI. 492. obstruunt palmae fructus. VI. 608. facile obstruit palmularum succus. VI. 780. panis siligineus et similagineus. XIX. 685. placenta ex similagine cum butyro. VI. 343. obstructiones sequitur gravitatis sensus. VIII. 346. obstructio icteri causa. VII. 78. XVIII. A. 66. urina in ea tenuis. XIX. 621. quibus facile obstruitur, alicae coctae usus est vitandus. VI. 497.

Hepatis obstructio quomodo curanda. I. 286. quomodo eam *Galenus* curaverit. VIII. 375. obstructioni generalis medendi meth. I. 398. obstructiones removentia remedia. VI. 413. ad hepatis obstructiones remedia. XI. 746. XIV. 374 sq. crassorum viscosorumque humorum in extremis vasis impactorum obstructiones abunde expurgant et expediunt amygdalae. XI. 828. curat agarici radix. XI. 812. radix arnoglossi (plantaginis.) XI. 839. asparagus myacanthinus s. petraeus. XI. 841. atriplicis semen. XI. 843. beta magis quam malva aperit. VI. 630. calamintha et amara. XII. 6. capparides. VI. 616. obstructiones optime curat succus centaurii minoris. XII. 22. obstructione liberat Chamaecissus. XII. 153. Chamaepitys. XII. 155. obstructiones et debilitates solvit capnios. XII. 9. diacalaminthe ex oxymelite. VI. 393. eupatorium. XI. 879. aliis medicamentis junctae ficus. VI. 572. hepar ab obstructione liberat marrubium s. prasium. XII. 108. obstructiones juvat herba Osiridis. XII. 93. paeoniae radix. XI. 859. obstructiones solvit pistacium. XII. 102. ad ejus obstructiones ex humoribus glutinosis ptisana. XV. 459. (e contrario chondrus nocet. ibid.)

Hepatis ponderis sensus aut distentionis observatur in iis, qui cibo impleti exercitantur. VI. 413. cura hujus conditionis. ibid.

Hepatis substantia *scirrhis* maxime opportuna est. X. 916. scirrhus qualis morbus. XIX. 423. scirrhi causae pulsus duri. IX. 248. scirrhus qualem pulsum efficiat. IX. 415. scirrhi causa haemorrhoidum praeclusio. XVI. 454. succi crassi. VI. 814. scirrhi diagnosis. VIII. 350. induratio in ictero malum. XVIII. A. 66. scirrhi cura. X. 921. XI. 109. ad hepar induratum agni casti semen. XI. 809. *Asclepiadis* quatuor medicamenta. XIII. 213 sq. Balanus myrepsica. XI. 845. emplastrum ex cote. XIII. 874. scilla. XIV. 569. theriaca. XIV. 304.

Hepar suppuratum si aduritur et pus purum albumque fluxerit, evadunt. XV. 345. hepate suppurato qui uruntur, et pus purum et album fluat evadunt, si vero qualis amurca, pereunt. XVIII. A. 150.

Hepatis tumores: hepar omnibus dulcibus intumescit. X. 908. in hepatis tumoribus aegroti manifestam sursum ad claviculas tensionem et gravitatem sentiunt. VII. 532. si in eo ingens tumor, inflammatio aut scirrhus oriatur, dolor venam cavam sequitur. VIII. 102. tumor circa hepar respirationem quomodo turbet. VII. 781. in hepate turgente sanguinis eruptio ex sinistra nare non fert utilitatem. XI. 296. hepatis tumorem gignit vinum dulce. XV. 630. 633. tumoris letalis casus. XVII. A. 369.

Hepar ulceratum qualis urina indicet. XIX. 591.

Hepatis vitium cum febre tertiana conjunctum est. XI. 18. vitium ut causa, quominus ulcus ad cicatricem adducitur. X. 255.

Hepatis vulnera num absolute letalia. XVIII. A. 28.

Hepatica affectio quaenam dicatur. XIII. 197. hepatica antidotus athanasia vocata. XIII. 203.

Hepaticus homo quinam dicatur a medicis. XIII. 198.

HEPATICI qui dicantur. VIII. 361. XIX. 423. humoris conditio, quem multi eorum per alvum reddunt. X. 973. hepaticorum propria symptomata. VIII. 360. ad hepaticos remedia parabilia. XIV. 454. remedium quod non fallit. XIV. 552. amuleta credita. XIII. 256. medicamenta ab *Andromacho* conscripta. XIII. 198.

anodyna potio. XIII. 95. antidotum.
XIV. 164. antidotus ut *Aristocles.*
XIII. 205. athanasia antidotus. XIII.
203. antidotus cyphoides. XIII. 198.
antidotus cyphoides alia ex libris *Galli.*
XIII. 202. 203. *Dioscori* remedia.
XIII. 204. antidotus hepatica qua
Pharnaces usus est. XIII. 204. antidotus hiera Themisonis. XIII. 158.
antidotum mithridation. XIV. 165. *Mithridatis* antidotus. XIV. 148. antidotus a *Nearcho* laudata. XIII. 204.
nectarea antidotus. XIII. 203. antidotus *Philonis.* XIII. 267. antidotum
zopyrium. XIV. 150. 205. *Archigenis*
in secundo medicamentorum secundum genus praecepta. XIII. 217. cataplasmata. XIII. 219. catapotium hepaticum. XIII. 208. medicamentum
hepaticum ex cochleis. XIII. 212. *Sigonis* colica. XIII. 285. confectiones
quas *Asclepiadis* conscripsit. XIII. 206.
ad *Hepaticos* diasmyrnon apolophonion. XIII. 967. eclegma hepaticum *Paulini.* XIII. 211. emplastrum
barbarum nigrum *Herae.* XIII. 557.
emplastrum ex dictamno sacrum. XIII.
804. epithema commodum. XIV. 454.
Eugenii compositio. XIII. 114. eupatoria herba. XIV. 227. ex foeniculo
compositum. XIII. 211. hepar lupinum. XIII. 212. hypoglossis ex silice
Andromachi aromatica. XIII. 53. *Macedonis* compositio renalis. XIII. 324.
malagma. XIII. 981. malagma *Andromachi.* XIII. 220. malagma *Apollophanis.* XIII. 220. malagmata a *Damocrate* conscripta. XIII. 220. malagma melinum aromaticum. XIII. 182.
malagma Nilo inscriptum. XIII. 181.
Musae medicamentum. XIII. 206. medicamentum ex Nardo celtica. XIII.
209. panacea ex aceto mulso fervefacta. XV. 858. pastillus. XIII. 233.
pastillus hepaticus amarus. XIII. 209.
potio. XIII. 205. XIV. 92. 272.

HEPHAESTIAS urbs, ubi sita in insula Lemno. XII. 173.

HEPHAESTIAS emplastrum optimum
remedium est inducendae cicatrici.
XII. 233 sq.

HEPSEMA. X. 868. Graecis vocatur sapa. VI. 667. XVII. B. 322. sapa
in Asia vocatur. X. 404. 867. in Asia
quod vocatur, *Siraeum* vocant atticis-
santes. XIII. 8.

HERACLEA a quibusdam helxine vocatur. XI. 874.

HERACLEIUS lapis, ejus vires. XII.
204.

HERACLIANUS, quocum *Galenus*
Alexandriae versatus est, anatomes
cultor. XV. 136.

HERACLIDES, *Hippocratis* filius auctor aphorismorum et praesagiorum
dicitur. XVII. A. 678. apnoi nomine
librum scripsit. VIII. 415. librum
stratioten, h. e. militem dictum, scripsit. XIII. 725.

Heraclidae aridum remedium ad circumrosos oculorum angulos. XII. 730.
aromaticum crocum ex haematite.
XII. 785. arteriaca. XIII. 33. ad capitis et menti ficosos tumores, atque
aliis partibus eminentia ulcuscula. XII.
847. remedium ad inflammatam columellam. XII. 983. compositio. XIII.
854. praecepta ad dentes motos. XII.
867. emplastra ad ulcera. XIII. 717
— 728. emplastrum melinum. XIII.
507.

Heraclides Hippocratis commentator. XVI. 196. in omnia *Hippocratis*
opera commentarios scripsit. XVI. 1.
XVIII. B. 631. librum *Hippocratis*
de humoribus spurium esse judicat.
XVI. 1. *Heraclidae* litus lichenicus.
XII. 835. ad eruptiones sanguinis e
naribus ad Antiochidem. XII. 691.
Heraclides stellam singulam mundum
putat. XIX. 271. ejus theoria de terrae motu. XIX. 295. ex *Heraclidis*
libris medicamentum ad haemorrhoidas. XIII. 857. ex *Heraclidis* scripti
pastillus. XIII. 826.

Heraclides Empiricus. X. 143.

Heraclides Erythraeus sextum *Hippocratis* de popularibus commentatus
est. XVII. A. 793.

Heraclides Ponticus quid ἄπνουν
vocet. VII. 773. Pontici cometae definitio. XIX. 286. liber commemoratur, cui titulus est *Apnous.* VIII. 415.
Ponticus principia rerum facit moles
quasdam non compactas. XIX. 244.

Heraclides Tarentinus, *Mantiae*
discipulus; eum non solum in medicamentorum usu imitatus est, sed
etiam in victus ratione docenda. XIII.
462. ejus agglutinatoria pilos remedia. XII. 741. agglutinatoria pilorum
palpebrarum. XII. 741. secundum
Soranum de remediis ad alopeciam
scripsit. XII. 416. remedium contra
alopeciam inveteratam. XII. 402. compositio ad aurium haemorrhagias. XII.
639. et alii nonnulli non ex quovis

lapide calcem fieri volunt, sed ex sola petra. XII. 194. conservativa capillorum remedia. XII. 435. ejusdem ad capillos nigros reddendos. XII. 436. cataplasmata lippientium ad doloris vexationem et epiphoras. XII. 743. catapotia, dissolvunt vesicae tophos, conferunt et ad stranguriam. XIII. 328. compositio ad incrementum carnium in auribus. XII. 638. remedia, quae ad crustas in ore scripsit. XII. 957. ex lente et beta compositionem parabat. VI. 529. enneapharmacum. XIV. 186. locus, quo docet, femur luxatum repositumque manere in sua cavitate glenoidea. XVIII. A. 735. de materia medica scripsit. XI. 795. de medicamentorum praeparatione et probatione scripsit. XI. 795. ad phalangia remedia. XIV. 182. in opere ad *Astydamantem Apollodori* remedium ad phalangia inscribit. XIV. 181. psilothrum, quod e vestigio pilos tollit. XII. 454. pulsus definitio. VIII. 720. librum *Herophili* de pulsibus confutat. VIII. 726. sternutatoria caput purgantia. XII. 583.

HERACLITUS quem annum magnum vocet. XIX. 284. de fati essentia opinio. XIX. 261. ignem elementum duxit. XIX. 243. de causa lunae defectus. XIX. 281. de lunae figura. XIX. 280. de lunae illuminatione. XIX. 281. de lunae natura. XIX. 279. de minimis opinio. XIX. 257. de natura scripsit. XV. 5. de solis defectu. XIX. 278. de solis figura. XIX. 277. de solis magnitudine. XIX. 276. de solis natura. XIX. 276. unde nutriantur stellae opinio. XIX. 273. quo tempore homo perfectionem adipiscatur. XIX. 338.

HERACLIUS lapis magnes vocatur. VIII. 422.

HERAS librum de facultatibus scripsit. XIII. 441. composita remedia descripsit utilia. XIII. 462. acopa quae scripsit. XIII. 1045. remedium ad aegilopas. XII. 819. remedia, quae ad alopecias scripsit. XII. 398. aliud ejusdem remedium ad alopeciam, pueris aptum. XII. 400. Cappadox quo usus est, antidotum. XV. 170. ab *Hera* conscriptae antidoti theriacae. XIV. 201 sq. medicamenta ex ejus libris ad capitis dolorem. XII. 593. catagmatica et cephalica ab eo scripta remedia. XIII. 543 sq, compositio auricularis ad dolores et ulcera au-

rium, qua usus est feliciter in febriente quodam, et ob dolores delirante. XII. 610. compositiones medicamentorum ad defluvium capillorum. XII. 430. confectio ex capitibus papaveris. XIII. 39.

Heras emplastrum Attalici album ex rhodino vel myrteo, vel myrrhino dilutum mederi ambustis igne tradit. XIII. 420. *Herae* et *Attali* emplastrum ex pipere. XIII. 414. *Herae* emplastrum album s. candidum adversus rabiosos morsus. XIII. 431. ejusdem *Galeni* censura. XIII. 434. emplastra barbara. XIII. 557. emplastrum Cyzicenum. XIII. 814. emplastra melina. XIII. 511. emplastri ex pipere albi meminit in libro, quem nonnulli narthecem, h. e. ferulam inscribunt, alii tonon dynameon, i. e. robur virium. XIII. 416. quae emplastra polychresta conscripserit. XIII. 765. emplastrum ex scilla. XIII. 882. emplastra ad vix sanabilia ulcera. XIII. 747. ut *Heras* gleucini confectio. XIII. 1042. *Herae* hellespontia. XIII. 914. infusum ad dysenteriam. XIII. 297. Cappadocis ad ischiadicos ceratum. XIII. 338. aliae compositiones. XIII. 339 sq. ab *Hera* Cappadoce acceptum malagma ad coxendicum dolores. XIII. 986. *Herae* panacea, sanitas vocata. XIII. 766. remedium ad rabiosorum morsus. XIV. 173. praeparatum stomaticum ex moris. XII. 929. stomaticum ex ruta silvestri, praeparatio et usus. XII. 941. remedium ad sugillationes, aufert, ut *Heras* inquit, tribus horis. XII. 819.

HERBA exigua melior quam grandis. XVIII. A. 357. *Herbae* quomodo et quando considerandae, ut de earum natura certiores reddamur, quando decerpendae et quomodo ad usus medicos praeparandae. XIII. 570. recensentur, quae ultra siccandi etiam adstringendi facultatem habent. XIII. 663. lactis secretionem promoventes. XI. 772. quaenam aquas vitient. XVI. 363. ex herbis emplastrum *Critonis*. XIII. 863 sq. ex herbis medicamentum ad tendinum vulnera. XIII. 634.

HERBIVORORUM alia ungulas habent solidas, alia scissas; nec ita sunt fortia quam carnivora. III. 175.

HERCULES quo pacto dictus fuerit robustissimus. XV. 123. absolute bonae habitudinis erat. IV. 751. in utero jam terrorem adversariis movisse dicitur. XIX. 180.

Hercules Erythraeus sexti Epidemiorum interpres. XVII. B. 288.

Hercules vocatum remedium ad sanguinis eruptiones. XIII. 858.

HERCULEUS morbus cur sit vocata epilepsia. XVII. B. 341.

HERIGERON, ejus facultates. XI. 884.

HERMACHUS philosophus. XIX. 228.

HERMAPHRODITUS, definitio. XLX. 453.

HERMIAE balneum appellatum ad maximos dolores, eodem die ad summum auxilians. XII. 754.

HERMOCRATIS febre ardente laborantis casus. XVII. A. 528.

HERMOGENES alias sectas omnes praeter eam ab *Erasistrato* fundatam, pravas statuit. XI. 432.

HERMONIS sacri scribae emplastrum. XIII. 776.

HERMOPHILI collyrium thalasserum. XII. 781.

HERMOZYGAE uxor insania correpta muta obiit. XVI. 552.

HERNIA, definitio. II. 507. XIX. 448. nullum animal ea, simia excepta, laborat. II. 556. differentiae et generatio. VII. 730. quomodo oriatur. VII. 36. causa est lieni. affectio. XVI. 369. inguinalem incisam fuisse a medico, et stercus sequutum esse narrat. VIII. 5. umbilicalis, species et cura. XIV. 786. qui eas secant, post operationem emplastrum *Galeni* ex chalcitide cum irrigationibus et cataplasmatibus imponunt. XIII. 380. 384. in *Herniosis* etiam aliquid peritonaei exciditur. X. 988.

HERODICUS lac muliebre phthisicis commendat. VII. 701.

HERODOTUS amylum et piper adstringere dicit. XI. 442. emplastrum *Hicesii* Critoni communicavit. XIII. 789. ut *Herodotus* emplastrum ex salicibus. XIII. 801. febres vel sine causa agente fieri putat. XIX. 343. medicamenta quaedam propterea, quod diarrhoeis et dysenteriis medentur, adstringere dicit sed male. XI. 443. quid de medicinae inventione scripserit. XIV. 675 sq. lac muliebre tabificis commendat. VI. 775. *Herodoti* opinio de causa incrementi Nili. XIX. 300. *Herodotus* in phthisi lac ex ipsis mamillis sugere suadet. X. 474. alias sectas omnes praeter eam, quae spiritibus

omnia tribuit, pravas reputat. XI. 432. de Zea scripsit. VI. 516.

HEROES, de iis philosophorum sententiae. XIX. 253.

HERONIS psitaces, ad dolores et fluxum largum oculorum, e vestigio somnum inducit. XII. 745.

HEROPHILII sophistae sunt et loquaces homines fere omnes. VIII. 929. Alexandri, *Philalethis* cognomine, pulsus definitio. VIII. 725 sq.

HEROPHILUS rationali sectae addictus. XIV. 683. anatomes erat peritus. XV. 134. Carthaginensis de usu partium scripsit. III. 21. quo in loco ponat sedem animae. XIX. 315. arteriam venae crassitudine sextuplam definivit. III. 445. emplastrum viride. XII. 843. vitalis facultatis robur affirmat esse causam vehementis pulsus. VIII. 645. foetui motum naturalem, non animalem concedit. XIX. 330. gymnasticae legitimae auctor. V. 879. de hepate locus. II. 570. intestinum duodenum ecphysin vocat. II. 780. medicinae definitio. XIV. 688. XIX. 351. mensuras scripsit, quae sunt secundum tempora diastoles et systoles. IX. 463. nervosas ejus tenuitates nervos esse probatur. V. 206. vocat nervos opticos poros. III. 813. nervum opticum meatum vocat. VII. 89. XIX. 30. nervorum anatomen scripsit. VIII. 212. quam affectionem neutram vocet. VI. 388. neutra tripliciter explicat. XI. 421. de ovariis scripsit. IV. 596. palpitationem a pulsu separat. VIII. 716. putabat palpitationem esse musculorum affectum. VII. 594. sed reprehenditur a *Galeno*. VII. 605. prostatae nomen dedit. IV. 190. parastatas nihil ad seminis generationem conferre dixit. IV. 565. ad phthisin salsamentum cum pane exhibet. XIV. 444. plexus reticularis descriptio. V. 155.

Herophilus praenotionem a praedictione distinguere conatur. XVI. 489. distinguit inter praenotionem et praedictionem. XVIII. B. 12. *Praxagoram* redarguit. VII. 585. de pulsibus librum fecit. VIII. 592. 726. pulsus definitio. VIII. 717. omnem arteriarum motum pulsum vocat. VIII. 498. a corde pendere arteriarum pulsum putat. VIII. 703. pulsuum differentias generatim protulit. VIII. 625. pulsui caprizanti nomen dedit. VIII. 556. interdum insigniter magnum pulsum moderatum vocat. VIII. 853. de pulsu pleno non scripsit. VIII. 956 sq. pulsum pueri magnum Archigenes parvum vocat. IX. 452. passim de remediorum usu scripsit. XI. 795. respirationis theoria. XIX. 318. de rhythmis pulsuum scripsit. IX. 278. rhythmos frequenter ad praesagiendum adducit. VIII. 911. compositio ad sanguinis eductionem. XIII. 79. ut *Herophilus* ad sedem. XIII. 308. de natura somniorum. XIX. 321. testem didymon vocat. IV. 193. lenon s. torcular. II. 712. torcular, ejus usus. III. 708. male ulcus sanat. X. 184. cervicem uteri summae gutturis parti comparat. II. 897. cornua uteri dimidiati circuli revolutioni comparat. II. 890. quid in utero statim post conceptionem observaverit. II. 150. dicebat, venas meseraicas in glandulosa corpora desinere. III. 335. ventriculum, qui posteriori cerebro inest, principaliorem putat. III. 667.

HEROPHONTIS febre ardente laborantis casus. XVII. A. 266.

HEROPYTI casus. XVII. A. 772.

HERPES, definitio. XI. 74. XIX. 440. definitio secundum *Galenum*. XVI. 461. herpetis et erysipelatis differentiae. X. 1005. ejusdem generis est cum exulcerato erysipelate. X. 1004. inflammationibus non adnumeratur. XI. 69. vocantur ulcera, quae extremitatem et cutem occupant. XV. 342. non semper ulcus nonnunquam vero cum exulceratione est. X. 83. fervorem aestumque denotat. VII. 618. calorem auget. VII. 5. naturalis color mutatur. VII. 75. febris accedit. VI. 860. cum inaequali intemperie consistit. VII. 751. magni in epidemia ab *Hippocrate* descripta. XVII. A. 704. herpetes et cum, et sine ulcere fiunt. VI. 875. casus in muliere Romae degente. X. 1007.

Herpes quomodo generetur. VII. 722. causa bilis flava. V. 678. bilis pallida. VII. 223 sq. a bilioso excremento ortum habet. X. 291. 1005. calore superante fit. XV. 369. herpetes fiunt excrementis retentis et putrescentibus. III. 686. causae sunt humorum fluxus. VII. 22. ex vitio humorum fiunt. XV. 365. fiunt ex malis succis. VI. 814. herpetes depascentes *Hippocrates* edentes vocat. IX. 273. causa est putredo humorum. IX. 273. erodentes ex cacochymia

oriuntur. I. 664. esthiomeni qui. X. 277. esthiomenus h. e. depascens quomodo fiat. VII. 722. exedens, definitio. XI. 74. exedentis cura. XI. 86. ad herpetem exedentem calidum. XVII. B. 810. miliaris. XI. 74. miliaris cura. X. 1008.

Herpetis cura. X. 1006. XI. 85. qui summam cutem tantum exulcerat, cura. XI. 87. ad herpetes purgatio per alvum valet. X. 289. refrigerat acetum. XI. 419. sanat Brassica esculenta. XII. 42. refrigerat ceratum humidum. XI. 391. ceratum simplex cum aceto. XI. 439. quidam ad eum utuntur Cupressi foliis. XII. 53. ad herpetes emplastrum *Mantiae* aeruginosum. XIII. 752. emplastrum viride ut *Andromachus*. XIII. 808. lycium. XII. 63. Orchis. XII. 93. pastillus *Arei*. XIII. 827. pastillus bithynus. XIII. 837. pastillus *Tiberii* Caesaris. XIII. 836. rhamnus. XII. 111. sempervivum. XI. 813.

HESIODI aliquot versus. X. 6. 7. versus ex theogenia de *Minervae* generatione. V. 350. versus aliquot, qui demonstrent, cor esse irae fontem. V. 300. *Hesiodus* asphodelum laudat. VI. 652. plaustri centum elementa memorat. XV. 103.

HETEROCRANIA, definitio. XIV. 739. XIX. 417. cura. XIV. 739.

HIANS dormire letale signum. XVI. 198.

HIARE quinam musculi efficiant. IV. 437.

HIATULAE parvae duram habent carnem. VI. 734. crassi succi sunt. VI. 769. in *Hiatulis* ventriculus nonnunquam in ore invenitur. II. 173.

HICESII emplastrum. III. 787.

HICESIUM nigrum. XIII. 780. nigrum *Andromachi*. XIII. 809.

HIEMS quomodo oriatur. XVI. 398. qualem constitutionem habere debeat. XVI. 355. aetati vigenti utilissima. XVII. B. 613. biliosis convenit. ibid. si australis fuerit et pluviosa quinam morbi vere sequente tunc oriantur. XVII. B. 585. si incipit, bilis pauca gignitur, at pituita augetur. XV. 86. austrina, pluvia et clemens si fuerit, abortus patiuntur mulieres. XVI. 440. exercitia per eam instituenda quae. XV. 211. ad febrem quotidianam praedisponit. XI. 23. frigida et sicca est ex *Athenaei* sectatorum sententia. I. 522. reprehenduntur ii a Galeno.

I. 526. humidissima et frigidissima. IX. 648. humiditate et frigiditate excellit. XVI. 291. 371. XIX. 486. incipiens quomodo pulsum mutet. IX. 126. respondet nocti. XVI. 424. palpitationis causa. VII. 600. si fuerit pluvia et austrina, ver squalidum, abortum mulieres vere faciunt. XVI. 374. sicca si fuerit, ver pluviosum, quales morbi sint sequente aestate exspectandi. XVII. B. 577. squallida et borealis si fuerit, ver autem pluviosum, aestate febres acutae et lippitudines et dysenteriae fiunt. VII. 934. squalida cum sit, ver pluviosum et austrinum, quales morbi tum aestate sint expectandi. XVI. 374. solvit aestivos morbos. XVII. A. 733. victus ratio per eam observanda. XVII. B. 431. XIX. 680. quae vina expetat. VI. 803.

Hiemis causa. IX. 904. ratio in ea observanda et ejus causa. XV. 177. cansa. XIX. 293. constitutio. XVII. A. 29. initium et finis. XVI. 384. initium vergiliarum occasus. XVII. A. 17. XVII. B. 599. medio num pulsus minimus. VIII. 865. morbi aestate solvuntur. IX. 883. IX. 914. pulsus. IX. 473. XIX. 632. ad *hiemis* adustiones inunctio. XIV. 557.

Hiemi principium dat vergiliarum occasus. XVI. 433. aequiparanda est senectus decrepita. XVI. 26. respondet senectus. XVI. 345. 424.

Hiemem quidam in tres partes secant. XVII. A. 17. per hiemem balneis paucis utendum. XV. 191.

Hieme quaenam naturae se male, quaeque bene habeant. XVI. 423. optime se habet aetas media. XVII. B. 308. cur aqua fontinalis sit calida. XVI. 362. cur calor naturalis augeatur. XVII. B. 416. quibusnam cibis potissimum utendum. XV. 90. plus cibi dandum est. XVI. 429. uberiores cibos homines appetunt et concoquunt. XVII. B. 416. corpus cur calefaciendum sit et siccandum. XV. 178. febres potissimum fiunt. XV. 82. ex febre abscessus magis contingunt. XVIII. B. 283. cur frigoris auctor sol. XV. 87. cur omnes functiones melius peragantur. XVII. B. 422. celeriter incedendum est. XV. 190. optime se habent qui media sunt aetate. V. 696 sq. melancholicis cibis et siccantibus est utendum. VI.

628. juvenes melius se habent. XVII. B. 567.

Hieme morbi qui increscunt, aestate desinunt et contra. XV. 99. quales morbi sint exspectandi, ubi aestas sicca et aquilonia, autumnus pluviosus fuerit. XVII. B. 590. morbi potissimum grassantes. V. 694. XVI. 27. XVI. 293. XVII. B. 625 sq. oedemata oriuntur. XV. 81. pituita abundat. V. 689. XV. 81. 242. XVI. 292. XVI. 420. XVII. A. 30. 43. cur pituita exuperet. XV. 87. XV. 90. XVI. 293. quomodo se pulsus habeat. VIII. 465. per inferiora evacuandum est. XVI. 122. inferiores. aestate superiores ventres sunt purgandi. XI. 347. purgare oportet inferiores ventres. XV. 335. per inferiora corpus purgandum. XV. 199. urinae plus habent sedimenti quam aestate. XVII. B. 422. et in universum urinae copia augetur. XVII. B. 422. secundum *Hippocratem* venter inferior purgandus est. XVII. B. 663. IX. 129. XV. 89. XV. 180. et vere ventres calidissimi et somni longissimi. V. 704. XVI. 252. ventres calidissimi et somni longissimi. XVII. B. 205. 416. vestes puras inducere convenit. XV. 192.

HIERA amara. VI. 354. ex aloë, praeparatio. XIII. 129. qua *Andromachus* utitur ad stomachicos. XIII. 126. *Antipatri* ad stomachicos. XIII. 136. utilitas in pleuritide. XV. 539. ventri ducendo optimum remedium. XI. 354. diacolocynthidis. XIV. 327. dialoës. VI. 354.

HIERACIS ad asperitudines oculorum remedia. XII. 775. pastilli gilvi. XIII. 829.

HIERACITES, ejus usus. XII. 207.

HIERACIUM ad obtusum visum et scabros affectus. XII. 783. aliud ad cicatrices et callos. XII. 783.

HIERATICON malagma Asclepiadis. XIII. 183.

circa HIEROPOLIN aër vitiosus est. VI. 58.

HILARE theriaca graecis vocata. XIV. 33.

HILARES reddit sanguis. XIX. 492.

HILARITATIS causa creditur buglossum vino injectum. XI. 852.

HIPPARCHUS integro libro demonstravit, menstruum tempus non triginta diebus constare, sed minus unius diei fere dimidio. IX. 907. *Hip-*

parchi intercalandi ratio. XVII. A. 23.
visus theoria. XIX. 307.

HIPPASUS Metapontinus ignem elementum duxit. XIX. 243.

HIPPIO *Centaurius* dicebat: ad sanguinis sputum proficit urticae succus ex vino epotus. XIV. 443.

HIPPO Rheginus ignem et aquam elementa duxit. XIX. 243. semen tribuit feminis, sed non ad generationem aptum. XIX. 323.

HIPPOCAMPUS ustus, ejus usus medicus. XII. 362.

HIPPOCRATES vocabatur et *Thessali* et *Draconis* filius. XVI. 5. *Heraclidae* filius, auctor cujusdam libri Hippocratici. XV. 456. *Gnosidici* filius nihil scripsit, quidam autem ei attribuunt librum de fracturis et articulis. XV. 456. rationalis sectae auctor et princeps. XIV. 683. *Polybus* et *Euryphon* quaedam scripsit huic tributa. VII. 960. editio ab *Artemidoro* et *Dioscoride* curata in pretio habetur. XV. 21. sed uterque transcribendo immutavit multa. ibid. scripta genuina quae. VII. 891. ab aliis accusatur, quod aegros fame enecet, ab aliis. quod nimis impleat. XV. 478. alimenti definitio. II. 26. anatomiam medicinae libris inmiscet. II. 282. de angina ejusque differentiis locus. VIII. 247. descriptio anginae, ex primae vertebrae laesione obortae. VIII. 238sq. *Galeni* in eam paraphrasis. VIII. 240sq. animi sedem cerebrum duxit. XIV. 710. aphorismorum et praesagiorum ejus filius *Heraclides* auctor dicitur. XVII. A. 678. *Julianus* in aphorismos ejus 48 libros commentariorum scripsisse dicitur. XVIII. A. 248. in aphorismos *Lycus* commentarios scripsit. XVIII. A. 197. in aphorismos explanationem edidit *Numesianus*. XVI. 197. de apoplexiae cura sententia. XIV. 737. aquam quamnam levissimam dicat. XI. 411. de athletica arte opinio. I. 25. athletarum gymnasticam vituperat. V. 875. astronomiam et geometriam medicis necessarias putat. I. 53. de atra bile primus scripsisse videtur, quod ad artis opera conducit. V. 104.

Hippocrates quid blennam vocet. IV. 645. carnem putrescentem quibusnam nominibus insigniat. XVIII. B. 455. casus *Anaxionis* in Abderis. IX. 627. species duas cholerae, alteram humidam alteram siccam accipit. XIV. 736. accusat medicos Cnidios, tanquam speciales generalesque morborum differentias ignorantes. V. 761. coctionem fieri a calido innato putat. XIX. 372. de comate sententia. VII. 644sq. commentatores. XVI. 196. XVIII. B. 631. XIX. 57. *Zeuxis* in eum commentarios scripsit. XVI. 636. in Hippocratis opera omnia commentarios scripserunt *Zeuxis* et *Heraclides* XVI. 1. cor arteriarum, hepar venarum radicationem nominat. V. 199. cor vocat os ventriculi. V. 275. quatuor corporum qualitates accipit. II. 5. totum corpus inspirabile et exspirabile vocat. IV. 506. a quibusdam accusatur, quod dixerit, quae crescunt, plurimum habere caloris innati. XI. 730. loca de crisis futurae indole in diversis morbis. IX. 752sq.

Hippocrates deligationis ulcerum inventor. XIII. 686. duplicem dierum decretoriorum doctrinam instituit. IX. 868sq. de dolichis sententia. VI. 543. de doloris origine sententia. VII. 115. dicit: dysenteria, si ab atra bile coeperit, letalis. III. 381. dysenterias cruentas iis accidere dixit, quibus artus aliquis erat abscissus. VII. 243. elementa a qualitatibus denominat. XV. 103. demonstrat, nec corpus nostrum, nec aliorum omnium ex uno constare elementorum genere. I. 415. quibusnam elementis homo secundum eum constet. XIV. 695. quatuor in nobis elementa esse comprobavit. XVI. 25. primus elementa contemperari docuit. XV. 49. non iis concedit, qui aërem, aquam, ignem etc. sola elementa dicunt. XV. 19. 21. in Epidemiorum libris dies omnes in singulis aegrotantibus adusque solutionem extremam memoriae prodidit. XIV. 657. epidemiωn libri prius quam grognostica et aphorismi scripti sunt. IX. 872.

Hippocrates in primo epidemiωn febrem semitertianam exquisitam descrbit. VII. 363. epidemiωn libros scripsit, dum theoremata adhuc experimentis exploraret, nec generatim sententiam de iis proferre auderet. IX. 781. librum sextum de popularibus morbis multi explanatores corruperunt. XVII. A. 793. commentatores sexti libri ἐπιδημιῶν. XVII. A. 793. in epidemiorum libris febrem magnam ignem vocare consuevit. XV. 456. hi-

storia *Dcalcis* uxoris ex tertio epidemiorum. VII. 841. primus et tertius
epidemicorum soli putantur ab *Hippocrate* scripti, ut emitterentur. XVII.
A. 796. secundus, quartus et sextus
ab aliis ipsius *Hippocratis* putantur.
VII. 854. quidam a *Thessalo* conscriptos quinque libros putant, duos
esse magni *Hippocratis*. VII. 855.
epidemiωn librum 2, 4 et 6 *Thessalum Hippocratis* filium scripsisse quidam putant. VII. 890. epidemiωn liber secundus, quartus et sextus an
Hippocratis sit aut ejus filii *Thessali*,
ambiguitur. IX. 859. quintus et sextus spurii putantur. XVII. A. 796.
quintus junioris *Hippocratis* habetur,
Draconis filii. VII. 854. sextum de
popularibus *Thessalum* conscripsisse
ajunt. XVII. A. 796. liber VII. manifesto spurius, recentior et interpolatus videtur. VII. 854. de *Estymaryi*
ancilla historia. VII. 602. in exolutis
fausto cum successu excandescentiam
concitare consuluit. XIV. 252. febrium
divisio. VII. 274. ejus filii duo. XV.
110 sq. filios habuit *Thessalum* et
Draconem. XVI. 5. 625. foetum masculum breviori tempore effingi .ac
formari dicit, foeminam longiori. IV.
631. quonam in stadio foetum genituram vocet. IV. 542. in quo foetum.
ibid. et quo puerum. IV. 543. foetus sex dierum observatio. IV. 653.
commentarius ad hunc locum. IV. 655.
de fracturis capitis integrum librum
scripsit. X. 444. de vi frictionum
sententia. VI. 93. de glandularum natura librum scripsit, qui tamen non
exstat. XVIII. A. 379. liber de glandularum natura, qui exstat, spurius
est. XVIII. A. 379. gymnasticae legitimae auctor. V. 879. tempore homines non luxuriose vivebant. XVIII.
B. 463. dicit: ego vero dico, si homo unum esset, haudquaquam doleret. I. 247.

Hippocrates contra eos, qui hominem solum sanguinem, aut unum
aliud quodvis dicerent, pugnavit argumentis. XVI. 34. librum de humoribus cur genuinum non esse quidam
statuant. XVI. 66. humores quatuor,
sanguinem, pituitam et bilem utramque generandi hominis elementa accipit. I. 494. 506. liber de humoribus: Auctorum de genuitate hujus libri dissensio. XVI. 1. aquosum humorem nutrimenti vehiculum vocat.

III. 272. quatuor humores secundum
naturam in nobis esse demonstrat. V.
686. duas hydropis species accipit.
XIV. 746. quid vocet hypopion. XII.
804 sq. apud eum *κέρχνος* et *ῥέγχος*
idem significat. VII. 924. lac menstruo germanum vocat. IV. 177. lien
teriae definitio. XVIII. A. 8. opera de
luxat. et fracturis quidam conjuncta
fuisse putant. XVIII. B. 323. lysin
etiam crisin vocat. IX. 864.

Hippocrates docet, cur manus in
digitos sit divisa. III. 22. medicinae
definitio. XIV. 687. XIX. 350. multa
de medicamentorum usu passim scripsit. XI. 795. medicamentorum modos et vires cognovisse, necessarium
ducit. XIV. 228. omnem ad medicationem viam aperuit. X. 632. medicinae rationis initium primum natura
est. XIV. 677. medicum vocat naturae ministrum. XV. 309. ejus methodus. XV. 102. liber de morbis a
Dioscoride Thessalo adscribitur. XVII.
A. 888. morborum secundum eum
differentiae. XIX. 388. morbi acuti
definitio. XIX. 388. quales morbos
acutos vocet. VII. 937. libros morborum vulgarium non *ἐπιδημιῶν*, sed
ἐπιδημίους inscribendos censet *Galenus*. XVII. A. 797. quasnam morborum omnium causas accipiat. XIV.
728. omnes morbos ulcera esse dicit. VII. 745. librum scribere promittit de singulorum acutorum morborum curatione. XV. 705.

Hippocrates naturam justam vocat.
IV. 264. naturam perpetuo laudat.
XV. 309. de natura humana librum
quidam non genuinum esse putant.
XV. 9. ejus libri contenta enarrantur. ibid. et sq. prima pars sane
Hippocratis est. XV. 11. *Plato* genuinum statuit. XV. 12. librum de
natura hominis esse genuinum *Platonis* testimonium. XV. 104. libri de
natura hominis pars posterior non
Hippocratis esse videtur. XV. 108.
finem libri de natura humana non
Hippocratis esse docetur. XV. 172.
duas habet oculi membranas. XIV. 711.
libri de officina medici summa. XVIII.
B. 632. *Gnosidici* filio adscribunt quidam librum de officina medici. XVIII.
B. 324. sententia, in toto corpore
omnia organa compati, lustratur. III.
17 sq. os, stomachum et ventriculum alimenti principium accipit. V.
280. 281. ossa cribriformia spongiosa

vocat. III. 652. de ossium fracturis non ubique lucide scripsit. X. 425sq. patria temperata est. VI. 127.

Hippocrates quosnam paucibibos dicat. VII. 791. pestis cura, quae ex Aethiopia Graecos infestavit. XIV. 281. pituitam et bilem atram pro causa epilepsiae accipit. XIV. 739. de pleuriticorum cura. XI. 160. XIII. 149. praedictionum liber non *Hippocratis* est. XVI. 202. praedictionum libros quidam cur spurios ducant. XVI. 511. cur in praenotionibus nihil ad prognosin pertinentis proposuerit. VII. 935. de procreatione maris aut foeminae ex turgore hujus vel alterius testis dependentis sententia. IV. 172. liber prorrheticorum *Draconis* aut *Thessali* esse quidam perhibent. XVI. 625. de ptisanae facultatibus opinio. VI. 822. pulsus definitio. IV. 804. doctrinam de pulsu parum elaboravit. VIII. 497. de causis mutationis pulsus per somnum. IX. 133. si qualia convenit purgare, purgentur, conducit, et facile ferunt. I. 184.

Hippocrates quatuor accipit qualitates, quae mutuo in se agant. II. 5. primus scripsit: in renem dolor gravis. VIII. 79. de usu respirationis sententia. IV. 471. de respirandi difficultate quae pronunciaverit. VII. 825. de difficili respiratione in praenotionum libris quid scripserit. VII. 901. conjugationes difficilis respirationis quatuor facit. VII. 893. nec parvam et raram, nec calidam respirationem omisit. VII. 927. quam respirationem sublimem vocet. VIII. 279. jam multis testatur, respirationem raram et magnam esse delirantibus. VII. 827. interpres *Sabinus*. XV. 161. casus cantricis, cui saltando semen defluxit. IV. 525. de seminis usu et facultate sententia. IV. 512. spasmum fieri ex repletione et evacuatione dixit. XIII. 153. de spinae luxatae symptomatibus. VII. 921 sq. dictum: stupor mediocris dolorem solvit. XIII. 865.

Hippocrates supinum jacere, et hiare damnat, et laudat decubitum in latere. IV. 437. tabis meminit, ischiadicam quam vocat. XIV. 745. quid tendinem vocet. V. 209. *Thessali* in eum maledicta. X. 8. de diagnosi ulcerum vesicae et renum locus. VIII. 4. primi sanandorum ulcerum scopi. X. 277sq. de unguium

utilitate verba. III. 15. de uteri errore locus. VIII. 430sq. de oris uteri conditione post conceptionem quid scripserit. II. 150. quemnam affectum uvam vocet. VII. 731. venarum descriptio. V. 578. liber de venis non ejus est. XV. 146. venam cavam jecorariam vocat. IV. 669. de venaesectionis scopis. XIX. 527. de vertebrarum luxatione ejusque effectibus sententia, et *Galeni* commentatio. IV. 51. liber de victu in acutis genuinus est. VII. 913. spiritum densum in eo commemorat. VII. 914. liber de victu salubri *Aristoni* et *Philistioni*, et *Pherecydi* adscribitur. XVIII. A. 9. librum de victus ratione quidam inscribunt ad Cnidias sententias, quidam de ptisana; utrique male. V. 762. ei adscriptus liber de ratione victus non ejus est. VI. 511. de salubri victus ratione privatorum *Polybi* esse dicitur. XV. 175. librum de victus ratione in acutis primum de ptisana inscribunt. XV. 452. quae in eo post balnea scripta sunt, *Hippocratis non* esse plurimi statuerunt. XV. 732. cui tamen sententiae *Galenus* contradicit. ibid. et seq. in libro de victus ratione dolichorum meminit. VI. 541. in libro de victus ratione in morbis acutis quae ad dolorem sub septo transverso praecipiat. XIII. 373. in opere de victus ratione in acutis multos medicos accusat. XV. 23. liber de salubri victu ejus non est. XV. 455. expositio de vini differentia et usu. V. 771. quale vinum vinosum dicat. X. 484. dictum: vita brevis, ars longa. VIII. 636.

HIPPOLAPATHUM, ejus vires medicae. XII. 56.

HIPPOMARATHRUM vocant Foeniculum agreste, propter magnitudinem. XII. 68. ejus facultates. XI. 890.

HIPPONAX, ejus opinio de causa generationis maris aut feminae. XIX. 324.

HIPPOPOTAMI cutis usta tubercula discutit. XIV. 241.

HIPPOSELINUM, ejus vires et usus. XII. 119. agreste quid ejusque vires et usus. XII. 128.

HIPPOSTRATI uxoris casus. XVII. A. 432.

HIPPURIS, ejus vires et usus. XI. 889.

HIPPUS, definitio. XIX. 436. oculorum interdum connatus est. XVIII. B. 67.

HIRCIRE quid significet. IV. 172. XVII. B. 73.

HIRCI adeps morsibus medetur. XI. 488. molliendo digerit. X. 957. adeps ventris mordicationi medetur. XI. 489. valentior est adipe caprarum. XI. 728. calidior est quam adeps caprarum. XII. 327. succus ad dysenteriam. XVII. A. 352. fel ad tubercula in pudendis. XIII. 317. carnes hircinae et taurinae, praesertim sale asservatae sanguinem crassum et nigrum generant. V. 115. carnes sanguinem melancholicum generant. VIII. 183. caro deterrima ad bonum succum generandum. VI. 663. hepar idem potest quod caprarum. XII. 336. pingue et corporibus et affectibus validioribus convenit. XIII. 950. medulla acrior et siccior. XII. 332. pinguedo acrimoniam multam et igneam habet. XI. 635. testes insuaves sunt. VI. 675. sevum valet in dysentericorum dejectionibus, ubi vehementer rodunt. X. 813.

HIRSUTI ad bilis atrae generationem sunt aptissimi. XIX. 707. hirsutis carnium esus convenit, labores ii magis sustinent, et diutius in bona corporis habitudine perseverant. XV. 218. melancholicum humorem in se habent. VIII. 182. ad humorem melancholicum generandum sunt aptissimi. XVI. 17. 93. calidae et siccae temperiei sunt. I. 612.

HIRSUTIES calidiorem et iracundam naturam denotat. XVI. 91.

HIRTUS cur mox melancholicus. I. 641.

HIRUDINES quidam venantes includunt, ac in multis ipsis utuntur. XI. 317. applicandi ratio. XI. 317 sq. loca, quibus adhaeserant, quomodo dein tractanda. XI. 318. utimur iis in vicem cucurbitularum. XI. 318. caudae earum praecidendae sunt, ut diutius sugant. XI. 318. hirudine deglutita interdum vomitus cruentus fit. VIII. 265. XVI. 477. ad hirudines devoratas remedia. XIV. 143. 440. 538. 576. hirudines deglutitas ejicere dicuntur cimices cum aceto sumti. XII. 363. substitui possunt buprestidi. XIX. 726.

HIRUNDINES, stomaticum ex cis.

XII. 942. ut *Harpocras* tradit. XII. 943. cerebrum ad suffusiones oculorum facit. XIV. 240. hirundines ustae, earum usus medicus. XII. 359.

HISTORIA, quanam de causa illa utantur empirici. I. 143. maxime utilis est ad medendum. ibid. fit autem vel praesentium vel praeteritorum, nunquam autem futurorum. ibid. — estque eorum enarratio, quae subinde in iisdem comperta sunt. I. 144. — non ubique utilis est in arte medica, cum medici non utique sentiant, sed haud raro contraria etiam opinentur. I. 144. at judicatorium instrumentum praebet. I. 145. inutilis et impossibilis ex Empiricorum mente. I. 142. (de morborum historiis passim occurrentibus vide CASUS.)

HIULCIS conveniens emplastrum *s.* apelum *Claud. Philoxeni.* XIII. 539.

HOEDORUM caro qualis. VI. 774. sanguinis usus ex Xenocratis sententia. XII. 261.

HOLCE quot contineat siliquas. XIX. 752. 764. quot habeat uncias. XIX. 760. drachma etiam dicitur. XIX. 752. 765

HOLCAM significans character. XIX. 750. 757. 758.

HOLCIMOS quid significet. VIII. 111. *Holoschoenus*, (Schoenus mariscus) ejus vires. XII. 137.

HOMERUS: versus aliquot ejusdem VIII. 715. XV. 19. XVIII. B. 675. versus ex Iliados principio. XV. 442. versus de Aegyptiorum medicina. XIV. 675. dictum: vos aqua, vos tellus cunctos aliquando tenebit. XIV. 696. Homerus bobus hieme femur luxari facile contendit. XVIII. A. 355. quomodo aquilonem nominet. XVI. 406. Homeri versus citantur de Borea vento. I. 513. Homerus caprarum sanguinem jucundum esse non ignorat. VI. 700. ex Homero collecti versus qui demonstrent, cor esse irae sedem. V. 296. 302. secundum Homerum Deus similia similibus jungit. XIV. 225. Homerus omnia, quae doloribus medentur, amara esse autumat. XIV. 30. *Homeri* locus, ubi *ἰόλλειν* verbum pro posse usurpat. XVIII. A. 651.

Homerus gladium asteropaeum peridexium vocat. XVIII. A. 147. gruum vocem describit. III. 535. Homeri versus: hominem vicissim impetere

quum quis prior molestus fuerit. XIV.
626. versus qui iram ratione compescendam esse monstrent. V. 304.
versus de medici dignitate. V. 869.
Homerus mystacem vocat hypenen.
XIV. 703. ab eo inventa sunt verba
προτοϑαι et πρόνοια. XVIII. B. 8.
versus: unicus ille sapit, tibi mens
involvitur umbris. VIII. 602. Homerus quid tendinem vocet. V. 209. versus ejusdem de Tityo. V. 342. 554. versus: triticum enim vobis primum
praedulce ferebam. VI. 522. versus:
et venam praecidit, quae dorso in-
cumbens in collum fertur utrinque. XV.
139. ventos quatuor accipit tantum.
XVI. 407. versus: vinumque eructat
etc. XVII. B. 704. versus, quibus
significet, quam sint inutiles viri forma praestantissimi. I. 17. 18. versus de vita senili. VII. 682.

Homo, definitio. XIX. 355. nec
aër, nec ignis, nec aqua, nec terra.
(Hippocrates.) XV. 17. animal est
omnium perfectissimum. IV. 161. sapientissimum animal. III. 5. animam
habet artibus destitutam. III. 8. bipes solus est, quia manus habet. III.
168. calidus est per exuperantiam.
XI. 549. cur non habeat quatuor crura, et praeterea manus sicut Centauri.
III. 169. communionem habet cum
Diis, et cum brutis. I. 21. cum equa
cur non possit procreare prolem. III.
170. num propterea erectus, ut coelum adspicere possit. III. 182. solus
ad gressum erectum constitutus. III.
179. eusarcos s. quadratus qui. I.
567. solus manus habet. III. 168.
in ejus obitu elementa dirimuntur.
XVI. 53. cur habeat oculos molles
nec prominentes. III. 632. pectus habet latissimum. XVIII. A. 536. quomodo perfectionem exordiatur. XIX.
338. reliqua animalia ratione antecellit. Argumenta pro hac sententia.
I. 2. quinam maxime temperatus. I.
576. optime temperatus qui; ejusque
notae. I. 565. temperie medium in
toto animalium genere est. I. 541.
si unum esset, haudquaquam doleret.
I. 247. si unum esset, neutiquam doleret. XV. 35.

Hominis prae reliquis animalibus
praestantia. III. 4. et animalium sanguine praeditorum elementa. I. 492.
stercus, ejus vires et usus in arte
medica. XII. 293. stercus canibus sua-

vissimum. II. 178. stercus attrahit.
XI. 760.
Homini natura manus dedit arma
et instrumenta. III. 3. convenit, ut
sit sapientissimus. I. 565. venenum
est apocynum. XI. 835.
Hominem aërem, aquam, ignem
terram esse quidam statuunt. XV. 27.
aërem dicit Anaximenes, aquam Thales, terram Xenophanes. XV. 25.
unum esse unde quidam conjecerint.
XV. 76. quidam sanguinem, quidam
bilem, quidam denique pituitam dicunt. XV. 33. constituentia secundum Hippocratem. VII. 597. constituentia elementa. XIV. 695.
Homines omnes existimare, sese ab
erroribus omnino esse immunes, vel
parum per rationem falli. V. 3. omnes natura vitiosos esse quidam philosophi statuebant. IV. 818. saepe
dicuntur epiploocomistae. II. 556.
feroces et iracundi leones vocantur.
V. 310.
Hominum carnis proprietates et temperamentum. I. 255. morsus aliis ulceribus admodum similes. XIII. 419.
ad hominum morsus emplastrum aniceton. XIII. 878. emplastrum Hicesii. XIII. 788. Haliei emplastrum gilvum. XIII. 802. emplastrum sacrum.
XIII. 779. isis. XIII. 774.
Homoeomeriae partes num ad
elementa sint referendae. I. 425.
Honestus evadere qui vult, quid
huic peragendum. V. 5.
Hoplomachicus motus. VI. 154.
Hora anni quid sit. VI. 558. XVII.
B. 184.
Hordea bene nutrita et magna a
quodam Achille, agricola Babronii,
apud Hippocratem vocantur ἀχιλληΐα-
δαι κριϑαι. XIX. 87.
Hordeolum, definitio. XVII. A.
326. XIX. 437. cura. XII. 803. ad
hordeolum in oculis oboriens remedia.
XIV. 350. 413. 499. Musae compositiones. XII. 741.
Hordeum, vires ejus medicae. XII.
44. ejus facultates. VI. 501. facultates partium ejus singularum. VI.
819 sq. album est. VI. 522. nequaquam calefacit. XI. 569. detergit.
XI. 745. ab initio qualitatis expers
posthac dulce fit. XI. 672. frigidus
cibus. XVII. B. 303. refrigerat et
exsiccat, habet etiam aliquid detergens et fluidum. VI. 819 nudum
(gymnocrithon) in Cappadocia occur-

rit. VI. 520. optimum qnale. XV.
482. temperamento frigidum est. XV.
484. ex corruptela vitiosum. XV. 365.
panis ex eo parati qualitates. VI. 504.
tenuem et detersorium succum gignit.
VI. 501. ante praeparationem durum,
postea molle. VI. 782. quale ad ptisanam utile. VI. 820.

Hordei farina a *Galeno* lysis cruda
vocatur. XIII. 574. farina moderatissime detergit. X. 569. discutit. XI.
121. siccat sed parum. X. 178. farina exiccat, sed pus non movet. XI.
729. farina in phlegmone dolorem
lenit, non autem phlegmonen sanat.
X. 283. farina ex aqua et oleo pus
movet. X. 281. farina ad cava ulcera. X. 177. farina pro oryza. XIX.
739. pollis in mali punici succum inspersus liberavit aliquam mulierem a
cardialgia. XVII. A. 313. sapor qualis. XI. 633. ex hordeo emplastrum
epuloticum. XIII. 529. ex recenti
modiocriter frixo laudatissima fit polenta. VI. 506. ejus facultates. VI.
507.

HORMINUM, ejus vires. VI. 549.

HOROLOGIORUM descriptiones architectonica complectitur. V. 80. solariorum constructio. V. 82. eorum per
aquam comprobatio. VI 82. cur in
horas duodecim sint divisa. V. 83.

HORROR, perfrictio et rigor quomodo
differant. VII. 612. unde oriatur. VI.
278. XVIII. A. 168. affectus est pravorum humorum per cutem discurrentium. XVI. 166. extensus et auctus
rigor vocatur. VII. 552. in causis
et tertianis unde oriatur. VII. 632. in
febre ardente raro accidit. XVII. A.
688. inflammationem sequitur, si in
abscessum transit. VII. 627. et difficilis respiratio in laboribus tabida
signa sunt. XVII. A. 400. succos crudos intro pellit. VI. 278. gignit eum
aliquid auditu et spectatu horrendum.
VII. 628. post sudorem non utilis.
XVIII. A. 105. saepe vomitum bilis
provocat. XVIII. B. 287.

Horroris causae. VII. 182. 187. IX.
651. X. 709. febrilis causae. X. 680.
causa inaequalis aëris temperatura.
XVI. 386. ex balneo causa. X. 711 sq.
causae sunt excrementa calida putrida et cruda. XVI. 186. causa inflammatio in suppurationem cedens. XVIII.
B. 198. pro causis excitantibus variantibus varia remedia contra eum

sunt adhibenda. VII. 188. in cutim
effectus. XVII. B. 91.

Horrori medetur vinum, aequali
portione cum aqua mixtum. XVIII.
A. 169. vinum dilutum et lac. XVII.
A. 477.

Horrorem adducunt excrementa subcalida et putrida ubi vehementer moventur. VI. 240

Horrore corripiuntur cruditate laborantes, aut vitioso humore pleni
etc. VII. 633. corripiuntur omnes mali
succi pleni, cum vehementer calefiunt.
XVII. B. 75. cur ut plurimum tabidi laborent. XVII. A. 400. tentantur,
qui venerea aggrediuntur, cum incalescunt. XVII. B. 74.

Horrores fiunt ex aquilonaria constitutione. XVII. A. 33. crebri ex
dorso frequentes et celeriter redeuntes quid indicent. XVI. 664. signa
sunt invadentis febris. XIX. 514. facit humor et halitus mordens. X.
679. menstruorum eruptionis indicia.
XVII. A. 399.

HORTORUM aër cur sit vitandus.
XVI. 360.

HOSTIAE quae dicantur. XV. 441.

HUMECTANT aquae calidae. VI. 183.
et nutrit vinum, quod immodice siccatum est. VI. 55. humectantia remedia quaenam efficacissima. XI.
595. humectantia poscit, quod resiccatum est. XI. 720. humectantia ecchymoses curant. XVI. 161. (confer.
Medicamenta humectantia).

HUMECTATIO et refrigeratio febris
remedium. X. 647.

HUMERUS, definitio. XIV. 703. quid
significet apud veteres. XVIII. B.
418 sq.

Humeri articulus consideratur. IV.
129. articulus quomodo secundum
Hippocratem sit lustrandus. XVIII. A.
313. articulus cur laxior. III. 161.
articuli ligamenta. IV. 130. articulus quibusnam musculis et tendinibus
firmetur. XVIII. A. 314. articulum
moventes musculi. XVIII. B. 966.
musculi a condylo externo humeri ortum ducentes. II. 257. a condylo interno orientes. II. 260. musculi circa
humeri articulum siti, et tendinibus
suis eum firmantes. IV. 133. musculi a sterno ad humerum euntes unde
venas accipiant. II. 788. musculus parvus, qui in humeri dearticulatione
positus est. XVIII. B. 974. cum scapula articulatio. XVIII. A. 306. XVIII.

A. 315. articulus cur laxissimus et rotundissimus. IV. 17. articulus luxationi maxime expositus. IV. 18. articulus cur facillime luxetur. XVIII. A. 310.

Humeri caput imum γιγγλυμοειδὲς apud *Hippocratem* vocatur. XVIII. B. 349. caput imum duo a lateribus tubercula habet, unde similitudo trochleae. XVIII. B. 349. — quomodo cum cubito inarticuletur. XVIII. B. 349. caput cur sit rotundum. IV. 129. condylus externus: musculi inde ortum ducentes. II. 257. interni musculi. II. 260. respondet ei in crure femur. XVIII. B. 431. extremitas inferior. III. 142. rotulae. III. 142. qui ex vitio nativo humerum breviorem habent, quomodo hi vocentur. XVIII. A. 394.

Humeri morbi. XIV. 778. avulsio quomodo cognoscatur, et qua in re a humeri luxatione differat. XVIII. A. 398. brevior fit iis, qui suppurationes juxta humeri caput patiuntur. XVIII. A. 395. hi tamen brachio uti possunt. XVIII. A. 396. ad humeri dolorem emplastrum sacrum. XIII. 779. ad humerorum duritias remedia parabilia. XIV. 539. quomodo ii sint curandi, quibus saepe humeri caput excidit. XVIII. A. 374. caput quibus saepenumero excidit, ipsi per se restituere possunt. XVIII. A. 317. caput, quibus jam robusta aetate erupit, neque restitutum est, quid his accidat incommodi. XVIII. A. 397.

Humeri fractura triginta diebus sanatur. XV. 410. fere quadraginta diebus coalescit. XVIII. B. 429. quomodo curandum, ne ossium fines pervertantur. XVIII. B. 429 sq. deligatio. XVIII. B. 427. 763. deligatio, XVIII. A. 829. ferulae quando sint adhibendae. XVIII. B. 428. brachium figurandi ratio. XVIII. B. 421. extensio quomodo sit facienda. XVIII. B. 422. humeri os quibus cutem excedit, hi plerumque non evadunt. XVIII. B. 604. et quomodo hi sint curandi. XVIII. B. 606.

Humeri luxatio: causa, quam ob rem nonnullis facile articulus excidat ac sine magno negotio reponatur, nonnullis contra magno negotio restituatur. XVIII. A. 351 sq. motus lenioris utilitas post inflammationem sedatam. XVIII. A. 366. cognoscendi rationes. XVIII. A. 366 sq. 371. signa.

XVIII. B. 644. 646. luxationis et repositionis modi. XIV. 795. luxationis modum unum novit *Hippocrates*, nempe in alam (axillam). XVIII. A. 304. in superiorem vero locum aut anteriorem nunquam se vidisse affirmat. XVIII. A. 305. etiam in alias regiones quam in alam excidere posse, *Galenus* contra *Hippocratem* demonstrat. XVIII. A. 346. luxationem in anteriorem partem nunquam vidit *Hippocrates* et fieri posse negat. XVIII. A. 307. luxationem ad exteriora prohibentia momenta. XVIII. A. 311. in priorem partem qua sub conditione accidat. XVIII. A. 350. luxationem in priorem partem quater observavit *Galenus*. XVIII. A. 347. luxationem versus superiora quomodo natura averterit. IV. 122. luxatio versus superiora, exteriora et anteriora cur minus facile accidat. XVIII. A. 306. luxari etiam in utero potest. XVIII. A. 394. qui fiat, ut non a quolibet vehementiori motu luxetur. IV. 130. luxati casus, quem plures medici non cognoverant, detexit autem *Galenus*. XVIII. B. 641 sq. cura post ustionem instituenda. XVIII. A. 390.

Humeri luxatio: reponendi methodus. XVIII. A. 323. alia. XVIII. A. 326. has tamen *Hippocrates* secundum naturam non esse statuit. XVIII. A. 328. methodus per calcem reponendi. XVIII. A. 329. alia, qua super summum humerum alterius aegrotus collocatur. (διὰ τοῦ κατωμισμοῦ.) XVIII. A. 332 sq. reponendi methodus si alligatur super gradum rotundum aliquid, quod alae sinui conveniat (per scamnum). XVIII. A. 338. reponendi modus, si recens est luxatio, nempe super magnum sedile Thessalum. XVIII. A. 344. luxatum in alam reponendi modus *Hippocratis*. XVIII. A. 318. modus κατὰ πτεϱοσφαλοιν. XVIII. A. 322. luxatum in priorem partem reponendi methodus. XVIII. A. 349. luxationem inveteratam reponendi methodus. XVIII. A. 342. reponendi methodus per pistillum. XVIII. A. 335. quae post repositionem sint agenda, ut inflammatio tollatur. XVIII. A. 361 sq. 364. et quaenam sit adhibenda deligatio. XVIII. A. 362. deligatio conveniens. XVIII. A. 813. 815. quibus reponi non potuit, si adhuc crescunt, humerus non augetur, et altero brevior redditur. XVIII. A. 394.

HUMIDA quae corpora dicantur. I. 539. et calida quae sunt, eorum substantia celerrime in ambientem dissipatur. X. 657. conducunt humidis. VI. 394. putrescunt facile. VII. 287. *Humidae* nostri corporis partes quae. XIX. 357.

Humidi humida alimenta postulant. VII. 258. maxime, maxime sunt longaevi. VI. 400. ad succos corporis digerendos sunt propensi. X. 626.

Humidiora omnia causae pituitae accumulationis. XIX. 488.

Humidis autumnus aquilonius et siccus conducit. XVII. B. 594. quaenam cataclysmata conducant. XV. 199.

HUMIDITAS abundans longos profundosque somnos efficit. VIII. 162 sq. redundans ab *Hippocrate* πλάδος plerumque vocatur. XVII. A. 105. alimenti vehiculum. XV. 416. ron cibus est, sed cibi vehiculum. XV. 666. copiosior, quibus intus enutrita corpora, quae circa articulos sunt, humectarit, his artuum capita facile exiliunt. IV. 4. immoderata causa cataphorae. XV. 741. quando sit convulsionis causa ducenda. VIII. 173. putredinem adjuvat. XVII. B. 582.

Humiditatis aëris in corpus effectus. XVII. A. 32. XVII. B. 574. utilitates et noxae. VII. 261. ex diutina desidia cura. VI. 227.

Humiditati, ex nimio potu sicca frictio. VI. 230.

Humiditatem in superiore ventre gignit vinum aquosum, praeter morem epotum. XV. 575.

Humiditates absorbet malagma poterium. XIII. 258. sunt ad nutritiones accommodatissimae. XVI. 267. in corde nocent ejus facultati. IX. 245. corporis quomodo emendare conveniat. VI. 226. ex immodico vini usu emendatio. VI. 227.

Humidum vario modo definiri potest. I. 553. id quod aqueum. VII. 678. in aqua et aëre est. I. 538. sano vicinum non est. X. 278.

HUMOR et succus non idem est. XVI. 23.

Humores quatuor elementis respondent. XVI. 23. quatuor *Hippocrates* accipit, qui ad ortum, alimentum incrementumque corporis nostri faciant. I. 494. 506. V. 128. quatuor secundum naturam in nobis esse *Hippocrates* demonstrat. V. 686. in quolibet animali sanguineo sunt quatuor universales. XII. 275. humani quatuor, sanguis, pituita, bilis utraque et flava et atra. XIV. 696. 726. sunt, qui unum solum secundum naturam esse confirment. XV. 34. quatuor esse in corpore ab invicem distinctos monstratur. XV. 65. quatuor ad morum idoneorum generationem conducunt. XV. 97. quatuor in nobis sunt secundum naturam. XV. 242. ex quibus animal constituitur, quatuor dantur. XIX. 363. corporis animalis qualis. XIX. 486. qui in animantibus et stirpibus consistunt, elementis efficiuntur. XV. 226.

Humores id in animalibus sunt, quod in mundo elementum, et in anno tempestas. XIX. 484. omnes in venis et arteriis continentur. V. 119. omnium generatio calido fit. II. 89. animalium, eorum usus in arte medica. XII. 253. humor aëri inest. XV. 51. humorum aequalitas et symmetria sanitatem efficit. XIX. 491. humores ex alimento alterato generantur. XV. 278. humorum alteratione fit morborum concoctio. XVI. 73. humores animae actiones alterant. VIII. 191. medicamentis attenuandi sunt, ubi eorum exspectanda est concoctio. XVI. 64. attenuat vinum scilliticum. XIV. 569. attenuatus halitus est. VII. 122. ad humorum bonitatem conferunt vina fulva. X. 837. humor in cerebro frigidus insensibilitatem et immobilitatem, calidus perpetuum motum efficit. X. 929 sq. humorum, qui e cerebro per palatum et nares defluunt, conditio in diversis morbi stadiis. VII. 447. humores calorem extinguunt, si perspirationem obstruunt. X. 845.

Humores varii sunt et coloribus et facultatibus. XV 274. a forma naturali recedentes, coloris mutationis causae. XIV. 449. humorum color, ubi non reflui sunt humores, similis efflorescit. (*Hippocrates*.) *Galeni* de genuitate hujus dictionis dubitatio. XVI. 4 sq. diversorum colores. XIX. 490. conditionis index somnus. XVI. 220 sq. congeries tubercula procreat. XVII. A. 431. in humorum constipationibus animalia ob putredinem febribus tentantur. VII. 287. humores contenta vocat *Hippocrates*. VII. 597.

humorum copia pro anni temporibus variat. XV. 91. copia causa abscessuum. VI. 288. copia variorum symptomatum causa. XVI. 115. copia vacuationem postulat. XI. 261.

Humores propter humiditatem facillime corrumpuntur. XV. 296. crassitudo vel lentor obstructionis organorum causa. VII. 222. qui ad cutem vergunt, per cutem esse evacuandos *Hippocrates* censet. XVI. 159. per cutem discurrentium affectus horror est. XVI. 166. humorum decubitus quid sit. XVII. A. 421. defluxio causa tumorum. XVI. 299. differentiae quoad consistentiam. XIX. 490. quoad saporem differentiae. XIX. 490. differentiae eorum, qui in abscessibus occurrunt. X. 985.

Humores diffundit lotio calida. XV. 203. et vinum meracius. ibid. digerunt et discutiunt remedia penitus calida et tenuia. XI. 594. discutiunt medicamenta pus moventia. XI. 722. ad humores discutiendos quaenam aetas et qui coeli status propensi. X. 625. qua ratione dolores gignere possint. XV. 63. dolores ex humoribus sex modis fiunt. XVI. 54. effusi intro non sunt revellendi, sed ejectionum viae siccandae sunt secundum *Hippocratem*. XVI. 158. humorum evacuatio, qui sua qualitate molesti sunt, purgatio est. XVI. 106. evacuatio accuratissima quomodo fiat. XVI. 105. evacuatio per picram ' ex aloë optima. XIII. 131. humores evocans emplastrum. XIII. 932. expressorium emplastrum. XIII. 932. extrahit emplastrum attrahens *Andromachi*. XIII. 935. valenter ex alto extrahit et crassos digerit viscum. XI. 888. humorum fermentationem qualis urina indicet. XIX. 600. fluxio tumoris organorum causa. VII. 222. fusio causa gravissimae pleuritidis. XVII. B. 424.

Humores per halitum digerunt aquae calidae. VI. 183. humorum in hepate noxiorum vacuationis viae. XVII. B. 440. humores humectat et mediocriter incidit vinum aquosum. XV. 642. qui in jecoris venis sunt, per urinas evacuantur. XV. 323. tardius ignem concipiunt a succenso spiritu. VII. 277. facile immutantur. XIX. 487. impactos scarificatio dissipat. XI. 322. pro eorum inclinationibus evacuationem instituendam esse, *Hippocrates*

praecipit. XVI. 62. quando se in intimas partes recipiant. XVI. 9. intro ferentia momenta. XVI. 75. humorum loci ortus, permansionis et motus. XIX. 489. maturationes foras aut intro repunt. XVI. 68.

Humores morborum causae. V. 678. morborum causae sunt, si quantitate excedunt et in qualitate alterati sunt. XV. 242. XVIII. A. 260. morbi hi exrobore vel imbecillitate facultatis expultricis ortum habent. XV. 126. eorum in mores influxus. XIX. 492. ad aptos mores gignendos sunt accommodati. XVI. 317. qui in muliebri corpore abundant, menstruorum color indicat. XVI. 15. ex humorum multitudine animi deliquii cura. XI. 53. humorem ex naribus excretum tenuem crudum veteres gravedinem vocant. XVIII. B. 180.

Humores oculi. XIV. 712. oculi colore mutati visus hallucinationes efficiunt. VII. 99. si pauci sunt, et virium adest imbecillitas, somnus salutaris est. XVI. 166. ad humores in pectore residentes. XIV. 512. 580. humorum plenitudo in corpore gravitatis sensum provocat. VII. 533. plenitudinis indicium sudor copiosus calidus aut frigidus. XVIII. A. 176. primum et elementarem quidam pituitam ducebat. XV. 69. humores ut procreentur, elementa inter se mutantur. XVI. 37.

Humores e pulmonibus ac thorace sputis expectorant. VI. 611. humorum pulsus. XIX. 641. humores qua varia via purgentur. XVI. 264. per purgationem statim subire mutationem, ut *Asclepiades* Bithynus retulit, verum non est. XIV. 223. qualitate molestorum vacuatio purgatio vocatur. XVII. B. 358. reciprocatio eorum fit ex animi pathematibus. XV. 275. rigores per circuitus recurrentes, ex crassis aut viscosis humoribus natos, sanat agarici radix. XI. 812. ex humoribus similaria quaeque gignuntur. I. 481. humores singulos singulis anni temporibus dominari, testimonia. XV. 99. singulus in quolibet anni tempore superat. XVI. 292. humorum substantia inter tenuem et crassam media. VII. 278. humores supervacaneos gustus indicat. XVII. B. 278. humorum translationes in acutis quid denotent. XV. 844. humores vacuandi methodus. XVII. B. 481. vacuatio

exquisitissima est venae sectio. XVII.
B. 481. meras vacuationes *Hippocrates* pravas statuit. XVII. A. 319.
qui in primis venis sunt, promtius per
alvum evacuantur. XV. 323. tribus
modis in ventriculo degunt. XIX. 365.
eorum, qui per vomitum saepe rejiciuntur, sanguini crasso et nigro similes, qualitates. V. 108.

Humor abundans ex colore cognoscendus. XVII. B. 359. redundantia
ex coloribus dignoscitur. XV. 275.
exuperanti respondet color corporis.
XVI. 57. redundantia mutatur cum
aetatibus. XVI. 57. abundantia duplicem habere videtur speciem in crassitiei et tenuitatis differentia. XVII.
A. 701. redundantia plenitudo est.
VII. 578. abundantia intemperierum
causae. XVI. 46. abundantia pustularum causa. XVII. A. 704. redundantiae cura generalis. XVII. A. 898.
qui redundant, evacuandi sunt. XVI.
13. abundantia purgationem requirit.
X. 288. abundantium purgatio quando in acutis et quando in chronicis
morbis sit instituenda. XVI. 64.
abundantiam minuunt exercitationes.
XVII. B. 8.

Humoris acidi descriptio. X. 973 sq.

Humor acer et tenuis interdum causa est exulcerationis intestinorum in
laevitate. XVI. 51. acrimonia partes
exasperat. VII. 33. humores acres
causae cholerae humidae. XV. 885.
humor acris in ventriculo et singultum et convulsiones creat. VIII. 199.
acris, exulceratum corpus mordens,
doloris causa est. VII. 116. acrium
vomitus futurus quo symptomate indicetur. XV. 602. acrimoniae cura.
XIV. 731. acrimoniam frenant ova
et chondrus. XV. 898.

Humor aeruginosus quomodo generetur. XVI. 535.

Humor aqueus oculi. XIV. 712.
aquei usus. III. 780. VII. 91.
argumenta pro ejus praesentia.
III. 781 sq. usus, ne humor crystallinus atque uvea exsiccentur. III. 786.
aquei coloris mutati effectus in visum.
VII. 96. aqueus fuscus facit veluti
per nebulam hominem videre. VII. 96.
aqueus sive augeatur, sive imminuatur, visum laedit. VII. 94. effectus,
si crassior sit redditus. VII. 95.
aqueo vacuato uvea in se concidit,
et pupillam propterea imminuit. VII.
91. aquosus effunditur ulcere versus

pupillam penetrante. VII. 99. aquosum educit granum gnidium. XIV.
223.

Humor biliosus: biliosi index lingua viridis. XVII. B. 277. biliosos
gignit ira. XVI. 357. biliosiores generantur in siccitatibus. XVII. B. 602.
biliosi differentiae. VI. 463. biliosum denotat color pallidior. XV. 275.
biliosus animi acumen gignit, et solertiam. XV. 97. biliosus causa acii animi atque intelligentiae. XVI.
317. biliosi anginae causae. XVII.
B. 623. biliosus inflammationes erysipelatosas gignit. IX. 693. biliosi
putrescentes febres ardentes accendunt. VIII. 348. biliosus herpetes
procreat. X. 1005. biliosus acutos
morbos semper efficit. XVIII. A. 130.
biliosus causa vigiliarum. XVI. 669.
biliosus et pituitosus in vigilante comate abundat. VIII. 163. biliosus aegros sitibundos reddit, insomnes, cibos aversantes. XVII. A. 281. biliosos evacuat thlaspi semen. XI. 887.
biliosos per egestionem infernam propellit et per urinas purgat absinthium.
XI. 844. biliosum per superiora purgamus. XI. 347. biliosus in ventriculo quibus est, cibi facile corrumpunt. VI. 568.

Humor bituminosus qui. XIX. 364.

Humores unde *calidiores* fiant vel
frigidiores. XI. 263. calidorum redundantiam sensus calidissimus insuetus indicat. XV. 275.

Humorum corruptio fit ex inedia.
XI. 199. corruptelae causae. VII.
287. in humorum corruptela vacuatio periculosa. X. 639. corruptelam
subesse qualis somnus indicet. XVI.
220.

Humor crassus oppositum habet tenuem. X. 774. crassus quodammodo
jam melancholicus magis minusve est.
X. 879. crassi acervationis causa.
XVII. A. 701. crassos et viscosos
generantes cibi. XI. 368. crassi et
crudi effectus. XVI. 51. crassi, lenti
et frigidi morborum diuturniorum
causae. XVII. B. 490. crassi tumores potius quam exulcerationes excitant. XVII. A. 704. crassitudo causa
stipationis finium vasorum. X. 746.
crassus et lentus calculi causa. XIX.
648. ex humore crasso et fervescente
oritur carbunculus. X. 979. et cancer. X. 972 sq. crassi glutinosi ignaviae causa. XVI. 543. crassus et fri-

gidus scirrhorum causa. XI. 736.
crassus glutinosus scirrhi causa. X.
956. crassi et glutinosi si soli sint,
dolorem vehementem non concitant,
conjuncti vero cum spiritu halituoso
vehementissimum, et cur. X. 863.
crassi et glutinosi vias obstruentes tremoris causae sunt. VII. 158. crassus
et lentus tumores scirrhosos gignit.
X. 879. crassos augent lentes cum
salsis carnibus. VI. 528. crassities
pulsus alterat. IX. 2.

Humores crassi : fermentationem eorum qualis urina indicet. XIX. 603.
620. crassi et glutinosi antequam purgentur, attenuandi sunt. XVI. 108.
crassi attenuandi sunt, tenaces incidendi. XVI. 118. crassos lentosque
extenuandi vim habentia remedia. XI.
745. crassos et viscosos secantia. XI.
686. crassos et lentos incidit ampeloprason. XI. 825. crassos mediocriter incidunt radices ari comestae. XI.
839. crassitiem incidere et extenuare
attenuantium officium est. VI. 760.
crassos lentosque per urinam delert,
nonnunquam et sanguinolentos capparidis radicis cortex. XII. 10. crassitudinem incidit chamaedrys. XII. 153.
crassos extenuat radix dracontii. XI.
864. crassos incidit, concoquit et discutit ervum. XV. 523. crassis et
glutinosis quadrant fomenta mordacia.
XV. 519. crassos extergit et incidit
semen isopyri. XI. 891. crassos et
viscosos incidit et discutit moly s. ruta sylvestris. XII. 82. crassi et glutinosi ubi exuperant, alienissima sunt
remedia torporem inducentia. X. 862.
crassos in superioribus intestina in-
farctos incidit oxymel. XV. 685. crassos e pectore et pulmone educit urtica. XI. 818. ad humores crassos
lentosque ex pectore et pulmonibus
educendos eclegmatis convenienter admiscetur elenii radix. XI. 873. crassos vel lentos in thorace et pulmone
tussi rejicit ari radix. VI. 650. ad
humores crassos thoracis et pulmonum expurgandos erva cum melle.
VI. 547.

Humor crudus qui dicatur. XVI. 52.
crudi duo sunt genera. XVI. 53. crudus qua in re a pure differat. XV.
160. crudus pituitae adnumerandus.
VII. 575. ejus notae. ibid. saepe per
alvum ducitur, qui ab exercitiis ab-
stinuerunt. VII. 575. hujus humoris
dignotio. VII. 575. crudus frigidus

est. IX. 460. crudi qui non solum,
sed etiam corrupti, mali sunt. X. 826.
crudos cur pueri maxime congerant.
XVIII. B. 280. crudum pueri praesertim facile coacervant. XVI. 54.
crudos reddit aqua frigida. XV. 501.
crudi non solum, si quis plura sumat, oriuntur, sed etiam si pauciora.
XV. 240. crudi alere non possunt.
XV. 245. crudum abundare, qualis
corporis color denotet. XVI. 11. crudi ubi sunt et copiosi in principio
accessionis febris, somnus nocet. XVI.
165.

Humor crudus facile calculum gignit. XVI. 54. 366. crudi et crassi
convulsionum causae. XVIII. B. 294.
ex humorum crudorum copia aegro-
tantium symptomata et cura. X. 820 sq.
cura si simul corrupti sint. X. 826.
crudi quando animi deliquia adducant.
X. 845. ex humorum crudorum copia febris symptomata. X. 820 sq.
ejusdemque cura. X. 821. crudi cur
syncopes causae. X. 844. syncopes
inde ortae cura. X. 829. 831. ex humorum crudorum abundantia syncopae vina quaenam conducant, et quibusnam sit abstinendum. X. 833.
crudi exuperantis signa. XI. 282. crudi, prorsus cocti, animal nutrire possunt. XV. 596. nutrire prius quam
sint cocti nequeunt. X. 844. crudi
pigri sunt, et ad motum inepti.
XVI. 262.

Humor crudus somnolentos facit.
VII. 576. crudus somniculentos reddit. XVI. 222. *Humor* crudus, qui
in urinis subsistit, pituita similaris videtur. VIII. 176. cruditatem indicant
urinae aquosae. XVIII. B. 157. crudorum copiam indicat urina crassa et
alba. XIX. 581. crudis agitatis et
perturbatis urinae fiunt fermentatae.
XVI. 661. crudorum putredinem in
venis qualis urina indicet. XIX. 604.
crudorum in venis perturbationem significant urinae subsidentiae privatio.
XVI. 575. crudos digeri non sinit
somnus uberior. X. 823. cruditas quomodo tractanda. XVI. 262. crudorum copiam quomodo *Galenus* curaverit. XI. 286. quaenam foras pro-
pellant. XVI. 75. crudis aversantur
balneum et aër frigidior et calidior.
X. 828 sq. crudorum concoctionem
adjuvat potio calida. X. 829. crudio-
rum· copiam colligentibus quae vina
conducant. VI. 803. crudos conco-

quit vinum falernum. X. 832. crudi
in lassitudinibus ubi sunt, vomitus
imperandus non est. XVI. 75.

Humor crystallinus oculi. V. 623.
XIV. 712. crystallinus post corneam
situs. III. 644. crystallinus sensorium
oculi. III. 641. visus est organon.
II. 864. III. 760. VII. 86. X. 119.
quoties ex intemperie laborat, laeditur oculorum functio. X. 119. respondet ei in aure internus finis meatus auditorii. VII. 103. cur non exacte sit sphaericus. III. 789. anteriori in facie tenui tunica vestitus est,
posteriore vero tunicae expers. III.
787. situs ejus in corpore vitreo. III.
766. humore vitreo nutritur. III. 761.
morbi ejusdem per octo intemperies
distinguuntur. VII. 86. sedis mutatio
quid efficiat. VII. 87. siccitas et concretio glaucosis vocatur. III. 786. glacies aliquando vocatur. V. 623. est
pars similaris. X. 48. ad crystallinum
humorem usque septem circuli. III.
770. ad eum portio quaedam a cerebro mittitur. III. 641. circa eum humor, qualis in ovis. III. 780. post
eum spatium est plenum aqua et spiritu. III. 783. solus a coloribus alteratur. VII. 86. potest dividi et pati
solutionem continuitatis. VII. 87.

Humores dulces omnes flavam bilem
generant. XV. 637.

ad *Humores* aegre *eductiles Cosi*
comp. XIII. 100.

Humor flatuosus in musculis oscitationis causa. XVI. 166.

Humorum fluentium adhuc revulsio,
eorum autem, qui jam partem occuparunt, derivatio medela est. XVI.
155.

Humor quisquis fuerit *frigidus* et
humidus in corpore, pituita est. VII.
348. frigidorum redundantiam significat sensus frigidus. XV. 275. frigidiores et pituitosiores generantur ex
pluviis continuis. XVII. B. 602. frigidiores et pituitosiores fiunt per imbres. XVI. 442. squaloris aëris in
eos effectus. XVI. 442. frigidus et
pituitosus generatur in tristitia. XVI.
174. frigidus, crassus, viscosus ventriculos cerebri replens quorumnam
morborum causa. XVII. A. 333. frigidus et crassus apoplexiae et epilepsiae causa. XVII. B. 548. frigidi
redundantia quomodo per insomnia
se prodat. XVII. A. 214. frigidi redundantiam imber in somno visus in-

dicat. XVI. 219. frigidorum redundantiae in ventriculo cura. X. 820.

Humor glutinosus oppositum habet
rhypticon i. e. detersivum. X. 774.
glutinosus ac mucosus causa gangliorum. XVIII. A. 489. glutinosus et
mucosus nervorum proprium est alimentum. XVIII. A. 489. glutinosus
et crassus scirrhum generat. XI. 104.
glutinosi et crassi causae tuberculorum crudorum. XVIII. A. 498. glutinosos cur tussis non expurget. XV.
635. glutinosis et crassis qui abundant, ad purgationes sunt inepti.
XVI. 107 sq. ad humorem glutinosum ventri infarctum detergendum ptisana. XV. 459. glutinosi in ventriculo contenti vomitum indicant. XVI.
167. ad humorem glutinosum a ventriculo abstergendum vomitus. XVI.
142.

Humores incocti: eorum crassitiem
qualesnam urinae doceant. XVII. A.
537. incoctorum copia causa abscessuum. XVII. A. 131.

Humor lentus unde gignatur. X.
880. lenti, crassi et copiosi causae
febris diariae. X. 666. lenti et crassi nervorum resolutionis causae. V.
125. humorum malitia causa coxendicum doloris. XVI. 385.

Humor melancholicus qui. VIII. 175.
melancholici descriptio. X. 974. melancholici differentiae. VIII. 176. quatuor differentiae. XIX. 364. frigidus
est. VII. 633. siccus et frigidus est.
XIX. 486. melancholicum quinam
non habeant. VIII. 182. quinam autem habeant. VIII. 182. quinam generent, et qui non. XVI. 93. ad humorem melancholicum generandum
quinam sint aptissimi. XVI. 17. ejus
generationis causae. VIII. 183 sq. unde generetur. VIII. 182. XIX. 700.
duplex est ejusdem origo. XVIII. B.
278. nascitur in carbunculis ex sanguine putrefacto. VII. 376. melancholici diagnosis. VIII. 183. ejus in
morbis diagnosis. VIII. 184 sq. melancholicum indicat lingua nigra. XVII.
B. 277. melancholicus gignit animi
constantiam et firmitatem. XV. 97.
XVI. 317. melancholici receptaculum
lien. XVII. A. 433. melancholicus
lienis nutrimentum. XVI. 368. exuperans perniciosissimus est. XV. 372.
timorem gignit et animi demissionem.
XVI. 357. qui morbi inde ortum ducant. V. 116. causa apoplexiae, con-

vulsionis, caecitatis. XVIII. A. 95.
causa desipientiae ferinae. XVI. 780.
causa elephantiaseos. XV. 331. melancholicum sequitur febris quartana.
VII. 335. melancholicus causa febris quartanae. XVII. A. 433.

Humor melancholicus quartanae periodi causa. XVIII. B. 659. causa febris quartanae. XVIII. B. 278. inflammationes scirrhosas gignit. IX. 693. leprae causa. XVI. 442. redundantia ejus causa lienis magni. XVI. 385. causa urinae nigrae. XIX. 580. causa varicum. XVIII. A. 499. viae, quibus evacuatur. V. 117. epithymum educit. X. 977. qua ratione possit evacuari. XVI. 457. si abundat, atram bilem purgamus. XVI. 125. per inferiora semper purgandus. XI. 347. abundantia venaesectionem requirit. XI. 282.

Humor mordax: quatuor ejus differentiae. VII. 551. mordacis soboles est sensus ulcerosus. VII. 553. mordax efficit, ut affecti pungi, quasi multas spinas haberent infixas, se putent. VII. 178. mordens doloris causa quomodo curandus. X. 862. mordax causa dysenteriae. VIII. 25. febris causa. X. 679. mordaces acresque lassitudinis ulcerosae causae. XVI. 592. mordentis in ore ventriculi cura. X. 871. mordacibus quadrant fomenta non mordacia. XV. 519.

Humor mucosus cur in omnibus articulis reperiatur. XVIII. A. 528.

Humor niger, subducit eum helleborus et peplium. XV. 537.

Humores nocentes discutit, viscosos extergit, crassos secat pyrethrum, euphorbium, piper. XIII. 274.

Humores pituitosi qui. VIII. 175. IX. 460. in articulis coacervantur. XVIII. A. 98. generationis ex cibis ratio. V. 139. pituitosos congerit aëris humiditas. XVII. B. 574. pituitosi si diu in ventre morantur, quid efficiant. VI. 428. eorumque affectuum cura. VI. 428. pituitosi in cerebro acervati causa febris lethargicae. XVII. B. 646. pituitosum praedominantem significat corporis color candidior. XV. 275. pituitosus causa apoplexiae, convulsionis, caecitatis. XVIII. A. 95. causa cataphorae. XVI. 669. 707. pituitosus in cerebro collectus cataphoram et soporem inducit. VIII. 135. pituitosum sequitur febris quotidiana. VII. 335. pituitosus inflammationes oedematosas gignit. IX. 693. pituitosos habentibus cibi paucitas quomodo conveniat. XVII. B. 78. pituitosus intestinis adhaerens, non est per superiora purgandus. XVI. 123.

Humoris plenitudo, num ut vult *Julianus*, morborum causa. XVIII. A. 272 sq.

Humores praevalentes ex lingua cognoscuntur. XVII. B. 277.

Humores pravos gignunt fructus autumnales. XVII. B. 577. pravi causae mutationis clementiae in morbis. XVI. 540. pravorum copia causa hydropis anasarca. XVI. 446. pravus pruritus causa. XVII. A. 323. pravi, ventriculum mordentes, causae vertiginis. XIX. 417. pravis qua de causa praegnantes impleantur. XVII. A. 749. ad humores pravos, qui in intestinis sunt, subvertendos, succus elixi foeni graeci cum melle valet. VI. 538.

Humorum putredo excrementorum fuliginosorum copiam accervat. IX. 272. putredo in vasis duplex genere est. VII. 299. putredinis causa calor externus. XVII. A. 669. putredo quomodo insomniis se prodat. XVII. A. 214. putredo num febrem omnem procreet. VII. 295. putredinem comitatur febris acuta. XVII. A. 482. humoris corporis ad putredinem idonei febris causae. VII. 289. ex humorum putredine ortarum febrium differentiae. X. 751. putredo, quibusnam scopis et indicationibus usi curationem ejus invenire possimus. X. 753. putridos detergit ptisana. VI. 825. putrescentium vacuatio qua via efficienda et quibus remediis. X. 756.

Humor sanguineus omnium mitissimus. XV. 372.

Humores serosi; triplex via, qua e corpore eliminentur. XVII. A. 850.

Humor quidam tenuis inter lentem crystallinam et uveam locatus, et cur. III. 780 sq. tenuium et crassorum abundantiae indicia. XVII. A. 701. tenuitas colliquationis causa. XVII. B. 522. tenues exulcerationem potius quam tumores creant. XVII. A. 704. tenuium et biliosorum malignitas causa maniae. XVII. B. 624.

Humores quando *turgere* dicantur. XI. 352.

Humores vaporosi: abundantia eorum abscessuum causa. XI. 116.

Humor viscidus causa soporis, epilepsiae et apoplexiae. VIII. 232. viscosi nervos obstruentes, tetanum producunt. XIV. 738. viscosorum et crassorum excreationem juvat adiantum. XI. 812.

Humor vitiosus: pleni eo horrore et rigore corripiuntur. VII. 633. vitiatoz indicat alvi excrementorum foetor. XVI. 217. vitiosus in culpa est, si quis continenter aegrotat. XV. 377. vitiosorum symptomata. VII. 197. vitiosis anima laeditur. IV. 789. vitiosi spiritum alterant. X. 840. vitiosis laborantis casus. X. 857. alius. X. 858. morbi inde oriundi. VII. 211. ex humorum vitio quales morbi oriantur. XV. 365. vitiosos per urinam deducit asarum, aloë vero expurgat et inferne per ventrem evacuat. XIII. 155. ad humores vitiosos picra. X. 857. potio. XIII. 205. vitiosos corrigunt vina fulva et crassa. X. 837.

Humor vitreus qualis apud *Praxagoram*. XVI. 11. vitreum *Praxagoras* epialon vocare videtur. VII. 347. vitreus est *Praxagorae* pituita frigida. VII. 634. *Philotimo* pituita admodum frigida est. VII. 138. vitreus a *Praxagora* vocatur similaris. VIII. 176. vitreus *Praxagorae* omnium humorum frigidissimus. XVI. 585.

Humor vitreus oculi. V. 623. XIV. 712. nutrimentum est humoris crystallini. III. 761. quomodo ipse nutriatur. III. 761. quomodo impediatur, quo minus in partem anteriorem progrediatur. III. 766.

HYACINTHUS, radicis ejus et fructus vires et usus. XII. 146 sq. substitui potest anchusae. XIX. 723. ei succedere potest flos isatidis. XIX. 745.

Hyacintho lapidi succedit Beryllus. XIX. 735.

HYAENAE adeps, ei substituendi adipes. XIX. 743. bilis cataractam incipientem digerere dicitur. XII. 279. fel cum melle visum acuit, illitum suffusiones tollit. XIV. 241. fel, ei substitui potest fel perdicis. XIX. 746. 747.

HYBI apud *Hippocratem* vocantur gibbi. XVIII. A. 74.

HYBRISTI Oxyrrhinchiti medicamentum ad omnis venenati ictum utile. XIV. 188.

HYDATIDES etiam in hepate generantur. XVIII. A. 165. jam *Galenus*

animalia esse perhibet. XVIII. A. 165. oculorum quomodo auferantur. X. 1019. XIV. 784.

Hydatis palpebrae, definitio. XIX. 438.

HYDERI symptomata sunt in distributione et sanguinis generatione. VII. 62. in hyderis sanguinis conditio. VIII. 355.

Hyderus hydrops anasarca est. VII. 231.

Hyderi intercutes unde dicti. VII. 213. hyderi causa haemorrhoides retentae. XVI. 795.

Hydericis prosunt cantharides. I. 667. convenit cochlearum caro. XII. 322.

HYDNUM, ejus vires. XII. 147.

HYDRAGOGUM. XI. 325.

HYDRARGYRUS deleterium remedium est. XI. 767. quoad facultates similis ferro et lapidi ignito. XI. 688. nullum ejus fecit *Galenus* periculum. XII. 237.

HYDRELAEUM crassiorum partium est, quam ut imbibi penitus possit. XI. 594. ex aqua et oleo compositum est. XI. 594. ad pus movendum optimum. XI. 732. ex hydrelaeo et pane cocto cataplasma ad crustas decidentes. XI. 138. ex hydrelaeo et lithargyro emplastrum. XIII. 399.

HYDRENTEROCELE, definitio. XIX. 448.

ad HYDRUM theriaca *Andromachi* senioris. XIV. 34. ad hydri ictum theriace. XIV. 90.

HYDROCELE, definitio. VII. 729. XIX. 447. humor in ea alienus a corporis substantia tota natura est. X. 987. cura. X. 988. ad hydrocelen bdellium. XI. 850. cura chirurgica. XIV. 788.

HYDROCEPHALUS, definitio. XIX. 443. *Hydrocephali* quatuor species. XIV. 782. cura chirurgica. XIV. 783.

HYDROCIRSOCELE, definitio. XIX. 448.

HYDROMPHALI. XIV. 786.

HYDROMPHALON, definitio. XIX. 444.

HYDROPHOBI qui dicantur. X. 627. HYDROPHOBIA, definitio. XIX. 418. describitur. XIV. 195. 278. quonam post morsum canis rabidi tempore eveniat. XVI. 621. ad *Hydrophobiam* antidota. XIV. 195 sq. antidotum ex *Aphrodae* commentariis. XIV. 207. ejusdem pilula. XIV. 208. hydrophobiam ex morsu canis rabidi praeservans emplastrum *Herae* album. XIII. 431. ad hydrophobiam a morsu, hepar canis rabidi. XII. 335. pilula *Nicostrati*. XIV. 208. praecavens potio. XIV. 170. theriaca. XIV. 277.

HYDROPIPER, ejus vires et usus. XII. 147.

HYDROPICI ravos oculos habent et calvi sunt. XVII. A. 468.

HYDROPS: species tres ex sententia neotericorum: *Hippocrates* duas accipit. XIV. 746. duas differentias accipit *Hippocrates* earumque victus rationem determinat. XV. 890. hyposarcidius (vel episarcidius) *Hippocratis* qualis. XV. 890. 891. species quidam quatuor accipiunt. XV. 891. affectus frigidus est. VII. 609. morbus diuturnus est. XVII. B. 385. imbecillis morbus est. VII. 260. generationis theoria secundum *Erasistratum*. II. 109. omnem omnino morbum potest concomitare. XVII. A. 666. num sine organicis affectionibus fieri possit. VIII. 379. tussis in eo periculosa. XVIII. A. 153. coloris corporis mutatio symptoma est. VII. 75. pulsus conditio. VIII. 490. pulsus conditiones earumque causae. IX. 200 sq. pulsus latus est, IX. 521. pulsus undosi et vermiculantes sunt. IX. 312. respiratio qualis. VII. 781. sanguinis conditio. XIX. 487.

Hydropis causae occasionales. II. 109. VIII. 353. XIV. 746. fiunt hydropici, qui a morbis immodice se satiant. VII. 213. citra viscerum inflammationem causae. IX. 416. causa cordis intemperiei humidae. IX. 388. causa dysenteriae et haemorrhoidum incauta suppressio. XI. 170. haemorrhagiae. XVII. B. 503. haemorrhoides suppressae aut nimium fluentes. XV. 328. haemorrhoides incaute curatae. XVIII. A. 21. lienis vitia. XVII. B. 622. non semper sequitur lienis scirrhum, hepatis autem necessario. IX. 415. causae sunt morbi acuti male judicati. XVIII. B. 79. alba pituita. XVIII. A. 191. pituita per totum corpus distributa. VII. 224. ex quartana. VII. 470. procreationis sanguinis frustratione oritur. XVIII. A. 22. nimia vacuatio. X. 638. quaenam vina efficiant. VI. 338. a hepate orti symptomata subsecutiva. XVIII. B. 116.

Hydrops si flavae bilis aut nigrae eliciens medicamentum propinatur, au-

tur morbus. XV. 72. ex acutis morbis omnis malus. XVIII. B. 110. si aqua ex venis in ventrem fluxerit, morbi fit solutio. XVIII. A. 24. ex acutis morbis omnes mali. VII. 935. si ex acuto morbo coepit, omnis malus est. IX. 890. principia, quibus ab ilibus et lumbis fiunt, pedes tument et diarrhoeae diuturnae detinent. XVIII. B. 114. si tumorem in cruribus habeat tussiens, malum. XVII. A. 471. tussis vehemens quomodo curetur secundum *Hippocratem*. XVII. A. 470. tussis succedens malum. XVIII. A. 56. orta in eo ulcera difficile sanantur. XVIII. A. 18. qui uruntur vel secantur aqua confertim effluente intereunt. XVIII. A. 38. maniae remedium. XVIII. A. 105.

Hydropis cura. XI. 145. XIV. 747. curant remedia aquam ducentia. XV. 72. in hydrope humor non sine noxa semel totus vacuari potest. XI. 49. incipiens quomodo curetur. XVII. A. 902. statim ab initio purgationem requirit. XVI. 111. ubi constiterit, addenda sunt, quae pituitam per sedem educunt. XVI. 112. nonnunquam *Galenus* eum sanguinis detractione sanavit. XI. 166. cura chirurgica. XVII. 786. adhibita punctione aquam eliminamus. X. 988. ad hydropem remedia parabilia. XIV. 379. 539. laborantes Alexandriae *Galenus* vidit aegyptiae terrae luto uti, ita, ut sibi suras, femora, cubitos, brachia, tergum, latera pectusque inungerent, ac perspicue juvarentur. XII. 177. curat eum aqua mineralis ad Mytilenen. X. 996. bovis stercus aridum ustum. XIV. 241. conducunt cantharides. I. 667. doliare vaporarium commendatum a *Chrysippo*. IV. 495. medicamenta composita ad eum: ex *Andromacho* remedia. XIII. 262. ex *Archigenis* secundo libro medicamentorum secundum genus. XIII. 262. quae *Asclepiades* conscripsit. XIII. 256. medicamenta ab *Asclepiade* conscripta. XIII. 248. ad incipientem catagmaticum *Moschionis*. XIII. 647. confectio. XIII. 223. confectio *Biennii*. XIII. 266. emplastrum attrahens album. XIII. 933. emplastrum, quo usus est *Andromachus*. XIII. 246. emplastrum Bithynum. XIII. 260. ad incipientem emplastrum catagmaticum *Moschionis*. XIII. 537. emplastrum *Hicesii*. XIII. 788. emplastrum tonsoris. XIII. 260.

epithemata. XIV. 463. epithema ex
Critone. XIII. 257. epithema, quod
adjacentem humorem absorbet. XIII.
257. hiera antidotus *Themisonis.* XIII.
158. remedium ab *Hippocrate* prae-
scriptum. XV. 917. *Macedonis* compositio renalis. XIII. 324. malagma.
XIII. 982. malagma, quo usus est
Andromachus. XIII. 251. 342. malagma *Antiochidis.* XIII. 250. 341. malagma ex cedria. XIII. 249. malagma
Cleophantis. XIII. 985. malagma *Damocratis.* XIII. 224. malagma ex baccis lauri. XIII. 259. malagma ex seminibus, quo *Olympius* usus est. XIII.
261. malagma polyarchion. XIII. 184.
malagma poterium inscriptum. XIII.
258. et aliud ibid. ad inveteratos panacea *Musae.* XIII. 104. pastillus
Chrysermi. XIII. 243. idonea potio
(ex cantharidibus). XV. 912. potio.
XIII. 205. potiones. XIV. 462. theriaca. XIV. 275. 303. theriaca *Andromachi* sen. XIV. 35.

Hydrops anasarca, definitio. XIX.
424. qualis sit morbus et unde oriatur. XVI. 446. quomodo fiat. II. 24.
de ejus generatione *Erasistrati* sententia. XVI. 447. morbus est frigidus et humidus. I. 522. pedum oedema conjunctum habet. XVIII. B. 114.
autumnalis morbus. V. 694. respirationis conditio. IV. 501. ex primis
pluviis, ubi post multam siccitatem
futura pluvia est, praedici potest.
XVI. 446. variae ejusdem causae. XVI.
447. causa potus aquae stagnatilis.
XVI. 436. causa aquae vitiatae usus.
XVI. 364. ex accumulatione excrementi in carnibus fit. VII. 231. excrementi serosi redundantia. VII. 224.
haemorrhoides suppressae. XVI. 458.
haemorrhagia. XVII. B. 166. humorum crudorum abundantia. XVII. A.
721. humor melancholicus. XVI. 300.
anasarca inflammationes adducunt, si
crudae et in scirrhi natura permanse-
rint. XIV. 745. causa est lienis affectio. XVI. 369. fit frustrata sanguinis procreatione. XVI. 455. causa
est sanguificationis opus vitiatum.
XVIII. B. 112. ex pituita habentes
quomodo sint purgandi. XVI. 124.

Hydropis anasarca cura: non eget
venaesectione. XV. 892. quum incipit, interdum eget venaesectione. XV.
892. aquae dulcis potio et lavacrum
ei adversissima. XI. 393. aquae nitrosae, sulfurosae et bituminosae sunt

perutiles. XI. 393. ad hydropem anasarca commendantur carnes Erinacei. XII. 321. cochleae tritae impo-
nantur. XII. 355. hicesium nigrum.
XIII. 781. sanat Pyrites. XII. 200.
quidam commendabant sanguinem caprarum. XII. 259. eo laborantes medicus in Mysia bubulo stercore obli-
nivit et soli dein exposuit. XII. 301.
stercus caprinum. XII. 298. theriaca.
XIV. 275.

Hydrops ascites, definitio. XIX. 424.
humor collectus alienus a corporis
substantia est. X. 987. unde nomen
acceperit. XVII. B. 670. ejus causa
frigiditas. XVII. B. 670. quomodo dignoscatur. VIII. 951. exhibent Chamaeleontis albi radicem. XII. 154.
in hydrope ascite hydragogum dandum
est. XI. 348.

Hydrops ad *matellam* s. matulam.
IX. 597. idem quod diabetes. VIII.
394. symptoma est. VII. 80.

Hydrops siccus i. q. tympania. XVII.
B. 669.

Hydrops tympanias, definitio. XIX.
424.

HYGIAENI *Hipparchi* compositio ad
ischiadas. XIII. 353.

HYGIDION appellatum collyrium. XII.
761.

HYGIEINE, quae praesentem sanitatem tuetur, qua in re consistat. I.
301. et quomodo in usum vocanda.
I. 302. qua in re consistat. V. 837.
et quomodo agat. V. 838. utrum sit
medicinae an gymnasticae pars. V. 806.
quomodo dividi possit. V. 884. hy-
gieinam qui exercet, exercitationum
species cognoscere debet. VI. 135.

HYGIEINUS vocatur, qui hygieinen
exercet. VI. 135.

HYGIENI collyrium aureum ad corrosos angulos et scabros affectus. XII.
788. emplastrum ad achores capitis.
XII. 488. emplastrum. XIII. 747. XIII.
512.

HYMETTION mel a monte *Hymetto*
nomen habet. XIV. 268. ad antidota
bonum. XIV. 22.

HYOIDES os. XIV. 721. etiam lambdoides. s. hypsiloides vocatur. III. 591.
XVIII. B. 957. usus. III. 591. ligamenta, eorumque usus. III. 593.
musculi inde ortum ducentes. III. 591.
XVIII. B. 957. 958. sursum ad maxillam adducens musculus. XVIII. B.
960.

HYOSCYAMI vires et usus (cfer. *al-*

tercum) XII. 147. herba condensat.
XI. 751. anodynum est. XI. 767. frigidus est. XI. 421. stupefacit. XVII.
A. 904. semen vocatur a *Philone* faba suis Arcadicae, quandoquidem
aprum Erymanthium *Hercules* occi-
disse fertur, qui in Arcadum terra
fuit connutritus. XIII. 271. semen
stuporem et torporem efficit.
XVII. B. 331. ei substituenda remedia. XIX. 745. pro dorycnio. XIX. 728.
in pleuritide non adhibendus. XV.
489. semen qua ratione mortem inducat. XI. 596. hyoscyamus vehementi frigore enecat. VII. 14. ad
erysipelas utilis. X. 951. ad hyoscyamum antidota. XIV. 139. theriaca galene dicta. XIV. 33.

HYPECOON, ejus vires. XII. 148.

HYPELATA remedia quae. X. 527.

HYPENE mystax *Homero* vocatur.
XIV. 703.

HYPERICUM, ejus vires et usus.
XII: 148. ei succedit anethi semen.
XIX. 745. *Hyperici* species andro-
saemon est. XI. 830.

HYPERSARCOSIS, ejus cura. X.
200 sq.

HYPOCHONDRIA, definitio. XIV. 705.
per *v* literam *Hippocrates* significat. XVII. A. 613. hypochondrii conditio de morbi natura nos certiores
reddit. XVI. 244. hypochondriorum
conditio in morbis consideranda est.
XVI. 202. optimum (in morbis) secundum *Hippocratem* quodnam. XVI.
244. XVII. A. 581. XVII. B. 533.
optima sunt, quae naturalibus quam
simillima. XVIII. B. 85. inaequaliter
affectum esse quando dicatur. XVIII.
B. 87. hypochondrii conditio, ubi
facies apparet hippocratica. XV. 623.
hypochondria resiccat spiritus densus.
VII. 914. ex hypochondriis febres
oriuntur. XVI. 245. ad hypochondria
ardentia cur sit praestantior succus
uvae acerbae, quam acetum. XI. 659.

Hypochondria: ardorem non extinguit sed auget dejectio spumosa. XV.
662. hypochondria quibus cibis non
coctis attolluntur, longior somnus confert. XV. 218. contensionem sub-
mollem qualem *Hippocrates* vocet.
XVII. A. 615. 791. contentio cum comate parotides attollit. XVI. 839. dextri contensio quando recidivas facere
consneverit. XVII. A. 940. dextri contentio causa recidivarum. XVII. A.
422. hypochondriorum contentiones

saepe solvit haemorrhagia. XVII. A.
421. crassa meliora, macilenta prava. XVII. B. 533. distenta et inflata
ad purgationem inepta sunt. XI. 351.
flatibus distenta ad purgationem sunt
inepta. XVI. 64. 108. XVII. B. 448.
ad hypochondriorum distentiones malagma *Nilo* inscriptum. XIII. 181.

Hypochondria: ad hypochondrii dolores in febribus cum vocis privatione, sudore si (non) solvantur, maligni. XVI. 687 sq. dolores sine inflammatione ortos tollit febris. XVIII.
A. 64. dolores ad testes aut crura
delati judicant morbos acutos. — ex
hypochondrii dolore febres malignae
quaenam sint. XVI. 632. in hypochondrio dolores, qui refrigerata febre relinquuntur, malum. (Hipp.)
XVI. 529. ad hypochondriorum dolores malagma *Amythaonis*. XIII. 983.
hypochondriorum extenuatio non tuta
est ad purgationes. XVI. 244. hypochondria hirsuta cor calidum et siccum denunciant. I. 334. inflantur in
crudorum humorum abundantia. X.
821. inflat lac. XVII. B. 873. hypochondriis, quae levi ex causa inflantur, lac non conducit. VI. 687.
inflatis lac inimicissimum. XVII. B.
873. hypochondrium intenditur, si pedes frigescant. XV. 800. quibus intenta sunt, hi purgandi non sunt. XV.
900. 905. intro trahuntur, quibus vox
acuitur. XVI. 606 sq. causae, quae
efficiunt, ut intro trahantur. XVI. 607.
XVII. A. 587.

Hypochondria mollia et dura esse
quomodo cognoscatur. XVIII. B. 86.
sin phlegmone laborent, aut doleant,
aut tensa sint aut ambo non aequaliter se habeant, malum. XVIII. B.
85 sq. ad hypochondrii phlegmonas
ceratum ex oesipo. X. 965. hypochondria sublata quibus murmurant,
succedente lumborum dolore, alvi humectantur. XVII. B. 761. tensionis
causae. XVIII. B. 87. tensio cum capitis gravitate et surditate sanguinis
profusionem denuntiat. XVI. 812.
sublonga tensio signum sec. *Hipp.*
sanguinis eruptionis. XVI. 806. sublonga tensio quomodo fiat. XVI. 807 sq.
tumentia (inflammata) venaesectionem ante omnia postulant. XV. 768 sq.
tumor circa principia morbi mortem
brevi futuram docet. XVIII. B. 92.
si vero febris vigesimum diem supe-
ret, nec tumor interea considat, in

suppurationem vertitur. XVIII. B. 93. tumor durus et dolorificus pessimus, si totum hypochondr. occuparit, si unam partem minus periculi habet. XVIII. B. 91. tumores cur citius quam qui in ventre sunt, suppurentur. XVIII. B. 100. tumor solvit profluvium ex naribus. XVIII. B. 94. in quibusnam individuis sanguinis profluvium sit exspectandum. XVIII. B. 96. tumores dolentes, duri et magni mortis periculum inducunt. XVIII. B. 99. tumores molles, doloris expertes, quique digito cedunt, tardius judicantur, et minus sunt perniciosi. XVIII. B. 97. in quibus, si febris intra 60 dies non solvatur, nec tumor consideat, quid accidat. XVIII. B. 98. tumores molles diuturniores sunt. XVIII. B. 99.

Hypochondria fatigat spiritus densior. XV. 486. hypochondriis gratum remedium chamaemelum. XI. 563. amicum est lini semen. XI. 563. hypochondria cataplasmate ex lini semine obducere convenit in lateris dolore. XV. 857. hypochondriis placidum est oxymel subacidum. XV. 683. hypochondriorum visceribus noxia mulsa est, si ptisanae superbibatur. XV. 674. ad hypochondriorum vitio laborantes remedia. XIV. 450 sq. hypochondrii inflammationi non conducit rosaceum. XI. 563. ad hypochondriorum sudores a partu. XIV. 482.

Hypochondriam cur sequatur tristitia melancholica. VIII. 179.

Hypochondriacus affectus, ejus symptomata. XIX. 708. et cura. 710 sq.

Hypochondriacus morbus qui. VIII. 192.

Hypochondriasis, ejus symptomata a *Diocle* scripta. VIII. 185. ejus effectus. VIII. 342.

HYPOCHYMA nullius similarium morbus est, sed oculi totius ut organon. X. 119. cura. X. 990. 1019.

HYPOCYSTIS, ejus facultates medicae. XII. 27. in principio tertii ordinis siccantium est. XI. 788. usus in haemorrhagiis. X. 329. ad ulcera interna. X. 298 ejus semini et succo succedanea remedia. XIX. 745. succus pro olivae lacryma. XIX. 728. pro balaustio. XIX. 726.

HYPODESMIDAE, definitio. XVIII. B. 785.

HYPOGLOSSIDES *confectiones: Hy-*poglossis ex filice *Andromachi* aromatica. XIII. 53. aromatica *Mithridatis*. XIII. 52. *Charixenis* ad arteriam exasperatam et vocem interceptam. XIII. 50. confectio *Dioscoridis*. XIII. 51. *Scribonii Largi* ad vocem interceptam. XIII. 51.

HYPOGLOSSUM, unde ita vocatum. XII. 148. vires ejus. 149.

HYPOPHASES, ὑποφάσεις s. ὑποφάσεις, oculorum unde sit deductum verbum, et quid significet. XVIII. B. 52.

HYPOPHORA est ulcus dehiscens. XIII. 870. ad hypophoram emplastrum ex scilla. XIII. 870.

HYPOPHTHALMIUM id. q. *Hypopion*. XII. 804.

HYPOPION, definitio. XIV. 774. quid sit — quid *Hippocrates* et alii eo significent. XII. 804. generalis ei medendi methodus. XII. 805. (confer sugillationes.) cura. X. 1019. quomodo *Justus* medicus ocularius sanaverit. X. 1019.

HYPOSARCIDIU s hydrops. XVI. 448.

HYPOSPADIAEI qui, et cur generare nequeant. IV. 221. XIV. 787. cura chirurgica. XIV. 787.

HYPOSPADIAS, definitio. XIX. 445.

HYPOSPATHISMUS, quomodo peragatur. XIV. 784. in fronte fit, cum oculi fluunt. XIV. 781.

HYPOSPHAGMA, definitio. XIV. 773. XIX. 441. hyposphagmate laborantes omnia rubra vident. VII. 99. ad hyposphagmata oculorum remedia. XII. 796. XIV. 347.

HYPOSTASIS quando sedimentum urinae vocetur. XIX. 585. (confer *Urinae* sedimentum.)

HYPOZOMA ab *Aristotele* diaphragma vocatur. VIII. 328.

HYPSILOIDES os vid. Os hyoïdes.

HYSSOPUS, ejus vires. XII. 149. in multisus coquens conducit, quibus succi crudi intus copia est. VI. 279. pro pulegio. XIX. 727. ei succedit thymus. XIX. 746. pro ejus cera substitui posset medulla vitulina. XIX. 745.

HYSTERA uterus vocatur. XVI. 177. cur dicatur uterus. XIX. 362.

HYSTERIA, et uteri suffocatio et spirationis ob uterum ablatio vocatur. VIII. 414. ejus multiplices differentiae sunt. VIII. 414. cognitionis modus secundum *Hippocratem*. XV. 917. quaenam mulieres ei sint obnoxiae,

et cnr. VIII. 417. num in hystericis
subsultibus respiratio cesset nec ne.
VIII. 415. symptomata. XIII. 319.
XVI. 339. curandi ratio. XIII. 320.
ad solum uterum eam pertinere
unde concludendum. VIII. 424. symptomata ad uterum referenda sunt.
XVI. 179. qua de causa corpus in
ea refrigescat. VIII. 417. pulsus ejusque causae. VIII. 489. IX. 197. convulsiones sine febre faciles sunt. XVI.
772. causae. XVI. 178. causa seminis retentio. VIII. 417 sq. semen retentum magis quam menstrua eam
gignere, argumenta. VIII. 424. cura. XVI. 181. ad hysteriam antidotus *Aristarchi*. XIII. 103. aster stomachicus. XIII. 166. Isotheos dicta
confectio. XIII. 66. sa are dicuntur
opercula purpurarum. XII. 348. sternutamentum. XVII. B. 824.

Hysterica suffocatio strangulatio non
est sed apnoea. XVII. B. 824.

Hystericae quaedam mulieres sensu
et motu expertes jacent. XVI. 177.
omnes num moriantur. XVI. 177 sq.

I.

I character quid significet apud *Hippocratem*. XVII. A. 613.

JACERE supinum, manibus, collo
cruribusque porrectis non bonum.
XVIII. B. 58.

JACTATIO adest in tertianis. VII.
466. jactationis causae. XVI. 665.
cum jactatione et sine vomitu qui exacerbantur, male habent. (*Hipp.*)
XVI. 665. jactationis membrorum causae dejectiones biliosae et spumosae
sunt. XV. 662. jactationes excitat allium. XV. 871. provocat inedia. XI.
199. jactationes phrenitidis indicium.
XVI. 562. jactationi vinum dilutum
et lac convenit. XVII. A. 477.

JASPIS viridis, ejus vires. XII. 207.
substitui potest smaragdo. XIX. 735.

IBERIS a *Damocrate* describitur, videtur esse Lepidium, a regione ap-
pellatione ducta, in qua amicus ejus
curatus est. XIII. 350. de ea etiam
Archigenes scribit, lepidium ipsam ap-
pellans. XIII. 353.

IBIGA vide *Chamaepitys*.

IBIS, clysterum usus ab hac ave
profectus esse dicitur. XIV. 675.
fimus pro aloë sumi potest. XIX. 724.
stercus pro erini foliis. XIX. 729.

ICHNEUMONIS fel pro felle viperae.
XIX.746.stercus pro eo aeluri.XIX.733.

ἴχνος cutis vocatur, pedi subjecta.
XVIII. B. 439.

ICHOR in ulceribus quid. XV. 346.
ichoris noxae. XV. 347. ichor, qui
sanguinis serum est, mitis, qui vero
atrae bilis, quae acida est, ferus.
XV. 345. XVII. A. 983. sanguinis
mitissimus. XV. 346.

ICHTHYOCOLLA pro glutine taurino.
XIX. 745. ulceribus malignis idonea.
XIII. 662.

ICODOTI compositio ad obturationes
ani, qua *Astainus* curatus est. XIII.
311.

ICOSAEDRA aquae principium secundum *Pythagoram*. XIX. 266.

ICTERUS definit. XIV. 735. XIX.
423. quatuor ejus species statuunt
Cnidii. XV. 364. 428. morbus est
acutus. XIV. 730. generationis modi. XVI. 376. ex bilis pallidae per
corpus distributione fit. VII. 223. symptomata. XIV. 735. coloris mutatio
secretionis est symptoma. VII. 72. 74.
excrementorum conditio. III. 360.
VIII. 373. dejectiones quo respectu
sint albae dicendae. XVI. 542. ictero
laborantes omnia pallida vident. VII.
99. pulsus conditio. VIII. 491. ejusque causae. IX. 202. sudor amarus
in eo est. VI. 250. qui morbus aestivus est, quando auctumno etiam
fiat. XVI. 376. quibusnam sub conditionibus vere etiam oriri possit. XVI.
378. futuri indicia secundum *Hippocratem*. XVI. 811. num in eo hepar
semper locus sit affectus, an etiam
alius quidam affectus hoc symptoma
efficiat. VIII. 354 sq. a flava bile oritur. V. 123. XI. 74. ejus causa proxima hepatis affectio. XVI. 297. XVII.
B. 742. quidam secundum naturam icterici sunt ex prima confirma-
tione. XVI. 297.

Icteri causa hepatis obstructio. VII.
78. XVIII. A. 66. lienis affectio. XVI.
369. *Icterus* criticus. XVII. B. 742.
symptomaticus. XVII. B. 749. species ejusdem, quae ob imbecillitatem
vesiculae felleae accidit. VIII. 373.
a *Galeno* observatus est ex morbo hepatis simul et lienis, peculiaris. VIII.
378. a liene aegrotante ortum trahens, nigrior. II. 133. eo laborantes
non admodum sunt flatulenti. XVII.
B. 886. fatuitas succedens mala. XVI.
573. (ex inflammatione ortus) si jecur in eo scirrhosum fiat, malum.
XVIII. A. 66. in febribus ante diem
septimum pravus. XVI. 376. XVII.
A. 537, XVII. B. 742. post septimum bonus. XVII. B. 744. cum
rigore in febre biliosa eam solvit,
sine rigore letalis est. XV. 859. superveniens iis, qui mente alienati
sunt, malum. XVI. 573.

Icteri cura. XIV. 735. quomodo
sit curandus. XVI. 112. eo laborantes in febribus purgandi non sunt.
XV. 901. icterici ex febribus, pro-
ruente nimirum ad cutem bilioso humore, facile curantur; et quomodo.
XIII. 228. icterum ex hepatis obstructione bilem ducens remedium sanat. XV. 73. ictero laborantibus bilem ducentia medicamenta danda sunt.
XVI. 125. ad icterum remedia. XIV.
376. 455. 551. 552. ad icterum qui
ob vasorum circa hepar obstructionem
fit, et eum, qui ex inflammatione fit,
medicamenta composita. XIII. 229.
medimenta quae *Andromachus* tradidit. XIII. 230. agarici radix. XI. 812.
antidotum. XIV. 164. antidotus *Galli*.
XIII. 203. et nectarea. ibid. medicamenta composita quae *Archigenes*
conscripsit. XIII. 234. quae *Asclepia-
dês* scripsit in tertio internorum. XIII.
231. athanasia antidotus. XIII. 203.
atriplicis semen. XI. 843. calamintha. XII. 6. chamaepitys. XII. 155.
ab obstructione hepatis chelidonii majoris radix. XII. 156. cholagogum
dandum est. XI. 348.

ad *Icterum* utile ducunt cornu cervi ustum. XII. 335. contra icterum
Critonis medicamenta naribus infun-
denda. XII. 588. redix Cyclamini,
non solum quoniam hepar expurgat,
sed etiam, quae in toto corpore bilis fuerit, eam per sudorem ejiciat.
XII. 51. hippomarathrum s. foeniculum agreste. XII. 68. remedium

quod in nares fundi debet. XIV. 458.
Nicerati compositio. XIII. 232. *Nicerati* errhinum. XIII. 233. pastillus
quo usus est *Charixenes*. XIII. 238.
potio. XIII. 205. Sphondylii fructus.
XII. 135. stercora caprina ex vino
pota. XII. 299. terrae intestinum. XIV.
242. theriaca. XIV. 302. theriaca
Andromachi sen. XIV. 34.

Ictus in pulsu quid. VIII. 457. 917.
in distentione arteriae multorum pulsuum comes est. VIII. 917sq. multorum pulsuum comes est. VIII. 918.
ad vim ictus multum refert durities
arteriae tunicae. VIII. 801. violentus
in pulsu qui. VIII. 918. ictus *apum*
juvat stercus bubulum. XII. 300. malva. XIV. 539. theriaca. XIV. 91. *ferarum* ictus quomodo curandi. XI.
764. XIV. 502. 797. agarici radix.
XI. 812. remedia amara. XIV. 29.
quaedam antidota. XIII. 205. XIV. 1.
antidotus *Codii* Tusci. XIV. 147. antidotus mithridion. XIV. 165. betonica. XII. 24. emplastrum. XIV.
198. emplastrum aniceton. XIII. 878.
emplastrum *Hicesii*. XIII. 788. emplastrum sacrum. XIII. 778. equorum lichenes. XII. 342. lemnia terra. XII. 174. theriaca. XIV. 90. theriaca *Euclidis* Palatiani. XIV. 162. ad
phalangiorum ictus composita *Andreae*.
XIV. 180. remedium anodynum. XIV.
176. antidotum. XIV. 203. 204. antidotus *Antiochi*. XIV. 202. remedium ex *Apollodori* commentariis.
XIV. 181. *Charitonis* circulatoris.
XIV. 180. *Diophanti*. XIV. 175. 181.
emplastrum sacrum. XIII. 778. epithema *Simmiae* circulatoris. XIV. 182.
183. *Heraclidis* Tarentini. XIV. 182.
Simmiae Medi. XIV. 180. theriaca.
XIV. 91. theriaca *Andromachi* sen.
XIV. 33. theriaca *Antiochi* Philometoris. XIV. 186. ad *scorpionum* ictus
Abascanti remedium. XIV. 177. anodynum. XIV. 176. antidotus *Antiochi*. XIV. 202. *Diophanti* remedium.
XIV. 175. 181. emplastrum sacrum.
XIII. 778. epithemata. XIV. 179. antidotus *Galli*. XIV. 203. pastilli. XIV.
176. sapphirus epota. XII. 207. theriaca. XIV. 91. theriaca *Andromachi*. XIV. 33. theriaca *Antiochi*. XIV.
186. vinculum superioribus partibus
injectum. VIII. 197. Zoili medicamentum. XIV. 178.

IDAEAE radicis facultates. XI. 888.
IDEA, definitio. XIX. 248. ideam

Hippocrates vocat alimenti formam et speciem. XV. 242.

IDIOTAE qui dicantur. XVI. 176. *Idiotae* medicamentum ad splenitidem. XIII. 245.

ut IDIUS infusum ad dysent. XIII. 297.

JECUR vide HEPAR.

JEJUNI somnia habent conspicua. XVI. 525.

JEJUNIUM quinam facile ferant, et qui non. XVII. B. 400 sq. salivae ex eo mutatio. XI. 674. longum habitum biliosum efficit. XI. 674. magnum tremoris causa. VII. 601.

JEJUNUM intestinum unde vocatum. III. 345. circumvolvitur ac flectitur. III. 345. structura et functio. III. 348. XIV. 714. venae. II. 784. affligitur excrementis e capite defluentibus. VI. 422. stercoris in eo collecti notae. XVI. 146. vulnera cur insanabilia. X. 419.

IGNAVIAE causae. XVI. 543.

IGNIS quomodo fiat. XV. 30. ventilatione accenditur. XVII. B. 316. simpliciter calidus est. XI. 549. calidus et siccus est. XIX. 486. plane non congelatur. XI. 411. laudes. XIV. 288. ignem cur quidam elementum ducant. I. 443. qui elementum dicunt, aerem, aquam et terram ex eo generari ducunt. XV. 28. quinam elementum duxerint. XIX. 243. hominis elementum. XIV. 696. esse hominem quidam dicunt. XV. 27. a quibusdam accipitur spiritus primus in mundo. XIX. 160. de eo *Lyci* sententia falsa. XVIII. A. 224. partes secundum *Platonem* pyramidis speciem habent. V. 668. secundum *Platonem* ex minutissimis constat particulis. V. 705. secundum *Platonem* causa omnium naturae operum. V. 702. secundum *Pythagoram* mundi principium. XIX. 266. ex pyramide factum putat *Pythagoras*. XIX. 266. cujusdam aëreae etiam substantiae particeps est. XV. 95. non omnis tenuium partium est. XI. 423. facultates. XI. 399. calor summus inest. XV. 51. in generatione dignitas. VI. 4. haemorrhagias sistit. X. 315. aqua ei adversissima. XI. 412. respondet ei flava bilis. V. 676. XVI. 25. febrem *Hippocrates* vocare consuevit. XVII. A. 264. magnum *Hippocrates* febrem vocat. XV. 456. sacer, definitio. XIX. 441. sacer a biliosa fluxione oritur.

XVII. A. 659. epidemice grassans ab *Hippocrate* commemoratur. XVII. A. 659.

IGNORANTIA apud *Thucydidem* idem est quod fatuitas. XVI. 696. cum rigore malum. XVI. 648. quid doceat. XVI. 648. secundum ignorantiam quando vita gubernetur. V. 596.

Ilei cruciatus autumnalis morbus. V. 694. XVI. 27.

ILEUS et *volvulus* idem morbus. XVII. A. 629. definitio. XIX. 423. morbus acutus est. XIV. 730. quomodo oriatur. XVIII. A. 68. in ilei speciebus privatio adest facultatis ventris excretricis et propultricis. VII. 69. causae. VII. 37. causa est intestinorum motus privatio. VII. 220. ex pituita in intestinis collecta oritur. III. 354. praecipua ejus symptomata. XVII. A. 627. XVIII. A. 68. diagnosis. XVII. A. 628. in ileo stercus vomitu ejicitur. VII. 219. XIII. 148. quomodo stercoris vomitus oriatur. II. 195. graveolens qualis apud *Hippocratem*. XVI. 824. ex ileo graveolente cum febre acuta et hypochondrio sublimi parotides letales. XVI. 822. vomitus, singultus, convulsio aut desipientia in eo malum. XVIII. A. 110. ex stranguria secundum *Hippocratem* letalis. XVIII. A. 68. ileum ex stranguria oriri negat *Galenus*. XVIII. A. 69. absurde quidam eum dicunt febre juvari. XVIII. A. 69. ileo laborantis mulieris casus. XVII. A. 625. ilei mollis cura. XVII. A. 477. ad ileum remedia. XIV. 452. 453. clysteres acres. XVI. 146. colica admirabilis. XIII. 278. *Sigonis* colica. XIII. 285. isotheos confectio. XIII. 66.

ILEX vehementius quam quercus adstringit. XI. 866. ilicis fructus acerbus perseverat. XI. 648. ilicum glandes vitare expedit ut alimentum et cur. VI. 778.

ILIA, definitio. XIV. 705. *Hippocrates* vocat ἰξύας. XVIII. B. 519. *Hippocrates* κενεῶνα vocat. XVIII. A. 589. quaenam corporis regiones vocentur. XVIII. A. 589. *Ilii* abscessus ex gibbositate. XVIII. A. 507.

ILIGNA glans parum alimenti habet, et pravi succi est. VI. 621.

ILINGUS qui morbus et unde oriatur. XVII. B. 611.

ILIUM ossa. II. 772.

ILLAQUEATIO palpebrarum manualis operatio est. XV. 918.

ILLINITIO *Patroclo* Caesaris liberto composita. XIII. 1019.

ILLISIO, definitio. VII. 39.

Illitiones Andromachi stomaticae. XII. 943. ad aphtas. XII. 1000. ad inflammatam columellam *Apollonii*. XII. 979. mordaces, quae e vestigio fluxionem oculorum cohibent. XII. 744 ad dolores oculorum *Glauci*. XII. 743. stomaticae, quas *Asclepiades* scripsit. XII. 947.

ILLITUS ad febricitantes. XIV. 516. coctus ad lichenes inveteratos. XII. 834. lichenicus *Heraclidae Tarentini*. XII. 835. *Dionysii*. XII. 835. *Socrationis*. XII. 835. stomaticus ex semine rutae sylvestris ad anginas. XII. 938.

ILLOSIS quid. III. 806.

ILLOTI pruritu infestantur. VII. 197.

ILLYRII quales capillos habeant. I. 618.

ILLYRIS concoctorium est et attenuatorium medicamentum. XIII. 277. *ημ* heminam significat. XIX. 751.

IMAGINATRICIS functionis laesiones quae. VII. 60.

IMAGINATIO (confer *Phantasia*) an sit vera. XIX. 302. imaginationis matris in foetum vis historia insignis. XIV. 253 sq. imaginationes melancholicorum. VIII. 190.

Imagines somnis implexas abigit theriaca. XIV. 271.

IMBECILLA vitae negotia quae. XVII. B. 180.

IMBECILLI (s. *imbecilles*) fiunt, qui bis die comedere consueverunt, si non prandant. X. 544. fiunt, qui prandere non assueti prandiunt. XV. 552. 559. quomodo hi curentur. XV. 556. imbecilliores et salubriores existunt, qui probe perspirant. XV. 379. imbecillis quaenam cataclysmata conducant. XV. 199. pisces conducunt molli carne praediti. VI. 726. victus ratio. XV. 202 sq.

IMBECILLITAS animi secundum *Chrysippum* causa eorum, quae minus recte fiunt. V. 403. imbecillitatem animi affectibus succumbere demonstrat. V. 406. actionum imbecillitas, sine vasorum evacuatione, malum. XVI. 597. facultatis naturalis et vitalis deterrima. XVI. 598. imbecillitatem facultatis indicat urina alba. XIX. 604. imbecillitas functionum nondum mor-

bus est. VI. 19. summa letalis est. XV. 805. imbecillitas ventriculi, definitio. VII. 67. imbecillitatis virium in morbis acutis causae. XV. 606. imbecillitatem virium indicat urina alba et tenuis. XIX. 577. imbecillitatis signum extenuatio est. XVII. B. 520. signum urina tenuis et pallida. XIX. 578. imbecillitas qualem victum praescribat. XV. 582 sq. (conferantur de imbecillitatibus facultatum et organorum singulorum partim organa ipsa, partim facultates diversae.)

IMBER (confer *Pluvia*) in somno visus quid denotet. VI. 832. XVII. A. 214. per somnum visus frigidam humiditatem indicat. XVI. 219. tempestivus s. temporarius quomodo generetur. XVII. B. 187.

Imbres quomodo fiant. XVI. 398. et venti non sunt ejusdem naturae. XVI. 396. imbrium in corpus effectus. XVI. 417. XVII. A. 43. quomodo corpora immutent. XVI. 442. morbi exinde oriundi. XVI. 372. XVII. A. 32. assidui quales morbos generent. XVII. B. 601. plurimi morborum humidorum causae. VII. 20 in imbribus putredines fieri *Hippocrates* dicit. XVII. A. 652. imbribus salubriores, et minus letales cur sint siccitates. XVII. B. 599. imbribus quale anni tempus careat. XVII. A. 42.

IMMOBILITAS symptoma functionum motum edentium. VII. 58. fit ex humore in cerebro frigido. X. 929.

IMMODERATIO omnis consistit in habitudine ad aliquid. VII. 745.

IMMOLANDI artem cur veteres quidam haruspicinam quoque dicant. XV. 441.

IMMORTALE fieri, quod genitum est, non potest. VI. 63.

IMPELLENTIA medicamenta. XIV. 760.

IMPERII cupiditas animi affectus est. V. 35.

IMPETIGO et *Impetigines*, definitio. XIX. 428. cutis affectio est, ejusque species duae. XV. 348. vere potissimum fiunt. V. 693. XVII. B. 615. duae species. XIV. 757. origo. XIV. 758. oritur a salsa pituita et flava bile. XV. 348. agrestes quales sint. XIII. 880. cura. XIV. 758. ad impetiginem remedia parabilia. XIV. 536. 549. 578. ad impetigines ferinas. XIV. 578. ad impetigines humidae compositiones XII. 833. decoctum caricarum. XIII. 880. emplastrum Hicesii. XIII. 787. salia theriaca. XIV. 290. impetiginum in mento cura. XII. 824. ad impetigines in mento remedia. XIV. 353.

IMPETUM facientia quae. VII. 278.

IMPIUM definitio. III. 242.

IMPLERI (non) renum affectibus conducit. XVII. A. 839. implet emplastrum ex herbis *Critonis*, cum rosaceo cerato. XIII. 863.

Impletum quod est, aut refrigerantia requirit, aut calefacientia, aut quae proprie vocantur siccantia. XI. 720.

IMPOTENS (animo) quinam sit dicendus. XVI. 305.

IMPOTENTIA phrenitidis signum non est. XVI. 594. ad impotentes remedium. XIV. 489.

IMPRANSI coenam edere nequeunt, coenati vero quomodo afficiantur. XV. 560.

Impransus manens praeter consuetudinem, coenatus gravabitur. XV. 562. quomodo ius curand. ibid.

IMPROBOS odimus. IV. 815.

IMPUDENTIAE signa physiognom. ex oculis petita. IV. 797.

IMPURA corpora, quo magis nutries, eo magis laedes. VI. 88. XVII. B. 466.

INAEQUALITAS quaedam in gutture proveniens tussim provocat. XI. 501.

INANE quid. XVIII. B. 751.

INANIMATA quaenam. :V. 757.

INAPPETENTES qui. VI. 677.

INAPPETENTIA, definitio. VII. 128. proprium signum extinctae naturalis facultatis. XVII. A. 743. *inappetentiam* inducentia άποσιτικά apud *Hippocratem* vocantur. XIX. 84.

INCENDIUM in somnis si quis videat, a flava bile venit. VI. 832. videre in somno flavae bilis redundantiae signum est. XVI. 219.

Incedendum quomodo sit quaque anni parte. XV. 190 sq.

Incedentis callis ubi. XVIII. B. 749.

INCESSUS animalis gressilis actio est. X. 46. crurum actio est. V. 511. X. 45. quomodo eveniat. I. 233. 234.

Incidentia medicamenta quae. XIV. 759. balanus myrepsica. XI. 844. cicer orobiaeum. XI. 877. ervum. XII. 91. eupatorium. XI. 879. origanus. XII. 91. tamarix. XII. 80. thymus. XI. 887.

INCLINATIO ordinata, definitio.

XVIII. B. 729. sursum aut deorsum quibusnam utilis secundum *Hippocratem*. XVI. 95 sq. inclinationis mundi causae. XIX. 268.

INCOCTA quid significent. XVII. A. 144.

INCONSTANTIAE signa physiognom. quae oculus praebet. IV. 797.

INCONTINENS quinam sit. V. 376. VI 415.

INCREMENTA deformia prava sunt. XVII. A. 820.

Incrementum impedit cubile durum. XV. 196. sine humida substantia effici nequit. XV. 227. in quantitate, alteratio in qualitate efficitur. XV. 227. naturalem statum excedens tumorem vocant. VII. 705. substantia ab alteratione diversum. VII. 708. progreditur, usque dum ossa firmata sunt. XV. 227. morborum quidam augmentum, quidam incrementum vocant. VII. 411. in febribus intermittentibus. VII. 421. incrementi inflammationis tempus. VII. 444.

INDEX digitus, nomen habet ab usu. XIV. 704. usus. III. 82. adducens musculus. II. 265. casus indice morsi. XIII. 418.

INDI pilos quales habeant. I. 618.

INDICATIO quid sit. I. 131. et quomodo ab ea utilitas sumatur. I. 126 sq. vocatur, quicquid ab experientia sejunctum est. X. 127. in curandis morbis maxime persequenda est. I. 264. quae a morbis sumitur, principium tantum est et tanquam prior impetus medendi methodi, nulla medicinae portio. X. 158 sq. cuique affectui propria est. X. 658. curationis unde petenda. X. 101. ex aëre petenda. X. 651. ab affectibus. X. 644. ex viribus petenda quae. X. 642. in phlegmone unde petenda. X. 101. omnium prima contrarietatem indicat. X. 739. per eam fit medendi methodus. X. 127.

Indicationis futurae praecognitio. XI. 64 sq. jam praesentis cognitio. XI. 65.

Indicationem nullam causa procatarctica praebet. X. 242. ad indicationem inventionis remediorum quae conferant. X. 634.

Indicatione invenire quid. X. 127.

Indicationes diversae in morbis unde sumantur. X. 650 sq. non ab affectibus sumendae. I. 125 sq. quemadmodum et paucae et multae pro diversa sectione sint. X. 649. utrum

a communitatibus fieri queant. I. 175.
contrariae in uno corpore sin urgeant, potiori est insistendum. XI. 47.
in febrium cura. X. 533. in febribus, quae causam intus habent, unde sumendae. X. 662. 664. et contraindicationes venaesectionis in febre synochali. X. 777sq. in febribus continentibus unde petendae. X. 776. unde in febribus diariis. X. 661. in febribus putridis exequendae. X. 752sq. in febre putrida. X. 762. maxime earum differentiae sunt in inflammationibus. X. 909. a partis inflammatae natura desumendae. XI. 89.

Indicationum primae differentiae. X. 178. genera tria sunt. X. 646.

INDICUM *basilicon* ad incipientem suffusionem et omnem visus hebetudinem. XII. 782.

INDICUS lapis, ejus usus. XII. 207.

INDIGENTIA ciborum num morbi causa. XV. 284. indigentiae signa. XIV. 729.

ad INDIGESTIONEM malagma *Damocratis*. XIII. 224.

INDUM Tharsei chirurgi emplastrum. XIII. 741.

INDUCTIO vera qua in re consistat. XI. 471. nihil ad medicamentorum facultatem extricandam facit. ibid. et sq.

INDURATIO ex inflammatione quomodo oriatur. XIII. 993. huic et phlegmoni quid sit commune et in quo a se invicem differant. XIII. 950. generatio. XI. 726. duobus modis fit. XVI. 666. nec natura una nec medela. XI. 718. 720. quae ex recta medendi methodo non curata, scirrhum contrahit, quomodo optime curetur. XIII. 947. a frigore pariter ac siccitate ortae, quomodo curandae. XI. 721.

ad *Indurationes* acopa. XIII. 1005. adeps caprinus et taurinus. XI. 728. Ammoniacum thymiama. XI. 728. bdellium. XI. 728. buphthalmi flores. XI. 853. catagmaticum *Moschionis*. XIII. 647. cyzicenum *Herae*. XIII. 815. emplastrum catagmaticum *Moschionis*. XIII. 537. emplastrum ex chamaeleonte. XIII. 516. 715. emplastrum discutiens. XIII. 926. emplastrum *Haliei* gilvum. XIII. 802. emplastrum melinum *Menoeti*. XIII. 511. emplastrum ex pyrite lapide. XIII. 740. emplastrum sacrum. XIII. 778. galbanum. XI. 728. gilvum *Ha-*

liei. XIII. 645. hicesium nigrum. XIII. 781. malagmata. XIII. 946. malagma e baccis lauri. XIII. 259. ad indurationes veteres contumacesque malagma Lucii. XIII. 969. medulla. XII. 331. medulla cervina et vitulina. XI. 728. styrax. XI. 728. membranarum oculi remedia. XII. 724.

INEBRIATO · optimum est allium. XV. 871.

INEDIA causa bilis abundantiae. XIX. 488. caput replet. XI. 243 colliquationis causa. XVI. 289. ad concoctionem benefacit. XVII. B. 69. exsiccat corpus. I. 373. causa faciei hippocraticae. XVIII. B. 35. quomodo hoc cognoscatur. ibid. et 38. fatigatis quaenam vina non conveniant. VI. 803. in calidis et siccis habitibus paratissima causa febris est. X. 685. 686. inediae in febribus effectus. X. 686. inediam facilius ferunt, qui superioribus partibus pituitosi sunt. XV. 568. inediam quando imperemus. XVI. 114. inedia remedium est inflammationis secundum *Erasistratum.* XI. 177.

Inedia quibusnam intemperiebus conducat. X. 587. quibusnam vero febrem gignat. X. 587sq. intempestivae effectus. XV. 599. longa num inflammationes curare possit, ut *Erasistratus* putat. XI. 156. longe protractae sequelae. XI. 157. ex inedia longa corporis habitus in picrocholis fit biliosus. X. 680. inediae longae febris causae. XVII. B. 503. inedias longas. vigiliae sequuntur. XV. 597. longior causa virium exolutionis in acutis. XV. 607. marcorem efficit. VII. 667. media est evacuationis et nutritionis. XI. 183. multa appetitus depravati cura. XVII. B. 177. in morbis noxae. XI. 199. perpetua quando sit in morbis acutis servanda. XVII. B. 369. diutius protractae effectus. X. 542. protracta causa febris. X. 679. servanda est post sanguinis detractionem. XV. 908. sanguinis redundantiam mitigat. X. 288. comitatur tertianam. VII. 466. ex inedia urina pallida et aquosa. X. 947. inedia non per se vacuat, sed per quandam perspirationem. XVI. 105. vasorum idem est quod vacuatio. XV. 606. post venaesectionem menstrua supprimit. XI. 204.

INEXERCITATI tremuli fiunt. VII. 158.

INFANS neonatus in summo humidus est, veluti bryon. I. 578. recens natus quomodo tractandus. VI. 32. infantis recens nati victus ratio. VI. 33. infans omnia habet sanguinea. XVIII. A. 238. infantis masculi et foeminei quoad pulsum differentia. IX. 114. infanti lactanti graviditas superveniens matris nocet. VI. 46.

Infantes alimentum capiunt, ut incrementum trahant et essentiam suam tueantur. XV. 396. ad dentitionem primam solo lacte sunt nutriendi. VI. 47. tum vero qui cibi iis exhibendi. VI. 48. apud Germanos non probe nutriuntur. VI. 51. statim post partum in flumine abluuntur. ibid. quales potus iis sint exhibendi. VI. 56. nutrimentum optimum lac maternum. VI. 35 sq. XV. 394. quam diutissime a vino abstineant. VI. 54. qua ratione dolores indicent. VI. 43. triplicem nutrices excogitaverunt motum. VI. 37. quales motus iis conveniant. VI. 38. quam primum liceat, per se moveri. VI. 38. cogendi non sunt ad ambulandum, ne artus distorqueantur. VI. 38. qui optimo corporis habitu sunt, iis animi quoque mores citra vitium esse par est. VI. 39. quomodo boni animi mores, ne vitientur, curandum. VI. 40. quomodo corrumpantur. VI. 40. curandum, ne animi motus immodici incurrant. VI. 42. in functionibus naturalibus omnes aetates superant. VI. 26.

Infantes vitales partu edi quibusnam exspectari possit. XVII. A. 438. quomodo similes fiant parentibus. IV. 699. purgantur, ubi mater lactans purgatorium sumsit. XVII. B. 305. quibus tumores in humeris suppurantur, his brevior humerus redditur. XVII. A. 864. cutis cura. VI. 48. diaeta. VI. 48. dolores quomodo compescantur a nutricibus. VI. 36 sq. somnum qua ratione a nutricibus iis concilietur. VI. 37.

Infantum neonatorum pulsus. IX. 472. pulsus qualis. VIII. 464. IX. 18. pulsus cur creberrimus. IX. 118. urina naturalis qualis. XIX. 615. atrophicis prodest *Nicerati* eclegma. XIII. 98. oborta tussicula cum ventris perturbatione et febre assidua quid significet. XVII. A. 861. urina aquosa pessima. XIX. 610.

INFANTIA propter humiditatem deterior. VI. 26.

INFANTULI dicuntur puelli, non multo post conceptionem (abortu) nati. XVII. A. 630. 635.

INFARCTUS curat ampeloprason. XI. 825. ab infarctu dolores aut crassis crudisque spiritubus curat rotunda radix Aristolochiae. XI. 836.

INFERNAE partes quaenam ab *Hippocrate* dicantur. XVI. 284.

INFINITIO (apud *Hippocratem*). XVI. 79.

INFINITUM *Anaximander* pro elemento habebat. XIX. 243.

INFIRMI aegrotantes vocantur. X. 91. fiunt, qui prandere assueti non prandiunt. X. 544. XV. 552. 559. quomodo hi curentur. XV. 556.

INFIRMITAS, definitio. XIX. 390. animi causa eorum, quae minus recte fiunt. V. 403. ex infirmitate convalescentibus conveniens potio. XIII. 205.

INFIXA corpora extrahunt anagallides. XI. 829. educit malagma *Andreae*. XIII. 343.

INFLAMMATIO, definitio. VII. 853. XI. 101. XIX. 441. veteres eam phlogosin vocabant. VII. 853. phlegmone Graecis dici consuevit. VII. 707. omnes ab *Hippocrate* phlegmonae vocantur. XVII. B. 121. Graeci Φλόγωσιν vocant. XVIII. B. 76. ex genere est tumorum praeter naturam. XVI. 132. quid sit ex Empiricorum mente. I. 97. 98. calidus affectus est. VIII. 122. est, si sanguis impactus in loco fluxioni obnoxio putruerit. IX. 693. XV. 337. omnes affectiones adstrictas esse putant methodici. XI. 79. theoria secundum *Erasistratum*. XI. 154. quomodo fiant. XII. 896. quomodo oriatur secundum *Erasistratum*. III. 493. oriuntur excrementis putrescentibus. III. 686. generationi proprium et peculiare tempus nullum attribuitur ab eo, quod incrementi est, diversum, sed unum est universum. VII. 408. omnes a bile incenduntur. XV. 346.

Inflammationis causae. XI. 73. causam *Plato* statuit bilem. XVIII. A. 262. calore superante fiunt. XV. 369. omnis sine vulnere ac collisione excrementis quibusdam decumbentibus ex robustioribus in deteriora existit. VII. 387. haec statim accendit febrem. VII. 387. quae in conspicuo est, ejus causa fluxio est. XI. 78.

fluxionis differentia quae eam gignit.
IX. 693. ex menstruis diu suppressis
fit. XV. 327. causa plethora est.
XVIII. A. 279. omnis fit affluxu sanguinis. VIII. 122. symptomata, et
causae eorum. VII. 707. XI. 73. supra diaphragma denotat spiritus frequens. XVII. A. 754. in inflammatione loci affecti humor a calefacien-
tibus et exsiccantibus relictus, aliquod viscosum crassumque retinet.
XIII. 993. principium, definitio. XVI.
70. principium in quodnam tempus
cadat. VII. 444. incrementum, status, declinatio. XVI. 71. vigor. VII.
445. declinationis principium. VII.
445. ea laborans pars secta sanguinem multum effundit. VII. 708. inflammationis affectus corpulentia non
est. VII. 708. in loco super septum
transversum sito denotat spiritus densus. VII. 901. humoris, qui in aliquam partem decumbens phlegmonen
fecit, pars tenuior exsudat. XVIII. B.
183. quae externam cutim obsident,
ichores exsudant ab initio tenues,
postea crassiores. XVII. B. 394. quando sit habenda concoctu difficilis et
diuturna. XVII. B. 394. si in abscessum mutatur, horror et rigor sequitur. VII. 627. fervorem aestumque denotat. VII. 618.

Inflammatio arteriarum tensionem
efficit. VII. 313. in ea pars calidior
evadit, cum tumore, dolore et tensione. VII. 408. calorem auget. VII. 5.
caloris causae. VII. 387. nervosarum
partium convulsiones gignunt. VII.
640. causa est partium conversionis.
VII. 30. quaevis diutina marcoris
causa. VII. 327. dolorum causae in
iis. VIII. 81. in quibusdam arteriarum motus dolorem efficit. XVIII. B.
923. omnes dolorificae sunt et unde.
XV. 39. in omni excrementa putrescunt. VII. 387. febris accedit. VI.
860. quae principes partes tenent,
nec digeruntur, horrorem et febrem
excitant. XVIII. B. 198. quatenus
febrium causa. VII. 288. febris in
iis symptoma est. XI. 16. ferventes
affligit oleum. XI. 521. graves sequitur pulsus cum dolore. VIII. 76.
incrementi tempus. VII. 444. ex inflammatione induratio quomodo expli-
canda. XIII. 993. ingentis symptoma
dolor pulsatorius. VIII. 93. ingentes
tensionis arteriarum causae. IX. 248.
magnae pulsum durum reddunt. IX.

248. magnas gangraena sequitur. VII.
720. etiam maximae oriuntur cum ulceribus. VII. 709.

Inflammatio; pulsus in ea mutatio.
VIII. 474. inflammatae partes cur pulsent. VIII. 75. qualem pulsum efficiant et cur. IX. 162 sq. pulsum in
ea cum dolore sentimus. VIII. 75.
quomodo ex pulsu cognoscenda. IX.
378. testimonia, partes inflammatas
sanguinis copiam continere. VII. 709 sq.
in iis sanguis duplici ex causa corrumpitur. VII. 375. sanguis in partibus affectis colorem mutat. XVI.
140. quae adstringentibus et refrigerantibus curantur, facile in scirrhum
abeunt. XI. 104. solutiones. VII. 408.
in inflammatione quae solvitur, puris
generatio vigoris terminus est. VII.
458. quae non solvitur, vel in gangraenam vel putredinem terminatur.
VII. 458. transitus in suppurationem
indicium. VIII. 47. tensionis causa.
XVII. B. 729. in ea urina rubra est.
XIX. 604. differentiae. XI. 72. erysipelatosas gignit humor biliosus sanguini mixtus. IX. 693. humida quae.
XI. 72. oedematosas humor gignit
pituitosus sanguini mixtus. IX. 693.
scirrhosas gignit humor melancholicus
sanguini mixtus. IX. 693. siccae quae.
VI. 828. XI. 72.

Inflammationis cura generalis. I.
286. in diversis locis subsistentes,
diversis remediis indigent. I. 125. judicatio sudoribus fit. IX. 709. cura
pro partium facultatibus. XI. 96. indicationes in ea. XI. 593. indicationes, quae a partis affectae natura sunt
petendae. XI. 89. indicationes, quae
a sensibilitate partium sumuntur. XI.
98. omnis integram quietem desiderat. VII. 775.

Inflammationis cura: quibusnam remediis ad suppurationem ducatur. XI.
84. non statim ab initio medicamentis est tentanda. IX. 585. medicamenta purgantia statim ab initio propinata quales effectus habeant. XV.
773. dum in abscessum (suppurationem) abeunt, cura. XI. 118. inflammationis ex defluxione cura. XI. 78 sq.
maxima vacuationem ad animi deliquium usque requirit. XVII. B. 445.
quaenam remedia in principio, quaeque in vigore sint adhibenda. XI.
564. quum incipit, repellentibus utimur, posthac cataplasmatis et iis,
quae, quod infarctum est, possunt

discutere. I. 137. si febris aut syncope accesserit, non eadem esto curatio, quae in inflammatione sola. I.
136. ex humorum defluxu non sine
magno malo scarificantur. XI. 84.
cum plenitudine, et quae sine defectu
cum virium robore fit, solvitur venaesectione. XVIII. A. 154. tum re-
pellens medicamentorum qualitas primis temporibus, tum discussoria semper ex usu est. XIII. 992. in inflammatione utilis antidotus hiera *Themisonis*, sed ubi ea concocta est et de-
clinavit. XIII. 161. adeps anserinus
ex rosaceo. XIV. 241. cucurbitula.
XI. 321. emplastrum *Chalcidei*. XIII.
803. frigida aqua. XV. 500. maxime contrarius est frigidae potus. XV.
802. frigidum. XVII. B. 812. cura
per inediam secundum *Erasistratum*
lustratur. XI. 156. remedium inedia
est secundum *Erasistratum*. XI. 177.
quando oleum commodum. XI. 592.
ad inveteratas panacea *Musae*. XIII.
104. efficacissimum remedium est polygonum. XII. 105. rosa. XI. 592.
ad externas utile rosaceum. XI. 563 sq.
in inflammationis augmento optimum
remedium rosaceum est. XI. 592. scarificatio. XI. 321. venaesectionis utilitas. XI. 223. XV. 769. principium
venaesectionem requirit. XVI. 133.
maximis praesidium praestantissimum
venaesectio ad animi usque deliquium.
XIX. 520. ad inflammationes ex venaesectione remedia parabilia. XIV.
539.

Inflatio olim oedema vocabatur.
XV. 770. definitio. XIX. 419. *Inflationes* affectus frigidi sunt. VII. 609.
causae. VII. 240. fit bifariam. XV.
770. unde et quibusnam in partibus
fiant. V. 963. causa est excrementi
in carnibus accumulatio. VII. 231.
inflatione obsessi purgandi non
sunt. XV. 901. cura. X. 963. diversam ab oedemate curam habet. X.
963. ad inflationes antidotum mithridation. XIV. 165. colica. XIII.
279. discutit cucurbitula. XI. 321.
epithema. XIV. 470. hiera antidotus
Themisonis. XIII. 158. *Lucii* Tarsensis potio. XIII. 295. pas illus Amazonum. XIII. 152. *Pelusiotae* compositio. XIII. 133. stercus caninum
album. XIV. 457. ad inflationes in
coxendicibus. XIV. 483.

Inflatio oculi, definitio. XIV. 769.
Inflationes ventriculi quando fiant.

VII. 215. ventris reprimit anisi semen. XI. 833. ad inflationes ventris
antidotum zopyrion. XIV. 205.

Infoecunda num sit mulier, quomodo cognoscatur. XVII. B. 857.

Infoecundae quae sint mulieres.
XVII. B. 860 sq. quomodo curandae secundum *Hippocratem*. XVII. A.
470.

Infoecunditatis mulierum causae.
XV. 48. causa duplex. XIX. 451.

Infundibulum cerebri etiam vocatur pyelon vel scypho. II. 709. glandulae pituitariae cerebri. III. 694.

Infusum aphta appellatum. XIII.
298. in nares pro dentium dolore.
XIV. 356. dysenteriis conferentia.
XIII. 295. ad dysenteriam *Agathii*.
XIII. 299. pro dysenteria *Athenaei*. XIII. 296. ad dysenteriam ut
Deletius Epagathus. XIII. 300. *Eubuli*
ad dysenteriam. XIII. 297. ad dysenteriam *Gemelli*. XIII. 299. *Herae*.
XIII. 297. aliud ut *Idius* ad dysenteriam. XIII. 297. *Isidori* ad dysenteriam. XIII. 295. ad dysenteriam
Thamyrae. XIII. 300.

Ingenium perspicax reddit magis
quam somnus vigilia. V. 878. inge-
nii aciem regionum temperaturam sequi docet *Hippocrates*. XVI. 318.

Ingressus quomodo fiat. XVIII. A.
586. in diversis diversus. XVIII. A.
680 sq. ingressui accommodati articuli. XVIII. A. 655.

Inguina: morbi. XIV. 779. abscessus ex gibbositate. XVIII. A. 507.
glandulae cur in ulcere digiti pedis
intumescant. X. 881. inflammatio
ex bono sanguine fit. IX. 693. in
inflammatione Samia terra praestat
Chia et Selinusia. XII. 181. cur hic
frequentissime phymata generentur.
XVII. B. 636. deligatio. XVIII. A.
829. deligatio. XVIII. B. 763. inguini vinciendo apta deligatio. XVIII.
A. 825.

Inimicum naturae, quicquid nimium. VI. 313.

Inion Aegyptiorum sextarius est.
XIX. 769. occiput Graecis est. XII.
606.

Inquietudo, definitio. XVIII. B. 61.
signum est, manus, collum et crura
inaequaliter dispersa et nuda habere.
XVIII. B. 61.

Insalubria quaenam. I. 65. quaenam Graeci vocent. I. 307.

Insalubris simpliciter corporis definitio. I. 310. signa. I. 318.

INSANI animales actiones negligunt. VII. 789 sq. respiratio eorum qualis. VII. 791.

INSANIA (confer. *Desipientia*) apud *Hippocratem* per μ characterem significatur. XVII. A. 613. omnis immanis ab atra bile fit. XVI. 15. insaniam significat dentium stridor in febre, quibus a pueris non consuevit. XVI. 100. insania exspectanda, si pulsus in praecordiis frequens reperiatur. XVIII. B. 88. significat vomitus aeruginosus in capitis doloribus. XVI. 534. portendunt vox clangens et oculi sordidi post vomitum fastidiosum. XVI. 552. autumnalis morbus. V. 694. vere fit. XVI. 382. insaniae similis iracundia. V. 22. in quibus metuenda, pessimum est cervicis dolor signum. XVI. 663.

Insaniae causae. XIV. 740. ex usu aquae stagnatilis gignitur. XVI. 437. causa est dysenteria et haemorrhoides incaute suppressae. XI. 170. XVII. B. 286. malitia humoris biliosi. XVI. 386. affert eam hyoscyamus, cui semen atrum est. XII. 147. lochiorum retentio. XVI. 669. causa sanguis melancholicus et biliosus. XV. 370. seminis copiosi et viscosi abundantia. IV. 789 sq. evanescens vulneris tumor. XVII. A. 459.

Insaniae cura: ad insaniam clysteres acres. XVI. 145. insaniae ex haemorrhoidibus levantur. XVI. 459. insanientes acute in febrem relapsi cum sudore phrenitici fiunt. XVI. 545.

Insanus est, cui vena in cubito pulsat. XVII. A. 471.

INSATIABILITAS, definitio. V. 49.

INSCALPTA secundum *Homerum*. XIV. 707.

INSECTA quaedam a mare nil, nisi solam facultatem formantem accipiunt. IV. 519. ad *Insecta* theriaca. XIV. 91.

Insensibile est, quod sensim et paulatim fit. VII. 619.

INSENSIBILITAS, definitio. VII. 56. fit ex humore in cerebro frigido. X. 929.

INSESSUS ad haemorrhoidas *Phanii*. XIII. 840.

INSIPIDA multum nutriunt. VI. 651.

INSIPIENTIA quomodo fiat. XVII. A. 482.

INSOLATI ex rosarum odore sanescunt. II. 870.

INSOLATIO, capitis dolores ex insolatione ortos curandi ratio. XII. 502 sq. causa est, quae corpus biliosius reddit. XVII. A. 852. symptomata. XIV. 314.

Insomnes omnes biliosi propter utramque bilem. VII. 575. XVI. 222.

INSOMNIA ut signum. XVI. 219. ut signum in morbis. XVI. 219. sed tempus inquirendum, in quo appareant. XVI. 220. a vitioso humore in ore ventriculi acervato. VIII. 342. in phreniticis conspicua, quomodo *Satyrus* exposuerit. XVI. 524. quomodo praenotiones possint praebere. XVII. A. 214. futurae haemorrhagiae sunt indicia. XVI. 798.

Insomnium febris causa. VII. 279. corporis affectionem indicat. VI. 832. *Galeno* innuit curandi rationem' aliquam. XVI. 222.

INSPIRATIO cerebro aërem intro trahente perficitur. III. 654. quibusnam musculis peragatur. IV. 459. perficiunt musculi intercostales interni. IV. 467. consimilis pulsus diastolae. VII. 766. celer, magna, densa; et tarda, parva et rara unde fiat. VII. 770. longa oscitationis longae medela. XVII. A. 919. libera, definitio. V. 234. major in dormientibus cur sit. XVII. B. 169. maxima et celerrima unde fiat. VII. 770. parva et tarda perfrigerationem significat caloris naturalis. VII. 813. violenta, quae. V. 234. differentiae secundum aetates. VII. 770. utilitas. III. 412. utilitas secundum *Hippocratem*. V. 713. duplex utilitas. XVII. B. 316. inspirationi confert nasi alarum motus. III. 918. inspirationem fieri thorace dilatato *Galenus* demonstravit. XIV. 629.

INSTAURATIONIS modus. XVII. B. 84.

INSTILLATIONES in aures. XIV. 333.

INSTILLATITIUM *Pacii*. XII. 782.

INSTINCTUS a natura inditus. XVII. B. 234.

Instituta vitae, definitio. XVII. A. 211.

Instrumenta tria, quae corporis forma inter se vicina sunt, functione autem variant. V. 203.

Instrumenta alimenti quomodo dissecentur. II. 549.

INSTRUMENTA judiciaria quae. IX. 29. judicii naturalia. V. 723. naturalia, quo humidiora sunt, eo melius nutriuntur. XV. 266. nutritionis triplicis generis sunt. II. 542. *Instrumentariae* partes quaenam dicantur. V. 673. *Instrumenta* spiritalia dissecandi ratio. II. 589.

Instrumentum, definitio. X. 47. odoratus num sit nasus. II. 857 sq. (vide *Organa ingula*.)

INSULTUS in febre intermittente. VII. 426.

INTELLECTUS naturale judicii instrumentum. V. 723 sq. perditio stultitia est. VIII. 164.

INTELLIGENTIA a bilioso humore venit. XVI. 317. intelligentiae hebetudo signum morbi futuri. XVI. 224. *Intelligibilium* judex mens. V. 724.

Intemperanter viventes quomodo sint curandi. XVI. 308.

Intemperans quinam sit dicendus. VI. 415. XVI. 305. *intemperantes* nec purgatione, nec sanguinis detractione juvantur. XVI. 133.

Intemperaturae octo sunt in singulis corporis partibus. XIII. 124. quae ex redundantia humorum magis, quam ex inopia fiunt. XIII. 125. propterea resiccantia medicamenta hic magis juvant. ibid. —

INTEMPERIES anni temporum morborum endemicorum causa. XV. 121. morbus est. VII. 73. similarium partium morbi sunt. X. 125. quatuor medici acceperunt. VI. 386. et sanitatis et morbi datur. I. 609. quoad ab optimo temperamento recedunt, etiam ad victus modum ordinandum sunt ancipites. VI. 363. quaenam febribus magis vel minus sint obnoxiae. X. 586. quaenam utilitatem ex inedia sentiant. X. 587.

Intemperies, ejus causae. VII. 175. ex humorum abundantia fiunt. XVI. 46. intemperiem totius corporis sequitur mentis laesio. XVI. 583. intemperies quomodo sit morborum causa. II. 121. principis partis alicujus causa virium exolutionis. XV. 608. principiorum causa syncopes. X. 850.

Intemperies, generalis ei medendi methodus. XVI. 46. si corrigere volumus, contraria victus ratione sanantur. VI. 362. curae indicationes. X. 523.

Intemperies aequalis sine dolore est. VII. 176. calida, quae per totum corpus diffusa est, febris voca-

tur. X. 647. calida et humida febribus obnoxia. X. 586. calida et humida cur morbis putridis obnoxia. X. 583. calida et sicca ad febres opportunissima. X. 586. calidae pulsus. IX. 333. calidam excitat fluxio in ventriculum facta calida. VI. 421. calidam ex accidenti sanguinis detractio sanat. X. 708. compositae quae. VII. 734. IX. 331. cordis simplices quae. IX. 331. febrilis caloris excessus est, ejusque cura refrigeratio. X. 534. frigida animales actiones torpidas efficit. VIII. 161. frigida et humida saepissime caput ferit. X. 940. frigidam excitantes causae. VII. 158. frigidam excitat fluxio frigida in gulam et ventriculum facta. VI. 421. frigidae quae vina conducant. VI. 803. habituales quae. XVII. B. 671.

Intemperies inaequales simplices quandoque in toto corpore fiunt, alias etiam in una parte. VII. 733. earum causae. VII. 733. inaequalis differentiae. VII. 746. inaequalis dolores gignit. VII. 176. 749. inaequalis in parte affecta dolorem gignit. VIII. 79. inaequalis omnibus febribus inest, exceptis hecticis. VII. 750. inaequalis in quibusnam morbis sit observanda. VII. 750 sq. sicca, ubi solida ipsa corpora contigit, nunquam ad perfectionem sanabuntur. X. 492. sicca in aegris idem est, quod in sanis senium. X. 470. sicca insanabilis, si prorsus sit consummata. X. 471. sicca quando sit prorsus consummata. X. 471.

INTERCALANDI ratio. XVII. A. 23.

INTERFEMINEUM perinaeum est. XVIII. A. 141.

INTERITUS, eum apud *Hippocratem* character α significat. XVII. A. 612. de eo philosophorum sententiae. XIX. 260. productionis contrarium est. XV. 225.

INTERMISSIO, definitio. VII. 414. quid vocetur a multis medicis. VII. 427. in febribus, definitio. IX. 552. est tempus integritatis. VII. 420.

INTERNECIO apud *Hippocratem* per literam ρ significatur. XVII. A. 613.

INTERPRETIS consilium et scopus. XVII. A. 507.

INTERSTITIUM in morbis, definitio. IX. 680.

INTERTRIGINES, remedia contra hunc morbum. XIV. 563. cicatrice obducit balaustium. XI. 847. curant ci-

neres coriorum ustorum. XII. 343. ad
intertrigines compositio pinguis. XII.
485. emplastrum *Diophanti.* XII. 845.
Leuce emplastrum. XII. 487. ad intertrigines femorum lithargyrus. XII.
225. ad intertrigines Lycium. XII.
63. piceae cortex sanat. XII. 103.
curat pulmo agninus et porcinus. XII.
335.

INTESTINA, definitio, quot ulnis
constent, et quot sint eorum gradus.
XIX. 361. brevis eorum descriptio.
II. 572. instrumenta sunt naturae.
IV. 455. magnitudine et anfractuum
numero variant in animalibus. II. 572.
tractum progignit vena umbilicalis.
IV. 651. tunicae et usus. III. 329.
duas tunicas habent. II. 568. ex duabus tunicis constant, atque harum
utraque ex transversis fibris facta est.
II. 181. tunicae transversos, in circulum circumactos, villos habent.
III. 385. tunica externa a peritonaeo
venit. III. 331. tunica interna cur
minus dura quam ventriculi et oris.
III. 283. tunica interna saepe in dysenteria putrefit. III. 330. pleraque
circulares habent fibras, quibus pau-
culae rectae superpositae sunt. II. 569.
cur simplices fibras habeant. III. 386.
motus antiperistalticus. VII. 220. motus antiperistalticus quando fiat. XV.
687. motus fibris muscularibus fieri
demonstratur. II. 169. propter concoctionem substantia carnosior est
accommodata. IV. 205. anfractus animalia, quae non habent, insatiabilia
sunt. III. 327. quemnam usum habeant in iis anfractus. III. 350. gy-
rorum usus. III. 326. 327.

Intestina: mucus glandulis secernitur. IV. 647. substantia parum ab
illa ventriculi diversa. III. 324. ecphysis in intestinum. II. 578. 780. III.
346. ejus situs. III. 347. sic dictae
valvulae conniventes, earumque usus.
III. 331. vacua esse denotans sonus
flatuosus. VII. 242. nutritionis rationes. III. 336. unde arterias accipiant.
IV. 320. innumerabili quadam multitudine orificiorum venarum intro sca-
tent, quae ex alimentis utilia recipiunt. III. 326 sq. nutriuntur venis
mesenterii. III. 335 sq. cur ad singula accedant venae quam plurimae.
III. 283. venae in portam, arteriae
in aortam transeunt. III. 337. nervos molles accipiunt. IV. 271. in singulos gyros nervi abeunt. III. 382.

constructa propterea sunt, ut quod
in ventriculo in chylum erat muta-
tum, in venas assumatur. III. 324.
ciborum quaedam concoctrix facultas
iis inest. III. 323. quomodo cibos de-
pellant. VII. 219.

Intestina duriora quam caro sunt,
et minus nutriunt. VI. 787. animalium ut alimentum. VI. 680. avium
quale exhibeant alimentum. VI. 703.

Intestinorum morbi: intestinum ab-
radit bilis, quae cum oxymelite descendit. XV. 686. multas eorum affectiones statuunt Cnidii. XV. 364.
affectuum diagnosis. VIII. 381 sq. ad
intestinorum affectiones ex intemperie
et mordicatione remedia. XI. 489.
per alvum purgantur. XI. 93. asperitatum causae. VII. 33. corroborant
lentes bis coctae. VI. 525. cura cur
sit facilis. V. 122 sq. dejectione vacuantur. X. 527. delectantur dulcibus. XV. 656. dejectiones movet vinum dulce. XV. 630. difficultas causa marcoris. VII. 327. dolor solvit
arthriticum dolorem. XVI. 487. dolorum ex frigido humore inter tunicas recluso, cura. X. 864. ad intestinorum dolores ex frigore oleum
calidum aut per se, aut cum anetho,
ruta et bitumine. XI. 489. theriaca.
XIV. 301. intestinum ad excretionem
proritat. quibus deorsum bilis subit.
XV. 567. intestina ad excretionem
instigat foenum graecum cum melle.
VI. 538. intestina exulcerant dejectiones biliosae et spumosae. XV. 662.
intestinis frigidum mordax. XI. 621.
in intestinis facta haemorrhagia sanguis dejectione alvina emittitur. VIII.
264.

Intestinorum haemorrhagiae per clysteres curantur. X. 328. 329. inferiorem partem humentiorem reddit
et ramenta inducit oxymel subacidum.
XV. 685. adhaerens humor pituitosus non est per superiora purgandus.
XVI. 123. imbecillitas causa lienteriae. XVIII. A. 3. imbecillitas dejectionis retardationem efficit. VII.
237. imbecillitati convenit mastiche.
XII. 113. inflammatio incipiens non
curanda per alvum. X. 903. laxioris
inflammatio diuturna causa marcoris.
VII. 327. inflammationi competit
Mastiche candida s. Chia. XII. 68.
inflationes quomodo ab oedemate differant. X. 963. earum cura. X. 964.
intemperies et ulcerationes causae lien-

teriae. XVII. B. 671. ad intestini laxioris dolores remedia. XVII. B. 269. laesum, nisi protinus mordentium excretionem fecerit, ad regionem superiorem ea remittit. XV. 687. *Intestinorum* laevitates et fluores diutini marcoris causae. VII. 327. ad laevitates clysteres. XVI. 146. laevitatem solvit febris. XVII. B. 344. laevitate qui laborant, hieme per superiora purgare, malum. XV. 335. ea occupantes morbi quando sicci vocentur. VI. 828. morbus siccus unde cognoscatur. XV. 472. palpitatio iis accidit. VII. 160. phlegmone obsessa laedit mulsa. XV. 655. cur procidant in vulneribus musculor. abdominis rectorum. X. 413. aliquod prolapsum peritonaeum divisum docet. VIII. 5. purgatio difficilis, et noxia nonnihil occasione cacochymiae ipsi animali futura. III. 359. radit oxymeli immodice datum. X. 766. ramentosa affectio quid sit. XV. 686. ad *Intestina* remedia. XIV. 760. ad intestinorum rheumatismum malagma. XIII. 982. rosio et calor immodicus febrem gignit. X. 571. ad intestinorum scissuram remedia parabilia. XIV. 471. spiritus flatulentus in iis collectus dolores vehementes excitat. XI. 112. ejus cura. ibid. seq. stercore duro repleta, clysteres molles requirunt. XVI. 145. ad intestinorum tormina remedia parabilia. XIV. 464. 465. theriaca *Andromachi*. XIV. 34. ulcera in dysenteria ubi computrescunt, clysteres ex aqua salsa utiles sunt. XVI. 146. ulcerationem solam quidam dysenteriam vocarunt. VII. 247. intestinum ulcere affectum unde cognoscatur. VIII. 43. et utrum in tenuibus aut crassis consistat. VIII. 43. ulcera quomodo a hepaticis profluviis distinguantur. VIII. 383. ulcerationis causa humor acer et tenuis. XVI. 51. superficialium ulcerationum causa. XVII. B. 671. ulcerum cura. X. 358. ad intestinorum ulcera theriaca. XIV. 273. intestinis convenire vinum meracius statuit *Hippocrates*. XV. 647. intestini vulnus penetrans quomodo cognoscatur. VIII. 4. intestinorum ex vulnere prolapsorum repositio. X. 415 sq. vulnerum cura. X. 419. vulnera sanasse dicitur hippuris. XI. 889.

Intestinum coecum. XIV. 715. intestini crassi principium. III. 333. avi-

bus quibusdam cur duplex. III. 333. coeci venae unde. II. 784.

Intestinum colon quidam ventrem inferiorem vocant. XV. 896. hominis illi canis simile. XVII. B. 133. multis in animalibus validis vinculis superne deorsum porrectis constrictum est. III. 331. affligitur excrementis e capite defluentibus. VI. 422. *Coli* affectio quomodo a renum calculo differat. XVI. 367. affectionis indicia. VIII. 384. ad coli affectiones pastillus amarus. XIII. 135. medicamenta, quae *Asclepiades* tradidit. XIII. 281. malagma *Damocratis*. XIII. 223. ad coli inflationes antidotus theriaca, quam *Gallus* Caesari donavit. XIII. 282. medicamentum inspersile *Antonii* pharmacopolae. XIII. 281. in colo abscessus latentes juvat emplastrum aniceton. XIII. 878. in colo etiam calculi nascuntur. VIII. 47. in colo qui mordicationes patiuntur, iis potius caprinum sevum quam suillum injicitur. XII. 325. stercoris in eo collecti signa. XVI. 146. coli venae unde. II. 784.

Intestina crassiora interdum sola veteres ventrem inferiorem vocant. XV. 896. crassum a quibusdam vocatur venter inferior. III. 333. ejus principium intestinum coecum est. III. 333. crassum qua de causa sit paratum. III. 332. in voracibus quibusdam animalibus rectum hoc est. III. 332. latitudinis ejus causa. III. 333. crassa cola vocantur. XVII. B. 134. ulcerationem in iis quae demonstrent. VIII. 3. ulcus unde cognoscatur. VIII. 382. itidem in superioribus et humilioribus. ibid. ulcera in iis medicamentis per alvum injectis egent. X. 297. crassorum vulnera facilia sanatu sunt. X. 419.

Intestinum duodenum a *Herophilo* nomen accepit. VIII. 396. vocatur γαστρὸς ἔκφυσις, quasi quidquam e ventre enatum. I. 631. alii ecphysin alii cum appendice duodenum vocant. II. 578. *Herophilus* ecphysin vocat. II. 780. III. 346. cur non statim in anfractus abeat. III. 345. in illud inseritur ductus choledochus. III. 348. et cur. III. 354. duodeni venae unde veniant. II. 780.

Intestinum jejunum, unde nomen acceperit. III. 345. circumvolvitur ac flectitur. III. 345. ejus functio. III. 348. venas unde habeat. II. 784.

jejuni vulnera cur sint insanabilia. X.
419. intestinorum magnorum venae
unde. II. 783.

Intestinum rectum cyssaron vocatur.
XIX. 176. totum a *Galeno* sedes vocatur. II. 888. rectum ossi sacro insidet. II. 888. sacro ossi superimpo-
situm, et revera laxum est. XVIII. A.
543. rectum claudentes musculi. III.
392. recti extremum cur sphinctere
clausum. III. 334. ad intestini recti
exulcerationes infusum *Isidori.* XIII.
295. recti inflammatio causa stranguriae. XVII. B. 855. recti inflammatio tenesmum generat. XIV. 755.
ad intestini recti morbos clysteres.
XVI. 146. in intestino recto qui
mordicationes patiuntur, iis potius caprinum sevum quam suillum injicitur.
XII. 325. recti paralysis accidit nervis ei prospicientibus resoluti. XVII.
B. 51. recti prolapsum coërcere dicitur torpedo. XII. 365. recti tumores phlegmonodes sponte obortos maxime juvat emplastrum *Galeni* ex chalcitide s. phoenicinum. XIII. 383. recti ulcera quomodo cognoscenda. VIII.
383.

Intestinum superius inflat vinum dulce. V. 771.

Intestinum tenue, functio et structura. XIV. 714. tenuium venae unde.
II. 784. tenue inflammatum respirationem parvam et densam reddit. VII.
853. tenuia reuniri nequeunt. X. 161.
tenuia persecta non coalescunt. XVIII.
A. 36. stercoris in iis collecti notae.
XVI. 146. ulcera in iis medicamenta
requirunt et per alvum et per os
sumta. X. 297. tenuium vulnera difficilia sanatu sunt. X. 419.

qui *Intumescunt,* eos purgare non
convenit. XVI. 657.

INTYBUM, facultates. VI. 628. ad
erysipelas. X. 951. pro lactuca. XIX.
730.

INUNCTIO, discussio est super unctionis tempore in balneo. XV. 715.
acutis in morbis non valde sicca esto
secundum *Hippocratem.* XV. 714. ad
artuum dolores et intertrimenta manuum pedumque et corruptiones etc.
XIV. 557. ad morsus viperae. XIV.
490.

INVASIO morbi, in ea alvus ducenda
non est. XVI. 255.

INVIDIA, definitio. V. 35. invidiam
significant supercilia demissa. IV. 796.

Io, vide VIOLA.

IOACHI martyropolitae confectio gari. XIV. 546.

'Ιοβόλα quaenam a Graecis vocentur. I. 404.

IOLLAS scriptor simplicium. XIV. 7.

IOLIUM insigniter calefacit. XIII. 569.

ἰομοχέιροντες quinam a Graecis dicantur. XVIII. B. 221.

IONES, apud eos *Thales* primus
philosophiam introduxit. XIX. 225.

Ionica sapientia. XIX. 225.

Ionici philosophi principium ab elemento non differre putant. XIX. 245.

ad IONTHOS (varos) balanus myrepsica. XI. 845.

IORDANES fluvius in mare mortuum
insinuatur. XI. 693.

ἵππος oculorum, definitio. XVI.
611. XIX. 436. interdum connatus
est. XVIII. B. 67.

IRA et actio est et affectus. V. 510.
in ea caloris nativi et bilis conditio.
XVI. 174. non simpliciter augmentum, sed veluti fervor est caloris in
corde. VI. 138. fervor est caloris circa cor. VII. 4. quasi fervor quidam
ac motus vehemens est irascibilis facultatis. VII. 283. vehementissimam
leones habere dicuntur. V. 310. a ratione contineatur. V. 303. 307. Deorum secundum aliquos morborum
causa. XVIII. B. 17. irae causa bilis flava. XIX. 492. cordis calor.
XVII. B. 252. ab angore et tristitia
differt in actionibus. XVI. 174. irae
effectus. VII. 283. irae in cor, pulmones, caput etc. influxus. XVII. B.
258. quando sit utilis et quando noxia in morbis. XVII. B. 259. flavam
bilem auget. XIX. 488. corpus biliosius reddit. XVII. A. 852. biliosos
humores gignit. XVI. 357. excrementa
quiescentia ad motum incitat. VII. 181.

Ira febris causa. VII. 279. cur febrem accendat. VII. 4. febris ephemerae causa. XI. 6. febris hecticae
causa. VII. 314. ex ira febres sine
stipatione fiunt. X. 667. foras agit
et calefacit sanguinem et spiritum.
VII. 192. stipationem vasorum finium
producit. X. 746. ventris perturbationis causa. XVII. A. 324. vires resolvit. X. 841. oculorum in ea conditio. IX. 698. pulsus conditio. VII.
192. VIII. 473. IX. 16. 541. interdum pulsum inaequalem reddit. IX.
58. in ira pulsus alti fiunt. IX. 93.
et cur. IX. 96. pulsus qualis ejusque
causae. IX. 157. in morbis, qui mi-

tes quietique ante erant, quid significet. XVI. 326. ut remedium tristitiae. XVI. 175. siccitatis inde ortae cura. VI. 226. ad iram excitandam calor in corde animalibus datus est. XV. 289. ad iram praecipites nos facit vinum. VI. 55. ex ira nemo interiit. VII. 193. in ira cur nihil eorum, quae egerimus, posthac meminerimus. IV. 445. ob iram febricitanti non putredo causa. VII. 296.

IRACUNDI pusillanimes sunt. XVII. A. 188. sunt, quibus caput magnum et oculi parvi. XVII. A. 473. sunt, quibus vena in cubito pulsat. IV. 803. sunt, quibus vena in cubito pulsat. XVII. A. 471. cur sint ventriculo calido praediti. XVII. B. 209. sunt oculis non nictitantes. XVII. A. 473. sunt orientem habitantes. IV. 798.

IRACUNDIA, definitiones philosophorum post *Platonem* viventium. V. 582. actio num sit an affectus. V. 506. et actio est et affectus. V. 510. 511. actio quidem est animae irascibilis, affectus autem corporis. V. 507. in quibusnam maxime excitetur. XVI. 357. in Asia minor. IV. 799. calorem excitat. IV. 793. ob calidam incenditur temperiem. IV. 821. in sicco temperamento febres acutas parit. VI. 398. pleni sunt pueri et bestiae. V. 500. insaniae similis. V. 22. succos crudos foras pellit. VI. 277. temeraria et fera fit ex humore melancholico. XVII. B. 659. quomodo quilibet ab ea se liberare valeat. V. 16. 21sq. ejus in cor effectus. V. 520.

Iracundiae exemplum in quodam, quo perterritus *Galenus* ab ea penitus abstinuit. V. 16. exempla alia proponuntur. V. 17. in respirationem effectus. XVII. A. 415. sedes cor. XVI. 13. signum pectus latum. V. 462.

Iracundiam a ratione diversam esse *Plato* docet. V. 499. indicat hirsuties. XVI. 91. ad iracundiam proclives juvenes. V. 38. per iracundiam fervorem innati caloris in corde oriri quidam putant. V. 292.

ex *Iracundia* febris ephemera caloris abundantiam habet. XI. 11.

Irasci quibus adversum. VI. 373.

IRINUM oleum atque unguentum vide OLEUM et UNGUENTUM.

IRION, ei succedanea. XIX. 729.

IRIONIS emplastrum. XIII. 913.

IRIS oculi. III. 768. XIV. 702. qui-

nam locus in oculo dicatur. X. 1020. coloris varietates et signa inde petita physiognomica. IV. 797. usus. III. 778.

Iris planta non abstergit modo, sed etiam exedit et mordicat. XI. 683. detergit. X. 569. ex melle in gangraena. XI. 138. meatus purgat. XI. 745. menses provocat. XI. 775. ad cava ulcera. X. 177. agrestis et ephemerum vocatur. XI. 879. agrestis radix substituitur aconito. XIX. 724. radicis et fructus facultates medicae. XII. 87.

Iris coelestis, descriptio et quomodo oriatur. XIX. 289. ejus colores. XIX. 290.

Iris illyricae radix ad sinus curandos. XI. 135. illyrica, ei succedanea. XIX. 731. quae ex magna Lybia adfertur, valdopere ab illyrica differt. XIV. 59.

Irrationalis, definitio. V. 384.

IRRIGATIO apud *Platonem* quid sit. V. 717.

ISATIS domestica s. tinctoria, vires et usus. XI. 890.

ISCHIAS (planta) vires ejus. XII. 58.

ISCHIAS (morbus) definitio. XIX. 426. (cf. Coxae dolor.) in coxendicis articulo latet. XIII. 332. ad arthritidem pertinet. XIII. 331. differentiae ab arthritide. XIV. 755. in senibus incurabilis. XVII. B. 539. a diuturna quibus ischii articulus excidit, et rursus incidit, mucus innascitur. XVIII. A. 98. raro ex sanguinis multitudine fit. XIII. 334. podagra et arthritis morbi ejusdem generis sunt, et eandem fere postulant curationem. XIV. 383sq. ut crisis causi nothi. XV. 759. solvit dolores superiorum partium. XVII. A. 477. sedes. XIV. 756. causae. XIV. 756. XV. 867. XVI. 385. menstrua suppressa. XV. 327. sanguinis multitudo. XIII. 334. humorum malignitas et refrigeratio. XVII. B. 623. causus male curatus aliquando causa erat. XV. 751.

Ischias: generalis ei medendi ratio. XIII. 333. 334. in senibus incurabilis. XVII. B. 539. cura. XIV. 384. 756. remedia ad eam facientia. XIV. 386. 470. 471. saepe sola purgatione curavit *Galenus*. XI. 341. liberatus quidam est arteria in malleolo vulnerata. XI. 315. venaesectione in crure curata est, ubi ex sanguinis abundantia provenit. XI. 304 sq. in ischiade venaesectio ex poplitibus et malleolis exterioribus facienda est. XV. 130.

ad *Ischiadicos* ab *Andromacho* conscriptae compositiones. XIII. 336. acopon. XIII. 1014. 1047. acopon metasyncriticum. XIII. 1029. acopon quo *Aruntius* Aquila curatus est. XIII. 1036. acopon barbaricum. XIII. 1035. acopon chloracopon. XIII. 1016. acopon, quo usus est *Menius Rufus.* XIII. 1010. *Neapolitae* acopon. XIII. 1020. acopon polyteles *Pompeji* Sabini, XIII. 1027. acopon ex populo. XIII. 1022. acopon viride. XIII. 1046. antidotum diascincum. XIV. 152. antidotum mithridation. XIV. 165. antidotus tyrannis. XIV. 165. Betonica. XII. 24. quidam illinunt calamintham. XII. 5. cataplasma ex farina lupini. XI. 886. decoctum herbae centaurii minoris. XII. 21. capparidis radicis cortex. XII. 10. cerine *Ctesiphontis.* XIII. 936. chamaecissus. XII. 153. chamaepitydis decoctum in melicrato. XII 155. clysteres acres. XVI. 145. clysma benefaciens. XIV. 528. stercus columbinum. XII. 303. succus colocynthidis illitus valet. XII. 34. oleum Costi. XII. 40. cura a *Damocrate* conscripta ex Iberide. XIII. 349.

ad *Ischiadicos* elenii radix. XI. 873. emplastrum, quo usus est Andromachus. XIII. 246. emplastrum ex cote. XIII. 874. discussorium emplastrum ex calce viva. XIII. 944. emplastrum tonsoris cujusdam Bithyniensis. XIII. 260. epithema *Andreae.* XIII. 345. garus injicitur. XII. 377. *Herae* Cappadocis ceratum. XIII. 338. aliae compositiones. XIII. 339 sq. *Hygiaeni* Hipparchi compositio. XIII. 353. quidam bibendum exhibent hypericum. XII. 148. Isotheos dicta confectio. XIII. 66. malagma. XIII. 980. aliud. XIII. 982. aliud malagma. XIII. 338. humores ex alto evocans ac transferens, liberansque a tota affectione, malagma. XIII. 348. malagma *Andreae.* XIII. 343. aliud. XIII. 346. malagma, quo usus est *Andromachus.* XIII. 251. malagma *Andromachi.* XIII. 342. malagma *Antiochidis.* XIII. 250. 341. malagma, quo usus est *Antipater.* XIII. 348. malagma, quo usus est *Philocalus.* XIII. 349. malagma *Protae Pelusiotae.* XIII.

338. malagma ex silphio. XIII. 347. metasyncriticum acopon. XIII. 1029. myracopon regium. XIII. 1031. pastillus conveniens. XII. 597. *Pelusiotae* compositio. XIII. 133. radix Polemonii. XII. 106. rubia tinctorum. XI. 878. salsugo. XII. 377. infusum per sedem thlaspi semen, sanguinolenta evacuans. XI. 887.

Ischii articulus. II. 328. articulus quibus ex diuturna ischiade excidit, et rursus incidit, iis mucus colligitur in articulo. XVIII. A. 98. articulus cur rotundissimus et laxissimus. IV. 17. articulus in simiis humano non penitus est similis. IV. 252. articuli quales dentur motus. IV. 253. articulum moventes musculi. II. 306. musculi eorumque usus. IV. 250.

Ischii os. II. 772. luxatio (spontanea) quibus fit, iis crus tabescit, et claudicant nisi urantur. XVIII. A. 99.

ISCHNOPHONI qui dicantur. XVII. A. 186.

ISCHURIA, definitio. VII. 248. VIII. 406. XIV. 750. XIX. 425. causae. VIII. 403. XIV. 750. causa tuberculum in urethra, quo rupto morbus solvitur. XVII. B. 778. ad ischuriam Isotheos dicta confectio. XIII. 66.

ἰσχυρείω quid significet. XVIII. A. 309.

ISIDORI Antiochei emplastrum. XIII. 885. emplastrum fuscum ad dolorem sedandum. XIII. 908. ad dysenteriam infusum. XIII. 295. pastillus ad nomas. XIII. 833. 834.

Isis cephal ca. XIII. 747. emmota crustas gangraenosas elidit. XI. 138. a quibusdam *Epigoni* dicta. XIII. 774. vocatum emplastrum. XIII. 492. 736. ad fistulas. XI. 126. viridis. XIII. 794.

ISOCRATES quid discipulo responderit quaerenti, an tribus annis exercitatus posset de unaquaque re proposita dicere. XIV. 672.

ISOPYRUM (phascolus) ejusdem seminis facultates. XI. 891.

ISOTHEOS appellata colica. XIII. 279. confectio ad tussim, tabem et omnes internas repetentes affectiones. XIII. 65.

in ISTHMO mel bonum gignitur. XIV. 22.

ISTHMUS faucium. XVIII. B. 961. qualis pars. XVII. B. 632. unde nomen acceperit. XVII. B. 632.

ἰστίον quid sit. XVIII. A. 521.

ἱστὸς quid significet. XVIII. A. 521.

in ITALIA vina aqnosa crescunt. XV. 649.

Italicum genus philosophorum. XIX. 229.

Itea vide *Salix.*

ITER longum febris ardentis causa. XV. 739. qualium symptomatum causa. XV. 867. itinere peracto, si quis non laverit, qualia incommoda hoc adducat. X. 715.

ITRIA, placentae, quae ex iis parantur omnes malae. VI. 492. *Itriorum* species. VI. 491.

JUBAE, regi Maurusiorum, libellus parvus scriptus estde euphorbio. XIII. 271.

JUCUNDUM genere duplex. XI.652.

JUDAICUS lapis, ejus notae et usus. XII. 199.

JUDEX sensibilium sensus. V. 724.

JUDICANDI ratio ducitur a tolerandi facilitate. XVI. 265.

JUDICANTIA in melius non statim appareant. XVI. 257.

Judicantur, quae, et judicata sunt integre, non movere oportet sed sinere. (*Hippocrates*) XI. 160. XVI. 68. 254. judicari in principio nullus potest. XVI. 257.

JUDICATIO, (confer. CRISIS) definitio. XVI. 273. quatuor modis fit. XVI. 273. omnis cum aliqua manifesta evacuatione vel abscessu fit. XVI. 273. quanam facultate peragatur. XVI. 278. cur mala, si prius accidat, quam omnia concocta sint. XVI. 278. et quando hoc accidat. ibid. non omnino hominem servatum iri declarat. XVI. 258. si diebus imparibus accidat, per superiores partes fit. XVI. 272. anni temporum in eam influxus. XVII. B. 385 sq. prope eam vacuare, malum. XVI. 279. bona et cum bonis signis quae. IX. 776. absoluta quae. IX. 776. jam facta qnum sit, aut fiat, quid sit agendum. XVI. 231. imperfecta qualis. IX. 776. XVI. 228. incerta seu infida qualis. IX. 776. mala qualis. IX. 776. XVI. 228. manifesta qualis. IX.776. obscura qualis. IX.776. qualis optima. XVI. 228. 231. 270. si perfecte fiat aut facta sit, naturae omne committere jubet *Hippocrates.* XVI. 256. non perfecta solum morbi mutatio est, sed etiam effatu digna transmutatio. XV. 545. periculosa qualis. IX. 776. sine signis

qualis dicatur. IX. 776. tuta qualis. IX. 776.

Judicationis celeritatem maturationes, retardationem cruditas indicat. XVI. 72. signa quae. XVI. 211. signa unde sumantur. XVI. 229 sq. signa solummodo in statu morbi debent apparere. XVI. 259. signa in principio non boni quid, sed mali indicant. XVI. 259. per excretionem ex pulsu praesagium. IX. 421.

Judicationem interdum indicat pulsus intercurrens. IX. 290. difficilem faciunt sanguinis e naribus eruptiones, quarto die contingentes. XVII. A. 424. fiunt in morbis paribus diebus, qui paribus exacerbantur, imparibus, qui imparibus exacerbantur. XVI. 270 sq. cur etiam in exacerbationibus fiant. XVI. 270. proprie quae dicantur morborum judicationes. XVI. 231. sex modis fiunt. XVI. 227. in statu morbi fieri solent. XVI. 254. quibusnam diebus fiant. XVI. 389. pro accessionum numeratione fiunt. XVI. 271. in tertianis et quartanis non ad dierum, sed circuituum numerum fieri *Galenus* observavit. XVI. 271. quid in iis cognoscendis sit respiciendum. XVI. 239 sq. in iis spectandum est, quo natura vergat. XVI. 229. morborum pulsus vehementes inducunt. IX. 158. ante judicationes pulsus alti fiunt. IX. 93. in iis alvus ducenda non est. XVI. 255. non, sed solutiones vocantur, quae paulatim fiunt. XVI. 228. post judicationes quae relinquuntur, recidivas faciunt. XVI. 388. malae quae dicantur. XVI. 693.

Judicatoria non judicantia partim letalia sunt, partim difficile judicium afferunt. XVII. A. 255. quaenam judicatu difficilia dicantur. XVI. 787. letalia quaenam sint. XVI. 788. judicatoriorum non judicantium alia letalia alia judicatu difficilia. XVI. 787.

JUDICIA num sint animi affectus. V. 368. 377. 429. in accessionibus fiunt, et cur. XVII. A. 245. prava errores sunt. V. 372.

Judicii naturalia instrumenta. V. 723.

Judicium, definitio — duplex est, — tribus modis dicitur. XIX. 237. apparentium et latentium diversum est. I. 108. perarduum. XVII. B. 346.

pravum aut rectum quibusnam *Chrysippus* tribuat. V. 403.

JUGULUM, (confer. CLAVICULA) definitio. XIV. 703. pleuritici quidam cur doleant. VIII. 101.

Jujubae. VI. 614.

JULI pedes describuntur. III. 177.

JULIA piscis ut alimentum. VI. 718.

JULIANUS Alexandrinus octo et quadraginta libros adversus *Hippocratis* aphorismos conscripsisse dicitur. XVIII. A. 248. emplastrum barbarum. XIII. 557. Julianum audivit *Galenus*. X. 53. is erat discipulus *Apollonii Cyprii*. X. 54.

JULIUS secundus usus est acopo metasyncritico. XIII. 1029.

Jumenta bromo vescuntur. VI. 523. jumentorum urinae similis urina quid indicet. XVII. B. 276. XIX. 611. 620 sq. ad jumentorum urinae difficultatem remedia parabilia. XIV. 537. jumentorum urinae similis urina turbida vocatur. XVI. 201. jumentorum lotio similis urina a crudo et crasso humore fit. XVI. 51. jumentosa urina in febribus quid indicet. XVII. B. 753. quibus urinae turbatae velut jumentis, his capitis dolores aut adsunt, aut aderunt. VII. 934.

JUNCUS (vide SCHOENUS), vires et usus. XII. 136. germina eduntur. VI. 644. odoratus pro nardo syriaca. XIX. 737. rotundus arabicus s. junci rotundi flos. XIV. 74. lubentissime eum depascuntur Cameli, et copiosissime crescit in Arabiae viis. XIV. 74.

JUNIORES facilius ex aurium dolore intereunt quam seniores. XVIII. B. 262. junioribus quales cibi conducant. XV. 406.

JUNIPERUS, ejus facultates medicae. XI. 836. juniperi baccae, (ἀρκευθίδες) earum facultates. VI. 590. fructum quod continet e Lemnia terra medicamentum, propterea διὰ τῶν ἀρκευθίδων vocatur. XII. 174. baccae succedit cyperus. XIX. 725. baccae pro cyperi. XIX. 733. juniperus magna pro cyperi. XIX. 733.

JUPITER Cretensibus leges dedit. XIX. 179. Pissaeus cur vocetur. XIII. 271. Jovem in Dictaea Cretae monte educatum ajunt, occultatum ibi a matre Rhea, ne a patre Saturno devoraretur. XIII. 271. Jovis annus duodecim est annorum. XIX. 283.

JUPITER vocatus pastillus ad podagricos et arthriticos. XIII. 358.

JUS album. VI. 298. album quomodo conficiatur. VI. 725. conchyliorum iis conducit, qui dorycnium hauserunt. XIV. 140. pinguis gallinae iis, qui aconitum sumserunt. XIV. 139. gallorum veterum ventrem ducit. XI. 576. gallinaceum pingue ad coriandrum viride sumtum. XIV. 139. suillarum carnium ad buprestim sorptam. XIV. 141.

JUSTI uxoris cura a *Galeno* peracta. XIV. 626.

JUSTUS, medicus ocularius quomodo hypopion sanaverit. X. 1019.

JUSTITIA, definitio. XIX. 384. definitio secundum *Aristonem*. V. 596. pulchritudini similis. XIX. 384. de justitia *Platonis* locus. V. 727.

JUVENIS aestati respondet. XVI. 26. 102. 345. Juveni ingenua est et decora corporis magnitudo. XVII. B. 559.

Juvenes, bilis abundantiae in eorum temperamentum influxus. XIX. 489. melius degunt siccam alvum habentes. XVII. B. 558. ab ebrietate abstineant. IV. 809. cur vehementius febricitent, in furorem facilius vertantur. XVIII. B. 263. hieme melius se habent. XVII. B. 567. morbi iis maxime familiares qui. XVII. B. 640 sq. pulsus intermittentes in iis ma is sunt periculosi quam in senibus. IX. 283. quoad respirationem a senibus quomodo differant. VII. 771. tabi maxime sunt obnoxii. XVII. B. 794. testes non habent laxos. IV. 579. quinam tremore corripiantur. VII. 158. vere optime degunt. XVII. B. 613.

Juvenum aetas quinto septenario circumscribitur. XVII. B. 644. natura facile proclivis ad dolorem, iracundiam et gulam. V. 38. pulsus quales. XIX. 636. pulsns cur vehementissimus. IX. 119. substantia sicca est. XVII. B. 410. victus ratio qualis. XV. 185. in iis flava bilis abundat. XIX. 374.

Juvenibus mel non salubre. II. 124.

JUVENTUS apud *Hippocratem* per literam *v* significatur. XVII. A. 613. ab anno 25 ad 35 durat. XVII. B. 795. aestati similis. XVI. 424. per juventutem alvum humidam qui habent, iis senescentibus siccescit et contra. XVII. B. 492.

342   IXI   LAB

ἰξάλη, quid significet. XVIII. B.
572.
   ad Ixiam epotam antidota. XIV.
140.

καθ' ἕξιν quid *Hippocrates* vocet.
XI. 92.

Ixus vide Viscum.

K.

κ character quid significet apud *Hippocratem*. XVII. A. 613.
καμπὴ quid significet. XVIII. A.
661.
καπέτοι, definitio. XVIII. A.
750.
καρδιώσσειν i. q. καρδιαλγεῖν.
VI. 605. XVII. B. 745.
καρφολογεῖν quid significet.
XVIII. B. 74.
καταβλημα quid significat. XVIII.
A. 458.
κάταγμα quid significet. XVIII.
A. 482.
καταντία quid significet. XVIII.
B. 703.
κατασκευὴ quid sit. VI. 169.
κατάστασις quid significet. XVIII.
B. 590 sq.
κατωμισμοῦ (διὰ τοῦ) reponendi methodus humerum luxatum. XVIII.
A. 332 sq.
καυληδὸν qualis sit fracturae ossium species. XVIII. A. 451.
κε siliquam, ceratium significat.
XIX. 749. 758.
κέγχρον apud Iones milium est.
XVIII. A. 574.
κενεὼν quid significet. XVIII. B.
764.
κενεῶνα apud *Hippocratem* ilia
sunt. XVIII. A. 589.
κερκὶς radius est. XVIII. A. 703.
κερχνώδη qualia significet apud
Hippocratem esculenta. XVIII. A.
574.

κιγκλισμὸς, quid significet, et
unde sit derivatum. XVIII. A. 412.
κνήμη tibia est. XVIII. A. 684.
XVIII. B. 473.
κο cotylam s. heminam significat.
XIX. 749. 758.
κολυμβάδες. VI. 609.
κομψεύεσθαι quinam ab Atticis dicantur. XVIII. A. 737.
κορώνη s. κόρωνον maxillae inferioris. XVIII. A. 426.
κόσμος cur universum dicatur.
XVIII. B. 247.
κοτύλη quid significet. XVIII. A.
343.
κρίμνα quid significent. XVIII. B.
151.
κρμ. ceramium s. amphoram denotat. XIX. 751. 759.
κροκυδίζειν quid significet. XVIII.
B. 74.
κροταφίται musculi. VI. 261.
κροταφίται musculi quales.
XVIII. A. 429.
κροτάφοι ossa temporum sunt.
XVIII. A. 430.
κυ cyathum significat. XIX. 749.
757. 758.
κυλλοὶ vari sunt apud *Hippocratem*.
XVIII. A. 604.
κυφὸν apud *Hippocratem* gibbum
est. XVIII. A. 493.
κυρτωσις, definitio. XVIII. A.
494.

L.

Λ. libram denotat. XIX. 780. transverse positum Δ, drachmam significat, 7 autem semidrachmam. XIX.
757.

Labia. XIV. 703. substantia eorum.
III. 914. naturam singularem et eximiam obtinent. II. 431. maxillae
ossi exacte connascuntur. II. 431.

cutis eorum cum musculis subjacentibus admirabilis commixtio. III. 745. causa hujus rei. III. 746. oris absque osse moventur. IV. 378. eorum musculi. XVIII. B. 930. num verum, utrumque labium a duobus musculis moveri. II. 434. musculorum insertiones et actiones. III. 915. octo sunt eorum motus. III. 916. quatuor sunt ad ea pervenientes musculi. III. 914. et cur. III. 915. musculi cur parvos et minus duros nervos accipiant. III. 733. una cum buccis moventes musculi. II. 421. 423. evidentius in senio confectis et nuper natis animalibus conspiciuntur. II. 425. quandam mixtionem substantiae fungosae in se habent. II. 431. quibusnam musculis moveantur in latera, deorsum, sursumque. II. 432. unde nervos habeant. II. 432. 433. crassa sunt in elephantiasi. VII. 29. saepe convulsione tentantur. VIII. 170. ad loquelam conducunt. VIII. 267. ad loquelam maxime necessaria. XVI. 204. mutilata loquelam laedunt. VIII. 272. perversio in febribus letale signum. XVII. B. 729.

Labia perversa, livescentia aut pallida malum. XVIII. B. 54. si pervertantur in febre non intermittente, mors proxima est. XVIII. A. 190. resoluta, suspensa, frigida et alba letale. XVIII. B. 54. restitui possunt. X. 1014. ad labia scissa remedia parabilia. XIV. 530. animalium viscida sunt et glutinosa. VI. 773. ad vocem articulatam faciunt. VIII. 272. pudendi muliebris, utilitas. IV. 223. ad labiorum rimas. XIV. 424. altiores scissuras. XIV. 424. deorsum trahentes musculi. XVIII. B. 931. inferius agitatum aliquando crisin denotat. IX. 614. inferius agitatum, crisin per vomitum indicat. IX. 758. inferius agitatum decretorium signum. XVII. B. 396. inferioris concussio morsum in ore ventris vehementem denotat, et signum est vomitus acrium humorum. XV. 602. inferius si quatiatur, futurus vomitus indicatur. XVI. 229. inferius interdum concutitur ventris ore ad vomitum concitato. XVI. 572. XVIII. B. 286. superius sursum trahentes musculi. XVIII. B. 931.

Labor qua significatione apud *Hippocratem* occurrat. XVII. B. 260. apud *Hippocratem* interdum sensum

significat. V. 636. motus et exercitatio num idem. VI. 85. consuetus facilius fertur quam inconsuetus. XVII. B. 552. immodicus cor exsiccat. IX. 388. multus biliosum vel melancholicum succum generat. VI. 249. ex labore ad quietem qui transeunt, his *Hippocrates* pauciora ingerere praecipit. XV. 620.

Laborantes aegroti vocantur. X. 91.

Labores articulis et carnibus conveniunt. XVII. B. 260. aversantur pueri. V. 459. cibos praecedant. VI. 84. intempestivi qui dicantur. XV. 902. qui cum multo sudore fiunt, crassius, qui sine sudore, tenuius excrementum generant. VI. 250. qualia excrementa gignant. VI. 249 sq. gignit, quicquid per vim aliquid facit. XVI. 118. a laboribus convulsio ab ariditate oritur. VIII. 172.

Labores gravidarum, definitio. XVII. A. 448. tertio et quinquagesimo die, et centesimo sexto oriuntur secundum *Hippocratem*. XVII. A. 447. menstrui in gravidis tertio, quinto, septimo, nono mense et secundo et quarto fiunt secundum *Hippocratem*. XVII. A. 447. ad partum octimestres magni, toleratu difficiles et periculo i. XVII. A. 452.

Lac, ejus proprietates, facultates et usus. XII. 263. quale optimum. XII. 265. non est animantibus, quae non concipiunt, quae concipiunt, lac habent. XI. 165. et sanguis inter se comparantur. I. 495. ut abundet remedia. XIV. 562. in sanis, nisi probe concoquatur, acescit aut in nidorem abit. XVII. B. 873. frequenter aliis acescit, aliis in nidorem vertitur, priusquam probe concoquitur. XI. 491. acescit potius quam amarescit. XI. 677. aestate citius acescit, quam hieme. XI. 666. acidi vires et noxae. VI. 689. adest, quum movetur foetus. XVII. A. 455. ut alimentum. VI. 681. et sanguis alimenti redundantia. XV. 399. est utile alimenti excrementum. XV. 399. alimentum est iis, quibus secundum naturam est, aliis minus. XV. 393. cito, et duplici quidem ratione alteratur. XVII. B. 872. ubi cruditatem in ventre perpatitur, duplicem subit alterationem. XI. 678. quale magis et quale minus alvum subducat. VI. 682. nunquam amarum efficitur. XI. 677. ad lac attrahendum et crean-

dum remedia parabilia. XIV. 479. ad
auris dolores. XVII. A. 471. usus
ejus calculorum generationis causa
est. XVI. 366. calculos in renibus
progenuit. VI. 344. quoad calorem
medium inter pituitam et sanguinem
est. XI. 771. multum caseosum est
periculosum. VI. 687. quale succi nimis crassi. VI. 767.

Lac qua ratione coaguletur. VI.
694. gallium coagulat, indeque nomen accepit. XI. 855. coagulatum et
cum et sine sero comedunt. VI. 695.
ne coaguletur in ventre, quomodo potandum. VI. 767. coagulati diversorum animalium vires et usus. XII.
274. leporini, equini, phocae vires.
XII. 274. commoda lactis. VI. 345.
probe concoctum alit, et probum humorem creat. XVII. B. 873. quod
post editum foetum emulsum fuerit,
protinus concrescit super cineres calidos parumper calefactum. VI. 694.
quomodo puerulis sit convulsionum
causa. XVIII. B. 293. deducit *Nicc-
rati* eclegma. XIII. 98. quidam ex
ejus usu omnes dentes amisit. VI. 344.
differentiae in variis animalibus. VI.
681. differentiae quoad anni tempora. VI. 682. in gravidis copiose effluens quid significet. XVII. A. 457.
gravidis copiose effluens, foetum imbecillum significat. XVII. B. 843. ex
genere euchymorum est. XI. 495.
evanescit, si mulieri lactanti per uterum sanguis effluat. XI. 164. extinguentia multa sunt. XI. 773. extinguitur cataplasmate ex farina fabarum. XII. 50. effectrices ejus facultates partim in medicamentis, partim
in alimentis sunt. XI. 771. cur ul-
timis graviditatis temporibus gignatur.
XVII. A. 451. ab eduliis et potibus
generatur. XVII. A. 450. ante septimum mensem est inutile. XVII. A.
451. ut generetur, qualis sanguis requiratur. XI. 772. ex sanguine exacte cocto generatur. IV. 322. XV.
393. XVII. A. 454. lacti generando
utilia sunt, quae non desiccant et modice calefaciunt. XI. 775. secretionem
augentia remedia. XI. 772. ad lac
plurimum gignendum remedia parabilia. XIV. 541. generat alimum. XI.
821. generat cicer. XI. 876. generationem excitat semen Circeae sor-
ptum. XII. 26. procreat Foeniculum.
XII. 67. generandi vim habet glaux
herba. XI. 857. generare videntur fo-

lia Polygali. XII. 106. ad lactis grumos quae conferant. XIV. 142. ho-
moeomeres et similare non esse, unde demonstrandum. XI. 414. qua ratione largius ad ubera ducatur. XI.
771 sq. quibus large suppetit, iis menses plane supprimuntur. XI. 774. ad
leporem marinum sumtum. XIV. 139.
post partum est liquidissimum. VI.
682. quo graviditatis tempore liberalius ad mammas fluat. XVII. B. 831.
ut a mammis prohibeatur remedia.
XIV. 449. ut exsiccetur remedia. XIV.
447. ut ad mammas adducatur remedia. XIV. 448. ex mammis si gravidae copiosius effluat, foetus redditur imbecillus. IV. 178. in marcore
maxime utile. VII. 701. ex esu plantarum medicinalium medicamentosas
vires accipit. VI. 686. ut medicamentum, quomodo sumendum. X. 366.
et menses provocantia et retardantia
remedia similia sunt. XI. 774. habenti mulieri, quae nec gravida est
nec peperit menstrua cessant. XVII.
B. 829. *Hippocrates* menstrui fratrem
vocat. XVII. A. 455. lactis et menstrui una eademque substantia est. XI.
164. 773. est menstruo germanum.
IV. 177. XV. 402. quibusdam maximas molestias movet. VI. 344 sq. in
sanis et aegrotis quasnam molestias
epotum moveat. XVII. B. 872 sq. herbarum naturam accipit, quibus animalia vescuntur. VI. 345.

Lac neonati nutrimentum. IV. 249.
quibusnam noceat, et quibus sit utile.
XVII. B. 872. noxae, quae ex pravi usu proveniunt. VI. 686. ex coitu
odorem gratum in pravum mutat. VI.
46. optimum est, si ex mammillis
ipsis potatur. X. 474. ut dotem optimam recipiat, quomodo sint animalia, a quibus petitur, nutrienda. X.
477. quodnam optimum et utilissimum. VI. 688. optimi notae. VI. 47.
optimi et vitiosi notae. XV. 394. optimum optimi est succi. VI. 685. succi optimi est. VI. 775. optimi succi
quale. VI. 767. primipararum octavo mense complementum adipiscitur.
XVII. A. 454. purgatorium reddit
scammonium et tithymalus. XVII. B.
306. qualitatem suam ei totius corporis debet. VI. 776. recens coagulato similis est foetus recens. IV. 632.
ad lac resiccandum remedia. XIV.
479. in constitutione ea, quae renum calculos gignit, malum. VI. 435.

a partu, quibus restringere consilium est, rosaceum cum sudore convenit. XII. 248. usus ejus in siccitate cum frigiditate. X. 498.

Lactis serum. XII. 264. praeparatio. XII. 267. XIX. 712. chalybeatum. XII. 267. liquidissimum serum, crassissimum casei habet plurimum. VI. 682. qua ratione ventris mordicationes sanet. XI. 488. quod multum serum habet, nihil affert periculi. VI. 686. serum alvum subducit. VI. 684. quod ex coactis caseis defluit, alvum ducit. VI. 768. serum ventrem subducit. XI. 575. XIV. 226. frigidum et humidum est. XI. 677.

Lactis partes constituentes examinantur. I. 495. XI. 677. quodque ex tribus substantiis constat. VI. 766. nec tamen in animalibus omnibus aequa earum portio est. VI. 766. etsi similare apparens, ex diversis tamen substantiis et facultatibus est compositum. VI. 691. ex tribus substantiis dissimilium partium componitur. XVII. A. 457. ex caseosa, serosa et pingui parte constat. XII. 266. substantiae contrarias facultates habent. XIV. 226. etiam pinguem succum habet. VI. 683. quod in Tabiis occurrit, maxime commendatur. X. 363. quomodo et in aliis regionibus Tabiano simile gignatur. X. 363. tenue, serosumque, sicut minus alit, ita ventrem subducit magis. VI. 765. aptum ad tracheitidem. XIII. 10. trahunt anemonae appositae. XI. 831. unum quidem apparet, sed non unum est. XVI. 33. usus in ulcere pulmonum. VI. 775. venenis erodentibus adversatur. XVII. B. 335. lapillis ignitis densatum ventrem juvat acrium excrementorum demorsu infestatum. VI. 683. in ventre et venis concoctum haud dubie dulcius inveniretur. XI. 678. quale esse debeat, ut ventriculo imbecillo conducat. X. 477. facultatem habet et proritandi et ventrem sistendi. XI. 575. vitiosi notae. VI. 47.

Lac acidum dentes nihil offendit. VI. 689. acidum, si in ventriculo non coquatur, nunquam in nidorem vertitur. VI. 692. frigidum est et crassi succi. VI. 692.

Lac asininum tenue. VI. 765. tenue et serosum est. VI. 346. 682. expurgare potest et contemperare. XV. 898. quomodo ab illo caprae

differat. VI. 346. contrarium est lacti ovillo. VI. 765. inter purgantia mitissimum est. XV. 888. minimum habet pinguedinis. VI. 684. caseum non facit. XII. 265. ut purgans commendatur ab *Hippocrate* in causo. XV. 746. raro in ventriculo coagulatur, si calidum fuerit epotum. VI. 684. multum facit dejicere. VI. 684. Asina quomodo tractanda, ut lac probum exhibeat. X. 477. ad febres hecticas. X. 726. seri plurimum habet. VI. 766. constitutioni, quae renum calculos gignit, convenit. VI. 435. siccis concedendum est. VI. 435. propinandi modus. X. 727. ab ubere dabat in siccitate *Galenus.* X. 474. cocti usus in sanguinis stagnatione qua medicamenti purgantis. XV. 785. maxime asininum ad hyoscyamum sumtum. XIV. 139. ad meconium. XIV. 138. utile phthisicis. VII. 701. utilitas in ventriculi labore. X. 475.

Lac bubulum pingue. VI. 765. crassissimum est et pinguissimum. VI. 681. 683. 765. 766. dysentericis utile. XIV. 241. ad dorycnium sumtum. XIV. 140. concretum succedit butyro. XIX. 726.

Lac calidum ad buprestim sorptam. XIV. 141.

Lac camelorum liquidissimum ac minime pingue. VI. 681. seri plurimum habet. VI. 766.

Lac caninum secundum quosdam pilos in palpebris pronasci prohibet, si prioribus evulsis esset illitum; item celerem pilorum in pudendis exortum reprimere traditur, si ante pubertatem fuerit illitum.' XII. 269.

Lac caprinum quale. VI. 765. mediocris substantiae est. VI. 346. 682. nec immodice pingue, nec crassum est. VI. 765. potum ad psilothrum haustum. XIV. 142. et asininum alternis vicibus est sumendum. VI. 346. minus quam vaccarum habet pinguedinis. VI. 684. ad psilothrum haustum. XIV. 142. ex eo non fit butyrum. XII. 272. minime tuto sumitur sine melle. VI. 766.

Lac concretum dyspnoeam gignit. VII. 139.

Lac crassum minus alvum emollit, at magis nutrit. VI. 765. ad calculos generandos aptum putatur. XVII. A. 326.

Lac equarum quale. VI. 681.

Lac maternum optimum infantum

alimentum. VI. 35 sq. matris, nisi ea aegrotet, infantibus est optimum. XV. 394. mulierum in arte medica praestantissimum. XII. 265. 266 sq. muliebre utile phthisicis. VII. 701. mulierum phthisicis commendatur. X. 366. muliebre, ex ipsis papillis suctum, ad phthisin a multis commendatur. X. 474 sq. muliebre maxime tabificis prodest. VI. 775. muliebre deterius redditur gravid tate superveniente. VI. 46. muliebre pro ovi albumine sumi potest. XIX. 747.

Lac ovillum crassum est. VI. 765. caprarum lacte crassius. VI. 682. minus quam vaccarum habet pinguedinis. VI. 684. casei plurimum habet. VI. 766.

Lac vaccinum circa Tabias quale. X. 365. crassissimum est ac pinguissimum. VI. 681. 683. 765. 766. dysentericos juvat. XIV. 241. ad meconium. XIV. 138.

LACEDAEMONIIS Pythius dedit leges. XIX. 179.

LACERTA viridis pro salamandra. XIX. 742. lacertae capitis usus medicus. XII. 334. hepatis usus. XII. 336.

LACERTI (pisces) medii sunt inter pisces carnis mollis ac durae. VI. 724.

LACONICI qualem artem cabbalicen vocent. V. 893.

LACRYMA cyrenaica, medica aut parthica per se citra incommodum sumi non potest, minori autem quantitate aut cum aliis sumta conducit. I. 666. cyrenaica utilis ad nervorum puncturas. V. 393.

Lacrymae unde oriantur secundum *Empedoclem.* XIX. 338. morbose quomodo oriantur. XVI. 217. in morbis nonnunquam fiunt natura supervacuum humorem expellente. XVII. B. 238. in acutis malis spontaneae, bonae, involuntariae malae. XVII. A. 866. in aegrotantibus nonnunquam fiunt modum morbosi affectus oculorum sequentes. XVII. B. 238. ab imbecillitate retentricis facultatis fluentes, perniciosum atque letale est. XVIII. B. 46. involuntarius effluxus aliquando crisis futurae signum. IX. 614. invitae fluentes quid in febribus ardentibus indicent. XVII. A. 191. involuntariae signum decretorium. XVII. B. 396. involuntariae in febribus malum signum. XVII. B. 731. lacry-

mas cientia remedia quando in usum veniant. XVI. 148. trahit capnii succus. XII. 9.

LACTANTI pustulae eruperunt, quae ubi lactare cessavit, simul abierunt. XVII. A. 354.

Lactuca hortensis: eam Graeci thridaca, *agrestem* vero Thridacinem vocant. XIII. 387. ejus virtutes. VI. 625 sq facultates et usus. XI. 887. olus est insipidum. VI. 638. et nutrimenti et medicamenti frigidi habet facultatem. I. 677. in medio est boni et mali succi. VI. 794. moderato esa nutrit, succus autem expressus largiter sumtus ut cicuta interimit. XI. 600. frigida est. I. 649. frigida et humida est. I. 677. frigidus cibus. XVII. B. 303. succus, si integer ad cor accederet, aeque ut cicuta hominem interficeret. XI. 598. succus inter illum malvae et betae est medius. VI. 629. refrigerat, quorum ventriculus aestuat, laedit antem, si refrigeratus est. XV. 281. eos, q ı-bus venter aestuat, manifeste refrigerat atque a siti vindicat, quibus autem refrigeratus est, manifeste laedit. I. 677. ad erysipelas. X. 951. semen supprimit. XI. 777. somnum inducit. VIII. 131. ad somnum conducit et qua ratione. I. 677. cataphoricos inducit somnos. VIII. 161. folia s. succus substitui possunt sempervivo. XIX. 723. substituitur ei intybus. XIX. 730.

LADANUM, ejus origo et vires medicae. XII. 28. Eremborum circa barbas caprarum reperitur. XII. 425. ei succedaneum remedium. XIX. 734. pro Cedri bacca. XIX. 731. pro propoli. XIX. 740. ex ladano emplastrum epuloticum. XIII. 529. ex ladano epuloticum *Critonis.* XIII. 708.

LAERTIUS, sec. eum Ponticum Carpesium reliquis spec. praestat. XII. 15.

LAESIONES corporis nostri ab externis causis, aut alimenti excrementis proveniunt et quomodo. IV. 742.

Laetitiae causa creditur buglossum vino injectum. XI. 852. animi deliquii causa. XI. 48. ob laetitiam animi defectus cura. XI. 59. laetitiae pulsus. VIII. 473. pulsus qualis ejusque causae. IX. 159.

Laetitia secundum *Hippocratem* cor relaxat. XVII. B. 259.

Laevitatis praeter naturam causae. VII. 33. (*Laevitas* intestinorum vide *Intestinorum* laevitas.)

LAGANA. VI. 492.

LAGOPHTHALMUS, definitio. XIX. 439.

LAGOPUS, ejus vires. XII. 56.

LAMBDOIDES os, vid. *Os hyoides*.

LAMIA duram carnem habet. VI. 729.

LAMINA aerea ejusque in anatomia usus. II. 574. laminae in urina apparentes malae. V. 142.

LAMPONIS remedium ad ozaenas, polypos narium et alia. XII. 682.

LAMPSANA, ejus facultates medicae. XII. 56.

LANA non lota oesyperon, i. e. succida vocatur. X. 965. sordida s. succida, ejus usus medicus. XII. 348. succida apud *Hippocratem* vocatur όισυπηρά. XVIII. A. 697. succidae vires. XVIII. B. 524. eam quidam vocant όισυπηράν. XVIII. B. 524.

LANCEOLA, specierum diversarum radicis vires. XII. 63.

LANGUOR, definitio. XVII. A. 692. pulsus per eum mutatio. IX. 198. signum malum. XVII. A. 692. languoribus quomodo natura ipsa medeatur. XVII. B. 225. languores vinum discutit. XVII. B. 227.

λαπαρά vocantur partes, quae inter ilium ossa et nothas costas intersunt. XVIII. B. 763.

LAPARAE quid denotent. XVII. B. 102.

λαπαρόν quid significet. XVIII. B. 762. vocat *Hippocrates* interstitia inter costas. XVIII. A. 572.

λαπάσσεσθαι quid significet apud *Hippocratem*. XVII. B. 122.

LAPATHUM, ejus facultates. VI. 634. facultates medicae. XII. 56. lapathi folia alvum subducunt, semina eam adstringunt. XIV. 226. agrestis radix pro chamaedryos. XIX. 746. radix pro pyrethri radice. XIX. 740. radix pro sumach syriaco. XIX. 741. radici substituenda remedia. XIX. 734. pro ejus radice cinarae radix. XIX. 741.

λαπάττειν quid significet. XVIII. B. 115.

LAPEN quid *Hippocrates* vocet. XVII. A. 429.

LAPIDES, (confer. *Calculus*.) de lapidum qualitatibus effectricibus. XII. 192. omnes quid commune habeant.

XII. 197. vires eorum, qui in Aegypto nascuntur, et quibus utuntur ad splendorem linteis conciliandum. XII. 198. quomodo ad usum medicum praeparati esse debeant. XII. 200. omnes quomodo laventur. XIII. 407. qui in spongiis reperiuntur, eorum vires. XII. 205. et eorum, qui ex Cappadocia convehuntur, et quos in Argaeo nasci ajunt. XII. 206. nonnunquam in abscessibus occurrunt. X. 984. attriti flammam edunt. I. 658. si mutuo attritu collidantur, calorem generant. VII. 3. ex intestinis sub vehementissimis doloribus rejectos esse, quidam tradunt. VIII. 384. lapidum substantia qualis. X. 657.

Lapis in halitum solvi nequit. X. 657. non putrescit. XVII. A. 652. asius unde veniat, ejus natura, vires et usus. XII. 202 sq. ex lapide asio emplastrum. XIII. 938. ei succedanea. XIX. 734. Cappadox potenter calculos frangit. XIX. 695. gagates, vires et usus. XII. 203. pro asio. XIX. 734. *haematites* a colore ita vocatur; ejus vires. XII. 195. ad ulcera penis humidiora. X. 382 sq. leviter adstringit. X. 330. ulceribus humentibus convenit. XIII. 316. ex lapide haematite medicamenta. XII. 732. 775. haematites ad haemorrhagias. X. 330.

Lapis heraclius magnes vocatur. VIII. 422. *Iudaeus* potenter calculos frangit. XIX. 695. *phrygius*, quid crudus, quidque ustus praestet. XIV. 289. phrygius pro diphryge. XIX. 728. specularius. XIII. 663.

LARICIS succus pro succo balsami. XIX. 738.

LARYNGITIS, generalis ei medendi methodus. XIII. 10.

LARYNX describitur. XIV. 628. XIV. 715. definitio. III. 525. IV. 379. definitio. XIX. 359. etiam aspera arteria vocatur. V. 237. etiam vocatur bronchi caput. II. 590. cur et bronchi caput vocetur. III. 551. dicitur et pharynx. III. 611. conditio in deglutitione ejusque causae. II. 170. inter deglutiendum sursum tollitur. III. 590 sq. conditio in confertim factis exsufflationibus. VI. 176. in spiritus cohibitione. VI. 176. in iis, qui tibia sonant, aut et acuta et magna voce utuntur. VI. 176. naturae providentia, ne cibi aut potus in eum incidant. III. 586 sq. ejus causa collum factum. III. 612. 613. ejus causa collum e septem vertebris constat. IV. 106. summa arteriae asperae pars est. VI. 421. XIII. 3. amplus est iis animalibus datus, in quibus vox magna. III. 563. ad functiones suas justam magnitudinem habet. III. 892. cur non ex una constet cartilagine. III. 557. cur ex pluribus cartilaginibus sit constructus. III. 554. ex tribus cartilaginibus et musculis constat. V. 233.

Larynx, cartilaginum ejus usus. III. 551 sq. 557. glandularum circa eum usus. III. 589 sq. ejus lingua s. lingula glottis est. III. 562. ejus motum ab animali voluntate pendere demonstratur. III. 555. musculorum ejus descriptio. III. 555. musculi proprii. XVIII. B. 950. alij musculi claudunt, alii aperiunt. III. 402. musculorum actio. III. 558. musculi unde nervos accipiant. II. 841. IV. 279 sq. XIV. 628. nervi a vago, et ejus quidem ramo recurrente ortum ducunt. III. 577 sq. nervi recurrentis, et imprimis ejus loci consideratio, ubi recurrit. III. 581 sq. orificium secundum voluntatem claudi aut aperiri potest. V. 718. tunica interna communis est arteriae et stomacho. III. 554. ventriculi ejus utilitas. III. 563. vocis instrumentum est principalissimum. III. 525. IV. 278. V. 231. VI. 421. VIII. 50. 267. XV. 793. XVI. 204. inflammatio ab initio venaesectione in brachio, postea sub ipsa lingua curatur. XI. 305. ad ejus inflammationem stercus humanum. XII. 293. resolvitur vocalibus nervis vel incisis, vel laqueo interceptis. VIII. 53. ad rheumatismum remedia. XIV. 579. thorax per eum purgatur. XV. 323. quomodo ab excrementis e capite defluentibus vexetur. VI. 421. ulcus quomodo cognoscendum. VIII. 45. ulceris curati casus. X. 366.

LASERIS usus praeter consuetudinem multus, quid efficiat. XV. 574. succi in febre singultuosa usus. XV. 846.

LASERPITIUM (confer. *Silphium*.) acre est et aestuosum. XV. 878. caulis et succus inassuetis siccam choleram gignit. XV. 877. ad sanguinem taurinum potum. XIV. 143.

LASSITUDO: de ea *Theophrastus* integrum volumen scripsit. VI. 190. notio et symptomata. VI. 190. vocatur affectus ex vehementi motu corporibus vel totis vel partibus. oboriens. XIII. 1005. molesta imprimis iis est, qui moventur. XIII. 1005. variae de ejus essentia variorum auctorum sententiae. XI. 485. cujusque essentia. VI. 192. effectus. VI. 192. 195. quae ex conjunctione priorum quatuor oritur. VI. 216. sicco temperamento est vitanda. VI. 398. locus affectus in ea qui. XVII. B. 698. ex motibus pluribus orta, articulorum calorem comitem habet. XVII. B. 698. per febres facta, ad articulos, praecipue circa maxillas abscessus oriuntur. XVII. B. 699. qua pungi putant, et spinas fixas habere, unde oriatur. VII. 178. sub qua ossifrago dolore laborare dicunt, ne minimum quidem motum sustinet. VII. 179. lassitudines morborum causae recentes. XV. 162.

Lassitudo, quae immodicas exercitationes sequitur, sanorum symptoma est, quae vero sine his est, morbosum. VI. 235. triplex in ea sensus. VII. 178. sensus indicibilis et ulcerosus in ea. VI. 190. de ejus notione septem sententiae. VI. 191. sensum ejus invehit colon male affectum. XVI. 146. duplex ejus causa. VI. 236. antecedens. VI. 236. evidens. VI. 236. a causis externis nascitur. IV. 742. gignit eam stare et ambulare. VII. 590. non ex quovis motu accedit. VII. 7. cum sensu phlegmonoso oritur vitioso succo aut boni abundantia. VI. 237. febrem accendit. VII. 8. 279. ex lassitudine febris signa. XI. 12. febris ephemerae causa. XI. 6. magna cum aestu febris hecticae causa. VII. 314. duplex in ea affectus nascitur, ideoque duplicibus indiget remediis. XI. 531.

Lassitudo num lassitudine fuganda. VI. 204. valida quomodo tractanda. VI. 231. de ea curanda diversorum sententiae. VI. 204 sq. victus, qui ad eam pertinet. VI. 203. lassitudinem tollentia remedia vide *Acopa*. ad lassitudinem acopum, quod ex abietis semine componitur. VI. 221. acopon ex abiete. VI. 288. acopon ex melle. XIII. 1012. ad lassitudinum molestias acopon Themisonis. XIII. 1009. aliud 1010. quae succedere immodico exercitio solet, apotherapia tollitur. VII. 168. lassitudines tollit balneum. XV. 719. ad lassitudinem chamaemelum. XI. 562. lassitudinem quibusnam tollat cibi paucitas. XVII. B. 78. lassitudines sistit in morborum principiis emplastrum aniceton. XIII. 878. quaenam frictio maxime conducat. XI. 532. magis eam aufert frictio ex oleo quam sicca. XI. 507. ubi mollibus frictionibus vel balneo emollito corpore lassati quiescunt, a tactu voluptatem percipiunt. VII. 124.

Lassitudo: sensus ejus fugatur hyssopo in mulso cocto. VI. 279. cur in ea inunctio cum oleo admodum sit utilis. XI. 531. lassitudines externis partibus ingruentes solum oleum curat. XIII. 1007. ad lassitudinem medicamentum ex populi floribus. VI. 288. lassitudinem ex labore quies statim solvit. XVII. B. 552. ad lassitudinem vehementem unguentum gleucinum. VI. 220. in iis crudus humor ubi est, vomitus ne imperetur. XVI. 75.

Lassitudo: variae ejus species quoad causas. XVII. B. 697. inflammata qualis. XIII. 5. inflammata, quae in summis arteriae asperae musculis consistit, quomodo generaliter tractanda. XIII. 10. inflammatoria fit ex cacochymia simul et plenitudine. XVII. B. 459. cum inflammationis specie largam sanguinis detractionem cupit. XVI. 266. phlegmonosae cura. VI. 296. tertia, hujus a reliquis differentiae. VI. 200sq. tertia cum sensu phlegmones unde oriatur, effectus, quibus accidat: VI. 199. sanationis tres scopi. VI. 200. quarta species est, quum musculi supra modum siccantur, adeo, ut squallens contractumque corpus appareat. VI. 194. quarta quibus, et unde accidat. VI. 201. ·cura. VI. 202. *spontanea* secundum *Hippocratem.* VI. 237. spontanea qualis. XVII. B. 459. 698. tres ejus reperiuntur differentiae. XVII. B. 459. spontanea morbos denunciat. I. 187. VI. 235. XVII. B. 124. 459. tensiva spontanea qualis et quomodo fiat. VII. 178. ejus sequelae. VII. 179. *tensiva* unde fiat. XVI. 592. nunquam delirium portendit. XVI. 593. tensiva fit ex plenitudine. XVII. B. 459. cum tensione plethoris subvenit. VI. 237. tensiva abundantiam aliquam indicat, quae animalis solidas partes distendit. VI. 295. cum tensione quibus accidat. VI. 198. speciei secundae (cum sensu tensionis) remedia. VI. 198.

Lassitudo ulcerosa unde oriatur. VI. 192. VII. 178. ejus symptomata. VII. 179. ulcerosa ex cacochymia fit. XVII. B. 459. ulcerosa fit ob mordaces acresque humores. XVI. 592. falluntur, qui plethorae sobolem judicant. VI. 238. ulcerosae symptomata. VI. 236. causae. VI. 237. sensus tensionis unde oriatur. VI. 192. sensus contusionis aut phlegmones unde. VI. 193. ulcerosa laborat corpus in febre ardente propter ichorum acrimoniam. XV. 738. ulcerosa in quaenam corpora incidat. VI. 195. ejus remedia. VI. 195sq. ulcerosae cura. VI. 245. ulcerosa complicata per succorum crudorum in solidis partibus copiam, quibus accidat. VI. 279. cura. VI. 280. victus ratio. VI. 281. ulcerosae cum succis crudis in toto corpore complicatae cura. VI. 292.

LATENTIUM et apparentium judicium diversum est. I. 108.

LATERA si calent dum extrema frigent, malum. XVIII. B. 119. quibus intenta sunt, ii purgandi non sunt. XV. 900.

Lateris sinistri et dextri analogia. V. 786. XVI. 29sq. aestus dolorosus signum est phlegmones. XVI. 649. cruciatum fugavit arteriotomia. XI. 315. deligatio. XVIII. A. 817.

Lateris dolores cum febre sed sine sputis, quomodo a pleuritide differant. VIII. 327. dolor morbus hyemalis. V. 694. dolorum causae quaedam. XV. 867. dolor in pleuriticis quomodo oriatur. XV. 516. dolores fiunt ex aquilonia constitutione. XVII. A. 33. 719. dolor fit ex haemorrhoidibus suppressis. XV. 329. dolor ex lochiorum retentione perniciosus. XVI. 669. doloris acuti causa tumor vulnerum evanescens. XVII. A. 459. dolor rarus quando gignatur. XVI. 558. dolor rarus delirium num significet. XVI. 558. dolor ex sputis biliosis, si absque ratione evanuerit, in furorem aguntur. XVI. 716. dolorum cura. XV. 857. ad lateris dolorem remedia parabilia. XIV. 523. 550. 559. dolorem, sive is per exordia, sive postea obortus sit, tentare calidis fomentis primum dissolvere, non dissentaneum est. XV. 514. sed prius molle quidpiam subjicere oportet. XV. 521. ad lateris dolores amygdala amara. XI. 828. balneum. XV. 719. bdellium arabicum. XI. 850. dolores inveteratos curant cineres ex caulibus Brassicae esculentae combustis. XII. 42. ad lateris dolores clysteres acres. XVI. 145. crocomagma. XIV. 134. emplastrum ex cote. XIII. 874. Salome dictum emplastrum. XIII. 507. ad dolorem malagma. XIII. 987. ad dolores incipientes *Pelusiotae* compositio. XIII. 133. dolores ab obstructione et frigore natos sanat Scordium epotum. XII. 126. ad lateris dolores obstructione natos triphyllum. XII. 145. phlegmonen suppuraturam esse unde sit conjiciendum. XVI. 649.

LATIO, definitio. V. 46.

LATHYRIS a quibusdam Tithymali species dicitur; ejus vires medicae. XII. 56. pro scammonio. XIX. 743. ei succedaneum remedium. XIX. 734.

LAURI baccae pro canchry. XIX. 731. baccis succedaneum remedium. XIX. 727. ex lauri baccis malagma. XIII. 979. lauri foliorum, fructus radicisque corticis vires et usus. XI. 863.

Laurinum oleum, ejus qualitates. XI. 871. calefacit. XI. 520. dolores sedat. XVII. B. 327. exsiccat. XI. 530. substitui potest cicino. XIX. 728.

Laurinus succus valde calefacit et tenuis est. XIII. 568.

LAVACRUM corpus calfaciens ad alimenti distributionem et appositionem conducit. XV. 196. veratri purgantes vires auget. XVII. B. 297. lavacri utilitas. X. 713.

LAVATIO ex aqua dulci et temperata ad meatuum constipationem. X. 535. frigida cum cautione est in usum vocanda. VI. 185 sq. ad ulcera et dentes titubantes infirmosque. XIV. 427.

LAVER dictum ad hydropem. XIII. 264.

LAXANS pastillus. XIII. 832.

LAXANTIA medicamenta, h. e. quae tensas partes laxant. XIII. 991. chalastica vocantur. X. 303. plures sunt species eorum. XI. 741. in hepatis et ventriculi oris inflammatione vitae discrimen adducunt. XIV. 367. ecchymoses curant. XVI. 161. in fluxu ad aliquam partem non sunt adhibenda. X. 786. althaea. XI. 867. oleum sabinum. XI. 287.

LAXATIO secundum *Hippocratem* quando adsit. XVIII. B. 887. unde oriatur. XI. 741. intensae cuti convenit. XIII. 991. tensorum fit ex bal-

neis. X. 712. frigidius efficit corpus. VII. 18. remedium lassitudinis cum sensu tensionis. VI. 198. laxationis cura fit tensione. XI. 741. laxationem efficientes causae. VII. 18.

LECANII *Arei* exedens aridum. XIII. 840.

LECITHUM quid. VI. 782.

LECTUS praeter consuetudinem mollis laborem facit itemque durus. XV. 613.

LEGES, definitio. XIX. 178. ferre inprimis deorum est. XIX. 179. in civitatibus sunt rationes quae ea imperant, quae facienda sunt, prohibentque contraria. XVIII. B. 737. dedit Cretensibus Jupiter, Lacedaemoniis Apollo, Atheniensibus Pallas. XIX. 179.

LEGUMEN intra modum elixum difficile digeritur. VI. 302.

Legumina quae dicantur. VI. 524. flatulenta sunt. XI. 373. omnia flatuosa et coctu difficillima. XV. 875. quae sanguinem melancholicum generant. VIII. 184. edentes cruribus imbecilles evadunt. XVII. B. 168.

LEIMONIUM, ejus fructus vires et usus medicus. XII. 57.

λειόποδες qui dicantur. XVIII. A. 613.

LEMAE oculorum in febre ardente pravum signum. XVII. A. 639.

λήμη apud Graecos quid. XVIII. A. 579.

LEMMATA, apud Graecos quid. V. 213.

LEMNIA terra, quomodo alias etiam vocetur, et qua ratione a sacerdotibus praeparetur. XII. 169. alia species est, quam Lemniam rubricam vocant ob colorem, qua utuntur potissimum fabri; demum tertia species est, quae extergit, et qua utuntur, qui lintea et vestes lavant. XII. 170. ut vero *Galenus* cognosceret, utrum verum sit, quod *Dioscorides* aliique tradunt, Lemniae terrae hircinum misceri sanguinem, et mixtionis modum inspicere vellet, Lemnum profectus est. XII. 171. longe autem aliter rem expertus est. XII. 173. morbi, contra quos exhibetur. XII. 174.

Lemnium sigillum ad haemorrhagias. X. 329. sigillum ad ulcera interna. X. 298. lemnio sigillo substitui potest sandaracha. XIX. 734.

in LEMNUM profectus est *Galenus*,

nt lemniam terram sibi compararet.
XIV. 8.

LENDES interficit cedrea. XII. 17.

LENON *Herophili.* II. 712.

LENS *crystallina.* V. 623. XIV. 712.
visus organon. X. 119. quoties ex
intemperie laborat, laeditur oculorum
functio. X. 119. praecipuum cerneri-
di instrumentum est. II. 864.
primum videndi est instrumentum. III. 760. primum sentiendi est
instrumentum. VII. 86. post corneam sita. III. 644. sensorium est
oculi. III. 641. quoties ex intemperie laborat, laeditur oculorum functio.
X. 119. in aure respondet internus
meatus auditorii finis. VII. 103. cur
non exacte sit sphaerica. III. 789. anteriori in facie tunica tenui vestita
est, posteriori vero tunicae expers.
III. 787. situs in corpore vitreo. III.
766. a humore vitreo nutritur. III.
761. morbi per octo intemperies distinguuntur. VII. 86. sedis
mutatio quid efficiat. VII. 87. siccitas et concretio glaucosis vocatur. III.
786. glaciem aliquando vocant. V.
623. est pars similaris. X. 48. ad
eam usque septem circuli. III. 770.
ad eam portio quaedam a cerebro
mittitur. III. 641. circa eam humor,
qualis in ovis. III. 780. post eam spatium est plenum aqua et spiritu. III.
783. sola a coloribus alteratur. VII.
86. potest dividi et pati solutionem
continuitatis. VII. 87.

LENS (fructus) siccum edulium
est, non frigidum. XVII. B. 304. ex-
corticatae vires. VI. 526. ejus vires
cataplasmatis modo inflammatis ulceribus superdatae. XVII. B. 304. adstringit et turbationem inducit, si cum
cortice sit. XV. 876. non cuique alvum cohibet. VI. 458. alvum cohibet, ejus humor movet. XV. 338 sq.
crassum humorem generat. XI. 374.
succum malum et melancholicum gignit. VI. 791. visum habetat. VI. 632.
bis cocta. VI. 632. palustris pro
psyllio. XIX. 747.

Lentis succus nitrosus est, et alvum subducit. VI. 770. mutatione
fit aracum et securinum. VI. 552.

Lentem strangulat aparine. VI. 552.

ex *Lente* et beta mixtam compositionem *Heraclides* Tarentinus exhibe-
bat. VI. 529.

Lentes Hippocrates frigidissimum cibum vocat, sed *Galenus* contradicit.

XVII. B. 302. earum facultates. VI.
525. XII. 149. tarde alunt. XVII. B.
485. quibus sint utiles et quibus noxiae. VI. 526. cum salsis carnibus
crassos humores gignunt. VI. 528. maxime melancholica edulia sunt. VIII.
184. sanguinem nigriorem gignunt.
V. 114. ex iis cum ptisana phacoptisana fit. VI. 526. cum sapa paratae noxiae. VI. 527. non conducunt senibus. VI. 339.

LENTICULA palustris condensat. XI.
751. palustris ad erysipelas. X. 951.
calefacit et exsiccat. XV. 179. frigida et humida et indurans est. XI.
740. ex aceto confecta pleuriticis maxime nocet. XV. 480. ejus decoctum ventres solvendi vim obtinet. XI.
576. utrumque potest efficere, ventris subductionem et cohibitionem.
VI. 632.

ad LENTICULAS faciei remedia parabilia. XIV. 420. 422. 423. 540. detergunt eas pepones. VI. 564. balanus myrepsica. XI. 845. semen brassicae esculentae. XII. 42.

LENTICULUS palustris. XII. 149.

LENTIGINES etiam in facie fiunt.
XV. 348.

LENTISCUS in colle ad Tabias crescit. X. 365. ejus vires et usus. XII.
135. germina, muria aut oxhalme
condita, sanguinem melancholicum generant. VIII. 184. ad haemorrhagias.
X. 330. lentisci caulis pro mastiche. XIX. 736. succus Acaciae substituitur. XIX. 723.

LENTORES in dentibus quid significent in febribus. XVII. B. 732.

LEO animal vehemens. VIII. 924.
leones vocantur homines feroces et
iracundi. V. 310. cur vehementes
vocentur. VIII. 669. leoni comparat
Plato animam irascibilem. V. 515.
animoso et feroci animali dentes et
ungues dati. III. 2. leonis maxilla,
dentes et collum cur valida III. 930.
Icones caninos dentes utrinque plures
habent. III. 877. leones a poëta caesii vocantur. XVII. A. 724. cur sint
graciles et minus pingues. XI. 514.
vehementissimam iram habere dicuntur. V. 310. cur manus non habeant nec sint bipedes. III. 175. vescuntur cruda animalium carne. VI.
567. noctu circulum splendoris in
pupilla habent. V. 616. musculos temporales maximos et nervosissimos habent. III. 844. ossa medulla exper-

tia habere creditur. III. 925.

Leonis adipis facultates. XII. 327. adeps siccus. XI. 734. adeps in calfaciendo et digerendo valentissimus. XIII. 949. carnes a quibusdam eduntur. VI. 664. caro sicca et calida est. I. 255. lien comedi non potest. V. 134. nigrum lienem·habet. II. 573.

LEONIDES Alexandrinus methodicae sectae erat adjunctus. XIV. 684.

LEONTIASIS, definitio. XIV. 757.

LEOPARDI lien comedi nequit. V 134.

LEONTOPETALUM, vires ejus, et usus medicus. XII. 57.

LEPIDIUM Iberis a quibusdam dicitur. XIII. 350. 353. vires ejus et usus medicus. XII. 58. radici substituendum remedium. XIX. 734.

LEPRA, definitio. XIV. 757. 758. XIX. 427. cutis solius melancholicus affectus est. VII. 727. cur pruritu conjuncta. VII. 197. cur pruritum excitet, si pluvia instat. XVI. 442. leprae quaedam, ubi futurae sunt aquae, pruritum excitant. XVI. 435. vere potissimum fit. VI. 693. XVI. 26. morbus vernalis. XVII. B. 615. gignitur ex humore melancholico.. XVI. 442. fit ex solidarum partium mutatione. XV. 347. ex succis malis melancholicis. VI. 814. a lepra immunes sunt haemorrhoidarii. XVI. 453. et cur. XVI. 460.

Leprae cura: ad lepram alcyonia duo prima. XII. 371. anchusa onoclea cum aceto. XI. 812. detrahunt eam anemonae. XI. 831. Balanus myrepsica. XI. 845. batrachium. XI. 849. Brassica, ob abstersorium quid, quod in se habet. XII. 42. bryoniae radix. XI. 827. calx ex aqua elota. XVII. A. 472. cantharides cum aliis remediis. XII. 363. emplastrum *Attalici* album. XIII. 422. emplastrum *Critonis* ex herbis. XIII. 863. 866. helleborus albus et niger. XI. 874. sanatur *Lilio*, sed cum aliis remediis juncto. XII. 46. lepram demit malagma *Damocratis*. XIII. 988. sanare eam dicitur cortex Platani combustus cum aqua. XII. 104. salia theriaca. XIV. 290. stercus caprinum ustum. XII. 298. sanat sulphur cum resina terebinthinae. XII. 218. sanat cortex Ulmi cum aceto. XII. 109. urina humana. XII. 285.

Leprosus sanatur. XII. 315.

LEPUS velox habet corpus sed in-

erme. III. 2. capitis usus. XII. 334. caro sanguinem gignit crassiorem. VI. 664. cerebri usus medicus. XII. 334. lactis coagulum comitialem morbum, si cum aceto bibatur, et profluvium muliebre sanare proditum est. XII. 274. sanguis editur. VI. 699. sanguine quidam vescuntur. XII. 259. testiculus in vino odorato fervefactus, et potatus ad eos, qui se in somno perningunt. XIII. 319. leporum esus sanguinem melancholicum generat. VIII. 183.

Lepus fluvialis pro lepore marino. XIX. 734.

Lepus marinus ut venenum agit. XVII. B. 337. pulmonem exulcerat. XIV. 227. contra symptomata venenosa, ab eo inducta adhibebatur a *Galeno* Lemnia terra. XII. 174 sq. ad leporem marinum sumtum antidota. XIV. 139. contra eum lac. XII. 269. marinus, ei substituenda remedia. XIX. 734.

LESBIAE dictum, quoad pulchritudinem. I. 16.

Lesbium vinum a totius insulae nomine vocatur. X. 832. XIV. 28. in Mytilene paucum, in Eresso et Methymna copiosius et melius occurrit. XIII. 405. siccat. XIII. 659. fulvum biliosis non convenit. VI. 803. capiti noxium. X. 835. ad distributionem per corpus aptum. X. 835. succos bonos facit, et concoctionem juvat, senibus conducit. VI. 334. ad ventriculi fluxiones valet. XI. 52. meconii est antidotum. XI. 604.

in *Lesbo* aqua mineralis qualis ejusque usus. X. 996.

LETHALIA sunt, quae naturalibus adversissima. XVIII. B. 27. medicamenta: generalis iis medendi methodus. XIV. 387 sq. ad lethalia antidotum. XIV. 206. 207. antidotus *Aelii Galli*. XIV. 114. qui biberunt, antidota iis prosunt *Asclepiadis*. XIV. 138. antidotus athanasia *Mithridatis*. XIV. 148. antidotum diascincum. XIV. 152. antidotum galene. XIV. 42. antidotus mithridatica. XIV. 107. antidotum mithridation. XIV. 165. antidotum ex sanguinibus. XIV. 151. praeservantia *Apollonii Muris*. XIV. 146. lemnia terra. XII. 174. *Mithridatis* theriaca. XIV. 154.

LETHARGI's (cfer. *Veternus*.) definitio. IX. 409. 539. X. 931. XIV. 741. XVII. B. 457. XIX. 413. imbecillis morbus est. VII. 260. morbus, qui mixtus èst ex phrenitide et lethargo. IX. 188. hiemalis morbus. V. 694. XVI. 27. virilis morbus est. V. 695. in lethargo principes animae functiones laeduntur. VIII. 166. est functionis imaginatricis laesio. VII. 60. periculum minatur, et morbus acutus est. XVI. 103. in lethargo et memoria et ratio perditur. VIII. 161. somni in eo conditionis causa. IX. 140. nonnunquam ebriis supervenit. VII. 664. pulsus. VIII. 482. pulsus, ejusque causae. IX. 183. 539. in lethargo quandoque pulsus latus apparet, et cur. IX. 521. pulsus magnus et languidus esse solet. IX. 481.

Lethargi causae. XIV. 741. XVII. B. 646. causa est constipatio extrema. VII. 14. ex ipso cerebro generatur. IX. 185. causa est cerebrum a multo humore gravatum. VII. 143. soboles est causae frigidae. VIII. 131. efficiunt eum morbi pituitosi et frigidi. VIII. 161. fit a pituita cerebrum occupante. XVI. 496. 780. gignitur patiente cerebro, in quo princeps animae pars residet. X. 929. cataphora vigil ei accedit, somnolenta non quidem propria, aliquando cutem fit. VII. 655. 656. cum cataphora lethargici quomodo se gerant. VII. 658. delirus i. q. typhomania. XIX. 415. contrarius quodammodo phrenitidi est. X. 929. lethargi judicatio. IX. 709. non fluxu sanguinis judicatur. IX. 707. lethargum solvit phrenitis. XVII. A. 364. XVII. B. 344.

Lethargi cura: X. 930 sq. XIV. 741. ad lethargum castoreum, ex rosaceo capiti colloque impositum. XII. 341. perfusiones capitis calfacientes. XIV. 732. solis adspectus e directo quomodo esse possit salutaris. II. 883. clysteres acres. XVI. 146. sternutamenta sunt utilia. II. 883.

LEUCACANTHUS idem quod acanthus alba. XI. 819. vires ejus. XII. 58.

LEUCAS, vires ejus et usus. XII. 58.

LEUCE vide *Populus alba*.

Leucae, definitio. VII. 226. XIX. 440. nutritionis laesae symptoma. VII. 63. in leucis nutritio vitiosa est. VII. 211. naturalem colorem mutant. VII. 75. causae. VII. 228. fiunt ex solidarum partium mutatione. XV. 347. diagnosis. XIV. 758. ad leucas salia

theriaca. XIV. 290. tollit bovis talus cum oxymelite illitus. XIV. 241.

LEUCENAE locus est in monte Ida. VI. 778.

LEUCIUS, ad ficosas in mento eruptiones XII. 827. *Leucii* collyrium diarrhodon magnum ex rosis. XII. 767.

Leuci emplastrum ad humidos achores. XII. 487. — melinum ad eosdem. XII. 488.

LEUCINI flos, ei succedaneum iomedium. XIX. 734.

LEUCIPPUS Abderites primus atomorum inventor. XIX. 229. infinitos mundos in infinito vacuo accipit. XIX. 263. membrana inductum mundum putat. XIX. 267. opinio de causa generationis maris aut feminae. XIX. 324. semen corpus esse putat. XIX. 322. sensus definitio. XIX. 302. de causa somni et mortis opinio. XIX. 340. de terrae figura. XIX. 294. de terrae inclinatione. XIX. 294. vacuum magnitudine infinitum putat. XIX. 259.

Λευκίσκοι num diversi a mugilum genere. VI. 713. alimenti, quod ab eo sumitur, facultas. VI. 713.

LEUCOGRAPHIS qualis vocetur lapis. XII. 198. aegyptia pro cadmia. XIX. 731. pro ceraunio. XIX. 731. aegyptia succedit terrae Samiae. XIX. 727.

LEUCOJUM, ejus vires. XII. 58. lencoji radix pro xylobalsamo. XIX. 737. decoctum florum *Leucoji* epotum causa abortus. XII. 58.

LEUCOMA, definitio. XIX. 434. cura. XII. 801. ad leucomata remedia. XIV. 349. aegyptia compositio. XII. 737.

Leucomatum tincturae. XII. 739.

LEUCONOTUS ventus (carus) aliquando siccus esse videtur. XVII. A. 653.

LEUCOPHLEGMATIA. XIV. 746. XVII. A. 723. frigidi est temperamenti. XVII. A. 723. imbecillis morbus est. VII. 260. in leucophlegmatia sanguis pituitosus apparet. VIII. 355. causa est pituita per totum corpus distributa. VII. 224. eam solvit vehemens diarrhoea. XVIII. A. 127. in leucophlegmatia medicamento pituitam ducente opus est. XI. 348. ad leucophlegmatiam theriaca. XIV. 275.

LEUCOPYRON malagma. XII. 984.

LEUCORRHOEAE medetur Nympheae semen. XII. 86.

LEUNCULUS Antigoni. XII. 773.

LEVIRAJA duram carnem habet et concoctu difficilem. VI. 737.

LEX Adrastae. III. 466. dura quae. VIII. 689.

LEXIPHARMACA quae. XIV. 136.

LEXIPYRETA quae remedia. XIV. 136.

LEXOPYRETON acopon. XIII. 1013. λι libram denotat. XIX. 756. 758.

LIBANOTIDES, earum vires medicae. XII. 60.

LIBANOTUS vide THUS.

LIBATHRUM, pro eo tractylus. XIX. 734.

Libellae: perperam *Philotimus* eas inter pisces durae carnis refert. VI. 729.

LIBERORUM similitudo et dissimilitudo cum parentibus aut avis unde. XIX. 327.

LIBIANUM collyrium. XII. 762.

LIBIDINOSI cur sint melanchol'ci, secundum *Hippocratem*. XVII. B. 29.

LIBONOTUS ventus qualis. XVI. 400.

LIBRA, definitio. XIII. 616. eam significans character. XIX. 750. 756. 758. 780. et hemina dicitur. VI. 287. ponderalis et mensuralis quomodo differat. XIII. 415. quot habeat holcas. XIX. 760. quot contineat uncias. XIX. 752. 763. 765. 771. quot uncias, scrupulos, obolos etc. XIX. 767. secundum *Dioscoridem*. XIX. 775. veterinariorum. XIX. 773.

LIBYA calida et sicca est. XVII. B. 597. tabificis convenit. XIV. 745.

Libyi graciles et aridi dicuntur. XI. 512.

LIBYSTICI radix et semina, eorum vires. XII. 62.

LICHEN, muscus est, ita vocatus, quoniam lichenes curat. Ejusdem vires et usus medicus. XII. 57.

LICHENES (confer. IMPETIGINES) vere potissimum fiunt. XVI. 26. lichenum equorum usus. XII. 342. lichenes puerorum curant nutrices, dum parvum digitum rigant saliva et cutem affectam confricant. XII. 288. adjuvant alcyonia duo prima. XII. 371. puerorum, contra eos gummi prunorum. XII. 33. foris utuntur radice Chamaeleontis nigri. XII. 154. extergunt ciceres. XI. 877. helleborus albus et niger. XI. 874. mala

gma *Damocratis*. XIII. 988. pastilli, quibus ad eos utuntur. XII. 832. curat pituita in ore occurrens. II. 163. detergit pix. XII. 101. sanat rheum illitum cum aceto. XII. 112. stercus caprinum ustum. XII. 298. stercus crocodilorum terrestrium. XII. 308. sulphur cum resina terebinthinae. XII. 218. detergunt Tithymalli. XII. 142.

Lichenes faciei, *Zeuxidis* ad eos remedium. XII. 834. aliud *Diodori*, XII. 834. illitus coctus ad lichenes inveteratos. XII. 834. *Heraclidae* Tarentini litus lichenicus. XII. 358. *Dionysii* litus lichenicus. XII. 835. *Socrationis* illitus coctus. XII. 835. emplastra lichenica, quae citra exulcerationem liberant. XII. 837 sq. emplastrum lichenicum *Philotae*. XII. 838. excoriatorium lichenum Pamphili. XII. 839. excoriatorium *Axiorii*. XII. 841. excoriatorium *Apii Phasci*. XII. 841. emplastra viridia lichenica. XII. 842 sq. *Tryphonis* emplastrum euchrum. XII. 843. *Antonini*, quod *Timocrates* post lichenes excoriatos imponit. XII. 843. emplastrum album aquosum *Magni*. XII. 844. emplastrum athletarum trypherum. XII. 844 sq. emplastrum *Megetis* chirurgi. XII. 845. emplastrum *Diophanti*. XII. 845. Manna emplastrum. XII. 845. compositio *Menecratis*. XII. 846. ad lichenes in mento s. facie praecepta *Crispi*. XII. 831. ad lichenes in mento *Critonis* praecepta. XII. 830.

LICINIUS Atticus *Nilei* malagmate croceo usus est. XIII. 182.

LICOCTONUM aconitum est. XI. 820.

LIEN, brevis ejus descriptio. XIX. 361. interior ejus structura. III. 318. declivis apud *Hippocratem* quid significet. XVII. A. 986. ubique adest in animalibus, in quibus hepar. II. 569. frustra conditum esse *Erasistratus* asserit. II. 91. 132. III. 315. V. 131. XV. 308. *Hippocrates* et *Plato* pro sanguinem purgante viscere accipiunt. II. 132. 136. substantia qualis. XI. 91. rarior substantia est, quam hepatis. X. 916. caro cute humidior et calidior. I. 601. caro ea pulmonis densior, hepatis rarior. XVI. 157. carnis ab illa pulmonum et hepatis differentia. III. 319. cur laxum corpus habeat et rarum. III 373. ejus color et magnitudo in animalibus variat. II. 573. coloris differentiae in variis animalibus. V. 127. hepate semper nigrior existit. V. 127. quorundam animalium comedi nequit. V. 134. gustu non exacte suavis. VI. 679. licet elixus, quippiam acerbum gustui praebet. V. 127. dubium, an sensum habeat. VII. 531. nullos habet nervos. III. 500.

Lienis situs. II. 557. situs causa. III. 278. situs causae et utilitas, arteriarum insertio, integumenta et vincla. III. 322. in sinistra parte consistit concavo ipsius in dextram converso. II. 573. ab atra bile alitur. XI. 139. tenuiore sanguine nutritur. III. 319. alitur humore melancholico, ab ipso elaborato. XV. 381. XVI. 368. XVII. B. 682. sanguine nutritur crasso. X. 916. unde arteriam accipiat. IV. 319. arteriarum in eo utilitas. III. 317. 321. venae unde. II. 781.

Lienis facultates. II. 177. functiones. II. 202. VIII. 378. XVI. 367. ejus officium et situs in sinistro latere causa. III. 271. ad se trahit, quod crassum ac terreum ex ciborum natura in nutrimento fertur. II. 136. 138. trahit etiam sanguinem, quem venae in epiploo ad se traxerunt. III. 372. purgat limosos et crassos et melancholicos succos in hepate generatos. III. 316. ex hepate in se ipsum velut faecem sanguinis trahit. XIII. 237. jecur expurgat. V. 127. a liene excipitur hepatis excrementum, quod quasi ejus faex est. VI. 65. excrementum melancholicum expurgat. VII. 222. XVI. 300. humoris melancholici receptaculum. XVII. A. 433. melancholicas superfluitates attrahit. V. 135. 140. ab eo sinistra ventriculi pars calefit. III. 284. palpitat. VII. 160. per intestina purgatur. X. 923. per urinas purgatur. XI. 93. XVII. A. 423. in foetu generatio. IV. 651. lieni animalium malus succus inest. VI. 771.

Lienis affectiones cum dolore spiritum densum et parvum reddunt. VII. 910. morbi, qui ab ejus affectione prodeunt. XVI. 369. morbi autumno fiunt. V. 694. XVI. 27. convenit iis capparis cortex. X. 920. ad lienem cataplasma valde bonum. XIV. 574. ad lienem praestans cataplasma. XIV. 524. aliud. ibid. lieni affigimus cucurbitulam in evistaxi ex sinistra na-

re. XVI. 151. laxantibus curare non oportet. X. 920. juvat myrobalanus. XIV. 228. morbos solvunt urinae nigrae. XVII. A. 423. abscessum color viridis et niger indicat. XVI. 301. lienem abstergit resina terebinthinae. VI. 355. ienis affectus incurabilis in senibus. XVII. B. 539. male affectus colorem nigriorem toti corpori impertit. V. 127. VIII. 47. lienis affecti nota. VIII. 45. affectus quomodo dignoscantur. VIII. 377. in lienis affectione quaenam sit vena secanda. XVI. 139. liene affecto haud aeque adjuverit circa annularem digitum sinistrae manus incisa vena, atque si internam cubiti secueris. XI. 296. liene affecto juvat sanguinis ex sinistro brachio detractio. XI. 296. lieni affectu prodest venaesectio ex manu sinistra. XIX. 522. ad lienem attenuandum remedia. XIV. 575. auctior causa ulcerum malignitatis. X. 255. lienem auget vinum dulce. V. 771. lienes colliquat Chamaedrys. XII. 153. lienem consumit bovis talus cum oxymelite illitus. XIV. 241.

Lienis dolores: ad eos amygdala amara. XI. 828. dolor qualis secundum *Archigenem.* VIII. 110. dolor respirationem parvam et densam reddit. VII. 788. dolor in eo spiritum densum et parvum efficit. VII. 910. flatulenti cura. XI. 108. cur fluxioni maxime obnoxius. XI. 275. cur ad excipiendam fluxionem promtus. XVI. 470. gravitatis causa humorum redundantia. XVI. 115. gravitates solvit venaesectio. XV. 769. vitiosi humoris in ulceribus nonnunquam auctor. XIII. 668. lienis cura, si humor in eo abundet. X. 795. lienis imbecillitatem augent, quae ex itriis parantur. VI. 492. si imbecillitate affectus est, corporis color in atrum magis propendet. VIII. 377. lienis induratio sequitur febres quotidianas. VII. 466. celerrime indurari solet sanguine nimirum in venis ipsius obturato, et ob crassitudinem neque excerni neque discuti facile potente. XIII. 237. induratione qui laborant, splenici vocantur. XIII. 239. indurationes generalis curandi ratio. XIII. 237. ad lienes induratos acori radix. XI. 820. agni casti semen. XI. 809. ammoniacum. XI. 828. induratos liquat bryoniae radix tum epota, tum foris cum ficubus imposita. XI. 826.

induratos maxime juvat capparis radicis cortex. XII. 9. indurato succus centaurii minoris medetur. XII. 22. lienem induratum juvat radix Cyclamini emplastri modo illita, tum recens tum arida. XII. 51. emplastrum ex cote. XIII. 874. haemorrhoides. XVII. B. 344. fructus Iridis agrestis. XII. 87. Lonchitis. XII. 63. ad lienis indurationes inveteratas anthemeron vocatum malagma. XIII. 251. aliud. 253. ad lienis indurationes malagma, quo usus est *Tryphon Gortyniates.* XIII. 246. Peucedanus. XII. 100. radix Polemonii. XII. 106. scilla. XIV. 569. decoctum radicis, foliorum s. strobulorum Tamaricis, cum aceto aut vino. XII. 80. infirmus iis est, qui vitio in eo laborant. XV. 125.

Lienis inflammatio unde cognoscatur. XV. 472. coloris corporis mutatio symptoma est. VII. 74. respirationis conditio. IV. 501. respiratio multa et parva est. VII. 852. gignunt lentes cum sapa. VI. 527.

Lienis inflammationem magnam quaenam symptomata doceant. XVII. A. 365. inflammatio et tumor comitatur quartanam. VII. 470. inflammatio quartanam efficit. XIV. 745. inflammatio causa hydropis est. XIV. 746. inflammatio judicatur sanguine e naribus profluente. IX. 708. inflammationes, si in pus vertuntur, corpus consumunt. XIV. 745. ad lienis recentes inflammationes *Asclepiadae* epithemata et emplastra. XIII. 244. *Idiotae* medicamentum. XIII. 245. malagma auri colorem referens. XIII. 245. aliud quo usus est *Andromachus.* XIII. 246. cucurbitulae. XI. 93. quando sint cucurbitulae applicandae. XVI. 157. ficus et caricae noxiae sunt. VI. 572. phlegmone obsessum laedit mulsa. XV. 655. in lienis phlegmone cur mulsa inutilis. X. 800. quaenam sit vena secanda. XVI. 156. venaesectio in sinistro brachio instituenda est. XI. 92. lienem liquat asplenum. XI. 841. liquat Balanus myrepsica. XI. 845. lienes magni fiunt ex melancholici humoris redundantia. XVI. 385. in liene magno, si dextra ex nare sanguis fluat, malum. (*Hippocrates.*) XVI. 782. a liene in jecur metastases periculosae. XVII. A. 957. lien minuitur, quibus corpus floret. II. 132.

Lienis obstructionem parat placenta ex similagine cum butyro. VI. 343. obstructionis et phlegmones cura. X. 920. ad lienis obstructiones remedia. XI. 746. capparides. VI. 616. aliis medicamentis junctae ficus juvant. VI. 572. solvit marrubium s. prasium. XII. 108. obstruunt palmae fructus. VI. 608. lienem purgat Balanus myrepsica. XI. 845. purgant ciceres. XI. 877. purgat glans unguentaria. XVI. 143. expurgat decoctum lupini. XI. 886. purgat rubia tinctorum. XI. 878. purgat scolopendrium. XIV. 759. lienibus prodest fructus Terebinthi. XII. 138. lienes sanat fructus cissanthemi cum vino albo pluribus diebus duobus cyathis potus. XII. 51. Teucrium. XII. 138. crebrius scirrhosis vitiis affligitur. X. 916.

Lienis scirrhus qualis morbus. XIX. 424. scirrhus exitiosus et diuturnus est. XVI. 103. scirrhus ex succis crassis fit. VI. 814. scirrhus unde dignoscatur. IX. 496. scirrhus pulsum durum efficit. IX. 248. scirrhus qualem pulsum efficiat. IX. 415. scirrho affectus non necessario inducit hydropem. IX. 415. scirrhi cura. X. 921. XI. 108. ad lienis scirrhum ammoniacum thymiama cum aceto. X. 960. acetum. X. 959. theriaca. XIV. 272. 304.

Lienis tumor multorum affectuum causa. XVI. 298. tumor multiplex. XVI. 298. tumorem qualem *Hippocrates* vocet κατάρρουν. XVI. 299. tumores cur autumno fiant. XVII. B. 622. tumorum praeter naturam differentiae secundum *Hippocratem.* XVII. A. 990. tumores minus capitis gravedine laborantibus eveniunt. XVII. A. 993. tumores relicti recidivarum causae. XVII. A. 421. tumores quando recidivas facere consueverint. XVII. A. 940. tumor ab atra bile fit. XV. 369. XVI. 15. XVII. B. 659. tumoris causa potus aquae stagnatilis. XVI. 436. omnibus dulcibus intumescit. X. 908. tumoris causa vinum dulce. XV. 630. 633. quibus intumescit, iis corpus minuit et cacochymiam reddit. II. 133. tumor circa eum respirationem quomodo laedat. VII. 781. tumores saepe solvit haemorrhagia. XVII. A. 421. ad lienis tumorem remedia parabilia. XIV. 458. stercus caprinum. XII. 297. epithema ab *Asclepiade* traditum. XIII. 248.

in liene turgente ex dextra nare erumpens sanguis non fert utilitatem. XI. 296. lienes turgidos sanant opercula purpurarum. XII. 348.

Lienis vitium cum febre quartana conjunctum est. XI. 18. vitio laborantes purgare convenit. XVI. 110. in lienis vitiis cur totius corporis color ad nigrius vergat. XVI. 300.

LIENOSI (s. SPLENICI) quinam dicantur, et unde fiant. XVI. 368. XIX. 423. proprie ii vocantur, qui induratam splenis affectionem habent. XIII. 239. quarto quoque die accessionem patiuntur. XVII. B. 385. qui dysenteria longa corripiuntur, hydrops aut lienteria succedit et intereunt. XVIII. A. 66. dysenteria superveniens quando sit salutaris. XVIII. A. 67. aliquantulum fiunt, si aestas biliosa fiat. XVI. 377. aquae saepe causae sunt. XVI. 364. lienosos vidit *Galenus* Alexandriae luto inungi, et juvari. XII. 177. purgandi non sunt secundum *Hippocratem.* XV. 900. cui contradicit *Galenus.* XV. 904.

ad *Lienosos* remedia parabilia. XIV. 377 sq 458. 461. 559. remedium quod non fallit. XIV. 552. ad *Splenicos* amuleta credita. XIII. 256. antidotum. XIV. 164. *Mithridatis* antidotus. XIV. 148. antidotum mithridation. XIV. 165. antidotus *Philonis.* XIII. 267. ab *Archigene* conscripta medicamenta. XIII. 254. medicamenta ab *Asclepiade* conscripta. XIII. 248. antidotum zopyrium. XIV. 150. beta cum sinapi sumta. VI. 630. catapotium *Andreae*, paeonium dictum. XIII. 242. confectio. XIII. 213. diasmyrnon apolophonion. XIII. 967. emplastrum barbarum *Herae* nigrum. XIII. 557. emplastrum tonsoris. XIII. 260.

ad *Lienosos* epithemata. XIV. 460. *Eugerasine* compositio. XIII. 244.

Lienosis prosunt folia hederae cum aceto cocto. XII. 30. hemionitis cum aceto. XI. 884. prodest hypoglossis ex filice *Andromachi* aromatica. XIII. 53. isatis sylvestris. XI. 891. malagma. XIII. 980. si palleant, ac graviter febre laborent, malagma *Democratis.* XIII. 225. 990. malagma per unum diem sanans. XIII. 247. malagma *Antiochidis.* XIII. 250. 341. ma-

lagma, quod aurei coloris appellamus. XIII. 251. malagma ex cedria. XIII. 249. malagma e baccis lauri. XIII. 259. malagma Nilo inscriptum. XIII. 181. malagma polyarchion. XIII. 184. malagma poterium. XIII. 258. *Tryphonis* Gortyniatae malagma. XIII. 253. malagma, quo *Andromachus* usus est. XIII. 251. malagma *Arii Tarsensis*, quo usus est per intervalla. XIII. 247. malagma *Diodori.* XIII. 248. malagma, quo usus est *Andromachus.* XIII. 342. onocleae anchusae radix. XI. 812. panacea *Musae.* XIII. 104. pastillus Amazonum cum aceto mulso. XIII. 152. pastillus *Aristarchi* Tharsei. XIII. 825. pastillus *Chrysermi.* XIII. 243. pastillus splenicus. XIII. 242. potio. XIII. 205. medicamenta potabilia ab *Andromacho* conscripta. XIII. 239. medicamenta potabilia ab *Asclepiade* conscripta. XIII. 241. *Antipatri* potio, ut *Nilus.* XIII. 239. *Sigonis* colica. XIII. 285. stercus caprinum. XII. 298. theriaca. XIV. 272.

LIENTERIA, definitio. XVII. A. 132. 349. XVII. B. 623. 670. XVIII. A. 1. 8. XIX. 422. definitio secundum *Dioclem.* XVIII. A. 7. secundum *Hippocratem.* XVIII. A. 8. secundum *Praxagoram.* XVIII. A. 7. de ea *Erasistrati* sententia. XVIII. A. 6. unde nomen acceperit. XIV. 754. cur morbus ita sit vocatus. XVIII. A. 2. autumno potiss. fit. XVI. 27. cur autumno fiat. XVII. B. 623. quomodo fiat. XVII. A. 349. ex dysenteria oritur, et quomodo. XIV. 754. interdum dysenteriae succedit. XVIII. A. 192. fit debilitata facultate retentrice. XVII. A. 705. ex pituita in intestinis collecta oritur. III. 354. causa proxima ventriculi et intestinorum imbecillitas. XVIII. A. 3.

Lienteriae causae. XIV. 754. XVI. 386. XVII. B. 623. 647. 671. in lienteriis quae excernuntur, symptomata sunt. VII. 170. lienteria arterias exsiccat. VII. 313. lienteriae minime sunt mordaces. VIII. 388. ab imbecillitate quomodo dignoscatur ab ea, quae fit humorum acrimonia. XVIII. A. 4. quando in dysenteriam transeat. XVIII. A. 4. in lienteriis diuturnis ructus acidus obortus bonum signum. XVII. A. 363. XVIII. A. 1. animi defectus causa. XI. 47.

Lienteriae cura. XI. 50. XIV. 754. in ea hieme per superiora purgare malum. XVII. B. 670. sanare dicitur ructus aci lus. XVII. A. 396 sq. remedium, fluxum statim sistens. XIII. 294. ad lienteriam linctus. XIV. 466. potiones. XIV. 466. theriaca. XIV. 273.

LIGAMENTA, definitio. II. 233. IV. 369. V. 204. XIX. 367. nominis derivatio. II. 268. similaris pars est. XV. 8. a multis pro nervis (tendinibus) habebantur. III. 47. veteribus nervi vocabantur. II. 739. a quibusdam nervi ligantes vocantur. IV. 215. multi medici colligantes nervos vocant. VIII. 168. plurimi medici nervos ligatorios vocare solent. XIII. 163. nervi vocantur, qui ex ossibus oriuntur. XV. 257. a quibusdam nervi copulativi vocantur. XVII. B. 134. nervis similia sunt, duritie tamen multum differunt. X. 409. quomodo a nervis differant. IV. 376. tendinibus simillima sunt. X. 408. eorum conditio. IV. 4. proprietates. V. 203. cute sunt duriora et sicciora. I. 602. sicca quidem, minus tamen quam cartilago. I. 569. omnia insensibilia. IV. 374. X. 962. insensilia, et ex ossibus, non ex musculis oriuntur. XIII. 604.

Ligamenta patiuntur quidem, sed non dolent. I. 249. nervos cur nullos accipiant. IV. 268. nutrimentum eorum. II. 212. aluntur humore insperso lento. XV. 255. continuitatis solutio in iis avulsio vocatur. X. 232. generatio in foetu. IV. 550. quolibet adsunt in articulo. III. 149. eorum utilitas. I. 236. II. 267. IV. 6. V. 203. instrumenta motoria esse nequeunt. IV. 6. quomodo conferant ad motum. IV. 2. sensu carent. V. 203. restitui nequeunt, quoniam e semine orta sunt. I. 241. scirrhi eorum cura. X. 958. quae ab osse ad os tendunt, vulnerata, sine periculo sunt, quae vero in musculum se inserunt, ni i recte curentur, periculum habent. X. 410.

Ligamenta, differentiae et usus. III. 43. articuli capitis. IV. 12. transversale Atlantis ejusque usus. IV. 24. dentis epistrophei. II. 757. transversa dentis epistrophei. IV. 24. caput cum primis vertebris et haec inter se conjungentia. II. 462. carpi. II. 269. carpi volare. II. 267. articuli cubiti

et carpi cur crassa. III. 161. articuli cubiti. III. 149. inter femur et tibiam. II. 773. genu articuli. II. 329. cartilagineum genu. II. 331. hepatis. III. 311. humeri articuli, IV. 130. os hyoides reliquis partibus communicantia. III. 594. interosseum cubiti. II. 258. interspinalium usus. IV. 62. articuli ischii. II. 328. manus, usus. II. 268. mucosum *Hippocratis*. IV. 70. musculorum manus tendines colligans. II. 249. nervicartilaginosa. V. 203.

Ligamenta pedis. II. 319. 331. rotundum, tendini oppositum, carpum versus digitum parvum inflectenti. II. 271. femoris rotundum. II. 772. femoris teres. II. 329. teres, in femoris articulo, usus. IV. 17. XIV. 723. XVIII. A. 311. teres femoris brevissimum. XVIII. A. 732. teres, ejus usus. XVIII. A. 732. teres laxum ubi fit, causam praebet femoris luxationis. XVIII. A. 734 sq. uteri. II. 893. uteri, usus. IV. 207. uteri rotunda. IV. 597. uteri rotundorum analogia cum cremastere. IV. 635. spinae vertebrarum, usus. IV. 62. longitudinale anterius spinae vertebrarum. IV. 111. vertebrarum. XVIII. A. 526.

LIGNA quum mutuo attritu colliduntur, calor accenditur. VII. 3. viridia congesta flammam facile corripiunt. VII. 4. 8. *Lignorum* caries, ejus vires et usus medicus. XII. 118. fragmenta educit cyzicenum *Herae*. XIII. 815.

LIGNYS vide FULIGO.

LIGONES *Hippocrates* vocat σκάφια, quibus terram fodimus. XVIII. B. 423.

LIGUSTICI radix pro ejus semine. XIX. 735. radix pro sio. XIX. 742. semini succedanea. XIX. 735.

LIGUSTRUM vide CYPRUS.

LILIUM, floris, olei, radicis, foliorum eorumque succi facultates medicae. XII. 45 sq. ei succedanea. XIX. 733.

LIMACES, ut cibus, praeparandi rationes et facultates. VI. 669. melancholicum sanguinem generant. VIII. 183. toti cum testis usti, eorum usus. XII. 355. muci usus. XII. 322.

Λίμην quid apud Thessalos significet. V. 868.

LIMNESIA ad palpitationem. VII. 600.

Λιμνοθαλάσσιαι VI. 709. 711.

LIMULA *Phaedri.* XII. 736.
LINAMENTORUM quinque species. XIV. 795.
LINEA alba abdominis. XVIII. B. 993 sq.
LINEAE definitio. XIX. 247.
LINEAMENTA quales venas veteres dixerint. II. 808.
LINCTUS ad dysentericos, coeliacos et lienteriam. XIV. 466.
LINGONIS colica confectio. XIII. 286.
LINIMENTUM oculorum. XIV. 346.
LINGUA vox diversas significationes habet. X. 131. linguae arteria. IV. 333. situs in ore ad functiones suas peragendas aptissimus. III. 636. moles ori adaptata. III. 880. gemina quidem est, sed in unam coalita. III. 881. divisa est serpentibus. II. 881. per se gemina, cur coaluerit. III. 715. structura et officium. XIX. 359. carnosa est. XIV. 712. aliquo pacto glandulosa est. VI. 774. ex humidiori corporis substantia constat. II. 862. 864. ne arescat, glandulas ei apposuit natura. III. 883. frenuli utilitas. III. 883. frenulum aliquid ad vocem articulatam facit. VIII. 272. diversi ejus motus. IV. 380. musculos pernoscere supra usum artis conducit. II. 284. musculorum magna pars ab osse hyoideo oritur. III. 591.
Lingua non ex uno solum musculo componitur. IV. 383. musculi ejus nullos habent tendines. IV. 377. linguam moventes musculi. XVIII. B. 959. attollentes et curvantes musculi. XVIII. B. 960. nervi. VIII. 233. cur duplex acceperit nervorum genus. III. 634. in eam sex inseruntur nervi. XI. 669. XV. 280. duplex nervorum genus in eam inseritur. XIV. 712. a tertia conjugatione (trigemino) nervos accipit. II. 837. et a septima. II. 839. nervi tertiae conjugationis (par quintum) et tactui et gustui prospiciunt. VIII. 229. sensum a tertia nervorum conjugatione habet. VIII. 236. nervorum origo et in ea distributio. III. 634. nervorum principium duplex. III. 714. cur ex posteriore cerebri parte oriantur. III. 713 sq. ejus nervorum decursus descriptio et causa. III. 715. nervi aptissimam originem et decursum habent. III. 734. nervorum in ea distributio. III. 735. cur linguae nervi motores tenuiores sint quam oculorum. III. 736. cur crassos accipiat nervos. II. 861. sensus causa nervos magnos accepit. III. 378. accepit nervos et duros et molles. IV. 271. cur. IV. 274. nervus cur mollior. III. 647. radix unde nervos habeat. IV. 294.

Lingua : motus pendet a septima nervorum conjugatione. VIII. 229. usus. IV. 377. XI. 669. quid ad manducationem conferat. III. 855. actio loquela est. X. 45. ad loquelam maxime necessaria. XVI. 204. ad articulatam vocem conducit. VIII. 272. non vocis sed loquelae instrumentum est. XVI. 510. a lingua tenduntur venulae saporum nunciae (*Plato.*) XI. 446. ventriculo judex est. VII. 123. linguae ad corpora discernenda utilitas. XV. 279. partibus extimis sapores consequitur. III. 635. venae unde oriantur. II. 806.

Lingua animalium pedestrium ut alimentum. VI. 672. quibusnam succis delectetur. VII. 123. delectatur et dulcibus, quae in se ipsa habet. VII. 123. referta humore gustum depravat. VII. 105. linguam mordicant et acida et amara. XI. 678. valide siccat semitertiana. VII. 467. qua sub conditione alieno colore tingatur. XVII. B. 274. humorum index. XVII. B. 277. conditio in angina secundum *Hippocratem.* XV. 786. conditio in causo notho. XV. 755. quum quarto febris die obturbata sermocinatur, quid denotet. XV. 840. adusta apud *Hippocratem* siccam significat. XVII. A. 530.

Lingua alba est ex pituita. XVII. A. 343. alba fit ab albida pituita. XVII. B. 274. arefacta humorum dignotio corrumpitur. V. 634. arida fit a perurente febre. XVII. B. 273. et ab utero inflammato. XVII. B. 273. aspera in febre hiberna quid denotet secundum *Hippocratem.* XV. 827. aspera et arida phrenitica. XVI. 507. aspera et sicca siccitatis immoderatae nota. XVI. 508. fuliginosam qualem *Hippocrates* dicat. XVII. A. 781. fuliginosa non semper exitialis. XVII. A. 781. incontinens, definitio. XVIII. A. 142. num melancholiae signum. ibid. — nigra a nigra fit bile. XVII. B. 273. nigricans febris ardentis signum. VIII. 47. nigra melancholicum succum indicat. XVII. B. 277. rubra est ex sanguine. XVII. A. 343.

XVII. B. 273. siccitas morbos siccos indicat. XVI. 200. sicca et nigra quid indicet. XVII. A. 531. siccitas arteriarum et venarum morbum
siccum indicat. XV. 472. sicca nigra
et aspera fit in causo. XV. 740. tu-
mefacta ita, ut ore hominis contineri
non posset, quomodo a *Galeno* sit
curata. X. 971. viridis qualis. XVII.
B. 271. viridis fit ex pallida bile.
XVII. A. 343. viridis bilem indicat.
XVII. B. 277.

Linguae affectus, qui ex commu-
nicatione cum cerebro accidunt. VIII.
233. sensus turbatur per tertiam nervorum communicationem. VIII. 233.
propriorum affectuum diagnosis. VIII.
234. casus supra modum et sine
morbo auctae. VI. 869. convulsiones
tremulae indicia mentis alienationis.
XVI. 555. 556.

Lingua nonnunquam convulsione
tentatur, ejusque sedes cerebrum est.
VIII. 170. inflammationes obortae in
pestilenti constitutione. XVII. A. 677.
membranae intemperies tangendi et
gustandi sensum laedit. VIII. 234. interdum ejus motus, interdum gustus,
et cum eo tactus laeditur. VIII. 229.
musculorum intemperies motum impedit. VIII. 234. phlegmone incipiens
non fert medicamentum, pituitam per
os evocans. X. 903. paralysis proprium nomen non habet, et loquelam
prorsus adimit. VII. 150. paralysis
unde fiat. VIII. 230. paraplegia quomodo fiat. VIII. 230. in podagricis
tubercula nascuntur phlyctidae vocata. XVII. A. 431. ad linguae rheumatismum remedia par. XIV. 530.
linguae tremoris et convulsionis causae. XVI. 555. 556. linguae tremoris causa in phrenitide. XVI. 555.

Lingua laryngis (glottis). III. 562.
Lingula laryngis glottis). III. 562.

LINOSOSTIS vide MERCURIALIS.

LINOSPERMUM i. q. lini semen.
VI. 549. caloris tepidi est. XI. 561.

LINUM, ejus vires. XII. 62. lini
semen, ejus diaeteticae et medicae
facultates. VI. 549. semen emollit,
nec manifeste calefacit. XV. 816. semen siccat et refrigerat. XV. 898.
semen generat semen. XI. 777. semen visceribus circa hypochondria
gratum est. XI. 563. semini succedaneum. XIX. 735. semen pro or-
mino. XIX. 739. semen pro sesamo.
XIX. 742.

LIPODERMUS, definitio. XIX. 445.
ad lipodermos malagma *Epidauri.*
XIII. 985.

LIPOTHYMIA quosnam morbos praeeat. XI. 48. lipothymiae ex super-
vacuo calore ortae cura. XI. 56. causa dolores. XV. 611. lipothymia omnis immoderatae vacuationis symptoma est. XVII. B. 852. ad lipothy-
miam usque vacuatio quando sit instituenda. XVII. B. 445.

LIPPITUDO membranae corneae ad-
natae morbus est. VI. 876. 879. lippitudinis causa. XVII. A. 702. lippitudines ex aëris siccitate fiunt. XVII.
A. 33. quando sint aestate exspectandae. XVI. 374. aestate potissimum fiunt. V. 694. aestate fiunt,
si hiems squallida et ver pluviosum
fuerit. VII. 934. fiunt, si hiems austrina, ver aquilonare fuerit. XVI.
440. viris sunt familiares. V. 696.
aridae in febre hectica cum marcore.
VII. 316. tabidae ex anni temporum
siccitate oriuntur. XVI. 372. ubi concoquuntur, pituita crassa fit. XVI.
74. remedia contra diuturnam in usum
vocanda parabilia. XIV. 343. ad lippitudines incipientes remed. XIV.
765. lippitudinis cura secundum *Hippocratem.* XVII. A. 476. ad lippientes aegyptia *Andromachi.* XIII. 643.
ambrosia sacra *Archibii.* XIV. 159.
cataplasmata *Heraclidae Tarentini* ad
dolores in ea. XII. 743. prodest emplastrum *Azanitae,* palpebris supra-
positum. XIII. 785. emplastrum *Hicesii.* XIII. 788. cohibet eam emplastrum tyrium. XIII. 916. ad lippitudinem scabram et aridam illitiones.
XII. 744. ad lippitudinem siccam remedium siccum *Philoxeni* et *Capitonis.* XII. 731. contra eam fuligo thuris. XII. 62.

LIQUABILIA medicamenta qualia.
XIII. 628.

Liquidorum mensurae. XIX. 752.

LIQUOR vocatur tota urina a liquari. XIX. 602. allantoidis. IV. 232.
allantoidis qualis. II. 907. allantoidis et amnii in ipso partu usus. IV.
234.

Liquor amnios qualis. II. 908. usus.
IV. 233.

Liquor prostaticus semini est similis. IV. 182. usus. IV. 189. 190. similis semini muliebri. IV. 189.

Liquor urinae quid. XIX. 574.

LITE emplastrum fuscum. XIII. 908.

LITHARGYRUS (confer. *Argenti* spuma) ejus vires et usus. XII. 224 sq. vires ejus et usus, sub emplastri forma quos exhibeat. XIII. 395 sq. quoad facultates ferro similis ignito. XI. 688. cicatricem inducit. XI. 758. siccat et adstringit modice. X. 196. lithargyri crudae usus. XIII. 405. lithargyrus in vulnus inspersa nihil valet. X. 196. quomodo lavari debeat. XIII. 406. quomodo in emplastri formam possit redigi. XIII. 396. pro molybdaena. XIX. 736. emplastra, quae ex ea parantur. XIII. 394 sq. ex lithargyro et cerussa emplastra alba. XIII. 409. mensurae substantiarum in ea introëuntium. XIII. 413. ex lithargyro et hydrelaeo emplastrum. XIII. 399. ex lithargyro et oenelaeo emplastrum. XIII. 404. emplastrum ex lithargyro et oxelaeo. XIII. 401. ad lithargyrum remedia. XIV. 142.

LITHIASIS, definitio. XIX. 424. proprius puerorum morbus. XVII. B. 634. palpebrarum, definitio. XIV. 771.

Lithoides pars ossis temporum. II. 745.

LITHOSPERMUM calculos destruit. XIX. 694.

LITHOTOMIA. XIV. 787. sic dictam altam fecit *Galenus*. XIX. 659.

LITTRUM magnum quot stagia habeat. XIX. 763.

LIVIDA digerit lupini farina. XI. 886.

LIVIDITAS extincti caloris nativi signum. XVIII. B. 126.

LIVOR quid indicet. XVI. 205. livores quomodo generentur. VII. 724. ad livores remedia. XII. 817. isis. XIII. 775. serum lactis. XII. 266.

LIXIVIA, quae *stacte*, h. e. stillatitia dicitur, atque praeprimis ea, quae ex materie subtili usta est, cedrinum oleum facultate calfaciendi superat. XIII. 569. (parandi ratio ibid.)

Lixivium, parandi ratio. XI. 629 sq. calcis, quomodo fiat. XII. 237. ex cinere, ejus vires. XII. 223. lapidosum quodnam dicatur. X. 966. spumosum quodnam. X. 967. sarmentitium ad psilothrum haustum. XIV. 142. sarmentitii decoctum ad fungos venenatos. XIV. 140. aquae marinae et muriae comparandum. XI. 630. maxime tum abstersorium tum exsicca-

torium illud est, quod ex cinere ficus et tithymallorum efficitur. XII. 35. ad inflationes musculorum. X. 964. sinubus quidam, sed male, infundunt. XI. 129.

λο holcam s. drachmam significat. XIX. 750. 757. 758.

LOBULUS auris. XIV. 701.

LOCHIA, definitio. XI. 162. definitio et causae. XVI. 670. unde nomen acceperint. XVII. A. 749. veteres purgationem nuncuparunt, non evacuationem. V. 137. et cur. V. 138. sanguis qualis per ea excernatur. XVII. A. 749. utilitas. XVII. A. 361. retentionis effectus. XVI. 669 sq. ex lochiorum retentione cum febre quibus surditas oboritur, et acutus lateris dolor, hae perniciose insaniunt. XVI. 669. lochiorum suppressio mala causa et malum signum est. XVII. A. 361. suppressionis sequelae. XVII. A. 271. 361. suppressorum casus ex *Hippocrate*. XVII. A. 360. ex lochiorum suppressione febris ardentis casus. XVII. A. 746 sq. cura feminae cujusdam ab *Hippocrate* inchoata per venaesectionem, cui non fluxerant. XI. 162.

LOCUPLES quomodo bonus et probus fiat. V. 13.

LOCA sublimia cur salubria, humilia vero non sint. XVI. 401. in quibus stagna ac paludes sunt, morbosa cur ducantur. XVI. 402.

LOCI corporis partes vocantur. VIII. 1. ipsi morborum indicia. VIII. 47. mutatio in longis morbis convenit. XVII. B. 281. natura morborum epidemicorum causa. XVII. A. 10. affectorum indicia unde petenda. VIII. 123. caenosorum halitus morborum endemicorum causa. XV. 121.

Locus num a receptaculo differat. XIX. 259. affectus quomodo acutiorem aut diuturniorem morbum portendat. IX. 689. affectus quomodo possit dignosci. VIII. 2 sq. 44. XVI. 116. loci affecti notitiam ad curam necessariam esse, exemplo probatur. VIII. 56. loci affecti ex dolorum differentiis num dignoscantur. VIII. 70. locus humidior ad febrem quotidianam praedisponit. XI. 23.

LOCUSTAE tardissime nutriunt. XVII. B. 484. crura longa habent et gracilia. III. 177. palpebris carent. II. 879. *marinae* cutem habent siccam, temperiem autem humidam. I. 639.

LOCUTIONIS et vocis differentia. VIII. 266.

LOCUTULEJUS *Thersites* vocabatur. XVIII. A. 253.

λογιατρὸς veteribus dicuntur sophistae. XV. 160.

LOGICA philosophiae pars. XIX. 231. qualis doctrina. VIII. 138.

Logicus qui dicendus. X. 159.

LOLIGINES ut alimentum. VI. 736. crassi et glutinosi succi sunt. VI. 769.

LOLIUM, ejus facultates et vires medicae. XI. 816. in tritico saepe reperitur. VI. 551. de ejus generatione patris *Galeni* experimenta. VI. 552. lolii farina siccat. XI. 730. lolii noxae. VI. 553.

LONCHITIS vide *Lanceola*.

LONGAEVI maxime, qui maxime humidi. VI. 400.

LOPADES crassi succi sunt. VI. 769.

λοπίμοι sunt glandes castanearum. VI. 621.

Loquacitas, ejus indicia sunt aures magnae. IV. 797.

LOQUELA linguae actio est. X. 45. munus est organorum, quae ad sermonem p rtinent. XVI. 204.

Loqui aut silere quibusnam in morbis cond icat. XVI. 175.

LORA quid. V. 580. ejus facultates. ibid.

LORDOSIS, definitio. VIII. 242. XVII. B. 709. XVIII. A. 493. 553. quomodo fiat. XVIII. A. 75. in senibus incurabilis. XVII. B. 539. ejus effectus. VIII. 242.

LORUM quando uvula dicatur. XVII. A. 379.

LOTIO voluptatem lassatis partibus movet. VII. 124. calida totum corpus calefacit. XV. 203. frigida corpori optimo cur sit vitanda. VI. 184.

LOTUS in colle ad Tabias crescit. X. 365. arbor, ligni ejus usus medicus et vires. XII. 65. loti lignum pro ebeno. XIX. 728. lotus domestica (*Trifolium*) agrestis, plurima copia in Libya proveniens et Aegyptia, vires medicae. XII. 65. loti semini succedaneum. XIX. 735. sylvestris pro meliloto. XIX. 736.

LOUS mensis Macedonum nomen. XVII. A. 21.

LUCERNA ardens juxta flammam vehementem aut ad solem posita marcescit. XI. 663.

LUCIUS ab Antonino inter Deos relatus est. XIX. 18. mortuus est in Aquileia, ibi

hibernans. XIV. 650. respuebat ad cutem tonsos. XVII. B. 150. Cathegetus, emplastrum epuloticum ex cadmia, quo is usus est. XIII. 524. posthac *Verus* appellatus est. XIX. 18.

Lucium, quem *Severus* in imperii communionem acceperat, *Severum* appellavit. VII. 478.

Lucii aridum cephalicum. XIII. 846. catagmaticum. XIII. 648. colica, Sicula inscripta. XIII. 287. ex Lucii scriptis compositio ad dysentericos. XIII. 292. emplastrum attrahens. XIII. 934. emplastrum diabotanon. XIII. 746. malagma ad ancylas. XIII. 969. metinon. XIII. 850. melinum collyrium. XII. 787. odoriferum. XIII 853. pharmacum confectum. XIII. 829. *Tarsensis* potio ad inflationes. XIII. 295. medicamentum sanguinem sistens. XIII. 857. medicamentum ad nomas. XIII. 852.

LUCTA. VI. 142. qui defatigantur, iis currendum est. XV. 212. luctandi studium minima particula est gymnasticae. V. 886.

LUEM pestiferam curat theriaca *Andromachi* sen. XIV. 36.

LUMBI definitio. II. 755. vertebrae quinque sunt. II. 755. nervi. II. 854. ex lumbis ad caput et manus recessus quid secundum *Hippocratem* efficiat. XVI. 801. lumborum exercitia qualia. VI. 146. lumbos oleo calido inungere conducit in lateris dolore. XV. 857. ex lumborum recursu oculi perversio malum. XVI. 652.

Lumborum dolores quomodo oriantur. XVI. 794. dolores morbus hiemalis. V. 694. XVI. 27. doloris causae quaedam. XV. 867. dolor fit ex menstruis suppressis. VIII. 435. XV. 327. doloris causa refrigeratio. XVII. B. 626. dolor cum excreatu violento convulsivi quid habet. XVI. 742. ex lumborum dolore ad os ventriculi recursiones febriles cum horrore, aquosa, tenuia et multa revomentes mente aberrantes etc. moriuntur. (*Hipp.*) XVI. 674. lumbis qui ante doluerint et desipuerint, in iis biliosae dejectiones spumosae malum. XVI. 557. lumborum dolori diuturno cum aestu fastidioso si sudor superveniat, malum. XVI. 600. lumbis dolentibus cardialgiae accedentes quid doceant. XVI. 792. lumborum tenues et diuturni dolores qui ad hypochondrium irretientes ciborum fastidium invehunt cum febre, hos ad caput dolor appulsus acute et convulsive perimit. XVI. 727.

Lumborum gravitas sentitur, si colon male affectum est. XVI. 146. gravitas et dolor judicationem per haemorrhoides et menstrua indicat. XVI. 230. gravitas obsidet aestate. XV. 198.

Lumborum tetanus, symptomata et cura secundum *Hippocratem*. XV. 861. tetanus venaesectione solvitur. XV. 860.

LUMBRICI in intestinis gignuntur. VIII. 47. etiam aliis animalibus sunt familiares. XVII. B. 635. ex putredine et calore generantur. XVII. B. 635. cur iis pueri sint praeprimis obnoxii. XVII. B. 635. autumno maxime vexant. (*Hipp.*) XVII. A. 304. lumbricorum, qui intestina excruciant, triplex species. XIV. 755. ad lumbricos remedia parabilia. XIV. 514. 549. 550. lumbricos interimit abrotanum. XI. 801. interficit semen brassicae esculentae potum. XII. 42. succus calaminthae necat. XII. 6. necant cantharides. XIV. 242. enecat cardamomum. XII. 12. ad lumbricos clysteres. XVI. 146. lumbricos interficit lupinus tum illitus, tum addito melle linctus, tum ex posca epotus. XI. 885. lumbricos necant folia mali persicae trita et super umbilicum imposita. XII. 76. lumbricos cur interimat melanthium, non esum modo, sed et foris ventri impositum. XII. 69. interficit mentha. XI. 883. ad lumbricos remedium mirabile. XIV. 546. lumbricos enecat et ejicit myrrha. XII. 127. lumbricos seriphum magis quam absinthium necat, sive foris impositum, sive intro in corpus assumtum. XII. 120. lumbricos educit squilla cum radice bryoniae pota. XIV. 242. ad lumbricos theriaca. XIV. 272. ad lumbricos alvi remedia. XIV. 575.

Lumbrici lati raro in pueris obvii. XVII. B. 636. cura. X. 1021. ad lumbricos latos anchusa. XI. 813. latos enecat radix Chamaeleontis nigri. XII. 154. interficit cortex radicis mori. XII. 79. necat oleum Costi. XII. 41.

Lumbrici rotundi quales vermes. XIX. 86. descriptio. XIV. 755. putredine fiunt. XVII. B. 635. lumbricos rotundos educit bovis talus cum

lacte potus. XIV. 241. succus calaminthae. XII. 6. clysteres. XVI. 146. lumbrici teretes pueris sunt familiares. V. 695. et cur. XVII. B. 635. teretes si cum alvo exonerentur circa crisin optimum. XVIII. B. 138. expellendi ratio. X. 1021.

Lumbrici terrestres, eorum vires et usus medici. XII. 363.

LUMEN corpus est. XIX. 473. aversari ab imbecillitate facultatis videndi provenit. XVIII. B. 45. aversari quando sit exitiale signum. XVIII. B. 45 sq.

LUNA et sol quasi oculi mundi. XIX. 161. a sole lucem accipit. IX. 902. veluti solis hyparchus terram gubernat. IX. 937. lunae a terra distantia. XIX. 283. luna cur terrestris appareat. XIX. 282. etiam plantas et animalia sed nostris nobiliora habet. XIX. 282. campos, montes et valles habere creditur. XIX. 279. circa solem movetur. XIX. 279. cur non omnibus diebus aequalis appareat, et quibusdam dispareat plane. IX. 906 sq. circuitus quonam temporis spatio peragatur. IX. 907. quamdiu nobis sit visibilis. IX. 907. lunae defectus s. eclipseos causae. XIX. 281. prorsus deficit lucisque expers redditur, ubi terra suo interventu ipsam obtenebrat. IX. 902. plena. IX. 902.

Lunae ejus figura. XIX. 280. diversae formae diversis temporibus. IX. 902. septem figuras accipit. XIX. 280. aequipartium quid. XIX. 531. ejus considerationis dignitas in morbis cognoscendis et curandis. XIX. 531 sq. quando semilunaris, nova, obscurata. IX. 902. dum dimidia est, mutationes imbecilliores sunt. IX. 904. lunae tetragonae et diametrae stationes in principiis bonis bonas faciunt alterationes, in malis malas. IX. 913. diametra statio validissima. IX. 904. illuminatio unde veniat. XIX. 281. magnitudo. XIX. 280. natura. XIX. 279. annus triginta dierum est. XIX. 283. luna menses disponit. IX. 902. 908. particulares cujusque mensis dies disponit. IX. 904. ad lunam referuntur circuitus dierum. IX. 914. effectus ejus quando vehementiores et quando imbecilli. IX. 904. lunae in aërem nos ambientem effectus. IX. 908. effectus in crisin tutam. IX. 906. in maris recessum et accessum influxus. XIX. 189. 299. in plantas, animalia et morbos influxns. XIX. 188. in terram nostram influxus. IX. 902.

Luna non modo aegris, sed etiam sanis, dies quales tandem futuri sint, potest praenunciare. IX. 911. si ad planetas temperatas steterit, salutares et bonos, si ad intemperatas, graves efficit. IX. 912. in bonam molestamve vitam futuram influxus. IX. 912. quum in tauro, leone, scorpio et aquario fuerit, in morbi alicujus initio, morbus pessimus; in ariete autem, cancro, libra et capri cornu levis. IX. 912. si in ariete est, et marti vel soli configuratur, quid aegro accidat. XIX. 533. quid si incipiat in uno signo cum aeger incipit aegrotare, et faciat conjunctionem cum sole, aeger morietur. XIX. 531. quid si est in tauro et Saturnus in ejus est quadrato vel opposito. XIX. 538. quid si est in geminis et Saturnus est cum ipsa. XIX. 541. quid si est in Cancro. XIX. 545. quid si est in leone. XIX. 548. quid si est in virgine. XIX. 552. quid si est in libra. XIX. 555. quid si est in Scorpione. XIX. 558. quid si est in sagittario. XIX. 560. quid si est in capri cornu. XIX. 563. quid si est in aquario. XIX. 565. quid si est in piscibus. XIX. 567.

Luodici regis compositio auricularis. XII. 626.

Lupa et canis procreare possunt animal mixtum. III. 170.

Lupinus. XIX. 768. quot siliquas et aereos habeat. XIX. 771.

Lupinus morbus, symptomata et cura. XIX. 719.

Lupinus edi potest: ejus facultates et usus. XI. 885. succi crassi est, et satis alit. VI. 791. mala gignit minima. XV. 877. lupini semen amarum et calidum est. XI. 646. lupinus agrestis, vires. XI. 886. lupini detergunt. XI. 745. lupinorum farina siccat. XI. 730. lupini, qui ex cerealibus cibis sunt, aquam amaram efficiunt. VI. 731. eorum ut alimentum multiplex usus. VI. 534. facultates. VI. 535.

Lupus piscis, quale alimentum exhibeat. VI. 714.

Lupi quomodo et mejant et cacent. XII. 295. dentes caninos plures cur habeant. III. 877. musculos temporales magnos et valde nervosos ha-

bent. III. 844. hepar utile hepaticis, XIII. 212. lien comedi nequit. V. 134. stercoris vires et usus. XII. 295. pro lupi stercore, canis stercus. XIX. 733. lupos interficit aconitum. XI. 820.

Lusciosis hirci agrestis bilem prodesse quidam scripserunt. XII. 280.

Luscitas, cura. XII. 802.

Lutum quid Graeci vocitent. XII. 165.

Lux offendit ophthalmia laborantes. III. 776. splendidissima deligenda est in operationibus chirurgicis. XVIII. B. 683. splendidissima quae. XVIII. B. 683. lucis duae species. XVIII. B. 678. artificialis et communis qualis. XVIII. B. 678. utriusque duplices usus sunt, aut ad lucem, aut sub lucem. XVIII. B. 679. directionis dignitas in morbis oculorum dignoscendis et curandis. XVIII. B. 679. 681. splendidae in oculos noxii effectus exempla. III. 775. lucem splendidam oculus non fert sine noxa. VII. 92.

Luxatio, (de singulis vide articulos, in quibus contingunt) definitio. XIX. 460. multum eas inter se differre docetur. XVIII. A. 665. luxatio et a causis externis et internis oritur. XV. 126. cuinam habitui corporis facilius aut difficilius accidat, et facilius aut difficilius reponatur. XVIII. A. 353. luxationes in utero jam fieri *Hippocrates* docet. XVIII. A. 670. luxationum causae. VII. 36. luxationes quando facile fiant secundum *Hippocratem*. IV. 4.

Luxatio, ejus modi diversi itemque repositionis genera. I. 269. 270. ad eas reponendas extensionem ante omnia requiri docetur. XVIII. B. 329. qua ratione natura illam prohibuerit. III. 42. luxationes palaestricae. XIV. 795. luxatio cur in articulis cubiti et carpi rarius quam in humero accidat. III. 161. luxationis vertebrarum causae. VIII. 246. vertebrarum cervicis effectus. VIII. 238. luxationis cura. XIV. 795. luxationum cum ulcere cura. XVIII. A. 711. ad eas curandas ossium cognitio maxime necessaria. II. 732. ad luxationes facit elenii radix. XI. 873. emplastrum. XIII. 547. emplastrum catagmaticum *Moschionis*. XIII. 537. emplastrum *Hicesii*. XIII. 787. emplastrum melinum *Herae*. XIII. 511. emplastrum nigrum ex aristolochiis. XIII. 782. emplastrum ex salicibus. XIII. 800. malagma *Andreae* didymaea. XIII. 346. malagma Nilo inscriptum. XIII. 181. venaesectio conducit. XV. 766.

in LYCETIS fons medicatus. VI. 424.

LYCHNIS coronaria, seminis ejus vires medicae. XII. 65. agrestis apud *Hippocratem* ἀπάρρινον vocatur. XIX. 82. lychnidis semen substitui potest acanthii semini. XIX. 723. ei succedanea. XIX. 735.

LYCHNIUM remedium. XII. 744.

LYCIUM s. pyxacanthon, arbor spinosa, ex qua *Lycium* quod vocant, conficitur, id videlicet, quo ad sugillitas utuntur. XII. 63. In Lycia et Cappadocia ut plurimum provenit, sed indicum ad omnia valentius est. XII. 64. substitui potest aloae indicae. XIX. 724.

LYCOCTONON apocynum vocatur. XI. 835.

LYCOMEDIS anodynon. XIII. 92.

LYCOPERSIUM qualis herba. XI. 681 sq.

LYCOPSOS vocatae anchusae speciei facultates. XI. 811.

LYCURGUS foetum animal esse legibus suis declaravit. XIX. 179.

Lycus Macedo, Quinti discipulus anatomicus. XIX. 22. Macedo in *Hippocratem* de morbis vulgaribus commentarios scripsit. XVII. A. 502. Lycus empiricus. X. 143. ad experientiam et observationem refert omnia.

XVI. 82. quinque tantum accipit coxendicis musculos. XVIII. B. 1000. commentaria anatomica scripsit. XV. 136. aliquando *Hippocratem* incusat. XIX. 57. artis Hippocraticae imperitus. XVIII. A. 198. in *Hippocratis* aphorismos commentaria scripsit. XVIII. A. 197. malevolentia in *Hippocratem* suffusus omnia illius cogitata perverse interpretatus est. XVI. 197. de musculis librum composuit. II. 227. pterygoideum musculum ut et lat ores colli musculos omisit. II. 449. de musculorum dissectione scripsit. XVIII. B. 926. musculos oculorum quinque tantummodo accipit. XVIII. B. 933. ab oculis in palatum meatum pertinere dicit, illorum excrementa evacuantem. XVII. A. 966. Lyci Macedonis urinae secretionis theoria. II. 70. reprehenditur. ibid. et sq. Lycus Macedo urinam renum nutrimentum esse duxit. III. 366.

Λύγγαι singultus est. XV. 846.

Λυγμοι singultus est. XV. 846.

LYNCES, musculorum temporalium eorum conditio. III. 844.

LYNCEUS subterranea intuebatur. V. 90.

LYSIAE arteriaca. XIII. 49.

LYSIMACHIUM, ejus vires medicae. XII. 64.

LYSIPONIUM collyrium ad dolores oculorum. XII. 771.

LYSIS cruda a *Galeno* hordei farina vocatur. XIII. 574.

M.

M character quid significet apud *Hippocratem*. XVII. A. 613.

MACEDONIA, in ea crescit optimum petroselinum. XII. 99. XIV. 60. XIX. 744.

Macedonum mensis Dion. XVII. A. 20. Artemisius et Loius mensis. XVII. A. 21.

Macedonicum medicamentum ad ulcerum phlegmones. X. 883.

MACEDONIS compositio renalis. XIII. 324.

MACER, cortex ex India ortus, ejus vires medicae. XII. 66.

MACHAERIONIS emplastrum. XII. 499. medicamentum. XIII. 796. remedium crustas gangraenosas elidit. XI. 138. medicamentum ad fistulas. XI. 126.

MACHAONIS collyrium. XII. 774.

MACHINAE in ossibus fractis reponendis adhibendae. XVIII. B. 593.

MACIES partis, definitio. VI. 869. cur biliosius in ea corpus reddatur. XVII. B. 92. cutis conditio. XVII. B. 85. maciei partium causa quies et deligatio. XVIII. B. 892. cura.

ibid. et sq. maciem tandem inducit bradypepsia. VII. 72.

MAERAUCHENES quinam dicantur. XVII. A. 816.

MACRI melancholicum humorem in se habent. VIII. 182.

MACROBIOTICE *Galeni*. VI. 63.

MACULAS ex sole contractas aufert oleum costi cum aqua aut melle. XII. 41.

MADAROSIS, definitio. XVI. 88. casus est pilorum palpebrarum. XIV. 413. ad madarosin remedia parabilia. XIV. 413. fuligo piceae. XII. 103.

Μαδαρότης (alii scribunt μαδάρωσις α μαδᾶν, expertem esse pilorum). XVI. 88.

MADOREM utilem solidis partibus immittit balneum. X. 709.

MAENIDUM caput sale conditum, vires ejus et usus. XII. 333.

MAGNANIMI sunt animosi. XVII. A. 188.

MAGNES, actionis ejus theoria. II. 45 sq. vires ferrum trahendi. VIII. 422. XII. 204. ad ferri naturam accedit inque ferri metallis reperitur. XI. 612. vis ejus ferrum attrahendi quomodo ab *Epicuro* et *Asclepiade* explicetur. II. 45. pro eo substituitur phrygius lapis. XIX. 734. vitreo succedit spuma italica. XIX. 735.

MAGNI nomen admodum late patet. VIII. 839. 841.

MAGNITUDO corporis, definitio. XVII. B. 559.

MAGNUS confirmat, pulsus vehementiam non esse simplicem qualitatem. VIII. 638. 641. qua in re ab *Andromacho* et aliis in theriacae confectione discrepet. XIV. 261. ex *Magni* medicamentis aridum cineritium *Asclepiadis*. XIII. 849. *Magni* florida. XIII. 839. 856. pastillus. XIII. 831. pastilli hedychroi XIV. 262. pulsus definitio. VIII. 756. pulsus languidi et vehementis definitio. VIII. 647. pulsus vehementis definitio. VIII. 640. in *Magnum* disputat *Archigenes* de pulsus celeritate. IX. 8. *Magni* circulatoris emplastrum ad lichenes excoriatos. XII. 844. *Magni* clinici remedium ad ficosas menti papulas. XII. 829. *Magni* Philadelphi compositio ad haemoptoën. XIII. 80. *Magni* Philadelphi pastillus. XIII. 829. *Magni Tarsensis* extractorium haemorrhoidum. XIII. 313.

MAJAE s. obstetricis generosum aridum ad condylomata et rhagadas. XIII. 840.

Μαλυσθαι quid significet. XVI. 493.

MAJORANA, ejus vires et usus. XI. 823. XII. 118.

MAIOUNIUM s. maeoulium pro troximo. XIX. 745.

MALA, eorum differentiae. VI. 594. differentiae, qualitates et vires medicae. XII. 75. cur eorum succus durare et vetustatem incolumis assequi possit. XII. 76. specierum singularum facultates. VI. 595.

Mala armeniaca. VI. 593. iis praestantiora sunt praecocia. VI. 594. non possunt siccari. VI. 785. et fructus et arbor etiam praecocion audit. Vires medicae. XII. 77.

Mala cotonea, eorum facultates. VI. 602. majora in Asia struthia vocantur. VI. 450. stomachum roborant. VI. 431. succus antidotum scammoneae. XIV. 761. medicamenti ex eorum succo praeparatio. VI. 450. austera sunt. VIII. 114. succus cum melle coctus durare potest. XII. 76. in aqua coctum pro hepatis phlegmone. X. 793. decoctum ad haemorrhagias. X. 330. decoctum adstringit. VI. 450. acerborum decoctum adstringens forte pro gargarismate. XII. 961. conveniunt stomachicis. XIII. 169. cremor ad stomachi ardorem cum syncope. XIII. 168. cum vino pro ventriculo imbecillo. X. 466. substituitur melilotum. XIX. 736.

Malum granatum s. punicum, ejus et acinorum vires et usus. XII. 115. adstringit. XI. 441. granati putamina sicca cicatricem inducunt. XI. 757. mali granati succus in polentam inspersus cardialgiam in muliere sanavit. V. 275.

Mala medica, fructus, seminum, foliorum vires. XII. 77. malum medicum i. q. citrium. VI. 617. mali medici semen amarum et calidum est. XI. 646.

Mala persica, facultates eorum. VI. 592 sq.

Mala punica, tres sunt eorum differentiae, vires earundem. XII. 919. stomatici remedii ex iis praeparandi ratio. XII. 919 sq. ejus usus. XII. 920. punica austera sunt. VIII. 114. *Andromachi* stomaticum ex malis punicis. XII. 931. Critonis. XII. 933.

mali punici fructus refrigerant. XI.
631. malum punicum ventriculum roborat. X. 674. malorum punicorum
putamen ulcera non glutinat. XI. 440.
MALAE. XIV. 703. cur rubeant in
purulentis. XVIII. B. 203. nonnunquam vocatur maxilla superior. XVIII.
A. 426. Malarum ossa sunt crassissima. III. 931.

Malabathrum : foliorum facultates
medicae. XII. 66. 153. ei succedanea remedia. XIX. 735.

Malabathrinum Galeni ad dolores
oculorum et affectus in declinatione.
XII. 756.

MALACOSTRACA quaenam sint animalia et cur ita dicantur. I. 639.

Malactica qualia sint remedia. XIII.
946 sq.

MALAGMATA quaenam vocentur medicamenta. XIII. 177. 946. malagma
usus multiplicis. XIII. 980. Alcimionis. XIII. 973. ex alumine. XIII.
979. Amythaonis. XIII. 967. Amythaonis ad thoracis, hypochondriorum
et stomachi dolores, item ad ancylas
valet et abscessus et duritias emollit.
XIII. 983. ad ancylas. XIII. 977. Andreae. XIII. 343. 982. Andreae, didymaea vocatum. XIII. 346. Andreae
aliud ex Areo. XIII. 347. Andromachi. XIII. 976. Andromachi ad hepaticos. XIII. 220. Andromachi ex meliloto. XIII. 186. est emplastrum aniceton, extremarum partium in magnis
spleniis applicatum. XIII. 878. Antiochidis ad splenicos etc. XIII. 250.
Antiochidis splenicis, hydropicis, arthriticis. XIII. 341. quo usus est Antipater ad ischiadicos. XIII. 348. Antipatri ad colicos omniaque interiora.
XIII. 983. Apollonii. XIII. 981. Apollophanis. XIII. 979. Apollophanis ad
hepaticos. XIII. 220. ex libris Arii
Asclepiadei. XIII. 182. Arii Tarsensis ad splenicos. XIII. 247. Aristoclis. XIII. 977. Asclepiadis. XIII. 967.

Malagma apud Asclepiadem dolorem
subito tollens. XIII. 985. Asclepiadis
ex meliloto hieraticon. XIII. 183. Asclepiadae, qui philosophicus dictus est.
XIII. 179. ad splenicos ab Asclepiade communicatum. XIII. 248. ex lapide Asio, podagricis et arthriticis
commodum. XIII. 360. aureum ad arthriticos. XIII. 987. aurei coloris ad
arthriticos affectus. XIII. 342. auri
colorem referens ad splenitidem. XIII.

245. quod aurei coloris appellamus
ad splenicos. XIII. 251. authemeron
vocatum ad inveteratas splenis indurationes. XIII. 251. aliud. XIII. 253.
Bacchii, quo Caesar us s est. XIII.
987. e baccis lauri. XIII. 259. 979.
basilicum. XIII. 184. Cultinici ex collectaneis Puccii ad omnia. XIII. 984.
ad capitis dolorem. XII. 594. ex cedria. XIII. 249. ex cicuta et agarico
ad arthriticos et podagricos. XIII. 359.
Cleoninci boni coloris. XIII. 987.
Cleophantis ad hydropicos. XIII. 985.
boni coloris ad multa accommodatum.
XIII. 979.

Malagma ad coxendicum, capitis
omnesque diuturnos dolores. XIII.
984 sq. Crispi generosum. XIII. 984.
Damocratis. XIII. 988. a Damocrate
conscripta ad hepar et praecordia.
XIII. 220. diaspermaton h. e. ex seminibus. XIII. 978. Diodori ad podagricos et arthriticos. XIII. 361. ad
splenicos Diodori. XIII. 248. Dioscoridis. XIII. 968. durum et aridum.
XIII. 976. (aliter. 977.) est emplastrum melinum Menoeti. XIII. 511.
ad lipodermos Epidauri. XIII. 985.
Malagma Eveni. XIII. 178. Galli
Marci Asclepiadei. XIII. 179. ut Harpocras. XIII. 978. in hepatis phlegmone. XIII. 219. ad hepaticos. XIII.
981. ab Hera Cappadoce acceptum
ad coxendicum dolores. XIII. 986. ad
hydropicos et li nosos. XIII. 982. ad
ischiadicos. XIII. 338. ad ischiadicos,
quo usus est Philocalus. XIII. 349.
ad ischiadicos. XIII. 980. aliud. XIII.
982.

Malagma ad laterum dolorem. XIII.
987. leucopyron. XIII. 984. ad lienosos. XIII. 980. Lucii ad ancylas.
XIII. 969. Marci Telentii Asclepiadis.
XIII. 973. ex meliloto. XIII. 977. melinum. XIII. 182. Neapolitae aromaticum. XIII. 183. Neapolitani, praeparatum est Aquiliae Secundillae. XIII.
976. Nicerati. XIII. 180. dolorem
sedans Nicostrati ad podagram. XIII.
985. Nilei crocerum. XIII. 182. Nilo
inscriptum. XIII. 181. Pharmianum.
XIII. 975. ut Phitonides. XIII. 978.
polyarchion. XIII. 184. 185. 186. polyarchion ex epistola. XIII. 980. poterium inscriptum. XIII. 258. Protae
Pelusiotae. XIII. 338. ad rheumatismum stomachi et intestinorum. XIII.
982. ex sampsucho. XIII. 979. ex
seminibus ad hydropem. XIII. 261. ex

silphio ad ischiadicos. XIII. 347. ad
splenicos per unam diem sanans. XIII.
247. ad splenicos, quo usus est *Andromachus*. XIII. 251. ex taedis *Titi*
Caesaris ad podagricos et arthriticos.
XIII. 360. ad splenis indurationes,
quo usus est *Tryphon Gortyniates*.
XIII. 247. *Tryphonis Gortyniatae* Cretensis ad splenicos. XIII. 253.

MALI num nos omnes natura. IV.
818sq. aut boni qua ratione fiamus.
IV. 812.

MALICORIUM modice siccat. X. 199.
ad haemorrhagias. X. 329. ad ulcera
interna. X. 298. pro alumine scis-
sili. XIX. 744. pro balaustio. XIX.
726. pro uva acerba. XIX. 738.

MALITIAE signa physiognomica ex
angulis oculi. IV. 796.

MALLEOLI, definitio. II. 774. male
a quibusdam tali vocantur. XVIII. B.
765. malleolorum scarificatio humores evacuat. XVI. 105. malleolorum
scarificationes in menstruis suppressis. XI. 283. malleolorum scarificatio mulieribus albidioribus convenit.
XI. 283.

MALTHACODEA medicamenta in ulceribus malignis vitanda. XIII. 664.

MALUM, definitio. XIX. 231. adstrictionis cujusdam particeps est. XI.
591. refrigerat. XI. 631.

MALUS, fructuum ejus qualitates et
vires medicae. XII. 75. armenica, fructus et arboris ipsius vires medicae.
XII. 77. medica, fructus, seminum
foliorum vires. XII. 77. persica, ejus
vires medicae. XII. 76.

MALVA medium tenet inter succum
bonum et malum. VI. 794. crassos
et viscosos humores generat. XI. 368.
in ossium fracturis utilis. XVIII. B.
406. malvae coctae cum mulsa calida aut oleo ad psilothrum haustum.
XIV. 142. malvae caules diligenter
incocti ad leporem marinum sumtum.
XIV. 139. malvae radix plus virium
habet quam folia. VI. 646. malvarum
molles radices, maxime quae in Aegypto sunt, eduntur. XI. 672. malvae succus crassus est et lentus. VI.
629. ei succedaneum. XIX. 735. malvae agrestis arborescentis et hortensis vires medicinales. XII. 66sq. malva agrestis vide etiam *Althaea*. (XI.
867.) malvae agrestis folia tum cruda
tum cocta emolliunt. XI. 739. malva
agrestis a sativa diversa est. VI. 628.

malva arborescens althaea est. XIV.
331.

MAMMAE, diversus earum situs et
numerus. III. 602. muliebres cur duae.
IV. 153. natura earum glandulosa
est. III. 605. glandulosae viris paucis adsunt. IV. 599. cur in maribus
non itidem excultae quam in foeminis. III. 607. glandulae ubera vocantur, dum lac in se continent. VI, 774.
qualem cibum exhibeant. ibid. vasa
earundem. III. 604. vasorum origo.
IV. 176. arteriae. V. 194. venae.
II. 796sq. et uterus quasdam habent
venas communes. XVII. B. 828. aetatis signa secundum *Hippocratem*.
XVI. 338. cor tegunt extrinsecus.
III. 605. in graviditate conditio. IV.
154. extenuatae et crassescentes quomodo se habeant. XVII. B. 95. lactis plenae, et exhausto lacte quomodo se habeant. XVII. B. 95. conditio in non impraegnatis, lactantibus et post lactationem. VIII. 452.
pubertatis tempore mutatio. XVII. B.
212. quonam graviditatis tempore lac
liberalius ad eas affluat. XVII. B. 831.
non perpetuo munere suo funguntur.
VI. 673. nonnunquam supra modum
increscunt. VI. 869. papillae et rubrum earum si pallidum sit, vasculum aegrotat. XVI. 472. cur in homine pectori adhaereant. III. 603. 606.
XV. 399. XVII. A. 456. mammae
pinguedinis incrementum praeter naturam. XIX. 444. solidiores foetum
sanum demonstrant. XVII. A. 476.
mammas inter et uterum commercium.
XVI. 339. mammae cum utero per
vasa cur sint conjunctae. XVI. 472.
mammarum cum utero consensus. IV.
154. XV. 401. XVII. A. 454. hujus
consensus causa. IV. 176.

Mammae amplitudinis uteri signa.
XVII. A. 451. indicia quomodo sint
uteri languentis. XVII. B. 279sq. virgines ad matrimonium aptas demonstrant. XVII. A. 451. mammis virginum illitus sanguis vespertilionum,
ab extuberatione tueri dicitur sed falso. XII. 258. mammas virginibus tumescere prohibet cotis Naxiae ramentum. XII. 206. suillae a gulosis ex-
petuntur, ubi lacte sunt turgidae. VI.
674. si lac copiosius in gravida ex
iis effluat, foetus redditur imbecillus.
IV. 178. si graciles in gravida fiant,
abortum significat. IV. 178. in gravida si subito extenuentur, abortus

expectandus. VIII. 437. abortientium gracilescunt. XVII. A. 307. derepente extenuatae abortum nunciant. XVII. B. 527. quales foetum imbecillum, et quales validum esse doceant. XVII. B. 843. mammarum altera si in femina gemellos ferenti gracilescit, et dextra quidem masculus, sinistra foemina abortu editur. IV. 153. gemellos gerenti altera si gracilescit, alter foetus ejicitur. XVII. B. 828. in mammis sanguinem colligi maniam praesagit. XVII. A. 479. XVII. B. 832.

Mammae: ad mamillas cucurbitam imponimus, quum sanguis ex utero profluit. X. 925. mammis admotae cucurbitulae uteri fluxiones vehementes celerrime compescunt. XI. 51. mammis admota cucurbitula revulsorium remedium est. XI. 319. mammae admota cucurbitula menstrua sistit. XVII. A. 476. XVII. B. 842. ad mammarum affectus remedia parabilia. XIV. 446. ad mammas pendulas flaccidasque extollendas et distendendas. XIV. 446. ut plures annos molles sint. XIV. 447. ut majores non fiant. XIV. 447. ut lac exsiccetur. XIV. 447. 449. ad attrahendum lac. XIV. 448. mammas conservantia, quibus diu tensae maneant. XIV. 449. ad mammarum abscessus cerine Ctesiphontis. XIII. 936. ad mammarum abscessus isis. XIII. 774.

Mammarum cancer ut plurimum fit menstruis cessantibus. XI. 139. cancri oriri solent, quando mulieres non amplius purgantur. XV. 331. ab excremento melancholico originem habent. XV. 331. cancer incipiens sanabilis, posthac vero citra chirurgiam non curabilis. XI. 141. in mammis cancrum habentem mulierem *Galenus* singulis annis purgavit et sanavit. XI. 344. XVIII. A. 80.

Mammarum indurationes: ad mammas *duras* inflammatasque remedia parabilia. XIV. 479. ad mammarum durities *Menecratis* cerine. XIII. 937. ad mammarum indurationes cyzicenum *Herac.* XIII. 815. ad mammarum durities emplastrum attrahens *Andromachi.* XIII. 935. ad mammarum oborientes indurationes emplastrum gilvum *Haliei.* XIII. 646. mammarum indurationes emollit *Haliei* emplastrum gilvum. XIII. 802. ad mammarum indurationes emplastrum *Haliei* ex sinopide. XIII. 786. empla-

strum Rhodiacum. XIII. 448. ad *phlegmonen.* s. abscessum remedia. XIV. 447. ad mammarum phlegmonas ovum cum rosaceo. XII. 352. ad mammarum scissuras remedia. XIV. 482. ad mammarum tumores remedia. XIV. 579.

MAMMILLAE tot sunt, quot sinus uteri. IV. 151. mammillarum morbi. XIV. 779. ad mammillarum affectus malignos *Andreae* malagma didymaea. XIII. 346. ad mammillas emplastrum sanitas, digerens. XIII. 932. mammillarum inflammationi optimum remedium est πάτας. XII. 116. ad inflammationes Samia terra praestat Chia et Selinusia. XII. 181.

Mammillaris pars ossis temporum. II. 745.

MANDRAGORA, ejus, fructuum et corticis radicis vires medicae. XII. 67. anodynum est. XI. 767. frigida est. I. 649. XI. 421. qua ratione mortem inducat. XI. 596. vehementi frigore enecat. VII. 14. stupefacit. XVII. A. 904. igni admota, vim suam amittit. I. 674. in pleuritide non est adhibenda. XV. 489.

Mandragorae herba condensat. XI. 751. radix anodynum est. X. 816. radix (comminuta) refrigerat. XI. 404. semen madefacit simul et refrigerat. XVIII. A. 693. semen pro papavere. XIX. 736. pastillus ex ea sphragis dictus. XIII. 100. ei succedaneum. XIX. 736. mandragorae succo succedens remedium. XIX. 736.

MANE venam secare quando praestet. XIX. 519.

MANGONES puerorum. X. 998. cutem circumponunt carnosis particulis. XVII. B. 83. emaciata corpora se reficere posse sperant, quousque cutis protracta sit. XVII. B. 83. ad mangones puerorum ptisana. XV. 459.

MANIA, definitio. XIX. 416. delirium est sine febre. VII. 202. *Hippocrates* vocat delirium sine febre. XVII. A. 159. causae. VII. 202. XVII. B. 624. causae tumores vulnerum evanescentes. XVII. A. 460. quomodo a phrenitide differat. XVII. A. 699. in mania principes animae functiones laeduntur. VIII. 166. nunquam fit a pituitoso humore. XVIII. A. 95. morbus vernalis. V. 693. XVII. B. 615. vere potissimum oritur. XVI. 26. et autumno. XVI. 27. vere potissimum grassatur. XVII. A. 31. XVII. B. 563.

in maniam aliquem lapsurum unde cognoscatur. XVII. A. 479. maniam secundum *Hippocratem* significat sanguis in mammis collectus. XVII. B. 832. dysenteria, hydrops et ecstasis secundum *Hippocratem* ejus sunt auxilia. XVIII. A. 105. mania laborantes sola saepe purgatione *Galenus* sanavit. XI. 341.

Μάννα apud *Hippocratem* pulvis est ex concusso thure collectus. XVIII. A. 474.

MANNA emplastrum. XII. 845. manna magis quam thus adstringit. X. 322. ad haemorrhagias. X. 329. substitui potest cassiae. XIX. 731. ei succedit thuris cortex. XIX. 736. mannae medicamenti usus post excisionem in parte putrescente factam. X. 887. mannae et corticis thuris paululum est admixtum, unde adstringendi vim habet. X. 888. thuris levi adstrictione est praedita. X. 887. manna thuris ab *Hippocrate* ad pustulas curandas adhibita. XVII. A. 357 sq.

MANSUETUDINEM indicat glabrities. XVI. 91.

MANTIAS medicus erat celeber. XII. 534. *Herophileus* primus compositiones medicamentorum complurium laudabilium scripsit. XIII. 462. de rebus ad medicam officinam spectantibus scripsit. XVIII. B. 629. de materia medica scripsit. XI. 795. scripsit de medicamentis secundum locos. XI. 795. scripsit de purgantibus, propotismis et clysmis. XI. 795. *Mantiae* emplastrum aeruginosum. XIII. 751. ex *Mantiae* compositionibus Attalica. XIII. 162. *Mantias* narrat, cuidam oculos procidisse, cum deligata essent caput ét facies multiplice deligatione. XVIII. A. 770. venaesectione utitur. XI. 163.

MANTICAS binas habemus collo propendentes. (*Aesop.*) V. 6.

MANUS, definitio. XIV. 703. partes. XIV. 704. apud Graecos proprium nomen non habet distinctum a brachio. XVIII. B. 431. organon est arte organa secundum *Aristotelem.* III. 8. homo omnium animalium solus habet. III. 168. quoad eam quaenam simiae sint hominibus simillimae. II. 532. animalia cur non habeant. III. 175. ejus utilitatem plerisque animalibus collum praebet. III. 613. manus et pedis comparatio. III. 194.

et pedum analogia quoad musculos. III. 234. pedi respondet. XVIII. B. 432.

Manus quaenam commoda a carne innata habeat. III. 36. cutis excoriari vix potest. III. 109. cutis inferna cur glabra et pilorum expers. I. 621. sunt carnivoris pedes anteriores. III. 176. utilitatem plerisque animalibus collum praebet. III. 613. partes omnes mirabiliter inter se consentiunt. IV. 354. non, sed ratio hominem artes docuit. III. 5. fabrica. III. 22 sq. cur cutim habeant arctius applicatam et magis sensibilem. III. 109. cur in digitos divisa secundum *Hippocratem.* III. 22. cur non sit indivisa et solida sed in digitos fissa. III. 9 sq. cur duae homini datae aequales. III. 10. cur sint ad se invicem inclinatae. III. 11. ut extendatur simul et adducatur ad latera quomodo natura effecerit. III. 69. constructio actionibus ejusdem idonea. III. 12. ad comprehensionem optime constituta. III. 10. actio comprehensio est. III. 24. 44. apprehensionis organon est. III. 127. XV. 359. opera omnia a musculorum actione pendent. IV. 395 sq. sunt artium organa. III. 5. exercitia earum. VI. 146.

Manus functiones. I. 567. ad functiones suas maxime symmetrica. IV. 353. praestantia. III. 4. deorsum fertur quiescentibus omnibus ejus musculis. IV. 397. figura supina quae. IV. 424. quaenam prona, et quaenam inter utramque media. IV. 425. figurae mediae terminus qui. IV. 425. pronatio et supinatio quomodo fiat. III. 103. IV. 427. extremae figurae in ea quae. IV. 424. forma, si digiti omnes flexi sunt. IV. 395. summa s. extrema, definitio. II. 347. summae partes. VII. 735. summae exigui musculi. II. 263. sagittariorum quomodo collocentur. XVIII. B. 348. volae cur *Θέναρα* graece dicantur. XVIII. B. 364. quomodo sit applicanda, ut pulsus tangatur. VIII. 803. articulationum ratio. III. 76. 160. ligamenta. II. 268 sq.

Manus motus non omnis actione musculorum fit, neque omnis immobilitas quiete. IV. 396. extremae musculi. III. 93. musculorum in ea utilitas. III. 61. in manu septem sunt parvi musculi. III. 90. musculorum in summa manu duo genera sunt.

XVIII. B. 951. summae exiguos musculos dissecandi ratio. II. 263. musculus, qui ad cutim manus internae apparet. III. 99. musculorum in vola manus duplex aponeurosis. III. 58. quorum musculorum actione demittatur. IV. 397. musculi pronatores et supinatores. II. 261. pronam reddens musculus. III. 102. IV. 395. XVIII. B. 988. supinam reddens musculus. III. 102. supinam reddentis musculi origo. II. 259. supinam et pronam reddentes musculi. II. 261. *Manum* supinam reddentes musculi. XVIII. B. 983. nervi. IV. 306. nervi unde originem habeant. XVII. A. 380. cur nervos plures habeat, quam pes. III. 243. qua de causa nervos nullos a cerebro acceperint. IV. 276. ossa septem sunt et viginti. XVIII. B. 433. venae. II. 792. 795. unde venas habeat. XV. 530. XVI. 137.

Manus ex laboribus calidiores apparent. VI. 849. collum et crura inaequaliter dispersa et nuda habere malum. XVIII. B. 61. ante faciem attollere et quasi muscas venari, aut floccos legere malum. XVIII. B. 71. distentiones signum abundantiae sanguinis. XV. 778. in manibus dolores oborti quibus sunt, ex morbis surgentibus, abscessum futurum indicant. XVI. 285. si frigeant ventre et lateribus calentibus, malum. XVIII. B. 119. manuum gravitas in morbis acutis malum. XVIII. B. 125. manus sensus et motus penitus aufertur medulla circa quintam vertebram affecta. VII. 112. tremulae fiunt ex pravo victu. XV. 602. tremulae nervorum principium laesum esse docent. XVI. 713. in manus ulcere cur alae glandulae intumescant. X. 881. cum vulnere luxatae cura. XVIII. A. 702. in manu stilo vulnerati casus et *Thessali* inepta ejusdem curandi methodus. X. 390. ad manuum callosas excrescentias *Moschionis* catagmaticum. XIII. 647. ad manuum intertrimenta inunctio. XIV. 557.

MARASMUS, vel MARCOR. IX. 733. unde nomen acceperit. IX. 175. est corruptio viventis corporis ex siccitate. VII. 666. quando accidat. VII. 317. quibus accidat. VII. 315. in eo corpus cordis siccescit. VII. 668. cum calore in hecticis febribus conspicitur. VII. 668. lipothymia plerumque eum praeit. XI. 48. pulsus cur sit durus. VII. 686. causa inedia longior. X. 542. 687. causa est morbus acutus male judicatus. XVIII. B. 79. signa diagnostica. IX. 523 sq. qui cum frigore conjunctus est, senescentibus accidit. VII. 668. de marasmo scripsit *Galenus*. VI. 357. qua talis inari non potest. VII. 687. insanabilis. X. 720. de cura ejus *Philippi* positiones. VII. 689. variae species, earumque periculum. VII. 686. X. 495. cordis brevi ad mortem ducit. X. 495. febrilis causae. VII. 326. frigidus, qui senecuti similis est, quomodo fiat. VII. 687. ex senectute inevitabilis. VII. 669. senilis, hunc *Philippus* vocat ex morbo senium. IX. 176. senilis non prohiberi sed levari potest arte, quae gerocomice vocatur. VII. 681. simplicis causae. VII. 667. syncoposus. VII. 686. quomodo oriatur. ibid. syncopalis cura. VII. 703. retorridus. VII. 686. quomodo oriatur. ibid. torridus siccitatem adducit. IX. 248. torridi, qui ex ardentibus febribus fit, cura. VII. 699 sq.

MARATHRUM vide FOENICULUM. semina ad flatus. X. 578.

MARCELLAE inscripta medicamenta *Asclepiadis*. XIII. 178.

MARCELLI remedia ad lienosos. XIV. 459.

MARCELLINI anodynum. XIII. 90.

MARCESCENTIBUS balneum *Philippus* noxium putat. X. 706. marcescentium pulsus. VIII. 479. marcescentium pulsus differentiae earumque causae. IX. 175. 177. marcescere corpus ubi coepit, frigidum evadit. XV. 156.

MARCOR vide MARASMUS.

MARCUS imperator qua usus est theriaca. XIV. 201. imperator quotidie usus est theriaca. XIV. 216. Marcus Aurelius Antoninus tempore *Galeni* erat imperator. VII. 478. XIX. 18. Marci nectarium, parandi ratio. XII. 750. Marci Talentii Asclepiadis malagma ad duritiem et tensiones. XIII. 973. Marci Galli Asclepiadis malagma. XIII. 179.

MARE cur sit salsum. XIX. 298. quomodo fiant aestus maris accedentes et recedentes. XIX. 299. lunae in ejus recessum et accessum influxus. XIX. 189. quomodo in eo spuma generetur. XVIII. B. 177. mortuum unde dictum. V. 111. mortuum, ubi sit. XII. 375. mortuum aquam amaram habet. XI. 690. mortui aquae aliae peculiaritates. XI. 691. mortui aqua aestate quam hieme amarior. XI. 693. in eo nullum nec animal nec planta reperitur. XI. 693.

Marina omnia causae pituitae accumulationis. XIX. 488.

MARINUS laudatur, quod anatomicas administrationes scripserit. II. 283. ejus praeceptor *Quintus.* XV. 136. anatomen coluit. XV. 136. anatomicas administrationes scripsit. II. 280. 283. Marini librorum anatomicorum XX. conspectus. XIX. 25. Marini arteriaca. XIII. 25. Marinus duplicem omnium glandularum usum esse dicit. IV. 646. de musculis scripsit. XVIII. B. 926. musculos pterygoideos partem temporalium putat. XVIII. B. 935.

MARISCAE haemorrhoides sunt. XVII. B. 107. 108.

MARRUBIUM, ejus vires et usus. XII. 107.

MARSI cur vocentur aspidotrophi et theriotrophi. XI. 143. sunt viperarum venatores. XII. 316.

Marsum vinum austerum est, facileque, si imprudenter condatur, acescit. XIV. 15. adstringit. XI. 441. austerum est et facile acescit. XIV. 15. Signino est austerius. X. 831. siccat. XIII. 659. urinam movet. VI. 337.

ad *Marsum* epistolam *Archigenes* scripsit, qua ipsi consilium dat, quomodo patri memoriam restituat. VIII. 150.

MARTIALIS duos libros anatomicorum reliquit, et magnopere celebrabatur. XIX. 13.

MARTIANUS medicus maximus anatomicus habebatur; quos libros scripserit. XIV. 615.

MARTIS annus duorum est annorum. XIX. 283.

MAS foemina calidior et siccior. IV. 624. IX. 107. perfectior quam foemina secundum *Aristotelem.* IV. 157. causa ejus rei. IV. 158. 162. utilitas. IV. 162. marem ut mulier generet. XIV. 476. mas quomodo gignatur. XIX. 453. mares quomodo et feminae procreentur. XIX. 324. mas ex semine quomodo generetur, et quomodo femina. IV. 165. mares generantur semine masculo praedominante. IV. 629. mas in generando formam

exhibet et principium motus. IV. 517. maris in utero notae. XIV. 476. maris concepti signa. XVII. B. 834 sq. mares quanto tempore in utero formentur. XIX. 337. mares ut plurimum in dextra matrice gignuntur. IV. 174. in dextra uteri parte concipi dicuntur. XVII. A. 443. magis in dextra uteri parte gestantur. XVII. B. 840. magis gignunt, quibus in pubertate testis dexter magis tumet. XVII. B. 212.

MASCULUS foemina calidior et siccior. IV. 634. cur generetur, si etiam femina semen emittat. IV. 621. masculi cur in dextro utero gestentur. IV. 633.

Μασχάλη quid significet. XVIII. A. 314.

Μάσησις quid significet. XVIII. A. 430.

MASSALIOTAE medicamentum ad carbunculos. XIII. 855.

Μασσητῆρες musculi qui et unde dicantur. XVIII. A. 429.

MASTICATIONEM peragunt musculi masseteres et temporales. III. 854 sq. quid lingua ad eam conferat et buccae. III. 855.

Masticatoria remedia ad dentium molarium dolores. XII. 868.

MASTICHE, ejus vires et usus. XII. 113. candida, *Chia* vocata, ejus vires. XII. 68. nigrae s. Aegyptiae vires. XII. 69. ex mastiche emplastrum. XIII. 940. aliud *Neapolitae.* ibid. scammoneae est antidotum. XIV. 761. ei substituenda remedia. XIX. 736. pro terebinthina. XIX. 745.

MASTOIDEA pars ossis temporum. II. 745.

Mater dura vide *Dura* mater.

MATER foetui substantiam tribuit. IV. 630. matris cum foetu per vasa commercium. IV. 225. matris imaginationis vis in foetum insignis historia. XIV. 253 sq.

MATERIA artis (medica) definitio. XVII. B. 181. XIX. 352. de materia medica scriptores recensentur. XI. 792 sq.

MATHEMATICI corporum fines principia rerum ducunt. XIX. 244.

ad MATRIMONIUM aptas virgines esse mammae demonstrant. XVII. A. 451.

MATRIX, vide UTERUS. IV. 145. cur dicatur uterus. XIX. 362.

Μάττεσθαι quid significet. XVIII.
A. 453.

Maturatio morbi quid sit. XVI.
69. maturationes foras aut intro re-
pere, *Hippocrates* dicit. XVI. 68. maturationes judicationis celeritatem et
salubrem tutelam indicant. XVI. 72.

Matutinum tempus veri respondet. XVI. 424.

Maxillar. XIV. 703. maxilla utraque cur habeat secundum longitudinem suturam. III. 932. rubrae succedunt peripneumoniae. VIII. 46. faciei formam tribuunt. II. 219. contractio signum abundantiae sanguinis.
XV. 778. ad maxillas abscessus cur
maxime in febribus fiant. XVI. 282.
abscessus fiunt in febribus ex lassitudine. XVII. B. 697 sq.

Maxilla inferior: differentiarum
quoad magnitudinem in diversis animalibus usus. III. 847. osteologica
descriptio. XVIII. A. 426. secundum
alios ex duabus partibus, secundum
alios ex una constat. XIV. 722. ex
duobus ossibus constat, in mento jun-
ctis. XVIII. A. 460. dividitur in medio et cur. III. 937. e duobus ossibus invicem juxta imam partem jun-
ctis constare, *Hippocrates* dixit. II.
439. hoc tamen non in omnibus simiis locum habet. II. 440. ei exacte
connascuntur labia. II. 431. per
symphysin in mento conjungitur. II.
733. articulorum ejus conditio. III.
937. processus coronoideus et con-
dyloideus et cum vicinis partibus connexiones. III. 937. ejusdem processus, quos *Hippocrates* capita vocat.
XVIII. A. 426 sq. superius duos habet processus. II. 733. medullam habet, non autem epiphysin. II. 733.
quidpiam medullae in se habet. III.
927. epiphysin nullam cur habeat.
III. 927. 929. cuilibet animali pro-
lixior est, quam simiae. II. 430. brevissimam habet homo, mox simia,
lynx, satyrus et cynocephalus. II. 430.
actio ejus valentissima manducatio est.
XVIII. A. 432. inter manducandum
non movetur. XVIII. A. 432.

Maxilla inferior cur aliis ossibus
sit durior. III. 929. nervi ad eam accedentis decursus. III. 716. non di-
cedit in somno a superiore, nisi si
ebrius aliquis aut valde ignavus aut
summe defessus dormiat. IV. 436. extremae ejus figurae. IV. 437. motus
universi tres. II. 422. eam moven-

tes musculi. XVIII. B. 933. moventium musculorum administratio anatomica. II. 435 sq. sursum trahunt
eam temporales. XVIII. B. 933. ad
latera adducunt masseteres. ibid. deorsum trahentes. XVIII. B. 934. aperiens musculus. II. 472. musculi eam
a superiore deducentes qui sint, quot,
unde producti, et quodnam habeant
motus principium. III. 852 sq. superiori eam attrahentes musculi. IV.
438. sursum trahit musculus temporalis. III. 852. in interiore parte sursum trahentes musculi. XVIII. B. 935.
movet musculus platysmamyoides.
XVIII. B. 929. oblique ad superiora,
et retrorsum abducit masseter. II.
437. musculi alterius lateris si resolvantur, altera brevior apparet.
XVIII. A. 635. quum in homine sit
minima, propterea etiam musculus
temporalis, qui eam movet, minimus.
III. 849.

Maxilla inferior, curandi ratio, si
in mento diducatur. XVIII. A. 459.
fractura; victus ratio inter curam adhibenda. XVIII. A. 457. temporis
spatium, intra quod sanatur. XVIII.
A. 457. fracturae viginti diebus coalescunt. XV. 409. fractura quomodo
sit liganda. XVIII. A. 452. fractura
transversa quomodo sit curanda et liganda. XVIII. A. 453. et quidem
si aeger puer sit. XVIII. A. 454. comminuta quomodo sit curanda. XVIII.
A. 450. luxari non potest, nisi ore
vehementer aperto in latera conver-
tatur. XVIII. A. 427. luxatae signa.
XVIII. A. 438. cur raro tantummodo
ex toto luxetur. XVIII. A. 423. 424.
luxatae repositio. XIV. 795. XVIII.
A. 440. luxatam repositam quomodo
firmemus. XVIII. B. 920. luxatio si
utraque in parte sit, quomodo cognoscenda et reponenda. XVIII. A.
443. 445. quid accidat, si reponi nequeat. XVIII. A. 445. 447. 448. ad
maxillae luxationes deligatio. XVIII.
A. 794 sq. devinciendae adaptatae
fasciae. XVIII. A. 793 sq.

Maxillae superioris ossa septem sunt.
III. 936. medulla plane cur expers.
III. 930. cur ex diversa ossea substantia composita. III. 931. nervi ad
eam accedentis decursus. III. 716.

Maza, de iis *Philotimus* scripsit.
VI. 507. fiunt ex polenta humida
frixa. VI. 507. mollis aestate edenda
est. XV. 182. vere conducit. XV. 181.

praeter morem comesta quid efficiat.
XV. 574. adiposis convenit. XVII. B.
12. panibus hordeaceis aegrius concoquitur magisque ventriculum flatu
implet. VI. 509. num succos crassos, glutinosos et frigidos generet.
VI. 509sq.

Me medimnum significat. XIX.
751. 759.

MEATUS nervus opticus vocatur.
VIII. 219. *Eudemus* et *Herophilus* sic
nervum opticum vocant. XIX. 30. cur
a quibusdam dicantur nervi optici. II.
833. per quem jecur bilem in ventrem evomit, aliis geminus est, aliis
unicus. I. 631. ex ventriculis cerebri anterioribus in posteriorem maximus. III. 665. magis fluxiles reddit
aër ruralis. XVI. 360, adapertio interdum prodest, interdum nocet. XVI.
192. constipatio transpirationis cohi-
bitae causa. X. 626. constipatio febris causa. X. 535. ex meatuum constipatione febricitantium cura. X. 535.
connivere cogunt refrigerantia. VII.
600. conniventia obortae febres post
unam accessionem desistunt. X. 602.
ex obstructione eorum obortae febres
ultra unum diem protrahuntur. X. 602.
ad meatus purgandos quaenam remedia conducant. XI. 744sq. meatus tardius permeant vina fulva et crassa.
X. 837. exilibus obstructis vel con-
niventibus stipatio accidit. X. 601.
meatuum a natura alienam confusionem sanantia metasyncritica vocantur. XI. 782. meatuum densitudinis
causae. X. 669. obstructionis causae.
X. 670. in meatuum obstructiones
animalia ob putredinem febribus tentantur. VII. 287. febris ex meatuum
obstructione ortae cura. X. 617sq.
exiguorum rarefactio fit ex balneis.
X. 712.

Meatus auditorius externus. XIV.
701. auditorius non solum usque ad
cerebri duram membranam pertinet,
sed etiam nervum contingit, qui in
ipsam a cerebro descendit. X. 455.
qua varia ratione obstrui possit. VII.
103. in eo callosum quid aut carnosum saepe concrescit. VII. 103. interni finis respondet lenti crystallinae.
VII. 103. *seminales* in avibus cur amplissimi. IV. 568.

MECCIUS (Aelian.) contra pestem
in Italia grassantem theriacam summo
fructu in usum vocavit. XIV. 299.

MECON vide PAPAVER.

MECONIUM vocatur papaveris succus. XIII. 387. frigidum est. XI. 421.
meconii in hydrope utilitas. XV. 917.
meconium si vino mixtum bibatur,
ocius necat. XI. 603. meconii antidotum est vinum largiter epotum. XI.
603sq. ad meconium theriace galena
dicta. XIV. 33.

Meconium foetus excrementum. XIX.
176.

MEDEAE medicamentum, quod, quibus illinitur, omnia, ubi in incidit calor, accendit. I. 658. ad Medeae pharmaca lethalia theriaca galene
dicta. XIV. 33. Medeam cur *Euripides* megalosplanchnam vocet. V.
317.

MEDENDI *methodus* in quibus consistat. VI. 78. causae, cur *Galenus*
de ea scripserit. X. 1 sq. omnis per indicationem fit. X. 127. ex sanorum
aegrotorumque corporum affectu incipit. I. 260. delineatio ejus generalis. I. 261—263. in ea administranda nesessarium quoque est indicationem exequi. I. 264. deinde in omnibus casibus remedia apta eligere.
I. 269. omnium affectuum dignoscendorum facultatem invenire. I. 271.
morborum et symptomatum genera-
tiones et causas morbos efficientes cognoscere. I. 279. ad commodum remediorum usum accurata partis quam
curamus, substantiae, conformationis
ac situs cognitio necessaria. I. 283.
praenotionem ad curandos morbos maxime utilem esse. I. 289. eos, qui
a morbis convaluerunt, ad sanum fir-
mumque virium robur ducere ; eos,
qui in morbos proclives decidunt, a
morbis praeservare, qui citra illam
laesionem sanitate fruuntur, in ea con-
servare. I. 295sq. rationes tot sunt,
quot morborum ideae. X. 115. scopi
unde sumantur. X. 645.

MEDICAMENTA, definitio. I. 64. XI.
380. nihil sunt, nisi utentem eis
recte fuerint adepta, et Deorum quasi
manus sunt, si is, qui eis utitur, in
rationali methodo fuerit exercitatus et
cum hoc natura prudens. XII. 966.
optimum in alimento ut et malum.
XV. 338. de medicamentis scriptores recensentur. XI. 792sq. de medicamentis facile parabilibus scripsit
Apollonius. XI. 795. de medicamentis secundum locos scripsit *Mantias.*
XI. 795. de medicamentorum praeparatione aut probatione scripsit *He-*

raclides Tarentinus. XI. 795. medicamentorum complurium compositorum laudabilium primus auctor *Mantias Herophileus.* XIII. 462.

Medicamenta sunt potius auxiliorum materia, quam auxilia. XI. 376. medicamenti a nutrimento diversitas. II. 161. ab alimento differentia. XI. 545. 705. medicamentum alterare natum est. XI. 705. medicamentum in cibo. VI. 467. medicamenta quaedam a plantis, quaedam a metallis, nonnulla ab animalibus proveniunt. XIII. 369. medicamentorum materiae cognitio medicis junioribus maxime necessaria. XIII. 570. medicamenta omnia quomodo agant. XV. 40. actiones eorum ex *Asclepiadis* sententia. I. 499. eorum in corpore actio. XV. 79. dispensatio quid sit secundum *Hippocratem.* XVII. A. 403. medicamenta extrema postulant morbi extremi. X. 376. medicamentum quodnam temperatum, quodnam calidum et siccum sit vocandum. XI. 571. quodque sibi proprium humorem trahit. XV. 71 sq. singula sibi familiarem humorem attrahunt. XVII. B. 442. sine justa victus ratione utilitatem nullam habent. XIV. 302. alterationes per ea duplices sunt. XI. 545. medicamentorum adulterationes quomodo cognoscendae. XIII. 570 sq. medicamentorum generalis agendi ratio, indeque natae eorundem species. I. 656. differentiae quoad facultatis qualitatem et quantitatem. XIII. 572. medicamenti exhibitio ante caniculae ortum et sub ea difficilis est. XIV. 285. medicamentorum exploratio quomodo fieri debeat. XI. 641. quatuor excessuum ordines. XI. 787.

Medicamenta : eorum facultates sibi contrariae exponuntur. XI. 784. facultates singulae enumerantur. XI. 710 sq. facultates stalticae quales. XI. 781. facultates metasyncriticae quales. XI. 781 sq. temperies non ex odore cognoscendae sunt. XI. 700. facultates detegendi ratio. XI. 485. facultates unde cognoscendae. XI. 382. facultates ratione cognosci possunt. XIV. 223. 224. facultates experiundi ratio recta quaenam sit. XI. 518. ad eorum facultates cognoscendas sensus maxime sunt necessarii. XI. 434. 438. cujus facultatem cognoscere volumus, omnis sit expers alienae qualitatis. XI. 385. facultates non ex colore cognoscuntur. XI. 383. 462. nec ex odore. XI. 467. nec consistentia, nec laevitas, nec asperitas aut ejus generis quodcunque. XI. 469. nec inductio. XI. 470. facultates noscendae sunt non in genere solum, ut quidam scripserunt, dicentes ea vel calefacere, vel refrigerare, vel siccare, vel humectare, verum definite ex quo sint ordine. XIII. 367. facultates experientia sunt judicandae, idque tum in iis, qui inculpata sanitate fruuntur, tum in iis, qui morbis tenentur. XI. 561. facultates parum ex colore cognosci possunt. XI. 702. facultates sensibus percipiendae. XIV. 221. medicamentorum robur aut imbecillitas odoratu percipitur. XIV. 221. temperiem explorandi ratio. I. 686. medicamenta mediae temperici mox calefacere, mox refrigerare videntur pro corporis dispositione. XI. 564. si duo conjunguntur, utrumque secundum suam facultatem agit. XI. 589.

Medicamenta : quatuor eorum genera recensentur. XV. 269. ad interiores morbos pertinentium duodecim species. XIV. 761. medicamenta febris causae. VII. 279. medicamentorum modos scire convenit. XIV. 228. medicamenta composita : Quae praescire oporteat eum, qui medicamenta probe compositurus est. XIII. 367. composita non servant actionem cujusque substantiae. X. 165. composita a vera medendi methodo recedunt. X. 166. medicamentorum confectiones ex metallicis ad nervorum vulnera. XIII. 610. compositorum facultates cognosci non possunt, nisi simplicium sint cognitae. XI. 430. medicamentorum compositorum usus. XIII. 371. in medicamentis compositis omnium aliquam unionem effici probatur. XIV. 249.

Medicamenta : simplex quod dicatur. XI. 380. simplicia pleraque dissimilarium partium sunt. XI. 706. simplicia cur vocentur, quum non sint. XI. 706. eorum usus qualis. XI. 706. omnia, sensu licet simplicia appareant, composita tamen sunt. XI. 574. simplicia plura miscere, quid medicos induxerit. XIV. 229. simplicia non utique sufficiunt morbis curandis, sed composita etiam in usum sunt vocanda. XIII. 372 sq. simplicia plerumque compositas facultates obtinere, diversas corporis partes et laedere et juvare, diversisque diversa convenire. XIV. 225. omnia os ventriculi laedunt; et quomodo corrigantur. XVI. 117. multa dicuntur secundum partem, cui maxime succurrunt. XI. 780. num, quemcunque humorem contigerint, eum in propriam ipsius speciem immutent. XI. 325. quae in pessis, fomentis etc. vulvae admoventur, duplici ratione agunt. XI. 769 sq. statim ab initio in inflammationibus propinata, quales effectus habeant. XV. 773.

Medicamenta abscessus maturantia. XI. 118 sq. adiantum. XI. 812. Aegyptia *Andromachi.* XIII. 643. emplastrum barbarum *Herae* nigrum. XIII. 557. expressorium emplastrum. XIII. 932. emplastrum fuscum aegyptium. XIII. 899. emplastrum *Hicesii.* XIII. 787. emplastrum Pamphilion. XIII. 447. emplastrum ex pipere album. XIII. 418. emplastrum sacrum. XIII. 778. mentha. XIV. 543. mentha cum polenta. XI. 883. theriaca. XIV. 219. sanguis ursinus. XII. 262. malagma *Lucii.* XIII. 969. emplastrum *Attalici* album. XIII. 423. thespesiana *Apollonii.* XIII. 67. thlaspi semen. XI. 886. isis. XIII. 774. emplastrum attrahens album. XIII. 933. emplastrum attrahens *Andromachi.* XIII. 935. malagma e baccis lauri. XIII. 259. malagma *Dioscoridis.* XIII. 968.

Medicamenta vehementer abstergentia. XIII. 499. (Singula vide sub ABSTERGENTIA medicamenta.)

Medicamenta acida tenuitate pollent corporis, sed perinde ut adstringentia refrigerant. XI. 636. medicamentum, quod tantum acidum est, omne id frigidum est. XI. 631. acidorum actio. XI. 785.

Medicamenta acopa, vide ACOPA.

Medicamenta acria, eorum actio. XI. 785. definitio. XI. 447. 453. 680. XII. 160. illita per halitum discutiunt. X. 969. eorum vires generales. XII. 161. quomodo ab amaris differant. XI. 685. acrium et amarorum discrimen. XIII. 769. calidiora sunt, quam amara. XI. 670. facultates. XI. 684. omnia calida sunt. XI. 682. 684. XV. 457. ignea sunt. XI. 785. aquam aciem reddunt. VI. 732. exiguum alimentum praebent. VI. 591. corpus parcius nutriunt. VI. 651. non solum linguam mordicant, sed et reliquam carnem. XI. 679. succos crassos incidunt. VI. 596. odoratum movent. XI. 697. in causo iis uti *Hippocrates* vetat. XV. 747. eorum usus in morbis oculorum. XII. 700. acria febrem excitant. VII. 6. acrium in ulcera effectus. VII. 627. acria ulceri imposita rigoris causae. XVII. B. 58.

Medicamenta adstringentia. XII. 160. mediocriter adstringentia quae. X. 1002. vires eorum generales. XI. 785. XII. 161. XIII. 698. facultate inter se differunt. XI. 580. differentiae eorum sunt austerum et acerbum. VI. 778. quidam ea calida vocant. XI. 412. refrigerare dicit *Asclepiades.* XI. 442. frigida sunt. XVIII. A. 692. sanguinem crassum faciunt. XVII. B. 69. terrena sunt et crassa, qualitate vero frigida. XI. 636. substantiam in idem cogunt. X. 192. num alvum subducant, quemadmodum quidam putaverunt. VI. 598. retinent excrementorum dejectiones per alvum. VI. 596. X. 547. ut causae febris. X. 666. cur vitanda, ubi caro producenda est. X. 192. quae summe sint adstringentia et quae adstrictionis cujusdam participia. XI. 591. quae paulum adstringunt, facile imbibuntur. XI. 594. utilia sunt in fluxu ad aliquam partem. X. 786. usus in morbis oculorum. XII. 701. scirrhos procreare solent. XII. 993. faciunt ad ventriculi oris et hepatis inflammationes. XIII. 117. 132. valent ad ventriculi resupinitatem, quae non ex humiditate fit. XIII. 141. ventriculi os roborant. VI. 411. adstringentia num propterea, ut *Herodotus* et *Dioscorides* volunt, quod diarrhoeis medentur, dici possint. XI. 443. non semper, ut volunt methodici, statim ab initio morborum in usum sunt vocanda. I. 218. adstringentia num ulcera glutinent. XI. 440. usus in vomitu cruento. XVIII. A. 139.

Medicamenta adurentia, eorum materia et usus. XIV. 765.

Medicamenta alexeteria quae dicantur. XI. 764. alexeteria et alexipharmaca, eorum facultas duplex. XI. 761.

Medicamenta alexipharmaca qualia dicantur. XI. 764. XV. 279. XVII. B. 336. eorum usus. XIV. 762. quomodo agant. IV. 584. putant quidam mustelam et ejus imprimis ventrem. XII. 362.

Medicamenta amblotica qualia sint. XVII. A. 799.

Medicamenta amara, definitio. XI. 453. definitio secundum *Platonem*. XI. 446. amara exacte quae. XI. 646. 689. quomodo ab acribus differant. XI. 685. XIII. 769. eorum virtutes. XIII. 569. abstergunt, expurgant. XI. 683. ad esum sunt inepta. XI. 690. in quibusnam morbis sint utilia aut non. XI. 683. omnia calida sunt. XI. 646. sed acria calidiora. XI. 670. amarum menses provocat. XI. 304. aquam amaram reddunt. VI. 738. omnia, virulentis bestiis adversari judicata, qualitate amara sunt. XIV. 29. sunt injucunda. XV. 656. linguam mordicant. XI. 678. non nutriunt. VI. 651. 670. amarorum actio. XI. 785. non putrescunt nec vermes generant. XI. 689.

Medicamenta anastomotica qualia sint. XI. 751. anastomoticorum omnium natura. XI. 754.

Medicamenta anodyna quae dicantur. XI. 765. anodyna et colica vocata. XIII. 266. generaliora quaedam circa hoc medicamentorum genus. XIII. 88. anodynorum differentiae. X. 818. eorum natura. XI. 764 sq. eorum agendi ratio. XI. 766 sq. eorum abusus. X. 817. (confer. ANODYNA.)

Medicamenta, quae intro sumta pravis affectibus medentur, *antidota* vocantur. XIV. 1. (vide ANTIDOTA.)

Medicamenta aperientia quae dicantur. XI. 749. aperientia et anastomotica vocantur. XI. 751. *Dioscorides* nonnunquam, sed male, et emollientia, humectantia, laxantia, phlegmonen solventia dicit. XI. 751. quae dici nequeant. XI. 750 sq. aperientium et rarefacientium facultates. XI. 749. aperientium natura. XI. 750. aperientium exempla. XI. 750.

Medicamenta apodacrytica h. e. lacrymas fundentia. XVI. 148.

Medicamenta apophlegmatizontia quae. XI. 769.

Medicamenta arida vide ARIDA.

Medicamenta arteriaca vide ARTERIACAE.

Medicamenta attenuantia qualia sint. XI. 778. et quaenam. XIII. 141. 276. eorum officium. VI. 760. gracili corpori sunt inimicissima. VI. 434. (confer. ATTENUANTIA.)

Medicamenta attrahentia etiam attractoria vel allicientia vocantur. XI. 761. attrahentium natura et facultates. XI. 759. attrahentium facultas duplici ratione fit. XI. 759. attrahentium exempla. XI. 760.

Medicamenta magnopere *austera* et acerba condensando prohibent, quominus humores imbibantur. XI. 594. austera substantiam in idem cogunt. X. 192. (vide AUSTERA.)

Medicamenta bechica bifariam dicuntur. XI. 769.

Medicamenta bilem ducentia utilia in erysipelate. X. 950. bilem ducente epoto primum aliquis bilem vomet, dein pituitam, postea bilem atram, sub mortem vero purum sanguinem. XV. 77. (vide BILIS.)

Medicamenta calculos conterentia. XIX. 694. (vide CALCULI.)

Medicamenta calefacientia: quatuor ordines eorum *Galenus* statuit. XIII. 368. quibusnam calefactio sit communis. XI. 775. quae, ubi ignem attigerunt, facile accenduntur, nos quoque calfacere videntur. I. 650. attamen post aliquam nonnisi eorum in corpore mutationem. I. 651. et accipiendum, calorem animalem ejusmodi remediis quasi alimento quodam uti. I. 652. calefacientium et exsiccantium immoderatus usus tertianam gignit. VII. 334. calefacientia et ecchymoses sanant. XVI. 161. caliditas quando ad ustionem usque procedat. XI. 627. (confer. CALEFACIENTIA et CALIDA.)

Medicamentum carnem producens fit ex cera, oleo et aerugine. X. 167.

Medicamenta cathaeretica quae eorumque natura et usus. XI. 756. cathaeretica ex accidenti cicatricem inducunt. XI. 758. usus in haemorrhagiis. X. 324.

Medicamenta catoterica quae. X. 527.

Medicamenta caustica quae dicantur, eorumque natura. XI. 754. (vide CAUSTICA.)

Medicamenta cephalica, eorum compositio. X. 445. (vide CEPHALICA.)

Medicamenta ex charta papyracea combusta ad ulcera glandis penis. X. 382.

Medicamenta chalastica laxantia di-

cuntur. X. 303. (vide CHALASTICA
et LAXANTIA.)

Medicamenta cholagoga quae dicantur. XVII. B. 658. (vide *Bilem* ducentia.)

Medicamenta cicatricem inducentia.
XI. 756. (vide CICATRICEM inducentia remedia.)

Medicamentum cirrhum ad sinus
glutinandos. XI. 131.

Medicamentum ex columbarum stercore ad tendinum vulnera. XIII. 633.

Medicamenta concoquentia peptica
vocantur. XI. 779. qualia sint. XII.
702. (vide CONCOQUENTIA.) con-
coquentium usus quando sit idoneus.
XVII. B. 69. usus in morbis oculorum. XII. 702.

Medicamentum condensans est, quod
poros contrahit. XI. 749. condensan-
tium agendi ratio. XI. 752. conden-
santium natura. XI. 750. condensan-
tium exempla. XI. 751.

Medicamentum constringens quod.
XI. 750.

Medicamenta quae callosas et tophaceas consistentias incidunt, caloris parum habent. XI. 748. quae *frigida* sunt et aquea, debiliter contrahunt et constringunt. XI. 753.

Medicamenta crustifica quae. X. 325.
(confer. CRUSTAS inducentia.)

Medicamenta deleteria s. perniciosa
s. pestilentia quae. I. 670. XI. 767.
XVII. B. 337. deleteria quae curant, alexipharmaca vocantur. XI. 764.
crassarum sunt partium nec facile moveri possunt. XI. 597. deleteria qua
ratione interficiant. XI 596. in naturis calidis citius vim suam exserunt.
XI. 596. quae alterant facultates,
quamnam naturam habeant. XI. 762.
deleterium dorycnidium est. XI. 864.
utrum ad deleteria medicamenta eandem vim habeat medicamentum ex
fructu juniperi, et terra Lemnia, *Galenum* fugit. XII. 175. medicamentorum deleteriis scordium adversatur.
XIV. 61.

Medicamenta desiccantia et refrigerantia semen corrumpunt. XI. 776.
(vide DESICCANTIA et EXSICCANTIA.)

Medicamenta moderatissime detergentia. X. 569. (confer. ABSTERGEN-
TIA et DETERGENTIA.)

Medicamenta diaphoretica quomodo
agant. XI. 720.

Medicamentum diachalciteos ad nervorum vulnera. X. 405.

Medicamentum diatrion pepereωr simplex. VI. 285. dia trion pepereωn ad
alvi obstipationem. X. 576.

Medicamentum diospoliticum, compositio. VI.'265. diospoliticum alvum
dejicit, ubi crassum est. VI. 283.

Medicamenta discutientia, ubi plenitudo in toto corpore subest, implent
potius quam vacuant, si partibus applicantur. X. 938. (vide DISCUTIEN-
TIA.)

Medicamenta diuretica quae. XI.
747. 769. XIX. 695. diuretica quomodo ab iis differant, quae menses
ciunt. XI. 775. sunt et ea, quae menses provocant. XI. 775. agendi ratio.
XI. 747 sq. qua ratione exhiberi postulent. XI. 748. quando conducant
et quando sint noxia. XVI. 148. (confer. URINAM *moventia* remedia.)

Medicamenta dolorem sedantia. XVII.
B. 325 sq. (confer. DOLOR.)

Medicamenta dulcia. XI. 494. actio.
XI. 786. omnia sunt jucunda. XV.
655. multum nutriunt. VI. 651. lien
iis intumescit. X. 908.

Medicamentum eccoproticum aloë est.
XI. 822.

Medicamenta eluentia succis mordacibus in intestinis conveniunt. XVII.
B. 329.

Medicamenta emmota. XI. 125. XIII.
484. XIV. 280.

Medicamenta emollientia quae dicantur. XI. 105. 736 sq. 737 sq. emollientia et pus moventia omnia calida
sunt et humida. XI. 714. calida sunt
nec admodum sicca. XI. 727. emollientia quomodo a pus moventibus differant. XI. 727. eorum actio. XI. 727.
ea sunt, quae duritiem solvunt. XIII.
991. et quae cerati formam referunt.
XIII. 994. medium quodammodo ordinem inter humectantia et siccantia
sortiuntur. XIII. 946. substantiac induratae veluti fusionem moliuntur.
XIII. 946. 948. (vide EMOLLIENTIA.)
generalis differentia. XIII. 953. specialis. XIII. 958. primi ordinis. XIII.
959. secundi ordinis. XIII. 960. eorum usus ad scirrhos curandos. XI.
727.

Medicamentum emphracticum quale.
XI. 743.

Medicamenta emplastica qualia. XI.
634. 742. etiam emphractica dicuntur,
i. e. infarcientia. XI. 743. expertia
mordacitatis cur esse debeant. XI. 742.
terrenae substantiae aut viscosa esse

debent. XI. 743. emplasticorum duplex est natura. XI. 634. emplastica omnia succos crassos lentosque reddunt. XI. 746. contraria iis, quae poros purgant et infarctu liberant. XI. 743.

Medicamenta emplastica: qualia sint. XI. 634. 742. etiam emphractica vocantur. XI. 743. expertia mordacitatis esse debent. XI. 742. terrenae substantiae aut viscosa esse debent. XI. 743. duplicis sunt naturae. XI. 634. succos crassos lentosque reddunt. XI. 746. quando sint adhibenda et quando vitanda. XVII. A. 962. haemorrhagias sistunt. X. 319. emplastica sunt: amylum. XI. 634. chondrus. XII. 157. coni fructus. XII. 55. farina triticea. XI. 121. gypsum. XII. 213. lupinus. XI. 885. myagri semen. XII. 79. sarcocolla. XII. 118. sesamum. XII. 120. thus. XI. 735. thus magis quam manna. X. 322. tragacantha. XII. 143.

Medicamenta emplattomena qualia. X. 547.

Medicamenta enaema qualia. X. 387. XVIII. B. 537. ea, quae ex bitumine fiunt, detergendi facultate carent. XVIII. B. 538. enaemon est emplastrum nigrum ex duabus aristolochiis. XIII. 782.

Medicamenta epipasta quaenam. XIII. 522. epulotica quae nonnunquam dicantur. XI. 757. XII. 218. epulotica ulcus omne planum claudere cicatrice valent. XI. 758. (vide EPULOTICA.)

Medicamenta quae erosione aut putredine necant, qua ratione hoc faciant. XI. 599. quae erosione et putredine interimunt, tempore perniciosiora redduntur. XI. 605. quae erosione et putredine necant, sub quibusnam conditionibus nullam noxam inferant. XI. 608. quae per erosionem interimunt, ferro lapidique ignito similia sunt. XI. 688.

Medicamenta errhina quae dicantur. XI. 769. errhinum *Nicerati*. XIII. 233.

Medicamentum ex euphorbio, ejus compositio. X. 396.

Medicamenta excalefacientia. (vide EXCALEFACIENTIA.)

Medicamenta exsiccantia. (vide *Exsiccantia.*)

Medicamenta quae *excreationi* organorum respiratoriorum inserviunt, omnia extenuandi facultatem habent.

XI. 778. promovent eam amygdalae. XI. 827. ari radix. XI. 839. crocodilii radix. XII. 47. dracontium. XI. 839. faba. XII. 49. isopyri semen. XI. 891. pulegium. XI. 857. theriaca *Euclidis* Palatiani. XIV. 162. thymus. XI. 888.

Medicamenta extergentia quae dicantur. XI. 743. (vide EXTERGENTIA.)

Medicamenta extrema extremis morbis conveniunt. XVII. B. 370.

Medicamenta quae facultate ferro et lapidi ignito similia sunt. XI. 688.

Medicamenta flatuosa et calida semen generant. XI. 776.

Medicamenta fortiora, eorum usus generalis. XII. 590. medicamentorum fortium, ut misy, chalcitis, lithargyrum etc. virtutes augentur exacte diebus pluribus contrita. XIII. 478. frigiditas acida tenuium partium est, adstringens crassarum. XI. 631.

Medicamenta natura *frigida* refrigerant. IX. 226. natura frigida veteres potestate frigida dixerunt. XI. 602. et recte. XI. 603. quae frigida sunt et crassa, omnino nullum introducere humorem queunt. XI. 595. quae frigore interimunt, nullum lethale est genere, sed sola quantitate. XI. 601.

Medicamentum fuscum ad doloris oculorum molestias. XII. 747. aliud ad omnem fluxum et ophthalmiam. XII. 748. fuscum *Eubuli*. XIII. 911. aliud. XIII. 912. lite fuscum. XIII. 906. fuscum Minerva. XIII. 907. fuscum *Andromachi*. XIII. 650. fuscum Phtheirographi. XIII. 913. *Olympionici* ad oculorum dolores et chemoses. XII. 753.

Medicamentum ex herbis ad tendinum vulnera. XIII. 634.

Medicamenta humectantia poscit, quod resiccatum est. XI. 720. quaenam efficacissime humectant. XI. 595. humectantia ecchymoses curant. XVI. 161. in quibus humiditas inest tenuis et tepida, facile corporum meatus subeunt. XI. 595. humectat et nutrit vinum, quod immodice siccatum est. VI. 55. humectant aquae calidae. VI. 183. humores crassos lentosque extenuandi vim habentia. XI. 745 sq.

Medicamenta humida: humidum primi, secundi, tertii et quarti ordinis quale. XI. 787. humidum actu est acetum. XI. 414. humidissima omnium aqua. XI. 392. 394. 530. 709. XIII.

399. humidus et frigidus in secundo ordine cucumis. XII. 122. humidus et frigidus est fungus, unde deleterius. XII. 79. humida et frigida in secundo ordine est lenticula palustris. XI. 740. humida et frigida mala. XII. 75. humidum et frigidum in secundo ordine est malum armenicum. XII. 77. humidum et modice frigidum est oleum recens. XI. 513. humidum et frigidum persicum. XII. 76. humida et frigida est platanus. XII. 104. humidum et frigidum plumbum. XII. 230. humidum et calidum poly alon. XII. 105. humida et frigida stratiotes. XII. 131. humidus et calidus est testiculus canis. XII. 92. humidum et calidum est triphyllum. XII. 144.

Medicamenta hypelota qualia X. 527.

Medicamenta indurantia frigida sunt et humida. XI. 740. quae *lac* et *menses* aut promovent, aut supprimunt, similia sunt. XI. 774.

Medicamenta laxantia, plures eorum species sunt. XI. 741. qualia sint. XIII. 991. chalastica etiam vocantur. X. 303. laxantia ecchymoses curant. XVI. 161. in hepatis et ventriculi oris inflammatione vitae discrimen adducunt. XIV. 367. in fluxu ad aliquam partem non sunt adhibenda. X. 786.

Medicamenta lethalia sunt, quae naturalibus adversissima. XVIII. B. 27. generalis iis medendi methodus. XIV. 387 sq. ad lethalia antidotum. XIV. 206. 207. antidotus *Aelii* Galli. XIV. 114. antidota *Asclepiadis.* XIV. 138. antidotus athanasia Mithridatis. XIV. 148. antidotum diascincum. XIV. 152. antidotum galene. XIV. 42. antidotus mithridatica. XIV. 107. 165. antidotum ex sanguinibus. XIV. 151. praeservantia *Apollonii* Muris. XIV. 146. *Mithridatis* theriaca. XIV. 154. ad medicamenta lethalia adhibetur Lemnia terra. XII. 174.

Medicamenta liquabilia qualia. XIII. 628.

Medicamentum macedonicum ad ulcerum phlegmonen. X. 883. *Machaerionis.* XIII. 796.

Medicamenta malactica qualia. X. 957.

Medicamenti ex succo *malorum cotoneorum* compositio. VI. 450.

Medicamenta malthacodea s. emollentia in ulceribus malignis sunt vitanda. XIII. 664. (vide EMOLLIENTIA.)

Medicamentum Medeae, quod, quibus est illitum, omnia, ubi in id incidit calor, accendit. I. 658. quodnam medium dicatur. X. 553. quodnam frigidius. ibid. medicamentorum mediorum compositio. XII. 910.

Medicamenta menses cientia, vide *Menses* provocantia. — quomodo a diureticis differant. XI. 775.

Medicamenta metallica exsiccantia recensentur. XIII. 659.

Medicamenta metasyncritica qualia. XI. 782.

Medicamenta mitia ad ulcera quae. XIII. 687. *mollientium* indicatio. XI. 719. quae ex molybdaena conficiuntur. XIII. 408. mordicantium alia calida facultate, alia frigida sunt. XI. 624. ex musto, parandi ratio. XII. 925. medicamentorum ad nervos vulneratos sumptuosorum confectiones. XIII. 635. nitrosa et amara meatus purgant. XI. 744. *obstruens* quod ducatur. XI. 750. *obstruentia* s. stegnotica quae dicantur. XI. 753. *occludens* quod. XI. 750. *ocularia* qualem aquam adhibendam cupiant. XVII. B. 185. *oleosorum* actio. XI. 786. *ophthalmica.* XI. 780. *oxyecon* qualia. XI. 779. *oxydercica* qualia. XI. 778. peptica qualia. XI. 779. ad medicamenta perniciosa. XIV. 578. *phlegmagoga* qualia. XVII. B. 660. pituitam ducens: effectus ejus usus immoderatioris. XV. 78. e capite per os pituitam educentia. XIV. 326. ex populi floribus praeparatio et usus. VI. 288. cutis poros occludentium natura. XI. 750. poros infarctu liberantia et expurgantia quae. XI. 743.

Medicamenta purgantia cur ita dicantur. XI. 336. duplici sensu intelliguntur. XI. 768. purgans sursum et deorsum, et neque sursum neque deorsum. XV. 334. purgantis optima compositio. XIV. 759. purgantium natura, facultas, exhibendi tempus etc. breviter ab *Hippocrate* describuntur. XVII. A. 401. alia corpus nutriunt; alia in venenum vertuntur, si forte purgatione frustantur. XI. 611. attractricem facultatem habent. XI. 324 sq. purgantia omnia trahendi vim possident. XI. 769. purgans, dum familiarem sibi humorem attrahit, qualia symptomata producat. XI. 343. sanguinem etiam carnesque colliquant ac absumunt. XI. 343. purgantia ea attrahunt, quae ipsis similia sunt in corpore. XI. 613. quaedam jam possident idoneam ad attractionem similitudinem, alia in corpore demum accipiunt. XI. 614. quando purgationem nimiam efficiant. XI. 615. causae, cur et alieni humores, qui remedio purganti proprie alieni sunt, simul excernantur. XI. 617. cautiones, quae in eorum usu observandae veniunt in morbis acutis. XV. 539. cur statim post ea ptisana sit propinanda. XV. 540. purgantibus raro et per initia in morbis acutis est utendum. XV. 538. quibusnam in morbis post venaesectionem in usum veniant. XV. 769. dissidium oritur si miscentur, quum aliud celeriter, alterum tarde purgat. XV. 537. quibusdam stomachum subvertunt. XVI. 107. quando sint in usum vocanda in sanguinis stagnationibus. XV. 784. quoniam os ventriculi laedunt, odoratorum admixtionem requirunt. XV. 537. de medicamentorum purgantium facultate liber. XI. 323. de medicamentis purgantibus *Mantias* scripsit. XI. 795. (confer. PURGANTIA.)

Medicamenta pus movantia qualia. X. 281. XI. 732. pus movantia quomodo ab emollientibus differant. XI. 727. pus moventium natura. XI. 735. pus movens, quomodo comparatum esto. XI. 725. quae pus movent, humorem discutiunt. XI. 722. pus moventium in variis affectibus usus. XI. 724.

Medicamenta putrefacientia putridorum morborum causae sunt. VII. 34.

Medicamenta rarefacientia quae dicantur. XI. 749. rarefacientia ea solummodo sunt, quae citra molestiam calefaciunt. XI. 754. rarefacientium natura. XI. 750. 753. rarefacientium exempla. XI. 750. *rarum* quodnam dicatur. XI. 405.

Medicamenta refrigerantia: unde refrigerare aliquod remedium sit concludendum, et unde calefacere. XI. 641. refrigerantium plura commemorantur. X. 951. quae summe nos refrigerant, acida non sunt. XI. 666. eorum vires. XVIII. A. 692. refrigerantia stipationem inferunt. X. 602. crassarum partium mordicare nequeunt. XI. 627. tenuium vero partium molles animantis partes mordicant. XI. 628. iis adversantur vina vetera

calefacientia. XI. 605. refrigerantium usus in vomitu cruento. XVIII. A. 139. refrigerantia, calefacientia et siccantia requirit, quod repletum est. XI. 720.

Medicamenta relaxantia, in fluxu ad aliquam partem non sunt adhibenda. X. 786. (vide LAXANTIA.)

Medicamenta repellentia. XI. 63. natura eorum et facultates. XI. 759. repellentia utilia sunt in fluxu ad aliquam partem. X. 786. quid ulceribus praestent. XIII. 412.

Medicamenta rhyptica quae dicantur. XI. 743. rubefaciens elenii radix est. XI. 873. *salsorum* actio. XI. 786. sanguinem purgans. XI. 336 sq. quae sanguinis profluvium supprimendi vim habent. X. 318. semen generantia et extinguentia. XI. 776 sq. semen supprimentia. XI. 777. *septa* et *septica*, quae? XII. 17. septica h. e. putrefacientia quae dicantur, eorumque natura. XI. 755. exempla talium. XI. 756. *siccantia*. X. 199. siccantia incommoda sunt excreationi ex pectore et pulmone. XI. 776. sine morsu siccantia. XVIII. A. 485. σηπεδονώδη qualia. XI. 608. sopientia. (vide ANODYNA.) X. 816. soporem conciliantia qualem temperiem habeant. XI. 766. *steynotica* quae dicantur et unde nomen acceperint. XI. 753. stomatica omnia oculis molesta. X. 905. *stupefacientia* qualia. XVII. A. 904. XVII. B. 331. *sublinguia* qualia. XIII. 7. *suppurantia* quo modo agant. XVII. A. 962. quando non sint in usum trahenda. XVII. A. 962. ut exacte suppuratorium sit, emplasticum etiam esse debet. XI. 729. *symmetrum* quod dicatur. XI. 786. *tenuantia* corpus gracile reddunt. X. 994. penitus tenuia et calida magis digerunt et discutiunt humores. XI. 594. quaenam tenuium et quaenam crassarum partium dicantur. XI. 627. *trachomatica* ad pterygia. X. 1018. *urentia* vide CAUSTICA. — ulcera exsiccantia. X. 282. urinam moventia. XI. 747. (vide URINA.) quae efficaciora conficiuntur ad urinas movendas nonnihil habent cantharidis. XI. 689. vacuantia vires laedunt. X. 638. *venenosa* quaenam dicenda. I. 656. *vomitum cientia*. XVIII. A. 484. (confer. VOMITUS.) ad vulnera cruenta. XI. 131.

Medicina, de constitutione artis medicae ad *Patrophilum* liber. I. 224. num scientia sit an ars. XIV. 684. ars est. XIX. 510. quomodo ab aliis artibus differat. XIX. 511. est artium optima. I. 39. ars est conjecturalis. XIV. 685. ars merito dici debet. XIV. 685. definitio. I. 303. 307. XI. 708. definitiones et descriptiones variae. XIV. 686 sq. XIX. 350 sq. definitio ex Empiricorum mente. I. 67. definitio secundum Methodicos. I. 175. *Platonis* ejusdem definitio. X. 772. est ex artium factricum et conservatricum numero. I. 115. num definiri possit salubrium et insalubrium scientia. V. 817. longa non est neque difficilis, sed facillima et perspicua ex methodicorum sententia, utpote quae tota sex mensibus promtissime edisci queat. I. 83. astrologiae in ea dignitas. XIX. 530. cur nullam plane dari quidam voluerint. XVI. 87.

Medicinae partes singulae. XIV. 689. pars una sanitatis conservatrix, altera curatrix appellatur. VI. 1. partes singulae mutuam opem requirunt. XIII. 604. divisio in quinque partes an necessaria. XIV. 690. duo crura sunt, experientia et ratio. XVI. 81. partes duae summae ; speculatio et actio. XIX. 351. partes quinque. XIX. 351. exornatoriae et comptoriae differentia. XII. 434. operationum diversitas. V. 844 sq. partes diversae quidem, sed finis omnium idem. V. 848. pars num sit hygieine. V. 806 sq. empiricae delineatio. I. 66 sq. methodicae delineatio. I. 79 sq. retionalis delineatio. I. 69. elementa secundum *Athenaeum* quae. XIX. 356. scopus et finis. I. 64. finis. I. 116. XV. 272. XVIII. B. 633. 665. finis num sanitatis creatio. V. 813. inventionis historia. XIV. 674. principia. XIV. 676. rationis initium primum natura est. XIV. 677. medicina et iis necessaria, qui extra urbes rura et solitaria loca incolunt. XIV. 311 sq. medicinam facere qui velit, quid huic sit agendum. XV. 314. medicinarum quarundam probatio. XIV. 54. *Medicinae* sectae enumerantur. XIX. 352.

Medicus qui et qui non. X. 389. qui dicatur. XI. 708. vocatur, qui morbis medetur. VI. 135. ejus definitio ex Empiricorum mente. I. 67. ex Rationalium mente. I. 69. ex

mente Methodicorum. I. 80. qua medicus sanitati prospicit. V. 751. vitiosum corpus restaurat. V. 835. naturae minister. XVI. 35. naturae minister ab *Hippocrate* dicitur. XV. 309. artis minister. XVII. A. 150. ejus ministri. XVIII. B. 229. secundum aliquos non solum naturae, sed et fortunae imitator esto. XVIII. A. 250. tria capita sunt, in quibus exerceri debet, qui medicus futurus est. XV. 278. maxime in victus ratione instituenda artifex esse debet, XV. 314. manus, vestes, faciem, barbam vestemque purissimas habeto. XVII. B. 138. comparare aegroto omnia ea debet, quae ipsi sunt jucundissima. XVII. B. 135 sq. quomodo se gerere debeat, ubi ad aegrotum accedit, ut sit huic non molestus. XVII. B. 144 sq.

Medicus perfectus qui. XIX. 355. optimus qui. XIX. 355. quod optimus quoque sit philosophus. I. 53. optimo cuique quid curae esse debeat. I. 58. et quomodo se, si talis futurus est, gerat. I. 59. uno verbo, medicus philosophus esse debet. I. 60. ex iis, quae praedicit, fidem sibi conciliat, se naturam morbi novisse. XVIII. B. 3. praenotionis studium exercere debet. XVIII. B. 1. 3. causas etiam, morbos efficientes, cognoscere debet. I. 279. quandam omnium affectuum dignoscendorum facultatem sibi inveniat necesse est. I. 271. versatus esse debet in materia medica. I. 270.

Medici dignitas celebratur ab *Homero*. V. 869. in medici officina ad chirurgiam quaenam spectent. XVIII. B. 664 sq. 667. medici functionum primae differentiae. X. 249. officium quale. VII. 294. XVII. A. 148. medici est, animi mores effingere. VI. 40. medici est, respicere ad anni tempora. XV. 101. non omnes sunt, qui ab idiotis ducuntur. XV. 432. acutiores, ratiocinio hebetioribus evadunt probatiores. XV. 582. cur interdum de curatione dissiderant. XV. 497. quot modis in praesagiendi ratione delinquant. XV. 313. ab *Hippocrate* arguuntur, qui primis diebus aegros in integra inedia servant. XV. 547. plerique *Hippocratem* quidem laudant, similes autem ei evadere non student, negligentes omnia, quae ab illo medico necessaria praedicantur. I. 53. in causam inquiritur cur ita agant.

I. 55. *cnidici* quomodo eos curaverint, qui in pulmone pus habebant. I. 128. *empirici* ii sunt, qui experientiam solam profitentur, *rationales* ii, qui ratione nituntur. I. 65.

Medico quaenam scitu maxime necessaria. I. 259.

Medicum praeceptum quomodo constitutum esse debeat. I. 106. medicum decet, non modo qualitatem, sed et quantitatem facultatis medicamenti cujusdam cognoscere. XIII. 572. oportet tum luxationum tum fracturarum intensiones quam rectissimas facere. XVIII. B. 322. 329.

Medicorum primarium munus est, morbos solvere. X. 92. inscitia causa transitus febrium diariarum in continentes. X. 665. circa victum errores. XIX. 194. sectae quot, quaeque earum notae. XIV. 678.

Medicos quid induxerit, ut plura simplicia commiscerent. XIV. 229.

Medicis bonis etiam similitudines errores parere. V. 62. cautio maxime est necessaria. XVI. 77. necessarium est, cognoscere, ex quibus quis aut absentem sanitatem restituat, aut praesentem tueatur. I. 64. necessarium est usurpare ea, quae ab aliis prodita sunt remedia composita. XIII. 459. tactus exercitatio maxime necessaria. VIII. 769.

MEDIMNUS. XIX. 770. medimnum significans character. XIX. 751. 759. quot libras habeat. XIX. 762. quot semisexta. XIX. 765. 778. quot sextarios. XIX. 762. atticus quantum contineat. XIX. 755.

MEDIUM ex contrariis mixtum est totis per tota temperatis. XI. 593.

MEDIUS. XI. 197. anatomes peritus. XV .136. Chrysippi discipulus, venaesectionem e numero remediorum auferendam censuit. XI. 252.

MEDULLA emollit. XI. 105. pinguedinis minimum habet. VI. 678. quidam eam cerebrum vocant. VI. 678. omnis sensus expers. VII. 531. vetustate acrior et siccior evadit. XI. 738. cervina et vitulina ad scirrhos. X. 957. tum cervina tum vitulina indurata mollit. XI. 728. cerviña modice emollit. XI. 738. bovina emollit. XI. 105. cervina blandissimum remedium. XIV. 241. cervina pro medulla vituli. XIX. 736. cervinae medullae succedanea. XIX. 736. cervina medulla pro ovi vitello cocto. XIX.

747. hircina acrior et siccior. XII. 332. vitulina modice emollit. XI. 738.

Medulla ossium cerebro est dulcior, jucundior ac pinguior. VI. 677. humida est et propemodum fluxilis. IV. 369. in cavernulis ossium continetur. XV. 253. pinguedini similis. IV. 370. pinguis et sensus expers est. XIX. 367. ossium est nutrimentum proprium. II. 212. III. 927. XV. 255. 414. ossa parva cur nullam habeant. III. 924. expertia ossa leo habere creditur. III. 925. ossium medulla ut cibus. VI. 677. medullae ossium vires et usus medici. XII. 331. quaenam optima, et quae non. XII. 332.

Medulla plantarum, respondet ei vena cava. XVI. 343.

Medulla spinalis; ejus principium cerebellum est. I. 321. eam velut truncum producit cerebrum in foetu. IV. 541. e cerebro oritur. V. 188. cerebri substantiae soboles et propago. V. 645. e cerebro originem ducit. XIV. 711. quae dicatur, et quomodo a cerebro differat. XIX. 358. quidam ejus propaginem cerebrum duxerunt. III. 671. sed errant. III. 672. cerebro est contigua, et ejusdem naturae. VI. 678. cerebro similis est. IV. 369. et cerebri substantia eadem est. IV. 680. cerebro similis, et affectae symptomata eadem, quae affecti cerebri. IV. 51. quid cum cerebro habeat commune. IV. 112. quaenam habeat cum cerebro communia et quae propria. XV. 263. proprietates. IV. 112. *Plato* eam cerebri substantiam vocat. III. 627. alii cerebralem, aut cerebri. ibid. cur ita vocetur. VI. 678. humida et calida est, sed non ut cerebrum. I. 600. cerebro humidior, mollior ac pinguior. VI. 678. cute humidior atque frigidior. I. 570. cur diversis in locis sit inaequalis. IV. 58. initium ad stipitis modum in multos ramulos s. 60. ferme nervos dividitur. XII. 506. quo magis deorsum progreditur, eo durior efficitur. III. 725. ad imam spinam finitur. XVIII. A. 531. caudex quasi est nervorum inde prodeuntium. V. 530.

Medulla spinalis partibus omnibus sub capite sitis nervos impertit. IV. 267. ex medulla spinali nervi thoracis oriuntur. XIV. 629. ora inferior durissimorum nervorum origo est. XV.

257. nervorum durorum principium. III. 724. 741. XV. 257. sexaginta inde oriuntur nervi. V. 645. in nervos octo et quinquaginta dissipatur. IV. 60. locorum unde nervi progrediuntur ex ea apta constructio. IV. 60. integumenta. XVIII. A. 527. 530. haec ad imam spinam finiuntur. XVIII. A. 531. habet etiam cingentes membranas, illis cerebri quoad usum similes. V. 646. meninges iis cerebri sunt similes. IV. 111. earum usus. IV. 112. cur praeterea tertiam, eamque crassam tunicam habeat. IV. 113. humor viscosus huic tunicae cur circumfusus. IV. 113. integumentorum usus. XVIII. A. 531.

Medulla spinalis sensu praedita. VII. 531. quomodo a natura tuita sit contra dentis epistrophei noxios effectus. IV. 24. munimento ei sunt vertebrae. III. 612. constructionis, loci etc. usus. IV. 47. ejus usus. IV. 58. facultatem suam a cerebro habere unde pateat. V. 646. crassi succi est. VI. 774. ejus effluvium *Plato* semen putat. XIX. 321. unde venas habeat. II. 811. cervicalis unde venas accipiat. XV. 530. si non adfuisset, quid accidisset. IV. 46. quomodo sit transversim tota dissecanda. II. 682 sq. medullae spinali inimicum frigidum. XVII. B. 803. medullae spinalis primae partes convulsioni totius corporis ansam praebent. VIII. 169. medullae spinalis in variis regionibus dissectae effectus. II. 696 sq. incisionis effectus. IV. 371. medulla spinali discissa in aliquo loco, quid accidat. IV. 679. dissectae effectus. VIII. 209. principii laesio quid efficiat. VII. 111. medullae spinalis juxta primam vertebram dissectae symptomata. V. 239. in vertebra prima laesio anginam nonnunquam provocat. VIII. 238 sq.

Medulla spinalis circa quintam vertebram affecta, manus motum et sensum adimit. VII. 112. infra thoracem laesa paralysin extrem. inferiorum adducit. VII. 111. prope dorsi initium dissectae symptomata. II. 676 sq. 678. affecta, omnes partes inferiores resolvuntur, si vero in altera parte laesa sit, altera illaesa manente, resolutio laesioni respondet. VIII. 62. affectio ejus ex vertebrae cujusdam luxatione. V. 748. affectio per vertebram luxatam. XVIII. A. 549. affectuum cognitio difficilis. VIII. 237. affectiones

crura resolvere possunt. VIII. 52 sq. affectus quomodo dignoscatur. XVI. 602. concussionis periculum. XVIII. A. 171. imbecillitatis causae. VIII. 252.

MEGALEUM unguentum, cur aegyptium vocetur. XII. 570.

MEGALOSPLANCHNI quinam dicantur. V. 317. XV. 651. 659. iis aqua mulsa minus conducit. ibid.

Meyes Sidonius commemoratur. X. 454. ejus remedium ad ozaenas. XII. 684. *Megetis* chirurgi emplastrum ad lichenes. XII. 845.

MEJUM menses provocat. XI. 775.

MEL oritur in plantarum foliis. VI. 739. diu durat incorruptum. XI. 582. differentiae. VI. 809. anomoeomeres quale. X. 476. actaeum atticum est. XIV. 82. atticum antidotis bonum. XIV. 22. cerosum quale. X. 476. despumatum quomodo a non spumato differat. VI. 741. a melle mustum, ad dimidias aut tertias partes incoctum, quomodo differat. XIV. 11. mel hymettion a monte *Hymetto* nomen habet. XIV. 268. hymettion acerbatis bonum. XIV. 22. purissimum acerrimumque, quale est Hymettium, detergit. X. 569. optimum quale. X. 475. optimi signa. XIV. 12. in monte Libano roscidum s. aëreum saepe occurrit. VI. 739. laudatissimum generatur, ubi thymus et aliae herbae calidae et siccae crescunt. VI. 740. ejus vires. ibid. — praestantissimum, quod dulcissimum et acerrimum est. XIV. 11. a Cnidio praestantissimum vetustate in vinosam transit qualitatem. XIV. 12. simile quid et Rhodio accidit. XIV. 13. quod in cycladibus insulis nascitur, etiam antidotis conficiendis aptum. XIV. 22. bonum in Isthmo nascitur, quod propterea audit mel isthmiacum. XIV. 22. in Mysia natum, optimum. XIV. 22. quod in colle inter Pergamum et Elaeam urbem nascitur praestantissimum. XIV. 22. quod in Ponto nascitur quibusdam locis, ubi apes ex absinthio congregant, amarum est. XIV. 21. excrementosius, et perfici, concoquique difficilius quale. X. 476. mellis per thymum injectum adulteratio. X. 477. quod thymum redolet non bonum. X. 477. thymum redolens saepe adulteratum est. XIV. 27. antidotis componendis idoneum. XIV. 20. 22. thasium antidotis bonum. XIV. 22.

Mel, vires ejus medicinales. XII.
70. vetustum amarum fit. XI. 653.
multa coctione aut vetustate amaritudinem accipit. XI. 671. XIV. 21. plurima coctione amarum redditur. XV.
633. detergit. XI. 745. vinosum quandoque aliquod temperatum evasit, quod
praestantissimum ante apparebat. XIV.
21. cur succum generet amarissimum,
et cur id maxime aetate florentibus
et calidis et febrientibus accidat. XI.
675. coquendo nunquam aciditatem
admittit. XI. 678. quibus conducat
et quibus non. VI. 742. 809. simplum plus nutrit, quam vini duplum.
XV. 669. maxime bilescit. XV. 638.
biliosis non convenit. II. 123. decoctum per se optimum nutrimentum
frigido ventriculo est. X. 501. mediocriter coctum sinubus aptum remedium est. XI. 134. despumatum flatum discutit. VI. 266. a melle in febre hectica cur abstinendum sit. X.
727.

Mel frigidis affectionibus utilissimum, calidis vero noxium. VII. 702.
facile in temperamento frigido succum
bonum gignit. XI. 676. quale ventriculo imbecillo conducat. X. 475.
in junioribus vertitur in flavam bilem, in senibus in sanguinem. II.
113. optimum ad ulcera putrida et
nomas. XIII. 731. copiose sumtum
vomitum cit. XVIII. A. 484. natarum tauri textura vocatur, quandoquidem ex putrescentibus tauris apes
generari traduntur. XIII. 272. mellis
pondera et mensurae. XIX. 777. mel
vino gravius est. XIX. 753. oleo dimidia parte gravius est. XIX. 753.
mellis noxas emendat oxymel subacidum. XV. 683. ex melle acopon. XIII.
1012. pro ovi luteis. XIX. 747. melli
succedit sapa. XIX. 736.

MELAENA, materies evomita ab
atra bile quam plurimum differt. V.
110.

MELAMPHYLLUM alii acanthum vocant. XI. 818.

MELAMPUS: ei *Chiron Centaurus*
medicinam tradidit. XIV. 675. a *Melampode* Proeti filiae furore percitae
veratro albo purgatae sunt. V. 132.

MELANCHLORON cephalicum. XIII.
745.

MELANCHOLIA, definitio. XIX. 416.
morbus est et frigidus et siccus. I.
522. morbus diuturnus est. XVII. B.
385. quinam facile corripiantur. XIX.

707. quidam, nisi purgatus fuerit,
quotannis corripitur. XI. 344. autumnalis morbus. V. 694. XVI. 27. fit autumno aquilonio et sicco. XVII. B. 594.
cur autumno saepe corripiatur aetas
virilis. XVII. B. 644. vere potissimum fit. V. 693. XVI. 26. 382. XVII.
A. 31. XVII. B. 563. morbus vernalis. XVII. B. 615.

Melancholiae symptomata. VII. 203.
XIX. 701. eorum explicatio. XIX.
705. symptomata post cruditates fiunt.
VIII. 342. signa qualia *Hippocrates*
vocet. XV. 802. melancholiae principium est taciturnitas, si non fuerjt
consueta. XVII. A. 213. in melancholia principes animae functiones laeduntur. VIII. 166. quarto quoque die
accessio fit. XVII. B. 385. signum
Hippocrates profert linguam incontinentem. XVIII. A. 142. signa metus
et tristitia diu perseverantes. XVIII.
A. 35. deliria in ea varii sunt generis. VII. 203. pulsus conditio. XIX.
641. ventriculi in ea conditio. VIII.
189. mentis alienationes unde oriantur. VIII. 189. ob melancholiam mente
aberrantibus tremor superveniens malum. XVI. 544. melancholiae symptomatibus multi afficiuntur ob stomachi affectum vel cerebro consentiente, vel oculis suffusione laborantibus. I. 282. melancholiae species
morbus flatuosus s. hypochondriacus
est. XVI. 244. species est morbus
lupinus. s. caninus. XIX. 719. species est hypochondriacus affectus. XIX.
708. melancholiae tertia differentia,
(hypochondriasis.) VIII. 185.

Melancholiae causae occasionales.
VIII. 193. XIV. 741. causae. XIX.
708. causae secundum *Hippocratem*.
VIII. 188. ab atra bile fit. XV. 369.
XVI. 15. 386. XVII. B. 624. causa
est coitus intermissus. VIII. 418. dysenteriae et haemorrhoidum incauta
cura. XI. 170. fit ex flatulento et
hypochondriaco malo. VIII. 342. causae sunt haemorrhoides retentae. XV.
329. XVI. 457. 795. XVII. B. 286.
XVIII. A. 80. humor melancholicus
in ipso cerebro corpore abundans.
VIII. 177. XVI. 300. XVII. B. 659.
phantasmatum in somnis apparentium
causa. XVI. 525. ejus causa sanguis
melancholicus. IV. 507. sanguis melancholicus et biliosus. XV. 370. stomachi imbecillitas. VII. 137. succi
mali melancholici. VI. 814.

Melancholiae cura praeservativa: quomodo *Galenus* eam averterit. XI. 344. melancholiam praevertunt et auferunt haemorrhoides. XVII. B. 344. praeservatorium remedium venaesectio et purgatio. XVIII. A. 79. in melancholiae solutione urinae crassae fiunt et nigrae. XIX. 582.

Melancholiae cura rationalis. XIV. 741. XIX. 707. ex cerebro primarie affecto obortae cura. XIX. 709 sq. incipientis cura. VIII. 192. in melancholia atra bilis purganda est. XVI. 125. in melancholia purgamus per remedium, quod atram bilem vacuat. XI. 348. melancholiam curant haemorrhoides. XVI. 454. 459. haemorrhoidibus levatur. XVII. B. 286. 690. XVIII. A. 21. interdum varicibus sedata est. XVI. 455. 458. melancholiam curant varices et haemorrhoides. XVIII. A. 33. ad melancholiam theriaca. XIV. 276. veratrum album. V. 132. melancholiae casus in *L. Martio*, qui a *Galeno* sanatus est. XVI. 456.

Melancholica sunt, quae modice ferociter mentem concutiunt. XVI. 779.

Melancholicae affectiones a bubularum carnium esu ingravescunt. VI. 661. XV. 879. melancholicae temperaturae acetum adversissimum. XI. 438.

Melancholici temperamenti signa et causae. I. 641 sq.

Melancholici etiam epileptici plerumque fieri consueverunt. VIII. 180. formidolosi sunt. XVII. B. 30. cur sint libidinosi secundum *Hippocratem.* XVII. B. 29. per inferiora liberalius purgandi sunt. XVII. B. 666. melancholicis propter siccitatem visa in somnis prorsus evidentia apparent. XVI. 221. in melancholicis per venas spirituum interceptiones venaesectio solvit. XV. 860. melancholicis acetum maxime contrarium est. XV. 693. melancholicorum differentiae. VIII. 190. metus et moestitia principalia eorum sunt symptomata. VIII. 190. timor et imaginationes unde. VIII. 190. melancholicos saepe *Galenus* sola purgatione sanavit. XI. 341. melancholicos uberius purgare per inferiora convenit. XV. 335.

Melancholica excrementa expurgat lien. XVI. 300.

Melancholicus humor et bilis atra differunt. V. 147. melancholici hu-

moris per corpus distributi effectus. XVI. 300. vide *Humor melancholicus.*

MELANTERIA, ejus vires. XII. 226. summe adstringens est. XI. 591. aegyptia pro scoria cyprica. XIX. 743.

MELANTHIUM gith vocatur. XI. 870. ejus vires medicinales. XII. 69. frixum catarrhos et coryzas siccat. XI. 860. pro cumino aethiopico. XIX. 733. melanthii semen amarum et calidum est. XI. 646.

MELASMATA, scirrhis vicina — senibus ex venis contusis oriuntur, eorum species. VII. 724.

Μελεδών (membra edens) a poëtis vocatur moeror. XVIII. A. 363.

Μελέτης quid significet. XVIII. B. 460.

MELICERIDES nomen habent, quod in iis melli similis substantia reperitur. VII. 718. membrana obducuntur. ibid. prius non sunt, sed fiunt praeter naturam. XV. 347. in meliceridibus supervacaneum a natura deponitur. VII. 35. meliceridum cura. X. 985. XI. 145. cura chirurgica. XIV. 782. ad meliceridas digerens emplastrum *Alexandri.* XIII. 931. emplastrum discutiens. XIII. 929. ad meliceridas magnas emplastrum discussorium ex sale. XIII. 943.

MELICRATUM quod parum aut nihil coctum fuerit, prius dejicitur, quam concoqui possit. VI. 741. non cuivis alvum ducit. VI. 458. qua ratione ventris mordicationes sanet. XI. 488. in pleuritide quando adhibendum. XV. 498 sq.

MELIDIAE casus. XVII. A. 301.

MELITITES, cur ita vocatus, ejus vires. XII. 195. 197.

MELINA emplastra: qualia sint. XIII. 503. eorum usus. ibid. et sq. — parandi ratio. XIII. 504. emplastrum melinum. XIII. 940. aliud. XIII. 941. melina *Andromachi.* XIII. 505. melina *Critonis.* XIII. 515. melinum emolliens, *Diophantis* aphra nominatum. XIII. 507. melinum *Heraclidae*, internos abscessus sine dolore discutiens. XIII. 507. melina *Herae.* XIII. 511. melinum *Hygiini.* XIII. 512. melinum *Menoeti.* XIII. 509. 511. melinum Salome ad omnem dolorem. XIII. 507. melinum Serapionis ad vulnera. XIII. 509. melinum delicatum. XII. 769. melina medicamenta *Critonis.* XIII. 515.

Melinum collyrium *Lucii* ad scabros et corrosos oculi angulos, intensos pruritus, oculos humectos, visus hebetudinem, cicatrices et callos. XII. 787. melinum atarachum ad visus hebetudinem. XII. 786. melinum delicatum ad pustulas, prolapsus, fluxum acrem ac largum inustionesque. XII. 769. melinum inscriptum malagma. XIII. 182. melinum unguentum recens ad alvi fluxum. X. 573. melinum unguentum ad ventrem roborandum. VI. 426.

MELINE et panicum vocatur. XI. 875.

MELILOTI vires medicae. XII. 70. ex meliloto malagma. XIII. 183. 977. ex meliloto malagma *Andromachi*. XIII. 186. meliloto substituenda. XIX. 736. pro malo cydonio. XIX. 736.

MELISSOPHYLLON in colle ad Tabias crescit. X. 365. marrubio simile est facultate, sed ab eo vincitur; quare est supervacaneum. XII. 71.

MELISSUS philosophus. XIX. 229. unum elementum existimat, non tamen ex quatuor illis, aqua, terra, aëre, igne. XV. 29. nihil nec generari, nec corrumpi putat. XIX. 260. librum de natura scripsit. I. 487. XV. 5. quatuor qualitates corporum statuit. XV. 30. *Melissi* sententia, omnia esse unum, idemque intransmutabile et infinitum, sed reprehenditur. I. 447.

MELITERIUM. XI. 377.

ex MELITI libris stomaticum. XII. 946.

MELITONIS aridum erodens. XIII. 843.

MELOPEPONES, qualitates et facultates. VI. 566. nihil adstringentis continent. VI. 587. semen supprimunt. XI. 777. fructus mali succi sunt. VI. 793. siccari nequeunt. VI. 785.

MEMBRANA, definitiones variae. III. 291. similaris pars est. XV. 8. adnata inflammata ex accidenti visum impedit. VII. 101. agnata cur etiam vocetur ophthalmica. XII. 711. quae calvariam ambit, propriam habet substantiam continuam per omne caput extensam, et propterea saepe dolore universa efficitur. XII. 522. membranae circosses quales. XIX. 367. faucibus et gutturi communis multa humiditate irrigata vocem laedit. VIII. 268. mucosae nasi duplex usus. III. 920. nasum investiens cujusnam sit naturae. II. 863. non est odoratus instrumentum. II. 866. 870. nasum

investiens num odoratus organon. II. 858. 863. mucosae narium et oris nervorum decursus, et origo ipsius a dura matre. III. 747. mucosae narium inflammatio et odoratum et respirationem impedit. VII. 107. mucosa tracheae, ejus utilitas. III. 533. exulceratio ejus curatu difficilis. III. 534. cur tenuis simul et densa et moderate sicca facta sit. III. 534. interossea cubiti. II. 253. succingens, i. q. pleura. II. 591.

Membranae omnes cute sunt sicciores. I. 602. tegumenta sunt, nullam aliam actionem aut usum habentes. V. 592. ligamentis molliores sunt. V. 204. quomodo gignantur. XV. 261. cur non pulsent. VIII. 79. cerebri. XIV. 700. cerebri non ex corde originem habent, quod quidam putant. V. 592. circumossales (periosteum) generatio. IV. 550. foetum cingentes. II. 902. earumque usus. IV. 224. (vide etiam *Foetus* membranae.) membranae *oculi*. XIV. 711. quaedam tenues vincula ex dura matre enascuntur. III. 661.

Membranarum, quae ossibus adjacent, dolores quales. VIII. 104. dolores non semper sunt inaequales. VIII. 101. nutrimentum. II. 212. ad membranarum vulnera ingentia diachylon *Menecratis*. XIII. 1004.

MEMBRANIFICA facultas. II. 13.

Membranosa omnia ex semine ortum habent. IV. 551.

MEMBRUM omne, phlegmone laborans, nisi cutim sibi circumdatam habeat spissam, tenuis saniei foras aliquid dimittit. X. 923. qua ratione validum dicatur. XV. 123. membro aliquo privati interdum sanguinem vomunt. X. 513. membrorum sponte decidentium meminit *Hippocrates*. XVIII. A. 714 sq. cura his ipsis sub conditionibus adhibenda. XVIII. A. 720. membrorum extremorum dolorem tollit aquae calidae fotus. XVII. B. 326. jactationis causae dejectiones biliosae et spumosae. XV. 662. (confer. ARTUS et EXTREMITATES.)

MEMECYLUM quid. XII. 34.

MEMORIA, definitio. XIX. 381. in cerebro sedem habet. VIII. 175. signum est cerebri stabilis. I. 322. congenitum cordis opus est. VIII. 151. memoria tenere quid sit. IV. 445. memoria perditur in lethargo et sopore. VIII. 161. deperdita, cam frigidae intemperiei sit, calefacere oportet. VIII. 165. hujus rei casus narratur. ibid. deperditae aut laesae curatio secundum Archigenem. VIII.149. *Galeni* ejusdem lustratio. VIII. 150sq. memoriae laesio saepe cum laesione quadam rationis fieri conspicitur. VIII. 160. memoriae laesiones fiunt ex frigiditate. VIII. 162. memoriae laesae ob studia et vigilias exemplum. VIII. 165. memoria quibus periit, in iis somnus exacte observandus, ut intemperies causalis detegatur. VIII. 164 sq. memoriam deperditam in aliquo *Galenus* restituit. VIII. 147. memoriae conditio in epilepsia. VIII. 174.

Μεμωρωμένα apud *Hippocratem* quid significet. XVI. 696.

MENANDRI fabula commemoratur *ἑαυτὸν τιμωρούμενος.* XVIII. A. 385. carminis fit mentio. V. 412.

Μενάται. VI. 605.

MENDESIUM unguentum (id. q. aegyptium) cur ita vocetur. XII. 570. mendesii unguenti facultas. XII. 530.

MENECRATES librum scripsit, cui nomen est insignium medicamentorum operator. XIII. 502. invenit medicamentum diachylon, i. e. ex succis, phlegmonis nondum vehementer dolentibus; et descripsit in libro autocrator hologrammatos. XIII. 995. de theriacae compositione nihil distincte disserit. XIV. 306. Menecratis cerine. XIII. 937. excoriatorium. XII. 846. stomaticum. XII. 946.

MENECRATUS librum conscripsit, cui titulus est hologrammatos autocrator. XIV. 32.

MENEDEMUS Eretriensis auctor philosophiae eretricae. XIX. 228. contentiosus dicitur. XIX. 234.

MENELAUS Helenam occisurus erat, sed gladium abjecit ea visa. V. 405. *Menelai* ad rabiosorum morsus remedium efficax. XIV. 173.

MENEMACHI meminit. X. 53. *Menemachus* Olympici erat discipulus. X. 54. Aphrodiseus sectae methodicae auctor. XIV. 684. ad eum refertur compositio quaedam auricularis. XII. 625. *Menemachi* de partibus animae sententia. XIX. 257.

MENESTHEI pastilli. XIII. 830.

MENINGES quales sint partes. XIX. 358. non, sed cerebrum ipsum nervorum origo est. V. 602. *Erasistrati* sectatores nervorum principia statuunt. XVIII. A. 86. meningum usus se-

cundum *Galenum.* V. 604. ad meningum haemorrhagias sistendas optimum remedium. X. 320. ad meningum haemorrhagias quidam usi sunt sanguine gallinaceo. XII. 260.

Meninx crassa vid. *Dura mater.* III. 659. crassa ad nasum pervia foraminibus est, per quae cerebri excrementa expurgantur. II. 859. dura etiam cuticularis vocatur. II. 708. dura a tenui quomodo sit separanda. II. 716. tenuis cerebri. II. 716. (vide *Pia mater.*)

MENIPPI medicamentum ad rabiosorum morsus, quo usus est *Pelops.* XIV. 172.

MENODORIOS potio. XIII. 64.

MENODOTUS empiricus. X. 142. empiricam sectam stabilivit. XIV. 683. *Asclepiadis* dogma refellit. II. 52. in sola plethora venaesectionem indicatam esse putat. XV. 766. putabat venam secandam tunc solum esse, ubi multitudo urget. XVIII. A. 575. perperam in sola syndrome plethorica servari venaesectionem dicit. XI. 277.

MENOETI emplastrum melinum. XIII. 509. 511.

MENONI aliquot *Aristotelis* libri adscribuntur, et propterea Menonii dicuntur. XV. 26.

MENS apud veteres id. q. intelligentia et intellectus significat. XVI. 174. in cerebro non est. V. 241. sed in inferioribus partibus, maxime circa cor. V. 242. incolumis non existit, quum rigorem consequitur desidia et ignavia. XVI. 583. intelligibilium judex. V. 724. quando laedi dicatur in morbis. XV. 701. ventriculi in eam influxus. XVII. B. 209. aegrotat ei, qui dolores non sentit. XVII. B. 460. quaedam adest, quae terras omnes pervadens, in omnes ejus partes extenditur. — unde ad terram profecta. IV. 358.

Mentis sedes secundum *Pythagoram.* XIX. 315. cogitationum nuncia vox est. IV. 277. aberrationem secundum *Hippocratem* indicant albae dejectiones. XVI. 765. 768. affectus omnes in corde sentiri Chrysippus dicit. V. 268. ad mentis affectus theriaca. XIV. 276. mentis alienatio phrenitis est. XIV. 732. alienationis species duae. XIV. 740. alienationem indicantia. XVI. 555. alienationis futurae in febre ardente indicia. XVI. 553. alienationes unde in melancholia oriantur. VIII. 189. alienatio ex calcis osse corrupto. XVIII. B. 457. alienationes ex nervorum inflammatione oriuntur. IV. 370. alienationis causa pedes frigidi. XV. 800. constantia quid significet in morbis. XVII. B. 529. desipientiae causa humor melancholicus. XVII. B. 659. emotionem portendunt surditas et urinae non subsidentes praerubrae cum suspensis. XVI. 573. emotionis causa cerebri siccitas et caliditas. XVII. A. 390. hebetudo praeter naturam morbi futuri nota est. I. 361. laesio causa est spiritus magni et rari. XVII. A. 259. laesio fit ex cerebri pressu. VIII. 128. laesio sequitur totius corporis intemperiem. XVI. 583. in mentis laesione ex febre vina austera vitanda sunt. XV. 646. mentis pigritia et torpor a pituitae abundantia fit. XVI. 15. pigritiae causa pituita. XVII. B. 660. stuporis causa calor. XVII. B. 801. torpor causam habet pituitam. XVI. 165. vacillationis indicium est taciturnitas consueta sublata. XVII. A. 213. volutationes cogitationes vocantur. XVII. B. 263.

Mentem mundi *Thales* deum putat. XIX. 251. constare recteque se ad ea, quae offeruntur, habere, bonum. (*Hipp.*) XVI. 212. quae modice ferociter concutiunt, melancholica sunt. (*Hipp.*) XVI. 779. minus ferire dicit *Hippocrates* vinum dulce. XV. 637. aperte laedunt multi capitis affectus. VIII. 128. laedit vinum validius. XV. 702.

Mente constare in morbis bonum, contrarium malum signum. XVII. B. 527 sq. constare, atque ad ea quae offeruntur, bene se habere, bonum. IX. 615. errantes nesciunt, quum ad ingenium redierint, quae egerint. IV. 446. ob melancholiam oberrantibus tremor superveniens malum. XVI. 544. laeduntur, qui ptisana in pleuritide inepto tempore utuntur. XV. 490. laesa respiratio magna fit. VII. 814. motis solis respiratio cur magna et tarda accidat. VII. 810.

Mentes infinitas *Anaximander* Deos putat. XIX. 251.

MENSIS quilibet quot dies habeat apud Romanos. XVII. A. 22. ex triginta diebus constat. IX. 642. non integris diebus numeratur. XVIII. B. 240. Artemisius Macedonum. XVII. A. 21. Dion Macedonum. XVII. A.

20. Lous Macedonum. XVII. A. 21. intercalares quomodo inserendi sint, *Hippocrates* docuit. XVII. A. 23. mutilus s. imperfectus viginti novem dierum. IX. 907. absolutus triginta diebus constat. IX. 908. mensem luna disponit. IX. 902. 908.

MENSES s. MENSTRUA: menstrua excretio non absolute evacuatio sed purgatio. V. 137. *Hippocrates* muliebria vocat. XVII. B. 817. cur in iis mulieres refrigerentur. IV. 150. vel incipientia vel cessantia conceptionis tempus. II. 903. qualem feminis utilitatem praestent. XIX. 455. cur cedant in gravidis. XIX. 455. cum lassitudine fiunt. XVI. 804. portendit cervicis dolor. XVI. 804.

Menstrua: eorum tempus mulieribus luna conservat. IX. 903. color indicat humores, qui in muliebri corpore abundant. XVI. 15. eruptionis indicia horrores. XVII. A. 399. fluxum indicat pulsus undosus cum vibrato aut absolute duro. IX. 505. uteri conditio, quum imminent. II. 899. utilitas ad plenitudinis vacuationem. XI. 164. quibus per aetatem non amplius fluunt, lac non edunt. XI. 164. quae provocant aut sedant, lac quoque generant aut extinguunt. XI. 773. quibus mediocriter fluunt, iis lac in mammillis non colligitur. XI. 773. defecerunt, si mulier neque praegnans neque puerpera lac habuerit. VIII. 433. menstrua cessantia graviditatis signum. XVII. B. 859. cur in graviditate cessent. IV. 177. in gravidis unde prodeant. XVII. B. 859. in graviditate prodeuntia male in foetum agunt. XVII. A. 439. cur non statim post partum redeant. XVII. A. 456.

Menstrua si copiosiora sint, morbi accidunt; si non fiant, et ex utero morbi existunt. XV. 328. mala sunt, si cum convulsione aut lipothymia conjunguntur. XVII. B. 852. unde male colorata reddantur. XVII. B. 826 sq. decolora attenuante victu sanantur. XVII. B. 826. non producentia sterilitatis causae. XVII. A. 453. purgationis utilitas in decoloribus et irregularibus. XVII. B. 825 sq. aqua laborantibus diutius perseverant. (*Hipp.*) XVII. A. 841. si supervemant in muliere haemoptoica morbus solvitur. XVI. 150. ut causae hysteriae. XVI. 178. ubi evocare volumus, in pube et inguine cucurbitam figimus. X. 926. menstruis erumpentibus sanguinem vomenti mulieri solutio. XI. 158. menstrua solvunt vomitum cruentum. XVII. B. 821. solvunt vomitum cruentum in mulieribus. XVIII. A. 251. si mulieri, uterum gerenti procedant, foetus valere non potest. XV. 402.

Menstrua nisi defecerint, mulier podagra non corripitur. XI. 165. sola multitudine praeter naturam censentur. XV. 320. revellunt venaesectiones in cubito. XI. 283. per menstrua judicatio futura quomodo cognoscatur. XVI. 230. menstruationis vitia hydropem adducunt. II. 109. menstruis modo finitis conceptio maxime fit. XVII. A. 443. deficientibus epistaxis salutaris. XVII. B. 822. mensibus eruptis mulieri sanguinem vomenti solutio est. X. 315. menstruis lentes non conducunt et cur. VI. 526. num in ipsa uteri amplitudine contineantur. IV. 522. num substantiam praebeant in generatione. IV. 612. ex menstruo et motivo ex viro principio foetum constitui *Aristoteles* proponit. IV. 519. 529.

Menstrua, lac iis est germanum. IV. 177. XV. 402. menstrui fratrem *Hippocrates* lac vocat. XVII. A. 455. menstrui et lactis una eademque substantia est. XI. 164. menstruorum et lactis communis materia est. XI. 773. potionem commendat *Xenocrates*. XII. 249. menstrua cessant, si lac in mammis gignitur non gravidae. XVII. B. 829. protinus cessantia mala. XVI. 500. immodica; symptomata quae ea sequantur. VIII. 435. immodica pulsum reddunt vermiculantem. IX. 313. immoderata sequentes morbi. XV. 327 sq. nimiorum causae. XVII. B. 854. nimia curamus sursum revellendo. XVI. 150. nimia sistunt cochleae tritae. XII. 322. immodica sistit revulsivo modo cucurbitula sub mammis defixa. X. 315 sq. sistuntur magna cucurbitula mammae admota. XVII. A. 476. nimia sistit cucurbita magna sub mammis admota. XVII. B. 842. sistit holo- et oxyschoenus. XII. 137. pauciora unde fiant. XVII. B. 854. retentionis effectus. XVII. B. 854.

Menstrua retenta num, quod *Hippocrates* vult, desipientiam ferinam provocent. XVI. 780. retenta causae hysteriae. VIII. 417. saepe iis reten-

tis mictus cruentus accidit. V. 138. retenta causae uteri perversionis. VIII. 432. retenta curat castoreum. XII. 340. diu retenta provocat emplastrum discussorium ex calce viva. XIII. 945. retentionis casus. XVII. A. 777. supprimit post venaesectionem inedia. XI. 204. supprimunt venaesectiones ex cubito. XI. 303. suppressio aut profusio major vel minor, morbum futurum indicat. I. 360. suppressionis causa. VII. 264. suppressio signum morbi futuri. XVI. 224. suppressionis sequelae. VIII. 433. XV. 327. suppressa dysenteriae cruentae causa. VIII. 370. suppressa hydropis causae. VIII. 354. IX. 416. suppressa et immodica hydropis anasarca causae. XVI. 447. suppressa causa intemperiei melancholicae. VIII. 183. suppressa causae melancholiae. XIX. 708. suppressa uteri inflammationis causa. XVI. 180. suppressa ob copiam et crassitiem excrementorum juvat Cassia. XII. 13. suppressa quomodo Romae sint curata. XII. 204. venaesectionis utilitas. XI. 205. in menstruis suppressis venaesectio semper in cruribus instituenda est. XI. 307. suppressa non utique venaesectionem requirunt. XI. 283. in menstruis suppressis *Erasistratus* venam non secuit. XI. 193. suppressionis casus in puella chiensi, ab *Erasistrato* descriptus et curatus. XI. 200. suppressionis casus, qui sola inedia a medicis curabatur. XI. 187 sq. mulierculae octo menses suppressa quomodo *Galenus* restituerit. XVII. B. 81. menses levat cucurbitula. XI. 321.

Menses provocantia remedia. XI. 775. ad menses educendos remedia parabilia. XIV. 477. menses et lac provocantia aut supprimentia remedia similia sunt. XI. 774. mensibus ciendis nata sunt, quae plus calefaciunt, non tamen valenter siccant. XI. 775. menses cientia diuretica unde dicantur. XI. 775.

Menses movent amara. XI. 683. amaranthi coma cum vino epota. XI. 824. medicamentum amarum. XI. 304. ampeloprason. XI. 825. anemonae appositae. XI. 831. antidotus *Aelii Galli*. XIV. 114. antidotum diascincum. XIV. 152. antidotus hiera *Themisonis*. XIII. 158. Apium. XII. 118. artemisiae folia ex roseo trita. XIV. 481. aster stomachicus artemisiae decocto dilutus. XIII. 166. Betonica. XII. 24. bunium. XI. 852. calamintha tum epota tum apposita egregie provocat. XII. 5. calamus aromaticus. XII. 7. capparidis radicis cortex. XII. 10. secundum *Hippocratem* caput concutientia. XVI. 805. centaurium minus. XII. 19.

Menses provocat centaurium minus. XII. 22. Chamaedrys. XII. 153. Chamaepitys tum pota tum apposita cum melle. XII. 155. Chrysocome s. Chrysites. XII. 158. cicer. XI. 876. oleum cisti. XII. 40. compositio. XIII. 77. ad menses fortiter ducendos quidam exhibent flores conyzae cum foliis tritos in vino bibendos. XII. 35. menses movet Crocodilii semen. XII. 47. Cyclamini radix aut epota, aut apposita. XII. 51. radices Cyperi. XII. 54. daphne alexandrina. XI. 863. daucus agrestis. XI. 862. dauci semen. XI. 862. diacalaminthes. VI. 285. dictamum. XI. 304. eclegma nectareum. XIII. 282. elaterium. XII. 122. emplastrum ex cote. XIII. 874. foeniculum domesticum et agreste. XII. 68. gagates lapis suffitus. XIV. 482. hypericum. XII. 148. Leimonii fructus. XII. 57. decoctum florum Leucoji. XII. 58.

Menses provocant Libystici radix et semina. XII. 62. radix Lilii. XII. 46. decoctum lupini. XI. 886. marrubium s. prasium. XII. 108. radix Mei. XII. 78. melanthium, ubi ob crassitiem aut viscositatem humorum retenti erant. XII. 70. radix Myrrhidis. XII. 81. nepeta. XI. 304. paeoniae radix ex melicrato amygdali quantitate pota. XI. 859. fructus Panaces heraclei. XII. 95. panchrestus confectio. XII. 101. Pastinaca. XII. 129. petroselinum. XII. 99. Polium. XII. 106. pulegium. XI. 304. 857. radicula trita. XIV. 481. rubia tinctorum. XI. 878. sabina. XI. 304. 854. malleolorum scarificationes. XI. 283.

Menses ducit Schini flos adhibitus s. in fomentatione s. potione. XII. 136. Scordium. XII. 126. cit serpyllum. XI. 877. Sion. XII. 124. Sison. XII. 123. movet smyrnium. VI. 637. Smyrnium s. hipposelinum. XII. 128. Stachys. XII. 130. Styrax s. potum. s. admotum. XII. 131. suffitus aromatum. XVII. B. 817. Sym-

phitum petraeum, et cur. XII. 134. theriaca. XIV. 273. 302. thlaspi semen epotum. XI. 887. thymus. XI. 887. Tragium, drachmae pondere potum. XII. 143. venaesectiones ex crure. XI. 303. viri consuetudo. VI. 46.

MENSURA vasis cavitate judicatur. XIX. 748. qua Romani ad emetiendum oleum utuntur. XIII. 616. mensurae secundum *Dioscoridem.* XIX. 775. mensurarum tabula. XIX. 754.

ad MENTAGRAS *Apii* Phasci excoriatorium. XII. 841. viride emplastrum *Pamphili.* XII. 842.

MENTHA (alii Minthen odoratam vocant), ejus facultates. XI. 882 sq. agrestis pro ocimoide. XIX. 747. sylvestris pro calaminthe. XIX. 731. succedanea ei remedia. XIX. 730.

MENTUM. XIV. 703. menti morbi. XIV. 777. ad mentum exanthematum s. pustularum cura. XII. 824. 827. ad eos, quibus pili in mento decidunt, remedia parabilia. XIV. 530. ut pili in mento non nascantur, remedia. XII. 421. ad ficosas in mento *papulas* remedium Artemidori. XII. 828. *Magni* clinici. XII. 829. *Arei* Asclepiadei. XII. 829. *Apollonii.* XII. 829. *Andronis.* XII. 830. ad papulas et ficosas eminentias *Archigenis* praecepta. XII. 846. *Heraclidae* Tarentini. XII. 847. ad ficosas ejusdem excrescentias remedia. XIV. 353. ad menti impetigines remedia. XIV. 353. ad diuturnas et scabras. ibid. — ad lichenes in mento *Critonis* praecepta. XII. 830. *Crispi* praecepta. XII. 831. ad mentum enascuntur tumores ficosi, eorum cura. XII. 823. cura tumorum impetiginosorum. XII. 824. menti deligatio. XVIII. A. 831.

ut MENUCIANUS acceptam tradidit theriaca *Zenonis* Laodicaei. XIV. 163.

MENYNGOPHYLAX instrumentum. II. 686.

MERCURIALIS, ejus vires. XII. 63.

MERCURII annus duodecim est mensium. XIX. 283. quinam eum sequantur. I. 6. Mercurium, tanquam rationis dominum, omnisque artis auctorem, quomodo prisci repraesentaverint. I. 4. sq.

MERCURIUS vide HYDRARGYRUS.

MERGI venter, ejus usus (sed fictitius). XII. 336.

MERIDIES ad exercitandum optimus

VI. 127. meridiei aestas respondet.
XVI. 424.

MERULA piscis ut alimentum. VI.
718. merularum caro durior est. VI.
700. caro utilis constitutioni, quae renum calculos gignit. VI. 435.

MERA quaenam *Hippocrates* vocet.
XVII. A. 637.

Merum quodnam. XVII. A. 320. copiosius statim exhibitum advers. meconium. XIV. 138.

Μεσαιπολλοι qui a Graecis vocentur. XVIII. B. 221.

MESARAEUM vide *Mesenterium*. XIV.
715. vocatur mesenterium. II. 561.
unde sit ita vocatum. II. 563.

MESARAICI qui dicantur. VIII. 368.

MESES ventus qui. XVI. 408. nivosus est. XVI. 409.

MESENTERIUM etiam mesaraeon vocatur. II. 561. XIV. 715. quomodo
ex peritonaeo nascatur. II. 562. unde
nomen acceperit. II. 563. ejus exacta descriptio. II. 563 sq. mesenteria continua quidem sunt tenuium atque crassorum intestinorum, sed distinctiones quaedam apparent. XVII.
B. 133 sq. mesenteria per venas in
ipsis positas separantur. XVII. B. 134.
mesenterii appendiculum. II. 566. functio. XIV. 717. arteriae ab aorta proficiscuntur. IV. 718. venae nutriunt
intestina. III. 335. vinculum. XVII.
B. 134. inflammationis aut erysipelatis diagnosis. VIII. 369. in mesenterio glandulae sunt. VI. 674. mesenterium gignit vena umbilicalis. IV.
661. mesenterium intestino tenui et
jejuno adnexum. XIV. 715.

MESIANUM emplastrum. XIII. 877.

Μεσοδμη quid significet. XVIII.
A. 738.

MESONESTION i. e. mediojejunium
non datur. XVII. B. 133.

MESOPLEURIA. III. 597.

Μεσοπλευριοι musculi. XVIII.
A. 539.

MESPILA : eorum facultates. VI.
606. in febribus sunt praetermittenda. XV. 457. ventrem restringunt.
XII. 41. mespilorum decoctum ad haemorrhagias. X. 330.

Mespilus, cur et Tricoccus audiat.
XII. 71. ejus vires medicae. XI. 876.
XII. 72. alvum supprimit. IV. 760.
ab Italiae incolis vocatur unedon. XI.
876.

in MESSINA in Sicilia maris angustus locus est. XVII. A. 651.

METACARPI motus. II. 270. ossa.
XIV. 723. metacarpus ex quatuor ossibus constat, *Eudemus* vero quinque
accipiebat. III. 203. cur ex ossibus
quatuor constet. III. 121. 125. 129.
ossa cur a se distent. III. 129. ossa
cur non sint conjuncta. III. 122. formae eorundem utilitas. III. 123. metacarpi luxati repositio. XIV. 796.
metacarpo num planta pedis respondeat. III. 202.

METACARPIUM, definitio. XIV. 704.
ejus ossa et conjunctiones. II. 771.

METACERASMA temperatio est.] XV.
710.

Μεταχειριζεσθαι quid significet. XVIII. B. 407.

METAGOGE, definitio. XIX. 462.

METALEPTICE, instrumentum ad
fracturas cruris aptum. X. 443.

METALLA, communes eorum rationes, substantiae ac facultates. XII.
208. facultatem suam non in altum
corporis extendunt; ideo, ut tenuiora
fiant, iis per trituram ex aceto adhibendus est cultus. XIII. 478. ex metallis confectiones ad nervorum vulnera. XIII. 610.

ad METAPHRENUM deligatio. XVIII.
A. 817. ad metaphrena remedia. XIV.
760.

METAPOROPOEESIS, definitio. X. 268.

METASTASIS, definitio. XVII. B. 790.
ejus in nobiliores partes effectus. XVIII.
B. 219.

METASYNCRISIS definitio. X. 268.

Metasyncriticum acopon. XIII. 1029.

METATARSI ossa. II. 777. XIV.
725. ossa quinque. III. 203.

Μετεξετερος quid significet.
XVIII. A. 599.

METHODICAE sectae auctor *Themison* Laodiceus. XIV. 684. methodicae sectae dogma. XIX. 353.

METHODICI a methodo sunt revera
alieni. X. 169. eorum theoremata. I.
79. eorum dogmata recensentur. I.
85. XIV. 679 sq. cur dogmaticos se
non vocarint. I. 81. cur non empiricos. I. 82. ex communitatum indicatione auspicantur. XIV. 677. medicinam scientiam vocant. XIV. 684.

Methodicorum reprehensio, qui morborum causas noscere supervacaneum
arbitrantur. XIV. 277. cura rheumatismi. XI. 79.

Methodicus qui dicendus. X. 159.
XVI. 83.

in METHYMNA vinum quod crescit,

ad antidota bonum. XIV 28. in Methymna gignitur vinum et odorum et
dulce. X. 832.

METICULOSI excordes vocantur. V.
311.

METONIS febre laborantis casus.
XVII. A. 283.

METRENCHYTAE Graecis catheteres
vocantur. XIII. 316.

METRETES. XIX. 770. quot contineat sextarios. XIX. 762.

METRODORUS omnes sectas praeter
asclepiadeam pravas repugnat. XI.
432. philosophus. XIX. 228. opinio
ejus de Castore et Polluce. XIX. 273.
de circuli lactei natura. XIX. 285.
Hippocratem explicavit, sed saepe
male. XVII. A. 508. de causa, cur
sit mare salsum. XIX. 299. de mundo
sententia. XIX. 249. quomodo fiant
nubes opinio. XIX. 289. de solis natura. XIX. 275. stellas fixas a sole
lumen accipere putat. XIX. 273. de
stellis discurrentibus opinio. XIX. 286.
de ordine stellarum. XIX. 272. de
terrae essentia. XIX. 293. theoria
terrae motus. XIX. 297. de causa
ventorum. XIX. 292.

METRORRHAGIA pulsum vermiculantem reddit. IX. 313. casus, quaternis diebus accedentis, quae quarto
die arnoglossi succo curata est. X.
328. Boëthi uxorem, ea laborantem
Galenus sanavit. XIV. 641 sq. in praegnante abortus causa. XVII. A. 636.
hydropis causa. II. 109. injectionibus curantur. X. 328 sq. injectionibus per metrenchytas curantur. X.
328 sq. ad metrorrhagias remedia.
XIV. 559. cucurbitae ad mammas af-
figuntur. X. 315. 925. Samia terra.
XII. 179. quomodo revulsione curetur. XVI. 150. sanat Lentiscus. XII.
136.

METUS est mali exspectatio. V. 366.
et actio est et affectus. V. 510. ejus
in cor effectus. V. 520. interdum pulsum inaequalem reddit. IX. 59. refrigerat. IV. 793. diuturnus refrigerat. IX. 226. humorum reciprocationem efficit. XV. 275. et tristitia si
longo tempore perseveraverint, melancholicus est affectus. VIII. 188.
XVIII. A. 35. metum gignit bilis
atra. VIII. 191. adversus metum utile
cerebrum leporis. XII. 334. in metu
cordis palpitatio evidens. V. 331.

MEUM, radicis ejus usus et noxae.

XII. 78. urinam movet. XI. 747. XIII.
277. ei succedens remed. XIX. 736.

MICTIO difficilis (δυσκολαίνουσα)
quid apud *Hippocratem* significet. XVI.
749. copiosa per noctem quid significet. XIX. 612. sanguinis et puris,
arenae etc. quid significet. XIX. 612.
noctu copiosa paucam dejectionem
significat. XVII. B. 779. post mictum
concretio puerulis magis. (*Hipp.*)
XVII. B. 41.

Mictus cruentus (*Haematuria*) ex
mensium retentione. V. 138. efficiunt
eum Periclymeni fructus et folia. XII.98.
provocat ervum copiose sumtum. XII.
92. quando in renum calculis eveniat. XVII. A. 837. indicium venarum in renibus ruptarum. XVII. B.
773. causa ruptura venarum. XVI.
50. squamulosus et foetens vesicae exulcerationem significat. XVII. B. 777.
ad mictum cruentum remedia. XIII.
323. XIV. 571. 572. ad mictum cruentum compositio. XIII. 77.

Mictus pilosus. XVII. B. 768. pilosi causae. XVII. B. 768. et cura.
XVII. B. 769.

Μῆλα quae partes corporis dicantur. XVIII. A. 423.

MILAX aspera, ejus vires. XII. 78.
itidem laevis. ibid.

MILIARE, herpetis species. VII. 722.

MILIUM Iones κέγχρον vocant.
XVIII. A. 574. ejus vires et adhibendi ratio. XII. 16. panico simile,
sed minus pravum. VI. 791. laeve ac
blandum est. XV. 525. frigidus cibus. XVII. B. 302. siccat et refrigerat. XV. 898. farina ejus siccat.
XI. 730. ex eo etiam panis conficitur, et qualis. VI. 523.

MILLEFOLIUM, ejus vires. XII. 81.

MILO plurimum valebat manibus.
IV. 140. habitudo ejus bona. IV. 751.
Polydamante erat minor. VIII. 843.
ille *Crotoniates,* qui taurum in humeris olim per stadium bajulavit, animam nequaquam habebat ullius pre-
tii. I. 34.

MILPHOSIS casus est pilorum palpebrarum. XIV. 413.

MILTON Lemniam quidam vocant
Lemniam terram. XII. 169.

MILVI caput podagricis auxiliari dicitur. XIV. 240.

MIMAECYLA parum nutriunt et pravi
succi sunt. VI. 621. rustici iis ve
scuntur. VI. 620. glande querna ad
omnia sunt deteriora. VI. 621.

MINA, character *μν.* XIX. 756. 758. 780. quantum pendeat. XIX. 763. minae pondus quidam unciarum sedecim, quidam viginti esse volunt. XIII. 749. 789. drachmas habet secundum alios centum aut plures. XIII. 789. mina secundum *Dioscoridem.* XIX. 775. alexandrina uncias habet viginti. XIII. 789. attica, italica, ptolemaica quantum contineant. XIX. 767. attica et italica quot habeat uncias. XIX. 764. 771. attica et ptolemaica quot. XIX. 767. attica et romana quot uncias contineat. XIX. 751. ptolemaica quot uncias. XIX. 771. veterinariorum. XIX. 773.

MINERVA emplastrum fuscum. XIII. 906.

de *Minervae* ortu ex Jovis capite opinio. V. 348.

MINIMA, de iis philosophorum opiniones. XIX. 257.

Minimum quodnam. V. 662.

MINISTER dei Pergami per arteriotomiam a lateris dolore liberatus est. XI. 315.

MINTHE odorata est mentha. XI. 882. non odorata calaminthe est. XI. 882.

MINUTIANI emplastrum ad strumas. XIII. 930.

MINYANTHES a quibusdam triphyllum vocatur. XII. 144.

ad MISERERE colica admirabilis. XIII. 278.

MISY ferro lapidique ignito quoad facultates simile. XI. 688. adstringit. X. 927. simul adstringit et mordicat. XI. 641. calidum est. I. 649. tum subtile tum calidum. XIII. 568. valenter siccat. X. 199. ad ulcera maligna. XI. 88. ulcera non glutinat. XI. 441. ad carnes supercrescentes. X. 202. quomodo lavetur. XIII. 407. pro usto diphryges. XIX. 736. crematum pro diphryge. XIX. 728. cyprium pro ochra. XIX. 747. cyprium, pro eo accipi potest ochra cypria. XIX. 736.

MISYDIUM, pro eo ochra. XIX. 736.

MITELLAE quomodo comparatae esse debeant, ut utilitatem afferant. XVIII. B. 416. usus in cubiti fractura. XVIII. B. 410 sq.

MITHRIDATICA antidotus *Andromachi.* XIV. 107. mithridatica ut *Antipater* et *Cleophantus.* XIV. 108. mi-

thridatica ex *Damocratis* traditione. XIV. 115.

MITHRIDATES experientiam habere studuit omnium fere simplicium medicamentorum, quae perniciosis venenis adversantur, facultates ipsorum in facinorosis hominibus morte damnatis explorans. XIV. 2. quum lethali medicamento interire potius, quam Romanorum subjici imperio mallet, nihil post Mithridatium sumtum invenit, quod interimere eum potuerit. XIV. 3. ex mithridatio antidoto non potuisse veneno poto interire dicitur. XIV. 283 sq. Mithridatis antidotus athanasia dicta. XIV. 148. antidotum diascincum. XIV. 152. ut Mithridates antidotus ex lapidibus ad nephriticos, vesicae affectus etc. XIII. 329 sq. Mithridatis arteriaca ad thoracis collectiones. XIII. 23. confectio aromatica. XIII. 52. panacea ad Phonoscos. XIII. 54. theriaca, qua semper utebatur. XIV. 154.

Mithridation antidotum. XIV. 164.

Mithridatium a *Mithridate* inventum. XIV. 2. a lethalibus et deleteriis medicamentis tuetur. XIV. 3. qua cautione sit sumendum, ut a venenis tueatur. XIV. 3.

MITIGANTIUM medicamentorum diversitates. XIII. 707. althaea. XI. 867.

MITIS , hujus verbi significatio. XVIII. B. 236.

in MITYLENE gignitur vinum tum odoratum tum dulce. X. 832.

MIXTIONIS definitio secundum varios philosophos. XIX. 258.

Mν. minam significat. XIX. 750. 751. 756. 758. 780.

ad MNAESAEUM quod refertur emplastrum. XIII. 445.

MNASEAS methodicus erat. XIV. 684.

MNASAEI emolliens emplastrum. XIII. 962. medicamentum phlegmonis incipientibus et increscentibus est contrarium. XIII. 392.

MNASONI *Asclepiades* librum aliquem inscripsit. XIII. 206.

MNEMON quaestus gratia explicabat characteres. XVII. A. 608. tertium epidemicorum *Hippocratis* librum ex magna Alexandriae bibliotheca, characteribus insignivit. XVII. A. 606.

MNESITHEUS de alimentorum facultatibus scripsit. VI. 510. anatomes peritus. XV. 136. quae de partibus plantarum in universum praecepit. VI.

645. lustratur ejus sententia. VI. 646.
elephanto vesicam felleam negat. II.
569. ostendit, facultates alias radicibus plantarum, alias caulibus inesse.
VI. 457. gustandi facultatem χυμὸν
vocat. XI. 449. ejus in medicinam
merita. XI. 3. rationali sectae erat
addictus. XIV. 683. venaesectione utitur. XI. 163.

MNESTRUM quot habeat stagia.
XIX. 763.

Mo modium significat. XIX. 751.

MOBILITAS in opinionibus signum
est substantiae cerebri calidae. I.
322.

MOCHLIA, definitio. XIX. 461.

MODERATUM optimum. V. 7.

MODIOLORUM usus in fracturis calvariae. X. 448.

MODIUS aegyptius quot habeat choenicas. XIX. 755. modium significans
character. XIX. 751.

MODUS (τρόπος) speciem significat. XVI. 348.

MOEROR a Graecis poëtis μελεδῶν
vocatur (membra edens.) XVIII. A.
363. morborum causa recens. XV.
162. animi deliquii causa. XI. 48. febris causa. VII. 279. febris ephemerae causa. XI. 6. febris hecticae causa. VII. 314. moeroris causae. XVIII.
B. 19. moeror ventris perturbationis
causa. XVII. A. 324. moerore affectis palpebrae arescunt. XI. 12. ex
moerore qui febre ephemera laborant,
his acrimonia potius quam caloris
abundantia inest. XI. 11. moerore fatigatis quaenam vina non conducant.
VI. 803. in moeroribus et spiritus
et calor intus movetur. VII. 844.

MOESTITIA, definitio. V. 367. 416.
cum vigiliis causa melancholiae. VIII.
193. melancholica fit ex liene affecto. VIII. 378. diu durans melancholiae signum. XVIII. A. 35. moestitiae melancholicae causa humor melancholicus abundans. XVI. 300. ob
moestitiam aliqui interierunt. VIII.
302.

MOLA, definitio. X. 987. i. q. patella. III. 253. quibusdam patella est.
XVIII. B. 760. molae radix, ejus vires. XII. 80. molas atteri si audiant
quidam, dentes stupent. XVI. 330.

Molis corporeae in raritate extensionem Erasistratus pro causa cujuslibet morbi accipit. XIV. 728. ex
molibus et meatibus constant omnia
secundum Asclepiadem. XIV. 250.

ad Molestias ex perfrictione medicamentum. XIII. 1023.

MOLLE varia ratione dicitur. XI.
715. quod est, ad patiendum aptum
est. III. 633. vacuum est. VII. 864.
Molles melancholicum humorem non
continent. XVI. 17. circa singulas
actiones inaequaliter respirant. VII.
801.

Mollia quae dicantur. VIII. 686. a
Platone. VIII. 687. 926. sunt, quae
in se cedunt. (Aristot.) XI. 716. sunt,
quae cedunt carni secundum Platonem. XI. 716.

MOLLICINA medicamenta secundum
Hippocratem qualia. XIII. 709.

MOLLIENTIA vide EMOLLIENTIA.

Mollire quando conveniat. XVII. A.
903.

Mollities num vacuitas dicenda.
VIII. 677.

MOLLUSCA quaenam animalia vocentur, et quale alimentum exhibeant.
VI. 736.

MOLOCHINUM emplastrum. XIII.
490.

MOLPIS commemoratur. XVIII. A.
736.

MOLY est ruta sylvestris. XII. 101.
a Cappadocibus ruta sylvestris vocatur, et cur. XII. 82. pro corallio.
XIX. 733.

MOLYBDAENA vide PLUMBAGO.

MONOHEMERUM remedium Sergii.
XII. 751.

MONSTRA quomodo generentur.
XIX. 325. 453. differentiae. XIX.
454. eorum causa semen vitiosum.
XIX. 177.

Μώνυχα animalia quae. XVIII.
A. 359.

MORA, eorum facultates. VI. 586.
utendi tempus. VI. 587. corruptelam
malam facile experiuntur. VI. 792.
refrigerant. XI. 631. semen supprimunt. XI. 777. siccari nequeunt. VI.
785. mororum ut alimentorum facultates. VI. 587. mororum esus stuporem efficit. VI. 689. Andromachi
stomaticum ex moris. XII. 929. Herae stomaticum medicamentum ex moris. XII. 929.

MORBUS quid sit. (definitio.) VI.
837. VII. 43. 47. 49. X. 50 sq. XV.
111. 305. XIX. 386. de morbi definitione medicorum dissensio. X. 79.
definitio Olympici. X. 54 sq. 67. intemperies est. VII. 73. affectio est
praeter naturam, actionem laedens.

VI. 21. affectus praeter naturam, qui functioni officiat. X. 116. est, qui affectus functioni officit. X. 154. sanitati contrarius. VII. 43. corporum est accidens. VII. 407. quilibet secundum methodicos est vel astrictus vel fluens vel ex ambobus compositus. I. 80. et pathos inter se different. X. 86. sese applicat naturae hominis. XVI. 425. singuli ex sua natura magnitudinem possident, quae vel supra vires est, vel viribus aegri imbecillior. VII. 456. morbos omnes, omni tempore nasci, quosdam vero etiam certis temporibus docet *Hippocrates.* XVI. 26. in omnibus anni tempestatibus oriuntur, nonnulli in certis. XVII. B. 614. omnes *Hippocrates* ulcera vocat. VII. 745. omnes quomodo vocari possint ulcera. XVIII. B. 587. cujusque proprium est generationis tempus manifestum aut non manifestum; deinde incrementi et vigoris. VII. 453 sq. et declinationis. VII. 454. humorum redundantiae in animi mores influxus. XIX. 493. nominum diversitas, quae morbis imposuerunt ipsorum primi auctores. X. 81 sq. lunae in eos influxus. XIX. 188. temperamenti in eos influxus. XVII. B. 386. morbo non facile corripitur bonus habitus. IV. 740. a morbis, qui immodice se satiant, flatuosi et hydropici fiunt. VII. 213.

Morbus: accessio quomodo fiat. XV. 512. morbi ipsi declarant, quam inter se accessiones servaturae sint proportiones et quae sit ipsorum conditio. XVI. 251. morbi accessiones et constitutiones ostendunt et anni tempora et circuituum invicem incrementa. IX. 560. morborum accessionum indicia sunt anni tempora. IX. 561. 562. morbi acumen causa virium exolutionis. XV. 610. morbus quando sit appellandus affectus. XVI. 40. ascensus quale tempus dicatur. IX. 581. ascensionis ultimus terminus qui. IX. 586. morbi augmentum quale tempus dicatur. IX. 581. augmenti signa. IX. 553. 556. non omnes eadem tempora habent augmenti, declinationis, principii et status. IX. 559. brevitatis aut diuturnitatis signa. XIX. 203.

Morbi causa, definitio. VI. 860. XV. 305. causae. I. 365. causae generales. IV. 742. X. 65. 90. XV. 05. causae multiplices. XV. 363 sq.

occasiones multiplices. XVI. 109. XIX. 343. 392. genere plures sunt. VII. 47. XV. 301. 363 sq. XVI. 109. causae effectrices duplices sunt. XV. 125. causarum duplex genus est. XVI. 357. causae tres. IX. 1. X. 66. XVII. A. 2. genera quatuor. XIX. 244. enumerantur et illustrantur. XIV. 691. quomodo cognoscantur. XIX. 494. eas investigandi necessitas. XIV. 691. noscere eas methodici superfluum ducunt, reprehenduntur autem. XV. 278. cognitio maxime necessaria ad curam. I. 279. XV. 303. ablatis iis morbi cedunt. XVII. B. 502. ablatio earum quomodo fiat. XVII. B. 502. omnium, facultates laedentium summa quae. VII. 205. causae ab *Asclepiade* et *Erasistrato* acceptae. XIV. 728. omnium morborum causae secundum *Hippocratem.* XIV. 728. XVII. A. 8. secundum *Platonem.* V. 666. *Platonis* ex Timaeo locus huc pertinens. XVIII. A. 260. quid iis sit proprium. V. 90. de morborum causis liber. VII. 1. sq.

Morbi causae abditae quales. XV. 303. adjutricis definitio. XIX. 393. *antecedentes* et primitivae. X. 66. XIV. 692. antecedentes quae. XV. 112. 302. XIX. 392. coadjutrices. XIV. 692. concausae. XIV. 692. XV. 303. continentes. XIV. 691. XV. 302. XIX. 393. evidentes. XIX. 392. evidentes seu primitivae quales. XIV. 691. XV. 112. effectrices duplicis generis sunt. XV. 125. per se finientes. XV. 302. manifestae. XV. 303. X. 19. 394. non manifestae. XV. 303. XIX. 394. morbosae. I. 375. ad tempus obscurae. XIX. 394. perfectae s. per se finientes. XIX. 393. procatarcticae. VI. 361. VII. 302. procatarcticae s. primitivae non curationis indicatrices sunt. X. 242. 246. recentes. XV. 162. salubres. I. 365. 376. salubres morbosae esse possunt. I. 369. morborum calidorum causae. VII. 2. morborum frigidorum. VII. 10. morborum humidorum. VII. 19. morborum organicorum. VII. 26. morborum siccorum. VII. 19.

Morbi causae: actionis noxa, et affectus, qui hanc creat, morbi causa. X. 116. causae sunt alimenti nimia copia. XV. 365. alimentum, ubi praeter naturam plus ejus ingestum est. XV. 284. alimenta pravi succi. VI. 749. morborum cum caloris incommoderatione causaê. VII. 2 sq. cibus praeter naturam copiosior ingestus. XVII. B. 475. cibi glutinosi et crassi. VII. 287. cruditas assidua. VI. 814. morbi quando fiant propter dolorem aut gravitatem. XVI. 471. causae sunt edulia corrupta. XV. 365. habitus et temperamenti mutationes. XV. 570. num, ut vult *Julianus*, in humoribus sitae sint causae. XVIII. A. 272 sq. causae sunt humores. V. 678. morbi exoriuntur, si in corpore adest redundantia humorum. V. 120 sq. morbi ex humoribus, e robore vel imbecillitate facultatis e-pultricis ortum habent. XV. 126. causae humores sunt, si quantitate excedunt et in qualitate alterati sunt. XV. 242. humorum intemperies et asymmetria. XIX. 491. alimenti indigentia. XV. 366. quidam causam putant iram Deorum. XVIII. B. 17. quomodo sit intemperies. II. 121. repentinae mutationes. XVI. 315. mutationes potissimum sunt. XVI. 421. odores coenosi et palustres. XVI. 361. plenitudo aut defectus. XV. 284. morborum ex situs mutatione causae. VII. 35 sq. anni temporum in eorum generationem influxus. V. 693. morbos gignunt temporum mutationes. XVI. 313. mutationes celeres temporum. XVI. 445. anni temporum mutationes. XVII. B. 563. ventorum in eos generandos influxus. XVI. 394. causa est repentina victus consueti mutatio. XV. 552. (quomodo curentur tales. XV. 556.) morbi oriuntur partim ex vivendi ratione, partim ex spiritu introducto. XV. 117. saepe a morbo oritur. VI. 860. causae quomodo cognoscantur. XIX. 494. causas noscere methodici ad curam superfluum ducunt; sed reprehenduntur. XIV. 278.

Morbi calidum affectum pulsus magnus denotat. IX. 211. ad morborum circuitus antidotum Galene. XIV. 42. (confer. CIRCUITUS.) concoctio quid sit. XVII. A. 139. qua in re consistat. XVI. 73. coctionis initium quaenam urinae doceant. XVII. A. 537. (confer. CONCOCTIO et COCTIO.) collectiones qualem conditionem *Hippocrates* vocaverit. XV. 773. in collectionibus venaesectio princeps remedium est. XV. 769. complexus oritur, quando evacuationes et retinentur et efferuntur. I. 80. cruditatem quaenam indicent sputamina. IX. 564. (confer. CRUDITAS.) declinatio quale

tempus dicatur. IX. 581. declinatio quomodo fiat. XV. 512. declinationis indicia. IX. 555. pulsus conditio in declinatione. IX. 743 sq.

Morbi differentiae. XV. 363. XIX. 387. differentiae secundum *Hippocratem.* XIX. 388. differentiae in numero partium simplicium consistentes. VI. 862. differentias medicos Cnidios ignorare *Hippocrates* docet. V. 761. secundum aetates differentiae. XVII. A. 31.

Morbi diagnosis (confer. DIAGNOSIS.) unde petenda. I. 355. modi quomodo cognoscantur. XVI. 349. quomodo dignoscantur. XVII. A. 203. dignotio quomodo sit instituenda secundum *Hippocratem.* XVII. A. 9. ad eos cognoscendos coloris dignitas. XVI. 449 sq. lunae considerationis dignitas ad eos cognoscendos et curandos. XIX. 531 sq. morborum indicia loci ipsi affecti sunt. VIII. 47. cognitio ex loco affecto est. IX. 547. num cito an tarde vigorem subeant, unde cognoscatur. XIX. 200. constitutio et accessiones unde cognoscantur. XVII. B. 380 sq. 387 sq. constitutiones morbi ipsi indicant. XVII. B. 384. ad morbos cognoscendos doctrina de usu partium magnum habet momentum. IV. 363. morbos nunciant lassitudines sponte natae. VI. 235. morbos annuntiant lassitudines spontaneae. XVII. B. 124. morbos denunciant lassitudines spontaneae. XVII. B. 459. num diu perseveret morbus an cito solvatur, unde cognoscendum. IX. 689. mortis aut dies aut hora quomodo praesagiri possit. XIX. 512. quid *Hippocrates*, ut de morbi natura, eventu etc. certiores reddamur, praecipiat. XVI. 103. ex morbis aquas, et ventos, et siccitates, et aëris constitutiones licet praesagire. XVI. 435. exacerbationem quaenam alvi dejectio indicet. XVI. 618. morbi futuri signa. I. 358. morbum futurum praesagientia signa. XVI. 223 sq. numerus a variis varius accipitur. XV. 363. morbi principes quatuor, qui calore, frigore, siccitate et. humore inter se dissident. II. 118. genera quatuor sunt simplicia et quatuor composita. VII. 2 sq. genera sex sunt. X. 126. duplex genus est, alterum in similaribus partibus, alterum in totis organis. XV. 364. omnium sena sunt genera. XV. 364. morbis duobus vel tribus uno tempore corripi possumus. VII. 459. morborum qualium sit secundum *Platonem* causa bilis utraque. V. 684. pituita. ibid. morbis incipientibus, si quid movendum est, move; quum vigent, quiescendum est. I. 137. (*Hipp.*) — morbis incipientibus, si quid movendum est, move; dum vigent autem, quiescere satius est. I. 197. 201. morbis incipientibus sentiunt inaequalitatem quandam, quam, qualis sit explicare nequeunt. VII. 177. morbis incipientibus, si quid movendum, move. VII. 442. morbis incipientibus bilis atra, aut sursum aut deorsum subierit, letale. VII. 935. morbis incipientibus, si quid movendum, move, consistentibus vero melius est quiescere. IX. 571. morbis incipientibus, si quid demovendum, move, vigentibus autem quietem agere praestat. XVII. B. 522. morbis incipientibus, si bilis atra sursum aut deorsum prodeat, lethale. XVII. B. 684. morbum incoctum significant urinae tenues. XVII. A. 550.

Morbi incrementum quando fiat. XV. 512. initia, quae pessima sint et quae levia et salutaria. IX. 912. intemperies quae. I. 609. qui ex calida et sicca intemperie fiunt, crassum et nigrum sanguinem gignunt. V. 115. judicationes quaenam proprie dicantur. XVI. 231.

Morbi judicatio non solum est perfecta mutatio, sed etiam effatu digna transmutatio. XV. 545. (confer. CRISIS et JUDICATIO.) anni temporum in judicationes eorum influxus. XVII. B. 385 sq. judicationem praecedit magna in aegri corpore perturbatio. IX. 771. quales ut plurimum per abscessum judicentur. XVIII. B. 160. quinam per evacuationem judicentur. XVIII. B. 160. cujusque magnitudo tanta est, quantum a naturali statu recedit. XI. 3. morbi maturatio, definitio. XVI. 69. morbi, si maturuerint, ad cremoris ptisanae usum transire praecipit *Hippocrates*. XV. 621. morborum modi secundum *Hippocratem*. XVI. 346 sq. morbi quinam inaequales motus habere dicantur. XVII. B. 509. motus celeritatem adjuvantia. IX. 719. morbi mutationes praenoscendi ratio. IX. 690. mutationes, quae diebus decretoriis fiunt ad pejora, letales. IX. 912. na-

tura medica. XV. 310. naturam quo pacto quis in primo die exacte dignoscat. IX. 642. nomina morborum unde sint petita. XVII. A. 347. morbi, qui ab ipsa parte affecta nomen acceperunt. X. 82. — qui ab symptomate. ibid. — qui ab ambobus simul. ibid. — qui a causa. ibid. — qui a similitudine ad aliud extra positum. ibid. — morbi organorum quomodo fiant compositi. VI. 876. morborum omnium organorum genera quatuor. VI. 842. morbi periodus, definitio. VII. 412. periodus i. e. circuitus quid. VII. 475. in periodos divisio. XVII. B. 391. qua ratione eventus morbi infelix aut letalis praesagiri possit. IX. 418. quinam minus periclitentur. XVII. B. 530.

Morbi principium, definitio. VII. 441. IX. 570. XV. 603. XVII. B. 391. definitio *Galeni*. XVI. 257. principium quodnam tempus *Hippocrates* vocet. IX. 585. principium quibusnam symptomatibus ingrediatur. IX. 795. cujusque proprium principium coctionis signis determinatur. IX. 580. quomodo differat a principio per latitudinem. ibid. principium secundum latitudinem in prima accessione continetur. IX. 572. principium finitum esse, qualis urina denotet. IX. 626. perfecti principii signum. IX. 634. 635. principii tempus longum futurum unde cognoscatur. IX. 635. principium ad praesidia ferenda conducit. VII. 442. circa principia ac fines omnia symptomata imbecilliora sunt. XVII. B. 524. circa principia et fines omnia debiliora, circa statum fortiora. IX. 571. in principio, si bilis nigra vel infra vel supra exierit, mortale. IX. 571. morbi producuntur a cruditate. XVI. 73. morborum proprium. X. 90. morbi, qui pubertate non solvuntur, usque durant. XVII. B. 640. recidivam quae denotent. IX. 616. quando sint recidivae timendae. IX. 769. recidivae quando fiant. XVI. 286. qui sine signis finiti sunt, fere revertentur. IX. 771. sedes ex sudore cognoscitur. XVII. B. 717. et calore aut frigore. XVII. B. 718.

Morbi signa. XV. 373. signorum differentiae. XVI. 501 sq. qui paulatim finiuntur, solvi dicuntur. IX. 732. solutio simpliciter quae. IX. 732. solutio sine agitatione aut evacuatione fit. IX. 732. solutionem (lysin) et

Diocles et *Hippocrates* etiam crisin vocat. IX. 864. solutionem firmam praecedentia signa. IX. 771. omnes quibusnam viis solvantur. XV. 864. num per crisin vel sine ea solvatur, unde cognoscendum. IX. 720. qui non solvuntur, duplex natura. VII. 454. modi quibus solvantur. IX. 731 sq.

Morbi status quale tempus dicatur. IX. 581. status quomodo fiat. XV. 512. status indicia. IX. 557. status cognitio maxime necessaria ut praecognoscas, num moriturus sit aeger, nec ne. IX. 727.

Morbi successiones fiunt tum perniciosae tum judicatoriae. XVII. A. 216. successio quaenam salutaris et quae perniciosa. XVII. A. 217. morbi symptomata saepe pro morbis ipsis habentur. VI. 851.

Morbi totius *tempora* quae. VII. 440. XVI. 70. 257. stadia quatuor. I. 193. 195. non autem in omnibus hoc valet. I. 216. omnium periodi s. tempora quatuor. IX. 551. quatuor tempora, auxiliis afferendis dicata. XIV. 731. quomodo haec judicentur atque distinguantur, variorum scriptorum hypotheses. IX. 551. tempora (stadia) uno eodemque judicandi instrumento decernuntur: I. 199. tempora ut praenoscat medicus, maxime necessarium. IX. 617. morbos in tempora dividens *Archigenes* post principium statim vigorem ponit, omisso incremento. VII. 409. quomodo bene se habeant ad tempora. XVII. B. 567. optima in iis urina quae sit. XIX. 616. imum ventrem tenuem esse pravum. XVII. B. 533. vicissitudines ad perniciem et judicationem quomodo fiant. XVI. 247. morbus ubi viget, tunc etiam tenuissimo victu uti necesse est. I. 205. vigentibus quietem praestat agere. VII. 442.

Morbi vigor, definitio. XVII. B. 371. vigor qualem victum requirat. XVII. B. 374. 376. in morbi vigore victus tenuissimus imperandus. XV. 544 sq. a morbis surgentibus, quibus statim iu manibus aut pedibus dolores oriuntur, in iis abscessus fiunt. XVI. 285. a morbo cibum capiens, si non roboretur, quid significet. XVII. B. 462. a morbo belle epulanti nihil proficere corpus malum. XVII. B. 525. in omni morbo mente constare bonum, contrarium malum. XVII. B.

527. qui ex acuto morbo hydrops coepit omnis malus est. IX. 890. morbi quum eodem tempore oriuntur, sua cuique vivendi ratio in causa est. XV. 119. et ad eam causam curatio dirigenda est. ibid. sq. morbo uno eodem tempore, si homines plures corripiuntur, potissimum rejicienda causa est. XV. 118. morbi a robustissima parte orti gravissimi. XV. 122. morbi, facies bona in gravibus malis bonum, mala in parvis malum signum. XVII. A. 972. morbis senes juvenibus minus obnoxii. XVII. B. 253.

Morbi qui ab imbecillioribus partibus ad robustiores veniunt, facilius solvuntur. XV. 123. si ad imbeciliorem aliquam ex robustissima deveniunt, difficiles habent solutiones. XV. 123. morbum simulantes quomodo sint deprehendendi. XIX. 1. si somnus in morbo laedit, lethale, si vero juvat, non lethale. XVII. B. 451. morbis, qui mortem afferant, ver minime esse obnoxium *Hippocrates* statuit. I. 527. triplex ratio, qua enecent prius, quam soluti sunt. VII. 455. tres modi, quum aeger moriturus est. IX. 732. 745 sq. quartus modus. IX. 741. morbus ipse suae affectionis indicat auxilia. XV. 506. morbi morborum medici. XVII. A. 364. XVII. B. 343 sq. morbi, quibus quartana superveniet, sanantur. XVII. B. 341. victus rationis in morbis singulis scopus duplex. XVI. 254. vires aegri indicationem victus praebent. XVII. B. 377. in quibus vigor statim futurus, statim etiam victum tenuem requirunt. XVII. B. 379. morbi ideae quot sunt, tot sunt medendi rationes. X. 115.

Morbi cura, definitio. XIX. 396. praenotionis ad eam utilitas. XVIII. B. 4. curatio eversio jam obortorum, non autem oborientium est. XV. 421. *Hippocratis* generaliora praecepta, eorumque *Galeni* explicatio. XVII. A. 896. quatuor simplices rationes, et quatuor compositae. X. 103. curae rationes admodum sunt diversae. XV. 38. consuetudinis in cura dignitas. XVI. 100. cura fit per contraria. I. 71. 261. VI. 34. 361. VII. 746. omnium morborum communis curationis scopus contrarietas. X. 557. 650. 735. 761. 767. XIV. 678. ad morborum curam multum confert regionum forma. XVI. 100. morbi quinam difficulter curentur in regionibus, quae ventis subjectae sunt. XVI. 399. qui levi momento oriuntur, et quorum causae cognitu sunt faciles, ii securissimi sunt, et eorum cura oppositis causis molienda est. XV. 161. morborum ex abstinentia cura. XIV. 731. qui a humore melancholico proveniunt, quomodo statim ab initio curandi. V. 144. qui ex labore fiunt, quies sanat. XV. 110. quoscunque repletio parit, sanat vacuatio. XV. 110. qui ab evacuatione oriuntur, sanat repletio. XV. 110. morborum ex plenitudine cura. XIV. 728. qualesnam ab excretionibus nihilo juventur. XVII. A. 132. morborum medicatrix natura. XVII. B. 223. 224 sq. morbi duo in eodem homine sin indicationes habeant contrarias, quid agendum. XI. 47. indicationes in eorum cura servandae, vide INDICATIONES. curationis indicatio ex apparentibus symptomatibus non pendet. X. 101. morborum curator qui. X. 159. ex abstinentia cura. XIV. 731.

Morbi acuti quales. XIV. 730. XV. 427. XVII. A. 875. XIX. 387. definitiones. XIX. 388. quales secundum *Archigenem.* IX. 888. secundum *Dioclem* qui. IX. 896. secundum *Hippocratem.* VII. 937. XVII. B. 507. acuti, peracuti, et diuturni quales. XVII. B. 384. acuti simul et continui quales. XIX. 387. acutus exacte et non exacte qualis. IX. 886. ex decidentia acutus qualis. IX. 887. 890. 894. acutus simpliciter qualis. IX. 886. 894. acutus a brevi quomodo differat. IX. 940. morbi acutiem aut diuturnitatem quomodo locus affectus portendat. IX. 689.

Morbi acuti unde ortum habeant. XVI. 618. urinarum ex refrigeratione interceptio pessima. XVI. 618. acuti pauci sine febre sunt. XVII. B. 490. acuti cum malignis febribus fiunt ex cruditate ciborum mali succi. VI. 814. acuti febris expertes qui. XVIII. B. 79. duplex differentia. XVIII. B. 78. acutorum natura. XV. 456. natura duplex est. XVII. B. 490. acutorum non omnino certae sunt pronunciationes. XV. 161. iis sopor saepe supervenit. VIII. 231. causa, cur in iis extrema refrigerentur. XVIII. B. 120. acutum qualis urina indicet. XIX. 613. acutos humor biliosus semper

efficit. XVIII. A. 130. acuti a sanguine et flava bile superfluis oriuntur. XIV. 730. acuti simpliciter non ultra diem decimum quartum progrediuntur non judicati. IX. 889. celeriter judicantur, et statim vehementiam habent. XVII. B. 490. quo die potissimum sudore judicentur. XVII. B. 714. acutorum judicium cur diebus imparibus contingat. IX. 921. quisnam dierum decretoriorum de morbis acutis decernat. IX. 880. quatuordecim diebus judicantur. IX. 880. 883. judicii tempus est dies decimus quartus. IX. 914. XVI. 271. XVII. B. 505. dierum decretoriorum causae. IX. 917. acutorum non omnino certae sunt praedictiones neque mortis neque sanitatis. XVII. B. 490. faciei considerationis dignitas in iis secundum *Hippocratem.* V. 726.

Morbi acuti, si aeger sedere cupiat in morbi vigore quid denotet. XVIII. B. 65. repentina sanguinis destillatio, venarumque contentio quid significet. XV. 841. signa bona secundum *Hippocratem.* XV. 844 sq. optimum est, totum corpus calidum et molle aequaliter esse. XVIII. B. 121. facile converti et in surgendo alacrem esse bonum. XVIII. B. 122. spirandi facilitas permagnam ad salutem vim habet. XVII. B. 528. respiratio facilis saluti est. VII. 929. sudores optimi in iis quales. VII. 936. mala in iis signa. XVIII. B. 22. morborum acutorum non in totum securae sunt praedictiones tum sanitatis, tum mortis. (*Hipp.*) XV. 19. crisin in longum tempus excidere nefas. XVII. B. 506. extremarum partium frigus in iis malum. XVIII. A. 102. si caput, pedes et manus frigeant, ventre et lateribus calentibus, malum. XVIII. B. 119. manuum pedumque gravitas malum. XVIII. B. 125. morbo acuto prehendi, muliebri gravidae mortiferum. XVII. A. 440. XVII. B. 820. hydropes omnes in iis mali. VII. 935. XVIII. B. 110. oculi clausi malum signum. XVI. 674. sitis praeter rationem soluta malum. XVI. 633. post modicam sanguinis eruptionem et nigrorum dejectionem surditas mala. XVI. 792. trismus in iis obortus deliria indicat. XVI. 536. ungues digitique lividi periculosi. XVIII. B. 125. quae in iis vomitorie trahuntur, secundum *Hippocratem* vitiosa

sunt. XVI. 766. male judicati in quosnam morbos abeant. XVIII. B. 79.

Morbi acuti, aquae in illis usus.
XV. 695 sq. sub quibusnam conditionibus aqua mulsa in iis sit utilis.
XV. 650. balneorum usus in iis ex
mente *Hippocratis.* XV. 705. qua
temperatura balneo sit utendum. XV.
711. quomodo se aegroti gerere debeant post balneum. XV. 716 sq. quibusnam balneum non conducat. XV.
720. raro ip iis multa ducenda sunt.
XVI. 279. qualis esto corporum inunctio. XV. 715. oxymelitis in iis
utilitas. XV. 676. perfusiones in iis
celeres sunt faciendae secundum *Hippocratem.* XV. 713. spongiis in iis
pro strigilis utendum. XV. 713. ad
morbos acutos ptisana. XV. 466. in
acutis raro et in principiis utendum
purgationibus. VII. 443. IX. 571. XV.
537. XVII. B. 446. in morbis acutis male purgari periculum haud leve
est. XI. 350.

Morbi acuti: eo ipso die purgatio
adhibenda est, quo turgent. XVII. B.
668. in morbis acutis cum febre vehementissima purgatio periculosa est.
XVI. 280. quando sit indicata venaesectio. XV. 763. venaesectionis
indicationes secundum *Hippocratem.*
XIX. 527. cibum detrahere saepe conducit, donec morbi vigor maturuerit.
XV. 586. victus ratio in iis a diversis diversa commendatur. XV. 497.
victus ratio pro diversa rerum conditione variare debet. XV. 502 sq. in
victus ratione constituenda *Hippocrates* etiam considerare imperat morbi
gradum, robur, habitum, consuetudinem. XV. 580. victus species mutanda non est, nisi coctionis signa
apparuerint. XV. 580. saepe victum
tenuem requirunt. XVII. B. 367. victus ratio in iis, quorum judicatio intra primum quaternarium futura est.
XVI. 250. vina in iis exhibendi scopi.
XV. 626 sq. quae vina iis conveniant, quaeque minime. V. 771 sq. vinum fulvum et nigrum austerum sub
quibusnam conditionibus in iis locum
habere possit. XV. 645.

Morbi acutissimi secundum *Hippocratem* quales. XIX. 389. acutissimi et
maxime lethales autumno fiunt. XVII.
B. 576.

Morbi adolescentibus familiares. V.
695.

Morbi, qui siccitate *aëris* fiunt.
XVII. A. 33.

Morbi aestivales. V. 694. morbi,
qui tempore aestivo maxime abundant, quinam. IX. 647. XV. 82. febres ardentes et phrenitides hoc anni
tempore potissimum fiunt. VII. 651.
934. et febres tertianae. VII. 335.
febres acutae, lippitudines, dysenteriae, si hiems squallida, ver pluviosum fuerit. VII. 934. febres continuae
et tertianae. XVI. 103. aestivi quinam sint. XVI. 26. 292. cur sint aestate breviores. XVII. B. 513. aestate potissimum grassantes. XVII.
B. 619. aestivi quando hieme etiam
fiant. XVI. 376. aestivi hieme judicantur, hiberni aestate. IX. 883. 914.
aestivos hiems solvit. XVII. A. 733.

Morbi aetatibus diversis familiares.
V. 694. ad aetates, tempestates, regiones et victum rationes. XVII. B.
567 sq.

Morbi albicolores, atricolores, fla-
vicolores, rubricolores cur dicantur.
XIX. 496.

Morbus arquatus vide ICTERUS.

Morbus articularis fit ex ciborum
corruptione in ventre. VI. 415. ex
plenitudine oritur. VI. 375. ex libidine. XIV. 692. pori in eo ex humore crasso et glutinoso proveniunt.
X. 956. vere et autumno oritur. XVIII.
A. 94. nonnunquam ad ventriculum
migrat. X. 513. ex succis crassis fiunt.
VI. 814. non tentatur mulier, si menses fluant. XI. 165. per totam vitam
durat. VI. 415. senum morbus est.
VI. 349. turpe est, virum robustum
eo laborare. VI. 311. medicum eo
laborare, turpissimum. XVII. B. 150.
in eo materiae lapidescunt. X. 956.
(confer. ARTHRITIS.)

Morbus annuus varia ratione accipi
potest. XV. 100. morbi omnes in omnibus fieri anni temporibus videntur,
quidam tamen magis in quibusdam.
XVI. 102. qui anni tempora supe-
ravit, hunc annuum fore sciendum
est. XV. 100. morbi, qui secundum
Hippocratem vere, aestate, autumno
et hieme potissimum occurrant, enumerantur. XVI. 26.

Morbus attonitus, quem Graeci
apoplexiam vocant. acutus est sine
febre. XIV. 730. XVII. B. 490. causa plenitudo. XV. 285. pulsus in eo
qualis. VIII. 487. IX. 193. (confer.
APOPLEXIA.)

Morbi quos *auster* excitat. XVII.
A. 33. XVII. B. 570.

Morbi autumnales. V. 694. quinam
sint. XVI. 27. 292. autumno grassantes. XVII. A. 858. XVII. B. 621.
sunt acutissimi. XVII. B. 576. autumnales cur non oriantur, si autumnus derepente hibernet. XVI. 384.
autumnales aestivis similes fiunt, si
aestati autumnus aequalis. XVI. 376.
autumnales autumno quando non fiant.
XVI. 384. febres quartanas autumnus
gignit. IX. 659. autumnales quando
exspectandi. I. 527. IX. 648. autumnales quando vel alio anni tempore
sint exspectandi. XVI. 355. autumnales secundum *Hippocratem* quando
sint exspectandi. XVII. B. 568. causae eorum sunt temperaturae mutationes. XVII. B. 568. autumnales exspectandi, quum ver autumno simile
sit. XVI. 355. autumno quando fiant
judicatione vacantes et inconstantes.
XVI. 387.

Morbus biliosus qualis sit. XIX.
516. biliosi aestate potissimum fiunt.
XV. 82. biliosi vigilias, deliria, phrenitides efficiunt. VIII. 161.

Morbus brevis quomodo ab acuto
differat. IX. 940.

Morbi calidi causae. VII. 2 sq. calidi in locis calidioribus magis procreantur et minus sunt periculosi.
XVII. B. 567. morbus nullus reperitur, qui calidus sit et humidus, ex
Athenaei sectatorum sententiis. I. 522.
ex *cerebro* orti, quaenam symptomata
prodant. XV. 222.

Morbi chronici enumerantur. XIV.
738 sq. chronici a pituita et atra bile
fiunt. XIV. 730. *colliquativi* extenuationis causae. XVII. B. 84. *comuuales*
vide EPILEPSIA. *compositorum* differentiae. VII. 21. compositorum
compositae sunt causae. VII. 20. ex
conformationis vitiis causae. VII. 26 sq.
congeniti. VI. 857. 863. congenitus et
connutritus non idem est. XVI. 353.

Morbi continui qui sint. XIX. 387.
cum continuitatis solutione causae.
VII. 37. *coxendicus* interdum ad ventriculum migrat. X. 513. crudum denotat urina fulva et tenuis. XVII. A.
490. *crudum* denotat urina tenuis et
rufa. IX. 602. crudum et diuturnum
significat urina tenuis et rufa. XIX.
610. morbi cruditas vigilias sequitur.
XV. 598. morbus quibus admodum
crudus est, nihil expuunt. XV. 680.

cruentorum quatuor dantur genera.
XVII. A. 348.

Morbi, circa *dentitionem* primam
potissimum familiares. V. 695. cum
dentitione puerorum conjuncti. XVII.
B. 629. omnium, qui *destillatione*
fiunt, fons est pituita. XV. 346.

Morbi diuturni qui sint. XIX. 387.
389. diuturnum *Archigenes* vel eum
vocat, qui ante diem quadragesimum cessat. IX. 888. diuturnus cum
tardo confusus est. IX. 940. diuturni
causa humores crassi, lenti et frigidi.
XVII. B. 490. diuturnus quando exspectandus. XVII. A. 474. diuturnum
significat urinae sedimentum rubeum.
XIX. 587. diuturnior quomodo cognoscatur urina. XIX. 609. in iis humorum concoctio exspectanda est, antequam purgetur. XVI. 64. temporis
spatium, intra quod in pueris judicantur. XVII. B. 639. diuturnorum
dies judicatorius primus qui. XVII.
B. 640. qui prorsus sine periculo
sunt, ob delicta diuturni esse solent.
IX. 828. ciborum fastidium et sincerae dejectiones secundum *Hippocratem* malae. XVIII. A. 106. morbos
diuturnos cur quidam nequaquam judicari dicant. IX. 863. in morbos diuturnos ruunt, qui sunt densioris naturae. XV. 610. in morbis diuturnis principii tempus satis longum. IX.
622.

Morbi elementares, duos *Thessalus*
accipit. X. 22. 26.

Morbi endemici qui dicendi. XV.
429. XVII. A. 11.

Morbi epidemici quales. XV. 429.
epidemici quomodo a vernaculis (en-
demicis) differant. XVII. A. 2. epidemicorum causa non in aëre solum
posita. XV. 119. epidemicorum causa
non est victus ratio. XVII. A. 9. morbis *excrementitiis* obnoxiae maxime
sunt partes infirmiores. XI. 274.

Morbi exitiales, definitio. XIX.
390 *.extremi* apud *Hippocratem* quales. XVII. B. 372. — His extrema
remedia utilia. XVII. B. 370. extremi extrema remedia postulant. X.
376.

Morbi frigidi causae. VII. 10 sq.
frigidi a pituita oriuntur, calidi a bile. II. 118. XVI. 40. frigidi extremas partes ita saepe infestant, ut
demortuae decidant. VI. 850. morbis frigidis facile corripiuntur senes.

l. 582. morbis frigidis mel conducit.
VI. 809.

Morbi hiberni quando vere oriantur. XVI. 356. 381 sq. hiemales quales. V. 694. hieme potissimum grassantes. XVI. 293. 382. XVII. B. 625. quicunque hieme augescunt, eos aestate desinere necesse est, et qui aestate increscunt, hieme cessare. XV. 99. hiemales aestas solvit. XVII. A. 733.

Morbi humidi: eorum causae. VII. 19. XVII. A. 353. quinam ex vitio *humorum* oriantur. XV. 365. morbus hypochondriacus s. flatuosus tertia est melancholiae species. XVI. 244. hypochondriaci effectus. VIII. 342. (confer. HYPOCHONDRIA.) ex *imbribus* originem ducentes. XVI. 372. XVII. A. 32. per imbres assiduos procreati qui. XVII. B. 601.

Morbi incocti significantur per tenues ut et crassas urinas. XVII. A. 537. incoctus relinquitur et inedia et intempestiva cibi oblatione. XV. 600. sudores in iis nec prosunt, nec bonum sunt signum. XVII. A. 125. *increscentes* quales. XVII. B. 288. morbos ex intemperie elementorum fieri *Hippocrates* primum docuit. V. 673. *intermittentes* qui sint. XIX. 387. *judicatu* faciles gignunt tempora, si tempestive et ordinate progrediantur. XVI. 370. juvenibus maxime familiares. XVII. B. 640. qui omni periculo vacant, erroribus commissis lethales fiunt. IX. 828. qui incolumitatem pollicentur, non tamen periculosis symptomatis, ob errata lethales fiunt. IX. 828. in lethalibus signum, quod sine crisi mors subsequatur. IX. 748. in lethalibus mortis dies quomodo praecognoscendus. IX. 748. et quomodo diei hora. IX. 749. lividus qualis secundum *Hippocratem*. XVII. A. 888. morbi, qui nec locum affectum repraesentant, nec causam efficientem. X. 82.

Morbi longioris indicium alvi dejectio varia. XVIII. B. 143. longitudinem indicat urina sibi non constans. XVIII. B. 146. longorum, quasi annalium judicii statutum tempus. IX. 914. in longis vertere convenit. XVII. B. 281. longi victum tenuem non ferunt. XVII. B 367 sq. quando in longis purgatio sit instituenda. XVI. 279.

Morbus lupinus s. caninus, sympto-

mata et cura. XIX. 719. (vide *Fames canina* et BULIMUS.) re aut specie *magnus* qui dicatur. XIX. 390. qui ad magnitudinem aut ad partium quantitatem reducuntur. VI. 868. quilibet tribus modis fit magnus. XV. 372. XVI. 112.

Morbi maligni quinam dicantur. XVI. 545. XIX. 389. malignissimi et pestilentes ex epidemicorum numero sunt. XVII. A. 11. *medii* definitio. XIX. 389. *melancholicum* juvant haemorrhoides. XVII. B. 286. (vide MELANCHOLIA.) is mitior. in quo totus corporis habitus non collapsus est. XVI. 201. bene moderati et judicatu faciles et male morati difficilisque judicii sunt. XVII. B. 574 sq. morbi recens natis consueti. XVII. B. 627. morbus *naturalis* quibusdam senectus videtur, sed non est morbus. VI. 388. *nutriti* quinam dicantur. XVII. B. 253. simul nutriti in senecta relinquuntur. XVII. B. 253. in totis organis qui. X. 125.

Morbi organici vias coarctant. VII. 221. organicorum causae. VII. 26. organici adscititii. VI. 856. morbus *pancoenos* (universales) quosnam *Hippocrates* vocet. XVII. A. 10. morbus. partis, definitio. VI. 847. morbi partium organicarum qui. VI. 855. morbi patrii secundum *Hippocratem* qui. XVI. 353. morbus *pedicularis*, ejus curandi ratio. XII. 462. *peracutus* qualis. IX. 886. 895. XVII. B. 371. XIX. 387. 389. morbus exacte et non exacte peracutus qui. IX. 886. in peracutis principii tempus perangustum est. IX. 622. peracuti vigor primis statim diebus consistit. XVII. B. 374. morbus si peracutus est, statim etiam extremos labores habet, in quo extrema tenuissima victus ratione utendum est. IX. 835. morbus ubi peracutus est, statim extremos labores habet. IX. 585. morbus ubi peracutus, statim etiam labores extremi adsunt et extreme tenuissimo victu utendum est. IX. 883. peracutorum septimus dies terminus est. XVI. 272. in morbo peracuto victus ratio observanda. IX. 884. morbus peracutus victum tenuissimum requirit. XVII. B. 370 sq. *periculosi* et non periculosi definitio. XIX. 390. prorsus periculo vacantes, propter errata fiunt diuturni et periculosi. XV. 315.

Morbi permanentis definitio. XIX. 391. pestilentes epidemici sunt. XVII. A. 11. pestes quinam nominentur. XVII. A. 667. *pituitosi* per hiemem maxime oriuntur. XV. 81. pituitosi et frigidi veternum et cataphoram efficiunt. VIII. 161. pituitosi per pubertatem mirifice juvantur. XVII. B. 289. *plethorae* quomodo oriantur. VI. 408. plethorici, ad eos commune auxilium est phlebotomia. XVIII. A. 79. populatim grassantes quomodo a vernaculis differant. XVII. A. 1. populariter grassantium causae. XV. 121. morbus ubi populariter grassatur, non victus ratio in causa est, sed aër, et in his victus mutandus non est. XV. 120.

Morbi primarii duo qui. VI. 842. circa *pubertatem* potissimum familiares. V. 695. *puerulis* recens natis familiares. V. 694. puerorum. V. 695. pueris familiares. XVII. B. 631 sq. puerorum quo tempore judicentur. IX. 884. puerorum judicantur aut intra quadragesimum diem, aut intra septimum mensem, aut intra septimum annum, aut ad pubertatem; qui perdurant, consenescere solent. V. 695. morbis *putridis* quaenam intemperies maxime sit exposita et cur. X. 583. morbus regius symptoma est. VII. 63. ad morbum regium hyacinthi fructus in vino. XII. 147. theriaca *Andromachi* sen. XIV. 34. (vide ICTERUS.) *salutaris* definitio. XIX. 390. *securi* definitio. XIX. 390. morbum *semicoctum* esse quaenam urina denotet. IX. 606.

Morbi senibus familiares qui. XVII. B. 648. quinam sint in senibus incurabiles. XVII. B. 538. sicci quales. VI. 397. 828. siccorum causae. VII. 19. morbus siccior quomodo cognoscendus. XV. 472. sicci unde cognoscantur. XVI. 200. siccorum constans indicium est, nihil excrementi excernere. XV. 473. siccus in thorace quos vexat, suffumigationes non conducunt. XVI. 147. ex siccitate temporum anni oriundi. XVI. 372. per siccitates procreati qui. XVII. B. 602. quum similares partes qualitate alterantur. VI. 848. hi morbi difficilius deprehenduntur. VI. 849. similarium partium intemperies sunt. X. 125. similarium partium duo, qui in meatuum commoderatione consistunt. VI. 848. similes aut dissimiles ex temporum mutationibus oriuntur. XVI. 373 sq. *sporadici* qui dicantur. XV. 429. XVII. A. 12. XIX. 391. morbi ab immutata structura. VI. 870. morbus *tardus* cum diuturno confusus est. IX. 940. temperatus nullus est, intemperati autem omnes. I. 256. ex unitatis solutione. VI. 871. nimiam vacuationem sequentes. X. 637.

Morbi vernaculi definitio. XIX. 391. vernaculi quomodo a populatim grassantibus differant. XVII. A. 1. *vernales.* V. 693. XVI. 382. vere potissimum grassantes. V. 693. XVI. 292. XVII. A. 31. XVII. B. 615 sq. quicunque vere fiunt, autumno cessant et contra. XV. 100. *viros* potissimum infestantes. V. 695. quibus visus impeditur. VII. 94. *vulgaris*, definitio. XIX. 391. vulgaris quinam nominetur. XVII. A. 667. vulgarium impetus cito cognoscere oportet. XVIII. B. 303. vulgarium ortus. XVII. A. 32.

MORDACITAS quibusnam saporibus sit communis. XI. 679. a tactu proprie, non a gustu sentitur. XI. 679. mordacitatis expertium medicamentorum in morbis oculorum usus. XII. 699. mordicationem ventris sanantia remedia. XI. 488.

MORES interdum febrium modos vocant. XVII. A. 242. animi quod corporis temperamenta sequantur liber. IV. 767. animi temperaturam corporis sequuntur. XVI. 317. regionum naturam imitantur. IV. 800 sq. regionis in eos influxus. V. 462. regionibus convenire, testatur *Hippocrates.* XVI. 317. in Asia mansuetiores. IV. 798. in septentrionalibus regionibus agrestes sunt. IV. 798. mores et in morbis mutantur pro specie humoris exsuperantis. XIX. 493. humorum in eos influxus. XIX. 492. ex forma corporis patent. XVI. 91. malos significant aures parvae. IV. 797. molles significant supercilia in rectum porrecta. IV. 796. optimorum signa aures mediocres. IV. 797. optimorum indicium est iris charopa. IV. 797. oculus. ibid. temperati sunt in regionibus temperatis. XVI. 317. ad mores conformandos pituita est inutilis. XVI. 317. ad morum idoneorum generationem humores conducunt. XV. 97. morum cognitio ad morbos cognoscendos utilis. XVI. 320.

morum meliorum signa physiognom. ex angulis oculi. IV. 796.

Mori folia pro radice ebisci. XIX. 728. folia pro erini foliis. XIX. 729. succus pro myrsinite. XIX. 737. succus succedit glycirrhizae succo. XIX. 727. pro eo rubi folia. XIX. 736. fructus maturi et immaturi, quales habeant facultates medicas. XII. 78. (vide *Mora.*)

Morientes mediocriter hiant. IV. 438. non rigent, licet corrumpatur calidum. VII. 621. cum sudore aut sine eo qui sint. XVII. B. 886.

Μώρωσις, definitio. XVI. 696.

Morositas ex bile atra abundante. VII. 576.

Morosus, definitio hujus verbi secundum *Critiam.* XVII. A. 778.

Moroxus, quinam vocetur lapis. XII. 198.

Mors naturalis caloris est extinctio. I. 582. in ea calor animalis extinguitur. VII. 674.

Mors apud *Hippocratem* per characterem *θ* significatur. XVII. A. 601. 612. utrum sit animae an corporis. XIX. 339. inevitabilis ex cordis corpore refrigerato. IX. 545. repentina ex intermittentibus pulsibus fit. IX. 544. accidit secundum *Platonem*, si anima discedit e corpore. IV. 775. animantium corpora ad frigidum siccumque perducit, ex quorundam opinione, proptereaque mortuos vocant *ἀλίβαντας*, quasi nihil humidi in se habentes. I. 522. continuo est exspectanda, quando ungues et digiti lividi fiunt. XVI. 205. septimo die accidit, si quarto periculosa signa observentur. IX. 819. sexto die eveniens unde cognoscatur. IX. 820. 821. sexto die futura unde praesagiri possit. XIX. 513. quando octavo aut nono contingat. IX. 821.

Mortis frater somnus est. IX. 137. definitio secundum *Empedoclem.* XIX. 340. causae. XIX. 339. morbis supervenientis tres modi. IX. 732 sq. 745. quartus modus. IX. 741. praedictiones in morbis acutis non in totum sunt securae. XV. 19. notae in aegrotis. I. 364. signa sunt cruditatis signa in morbi vigore apparentia. XVII. B. 391. signum, si ulcus lividum aut pallidum aut siccum evadat. XVIII. B. 70. dies in morbis lethalibus quomodo praenoscendus. IX. 748. et quomodo diei hora. IX. 749.

diem, qui praesagire cupiat, quid huic sit agendum. XIX. 512. subitaneae causa timor et voluptas vehemens. X. 841.

Mortem inferunt quatuor drachmae Solani hypnotici. XII. 146. indicantia signa. IX. 569. significant secundum *Hippocratem* perniciosa sine signis levantia. XVI. 619. instantem pulsus denotat. IX. 384. praesagit pulsus tardus simul et parvus et tenoris vacuus. IX. 498. minatur pulsus inaequalis in uno pulsu intermittens. IX. 546. in febribus acutis indicant sudores frigidi. XIX. 517.

Morsus animalium venenatorum quomodo tractandi. X. 895. XIV. 200. 797. morsibus ferarum, quae medentur, theriaca vocantur. XVII. B. 337. morsos a bestiis frigore laedentibus aut compunctos juvat agarici radix. XI. 812. morsibus bestiarum ulceri illita Betonica auxiliatur. XII. 24. ad venenatorum animalium morsus calamintha. XII. 5. ad morsus rabiosos emplastrum *Herae* album. XIII. 431. emplastrum album. XIII. 448. *Heras* emplastrum album *Attalici* convenire dicit: hoc vero cum quadam tantummodo distinctione. XIII. 421. ad morsus malagma *Damocratis.* XIII. 988. morsus a hominibus illatus aliis ulceribus admodum similis est. XIII. 419. ad morsus hominum atque canum isis. XIII. 774. morsus stomachi sanat radix Nardi spicae. XII. 84.

Mortale unde corpus omne. VI. 399.

Mortificationem ex refrigerio quae urina denotet. IX. 604 sq.

Mortuos cur *ἀλίβαντας* quidam vocent. I. 522.

Moses citatur. III. 905.

Moschi remedium ad alopeciam. XII. 401.

Moschion, pulsus ejusdem definitio. VIII. 758. corrector vocatus, quod Asclepiadis scripta quaedam corrigeret. VIII. 758.

Moschionis arteriaca. XIII. 30. emplastrum catagmaticum. XIII. 537. catagmaticum. XIII. 646 sq. emplastrum epuloticum. XIII. 528. collyrium ad epiphoras, dolores et fluxionem multam. XII. 745. compositio ad nomas. XIII. 853. *Moschion* in libro de ornatu de remediis ad alopeciam sermonem injecit. XII. 416.

Mosci casus. XVII. A. 325.

Mosyllon dictum cinnamomum praestantissimum est. XIV. 257.

Moton cassiae species. XIV. 72.

Motus efficiens actio est. V. 506. multi actiones dicuntur. V. 511. agentis actio est. VII. 44. prioris habitus immutatio est. X. 46. definitio secundum philosophos. XIX. 246. labor et exercitatio an idem. VI. 85. ab anima pendet. VII. 606. origo cerebrum. V. 520. instrumentum primum tendo. IV. 9. omnis a musculis. I. 233. musculus ad eum constituendum est comparatus. IV. 9. vehiculum facultas est, quae per nervos musculis a principio transmittitur. VII. 586. praesunt ei nervi molles. III. 740. spiritus animalis. XIV. 726. cur non semper cum sensu cedat. VII. 114. principium in generando mas exhibet. IV. 517. omnis cessat articulo capitis deflexo. IV. 11. deficit cerebro presso. V. 185. perit discissis musculis aut tendonibus. IV. 385 sq. tollitur, nervo laqueo intercepto. V. 150. laeditur in senibus. I. 582. exsiccat corpus. I. 373. eo turbari corpora navigatio testatur. XVII. B. 674. principium in plantis est. IV. 759. 765. qui actiones non sunt, eorum triplex est diversitas. VI. 150. motus, qui ab alio praestatur, varietates. VI. 38. ex motu ad quietem qui transeunt, minus laeduntur, quam qui contrarium faciunt. XV. 619. ex motu qui in otium transeunt, eos quiescere *Hippocrates* praecipit. XV. 620. citra motum non est, qui stat. VII. 591.

Motus corporum varius est et multiplex, varioque sensu accipitur. II. 2. differentiae. VI. 37. secundum *Aristotelem* sex nobis insunt. XIX. 366. genera. II. 3. accretionis et diminutionis qui. XIX. 247. activus qui. X. 46. activus actio est. IV. 347. X. 45. activos veteres actiones vocant. X. 89. nonnunquam actiones etiam motus vocantur. V. 511. antiperistalticus intestinorum. VII. 220. antiperistalticus intestinorum quando fiat. XV. 687. arteriarum num a respirationis cohibitione mutetur. IV. 481. arteriae et cordis involuntarius est. IV. 442. capitis quot. IV. 13. musculi ad eos necessarii quatuor. IV. 15. capitis duplex. II. 756. omnis celer sicco temperamento vitandus. VI. 398. celeris et lenti effectus. XV.

191. celeres ac multi producunt lassitudinem ulcerosam. VI. 195. a cibis damnandus. VI. 764. motum crurum ratio regit. IV. 442.

Motus depravati qui. VII. 58. depravati sunt in tremoribus, convulsionibus rigoribus. VII. 586. ad motum difficilem acopa. XIII. 1005. motus quales diuturnos vocemus et celeres, et quales celeriores. VIII. 830. exiguus lentusque convenit, quibus calor mordax fumida excrementa gignit, celer autem et multus adversissimus. VI. 373. motum faciliorem reddit aquilo. XVII. B. 609. motus hoplomachicus. VI. 154. qui ab imbecillibus supra vires et violenti et ad necessitatem fiunt, tremuli existunt. VII. 587. immodici causa calor. X. 930. impotentis et infirmi symptoma tremor. VII. 593. infantum intempestivi et vehementiores quales noxas afferant. VII. 27. quales infantibus conveniant. VI. 38. mediocris sanitati tuendae conducit. VI. 763. mixti. VI. 151. musculorum. (vide *Musculorum motus.*) secundum naturam qui. V. 507. naturalis arteriis et venis inest. IV. 372. quinque diversi sunt in oris partibus. II. 429.

Motus ossium quomodo fiat. IV. 2. causa quaenam ossa existant. III. 922. palpitantium membrorum qualis. VII. 164. omnes, etiam qui secundum naturam se habent, nisi activi sint, passiones vocant. X. 89. passivi quales. IV. 347. VI. 152. X. 46. ad motum peristalticum ventriculi et intestinorum contribuunt peritonaeum et diaphragma. III. 290. in rigore qualis. VII. 624. sensibiles, genere duplices, voluntarii et vitales. VII. 585. stellarum. XIX. 272. tardi et languidi quales effectus habeant. VI. 155. transitivus, definitio. XIX. 380. translatitius. III. 572. vegeti corpus roborant. VI. 155. vehementior exercitatio est. VI. 87. vehementior perspirationem invisibilem reddit. X. 175. vehementiores desiderat temperamentum frigidum et humidum. VI. 374. spinae vertebrarum, ex vertebrarum constructione resultans. IV. 79 sq. voluntarius definitio. IV. 442. voluntarii instrumenta nervos habent magnos. III. 378. voluntarii causa animalis quaedam evaporatio est. V. 282. voluntarii fons cerebrum. V.

239. voluntarii instrumenta musculi sunt. IV. 367. voluntarius omnis a musculis perficitur. VIII. 59. ad motum voluntarium destinati sunt musculi. IV. 270. motu voluntario differunt animalia a plantis. IV. 372.

Movendi difficultas quid. VII. 58. moveri quid. II. 2. moveri multis modis fit. II. 2 sq. movendum si quid est morbis incipientibus, move. XVII. B. 524.

Mucor: ad ea, quae *nucore* pingui obsessa sunt malagma *Andreae*. XIII. 343.

Mucus. IV. 645. definitio. XIX. 365. vocandum, quod a cerebro destillat. II. 139. circa articulos magis redundat in gracili quam in pleno. XVIII. A. 360. intestinalis glandulis secernitur. IV. 647. aqueus crudusque quomodo cohibeatur. XVI. 170. juniorum blennae veteribus nuncupabantur. XV. 325. mucum *Prodicus* vocat, quod ab omnibus phlegma (pituita) dicitur. II. 130. XV. 325.

Mugil qualis sit piscis, — ubinam occurrat. VI. 708. differentiae eorum, qui in mari, et qui in stagnis degunt. VI. 709. caro eorum, qui in aquis limosis degunt, qualis. VI. 709. carnis differentiae, quae per alimenta, quibus hi pisces utuntur, producuntur. VI. 710. utraque aqua, et marina et fluviatili, utitur. VI. 712.

Mula. IV. 604.

Muliebre profluvium, vide *Profluvium* muliebre.

Muliebria vocat *Hippocrates* menstrua. XVII. B. 817.

Mulier (confer. *Femina*) amphidextra non fit. XVIII. A. 147. foecunda num sit an infoecunda quomodo cognoscatur. XVII. B. 857. utero gerens ex venaesectione abortit. XVII. B. 821. aliae abortus causae. II. 183. XVII. A. 438. 635. XVII. B. 838. 846. alimenti indigentia. XV. 366. incauta purgatio. XVII. B. 652. 655. amphisbaena transgressa. XIV. 243. decoctum florum leucoji potum. XII. 58. gravida abortit, si alvus multoties profluat. XVII. B. 823. gravida abortit, si mammae derepente extenuentur. XVII. B. 827. non gravidae, si lac habeat, menstrua cessant. XVII. B. 829. marem an feminam utrum gestet, unde cognoscatur. XVII. B. 834. utrum abortum

fecerit, quomodo cognoscatur. XIV. 480. uteri morbo laborans, semen emisit. IV. 599. cur ex frequenti coitu non concipiat variorum sententiae. XIX. 325. ut mulier concipiat, remedia. XIV. 561. ut mulier concipiat *Hippocratis* praecepta. XVII. A. 478. mulier, an conceperit, quomodo cognoscatur. XVII. B. 833. ut mulier violata virgo appareat, remedia parabilia. XIV. 478. 486.

Mulier, si promte concipiat, sed secundo, tertio aut quarto mense foetum ejiciat, circa uteri acetabula humor pituitosus accumulatur. VIII. 437. si neque praegnans neque puerpera lac habeat, ipsius menstrua defecerunt. VIII. 433. non podagra corripitur, nisi menses defecerint. (*Hippocrates.*) XI. 165. si sanguinem vomat, et menstrua superveniant, morbus solvitur. XVI. 150. pulsus conditio. IX. 472. vesica urinaria quomodo a virili differat. II. 888. mulieris utero gestantis peccata in foetum transeunt. III. 885. febre correpta aut extenuata periculose parit, aut abortit. XVII. B. 851. ad mulieris pallorem a partu remed. XIV. 482.

Mulieris cura, ex catarrho sanguinem rejicientis. X. 368 sq. casus ex abortu febre ardente correptae. XVII. A. 629. alius. XVII. A. 634. febre ardente post partum laboriosum correptae casus. XVII. A. 641. casus tertio a partu die febre ardente correptae. XVII. A. 746. casus, quae post partum laboriosum gemellarum, primo die febre horrida et acuta correpta est. XVII. A. 785. morbi historia, amore captae. XIV. 631. cardialgia laborantis historia. VI. 604. ileo laborantis casus. XVII. A. 625. casus, cui menses suppressae erant, et quae a medicis sola inedia curabatur. XI. 187 sq. casus ex retentis menstruis aegrotantis. XVII. A. 777.

Mulieri gemellos gerenti, si altera mamma gracilescit, alter foetus ejicitur. XVII. B. 828. gravidae acuto morbo prehendi, mortiferum. XVII. A. 440. gravidae, si lac ex mammis fluxerit copiosius, foetus redditur imbecillus. IV. 178. XVII. A. 457. utero gerenti, si mammarum altera gracilis evadat, gemellos ferenti, alterum abortu edit. IV. 153. gravidae, si mammae graciles repente fiant, abortiet. IV. 178. utero gerenti, si purgationes prodeant, foetum sanum esse impossibile. XVII. A. 439. gravidae, si menstrua fluant, foetus imbecillus fit. XVII. B. 858. uterum gerenti, si purgationes procedant, foetus valere non potest. XV. 402. utero gerenti, si tenesmus oboriatur, abortus efficitur. XVIII. A. 125. lactanti, si per uterum sanguis effluit, lac evanescit. XI. 164. lactanti datum elaterium infantem purgat. XVII. B. 305. praegnanti erysipelas uteri lethale. XVII. B. 835 sq. menses decolores neque constanter prodeuntes, purgatione opus esse docent. XVII. B. 825. sanguinem vomenti, mensibus eruptic solutio est. X. 315. XI. 158. XVIII. A. 251. uteri strangulatu vexatae sternutamentum utile. XVII. B. 823 sq.

Mulierem utero gerentem acuto morbo corripi lethale. XVII. B. 820. cui jam octo menses menstrua suppressa erat, quomodo *Galenus* restituerit. XVII. B. 81. cancrosas mammas habentem *Galenus* vacuatione quotannis repetita sanavit. XVIII. A. 80. ad mulierem, quae a partu non purgatur, remedium. XIV. 482.

Mulieres quaedam utuntur terra Chia et Selinusia ad faciem. XII. 180. eadem cum viris, ut studia tractent suadet *Plato*. V. 735 sq. qualem pulsum habeant. VIII. 463. cur parvum habeant pulsum. IX. 111. cur totum corpus molle sit et sine operimento. III. 900. cur in menstruis purgationibus et partubus refrigerentur. IV. 150. cur viris dysenteriae magis sint obnoxiae. XVII. B. 582. cur frequentius viris tabe corripiantur. XVII. A. 728. cur habeant vocem acutam. XVI. 608. primis diebus post conceptionem uterum in se ipsum recurrere sentiunt. II. 149. podagra non laborare dicit *Hippocrates*, nisi menstruis deficientibus. XVIII. A. 43. quae recte purgantur menstruis, quibusnam morbis non pateant. XI. 165.

Mulieres, quibus ad ver partus imminet, ex quacunque causa obortiunt. XVII. B. 585. candidae carne molli praeditae sunt. XIII. 662. quaenam sint albae et molles. XVII. A. 842. albidiotes juvantur malleorum scarificatione. XI. 283. quaenam nigrae, durae et graciles dicendae. XVII. A. 842. nigriores juvantur venaesectione. XI. 283. athenienses in Thesmophoriis agnum castum sibi substernunt. XI. 808. quaenam non concipiant. XVII. B. 860. cur non concipiant, secundum *Hippocratem* causae. XVII. A. 453. mediocriter corpulentae, quae foetum bi- aut trimestrem abortiunt, qua in re sit causa posita. XVII. B. 838. nimium crassae cur non concipiant. XVII. B. 839. hystericae omnes num moriantur. XVI. 177 sq. quae lactant, non purgantur. XI. 164. lactantes a Venere abstineant. VI. 46. non parturientes maxime apnoea prehenduntur. VII. 959. pica laborantes amara appetunt. XI. 651. rusticae, pica laborantes, oxylapatho utuntur. VI. 635. praeter naturam tenues facile abortiunt. XVII. B. 836. uteriae quaenam dicantur. XVII. A. 805.

Mulierum corporis conditio. IX. 111. infoecunditatis et foecunditatis causae. XV. 48. sterilitatis causae. XII. 328. lac in arte medica praestantissimum. XII. 265. pulsus cur sit alius quam virorum. IX. 107. testes, situs, forma etc. II. 899. eorum vasa. II. 900. et ductus excretorii. ibid. urina, qua in re differat ab ea virorum. XIX. 595. victus ratio. XV. 210. ad mulierum affectiones antidotum. XIV. 206.

Mulieribus ex aborsu oedemata in utero passis, in sincipite dolor excitatur. XVII. A. 799 sq. cur longe magis quam viris adversetur acetum. XV. 693. autumnus aquilonius et siccus conducit. XVII. B. 594. in mulieribus quomodo sit cutis capitis comparata. XVII. B. 4. mulieribus cur sint rigores magis familiares. XVII. B. 884. a lumbis magis rigores excitantur. XVII. A. 437. quibus phlegmone intus oborta, acopon conducit. XIII. 1050. quae difficulter purgantur, auxiliatur antidotus *Aelii* Galli. XIV. 114. urina atra pessima. XIX. 610. urinae nigrae deterrimae. XVIII. B. 158

MULTA unum esse et unum multa *Plato* dicit. X. 139.

MULUS piscis, etiam pelagicus est, — alimentum quale praebeat. VI. 715. durae carnis est. VI. 727.

MULUS. IV. 604. muli hepar propter voluptatem a gulosis expetitur. VI. 716. muli cur non ad saliendum accommodi. VI. 747. cur sint steriles. XIX. 329. uteri conditio. XIX. 329.

MUNDUS cur sit vocatus. XIX. 161.
de eo philosophorum sententiae. XIX.
249. 263. unde alatur. XIX. 265. num
sit animal. XIX. 160. parvus quodcunque animal. III. 241. num sit ani-
matus. XIX. 264. animal esse quidam statuunt. XIX. 336. fuit et erit
animal quod movetur. XIX. 161. *Plato* immortalem, Stoici mortalem duxerunt. XIX. 242. secundum *Platonem* ex igne et terra factus est. V.
635. num sit incorruptibilis. XIX.
265. Deorum patre movetur. XIX.
179. non unus. V. 102. ex integris
integer concinnatus est. XIX. 161.

Mundi elementa ex se mutuo alimenta obtinent. XV. 95. a quonam
elemento sit genitus a Deo. XIX. 266.
figura. XIX. 250. 264. inclinationis
causae. XIX. 268. interitum duplicem
statuit *Philolaus* Pythagoricus. XIX.
265. medium terra est secundum *Euclidem*. V. 654. mentem *Thales* Deum
putat. XIX. 251. opifex Deus. V. 791.
XIX. 242. ordo. XIX. 267. quaenam
sit pars dextra. XIX. 269. substantiam alii unitam, alii vacui implexu
divisam esse affirmant. IV. 785. zona
ubinam sit. XVI. 398.

Mundum eventilatione egere Aristoteles statuit. XIX. 259. ex vacuo
respirare Pythagorici dicunt. XIX.
268. de mundo et vacuo philosophorum. V. 101.

MUR vocata myrrha. XIV. 563.

MURAENAE caro, quae in aquis
pravis degit, deterrima. VI. 722. Romae minimo pretio emitur. VI. 722.

MURIA carnes et siccat et incorruptas servat. II. 129.

Murias ad palpitationem. VII. 601,
Muricibus succedunt ostrea. XIX.
732.

Muris aranei fel, pro eo simiae fel.
XIX. 747. morsus lethales ab ipso
in pulverem redacto sanantur. XIV.
246. ad muris aranei morsum emplastrum sacrum. XIII. 778. fomentum. XIV. 491.

Muris auricula vide MYOSOTIS.

MURES domestici sanant scorpii
ictum, impositi. XII. 365. murium
capita cremata ex melle illita, alopeciam sanant. XIV. 240. domesticorum
sanguis utrum verrucas decidere faciat, Galenus non expertus est. XII.
263. stercus, ejus vires et usus medicus. XII. 307. stercus cum aceto
tritum alopecias curat. XIV. 241.

Murmur intestinorum. XVII. B. 762.
Murmurillus humidi excrementi dejectionem denotat. VII. 242.

MUSA (Antonius) pluribus libris
permulta medicamina scripsit. XIII.
463.

Musae praecepta ad anginam. XII.
956. ad aphthas. XII. 992. compositio ad aurium abscessus in profundo. XII. 636. arteriaca ad vocem interceptam. XIII. 47. confectio hepatica. XIII. 206. cataplasma ad hydropem. XIII. 263. eclegma ad dyspnoicos. XIII. 108. remedium ad
gangraenam. XI. 137. remedium ad
herpetes exedentes. XI. 87. nephritica compositio. XIII. 326. panacea.
XIII. 104. panacea dolorem sedans.
XIII. 57. pastillus. XIII. 832. ad pilos pungentes in palpebris enascentes compositiones. XII. 740. compositio ad parvos instar hordei oblongos circa pilos palpebrarum abscessus, quos crithas et posthias vocant.
XII. 741. ad polypos narium. XII.
685. compositio visum acuens et faciens ad glaucedinem. XII. 737.

MUSCAE pro muscerda. XIX. 737.
muscas venari malum symptoma.
XVIII. B. 71.

Muscerda, ei succedaneum remedium. XIX. 737.

MUSCULI et MUSCULUS: definitio.
XIX. 367. de musculis *Lycus* librum
composuit. II. 227. auctores, qui de
his scripserunt. XVIII. B. 926. quos
anatomici ante *Galenum* ignorarunt.
II. 231. anatomicorum circa eos dissensio. II. 236. qui tendinem Achillis edunt situs. III. 130. generaliora
quaedam circa eos. IV. 367. invicem
separandis qualis scalpellus sit ac-
commodus. II. 244. ad eos recte cognoscendos simiae anatomen, in aqua
suffocatae commendat. XVIII. B. 928.
simiae humanis simillimi. II. 219.
substantia constituit universam corporis nostri molem. VI. 772. substantia ex carne et fibris constat. I.
341. fibrae nervorum et ligamentorum sunt particulae. I. 602. fibras
positu simplices habent. II. 610. propria natura. XVIII. B. 354. proprium
corpus fibrae sunt. XVIII. B. 355.
extremi nervosi magis ·sunt, medii
vero carnosi. XVIII. B. 355. principia duo, fibrae nervosae et carnes.
XVIII. A. 597. fibrae exercitatione
et frictione robustiores evadunt, otio

contrarium accidit. XVIII. A. 597.
agere possunt, quamvis moveri nequaquam videantur. IV. 399.

Musculi equis similes sunt, qui habenis (nervis) gubernantur. IV. 469.
quomodo cordis caro ab illa musculorum discrepet. III. 437. caro rubicundior est ac mollior ea, quae in
ventriculo, vulva etc. est. II. 610. a
quibusdam cor vocatur. VI. 772. extremae partes cur nervosiores. VI.
772. generatio in foetu. IV. 551.
musculum quemque quasi animal esse, quidam putaverunt. IV. 690. nec
tamen hoc est accipiendum. IV. 691.
musculus quomodo oriatur. IV. 9.
sese reliquis partibus adaptat. II. 219.
musculorum actio est tensio et in se
ipsos contractio. IV. 390. instrumenta
sunt motus voluntarii. IV. 367. omnium propria actio quae. XVIII. A.
636. omnes partes ipsas versus proprium principium retrahunt. III. 882.
musculorum actionis cognitio in chirurgia maxime necessaria. II. 228.
quasnam utilitates homini praestent.
IV. 9 sq. vectis vim habere videntur. V. 208. musculorum temperatura. I. 343.

Musculi, quomodo in dissecandis
iis sit procedendum. II. 228. 230.
omnes in tendines desinentes, ossa
movent. IV. 379. non semper ossa
movent, sed partes etiam molles. IV.
377 sq. quales sint. IV. 379. magnitudo respondet moli movendorum
ossium. IV. 411. ad motum constituendum sunt comparati. IV. 9. ad
motum voluntarium sunt destinati.
IV. 270. a nervis et motuin et sensum habent. IV. 370. motus musculorum perit, si nervi afficiuntur. VIII.
60. musculos movere animae officium
est. IV. 443. musculi non, sed animae movere est. VII. 606. cur motus
eorum difficulter nonnunquam com-
prehensibilis sit. IV. 367. motuum
causae. I. 233. motus mechanica di-
lucidatio. IV. 411. motus in agendo
potius quam patiendo consistit. VII.
114. quisque duos habet motus. IV.
386. utrum duo motus ab utrisque
musculis fiant, an unus quidem ab
utroque. IV. 388 sq. motus musculorum quatuor differentiae. IV. 397.
403. motus tertius quomodo inveniatur. IV. 398. quartus quomodo inveniatur. IV. 398. sex iis motus inesse, quod quidam statuerunt, redar-

guitur. IV. 382. motus aequipollens
aut non aequipollens quando fiat. IV.
415. *Hippocratis* doctrinam de figuris, quae in partibus sunt, etiam num
valere docetur. IV. 418. musculorum
motus nihil efficit, nisi ossa ad eum
sunt apta. I. 235. quiescere possunt
musculi licet moveantur. IV. 398. motus musculorum differentiae in variis
regionibus et partibus. IV. 380. musculi in artubus duplicem motum omnes habent. IV. 381. omnes, exceptis
thoracicis, motu abstinent in somno.
VIII. 300. tonici motus musculorum.
IV. 400. motus voluntarius. II. 610 sq.
motum auferentia momenta. IV. 391.

Musculi: caput, corpus (venter)
et cauda quomodo se habeant. IV.
374. non omnes in tendines desinunt. IV. 377. robori eorum ossium moles respondet. III. 926. ab
osse abscissus contrahitur, h. e. suam
naturam ostendit. IV. 414. quisque
antagonistam habet. IV. 384. aponeuroses tendines vocantur. IV. 368.
omnes arterias habent, et venas, quibus alimentum accipiunt. XV. 259.
carnes sanguine parum alterato aluntur. X^v. 255. media constitutio ubique sine dolore est. IV. 453. dum
contrahuntur, conditio. IV. 463. musculis solis accidit convulsio. XVI.
172. musculis exercitationes conveniunt. XVII. B. 260. nervea eorum
extrema tendines sunt. II. 233. musculi functionum arbitrariarum instrumenta. XVI. 519. insertionis varietates. IV. 379 sq.

Musculi plures sunt quam trecenti.
IV. 693. concoctioni maxime commodi. VI. 789. quiescentes aut otiosi
ab iis, qui contrarii siti sunt, tenduntur. XVIII. A. 319. quiescentes
perfecte quando sint. IV. 434. 435.
ne dum dormimus quidem penitus
otiosi sunt. IV. 435. in figura media, qualis iis insit ,' constitutio.
IV. 422. phlegmones in eorum actionem effectus. IV. 393. scirrhi in ge-
niti. IV. 391. musculi solidiores difficilius reliquis colliquescunt. XV. 414.
musculos, si spiritu implentur, in latitudine augeri, in longitudine vero
minui et retrahi dicitur. VIII. 329.
musculus nervos suscipit, et membra
movet. V. 208. musculus generatur
nervis per carnes disseminatis. III.
61. musculi nervos magnos accipiunt.
III. 378 sq. aut a cerebro aut me-

dulla spinali nervos accipiunt. IV. 370. nervorum in iis distributio et finis. IV. 371. 375. cur nervis indigeant. XV. 260. nervi, si afficiuntur, motus perit. VIII. 60. musculis discissis motus perit. IV. 385.

Musculi: morbi qualem habeant in eorum motum effectum. IV. 368. musculos inter se discernendi rationem motuum differentia praebet. II. 241. musculor. abscessus sub cutem erumpunt. VII. 738. affectio depravatus et inordinatus motus est. VII. 802. affectiones quaenam dentur. VII. 803. affectus num sit palpitatio. VII. 594. contusionis cura. X. 965. ad musculos convulsos malagma *Damocratis*. XIII. 988. musculorum distentiones factae sunt aliquando ex esu coturnicum. XVII. B. 306 sq. effluxiones superfluitatem custodiunt. IV. 438. effoeminationem gignit calor immoderatior. XVII. B. 800. humor flatuosus aut flatus vaporosus in iis contentus oscitationis causa. XVI. 166. inflationis cura. X. 964. inflationis inveteratae cura. X. 967. musculi inaequalis intemperies phlegmone est. VII. 737. ad musculorum duritias emplastrum melinum. XIII. 940. ad musculos induratos emplastrum ex lithargyro et oxelaeo. XIII. 404. ad musculos phlegmone induratos malagma *Damocratis*. XIII. 988. musculorum facultatis motricis infirmitas causa tremoris. XVII. A. 331. 482. ad musculorum lassitudinem acopa. XIII. 1047. ad musculos praecisos aegyptia *Andromachi*. XIII. 643. ad musculorum praecisiones emplastrum aegyptium. XIII. 903. musculis praecisis et contusis emplastrum ex dictamno sacrum favet. XIII. 804.

Musculi: ruptura et vulsura quid. I. 238 sq. rupturae causae. X. 232. scirrhus in iis genitus qualem in eorum actionem habeat effectum. IV. 391 sq. in musculorum scirrho acetum utile. X. 959. in musculorum capitibus tumores scirrhosi ex pituita crassa inprimis occurrunt. XI. 737. caput vulneratum animi deliquium nonnunquam induxit. XI. 49. ex musculorum vulnere animi deliquii cura. XI. 60. musculos vulneratos glutinat diachylon *Menecratis*. XIII. 1001. musculorum ingentia vulnera sanat diachylon Menecratis. XIII. 1004. musculorum ca-

pitum vulnera expostulant succum foliorum Lilii. XII. 47.

Musculi abdominis octo, eorumque usus. III. 393. abdominales enumerantur. VIII. 346. abdominis quatuor. XVIII. B. 993. eorum usus. XVIII. B. 997. abdominis obliquus externus. II. 507. obliquus internus. II. 508. recti. II. 508. transversi. II. 509 sq. obliqui abdominis. III. 393. VIII. 347. XVIII. B. 994 sq. recti abdominis. III. 393. VIII. 346. XVIII. B. 993. situs eorum. X. 411. rectorum vulnera quid sequatur. X. 413. tumorum praeter naturam in iis obortorum diagnosis. VIII. 347. transversi abdominis. III. 393. X. 412. XVIII. B. 996. musculorum abdominis figura in quiete et actione. IV. 462. ejusque rei causa. IV. 463. actio. III. 403. actio musculorum abdominis quid efficiat. III. 397. extenduntur, ubi vox editur. V. 232. non solum ad excrementorum egestionem, sed ad efflationes quoque et voces edendas faciunt. II. 584. 587. eorum motus. IV. 382. eorum usus. II. 584. 587. III. 289. thoracis contractionem juvant. IV. 468. abdominis aponeurosis. X. 411. abdominis tendines describuntur. XIII. 602. abdominalium dissectio. II. 504 sq. 513. 514 sq. abdominalium in partu actio. II. 152. unde venas accipiant. II. 810. abdominis et thoracis inflammationes comitantur febres. IX. 415. musculorum abdominalium inflammationis pulsus. IX. 540. abdominalium imbecillitas causa retardationis dejectionum. VII. 237. ratio in tibiam canentibus aut magnam vocem edentibus. VI. 175.

Musculi levatores *ani*. XVIII. B. 999 sq. ani transversus depellit, quicquid in eo reperitur, iqsumque claudit. III. 404.

Musculi asperae arteriae quatuor sunt. XVIII. B. 949. asperam arteriam stringentes. XVIII. B. 959. *arytaenoidei* obliqui. III. 556. transversi. III. 557.

Musculi circa aures quomodo dissecentur. II. 445. rudimenta tantummodo adsunt musculorum. IV. 296. musculos post aures adeuntes nervi. II. 847. brachiale extendens unus. II. 244. brachiale extendentes. XVIII. B. 980. brachiale flectentes. II. 244. XVIII. B. 985. brachiale flectentium origo. II. 260. brachiale flectentium dissectio. II. 252. brachiale reflectens ubi oriatur. II. 257. brachialis diarthrosin intro vertens. II. 245.

Musculi brachium moventes undecim sunt. XVIII. B. 966. brachium moventium situs. IV. 430. brachium extrorsum abducens. IV. 135. brachium oblique ad exteriora abducens. XVIII. B. 972. brachium ad pectus adducens. IV. 133. XVIII. B. 973. brachium pectori adducens deorsumque detrahens. XVIII. B. 973. brachium sursum adducens. IV. 133. brachii anterior (deltoideus), ejus duo capita. II. 274. brachium attollens ad exteriora. XVIII. B. 972. brachium attollens, sed ad interiora inclinans. XVIII. B. 972. brachii caput attrahens. XVIII. B. 973. brachium sursum per rectam lineam attollens. XVIII. B. 972. biceps brachii. II. 274. brachii unicus musculus est, licet duo habeat capita. II. 238. bicipitis brachii origo duplex. II. 275. brachium partim circumagens, partim scapulam deprimens. (latiss. dorsi.) IV. 138. brachium extrorsum et deorsum circumagentes. IV. 135. brachium ad exteriora et posteriora circumagentes. XVIII. B. 973. qui brachium circumagunt, cur tendines habeant robustissimos. IV. 137. brachium latere adducentes ante *Galenum* erant incogniti. II. 231. brachium deprimens, ipsumque retro agens. IV. 135. qui efficit, ne brachium, dum deprimitur, ullam in partem inclinet. IV. 135. brachium ad latera detrahens. XVIII. B. 973. brachii humilis deductionis opifex. II. 480. quo brachium ad costas thoracis expanditur. II. 479. ad costas rectum brachium extendens. XVIII. B. 973. brachium thoraci adducens. II. 478. brachium thoraci clatius admovens. II. 481. magnus in brachio, ejus motus. IV. 380. brachium sublime tollentes. IV. 135. triceps brachii. II. 276 sq. a condylo externo brachii ortum habentes. II. 257. brachium extendentes et flectentes quomodo sese in actionibus habeant. IV. 433. musculos brachii dissecandi methodus. II. 244. musculi, qui in caput brachii inseruntur. sursum ipsum tendunt. IV. 395. musculi buccam moventes ante *Galenum* erant incogniti. II. 231. qui buccas una cum labris movent, inferiore maxilla quiescente. II. 421. 423. 429.

buccas cum labris movens in simiis evidentius apparet, quam in animalibus prolixiora colla habentibus. II. 429. buccas cum labiis ad latera abducens unde nervos accipiat. II. 848. buccam movens unde nervos accipiat. II. 838. 847. 848. IV. 99.

Musculi tres *calcaneum* moventes. III. 131. *caput* moventes. XVIII. B. 941. ad capitis motum quatuor sunt necessarii. IV. 15. qui caput movent, octo et viginti sunt. IV. 30. naturae in iis ars. IV. 29 sq. qui caput moturi sunt, constructionem aliam meliorem excogitari non posse. IV. 36. actio. IV. 37. caput ad latera abducentes. XVIII. B. 946. caput abnuentes. XVIII. B. 946. caput recte et oblique abnuendo moventes. XVIII. B. 947. caput retrorsum attollentes. IV. 33. caput in anteriorem partem circumagens. XVIII. B. 943. caput cum cervice flectentes. XVIII. B. 948. caput solum flectentes. IV. 33. caput retrorsum inflectentes. II. 452. caput in posteriora flectentes. II. 456 sq. inclinantium et attollentium octo situs. IV. 31. caput oblique moventes. II. 458. obliqui capitis. IV. 32. caput sensim obliquum reddentes, simulque caput in anteriora convertentes. IV. 33. qui caput pectori et claviculis committunt. II. 463. recti capitis. IV. 31.

Musculi extensores *carpi.* III. 107. carpum flectentium situs et adhaesio. III. 102. actio. III. 103. qui carpum extendunt, in cubito sunt. IV. 395. carpum magnum digitum versus inflectentis tendo ubi inseratur. II. 271. qui juxta parvum digitum carpum reflectit, origo. II. 257. flexor carpi ulnaris, origo. II. 257. carpum moventes insigunt se epiphysi excavatae radii et cubiti. III. 119. carpum moventium tendinum insertio. III. 138. carpi et digiti majoris unus, etsi duos tendines producat. II. 241. qui totum carpum invertit, oritur a radio. III. 100 sq. cur ad carpum nulli. III. 48.

Musculi cervicem moventes. XVIII. B. 962. cervicem in anteriora ducentes. XVIII. B. 964. cervicem oblique in priora flectens. XVIII. B. 963. qui cervicem rectam efficiunt. XVIII. B. 964. cervicis dissecandi ratio. II. 292. qui sub clavicula positi sunt. XVIII. B. 955.

Musculi mentio fit, qui *collum* in priorem partem trahit (longus colli). XVIII. A. 539. colli anteriores, eorum usus. IV. 33. collum ad latera cum parva inclinatione moventes. IV. 34. colli latos omisit *Lycus*. II. 449. recti colli, in respiratione actio. IV. 467. tenuis sub colli cute (platysmamyoides). XVIII. B. 929. collum cum capite retro erigentes unde nervos accipiant. II. 847. colli posteriores unde nervos accipiant. II. 846. 849. ad collum ex nervis cervicalibus rauos acceperunt. IV. 97. colli et capitis communes unde nervos accipiant. IV. 99. qui collum cum capite retro erigunt, unde nervos accipiant. IV. 99. *costas* intro contrahens, stringensque. II. 497. *coxendicis* articulum moventes decem sunt. II. 306. XVIII. B. 1000. coxae articulum flectens. II. 306. eorum usus. IV. 250. *cremasteres*. XVIII. B. 997. *cricoarytaenoidei*. III. 556. *cricothyreoidei*. III. 555. *crotaphitae* (vide temporales) et masseteres quinam dicantur, et qualem functionem habeant. XVIII. A. 429 sq.

Musculi: crus moventium generales differentiae. IV. 253. descriptio et usus singulorum. IV. 254 sq. crus foras abducens. III. 258. crus intro adducens. III. 258. extendentes crus in statione agunt. IV. 255. qui crus flectunt, in eo transferendo etiam agunt. IV. 255.

Musculi cubiti. III. 90. in cubito, quibus radius, ulna et digiti moventur. XVIII. B. 978. cubiti exteriores dissecandi methodus. II. 253. cubiti quot numero sint. II. 256. cubitum moventes quot sint. III. 106. cubiti et manus sunt viginti tres. III. 90. in cubito sunt quindecim tironibus, septemdecim veteranis. XVIII. B. 978. cubiti externi. III. 107. XVIII. B. 978 sq. cubiti interiores. II. 243 sq. III. 106. XVIII. B. 984. in cubiti articulatione simiis proprius. XVIII. B. 977. cubiti articulum in gibbo moventes. XVIII. B. 975. qui cubitum extendunt. IV. 395. XVIII. B. 976. cubiti articulum extendentes quomodo dissecandi. II. 276. cubiti articulum flectentes. II. 274 sq. III. 157. XVIII. B. 975. cubitum flectens et in exteriora paulatim inclinans. II. 276. cubitum, qui extendunt et flectunt, in

brachio sunt, qui vero convertunt, in ipso cubito. III. 105 sq. cubitum moventes in humero. III. 152 sq. quo pacto singuli musculi cubiti ossibus adnascantur. II. 257. *cucullaris* s. trapezius. II. 445. actio. II. 447. IV. 139.

Musculus deltoideus. II. 273 sq. deltoidei actio. IV. 134. deltoides quid ad luxationem humeri arcendam valeat. XVIII. A. 306. musculus est diaphragma. III. 596. *digastricus* maxillae inferioris. II. 472. XVIII. B. 934. digastrici situs, usus. III. 860. digastricus maxillae inferioris. XVIII. B. 934.

Musculi: digitos movens unus est. II. 237. digitos tres majores in latus movens unus. II. 239. digitos moventium tendines quomodo se inserant digitis. II. 250. digitos obliquo introrsum sursumque moventes quinque sunt. XVIII. B. 952. extensor digitorum unus est. III. 95. 99. digitos extendens. XVIII. B. 979. extensoris digitorum situs in cubito. III. 107. digitos quatuor extendens ubi oriatur. II. 257. extensor digitorum, origo in condylo externo humeri. II. 257. trium digitorum extensorum origo. II. 257. digitos manus quatuor extendens musculus unde nervos habeat. II. 370. digitos manus flectentes. XVIII. B. 954. 985. flexores digitorum duo. III. 95. flexorum digitorum situs. III. 106. quatuor digitos flectentium origo. II. 260. flexor digitorum brevis. II. 266. digitos manus in obliquum ducentes. III. 99 sq. indicem digitum adducens. II. 265. musculus, quo digiti index et medius ad obliquum moventur, oritur a cubito. III. 93 100. digitum magnum movens a cubito oritur. III. 93. 100. magnum digitum ab indice abducens. III. 101. digitum magnum abducens longus. II. 264. adductor digiti magni. III. 93. digitum manus magnum extendens. XVIII. B. 981. musculi, qui majoris digiti caput extollit, origo. II. 257. qui digitos duos minores a caeteris abducit, origo. II. 257. tres digitos parvo adducentes. XVIII. B. 979. qui parvos digitos oblique movet, unus. II. 237. abductor digiti minimi. II. 265. digitum parvum abducens. XVIII. B. 953. 979. ubinam hic oriatur. II. 257. 265. digiti minimi usus. III. 94. parvi in manu, tendinibus tertium articulum moventibus adnati. II. 264.

Musculi dorsales, eorum usus. IV. 33. dorsalium dissectio. II. 451 sq. latissimus dorsi, nervorum ejus ratio. IV. 302. *epigastrii* instrumenta sunt animae. IV. 455. eorum actio. IV. 456. epigastrii ad urinae excretionem conferunt. IV. 238. ad epomida, qui brachium attollunt, unde nervos habeant. IV. 304. *faciei*. XVIII. B. 930. faciei, eorumque usus. III. 732. faciei omnium nervorum principium tertia est nervorum conjugatio. III. 864. *faucium*. XVIII. B. 961. in faucibus strepentem efflationem efficiunt. VIII. 271.

Musculi in femore. III. 257 sq. eorum usus. III. 259 sq. femoris dissecandi ratio. II. 292 sq. femur extrorsum abducens. IV. 260. femoris caput extrorsum circumvertens. II. 312. femoris caput introrsum circumvertentes. II. 313. femoris caput sursum simul et extrorsum trahens. XVIII. B. 1005. 1006. femoris caput circumagentes. XVIII. B. 1006. femur retrorsum magis abducens. XVIII. B. 1002. femur exacte extendens et in posteriora trahens. XVIII. B. 1003. femur adducentes. IV. 260. XVIII. B. 1002. femur introrsum adducens. XVIII. B. 1007. femur introrsum retrorsumque adducens. XVIII. B. 1000. femur totum retrorsum abducendo extendens. II. 311. 312. femur extendentes. IV. 255. femur extendens et ad exteriorem ejus regionem caput ipsius trahens. XVIII. B. 1005. femur flectentes. IV. 258. femur flectens et tibiam attrahens. III. 258. femur intro flectens simulque sursum erigens. II. 309. femur flectens et introrsum vertens. XVIII. B. 1002. femur invertentes et circumagentes. IV. 260 sq. femoris lividus. II. 312. femoris magnus ischii articulum movet. II. 306. femur oblique ad interiora ducens. II. 306. femoris interiores unde venas accipiunt. II. 814.

Musculi fibulae circumtensi tendo prodit ad partes, quae ante parvum digitum sunt. III. 227. *frontalis*. II. 444. XVIII. B. 932. frontales jam veteres noverunt, totamque eos superciliorum molem attollere , et cutis frontis motum absolvere. II. 419. *gastrocnemii*. II. 316. XVIII. B. 1015. genarum parvos et minus duros ner-

vos accipiunt. III. 733. *geniohyoideus* ab osse hyoideo oritur. III. 591. *genu* articulum moventes novem sunt. XVIII. B. 1007. genu articulum extendentes. II. 302. flectentes. II. 304 sq. genu flectens et tibiam ad interiora adducens. III. 258 sq. *glottidis* vocem efficiunt. VIII. 271. glottidem aperientes, nervi ad eos accedentes. III. 569 sq. glottidem claudentes, nervi ad eos accedentes, usus. III. 568. *glutaei*. XVIII. B. 1003. *gracilis*. XVIII. B. 1009. gutturis s. laryngis proprii. XVIII. B. 950. gutturis immobiles si redduntur, mutus evadit homo. VIII. 267. extensor hallucis. XVIII. B. 1020. flexor hallucis. XVIII. B. 1020. qui hiatum efficiunt. IV. 437.

Musculi humeri articulum moventes. XVIII. B. 966. a condylo externo humeri ortum ducentes. II. 257. a condylo interno humeri orientes. II. 260. circa humeri articulum siti, et tendinibus suis eum firmantes. IV. 133. a sterno ad humerum euntes unde venas accipiant. II. 788. parvus, qui in humeri dearticulatione positus est. XVIII. B. 974. *os hyoides* moventes. XVIII. B. 957 sq. os hyoides posteriora versus abducentes. XVIII. B. 958. os hyoides sursum ad maxillam retrahens. XVIII. B. 960. ad imam partem ossis hyoidei nervos a cerebro accipiunt. IV. 294. *hyothyreoidei*. III. 557. usus. III. 559. *hypogastrii*, corpora musculosa ab iis ad testes descendunt. IV. 193. *infraspinatus*, actio. IV. 135.

Musculi intercostales. XVIII. A. 539. intercostales apud *Hippocratem* vocantur μεσοπλεύριοι. XVIII. A. 572. intercostales sunt viginti duo. XVIII. B. 988. costarum duo et viginti numerantur. IV. 467. eorum in respiratione usus. ibid. costam duodecimam detrahens proprius. XVIII. B. 989. intercostales interni et externi sunt, fibras contrarias habentes. III. 595. XVIII. B. 988 sq. exteriores dilatant, interiores contrahunt. XVIII. B. 989. externi expirationem, interni inspirationem perficiunt. IV. 467. intercostales thoracem intro contrahunt. III. 401. intercostales efflationem efficiunt. VIII. 271. intercostalium in quiete et actione figura. IV. 462. ejusque causa. IV. 463. intercostales diaphragmati subsidio sunt.

III. 401. intercostalium natura. II. 661. fibris dissectis et vox et efflatus perit. II. 664. intercostalium functio perit nervis ad eos accedentibus dissectis. II. 667. intercostalium nervi. IV. 469. unde nervos accipiant. IV. 102. intercostalium dissectio. II. 498. 681. intercostalium inflammationes quomodo cognoscendae. VIII. 307.

Musculi interossei externi quatuor. II. 264. intcrossei manus. II. 266. *ischii* articulum moventes. II. 306. eorumque usus. IV. 250. *labiorum.* XVIII. B. 930. labiorum quatuor sunt. III. 914. et cur. III. 915. eorum insertiones et actiones. III. 915 sq. labiorum cur parvos et minus duros nervos accipiant. III. 733. labium superius sursum trahentes. XVIII. B. 931. labium deorsum trahentes. XVIII. B. 931.

Musculi laryngis, descriptio. III. 555. laryngis sunt duodecim. III. 551. laryngis et pharyngis quidam aponeuroses habent, alii non. IV. 380. usus. III. 558. laryngis alii claudunt alii aperiunt. III. 402. laryngis unde nervos accipiant. II. 841. IV. 279 sq. *latissimus* dorsi, actio. IV. 138. *levatores* costarum, actio. IV. 468. *ligulam* (glottidem) moventium incisio animal mutum reddit. VIII. 53.

Musculi linguam moventes. XVIII. B. 959. linguae multi ab osse hyoideo oriuntur. III. 591. linguae nullos tendines habent. IV. 377. linguae cognoscere nullam habet ad medicinam peragendam utilitatem. II. 284. linguam attollentes et curvantes. XVIII. B. 960. *lumbricales.* II. 264. lumbricales in manu. XVIII. B. 952. pedis. XVIII. B. 1026. *manducatorii,* eorum ad max. infer. superiori applicandam usus. IV. 438.

Musculi manus extremae. III. 93. utilitas. III. 61. summae manus duo genera sunt. XVIII. B. 951. summae manus exigui. II. 263. summae manus exiguos dissecandi ratio. II. 263. musculus, qui ad cutim manus internae apparet (palmaris?). III. 99. musculorum in vola manus aponeurosis duplex. III. 58. manum extendentium principia. II. 276. quinam pronationem manus efficiant. III. 102. IV. 395. XVIII. B. 988. musculi, quorum actione manus demittitur. IV. 397. musculi pronatores et supina-

tores. II. 261. supinam reddentes musculi. III. 102. XVIII. B. 983. eorum origo. II. 259.

Musculi masseteres. III. 853 sq. eorum functio. II. 436 sq. cur ita dicantur. XVIII. A. 431 sq. masseteres *Galenus* tantummodo vocat eos, qui buccae superpositi maxillam utrinque movent. II. 422. masseteres *Hippocrates* etiam vocat temporales. II. 422. temporales etiam ita vocantur. XVIII. B. 934. mansorii s. masseteres, eorum actio. XVIII. B. 933. masseter temporali paucis partibus cohaerescit. II. 439. masseteres trigoni (zygomatici?). XVIII. B. 936. masseteres unde nervos accipiant. II. 836. VIII. 236. XVIII. A. 446. administratio anatomica. II. 438. 441.

Musculi maxillam inferiorem moventes. XVIII. B. 933. dissecandi ratio. II. 435 sq. maxillam inferiorem aperiens. II. 472. maxillam inferiorem deducentes (os aperientes) qui, quot, unde producti, et quodnam eis motus sit principium. III. 852 sq. maxillam inferiorem superiori attrahentes. IV. 438. maxillam in interiore parte sursum trahentes (pterygoidei) XVIII. B. 935. musculorum maxillae inferioris arteriae. IV. 333. maxillam moventem intra os situm (pterygoideum) *Lycus* omisit. II. 449. digastricus maxillae inferioris. III. 852. ejus peculiaritates. III. 856. earumque causa. III. 857. 860. qui bipartito tendine in metacarpum ante indicem et medium digitum inseritur, origo. II. 259.

Musculi alae nasi. III. 919. XVIII. B. 931. musculus, qui narium alas movet. II. 435. alas nasi dilatantes. XVIII. B. 931. narium cur parvos accipiant, minusque duros nervos. III. 733. *nates* constituentes quomodo in simiis sese et hominibus habeant. IV. 252. obliquorum situs. X. 412. obliquus cur nullus ex tibia in fibulam. III. 225. *orbicularis* palpebrarum, ejus actio. III. 805.

Musculi oculorum eorumque actio. XVIII. B. 932. sex numero sunt. XVIII. B. 933. *Lycus* quinque tantummodo accipit. XVIII. B. 933. oculorum aponeurosibus validis in duram et nervosam tunicam rhagoidi inseruntur. IV. 380. dissecandi ratio. II. 443. oculorum unde nervos habeant. II. 833. oculi motum a secunda nervorum conjugatione habent.

VIII. 236. cur nervos multos acceperint. III. 733. cur unum tantum, sed magnum nervum accipiant. III. 739. oculi recti et obliqui eorumque usus. III. 797. circa radicem oculorum, constringens nervi mollis insertionem, oculum vero attollens. III. 797. oculum moventes paralysi affecti, quomodo oculorum situm invertant. VIII. 219 sq. oculum moventium tremorem indicant oculi obtorti. XVII. A. 870. omohyoideus ex osse hyoideo oritur. III. 591. actio. III. 592 sq.

Musculi os aperientes et claudentes. XVIII. B. 933 sq. palmaris longus. III. 108. XVIII. B. 984.

Musculi palpebras moventes. III. 804. palpebram detrahentes resoluti, eam claudi non sinunt. VIII. 221. levator palpebrae superioris resolutus, blepharoptosin gignit. VIII. 221. *pectoralis*, origo et actio. IV. 133. pectoris dissecandi ratio. II. 475 sq.

Musculi pedem moventes eorumque usus. III. 227. 231 sq. in pede quatuor genera sunt. II. 326. XVIII. B. 1023. musculorum pedis conditio. III. 222 sq. pedem retrorsum abducentes. XVIII. B. 1016. pedem retrorsum simul et extrorsum abducens. XVIII. B. 1017 sq. pedem extendens. XVIII. B. 1019. 1021. qui indeclinabilem pedis elevationem moliuntur. II. 324. pedem retrorsum flectentes. III. 316 sq. pedem intorquens. II. 324. pedem retrorsum et extrorsum invertens musculus. XVIII. B. 1017. duo, pedem sinum facientes. III. 232. digitos pedis quatuor extendens. II. 320. extensor digitorum pedis. XVIII. B. 1020. ejus situs. III. 233. digitos pedis flectentes. XVIII. B. 1017 sq. digitum magnum pedis extrorsum ducens. II. 324. digitum magnum pedis flectens. II. 322. digitum magnum pedis oblique leniter sursum trahens. XVIII. B. 1019. parvum digitum pedis extrorsum abducens. II. 323. XVIII. B 1021. qui in pede simiae adsunt, in humano autem desiderantur. II. 322 sq.

Musculi penis eorumque usus. IV. 222. penis carneis partibus inseruntur, non musculis. IV. 380. *perinaei*. III. 392. transversus perinaei, ejusque usus. III. 392. *pharyngis*. XVIII. B. 962. *plantaris*. XVIII. B. 1016. *platysmamyoides*. III. 917. XVIII. B.

929. platysmamyoidis propagatio ad labia (risorius *Santorini*). III. 855. *Musculi pollicem* moventes. II. 264. pollicem abducens. XVIII. B. 952. abductor pollicis brevis. II. 265. abductor pollicis longus. II. 264. abductoris pollicis situs. III. 108. abductor pollicis. II. 264. XVIII. B. 953. inter pollicem et indicem digitum pollicem adducit ad indicem. III. 93. *popliteus*. II. 325. XVIII. B. 1014. 1023. popliteus flectit genu. III. 259. musculum, qui intra articulationem abditus, poplitem incurvat, *Galenus* detexit. XVII. B. 235.

Musculi pronatores. II. 261. III. 102. situs. III. 108. 114. IV. 531. XVIII. B. 988. eorum situs in pronatione. IV. 433. pronatores cur duo sint, et cur absque tendonibus. III. 111. *psoae*. II. 527. XVIII. B. 992. 1001. eorum actio. II. 528. XVIII. B. 1002. situs. XVIII. A. 544. situs est ad columnam vertebrarum. IV. 86. ejus summitates procedunt ad extremas thoracis costas. XVIII. A. 539. psoas unde nervos accipiat. II. 854.

Musculi pterygoidei. XVIII. A. 430. XVIII. B. 935. eorum dissectio. II. 439. 441. pterygoidei unde nervos habeant. XVIII. A. 446. *pudendi*. XVIII. B. 998. *ῥαχῖται*, eorum situs. XVIII. A. 533. 540. musculorum, quos rachitas vocant, (dorsales) duplex genus. XVIII. A. 138.

Musculi radii peculiares. II. 261. radii peculiares, per quos supina pronaque manus redditur. II. 261. *respirationi* inservientium anatome. II. 475. respirationi inservientes. II. 495. respirationi dicati cur simul intendantur in excrementa eliminandi conatibus. IV. 457. musculos ad respirationem facientes *Galenus* demonstravit, nervosque ad eos oriri ex medulla spinali. XIV. 629. *rhomboidei*. IV. 139. sartorius. II. 294. III. 259. XVIII. B. 1009.

Musculi scapulam utramque moventes septem sunt. XVIII. B. 938. qui a capite in scapulas inseruntur. XVIII. B. 936. scapulas ad caput trahentes. XVIII. B. 937. basin scapularum ad caput attrahens. XVIII. B. 938. scapularum basin ad occiput retrahentes. II. 450 sq. scapulam deorsum et in priora trahens. XVIII. B. 940. scapulam retro abducentes. XVIII. B. 940.

scapulas in priorem cervicis regionem attrahens. II. 471. scapulam in priorem regionem cervicis adducens. XVIII. B. 939. scapulam ad transversas colli partes adducens. XVIII. B. 939. scapulam abducentes ad spinam. IV. 139. musculor., qui retio ad dorsum scapulam abducunt, nervi. IV. 301. scapulam spinam versus trahentes. II. 468. scapulam sursum ducentes. IV. 139. scapulam deorsum trahens. IV. 139. musculos scapulae dissecandi ratio. II. 466. musculi scapulae unde nervos accipiant. IV. 292. in simis scapularum situs thoracem dilatans. XVIII. B. 965. scapularum resolvi quomodo possint. II. 679.

Musculi sedis, eorum anatome. II. 584. XVIII. B. 999. sedem claudens. II. 587. XVIIi. B. 999. duo oblique (levator ani) sedem sursum trahentes. III. 392. sedis unde habeant venas. II. 814. *sphincter ani* unde sit dictus. XVIII. A. 563. ejus proprius motus. IV. 381. ejus functio. VI. 64. actio et usus. VIII. 404. resolutionis effectus. VIII. 404. resolutionis causae. VIII. 65. *sphincter vesicae*. III. 405. sphincter vesicae voluntarius est. VIII. 404. ejus officium. VI. 65. VIII. 404.

Musculi spinam deorsum flectentes. II. 528. spinam flectentes. XVIII. B. 992. spinam in posteriora recurvantes. XVIII. B. 991. *spinales*. XVIII. B. 991. spinales cur plures. IV. 53 sq. spinales fibras cur habeant obliquas, quum sint ipsi recti secundum spinae longitudinem. IV. 41. spinales culcitra ventriculi sunt, eumque calefaciunt. III. 284. spinales colli, eorum arteriae. IV. 329. spinales unde habeant nervos. II. 849. 853. 854. *sternalis* brutorum describitur. XVIII. B. 989.

Musculi in sterno. II. 496. sternocleidomastoideus. II. 464. XVIII. B. 936.sq. ejus actio. XVIII. B. 937. ejus nervi. IV. 293. sternohyoideus et -thyreoideus. XVIII. B. 949. sternohyoideus ex osse hyoideo oritur. III. 591. actio. III. 592. sternothyrcoidei. III. 557. usus. III. 559. stylohyoidei ex osse hyoideo proveniunt. III. 592. actio. III. 592. *subclavius*. XVIII. B. 955. subclavius quomodo inveniatur. II. 485. supinator. III. 102. XVIII. B. 983. origo. II. 259. situs. III. 114. supinatores. II. 261. IV. 431. eorum situs in supinatione. IV. 433. supi-

natores cur duo sint et absque tendinibus. III. 111 sq. *supraspinatus*, actio. IV. 135. surae non est unus. II. 238. musculorum surae contractio saepe fit in cholera. XVII. B. 783.

Musculi temporales: diversitates in hominibus et variis animalibus. III. 843 sq. ejus differentiae utilitas. III. 845 sq. temporalis in perfectis simiis plurimum attollitur. II. 534. in homine et simia exiguus. IV. 295. in homine cur parvus. III. 846. 849. temporales κροταφίτας Graeci vocant. XI. 261. temporales vocat *Hippocrates* masseteres. II. 422. XVIII. B 934. masseteres quodammodo sunt. III. 854. quod tendinem ab omnibus reliquis musculis differunt. III. 856. causa hujus rei. III. 857. temporalis cum pterygoideo coalitus. II. 439. situs dignitati eorum maxime respondet. III. 850. insertio in maxillam inferiorem, et actio. III. 852. actio. IV. 438. temporales duos habent motus. IV. 380. maxillam adducunt. II. 421. temporales maxillam sursum trahunt. XVIII. B. 934. ejus capitis situs. IV. 296. unde sensum et motum habeant. VIII. 236. unde nervos accipiant. II. 836. III. 716. IV. 296. temporales uterque tres accipit nervos. III. 733. temporales cur a diversis conjugationibus nervos accipiant. III. 736. temporalis administratio anatomica. II. 438. 439. 441. cur solus in capitis ossibus abditus. III. 849. laesi convulsiones, febres, soporem et deliria inferunt. III. 849. cur laesi noxam maximam inferant. III. 849. temporalibus affectis sopor fit. VIII. 231. temporalium inflammationes febrem, deliria, spasmos et sopores frequenter inducunt. IX. 406.

Musculi testem sursum trahentes. XVIII. B. 997. *thoracem* contrahentes exspirationem efficiunt. VIII. 271. thoracem dilatans. XVIII. B. 963 965. thoracem dilatantes et contrahentes. XVIII. B. 988. thoracis non omnes eum movent. II. 656. circa thoracem positi. XVIII. A. 538 sq. thoracis et abdominis in voce edenda extenduntur. V. 232. thoracis unde nervos accipiant. II. 853. unde venas accipiant. II. 810. thoracem moventium debilitas ex respirationis modo cognoscenda. VIII. 251. thoracis exercitatio spiritus cohibitio est. VI. 152. muscu-

lorum thoracis inflammationis pulsus.
IX. 540.

Musculi, qui in *tibia* sunt, quibus et pes et digiti moventur. XVIII.
B. 1014. tibiam solam moventes octo
sunt. XVIII. B. 1001. tibiae quatuordecim sunt, in orbem circumjecti.
XVIII. B. 1014. tibiae anteriores tres
ab antiquis accipiebantur, sed sex
sunt vel septem. III. 232. tibiae exteriores tres. II. 318 sq. in posteriore
parte tibiae sex sunt. III. 131. non
quinque, ut priores anatomici putabant. III. 132. tibiam attollens sursum et totum extendens ipsius genu
articulum. III. 257. tibiam extendentes. XVIII. B. 1011 sq. tibiam in externam partem abducens. II. 298. (is
cursori erat abruptus. ibid.) tibiam
extrorsum circumvertens. II. 300.
XVIII. B. 1010. tibiam introrsum ducens. XVIII. B. 1011. tibiam flectens
et ad exteriora invertens. XVIII. B.
1009 sq. tibiam ad interiora flectens
et sursum attollens (sartorius). XVIII.
B. 1009. tibiam retrorsum evolvens.
II. 297. tibiae omnium situs, multitudinis et magnitudinis causa. III. 131.
tibiam sursum trahens simul et femur
flectens. IV. 259. qui tibiam ita figurat, sicut pueri eam statuunt, in palaestris crus invertentes, cum alterum
femori crus injiciunt. II. 294. cum
femore tibiam retrorsum et introrsum
ducens. II. 301. tibiae supertensus
antrorsum tendinem edit circa magnum digitum affixum. III. 227. qui
in tibiam descendunt, in simiis ab illis in homine differentiae. II. 222.
quidam in tibiam descendentes in simiis cynocephalis ulterius progrediuntur. II. 222. musculos tibiae dissecandi ratio. II. 315 sq.

Musculi, qui sunt ad *tonsillas*, nervos a cerebro accipiunt. IV. 294.
transversi. VIII. 347. *trapezius*, ejus
actio. IV. 139. *triceps?* II. 276. *ulnae* vel tibiae, si inflammati sint, facile convulsione corripiuntur. IX. 415.
acceleratores urinae. III. 406. vesicae
cervicis similis orbiculari sedis. II.
587. qui est ad vesicam et anum, officium. IV. 454. instrumenta ejus. IV.
455. collum vesicae constringens. IV.
238. in collo vesicae situs, eamque
claudens et urinam propellens. XVIII.
B. 998. in collo vesicae, hoc claudens et urinam propellens. XVIII. B.
998. *zygomatici?* XVIII. B. 936.

MUSCUS, qui in quercubus, piceis
populis albus crescit, ejus vires et facultates. XI. 855. qui in cedrinis lignis
reperitur, digerit et mollit. XI. 855.

MUSICA eas novit differentias, quae
inter voces acutas et graves sunt.
XVIII. A. 215.

MUSTELAE vires et usus. XII. 361.
caro arefacta juvat comitiali morbo
vexatos. XII. 321. fel, ei substituendum remed. XIX. 746.

MUSTELI dura carne sunt praediti.
VI. 727. mustelorum plures sunt species. VI. 727.

MUSTUM quid. VI. 575. ejus facultates. ibid. et seq. ex uvis dulcibus, ad dimias aut tertias partes
incoctum, quomodo a melle differat.
XIV. 11.. ex albo vino eo usque coctum, ut sapa existat, colorem nigrum acquirit. VI. 801. quo diutius
in igne versatur, eo tum crassius tum
dulcius evadit, et supra modum coctum, amarum. XV. 633. non suo
modo, sed et acquisito calore dulce
esse videtur. XI. 654. coctum a *Galeno* sapa vocatur. XIII. 45. musti vires. XII. 88. musti qualitates. VI.
804. mustum a quibusdam bibitur ad
ventrem dejiciendum. VI. 579. stomatici remedii ex eo praeparatio. XII.
925. *Andromachi* stomaticum ex musto. XII. 932. *Critonis* stomaticum.
XII. 934.

MUTA sunt animalia, quibus collum deest. III. 611.

MUTATIO ex qualitatum vicissitudine contingit. XV. 30. mutationes
qualescunque, potissimum celeres,
morborum causae. XVI. 421. crebrae
in phrenitide convuls onem indicant.
XVI. 564. paulatim fieri debent. XVI.
313. repentinae cavendae sunt. XVII.
B. 76.

MUTI quinam dicantur. V. 383.
apud *Hippocratem* caro affecti sunt.
XVII. B. 788. mutos quosnam *Hippocrates* vocare consueverit. XVIII.
A. 87. mutum fieri in febribus bonum signum non est. XV. 831. mutus, si quis subito redditur, venarum
interceptiones corpus infestant. IV.
755. mutus evadit homo, si musculi
gutturis immobiles redduntur. VIII.
267.

MUTILATIO, definitio. XIV. 757.
XIX. 442.

Mu mystrum significat. XIX. 751.
759.

MYAGRI seminis facultates medicae. XII. 79.

MYDESIS, definitio. XIV. 770.

MYDRIASIS, definitio. XIV. 775. XIX. 435. fit ex usu medicamentorum ineptorum. X. 171. in mydriasi exasperare convenit. XVII. A. 901. *Μυδῶσα* quid significet. XVIII. B. 455.

MYGALE ad suum ipsius morsum adhibetur. XII. 366.

MYLI ut alimentum commendantur. VI. 729. sale condiuntur. VI. 603. 746.

MYOCEPHALON, definitio. XIV. 774. XIX. 434. ad myocephalos collyrium Zoili. XII. 771.

MYOPES, definitio. XIV. 776. *Myopiam* efficit humor aqueus crassior. VII. 95.

Myopsis, definitio. XIX. 436.

MYOSOTIS, ejus facultates medicae. XII. 80. herba condensans remedium est. XI. 751.

MYRACOPA ex acoporum cum unguentis temperatura fiunt, nihilo praestantiora, nisi odoris suavitate. XIII. 1009. myracopon bonum. XIII. 1038. aliud. ibid. aliud. XIII. 1039. *Herae.* XIII. 1054. regium ad inveteratos affectus. XIII. 1030.

MYREPSICE est cera unguentaria. XIII. 639.

MYRICA vide TAMARIX.

MYRINA, situs ejus in insula Lemno. XII. 173.

MYRMECIA, definitio. XIX. 444. toto genere est praeter naturam. X. 1004. ex solidarum partium mutatione fiunt. XV. 347. cura chirurgica. XIV. 791. cura. X. 1011. myrmeciae quomodo sint discutiendae. XVII. A. 902. myrmecias detrahit batrachium. XI. 849. myrmecias caules Chamaesyces teneriores, ut cataplasma admoti, quique ex iis profluit liquor, auferunt. XII. 155. myrmecias ejicit foliorum Fici succus. XII. 133. myrmecias ejiciunt grossi crudi. XII. 88. ad myrmecias lacertarum caput. XII. 334. cinis corticis salicis. XI. 392. stercus ovillum. XII. 302. Tithymalli. XII. 142.

MYROBALANUS lienem adjuvat. XIV. 228. myrobalano succedanea remedia. XIX. 737. myrobalanus pro meo. XIX. 736.

MYRRHA, ejus vires medicae et usus. XII. 127. in myrrha optima

opocalpason reperitur. XIV. 56. myrrha propter opocalpason ei admixtum lethalem reactionem habet. XIV. 57. cum vino laevigata ad lithargyrum sumtum. XIV. 142. cicatricem inducit. XI. 758. sine morsu siccat. XVIII. A. 485. myrrhae gutta pro succo balsami. XIX. 738. myrrhae pollen ad sinus curandos. XI. 134. myrrha antidotis alexeteriis additur. XI. 767. myrrha boeotica, vires. XII. 127. liquida calefacit. XI. 520. mur vocata. XIV. 563. troglodytes dicta recte accommodatur antidotis. XIV. 68. a nonnullis vocatur Minaea. XIV. 68. ejus notae. XIV. 68. troglodytes, ei substitui potest calamus odoratus. XIX. 743. myrrhae succus pro balsami succo. XIX. 726.

MYRRHIS, ejus radicis facultates medicae. XII. 81.

MYRSINITES est species tithymalli. XII. 143. ei succedanea remedia. XIX. 737.

MYRSINOIDES id. q. Clematis. XII. 31.

MYRTI folii formam habens sectio quando instituenda. X. 886 sq.

Myrta adstringunt. XI. 441.

Myrti fructus, facultates eorum. VI. 592. fructus acerbus simul et dulcis. XI. 648. myrtorum decoctum ad haemorrhagias. X. 330.

Myrtus, ejus vires in universum. Folia, germina, fructus, succus inter se quoad vires differunt, et quomodo. XII. 81 sq. ad haemorrhagias. X. 330.

MYSIA hellespontia. VI. 334. ad Istrum. VI. 334. in Mysia elephantiasis rarissima. XI. 142. in Mysia, vocant Britton, mel attico simile nascitur. XIV. 22. in Mysia Hellesponti vinum gignitur, Surrentino non absimile. X. 833.

Mysium e Mysia, quae hellespontia dicitur, senibus conducit. VI. 334.

MYSTAX. XIV. 703. mystacem nasci prohibere, sed male, sanguis vespertilionis dicitur. XII. 258.

MYSTERIUM vocatum remedium *Nicerati.* XIII. 96.

MYSTRUM significans character. XIX. 751. 759. magnum, parvum, justissimum quantum pendeant. XIX. 779. magnum et parvum. XIX. 770. magnum quot contineat cyathos. XIX. 760. quot stagia s. uncias. XIX. 764. magnum quot acetabula contineat. XIX. 753. 774. parvum acetabulum continet. XIX. 753. parvum quot contineat cochlearia. XIX. 760. veterinariorum. XIX. 773.

in MYTILENA vinum, quod crescit,

antidotis bonum. XIV. 28. ad Mytilenen aqua mineralis ejusque usus. X. 996.

MYTULORUM carnis usus. XII. 322.

N.

N character quid significet apud *Hippocratem.* XVII. A. 613.

NAERA, Cleopatrae famula. XIV. 235.

NAEVOS in facie quidam Polygonato detergunt. XII. 106.

NANACHUAM fit mentio. XIV. 547.

NAPY, ejus vires medicinales. XII. 85. calidum est. XI. 421. proportione respondet aëri calido. XI. 528. semen cum vino contritum ad toxicum sumtum. XIV. 140. sylvestris semina optima ex Creta afferuntur. XIV. 61. succedanea ei remedia. XIX. 737.

NAR fluvius in Tiberim prorumpit. VI. 733. et pisces optimos al t. ibid.

NARCE caput obtinet, quibus morbi ex cerebro oriuntur. XV. 222.

NARCISSI bulbi una cum esculentis dati facilem vomitum reddunt. XVI. 143. bulbus vomitum cit. XVIII. A. 484. radicis vires. XII. 85.

NARDINUM unguentum quodnam optimum et ubinam paretur. X. 791. olim duntaxat Laodiceae in Asia praestantissimum parabatur. VI. 439. vehementer calefacit. X. 791. curiose factum ad alvi fluxum. X. 572. ad ventrem roborandum. VI. 426.

NARDUS celtica, ejus vires. XII. 85. ex nardo celtica medicamentum ad hepaticos. XIII. 209. nardus indica etiam spica nardi vocatur. XIV. 73. indica pro sylvestri et celtica pro indica. XIX. 737. nardus montana, et thylacitis et pyritis vocata, ejus vires. XII. 85. nardus ompha. XIV. 74. nardus optima ads ringendi vim habet. X. 573. nardo sylvestri succedit nardus indica. XIX. 737. nardus syriaca, ei succedanea remedia. XIX. 737.

Nardi spica, eius radicis vires. XII. 84. valentior est vocata Indica, quae nigrior est quam Syriaca vocata. XII. 85. nardi spica pro nitro rubro. XIX. 737.

NARES quales partes. XIV. 702. cur multis foraminulis pertusae. III. 649 sq. ad loquelam conducunt. VIII. 267. ad loquelam maxime necessariae. XVI. 204. ad vocem articulatam contribuunt. VIII. 272. nervosae et cartilagonosae sunt odorum participes. XIX. 359. respirationi serviunt. XIV. 713. perforationis in os utilitas. III. 888 sq. acutae aliis sane lethalia symptomata, aliis secundum naturam. I. 178. acutae in tabidis fiunt. VII. 30. si ex palato fracturam accipiunt, simae evadunt et insanabiles. XIV. 792. fractae non recte possunt restitui. XIV. 792. pennis proritatio sternutationis causa. XVIII. A. 158. expurgans remedium. XIV. 518. humectat balneum. XV. 719. quibus humidiores, ii morbosiore sunt valetudine, et contra. XVIII. A. 9. ad excrescentem in iis carnem remedia. XII. 687. ad ea, quae in nares illabuntur. XII. 688. *Heraclidae* ad eruptiones ex illis praecepta. XII. 689. *Asclepiadae.* XII. 693. *Andromachi.* XII. 695. *Aphrodae.* ibid.

per *Nares* ad cerebri ventriculum viam esse demonstratur. II. 867 sq. per nares purgatur cerebrum. VI. 73. X. 527. XVI. 126. per nares, quae excernuntur, concoctionis, quae in cerebro fit, signum sunt. XVII. A. 140. per nares purgatur caput. XV. 323. per nares, quae caput purgant, ea sputa evacuant. XVI. 168. per nares caput purgantia remedia quae. XVI. 147. per nares purgantia remedia errhina vocantur. XI. 769. pur nares derivatur fluxio per oculos et aures. X. 316. ner nares derivantur, quae per oculos, aures et palatum fluunt. XVI. 151. per nares quae educuntur, eorum sunt indicia, quae in cerebro concoquuntur. XVI. 248. per nares puris, sanguinis ant aquae eruptio capitis dolorem vehementem sol-

vit. XVIII. A. 20. per nares materiam extrahentia remedia. XIV. 402.
per eas sanguinem ducit radix Crocodilii. XII. 48.

Narium choanae, usus. III. 889. num
membrana nasum vestiens odoratus organon. II. 858. 863. membrana unde
nervos habeat. II. 860 sq. membrana
interna a trigemino nervos accipit.
III. 744. nervorum ei tributorum decursus. III. 747. membrana interna
inflammata odoratum et respirationem
impedit. VII. 107. generatio ejus est
a crassa meninge. III. 747. alae. II.
750. XIV. 702. cur cartilaginosae et
mobiles. III. 918. alas movens musculus. II. 435. III. 919. alae, qua
cum superiore labio coëunt, contrahuntur, nullum ad hoc musculum sor-
titae. II. 435. musculi cur parvos et
minus duros nervos acc piant. III. 733.
septum. II. 859. XIV. 702. septum
palato nititur. XVII. A. 824.

Narium affectiones quales dentur.
XII. 678. ad narium affertiones remedia parabilia. XIV. 336 sq. 415.
narium morbi. XIV. 778. ad narium
extuberationes omnes *Scribonii* Largi
compositio. XII. 683. narium foetor
ut symptoma. VII. 75. ad narium foetorem. XIV. 416. ad narium foetidos
odores remedia parabilia. XIV. 517.
ad narium foetorem *Apollonii* praecepta. XII. 686. narium gravitatis
sensus causa. XVI. 554. narium humiditas quomodo oriatur. XVI. 217.
humiditas cur senibus familiaris. XVII.
B. 651. humiditas viris familiaris. V.
696. humor excrementis in cerebro
collectis accidit. XVII. B. 239. meatus inflammati aut obstructi respirationem per os necessariam reddunt.
III. 890. meatus subungentis tunicae
duplex usus. III. 920. meatibus obstructis odoratus aboletur. V. 634. ad
narium interiores phlegmonas remedia parabilia. XIV. 417. ad narium phlegmonen aloë. XI. 822.

Narium polypi, unde generentur.
VII. 732. phlegmonodes sunt et humidi. ibid. definitio. XII. 681. narium polypus s. sarcoma, definitio, et
unde nomen habeat. XIX. 439. narium polypi vocem laedunt. VIII. 272.
medicamenta contra eos in usum vocanda. XIV. 337. 415. 417. ad narium polypos *Antipatri* compositio.
XII. 684. *Antonii Musae, Charixenis.*
XII. 685. *Archigenis et Asclepiadis* ad

eos remedia. XII. 681. *Lamponis.*
XII. 682. *Philoxeni.* XII. 684. narium ulcera curandi ratio. XII. 680.
XIV. 416. 417. remedia ad ea. XII.
685. *Diogenis.* XII. 686. *Apollonii.*
ibid. ulcera sanat medicamentum *Machaerionis.* XIII. 797. pastilli gilvi *Hieracis.* XIII. 829. pastillus *Threpti.*
XIII. 828.

Naribus inflammatis humor tenuis
destillat. XVIII. B. 183. frigidum mordax est. XI. 621. de naribus stillatio (sanguinis) in febre ard. malum.
XVII. A. 691. e naribus sanguinis
stillatio semper malum signum est.
XV. 842. e naribus stillatio in phrenitide malum signum. XVI. 500. ex
naribus erumpentem sanguinem Lysimachios reprimit, emplastri modo il-
lata. XII. 64. e naribus sanguinem
extrahentia remedia parabilia. XIV.
416. (conf. ΕΠΙϹΤΑΞΙϹ.) e naribus
purgat succus anagallidis. XI. 829.
anemone. XI. 831.

Ναϲτὸν quid significet. VIII. 931.

Nasturtium opsonium, non alimentum est. VI. 630. calidum est. XI.
421. natura vitiosum est. XV. 365.
pravum est edulium. VII. 285. nasturtii seminis qualitates et vires. XII.
11. ejusdem causticae facultatis est
atque napy, et in iisdem adhibetur
morbis. XII. 12. herbae facultates.
XII. 12. semen pro napy. XIX. 737.
semen pro thapsia. XIX. 730. adversus meconium. XIV. 138. nasturtium
pro sinapi. XIX. 742.

NASUS num sit odoratus instrumentum. II. 857 sq. quibusdam semita
odorum vid-tur. II. 858. primum respirationis instrumentum. III 891. elephanti proboscis est. IV. 349. ad alas
tantum carnosus. XVIII. B. 28. septum habet et duo foramina, alterum
ad os, alterum ad cerebrum. II. 859.
quomodo deorsum trahatur. XVIII. B.
932. nervos molles habet. IV. 275.
acutus qualis dicatur, ejusque causae.
XVIII. B. 28. acutus in morbis malum signum. XVIII. B. 25. acutus
sub quibusnam conditionibus accidat.
XVIII. B. 25. aduncus non utique
sicci temperamenti signum. I. 636.
medius iis considit, quibus os a palato discessit. XVII. A. 823. si pervertatur in febre non intermittente,
mors proxima. XVIII. A. 190. perversus in febre lethale signum. XVII.
B. 729. restitui potest. X. 1014. si-

mus. XVIII. B. 728. simus efficitur,
quibus os perditur, unde dentes proveniunt. XVII. A. 823. simus fit in
elephantiasi. VII. 29.

Nasi situs et partes. XIV. 702.
alae. II. 750. XIV. 702. alae cartilaginosae cur sint, et simul moveri
oporteant. III. 918. alae qua ratione
contrahantur. XVIII. B. 931. alas moventes musculi. III. 919. XVIII. B.
931. alas dilatantes musculi. XVIII.
B. 931. nervi ad eas pervenientes.
III. 920.

Nasi ossa. II. 750. ossa tenuissima sunt. III. 931. pars sima. XVIII.
B. 728. morbi, qui meatum obstruunt, odoratum vitiant. VII. 106. nasus vehementer contusus spiritus viam
obstruit. VII. 106. nasi contusiones,
deligandi ratio in iis adhibenda. XVIII.
A. 468. habitus non temperamenti totius corporis indicium. I. 636. hu-
mectationis consideratio necessaria in
morbis. XVI. 195. nasus varias fracturas patitur. XVIII. A. 464. nasi
ossium fracturas reponendi et curandi
ratio. XVIII. A. 475 sq. fracturae decem diebus sanescunt. XVIII. A. 477.
fracturas deligandi ratio. XVIII. A.
465 sq. nasi perversio et distorsio
quando fiant. XVIII. B. 817. naso
acuto qui sunt, fulvi, et oculis pravis pravi. XVII. A. 468.

NATES, definitio. XIV. 707. cerebri. II. 729. III. 677. earum cum
vermi communium. III. 682. femoris. II. 773. nates constituentes musculi quomodo in simia et homine sese habeant. IV. 252.

NATI utrique parenti circa partes
aliquas similes. IV. 628.

NATURA, definitio. XVI. 423. definitio secundum varios philosophos.
XIX. 246. definitiones variae. XIX.
371. *Platonis* definitio. XV. 4 sq. *Hippocrates* pro temperatura habet. XVI.
423. sagax, justa, artificiosa, ani-
maliumque provida ac consultrix. III.
379. artifex. XV. 306. omni tempore in animali admirabilia commenta machinatur. XV. 311. quomodo in
conformandis suis operibus procedat.
II. 82 sq. acquisita consuetudo est.
IV. 452. qua ratione curaverit, ut
partes tueantur. III. 118. rationis medicinae initium. XIV. 677. morborum medica. XV. 310. XVII. B. 223.
224 sq. mortalis est. XIX. 171. percalida aestivo tempore extenuatur.

XVII. B. 193. quibusnam viribus sanitatem conservet, et aegro sanitatem
restituat. XVII. B. 228. quibus alteratur et corrumpitur, dolores fiunt.
VII. 115. 620. secundum naturam quid
dicatur. V. 507. de natura humana
ulterius progredi quam ad medicinam
spectat, non conducit. XV. 17.

Naturae nomen apud *Hippocratem*
multa significat. XV. 570. actiones
quae. XIV. 726. animantis tria sunt
opera et tres actiones. XV. 229. opera omnibus sunt perspicua. IV. 361.
opera sunt ali et augeri. XV. 225.
operum omnium causam habet *Hippocrates* calorem, *Plato* ignem. V.
702. opera, dum in utero fingitur
animal, et ubi editum, quae. II. 10.
vis potentior arte. XVII. B. 223. 235.
animalibus vias et impetus ad agendum docet. XVII. B. 223. inerudita
congruentia facit. XVII. B. 236. minister medicus ab *Hippocrate* dicitur.
XV. 309. XVI. 35. inimicum omne
nimium. XVII. B. 556. quid in mor-
bosis affectionibus ad animalis salutem moliatur. XVII. B. 238. providentia in urinae secretione, alvi dejectione aliisque functionibus. XVII.
B. 242 sq. omnium non edoctae. XV.
403. quaedam ad aestatem, aliae ad
hiemem bene aut male sunt affectae.
XVI. 422 sq. humidae et frigidae optime ad aestatem sunt comparatae.
XVI. 423. calidae et siccae ad hiemem se optime habent. XVI. 423.
frigidae et humidae male hieme se
habent. XVI. 424. quaenam calidae
dicantur. XVII. A. 188. percalidae
secundum *Hippocratem* quae. XVII.
B. 172. regionum in eas influxus.
XVI. 424. quaedam aestate, aliae
hieme bene aut male se habent. XVII.
B. 565.

Naturarum in animalibus differentia. IV. 160. aliae ad aestatem, aliae
ad hiemem bene aut male comparatae sunt. XVII. A. 31.

Naturis vitiosis cutis stipatio plurimum incommoda. X. 584.

NATURALIA, quae sint secundum
Aristotelem. XIX. 246. ut naturalia
mulierum in concubitu non humescant.
XIV. 485. naturalium ulcera curat medicamentum *Machaerionis*. XIII. 797.
naturalibus imponenda remedia. XIV.
485.

NAUCRATITAE collyrium. XII. 764.
NAUPLIUS Euboicus. XIII. 270.

NAUPLION *Euboicum* cur pyrethrum vocetur. XIII. 270.

NAUSEA, definitio. II. 193. nauseae facultatis excretricis depravati motus sunt. VII. 217. nauseam Iones *ναυτίαν* vocant. XVIII. B. 459. nausea olim vocabatur ventriculi subversio. XIII. 122. vomitum praecedit. VII. 173. unde fiat. XVI. 766. nauseae oris ventriculi affectiones sunt. VIII. 343. nauseam patiuntur, quibus flava bilis abundat. VII. 577. nauseam concitat cerebrum comestum. VI. 676. nauseae causa humorum redundantia. XVI. 115. nauseam provocat ossium medulla. VI. 677. nauseae invadentis febris signa. XIX. 514. nausea com tatur stercoris collectionem in jejuno et tenuibus intestinis. XVI. 146. pulsus conditio in nausea. XI. 198. ad nauseam remedia. XIV. 369. 450. ad nauseam theriaca. XIV. 271.

Nauseabundi sunt, quibus ventris os pravis humoribus mordetur. XVI. 665.

Ναυσίωσις ab *Hippocrate* usurpatur de venis sanguinem fundentibus. XVIII. B. 459.

NAVES speculis ab *Archimede* accensae. I. 657. navium rudentes Graeci ὅπλα vocant. XVIII. A. 767.

Navigatio vomitum cit. XVII. B. 674.

NAXIAE cotis ramentum mammas virginibus suo tempore prohibet tumescere. XII. 206.

Νεανικῶς apud *Hipp.* quid significet. XVI. 533.

NEAPOLITAE acopon. XIII. 1020. acopon, quod *Agrippae* compositum fuit. XIII. 1030. emplastrum asianum. XIII. 938. collyrium ex cornu cervi. XII. 763. siccum remedium ad columellam laxatam et tumentem. XII. 986. remedia ad dolores et fluxum oculorum. XII. 746. remedium ad maximas epiphoras, maxime in oculis, qui aegre rigantur et subalbicant circa inflammationes, ut simile quiddam chemosi appareat. XII. 752. malagma aromaticum. XIII. 183. pastillus. XIII. 86. phanion ad maximas epiphoras et doloris molestias. XII. 755. Sphragis. XII. 751.

NEAPOLITANI malagma. XIII. 976. pastillus. XIII. 825.

a NEARCHO laudata antidotus hepatica. XIII. 204.

NEBULA ad terram defluens, ros vocatur. XVII. A. 45. nebulam quaenam anni tempora gignant. VII. 240. nebula quinam sit oculi morbus. XIV. 411. ejus cura. XIV. 411. 412. per nebulam quasi videmus, si cornea humidior et crassior fuerit. VII. 99. nebulae in urina albae bonae sunt, nigrae autem malae. V. 142. 143.

NECESSITAS, de ea philosophorum sententiae. XIX. 261. necessitatis essentia. XIX. 261.

NECHEPSOS rex memorat in IV. et X. libro, nonnullos Iaspin annulis inserere, in eo scalpere draconem radios habentem, et sic ad os ventriculi admovere. XII. 207.

NECROSIS post fracturas ossium cur fiat. X. 433.

NECTAREA antidotus ad hepaticos et ictericos. XIII. 203.

NECTARIUM medicamentum ocularium. XII. 773. nectarium *Marci* ad ophthalmiam, illationem fluxus tenuis, chemosin, tumores, pellicularum eminentias et palpebras crassas. XII. 750.

NEONATUS instinctu quodam ductus papillas mammarum arripit et sugit. IV. 249 sq. neonati nutrimentum lac est. IV. 249. ejus conatus ad eum succum capessendum. IV. 249.

NEPETA aquas vitiat. XVI. 363. romanis calamintha est. XIV. 43. menses provocat. XI. 304.

NEPHELION, definitio. XIV. 773. XIX. 434.

NEPHRITIS, definitio. XIX. 424. proprie vocatur lithiasis. XIX. 646. morbus virilis. V. 696. longi temporis habet principium. IX. 561. causa dysenteria et haemorrhoides incaute suppressae. XI. 170. fit ex succis crassis. VI. 814. urinae conditio. VIII. 385. urina alba et tenuis quid indicet. XIX. 577. eam significat secundum *Hippocratem* urina bullosa. XVIII. A. 135. bullae innatantes urinae morbum longum significant. XIX. 613. a calculo quomodo a colica distinguatur. VIII. 390. in nephritide calculi quomodo oriantur. XIII. 993.

Nephritis, curandi ratio. XIX. 661. incurabilis in senibus. XVII. B. 539. nephritides cur sint alias insolubiles, alias aegre solubiles. X. 917. qualis vena sit in ea secanda. XIX. 523. in nephritide vena secanda, quae in poplite est. XI. 303. ad nephritidem stercus columbinum. XII. 303. Isotheos dicta confectio. XIII. 66. Symphytum petraeum et cur. XII. 134.

NEPHRITICAE compositiones, quaenam et quomodo inter se differant. XIII. 321 sq. quae ab *Andromacho* conscriptae sunt. XIII. 322. compositiones ab *Asclepiade* conscriptae. XIII. 326. *Antonii Musae.* XIII. 326. NEPHRITICI dolores quomodo a colicis distinguantur. VIII. 385. post ticuum esum multas arenulas excernunt. VI. 571. nephriticus affectus in *Antipatro* curatus theriaca. XIV. 218. ad nephriticos anodyna potio. XIII. 95. athanasia antidotus. XIII. 203. *Biennitae* antidotus. XIII. 330. antidotus hiera *Themisonis*. XIII. 158. antidotus ex lapidibus ut *Mithridates*. XIII. 330. antidotum mithridation. XIV. 165. antidotum zopyrium. XIV. 150. compositio ut *Apollonius*. XIII. 326. succus caulis et seminis Crocodilii. XII. 47. diasmyrnon apolophonion. XIII. 967. commendantur carnes erinacei terrestris. XII. 321. nephriticis haemorrhoides salubres. XVIII. A. 21. ad nephriticos *Macedonis* compositio. XIII. 324. *Onesidemi* compositio. XIII. 327. potio. XIII. 205. theriaca. XIV. 304.

NERIUM s. Rhododaphne, vires ejus medicae et noxiae. XII. 86.

NERVOSA laedit oxymeli immodice datum. X. 766. corpora quae. XVII. B. 783.

Nervosae partes, quum multum excrementi genuerint, humoris lenti causae sunt. X. 880.

Nervifica facultas. II. 13.

NERVI: nervorum anatomen primi post *Hippocratem* scripserunt *Eudemus* et *Herophilus*. VIII. 212. nervorum dissectionem pinguedo obscurat. II. 426. definitio. II. 233. IV. 369. V. 204. definitio, tres differentiae. XIX. 366. in macilentis magis sunt conspicui quam in obesis. II. 352. a nervis quomodo differant ligamenta. III. 47. antiquis tendines sunt. III. 47. XIII. 575. quidam et nervos proprie dictos et tendines ita vocant. XVII. A. 804. animae domicilium. XIX. 169. ex calido, frigido, sicco et humido compositi sunt. XV. 54. nervus cerebri pars est. V. 642. nervi habenis similes sunt. IV. 469. sensu praediti sunt. IV. 374. nervus pars similaris est. XVI. 33. nervus cur totus vocetur. IV. 369.

Nervi structura. IV. 369. substantia cerebro respondet. V. 621. cerebrum substantia est nervis simillimum. III. 636. sed mollius. III. 637. substantia eadem, quae cerebri. IV. 680. quisque e cerebro ortus triplici praeditus est substantia. V. 602. nervus omnis exacte tenuis. V. 203. nervorum medullam ex cerebro proficisci jam *Erasistratus* novit. V. 602. nervus omnis exsanguis est et frigidus. I. 568. nervi, si in naturali habitu sunt, exsangues existunt. V. 135. exsangues sunt, in statu normali. XV. 258. exsangues sunt, et quia frigidi facile a refrigerantibus medicamentis afficiuntur. XV. 694. sanguinis expertes duri et frigidi. XVI. 33.

Nervi: species eorum duae. XIV. 710. tria genera accipiebant veteres, et quae. II. 739. tria genera: sensitivi, colligantes, tendinosi. V. 205. XV. 257. voluntarii qui dicantur. XV. 257. qui ex ossibus oriuntur, ligamenta vocantur. XV. 257. qui ex musculis oriuntur, tendines vocantur. XV. 257. genera tria: molles, duri et medii inter utrosque. III. 740. duri ad motus optime sunt comparati. II. 613. III. 740. molles sensifici sunt. II. 613. III. 741. qui medium tenent inter molles et duros, motorii quidem sunt, sed multum a durorum actione recedunt. III. 741. a cerebro producti quales sint. XIX. 366. ex ossibus producti (ligamenta) quales. XIX. 367. a musculo orti quales. XIX. 367. nervi num dentur sensorii et motorii. II. 613. molles ad sensum aptiores. II. 613. duri ad motum aptiores. II. 613. motorii omnes sensus tactus sunt participes. V. 622. sensorii proprie qui dicantur. V. 621. sensorii molliores reliquis sunt. V. 621. 622. sensorii, quantum a cerebri natura recedunt, tantum etiam ab ipsius facultate. V. 621.

Nervi partibus pro natura sua, situ et actionibus sunt impertiti. IV. 272. et sensui et motui prospiciunt. IV. 270. nervos quaenam partes acceperint. IV. 270. quaenam partes acceperint molles, quae duros, quaeque utrumque genus. IV. 270 sq. quantum habent mollitiei, tantum et sensus habent. IV. 6. imbecillior est, quam ut artum movere posset. IV. 6. nervi alimentum quale praebeant. XV. 258. minus alunt. VI. 671. elixati

aut putrescentes quomodo mutentur.
XV. 258. nervus nullus in ossa, car-
tilagines, ligamenta, glandulas abit.
IV. 268.

Nervi: origo eorum. V. 188. principium cerebrum. II. 831. III. 242.
IV. 11. V. 210. 522. origo non cerebri membranae, quod putabat *Erasistratus*, sed cerebrum ipsum. V.
602. principia *Erasistrati* sectatores
statuunt meningas. XVIII. A. 86. principium ubi est, ibi animae principatus. V. 649. nervi omnes aut ex cerebro aut medulla spinali oriuntur.
X. 408. mediorum principium ibi est,
ubi cerebrum et spinalis medulla conjunguntur. III. 741. nervos esse arteriarum propagines *Praxagoras* statuebat. V. 188. reprehenditur. V. 189.
nervorum principium quidam cor esse statuebant. V. 187. VIII. 168. origo
num cor. IV. 674. nervos a corde
oriri refutatur. V. 200. scopi naturae
tres in eorum distributione. III. 378.
IV. 203. per carnes disseminati eas
musculos efficiunt. III. 61. nervorum
in musculis finis. IV. 371. 375.

Nervi unde generentur secundum
Empedoclem. XIX. 337. nervorum
foetus origo. IV. 540. nervi non
solum magni in alto partes multas corporis permeant, sed in cutem
quoque solam distributorum radices
sunt. XIII. 608. nervorum nutrimentum. II. 212. alimentum secundum
Erasistratum. V. 134. nervi quomodo
nutriantur. II. 96. nervus in se venas arteriasque habet. II. 96.

Nervi, eorum proprietates. V. 203.
omnes consistentia sunt duriores. III.
638. nervorum mixtio (anastomosis)
in quibusnam locum habeat. IV. 305.
nervi etiam quendam spiritum continent; utrum hic sit connatus, an e cerebro effluat. V. 611. nervorum functio. III. 45. V. 204. motus musculorum sunt auctores. VII. 586. nervi
non, sed animae movere est. VII.
606. nervi cur non palpitent. VII.
594. nervis frigidum inimicum. XVII.
B. 803. nervi organorum nutritionis
cur parvi. III. 380. organorum sensoriorum et motuum cur magni. III.
378 sq.

Nervorum conjugatio prima (nervi
optici) e cerebro. II. 832 sq. III. 722.
secunda conjugatio (oculorum motorii). II. 833 sq. III. 722. tertia conjugatio (trigeminus). II. 834. III.

715 sq. 722. tertiae conjugationis origo. III. 722. nervi tertiae conjugationis multifarie finduntur. II. 835.
tertiae conjugationis quibusnam partibus ramos exhibeant. III. 744. tertiae conjugationis omnibus musculis
faciei nervos impertiunt. III. 864. tertiae conjugationis et tactui et gustui
prospiciunt. VIII. 229. tertiae conjugationis se inserunt in linguae tunicam. VIII. 233. quarta conjugatio
(abducens) II. 834. quartae conjugationis origo et decursus. III. 722.
quinta conjugatio *Marini* (acusticus
et facialis). II. 835. brevis ejusdem
descriptio. III. 723. sexta conjugatio
(glossopharyngeus, vagus, accessorius). II. 837. 841. origo. III. 724. et
decursus. III. 727. nervi sextae et septimae conjugationis ab initio arcte sibi
adhaerent, eademque membrana sunt
inclusi. III. 729. 731. septima conjugatio (hypoglossus). II. 837. septimae conjugationis origo et decursus. III. 732. septimae conjugationis
in linguae musculos abit. VIII. 233.
septimae conjugationis motui linguae
praesunt. VIII. 229. accessorius a *Galeno* in sexta conjugatione subintelli-
gitur. II. 839.

Nervi singuli: acusticus s. auditorius. II. 838. acustici qua ratione a
potentiis nocivis externis a natura sint
incolumes redditi. III. 645 sq. cur duriores sint, quam actioni ipsi conveniat. III. 546. acusticus laesus causa
surditatis. XVI. 191. in artubus neutra in parte, qui intra peritonaeum
alterutra ex parte spatia habent. XVI.
157. auris externae sunt exigui. IV.
296. brachiales. II. 851. V. 193. brachii unde oriantur. XVIII. A. 380. cu-
tanei brachii. II. 356. 852. brachii
dissecandi ratio. II. 354 sq. 359. nervum carnosum quidam penis colem
vocant. XVII. A. 805. prope arterias
carotides (vagi) affecti, animal mutum reddunt. II. 675. nervorum ce-
rebralium inter se anastomoses. II.
839 sq.

Nervi cervicales, rami anteriores.
IV. 295 sq. rami posteriores. IV. 298.
cervicales, eorumque in plexum bra-
chialem conjunctio. V. 193. e medulla
spinali originem habentium conjugationis primae egressus et distributio.
II. 844. conjugatio prima magna in
animalibus serratos dentes habentibus
et cornigeris. II. 845. nervi primae

conjugationis parvi sunt in simiis. II.
845. nervi secundae conjugationis. II.
845. eorum origo et decursus. IV.
97 sq. cervicalis secundus cur capiti
ramos impertiat, nec primus. IV. 97.
nervi cervicales secundae conjugationis sese conjungunt cum piima et
tertia cerebri. II. 846. nervi tertiae
conjugationis. II. 846. eorum origo
et decursus. IV. 99. quartae conjugationis. II. 850. IV. 99. quintae conjugationis. II. 850. IV. 99. sextae conjugationis. IV. 100. septimae et octavae. II. 851. sextae. IV. 100. septimae et octavae. IV. 101.

Nervi colli, dissectio. II. 426. colligantes ligamenta sunt. VIII. 168.
nervus conglobatus (sympathicus).
IV. 290. copulativi a multis ligamenta vocantur. XVII. B. 134. nervus
nullus cor videtur aggredi. III. 500.
et cur. III. 501. multos nervos cor
habet. V. 200.

Nervi crurales. II. 400. 854. cruralis ejusque rami. IV. 312. ad crura
tendentes unde oriantur. XVIII. A.
543. 648. in cruribus decursus. IV.
307.

Nervi cubiti subcutanei. II. 364.
profundi. II. 366. nervorum reliquiae,
qui dentibus nervos tribuerunt, per
foramina mentalia exeunt. II. 432.
nervi diaphragmatis. IV. 468. diaphragmatis origo. II. 692. VIII. 241.
ad diaphragma euntibus sectis ejus
actio aboletur. II. 678.

Nervi digitorum manus. II. 372. qui
ad parvum digitum venit, decursus.
IV. 306. latissimi dorsi musculi. IV.
302. duri et molles. XV. 257. duri
sensum efficere nequeunt. III. 725.
duro um principium medulla spinalis.
III. 724. 741. XV. 257. duris indigent partes motu voluntario praeditae. III. 633. durissimi cur in extre-
mitatibus esse debeant. III. 726. nervus facialis. II. 838. ejus cum trigemino anastomoses. ibid. facialis conjunctio cum trigemino. III. 738. facialis cur flexueso illo cursu sit praeditus per can lem *Fallopii*. III. 737.

Nervi femoris. II. 398. genitalium
unde oriantur. IV. 203. glossopharyngeus ad sextam conjugationem pertinet. II. 839. glottidis musculorum
origo. III. 575. ad glottidem claudentes musculos. III. 568. 575. ad
musculos eam aperientes. III. 569.
575. gustatorius a quibusdam tertia

conjugatio (trigeminus) vocatur. II.
837. ad hepar, renes, lienem nulli
adeunt. III. 500. hepati dati, num
sint sensus expertes. III. 300. minimum cur hepar acceperit III. 308.
382. qui portae hepatis inseruntur,
exiles sunt. VII. 531. illigantes qui.
XVIII. A. 735. infraorbitalis decursus, ejusque usus. III. 719.

Nervi intercostales. II. 853. origo
et decursus. IV. 104. IV. 469. V. 190.
XVIII. A. 573. intercostales dissecandi ratio. II. 667. intercostalium laesionis in vocem effectus. II. 675. nervorum, qui ad intestina imi ventris
perveniunt, origo. IV. 290. ischiadi-
cus. II. 402. ischiadici decursus tutus.
IV. 308. ejus in poplite divisio. IV.
309.

Nervi laryngis. IV. 278 sq. laryngis a vago oriundi. III. 577. ligantes, ligamenta sunt. IV. 215. ligatorios vocare solent medici ligamenta.
XIII. 163. linguae. XIV. 712. origo
et in lingua distributio. III. 635. ad
linguam pervenientes, origo et decursus. IV. 294. in lingua distributio. III. 735. eorum decursus causa.
III. 715. linguae cur ex posteriore
cerebri parte oriantur. III. 713 sq.
principium eorum duplex. III. 714.
eos habere aptissimam originem, et
commodum decursum demonstratur.
III. 734. linguae cur molliores. III.
547. radicem linguae adeuntes. IV.
294.

Nervi lumbales. II. 854. lumbares
et sacrales. IV. 109 sq. manus. IV.
306. manus unde originem habeant.
XVII. A. 380. 489. ad maxillam inferiorem et superiorem decursus, et
ejus causa. III. 716. e medulla spinali sexaginta sunt. V. 645. horum
structura similis eorum, qui a cerebro veniunt. V. 645. medullae spinalis partim anteriores sunt, partim
posteriores. XVIII. A. 533. ex medulla spinali oriundi ad exteriorem
vertebrarum partem procedunt. XVIII.
A. 533. e medulla spinali per foramina intervertebralia oriuntium situs
tutus. IV. 85. 87 sq. mollem cur sensoria postulent. III. 633. mollis in
progressu durior, et sic motorius fieri
potest. III. 741. molles vocantur illi
tertiae conjugationis. II. 834. VIII.
233. mollium cerebrum est principium. III. 741. XV. 257. molles in
humiditate et siccitate mediam natu-

ram obtinent non autem in caliditate et frigiditate. I. 569. musculorum scapulam ad dorsum abducentium. IV. 301. musculorum scapulae. IV. 292. sternocleidomastoidei. IV. 293. musculorum ad epomida brachium attollentium. IV. 304. qui ad tunicam, quae nares intus subungit, tendunt, decursus. III. 747. obturatorius. II. 401. occipitalis magnus ex secundo nervorum cervicalium oritur. IV. 97. qui ad oculos pertinent, cerebro quodammodo densiores non autem duriores sunt. III. 639. oculi soli sensibiles meatus in se ipsis habere apparent. III. 639. oculum moturi origo. III. 638. oculi, duri nervi in musculos inseruntur, alii in humorem crystallinum. III. 635. nervi musculis oculi inservientes. II. 833. nervos musculis oculi insertos jam *Pelops* novit. V. 530.

Nervi optici: *Herophilus* eos meatus vocat. VII. 89. VIII. 219. *Herophilus et Eudemus* meatus vocant. XIX. 30. pori etiam vocantur. III. 639. *Herophilus po:os* vocavit. III. 813. cur quidam eos non nervos sed meatus vocent. II. 833. optici cur crassiores quam illi linguae. II. 861. optici meatus habent sensibiles. IV. 275. ad cerebri ventriculum pertingunt. IV. 275. qua de causa sint comparati. III. 647. intus sensibiles meatus habent. II. 833. optici e ventriculis anterioribus oriuntur. II. 832. aliis nervis sunt molliores. II. 832. optici molliores longe sunt motoriis. III. 717. optici cur non a cerebro eodem in loco oriantur, et cur deinde coëant. III. 831. diversorum auctorum circa hanc rem theoriae. III. 833 sq. *Galeni* ipsius theoria. III. 836. foramen manifestum habent, per quod splendidus fertur spiritus. V. 612 sq. origo ejus est, ubi ventriculi anteriores in obliquum distorquentur. V. 613. optici cerebro in omnibus respondent. V. 622. inter cerebrum et oculum medii sunt. V. 622. interiorem partem molliorem, exteriorem duriorem habent. V. 622. cur omnium sint maximi. V. 622. nervi optici ad oculum decursus. III. 642. cur non recta via ad oculos procedant, sed conjungantur antea, et dein iterum didicantur. III. 813. decussationem negat *Galenus.* III. 814. in oculo expansio. II. 833. V. 624. quae etiam vo-

catur tunica retiformis. V. 624. optici axin oculorum constituunt. III. 828. retina inde oritur. III. 639. eorum causa oculus factus. III. 717 sq. optici abruptio. XIV. 776. male affectus visum laedit. VII. 86. opticus ullo modo affectus, visum turbat. VIII. 218. optici meatus obstructos esse unde colligi possit. V. 615.

Nervi pedis. II. 404. IV. 309. pericardii. III. 500. peronaeus. IV. 309. phrenici. II. 850. phrenici origo ex cervicalibus. IV. 102. causa. IV. 103. phrenici curni ex ipso cerebro ortum duxerint. IV. 118. neque ex thorace. ibid. recurrentis vagi descriptio. III. 578 sq. IV. 282. differentiae in decursu in dextro et sinistro latere. IV. 283. 286. ejusque diversitatis causa. ibid. et 284. 285. recurrentes sunt vocalibus sunt praecipui. VIII. 267. originem habent ex sexta conjugatione. VIII. 267 sq. dissectionis eorum in vocem effectus. VIII. 268. dextri et sinistri diversitates. III. 583. recurrentis vagi ulterior consideratio. III. 581 sq. recurrentes in operatione aliqua strumae distracti, mutum reddiderunt puerulum. VIII. 55. recurrentibus vehemente refrigeratis aliquando vox plane perdita est. VIII. 54. recurrentes ubi affecti sunt, vocem intercipiunt. VIII. 53.

Nervi renum. III. 377. nervus nullus ex utero ad secundinas transit. V. 557. spinales, locorum, unde e medulla spinali procedunt, tuta compositio. IV. 60. spinales colli quo pacto natura justissime distribuerit. IV. 295. spinales thoracici. II. 851. stomachi unde veniant. XVII. A. 520. sympathicus commemoratur. IV. 290. temporalis. III. 716. thoracis. IV. 303. thoracis ex medulla spinali oriuntur. XIV. 629. tibiae. II. 403. tibialis. IV. 309. ad tonsillae musculum accedentes, e cerebro veniunt. IV. 294. trigeminus (tertia conjugatio). II. 834. quinti paris (trigemini) brevis descriptio. III. 716 sq. trigeminum jam *Pelops* cognovisse videtur. V. 530. trochlearis (quarta conjugatio.) II. 834. vagus ad sextam conjugationem pertinet. II. 839. vagi decursus describitur. III. 577. vagi ramus recurrens vid. *Nerv.* recurrens. — rami nervi vagi ad ventriculum etc. IV. 289 sq. ventriculi. III. 277. ventriculi per thoracem decursus. III. 431. naturae solertia in decursu nervorum ventriculi, ne laedantur. III. 728.

Nervi vesicae felleae. III. 375. vesicae urinariae e medulla spinali veniunt. III. 374. nervos magnos cur vesica urinaria accep rit. III. 384. nervi vocales quosnam vocet *Galenus.* VIII. 53. nervis vocalibus incisis aut adlaqueo interceptis guttur resolvitur. VIII. 53.

Nervorum morbi: nervos laedit acetum. XV. 694. nervos facile replet vinum. XVII. B. 787. nervi parte medullari dissecta, sensus et motus perit membri, in quod descendebat. V. 646. nervus evacuationem nullam exigit. XV. 258. glutinoso et frigido humore repleti saepe convelluntur. XV. 258. non omnes eorum affectus eos indurant. VIII. 95. nervis frigidum inimicum. XIII. 565. nervis nocent multa pocula et Veneris abusus. XVII. A. 791. nervorum morbi quales effectus exserant in musculos. IV. 370. nervorum voluntariorum affectus convulsio et paralysis est. VIII. 169. nervis affectis motus musculorum perit. VIII. 60. ad nervorum affectus per consensum malagma *Andreae*, didymaea vocatum. XIII. 346. ad nervorum affectus compositio apta. XII. 635. nervos curant vitis agrestis racemi. XI. 826. nervorum compressio qua varia ratione locum habeat. VII. 110 sq. compressio torporem inducit. VII. 109. nervis condolescentibus acopon *Thmnisonis.* XIII. 1009. nervorum contentionis causa interdum uterus. XV. 609. continuitatis solutio in iis evulsio vocatur. X. 232. ad nervorum contractiones acopon ex melle. XIII. 1013. nervorum contractiones juvat emplastrum aniceton, sine perfusione impositum. XIII. 877. nervi contusi cura. X. 407. ad eorum contusiones et ulcerationes farina fabarum ex oxymelite imponitur. XII. 49. et si ex ictu jam phlegmone aderat, cum polenta. XII. 50. convulsiones et a plenitudine et ab inanitione fiunt. VIII. 99. nervus crassior et durior redditus facultatem ipsius laedit. VII. 110. crassior quomodo fiat. VII. 110. ad nervorum curvaturas adeps leoninum. XII. 327. nervi dentium, non dentes ipsi doleat. XII. 849.

Nervorum denudatio curatur emplastro fusco aegyptio. XIII. 901. nervi discissi in superioribus quidem partibus, quibus cerebro continui sunt, actiones servant, in inferioribus autem pereunt. I. 234. ad nervorum omnem dispositionem acopon polyteles *Pompeji* Sabini. XIII. 1027. nervorum dissectio in simiis faciliorem eam in homine reddit. XIII. 604. nervi dissecti partium perversionem adducunt. VII. 30. nervus dissectus restitui nequit, quoniam ex semine ortus est. I. 241. nervorum distensionis (spasmi causa frigus. XVIII. A. 693. distensionis causa, tendo *Achillis* inflammatus. XVIII. B. 449. ad nervorum distensionem, quo usus *Aruntius* Aquila est, acopon. XIII. 1036. nervorum distentio fit ex ossibus fractis cutemque excedentibus restitutis. XVIII. B. 594. hujus rei causa explicatur. XVIII. B. 596. nervorum dolores *Archigenes* (male) infixos dicit. VIII. 99. dolores eorum magis sunt circumscripti. VIII. 100. dolores utrinque vehementer distendunt. VIII. 98. dolores levant acopa. XIII. 1047. ad nervorum ex consensu dolorem acopon. XIII. 1014. ad nervos dolentes citra causam emplastrum aegyptium. XIII. 919. ad nervorum dolorem ex consensu malagma *Lucii.* XIII. 969. ad nervorum dolores *Aphrodae* potio anodyna. XIII. 94. dolorem stupidum in nervis locum habere *Archigenes* statuit sed male. VIII. 70. ad nervorum per consensum affectionem malagma melinum aromaticum. XIII. 182. basilicum. XIII. 184. ad nervorum per consensum dolorem acopon, quo usus est *Menius Rufus.* XIII. 1010. in nervis ganglia provocat frigus. XVII. B. 37.

Nervorum imbecillitas causa convulsionum in pueris. XV. 210. impotentiam calor longus affert. XVII. B. 801. inanitio et revulsio causa convulsionis. XVII. B. 783. nervos incisos glutinat neuras s. poterium. XII. 86. ad nervos incrassatos viridacopon. XIII. 1051. nervorum inflammationes convulsiones et mentis alienationes adducunt. IV. 370. inflammationibus convulsionis causae. XVIII. B. 294. nervi fune intercepti aut dissecti quae prodant symptomata. V. 520. nervi laqueo intercepti, immobiles partes et insensibiles reddunt. V. 150. ad nervorum omnem laborem acopon viride. XIII. 1037. in nervorum passione ventos vitamus. XVI. 411. nervus persectus nec augescit nec coalescit. XVIII. *A.* 30.

Nervorum perturbatio alterationes percipit. V. 636. nervo praeciso pars sentiendi facultatem amittit. VII. 140. nervi in totum praecisi cura. X. 408. ad nervorum praecisiones emplastrum aegyptium. XIII. 903. emplastrum barbarum *Herae* nigrum. XIII. 558. emplastrum catagmaticum *Moschionis.* XIII. 537. emplastrum Cyzicenum. XIII. 742. *Asclepiadis* cyzicenum. XIII. 818. ad nervorum praecisiones emplastrum ex dictamno s. sacrum. XIII. 778. nervis praecisis et contusis emplastrum ex dictamno sacrum. XIII. 804. ad nervos praecisos gilvum *Haliei.* XIII. 645. 802.

Nervorum punctura convulsionem adducit. I. 388. puncturae cura. X. 391. ad nervorum puncturas emplastrum. XIII. 547. ad nervorum puncturas emplastrum fuscum nygmaticum *Andromachi.* XIII. 650. *Hygiini* emplastrum. XIII. 513. punctus juvat emplastrum Hygiini. XIII. 748. nervi facile cur refrigerentur et in distensionem incidant. XVIII. A. 693. nervorum resolutio i. q. paralysis. VII. 111. ex medulla spinali errededicntium resolutio causa paralyseos vesicae et intestini recti. XVII. B. 51. nervorum resolutione senes facillime corripiuntur. I. 582. resolutio ex nimio vini usu exoritur. I. 661. resolutionis causa lenti et crassi humores. V. 125. ad nervorum resolutiones acopon *Bassi.* XIII. 1017. acopon viride. XIII. 1046. nervisaucii ii dicuntur, qui in tendonibus vulnus exceperunt. XIII. 575. ad nervorum sympathiam antidotum diascincum. XIV. 152. diasmyrnon apolophonion. XIII. 967. gleucinum. XIII. 1041. ad nervorum ulcera emplastrum ex herbis *Critonis.* XIII. 863. ad nervorum vitia olei gleucini confectio. XIII. 1042.

Nervorum vulnera: nervus vulneratus animi deliquium 'induxit. XI. 49. ex nervorum vulneribus animi deliquii cura. XI. 60. vulnerum sequelae. X. 290. in nervo vulneratum *Galenus* curavit. XIV. 625. nervi caesim vulnerati cura. X. 401. vulneris transversi cura. X. 406 sq. nervi vulnus transversum majorem convulsionis metum praebet. X. 406. nervis vulneratis aqua calida inimicissima est. X. 392. nervus vulneratus qualia remedia postulet. X. 398. ad nervorum vulnera aegyptia *Andromachi.* XIII. 643. nervorum vulnera sanat coccus baphicus s. granum tinctorium. XII. 32. ad nervorum vulnera quidam oleo nucum utuntur. XII. 14. vulnera quaenam in iis remedia sint fugienda. X. 404. (vide etiam tendinum vulnera.)

NEUTRA secundum Herophilum triplic'ter dicuntur. XI. 421.

NEURAS (Poterium), vires ejusdem. XII. 86.

NICANDER refert salivam bestiis homines interficientibus esse adversam. XII. 289. ventriculi os cor vocat. V. 275. *Nicandri* versus aliquot. XVIII. A. 537. versus de Cenchride. VIII. 133. *Nicander* versibus descripsit viperam marem et foeminam. XIV. 265. *Nicandri* versus, qui coitum viperarum pullorumque partum describunt. XIV. 239. *Nicander* meminit versibus aliquot (recitatis) Thracii lapidis, cujus autem in medicina nullus est usus. XIV. 204.

NICERATUS quodnam remedium adversus aquae metum recensuerit. XIV. 196. ejus compositiones auriculares ad dolores aurium recentes. XII. 634. compositio ad dyspnoicos. XIII. 110. eclegma. XIII. 98. errhinum ad ictericos, quando reliquum corpus juxta naturam se habet, oculi vero pallidi permanserunt. XIII. 233. malagma. XIII. 180. mysterium vocatum remedium. XIII. 96. pastillus ex corallio. XIII. 87. compositio ciens urinam. XIII. 232.

NICETIS collyrium ex galbano ad dolores et ophthalmias. XII. 764.

ut NICOLAUS pastillus. XIII. 831.

NICODEMI casus ex Venere et potu febre correpti. XVII. A. 775. euaphion confectio. XIII. 314.

NICOMACHO Smyrnaeo totum corpus supra modum incrementum cepit. VI. 869.

NICOMEDES rex quo usus est, antidotum ad praeservationem a deleteriis. XIV. 147. *Nicomedis* regis emplastrum. XIII. 929. irrigatio ad recentes capitis dolores. XII. 556. 579.

NICOMACHI emplastrum viride. XIII. 807.

ut NICOSTRATUS colica Isotheos vocata. XIII. 279.

ut *Nicostratus* remedium ad sedem. XIII. 308. *Nicostrati* infusum ad dysenteriam, quo *Menander* usus est.

XIII. 299. malagma ad podagram.
XIII. 985. pilula ad aquae metum.
XIV. 208. stomachica. XIII. 139.
apud *Nicostratum* antidotum mithridation ut *Xenocrates.* XIV. 164. ex
Nicostrati traditione antidotus incomparabilis. XIV. 112.

Nictitatio, definitio. III. 806.
Nicus helenium est. XIV. 244.

Nigella, vide Melanthium. nigellae paucum ad cerebri ventriculos
pervenit. II. 868.

Niger de medicamentis auctor. XI.
797.

Nigra revomuntur, quum crebrae
in phreniticis cum perfrigeratione sputationes fiunt. (*Hipp.*) XVI. 571sq.
qui vomunt purgare non convenit.
XVI. 654.

Nigri ad bilis atrae generationem
sunt aptissimi. XIX. 707. melancholicum humorem in se habent. VIII.
182. nigriores ad humorem melancholicum generandum sunt aptissimi.
XVI. 17. 93.

ad Nigritias contumaces et malignas tibiarum et mammarum praecepta. XIII. 733. medicamenta simplicia. XIII. 731sq. emplastrum *Hicesii.*
XIII.˙ 787. emplastrum sacrum. XIII.
778. emplastrum viride *Alcimionis* s.
Nicomachi. XIII. 807.

Nigroris causa frigus. XVII. B.
802. nigrorum dejectio ex copiosa
sanguinis eruptione, quid efficiat secundum *Hippocratem.* XVI. 801sq.

Nigrum corrigit visus morbos, ex
segregatione provenientes. VII. 121.
cur oculo non sit jucundum. VII. 119.

Nileus commemoratur. XVIII. A.
736. *Nilei* malagma crocerum. XIII.
182.

ut Nilus Antipatri potio ad spleniticos. XIII. 239. ut Nilus Antipatri antidotus tyrannis. XIV. 165. *Nili* collyrium diarrhodon ad hypopion.
XII. 806. diarrhodon collyrium. XII.
765. aliud ex rosis. XII. 766.

Nilus paludes per autumnum explens aquam ejicit et novam invehit.
XVI. 363. incrementi causa. XIX.
300. aqua limosa compo ita quadrantenus est. XI. 389. per fictilia vasa percolata plane pura efficitur. XI.
390.

Nilo inscriptum malagma. XIII.
181.

Nimium quicquid est, inimicum

est naturae. (*Hipp.*) I. 29. XVI. 313.
XVII. B. 556.

Ninus id. q. *Helenium.* XIV. 244.

Nitrum, ejus vires et usus. XII.
225. ustum ad aphronitrum propius
accedit. ibid. ejus facultates medicae. XII. 374. amarum est. XI. 632.
calidum est. I. 649. XI. 646. detergit. X. 569. extergit. XI. 695. et
ejus spuma meatus purgat. XI. 745.
crassos viscososque humores secat.
XI. 686. ad sanguinem taurinum potum. XIV. 143. cum aceto subactum
ad fungos venenatos. XIV. 140. ei
succedanea remedia. XIX. 737. *aegyptium* tritum efficit, ut mulier concipiat. XVII. A. 478. *berenicium* tenuibus partibus constat. X. 569. *berenicium* tenuem substantiam habet.
XIII. 568. rubrum ad buprestim sorptam. XIV. 141. rubrum, ei succedere potest nardi spica. XIX. 737. nitri flos carnes excrescentes mordicat.
XI. 696.

Nitri spuma (vide etiam *Aphronitron*). detergentes habet vires. X.
569. omnium salium tenuissimum est.
XI. 696. tenuem substantiam habet.
XIII. 568. spuma pro nitro. XIX. 737.

Nix, ejus origo. I. 253. quomodo
fiat. XIX. 288. in somno visa quid
denotet. VI. 832. XVI. 219. ejus in
thoracis organa effectus. XVII. B. 813.
nivis usus noxius. XIX. 689. nivem
albam non esse *Anaxagoras* pronunciavit. XI. 461. nivem per insomnia
videre quid significet. XVII. A. 214.

No nonnunquam unciam significat.
XIX. 780.

Nobilitatem generis venditantium
vivida imago. I. 11. utilitas unica.
I. 12.

Noctidies, h. e. dies. VII. 508.

Noctuae sanguine egere possumus
ad difficulter spirantes. XII. 257.

Nodus deligationis, definitio. XVIII.
B. 740. ubi faciendus in ulcerum deligatione. XVIII. B. 745. quo loco
strui oporteat. XVIII. B. 749. mollis nec magnus esto. XVIII. B. 752.

Noma a *ρίμεσθαι* (depascere) dicitur. X. 326. quid et unde ita vocetur, profuit Samia et Lemnia terra
tum per sedem infusa tum epota. XII.
179. nomae appellantur putrida ulcera, quum ambientes partes depascunt. XIII. 851. ad nomas medicamenta. XIII. 731sq. *Arei* medicamentum. XIII. 852. aridum *Andromachi*

XIII. 841. aridum cephalicum. XIII. 839. aliud. ibid. *Philini* aridum. XIII. 842. aridum ex plantis et *Alcimionis.* XIII. 842. *Publii* aridum. XIII. 842. compositio *Apellis.* XIII. 853. *Mo-schionis.* XIII. 853. *Ptolemaei.* XIII. 853. coracine sphragis. XIII. 826. pastillus. ibid. emplastrum ex herbis *Critonis.* XIII. 863. emplastrum humidum. XIII. 886. emplastrum melinum. XIII. 506. emplastrum ex scilla. XIII. 870. emplastrum viride *Alcimionis* s. *Nicomachi.* XIII. 807. medicamentum, quo *Eunonus* usus est. XIII. 852. florida *Magni.* XIII. 856. *Lucii* medicamentum. XIII. 852. *Crispi* odoriferum. XIII. 841. *Antipatri.* XIII. 841. ut *Alcimion.* XIII. 841. nomas sistit panacea *Herae.* XIII. 766. ad nomas oris panacea *Mithridatis.* XIII. 55. ad nomas pastillus *Aristarchi* Tharsei. XIII. 824. pastillus Asclepius dictus. XIII. 841. pastillus bithynus. XIII. 836. pastillus diachylon. XIII. 831. *Isidori* pastillus. XIII. 833. 834. ad nomas veteres et cacoëthes *Isidori* Antiochei. XIII. 885. pastillus *Magni.* XIII. 831. pastillus stypticus. XIII. 827. *Publii* et *Arei* medicamentum. XIII. 852.

Nomе quid apud auctores significet. XIII. 288. XVIII. B. 741.

Nomina dividuntur in significantia et non significantia. XIX. 237. nomina (in medicina) contemnere oportet. X. 772.

Nosci secundum Empiricos quid. X. 36.

Notio, definitio. XIX. 381. quomodo fiat. XIX. 304. notiones animae sunt actiones. V. 446.

Nótos quinam dicatur ventus. XVI. 407.

Novemfolium, pro eo succedanea. XIX. 729.

Nox molesta signum decretorium. XVII. B. 396. noctis conditio, quae crisin antecedit et sequitur. XVII. B. 470. nocti respondet hiems. XVI. 424. noctu sitientes, si obdormierint, bonum. XVII. B. 816. noctes et longissimae et brevissimae Romae. VI. 405.

Noxia quomodo prodesse interdum queant. XIV. 244.

Nubecula quando dicatur urinae contentum. XIX. 606. 617. nubeculae urinae, quae deorsum feruntur, bonae, quae sursum malae. XVIII. B. 162.

Nubes quomodo oriantur. XIX. 288. alba quomodo procreetur. XVII. A. 44. quando nullae fiant. XVII. A. 44. unde splendidae aut atrae fiant. XVII. A. 44. 45. pellucidae quomodo fiant. XVII. A. 44.

Nubes urinae, definitio. XVIII. B. 149. albae quidem bonae, nigrae malae. XVIII. B. 154. (vide Urina.)

Nudum obambulare corpus attenuat. XV. 196.

Numenii filio accidit, quod oborta apoplexia febris debilis nihil profuerit. XVI. 672. 673.

in *Numero* excessus partium quomodo curandus. X. 993.

Numesianus anatomen coluit. XV. 136. explanationem in *Hippocratis* aphorismos edidit. XVI. 197. *Hippocratem* commentatus est. XIX. 57.

Nutrices triplicem infantibus excogitarunt motum. VI. 37. quomodo infantum conciliare studeant somnum et clamores compescant. IV. 56 sq. quomodo puerorum lichenes curent. XII. 288.

Nutriendi vis quomodo firmetur. VI. 417.

Nutrientia sunt vina fulva. X. 837.

Nutrit, quicquid, dulce est. XI. 669.

Nutritio, definitio. II. 11. 26. 143. IV. 589. XIII. 194. XV. 230. 232. 246. XIX. 373. alteratio est. VII. 256. expletio est ejus, quod evacuatum est. XV. 240. est evacuati repletio. XI. 651. naturalium actionum prima et maxime necessaria. VII. 224. XV. 235. in ventre, venis, singulis partibus locum habet. VII. 224. nil est, nisi perfecta assimilatio. XV. 268.

Nutritio quomodo fiat. VI. 394. XV. 355. fit per familiaria. XI. 651. singularum partium quomodo fiat. XV. 254. calido potissimum fit. II. 89. potu quam cibo celerius peragitur. XVII. B. 467. et assimilatio nomine, non re differunt. XV. 351. partium propria est et praecipua venarum actio. III. 708. foetus in utero. XIX. 330. causa ejus facultas nutrix. II. 19. partes eorum generat, quae nutriuntur. IV. 559. promptior fit frictione. VI. 321. cur hieme et vere sit prosperrima. XVII. B. 416. in quibus optime procedat. VII. 256. in senibus. VII. 259. laeditur in scinibus. I. 582. deficiens gracilitas vo-

catur. XV. 236. quando frustretur.
VII. 225. quomodo frustretur. XV.
235.

Nutritionis bonae aut malae in animi functiones effectus. XVI. 48. instrumenta multa cur sint et varia. II.
22. 23. 24. instrumenta triplicis generis sunt. II. 542. organa quaenam
vocentur. III. 391. naturae in ipsis
aequitas. III. 380. cur parvos nervos acceperint. III. 380. defectus corpus refrigerat. XV. 265. privatio atrophia vocatur. XV. 236. vitiatae causae. VII. 211. morbi. VII. 211. symptomata morbosa. VII. 63.

Nutritioni conducit unguentum dropax. VI. 416. noxiae sunt uvae acidae et austerae. VI. 578. ad nutritionem maxime idonea humiditas. VII.
261. XV. 267.

NUTRIMENTA, definitio. XI. 380.
sunt, quae assimilantur. I. 656. *Hippocratis* definitio. I. 660. duplicis generis sunt. XI. 650. omnia qua ta-
lia animalis calorem augent. I. 660.
justo amplius sumta perspirationem
invisibilem visibilem efficiunt. X. 175.

Nutrimentum succi crassi est lupinus. XI. 885. flammae oleum. I. 660.
neonati lac est. IV. 249.

Nutrimenti a medicamento diversitas. II. 161. XI. 545. distributio facilior redditur frictione. VI. 321. vehiculum aquosus humor. III. 272. insatiabilis cupiditas. V. 45. nutrimen-
torum depravationes quae. VII. 211.

Nutriunt parum elementa. XI. 671.
vina pallida et flava. VI. 337.

Nutrix facultas. II. 19. facultas
quaenam requirat. II. 20.

Nuces pingues sunt. XI. 649. regiae et ponticae s. avellanae usus.
VI. 609. facultates. VI. 610. traditum est, a pharmacis lethalibus nihil
magnopere laesum iri, si eae ante
cibos cum ruta sumptae fuerint. VI.
610. stomaticum medicamentum ex

nucibus. XII. 905. earum succus possidet maximam adstringendi vim, et
propterea ad remedia maxime valida
merito refertur. XII. 906. e nucibus
inveteratis oleum exprimere licet. XII.
14. nucum putamen ubi inaruit ac
ustum est, tenuium partium et exic-
catorium medicamentum est, morsus
expers. XII. 14. putamen oleosum est
et tenue facileque exprimi potest. XII.
14. nucis expresso succo quemadmodum mororum et ruborum in melle
decocto ut stomatico utimur. XII.
13 sq. nux avellana quae. XII. 15.
nuces jugiandes cum oleo tritae ad
psilothrum haustum. XIV. 142. nux
pinea vile Conus. — nucis pineae
facultates, — appellant Graeci non
ϰῶνον sed στρόβιλον. VI. 591. pineae usus. XV. 848. nuces pineae,
quae *strobili* vocantur a Graecis, ab
Atticis autem *coni* salutares ad tracheitidem. XIII. 10. ex nuce pinea
eclegma paratur. XV. 848. nuces Ponticae quid medicae virtutis in se contineant. XII. 14. pontica pendet 3ʲ.
XIX. 779. pontica quot siliquas habeat. XIX. 764. regia quantum pendeat. XIX. 763. 769. regia quot habeat drachmas. XIX. 772. regia s.
basilica aequat 3 vjj. XIX. 779.

NYCTALOPES, definitio. XIV. 776.
NYCTALOPIA, definitio. XIX. 435.
ad nyctalopiam remedia parabilia.
XIV. 350. 415. hepar caprinum inunctum. XII. 336.

NYGMATICUM emplastrum fuscum.
XIII. 907.

NYMPHA. XIV. 706.

NYMPHAEA, vires medicae radicis
et seminis ejusdem. XII. 86. semen
supprimit. XI. 777.

Nympharum pudendi usus. IV. 223.
NYMPHODORUS commemor. XVIII.
A. 736.

NYMPHODOTI emplastrum discutiens
ad strumas. XIII. 926.

O.

O character quid significet apud
Hippocratem. XVIII. A. 613.
Ω character quid significet apud
Hippocratem. XVII. A. 613.

OBAUDITIO, definitio. VII. 105.
OBESI sucrum melancholicum in se
non habent. VIII. 182. immodice qui
sunt, minuenda digestio est, augenda

vero exhalatio. VI. 417 sq. qui sunt,
et minime tenues, jejuni vomant a
cursu aut celeri deambulatione circa
meridiem. XV. 200. facti sunt graciles ex unguento dropace. VI. 416.
cutis conditio. XVII. B. 85. pulsus
qualis. XIX. 632. in obesis quaenam
sit vena secanda. XVI. 136.
Obesitatem adducit exercitatio mediocris. VI. 322. obesitatis nimiae
cura. X. 993 sq.
Obesum qua ratione Galenus ad gracilitatem adduxerit. VI. 418.
OBLITIONES oculorum. XII. 793.
OBLIVIO cerebri constitutionis flui-
dae signum est. I. 322. insolita morbi futuri nota. I. 361. XVI. 224. in
morbis mala. XVI. 647. cum rigore
malum. VII. 613. ex abscessu. VII.
200. ex refrigeratione. VII. 201. oblivionis cura secundum Archigenem.
VIII. 149. (ea reprehenditur a Galeno. VIII. 150 sq.)
Oblivisci quid sit. IV. 445.
OBOLUS. XIX. 768. quantum contineat. XIX. 759. oboli magnitudo
quantum pendeat. XIX. 780. obolus
quot areolos contineat. XIX. 752. 765.
quot lupinos. XIX. 771. quot siliquas.
XIX. 752. 764. secundum Dioscoridem. XIX. 775. obolum significans
character. XIX. 750. 758. 781. obolus veterinariorum. XIX. 773.
OBSERVATIO quid sit. I. 131. et
quomodo ab ea utilitas petatur. I.
126 sq. in concursibus esse nequit. I.
135. 139. observationem Empirici non
in omnibus symptomatibus, sed in
quibusdam fieri dictitant. I. 133.
OBSONIA hieme conducunt. XV. 177.
vere sunt detrahenda. XV. 181. elixa
aestate conveniunt. XV. 182.
OBSTETRICES quomodo partum ad-
ministrent. II. 151 sq. si liquores jam
effluxerint, humores quosdam habent,
quibus collum uteri perfundunt, ut
lubricetur. IV. 234.
OBSTRUCTIO quid sit. X. 762. ei
contraria est deobstructio. X. 775.
potissimum hepati accidit, tum propter ejus structuram, tum ob actionem. I. 285. cutis ejus origo. VI.
219. obstructionis organorum causa.
VII. 222. obstructio quando morbus,
quandoque symptoma sit. VII. 73. obstructionem quando urina alba et tenuis indicet. XIX. 577. ex obstructione levi febres cum stipatione sunt.
X. 667.

Obstructionis cura: generalis ei medendi methodus. I. 391. obstructio ex
cibis in senibus oborta quomodo curanda. VI. 340. obstructione liberat
viscera omnia polium. XII. 106. gallium. XI. 856.
Obstructiones, quae ex vino contingunt, mediocres sunt. VI. 339. quae
ex cibis nascuntur, qui succum crassum lentumque creant, his non facile
succurritur. VI. 339. obstructiones efficit mespilus. XII. 72. fiunt ex plethora. VII. 287. solventia remedia.
XIX. 508. solvunt amygdalae. VI.
793. allium. VI. 659. theriaca. XIV.
272. obstructiones in hepate, liene
et renibus parant placentae ex similagine cum butyro. VI. 343. obstructiones hepatis solvunt et calamintha
et omnia amara. XII. 6. obstructiones, maxime hepatis, attamen etiam
thoracis pulmonisque sanat pistacium. XII. 102. obstructiones viscerum extergit Carpesium. XII. 15.

OCCASIO, definitio. XIX. 396. praeceps. IV. 5. XVII. B. 346. 353.
Occasiones Hippocrates interdum
causas vocat. XVI. 195. hominum secundum historicos et philosophos quid.
XVII. B. 54.

OCCIPUT. XIV. 700. quomodo sit
temperamenti signum. I. 321. unde
nervos suos accipiat. II. 846. non
citra molestiam refrigerantia sustinet,
et cur. XII. 506. occipitii dolores et
incipientes et vigentes incisa vena
frontalis juvat. XI. 306. occipitis partibus affectis venaesectio in cubito instituenda. X. 904.

OCCULTORUM differentiae. I. 109.

OCEANUS alimentum soli suppeditare putatur. XIX. 277.

OCHRA, definitio. XVIII. B. 167.
urinam movet. XI. 748. cypria pro
misy cyprio. XIX. 736. et misydio.
ibid. ei substitui potest misy cyprium.
XIX. 747.

OCHRI, qualis cibus. VI. 791.

OCIMOIDES (quidam philetaerium
cognominant) radicis ejus vires. XII.
158. ei substitui potest mentha agrestis. XIX. 747.

OCIMUM pravum est edulium. VII.
285. ejus facultates. VI. 640. vires
medicinales. XII. 158. ei substitui
potest sisymbrium. XIX. 747. pro si-
symbrio. XIX. 742.

OCREA, definitio. XIV. 708.

OCTAEDRA aëris principium secundum *Pythagoram.* XIX. 266.

OCTIMESTRES partus cur non vivant. XIX. 454.

OCULARES compositiones aridae et liquidae vide *Collyria arida* et *liquida.* — medicinae: pompholyx. XII. 235. stimmi. XII. 236.

Ocularia medicamenta. — mordacitatis expertia. XII. 699. acria. XII. 700. extergentia — putrefacientia — adstringentia. XII. 701. concoquentia. XII. 702. oculariorum medicamentorum vires. XII. 717.

OCULI et lumina dicuntur, situs eorum. XIV. 701. brevis anatomica descriptio. V. 623. partes singulae externae recensentur. XIV. 701 sq. partes singulae breviter enumerantur. XIX. 358 sq. humores. XIV. 712. tunicae earumque usus. III. 759 sq. XIV. 711. album quaenam pars vocetur. XVIII. B. 47. ne ab externis violentur, corneae functio est. III. 773. axis. III. 816. axis in nervum opticum incidit. III. 828. partium usus consideratio. III. 759 sq. partes omnes ad visionem conspirant. III. 18. oculorum regio. III. 643. oculi cur in parte corporis anteriori sint collocati. III. 759. cur non in posterioribus etiam partibus extiterint. III. 760. cur mobiles sint. III. 795. cur duo. III. 796. utriusque analogia. XVI. 29 sq. acerrimi sensus sunt. X. 935. quomodo sint a natura muniti. III. 790. cur operimenta acceperint. II. 879. cum aëre ratio. V. 625. cur sint splendidi creati. V. 637. soli sunt simillimi. III. 242. oculos molles homo cur habeat, nec prominentes. II. 632. propter eos frons glabra merito facta est. III. 902. eorum causa cerebrum in capite locatum. III. 635. sensorium habent humorem crystallinum. III. 641. oculorum excrementa in nares defluunt. III. 809. *Lycus* ab iis ad palatum meatum pertinere dicit, illorum excrementa evacuantem. XVII. A. 966. eorum temperamenta diversa. I. 329. alter qua ex causa minor appareat. XVI. 7.

Oculi ut alimentum. VI. 788. quot motus habeant. IV. 380. motus sunt quatuor. III. 796. si motum amiserint, ubinam ejus affectionis fons. VIII. 218. motum voluntarium habent sine osse. IV. 378. musculi. III. 796. XVIII. B. 932. sex numero sunt.

XVIII. B. 933. musculos *Lycus* quinque accipit. XVIII. B. 933. musculorum insertio. IV. 380. moventibus musculis inservientes nervi. II. 833. musculi motum a secunda nervorum conjugatione habent. VIII. 236. musculi cur unum tantum sed magnum nervum accipiant. III. 739. musculi cur nervos multos acceperint. III. 733. musculos dissecandi ratio. II. 443. cingentium musculorum sectio. II. 443. conditio, si musculi eum moventes paralysi laborant. VIII. 219. oculum totum procidu um efficit paralysis musculorum oculum moventium. VIII. 220. sensus causa nervos magnos accepit. III. 378. nervos accipiunt duros et molles. IV. 271. et cur. IV. 274. cur duplex nervorum genus accipiant. III. 633. nervi ad eum decursus. III. 642. nervorum in eo conditio. III. 635. oculis visum suppeditat nervus opticus. VIII. 236. oculus nervorum opticorum causa factus. III. 717. oculi cur crassiores quam lingua habeant nervos. II. 861. nervi musculorum cur majores quam illi linguae. III. 736. oculum moturi nervi origo. III. 638. oculi soli temperamenti totius corporis esse non possunt indicia. I. 638.

Oculi caesii quomodo fiant. I. 330. caesii quale temperamentum indicent, dissensio inter medicos est. XVII. A. 726. coruscantes unde fiant. XV. 598. oculos mulierum glaucos quaenam nigros reddant. XIV. 414. oculus niger quomodo fieri soleat. I. 331. oculi cancris, cicindelis, scarabaeis et omnibus animalibus capitis expertibus super cervices praelongas sunt. III. 631. oculis privata sunt plurima ostreorum genera. IV. 639. oculos splendentes noctu habentia animalia. V. 616. in quibusdam vermibus multi, in aliis sat obscuri. IV. 639. oculi talpae. IV. 638. talpae quomodo se habeant. IV. 160. oculus sensus est certissimus. IV. 273.

Oculi visus causa facti sunt. XV. 359. actiones. V. 446. actio visus est. X. 45. dignitas. IV. 273. propter usus dignitatem maximos simul et mollissimos nervos habuerunt. IV. 273. argumenta, quae probent, spiritum aliquem ex cerebro ad oculos deferri. V. 614. altero clauso, alterius pupilla dilatatur. V. 614. cur aliud quippiam cum eo, quod vide-

tnr simul apparet, quodque juxta alia
videntur omnia. III. 819 sq. cur, quod
altero inspicitur oculo, non eodem loco appareat, et cur alio denique ubi
utroque cernitur. III. 821. cur, si
pupilla detracta sit, humilius obje-
ctum appareat, sin autem sursum tra-
cta, contrarium. III. 824. senum rugosi esse videntur. XVII. A. 869. oculis jucundissimum coeruleum. VII.118.
oculorum conditio, ubi vires validae
et infirmae sunt. XVII. B. 214. oculorum functio laeditur, quoties ex intemperie laborat humor crystallinus.
X. 119. oculorum ex splendida et vehementi luce offensio. III. 775.

Oculi: quid iis sit molestissimum.
VII. 118. oculis frigidum mordax est.
XI. 621. oculos mordet aquilo. XVI.
412. XVII. B. 609. oculos perdunt,
qui solem oculis inconniventibus in-
tuentur. III. 777. oculus qua ratione
purgetur. VI. 73. oculorum conditio
in iis, qui ab aestu febricitant. VII.
331. conditio in catoche, comate et
cataphora. XVI. 684. in peste conditio. IX. 359. conditio in iis, qui
multum vigilarunt, tristes sunt etc.
IX. 698. ante oculos splendores in
somno unde oriantur. XVI. 166. oculi
sordes semicocti nutrimenti excrementum sunt. XVIII. B. 48.

Oculi indices sunt totius corporis
constitutionis. XVII. B. 213. oculi anguli signa sunt physiognomica. IV.
796. 797. oculis non nictitantes iracundi sunt. XVII. A. 473. oculi caesii (χαροποί) quale temperamentum
indicent. XVII. A. 723. ex oculis maxime discernere licet. XI. 11. in sanis quoque animi mores conjici possunt. XI. 11. ut signum. IX. 697.
signa inde depromenda. XVIII. B. 44.
lucida aut obscura aut tenebricosa ante oculos versantia signa decretoria.
XVII. B. 396. oculorum abjectio quid
significet in morbis. XVII. A. 895. albi rubor quid indicet. XVIII. B. 46.
album, si nigrum aut lividum fiat,
mortis signum. XVIII. B. 47. alba
videri rubra malum signum est. XVI.
7. in oculis, si per somnum album
appareat, non commissis palpebris,
quid significet. XVIII. A. 89. oculi
calidi tangentibus qui sentiuntur, facile ac crebro moventur, et venas
amplas habent, calidi omnes sunt.
I. 329. oculorum caligo unde oriatur in febre ardente. XVI. 554.

Oculi quibusnam causis cavi reddantur. XVIII. B. 29. cavantur iis,
qui prandere assueti non prandiunt.
XV. 559. oculorum cavitas quid denotet. XI. 12. oculi concavi malum
signum. XVIII. B. 26. concavi aliis
sane lethalia symptomata, aliis secundum naturam sunt. I. 178. cavi in
tabidis. VII. 30. cavi in febre hectica cum marcore. VII. 316. oculorum conditio in tabidis. XVI. 553.
oculi clausi in acutis malum. XVI. 674.
bene colorati quid indicent. XVII. B.
215. concreti quique vix vertuntur,
et intro convoluti, malum in febribus
acutis signum. XVII. A. 870. post
eorum conversionem in febre laboriosa rigor perniciosus. VII. 626. intus quando corrugantur, quid significet in febribus acutis. XVII. A. 869.
oculorum distorsio in febribus ardentibus malum signum. XVI. 671. oculi
ferocitas delirium indicat. XVII. A.
895. oculus fixus unde fiat. XVI. 610.
fixus in morbis malum signum. XVI.
609. oculi in convulsionibus fixi quid
secundum *Hippocratem* indicent. XVI.
781. oculus hebescens, fixus et caliginosus malum. XVI. 609. in oculis quod inarescit veluti arida spuma,
in febre acuta malum signum. XVII.
A. 868. oculi infirmi iis sunt, qui in
lippitudinem sunt proclives. XV. 125.
infractio qualis dicatur affectus. XVII.
A. 895. oculi instabiles insaniam denunciant. XVIII. B. 90. instabiles et
perpetuo motu agitati delirium vel
musculorum oculi tremorem significant. XVIII. B. 48. lemae in febre
ardente cum aliis symptomatibus, pravum signum. XVII. A. 639. oculi
quum lucem fugiunt, et color totius
corporis mutatus est, malum signum.
XVI. 7. oculorum magnitudo et parvitas quid significent. I. 330. alter,
si altero minor appareat, in morbis
symptoma mortiferum est. XVIII. B.
46. obscuritas quos occupat, ii purgandi non sunt. XV. 901. obtorti quid
significent in morbis acutis. XVII. A.
870. parvi, siccitatis, magni, humiditatis signa judicati sunt. I. 635. parvi, quibus sunt et caput magnum,
balbi sunt et iracundi. XVII. A. 473.
perversio in febre lethale signum.
XVII. B. 729. oculus, si pervertatur
in febre non intermittente, mors proxima. XVIII. A. 190. oculorum perversio in morbis pravum signum. XVII.

A. 639. perversio a cerebri affectione pendens, malum signum. XVIII. B. 46. perversi ex lumborum recursu malum. XVI. 652. oculus, si prominet, adhuc autem videt, nervus extensus est. III. 798.

Oculi rubor insolationis symptoma. XIV. 314. rubor a vomitu cur sit malum signum. XVIII. A. 104. valde rubri futurae haemorrhagiae indicia. XVI. 799. oculi sordem habentes post vomitum fastidiosum quid indicent. XVI. 552. sordidi conspiciuntur etiam in tabescentibus. XVI. 552. ante oculos splendores epistaxin futuram indicant. XVI. 229. oculorum statio (immobilitas) signum abundantiae sanguinis. XV. 778. oculorum statio torporem indicat sensorii. XV. 778. oculi humores colore mutati visus hallucinationes adducunt. VII. 99. venulae in iis aut lividae aut nigrae malum signum. XVI. 7. oculi propter spiritus visorii imbecillitatem hallucinantur. XIV. 752.

Oculi affectus recensentur. XIV. 767. eorum causae. XIV. 340. morbi ex ordine recensentur et definiuntur. XIX. 433—439. oculi partium, quae usum aliquem ei conferunt, morbi. VII. 87. morbi enumerantur, qui operatione chirurgica indigent. XIV. 783. morbi, qui per consensum adveniunt. VIII. 221. de oculorum affectionum diagnosi *Galenus* librum scripsit. VIII. 229. morborum eorundem loci. VIII. 217sq. lucis directionis dignitas in iis dignoscendis et curandis. XVIII. B. 679. 681. generalis iis medendi methodus. XII. 699 — 708. conducentia arida medicamenta. XII. 725 sq. (conf. *Collyria arida.*) ad oculorum affectiones remedia parabilia. XIV. 339. 408. *Hippocratis* remedia. XV. 916. medicamenta qualem aquam requirant. XVII. B. 185. ad oculos affectos remedia, ab *Archigene* in primo medicamentorum secundum genus conscripta. XII. 790. oculi diuturno morbo exsiccata lacrymas cientia remedia requirunt. XVI. 148. oculis quo remedio robur adjiciatur. VI. 439. oculum ab omni injuria incolumem servans remedium. XIV. 528. pharmacorum eorundem septem species. XIV. 765. cataplasma. XIV. 346 collyriis, quae ad oculorum fluxiones inponuntur, quaeque pustulas eorum aut ulcera curant,

additur pompholyx. XII. 235. oculorum remedium lapis phrygius ustus. XIV. 289. oculorum linimentum. XIV. 346. oculo oleum noxium, alias partes inflammatas mitigat. I. 125. oculis medicamenta stomatica sunt molesta. X. 905.

Oculi acies: ad oculorum aciem composita medicamenta biles diversas recipiunt. XII. 279. oculorum aciem obtusam ab humorum crassitie, emendat succus Libanotidum. XII. 61. ad oculorum aciem acuendam utuntur succo marrubii s. prasii cum melle. XII. 108. conducit capnii succus. XII. 9. oculos senum acutos reddens antidotus. XIV. 122. oculis aestuantibus imponuntur violae folia. XI. 889. oculi *albugo*, definitio. XIV. 411. 775. ad oculorum albugines remedia. XIV. 349. 497. 522. cum melle applicant *Phorbii* semen. XII. 152. oculus in amaurosi quomodo adspicientibus appareat. XVI. 610.

Oculi anguli impensius minuti vel prorsus perditi cura. X. 1002. angulo prorsus perdito insanabilis morbus est. X. 1002. ad oculorum angulos circumrosos aridum remedium. XII. 730. ad oculorum angulos putrescentes et erosos *Bassi* artemonium. XII. 780. indicum aerianum. XII. 781. *Capitonis* remedium siccum. XII. 731. ad oculorum angulos scabros et circumrosos, collyrium fulvum panchrestum. XII. 783. collyrium *Hygieni* aureum. XII. 788. *Evemeri* psoricum. XII. 788. *Ptolemaei.* XII. 789. collyrium isochryson. XII. 785. collyrium malabathri oxyderci- cum. XII. 790. collyrium *Lucii* melinum. XII. 787. *Philoxeni* remedium. XII. 735. *Stoli* collyrium cinnabarinum. XII. 786.

Oculi asperitatum causae. VII. 33. ad oculorum asperitudines collyria. XII. 775sq. *atrophia*, definitio. XIX. 435. *caecitatis* in senibus causa. XVII. A. 159. ad oculorum caliginem remedia parabilia. XIV. 522. (confer. CALIGO.) caliginis causa vapor flavae bilis ad caput adscendens. XVIII. B. 285. ad oculorum callos et eminentias compositio. XII. 736sq. ad oculorum callos *Evemeri* collyrium. XII. 777. *Pyrami.* XII. 777. *Lyncei.* XII. 778. alia. XII. 779.

Oculi carbunculus, definitio. XIX.

gnum. XII. 767. cataplasmata. XIV.
346. Echinus herba. XI. 880. emplastrum ex dictamno sacrum. XIII.
804. oculorum fluores sistit emplastrum sacrum. XIII. 779. fronti imposita isis sistit. XIII. 775. ad oculorum acres fluxiones serum lactis
tum per se, tum cum mollium colly-
riorum quopiam. XII. 267. fluxiones
siccat mucus limacis. XII. 322. ad
oculorum fluxum acrem et largum melinum delicatulum. XII. 769. ad ocu
lorum fluxionem multam *Philoxeni* remedia. XII. 743. 744. 745. ad fluxiones antiquas *Zoili* collyrium. XII.
771 sq. in oculos infestantibus fluxionibus aut calidis aut spirituosis arteria temporalis secanda est. XI. 312.
ad oculorum fluxiones cucurbitae in
occipite defixae. X. 926. oculorum
fluxiones diuturnae sistuntur ex occipite misso sanguine et cucurbitulis
admotis. XVI. 153. oculis diuturna
fluxione vexatis scarificatio prodest.
XI. 322.
　Oculi glaucosis. III. 786. XIV. 775.
cura. XII. 802. ad oculos glaucos
compositio. XII. 740. ad oculos glaucos, quibus pupillae nigrae reddantur, compositiones. XII. 740.
　Oculorum hebetudo, definitio. XIV.
776. amblyopia est. XI. 779. convul-
sion's indicium secundum *Hippocratem.* XVI. 754. causae sunt lentes
saepius e nestac. VI. 526. lens et
brassica. VI. 632. cornea crassior et
densior. VII. 99. cur austeri eam gignant. XVII. B. 570. in febre ardente mentis alienationem indicat. XVI.
553. morbi futuri nota est. L 361.
signum futurae epistaxeos. XVIII. B.
291. hebetatio aut retusio in febribus
acutis malum. XVII. A. 868. ad eam
remedia parabilia. XIV. 498. hebetudini, ab humorum crassitie ortae
medetur cedrea. XII. 18. accipiter in
susino unguento decoctus. XIV. 242.
prodést succus cepae inunctus. XII.
49. caules chamaesyces. XII. 155.
collyrium *Lucii* melinum. XII. 787.
Ptolemaei remedium. XII. 789. collyrium Proteus. XII. 787. *Hermophili*
collyrium thalasserum. XII. 781. indicum basilicon. XII. 782. melinum
atarachum. XII. 786. hebetudini,
quae ob humorum pervenit crassitiem, prodest Sagopenum. XII. 117.
ad oculorum hebetudinem theriaca.
XIV. 271.

　Oculorum hippus, definitio. XIX.
436. interdum connatus est. XVIII.
B. 67.
　Oculorum humiditas viris familiaris.
V. 696. humiditas cur senibus familiaris. XVII. B. 651. oculos humentes exsiccat aloë. IV. 770. ad oculos humectos collyrium *Lucii* melinum. XII. 787. remedia ab *Hippocrate* commendata. XV. 916.
　Oculorum hydatidum cura. X. 1019.
XIV. 784.
　Oculorum hypophasiae per somnos
quid indicent. XVIII. B. 52.
　ad *Oculis* illatos *ictus*, ac proinde
oborientes cruentas suffusiones. XIV.
346.
　Oculi imbecilliores s. scotomatici,
venaesectionem requirunt. XI. 271.
　Oculorum tunicae: ad earum indurationes remedia. XII. 724. ad oculorum inustionem asclepiadeum *Paccii.*
XII. 772. ad inustiones collyria. XII.
769.· oculos lippientes, lachrymantes
et angulos erosos habentes sanat fuligo piceae. XII. 103. ad oculorum
livores remedia parabilia. XIV. 410.
ad oculos comportata materia quomodo revellatur. XVI. 150 sq. oculorum oblitiones. XII. 793. ad oculorum obscurationem remedia. XIV.
349.
　Oculorum oedema, definitio. XIV.
769. *perturbatio*, definitio. XIV. 768.
phlegmone, definitio. XIX. 433. (vide
OPHTHALMIA.) *phthisis*, definitio.
XIX. 435. *procidentia*, definitio. XIX.
435. oculus, procidentiam periclitans
quomodo sit deligandus. XVIII. B.
732. ad oculi prolapsus *Nili* collyrium diarrhodon. XII. 765. diarrhodon ex rosis magnum. XII. 767. melinum delicatum. XII. 769. aliud. XII.
770. ad oculos purulentos libianum
collyrium. XII. 762. ad oculos purulentos diarrhodon ex rosis magnum.
XII. 767. oculorum pus quomodo discutiatur. X. 1020. ad oculorum psorophthalmiam remedia. XIV. 348. ad
oculorum *pustulas* asclepiadeum *Paccii.* XII. 772. *Diocleum* collyrium. XII.
758. melinum delicatum. XII. 769.
aliud. XII. 770. *Nili* collyrium diarrhodon. XII. 765. trypheron collyrium s. delicatulum. XII. 758. oculus resolutus, definitio. XIV. 771.
　Oculorum rheumatismus adest, ubi
non solum rubet, sed multas quoque
lachrymas excernit. XIV. 769. ad ocu-

lorum rheumatismum remedia parabilia. XIV. 521. 522. ad oculorum rheumatismum *Lycomedis* anodynum. XIII.
92. oculis diuturno rheumatismo exulceratis conveniens fascia. XVIII. A.
790 sq. ad oculos scabros et aridos
remedia. XII. 798. *sordes* circa eos
quando malum sint symptoma et quando non. XVIII. B. 47.
Oculorum suffusiones ex ictu juvant
folia Stoebes viridia illita. XII. 130.
ad oculorum suffusiones cerebrum hirundinis. XIV. 240. (confer. *Suffusio*.)
ad oculorum *sugillationem* remedia.
XIV. 350 sq. 410. ad sugillationes cum
oedemate. XIV. 351. ad recentes sugillationes. XIV. 352. ad oculorum
suppurationes *Diocleum* collyrium. XII.
758. ad oculos suppuratos *Machaonis*
collyrium. XII. 774. ad oculos suppuratos cygnus ex Samia terra. XII.
759.
Oculorum sycosin sanat testa Sepiarum. XII. 348. *tabes* ex remediorum
ineptorum usu. X. 171. *tumor* praeter naturam in magnis eorum angulis encanthis vocatur. VII. 732. tumorum cura. XII. 797. ad oculorum
tumores nectarium *Marci*. XII. 750.
ad tumores ex ictu obortos remedia.
XIV. 348.
Oculorum ulceratio, definitio. XIX.
433. ulcerationum differentiae. XIX.
433. oculi ulcere laborantes pauca
luce offenduntur. XVIII. B. 681. ratio iis medendi. XII. 714 sq. ad oculorum ulcera sordida et serpentia aster
inexuperabilis. XII. 761. ulcera sedans collyrium. XII. 757. collyrium
ex cornu cervi. XII. 762. Diocleum
collyrium. XII. 758. ad oculi ulcera
omnis generis cygnus ex Samia terra.
XII. 759. oculorum ulcera cicatrice
includit haematites. XII. 196. ad oculorum ulcera sordida Philadelphium
remedium. XII. 756. oculorum ulcera expurgare videtur fumus thuris.
XII. 60.
Oculorum unguis, definitio. XIX.
434. ejus operatio plenam lucem requirit. XVIII. B. 681. ad oculorum
ungues collyrium croceum. XII. 716.
pulvis glycyrrhizae secundum *Dioscoridem*. XI. 858. ungues eliquat testa
Sepiarum fossili sale mixta. XII. 347.
ungues, si non admodum duri fuerint,
extergit Thyites *Dioscoridis*. XII. 199.
ungues auferunt Tithymalli. XII. 142.
ad oculorum ustiones libianum colly-

rium. XII. 762. ad oculorum valetudinem tuendam medicamentum compositum *Galeni*. XII. 727. ejus usus.
XII. 729. ad oculorum vertiginem remedia parabilia. XIV. 522. oculorum
vitia expurgat succus dracontii. XI.
865.
Oculus vocata deligatio quando adhibeatur. XVIII. B. 732.
Odio rem prosequi, affectus est.
V. 7.
ODONTOIDES processus epistrophei. II. 757. IV. 24. XVI. 681.
XVII. A. 371. 374.
ODOR, haud tutum est, ut ex illo
de sensibilium temperie conjiciamus.
XI. 700. pravus ex ore, si non natura sit, signum est in morbis. XVI.
215. odoris sensus in cerebri ventriculis est. XI. 698. XVI. 214. sensus
nullus fit, nisi spiritu naribus attracto. II. 865. ad diagnosin morborum
utilitas. XVIII. B. 649. 654. ad odorem suavem ori conciliandum remedia parabilia. XIV. 424.
ODORABILE ad comitialem affectum.
XIV. 402. odorabilium in bene olentia et male olentia divisio. XI. 699.
odorabilium vaporosa est substantia.
XI. 698.
Odorata quae sunt, tenuia etiam et
calida sunt. XI. 700.
Odoratus, definitio. II. 857. sensus ejus halitus est. VII. 122. odoratus et gustus sensus sunt congeneres. VII. 122. XI. 697. nullus fit,
nisi spiritu naribus attracto. II. 865.
ubinam percipiatur. VIII. 215. in cerebri ventriculis fit. II. 869. VII. 104.
halitus, quos in se habet, insuaves,
aliquando sentit. VII. 124. suaves autem non. ibid. — quomodo fiat. XVI.
214. theoriae. XIX. 310. laesio affectus est anteriorum cerebri ventriculorum. VIII. 214. odoratum depra-
vantes aut delentes causae. VII. 106.
odoratus aboletur, narium meatibus
obstructis. V. 634. perversus futuri
morbi nota est. I. 363. XVI. 224. odoratum afficiunt acida et acria. XI. 697.
odoratus parum certiores nos de medicamentorum facultate reddit. XI.
702. docet aliud medicamentum calefacere, aliud refrigerare, aliud humectare, aliud exsiccare. XIV. 221.
nos docet medicamentorum robur aut
imbecillitatem. XIV. 221.
Odoratus instrumentum: de eo *Aristotelis* opinio. II. 871. quam repre-

hendit *Galenus.* II. 872 sq. instrumentum unum. II. 857. instrumentum num nasus. II. 857 sq. instrumentum non est palati, faucium et tracheae tunica. II. 866.

Odoratus instrumentum non est membrana nasum vestiens. II. 863. 866. 870. instrumentum cur sit vaporis simile. II. 864.

ODORES, semita eorum aliquibus nasus videtur. II. 858. num dignoscat membrana nasum investiens. II. 858. odorum dignotio haud parum juvat respirationem. III. 654. odores calidi cephalalgiam efficiunt. VIII. 207. odores coenosi aut palustres morborum causae. XVI. 361. foetidi omnes inter symptomata sunt referendi. XVI. 216. quinam grati et qui non. XI. 698. medii sunt inter aërem et aquam. V. 628. validi caput laedunt. II. 884. in signis habet *Hippocrates.* XVI. 226. odorum substantia vapori similis. II. 865.

Odoriferum Crispi ad nomas. XIII. 841. *Lucii.* XIII. 853.

Oedema, definitio. VII. 224. XI. 101. XIX. 442. olim vocabantur omnes tumores praeter naturam. XV. 770. secundum *Hippocratem* hujus verbi significatio. XVII. A. 801. vocare *Hippocrates* consuevit omnem praeter naturam tumorem. XVII. A. 323. XVII. B. 31. 877. XVIII. B. 882. quales tumores Graeci ita vocent. XVII. A. 801. qualem tumorem recentiores vocent. XVIII. B. 91. 97. affectus frigidus est. VII. 609. cum inaequali intemperie consistit. VII. 751. prementibus digitis cedit. X. 963. oedema oculi, definitio. XIV. 769. phlegmonodes. VII. 723. oedemati saepe erysipelas supervenit. X. 952.

Oedematis causa proxima. XI. 101. oedema symptoma est in hydero, et tabe. XI. 101. in pedibus oritur in hydericis affectionibus et phthois. X. 953. albissima per hiemem oriuntur. XV. 81. causa est excrementi accumulatio in carne. VII. 231. humorum incoctorum abundantia. XVII. A. 721. pituita. V. 678. VI. 875. causa pituita ad aliquam partem delata. VII. 224. 723. IX. 693. X. 953. XVII. B. 660. plethora. XVIII. A. 279. oedemata saepe decipiendi causa remediis externis excitantur. XIX. 1. oedemata circa praecordia in morbi prin-

cipio mortem significant, si vero ultra XX. dies processerint, ad suppurationem convertuntur. IX. 757. oedematis casus ex ventris perturbatione oborti. XVII. A. 324. oedema causa cordis intemperiei humidae. IX. 388.

Oedematis cura. X. 953. XI. 101 sq. cura pro partibus affectis variat. X. 961. oedemata mitigat alismatis radix secundum *Dioscoridem.* XI. 861. contrahit radix illita acanthi albae. XI. 819. oedemata omnia sanat emplastrum ex chalcitide s. phoenicinum *Galeni.* XIII. 384. ad oedema glaucium. X. 954. oedema discutit Serapias. XII. 93. oedemata laxa juvat lutum terrae aegyptiae. XII. 177.

OENANTHE catagmaticum. XIII. 540. *Oenanthes* ligno succedit vitis lignum. XIX. 738. succo substituenda remedia. XIX. 738.

ex OENELAEO et lithargyro emplastrum. XIII. 404.

OENONIAE radicis vires. IV. 777.

Oenopides Chius zodiaci circuli obliquitatis inventorem se prodit. XIX. 270. ignem et aërem elementa putabat. XIX. 243.

OESOPHAGUS, definitio. III. 267. num musculus. IV. 378. ventris et intestinorum principium. XIV. 751. appetit et deglutit. XIV. 714. duplex usus. VIII. 333. duas habet tunicas, quarum una cibos in ventriculum trahit, altera per vomitum edit. VIII. 332. tunicarum functio. II. 173. vivisectionibus comprobatur. II. 175. justam ad functiones habet magnitudinem. III. 892. situs. XIV. 714. 716. situs et decursus per thoracem accommodatissimus. III. 426. cur spinae vertebrarum propinquus. III. 426. quatuor primis vertebris thoracis invehitur; prope reliquos octo ad dextram fertur. III. 431. cur non coarctetur dum deglutimus. III. 591: per oesophagum aër ad ventriculum descendit. III. 491. oesophagus cur paucas venas acceperit. III. 283. oesophagi affectuum duo genera. VIII. 333. angustiae causae. VIII. 335. angustiae ab inflammatione symptomata. VIII. 334. diagnosis. VIII. 336. angustiae ob diversas causas diagnosis. VIII. 336. oesophagi imbecillitatis et angustiae diagnosis. VIII. 336. oesophagi ulcerum cura generalis. X. 296. oesophagum omnes stomachum vocant, qui post *Aristotelem* scripserunt. VIII. 333. ossa et alia corpora aliena inde excutienda methodus. XIV. 439.

Oesyperon. X. 965.

Oesypon quomodo paretur. XII. 309.

Oesypus atticus reliquis praestantior. X. 965. ceratum ex eo ad phlegmonas in hypochondriis. X. 965. pro vituli medulla. XIX. 736.

Officia vitae imbecilla quae. XVII. B. 180.

in Officina medici ad chirurgiam spectantia. XVIII. B. 664 sq. 667.

Ὤη vid. Sorbus.

Ὀιδημα apud *Hippocratem* omnis tumor praeter naturam. XVIII. B. 91.

Ὀισυπηρά, quid sit. XVIII. B. 524. lana succida apud *Hippocratem* vocatur. XVIII. A. 697.

Oleae fructus et succus exacte pinguis. XI. 649. ramorum et fructus vires. XI. 868. surculi thalli vocantur. XIII. 480.

Oleago vide Chamelaea.

Olecranon. III. 92. 142. vocat *Hippocrates* et ἀγκῶν et κύβιτον. XVIII. B. 511 sq. ulnae Dores cubitum vocant. IV. 430. cubiti pars exterior est. XIV. 704.

Oleosa sunt aquea et aërea. XI. 785. quomodo tussim ciere possint. XI. 503.

Olera agrestia quae. VI. 627. agrestia omnia succi sunt summe mali. VI. 794. exempla hujus rei leguntur. VI. 686. facile digeruntur, ac perspiratione evanescunt. XVII. B. 489. iis parce vere utendum. XV. 181. sanguinem melancholicum generantia. VIII. 184. olerum nullum boni succi est. VI. 794.

Oleum aptissimum flammae quidem nutrimentum, nec tamen eam accendit. I. 660. de ejus natura et qualitate diversorum sententiae. XI. 509 sq. de olei facultatibus variorum sententiae. XI. 487. *Archidami* de ejus facultate sententia. XI. 471 sq. ea redarguitur. XI. 477. de ejus facultatibus *Galeni* doctrina. XI. 519. alii calidum, alii siccum, alii humidum, alii denique frigidum esse argumentis comprobant. XI. 513 sq. quod aliis non misceatur, aliis vero misceatur, variae causae ab auctoribus statuuntur, et quae. XI. 516. olei nomen unum, qualitas et facultas di-

versa. XIII. 480. potestate calidum. I. 649. medium est inter calidum et frigidum. XI. 561. quomodo calidum aut frigidum reddamus. XI. 480. neutrum nec calefacit nec excalefactos offendit. XI. 521. qui ex ardore febricitant, his calorem auget. XI. 521. et sanis et aegris conducit. V. 47. quaenam adstringendi vim habeant. X. 790. quod una cum germinibus conficitur, adstringit. X. 822. emplastici medicamenti vim habet. VI. 417. crassiorum partium est, quam ut imbibi penitus possit. XI. 594. poros oblinere putat *Diocles*. XI. 507. quod apud Aegyptios in pretio est, discutit. X. 822. quod per Cycladas insulas nascitur, quale. XI. 872. quod per Graeciam et Asiam nascitur, quale. XI. 872.

Oleum, etsi facile in flammam vertatur, tamen celeriter nos non calefacit. XI. 408. ex genere medicamentorum est, quae aeque nos recalefaciunt. XI. 529. medium videtur inter humectantia nos et resiccantia. XI, 530. corpori appositionem aliquam praebet. XI. 526. medium est nos calefacientium et refrigerantium. XI. 526. duplici ratione calorem auget. XI. 529. diu durat incorruptum. XI. 582. simplicis usus medicus. XI. 487. et simplex et sale mixtum alvum subducit, diversis tamen facultatibus. XI. 487. cum sale purum ventrem radit. XI. 488. pituitosum non. ibid. nonnunquam et mordicationes sanavit. ibid. quod salem accepit mordax est. XI. 490. quod sale eget, lenit. XI. 490. cui sal mixtum mordacitatis quidpiam habet. XI. 506. quod salem continet, tanto calidius est, quanto plus ex illo sumpserit. XIII. 480. in oleo quod decidit, amurca vocatur. XI. 414. 504. faex a Graecis amorge vocatur. XVIII. A. 150. quomodo ab amurca liberetur. XI. 504 sq. ab amurca liberatum candidum et dulce, minime mordax est. XI. 505. candidum factum cerae mordacitatis experti est aequale. XI. 490. quomodo lavetur. XI. 496. ex lotione candidius fit. XI. 497. differentiae. XI. 484. quaedam qualitate mordicantia sunt. XI. 503. ad alvum ducendam aptum. VI. 356. ad defluentes capillos, quod eos et nigros reddit, *Herae* compositio. XII. 430. dolorem levat, et discutiendi vim habet. XVIII. B. 524. in erysipelate ca-

lorem auget. XI. 621. laedit omnes
iluxiones, quae ex pura bile ortae
sunt. XI. 521.

Oleum, in quo ruta dococta est, ad
flatus. X. 578. inflammationes ferventes affligit. XI. 521. quando in inflammationibus commodum. XI. 592.
lassitudinis remedium est. XI. 485.
cur lassis admodum utile. XI. 531.
omnium lassitudinem praesidium. XIII.
1006. frictio ex oleo magis quam
sicca lassitudinem aufert et corpora
emollit. XI. 507. in althaea incoctum
ad ligamentorum et tendinum scirrhos.
X. 959. oculo noxium, alias partes
inflammatas mitigat. I. 125. in rheumatismo noxium. XI. 81. cavo ulceri infusum adversissimum medicamentum est. X. 166. dulcissimum
mordicationes ventris sanat. XI. 488.
acria lenit ventremque moderate subducit. XV. 888. olei pondera et mensurae. XIX. 777. ad oleum metiendum Romanorum mensura. XIII. 616.

Oleum amygdalinum: ejus qualitates. XI. 871. amygdalarum colocynthidis antidotum. XIV. 761.

Oleum anethi, facultates. XI. 832.
anethinum anodynum est. XI. 766.
anethinum cum adipe anserino ad intestinorum affectiones ex intemperie
et mordicatione. XI. 489. anethinum
dissolvit succos crudos in carne. VI.
291. anethinum satis est ad cutis densitatem sanandam. VI. 220. quod fit
circa Aulonem, eandem cum hispano
vim habet. VI. 196. *balaninum*. XI.
870.

Oleum calidum potestate est. I. 669.
calidum quomodo dicatur. I. 685. calidi et frigidi quoad vires differentiae.
XIII. 580. calidum ad dolores sedandos. XVII. B. 327. calidum ad intestinorum dolores ex frigore. XI. 489.
oleo calido crura inungere in lateris
dolore conducit. XV. 857. oleum calidum haud raro sufficit ad glandulas
phlegmone tentari incipientes. X. 905.
olei calentis fotus ad nervorum puncturas. X. 392. oleum calidum potum
ad psilothrum haustum. XIV. 142.
caryini qualitates. XI. 871.

Oleum cedri, ejus vires medicae.
XII. 16. cedrini qualitates. XI. 871.
cedrinum calefacit. XI. 520. exsiccat. XI. 530. dolores sedat. XVII.
B. 327. *chamaemelinum* discutit. X.
822. chamaemeli rarefacit. XI. 750.
ex chamaemelo succos crudos, qui in

carne et cute resident, dissolvit. VI.
290. chamaemelino succedit rosaceum.
XIX. 728. *cicinum* in Aegypto provenit ex fructu ricini. XI. 870. cicini facultates. XI. 870. cicinum rarefacit. XI. 750. cicini usus in obstructione cutis. VI. 220. cicinum ventrem subducit. XI. 871. cicinum raphanino succedit. XIX. 729. cicinum
pro sophino. XIX. 742. quaenam alia
ei substitui possint. XIX. 728. *cilicium* pinguissimum. XI. 871. ex *grano cnidio* quale. XI. 871. *conyzae* sanat rigores. XII. 35. costi, vires ejus
medicae. XII. 40. *crudum* etiam omphacinum vocatur. VI. 424. crudum
ac calidum vacuat et digerit. XI. 63.

Oleum cucumerum agrestium rarefacit. XI. 750. *cydoneum* succedere
potest rosaceo. XIX. 728. cydoniorum
pro myrtino. XIX. 737. pro rosaceo
substitui potest cydoneum. XIX. 728.
dadinum ex nigra pice conficitur. XI.
871. dadini facultates. XI. 871. *dulce*
sicca corpora humectat. VI. 229. dulce mitigans est. XI. 495. *foenugraeci*
pro oleo liliaceo. XIX. 743. *gleucini*
compositio. XIII. 1042. *hispanici* (ex
Iberia apportati) qualitates. XI. 869.
hispanum adstringit. X. 790. 822. hispanum ad lassitudinem utile. VI. 196.
hispanum squalidum est. XI. 871. *histricum* optimum est, ubi adstringere
vehementius est opus. X. 791. histricum adstringit. X. 822. *hyoscyaminum*, facultates. XI. 871. irinum *ἄρϑινον* vocatur apud *Hippocratem*. XIX.
82. etiam susinum vocatur. XIX. 82.
istricum squalidum est. XI. 871. *juniperinum* calefacit. XI. 520. *laurini*
qualitates. XI. 871. laurinum calefacit. XI. 520. laurinum dolores sedat.
XVII. B. 327. laurinum exsiccat. XI.
530. laurinum substitui potest cicino.
XIX. 728. *lentiscinum* adstringit et
emollit. XI. 871. usus in gingivarum
inflammatione. XII. 853. lentiscinum
pro myrtino. XIX. 737. *libycum* pinguissimum est. XI. 871. *lilinum* ab
Hippocrate *ἄρϑινον* vocatur. XIX. 82.
lilii contra uteri durities. XII. 45. liliaceum, pro eo oleum foenu graeci.
XIX. 743. lotum minime omnium
mordacitatem continet. XI. 869. lotum neque epotum neque infusum
morsum efficit. XI. 498.

Oleum mastichinum ex Mastiche alba s. Chia conficitur. XII. 69. mastichinum emollit et adstringit. XI.

871. melanthini qualitates. XI. 870.
myrtinum adstringit et crassarum partium est. XI. 870. myrtino succedanea olea. XIX. 737. *ex nucum putamine* inveterato exprimere licet. XII. 14.
et extrahere per halitum evaporatorium. XII. 14. recens adstringentis
quid habet. XII. 14. ex olivis paratur. XI. 483. quod ex olivis paratur,
proprie ita dicitur. XI. 868. hoc humectatorium est et moderate calidum.
XI. 868. quod cum germinibus oleae
praeparari solet, adstringit. X. 790.
ex agresti oliva quale. XI. 871. squalidissimum est. XI. 871. ex oliva immatura adstringit. X. 822. ex maturis oleis pressum calidius est, temporis autem processu calfaciendi vim
auget. XIII. 480. quod oleae surculos continet, valentius adstringit. XIII.
480. *omotribes* adstringit et frigidum
est. XI. 868. omotribes in nervorum
vulneribus fugiendum. X. 392. *omphacinum* etiam omotribus vocatur. X.
553. omphacinum adstringit. XI. 498.
adstringit et frigidum est. XI. 868.
omphacinum frigidius est. XIII. 480.
omphacinum repellit. XI. 63. *oxyrodinum* repellit. XI. 63. *picatum.* XII.
441.

Oleum picinum, ejus vires. XII.
102. picinum calefacit. XI. 520. picinum, pro eo pix liquida. XIX. 740.
pingue aestimatur judicaturque viscositate. XI. 872. *raphanini* qualitates.
XI. 870. raphaninum rarefacit. XI.
750. usus in cutis obstructione. VI.
220. quodnam aliud ei substitui possit. XIX. 741. raphanino succedit cicinum. XIX. 729. *ricini*, ejus facultates medicae. XII. 26. ricini dolores sedat. XVII. B. 327. ricini pro
oleo raphanino. XIX. 741. quodnam
rosaceum vocent veteres. XI. 538. rosaceum repellit. XI. 63. rosaceum
frigidum ad capitis dolores ex vino.
XIV. 318. rosaceum ad toxicum sumtum. XIV. 140. rosaceum substitui
potest chamaemelino. XIX. 728. *rutae* cum adipe anserino ad intestinorum affectiones ex intemperie et mordicatione. XI. 489. *sabinum* pingue
et tenue est. XI. 872. sabinum optimum. XI. 869. sabinum ad cutis obstructionem. VI. 220. sabinum relaxandi vim habet. VI. 287. X. 822.
sabinum, in quo aliquid sevi anserini
est liquatum, utile in alvi obstipatione
cum morsu. X. 577. sabinum ad fri-

ctiones contra lassitudinem ulcerosam.
VI. 196. sabinum ad vulnera nervorum utilissimum. X. 392. *sampsychinum* ad idem. VI. 291.

Oleum sesaminum adstringit et crassarum partium est. XI. 870. *sicyonicum* discutit. X. 822. sicyonicum vetustate acrius et siccius evadit. XI.
739. sicyonicum substitui potest veteri. XIX. 728. *sinapini* qualitates.
XI. 870. *susinum* etiam irinum vocatur. XIX. 82. tenue aestumatur, si
perluceat, si purum sit, facile inungatur et facile a cute combibatur. XI.
872. tenue, quod rutam habet incoctam et intestinorum inflationes. X.
964. *terebinthinum* adstringit et emollit. XI. 871. *vetus* discutit. XIII. 696.
vetus rarefacit. XI. 750. vetus ad ulcera maligna. XIII. 704. vetus cicino
substitui potest. XIX. 728. veteris ex
dulci aut crudo inveterato qualitates.
XI. 868. adulteratio per adipem suillum veterem, ex oleo communi liquatum, et quomodo detegenda. XIII.
703.

OLFACTORII meatus cur simul sint
respiratorii. III. 655.

OLFACTUS, definitio. XIX. 379. instrumentum vaporosum est. V. 627.
instrumentum ubinam situm sit. XV.
325. non in narium meatibus, sed in
priorum cerebri ventriculorum extremis locum habet. V. 628. sensorium
est in cerebri anterioribus ventriculis.
III. 647. operimentum cur rarius esse
debeat. III. 648 sq. olfactum quinam
humores infestent. VII. 117. per olfactum remedia iis sunt praebenda,
qui celerrima appositione indigent.
XV. 414. olfactu mulctatur is, qui
dryinum serpentem aggreditur, ita,
ut non amplius possit odorari aliam
rem. XIV. 234.

OLIVA fructus est, ex quo oleum
paratur. XI. 483. olivae lacryma pro
mandragora. XIX. 736. lacrymae succedanea remedia. XIX. 728.

Olivae, earum facultates. VI. 608 sq.
quomodo condiantur. VI. 609. *olivarum* qualitates et facultates. XI. 868.
reliquiae, quum oleum fuerit expressum, στέμφυλα vocantur. VI. 579.
oleum vide *Oleum* olivarum.

OLOSTIUM, ejus vires. XII. 88.

OLUS atrum Romae smyrnium vocatur. VI. 638.

OLYMPIACAE periodi. VII. 476.

OLYMPIACUS Milesius methodicae sectae addictus. XIV. 684.

OLYMPICI meminit. X. 53. morbi et sanitatis definitio. X. 54. 67.

OLYMPIONICI fuscum remedium ad maximos oculorum dolores et chemoses. XII. 753.

OLYMPIUS, quo usus sit malagmate ex seminibus. XIII. 261.

OLYRA, ejus vires. XII. 88. ejusdem cum zeia est generis, sed minus nutrit. VI. 517. qualis cibus. VI. 791. alba est. VI. 522. ubinam frequentissime crescat. VI. 518. ex nobilissima tragus conficitur. VI. 519. panis inde parati post triticeum praestantissimus. VI. 518. olyrae semen i. q. tipha. VI. 512.

OMENTUM: exacta descriptio. II. 556. cur epiploi nomen acceperit. II. 556. quoddam est ex cibi instrumentis. II. 547. veluti est operculum, caloris fovendi gratia praeparatum. II. 547. ejus utilitas. III. 285 sq. ex duabus tunicis, arteriis et venis constat. III. 286. nullam habere utilitatem *Erasistratus* putat. II. 91. sine causa factum est secundum *Erasistratum*. XV. 308. omenti pinguedo. II. 565 sq. pinguedinis in eo utilitas. III. 295. generatio in foetu. III. 294. IV. 651. omentum maximum habent simiae et homines. II. 556. omenti sinistrae partis venae unde. II. 782. dextrae unde. II. 783. omentum prolapsum *Hippocrates* necessario putrescere dicit, sed contradicit *Galenus*. XVIII. A. 96. omenti vulnerati symptomata. III. 286. omentum peritonaeo vulnerato procidit. X. 421. quid sit agendum, quando jam liveat aut nigrescat. X. 421. num tuto abscindi queat. X. 422. omentum per vulnus elabens peritonaeum divisum significat. VIII. 5.

Ὠμιαία vena quae. XVIII. A. 386.

Ὀμιλεῖν quid significet. XVIII. A. 316.

Ὦμος quid significet. XVIII. A. 314.

OMPHA dicta nardus quae. XIV. 74.

OMPHACINUM etiam oleum crudum vocatur. VI. 424. (vide *Oleum omphacinum.*)

OMPHACION ex tertio ordine siccantium est. XI. 788.

OMPHACIS succus refrigerat. XI. 630.

OMPHACITIS pro erice. XIX. 729. idem quod Galla. XII. 24. usus in haemorrhagiis internis. X. 329. ulcera non glutinat. XI. 441. ei succedens remedium. XIX. 738. siccum pro succo oenanthes. XIX. 738.

OMPHACOCARPUM a quibusdam aparine vocatur. XI. 834.

OMPHATITES, ejus usus. XII. 207.

ONAGRUM, radicis vires XII. 89.

ONESIDEMI compositio ad callosas in renibus concretiones. XIII. 328. nephritica compositio. XIII. 327.

ONETRI compositio ad orthopnoeam. XIII. 115.

Ὄνλοκοι apud *Hippocratem* quid significent. XVIII. A. 522.

ONOBRYCHIS, foliorum ejus vires. XII. 89.

ONOCARDIUM pro cotyledone. XIX. 733.

ONOCHEILOS vocatae anchusae speciei facultates. XI. 811.

ONOCLEAE facultates. XI. 811.

ONOCORDIUM, pro eo succedens remedium. XIX. 738.

ONONIS id. q. *Onosma*. XII. 89. radicis et corticis vires. XII. 89.

ONOSMA, ejus vires. XII. 89.

ONOTHERA id q. *Onagrum*. XII. 89.

ONOTHYRIS id q. *Onagrum*. XII. 89.

ONYCHIS, ei succedit achates. XIX. 734.

ONYX detractus ex conchylio potatus ad hysteriam. XIII. 320.

OPERA naturae, dum animal in utero fingitur et ubi editum est quae. II. 10. (vide *Naturae* opera.)

OPERATIONES chirurgiae enumerantur. XIV. 781. operationum partes. XVIII. B. 743. chirurgus operationes exercere debet utraque manu. XVIII. B. 716. ad manus esse debent omnia instrumenta. XVIII. B. 716. adsidentes (famuli) quomodo se gerere debeant. XVIII. B. 718. digitos quomodo chirurgus componere debeat. XVIII. B. 710. 712. 713. qualem positionem habeat, necesse est in operationibus chirurgicis instituendis. XVIII. B. 609. quali vestitu uti debeat. XVIII. B. 693. in operatione concinnam positionem habere debet. XVIII. B. 690. in operationibus omnibus, exceptis iis, quae in oculis

fiunt, splendidissima lux eligenda est.
XVIII. B. 683. operationem facientis,
et quidem sedentis habitus. XVIII. B.
695. habitus chirurgi stantis. XVIII.
B. 699. ungues quomodo comparati
esse debeant. XVIII. B. 709. quali
vestitu utatur. XVIII. B. 692. habitus et situs inter operationes chirur-
gicas ab aegroto servandi. XVIII. B.
700 sq. digitorum compositio. XVIII.
B. 710 sq.

OPERCULA purpurarum, eorum usus
medicus. XII. 348.

OPERIMENTI diversorum auctorum
definitio. III. 291.

OPHIASIS, definitio. XIV. 757. XIX.
431. unde nomen acceperit. XIV.
325. in ophiasi aliquid deest. X.
1004. nutritionis laesae symptoma
est. VII. 63. causa. X. 1015. et cura. ibid.

Ophiasis unde contingat. XII. 381.
unde nomen acceperit. XII. 382. quaenam remedia purgantia iis sint exhibenda, qui hoc malo laborant. XII.
382. adolescentis cujusdam historia
morbi traditur. XII. 383. curandi generalis ratio. X. 1015. XII. 386. in
ophiasi exasperare convenit. XVII. A.
911. ophiasis varicibus obortis curatur. XVIII. A. 56. remedia ad eam
parabilia. XIV. 325 sq. non sanat Ladanum. XII. 29.

OPHIOSCORODON allium agreste est,
ejus vires. XII. 126.

OPHITES, ejus vires et usus. XII.
206.

OPHTHALMIA, definitio. XII. 711.
XIV. 768. inflammatio est ejus membranae, quae corneae adhaeret. XI.
77. cur etiam pellicula, membrana
adnata vocetur. XII. 711. quaenam
remedia huic conveniant. XII. 712.
stadiorum ejus signa. VII. 447. interdum arida est. XV. 200. ophthalmiae aridae causa autumnus aquilonius et siccus. XVII. B. 594. quaedam contagiosa est. VII. 279. sicca
nonnunquam fit. XV. 473. sicca quae
et quomodo oriatur. XVII. B. 587.
tabifica quae vocetur. XVII. B. 603.
ex plenitudine oritur. VI. 375. aestate potissimum accidit. XVI. 27.
quando sit aestate exspectanda secundum *Hippocratem*. XVII. B. 577 sq.
cur aestate plurimae oriantur. XVII.
B. 619. ophthalmiae infestant omnes
repleto capite. XVII. B. 582. ophthalmia laborantes lux laedit. III.

776. offenditur pauca luce. XVIII.
B. 681. humor tenuis in ea destillat. XVIII. B. 183. diarrhoea succedens bona. XVIII. A. 26. ophthalmiae casus in juvene. XVIII. A. 46.
casus per venaesectionem curatus. XI.
299 sq.

Ophthalmiae cura. X. 935. ophthalmias sanat febris. XVII. A. 364.
ea laborantibus quaenam remedia non
conducant. X. 905. incipiens purgatione per alvum curata est. X. 902.
ubinam sit venaesectio instituenda.
XVI. 156. induratae reliquiae secta,
quae ad magnum angulum vena est,
mirifice juvantur. XI. 305 sq. ophthalmiam sanat febris. XVII. B. 344.
ad ophthalmiam incipientem remedia
parabilia. XIV. 408. eam concoquentia remedia. XII. 702. ad ophthalmias inveteratas remedium aptum.
XII. 734. aloë. XI. 822. cum melle
succus centaur. min. illitus ei medetur. XII. 22. clysteres acres. XVI.
145. collyrium ex galbano. XII. 765.
collyrium indicum aerianum. XII. 781.
ad ophthalmias inveteratas collyrium
isochryson. XII. 785.

ad *Ophthalmias* ad malum habitum
perductas collyrium *Stoli* cinnabarinum. XII. 786. *Evemeri* psoricum.
XII. 788. ad ophthalmias antiquas
Zoili collyrium. XII. 771 sq. ad inveteratas diarrhodon ex rosis magnum.
XII. 767. *Erasistrati* et *Philippi* compositiones. XII. 735. *Eveni* medicamentum. XIII. 178. utile est gypsum
albumine mixtum, admixto polline tenuissimo farinae triticeae, qui in pa-
rietibus molarum resistit. XII. 213.
ad ophthalmias inveteratas *Herminae*
balneum. XII. 754. *Hippocratis* praecepta. XVII. A. 472. impositum lactis serum simul cum rosaceo et ovo.
XII. 267. aut lac mulieris recens ex
mammis expressum. XII. 268. nectarium *Marci*. XII. 750. opium. I. 125.
ovi album. XIV. 331. *Pelusinae* compositio succo menthae aut calami-
thae aut solani diluta. XIII. 134. in
declinatione Philadelphium remedium.
XII. 756. phosphorus. XII. 747. remedium fuscum s. puerile. XII. 747.
pyrites. XII. 200. ad ophthalmias ae-
stivas aridarum rosarum decoctum.
XIV. 343. Scylacium medicamentum
quod eodem die solvit eas. XII. 755.
ad eas thuris fuligo, aliis medicamentis mixta. XII. 61.

ad OPERA artis methodo et exercitatione opus esse. XIII. 886 sq.

OPILIONES et bubulci qua in re conveniant, et in qua differant. V. 752.

OPINIO anceps qualis. XIX. 354. falsa secundum quosdam est animi affectus causa. V. 390. opiniones falsae, animas hominum praeoccupantes, non solum surdos, sed et caecos faciunt, ita ut videre nequeant, quae aliis conspicue apparent. XIII. 117.

Ὀπισθοκύφωσις quid sit. XVIII. A. 493.

OPISTHOTONUS. VII. 641. definitio. XIV. 737. XIX. 414. opisthotonus et emprosthotonus differre quidem videntur, sed cura eadem. I. 156. 157. morbus acutus est. XIV. 730. saepe in a frigore mortuis observatur. VI. 850. quosnam eo corripi dicat *Hippocrates*. XVI. 682. *Galeni* quidam condiscipulus ex nimiis studiis eo correptus est. XVI. 684. cura. XIV. 738. ad opisthotonum acopon. XIII. 1014. acopon chloracopon. XIII. 1016. acopon ex melle. XIII. 1013. antidotum diascincum. XV. 152. malagma *Lucii*. XIII. 969. olei gleucini confectio. XIII. 1042. sanat, ut ajunt, Satyrium, ex vino nigro austero potum. XII. 118. ad opisthotonum theriaca *Andromachi* senioris. XIV. 35.

OPIUM (succus papaveris) ex voce o et pion compositum est. XIII. 272. fortissimum est ex medicamentis, quae sensum stupefaciunt et somnum soporiferum inducunt. XIII. 273. refrigerat. XIII. 155. stupefacit. XVII. A. 904. oculo inflammato congruit. I. 125. in pleuritide adhibendum. XV. 489. ex opio collyria oculorum dolores sedant. X. 869.

Ὅπλα nominant Graeci navium rudentes. XVIII. A. 767.

OPOBALSAMUM *Galenus* e Syria exportavit. XIV. 7. opobalsami adulterationes, earundemque dignotio. XIV. 62. liquor, qui subtilis etiam est, admodum calefacit. XIII. 568.

OPOCALPASON in myrrha optima reperitur. XIV. 56. lethale est. XIV. 57.

OPOPANAX quid. XIII. 628. unde exoriatur; ejus vires et usus medicus. XII. 94 sq. ad nervorum puncturas. X. 393. pro panacis radice.

XIX. 739. pro pice liquida. XIX. 745.

Ὀπώρα apud *Hippocratem* quid significet. XVI. 432.

OPORA quodnam anni tempus. XIV. 103. XVII. A. 17. est post caniculae ortum. XVI. 433. quale sit alimentum. VI. 792.

Oporae. XVII. B. 599. oporae initium est Sirii ortus. XVII. A. 17.

OPPOSITIO quidnam ab *Aristotele* dicatur. X. 770.

Ὀψείοντες qui dicantur apud *Homerum*. XVIII. A. 309.

pro OPSONIO utimur acribus. XI. 680.

OPUS, definitio. II. 6. quid *Galeno* sit. II. 6.

Ὥρα quale anni tempus vocetur. XVI. 432. XVII. B. 184.

ORATIO quid sit. XIV. 590. animi sensum aperit. XVI. 226. brevissima secundum *Platonem* quae. V. 662. quaenam sit scientifica. V. 593. orationis elementa secundum *Chrysippum*. V. 670.

ORBANI Indi antidotus ad foetus ejiciendos. XIV. 109.

ORBES ex corio aegyptio, eorum in fracturis curandis usus. XVIII. B. 576 sq.

ORBICULI scillitici. XIV. 49. confectio. XIV. 306. theriaci confectio. XIV. 306.

ORBITAE. XIV. 710.

ORCHIDIS radix, ejus medicae vires. XII. 92.

OREOSELINI vires medicae. XII. 119.

ORESTINI remedium ad alopeciam. XII. 402.

OREXIN intensam coërcet theriaca. XIV. 302.

Ὀργᾶν verbo quo significatu *Hippocrates* utatur. XVI. 191. quid proprie significet. XVI. 260. XVII. B. 441.

ORGANA quaelibet functiones proprias habere demonstrant. II. 80. quaecunque succum convenientem sibi attrahunt. III. 372. organon quodque actione et usu judicari debet. V. 203. infarcta obstructione liberat ampeloprason. XI. 825. organorum constitutiones tot sunt, quot sunt functionum differentiae VI. 16. figurae immutationis causae. VII. 26. morbi quomodo fiant compositi. VI. 876. omnium morborum genera quatuor.

VI. 842. rupturae qua ratione oriantur. VII. 232. sanitas qua in re consistat. VI. 12. organa omnia ad actiones obeundas consentiunt. XV. 358. excretoria quae. XV. 386. naturalia qua in re differant ab animalibus. VIII. 66. naturalia quo sunt humidiora, eo magis sunt ad nutriendum idonea. VII. 261. nutritionis. XIV. 714. nutritionis quaenam. III. 391. *Organa* respirationis diversa. IV. 466. calor multus circa organa respirationis acervatus respirationem densam magnamque reddit. VII. 911. organorum respirationis angustiam quaenam respiratio demonstret. VIII. 251. organa uropoëtica laborare quaenam symptomata doceant. XVII. B. 776. vocalia quaenam *Galenus* vocet. XVII. A. 187. organorum vocalium humiditas causa vocis raucae. XVII. A. 685. siccitas vocis clangosae et acutae causa. XVII. A. 685. organorum robur efficit exercitatio. XIX. 691.

Organicae partes quae. XV. 7.

ORGASMUS unde nominatus sit. XVII. B. 441. in morbis bene considerandus est secundum *Hippocratem.* XVI. 191.

ORIBASIUS sextarium italicum vini et mellis quantum contincre dicat. XIX. 755.

ORIENTEM habitantes voce clara praediti sunt, ira et ingenio praestantiores iis, qui ad aquilonem habitant. IV. 798.

ORIGANUM calidum est. I. 682. opsonium non alimentum est. VI. 630. origani succus adversus ephemeron potum. XIV. 140. origanum cum vino ad ixiam epotam. XIV. 141. origanon substitui potest abrotano. XIX. 723. ex origano pastillus. XIII. 827. origanus heracleotica et agrestis, earum vires. XII. 91.

ORIGENIAE catapotia ad stomachi subversiones. XIII. 143. compositio. XIII. 58. eclegma ad haemoptoën. XIII. 85.

circa ORIONIS exortum cur venti maxime proruant. XVI. 399.

ORIONIS pexoris acopon bonum. XIII. 1038.

ORITYPI quinam dicantur. XVII. B. 49.

ORMINUM, ei succedaneum remedium. XIX. 739.

ORNITHOGALUM, ei succedens remedium. XIX. 739.

OROBUS vide ERVUM.

ORPHEUS citatur. V. 309. Theologus de compositis medicamentis lethalibus scripsit. XIV. 144.

ORPHITO compositum acopon, quo usus thoracis affectu molesto et jam inveterato liberatus est. XIII. 1030.

ORTHA arteria aorta est. II. 590.

Ὀρθόκωλος quale sit vitium. XVIII. A. 623.

Ὀρθοκύλλοι qui. XVIII. A. 636.

ORTHOPNOEA, definitio. VIII. 121. XVI. 677. definitio, causae, symptomata. XIII. 106. unde nomen acceperit. XVII. A. 596. fit omnibus ob angustiam difficulter respirantibus. VII. 924. orthopnoeae causa fluxio ex capite calida et nitrosa. XV. 791. nimia vacuatio. X. 638. orthopnoea cur in pneumonia et asthmate fiat. XVI. 677 sq. laborantium pulsus. VIII. 489. orthopnoeae acutae pulsus ejusque causae. IX. 195. in orthopnoeis respiratio densa et parva. VII. 910. respiratio parva et densa. VII. 921. siccam quamnam *Hippocrates* vocet. XV. 772. quinam venaesectione egeant. XV. 769. 772.

Orthopnoeae generalis medendi methodus. XIII. 107. ad orthopnoeam clysteres acres. XVI. 145 sq. melanthium. XII. 70. rheum. XII. 112. seseli radix et fructus. XII. 120. juvare creditur tussilago, si quis folia arida aut radicem in prunis urens, ascendentem inde fuliginem spiret. XI. 850. orthopnoeae gratia ebibere urinam pueri, necessarium non est. XII. 288. orthopnoicis proprie sic dictis medicamenta convenientia. XIII. 111. compositum. XIII. 241. ad orthopnoeam panchrestus confectio. XIII. 101. *Alcinii* medicamenta. XIII. 112. medicamenta, quae *Andromachus* conscripsit. XIII. 112. *Andronici.* XIII. 114. *Apollonii.* XIII. 114. *Asclepiadis* medicamenta. XIII. 108. *Chariclis* potio. XIII. 109. *Charixenis.* XIII. 108. antidotus *Philonis.* XIII. 267. *Eugenii.* XIII. 114. *Nicerati* comp. XIII. 110. *Onetri.* XIII. 115. *Philini.* XIII. 114. *Podanitae.* XIII. 115. *Sosicratis.* XIII. 114. *Valentis.* XIII. 115. catapotium. XIII. 109. eclegma *Antoniae Musae.* XIII. 108. medicamentum ex sulfure. XIII. 110.

ORTUS est productio ad essentiam. XV. 225. de eo philosophorum opiniones. XIX. 260. de ortu corporis animantium quatuor opiniones. XV. 356.

ORUS *Mendesius* de compositis medicamentis lethalibus scripsit. XIV. 144.

ORYZA, ejus facultates. VI. 525. ejus vires. XII. 92. ei substituenda remedia. XIX. 739.

Os cur in capite jaceat necesse sit. III. 636. oris forma in homine et animalibus. III. 878. os cur homini parvum sit datum. III. 879. vestientis tunicae eximii usus. III. 887. quando per hoc respirare cogamur. III. 890. gula et ventriculus prima sunt alimenti principia. XV. 387. cibum extenuat. XIV. 714. ventriculo alimentum praeparat. XV. 233. respirationi inservit. XIV. 713. oris motus quinque diversi dantur. II. 429. claudentes et aperientes musculi. XVIII. B. 933 sq. aperientes musculi. III. 852. claudunt musculi temporales. III. 852.

Os amarum est, quibus flava bilis abundat. VII. 577. amarescit ex bilis abundantia. XV. 567. amarum reddit bilis amaror. XV. 746. amarescit a cancro, ab alvi perturbatione et tussi oborto. XVII. A. 477. amarescit .iis, qui prandere assueti non prandiunt. XV. 559. amarum si est, per superiora purgandum. XV. 335. amarum quibus est, vomere confert et alvum subluere. XV. 746. amarum vomere suadet. XVII. B. 676. oris collutiones calidae ad anginam. XV. 787. os humectare oxymel subacidum *Hippocrates* dicit. XV. 683. oris externis partibus frigidum mordax est. XI. 621. cur vomituris sputo tenui repleatur. XVI. 571. ore aperto dormire mortiferum. XVII. A. 894. os clausum habere in febre sitim prohibet. XVII. B. 104. ore hiante dormire lethale. XVIII. B. 62. spuma ante os unde oriatur et quid significet in morbis. XVII. B. 543 sq. per os sanguinis, puris vel aquae eruptio capitis dolorem vehementem solvit. XVIII. A. 20. os uteri definitio. XVII. B. 839. (vide *Uteri os.*) os ventriculi vide *Ventriculi os.*

Oris morbi. XIV. 778. ad oris ariditatem rem. par. XIV. 530. ad oris crustas *Pelusiotae* compositio ex passo ut gargarisma. XIII. 134. ad oris crustas et inflammationes stomaticum *Andromachi.* XII. 946. ad haemorrhagiam oris. XIV. 425. ad oris om-

nis inflammationes. XIV. 359. oris inflammationem curat butyrum. XII. 273. ad oris inflammationes varias faciunt stomatica diversa remedia. XII. 929. ad oris nomas florida *Magni.* XIII. 856. *Mithridatis* panacea. XIII. 55. oris foetidi odoris causae. XVI. 215. ad oris graveolentiam remedia. XIV. 357. ad oris tetros absque ulcere odores. XIV. 424. oris foetor quomodo curetur. XVII. B. 152. ad oris suavitatem odoris conciliandam remedia parabilia. XIV. 424. in ore phlegmones cura fit derivando ad nares. X. 904. oris phlegmonen aloë. XI. 822. oris phlegmonas serum lactis in ore contentum et collutum gargarizatumque maxime mitigat. XII. 268. ad oris phlegmonas ulcerationesque Lycium. XII. 63.

Oris putredines sequuntur saniem, quae e capite defluit. VI. 422. ad oris putrefactiones remedia. XII. 957. 958. ad oris putredines. XIV. 361. *Asclepiadae* illitio stomatica. XII. 947. oris ulcera aestate potissimum fiunt. V. 694. oris ulcerationes cur aestate oriantur. XVII. B. 620. ulcera maxime oriuntur austro flante. XVI. 413. ulcera fluxione e capite fiunt. VI. 422. os exulceratum cito abit in putredinem et cur. XII. 951. oris ulcuscula qualia aphthae dicantur. XVII. B. 627. oris ulcerum cura. X. 356. ulcera et putredines. XIV. 425. 426. ulceribus conveniunt radices Cyperi. XII. 54. ulcera sponte provenientia sanat decoctum foliorum Cypri. XII. 54. ad oris ulcera diphryges. XII. 215. ad oris putrescentia ulcera diphryges aut per se, aut cum melle despumato. XII. 215. ad oris ulcera *Erasistrati* compositio. XII. 735 sq. folia rubi manducata. XI. 848. ad ulcera putrida salsugo salsorum silurorum et maenidum. XII. 377. ad ulcera putrescentia inprimis competit terra Armenica. XII. 190.

Oris ulcera, ut *crustis* inducantur, curandi ratio. XII. 951 sq. *Andromachi* compositio. XII. 953. *Archigenis* praecepta. XII. 954. *Critonis.* XII. 953. *Heraclidis* Tarentini. XII. 957. *Musae.* XII. 956. *Sorani.* XII. 956. ad ulcera stomaticum *Critonis* ex malis punicis. XII. 933. *Herae* stomaticum ex ruta sylvestri. XII. 941. ad oris vitia remedia parabilia. XIV. 424. ad oris vitia omnia *Andromachi* sto-

maticum. XII. 945. pastillus *Threpti.*
XIII. 828. ad vitia omnia dentifricium
Timocratis. XII. 887.

Os et Ossa: definitio. XIV. 703.
XIX. 368. durissima corporis pars
est. I. 603.

Ossa dura sunt, frigida, eamque
ob causam non facile solvuntur. IV.
340 sq. durissimae sunt et maxime
terrestres animales partes. II. 733.
densissima et durissima quibusnam
avibus data. III. 926. quibus vero
laxa et levia. ibid. — os frigida pars
est. VII. 744. frigidum quidem et
siccum sed minus quam vitus. I.
569. siccum et frigidum est. XV.
253. similaris pars est. XV. 8. 252.
in corde apud quaedam animalia reperitur, et cur. III. 501 sq.

Ossa humana qua ratione inspicere
Galeno licuerit. II. 220. ossium doctrina in Alexandria discipulis cum
subjecti inspectione exhibetur. II. 220.
doctrina medico maxime necessaria.
II. 732. ad ossa cognoscenda simiae
faciunt homini simillimae. II. 222.
ossa in simiis cynocephalis similibus
multum ab humanis differunt. II. 223.
plura quam ducenta numerantur. IV.
694. universa eorum compages sceleton vocatur. II. 734. stabilimenta
sunt reliquarum partium. II. 733. differentiae eorundem. II. 733. in abscessibus nonnunquam occurrunt. X.
984. duplex eorum compositio. XIV.
720. constructionis duplex naturae
scopus. III. 926. os nullum cylindrum
mere exhibet. XVIII. A. 462. conjunctionis inter se diversitas. II. 734.
conjunctio duplex. XIX. 460. dearticulatio est compositio propter motum voluntarium comparata. IV. 1.
ossa quae dearticulantur, capita postulant dura. III. 927. ossium caput
quaenam dicatur pars. II. 736. ossium cervices tenues sunt ossium apophyses. II. 736. ossis cavitas articularis cotyle vocatur et glene, devexi-
tas vero caput s. condylus. IV. 410.
corone quid. II. 736. magna ossa epiphyses habent. II. 733. epiphysium
et condylorum usus. III. 922 sq. epiphyses non omnes medullam habent.
III. 927. ossium exelcysmus, definitio.
XIX. 462. metagoge, definitio. XIX.
462. cavitates profundiores cotylae,
superficiariae glenae vocantur. II. 736.
crassa fragmenta innatantia juvat isis
viridis linimenti vel splenii modo im-

posita. XIII. 794. ossa laxa magis et
cava data cur sint animalibus imbecillioribus, densiora autem ac pleni-
ora fortibus. III. 924. majora laxiora
cur sint et cavernosa. III. 159. in parvorum constructione duo erant naturae
proposita. XV. 256. os parvum nullam cur habeat medullam, sed cavernulas duntaxat easque exiles. III. 924.
ossa firmantur in parva mole, vel propter
materiae penuriam, vel propter siccitatem. XV. 227. nullos nervos accipiunt. IV. 268. cur exiguas venas acceperint. IV. 341. ossium moles musculorum robori respondet. III. 926.

Ossa motum habent passivum, qui
fit a musculis. IV. 347. ossium motus quomodo fiat. IV. 2. ossa cur
non palpitent. VII. 594. ossibus robusti sunt, quibus cervix valida et
caput acuminatum est. XVII. A. 815.
os restitui potest. I. 241. ossa quaedam sensus expertia videntur. VII.
531. ossa etiam dentes sunt. II. 752.
ossibus assimilatur corporis forma. II.
220. os ambiens membrana periosteos
Graecis dicitur. XIII. 414. (vide *Periosteum.*) calor, penitus adassans ea
et exsiccans, necessarius ad eorum
formationem. IV. 550. ossibus inimicum frigidum. XVII. B. 803. ossa
usta, eorum usus medicus. XII. 342.
ossa quomodo generentur secundum
Empedoclem. XIX. 338. generatio ex
semine in foetu. IV. 540. generantur ex eo, quod ex semine crassius
erat, magis terreum et minus tracti-
le. IV. 549. fieri a semine maris putat *Hippocrates.* XIX. 323. ossium in
puerulis conditio. XVII. B. 629. nutrimentum quale. X. 427.

Ossa medulla nutriuntur. II. 212.
medulla cerebro est dulcior, jucundior ac pinguior. VI. 677. medullae
ossium vires et usus medicus. XII.
331. quaenam optima, et quae prava. XII. 332. eorum proprium alimentum medulla est. III. 927. XV.
255. ossa cavernulas habent, in quibus est humor crassus et albus ad
ossa alenda. XV. 253. quae sinus
non habent medulla plenos, ea suis
cavernis tale quid continent, quo nutriuntur. XV. 257. ossis alimentum
pus. XV. 414. medulla humida et
propemodum fluxilis. IV. 369. pinguedini similis est. IV. 370. medulla
pinguis est ac sensu vacans. XIX.

367. ossa parva cur medullam non contineant. XV. 256. medulla expertia leo habere creditur. III. 925. ossium medulla ut cibus. VI. 677.

Ossa singula: os *astragali*. II. 774. XVIII. B. 453. os principale est ad pedem movendum. III. 205. formae ejusdem utilitas. III. 200. situs. III. 204. situs ejus inter tibiam et calcaneum causa. III. 205. quadrio vocata ejus pars. II. 775. male ita etiam vocatur tibiae et fibulae pars inferior. II. 775. IV. 268. *ossium* usus. II. 218. 922. cur superfluum ut sensum habeant et motum. IV. 268.

Ossa brachii, descriptio. II. 767. brachii inaequalia sunt. XVIII. B. 620.

Ossis brachii ad articulationem cum ulna apta constructio. IV. 429. si perforatum esset, quid accideret. IV. 429.

Os brachii cur extrinsecus gibberosum sit, internis vero simum. III. 151.

Os brachii: condylorum inferiorum constructio, ejusdem utilitas. III. 148. os utrumque fractum si fuerit, brachium brevius fit. XVIII. B. 540.

Ossa bregmatis duo sunt. XVII. B. 3. cum aliis ossibus conjunctio. ibid. situs. III. 936. quadrilatera sunt. II. 744. sunt rarissima et infirma. II. 745. termini sunt sutura lambdoidea, coronalis et squamosa. II. 744. ex cerebri comminutione arescunt. XVII. B. 5. *Galenus* haec ossa cuidam excidit, isque servatus est. X. 453.

Os calcanei. II. 776. (vide CALCANEUS et CALX.) sustinet talum et crus, et fert corpus ubi stamus. XVIII. B. 433. ad pedis firmitatem contribuit. III. 205. formae ejus utilitas. III. 200. qua de causa sit in anteriore parte angustius. III. 198. situs. III. 205. movent hoc tres musculi. III. 131. tarsi est maximum. XVIII. B. 433. ejus cum aliis ossibus conjunctio. XVIII. B. 433. calcis saltando ex superiori loco diducitur. XVIII. B. 445. symptomata hoc cum malo juncta. ibid. et sq. ei innectitur chorda (tendo Achillis). XVIII. B. 448.

Ossa calvariae septem. XIV. 720. (vide CALVARIA.) *capitis* sex sunt. II. 744. capitis praeter maxillam in-

feriorem sunt septemdecim. IV. 40. capitis, digitorum, surae remedia arbitratur *Xenocrates*. XII. 248. capitis cur cavernosa. III. 689. capitis post omnia alia ossa concrescunt. IV. 673. *carpi.* XIV. 723. carpi unum videntur. II. 270. carpi quot. XVIII. B. 433. nisi diligentius inspiciatur carpus, ex uno osse constare videtur. III. 121. carpi compluria. III. 121. 125. 129. carpi octo sunt, in duos ordines conferta. II. 770. conjunctionis inter se modus. ibid. carpi octavum. III. 134. carpi nonum. III. 137. carpi cur in duos ordines disposita. III. 130. carpi cur variae sint formae. III. 126. carpi compositionis harmonia. III. 121. cur constricta ea magis quae ad cubitum sunt, quam quae sunt ad metacarpum. III. 129. carpi ne luxentur quomodo natura praecaverit. III. 123. mutua symphysi deligata sunt. XIV. 723. non per symphysin, sed synarthrosin inter se conjunguntur. II. 770. singularis structurae usus. III. 121. eorum motus. III. 124. os carpi cartilaginosum. III. 134 sq.

Ossa: os *cartilagineum* cordis. II. 619. quomodo reperiatur. II. 622. *coccygis*, ex tribus partibus constat. II. 762. *colatoriorum* obstructiones odoratum laedunt. VII. 107. *coli* similia s. colatoria (ethmoidea) II. 859. *coxae.* XIV. 724. *coxae λοχὸν* Graecis audit. XVIII. B. 519. *cribriformia*, usus. III. 652. ea *Hippocrates* spongiosa vocat. III. 652. ossium cruris constitutio secundum *Hippocratem.* XVIII. B. 472 sq. ossibus cruris luxatis cum articuli vulnere, quaenam symptomata superveniant. XVIII. A. 682. 687. et quomodo haec sit conditio curanda. XVIII. A. 688 sq. *cubiti.* III. 92. (vide etiam *Ulna.*) *cuboides.* II. 776. cuboides tarsi, ejus situs. III. 199. cuboides dearticulatur cavitati calcanei. III. 204. *cuneiformia* tres cubos ossis naviformis obequitant. III. 204. cuneiformium cum aliis conjunctionis utilitas. III. 200.

Ossa digitorum. II. 771. XIV. 723. quot sint. II. 772. cur tria. III. 39. phalanges vocantur. II. 250. utilitas. III. 32. utilitas magnitudinis eorum et formae. III. 39. 40. utilitas labiorum, quae in articulis ea undique

cingunt. III. 43. digitorum pedis. II.
777. *epigonatis* i. q. *Patella*. — *eth-
moidalia*, usus foraminum eorum ad
in - et exspirationem. III. 654. *faciei*. XIV. 721. *femoris*. II. 773. XIV.
723. femoris omnium corporis ossium
maximum. III. 210. capitis ejus et
colli positio, ejusdemque utilitas. III.
210 sq. quid eveniat, si femur rectius foret. III. 211. universae ejus
figurae utilitas. III, 214. *fibulae*. II.
774. ejus usus. III. 246. *frontis*.
XIV. 720. frontis quomodo terminetur. II. 745. frontis fracturae viginti diebus coalescunt. XV. 409. *hyoi-
deum*. XIV. 721. hyoides etiam lambdoides s. hypsiloides vocatur. XVIII.
B. 957. hyoides et yforme vocatur.
III. 591. maximi ejus sunt et op-
portuni usus. III. 591. hyoidei ligamenta membranosa et eorum usus.
III. 593. musculi inde ortum ducentes et moventes. III. 591. XVIII. B.
957. musculi, hoc posteriora versus
abducentes. XVIII. B. 958. musculus os hyoides sursum ad maxillam
retrahens. XVIII. B. 960. *hypsiloides*
vide *Os hyoides*. — *ilium*. II. 772.
innominata. II. 772.
 Ossa: os intermaxillare. II. 750.
ischii. II. 772. *jugale*. II. 746. XIV.
721. jugale quodnam (zygomaticum)
dicatur. XVIII. A. 426. κνήμης qualia. XVIII. A. 684. *lambdoides* vide
Os hyoides. — *latum* est os sacrum.
IV. 50. XVIII. B. 573. *malarum* sunt
crassissima. III. 931. *manus* septem
sunt et viginti. XVIII. B. 433. manus et pedis cava non sunt. XVIII.
B. 432. manus et pedis non. nisi
gravi vi franguntur. XVIII. B. 435.
maxillae inferioris duplex est. II. 754.
ejus processus. II. 755. *maxillaria*
superiora. II. 749. de numero eorum
anatomicorum dissensio. II. 751. septem sunt. III. 936. maxillae superioris symphysi constant. XIV. 721.
suturae in iis reperiundae. II. 746.
metacarpi. II. 771. XIV. 723. quot
sint. ibid. et 772. metacarpi cur quatuor. III. 121. 125. 129. metacarpi
cur a se distent. III. 129. metacarpi
cur non sint conjuncta. III. 122. formae eorundem utilitas. III. 123. *metatarsi*. II. 777. XIV. 725. metatarsi
quinque. III. 203. *multiforme*. XIV.
720. 721. *nasi*. II. 750. XIV. 721.
nasi sunt tenuissima. III. 931. nasi
fracturae decem diebus coalescunt.

XV. 409. *naviculare*. XIV. 725. naviculare tarsi, situs. III. 199. naviculare ambit caput astragali. III. 204.
occipitis. XIV. 720. occipitis densis-
simum et firmissimum. II. 745. occipitis quomodo terminetur. II. 744.
foramen magnum in se habet. II.
744.
 Ossa oculorum. XIV. 721. *palati*.
XIV. 721. palati cur densum et durum.
III. 934. eorum processuum alaefor-
mium usus. III. 934. palati quibus
discessit, iis medius nasus considet.
XVII. A. 823. *patellae*. II. 775. *pectoris* vide *Sternum*. — pectoris omnium quadrupedum latissimum habet
simia. II, 219. ossium numerus *pedis* et manus inter se comparatur.
XVIII. B. 433. *petrosa*. XIV. 721.
pubis. II. 772. IV. 199. XIV. 724.
radii vide *Radius*. — *sacrum*. XIV.
722. descriptio. II. 761. sacrum quidam latum vocant. II. 755. IV. 50.
XVIII. B. 573. sacrum quatuor vertebris constat. IV. 50. sacrum velut
fundamentum quoddam spinae est, simul vero ossa ischiorum ac ilium recipit. IV. 109. sacrum in fine habet
apophysin ejusdem usus gratia, cujus
sternum habuit. IV. 110. *scaphoides*.
II. 776. (vide *naviculare*.) *scapulae*.
II. 765. *sesamoidea*. II. 778. sesa-
moideorum utilitas. III. 137.
 Ossa sincipitis quadrilatera sunt.
II. 744. sincipitis rarissima et infirma sunt. II. 745. sincipitis sutura
lambdoidea, coronalis et squamosa
terminat. II. 744. sincipitis ex cerebri comminutione arescunt. XVII.
B. 5. sincipitis *Galenus* cuidam excidit isque servatus est. X. 453. *sphe-
noides* plurimi superioris maxillae ossibus adnumerant. II. 751. *spongiosa*
Hippocrati sunt cribriformia. III. 652.
inspiratio et exspiratio per ea belle
peragitur. III. 654. *tarsi*. II. 775 sq.
XIV. 725. tarsi quot. XVIII. B. 433.
formae eorundem utilitas. III. 199.
tarsi fracturae cura. XVIII. B. 438 sq.
temporalia. XIV. 720. trilatera sunt.
II. 744. temporum Graecis κροταφίται sunt. XVIII. A. 430. temporalia
multiformia sunt. II. 745. eorum diversae partes. ibid. — temporum quomodo terminentur. II. 744. ossium
temporum discissiones an convulsiones
gignant. XVI. 775. *tibiae*. II. 774.
XIV. 724. ejus usus. III. 246. *verti-
cis* duo. XIV. 720. *yforme* (hyoides)

III. 591. *zygomaticum*. II. 748. (vide *jugale.*) zygomatici usus. III. 851. zygomatici utilitas ad prohibendam maxillae luxationem. XVIII. A. 439. medullae est expers, densum atque instar lapidis durum. III. 851.

Ossium morbi. XIV. 780. morborum definitiones dantur. XIX. 460 sq. os quatuor de causis abrumpitur. XVIII. B. 436. abscessus fit ex sideratione. XVIII. A. 192. os abscedere putandum est, si ulcera diuturna sunt, nec cicatrice obducuntur. XVII. A. 71 sq. os alicui abscedit in capite. XVII. B. 132. ossium apagma (abductio) quid. X. 424. caries in corrosione ossis consistit. I. 239. continuitatis solutio est. VII. 37. cariei causae. VII. 34. carnis livida conditio in ea malum. XVIII. A. 104. ossium caries quibus impendet, purgatio per alvum prodest. X. 289. ossis continuitatis solutio fractura est. I. 387. in osse continuitas soluta caries et fractura est. VII. 37. X. 160. 232. 423. ossis continui solutio quomodo a Graecis vocetur. XVIII. A. 482. ossis corrumpendi periculum quibus impendet vulneribus, ea utique cum magnitudine phlegmones sunt. X. 290. ossis corruptio sphacelus vocatur. XVIII. B. 455. ossa corrupta educit aridum cephalicum *Lucii*. XIII. 846. cephalicum *Deileontis*. XIII. 744. cephalicum melanchloron. XIII. 745. *Philotae* cephalicum. XIII. 745. cyzicenum *Herae*. XIII. 815. emplastrum *Chalcidei*. XIII. 803. emplastrum ex dictamno sacrum. XIII. 804. emplastrum ex herbis *Critonis*. XIII. 863. emplastrum nigrum ex duabus aristolochiis. XIII. 782. ossa e capite educit emplastrum sacrum. XIII. 778. ossa corrupta reducit emplastrum *Turpilliani*. XIII. 736. ossa glutinat et reducit emplastrum viride *Alcimionis* s. *Nicomachi*. XIII. 807. reducit *Hercules* vocatum remedium. XIII. 858. ossa corrupta educit malagma *Andrene*. XIII. 343. ad ossa corrupta pastillus *Aristarchi* Tharsei. XIII. 824.

Ossium deluxatio, definitio. XIX. 460. ad ossa devorata aliaque omnia e gutture excutienda remedia parabilia. XIV. 439. *diacinema*, definitio. XIX. 461. *diductio*, definitio. XIX. 461. ossa patiuntur quidem, sed non dolent. I. 249. ossium dolores qua-

les. VIII. 104. hi ostocopi vocantur. ibid. dolor in lassitudine. VI. 193. *eluxatio*, definitio. XIX. 460. ossa saepe sensibiliter exasperantur. XVII. A. 900. ossium *exfoliatio* futura quibusnam signis se prodat. XVIII. B. 559. quomodo sit curanda. XVIII. B. 560. et quomodo, si grandius fragmentum ab osse recedat. XVIII. B. 563. exfoliationem juvat radix Peucedani. XII. 100. ossium *fractura*, definitio. I. 387. XVIII. B. 330. est continuitatis ossis solutio. I. 238. VI. 872. VII. 37. X. 160. 232. diversitates. X. 424. differentiae quinque. XIV. 780. quaenam vocata sit abrupta. XVIII. B. 888. alphitedon factae quales. X. 424. XVIII. B. 408. brassicatim factae quales. XVIII. B. 888. quaenam cauledon, in farcti caulis modum, dicantur. X. 424. cauliformes quales. XVIII. B. 888. quae raphanedon factae dicantur. X. 424. schidacedon, h. e. assulatim fieri quae dicantur. X. 424. fracturae species, qua comminuto osse nihil integrum relinquatur, et nullo modo inter se cohaereant, quomodo vocentur a Graecis. XVIII. A. 451.

Ossium fracturae: causae generales. XVIII. B. 436. κατὰ περίκλασιν quando contingat. XVIII. B. 437. qualis in iis positura sit necessaria. XVIII. B. 843. ad ossium fracturas curandas osteologiae cognitio maxime necessaria. II. 732. ossium fracturarum cura. XIV. 792. cura generalis. I. 387. quaenam sit iis medendi vera methodus, quamque ipsa rei natura praescribat. X. 426. cura in eo consistit, ut unitas reducatur. XVIII. B 330. quaenam curationem non recipiant. XIV. 792. quaenam maxime extendi desiderent. XVIII. B. 866. quaeque minus. XVIII. B. 867. conformatio qualis sit operatio. XVIII. B. 330. et quomodo peragatur. XVIII. B. 332. fracturas extensionem antequam reponi possint, requirere docetur. XVIII. B. 329. anni temporis, regionum, victus etc. in earum curam influxus. XV. 410. ut callo obducantur, decocto radicis Ulmi utuntur. XII. 109. ulceribus complicatarum cura secundum *Hippocratem*. V. 768. methodus inflammationem coërcendi. XVIII. B. 365 sq. fracturae male curatae quomodo tractandae. I. 391. in fracturis, in quibus os cu-

tem excedit, *Hippocrates* vinum austerum nigrum adhibet. XVIII. B. 366.
remedia. XIV. 561. emplastra. XIII.
534. catagmaticum *Andromachi.* XIII.
549. catagmatica *Asclepiadis.* XIII.
535. catagmaticum *Herae.* XIII. 546.
catagmaticum *Moschionis.* XIII. 537.
646.. catagmaticum nigrum. XIII. 550.
nigrum ariston s. optimum. XIII. 535.
catagmaticum oenanthe. XIII. 540. catagmaticum *Pythionis.* XIII. 536. aegyptia *Andromachi.* XIII. 648. emplastrum aniceton. XIII. 873. emplastrum *Hicesii.* XIII. 787. emplastrum *Galeni* ex chalcitide s. phoenicinum. XIII. 380. isis viridis. XIII.
795.

Ossium fracturae: deligatio. XVIII.
B. 726. 741. 826. quaenam deligatio sit optima. XVIII. B. 332sq. ferulae iis adhibendae quomodo comparatae esse debeant. XVIII. B. 832.
in quibusnam partibus sint vitandae.
XVIII. B. 834. deligatio conveniens.
XVIII. B. 726. deligatio quomodo sit
facienda. XVIII. B. 741. laudantur,
qui post septimum diem devinciunt.
XVIII. B. 588. simul vero etiam noxa hujus methodi docetur. XVIII.
B. 590. reprehenduntur, qui tertio
aut quarto die vinculum fracturae accommodant. XVIII. B. 583. fasciae
ad ossium fracturas necessariae et
applicandi ratio. XIV. 793. fasciae
cerato molli et laevi sunt impraegnandae. XVIII. B. 836. multitudo
fasciarum, longitudo et latitudo quanta esse debeat. XVIII. B. 827 sq. splenia quomodo ad has comparata esse
debeant. XVIII. B. 822sq.

Ossium fracturae: machinae, quae
in cura adhibentur. X. 442. machinationes, ad eas maxime facientes.
XVIII. B. 593. ex distentione in rectum restituuntur, ex deligatura callo
obducuntur. XIV. 791. non per coalitum, sed per callum iuniuntur. X.
334. callus unde generetur. XVIII.
B. 397. (cfer. CALLUS.) quid agendum, ut callus sanus proveniat. X.
438. erosiones quomodo curandae,
quae in fracturis saepe occurrunt. X.
437. quomodo prohibeatur, ne phlegmone fiat. X. 435. pruriginis, quae eam
comitatur, causae. XVIII. B. 399. victus ratio, inter curam fracturarum inchoanda quae. X. 439. utilissimum
calidum. XVII. B. 810. aquae calidae perfusionis utilitas. XVIII. B. 838.

843. venaesectionis utilitas. XV. 766.
cura ossium, quae confracta multifariam sunt. X. 441. transversae cauliformis (cauledon) cura. X. 423. repositio in ea quomodo administranda.
X. 430. et deligatura. X. 431. 433.
cura longitudinalium. X. 441. cura
fracturarum, in quibus ossa cutim
excedunt: — in his nervorum distentio saepe fit, si restituuntur. XVIII.
B. 594. quomodo ergo sint curandae. XVIII. B. 595. quando sit necessarium, os exstans praecidere. XVIII.
B. 602. et quid agendum, si abscessurum est. XVIII. B. 603. quomodo
curentur, in quibus ossa fracta e cute
excedentia restitui nequeunt. XVIII.
B. 590. machinae huic scopo accommodatae. XVIII. B. 593. cum ulcere
cura secundum *Hippocratem.* XVIII.
B. 547. cura ulcerum, quae ipsa fracturae cura ex pressione alave de
causa orta sunt. XVIII. B. 553.

Ossium fracturae cum ulcere: quomodo sint ulcera curanda, quae jam
nigrescunt, sordida sunt, et e quibus
tendines excidere minantur. XVIII. B.
554. vulnus ipsum quomodo curetur.
XVIII. B. 570. et quidem et aestate
et hieme. XVIII. B. 571. unde cognoscatur, subjectum os vitiatum esse, et exfoliationem futuram. XVIII.
B. 559. et quomodo tunc ulcus ipsum
curandum. XVIII. B. 560. 563. noxae, quas mala harum vinctura affert. XVIII. B. 544. a ferulis abstinendum aut certe cum cautione adhibendae sunt. XVIII. B. 551. fracturas cum vulnere deligandi ratio. XIV.
794. cum vulneribus quomodo tractanda, si aliquid fracti ossis nudetur, et os exfolietur, aut nihil hujusmodi accidat. XVIII. B. 533sq. reprehenduntur, qui male ulceri medentur, in quo nihil nisi ulcus restat, si
os compositum est. XVIII. B. 535.
Galenus in iis fracturis, quibus vulnus longitudinale accidit, ferulas adhibet utrimque a lateribus vulneris.
XVIII. B. 552. ad ossium fracturas
cum vulnere catagmaticum *Moschionis.* XIII. 647. victus ratio servanda.
XVIII. B. 552.

Os gravari, sed obscure admodum,
quidam percepit. VII. 530. ad os humidum cruentumque detergendum aridum medicamentum. XIV. 523. ossa
nonnunquam etiam inflammantur. VII.
714. ossium *luxatio,* definitio. XIX.

460. (vide LUXATIO.) *mochlia*, definitio. XIX. 461. ossa nudata sponte
decidunt. XVIII. A. 717 sq. osse nu-
dato erysipelas superveniens malum.
XVIII. A. 119. in ossibus denudatis
carnem producit medicamentum *Machaerionis*. XIII. 797. os persectum
nec augescere nec coalescere *Hippocrates* statuit, sed contradicit *Galenus*. XVIII. A. 30. ab ossis perse-
ctione delirium, si ad vacuum usque
pervaserit. XVIII. A. 122. de ossibus praecidendis *Hippocratis* praecepta. XVIII. A. 714 sq. cura post
hanc praecisionem instituenda. XVIII.
A. 715 sq. ad ossa praecisa emplastrum
barbarum *Herae* nigrum. XIII. 557.
ossa putrida qualia appareant. VI.
853. ossium regeneratio. X. 1003. repositio, definitio. XIX. 461. ossis
sphacelus quid sit, ejusque causa. X.
433. sphaceli causa. XVIII. B. 455.

OSCITATIO quid sit, et unde oriatur. XVI. 166. oscitationis causa.
XVIII. A. 168. continuae causae. VII.
940. oscitationis ante febres causae.
XIX. 515. signum febris invadentis.
XIX. 514. oscitationi similis est pandiculatio. XVII. B. 245. oscitationis
utilitas. XVII. B. 240. oscitationes
continuas longa spiratio sanat. VII.
939. oscitationis assiduae medela longa spiratio. XVII. A. 417. 919. eam
fugat vinum par pari aquae mixtum.
XVIII. A. 169. vinum dilutum et lac.
XVII. A. 477.

OSIRIS, herbae ejus medicae vires.
XII. 93.

OSMAS id. q. *Onosma*. XII. 89.

OSSIFICA facultas. II. 13.

OSTEOLOGIA. XIV. 720.

OSTIA urbs commemoratur. XVIII.
A. 348.

OSTRACITES, ejus vires et usus.
XII. 206.

OSTRACODERMATA qualia vocentur
animalia. VI. 734. unde nomen acceperint. I. 639.

OSTRACON vide TESTA.

OSTREIA quidam nuncupant om-
nia testacea ab *Aristotele* appellata. —
In specie autem una tantum est. XII.
343.

Ostreae testae ustae usus medicus.
XII. 345. cur ostracodermata dicantur. I. 639. propemodum sunt plantae. IV. 160 sq.

Ostrea multa oculis privata sunt.

IV. 639. qua ratione parata edantur.
VI. 734. crassi succi sunt. VI. 769.
carnem habent mollissimam. VI. 734.
ostreorum succus ventrem solvit, caro
autem reprimit. XI. 576. ab iis senes abstineant. VI. 340. combusta cicatricem inducunt. XI. 758. ostreis
succedunt buccina. XIX. 739. ostrea
pro muricibus. XIX. 732.

OTALGIA, definitio. XVIII. B. 261.
(confer. *Auris dolor*.)
'Ωτειλαί quid significent. XVIII.
A. 378.

OTHONIS *Siculi* medicamentum ad
alopeciam. XII. 403.

OTIDIS caro qualis. VI. 703.

OTIOSI pituitam acervant. VI. 249.
quibusnam alimentis abstineant. VI.
763. tremuli fiunt. VII. 158. urina
cur multam habeat hypostasin. IX.
601. otiosis pisces carne molli praediti utiles. VI. 726.

OTIUM colliquat. XVIII. B. 879.
humiditates servat. XI. 347. calidis
naturis magis convenit, quam exercitatio. VI. 368. causa est, cur partes neque augeantur, neque alantur.
XVIII. A. 596. non per se, sed me-
diante plenitudine morborum causa.
XV. 115. otii in musculorum robur
effectus. XVIII. A. 597. ex otio morbi
sanantur labore. XV. 110.

'Ουρημα nusquam in *Hippocratis*
scriptis occurrit. XV. 164.

OVA ut alimentum. VI. 705 sq. differentiae quoad praeparandi rationes.
VI. 706. eorum facultates et usus.
XII. 349. albuminis. XII. 350. vitelli. XII. 353. (recensentur etiam ova
avium variarum.) crassi et boni succi
sunt et humorum acrimoniam frenant.
XV. 898. cum melle, sale s. garo,
differentes habent facultates. XV. 463.
sanguinem augent. XIX. 488. dura
concoctu sunt difficilia. VI. 706. dura tarde alunt. XVII. B. 485. durata
crasso succo constant. VI. 768. favo-
nia aut subventanea. IV. 616. recentia veteribus praestant. VI. 707. sar-
tagine quae friguntur, mali succi sunt.
VI. 768. solida non conducunt senibus. VI. 339. sorbilia concoctu sunt
facillima. VI. 769. sorbilia minus nutriunt, sed facile subducuntur. VI.
706. sorbilia ad tracheitidem. XIII. 10.
suffocata quomodo parentur, et quale
alimentum praebeant. VI. 707. subventanea quomodo generentur. IV.
624. subventanea qua in re differant

a foecundatis. IV. 167. tremula optime nutriunt. IV. 706. tremula facile concoquuntur et optime nutriunt. VI. 769.

Ovi albumen, ejus vires et usus medicus. XII. 350. emplasticum est. XI. 634. difficilius quam vitellus concoquitur. XI. 35. albumen ad ophthalmias. X. 936. pro eo lac muliebre. XIX. 747. vitello substitui potest medulla cervi. XIX. 747. velamentorum principium est semen virile. IV. 188. humani recentis descriptio ab Hippocrate data. IV. 526. ovi humani sex dierum Hippocratis descriptio. IV. 654. commentarius ad hunc locum. IV. 655.

Ovaria, situs eorum optimus. IV. 195 sq. cur parva, et utero utrinque adhaereant. IV. 195. situs utrinque ad uterum. IV. 593. sita sunt ab utraque parte uteri, plexum pampiniformem habent, et vas seminale. IV. 570. adnata sunt uteri lateribus, paucis differentia a masculis. IV. 596. utrumque seorsim in tenui ac membranosa pellicula contentum, glandulis simile. IV. 596 sq. semine sunt plena. IV. 600. cur in uterum per tubas semen ejiciant. IV. 186 sq. eorum et testium differentia. IV. 209. vasorum eorum ab illis in maribus differentia. IV. 593. cur ad generandum foetum sint minus apta. IV. 184. si non habent feminae, coitum non appetunt. IV. 622. quibus animalibus exstirpata sunt, foemineam naturam amittunt. IV. 569. exstirpatio, propter locum, in quo sita sunt, non absque periculo est. IV. 570. equarum valde ingentia sunt. IV. 596.

Oves cur castrentur. VI. 676. quod sint frigidiores ideo pinguiores dicuntur. XI. 514. vellere aureo onustas, Demosthenes vocat divites indoctos. I. 10. ad ovium scabiem et ricinos oleum cedri. XII. 19. caro humidior frigidiorque est. I. 255. caro excrementosior est et succi deterioris. VI. 663. caro adiposis danda. XVII. B. 12. caro non conducit tuberculis pulmonum laborantibus. XVII. B. 130 sq. cerebrum ad dentitionem infantum est utilissimum. XIV. 240. lac caprarum lacte crassius est. VI. 682. 765. lac minus quam vaccarum habet pinguedinis. VI. 684. lac casei plurimum habet. VI. 766. pellis recenter detractae usus. XII. 342. vesica usta

ad eos, qui se in somno permingunt. XIII. 319. stercus, ejus usus et vires medicae. XII. 301. stercus substituitur glaucio. XIX. 724.

Oxalis olus silvestre est. XI. 667. in ea sapor amarus sincerus est. XI. 667. oxys etiam vocatur: — refrigerat. XI. 631.

ex Oxelaeo et lithargyro emplastrum. XIII. 401.

Oxyacantha e genere asparagi est. VI. 643. fructus vires. XII. 90.

Oxybaphum denotans character. XII. 751. 759.

Oxycratum ulcera glutinat. XI. 439.

Oxydercica facultas qualis. XI. 778. oxydercicum ex haematite. XII. 779.

Oxyecoos facultas qualis. XI. 779.

Oxygalactinus caseus, ejus vires. XII. 272.

Ὀξυγλυκὺς quomodo paretur. XVIII. B. 466.

Oxylapathum, qualitates et facultates ejus. VI. 635. vires ejus medicae. XII. 56. oxylapathi sapor sincere acidus est. XI. 667. refrigerat. XI. 631.

Oxylipe panis, ejusque virtutes. X. 575.

Oxymel, praeparatio. VI. 271. 273. 274. compositio. XV. 677. ex mulsa et aceto constat. XVIII. B. 466. in Graecia et in plerisque insulis etiam ex favis conficitur. XI. 375. incidens, secernens, detergens nec tamen atrahens dici potest. XV. 762. concoctionem juvat. VI. 413. qua temperatura et quomodo sit propinandum. XV. 681. quando solo eo sit utendum. XV. 692. quibus commendandum. VI. 809. subacidum quales effectus exserat. XV. 683 sq. tusses cur excitet. XV. 653. utendi opportunitates secundum Hippocratem. XV. 678 sq. valde acidum interdum sputa educit, interdum magis glutinosa reddit. XV. 678 sq. acidi usus in crassis pulmonum sputis. XV. 679. modice acidum in quibusnam intestinum abradat. XV. 689. quando eo uti debeat is, qui sorbitionibus utatur. XV. 689. quando acidiori et quando dulciori sit utendum. XI. 375. maxime acidum ad mellis proportionem quartam habet aceti partem. XI. 374. dulcissimum octavam accipit. ibid.

Oxymel quando non sit idoneum.

XV. 690. nocet, ubi nervosae partes vitiatae sunt. XVIII. B. 466. immodice dati noxit effectus. X. 766. ad animi deliquium ex humorum multitudine. XI. 54. in animi deliquio ex partis obstructione. XI. 58. ad fungos noxios. VI. 656. ad humores crudos simul et corruptos. X. 827. ad humores putridos vacuandos. X. 756. ad viscosorum humorum expuitionem aptissimum. XV. 635. ad ixiam epotam. XIV. 140. quando in morbis acutis dandum. XV. 500. acutis in morbis saepe perutile est. XV. 676. quibusnam sub conditionibus in morbis acutis bonum non sit. XV. 686 sq. usus in febribus jactatoriis. XV. 814. in febre singultuosa usus. XV. 846. usus in febre ex stercore veteri retento. XV. 796. aqua mixtum in hepatis phlegmone. X. 908. pituitae vitio laborantibus utilissimum. XV. 761. usus in pleuritide. XV. 498. pleuritidis medicamentum. XV. 507. pro potu dandum in pleuritide. XV. 498. usus post purgationem in pleuritide. XV. 854.

OXYMYRSINE ex asparagorum genere est. VI. 643.

OXYPHONIA vide Vox acuta.

OXYPHYLLON a quibusdam Triphyllum vocatur. XII. 144.

OXYREGMIAE acidi ructus sunt. XVIII. A. 4.

Oxyregmiodes raro pleuritide corripi tradit *Hippocrates.* XVIII. A. 53.

OXYRRHODINON. XI. 559. ejus usus in phrenitide. X. 928.

OXYS i. q. OXALIS. XI. 631.

OXYSCHOENUS acutus, ejus vires. XII. 137.

OZAENA, definitio. XIX. 440. ex humorum acrium et putridorum influxu generatur, ita ut ulcera maligna producat, non tamen graveolentia. XII. 678. cura generalis. XII. 678. remedia ad eam parabilia. XIV. 336. 415. 417. *Archigenis* medicamenta ad eam. XII. 679. *Asclepiadis* remedia. XII. 681. *Lamponis.* XII. 682. *Philoxeni* remedia. XII. 684. dentifricium *Timocratis.* XII. 887. remedium, quo usus est *Meges.* XII. 684. ozaenas sanat pastillus *Aristarchi* Tharsei. XIII. 824. ozaenae cura chirurgica. XIV. 785.

P.

PACCII asclepiadeum. XII. 772. Antiochici colica. XIII. 284. collyrium ex terra Samia. XII. 760. instillatitium in oculos remedium. XII. 782. ex Paccii collectaneis malagma *Callinici* ad omnia. XIII. 984. sphragis. XII. 751.

PACIS delubrum incendio flagravit. XIV. 66.

PAEDEROTA vocant quidam acanthum. XI. 818.

PAEDOTRIBA a gymnasta diversus. VI. 143. gymnasticae minister. V. 892. VI. 156.

Paedotribica ars. V. 891.

PAEONIA, ejus facultates et usus. XI. 858 sq. ad posteriorem capitis partem purgandam. XIV. 759. paeoniae radix pro serapide. XIX. 742.

PAEONIUM dictum *Andreae* catapotium ad splenicos. XIII. 242.

PAGURUS duram carnem habet. VI.

729. paguris nec collum nec caput est. III. 609.

ex PALAESTINA *Syria* Galenus opobalsamum deportavit. XIV. 7. in Palaestina vina aquosa gignuntur. XV. 648.

Palaestini quomodo annum et menses dividant. XVII. A. 23.

in PALAESTRA versantes cur sint calidi. XVII. A. 54.

Palaestritae. VI. 487.

PALATUM, definitio. XIX. 368. qualis pars dicatur. XVII. A. 821. palati tunica non est odoratus instrumentum. II. 866. palatum coelum parvum vocatur. XIX. 368. palati os cur densum et durum. III. 934. palatum cur nervos molles accipiat. IV. 275. palati ad vocem edendam utilitas. III. 526. palatum ad vocem articulatam contribuit. VIII. 272. per palatum purgatur cerebrum. VI. 73.

X. 527. XVI. 126. per palatum purgatur caput. XV. 323. per palatum quae fluunt, per nares derivantur. XVI. 151. in palato fluxiones derivantur per nares. X. 316. palati phlegmone incipiens non fert medicamentum, pituitam per os evocans. X. 903. foraminis, quod per palatum ad nares ducit, utilitas. III. 889. palatum concavum iis est, qui caput dolent, et aures fluentes habent. XVII. A. 815.

Παλινδρομεῖν quid significet. XVIII. B. 219.

PALIURUS, ejus radicis et foliorum vires. XII. 93. fructuum vires. XII. 94. paliuri semen potenter calculos frangit. XIX. 695.

PALLAS Atheniensibus leges dedit. XIX. 179.

PALLIDOS Graeci saepe virides vocant. XVII. A. 343. reddit cuminum potu sumtum. XVI. 337.

PALLOR sequi solet grumos in ventriculo, intestinis, thorace contentos. VIII. 409. viridans affecti hepatis signum. VII. 952.

PALMA vocatur metacarpus, et palma prima carpus. XVIII. B. 433.

Palma, ejus partium vires et usus. XII. 151. palmae cerebrum nutrimentum est. XI. 672. fructus, differentiae inter eos. VI. 606. facultates. VI. 607. fructus cibus crassus est. VI. 777. fructus adstringentis dulcisque succi particeps. VI. 779. fructus austerus simul et dulcis. XI. 648. vertex editur. VI. 623.

PALMULAR syriacae pulpa pro uva passa. XIX. 743.

ad PALOS extrahendos utuntur quidam cochleis totis cum testis ad laevorem tritis. XII. 322. palos educere dicitur caro salitorum haelurorum imposita. XII. 321. palos extrahere dicitur lacertarum caput. XII. 334. palos et alia id genus infixa ad extimam cutem elicit fructus pycnocomi. XII. 110.

PALPEBRAE, descriptio. XIV. 712. inferior prorsus est immobilis. III. 799. inferior cur motus non particeps sit. III. 807. et multo minor sit facta. ibid. — *superior:* quidam motum ejusdem involuntarium statuebant. III. 800. musculi moventes. III. 804. palpebrae quomodo claudantur. III. 806. quanam substantia sint praeditae. III. 791. quomodo cum ossibus

connectantur. III. 791 sq. conjunctiva earum ex periostio enascitur. III. 792. nervi unde accedant. III. 744. palpebrarum functio. II. 879. III. 790. XIV. 701. oculus purgatur per eas. VI. 73. clausas quum quis cito iterum aperit, connivere dicitur; ejus utilitas. XVIII. B. 234. tarsorum usus. III. 793. animalia enumerantur, quae palpebris egent. II. 879. claudi non possunt, si musculi eam detrahentes resoluti sunt. VIII. 221. cur claudi penitus nequeant in alvi profluviis, et quid significet. XVIII. A. 89. palpebrae figura curva ac reflexa *Hippocrati* in morbis mali signum est. III. 806. circumtensio malum signum. XVII. A. 867. circumtensio unde oriatur. XVII. A. 867. non commissae per somnum malum signum. XVIII. B. 52. humidae sunt iis, qui ex vigiliis febricitant. XI. 12. moerore et cura affectis inarescunt. XI. 12. perversae aut lividae aut pallentes mortem denotant. XVIII. B. 54. perversio in febribus lethale signum. XVII. B. 729. perversionis causa. XVIII. B. 54. rigida emortui caloris signum est. XVIII. B. 54.

Palpebrarum morbi. XIX. 436. in palpebris operationes ad lucem sunt instituendae. XVIII. B. 679. illaqueatio (*ἀναβλεφαρισμὸς*) manualis operatio est. XV. 918. ad palpebrarum inveteratos callentesque affectus remedia. XIV. 348. palpebrarum aspredo, definitio. XIV. 770. XIX. 437. ad asperitudines *Bassi* artemonium. XII. 780. *Erasistrati* compositio. XII. 735. palpebrarum asperitates (sycoses) extergunt flores aeris in collyriis. XII. 242. palpebris exasperatis uti potest haematite, si quidem quum phlegmonae asperae sint redditae, ex ovo ipsum diluens, aut per decoctum foenigraeci, sin vero citra phlegmonen, ex aqua. XII. 195. palpebrarum calculi quomodo removendi. XIV. 785. palpebrarum callos qui pharmacis acribus tractant, male agunt. III. 810. concinnatae operatio. XIV. 785. crassae, definitio. XIV. 770. ad palpebras crassas nectarium *Marci.* XII. 750. ad palpebrarum defluvia *Ptolemaei* remedium. XII. 789. *Sosandri* remedium. XII. 733. palpebrae delapsus fit ex resolutione musculi eam sursum trahentis. VIII. 221. palpebris depilatis prodest fuligo ex cono et foliis et cortice piceae. XII. 103. palpebris exornandis accommodata remedia. XII. 734.

Palpebrae extrorsum et introrsum cedentis causae. XVIII. B. 812. palpebrarum fluxus ptilosis vocatur. XIX. 439. ad palpebras glabras s. depiles remedium. XII. 799. ad palpebrarum hordeola rem. par. XIV. 499. palpebrarum humiditates exsiccat aloë. IV. 770. palpebrae hydatis, definitio. XIX. 438. ad palpebrarum pediculos aqua marina tepida. XIV. 415. phthiriasis, definitio. XIX. 437. palpebrarum magnae phlegmones et tumores visum impediunt. VII. 101. ad palpebrarum phlegmonen crudum totum ovum cum rosaceo. XII. 352. palpebrarum pilos agglutinantia remedia. XII. 741. ad palpebris adnascentes noxios pilos remedia. XIV. 349. ex palpebris evulsis pilis inunctus ranarum viridium sanguis prohibet, quominus iterum crescant. XII. 262. itidem lac caninum. XII. 269. ad palpebrarum pilorum incrementum, ubi prae humorum acrimonia partim excidunt, partim vero nec crescunt nec aluntur, armeniacum. XII. 211. pilos in palpebris recreans remedium. XII. 799. palpebrarum pilos renasci prohibere quidam statuunt lacte canino. XII. 269. 799. ad pilos in palpebris noxios nascentes remedia. XIV. 349. ad pilos enatos in palpebris pungentes *Antonii* Musae compositio. XII. 740. *Dionysii* Milesii. XII. 741. agglutinatoria remedia *Heraclidae*. XII. 741.

Palpebrarum pilorum casus madarosis vocatur et milphosis. XIV. 413. XVI. 88. pilorum defluvii cura. X. 1017. ad palpebrarum pilorum defectum remedia. XIV. 348. chondrillae succus. VI. 627. remedium *Cleopatrae*. XII. 305. palpebrarum praeclusio s. phimosis, definitio. XVIII. B. 812. palpebrae relaxatae operatio. XIV. 783. scabies, definitio. XIX. 437. palpebrarum *scabrities*, ei medendi methodus. XII. 709 sq. medicamenta ad eam facientia. XII. 723. palpebrarum scabritiem tollentia remedia trachomatica vocantur. X. 1018 sq. palpebrae scabie obsessae lacrymas cientia remedia requirunt. XVI. 148. ad palpebrarum scabritiem asclepiadeum *Paccii*. XII. 772. *Capitonis* medicamenta ex lapide haematite. XII.

732. ad scabrities orbiculares collyrium. XII. 777. hieracium. XII. 783. collyrium fuscum. ibid. — palpebrarum tubercula detractoriis medicamentis oblinimus. XVII. A. 901. tumores et inflammationes. VII. 101. ad palpebrarum vitia, sc. pilorum defluvia, crassos oculorum angulos humidosque citra phlegmonen, fuligines acriores. XII. 62.

Palpitantes per totum, an voce capti intereant. (*Hipp.*) XVI. 570.

PALPITATIO, definitio. XVI. 335. XIX. 403. quid sit et quibus partibus accidat. VII. 159. 160. VIII. 723. in quibusnam organis occurrat. XVI. 335. est contractio praeter naturam. VII. 594. num musculorum, cutis et arteriarum affectus. VII. 594. motus membrorum in ea qualis. VII. 164. ejus natura. VII. 163. palpitationem *Aegimius* omnem arteriarum motum vocat. VIII. 498. ab *Aegimio* pulsus vocatur. VIII. 716. *Herophilus* a pulsu separat. VIII. 716. *Praxagoras* eam arteriarum affectum arbitratur. VIII. 723. quomodo a pulsu differat. XIX. 637. quomodo a tremore. VII. 589. eo a tremore differt, quod etiam partibus, quae non moventur, accidit. VII. 593.

Palpitationis causae. VII. 160 sq. 600. fluctuatio in ventriculo. XVI. 171. frigidi superantis affectus est. VII. 618. XV. 369. fit ex acribus mordacibusque humoribus. XV. 373. causa est crudus et crassus humor. XVI. 51. spiritus crassus et vaporosus, cui non est transitus. VII. 596. 597. spiritus flatuosus. XVI. 570. causa, quae eam in cute inducat. VII. 598. obnoxiae sunt aetates frigidiores. VII. 599. palpitationem quaenam tollant. VII. 600. veteres ea remedia adhibuere, quae extenuant et calfaciunt. VII. 600.

PALUDES Aegyptiae salubres aquas habent. XVI. 363. paludum exhalatio febrium putridarum causa. VII. 290. halitus morborum endemicorum causa. XV. 121.

PALUMBI caro durior. VI. 700. sanguis quoad usum idem. XII. 255. stercus pro euphorbio. XIX. 729.

PALUSTRIA omnia excrementosa sunt. XI. 373.

Πάμπαν, significatio. XV. 19.

ad PAMPHILIANUM liber de theriaca. XIV. 295 — 310.

PAMPHILION dictum emplastrum. XIII. 447. 527.

PAMPHILUS tractatum de herbis alphabetico ordine scripsit. XI. 792. sed mancum. XI. 793. exprobatur ob ea, quae de viribus clematidis scripsit. XII. 31. de remediis scripsit. XI. 796. *Pamphili* confectio febrem finiens. XIII. 68. emplastrum viride ad mentagram post rupturam bullarum. XII. 843. excoriatorium lichenum. XII. 839.

PANACEA ex aceto mulso fervefacta conducit hapaticis. XV. 858. *Andromachi.* XIII. 531. antidotus ex sanguinibus ab Aphroda accepta. XIV. 111. *Comonis.* XIII. 56. dolorem levans, et inducens somnum. XIII. 59. ad haemoptoicos. XIII. 57. *Herae* a nonnullis sanitas vocata. XIII. 766. *Galeni* ejusdem lustratio. XIII. 768 sq. *Mithridatis* ad phonoscos. XIII. 54. *Antonii Musae.* XIII. 104. dolorem sedans *Antonii Musae.* XIII. 57. *Petini.* XIII. 57.

PANACES *asclepium,* vires. XII. 95. *cheironium,* vires. XII. 95. heraclium v. Origanus agrestis, ejus vires. XII. 91. heraclei et Opopanacis vires et usus. XII. 94. cur quidam herbam panaca vocent. XII. 95.

PANARITIUM (Paronvchya) non sanat cum pane Coriandrum. XII. 38. *Pelusiotae* compositio cum rosaceo. XIII. 134. ad paronychias. cerumen aurium. XII. 308. *Hygiini* emplastrum XIII. 512. 747. Lycium. XII. 63. sanat Paronychia. XII. 96. urina humana. XII. 286.

PANAX non modo abstergit, sed et exedit et mordicat. XI. 683. exsiccat. X. 177. ad cava ulcera. X. 177. *panacis* liquor subtili facultate praeditus. XIII. 567. liquor Opopanax vocatur. XIII. 629. radix detergit. X. 569. radix ad gangraenam. XI. 138. radici succedit opopanax. XIX. 739.

PANCHRESTUS dicta confectio. XIII. 101.

PANCRATIASTAE. VI. 487.

PANCRATIUM, ejus radicis usus. XII. 93.

PANCREAS etiam vocatur callicreas. II. 781. glandula est substrata arteriis venisque. II. 781. usus. III. 344. venae ejus unde veniant. II. 781.

PANDATIO, definitio. XVII. A. 371.
PANDICULATIO oscitationi quomodo

similis. XVII. B. 245. pandiculationis causa. XVIII. A. 168. utilitas. XVII. B. 240. 245. invadentis febris signum. XIX. 514.

PANETES autumno potissimum fiunt. XVI. 27.

PANICUM (vocatur et meline) ejus facultates. XI. 875. ex eo panis fit, et qualis. VI. 523. vitandum perpetuo est ut alimentum. VI. 791. panici farina siccat. XI. 730.

PANIS, si mazae comparatur, calefacit et exsiccat. XV. 179. differentia pro tritici qualitate. VI. 483. vires quidem roborat, non autem humectat. XV. 480. fermentatio quomodo fiat. XVI. 661. quinam concoctu facillimi. VI. 484. qui vero pessimi. VI. 485. qualis athletis conveniens. VI. 485. pane et carne suilla soli fere athletae vescuntur. VI. 488. qui super craticulam, aut cineres calidos, aut foci pavimentum ceu clibanum assantur, pravi omnes sunt. VI. 489. ex multa triticea farina lacti mista obstruit. VI. 494 sq. molestias gignit ei, qui mazam edere assueverat. XV. 574. cum caseo minime conducunt. VI. 486. qualis senibus conducat. VI. 342. 486. hieme conducit. XV. 177. vere subtrahendus. XV. 181. modice adiposis exhibendus. XVII. B. 12.

Panis commansus ad furunculos. XII. 289. cum apio aut ocimo intritus rumpit ac separat in gangraena a sanis partibus. XI. 138. impositus puris coctionem juvat. XI. 732. ex vino ad syncopen ex cruditate. X. 829. species, earumque utilitas et noxae. XIX. 684. ablutus succum habet minimum crassum ac lentum. VI. 494. ex alica plurimi est nutrimenti. VI. 496. αυτοπύρος. VI. 483. XI. 120. azymus. VI. 486. bis coctus purgatorius. XIV. 537. ex bromo qualis. VI. 523. calidus devoratus sitim gignit et repentinam plethoram. XV. 574 sq. calidus cum vino meraco ad cardialgiam. XVII. A. 471. calidus cum vino meraco ad capitis dolorem. XVII. A. 478. cibarius s. comportatus vilior. XIX. 685. clibanitae optimi sunt. VI. 489. non satis coctus a ventriculo non bene digeritur. VI. 302. confusaneus qualis. VI. 483. XV. 577. confusaneus minus nutrit. VI. 484. dulciarii apti ad tracheitidem. XIII. 10. elotus euchymus est. XI.

495. furfuracei assationem breviorem requirunt. VI. 482. furfuraceus parum fermenti requirit. VI. 482. furfuraceus omnium est imbecillimus. XIX. 685. furfuraceus parum quidem alit, ventrem vero multis excrementis implet. VI. 481. furfuraceus minimum nutrit, et omnium maxime per alvum subsidet. VI. 484.

Panes furfuracei sanguinem melancholicum generant. VIII. 184. item panes ex typha et vitiatis seminibus. ibid. — furnacei minus sunt boni. VI. 489.

Panis hordaceus exiguum praebet alimentum. VI. 504. qualitas. VI. 504. differentiae a triticeo. VI. 506. ex lentibus non fit. VI. 525. olyrini post triticeos praestantissimi. VI. 518. quinam optimus. VI. 489. optimus qui. VI. 494. oxylipe ejusque facultates. X. 575. nonnunquam fit ex milio et panico urgente penuria, ejus qualitas. VI. 523. ex panico et milio quum quis edit, arenam propemodum aut cinerem mandere sibi videtur. VI. 782. *porcinus* vide *Cyclaminus.* — puri assationem diuturniorem requirunt. VI. 482. puri cibum praebent boni succi. VI. 759. purissimus siligineus est. VI. 483. purissimus tardissime dejicitur. V. 482. ad eum plurimum fermentum necessarium est. VI. 482. siligineus plurimum alimenti praestat. VI. 484. siligineus plurimi alimenti est, et efficacissimus. XIX. 684. similaceus. VI. 483. similaceus minus nutrit. VI. 484. similagineus minus bonus. XIX. 685. similaginei interna mica ad ulcera putrida et nomos. XIII. 731. subcinericii omnium deterrimi. VI. 489. syncomistus. XI. 120. typhinus. VI. 518. typhinus cum caseo oxygalactino comeditur. VI. 518. concoctu est difficilis, ac tardius per alvum subducitur. VI. 519. panem ex zea nemo affatim citra sanitatis dispendium mandit. VI. 513. panis ex zeopyro praestantior quam ex briza. VI. 515. pro pane quaedam gentes polenta utuntur. VI. 507.

ad PANNOS hellespontia *Herae.* XIII. 914.

PANTHAGATHIUM emplastrum. XIII. 649.

PANTHERIS quidam vescuntur. VI. 665. lien comedi nequit. V. 134.

PANUS, definitio. XVII. A. 410.

ad panum faciei remedia parabilia. XIV. 423.

PAPAVER, ejus facultates. VI. 548. frigidum est. I. 649. vehementi frigore enecat. VII. 14. qua ratione mortem inferat. XI. 596. pro eo mandragorae semen. XIX. 736. (confectiones ex ejus capitibus diversas vide sub CONFECTIO.) papaveris herba condensat. XI. 751. lacryma madefacit simul et refrigerat. XVIII. A. 693. succus opium vocatur, ab o- et πίον. XIII. 272. succus meconium vocatur. XIII. 387. succus anodynum. X. 816. succus, licet calefactus, refrigerat. I. 674. succus per se potus exitialis est, cum aliis autem remediis juvat. XIV. 248. succus stuporem et torporem efficit. XVII. B. 331. succus antidotis alexeteriis additur. XI. 767. succus mixtus vino ocius necat. XI. 603. ad papaveris succum antidotus. XIV. 138.

Papaver album nigro praestat. VI. 548. corniculatum, cur ita vocetur. — vocatur et paralium et cur. Ejus vires medicinales. XII. 74. herculeum, et spumosum vocatur, quod totum candidum est et spumosum exile. Semen habet pituitam expurgans. XII. 74. rhoeas, cur ita vocetur. XII. 72. aliae duntur ejus species v. c. domesticum, sylvestre; earum vires medicinales. XII. 73. sativi semen, quod et *thylacite* vocant, mediocriter somnum conciliat. XII. 73. sativi semen panibus ut condimentum inspergitur. VI. 548. spurium vide PEPLOS. —

PAPULAE: earum causae. VII. 224. papulam fervidam in capite *Archigenis* curandi ratio. XII. 468. ad papulas fervidas compositio pinguis. XII. 485. Leuce emplastrum. XII. 487. ad papulas in genis. XIV. 354. ad papulas in mento *Archigenis* praecepta. XII. 846 sq. ad papulas in mento alia remedia. XII. 827 sq. *Artemidori*, *Laquei.* XII. 828. *Magni* clinici — *Arci* — *Apollonii.* XII. 829. *Andronis.* XII. 830.

PAPYRUS, ejus usus medicus. XII. 94. papyri radix pro radice ebisci. XIX. 728. radix pro elleboro nigro. XIX. 729. radici succedens remedium. XIX. 739.

PARACENTHESIS abdominis. XIV. 736.

Παραχθῆναι quid significet. XVI.
493.
PARACYNANCHE, definitio. VIII. 249.
XVII. B. 706.
Παραχόψαι quid significet. XVI.
493.
PARALLELAE i. q. zonae. XVII. B.
598.
Παραληρῆσαι quid significet.
XVI. 493.
PARALYSIS, definitio. VII. 111. VIII.
208. XIX. 415. functionis voluntariae
laesio est. VII. 149. dicitur potissimum ob motus jacturam. VIII. 213.
ejus sensus qualis. VIII. 213. frigoris superantis affectus est. XV. 369.
qua in re consistat. VII. 588. non
colligantium nervorum, sed voluntariorum affectus est. VIII. 169. quomodo a torpore sit diversa. VII. 111.
incipientis symptomata. VII. 159. gravitatis in ea sensus in parte affecta.
VII. 533.
Paralyseos causa. VII. 152. causa
n mia extensio in fracturis et luxationibus. XVIII. B. 867. pulsus conditio. VIII. 487. pulsus ejusque causae. IX. 192. typum non habet. VII.
464. diversarum partium diversa nomina habet, et quae. VII. 150. ejus
pro parte affecta varia sedes. VIII.
209 sq. paralyses quaenam apoplexiae dicantur. XVII. A. 332. paralyses ex apoplexia paraplexias vocat
Hippocrates. XVII. A. 158. paralysis
organorum respirationis apnoea vocatur. VII. 149. paralysis sphincterum
causa dejectionum immoderatarum.
VII. 239. paralysi infestatus *Bassus*
quo acopo curatus sit. XIII. 1018.
ad paralyticos acopon. XIII. 1045.
1046. paralyses partium solvit theriaca. XIV. 276.
Παραφορὸς explicat *Galenus* per
παραφοοῦντες et *παραπαίοντες.* XVI.
655.
Παραφρονῆσαι quid significet.
XVI. 493.
PARAPHIMOSIS, definitio. XIX. 455.
operatio. XIV. 787.
Paraplegia, definitio. XVI. 826.
XVII. A. 332. *Erasistratus* duas species accipit. XVI. 673. paraplegiae
causa. XVII. A. 333. paraplegiae frigidi superantis affectus sunt. VII. 618.
XV. 369. paraplegiae creberrime sequuntur apoplexiam solutam. VIII.
231. XVII. A. 333. paraplegiae causa haemorrhoides suppressae. XVI.

458. sanguinis stagnatio. XV. 781. ex
inmodico vini usu oriuntur. I. 661.
paraplegiae ex pituitosis et frigidis
humoribus febris superveniens calida
auxiliatur. XVI. 673.
Paraplexia secundum *Hippocratem*
quinam affectus. XV. 783. XVII. A.
158. quomodo ab apoplexia differat.
XIX. 415. affectus frigidus est. VII.
608. causa est dysenteriae et haemorrhoidum incauta suppressio. XI.
170. aut etiam nimia vacuatio. X.
638.
Πάραρμα id significe. XVIII.
A. 458.
Παράρθρημα quid significet.
XVIII. A. 666.
PARASCEPASTRA fascia. XVIII. A.
785.
Parastatae, earum natura et usus.
XIX. 362. nihil ad seminis generationem contribuunt. IV. 565. circse-
ides. IV. 190.
PARASYNANCHE, definitio. VIII.
249. XVII. B. 706.
Παρασύντσις quid significet.
XVIII. A. 370. apud *Hippocratem.*
XVIII. A. 584.
PARDALES cur sint graciles et mi-
nime pingues. XI. 514. noctu circu-
lum splendoris in pupilla habent. V.
616. pardalis adeps siccus. XI. 734.
PARDALIANCHES aconitum est. XI.
820.
PARDI adeps parum emollit. XIII.
949. pardorum carnes a quibasdam
eduntur. VI. 664. pardos interficit
aconitum (pardalianche). XI. 820.
PAREMPTOSIS, definitio. XIV. 777.
PARENCEPHALIS i. q. cerebellum.
II. 714.
PARENCHYMA, definitio. X. 731. viscerum, quid sit. XII. 311. ex *Erasistrati* definitione. I. 599. XV. 8.
PARENTES, quomodo iis infantes
similes fiant. IV. 699. parenti utique nati similes sunt circa diversas
partes. IV. 627. parentum similitudo
quomodo in foetus abeat. XIX. 327.
parentibus non solum, sed proavis
etiam infantes similes redduntur. XIV.
253.
PARIDIS saltatoris psilothrum, quod
statim pilos aufert. XII. 454.
PARII in Thaso morbi historia.
VII. 648. casus, febre acuta laborantis. XVII. A. 737.
PARISTHMIA, definitio. XVII. B.
632. cur tonsillae vocentur. XIV.

713. inflammationes corporum sunt, quae in ipsis faucibus consistunt. VII. 731. quomodo fiant. VII. 263. paristhmiorum et ligulae inflammatio plenitudo synanchica vocatur. XI. 206. erosiones fluxione e capite fiunt. VI. 422. ad paristhmia gargarisma cum helxine. XI. 874. lina quibus viperae praefocatae sunt, posthoc collo obvincta. XI. 860. gargarismata. X. 299.

PARMENIDES sedem animae in pectore putat. XIX. 315. de circuli lactei natura. XIX. 285. nihil nec generari nec corrumpi putat. XIX. 260. de causa similitudines liberorum cum parentibus. XIX. 327. opinio de lunae magnitudine. XIX. 280. opinio de causa generationis maris et feminae. XIX. 324. masculos foetus in dextra, foemineos in sinistra uteri parte locatos esse perhibet. XVII. A. 1002. de mundi compage sententia. XIX. 267. librum de natura scripsit. I. 487. de natura scripsit. XV. 5. de necessitate sententia. XIX. 261. rerum abditarum notitiam adeptus fuisse fertur. XIX. 229. theoria terrae motus. XIX. 297. de situ terrae. XIX. 294. .

PARNOPES crura longa habent et gracilia. III. 177.

PARONYCHIA, ejus vires. XII. 96.

PAROTIDES, definitio. XIX. 440. etiam Castores vocantur. XIX. 440. parotidum generatio. XVII. A. 52. e genere inflammationum sunt, fiunt glandulis circa aurem affectis. XII. 664. medendi methodus. XII. 665. si tumor non discutiatur. XII. 666. si suppuratae fuerint parotides XII. 667. si durities adsit. XII. 667. ex morbis ortae, ab aliis inflammationibus differunt. XIV. 334. harum varietatum cura. XIV. 334. moderatae secundum Hippocratem ex surditate fiunt. XVI. 824 sq. paraplegicis vitiosae secundum Hippocratem. XVI. 826. movent, quae convulsio modo cum catoche exacerbantur. (Hipp.) XVI. 827. quando criticae et quando non. IX. 577. signa decretoria. XVII. B. 396. in principio morbi non judicant. XVI. 259. pronuntiantia symptomata. XVII. A. 404 sq. quibus vigesimo die ortae crisin habuerunt. IX. 852. criticae quibus signis futurae cognoscantur. IX. 758 sq. signa, per quae futuras cognoscere possimus secundum Gale-

num. XVI. 821 sq. parotidum futurarum indicia secundum Hippocratem. XVI. 817 sq. judicant lethargos et capitis affectus. IX. 709. causum nonnunquam, sed non legitimum curant. XV. 750. ut crises in causo notho. XV. 759. lethales sunt secundum Hippocratem, quae fiunt ex volvulis graveolentibus cum febre acuta. XVI. 882.

ad Parotides praecepta. XIII. 733. remedia parabilia. XIV. 408. quae Archigenes ad parotidas conscripsit. XII. 668. (addita est Galeni de iisdem ratiocinatio. XII. 669 sq.) curat butyrum. XII. 273. ad parotidas cerine Ctesiophontis. XIII. 936. emplastrum attrahens album. XIII. 933. emplastrum attrahens Andromachi. XIII. 935. emplastrum attrahens nigrum. XIII. 934. emplastrum Azanitae. XIII. 785. emplastrum Hicesii. XIII. 787. discutit emplastrum melinum Menoeti. XIII. 511. emplastrum sacrum. XIII. 778. emplastrum Serapionis. XIII. 883. hellespontia Herae. XIII. 914. hicesium nigrum. XIII. 781. isis. XIII. 774. stercus caprinum, digerentibus cataplasmatis mixtum. XII. 299. urtica. XI. 817. ad dolentes remedia. XIV. 335. dolore carentes et induratas stercus caprinum cum aceto curet. XIV. 336. ad induratas erysimum. XI. 878. parotidum suppurantium cura. XIV. 335. in parotide suppurata ex febris judicatione, parva relicta fistula, sanatur emplastro ex lithargyro et oxelaeo. XIII. 402.

PAROXIS quantum pendeat. XIX. 764.

PAROXYSMUS neque vim neque motionem, sed quietem et mitigationem indicat. XIX. 182. anticipans signum decretorium. XVII. B. 396. eos morbi ipsi indicant. XVII. B. 384. paroxysmi incipientis ex pulsu diagnosis. IX. 462. victus ratio in iis servanda. XVII. B. 435. XIX. 210 sq. in eo cibus subducendus est. XVII. B. 380.

PARS corporis quaelibet functioni cuidam praeest. VIII. 20. omnis, quae robustior fit, trahit, quae imbecillior, evacuatur. XV. 352. imbecilla quae dicatur. X. 805. partis cujusque temperamentum conjectura potius quam scientia invenitur. X. 653. usus quomodo ab actione differat. IV. 346.

Partes quaenam appellentur. III. 2. corporis loci vocantur. VIII. 1. affectae quomodo a quovis possint dignosci. VIII. 1. omnes corporis sibi invicem compatiuntur. III. 18. ad vitam necessariae quae. XIX. 386. partes ad bene vivendum utiles. XIX. 386. corporis omnes in unam actionem conspirant. XV. 359. corporis quatuor differentias praebent. I. 318. corporis aut similares aut dissimilares sunt. XVI. 33. praeter naturam induratas quae emolliunt, malagmata vocantur. XIII. 946. durae aut multae in animalibus sint. VII. 677. emortuae quomodo se prodant. VI. 852 sq. flaccidas densant salia theriaca. XIV. 290. infernae quae, et quaenam supernae dicantur ab *Hippocrate*. XVI. 284. infirmiores omnium primae excrementitiis morbis corripiuntur. XI. 274. organicae ex similaribus componuntur. XV. 252. primae similares vocantur. XV. 252. quaenam principes in corpore habendae. III. 435. similares vocantur sensu simplices. IV. 741. similares *Aristotelis*, elementares *Galeni* sunt. VI. 384. (confer. *Similares* partes.) simplices similares vocantur. XV. 252.

Partium excessus in numero quomodo curandus. X. 993. animalium tres primi naturae scopi in iis construendis. IV. 142. corporis exteriorum appellationes. XIV. 699. interiorum anatome. XIV. 709. ex natuia gracilescentium cura. X. 998. organicarum morbi qui. VI. 855. organicarum conformatio animi moribus fit. IV. 795. similarium morbi intemperies sunt. X. 125. usus earum ipsi animae est. III. 2. animalium multum inter se differunt. ibid. — doctrinae de partium utilitate necessitas. IV. 363 sq. usus cognitio ad diagnosin morborum necessarius. VIII. 16. de partium usu inter veteres dissensio. III. 16.

PARTHENIUM a quibusdam helxine vocatur. XI. 874.

PARTURIENTIBUS aegre, conducens remedium anodynum. XIV. 177.

PARTURIGINES, definitio. XIX. 455.

PARTUS, causae. II. 184. succedunt ipsius foetus vehementioribus motibus. II. 184. ad ejus facilitatem quaenam requirantur. XVII. B. 852. musculorum abdominalium actio. II. 152. in eo patefit os uteri. IV. 246. usus liquoris allantoidis et amnii. IV. 234. administratio obstetricibus con-

sueta. II. 151 sq. quando accidat. IV. 246. tempus in homine variat. XVII. A. 445. tempus triplum ejus est, in quo movetur foetus. XV. 408. tempora quatuor dantur. XVII. A. 345. maturi terminus secundum *Polybum*. XIX. 333. plerumque editur capite praeceps, sed et aliis rationibus. IV. 247. difficilis, si caput foetus non praeeat. IV. 247 sq. difficilis quot modis et causis fiat. XIX. 455. ad partus difficultatem remedia. XIV. 477. ad partus difficultatem aristolochiae radix in vino data. XIV. 464. sternutamentum. XVII. B. 823. partus ut acceleretur, remedia parabilia. XIV. 478. 479. suffitus ad aegre parientes. XIV. 479. periculosus est, si gravidam febris occupaverit, aut celeriter sit extenuata. XVII. B. 851. de partu tum qui septimo mense, tum qui nono editur, decernendi *Hippocratis* consilium. XVII. A. 449. partus aeger editus uteri inflammationis causa. XVI. 180. pertum per τ literam *Hippocrates* significat. XVII. A. 613. vitalis quibusnam sit exspectandus. XVII. A. 438 sq. ex partu crises quomodo mulieribus contingant. XVIII. B. 250. in partu cur mulieres maxime refrigerentur. IV. 150.

PARULIDES carnosi surculi sunt. VII. 731. fluxione e capite fiunt. VI. 422. cura chirurgica, quando suppuratio se ostenderit. XIV. 785. ad parulides dentifricium *Timocratis*. XII. 887.

PARYGRON medicamentum. XIII. 952. continet adipem suillum. XII. 325.

Παρυφαὶ quales vestes dicantur. XVIII. B. 791.

PASCUA in lactis conditionem agunt. VI. 345.

PASICRATIS confectio, quae urinam ducit. XIII. 213.

PASIONIS ciclisci et trochisci fel tauri recipiunt. XII. 276. emplastrum viride. XIII. 493. pastillus ad gangraenam. XI. 137. pastilli ad haemorrhagias ex erosione. X. 330. remedium ad herpetes exedentes. XI. 87.

PASSER maxime laudabilem carnem habet. XV. 882. (piscis) solea minus suavis. VI. 724. passerum parvorum caro durior. VI. 700.

PASSIO, definitio. VII. 46. motus est in materia, ab agente. VII. 47. 52. ab affectu motu differt. VII. 44.

unde generetur. VII. 44. passionem
Graeci permanentem affectum nominant. VII. 45. passiones veteres omnes motus vocant, nisi activi sint.
X. 89.

PASTA holcima. VIII. 111. *Achillae.* XIII. 834.

PASTILLUS ad erysipelata ex *Aga-
thocle.* XIII. 832. ad volvulosas sub-
verviones Amazonum. XIII. 150. ab
Andromacho conscripti. XIII. 832. *Andronis* ad gangraenam. XI. 137. *Andronis* ad haemorrhagias ex erosione.
X. 330. Andronius inscriptus. XIII.
825. 834. Andronius ad carbunculos.
XI. 88. *Antonii* Herbarii ad capitis
dolorem. XII. 557. amarus ad stomachicos ex libris *Aphrodae.* XIII.
135. *Apollonii* Archistratoris s. Smilinus, ut *Alcimion.* XIII. 835. *Apollophanis.* XIII. 831. ex libris *Arei.*
XIII. 829. ad serpentia, *Arei* ad herpetes. XIII. 827. *Aristarchi* Tharsei.
XIII. 824. *Artemidori* ad ficosas menti
papulas. XII. 828. *Asclepiadis.* XIII.
824 sq. aromaticus *Berytii.* XIII. 303.
Berytii ad dysentericos et coeliacos.
XIII. 290. bithynus in Sicilia confectus. XIII. 836. ad capitis dolorem
Antonii, Alexandri, Antigoni. XII. 580.
ad capitis dolorem egregie faciens,
bis aut ter illitus. XII. 593. cephalicus, triplici mixtura constans. XIII.
544. *Chariclis* educit arenosas subsidentias, et facit ad vesicae ulcerosas
affectiones. XIII. 329.

Pastillus Chrysermi ad splenicos.
XIII. 243. coeliacis et dysentericis.
XIII. 301. ad condylomata, ani inflammationem et pterygia. XIII. 837.
Darii, qui per anum immittitur. XIII.
832. diachylon. XIII. 831. sedans dolorem coeliacis et dysentericis. XIII.
302. alius. 303. dolorem sedans, praeclare inducens somnum, ad inveteratos dysentericos. XIII. 304. alius dysentericis non febrientibus facit confestim. XIII. 305. dyspnoea laborantibus utilis. XIV. 532. ad erysipelata.
XIII. 829. ad erysipelata *Andromachi.* XIII. 853. ab *Eudemo* ad dysentericos. XIII. 291. *Glaucii.* XIII. 835.
haemoptoicus. XIII. 85. hedychroi confectio. XIV. 306. hedychroi laudatissima praeparatio secundum *Magnum.*
XIV. 262. non solum hemicrania laborantibus commodus, sed et ischiadicis. XII. 597. hepaticus amarus. XIII.
209. ex *Heraclidis* scriptis. XIII. 826.

gilvi *Hieracis* Thebani ex halicacabis
s. vesicariis. XIII. 829.

Pastillus ad ictericos. XIII. 233. *Isidori* ad nomas. XIII. 833. 834. Jupiter vocatus ad podagricos et arthriticos. XIII. 358. ex collectaneis *Largi.* XIII. 828. ad lichenes. XII. 832.
Lucii. XIII. 829. *Magni* XIII. 831.
Magni Philadelphi. XIII. 829. *Mne-
sthei.* XIII. 830. ad multa. XIII. 835.
Musae. XIII. 832. *Neapolitae.* XIII. 86.
Neapolitani. XIII. 825. ex corallio *Nicerati.* XIII. 87. ut *Nicolaus.* XIII.
831. niger *Andromachi.* XIII. 833. ad
nomas. XIII. 826. ad nomas, dictus
Asclepius. XIII. 841. ex origano. XIII.
827. 833. *Pasionis* ad gangraenam. XI.
137. Pasionis ad haemorrhagias per
erosionem. X. 330.

Pastillus Petronii virtus appellatus.
XIII. 831. *Philippi* ad dysentericos
inveteratos, sedans dolorem. XIII.
304. ad podagricos et arthriticos.
XIII. 358. *Polyidae* ad gangraenam.
XI. 137. *Polyidae* ad haemorrhagias
ab erosione. X. 330. *Polyidae* ad nervorum vulnera. X. 405. ex rhu. XIII.
833. rosei, substitui potest sinapis.
XIX. 741. rosei pro cinnabari. XIX.
732. rosaceus. XIV. 133. scilliticorum
compositio. XIV. 49. scillitici. XIV.
94. scillitici praeparatio. XIV. 263.
Pastilli scillitici confectio. XIV. 306.
confectio secundum *Critonem.* XIV.
103. ad sedis eminentias. XIII. 315.
ex seminibus ad tussientes. XIV. 529.
celebris *Socratis* ad capitis dolorem
et hemicraniam. XIV. 501. splenicus,
qui splenis tumorem eliquat. XIII.
242.

Pastillus ex mandragora, sphragis
inscriptus. XIII. 100. ex stirpibus inscriptus. XIII. 826. ex succino. XIII.
86. a *Terentio* stypticus inscriptus.
XIII. 827. theriaci quomodo praeparentur. XIV. 45. theriaci, eorum
praeparandi ratio. XII. 317. theriacus.
XIV. 93. confectio secundum *Critonem.* XIV. 103. *Threpti.* XIII. 828.
Tiberii Caesaris ad herpetes. XIII.
836. tussi commodus, in quibus fluxio
ad pectus destillat. XIV. 513. ciens
urinam, detrahit calculos et tophosas
concretiones. XIII. 329. multiplicis
usus et pus educens et laxans. XIII.
832. diversorum usus ad ulcera contumacia. XII. 176. ad vesicae affectus et ulcerationes. XIII. 323. ex

vesicariis. XIII. 833. viperini. XIV. 265 sq.

Pastinaca, facultates. VI. 654. vires. XII. 129. agrestis a quibusdam daucus vocatur. VI. 655. urinam ducit. XIX. 695.

Pastinacae semen pro ligustici semine. XIX. 735. pastinaca carnem habet mollem ac jucundam. VI. 737. pastinacae marinae aculeus nullum foramen habet. VIII. 195. ad pastinacae ictus emplastrum *Haliei* gilvum. XIII. 802. ad pastinacae venenum isis. XIII. 774.

Patella. XIV. 724. descriptio. II. 775. nomina diversa. III. 253. a quibusdam vocatur mola et rotula. XVIII. B. 760. Graeci eam et μύλην et ἐπιγουατίδα vocant. XVIII. B. 513. a Graecis cur vocata ἐπιγουατίς. XVIII. B. 626. quomodo ad genu articulum firmetur. XVIII. B. 626. usus. III. 253. vulnerati gladiatores plurimi ex perversa curandi methodo, si superstites erant, claudi tamen facti sunt. XIII. 564.

Pathemata quales sint Graecis affectus. XVII. A. 67.

Pathognomonica, definitio. XIX. 351.

Pathognomonicum signum, definitio. XIX. 395.

Pathologia, definitio. XIV. 690. quid consideret. XIX. 458.

Πάθος, significatio hujus verbi. XVI. 295.

Pathos s. pathema, definitio. VII. 44. definitio *Olympici*, et quomodo a symptomate differat. X. 67. et morbi inter se differentia. X. 86. quid juniores dicant. X. 89. quid veteres. X. 89.

ad *Patiendum* aptum est, quod molle. III. 633.

Patitur, quod alteratur. X. 87.

Πάσχος, quid vocetur. XII. 116.

Patroclo Caesaris liberto composita illinitio. XIII. 1019.

Paucibibi qui secundum *Hippocratem*. VII. 791.

Paulina dicta *Aristarchi* antidotus. XIII. 103.

Paulini eclegma hepaticum. XIII. 211.

Paulus. XIV. 629. de cautionibus, in venaesectione observandis. XIX. 525.

Paulo rhetori, cujus habitus erat pituitosus, singulis diebus supernata-

bat flava bilis quam evomebat. XV. 565.

Pausaniae Syri historia, qui in digitis sensum nullum habebat. VIII. 213.

Pavonis caro qualis. VI. 701.

Pavor per somnum in febre malum. XVII. B. 747. pavores per somnum cur pueris voracibus oriantur. XVII. B. 628. pavoris in somno causae. XVII. B. 748. pavores puerulis frequentissime accidunt. V. 694.

ad *Paxillos* infixos isis. XIII. 774.

Peccare, quinam dicatur. V. 3.

Peccatum, definitio. V. 59. peccati consensus, definitio. V. 59. a peccatis mundus esse qui cupiat, quid huic agendum. V. 61. peccatorum maximum in rationibus. V. 62. peccatorum principium falsa de cujusque vitae fine opinio est. V. 77.

Pecten muliebris, definitio. XIV. 706. pectinis ossa. XIV. 724.

Pectines crassi succi sunt. VI. 769.

Pectus, definitio. XIV. 705. hominis latissimum. XVIII. A. 536. animalia alia magis, alia minus latum habent. XVIII. A. 536. quidam sedem animae putant. XIX. 315. cum corde aut augetur aut minuitur. XVII. B. 55. angustum qui habent, abstineant a vomitoriis purgationibus. XI. 347. gibbositatis in ejus formationem effectus. XVIII. A. 501. hirsutum quid indicet. XVI. 91. hirsutum cordis calidi et sicci signum est. I. 334. imbecille habentibus antidotus *Damocratis*. XIV. 120. imbecillum a balneo laeditur. X. 804. latum iracundiorem naturam indicat. V. 462. afficit aquilo. XVII. A. 719. expurgat Betonica. XII. 24. per tracheam et fauces vacuatur. X. 527. si bilem creat, ii balbi, furiosi et calvi sunt. XVII. A. 476. ad pectus deligatio. XVIII. A. 817. 823. in pectus, quibus sanies influit, ii purulenti fiunt. XV. 151. tumor et rubor, si in eo in angina oriatur, bonum. XVIII. A. 154. manus, definitio. XIV. 704. pedis, definitio. XIV. 708. ad pectus remedia parabilia. XIV. 526.

Pectoris musculos dissecandi ratio. II. 475 sq. affectibus prodest scarificatio. XI. 322 ad pectoris angustiam et dolorem rosaceum zupha s. hyssopi. XIV. 563. cruditatem aut coctionem sputa indicant. XVI. 248. dolor hiemalis morbus. V. 694. dolo-

res irritat aquilo. XVI.412. dolores fiunt
ex aquilonia constitutione. XVII. A.
33. dolorem in peripneumonia lenit
balneum. XV. 719. ad pectoris fluxiones theriace. XIV. 92. externarum
inflammationum cura. XI. 94. in pectoris inflammatione venaesectio in
brachio instituenda est. X. 904. ad
humores in eo detentos remedia. XIV.
580. quando sit in pectoris morbis
abscessus exspectandus secundum *Hip-*
pocratem. XVII. A. 933 sq. 938. la-
bem saniosam pellit theriaca *Andro-*
machi sen. XIV. 35. morbus, si crudus maneat, nihilque malignitatis habeat, abscessus exspectandus est. XVII.
A. 933. morborum coctionis et cruditatis signa. XVII. A. 933. phlegmones cura. X. 797. 923. interna facies
ubi phlegmone premitur, excernitur
aliqua sanies. X. 923.

Pectori cur mammae adhaereant. III.
603. insitus dolor thoracis inflammationem indicat. XVI. 653.

Pectore impense hirtus animosus judicatur. I. 624. quid vere significet.
I. 625. affectus quomodo curetur. XIV.
544. e pectore crassos et viscosos
humores educit urtica. XI. 818. e pectore viscosorum et crassorum humorum excreationem juvat adiantum. XI.
812. in pectore residentes humores
depellens remedium. XIV. 512 e pectore puri auxiliantur amara. XI. 683.
e pectore excreationes promovent amara. XI. 827. arum. XI. 839. valenter adjuvat radix Crocodilii. XII. 47.
dracontium. XI. 839. isopyri semen.
XI. 891. pulegium. XI. 857. thymus. XI. 888.

Pecudes Graeci χλοερὰ dicunt.
XVII. A. 929.

Pedestrium esus sanguinem accu-
mulat. XIX. 488.

Πεδίον planta pedis est. XVIII.
A. 613.

Pedium, definitio. XIV. 708. descriptio. II. 777. vocatur ante digitos pars pedis. III. 189. hujus ad
gressum utilitas. III. 189.

Pediculus uvae. VI. 577. pedi-
culorum multitudo ex caricarum largiori usu provenit. VI. 572. pedicu-
lorum vim gignunt caricae. VI. 793.
pediculos, quos phthiras appellant, salibus theriacis potis evomunt aegroti.
XIV. 290. pediculos interimit lachryma (gummi) hederae. XII. 30. cedrea. XII. 17.

ad *Pediculos* capitis remedia. XII.
462. ad pe liculos capitis remedia parabilia. XIV. 323. ad pediculos palpebrarum aqua marina tepida. XIV.
415.

Peganum vide *Ruta.*

Pelamides sale condiuntur. VI.
746. sale conditae laudatissimis sal-
samentis non cedunt. VI. 728.

Pelecinus vide *Hedysarum.*

Pellicula etiam ophthalmia vocatur. XII. 711. pelliculas educit *Scri-*
bonii Largi catapotium. XIII. 99. ad
pelliculas in oculis aegyptia compositio. XII. 737.

Pellis ovinae recentis usus. XII
342.

Pelops, praeceptor *Galeni.* V. 112.
VIII. 194. commentator *Hippocratis.*
XIX. 57. *Numesiani* praeceptor. XV.
136. quo usus est *Menippi* medicamentum ad rabiosorum morsus. XIV.
172. cancros ustos ad rabiem caninam commendavit. XII. 358. cerebrum omnium vasorum originem do-
cebat. V. 527. 544. linguae bubulae
sedecim musculos accipit. XVIII. B.
959. per solam experientiam medicinam consistere non posse statuebat.
XIX. 16. de musculorum dissectione
scripsit in tertio hippocraticarum in-
stitutionum libro. XVIII. B. 926. *Pe-*
lopis doctrina de nervis. V. 530.

Pelusiotae, ut *Lampon*, compositio ad stomachicos. XIII. 133.

Pelvis, descriptio. IV. 198 sq. glandulae pituitariae cerebri usus. III. 694.

Pemphix vocabulum et in *Gnidiis*
sententiis occurrit. XVII. A. 886. de
vocis hujus significatione. XVII. A.
879.

Pencinum pro myrobalano. XIX.
737.

Penis ejusque partes. XIV. 706. et
coles vocatur. IV. 194. colem quidam
carnosum nervum vocant. XVII. A.
805. qua ratione nervosus dici queat.
XVII. A. 804 sq. cur ex ossibus pubis oriri debuerit. IV. 218. 219. apta
ejus in medio positio. IV. 219. cur
in coitu erectus esse debeat. IV. 221.
erectionis causa. VIII. 441 sq. ad
ejus erectionem provocandam remedia. XIV. 487. musculi eorumque
usus. IV. 222. musculi carneis partibus inseruntur. IV. 380. cur nervos multos acceperit. IV. 204. cur
intendatur, et titillationis sensus in
eo oriatur praesente in renibus cal-

culo. XIX. 656. affectionum diagnosis. VIII. 438. ulceris indicium. VIII.
438. glandis ulcerum cura. X. 381.
ad penis dolorem et inflammationem.
XIV. 578. ad penem roborandum.
XIV. 562. penis ne cui arrigi possit, remedia parabilia. XIV. 486 sq.
in pene ulcerum citra phlegmonen
cura. X. 381. per penem injicere me-
dicomenta in vesicam saepe necesse
est. X. 301.

PENTAPHYLLI radicis vires et usus.
XII. 96.

PENURIA tollitur expletione. XVI.
173.

PENTOROBOS vide *Glycysida*. (XI.
858.)

Περλέχθαι quid significet. V.
699.

Πέπανον (το) quid significet. VI.
565.

PEPLIUM, succus et semen quales
habeant vires. XII. 97. vires. XVII.
A. 428. flatus magis excutit. XV.
535. usus in pleuritide. XV. 535.

PEPLOS s. papaver spurium, vires
ejus fructuum. XII. 96.

PEPO cucumeralis. VI. 565. pepones fructus mali succi sunt. VI.
793. frigidae sunt et humidae. —
facultates. VI. 564. siccari nequeunt.
VI. 785. semen supprimunt. XI. 777.

Πέπων quid significet. VI. 565.

PERCA quale praebeat alimentum.
VI. 718.

PERCALIDA natura aestivo tempore
extenuatur. XVII. B. 193. percalidi:
somnus ab iis capiatur in frigore,
sint tamen bene tecti. XVII. B. 172.
percalidis qualis vivendi ratio conducat. XVII. B. 171.

PERDICIS caro concoctu facilis. VI.
700. caro convenit iis, quorum constitutio renum calculos gignit. VI.
435. perdicis bilis cataractam incipientem digerere dicitur. XII. 279. perdicis fel pro aeris aerugine. XIX.
730. perdicis fel pro felle hyaenae.
XIX. 746. 747.

in *Peregrinationibus* theriaca maxime utilis. XIV. 283.

PERFECTUM, quid significet. I. 646.

PERFORATIO thoracis quaenam dicatur operatio. II. 635. ad perfora-
tionem emplastrum *Serapionis*. XIII.
883.

PERFRICTIO (vide *Frictio*.) insensibilis paulatim fit, cita autem cum
sensu. VII. 619. horror et rigor quo-

modo differant. VII. 612. ex perfrictione molestias sanans remedium.
XIII. 1023. in perfrictione judicatoriae sanguinis eruptiones vehementes
pessimae. XVI. 797. perfrictiones cum
ardore *Hippocrates* pravas vocat. XVI.
763. ad perfrictiones olei gleucini
confectio. XIII. 1042.

PERFRIGERATA calfacit continua respiratio. VII. 941.

PERFRIGERATIO completa et sensum et motum tollit. VIII. 71. immodica tensionis causa. XVII. B. 729.
ex rigore non recalescens mala.
XVI. 648. cum duritie cur signum
malum. XVI. 666. ad perfrigerationes
Hygiaeni Hipparchi compositio. XIII.
353. perfrigeratos juvat *Charixenis*
arteriaca. XIII. 50.

PERFRIGERIUM causa alvi et urinae
involuntariae dejectionis. VIII. 64 sq.

PERFUSIO frigidae aquae, quae calorem efficit, tetanum curat. VII. 125.
perfusionis capitis in febribus utilitas.
XVIII. A. 145. perfusiones secundum
Hippocratem celeres sunt faciendae in
morbis acutis. XV. 713. perfusiones
capitis quonam inprimis loco sint instituendae. X. 934. perfusionum laxantium effectus. X. 804.

PERGAMENAE domus agrestes quales. XIV. 17.

PERGAMENI columbae sanguinem,
quando capitis ossa confracta perfo-
rant, in crassum cerebri involucrum
effundere solent. XII. 255.

inter *Pergamum* et *Elaeam* urbem
collis est thymis refertus, in quo apes
laudatissimum mel componunt. XIV.
22.

Pergami aquae optimae reperiuntur. XVII. B. 159.

PERIAERESIS ubinam sit in usum
vocanda. XIV. 781.

PERICALAMITIS quid. XII. 424.

PERICARDIUM, ejus descriptio. II.
595. descriptio et usus. III. 488 sq.
pars ignobilis est, et per se affectum
nullum periculum infert. VIII. 306.
sterno connexum est., II. 593. non
ubique cordi connexum. II. 596. nervi. III. 500. venae unde. II. 786. a
vena cava sanguinem accipit. V. 535.
qua ratione anatomice sit lustrandum.
II. 603. scirrhosum in gallo obser-
vatum. VIII. 304. in eo saepe maxima seri quantitas reperitur. VIII.
303. tumor inventus est in simia post
mortem, humorem in se continens,

qualem pustulae hydatides emittunt. VIII. 303 sq.

PERICHARIA quid. X. 841.

PERICLES Atheniensis quale caput habuerit. XVII. A. 819. Olympius nondum natus et jam Graecos ob insomnium terrebat. XIX. 180. *Periclis* casus. XVII. A. 766.

PERICLYMENI fructus, folia, semen, vires eorum et adhibendi modus. XII. 98.

PERICRANIUM. XIV. 711. definitio. XIX. 358. quid, et quomodo oriatur. III. 662. pericranii generationis causa factae sunt suturae. III. 922.

PERIDEXIUM gladium *Homerus* asteropaeum vocat. XVIII. A. 147.

PERIGENIS arteriaca. XIII. 33. catapotium concoctorium ad tussim et catarrhum. XIII. 69. catapotia ad tussim. XIII. 73.

PERINAEUM qualis sit regio. XVIII. A. 741. ex perinaei percussione urinae suppressio orta est, et curata. VIII. 13.

in PERINTHIA qui tussi et angina laborabant, iis abscessus fiebant. XVI. 286.

in *Perintho* excretio seminis speciem referens judicatoria erat. XVII. A. 978.

PERIODUS, definitiones. XIX. 401. periodi olympiacae et pythicae. VII. 476. periodi voce ordinem et typum significarunt. VII. 476. quidam periodum tempus vocant. VII. 476.

Periodus morbi, definitio. VII. 412. 475. periodi (morbi) vicissitudo, definitio. XIX. 459.

PERIOSTEUM, definitio. XIX. 367. Graecis dicitur membrana, os ambiens. XIII. 414. etiam vocatur membrana circossea. XIX. 367. periostei generatio in foetu. IV. 550. dolores quales. VIII. 104.

PERIPATETICA philosophia unde nomen habeat. XIX. 230.

Peripatetici quomodo ab Erasistrateis in explicandis physiologicis objectis differant. II. 90. naturam ut artificem ornant laudibus. XV. 306.

PERIPNEUMONIA, definitio. II. 77. XIV. 734. XIX. 419. est morbus acutus. XIV. 730. XVII. B. 384. hiemalis morbus. V. 694. hieme potissimum fit. XVI. 27. 382. XVII. B. 626. morbus siccus est. VI. 828. vere fit, si hibernum est. XVI. 381. virilis morbus est. V. 695. brevis temporis ha-

bet principium. IX. 561. aetate provecti magis quam juvenes corripiuntur. XVII. B. 645. non corripiuntur haemorrhoidarii. XVII. A. 327. XVII. B. 107. non tentatur mulier, si recte purgatur. XI. 165. qui facile ea corripiuntur, iis prophylactice vena secanda est. XI. 271.

Peripneumoniae causae. XIV. 735. ex usu aquae stagnatilis fit hieme. XVI. 437. ex plenitudine oritur. VI. 375. peripneumonia dignoscitur, si nihil expuitur. XV. 472. in peripneumonia deliria fiunt. VIII. 329. in peripneumonia delirium non est capitis proprius affectus. VIII. 133. in peripneumonia cur non adsit dolor pulsatorius. VIII. 77. symptoma sunt maxillae rubrae. VIII. 46. orthopnoeae in ea causa. XVI. 677. peripneumoniae pulsus qualis, ejusque causae. VIII. 482. IX. 180. peripneumoniam denotat, si pulsus in majorem crebritatem mutantur. IX. 171. si periculum adest, pulsus intercurrentes fiunt. IX. 289. respirationis in ea conditio. VIII. 254. 275. in peripneumonia respiratio densa et parva. VII. 909. respiratio multa et frequens. VII. 852. symptoma habet spirandi difficultatem. XVII. B. 730. sputa qualia. VIII. 122. quando in ea sputum sanguinis exigui locum habeat. XVIII. B. 184. sputum tenue morbi principium denotat. VII. 446. quale sputum lethalem morbi exitum denotet. VII. 457. quale sputum salutare et quale noxium. XVI. 169. in peripneumonia quomodo tempora delinienda. IX. 626. cruditatis signum quodnam. IX. 626. peripneumoniam empyema comitatur. IX. 173.

Peripneumonia fluxu sanguinis non judicatur. IX. 707. ex ea quinam superstites evadant. XVIII. B. 209. bona ejusdem signa et mala. XVIII. B. 193 sq. prava signa. XV. 857. sputo adhuc bilioso, si suppuratio fiat, exitialis est. XVIII. B. 188. maxime vero, si ab hoc sputo septimo die suppuratio eveniat. XVIII. B. 189. et tunc mors die XIV. exspectanda. XVIII. B. 190. quid in ea sputum valde foetidum denotet. XVI. 215. sputum flavum et sanguine mixtum quando sit in ea salutare, et quando non. XVIII. B. 182. vomicae situs quomodo cognoscatur. XVIII. B. 199 sq. eam in suppurationem abiisse unde cognoscatur. XVIII. B. 201. in suppurationem eam abire quando sit conjiciendum. XVIII. B. 187 sq. suppurationes quando rumpantur. XVIII. B. 195. ex ea suppurati quinam potissimum moriantur. XVIII. B. 221. in qua nihil expuitur, gravissima. XVII. A. 491. unde abscessus ad aures etc. futuros esse colligatur. XVIII. B. 210. quibus abscessus circa aures fiunt et suppurantur, ii evadunt. IX. 756. utrum in superioribus an inferioribus partibus abscessus fiat, unde cognoscatur. XVIII. B. 214. abscessus ad crura facti, omnes sunt utiles. XVIII. B. 215. quid accidat, si hi dispareant. XVIII. B. 218. diarrhoea succedens malum. XVIII. A. 25. post pleuritidem malum. XVIII. A. 111. phrenitis eam concomitans malum. XVIII. A. 112. residere velle pessimum signum. XVIII. B. 65.

Peripneumoniae cura. XIV. 735. cura secundum *Hippocratem*. XV. 850 sq. solvunt eam diarrhoea et pleuritis. XVII. A. 364. quum ad statum pervenerit, nisi repurgetur, auxilium non admittit. XV. 857. in peripneumonia quaenam sit vena secanda. XVI. 139. XIX. 522. ad peripneumoniam antidotus *Aristarchi*. XIII. 103. antidotum mithridation. XIV. 165. magis huic quam febri ardenti idoneum est balneum. XV. 718. ad peripneumoniam confectio aromatica *Mithridatis*. XIII. 52. butyrum. XII. 273. *Charixenis* compositio. XIII. 102. Chrysocome s. Chrysites decocta in melicrato. XII. 158. clysteres acres. XVI. 145. eclegma. XV. 858. *Eugenii* compositio. XIII. 114. malagma polyarchion. XIII. 184.

Περιρραγδες quid significet. XVIII. A. 420.

PERISCYTHISMUS, definitio. XIV. 784. in syncipite et praeputio nigricante indicatus est. XIV. 781.

PERISTEREON, unde ita vocatum. Ejus vires. XII. 98.

PERITOME, definitio. XIX. 446.

PERITONAEUM ex duplici membrana constat. X. 412. peritonaei quaenam sit substantia, quemque usum animalibus praebeat. III. 288. cur a quibusdam tunica vocetur. II. 554. unde nomen acceperit. II. 550. quasnam partes obducat. II. 550. circulum quendam refert, qui in quibusdam partibus laxos processus, in qui-

busdam foramina tantum habet. II. 551. telis latis araneorum simillimum. II. 511. simplex est, et tenue insigniter. II. 511. origo ejus pericranium. XIV. 711. propagationis ejusdem exacta descriptio. II. 553 sq. decursus. III. 292 sq. intestina extrinsecus obducit. III. 331. renes cum colo copulat. XVII. A. 833. tegit vasa seminalia et meatus abinde quovis in latere fit maximus ad testes descendens. IV. 566. in ejus duplicatura cur vasa decurrant. III. 338. obvolvit vasa nutrientia testis. IV. 198. unde venas suas habeat. II. 811 sq. qui sub peritonaeo aperitur abscessus, pravus. VII. 738.

Peritonaeum affectum spiritum densum et parvum efficit. VII. 910. peritonaei inflammationem sequitur respiratio multa et frequens. VII. 852. peritonaei aliquid in herniotomia exciditur. X. 988. peritonaei vulnera periculosa. X. 290. eo vulnerato plerumque omentum excidit. X. 421. vulnerato vel rupto herniae oriuntur. VII. 730. peritonaei vulneris notae. VIII. 5.

PERITUS quomodo ab imperito differat. XVIII. B. 245.

ad se PERMINGENTES in somno. XIII. 319.

PERNICIOSA sine signis levantia secundum *Hippocratem* mortem significant. XVI. 619.

ad PERNIONES. XIV. 566. pernionibus medetur fotibus, linimentis, abrasionibus etc. I. 159. ad perniones radix Arctii lappae. XI. 837. perniones sanare dicitur cinis unguinm asinorum. XII. 341. emplastrum *Galeni* ex chalcitide s. phoenicinum. XIII. 380. etiam ulceratis. XIII. 383. emplastrum sacrum. XIII. 778. ad perniones ulcerosos emplastrum. XIII. 718.

PERNOCTATIONES. XVII. B. 192.

PERONE a Graecis quodnam os dicatur. XVIII. A. 672.

PEROSIS, definitio. XIX. 427.

PERSAEA arbor in sola Alexandria a *Galeno* visa est; alii Persion vocant, et ajunt, ejus fructum Persis esse lethalem. XII. 569.

Perseae folia, eorum vires et usus. XII. 97.

PERSICA, ejus vires medicae. XII. 76. siccari nequeunt. VI. 785. in *Perside* lethalis, in *Aegyptum* autem translata, non. VII. 228. persicae foliis siccis succedunt rosae folia. XIX. 740. (vide *Mala* persica.)

PERSIUM in Alexandria occurrit, apud Persas tam est noxium, ut, qui hoc comederint, eos interimat. VI. 617.

PERSPIRATIO, definitio. V. 710. VI. 67. XV. 180. XIX. 375. bona aut mala quanti sit momenti. XV. 379. impeditae effectus. XV. 379. per insensibilem totum corpus evacuatur. XVI. 121. invisibilis excrementum est tenuius per universum corpus proveniens. X. 175. insensibilem calor nativus molitur. XVII. B. 421. insensibilis variat pro aetate, anni tempore, studiis etc. XVII. B. 194. fit per meatus, qui sensum nostrum effugiunt. XV. 240. invisibilis quando fiat visibilis. X. 175. pro aëris temperie variat. XVII. A. 44. provocatur frictione molli. VI. 229. cutanea. XV. 323. quomodo retineatur. VI. 72.

Perspirationis copiae copia alimenti respondere debet. XV. 367. facilitas ad morbos tollendos multum valet. IX. 284. quantitati debet respondere alimenti quantitas. XV. 240. raritas quibus major, salubrior, quibus minor est, secus. IV. 746. raritas et densitas quid efficiant. XV. 376. suppressae cura diaetetica. VI. 75.

Perspirationem corporis universi salubrem reddit mediocris exercitatio. I. 371.

Perspiratus causa factae sunt suturae. III. 922.

PERTURBATIO oculi, definitio. XIV. 768.

PERUSTIS qualia vina non conducant. VI. 803.

PERVERSA quaenam dicantur. XVIII. B. 888.

Perversiones quomodo oriantur. XVIII. B. 816. et quomodo curandae. XVIII. B. 817sq. perversionum causae. XVII. B. 729.

Pervigilem aliquem esse unde cognoscatur. XVIII. B. 37.

PERVIGILIUM febris ephemerae causa. XI. 6. ex pervigiliis viribus privatos opium restituit. XIV. 248.

PES vocatum instrumentum, quod praecones canunt, commemoratur. XVII. B. 201. mensura etiam est. XIV. 708.

Pes cruris postremum vocatur. II.

347. ambulandi organon est. III. 127. manui respondet. XVIII B. 432. ejus constructio pro operibus, quae habet peragenda, optima reperitur. III. 242. mediae in eo cavitatis utilitas. III. 190. cur concavus. III. 208. cutis in eo conditio. III. 235. quatuor ei convenientes motus. III. 226. musculi, qui in pede sunt, quatuor genera constituunt. XVIII. B. 1023. qua de causa non exacte utraque ex parte sit aequalis. III. 197. simiae quomodo ab humano discrepet. II. 322.

Pedis et manus comparatio. III. 194. articuli plures sunt. XVIII. A. 668. cutis dura a Graecis ἴχνος dicitur. XVIII. B. 439. digiti cur minores quam illi manuum. III. 196. nec singuli ejusdem magnitudinis. III. 197. digiti cur illis in manubus minores. III. 220. digiti quatuordecim ossibus constant. XVIII. B. 433. digiti cur in simia plurimum a se diducti sint. IV. 251. digitorum ad ambulandum necessitas. III. 189. digitos extendens musculus. III. 233. digitos flectunt musculi tres. III. 131. digitum magnum quidam putant primo formari in foetu. XIX. 331. digitorum fracturae cura. XVIII. B. 438. intra quodnam tempus sanetur. XVIII. B. 442. deligatio. ibid. et 443. ex pedis digiti ulcere cur inguinum glandulae intumescant. X. 881. pedis divisio. III. 194. elevationem immobilem efficientes musculi. II. 324. nervi. II. 404. III. 243. IV. 309. ligamenta. II. 331. morbos quinque statuunt *Cnidii*. XV. 364. motus musculi actio est. I. 235. motus quaenam perficiant articulationes. III. 205. motus quatuor et principia quinque. III. 221.

Pedis partes omnes mirabiliter inter se consentiunt. IV. 354. partes internae cur externis altiores. III. 216. partem summam occupantes morbi. XIV. 779. ossa saltando ex superiori loco diducuntur; hujus mali symptomata. XVIII .B. 445. et quomodo curetur. XVIII. B. 449sq. planta quomodo graece vocetur. XVIII. A. 613. medium naturaliter cavum est. XVIII. A. 613. plantae structura prava. XVIII. A. 613. planta num metacarpo respondeat. III. 202. plantae cutis cur pilorum sit expers. I. 621. plantae cutis excoriari vix potest. III. 109. planta incedentis callis est. XVIII. B. 749. simiae descriptio. III. 208. tendinum distributio quomodo ab illa in manubus differat. III. 223.

Pedem moventes musculi in tibia siti. XVIII. B. 1014 sq. moventes musculi eorumque utilitas. III. 227. retrorsum abducentes musculi. XVIII. B. 1016. retrorsum et extrorsum invertens musculus. XVIII. B. 1017. retrorsum flectentes musculi. II. 316 sq. retrorsum simul et extrorsum abducens musculus. XVIII. B. 1017 sq. extendens musculus. XVIII. B. 1019. 1021. intorquens musculus ut simus evadat. II. 324. in pede quatuor musculorum genera sunt. II. 326.

Pedes proprie dicti. XIV. 708. incessus causa facti. XV. 359. etiam sunt quodammodo organa apprehensionis. III. 192. hominis cur adeo longi, quam nunc sunt, et lati et cavi etc. III. 187. per eos cur natura non constituerit, effluere excrementa. III. 236. cur tales homini dati sint, quales habet. III. 184. qua de causa nullos nervos a cerebro acceperint. IV. 276. differentia in carnivoris et herbivoris. III. 175. anteriores carnivoris sunt pro manubus. III. 176. multos cur habeant et parvos animalia exsanguia. III. 176. animalium sanguineorum pedestrium. III. 177. equi velocitatis causa rotundi. III. 185. quaenam simiae pedibus sint homini simillimae. II. 532. animalium ut alimenta. VI. 669. ut cibus sunt inepti. VI. 704. si frigeant in febre ardente, nec potus neo sorbitio danda est. XV. 799. frigidi abscessum in supernis futurum indicant. XVI. 283. si frigidi sunt, ventriculus calidus sit necesse est. XV. 800. si frigeant ventre et lateribus calentibus, malum. XVIII. B. 119. fissos quae habent animalia collum breve habent. III. 876. ex frigore sphacelosi. VIII. 72. nigri penitus minus sunt quam lividi periculosi secundum *Hippocratem*. XVIII. B. 126. podagricis invalidissimi sunt. XV. 125. aggrediens pestis in Pamphylia. III. 188.

Pedum a manubus diversitas. III. 196. et manuum analogia quoad musculos. III. 234. usus ad standum et ambulandum. III. 187. ad pedum callosas excrescentias *Moschionis* catagmaticum. XIII. 647. pedem simum faciunt musculi duo. III. 232. pedum calor abscessum in infernis partibus fieri indicat. XVI. 283. ad pedum dolores *Amaranti* grammatici compositio, qua ipse usus est. XIV. 208. alia. XIV. 209. pedum cura in febribus, in quibus alvus perpetuo liquata est. XV. 801. frigus plerumque febris accessurae signum est. XV. 799. XIX. 213. refrigerationis in febre ardente effectus. XV. 800. gravitas in morbis acutis malum. XVIII. B. 125. ad pedum inflationes remedia. XIV. 566. ad pedum intertrimenta inunctio. XIV. 557. ad pedum laborem ex offensione vel casu etc. cataplasma. XIV. 535. pedum oedema hydropi anasarca conjunctum plerumque est. XVIII. B. 114. ad pedum scissuras. XIV. 566. pedum tumor ex nimiis menstruis. XV. 328.

Pedibus nudis jacere, nec tamen multum calidis, malum. XVIII. B. 61. a pedibus cutis exoriatur, si quis imprudens supergrediatur serpentem dryinum. XIV. 234.

Pessi componuntur ex vitulina et cervina medulla, uteros emollientes. XII. 332. pessulus emolliens est emplastrum *Azanitae*. XIII. 785. pessus emolliens est emplastrum *Herae* candidum. XIII. 432.

Pestiferam luem curat theriaca *Andromachi* sen. XIV. 36.

Pestilens constitutio sanguinem exaestuat. VII. 375. pestilentis constitutionis *Hippocratis* descriptio. XVII. A. 647 sq.

Pestilentia, definitio. XIX. 391. in pestilentia pulsus ab initio ad finem usque probus est. IX. 341.

Pestis, definitio. XV. 429. qualis morbus. XVII. A. 667. est epidemia perniciosa. XV. 429. morbus perniciosus est. XVII. A. 12. respiratione potissimum ejus contagium attrahitur. VII. 289. in peste cutis color. IX. 357. pestis sanguinem nigrum et crassum gignit. V. 115. pestis cujusdam symptomata describuntur. V. 115. cujusdam descriptio, in qua omnes, quibus exanthemata nigra in toto corpore apparuerunt, sanati sunt. X. 367. saeva in summos pedes grassans in Pamphylia. III. 188. causae. VII. 289 sq. causae secundum *Thucydidem*. VII. 290. causa aëris temperies calida et humida. VII. 291. causa est prava quaedam aëris ad corruptionem promta mutatio. XIV. 281.

Pestis quibusnam signis dignoscatur. IX. 358. quinam facile ea corripiantur et qui non. VII. 291 sq. periculosum, cum iis versari, qui ea laborant. VII. 279. quidam, qui ex peste atheniensi evaserant, se ipsos et cognatos ignorabant. VII. 101. pestis ex Aethiopia Graecos invadentis cura ab *Hippocrate* inchoata. XIV. 281. pestem in Asia *Galenus* per venaesectionem in se ipso curavit. XIX. 524. contra pestem in Italia grassantem *Aelianus* Meccius theriacam in usum vocavit. XIV. 299. vir honestus urinam puerorum bibit et hinc servatum se credidit. XII. 285. in peste ejusdem indolis, quae *Thucydidis* memoria grassabatur, quotquot bolo armenia utebantur, celeriter curati sunt. XII. 191. ad pestem theriaca. XIV. 280.

PETASITES, ejus usus. XII. 99.

PETINI panacea ad ulcerationes et suppurationes in profundo. XIII. 57.

PETRAE asiae floris qualitates. XI. 696. petrae asiae flos cathaereticum remedium est. XI. 756. omnium terrestrium est subtilissimus. XIII. 568.

PETRONAS carnes suillas tostas et vinum nigrum meracius praebet febricitantibus, vomere cogit, frigidamque potui exhibet, quantum volunt. I. 144. vinum et carnem febrientibus dabat. XV. 436.

PETRONII pastillus virtus appellatus. XIII. 831.

Petrosa pars ossis temporum. II. 745.

PETROSELINUM, totius plantae et seminis vires. XII. 99. Cilices id modo ita vocant, quod natum est in Amano, sed id smyrnium potius est. ibid. Cilices vocant Smyrnium. XII. 128. estreaticum, adulteratio ejusque diagnosis. XIV. 76 sq. differentiae ab aliis petroselinis. XIV. 78. macedonicum. XIX. 744. macedonicum optimum. XIV. 60. ad nimiam obesitatem. X. 994. petroselini semen urinam movet. XI. 747. radix succedit gentianae. XIX. 726.

PEUCEDANI radicis, et succi vires et usus. XII. 99 sq. remedia, quae substitui possunt. XIX. 740.

Φ character quid significet apud *Hippocratem.* XVII. A. 613.

PHACOPTISANA quomodo paretur. VI. 526. ex cicerculis. VI. 540.

PHACUS vide LENTICULA palustris.

PHAEDON Eliensis socraticus philosophus. XIX. 228.

PHAEDRI limula. XII. 736.

PHAGEDAENA, definitio. VII. 727. XIX. 419. 443. a herpete differentia. VII. 727. quaenam ulcera vocet ita *Galenus.* XVI. 460. significatio apud *Hippocratem.* XVI. 460. a symptomate vocatur. X. 83. ulcus est depascens, aut exedens. X. 83. phagedaenae ulcera sunt, quae carnem corrumpunt. XV. 342. XVIII. A. 72. cum inaequali intemperie consistit. VII. 751. ex pravis alimentis fit. VI. 750. ex atra bile. IX. 693. ex cacochymia. I. 664. multorum ciborum esus a quibusdam causa habetur. XVII. B. 108. causa est humorum fluxus. VII. 22. humores vitiosi. VII. 211. phagedaenae ex vitio humorum fiunt. XV. 365. phagedaena non corripiuntur, qui haemorrhoidibus sunt obnoxii. XVI. 453. XVII. A. 327. XVII. B. 107. et cur. XVI. 460. phagedaenae cura. X. 1006. eam sola saepe purgatione *Galenus* sanavit. XI. 341. ad phagedaenas remedia simplicia. XIII. 731 sq. flores et fructus Panaces asclepii melle mixti. XII. 95. pastillus *Aristarchi* Tharsei. XIII. 824.

PHALANGES ossa digitorum vocantur. II. 250.

PHALANGIA pro cantharidibus. XIX. 731. ad phalangiorum morsus remedium *Andreae.* XIV. 180. remedium anodynum. XIV. 176. antidotum. XIV. 203. aliud. 204. *Antiochi* philometoris. XIV. 202. ex *Apollodori* commentariis. XIV. 181. *Charitonis* circulatoris. XIV. 180. remedium, quo *Diophantus* usus est. XIV. 175. 181. emplastrum sacrum. XIII. 778. epithema *Simmiae* circulatoris. XIV. 182. aliud. XIV. 183. *Heraclidis* Tarentini. XIV. 182. *Simmiae* Medi. XIV. 180. theriace. XIV. 91. theriaca *Andronachi* sen. XIV. 33. theriaca *Antiochi* Philometoris. XIV. 186.

PHALANGITES, unde nomen acceperit, et usus. XII. 150.

PHALANGOSIS, definitio. XIV. 771.

PHALERIS, ejus vires. XII. 149.

PHANII insessus ad haemorrhoidas. XIII. 840.

PHANION Neapolitae ad dolores et epiphoras. XII. 755. serapiacum. ibid.

PHANTASIA, definitio et unde nomen habeat. XIX. 305.

PHANTASMA, definitio. XIX. 306. ratione indiget. XIX. 305. non accidit animalibus. XIX. 305. phantasmata ante oculos saepe per consensum oriuntur. VIII. 221.

PHANTASTICUM, definitio. XIX. 306.

PHANTASTUM, definitio. XIX. 306. PHAON auctor dicitur libri hippocratici de salubri victu. XV. 455.

PHARMACIA, quomodo curet. XIV. 694. duplex. XIV. 761. apud *Hippocratem* quid significet. XVIII. A. 124.

PHARMACON vide MEDICAMENTUM.

Φαρμακευειν *Hippocrates* solummodo de purgantibus remediis dicit. XV. 334. quid significet. XVII. B. 441. 654.

PHARMACEUTICE, definitio. XV. 425.

PHARMACOPOSIA apud *Hippocratem* quid. XVIII. A. 124.

PHARMIANUM malagma. XIII. 975.

PHARNACES herbarius, qua is, cum aegrotaret, antidoto usus est. XIII. 204. ·

PHAROS appellatum eclegma. XIII. 97.

PHARYNX. XIV. 715. definitio et usus. XIX. 359. qualis pars dicatur. XVIII. B. 962. quamnam partem *Hippocrates* ita vocet. XVIII. B. 264. dicitur etiam larynx. III. 611. inter deglutiendum deorsum fertur. III. 591. pharyngis constrictores. XVIII. B. 962. circa pharyngem glandulae sunt. VI. 674. ob pharyngis asperitudinem qui tussiunt, conducit buglossum coctum in melicrato. XI. 852.

PHASGANIUM vel *Xanthium*, ejus vires. XII. 87.

PHASELI quibusdam sunt cicerculae. VI. 542. parandi ratio ut edi queant, et facultates. VI. 538sq.

PHASIANORUM caro illi gallinarum est similis. VI. 700. ova ut alimentum. VI. 706.

PHASEOLI seminis descriptio et vires. XI. 891.

Φαυλον, quomodo veteres hoc verbum usurpaverint. XV. 341.

PHECIANUS *Galeni* praeceptor. XVII. A. 575.

PHEREA apud *Hippocratem* quid significent. XVII. B. 38.

PHERECYDES Syrus terram ducebat elementum. XIX. 243. auctor dici-

tur libri *Hippocratis* de victu salubri. XVIII. A. 9.

PHEU, ejus vires. XIV. 72.

PHIDIAE artes celebrantur. III. 238. et naturae differentia in condendis rebus. II. 82. Phidias Palladis simulacrum effinxit. XI. 359.

PHIGETHLIS incipientibus cataplasmatis ritu illita helxine. XI. 874.

PHILADELPHIUM remedium ad declinationes ophthalmiarum, ulcera sordida et pustularum eruptiones, e vestigio auxiliatur. XII. 756.

PHILANTROPON a quibusdam aparine vocatur. XI. 834.

PHILETAERIUM quidam Polemonium vocant. XII. 106.

PHILINUS Cous sectae empiricae princeps. XIV. 683. *Philini* aridum ad nomas. XIII. 842. compositio ad asthma et dyspnoeam. XIII. 113. uxoris casus, decimo quarto a partu die febre correptae. XVII. A. 269.

PHILIPPUS quid senectam ex morbo vocet. VII. 315. IX. 176. X. 495. quid marcidam febrem vocet. VII. 685. *Philippi* de cura marcoris positiones. VII. 689. Philippus hecticis et marcescentibus balneum noxium putat. X. 706. facultatum speculationem attigit. VII. 530. sola experientia medicinam consistere posse putabat. XIX. 16. Philippi Macedonis ambrosia ad lethalia venena, et cujusvis virulenti ictum. XIV. 149. a Philippo data *Trallianis* antidotus cerusiana. XIII. 105. Philippi pastillus ad dysenteriam, sedans dolorem. XIII. 304. in Caesaria compositiones ad sicoses, encanthidas et incipientes ophthalmias. XII. 735. medicamentum ad dysenteriam et haemoptoën. XIII. 88.

PHILISCI casus. XVII. A. 195. 253.

PHILISTAE casus febre ardente laborantis. XVII. A. 585.

PHILISTION auctor dicitur Hippocratici libri de salubri victu. XV. 455. XVIII. A. 9. usum respirationis putabat caloris innati refrigerationem. IV. 471. de succedaneis scripsit. XIX. 721.

PHILO philosophus. XIX. 227. Philonis caro frigida est. I. 255. antidotus. XIII 267. (*Galeni* ejusdem explicatio. XIII. 269.) medicamentum dolores obtundit. VIII. 84. remedium ad dolores sedandos efficacissimum. X. 818.

PHILOCALUS, malagma ad ischiadicos, quo usus est. XIII. 349.

a PHILOCLE acceptum acopon. XIII. 1034.

PHILOLAUS Pythagoricus duplicem mundi interitum statuit. XIX. 265. Philolai opinio de solis natura. XIX. 275. de terrae motu. XIX. 295.

PHILONIDES Siculus de medicina libros scripsit. VIII. 748. ut *Philonides* malagma. XIII. 978.

PHILONIUM medicamentum stuporis sensum infert. XVII. B. 331. philonio medicamento simile quomodo oriatur. XIV. 6.

PHILOPHYSICUS *Asclepiadae*. XIII. 102.

PHILOSOPHIA medicis maxime necessaria est. I. 62. exercitatio est. XIX. 231. philosophiae historia. XIX. 225. finis. V. 597. partes. XIX. 232. pars logica. XIX. 231. principium quodnam. XIX. 234. inventionis causa. XIX. 235. oratoriam artem adjunxit *Protagoras* abderites. XIX. 229. cognomina unde. XIX. 229. philosophia qualis fuerit ante *Socratem*. XIX. 222. qualis sit efficacissima et exactissima. XII. 166. in tres partes eam *Socrates* dividit. XIX. 223. philosophiae contentiosae princeps *Zeno Eleates*. XIX. 229. philosophiam cynicam invenit *Antisthenes*. XIX. 227. cyrenaicae inventor *Aristippus*. XIX. 227. dialecticae auctor *Euclides* Megarensis. XIX. 227. eretricae auctor *Menedemus* Eretriensis. XIX. 228. peripatetica unde nomen habeat. XIX. 230. scepticae auctor *Pyrrho*. XIX. 228. Stoicae inventor *Zeno* Citieus. XIX. 227.

PHILOSOPHI quinam. XIV. 585. substantiam individuam *Dionem* vocare consueverunt. V. 602. terram vocant elementum corporum. XII. 166. ionici principium ab elemento non differre statuunt. XIX. 245. naturales unde dicti. XVI. 423.

Philosophorum de elementis dissensio. XIX. 243. genera. XIX. 228sq. sectae. XIX. 235. successio. XIX. 225.

PHILOTAE aphroditarium. XII. 752. cephalicum. XIII. 745. emplastrum lichenicum. XII. 838.

PHILOTIMUS: ejus sectatores de humoribus copiose scripserunt. V. 104. de quibusdam alimentis copiose, de aliis jejune scripsit. VI. 511. arterias

ex se ipsis pulsare putat. V. 561. calorem non insitum, sed adscititium putat. VII. 614. cerebrum et cor inutilia pronunciavit. III. 625. cerebrum putabat medullae spinalis propaginem. III. 671. (erravit. III. 672.) dolichorum non meminit. VI. 545. gymnasticae legitimae auctor. V. 879. in libro de alimentis de mazis scripsit. VI. 507. de rebus ad medicam officinam spectantibus scripsit. XVIII. B. 629. quae de piscibus durae carnis scripserit. VI. 726. quae de piscibus molli carne praeditis scripserit. VI. 720. pituitam admodum frigidam humorem vitreum vocat. VII. 138. pituitam dulcem succum vocat. VII. 124. ptisanam triticeam alicam vocat. VI. 496. succos crudos citra lassitudinem curat, et propterea vomitum commendat. VI. 279. putat succum crassum, glutinosum ac frigidum ex omni maza generari. VI. 509. uteri cornua sinus vocat. II. 890. venaesectione utitur. XI. 163.

PHILOXENI Chirurgi ad polypos, ozaenas, omnem excrescentem carnem, haemorrhoidas, et quibuscunque crustam inducere velis remedium. XII. 684. ut *Philoxenus* acopon *Glyti*. XIII. 1036. Philoxeni aegyptium. XIII. 645. Philoxeni aridum achariston. XII. 731. ejusdem ad lippitudinem siccam et sycosin, putrescentia et excrescentem carnem siccum remedium. XII. 731. Philoxenus quo usus est, medicamentum ex chamaeleonte ad ulcera vix sanabilia. XIII. 738. Philoxeni liquida compositio visum exacuens et cicatrices et callos exterens. XII. 736. emplastrum apelum, h. e. hialcis conveniens. XIII. 539. ad Philoxenum relatum emplastrum cyzicenum. XIII. 819. ex Philoxeni collectaneis emplastrum ad ulcera maligna. XIII. 742. Philoxeni illinitio ad fluxionem oculorum multam et dolores. XII. 743. ad pruriginosos et circumrosos oculorum angulos. XII. 735.

PHIMOSIS, definitio. XIX. 445. palpebrarum. XVIII. B. 812.

Φλάσμα τα apud *Hippocratem* contusiones sunt. XVIII. B. 882.

PHLEBORRHAGIA *Hippocratis* venarum ruptio est. XV. 866. ex ea qui suppurati sunt, iis elleborus dandus non est. XV. 865sq.

PHLEBOTOMIA vide *Venaesectio*.

PHLEGMA quid significet. II. 130. quid secundum *Prodicum*. XV. 325. quod ab omnibus dicitur, *Prodicus* mucum vocat. XV. 325.

PHLEGMAGOGA remedia quae. XVII. B. 660. phlegmagogum. XI. 325.

PHLEGMONE, definitio. X. 949. XI. 69. XIX. 441. phlogosis a multis vocatur. VII. 911. phlegmonen veteres saepe phlogosin vocant. X. 875. XI. 69. XVIII. B. 548. quid significet ab *Erasistrati* temporibus. XVIII. B. 548. phlegmonae olim vocabantur omnes tumores praeter naturam. XI. 265. XV. 770. ab *Hippocrate* omnes inflammationes vocantur. XVII. B. 121. quales tumores a recentioribus *Hippocrate* vocentur. XVII. B. 121 sq. theoriae ejusdem variarum sectarum. X. 876. theoria *Erasistrati*. X. 461. *Erasistratus* in ejus substantia lapsus est. X. 119. *Galeni* theoria. X. 877. phlegmones et erysipelatis differentiae et communitates. X. 946. XII. 39. erysipelatodes. XII. 39. phlegmone laborantibus et indurescentibus quidnam commune sit, et quaenam in re differant. XIII. 950. ejus color ruber est. X. 946. alia admodum rubra est, alia paulo magis quam pro naturali habitu rubra. X. 975. omnibus quid commune. X. 975.

Phlegmone erysipelatodes quomodo oriatur. VII. 288. erysipelatodes sanguine superante fit. VII. 723. X. 949. XI. 75. ad phlegmonen erysipelatoden emplastrum *Galeni* ex chalcitide s. phoenicinum. XIII. 386. erysipelatodis cura. XI. 85. erysipelatodes curat cotyledon. XII. 41. glaucium. X. 955. phlegmone *oedematodes*. VII. 723. *scirrhodes*. VII. 723. scirrhosa quae. XIII. 950. scirrhodes qua sub conditione oriatur. XVIII. B. 94. in phlegmone repletio praedominat. VII. 152. phlegmone obsessae partis conditio. X. 875. ratione duplici a naturali statu recedit. X. 898. febres accedere omni solent. XI. 71. eam propter humorum putredinem, qui in ea habentur, febris sequitur. X. 694. fluxionis sanguinis ad partem phlegmone correptam causa duplex. X. 890. conjuncta est cum tumore renitente, qui dolorem pulsatilem infert. I. 113. multiplices in ea alterationes. VII. 741.

Phlegmone laborare idem est quod uri, inflammari et succendi. XVIII. B. 86. laborantes partes quando maxime calefiant. VII. 740. in phlegmonis cutem tendi convenit ejusque tensionis causae. XIII. 991. phlegmone quales effectus habeat in musculos et tendines. IV. 393. musculorum eorum actionem laedit. IV. 368. est inaequalis musculi temperies. VII. 737. phlegmones magnae proprium symptoma pulsatio. X. 946. phlegmone in ductibus biliferis bilis excretionem moratur. VI. 71. phlegmonae in columella (uvula) aut tonsillis tolluntur decoctis prunis. XII. 33. siccae sunt in ulceribus, si nulla sanies effluit. XV. 472. saepius simulantur, et arte fiunt. XIX. 1. phlegmones substantia non partis inflammatae durities est, sed humiditas. XIII. 992. phlegmones sensus in lassitudine unde. VI. 193. sanguinis e vena missi conditio. XI. 292. phlegmones augentur, quum calefacti et liquati humores ad ipsas confluunt. X. 712. phlegmone alte magis in corpus demittitur. X. 946. in phlegmone quando nihil scirrhosi relinquatur. XIII. 993. phlegmonen facile quaenam corpora recipiant. XIII. 662.

Phlegmone quomodo oriatur. X. 695. XVIII. B. 107. calidae et copiosae fluxionis soboles est. XI. 387. ex plenitudine fit. VI. 375. a sanguine. VI. 875. oritur, ubi humor sanguineus in partem decurrit. VII. 288. generatio fit ex sanguinis affluxu copiosioris, quam pars postulat. X. 877. omnis e sanguinis confluxu consistit. X. 876. concoctionem sequuntur puris generatio et abscessus. VII. 738. phlegmonas ferventes irritat et acerbat Telephium, quae vero minus sunt calidae et magis durae, eas discutiendo curat. XII. 141.

Phlegmone quomodo praevertatur. X. 881. in ea indicationes. X. 897 sq. indicatio unde petenda. X. 101. in phlegmone indicationum maxima differentia est. X. 909.

Phlegmones cura. X. 282. phlegmones et scirrhi generatio et cura quodammodo eaedem. XIII. 992. generalis medendi scopus. VII. 738. X. 876. curandi scopus non in omni parte idem. X. 926. in ea remedia tantummodo adstringentia sunt adhibenda, quibus nulla corruptrix admixta vis est. X. 926. phlegmones cura, quae ab affectu partis pendet, in qua consistit. X. 894. quae in generatione adhuc est, duplicem admittit curandi scopum. X. 876. phlegmonone obsessas partes calida frequenter affusa non exsiccat, sed potius humectat. I. 643. repente curari nequit. XVIII. A. 284. in ea opus non est, in causam efficientem inquirere. X. 243. jam genitae medela. X. 899. vacuatio quadruplex est. X. 899. omnis curationis scopus vacuatio est. X. 890. vacuationis scopus cur refrigerationis indicationem praecedat. X. 898. cucurbitae usus. X. 925. venaesectionis utilitas in principio phlegmones. XI. 273. quae adhuc in generatione est, cura. X. 890. ab initio refrigerare et adstringere noxium. X. 905. incipientes revulsu evacuare oportet, inveteratas ex ipsis affectis partibus. XI. 305. in phlegmone discutienda remedio nullo prius fidenter uti potes, quam donec totum corpus vacuaveris. X. 939. phlegmone in fracturis ossium quomodo arceatur. X. 435. phlegmone ex calida fluxione cum existat, quaenam remedia requirat. I. 690. phlegmones dolentis cura generalis. XIII. 994.

Phlegmone: remedia contra eam in usum vocanda: acetum. XI. 419. proprie dictis adeps suillus et vitulinus et gallinaceorum familiarissimus. XI. 733. ad phlegmones leves ageratum. XI. 812. phlegmones levat althaea. XI. 867. phlegmonas in mollibus partibus concoquit et digerit butyrum. XII. 273. phlegmonis aptum cataplasma. XI. 732. difficulter cedentibus aptum cataplasma ex pane. XI. 733. calidioribus utilis est cataplasma ex farina triticea. XI. 733. contra eam cataplasma ex galla. XII. 24. cataplasmatis ad eas commisceri solet sevum caprinum. XII. 325. eam refrigerat ceratum humidum. XI. 391. ceratum simplex cum aceto. XI. 439. ad phlegmonas absque ulceribus emplastrum aegyptium. XIII. 919. phlegmonas arcens emplastrum. XIII. 547. phlegmoni curandae convenit emplastrum ex chalcitide s. phoenicinium. XIII. 375. sed quomodo eo utendum. XIII. 381. emplastrum *Hicesii.* XIII. 787. emplastrum melinum. XIII. 940. hellespontia *Herae.* XIII. 914. hordei farina dolorem lenit, eam non curat. X. 282 sq. flores leucoji. XII. 58. lichen. XII. 57. sedat et gluti-

nat sideritis. XII. 121. stercus bubulum humidum vere collectum. XII. 301. Chia et Selinusia terra sunt inferiores Samia. XII. 182. Triboli species. XII. 144.

Phlegmones cura, ubi ejusdem fervor jam subsedit. X. 884. cura, ubi ex irritantibus remediis vehementior est reddita. X. 886. phlegmonae a biliosiore humore factae foti humidi, a tenui sanguine factae sicci conducunt. XV. 519. ad phlegmonas crudas folia virentia bechii s. tussilaginis. XI. 851. calidas mediocriter refrigerat succus ramentorum cucurbitae. XII. 34. ad phlegmonas calidas lactuca. XI. 887. calidas juvat Polygonum foris frigidum illitum. XII. 105. ad calidas violae folia tum per se, tum cum polenta. XI. 889. ad ferventes alsine. XI. 823. ferventibus apta cera est. XI. 734. ad phlegmonas a fluxione natas sempervivum. XI. 813. frigidioribus magis congruunt tauri et caprae adeps. XI. 733. phlegmonas ab initio ad statum usque sanat helxine. XI. 874. ad phlegmones incipientes glaucium. X. 955. atriplex hortensis. XI. 843. vigentes, agrestis. XI. 843. incipientibus et increscentibus contrarium est *Munsei* medicamentum. XIII. 392. phlegmonas nascentes adjuvant folia Platani viridia trita et illita. XII. 104. ad incipientes quercus fructus. XI. 866. jam induratas ac aegre solubiles sanat Brassica esculenta. XII. 42. ad induratas aegilops. XI. 813. quae in scirrhum abierunt, glaucium non sanat. X. 955. magnae quomodo curandae XIII. 951. mediocrem sanant emplastra melina. XIII. 504. parvae, quum scirrhosa durities mixta fuerit, cura. XIII. 951. parvae medetur parygron medicamentum. XIII. 952. ejus, quae in suppurationem abiit, cura. X. 886. earum, quae ulcera sequuntur, cura. X. 881 sq. phlegmones in ulceribus cura. XIII. 733. veteres juvat lutum terrae aegyptiae. XII. 177. ex ea relicti scirrhosi cura. X. 885.

PHLOGOSIS phlegmones. inflammatio est. VII. 853. 911. X. 875. XVIII. B. 76.

PHLOMIS est Phlomi species. XII. 150.

PHLOMUS vide VERBASCUM.

PHLONITIS id. q. ONOSMA. XII. 89.

Phlori collyrium, quo usus est in Antonia, Drusi matre. XII. 768.

Phlyctaena, definitio. XIV. 774.

Phlyctidae, definitio et causae. XVII. A. 431.

Phlyctis, definitio. XIX. 434.

Phlyzacia est phlyctaenula. XV. 837.

Phocae carnem duram habent. VI. 728. coagulum, ejus usus. XII. 274 sq.

in Phoenicia vina aquosa gignuntur. XV. 648.

Phoenicias ventus. XVI. 408.

Phoenix, ejus partium vires et usus. XII. 151. Apollonii. XII. 776. Φοινιχοβαλάνοι. VI. 779.

ad Phonoscos arteriaca Charixenis ante et post certamen data. XIII. 50. Mithridatis panacea. XIII. 54.

Phorbii semen, ejus vires. XII. 152.

in Phorte acopon, quo Heras usus est. XIII. 1046.

Phosphorus ad dolores oculorum, omnem inflammationem et epiphoras. XII. 747.

Φοξοι quinam dicantur. XVII. A. 822.

Phrenes etiam diaphragma apud veteres vocatur. III. 400. V. 716. VIII. 327. XVIII. B. 76. 89.

Phreniticae vehementer affectiones tremulae desinunt. XVI. 533.

Phrenitici qui dicantur. XVI. 493. num comatosi. VII. 645. paucibibi. VII. 941. XVI. 551. panculum bibentes levi strepitu cum turbantur, tremuli. (*Hipp.*) XVI. 550. caloris conditio. XVII. A. 883.

Phreniticorum adspectus qualis XVI. 553. pulsus. VIII. 483 pulsus, ejusque causae IX. 184. deliria non quiescunt, mitigato febrium vigore. VIII. 178. deliria curat succus papaveris. XIV. 248.

Phreniticis deliria sedat theriaca. XIV. 271. phreniticos obscuros quosnam *Hippocrates* dicat. XVI. 579. in phreniticis nervorum distentiones. IX. 753. qui aeruginosa evomunt, cito saepe intereunt. IX. 753. phreniticis convulsiones fiunt. XVII. A. 152. cataphora vigil accidit, somnolenta vero ei non propria, sed aliquando fit. VII. 655. 656. in phreniticis alba dejectio malum. VII. 662. sphincteres officium suum amittunt. IV. 439. quibus diaphragma phlegmone laborat, durus pulsus est. IX. 496.

Phrenitis, definitio. VII. 202. XIV. 732. XVI. 517. XIX. 412. *Hippocratis* ejus definitio. XVI. 493. per φ literam *Hippocrates* significat. XVII. A. 613 veternum vocat. XVII. B. 344. phrenitidis descriptio *Hippocratis* et *Galeni* in eam explanatio. XVII. A. 697 sq. qua in re a mania (insania) distinguatur. XVII. A. 699. ejus tres differentiae. VIII. 225. est morbus acutus. XIV. 730. XVII. B. 384. calidus et siccus morbus est. VII. 260. XVI. 555. morbus, qui mixtus est ex phrenitide et lethargo IX. 188. acutissimae exemplum XVII. A. 759 ejusdem prodromi. VIII. 329. signa XIV. 732. XV. 802. symptomata, ubi phrenitis accedit. VII. 330. propria nota, quod ne in declinatione quidem delirium quiescat. VIII. 329. in phrenitide alvus liquida nonnunquam symptoma est. XV. 803. ' futurae signa sunt secundum *Hippocratem* jactationes et sudores superiorum partium. XVI. 563. insomnia. XVI. 524. lingua aspera et arida. XVI. 507 sq. urinae decolores, nigra suspensa ferentes cum sudoribus (*Hipp.*) XVI. 511. secundum *Hippocratem* fiunt phrenitici, insanientes acute in febrem relapsi cum sudore. XVI. 545. signum est screatus frequens, cum aliis signis conjunctus. XVI. 527. num morbus sit judicandus, in quo sopor adest cum capitis, lumborum cervicis dolore. XVI. 491. phreniticem significat in causo et febre urente alba et tenuis urina. XIX. 578. eadem urina, si adest in phrenitide, mortem indicat. XIX. 578. in febribus ardentibus denotat urina alba et tenuis. XIX. 621. indicare quidam putant ventrem murmurantem cum inanibus surrectionibus. XVI. 748. indicium plurimi medicorum vigilias posuerunt. XVI. 494. propria est vigilia turbulenta. XVI. 528. vigiliarum in ea causae. IX. 140. familiare coma est. XVII. A. 713. valida convulsiones excitat. VII. 641. in phreniticis convulsionis causa ariditas est. VIII. 173. principes animae functiones laeduntur. VIII. 166. a cerebro phreniticis spiritus magnus est et ex longis intervallis. VIII. 331. nonnunquam suffusionis symptoma habet. VIII. 225. tertio quoque die plerumque accessiones fiunt. XVII. B. 385. quomodo *Hippocrates* eam cognoscere videatur. XVII. A. 690. juvenibus magis familiaris. XVII. B. 645. virilis morbus est. V. 695.

Phrenitis sub quibusnam conditionibus oriatur. VII. 651. quomodo generetur. XVI. 496. causae. VII. 202. XIV. 733. flava bilis. XVII. A. 176. capitis incalescentia. XVII. A. 112. cordis affectio. X. 928. fieri diaphragmate affecto antiquiores putabant. VIII. 331. nonnunquam ebrietas. VII. 664. gignitur ex tenui meninge et ex septo transverso. IX. 185. causae sunt morbi biliosi et calidi. VIII. 161. sanguis biliosus. IV. 507. phrenitis, quae a pallida bile orta, interdum mitior, vehementior autem, quum flava bilis eam peperit. VIII. 178.

Phrenitis periculum minatur, et morbus acutus est. XVI. 103. malum signum est, per initia moderatum esse, sed crebro permutari. XVI. 539. aeruginosa quidam vomunt, ex hisque nonnulli celeriter intereunt. XVII. A. 152. alba dejectio malum. XVI. 541. desipientia ex ea lethalis. XVI. 531. e naribus stillatio malum signum. XVI. 491. 500. a peripneumonia malum. XVIII. A. 112. crebrae permutationes secundum *Hippocratem* convulsiones indicant. XVI. 564. rigor in ea pessimus. XVI. 541. rigor non semper lethalis. XVI. 544. somnia quomodo sint comparata, et quid indicent. XVI. 221. sputatio frequens mala. XVI. 539. crebrae cum refrigeratione sputationes si fiunt, nigra revomuntur. XVI. 571. urinae, quae non recordantibus nec admonitis efflaunt, perniciosae. XVI. 568. urina perspicua alba mala. XIX. 611. urina qualis lethalis. XVII. B. 759. adolescentis casus ea laborartis. XVII. A. 790. *Dealcis* uxoris casus. XVII. A. 786 sq. lethargum tollit. XVII. A. 364. ut causa melancholiae. VIII. 193. phrenitidis judicatio quae. IX. 707.

Phrenitidis cura. X. 930 sq. XIV. 733. veterum ei medendi ratio. XII. 524. (ea refutatur. 525.) capiti oxyrrhodinum applicant. X. 928. cum oxyrrhodino capitis perfusio. XI. 559. ad phrenitidem perfusiones capitis refrigerantes. XIV. 732. curat eam veternus. XVII. B. 344.

Φρενίζειν quid significet. XVI. 493.

Pʜʀʏɢᴇs omnes ex igne nondum

genito calamitates acceperunt. XIX. 180.

Pʜʀʏɢɪᴜs lapis pro magnete. XIX. 734. pro eo argyrites vel pyrites. XIX. 735.

Pʜʀʏɴᴇ quod fecerit, cum in convivio esset, quo ludus hic agebatur, ut singuli per vices imperent convivis, quae vellent. I. 26.

Pʜᴛʜᴇɪʀᴏɢʀᴀᴘʜɪ emplastrum fuscum. XIII. 913.

ΦΘίνειν quid significet. XIX. 420.

Pʜᴛʜɪʀɪᴀsɪs, definitio. XIV. 771. palpebrarum. XIX. 437. ad phthiriasin folia theriaca. XIV. 290.

Pʜᴛʜɪsɪᴄɪ qui dicantur. XVII. A. 62.

Phthisicus habitus. XVII. B. 666.

Pʜᴛʜɪsɪs, definitio. XIX. 419. quomodo a phthoë differat. XIX. 419. per φ literam *Hippocrates* significat. XVII. A. 613. cur juvenibus saepe oriatur. XVII. B. 642. 794. pleuritidis transitus in eam quando sit exspectandus. XVII. B. 799. pulmonalis diuturna et incurabilis. VIII. 290 sq. pulmonalis purulentae descriptio. XVIII. B. 201 sq. quando sit in quibusdam hieme exspectanda. XVII. B. 590. capillorum defluvium et humida dejectio phthisicis consueta. XVIII. A. 116. pulsus. VIII. 481. pulsus qualis ejusque causae. IX. 179. pulmonalis excrementis e capite defluentibus fit. VI. 421. haemoptoën sequitur. XIV. 743. cura. XIV. 744. causa haemorrhoides sunt retentae. XVI. 795. morbi acuti male judicati. XVIII. B. 79. nonnunquam sequitur quartanam. VII. 470. causa est sanguis in pulmonem aut inter eum et thoracem extravagans. V. 679. phthisi saepe correpti sunt, qui sputa rotunda habebant. XVII. B. 106. fit a sputo puris. XVIII. A. 116. causa est vomitus cruentus. XVIII. A. 193. mala symptomata. XVII. B. 796 sq. 799.

ad *Phthisin* remedia parabilia. XIV. 443. 444. 507. antidotus *Aristarchi*. XIII. 103. antidotus cerusiana. XIII. 105. antidotus thespesiana. XIII. 102. terra Armenica s. bolus, quia ulcus desiccat. XII. 190. aster stomachicus marrubii succo dissolutus. XIII. 165. catapotium *Scribonii Largi*. XIII. 99. *Charixenis* compositio. XIII. 102. *Flaviani* catapotium. XIII. 72. lac utile. XVII. B. 875. lac muliebre.

VII. 701. X. 366. lac ex ipsis papillis mulieris suctum a multis commendatur. X. 474. *Nicerati* mysterium. XIII. 96. panacea *Musae*. XIII. 104. pastilli. XIII. 98. incipienti pastillus *Aristarchi* Tharsei. XIII. 825. pastilli ex succino. XIII. 86. pastilli *Neapolitae*. ibid. ad incipientem potio. XIII. 70. theriaca *Andromachi* sen. XIV. 35. phthisici ab omnibus destituti, saepe scilla pristinae valetudini redditi sunt. XIV. 569.

Phthisis oculi, definitio. XIX. 435. pupillae, definitio. XIV. 776.

PHTHOE quomodo a phthisi differat. XIX. 419. morbus diuturnus est. XVII. B. 385. *Hippocrates* phthisin vocat. XVIII. A. 116.

PHU h. e. Valerianae, carpesium simile. XII. 15. ejus vires et usus. XII. 152. adstringentem saporem habet. XI. 632. urinam movet. XI. 747. ei substituendum remedium. XIX. 746.

PHYGETHLON, definitio. XIX. 445. phlegmonodes erysipelas est aut inflammatio erysipelatodes glandularum. XI. 77.

Phygethla sunt glandularum inflammationes. VII. 729. calorem augent. VII. 5. ex humorum fluxu fiunt. VII. 22. cura. XI. 85. refrigerat acetum. XI. 419. ad phygethla ceratum humidum. XI. 392. ad phygethla incipientia atriplex hortensis. XI. 843. ad vigentia agrestis. XI. 843.

PHYLACUS quo usus est, emplastrum *Diophanti*. XIII. 805.

PHYLLITIS, ejus vires et usus. XII. 152.

PHYMA glandularum affectus est, qui et celeriter augetur et ad suppurationem festinat. XI. 77.

Phymata, definitio. XVII. B. 636. cur Graeci tubercula vocaverint. XVII. A. 855. quinam dicantur tumores praeter naturam. XV. 330. videntur in abdomine et thorace nasci. XV. 330. eorum differentiae. XIII. 437. XV. 330. vere potissimum fiunt. V. 694. cur frequentissime in inguine et axillis generentur. XVII. B. 636. qua ratione sanguis in iis corrumpatur. VII. 375. causa est venarum hepatis distentio. XV. 222. phymata glandularum citra ulcus etiam accidunt. X. 884.

Phymatum cura. XI. 85. digerentia et concoquentia. XIV. 764. con-

coquit althaea. XI. 867. ad phymata emplastrum *Azanitae*. XIII. 785. emplastrum *Galeni* ex chalcitide s. phoenicinum. XIII. 380. emplastrum *Herae* candidum. XIII. 432. emplastrum *Hicesii*. XIII. 787. emplastrum melinum *Menoeti*. XIII. 511. emplastrum *Serapionis*. XIII. 883. folia ephemeri. XI. 879. isis. XIII. 774. phymata dura curat lupini farina. XI. 886. discutiunt folia recentia Onobrychidis, ad morem cataplasmatis illita. XII. 89. curant, quae non admodum sunt calida, radix et folia Paliuri. XII. 94. ad phymata flores et fructus Panaces asclepii melle mixti. XII. 95. pastillus cephalicus. XIII. 545. folia Pycnocomi. XII. 110. phymata cruda digerunt sordes e gymnasiorum statuis. XII. 116. urtica. XI. 817.

PHYMOSIS, cura. XIV. 787.

PHYSEMA pinguitudinis expers admodum exsiccat. XIII. 955. pityinon, ejus vires et cum aliis resinis comparatio. XIII. 475. strobilinum et pityinum, ejus vires et facultates. XIII. 627. physematum causa bilis flava. XVIII. A. 262.

de PHYSICA philosophorum sententiae. XIX. 240 sq.

PHYSIOGNOMIA ab *Aristotele* petita proponitur. IV. 796 sq. animi mores repraesentat. IV. 795.

Physiognomica pars est astrologiae. XIX. 530.

PHYSIOLOGIA, definitio. XIX. 351. divisio. XIV. 689.

Ἡ apud *Hippocratem* significat πιθανόν, probabile. XVII. A. 611.

PIA mater, ejus utilitas. III. 656 sq.

PICA, ejus causae. VII. 133. oris ventriculi affectio. VIII. 343. pica cur gravidis accidat. XVII. B. 860. XIX. 455. etiam viris accidit. VII. 134. laborantes mulieres appetunt amara. XI. 651. laborantes mulieres rusticae oxylapatho utuntur. VI. 635.

PICARI commodum extenuatis est. X. 997. ad carnem instaurandam egregie valet. X. 997.

Picatorum remedii utilitas in ventriculi frigida intemperie. X. 501 so.

PICEAE cortex, ejus vires medicae. XII. 103. fructus s. pityides, eorum vires. XII. 102. tedae cortex, ejus vires. XII. 103.

Πῖχυς quid significet. XVIII. A. 703.

PICRA ex aloë quae. XIII. 129. utilis est expurgans humiditatem. XIII. 131. quae Romae paratur. VI. 429. *Galeni* praeparationes duae. VI. 429. ad vitiosos humores purgandos. X. 857. ad symptomata suffusionis ex affectione oris ventriculi. VIII. 224.

PICROCHOLI. X. 544. quinam apud *Hippocratem* vocentur. XV. 693. deorsum qui dicantur. XV. 565. sursum qui dicantur. XV. 565. picrocholis sursum quae symptomata accidant. XV. 566. picrocholi qui non prandiunt, quid patiantur. X. 544. picrocholiae causae. X. 585. picrocholis temperamentum calidum et siccum est. XVII. A. 724. picrocholis acetum utilissimum. XI. 438. magis quam melancholicis conducit aceti acor. XV 692. minus conducit aqua mulsa. XV. 650. noxia mulsa sincera. XV. 699. vinum dulce non convenire dicit *Hippocrates*. XV. 637. in picrocholis corporis habitus ex longa inedia fit biliosus. X. 680.

PICTORUM visus saepe turbatur, quando in albis coriis laborant. III. 776. quomodo recreetur. III. 776.

PIETAS vera quae sit. III. 237.

PIGRI qua in regione homines sint. XVI. 92. pigros reddit pituita. XIX. 492.

PIGRITIA corporis pituitam causam habet. XVI. 165.

PILAE parvae exercitatio omnes alias antecedit. V. 899. 910. optimus lusor *Epigenes*. V. 899. lusi utilitates. V. 900. lusus non indiget apparatu. V. 900. omnium uberrimum esse docetur. V. 902. lusus solus omnes corporis partes aequissime movet. V. 903. ad bonam corporis valetudinem atque animi prudentiam plurimum valet. V. 904.

PILUS siccissimum et frigidissimum in corpore. I. 569. 603.

Pili, definitio. XIX. 369. — quot ob causas in homine oriantur. XIX. 369. cur in capite multi generentur. ibid. — cur aetate vigentes densos habeant, pueri raros. ibid. — quot ob causas calvi fiant. XIX. 370. unde originem habeant. VI. 67. generationis ratio. I. 614. XVI. 89. generatio eadem est, quae terrae nascentium. XII. 379. generatione ubinam opus sit et ubi non. IV. 358. pilis generandis cutis certa quaedam constitutio favet. I. 612. pilos qualis humor progignat. X. 1015. ad pilos excrementorum abundantia confert. VI. 647. pilorum quoad aetatem differentiae. I. 618. causae pilorum differentiarum pro aetate, regione et corporis natura. I. 618. coloris diversi causae. I. 616. quomodo fiant varie colorati. XVI. 89.

Pili nigri et frequentes cerebrum bene temperatum indicant. I. 634 sq. crispi unde fiant. I. 616. quibusnam sub conditionibus generentur multi et magni. I. 614. qui ex humidis ac mollibus partibus emergunt, longi sunt; qui vero ex duris atque aridis, exiles et nullius incrementi. III. 907. calidis naturis cur plurimi, frigidis autem nulli omnino aut paucissimi. III. 909. in capite, axillis et pudendis cur longi crescant. III. 907. cur frons nullos habeat. III. 901 sq. eorum alimentum. III. 901. in pilos alimentum venit. XV. 351. pilorum in diversis corporis regionibus dignitas. XII. 380. tum genarum tum capitis usus. III. 899. 901. ad genas maxillas operiunt, et decus et ornamentum afferunt. III. 899. cur nulli in malis et naso. ibid. in abscessibus occurrunt. X. 984.

Pili in cicatrice non crescunt. X. 1004. patiuntur quidem, sed non dolent. I. 249. plurimi per totum corpus et in capite quidem plurimi incrementi, nigri et crispi prima aetate, in provectiori autem calvities, calidi et sicci temperamenti signum. I. 625. ex pilis licet corporis temperaturam cognoscere. XVI. 89. pilis nuda omnia sunt frigidi temperamenti. I. 612. pilis vacans corpus quid significet. XVI. 92. pilis similia corpora, teste *Hippocrate* nonnunquam cum urina ejiciuntur. VIII. 392. *Galeni* de eorum generatione sententia. VIII. 393. pili mictio ejusque causa. XVII. B. 768. cura. XVII. B. 769.

Pilorum affectiones. XII. 380. XIV. 777 sq. novem sunt affectus. XIX. 430. ariditas lanuginosa, definitio. XIX. 431. atrophia, definitio. XIX. 430. fluxus s. defluvium, definitio. XIX. 431. defluvii causa. X. 1015. (vide *Capillorum* defluvium.) defluvii cura. X. 1015 sq. pilos defluentes cohibet Loti lignum. XII. 65. menti quibus decidunt, ad hos remedia parabilia. XIV. 530. pilos delapsos citius restituit essentia cepae quam alcyonium. XII. 48. pilos attenuantia remedia. XII. 456. pilos corrumpentia medicamenta (attenuatoria, penitus exstirpantia, psilothra) eorundemque differentiae. XII. 450 sq. pilos auferentia remedia. XII. 454. pilis glabram cutim efficit dryopteris. XI. 865. pilos tollit succus Tithymallorum inunctus. XII. 142. ad denudandam pilis partem utuntur Arrhenice s. Arrhenico. XII. 212. pilos regenerat viperae cutis in pulverem redacta. XIV. 242. ad pilos servandos et nigros reddendos remedia. XII. 436.

Pili usti, eorum usus medicus. XII. 349.

Pilulae ex aloë. XIV. 327. *Aphrodae* ad aquae metum. XIV. 208. alitera *Nicostrato*. XIV. 208. ad haemoptoicos. XIII. 84.

Pindarus Hyperbolum et Cleonem vocabat boeoticos sues. I. 15. homo ea, quae subter terram sunt, et ea, quae supra coelum sunt, contemplatur. I. 2. de Centauris versus. III. 169. versus ex Pleiadibus. XVIII. A. 519.

Pingue apud *Hippocratem* etiam dulce significat. XVII. B. 272. 323. ipsum dulce fortassis est. XI. 651. omne reliquis humoribus invehitur. XVII. A. 740.

Pinguia, definitio. XI. 454. omnia frigidiora animalia a quibusdam dicuntur. XI. 514. fauces exasperando tussim movent. XVIII. A. 574. pinguiora corpora reddunt exercitationes tardae. XVII. B. 11.

Pinguedo, definitio. XII. 324. XIX. 367. res calida est. III. 286. humida quaedam res est. VI. 678. humida et calida est. XV. 253. mitigans est. XI. 495. nervos nullos requirit. IV. 169. ejus usus. IV. 269. generatio ex sanguine. IV. 269. alii in calidis, alii in frigidis temperamentis produci eam statuunt. XI. 511. regeneratur. IV. 552. obscurat nervorum dissectionem. II. 426.

Pinguedinis generatio in nostro corpore secundum quosdam quae. XI. 514. copia in omento. II. 565 sq. cur semper in nervosis partibus abundet, et iis, qui otiosam vitam agunt. II. 566. in peritoneo utilitas. III. 295. colliquationem in febre qualis urina indicet. XVII. A. 430. nutritio. XV. 261. pinguedinis omnis facultas. XII. 326. quae nondum ullam nactae sunt acrimoniam emplasticam facultatem habent. XI. 635.

Pinguedines in urina quid significent. V. 143. innatantes similes aranearum telis reprehendendae sunt. XVII. A. 725.

Pingues a quibusdam omnes dicuntur esse, frigidioris regionis incolae. XI. 512. melancholicum humorem non continent. XVI. 17. pulsum parvum habent. IX. 531.

Pini cortex ad haemorrhagias. X. 329. cortex ad ulcera penis humidiora. X. 382. erucae, iis substituenda remedia. XIX. 740. resina pro terebinthina. XIX. 745. strobuli, ex iis eclegma paratur. XV. 848.

Pinna auris. XIV. 701. pinnae exteriores narium partes sunt. XIV. 702. pinnae crassi succi sunt. VI. 769. pinnae usus in myrmeciis curandis. X. 1011 sq.

Piper acre est. XV. 747. et nutrimentum et medicamentum calidum est. I. 682. calidum est. XI. 421. proportione respondet aëri calido. XI. 528. solidum non calefacit. XI. 398. non adstringit. XI. 442. purgationem adjuvat. XVI. 129. liberalius sumtum singultum efficit. VII. 217. in multis singultum gignit. VIII. 199. quomodo adulteretur, et quomodo adulteratio cognoscatur. VI. 269. ei substitui potest zingiber. XIX. 740. album, longum, nigrum, eorum vires et usus. XII. 97. album stomacho commodius est et acrius quam nigrum. XIII. 271. album ventriculum roborat. VI. 265. album ad obstructiones ex cibis. VI. 341. pro albo nigri duplum. XIX. 740.

Piper longum quomodo a herba quadam flava, quae a Xene adfertur, dignoscatur. XIV. 55. longum conducit, si praecordia inflata sunt. VI. 265. longi adulteratio ejusque diagnosis. XIV. 258. pro longo albi duplum. XIX. 740. nigrum quale optimum. VI. 270. nigrum majus est alio pipere, et corticem habet tenuiorem minusque rugosum. XIV. 75. humores nocentes discutit, viscosos extergit, crassos secat et flatus attenuat et educit. XIII. 274. ad lithargyrum sumtum. XIV. 142. cum vino adversus meconium. XIV. 138. ad palpitationem. VII. 600. convenit pituitosis humoribus in ventre. VI. 428. pleuritico conducit ab initio. XV. 858. ex pipere emplastrum album, ut *Attalus Herasque* composuerunt. XIII. 414.

PISA, qua in re a fabis differant. VI. 532. minus inflant, sed magis per alvum secedunt. VI. 543. pisum flatus quidem expers, non tamen, ut faba, abstergit. VI. 790.

PISCATORUM ulcera cur sicca sint. XI. 393.

PISCIS vocatus coeli speculator. III. 182.

Pisces caput quidem, nec tamen collum habent. III. 609 sq. 613. cur nec collo nec pedibus egeant. III. 876. in thorace solum cor habent. III. 411. piscium cor ventriculum dextrum non habet. V. 658. pisces non habent pulmonem. V. 659. nec pedes habent nec manus. IV. 161. piscibus pulmonum loco branchiae datae sunt. III. 443. piscium respiratio. III. 443. pisces sanguine aut carent, aut paucum habent. III. 444. pisces cur sint sine voce. III. 411. piscibus vocem inutilem esse docetur. III. 443. piscium partes caudae proximae magis nutrire dicuntur. XIV. 239. piscium carnis differentiae, quatenus in stagnis, fluminibus aut mari gignuntur. VI. 711.

Pisces durae carnis: de iis *Philotimus* quae scripserit. VI. 726. durae carnis aegre conficiuntur. VI. 730. molli carne praediti quale alimentum praebeant. VI. 720. mollis carnis sale condi nequeunt. VI. 746. piscium succus bonus, si exceperis eos, qui in stagnis et paludibus degunt. VI. 795 sq. pisces cartilaginei ut alimentum. VI. 737. cutis eorum aspera est et noctu splendens. VI. 737. pauci fluviatiles mare ingrediuntur, omnes autem marini fluviis gaudent. VI. 712. fluviales autem et stagnales mari. VI. 712. marini fluviatilem aquam fugiunt. VI. 711 sq. saxatiles quales vocentur. VI. 718. saxatiles carnem qualem habeant. VI. 720. saxatiles facile digeruntur et perspiratione evanescunt. XVII. B. 489. saxatiles pleuriticis conferunt. XV. 481. in stagnis et fluviis spinarum pleni sunt. VI. 712. tiberini. VI. 722. ad pisces capiendos in aqua stagnali uti solent foliis et fructibus Tithymallorum. XII.

142. teneri in ossium fracturis utiles. XVIII. B. 406.

PISISTRATUS tyrannus jam terrebat nondum natus. XIX. 180.

PISONIS filium, abscessu laborantem, theriaca ad sanitatem perduxit. XIV. 219. Pisoni cur librum de theriaca *Galenus* dicaverit. XIV. 210.

PISSAEUS cur vocetur *Jupiter*. XIII. 271.

PISSELAEUM, ejus vires. XII. 102.

PISTACIAE, locus nativus, qualitates et facultates. VI. 612.

PISTACIUM in Syria ubere nascitur. Usus ejus medicus. XII. 102.

PITUITA (φλέγμα) a πέφλιχϑαι vocatur. V. 699. qualis sit succus. II. 130. vocatur, quisquis fuerit humidus et frigidus humor in corpore. VII. 348. non est vocandum, quod a cerebro destillat. II. 139. sanguis et bilis elementa sunt hominis et animalium sanguine praeditorum. I. 492. omnis qualitatis expers. V. 108. alba est. XIX. 490. alba secundum *Platonem* ex ampullis constat, vix videndis. V. 699. 700. secundum *Platonem* ex colliquata carne fit, hoc vero absurdum. V. 699. 701. crassitie variat. XV. 67. consistentia crassa est. XIX. 490. superante succi albidiores fiunt. VI. 253. XV. 274. pituitam praevalere indicit color albus. VI. 254. ubi praevalet, color corporis candidior est. XVI. 9. aquae respondet. V. 676. XV. 25. frigiditatis particeps est. XI. 771. quamvis jam humor sit, atque ex cibis in ventre non concoctis frequenter nata, nihilominus frigida tangentibus sentitur. (*Hipp.*) I. 673. frigida, humida, salsa et glutinosa est. XIX. 363 sq. frigida est et humida, quasi semicoctum quid; quare evacuanda non est, sed alterari debet. XV. 278. frigida et humida. V. 676. VII. 21 sq. IX. 460. XV. 87. XIX. 486. qua ratione humida et frigida dicatur. XV. 96. humidissima et frigidissima. I. 568. 603. VII. 741. XV. 81. 295. crudus succus est et frigidus, non tamen crassus. VI. 488. pituitae humor temporis processu coctus sanguis efficitur. XV. 568. pituitam quidam primum et elementarem humorem putabant. XV. 69. unde quidam hoc concluserint. XV. 76. quidam hominem totum dicunt. XV. 33. *Praxagoras* et *Philotimus* eam dulcem succum vo-

PIT   PIT   483

cant. VII. 124. admodum eam frigidam *Praxagoras* humorem vitreum
vocat. VII. 634. pituitam tenuem,
albam et viscosam *Hippocrates* Lapen
vocare solet. XVII. A. 429. *Prodicus* mucum vocat. II. 130. pituitam
accumulantes causae. XIX. 488.

Pituita quomodo generetur. V. 701.
ex cibis fit. I. 642. generantes cibi. XV. 90 sq. quomodo ex cibis
generetur. V. 139. fit ex sanguine
nondum perfecto. VI. 255. generatio fit in stomacho. XIX. 490. gignunt eam testacea mollis carnis. VI.
735. vinum recens. XV. 91. in coc-
tionibus crassa fit. XVI. 74. generatio in pituitosis eduliis sanguinem
perpetuo antecedit. XV. 569. pituitam colligit, qui in umbra et otio
vivit. XVI. 351. quo coeli statu copiose generetur. XVII. B. 586. aestate se ipsa longe imbecillior est.
XV. 84. hieme abundat. V. 689.
XV. 81. 86. 87. 198. 242. XVI. 292.
(et cur. XVI. 293.) 420. XVII. A.
30. 43. cur hieme exuperet. XV. 87.
90. vere adhuc valida est. XV. 82.
in senibus abundans quales effectus
habeat. XIX. 489. senibus exuberat.
XIX. 374. pituitam indicat sputum
spumosum. XVII. B. 129. pituitae
pulsus. XIX. 641.

Pituita in capite exuperat. XIV.
726. in ventriculo unde generetur.
XVII. A. 833. pituitae in ventriculo
et intestinis abundantiae symptomata.
III. 352. cura. III. 353. ad pituitam
in ventre detergendam capparides.
VI. 616. pituitam ventris et intestinorum detergunt cataclysmata. XV.
199. pituita num inter ventriculum
et septum transversum consistere possit. XVIII. A. 163. pituitae usus. XIX.
364. pituita quaenam utilis et quae
inutilis. XV. 326. pituitae pars, quae
dulcis est, ea utilis, quae vero acida
et salsa non. XV. 263. pituita animal nutrire potest. XV. 596. ad mores formandos inutilis. XV. 97. XVI.
317. pituitae oris vires medicinales.
II. 163.

Pituitae differentiae. VI. 463. variae species et qualitates. VII. 348 sq.
VIII. 176. XIX. 365. sapor valde diversus. XI. 675. saporis tres differentiae. XIX. 490. alia salsa est,
alia dulcis, alia acida. XV. 80. acida
cruda est. XV. 263. acida famelicos
reddit. VII. 576. XVI. 221. acida per-

fecte incocta et propterea praeter naturam est. XV. 326. acida et salsa
et dulcis vomitum nonnunquam excitat. XV. 320. acida et salsa morborum omnium, qui destillatione fiunt,
fons est. XV. 346. acidae et salsae
soboles phlyctidae sunt. XVII. A. 431.
acida et salsa omnium defluxionum
causa secundum *Platonem.* XVIII. A.
261. acris et salsa in animam effectus exercet. IV. 789. crassa et viscida sedimentum quale gignat in urinis. XVII. A. 835. cruda appetitum
delet. XVI. 221. cruda cibos fasti-
dientes reddit. VII. 576. cruditas ejus
ubinam accipienda. II. 140. dulcis
animali naturale et salutare, acida et
salsa vero crudum et putridum. II.
140. dulcis utilis est, et secundum
naturam. XV. 326. dulcis somnolentos facit. VII. 576. XVI. 221.

Pituita admodum frigida quae. VII.
137. quomodo eam *Praxagoras* nominet. VII. 138. frigidae generatio
arteriarum constrictionem efficit. IX.
248. frigidam quales somni denotent.
VI. 832. frigida redundans quomodo
per insomnia possit cognosci. XVII.
A. 214. frigidam redundare somnus
docet. XVI. 219. praegelida qualem
rigorem producat. XVII. A. 848. putrescens cum bilioso humore permixta
quales febres producat. VII. 350 sq.
putrescens in febribus calore deprehenditur. VII. 377. salsa computruit.
XV. 263. computruit, et propterea
praeter naturam est. XV. 326. salsae et nitrosae soboles achor in capite est. VII. 728. salsa causa impetiginis. XV. 348. salsa sitibundos
reddit. VII. 576. XVI. 221. vitrea
causa rigoris vehementis. XVII. A.
848.

Pituitae species, morbi, qui a singulis generantur. VII. 349. qualium
sit morborum causa secundum *Platonem.* V. 684. morbi, qui ex ejus
abundantia oriuntur. XVI. 15. a pituita originem habent morbi frigidi.
XVI. 40. originem inde ducentes affectus. XVI. 165. XVII. B. 660. morborum causa secundum *Platonem.*
XVIII. A. 261. a pituita oriuntur
morbi frigidi. II. 118. causa alphi
albi. XV. 348. in cerebro acervata
causa cataphorae et lethargi. XVI.
780. ex pituita cibi fastidium. XIV.
751. redundans qualia deliria efficiat.
XIX. 493. causa febris hibernae. XV.

828. in febre quotidiana exuperat.
V. 698. febris quotidianae causa. VII.
335. XVII. A. 116. febres gignit et
quotidianas intermittentes et continuas. IX. 663. horror ex ea etiam
oritur. VII. 634. hydropem leucophlegmatiam et oedema producit. VII.
224. alba hydropis causa. XVIII. A.
191. pituitae accumulationem in intestinis sequentes morbi. III. 354. cerebrum occupans causa lethargi. XVI.
496.

Pituita oedematis causa. V. 678.
VI. 875. tenuis oedema generat. VII.
723 sq. IX. 693. X. 953. pigriores
et stupidiores reddit. XIX. 492. laborantes raro pleuritide laborant. XVIII.
A. 54. pituitae exuperantiam in pleuritide indicant sputa spumosa. VII.
376. pituita in ventriculo acervata
acidum ructum gignit. XV. 555. pituitae serum in sanguine contentum
tumiditatem gignit. XVII. A. 985. pituita tumores oedematodes gignit. X.
879. XV. 330. ex capite defluens
ventriculi imbecillitatis causa. I. 630.
prava vomitum cit. VII. 568. pituitam
per inferiora purgare convenit. XI.
347. cur ad eam expurgandam nullum natura condiderit instrumentum.
II. 139. in venis non eget evacuatione. II. 140. pituitae vitio laborantibus qualis potus conducat. XV. 761.
et qualis cibus. XV. 762. laborantibus Venus secundum *Hippocratem*
utilis. XVII. B. 284.

Pituitam attenuat vinum scilliticum.
XIV. 569. educit empetron. XI. 875.
educit granum gnidium. XIV. 223.
extenuat diospoliticum. VI. 430. evacuat vomitus. XVI. 143. purgat peplus. XVII. A. 428. e ventriculo purgare veteres medici quovis mense
praecipiebant, et cur. III. 358. expurgans quid semen papaveris hercu-
lei habet. XII. 75. ducentia remedia
danda sunt in epilepsia. XVI. 125.
ducens remedium immoderate sumtum, quales effectus habeat. XV. 78.
ad pituitam e capite detrahendam apophlegmatismi faciunt. XII. 566. ex
capite detrahens apophlegmatismus.
XIV. 500. e capite ducit astaphis
agrestis. XI. 842. e capite evocat
capparis. XII. 10. e capite detrahens
gargarismus. XIV. 571. grana purgantia. XIV. 531. detrahentia medicamenta ab *Aenea* tradita. XII. 589.
detrahens vomitorium. XIV. 531. per

os e capite educentia medicamenta.
XIV. 326.

PITUITOSI cibi non consuetam abs-
tinentiam facilius ferunt. XV. 567.
per superiora purgandi sunt. XVI.
119. aestate optime degunt. XVII.
B. 613. pituitosorum temperamentum.
XVII. A. 723. pituitosis mel salubre.
II. 124. VI. 809. quae vina conducant. VI. 803. pituitosum quomodo
reddatur animal. VI. 41.

PITYIDES s. fructus picearum, eorum
vires. XII. 102 sq.

PITYINON *physema*, ejus vires et
comparatio cum aliis resinis. XIII.
475. siccum est. XIII. 589.

Πιτυλίζειν, quid. VI. 144.

PITYOCAMPAE, vires et usus. XII.
364.

Pityocampe deleterium remedium
est. XI. 767. septicum est. XI. 756.

PITYUSA, ejus vires. XII. 103.

PIX, ejus vires. XIII. 709. potestate calida. I. 649. cera est calidior. XVIII. B. 558. pus movet.
XI. 734. gracilitatis remedium a quibusdam commendatur. VI. 416. quomodo lavetur. XI. 496. brutia. XVII.
629. liquida bruttia succedit asphalto. XIX. 726. ei substituenda remedia. XIX. 740. cedria ad leporem
marinum sumtum. XIV. 139. domestica pro pice brutia liquida. XIX.
740. liquida pro oleo picino. XIX.
740. pro liquida opoponax. XIX. 745.
siccae et humidae qualitates medicinales. XII. 101.

Picis flos, definitio. XI. 520. XII.
441. refrigeratos calefacit. XI. 520.

PLACENTA, vasorum per eam distributio. V. 555.

Placentae azymae. VI. 491. ex similagine cum butyro cibus est omnibus adversus. VI. 342. ejus noxae.
VI. 343. cibus crassus. VI. 768. diversae, parandi ratio et qualitates.
VI. 490 sq.

PLACENTULA ad tussin. XIII. 58.

PLACITIS quid sit. XII. 220.

PLADAROTES, definitio. XIV. 770.
Πλάδος ab *Hippocrate* redundans
humiditas vocari solet. XVII. A. 105.

PLAGAE temporibus inflictae graves
sunt et soporem inducentes. XVI. 776.
plagarum cura. XIV. 526. ad plagas
internarum partium *Pelusiotae* compositio. XIII. 133.

PLANETARUM motus. XIX. 273.

PLANITIES recta aequalis est. XVIII. B. 727.

PLANTA pedis, definitio. XIV. 708. pedis quomodo ab *Hippocrate* vocetur. XVIII. A. 613. ejus structura naturalis et praeternaturalis. XVIII. A. 613. pedis num proportione metacarpo respondeat. III. 202. incedentis callis est. XVIII. B. 749. tendo membranaceus a *Galeno* detectus. II. 231. ad plantae pedis vitia emplastrum aniceton. XIII. 878.

Planta quomodo ab animali differat. IV. 372. plantae num sint animalia. XIX. 340. plantae et animalia quae habeant similia. XVI. 343. differentiae ab animalibus quoad nutritionem. III. 276. e terra radicum ope alimentum trahunt. VII. 129. participes sunt animae concupiscibilis. V. 516. facultatem vitalem non habent. IX. 549. frigidae sunt. IV. 757. quomodo generentur et dispensentur. V. 523. quomodo augeantur. XIX. 341. succorum in iis differentiae. VI. 648. lunae in eas influxus. XIX. 188. motus principium in se habent et familiarium sensum atque alienorum. IV. 759. 765. sensionis genus in iis est diversum. IV. 764. quaedam cur folia amittant, quaedam non. XIX. 342. de discrimine, quod partibus plantarum esculentarum inest. VI. 645. quae in terra dura et arida proveniunt, generationem et interitum habent difficilem. III. 909. agrestes quae. VI. 619. agrestes omnes pravi sunt succi. VI. 624. spinosae quae. VI. 623. vescuntur iis rustici, e terra nuper emersis. VI. 635. plantae huc pertinentes enumerantur. VI. 636. quae in colle Tabiano crescunt. X. 365.

Plantarum partibus diversis alias facultates inesse docetur. VI. 457. ex regionum mutatione alteratio. VII. 228. differentiae. XVIII. A. 207. generatio. IV. 666. humores dolorum medicinae. XVII. B. 327. proprietates. II. 1. temperamentum docet olfactus et gustus. VI. 647. plantas animalibus prius generatas esse. XIX. 341. plantis humor ex terra alimentum est. IV. 625.

PLANTAGO (confer. *Arnoglossum*) ejus semen et succus cum vino ad hysteriam. XIII. 320. succus iis, qui ephemeron potarunt. XIV. 140. ex plantagine cataplasma ad carbunculos. X. 981.

PLATANISTINA. VI. 597.

PLATANUS, foliorum et corticis usus medicus. XII. 104.

PLATO sectae erat Socraticae. XIX. 226. profert, aliquos sine morbo ex locorum temperie vel praesidium ad sapientiam vel incommodum reportare. IV. 805. actiones nonnunquam affectus vocare solet. V. 512. verba de alimentorum distributione. V. 705. dicit: caecutit amans circa id, quod amatur. V. 6. animae definitio. XVII. B. 250. locus ex Sophista de anima. V. 451 sq. locus, ubi de animae natura considerat. XV. 103. definitio animae, morbi, turpitudinis, sanitatis et pulchritudinis. V. 451. verba de animae natura invenienda. X. 13 sq. animam immortalem dixit. IV. 775. XIX. 255. 316. moveri animam putat. XIX. 315. quam partem putet animae sedem. XIX. 315. animae sedem cerebrum habet. XIV. 710. triplicem animam accepit. V. 288. animam in tres partes divisam putat. V. 514. tres accipit animae partes. XIX. 256. in Timaeo locus de animae facultatibus. V. 516. verba ex Timaeo de facultate animae, quae ex hepate oritur. V. 580. de animae substantia sententia. XIX. 254.

Plato rationes brutorum animas esse putat. XIX. 336. regioni multum in animi mores influxum tribuit. XVI. 319. uterum animal vocat, prolis generandae cupidum. VIII. 425. quatuor animalium genera accipit. XIX. 336. animata semper vocat animalia. IV. 757. in Timaeo videtur indicare, arterias sanguinem, nec spiritum continere. IV. 671. artis constituendae methodus. X. 659. de artium constitutione verba prodita. XVIII. A. 209. in tertio de re publica athletarum habitum vituperat. IV. 753. V. 874. theoria auditus. XIX. 309. de bilis utriusque differentia opinio. V. 683. de carnis utilitate sententia. III. 37.

Platonis catapotium. XIII. 60. cerebri substantiam medullam vocat. III. 627. chymi definitio. XIX. 457. coloris definitio. XIX. 258. verba de corde. V. 531. cor sanguinis, qui per omnia membra vehementer rapitur, (arteriosi) fontem habet. V. 573. 581. dicit: quaecunque proprio vitio corrupta sunt, horum omnium dictionem corrumpit. XIV. 589. de Deo sententia. XIX. 251. Deum generationis expertem primum et maximum esse dicit, bonum tamen vocat. IV. 815. Deum incorporeum statuit. XIX. 241. Deum mundi opificem laudat. V. 791. a Platone diaphragmatis nomen pro phrenis in usum venit. VIII. 327. de dividendi et componendi methodo. V. 754. divinationem introduxit. XIX. 320. quae de doloris et delectationis generatione scripserit. VII. 115. duri et mollis definitio. XI. 716. quae dura et quae mollia vocaverit. VIII. 687. 926. de elementorum figura opinio. V. 668. locus, quo demonstrat, corpus nostrum ex terra, igne, aëre et aqua constare. V. 665. facultas concupiscibilis. V. 521. facultates animas vocat. X. 635. de fati essentia opinio. XIX. 262. locus ubi statuit, febres continuas ex igni, quotidianas aëris, tertianas aquae, quartanas terrae excessu gigni. XV. 169. fervor s. fermentatio qualis affectus. X. 974. foetum animal esse putat. XIX. 329. fortunae definitio. XIX. 262. ad generationem necessarium ducit, virum et mulierem aequalis temperamenti esse. XV. 48. locus, quo gustabiles differentias exponit. XI. 446 sq. gymnasticae legitimae suasor. V. 879. hepar veluti pecus quoddam agreste dicit. III. 309. de Hippocrate sententia. X. 13. in Phaedro locus, demonstrans, librum de natura humana Hippocratis esse. XV. 12. vitiosos corporis humores animae parere malignitatem confitetur. IV. 789.

Platonis de ichoribus sententia. XV. 345. in Timaeo ichoris definitio. XVII. A. 983. ideas efficit magnitudinis et parvitatis. VIII. 597. ideas quaerendas esse in mente et cogitatione Dei putat. XIX. 248. in Timaeo dicit: in corde vim iracundiae incendi. V. 292. locus ex libro de republica quo docet, iracundiam a ratione differre. V. 499. locus ejusdem quo de justitia tractat. V. 727. de causa lunae defectus. XIX. 282. de lunae natura. XIX. 279. medicinae definitio. X. 772. mixtionem trium tantum elementorum accipit. XIX. 258. ex Timaeo locus de morborum causis. XVIII. A. 260. de morbis ex bile, pituita etc. oriundis. V. 684. loci de morbis, qui ex singulis humoribus oriuntur. XV. 346 sq. locus, quo eadem mulieribus cum viris studia tractare praeci-

pit. V. 735. multa unum esse et unum multa dicit. X. 139. de mundo sententia. XIX. 249. de mundi compage idea. XIX. 267.

Platonis opinio de mundi nutritione. XIX. 265. mundum corruptibilem putat, sed non interiturum. XIX. 265. orientalem partem dextram mundi dixit. XIX. 269. naturae definitio. XIX. 371. ex Phaedro locus, qui tum, quod naturae nomen significet, tum quomodo ipsius substantiam inspicere oporteat, docet. XV. 4 sq. de necessitatis essentia opinio. XIX. 261. dictum: contemnere nomina oportet, non autem scientiam rerum. X. 772. odores medios aëri et aquae habet. V. 629. omnia opinabilia non sensibilia putabat. XVIII. B. 651. ossis definitio. XIX. 368. dictum: quaecunque partes ejusmodi in succis deferuntur terrestres, eae liquefactae contrahunt atque exsiccant humidas linguae sensibiles partes. XI. 638. partes similares primigenias vocat. XV. 8. vel sensuum actiones passiones vocat. X. 89.

Plato quomodo pathema definierit. VII. 44. pituitam et bilem atram pro causa epilepsiae accipit. XIV. 739. dicit, genus sensionis in plantis diversum est. IV. 764. potum in pulmonem deferri putat. V. 713. et quodam respectu etiam Galenus. V. 718. differre principium ab elemento statuit. XIX. 245. ejus dictum: puer omnium est ferarum intractabilis maxime. XV. 240. de redundantiae et defectionis effectibus locus. XV. 285. de rhetorica, quomodo quis optime ipsam constituat. V. 756. respirationis theoria. V. 710. scientiam regium quiddam et dominatorium dicit. V. 407. semen incorporeum putat, corpoream vero materiam ejectam. XIX. 322. semen medullae spinalis effluvium ducit. XIX. 321. semen ex cerebro et medulla spinali derivat. XIX. 449. sensus definitio. XIX. 302. de solis inversione. XIX. 278. de solis natura. XIX. 275. de somni causa. XIX. 339. de essentia stellarum. XIX. 270. de stellarum motu. XIX. 273. de ordine stellarum. XIX. 272. de stellarum significatione. XIX. 274.

Plato stellas a se ipsis nutriri putat. XIX. 273. stirpes animatas esse putat. XIX. 340. de tempore opinio. XIX. 259. de temporis essentia opinio. XIX. 260. theoria terrae motus. XIX. 297. dicit: thesaurus est parentum virtutes. I. 12. tremorem cum rigore confundit. VII. 608. de usu unguium sententia. III. 16. locus, quo uterum animal vocat, creandae prolis cupidum. XVI. 179. vacuum nullum accipit. XIX. 268. circa vini potum praecepta. IV. 809. virtutem unam accipit. V. 599. visus theoria. V. 630. vocis definitio. XIX. 310. theoria vocis. XIX. 307. vocem incorpoream dicit. XIX. 312.

Platonis comici ex Cinesia citatus locus. XVIII. A. 149.

PLATONICUM philosophum *Galenus* audivit. V. 41.

Πλειάδα et *πλειάδας* Graeci vergilias vocant. XVII. A. 15.

Πλεκτά quid. XIV. 9.

PLEN cujusdam loci nomen habetur. XVII. B. 107.

PLENILUNIUM, in eo vehementiores eveniunt mutationes. IX. 904.

PLENITUDO, definitio. X. 891. humorum est in corpore redundantia. VII. 578. bifariam fit et dicitur. XI. 259. plenitudinis nomen cuinam rei tribuendum. VIII. 677. variae circa eam auctorum sententiae ejusque essentiam. VII. 514 sq. de plenitudine empiricorum sententiae. VII. 557. rationalium de ea doctrina. VII. 561. duae ejus notiones et relationes. VII. 522. duplicis generis est. XI. 265. XV. 112. 282. XVI. 281. utriusque quantitas ex propriorum signorum magnitudine definitur. XI. 268. utriusque qualitas unde cognoscenda. XI. 268.

Plenitudo ad vasorum capacitatem etiam ad affusionem vocari solet. XVIII. A. 278. ad vasorum capacitatem duplex est. XVIII. A. 279. morbi inde oriundi. XVIII. A. 279. species, quum in totum corpus aequabiliter humoribus diffusa fuerit, quomodo distinguendae. VII. 574. κατὰ τὸ ἔγχυμα. XI. 258. synanchica. XI. 206. plenitudinis ad venas signum *Galenus* nullum invenit. VII. 530. plenitudinis notae. XIV. 729. signa secundum nonnullos medicos. VII. humorum gravitatis sensum provocat. VII. 533. num ejus comes gravitas, an ei praecedens. VII. 533. plenitudinis, quae sensitrice facultate aestimatur, evidentissimum signum gravitas est. XV. 283. humorum non ubique, ubi gravitas. VII. 533. rubor non simpliciter plenitudinis, sed sanguineae nota est. VII. 570. plenitudinis sensitricis facultatis signum evidentissimum quod. VII. 532. majorem indicat tumor cum tensione, minorem sine tensione. VII. 569. plenitudo num in sanguine solo an aliis etiam humoribus consistere nata sit. VII. 548. plenitudinem quaedam organa aut non, aut parum sentiunt. VII. 530. ex plenitudine ortum habentes morbi. VI. 375. XV. 283. 285. plenitudo in causa est, si quis continenter aegrotat. XV. 377. a plenitudine convulsio. VIII. 171. ex plenitudine alii inflammationem experiuntur, alii sanguinem profundunt. I. 160. plenitudo causa lassitudinis tensivae. XVII. B. 459. ex plenitudine quae partes continentes distendit, fit lassitudo tensiva spontanea. VII. 178. plenitudo tremoris causa. VII. 601. ex plenitudine distentio et ruptio vasorum, non facultatis cujusdam affectus est. VII. 529. ex plenitudine laborantium cura. XIV. 731. variae methodi ei succurrendi. XVII. B. 482. plenitudinis cura secundum *Erasistratum.* XI. 236 sq. quae ad vires est, continue sanari cur non possit. XVI. 116. cura est evacuatio. XVII. B. 502. signis extantibus, si valentes facultates fuerint, vena secanda. XI. 269. venaesectionem requirit. XVI. 133. quando indicet venaesectionem. XVI. 132. et quando non. XVI. 133. morbi quos corripiunt aestivo tempore a plenitudine profecti, iis sanguis mittendus est. XVI. 133. a suppressis mensibus orta per crura vacuanda. XI. 283.

PLENUM quid significet. VIII. 671.

PLETHORA, definitio. VI. 238. 442. X. 891. XI. 180. est tensionis sensus sine exercitio. VII. 547. nondum est sanguinis incrementum ut venae amplius distendi non possint. VII. 547. quid secundum *Erasistrati* sectatores sit, et unde exoriatur. XII. 505. duplex est. XVIII. A. 279. saepe in venis et arteriis est ob vasorum confluentiam. VII. 573. plethorae generatio secundum *Erasistratum.* VII. 537. ejusdem de dignotione sententia. VII. 538. hujus ipsius sententiae *Galeni* lustratio. VII. 539. *Erasistrati* judicio incidentiae causa est, in qua inflammationes consistunt, quamque

febris consequitur. VII. 541. quibusnam signis possit dijudicari. VII. 582.
signa secundum *Hippocratem.* XV.
778. plethorae nota non est ulcerosus sensus. VII. 547. signum venarum tumor. VII. 564. plethorae causa
cutis densitas. VII. 284. plethoram
repentinam gignit panis calidus devoratus. XV. 575. plethoram oriri Venus non sinit. XVII. A. 520.

Plethora: morbi inde oriundi. XVIII.
A. 279. plethorae morbi quomodo oriantur. VI. 408. plethora febris causa. VII. 279. cur eam febres sequantur. VII. 287. oritur in ea lassitudo
cum tensionis sensu. VI. 237. plethora, et vitioso succo laborantia corpora ad phlegmonen inclinant. XIII.
662. plethora ulcera vexat. X. 256.
plethora ut causa internorum vitiorum.
VI. 407. plethorae cura. X. 891. XII.
896. plethoricis balneum et vinum
noxium. XVIII. A. 152. plethora qui
aestate corripi solent, iis venaesectio
vere instituta conducit. XI. 271. plethorae cura sine sanguinis missione.
X. 288. cura citra venaesectionem.
XV. 756. in plethora sola *Menodotus*
venaesectionem indicatam esse putat.
XV. 766. victus ratio. VI. 407.

Plethorici ad motum sunt segniores.
VI. 130. plethoricus qui est, simul
ut coepit velociter exercitari, in dyspnoeam incidit. VIII. 850.

Plethrum sexta pars stadii est. VI.
144.

Πλευραὶ costae sunt. XVIII. A.
535.

Pleura, descriptio. II. 592. eam
dissecandi ratio. II. 592. ejusdem syn-
onymia. II. 592. origo pericranium
est. XIV. 711. pulmonalis. III. 518.
a vena cava sanguinem accipit. V.
535. pleurae saccorum utilitas. III.
416. ad pleurae dolores theriaca.
XIV. 301. pleura quomodo causa esse possit hypochondriorum retracti-
onis. XVI. 607. pleurae inflammationis imago. I. 274 – 278. pleuram
vulneratam significat spiritus e thorace efflatus. VIII. 5.

Pleuritis, definitio. VIII. 326. XI.
77. XIV. XIX. 420. membra-
nae costas succingentis morbus est.
VIII. 77. IX. 170. XV. 488. est morbus acutus. XIV. 730. XVII. B. 384.
morbus siccus est. VI. 828. hiemalis morbus. V. 694. XVI. 27. 382.
XVII. B. 626. virilis morbus est. V.

695. non obnoxios esse dicit *Hippocrates* acidum eructantes. XVIII. A.
53. aetate provecti magis quam juvenes corripiuntur. XVII. B. 645. a
pleuritide immunes reddunt haemorrhoides. XVI. 453. et cur. XVI. 460.
haemorrhoidarii ea non corripiuntur.
XVII. A. 327. XVII. B. 107. raro
corripiuntur qui pituita abundant.
XVIII. A. 54. non tentatur mulier,
si recte purgatur. XI. 165. venaesectio iis prophylactice facienda est,
pui facile ea tentantur. XI. 271.

Pleuritidis differentiae. XV. 581.
XVIII. A. 208. pleuritis cruda. VIII.
326. quomodo dignoscatur ab aliis
thoracis affectibus cum dolore stipa-
tis. VIII. 327. exquisita quando sit.
VIII. 308. ejus diagnosis. VIII. 308.
febris in ea cur vehemens. VIII. 308.
pulsus conditio. VIII. 308. unde cognoscatur. VIII. 124. suspicanda est,
si nihil expuitur. XV. 472. locus affectus quomodo cognoscendus. IX.
685. sine sputo quando oriatur. IX.
686. num pituitosus sit vel biliosus
humor, qui eam accenderit, unde cognoscatur. IX. 686. brevis temporis
habet principium. IX. 561. sputum
tenue morbi principium denotat. VII.
446. secunda accessio quo die fiat.
IX. 574. quomodo tempora singula
sint definienda. IX. 626. vigentis inflammationis notae. XV. 488. tertio
quoque die plerumque accessiones
fiunt. XVII. B. 385.

Pleuritidis symptomata. VIII. 121.
IX. 563. XIV. 734. symptomata ejus
inseparabilia. VIII. 326. signa pathognomonica. XVII. B. 398. signa
assidentia. XVII. B. 399. in pleuritide deliria fiunt. VIII. 329. delirii
causa. IX. 171. delirium non proprius est capitis affectus. VIII. 133.
quidam ea laborantes cur jugulum doleant. VIII. 101. cur in ea dolor pulsatorius non reperiatur. VIII. 77.

Pleuriticorum pulsus qualis, ejusque
causae. VIII. 477. IX. 168. semper
duriorem pulsum habet quam in peripneumonia reperitur. IX. 537. quibus diaphragma phlegmone laborat,
durus iis pulsus est. IX. 496. symptoma habet spirandi difficultatem.
XVII. B. 730. respiratio parva et
densa. VII. 788. densa et parva. VII.
909. multa et frequens. VII. 852.
sputa qualia. VIII. 122. pleuritici interdum sanguinem spumosum exspu-

unt. XVIII. A. 130. sputa crassa reddit concoctio. XVI. 74. cruditatis signum quodnam. IX. 626. crudissima quando sit. XVII. B. 394. 395. cruditatis quatuor tempora. XVII. B. 394 sq. imperfectae signum sputum adhuc tenue. XVII. B. 395. terminum criseos ut plurimum habet diem decimum quartum. XVII. B. 393. quo modo solvatur. IX. 707. coctionis signa, si circa tertium aut quartum diem apparuerint, morbus non ultra septimum diem progreditur. XVII. B. 395. coctionis perfectae signum sputa sunt. XVII. B. 395.

Pleuritidis causae. XIV. 734. dysenteria et haemorrhoides incaute suppressae. XI. 170. XVI. 458. gravissima ex humorum fusione generatur. XVII. B. 424. ex plenitudine fit. VI. 375. causa est sanguinis redundantia post membri amputationem orta. XVIII. A. 728. cum pallidis et flavis sputis, bile oritur. XVIII. A. 53. cum sputis spumosis ex pituita oritur. XVIII. A. 53. cum sputis nigris ex melancholico humore. XVIII. A. 53. cum sputis rubris ex sanguine. XVIII. A. 54. bona in ea signa quae. IX. 567. quae contra mala. ibid. mitissima est, in qua cruenta sputa ejiciuntur. XVII. B. 398. in ea, si sputum statim appareat, morbum facit breviorem. IX. 562. sin minus, longum. IX. 562. 633. XV 475. dolores statim sponte desinunt, quum aliquid effatu dignum tum expuere, tum expurgare coeperint. XV. 479. si humoris biliosi transitus ad caput fuerit, in furorem aguntur aegroti. XVI. 717. qui intra XIV. dies non judicantur, iis empyema oritur. XVII. B. 793. transitus in phthisin quando sit exspectandus. XVII. B. 799. si inflammatio non discutitur, suppuratio fit. XV. 527. si dolor fomentis non solvatur, iis abstinendum, quoniam pulmones exsiccant et suppuratum creant. XV. 526.

Pleuritidis perniciosae nota ex pulsu. IX. 538. exitialis signum. IX. 401. sputa quaenam optima et quae pessima. IX. 687. in qua nihil expuitur, gravissima. XVII. A. 491. sputum quale non bonum et quale perniciosum. XVII. B. 395. sputum quale salutare et quale noxium. XVI. 169. sputum malignum mortem in-

dicat. IX. 564. sputum quale mortis signum. VII. 457. sputa, quae ejiciuntur spumosa, pallida aut rubra, quid denotent. VII. 375. interdum nigra sunt. VII. 376. quid in ea sputum valde foetidum denotet. XVI. 215. diarrhoea succedens malum. XVIII. A. 25. peripneumonia succedens malum. XVIII. A. 111. aptysta qualis sit. XVII. A. 55. peripneumoniam sanat. XVII. A. 364. peripneumoniae remedium. XVII. B. 344. *Anaxionis* casus. XVII. A. 772. XVII. B. 392.

Pleuritidis cura pro morbi gradu describitur. XIV. 445. 734. cura sesundum *Hippocratem.* XI. 160. *Hippocratis* ei medendi methodus. XIII. 149. XV. 850 sq. cura secundum *Hippocratem,* in qua dolor sub thorace est. XV. 854. difficulter curatur in locis ventis subjectis. XVI. 399. in pleuritide primum sputa, deinde urinae sunt consideranda. XVI. 237. alica cibus est, oxymel medicamentum, ptisana utrumque. XV. 507. si sub septo fuerit dolor, alvus ducenda est. XV. 535. ob dolorum mitigationem juvatur a balneo. XV. 719. utendum est in potu aceto mulso, et si multa sitis fuerit, etiam aqua mulsa et aqua XV. 498. lateris dolor in ea primum fomentis calidis fugare tentandus est. XV. 516 sq. ad pleuritidem fomentum ex hordeo et ervo in aceto maceratis. XV. 522 sq. sicca fomenta ex sale milioque torrefactis. XV. 525. siccae et expuitionis experti idonea est halitus inspiratio. XV. 522. in pleuritide maxime nocet lenticula ex aceto confecta. XV. 480. ad pleuritidem ptisana. XV. 480. ptisanae noxae, si stercus in tractu intestinorum infarctum est. XV. 486. in ea, vigente inflammatione, nocet ptisana. XV. 488. ptisanae inania adhibitae noxa. XV. 490. ante sorbitionem praeparationes sunt faciendae. XV. 545. si aegrum corripuit non multo tempore ante cibatum, sorbitio huic non danda, antequam alimentum ad finem tractus intestinorum pervenit. XV. 497. spongia magna ex aqua calida expressa. XV. 521 sq. quando venaesectionem non requirat. XVI. 482. venaesectio ubinam instituenda. XV. 139. XIX. 522. venaesectio e directo laborantis lateris convenit. XI. 297. venaesectio non peraeque dolo-

rem solvit, nisi ad claviculam pertingat. XV. 526. vena secanda in cubito interna, nec verearis multum detrahere, donec rubrior flaviorque multo fluat. XI. 292. quodsi dolor ad
claviculam, perveniat aut brachium,
aut mammam vena secanda in cubiti
flexu est. XV. 527.

ad *Pleuritidem* remedia parabilia.
XIV. 445. 518. ambrosia sacra *Archibii*. XIV. 159. *Andromachi* anodynum. XIII. 89. antidotum. XIV. 206.
antidotum mithridation. XIV. 165. antidotus *Philonis*. XIII. 267. butyrum.
XII. 273. eclegma nectareum. XIII.
282. emplastrum ex dictamno sacrum.
XIII. 804. hypoglossis ex filice *Andromachi* aromatica. XIII. 53. Isotheos dicta confectio. XIII. 66. malagma pharmianum. XIII. 975. non
sanat opium, hyoscyamus et mandragora. XV. 489. peplium cum laseris
succo. XV. 535. piper et veratrum
nigrum per initia. XV. 858. pisces
saxatiles, et aselli. XV. 481. potio.
XIII. 205. theriaca *Andromachi sen.*
XIV. 35. theriaca *Euclidis Palatiani.*
XIV. 162. unguentum bonum. XIV.
446. veratrum nigrum cum dauco,
seseli, cumino aut aniso. XV. 535.

PLEXUS brachialis. II. 851. brachialis conformatio ex diversis nervis
cervicalibus. IV. 101. choroidei. II.
719. choroides cerebri, ejusque usus
ad spiritum secernendum. V. 606. choroides in cerebri ventriculis unde oriatur. IV. 334. choroideus quid et ejus
usus. III. 657. hederiformis s. pampiniformis, ejus in seminis generatione usus. IV. 555. arteriarum retiformis in cerebro utilitas. III. 305.
pampiniformis in meatu quodam peritonaei generatur. IV. 566. pampiniformis utilitas. III. 305. reticularis
Herophili usus. V. 155. retiformis
(rete mirabile) situs, peculiaria ejusdem. III. 696 sq. usus. III. 699. vasorum retiformis in capite ad basin
cranii. V. 607. ejusque usus. IV. 323.
V. 608. variciformis (pampiniformis)
usus. III. 699.

Πλίχας quaenam sit corporis regio apud *Hippocratem.* XVIII. A. 741.

PLISTONICUS passim de remediorum
usu scripsit. XI. 795. venaesectione
utitur. XI. 163. *Plistonici* sectatores
de humoribus copiose tractarunt. V.
104.

PLOMUS idem quod Phlomus aut
Verbascum. XII. 150.

Πλοώδης quid significet. XVIII.
A. 415.

PLUMBAGO, ejus vires et usus. XII.
229. conspexit eam in via, quae ad
Ergasteria ducit. a Pergamo. XII.
230. ad ulcera glandis penis. X. 382.
ex plumbagine medicamenta. XIII.
408. ei succedaneum. XIX. 736. pro
terra molli s. ampelitide. XIX. 727.

PLUMBUM, ejus vires et usus medicus. XII. 230. praeparandi ratio ad
usum medicum. XII. 231. 232. in laminam diductum per se athletarum
sese exercitantium lumbis insternitur,
ubi Veneris somniis vexantur. XII.
232. ustum pro cerussa. XIX. 747.
combustum ulceribus malignis idoneum. XIII. 662. crematum, ei succedens remedium. XIX. 736.

Plumbi recrementum probe siccat,
et propterea ad ulcera maligna idoneum. XIII. 663. scoriae substituendum remedium. XIX. 743. scoria pro
cerussa. XIX. 747.

PLUVIA quae larga et quae magna
dicatur. XVII. A. 89. hydropem futurum praedicere potest. XVI. 446.

Pluviae causae. XIX. 288. futura
unde cognoscatur. XVI. 441. utrum
tertia quoque aut singulis diebus aut
per alios circuitus contingant, *Hippocrates* cognoscere jubet. XVI. 443.
futurae ubi sunt, cur dolores circa
articulos oriantur. XVI. 442. multae
tribus modis fiunt. XVII. A. 37. multae, si auster flat. XVI. 441. multae
in humores influxus. XVII. B. 602.
multae quales morbos generent. XVII.
B. 580. pluviarum principium halitus, qui plus habet humoris. XVI.
396. sanguinem augent. V. 690.

PNEUMATIAS quid et unde oriatur.
VII. 951.

PNEUMATICI unde dicti. XIV. 699.
Athenaei Attalensis asseclae sunt. VIII.
749. arterias putant in contractione
attrahere, in distentione excernere.
VIII. 713.

PNEUMATODES quos *Hippocrates*
vocet. VII. 951. 953.

Πνευματουμίνους quosnam
Hippocrates vocet. XVI. 833.

PNEUMATOMPHALI. XIV. 786.

Pneumatomphalon, definit. XIX. 445.

PNEUMONIAM sanant ructus acidi
et pleuritis. XVII. B. 344.

PNIGITES terra, ejus differentiae a Cimolia, et vires. XII. 189.

PODAGRA, definitio. XIX. 427. ischias et arthritis morbi ejusdem generis sunt, et eándem fere postulant curationem. XIV. 383 sq. ad arthritidem pertinet. XIII. 331. morbus haereditarius est. XVIII. A. 43.

Podagrae cognitio et generalis cura. XIII. 333. generatio incipit ex uno articulo, et progreditur in omnes. XIII. 332. ejus causa proxima. ibid. sedes, causae, cura. XIV. 756. quomodo oriatur. XVI. 49. XVIII. A. 41. fluxione fit, in pedum articulos decumbente. XVIII. A. 82. terminum *Hippocrates* facit diem quadragesimum. XVIII. A. 84. fit ex ciborum corruptione in ventre. VI. 415. qualium humorum redundantia potissimum gignat. XVI. 49. ex succis crassis fit. VI. 814. in lingua tubercula nascuntur, phlyctidae vocatae. XVII. A. 431. *Hippocratis* tempore cur pauci ea laborarint. XVIII. A. 42. coitu in pejus vertitur. XVII. B. 288. interdum ad ventriculum migrat. X. 513. non laborare eunuchos *Hippocrates* sed male dixit. XVIII. A. 40 sq. mulier non corripitur, nisi menses defecerint. (*Hipp.*) XI. 165. XVIII. A. 43. nec ea laborant pueri ante Veneris usum. XVIII. A. 44.

Podagra vere at auctumno plerumque oritur. XVIII. A. 94. quomodo possit evitari. XVI. 49. podagram incipientem quomodo *Galenus* annis multis fieri prohibuerit. XI. 344. podagram prohibuit *Galenus* evacuatione. XVIII. A. 78. podagrici casus, qui a remedio valde laudato male affectus est. XI. 433. victus ratio in ea observanda. VI. 436.

Podagrae cura: ad podagram multa frigida affusa. XVII. B. 813. podagra laborantes vere sunt purgandi. XI. 272. in senibus incurabilis. XVII. B. 539. podagram discutiunt varices. XVII. B. 344. venaesectio in cubito instituenda est. XI. 307. remedia ad eam facientia. XIV. 385 sq. 563. 566 sq. acopon *Flavii Clementis.* XIII. 1026. acopon, quo usus est *Menius Rufus.* XIII. 1010. *Neapolitae* acopon. XIII. 1020. acopon polyteles *Pompeji Sabini.* XIII. 1027. antidotum diascincnm. XIV. 152. antidotus tyrannis dicta. XIV. 165. aristolochiae radix rotunda. XI. 836. aster

stomachicus gentianae decocto dilutus. XIII. 166. cerine *Ctesiphontis.* XIII. 936. collinitio ex sale. XIII. 1019. dysrachitis. XIII. 798. emplastrum ex aspidibus discutiens. XIII. 927. emplastrum *Attalici* album. XIII. 422. emplastrum barbarum. XIII. 560. emplastrum ex cote. XIII. 874. emplastrum *Galeni* ex chalcitide s. phoenicinum. XIII. 380. emplastrum ex herbis *Critonis.* XIII. 863. emplastrum Oenantha catagmaticum. XIII. 541. epithema *Asclepiadis.* XIII. 355. epithema, quo usus est *Erasistratus Sicyonius.* XIII. 356. aliud. XIII. 357. saepe usus est *Galenus* fabis ex aqua coctis et adipi suillo admixtis. XII. 49. hellespontia *Herae.* XIII. 914. malagma ex cicuta et agarico. XIII. 359.

ad *Podagram* malagma ex lapide Asio. XIII. 360. aliud *Diodori.* XIII. 361. malagma *Nicostrati.* XIII. 985. malagma *Titi* Caesaris ex taedis. XIII. 360. milvi caput. XIV. 240. cinis mustelae cum aceto illitus. XII. 362. in ipsis accessionibus pastillus. XIII. 358. pastillus cephalicus. XIII. 545. Jupiter vocatus pastillus. XIII. 358. *Polystomi* medicamentum. XIII. 931. scilla. XIV. 569. terrae intestinum. XIV. 242. terra Samia cum oleo rosato. XII. 180. quando theriaca usum praestet. XIV. 274. vinum scilliticum. XIV. 570. viridacopon. XIII. 1051.

Podagrici in omni nervoso genere aegrotant. XVII. A. 431. catarrhis sunt obnoxii. XVII. A. 431. repleti cerebri excrementis sunt. XVII. A. 431. podagricis pedes invalidissimi sunt. XV. 125. in podagricis metastasis saepe versus pulmones fit. XIV. 275.

PODANITAE compositio ad dyspnoeam. XIII. 115.

PODARCE, cui titulus *Pompeji* pretiosa Sabernio Valenti composita. XIII. 1021.

ad PODICIS inflammationes Pelusiotae compositio cum rosaceo aut vino Aminaeo. XIII. 134. podicis ulcera sanat emplastrum *Galeni* ex chalcitide s. phoenicinum. XIII. 383.

POETAE amorem dulcamarum cognominant. XI. 586.

POLEMO rhetor Romam vocabat terrae habitatae compendium. XVIII. A.

347. jurabat in verba *Platonis*. XIX.
226. erat *Crantoris* praeceptor. ibid.

POLEMONIUM, ejus vires et usus
medicus. XII. 106.

POLENTA laudatissima fit ex re-
centi· hordeo mediocriter frixo. VI.
506. ejus facultates. VI. 507. ex
frixo hordeo·siccat. VI. 501. hordeacea, cum vino pota ventrem desiccat. VI. 507. hordacea siccat et refrigerat. XV. 898. recentem *Hippocrates* vocat potaenias Ionum et an-
tiquiorum more. XV. 577. triticeae
contemperant. XV. 898. multo plus
quam hordeum desiccat. XII. 45.
quaedam gentes pro pane utuntur.
VI. 507. polentae non assuetis molestias gignunt. XV. 575. polenta ad
inflammationem rheumaticam. XI. 81.
ex polenta humida frixa mazae fiunt.
VI. 507.

POLIUM, ejus vires et usus medicus. XII. 106. itidem Polii minoris.
XII. 107. amarum est. VI. 731. siccat. X. 287. virens adhuc lactis secretionem auget. XI. 772. ad nimiam
obesitatem. X. 994. radix urinam movet. XI. 748. semini substituenda remedia. XIX. 740.

POLLEX unde vocatus. XIV. 704.
pollicem moventes musculi. II. 264.
musculus abductor longus. II. 264.
abducens musculus. XVIII. B. 952.
adducens musculus. XVIII. B. 953.

POLLUTIONES mulierum. VI. 601.
ad pollutiones nocturnas praecepta.
VI. 446. lactucae semen epotum. XI.
887.

POLLUX et *Castor* stellae essentia.
XIX. 273.

POLYAEMIA. VII. 564.

POLYARCHI malagma. XIII. 185.
186.

POLYARCHION malagma. XIII. 184.
ex epistola. XIII. 980 sq.

POLYBUS scripsit quaedam, quae
Hippocrati tribuuntur. VII. 960. discipulus *Hippocratis* auctor esse dicitur libri de natura humana. XV. 11.
ei adscribitur *Hippocratis* liber de salubri victus ratione. XV. 175. *Hippocratis* gener, librum de humoribus
scripsisse putatur. XVI. 3.

POLYCHRESTA medicamenta quae.
XIII. 763. polychrestum quod est
multiplicis usus medicamentum. XIII.
501.

POLYCLETI regula. IV. 352. statua cur canon appellata. I. 566.

POLYCNEMON, ejus vires et usus.
XII. 107.

POLYDAMAS Milone erat major.
VIII. 843.

POLYKIDO *Chiron Centaurus* medicinam tradidit. XIV. 675.

POLYGALUM, vires foliorum. XII.
105 sq.

POLYGONATUM, vires ejus. XII.
58. ejus vires et usus medicus. XII.
106.

Polygonoides idem quod Clematis.
XII. 31.

POLYGONUM in colle ad Tabias crescit. X. 365. ejus vires et usus medicus. XII. 104 sq. polygoni succus
iis conducit, qui ephemeron potarunt.
XIV. 140. succo substituendus succus. XIX. 740.

POLYIDAE ciclisci et trochisci tauri
bilem recipiunt. XII. 276. pastillus
ad gangraenam. XI. 137. pastilli ad
haemorrhagias ex erosione. X. 330.
pastillus nervis denudatis convenit.
XIII. 613. pastillus ad nervorum vulnera. X. 405. remedium ad herpetes exedentes. XI. 87. sphragis. XIII.
834.

Πολυόφθαλμος vocatur apud
Hippocratem buphthalmus. XVIII. A.
712.

POLYPI narium, definitio, cura.
XII. 681. (cfer. *Narium* polypi.) narium unde nomen habeant. XIX. 439.
in naribus quomodo generentur. VII.
732. phlegmonodes sunt et humidi
ob loci naturam. VII. 732. narium
respirationem impediunt. VII. 106. in
naribus vocem laedunt. VIII. 272.
polypos eliquare creditus est fructus
draconti. XI. 865. ad polypos narium remedia in usum vocanda. XII.
687. XIV. 337. narium operatio. XIV.
785.

Polypi ut alimentum. VI. 736. polyporum caro qualis. VII. 226. polypi parvi edendi sunt, ut mulier
concipiat. XVII. A. 478. crassi et
glutinosi succi sunt. VI. 769. semen
generant. XI. 777. polyporum acetabulis similia sunt oscula vasorum.
IV. 537.

POLYPODIUM, ejus vires et usus.
XII. 107. ei succedanea remedia.
XIX. 740.

POLYPOSIA quid sit. XVIII. A. 107.

POLYSPASTUM, usus ejus ad luxationes reponendas. XVIII. A. 747. *Ar-*

chimedes ejus inventor dicitur. XVIII. A. 747.

POLYSTOMI medicamentum ad podagram. XIII. 931.

POLYTELES acopon *Pompeji Sabini*. XIII. 1027.

POLYTRICHUM a quibusdam adiantum vocatur. XIV. 503. polytrichi loco absinthium sumendum est. XIX. 740.

POLYXENAE mortis historia. XIV. 236.

POMA, quae domi reservari possunt. XI. 367. pituitam gignunt. XI. 368. stomachum ventremque roborant. VI. 793. refrigerantia arteriarum constrictionem efficiunt. IX. 248. refrigerantia pulsum durum reddunt. IX. 249. pomorum succus ut vinum fervescit. XI. 654.

POMPEJI pretiosa podarce. XIII. 1021. *Sabini* polyteles acopon. XIII. 1027.

POMPHOLYX, ejus parandi ratio. XII. 234. vires et usus. XII. 235. tenuium partium est, et citra calorem manifestum. XIII. 568. emplasticum remedium est. XI. 634. ejus usus in morbis oculorum. XII. 699. sedat optime dolores ex pudendorum exulceratione. XIII. 316. ad cava ulcera. X. 177. ad ulcera penis et sedis. X. 382. ex pompholyge medicamentum ad cancros. XI. 143. ei substituendum remedium. XIX. 740. pro spodio. XIX. 743.

PONDERA secundum *Dioscoridem*. XIX. 775. pondus gravitate judicatur. XIX. 748.

PONTICI pingues esse a quibusdam dicuntur. XI. 511.

PONTICUM Arrhabiani medicamentum. XIII. 83.

PONTUS frigida regio est. XVII. B. 598.

POPLES, quod a posteriori parte genu opponitur. XVIII B. 512. poplitis flexura quomodo fiat. II. 304. in poplite conditus musculus. II. 325. in ea situs parvus musculus. XVIII. B. 1014. 1023. poplitis morbi. XIV. 779. poples quomodo sit deliganda. XVIII. B. 760. poplites, definitio. XIV. 708.

POPULUS alba, ejus vires medicae. XII. 59. nigra, florum et foliorum facultates medicae et vires. XI. 814. ei substitui possunt dactyli syriaci.

XIX. 723. populi gemmis substituitur sampsuchus. XIX. 723. ex populi floribus medicamenti praeparatio et usus. VI. 288 sq. ex populo acopon. XIII. 1022.

PORCELLI recens editi carnem mucosam praebumidamque habent. I. 579. recens nati caro deterrima. XV. 883. porcellorum caro qualis. VI. 774. caro conroctu facillima. VI. 789. carnes cur pravae. XV. 882. pinguium cutis qualem succum generet. VI. 773. pedes quomodo ad cibandum praeparentur. VI. 670.

PORCI alimentum nobis praebent excrementosius, et minus nutriunt. VI. 663. caro salsa vetusta illota ad ulcera putrida et nomos. XIII. 731. musculorum temporalium conditio. III. 844. vetustissimi caro deterrima est. XV. 883. ne aegrotent remedia parabilia. XIV. 526. porcum valde parvum veteres appellabant χοῖρον. XV. 883. porcorum adeps emplasticus est. XI. 735.

PORI nervi optici a quibusdam vocantur. III. 639. vocat *Herophilus* ita nervos opticos. III. 813. in morbo articulari ex humore crasso et glutinoso proveniunt. X. 956. poros cutis reserantia et contrahentia remedia quomodo vocentur. XI. 749.

POROCELE, definitio. XIX. 448. cura chirurgica. XIV. 788.

POROMPHALON, definitio. XIX. 445.

PORRA, facultates. VI. 659. porrum agreste. XI. 825. bis coctum. VI. 632. opsonium, non alimentum est. VI. 630. pravum est edulium. VII. 285. natura vitiosum est. XV. 365. calorem insitum auget. VII. 6. porri radix acris est. VI. 646. radix mali succi est. VI. 794. succus pro elaterii succo. XIX. 729.

PORTAE hepatis in foetu cur duae. IV. 668.

PORTULACA, ejus vires et facultates. VI. 634. media inter succum bonum et malum. VI. 794. condensat. XI. 751. indurat. XI. 740. portulacae virtutes ad dentium stuporem ex acido solvendum. XVI. 331. portulaca in dentium stupore utilis. J. 127. ad erysipelas. X. 951.

POSCA aquosa ad herpetes exedentes. XI. 87. usus in ulceribus, in quibus subjectae carnis intemperies humida adest. X. 237.

POSIDONIUS *Antipatri* erat discipulus. XIX. 227. a Stoicis nullam laudem sibi comparavit. IV. 819. ejus dogmata. IV. 820. contra *Chrysippum.* V. 397. scripsit de affectibus. V. 416. de animi affectibus sententia. V. 429. quaenam animi affectus vocet. V. 377. animae facultates unius substantiae ex corde proficiscentis putat. V. 515. fati definitio. XIX. 262. cura melancholiae. XIX. 710. 717.

POSTHIA, definitio. XIV. 771. XVII. A. 326. (hordeoli) cura. XII. 803. ad posthias *Musae* compositiones. XII. 741.

ad POSTHUMUM liber de praenotione. XIV. 599.

POTAMOGETON, ejus vires et usus. XII. 107. ei substituendum remedium. XIX. 740. pro enneaphyllo. XIX. 729. pro serpyllo. XIX. 729.

POTAMONIS emplastri viridis mentio injicitur. XIII. 473.

POTENS quomodo probus et bonus fiat. V. 13.

POTERIUM, alias *Neuras*, ejus vires. XII. 86. vocatum malagma. XIII. 258.

POTESTATIS definitio. I. 646. potestate esse dicitur quod ei, quod ex accidenti dicitur, ex adverso positum. I. 649. potestate calida quaenam sint. I. 649. calidum quod est, huic nondum quidem natura sua calidum frigido praepollet, sed in propinquo est ut praepolleat. I. 653.

POTIO calida danda in syncope ex cruditate. X. 829. crudorum succorum concoctionem adjuvat. X. 829. frigida ab exercitiis, nisi calidum praebibas, tuta non est. XV. 194. potiones per quas dignoscitur, utrum comitialis morbus sanabilis sit. XIV. 402. anodynae. XIII. 88 sq.

Potio Antipatri ad tussim, dyspnoeam et alia. XIII. 66. ad fluxum muliebrem sistendum, ut *Apollonius.* XIII. 295. *Cletii Abascanti* ad tabem. XIII. 71. ad dysentericos, coeliacos et lientericos. XIV. 466. ad internos fluores, foris etiam cum melle coctum impositum facit. XIII. 294 sq. ad omnem fluxum *Lucii* Tarsensis. XIII. 295. foetum mortuum aut non ritu naturali exeuntem ejiciens. XIV. 480. ad hepaticos, spleniticos, nephriticos, hydropicos. XIII. 205. hydropi idonea *Hippocratis.* XV. 912. ad hydropicos. XIV. 462. ad ictericos. XIII. 232. potio ad muliebre

profluvium. XIV. 484. a rabiosorum morsu praeservans. XIV. 168. alia. ibid. ad renum et vesicae affectus inflammatorios et exulcerationes. XIV. 383. *Ripali*, qua *Galenus* utitur ad phthisin. XIII. 64. ad tussim, incipientem phthisin et haemoptoën. XIII. 70. ad uteri dolorem. XIV. 483. alia. XIV. 484.

POTUS et oscas experiri oportet, an aeque diu morentur. VI. 464. aquae frigidae contrarius phlegmonae, utilis febri colliquatoriae. XV. 802. appetentiae diversitates, earumque causae. VII. 134. pravos quidam appetunt et cur. VII. 135. restituit, quicquid substantiae humidioris defluit. XV. 296. potum statim post balneum sumere caput replet. XV. 718. potus in urinae colorem effectus. XVII. B. 276. qui pueris maxime conducunt. VI. 56. potum in pulmonem ferri *Plato* putat. V. 713. et quodam respectu etiam *Galenus.* V. 718. potus quidpiam semper per tracheam in pulmones defertur. XI. 502. potum insani non petunt, nisi moniti. VII. 790. potu quam cibo refici facilius est. XVII. B. 467. potu quali autumno utendum. XV. 183. a potu nemo statim lavandus est. XV. 717. ex potu repletis caseus deterrimum est edulium. XV. 873.

Potus acres ventriculo calido non conducunt. XVII. B. 284. copiosus et dilutus aestate convenit. XV. 182. crudos et incoctos reddit vigilia longa. XV. 624. frigidus convenit siccis. VI. 398. liberalioris, parcioris, frigidi aut calidi cupedo futurum morbum indicat. I. 360. aut ejus non appetentia. I. 361. meraciores ad uteros et foetus nutritionem conducunt. XV. 210. suaves aegrotis sunt exhibendi. XVII. B. 137. uberior morborum humidorum causa. VII. 19.

PRAECAUTIO quomodo a cura prophylactica differat. X. 741.

PRAECEPTA consistunt vel in apparentibus, vel in iis, quae ab aliis sumuntur, vel prius demonstratis, vel in evidentibus. I. 112. praeceptum unumquodque verum esse debet, utile et propositis principiis consentaneum. I. 106. notae veritatis. I. 108. utilitatis. I. 110.

PRAECOCIA, eorum facultates. VI. 594. siccari nequeunt. VI. 785.

PRAECOCION est et malus armenica ipsa et ejus fructus. XII. 77.

PRAECONES, quum vocem oblaeserint, quomodo eam in integrum restituant. XIII. 6.

PRAECORDIORUM perfusionis indicationes et contraindicationes in febre putrida. X. 778 sq. tensio sine dolore signum est sanguinis fluxus critici ex naribus. IX. 765. tensio citra dolorem signum futurae epistaxeos. XVIII. B. 291. ad praecordiorum tensiones malagma *Amythaonis*. XIII. 967. diasmyrnon apolophonion. XIII. 967. ad praecordia distenta emplastrum, quo usus est *Andromachus*. XIII. 246. ad praecordia distenta malagma, quo usus est *Andromachus*. XIII. 251. 343. ad tensa piper longum. VI. 265. malagmata a *Damocrate* conscripta. XIII. 220 sq. praecordiorum duritiem tollit emplastrum discussorium ex calce viva. XIII. 945. praecordiorum calidae et acutae inflammationes quomodo judicentur. IX. 708. inflammationem judicat fluxus sanguinis. XVIII. B. 291. oedema in febribus quid significet. IX. 757. oedematis cura. X. 961. pulsus unde oriatur. XVIII. B. 88. pulsus perturbationis vel delirii indicium. XVIII. B. 87. sonitus flatus indicium. XVIII. B. 145. tumorem sine inflammatione sonus in iis citatus solvit. XVIII. B. 145.

Praecordialia vitia qualia sint. XVII. B. 29.

PRAEDICTIO, definitio. XIX. 395. secundum *Herophilum* a praenotione differt. XVIII. B. 12. ejus et praenotionis differentia. XVI. 490. praedictiones in acutis non omnino certae sunt. XVII. B. 490.

PRAEGNANTES (confer. MULIER et GRAVIDAE) qua de causa vitiosis humoribus impleantur. XVII. A. 749. cur pica laborent. XIX. 455. parum et frequenter respirant. IV. 501. quando sint medicamentis purgandae secundum *Hippocratem*. XVII. A. 346. quando purgare liceat et quando non. XVII. B. 652 sq. 819. incauta purgatio causa abortus. XVII. B. 652. 655. tempus praegnationis medium septimus mensis. XVII. B. 653. quo tempore purgandae sint. XVII. B. 819. praegnantium pulsus qualis. VIII. 466. IX. 131. XIX. 636. purgatio incauta causa abortus. XVII. B. 652. 655.

Praehumectentur, quomodo, corpora. XVII. B. 673.

Praenoscere vulgus medicorum non potest. XIV. 599.

PRAENOTIO, definitio. XIX. 395. praenotionis vocabuli explicatio. XVIII. B. 8. verbum ab *Homero* inventum. ibid. *Herophilus* eam distinguit a praedictione. XVIII. B. 12. praenotionis et praedictionis differentia. XVI. 490. praenotio duplex est. XVIII. B. 13. quomodo fiat. XIX. 304. ex aegro duplici modo fit. XVII. A. 206. ex cibis quomodo petenda. XVII. A. 207. quibusnam momentis possit firmari. XVII. A. 206. criseos futurae per epistaxin. XIV. 665. febris recidivae et illius per sudorem discessus. XIV. 651. ad curationem morborum maxime utilis. I. 289. XV. 421. in qua re consistat. I. 290. unde petenda. I. 293. medico ejus studium maxime necessarium. XVIII. B. 1. 3. ad curam morborum necessitas. XVIII. B. 4. utilitas in eo etiam consistit, quod medico non vitio datur, si aegrotus moriatur. XVIII. B. 6. ad praenotionem doctrina. de usu partium maxime est necessaria. IV. 364.

PRAEPUTIUM. IV. 159. definitio. XIV. 706. pelliculosa excrescentia est, intus cava. IV. 636. praeputii et muliebris pudendi analogia. IV. 636. praeputium uniri nequit. X. 162. praeputii solito brevioris cura. X. 1000. putrescentia ex parte corrupti cura. X. 1001. ulcera inveterata cicatrice inducit anethum ustum. XI. 832. ulcerum cura. X. 381. restauratio solito brevioris ex vitio congenito. X. 1002.

PRAERUBRI saepe in melancholicam temperaturam incidunt. XVI. 18.

PRAESAGIA ex pulsu. IX. 421. praesagiendi ratio a morbis ipsis sumenda. XVI. 103. praesagientia signa duplicis generis sunt. XVI. 223. praesagium de aegrotantibus. XIV. 543. in febricitantibus. XIV. 519.

PRAESEPIOLA quid. III. 872. XIX. 369.

Praeservatrix communitas. XIV. 682.

ad PRAESTIGIA. XIV. 561.

PRANDERE qui consueti non pransi fuerint quomodo afficiantur et curentur. X. 544. XV. 868. qui non consueverunt, si prandeant, male afficiuntur. XV. 552. XVI. 314. quomodo bi curentur. XV. 556sq.

PRANDIUM in valida lassitudine vel immodica siccitate quomodo sit comparatum. VI. 231. consuetum, si intermittatur, quales noxas afferat. XV. 559.

PRASINI equorum sectatores studiosi stercora odorantur, ut intelligant, quomodo alimenta concoxerint. X. 478.

PRASIONIS compositio. XIII. 854.

PRASIUM, ejus vires et usus. XII. 107.

PRASOKIDES empetrum vocatur. XI. 875.

PRAVITATIS notae physiognomicae ex angulis oculi. IV. 796.

PRAXAGORAS Cous ex rationalis sectae principibus. XIV. 683. gymnasticae legitimae auctor. V. 879. affectus arteriarum esse palpitationem, tremorem et convulsionem putat. VIII. 723. humores in arteriis contineri negat. VIII. 941. spiritum in arteriis crassum et abunde vaporosum esse dicit. IV. 707. arterias nervos fieri statuit. V. 188. sed a *Galeno* reprehenditur. V. 189—200. omnem arteriarum motum pulsum vocat. VIII. 498. arterias ex se ipsis pulsare putat. V. 561. arterias vi propria pulsare putat. VIII. 702. calorem non insitum sed adscititium vocat. VII. 614. cerebrum putabat medullae spinalis propaginem. III. 671. (erravit. III. 672.) cor nervorum principium accipiebat. V. 187. dolichorum non meminit. VI. 545. inter acutarum febrium differentias quales recenseat. XVII. A. 889sq.

Praxagoras qualem humorem vitreum vocet. XVI. 11. humorem vitreum epialon vocare videtur. VII. 347. humorem vitreum pituitam admodum frigidam vocat. VII. 634. de inediae usu abunde scripsit. XI. 177. de lienteria. XVIII. A. 7. de naturalibus scripsit. XVII. B. 838. putabat palpitationem esse cutis arteriarum et musculorum affectum. VII. 594. 598. reprehenditur a *Galeno.* VII. 605. pituitam dulcem succum vocat. VII. 124. pituitam admodnm frigidam humorem vitreum vocat. VII. 138. (Nicarchi fil.) non recte de pulsu, palpitatione etc. sentire videtur. VII. 584. *Herophilus* ejus discipulus eum redarguit. VII. 585. pulsum arteriis tribuit, et palpitationem, tre-

morem et convulsionem. VII. 598. passim de remediorum usu scripsit. XI. 795. respirationem vocat animae corroborationem. IV. 471. semen a toto corpore secerni vult. XIX. 449. *Nicandri* filius tres libros scripsit de signis assidentibus. XVII. B. 400. succos undecim accipit. II. 141. crudos succos citra lassitudinem curat, et propterea vomitum commendat. VI. 279. salsum succum ex iis, quae supra modum calefiunt, generari tradit. VI. 730. quem succum vitreum vocet. VI. 255. 509. de supervenientibus scripsit. XVIII. A. 56. uteri cornua sinus vocat. II. 890. oscula venarum uteri acetabula vocat. II. 906. venaesectione utitur. XI. 163. Praxagorae sectatores de humoribus copiose scripserunt. V. 104.

PRAXITELIS, Phidiae et naturae differentia in condendis rebus. II. 82.

PREMIGENES mitylenaeus, nisi lavabatur, in febrem incidebat. VI. 365. *Galeni* in causam hujus rei inquisitio. VI. 366.

PRIAPISMUS. VII. 728. definitio et causa. VII. 266sq. VIII. 439. XIII. 318. colis est symptoma. VIII. 441. priapismus unde dicatur. VIII. 439. 968. ex inflationim genere est. X. 968. unde fiat. X. 968. quibusnam imprimis accidat. X. 970. causae proximae. VIII. 448sq. XIII. 318. corripiuntur, qui a concubitu abstinent. VIII. 450. cura. X. 969. XIII. 318. curati casus. X. 970.

PRIMARIAE partes quaenam dicantur. V. 673.

Primigenia corpora quae *Plato* vocet. IV. 773. primigenias partes *Plato* similares vocat. XV. 8.

PRIMIONIS, ex collectaneis — medicamentum obducendis cicatricibus. XIII. 695.

PRIMIPARARUM lac ab alimento mutationem, octavo mense complementum adipiscitur. XVII. A. 454.

PRINCEPS animae facultas quae. XIX. 378. principes partes quaenam in corpore dicantur. III. 435. principia corporis quae. I. 319.

PRINCIPIUM, definitio. XV. 361. principii et causae differentiae. XIX. 244. principium et elementum quomodo a se invicem differant. XV. 30. principii et elementi differentia. XIX. 245. principium omnium unum et finis omnium unus et idem finis et principium. XV. 270. circa principia et fines omnia imbecilliora sunt. VII. 443. principia tria quae. XV. 362. principium magnum cor est. XV. 362. principium tribus modis dicitur. XIX. 234. causale quodnam. XIX. 234. constituendi quodnam. XIX. 234. demonstrationis quodnam. XIX. 234. inflammationis quando statuendum. VII. 444. XVI. 70. morbi, defin. VII. 441. XV. 603. XVII. B. 391. *Galeni* definitio. XVI. 257. principiorum intemperies causa syncopes. X. 850. principium philosophiae. XIX. 234 sq.

PROAVIS nonnunquam infantes similes. XIV. 253.

PROBABILE apud *Hippocratem* per characterem πι significatur. XVII. A. 601. 611.

Πϱόβατα quid significet. XVIII. A. 356.

PROBUS evadere qui vult, quid huic peragendum. V. 5. quomodo potens ac locuples fiat. V. 13.

PROCELLAE quales venti dicantur. XVII. A. 90.

PROCESSUS ancyroides s. coracoideus. II. 275. 766. usus. IV. 132. coracoideus scapulae etiam anchoraeformis (ἀγκυϱοιιδῆς) vocatur. XVIII. A. 306. coracoidei scapulae usus. IV. 132. dentiformis, s. odontoideus s. pyrenoides epistrophei. II. 756. durae matris. III. 662. durae matris usus. III. 711. ensiformis sterni prope os ventriculi est. III. 416. ensiformis sterni utilitas. III. 598. spinosorum apta figura. IV. 63. cur magnitudo eorum inaequalis. IV. 64. 66. spinalium vertebrarum usus. IV. 61. ligamentorum inter eos usus. IV. 61. vertebrarum cur in aliis sint praelongi ac duplices, in aliis simplices ac breves. IV. 73. vertebrarum diversitas. IV. 75 sq. spinosus cur atlanti denegatus. IV. 83. cur in dorsi decima vertebra sectus. IV. 83. styliformes, facti ad faucium divisionem XIV. 721. styloideus et graphoides vel belonoides vocatur. III. 592. styloides ulnae. II. 769. styloidei cubiti motus. III. 166. styloideus ossis temporum. III. 745. vocatur et belonoides et graphoides. ibid. transversi vertebrarum, eorum usus. IV. 67. foramina in iis vasorum gratia constituta. IV. 117. transversi cur crassi in vertebris thoracis, tenues in lumbis, crassi et bifidi in

collo. IV. 68. vermiformis cerebri usus. III. 677. vertebrarum. II. 758 sq. vertebrarum obliqui. XVIII. A. 532.

‚PROCIDENTIA oculi, definitio. XIX. 435. contra eam cataplasma ex gallis. XII. 24.

PROCLUS. X. 52. methodicus erat. XIV. 684.

PRODICUS febrientes quomodo tractaverit. XVII. B. 98. librum de natura scripsit. I. 487. in opere de hominis natura quid phlegma vocet. ᾿II. 130. id, quod ab omnibus phlegma vocatur, mucum appellat. XV. 325. in phthisi lac ex ipsis maniillis sugere suadet. X. 474. similia similibus adhibere videtur. XVII. B. 100.

PRODROMI venti. XVI. 410.

PRODUCTIO, ortus est ad essentiam. XV. 225.

Πϱοηκϱήγνυσθαι quid ab *Hippocrate* dicatur. IX. 920.

Πϱοινδημεῖν quid significet. V. 417.

PROETI filiae furore percitae a Melampode veratro albo purgatae sunt. V. 132.

PROFLUVIA sanat oxylapathum. XII. 56. hepatica, eorum et dysenteriae differentiae. VIII. 383.

Profluvium muliebre unde accidat. VIII. 436. muliebre immoderatum hydropis causa. VIII. 354. ad muliebre profluvium remedia parabilia. XIV. 484. ad profluvium muliebre andrachne portulaca. XI. 831. balaustium. XI. 847. stercus caprinum cum thure appositum. XII. 299. clematis cum vino pota. XII. 31. ad rubrum hippuris. XI. 889. rubrum sistit holo- et oxyschoenus cum vino. XII. 137. sistit hypocisthis. XII. 27. idaeae radix. XI. 888. lentes. VI. 526. lactis leporini coagulum. XII. 274. accommodantur assulae derasae ligni Loti. XII. 65. sanat Lycium et Lysimachios. XII. 64. sistit polygonum. XII. 105. Pyrites. XII. 200. quercus glandium membrana interior. XI. 866. Sideritis. XII. 121. radix spinae aegyptiae. XI. 819.

Profluvia sanguinis sistunt gallae. XII. 25. profluvia ventris aut alia immodica cohibet Nymphaeae radix aut semen. XII. 86.

PROGNOSIS, verbi hujus derivatio et significatio. XVIII. B. 10. (confer. *Praenotio.*) maxime necessaria est ad morbos curandos. I. 289. qua-

nam in re consistat. I. 290 unde
petenda. I. 293. quomodo exhiberi
possit. XIX. 501. astrologiae in ea
dignitas. XIX. 530. morborum vulgarium cognitionis ad eam necessitas. XVIII. B. 305. necesse etiam
est scire, quod quovis anno et quavis anni tempore mala malum et bona bonum denunciant. XVIII. B. 306.
regionum cognitionis ad eam utilitas.
XVIII. B. 313. mortis dies aut hora
quomodo cognoscatur. XIX. 512. bonae contingunt, quum optimus medicus fecerit medicinam. XIX. 500.

PROGNOSTICA salubria sunt, quae
futuram sanitatem praenunciant. I.
313. insalubria, quae futurum morbum praenunciant. ibid. antidotus.
XIV. 134. *Hippocratis* theoremata.
XVII. A. 203 sq.

Prognosticae artis totius generaliora praecepta. XVIII. B. 298 sq. 303.
306 sq. artis *Galeni* exempla. XVIII.
B. 300 sq. prognosticam artem constituere qui velit, quid sit huic agendum. XIX. 497. prognosticum signum, definitio. XIX. 395.

PROJECTIONIS vocabuli explicatio
secundum *Galenum.* XVI. 199. projectio, quae apud *Hippocratem* occurrit, a variis varie explicatur.
XVI. 196.

PROLAPSA quaenam *Hippocrates* vocet. XVIII. B. 887.

PROLAPSUS, gallae cataplasmata
contra eos. XII. 24. ani. XV. 329.
prolapsum ani curat Lentiscus. XII.
136. prolapsum vaginae sanat Lentiscus. XII. 136.

PROMANUS. III. 50. cur sit digitus magnus vocatus. III. 79.

PRONAM manum reddentes musculi. II. 261 sq. XVIII. B. 988.

PRONATIO manus quomodo fiat. III.
103. IV. 427. pronationem quinam
musculi efficiant. IV. 395.

Pronatores musculi. II. 261.

Πϱονοεῖσϑαι quid significet.
XVIII. B. 8. *Homerus* verbum hoc
invenit. ibid.

Πϱόνοια apud *Hippocratem* quid
significet. XVIII. B. 8. verbum ab
Homero inventum. ibid.

PRONUS, si quis jacet, et ad pedes delabatur, malum. XVII. A. 894.
pronum in ventrem cubare quid significet. XVIII. B. 64. pronum jacere quando corpus dicatur. XVIII.
B. 336.

Πϱόφασις quid apud *Hippocratem* significet. XVII. A. 52.

PROPHYLACTICA quid. I. 296. V.
863. quomodo instituenda. I. 298.
ejus finis. VI. 437. qua in re consistat. XIX. 504 sq.

PROPOLIS, ejus vires et usus. XII.
108. ad nervorum vulnera. X. 393.
pinguis vaporosam spiritus crassitiem,
humoresque superfluos elicit. XIII.
592. ei succedanea remedia. XIX.
740. propoleos essentia attrahit. XI.
760.

de PROPOTISMIS scripsit *Mantias.*
XI. 795.

PROPTOSIS, definitio. XIV. 769.
XIX. 435.

PRORITATIO vide ERETHISMUS.

PRORRHETICA *Hippocratis* utrum ad
genuinos ejus libros sint referenda.
XIV. 620.

PROSARTESIS, definitio. XIX. 440.
Πϱοσηϱϑϱῶσϑαι id quod δι-
ηϱϑϱῶσϑαι. XVIII. A. 535.
Πϱοσφίϱεσϑαι, significatio. XV.
122.

PROSTATA (confer. *Adstes* glandulosus), ejus ductus excretorii et
vasa spermatica vocantur. IV. 190.
Herophilus iis nomen dedit. IV. 190.
liquorem semini similem continet:
IV. 182. qui una ejaculatur et ejus
usus. IV. 189. similis est semini muliebri. IV. 189.

PROSTRATORIA ars. V. 892.

PROTAE *Pelusiotae* malagma ad coxendicum et capitis dolores. XIII.
338. rhetoris historia, cui alvum dejiciebant poma et pira austera. VI.
598.

PROTAGORAS abderites oratoriam
artem philosophiae junxit. XIX.
229. Eleus Deos ignorat. XIX. 250.

PROTERVUS quinam sit. V. 376.

ad PROTESILAI monumentum mel
nascitur, in grumum concrescens.
XIV. 22.

PROTEUS collyrium. XII. 787.

PROTIBIALE id. quod anticnemium.
II. 774.

PROTORRHYTAE resinae h. e. pri-
mituae. XIII. 626.

Πϱούμνον. VI. 619.

PROXENI confectio ad tusses inveteratas. XIII. 61.

PRUDENTIAE definitio. XIX. 384.
causa num siccitas. IV. 786. prudentiam qualem scientiam *Ariston* vocet.
V. 596.

PRUMNUM, quaenam planta in Asia ita vocetur. XII. 33.

PRUNA et flamma ignis sunt genera. XI. 626. ignis quidem est, sed non tenuium partium. XI. 424. facultates et usus. VI. 613. alvum solvunt. VI. 353. quaenam praestantissima. VI. 613. damascena reservantur. XI. 367. damascena secundum Dioscoridem ventrem sistunt, sed male. XII. 32. hispana damascenis praestant. VI. 354.

Prunus, fructuum ejus vires. XII. 32 sq.

PRURIGINIS, quae ossium fracturas concomitatur, causae. XVIII. B. 399.

PRURITUS, definitio. XVII. B. 629. pruritum concitant, quae humores mediocriter rodunt. VII. 551. pravi humoris soboles. XVII. A. 323. quibusnam morbis sit conjunctus et cur. XVI. 442. quosnam infestet. VII. 197. pruritu cur frequenter laborent senes. XVII. B. 650. ad pruritum remedia parabilia. XIV. 520. 551. pruritum sanat Aphrolitrum. XII. 212. ad pruritum Balanus myrepsica. XI. 845. pruritum ex desquamatione sanat emplastrum ex lithargyro et hydrelaeo. XIII. 399. ad pruritum in facie remedia. XII. 827. ad pruritus intensos. XII. 787.

in PRUSA fons medicatus. VI. 424.

PRUSIAS vel Cianus rationali sectae addictus. XIV. 683.

PRYTANIS, ejus catapotium album ad tussim. XIII. 73. compositio auricularis. XI!. 627.

PSALIDOEIDES corpus. II. 725.

Ψαθυραὶ quid significet. XVI. 760.

Ψίφαι (tenebrae) apud Pindarum occurrunt. XVI. 763.

PSEUDOBUNIUM, ejus facultates. XI. 852.

PSEUDOCASSIAE a vera differentiae. XIV. 258.

PSEUDOCINNAMOMUM quid. XII. 26. gustu et odore cinnamomo est inferius. XIV. 257.

PSEUDODICTAMNUM, ejus facultates. XI. 863. et vires. XII. 158.

PSILOTHRA. XIV. 394. medicamenta qualia. XII. 450. — a Critone conscripta. XII. 453. aliud, quod e vestigio laeve reddit corpus. — Psilothrum Heraclidis Tarentini, quod e vestigio pilos tollit. — Paridis Sal-

tatoris psilothrum, statim pilos auferens. XII. 454. (bryonia) ejus facultates et usus. XI. 826. ad psilothrum haustum remedia. XIV. 142.

PSITACES Heronis. XII. 745.

PSITTACIUM Scribonii Largi. XII. 764.

PSOAS musculus. XVIII. B. 1001. ejus actio. XVIII. B. 1002. in psoae doloribus ubinam instituenda venaesectio. XV. 131.

PSORA, definitio. XIV. 758. cutis solius melancholicus affectus est. VII. 727. psora ex succis malis melancholicis fit. VI. 814.

Psorae cura. XII. 46. psoras adjuvant alcyonia duo prima. XII. 371. ad psoram astaphis agrestis. XI. 842. Balanus myrepsica. XI. 845. batrachium. XI. 849. bryoniae radix. XI. 827. cantharides cum aliis remediis. XII. 363. stercus caprinum ustum. XII. 298. cardamomum cum aceto. XII. 12. ad psoras foris utique utitur radice Chamaeleontis nigri. XII. 154. psoras extergunt ciceres. XI. 877. ad psoras compositio pinguis. XIII. 310. emplastrum Pamphilion. XIII. 447. helleborus albus et niger. XI. 874. decoctum lupini. XI. 885. curat eas citra exulcerationem malagma ex Areo. XIII. 347. ad depascentes pastillus. XIII. 829. testa Sepiarum usta. XII. 347. sulphur cum resina terebinthinae. XII. 218. terebinthina. XII. 113. Tithymalli. XII. 142. urina humana. XII. 285.

PSORIASIS, definitio. XIX. 449.

PSORICUM, parandi ratio, vires. XII. 244. attrahit. XI. 760. subtile citra calorem manifestum. XIII. 568.

PSOROPHTHALMIAE cura. XII. 717. ad psorophthalmiam a sole et pulvere obortam remedia. XIV. 348.

PSYCHE herba pro onocordio. XIX. 738.

PSYCHROPHOBI qui dicantur. X. 627.

PSYCHOTROPHON vide BETONICA.

PSYDRACIA, definitio. XIV. 773. parva sunt tubercula in capite vesicis similia. XIV. 396. remedia ad ea. XIV. 396. ad psydracia remedia. XII. 496. compositio pinguis. XII. 485. emplastrum ex cote. XIII. 874. pastilli gilvi Hieracis. XIII. 829.

PSYLLI, qualis gens. XIV. 193.

PSYLLIUM indurans, et propterea frigidum et humidum est. XI. 740.

igni admotum, vim suam amittit. I.
674. condensat. XI. 751. ad crysi-
pelas. X. 951. ei substitui potest lens
palustris. XIX. 747. seminis vires.
XII. 158. psyllii semen pro cicuta.
XIX. 733. succus refrigerat. XIII.
155.

PTARMICE, ejus vires et usus. XII.
108.

PTELEA vide ULMUS.

PTERYGIUM, definitio. VII. 732.
XIX. 439. qualis oculi sit morbus.
XIV. 410. pupillam tenebrat. VII.
101. visum turbat. VI. 862.

Pterygii cura. X. 1018. XII. 802.
ad pterygia remedia parabilia. XIV.
350. 410. aridum *Galli.* XIII. 838.
collyrium *Paccianum* s. croceum. XII.
714. alia remedia. XII. 717. florida
Magni. XIII. 856. pulvis glycirrhizae secundum *Dioscoridem.* XI. 858.
Hercules vocatum remedium. XIII.
858. pastillus *Arei.* XIII. 829. pastillus *Aristarchi* Tharsei. XIII. 824.
alius. XIII. 837. Tithymalli. XII. 142.
Πτερυγώδεις quinam vocentur.
I. 623. XVII. A. 62. 727.

PTERYS filix vide FILIX *femina.*

PTILOSIS, definitio. XIV. 771. XIX.
439. in ptilosi aliquid deest. X. 1004.
cura. X. 1017.

PTISANA, parandi modus. VI. 817.
821. ad eam optima aqua sumenda
est. VI. 817. ex hordeo a multis
male paratur. VI. 502. pessima praeparatio. VI. 503. probe paratae utilitates. VI. 503. quale hordeum ad
eam necessarium. VI. 820. ex optimo hordeo confici debet, et optime
coqui. XV. 481. optima quomodo
cognoscatur. XV. 482. quomodo, an
bona sit, probetur. VI. 784. ex hordeo, ejus facultates. VI. 501. optimae facultates et qualitates. VI. 822.
XV. 483. et usus. VI. 824 sq. ptisanae laudes. XV. 458. ptisana optimi succi cibus. VI. 789. ex genere
euchymorum est. XI. 495. non diligenter cocta flatulenta est. XI. 374.
plurimum cocta, flatus expers efficitur. XV. 464. ejus viscositas lenis,
continua, jucunda, lubrica et modice
laxa est. XV. 205.

Ptisana sub quibusnam conditionibus mordicationem producat. XI. 493.
nec exiguos cutis meatus obturandi,
nec adstringendi vim habet. X. 547.
ptisanae inest et lubricum et detergens. XV. 459. ptisanae lentor hu-

mectans est. XV. 460. ptisana quo
respectu dicatur infirmissima. XV.
484. ptisanae indicationes. XV. 467.
distinctiones, quae in ejus usu observandae sunt. VI. 827. largiori copia
danda, si crisis instat. XV. 476. ptisana tota quinam uti debeant. XV.
466. totam quibus *Hippocrates* porrigat. XV. 724. ab initio parva copia danda est. XV. 470. bis danda iis,
qui bis die cibum sumere consueverunt,
semel primo die, qui semel die cibantur. XV. 468. ptisanae utilitas et
vires. XV. 452. nocet, si primae viae
impurae sunt. XV. 486. recte praefertur triticeis eduliis in acutis. XV.
455. ante, vel post mulsam in usum
vocata, quid efficiat. XV. 674. cur
mulsa tardius descendat. XV. 675.
statim per morbi initia danda. XV.
544. danda iis, qui probe expurgantur. XV. 474. in hepatis phlegmone
adhibenda. X. 908. usus in marcore.
VII. 702. in ossium fracturis. XVIII.
B. 406. optimum nutrimentum picrocholis. X. 547. cur in pleuriticis
optima adhibenda sit. XV. 482. pleuriticis tum cibus est tum medicamentum. XV. 507. in pleuritide nocet,
priusquam dolor aut venaesectione
aut alvi vacuatione solutus est. XV.
489. incaute adhibitae noxae in pleuritide. XV. 490. post purgans remedium cur sumenda. XI. 354. statim
post medicamenta purgantia sumenda.
XV. 540. 542. sitim arcet, facile descendit, non adstringit, non velli-
cat, neque in ventre tumescit. XV.
205.

Ptisanae cremor ad concoctionem
facilis. XV. 513. cremor non copiose
alit. XVII. B. 486. cremor eluit succos mordaces. XVII. B. 329. cremoris usum *Hippocrates* jubet, ubi morbus maturuerit. XV. 621. cremoris
facultates. XV. 462. cremore quando
sit utendum. XV. 512. cremor quando
solus sit in morbis acutis propinandus. XVII. B. 369. cremore quinam
utantur. XV. 467. cremorem quibusnam *Hippocrates* porrigat. XV. 724.
cremor quando in angina dandus.
XV. 787. cremorem cur a febris initio *Hippocrates* exhibeat. XV. 809.
cremoris usus in capitis affectionibus
in febribus. XV. 805. cremor ad
crudos humores. X. 827. cremor ad
humorem mordentem in intestinis contentum. X. 871. cremor ad humores

putrescentes vacuandos. X. 756. cremor utilissimus pro alimento pituitae vitio laborantibus. XV. 762. cremor ex aqua decoctus vomitum cit. XVIII. A. 484.

Ptisanae succus aestate citius acescit quam hieme. XI. 666.

Ptisana ex alica. VI. 496. ex fabis gladiatores utuntur. VI. 529. triticea quibusdam alica vocatur. VI. 496.

PTOLEMAEUS, rex Aegypti, librorum cupidissimus. XVII. A. 606. *Ptolemaei* remedium. XIII. 849. aridum cicatricem ducens. XIII. 849. compositio ad nomas. XIII. 853. remedium ad scabros et corrosos angulos, intensos pruritus, defluvia palpebrarum, visum hebetem. XII. 789. sternutatoria ad capitis dolorem veterem. XII. 584.

PTYAS species aspidis. XIV. 235. PTYELON vide *Saliva.*

PUBERTAS, mutationes corporis illi junctae. XVII. B. 212. tempus, quo ea contingat. XVII. B. 637. est a quarto ad vigesimum quintum annum. XVII. B. 792. morbi circa eam praecipue obvii. V. 695. XVII. B. 637. multi morbi per eam curantur. XVII. B. 289. pubertas epilepsiae (nonnunquam) medetur. XVII. B. 790 sq.

PUBES, definitio, aqualiculus quoque vocatur. XIV. 705. puerorum farina fabacea illita glabra s. impubis manet. XII. 50.

Pubis ossa. II. 772. ad pubem dolor contraindicat purgationem. XVI. 654.

Pubescere aliqui incipiunt anno quarto decimo expleto, alii serius. VI. 387.

PUBLII aridum ad nomas. XIII. 842. 852. emplastrum epuloticum ex vino. XIII. 533. ut *Publius* colica. XIII. 281.

PUDENDA (confer. *Genitalia*). IV. 145. pudendum muliebre quaenam pars dicatur. II. 890. muliebrium partes. XIV. 706. pudendi muliebris et praeputii analogia. IV. 636. pudendi virilis et uteri colli analogia. IV. 635. musculi. XVIII. B. 998. venae. II. 813. IV. 326. livor ut crisis in causo notho. XV. 759.

Pudenda vehementer retracta quid significent. XVIII. B. 128. ad pudendorum affectus. X. 903. pu-

dendorum affectibus auxiliatur vomitus revellendo agens. X. 903. pudendorum exulcerationis cognitio ex manifesto circa ea dolore contingit. XIII. 315. — generalis iis medendi methodus. XIII. 315. ad pudendi dolores remedium. XIII. 316. ad pudendi fissuras et rimas remedia. XIII. 317. ad pudendi inflammationes. XIII. 317. ad pudendum intumescens. XIII. 316. ad pudendi phlegmonen aloë aqua subacta. XI 822. ad pudendorum phlegmonen ab initio medicamentum optimum. X. 702. in pudendi phlegmone venaesectio ubinam instituenda. X. 904. pudendorum putredines aestate potissimum fiunt. XVI. 27. pudenda cur levi ex causa putrescant. X. 325. ad pudendi tubercula pyri semen et fel hircinum. XIII. 317. pudendi ulcera praesertim oriuntur austero flante. XVI. 413. ad pudendi ulcera aloë. XI. 822. ad ulcera humida anethum ustum. XI. 832. ulceribus conducit cucurbita sicca et usta. XI. 806. ulcera sanat Diphryges. XII. 215. emplastrum *Galeni* ex chalcitide s. phoenicinum. XIII. 383. ad ulcera optimum remedium pompholyx. XII. 235. serum lactis. XII. 268. in pudendis cur pili longi crescant. III. 907. 910. pudendis puerorum quidam sanguinem vespertilionis illinunt, ut impubera maneant. XII. 259. et lac caninum. XII. 269.

PUDOR humorum reciprocationem efficit. XV. 275. pudore calor insitus augetur. VI. 138.

PUELLAE saepe patri sunt simillimae. IV. 629 sq. cur vesicae calculo vix laborent. XIX. 652.

PUELLI non multo post conceptionem nati infantuli dicuntur. XVII. A. 630. historia ex intempestivo antidoti usu extincti. XIV. 286.

PUER quonam tempore foetus vocetur ab *Hippocrate.* IV. 543. XVII. A. 345. veri respondet. XVI. 26. 102. cur haud raro sit matri simillimus. IV. 630. quo respectu adulto calidior. XVII. B. 42. urinas crassissimas reddit. XVII. B. 43. omnium est ferarum intractabilis maxime. XV. 240. qui decimum quartum annum nondum attigit et febre synochali corripitur, ei vena secanda non est. X. 778. venaesectionem non fert. XV. 764. senex a puero longe magis raritate quam celeritate pulsus distat. IX. 124.

agricolae filius, circiter 15 annorum, qui fistulam per menses sex in parotide ex febris judicatione suppurata habebat, sanatus est emplastro ex lithargyro et oxelaeo. XIII. 402. pro puero epileptico *Galeni* consilium. XI. 357.

Pueri primo dierum decursu calidissimi sunt, postremo frigidissimi. XV. 154. quomodi sint educandi secundum *Platonem*. V. 466. veri respondent. XVI. 345. cur pluribus alimentis indigeant. XVII. B. 417. alimentum sumunt, ut incrementum capiant. XV. 396. num calidiores sint, quam qui aetate florent. I. 583. caloris eorum conditio. VII. 258. caloris innati plurimum habent. XV. 154. non absolute calidi sunt. XVI. 101. ob innatum calorem augentur. XV. 155. caloris nativi conditio. XVII. B. 408. recens nati plurimum calidi innati habere dicuntur. XVII. B. 410. eorum corpus terreae substantiae minimum in se continet. XVII. B. 409. functionum omnium in iis vigor. I. 584. quo anni tempore optime se habeant. V. 696. optime sé habent vere et extrema aestate. XVII. B. 308. vere optime degunt. XVII. B. 613. quo anno pubescere incipiant. XVII. B. 637. a secundo septenario ad expletum tertium vivendi ratio. VI. 61. optimis moribus sunt imbuendi. XVI. 323. eorum impetus a ratione non moderantur. V. 459. plures et vehementiores animi affectus habent quam adulti. V. 459.

Pueri tantum inter se animarum substantiis differunt, quantum actionibus et affectibus. IV. 769. carne molli praediti. XIII. 662. cur in iis cerebrum etiam per aures purgetur. XV. 332. cur facile exhauriantur. XV. 777. cur non sint exsiccandi. XVI. 101. alteratricem facultatem valentiorem habent, attractricem vero imbecilliorem. VII. 258. gulosi oxylapathum crudum manducant. VI. 635. ad discutiendos corporis humores natura sunt propensi. X. 625. facile coacervant crudum humorem. XVI. 54. difficile ferunt inediam. XVII. B. 401. iracundia pleni sunt, rationis minime compotes. V. 500. peccantes pudefiunt, gaudentque honestis. V. 460. cur pilos raros habeant. XIX. 369. pulsum *Archigenes* parvum, He-

rophilus magnum vocat. IX. 452. pulsus cur celerrimus. IX. 118. quoad magnitudinem medius. IX. 119. cur ex pulsu intermittente minus periculi percipiant. IX. 284. cur plus et frequentius quam puberes respirent. IV. 500. ne gustent vinum ad usque annum decimum octavum. IV. 809. cur habeant vocem acutam. XVI. 608. inclinant ad voluptates aversanturque labores. V. 459. ad annum decimum quartum vena secanda non est. XI. 290. XIX. 520. sine molestia venaesectionem non ferunt. XI. 46. a primo septenario ad secundum temperamentum, et quodnam postulet victus genus. VI. 59. temporis spatium, intra quod morbi diuturni judicantur. XVII. B. 639. cur balbutiant. XVIII. A. 51.

Pueri cur calculo obnoxii. XV. 156. XIX. 651 sq. calculorum ortus in iis causae. XVI. 365. calculi ob corporis calorem generantur. XV. 153. calculis in vesica ob urinae crassitudinem laborant. XVII. B. 43.

Pueri cur convulsionibus facillime corripiantur. XVII. A. 118. 157. XVIII. B. 292. 293. quomodo curandi, ne a convulsionibus tententur, et magis adolescant et coloratiores evadant. XV. 209. cur a vehementiori extensione minus oblaedantur. XVIII. B. 867. natu minores febribus quotidianis obnoxii. XI. 23. nasus resimus non utique humidi temperamenti signum. I. 636. cur frequenter singultiant. XIII. 154. urina cur multam habeat hypostasin. IX. 601. urina qualis esse debeat. XIX. 595. quaenam urina in iis pessima. IX. 606. cur tenesmo saepius corripiantur. XVII. A. 705. ante Veneris usum podagra non laborant. XVIII. A. 44. a septimo anno ad decimum quintum vesicae phlegmonae maxime obnoxii. XVIII. B. 227. casus, qui stylo in interiore brachii regione supra medias ipsius partes punctus, inde mortuus est. XII. 605. historia, qui stylo in pupillam fuerat compunctus. VII. 100. historia et sanatio, cujus thorax a normali structura haud parum aberat. VI. 358.

Puerorum aetas humida et calida. XV. 186. XVI. 101. animae conditio varia. V. 37. calor halituosus est, copiosus et tangenti blandior. I. 594. aequalis autem in florentibus.

I. 597. capilli quomodo se habeant.
I. 619. corpora cur facile difflentur
et resolvantur. XVIII. A. 239. corpus etsi humidius, non tamen siccandum est. XV. 187. institutio stirpium
culturae similis. V. 40. pulsus qualis. VIII. 464. XIX. 635. pulsus parvus. VIII. 869. quidam parvum esse
statuerunt. IX. 121. urinae aqueae
perniciosae sunt. XVI. 74. urina cur
sit crassissima. XVII. B. 47. urina
aquosa deterrima. XVIII. B. 158. qualis urina sit naturalis. XVIII. B. 159.
substantia omnium facillime discutitur et cur. X. 657. substantia humida est. XVII. B. 410. cur vacuan-
tis praesidio minus egeant. X. 658.
morbi. V. 695. ab anno quinto ad decimum tertium familiar. morbi XVII.
B. 631 sq. nuper genitis quales morbi sint familiares. XVII. A. 31. morbi
quo temporis spatio ut plurimum judicentur. V. 695. affectus plurimi diebus quadraginta judicantur, quidam
septem mensibus, aliqui septem annis, nonnulli ad pubertatem perveniunt. IX. 884. plurimi affectus judicantur aut intra quadragesimum diem
aut septimum mensem aut septimum
annum. XV. 101. ad puerorum alopeciam remedium *Herae*. XII. 400.
ad puerorum crustas in faucibus remedia parabilia. XIV. 439. eclampsiae cum pubertate in quibusdam
mutationes habent. XVII. A. 824. ad
puerorum mangones ptisana. XV. 459.
puerorum pubes farina fabacea illita,
plurimo tempore glabra, seu impubis
permanet. XII. 50. puerorum pudendis alii vespertilionum sanguinem il-
nunt, credentes, ita diutissime eas
partes a pube posse servari immunes. XII. 259. et lac caninum. XII.
269.

Pueros omnes infantes dici *Zeuxis*
et *Herophilus* perhibent. XVII. A. 826.
servare impuberes diutissime valet
Hyacinthi radix cum vino illita. XII.
147.

Pueris concoctio et nutritio optime
procedit. VII. 256 sq. et cur. VII.
257. dentientibus utile cerebrum leporis attritum et esum. XII. 334. post
mictum concretio. XVII. B. 41. in
pueris capitis cutis quomodo sit comparata. XVII. B. 4. pueris victus humidus conducit. X. 591. XVII. B.
425 sq. cur facile succus crudus accumuletur. XV. 239. pueris, si spina gibba fiat, his corpus ad spinam
non augetur. XVIII. A. 500. voracibus pavores per somnum cur oriantur. XVII. B. 628.

Puerilis affectio cur a veteribus sit
dicta epilepsia. XVII. B. 289.

PUERITIA ob humiditatem somnolenta est. VIII. 162. veri similis.
XVI. 424.

PUERPERA febricitans et dolens,
quomodo curanda. XVII. A. 47ζ. puerperarum urinae quales. XVII. A.
749. puerperarum a partu purgatio
cur lochia sit vocata. XVII. A. 749.

PUERULI recens nati corporis totius conditio. XVII. B. 629. ut plurimum humores crudos habent. XVIII.
B. 280. recens natis consueti morbi.
XVII. B. 627. omne genus nervosum infirmum est. XVIII. B. 293. recens natis familiares morbi. V. 694.

PUGILES. VI. 487.

PULCHRITUDO, definitio. XIX. 383.
384. vera quae. III. 24. corporis
qua in re consistat. V. 449. comitatur bonum habitum. V. 831. formae
parvi aestumanda. I. 15 sq. partis
vera referenda est ad usus succes-
sum. III. 899. pulchritudinis comites. XIX. 383.

PULEGIUM opsonium, non alimentum est. VI. 630. facultates et usus.
XI. 857. calidum est. I. 682. calculos destruit. XIX. 694. pulegii coma in hysteria. XVI. 181. pulegium
ad leporem marinum sumtum. XIV.
139. menses provocat. XI. 304. 775.
pulegio succedens remedium. XIX.
727. pulegium pro dictamno. XIX.
728.

PULICIS cruris artificiosa structura.
IV. 362. ad pulices fugandos remedia. XIV. 537.

PULMENTARIUM fabaceum substantia flatulentum est. XV. 465.

PULMONES, brevis descriptio. XIX.
359. in pectore siti, respirationi
praesunt. V. 713. structura. III.
517. structura secundum *Platonem.*
V. 713. caro minus humida quam
adeps. I. 570. caro laxissima et levissima est et ex spuma concrevit
XV. 381. caro rara est. XI. 91. XVI.
157. corpus leve est, rarum et velu.
ex spuma sanguinea conditum. III.
450. parenchymatis ab illa splenis
differentia. III. 319. substantia proxima adipi ratione humiditatis est. I.
600.

Pulmo lobos habet in sinistra duos, in dextra tres. III. 421. in utroque latere lobi duo snnt, quintus vero in dextro latere, qui venae cavae substerniculo est. III. 518. lobis suis cur cor amplectatur. III. 433. loborum utilitas. III. 550. quintus lobus quemnam usum praestet venae cavae. III. 420. cur acceperint asperam arteriam. III. 518. ambit membrana tenuis, quae nervos accipit. III. 518. nervus vagus distribuit in pulmones ramos. IV. 289. ejus vasorum origines. III. 517. cur vasa habeant reliquis contraria. XV. 383. vasa nutrientia cum trachea ad eum adeunt. III. 536. vena cur maxima. IV. 341. motu peculiari destituti, thorace soluminodo moventur. III. 448. contrarium corpori alimentum trahit. XV. 381. nutritionis ratio. III. 320. 451. adjumenta tria ad ejus nutritionem. III. 452. XV. 384. quali sanguine nutriatur. III. 450. XV. 381. 382. arteriis nutritur. III. 495. cur magno egeat nutrimento. III. 448. pulmoni cor praeparat alimentum. III. 498. an sensum habeat, dubium. VII. 531. sensus fere expers. VII. 786. VIII. 77. quasi manus quaedam existit, quae sursum crassos humores secum fert. XV. 635. potum in eos ferri *Plato* putat. V. 713. et quodam respectu etiam *Galenus*. V. 718. in pulmones semper quidpiam potus per tracheam defertur. XI. 502. spiritui destinatus, ut ventriculus cibis. IV. 466. ejus dilatationem et contractionem thorax gubernat. IV. 466. per tracheam aëre impletur. III. 548. aëris in eum tracti mutatio. III. 541. vocis simul et respirationis instrumentum. III. 411. ejus causa ventriculus dexter adest. III. 462. statuunt quidam, in embryonibus spiritum non ex pulmone in cor, sed ex corde in pulmonem ferri. III. 504. cur in iis, qui adhuc utero geruntur, sit ruber, non autem, ut in perfectis animalibus, subalbus. IV. 242.

Pulmo ex potu colorato etiam coloratur. V. 719. per arteriam asperam et fauces vacuatur. X. 527. ne ex aëre frigido refrigeretur, naturae opificium. III. 589. a pulmone ad renes transitus facilis. VIII. 412. pulmonis agnini, porcini et vitulini usus medicus. XII. 335. concoctu est facilis. VI. 680. cum eo collum per-

ire videtur. III. 610. animalia quae non habent, ventriculo cordis dextro egent. III. 462. plures quam duos nonnulla habent animalia. III. 423. piscibus desunt. V. 659. nullos habent pisces, et propterea muti sunt. III. 411. eorum loco piscibus branchiae datae sunt. III. 443. omnia insunt, quae ad celerem evacuationem pertinent. IV. 340. succos crassos expurgant erva cum melle. VI. 547. humorum in eo consistentium sternutatio remedium. VII. 199. ad pulmonum lentos pituitososque humores quaenam remedia faciant. XI. 746. ad humores in pulmone morantes educendos idoneum vinum aquosum. XV. 642. pulmonem abstergit resina terebinthinae. VI. 355. per tracheam et fauces purgandi sunt. XVI. 126. per tussim est purgandus. XI. 93. pulmonem expurgat Betonica. XII. 24. e pulmone crassos et viscosos humores educit urtica. XI. 818. e pulmone exscreationes juvat adiantum. XI. 812. e pulmonibus humores sputis expectorant amygdalae. VI. 611. e pulmone excreationes promovent amygdalae. XI. 827. eclegma ex nuce pinea. XV. 848. erysimum cum eclegmatis. XI. 878. isopyri semen. XI. 891. pulegium. XI. 857. thymus. XI. 888. ad pulmonis inveteratos affectus arteriaca bona. XIII. 27. pulmonem refrigerat gurgulio exsectus. VI. 864. siccant fomenta. XV. 526. resiccat spiritus densus. VII. 914. exiccat spiritus densior factus. XV. 486. pulmoni nonnunquam gravitatis sensus innascitur. VII. 530. pulmonem compressum habentes abstineant a vomitoriis purgationibus, praesertim ex veratro. XI. 347. pulmones frigore afficiuntur. XVII. A. 43. pulmoni lac conducit. VI. 687. incenditur in angina ex fluxione acri. XV. 794. metastaseos anginae in eos effectus. XVII. B. 795. a vinis crassis non laeditur. XV. 634. pulmonem emollit aqua mulsa. XV. 651. 660.

Pulmonum morbus, si crudus maneat, nihilque malignitatis habeat, abscessus exspectandus est. XVII. A. 933. morborum coctionis et cruditatis signa. XVII. A. 933. morbi sputis judicantur. IX. 708. sicci morbi cognoscuntur, si nihil expuitur. XV. 472. in pulmonis morbis malum est gravedines et sternutamenta praeces-

sisse. XVIII. B. 180. in pulmonis morbis quando sit, secundum *Hippocra-*
tem, abscessus exspectandus. XVII. A.
933 sq. 938. in pulmonis morbis vina austera sunt vitanda. XV. 646.
ad pulmonem facientia medicamenta.
XIV. 759. pulmones affectos docet
sanguinis spumantis rejectio. XVII.
B. 797 sq. affectionis signa sputa sunt.
XVI. 210. 502. pulsus quando pulmo affectus est, qualis. IX. 536. affectui vehemens dolor nunquam supervenit. VIII. 283. affectus quaenam symptomata habeant, et quomodo
singuli dijudicentur. VIII. 283 sq. affectus interdum tabem inducunt. VII.
327. affectus tabidis causae. XVII.
A. 61. ad pulmonis affectus oxymel
subacidum. XV. 684. alterationes facile, ob vicinitatem, ad cor accedunt.
IX. 392 sq. abscessum color albus
indicat. XVI. 301. abscessus in eo
ortus nonnunquam per renes expurgatur. VIII. 412. quomodo hoc fiat.
ibid. quibus computrescit, pulsus vermiculans fit. IX. 313. ad defluxiones
in pulmones remedia parabilia. XIV.
440. dolores cur remissiores. VIII.
263. dolores qui sputis, vacuatione,
venaesectione etc. non solvuntur, in
suppurationem abeunt. XVIII. B.
187 sq. erysipelatis signa. VIII. 286.
pulmo fluxioni recipiendae promtissimus. XI. 275. cur sit fluxioni ex-
cipiendae promtissimus. XVI. 469 sq.
fluxiones in eos quales pulsus effici
ant. IX. 395. 537. circa pulmonem
ubi consistit copia fluoris ex capite,
confectio ex melle valet. XIII. 46.
imbecillus a balneo laeditur. X. 804.
Pulmonis inflammatio peripneumonia vocatur. XI. 77. inflammatio
est, ubi cum spirandi difficultate, angustia et gravitate febris accedit
acuta. VIII. 286. inflammationis signa. VIII. 120 sq. inflammationis causa calor immodicus. XVI. 51. causa
sanguinis redundantia, post membri
amputationem orta. XVIII. A. 728.
inflammatio febres ardentes gignit
VIII. 348. quibus inflammatur, suf-
focationibus sunt obnoxii. IX. 164.
inflammationes abscessus circa aures
ac fistulae sanant. XVI. 464. inflammationem haemorrhoides prohibent.
XVI. 453. (et cur. XVI. 460.) inflammatio humiditatem quandam in
spatia sua effundit et tussi ejicit.
XVIII. B. 183. in pulmonis inflam-

matione concoctio sputa crassa reddit. XVI. 74. ad pulmonum inflammationes. XIV. 558. pulmonis affectus ob intemperiem quomodo cognoscendi. VIII. 286. pulmoni intemperiem affert aër frigidus inspiratus.
XVII. A. 949. intemperies quales pulsus generet. IX. 393 sq. intemperiei
calidae signa. IX. 394. intemperiei
frigidae signa. IV. 394. frigidae intemperiei respiratio. IX. 396. intemperies sicca aut phlegmone qualem
pulsum efficiat. IX. 537. intemperiei
siccae signa. IX. 394 sq. intemperiei
humidae signa. IX. 395. siccae et
calidae intemperiei saepe supervenit
febris hectica. X. 699. oedematosae
affectionis pulsus. IX. 537.

Pulmonis phlegmones cura. X. 904.
in phlegmone cur abstinendum ab adstringentibus. X. 798. prolapsus thoracem confossum esse monstrat. VIII.
5. in pulmone pus habentes, quomodo Cnidici medici curaverint. I.
128. puri ex pulmone auxiliantur
amara. XI. 683. ad pulmonis rheumatismum Aesculapius medicamentum. XIII. 986. tubercula saepe in
gibbis. VII. 922. suntque gibbositatis causae. ibid. tuberculorum causa
gibbositas. XVIII. A. 505. tuberculis laborantes a quibusnam cibis abstineant. XVII. B. 132. tuberculorum
casus *Agesis* filiae. XVII. B. 126. tumores, pulsus IX. 537. in iis ulcera frequentissima fiunt, curatu difficilia. VIII. 264. pulmo exulceratur
excrementis e capite defluentibus. VI.
421. pulmonem exulcerat lepus marinus. XIV. 227. ulcera sine sensu
consistunt. VIII. 290. quaedam hujus rei exempla. ibid. et sq. ulceratio unde dignosci possit. VIII. 2.
exulcerationem significat particula hujus visceris cum tussi rejecta. VIII.
289. suppuratus parvam reddit respirationem. VII. 784. ii solum insanabiles *Galeno* videntur; qui ex
succi vitiosi erosione ulcera possident. X. 373. conditio eorum sputorum. X. 373. ulcera cur difficiliorem
habeant curationem. X. 338. 343.
358. 360. ulceribus destinatis remediis mel admiscendum. X. 300. ad
pulmonis ulcera arteriaca *Galli*. XIII.
28. ad pulmonis exulcerationes confectio aromatica *Mithridatis*. XIII. 52.
pulmonis ulcera lac solum sanare dicitur. VI. 775. vasorum ruptiones

quomodo cognoscantur. VIII. 287. vulnus unde cognoscatur. X. 341. pulmonis lobus saepe in thoracis vulneribus excidit. VII. 36. pulmonum signa quoad temperamentum. I. 350.
Pulmonariis respiratio parva et densa. VII. 853.
PULS quid. XII. 45. ex ciceribus
fit. VI. 532. cocta in tetano lumborum utilis. XV. 862. fabarum flatulenta est. VI. 530.
PULSATIO magna phlegmones proprium est symptoma. X. 946. in ulceribus inflammatis quomodo fiat.
XVIII. A. 120. pulsationes signa abundantiae sanguinis. XV. 778.
Pulsifica facultas. II. 9.
PULSUS, definitio. IX. 435. definitio, ejusque partes. XIX. 375. 629.
cur ita dicatur. XIX. 630. definitio
integra quomodo facienda. VIII. 712.
nulla definitio prorsus essentialis. VIII.
708. qualis esse debeat. VIII.
713. est motus arteriarum et cordis.
VIII. 697. 699. pulsum et palpitationem *Herophilus* distinguit. VIII.
716. definitionés variorum auctorum.
VIII. 699 sq. *Aeginius* vocat palpitationem. VIII. 716. quemvis motum
arteriarum pulsum vocat. VIII. 498
Agathinus contractionem vocat. VIII.
751. definitio *Agathini*. VIII. 750. definitio *Apollonii*. VIII. 760. definitio
Apollonii Muris. VIII. 744. definitio
Apollonii Stratonis filii tres. VIII.
759. definitio *Archigenis*. VIII. 754.
definitio *Aristoxeni*. VIII. 734. definitio *Asclepiadis*. VIII. 714. 757.. definitio discipulorum *Asclepiadis*. VIII.
757. definitio *Athenaei*. VIII.' 756.
definitio *Bacchii*. VIII. 732. definitio
Chrysermi. VIII. 741. definitio dogmaticorum. VIII. 721. definitio empiricorum. VIII. 721. definiunt quidam empirici memoriam affectuum tactus ex arteriarum motu. VIII. 776.
definitio *Erasistrati*. VIII. 714. 716.
theoria secundum Erasistrateos. II.
597. definitio variorum *Erasistratei*
discipulorum. VIII. 759 sq. definitio
Galeni. VIII. 714. definitio *Erythraei
Heraclidis*. VIII. 743. definitio *Heraclidis Tarentini*. VIII 720. definitio *Herophili*. VIII. 717. definitio Herophilii Alexandri, Philaletis cognomine. VIII. 725 sq. secundum *Hippocratem* definitio. IV. 804. definitio
Magni. VIII. 756. definitio *Moschionis*. VIII. 758. secundum *Aegimium*,

Praxagoram et *Herophilum* omnis arteriarum motus pulsus est. VIII. 498.
definitio *Zenonis*. VIII. 736.
Pulsus: disquisitiones historicae circa eum. VIII. 497. quid veteribus
dictum fuerit. IV. 804. quid vetustiores et recentiores vocaverint. VIII.
75. qualem arteriarum motum vocaverint veteres. XVI. 203. nomen primus *Hippocrates* literis mandavit.
VIII. 497. primus omnium *Hippocrates* motum arteriarum omnium pulsum vocavit. XVI. 203. auctorum de
nominibus pulsuum disceptatio. VIII.
494. non reperitur in animalibus ex-
sanguibus. IV. 671. pulsum arteriis
tribuit *Praxagoras*. VII. 598. scriptores, qui post *Herophilum* de pulsu
scripserunt, prope omnes reprehenduntur. VIII. 643. pulsum veteres
vocant dolorem in partibus inflammatis in motubus percipiendum. XV.
778. de ejus ortu *Erasistrati* sententia. IX. 507. qua ratione oriatur. V.
172. generationis causae. IX. 4. 6.
458 sq. causae efficientes quot dentur. XIX. 638. origo cor est. V.
164. 239. num a corde solo pendeat
an a solis arteriis. V. 561. in arteriis ipsis. causam habet. V. 170. arteriarum cur sit. VII. 15. num arteriis propria vi innata accidat, an a
corde pendeat, variorum auctorum
sententiae. VIII. 703. infra arteriam
ligatam intercipitur. IV. 679. essentia. VIII. 707. quomodo a palpitatione differat. XIX. 637. cum respiratione comparatio. V. 163.
Pulsus respirationi respondet. VII.
766. calidis solum inest animalibus.
IV. 671. pulsu non eget foetus in
principio generationis. IV. 665. pulsus diastolae inspiratio, systolae exspiratio respondet. VII. 766. venarum gignit vinum meracum praeter
morem potum. XV. 575. eo orbatae
partes non detrimentum inde capiunt.
V. 149. pulsu privati qui dicantur. VIII.
725. pulsus quatuor partes. VIII. 908.
Pulsus genera sunt decem. XIX.
634. quomodo cognoscantur. VIII.
780. quae in eo dignoscendo sint
consideranda. VIII. 769. de iis dignoscendis veteres nihil oratione' dignum scripserunt. VIII. 929. quomodo manus sit applicanda ut tangatur. VIII. 803. num distentio atque
contractio arteriarum tangi possit.
VIII. 806. externa et interna arte-

riae quies quomodo tactu cognoscenda. VIII. 819. ex pulsu quomodo praenoscamus. V. 151. quaenam requirantur, ut quispiam ex pulsu praesagire possit. IX. 206. variae commixtiones. VIII. 795. conjugationes. IX. 515. quot sint, qui in diastole arteriae conspiciantur. IX. 490. diastoles quantitas quomodo dignoscenda. IX. 447. dimensionis quantitas exacte non potest dignosci sensu. VIII. 889 sq. genus, definitio. XIX. 376. ictus quid. VIII. 457. 917. multorum pulsuum comes est. VIII. 918. ictus violentus in eo qui. VIII. 918. ad vim ictus multum refert durities arteriae tunicae. VIII. 801. intervallum quid. VIII. 457. 510. perturbatio ordinis secundum *Archigenem* quid. VII. 626. qualitates secundum *Archigenem*. VIII. 576. quae recensetur a *Galeno*. ibid. et sq. quantitas triplici dimensione constare videtur. XIX. 634. remissio et cessatio a motu. VIII. 510.

Pulsus rhythmus, definitio. VIII. 909. 910. XIX. 408. rhythmus quid sit, et quomodo generetur. VIII. 511 sq. de eo *Herophilus* scripsit. IX. 278. de rhythmo duae sectae extiterunt. IX. 124. rhythmus quomodo cognoscendus. VIII. 901. rhythmus nonnisi in vehementioribus pulsibus cognosci potest. VIII. 907 sq. rhythmi speculatio quomodo fiat. IX. 445. rhythmi inaequalitates. VIII. 556 sq. rhythmorum mutationum causae. IX. 102. alii arteriae systolen sensilem, alii insensilem dixerunt. IX. 443.

Pulsus usus. V. 179. IX. 5. 210. caloris in quaque parte custodiendi causa adest. V. 161. cordis ut possit conspici, qua opus sit operatione in animali vivo. V. 562. arteriarum modum conservat substantiae igneae. XV. 296. usus innatae caliditatis custodia est. IX. 459. bifariam aboletur. IX. 318. affectionum symptomata. VII. 63. ex aquae potu parum mutatur. VIII. 470. capitis ab initio febrium quid significent. XV. 804. in capite caloris multi sunt symptomata. XV. 805. ejus cura. XV. 806. indicium est, cibum jam nutrire. XVII. B. 485. colon ubi exagitat, theriaca *Andromachi* senioris conducit. XIV. 34. pulsus expertes saepe evadunt aegri ob dolores. XV. 611.

praecordiorum unde fiat. XVIII. B. 88. in praecordiis perturbationis vel delirii indicium. XVIII. B. 87. ex pulsu *Erasistratus* adolescentis amorem erga ancillam patris cognovit. XIV. 631. 633. omnes, qui longe a naturali mediocritate discesscrunt, boni non sunt. IX. 293. quinam venaesectionem suadeat. XI. 291. omnes, qui a naturali symmetria multum recedunt, boni non sunt. IX. 546. alterationes in remissionem et vehementiam et solae fiunt frequentes et ab una causa. IX. 265. ab una causa, sed non solae. IX. 266. quinam pessimus. XIX. 640. ut signum criseos futurae qualisnam erit. IX. 763. quinam crisin indicet. IX. 548. ex pulsu praesagia. IX. 421. quot sint instrumenta judicandi de pulsibus. XIX. 638. ut prognosis in morbis. IX. 544 sq. quomodo judicationem per abscessum praesagiat. IX. 429. et respirationis differentiae. VII. 773.

Pulsus differentiae pro aetate, sexu, tempestate etc. XIX. 631. mutationis causae. VI. 149. causae quae variant, aliae generationis causae sunt, aliae alterationis. IX. 1. alterationis causae. IX. 2. causae, quae pulsum immutant. IX. 209. differentiae quoad aetates. VIII. 464. IX. 118. 472. XIX. 635. neonatorum qualis. IX. 472. infantum. IX. 18. infantum cur creberrimus. IX. 118. juvenum qualis. XIX. 636. juvenum cur vehementissimus. IX. 119. puerorum qualis. XIX. 635. pueri cur celerrimus. IX. 118. quoad magnitudinem medius et paulo major. IX. 119. puerorum quidam parvos esse dixerunt. IX. 121. pueri *Archigenes* parvum, *Herophilus* magnum vocat. IX. 452. puerorum et senum parvus. VIII. 869. in senibus. V. 175. IX. 472. XIX. 635. senum cur languidissimus. IX. 119. senis cur rarissimus, tardissimus, minimus. IX. 118.

Pulsus alterationes percipiunt ex anni tempore, frigoris et caloris mutatione. V. 175. differentiae pro anni tempestatibus. VIII. 464. differentiae quoad anni tempora eorumque causae. IX. 125. 473. XIX. 632. in aestate. IX. 473. mutationes aestate ineunte. IX. 126. in autumno qualis. IX. 473. autumno medio cur crebritate et celeritate moderati. IX.

126. hiemis. IX. 473. mutationes hieme incipiente. IX. 126. veris. IX. 473. cur vere medio crebrior et celerior. IX. 126. medio vere cur maximi et vehementissimi. IX. 125 sq. quidam veris medium et autumni efficere maximos pulsus, hiemis et aestatis minimos putant. VIII. 865. *Pulsus* mutationes ex causa externa quomodo discernendae. IX. 214. mutationes ab externis causis quomodo discernendae. IX. 540. major fit ab immodicis alimentis. V. 152. amoris. XVI. 310. mutationes ex balneis calidis earumque causae. IX. 145. quomodo a calidis, et quomodo a frigidis balneis immutetur. VIII. 468. mutatio ex balneis frigidis earumque causae. IX. 147. nativi caloris incrementum aut decrementum non eundem semper pulsum generat. IX. 8. calorem auctum sequentes. IX. 9. calori copioso proprii. IX. 333. affectio ex cibis sumtis. VIII. 469. 664. in defatigatis. XI. 13. mutatio per excandescentiam. XVII. B. 258. conditio in exercitatione et balneo. V. 152. per exercitia mutationes. VIII. 467. immutatio ab exercitationibus, balneis, potu cibisque etc. VIII. 848. 852. mutatio ex exercitationibus. IX. 143 sq. expergiscentium qualis. VIII. 467. expergiscentium. IX. 139. humorum. XIX. 641. conditio in iratis. VII. 192. VIII. 473. IX. 16. 157. 541. laetitiae qualis ejusque causae. VIII. 473. IX. 159. in obesis et carnosis qualis. XIX. 632. sanguinis. XIX. 641. inter somnum. V. 174. VIII. 466. mutationes ex somno earumque causae. IX. 131. XIX. 632. in somno *Archigenes* plenissimos, *Apollonides* maxime vacuos esse statuit. IX. 138. conditio in timentibus. VII. 192. VIII. 473. timoris qualis, ejusque causae. IX. 160. in tristitia. VIII. 473. tristitiae qualis ejusque causae. IX. 160. mutatio ex vini potu. VIII. 469. IX. 16. per vinum mutationes earumque causae. IX. 152.
Pulsus differentiae quoad regiones. VIII. 466. IX. 130. XIX. 635. differentiae quoad sexum. VIII. 463. IX. 472. mulierum, quomodo ab illo virorum differat et cur. IX. 107 sq. 472. gravidarum qualis. XIX. 632. pulsus praegnantium qualis. VIII. 466. IX. 131. XIX. 636. virorum. IX. 472. mutationes ex tempe-

ramentis adscititiis. IX. 143. quomodo per adscititias habitudines mutentur. VIII. 467. in calidis naturis qualis. VIII. 463. temperamenti calidi qualis, ejusque causae. IX. 115. eorum, qui natura sunt calidiores. IX. 472. mutationes ex adscititiis corporis habitudinibus. IX. 142. qui nativi caloris defectum comitantur. IX. 12. in calido et frigido temperamento qualis. XIX. 631. quales ex intemperie sicca et humida oriantur. IX. 386 sq. in gracilioribus qualis. VIII. 464. qualem habeant graciles corpore, ceterum robusti. VIII. 812. graciliorum corporum quales, eorumque causae. IX. 117. 472. XIX. 632. mutatio per varios morbos. VIII. 472. conditio in agonia. VII. 192. angina laborantium. VIII. 488. anginae ejusque causae. IX. 193. in metastasi anginae in pulmones qualis. XVII. B. 795. apoplecticorum. VIII. 487. in atrophiis. IX. 388. attonitorum, ejusque causae. IX. 193. flavae bilis. XIX. 641. in bulimo IX. 198. in cacochymice affectis. VII. 578 sq. in cataphora ejusque causa. IX. 481. catochorum. VIII. 485. catochorum, ejusque causae. IX. 189. alterationes ex inaequali cerebri intemperie pendentes. IX. 407. 538. in comate. XVII. A. 541. comitialium. VIII. 487. convulsorum. VIII. 486. convulsorum, ejusque causae. IX. 190. quos cor intemperatum calore creat. IX. 343. quos cordis frigida intemperies creat. IX. 343. conditio, si cor calidius justo sit, arteriae autem frigidiores. IX. 338. in declinatione bona et lethali qualis. IX. 743 sq. in affectionibus diaphragmatis. IX. 400. 537. mutatio per dolorem. VIII. 474. quomodo dolores mutent et cur. IX. 161. mutatio ex dura matre affecta. IX. 412. elephantiasi laborantium. VIII. 491. elephanticorum, ejusque causae. IX. 202. epilepticorum, ejusque causae. IX. 193.
Pulsus quando epistaxin futuram indicet. IX. 549. ex pulsu *Galenus* faucium inflammationem cognovit. XIV. 661. *Erasistratus* solummodo in febribus adesse statuere videtur. VIII. 761. conditio in febribus, in quibus cor calidius est quam vicina ei frigidiora. IX. 361. in febribus quid ad crisin significet. IX. 535. eorum, qui ob maximam crudorum

humorum copiam febricitant. X. 821.
conditio in febris accessione et incremento. XIX. 515. qua ratione febris invasionem prodant. IX. 476. signum invadentis febris. XIX. 515. in
febribus ardentibus. V. 152. in febre continente. VII. 322. X. 607. in
febre diaria ex bubone qualis. XI. 14.
in febre ephemera qualis. VII. 302 sq.
IX. 363. 371 sq. 533 sq. 696. in febre ephemera ex inflammatione inguinum. IX. 700. in febribus hecticis. VII. 306. IX. 342. 360. 371. 379.
534. in febre hectica cum marcore.
VII. 317. in febre hectica ex sumto
cibo velox redditur. VII. 320. in febribus putridis. VII. 308. febrium,
quae ex putredine humorum fiunt. IX.
363. 371. 534. febrium quartanarum.
IX. 653. XI. 20. in tertianis legiti-
mis. IX. 497. 653. in febre tertiana
caloris tempore. VII. 414. intermis-
sionis tempore. ibid. — in febre tertiana dum frigus durat. VII. 413. in
fluxionibus in pulmones. IX. 395.
537. in hepatis affectionibus. IX. 399.
in hepatis phlegmone. IX. 537.

Pulsus hydropicorum. VIII. 490.
conditiones in hydrope, ejusque causae. IX. 200. in ascite ejusque causae. IX. 200. hysteriae (suffocationis
uterinae) ejusque causae. IX. 197.
ictericorum. VIII. 491. IX. 202. mutationes per inflammationes, earumque causae. IX. 162 sq. 378. ab inflammatione tendinis manus aut pedis. IX. 415. in languore. IX. 198.
lethargicorum. VIII. 482. IX. 183.
481. 539. in marcore torrido et syn-
coposo. VII. 686. marcescentium.
VIII. 479. marescentium differentiae,
earumque causae. IX. 175 sq. melancholiae. XIX. 641. ubi musculi abdominis et thoracis inflammati sunt.
IX. 415. 540. in inflammatione musculorum ulnae et tibiae qualis. IX.
415. in nauseis. IX. 198. in orthopnoea. VIII. 489. orthopnoeae acutae, ejusque causae. IX. 195. para-
lyticorum. VIII. 487. IX. 192. pe-
ripneumonicorum. VIII. 482. peri-
pneumonicorum mutationes, earumque causae. IX. 180. phreniticorum.
VIII. 483. pulsus phreniticorum, ejusque causae. IX. 184. in phrenitide
obscura qualis. XVI. 579. affectus,
qui mixtus est ex phrenitide et lethargo qualis ejusque causae. IX.
188. phthisicorum. VIII. 481. phthi-

sicorum qualis, ejusque causae. IX.
179. pituitae. XIX. 641. in pleuriticis. VIII. 308. 326. 477. IX. 168.
ut signum pleuritidis perniciosae qualis. IX. 538. alterationes a pulmonis
intemperie pendentes. IX. 393 sq. in
pulmone morbose affecto. IX. 536.
mutatio ut terminus sanguinis missionis. XVI. 12. in scirrhis. VIII. 475.
ex scirrho hepatis et lienis. IX. 415.
in senio ex morbo. VII. 685. in singultu. IX. 198. stomacho affectorum.
VIII. 489. mutationes in stomachi affectibus, earumque causae. IX. 197.
suppuratorum. VIII. 479. IX. 172. in
testis inflammationibus qualis. IX.
416. 540. conditio in morbis thoracis. IX. 398 sq. in thoracis intemperie. IX. 537. ex tumoribus in costis
aut pulmone. IX. 537. mutatio ex inflammatione tunicae erythroidis. IX.
540. in tympanitide, ejusque causae.
IX. 200. uterinae suffocationis. VIII.
489. in suffocatione uteri. XVI. 339.
mutationes in ventriculi affectibus. IX.
401. 538. in ventriculi oris imbecillitate. IX. 538. in oris ventriculi
vellicatione. IX. 198. eorum qui veratrum sumserunt. VIII. 491. mutationum causae, qui veratrum sumpserunt. IX. 203 sq. in vomitu. IX. 198.
qui mortem instantem denotat. IX.
384.

Pulsus universae differentiae viginti
septem sunt. IX. 437. tot sunt primae et generales differentiae, quot
sunt causarum. IX. 7. differentiarum
prima genera male *Archigenes* qualitates vocavit. VIII. 634. differentiae,
ubi non solum usus, verum etiam facultas mutatur, et quidem in debili-
ore et calida facultate. IX. 26. in
imbecilli et frigida. IX. 28. ubi simul calor increscit et facultas. IX.
28 sq. ubi coierint robur facultatis et
caloris defectus. IX. 29. differentiae,
qui una in parte aequalis est, et
quem *Archigenes* dicrotum vocat. VIII.
537. unius inaequalitatis differentiae.
VIII. 526. in qua fit, ut abs quiete
motus interpelletur. VIII. 527. quum
continuus motus est. VIII. 528. quum
nonnunquam recurrit. VIII. 530. differentiae ex inaequalitate crebritatis,
raritatis et rhythmi. VIII. 556. quot
sint differentiae in ejus diastole. XIX.
638. qui in una diastole, sed in dif-
ferentibus arteriae particulis inaequalitatem habent. IX. 508. differentiae,

quae in arteriae corpore consistunt. VIII. 508. differentiae ex inaequalitate corporis arteriae. VIII. 547. differentiae ex inaequalitate roboris vitalis. VIII. 546. differentiae, quae a sede arteriae proficiscuntur. VIII. 549. differentiae, quae in arteriae quiete consistunt. VIII. 514. differentiae a motu petitae. VIII. 502. mutationes in celeritatem et tarditatem. IX. 256 sq. earum complicationes cum aliis. IX. 258.

Pulsus differentiae in trinis simul demensionibus. VIII. 503. tabula ejus doctrinae. VIII. 504 sq. differentiae in distentionis quantitate. VIII. 502. differentiae a facultatis differentiis pendentes. IX. 7. ictus propriae differentiae. VIII. 455. differentiae in ictuum intervallo. VIII. 456. differentia in longitudine. IX. 228. differentiae in lcngitudine, latitudine et altitudine. IX. 435 sq. differentiae ex infusa materia in arteriae cavitatem. VIII. 548. differentiae ex differentiis instrumentorum pendentes. IX. 31. differentiae quoad intervallorum tempora. VIII. 509 sq. differentiae motus interrupti. VIII. 544. differentiae, quae, secundum naturam sunt. IX. 471 sq. differentiae quoad qualitatem et inaequalitatem, et quoad ordinem et ordinis perturbationem. VIII. 517 sq. differentiae quantitatis distentionis. VIII. 455. differentiae quoad rhythmum. IX. 445. differentiae quoad robur. VIII. 508.

Pulsus singula genera: abolitio unde fiat. VII. 137. abolitio, definitio. IX. 66. *aequalis*. VIII. 461. 518. XIX. 408. aequalis absolute. VIII. 518. 519. 526. celeritate aequalis. VIII. 457. aequalis inaequalitatum differentiae. VIII. 523 sq. inaequales inaequalitates. VIII. 524. aequalitatem in qua re ponat *Archigenes*. VIII. 626. *altus*. VIII. 455. 461. 775. IX. 94. 436. 493. altus unde fiat. IX. 517. altus quid significet. IX. 528 sq. altus excretionis nuncius. IX. 549. altus secundum *Archigenem*. VIII. 603. alti in ira et ante judicationes fiunt. X. 93. et cur. IX. 96. altus et celer cur excretiones decretorias significet. IX. 424. altus simul et latus raro occurrit. IX. 235. altus simul et magnus quando fiat. IX. 94. altus, reliquis dimensionibus moderatus, quid significet. IX. 236. altus et

vehemens omnis excretionis est nota. IX. 535.

Pulsus angustus. VIII. 455. 503. angustus quando fiat. IX. 516. angustus, altus et moderate longus quid significet. IX. 237. angustus, humilis et moderate longus quid significet. IX. 237. *arhythmus*. VIII. 516. XIX. 409. *araneosus* qualis. XIX. 411. *brevis*. VIII. 455. 503. IX. 228. brevis corpulentis familiaris. IX. 228. brevis quando vocandus. IX. 516. brevis quomodo fiat. IX. 101. brevis, angustus et humilis quid significet. IX. 239. brevis, altus et latitudine moderatus quid significet. IX. 238. brevis, latus, humilis et altus quid signif. IX. 238. brevis, reliquis dimensionibus moderatus, quid significet. IX. 238. brevis, latus et profunditate moderatus quid significet. IX. 238. *bis ferientium* tres differentiae. IX. 307. bis feriens ex inaequali proficiscitur corporis cordis intemperie. IX. 350. bis feriens comitatur inaequalem cordis intemperiem. IX. 309.

Pulsus cacorhythmus qualis. XIX. 409. *calidus* qualis. XIX. 405. quales ubi praepollet calor et mollities. IX. 36. *caprizans*. VIII. 553. 556. XIX. 412. caprizans quomodo gignatur. IX. 488. caprizans quomodo fiat. IX. 546. caprizans ex genere est illorum, qui in quiete intercipiuntur. IX. 303. caprizans qua in re cum dicroto conveniat, et in qua differat. IX. 80. caprizans quomodo differat a dicroto. XIX. 640. caprizans, si cum eo conjuncta fuerit aliqua morbi concoctio, crisin bonam nunciat. IX. 488. *celer*. VIII. 461. XIX. 406. celer quomodo differat a crebro. XIX. 638. celer est, qui pauco tempore motum finit. VIII. 824. celer unde fiat. VII. 762. celeris causae. IX. 267. 498. 545. celer ut fiat tria causarum genera requirit. IX. 9. celer. VIII. 879. quomodo cognoscendus. VIII. 882. 885. celer secundum *Archigenem* non robore, sed potius facultatis imbecillitate proficiscitur. IX. 8. celeriores mollitie arteriarum fiunt. IX. 33. celer fit, quum pauco tempore movetur arteria. VIII. 502. 511. celeritas incrementum habet a facultate valida. IX. 292. celerior calidum temperamentum denotat. IX. 256. celeres esse in stomachicis omnibus, quidam contendunt. VIII. 835.

celer quoad contractionem quid significet. IX. 272. errores plurimorum in eo cognoscendo. IX. 113. celer quomodo dignoscatur. IX. 451. celeritatis dignotio. IX. 456. celer qualem prognosin exhibeat. IX. 292. celer intemperiei calidae non proprius est. IX. 333. celer et creber quid significet. IX. 257. celer et mollis quid significet. IX. 259. celer, mollis et vehemens quid significet. IX. 260. celer et vehemens quid significet. IX. 259. extrema celeritas minus est periculosa. IX. 545. celerrimus quando fiat. IX. 11. celerrimus modice periculosus. IX. 294. celerrimus modice periculosus. IX. 546. celerrimus et creberrimus quid significet. IX. 334.

Pulsus circumnuens. VIII. 479. circumnuentes quomodo generentur. IX. 86. 514. *circumnutans* interdum fit a conformatione nativa. IX. 323. *compressio* quid. VII. 306. *confusus* qualis. XIX. 407. *connitens* cum humiditate, secundum *Archigenem* ab humidiore cibo potissimum recente fit. VIII. 663. *convulsivus.* VIII. 554. convulsivus quomodo fiat. IX. 87 sq. convulsivus quomodo a vibrato differat. XIX. 639. convulsivus violenter ferit. VIII. 922. *crassus* et plenus vocatur. IX. 439. crassus id. q. turgidus. VIII. 507. creber. VIII. 457. 461. 507. 511. XIX. 635. crebriores fiunt, si durities arteriae refrigeratione superior est. IX. 35. de ejus crebritate duae sectae extiterunt. IX. 124. creber quomodo differat a celeri. XIX. 638. crebritas non causa est ejus celeritatis. VIII. 828. creber quid significet. IX. 289. creber intemperiei calidae non proprius est. IX. 333. ex anticipatione et magnitudine distentionis crebrior quid significet. IX. 276. si in majorem crebritatem mutantur, aut peripneumoniam aut syncopen annunciant. IX. 171. creberrimi generatio. IX. 12. creberrimi fiunt ex facultate imbecilli et calore magno. IX. 26. creberrimus quid significet. IX. 334. *cunctans.* VIII. 654. *debilitas* denotat facultatis vitalis imbecillitatem. XI. 60.

Pulsus decurtatus, ejus duplex genus est. IX. 314. quid significet. IX. 315. 321. decurtati causa. IX. 65. 85. decurtatus etiam fit, ubi arteria insolitum decursum servat. IX. 322.

decurtatus deficiens. VIII. 524. 525. decurtatus reciprocus. VIII. 524. IX. 65. *deficiens,* definitio. IX. 66. XIX. 411. *densissimus* in formicantibus. VII. 155. *depravatus* unde fiat. VII. 137. *dicrotus.* VIII. 537. dicrotus est pulsus quidam vibratus. IX. 306. dicrotus qualis et quando fiat. IX. 78. 546. XIX. 410. dicrotus quomodo differat a caprizante. XIX. 640. dicrotus est ex genere intro retractorum. IX. 303. dicrotus non vibratus quando generetur. IX. 348. 349. dicrotus aliquando et vibratus fit. IX. 503. dicrotus simul et vibratus unde fiat. IX. 79. dicrotus non unicus est, qui bis ferit. IX. 306. sed tres sunt. IX. 307. cum *dolore* in quibusnam morbis sentiamus. VIII. 75. cum dolore sequitur inflammationes graves. VIII. 76. *durities* est arteriae tunicae qualitas. VIII. 456. duritiem omnium febrium inseparabile signum *Archigenes* judicat. VII. 686. quales ex duritiei et refrigerii conjugio fiant. IX. 34 sq.

Pulsus durus. VIII. 508. 547. 776. XIX. 405. durus non proprie, sed per accidens dicitur. VIII. 693. durus quibus causis fiat. VIII. 310. duri effectrices causae. IX. 247 sq. 248. 495. 523. durus a vehementi quomodo dignoscatur. IX. 449. durus evenit, si corpus arteriae durum est. IX. 31. durus fit ab arteriae tunica dura. IX. 264. durus fit iis, qui frigidam intempestive biberunt. VII. 312. durus originem habet ex vasorum repletione. VII. 312. ex instrumentorum duritie. IX. 7. durus a vino quomodo cognoscatur. IX. 249. duri quando mollibus evadant rariores. IX. 34. duros quinam affectus faciant. IX. 538. durus quid significet. IX. 264. 494. 524. durus sicci cordis signum. I. 334. durus crisin per vomitum indicat. IX. 535. durus per vomitum crisin futuram indicat. IX. 763. durus absque vibratione quid significet. IX. 253. durus citra vibrationem atque summe creber quid significet. IX. 334. creber cum eo frequentissime cohaeret. IX. 34. duri dignotio qua in re sit posita. VIII. 927. durus cur in atrophiis observetur. IX. 387 sq. durus sub quibusnam conditionibus in febribus observetur. VII. 311 sq. durus nec proprius nec inseparabilis cuipiam generi febrium. VII. 311. durus ex sicca intemperie et phlegmone pulmonum. IX. 537. durus fit, quibus phreniticis aut pleuriticis diaphragma phlegmone laborat. IX. 496. durus, magnus, celer et frequens signum est cordis calidi et sicci. I. 334. durus et parvus cor frigidum et aridum significat. I. 336. durissimus ut mollissimus est periculosus. IX. 293. durissimus periculosus. IX. 294. 546. durissimi causae. IX. 293. ecrhythmus VIII. 515. IX. 471. XIX. 410. ecrythmi quid significent. IX. 471. eurhythmus. VIII. 516. XIX. 409. eutoni sunt, qui tenore praediti. IX. 448. et vehementes vocantur. ibid. formicans. VIII. 460. XIX. 412. formicans quomodo differat a vermiculante. XIX. 640. formicans vermiculanti succedit. VIII. 553. unde nomen acceperit. VIII. 553. qualis sit. ibid. — formicantem formicae gressui comparant. VIII. 835. formicans non celer sed exigui temporis est. IX. 456. formicans omnium pessimus. IX. 506. *Archigenis* de eo sententia. VIII. 827. formicantem male *Archigenes* pro celeri habet. IX. 293. 546. formicantem *Archigenes* celerem, *Herophilus* non celerem dicit. IX. 452. formicantis celeritatis causa. VIII. 828. formicans difficillime dignoscitur. VIII. 826. formicans qua est brevitate apertam cognitionem facit. VIII. 834. formicanti tremor similis. VII. 155.

Pulsus frequens. IX. 444. 451. XIX. 407. frequens duplici ratione fit. IX. 511. frequentis causae. IX. 532. frequentem omnes habent febres perurentes. IX. 545 frequens et tardus quid significet. IX. 543. frequentissimus periculosus. IX. 546. *frigidus* qualis. XIX. 406. *gracilis.* IX. 439. et tenuis vocatur. ibid. — gracilis diverso modo vocatur. VIII. 506. *gravis* secundum *Archigenem.* VIII. 651. 655. gravis nomen tantum est, res vero nulla. VIII. 657. *hecticus.* VIII. 460. hecticus omnibus marcescentibus est. VIII. 480. hecticus omnibus marcescentibus est. IX. 178.

Pulsus heterorhythmus. VIII. 515. IX. 471. XIX. 410. heterorhythmi quid significent. IX. 471. *humidus* qualis. XIX. 405. *humilis.* VIII. 455. humilis quomodo cognoscendus. VIII. 899. humilis, reliquis dimensionibus

moderatus, quid significet. IX. 237. *imbecillus* qui. XIX. 634. imbecilli causa. IX. 230. imbecillus fit ex imbecillitate et refrigeratione. IX. 28. *inordinatus.* VIII. 458. *inaequalis.* VIII. 461. 518. IX. 445. XIV. 671. XIX. 408. inaequalitas qua in re consistat. IX. 546. inaequalitas est imparitas pulsuum in aliqua succedentium differentiarum secundum *Archigenem.* VIII. 626. inaequalis secundum *Archigenem.* VIII. 627. inaequalium duplex genus est. IX. 279. inaequalis quomodo ab inordinato differat. XIX. 639. inaequalitatis causae. IX. 167. 279. inaequalis simplex qua varia ratione fieri possit. VIII. 457 sq. inaequalitas unde fiat. VIII. 799. IX. 56 sq. inaequalitas quomodo ex situ arteriae fiat. IX. 87. inaequalis sub quibusnam conditionibus oriatur. IX. 476. inaequalitas ex instrumentorum vitiis. IX. 61. inaequalis fit ex sanguinis copia. IX. 63. aliae causae. VIII. 64. inaequales et inordinati fiunt ex cibis largis. IX. 149. ex modicis celeres, crebri, vehementes. ibid. inaequales quomodo facultas affecta reddat. IX. 59. inaequalis fit ab ira retenta, angore et timore. IX. 215. inaequales comites sunt inaequalis temperiei cordis. IX. 56. iram, si quis reprimere velit, fit pulsus inaequalis. IX. 215. inaequalitas, quae in uno pulsu intermittit, gravissima. IX. 546. inaequalis in plurimis crisibus fit. IX. 536. inaequalitas omnibus febribus communis est. XI. 14. inaequalis quales crises indicet. IX. 764. inaequales ex inaequalibus diastolis quid significent. IX. 483 sq. inaequalis absolute. VIII. 518. 519. 526. inaequalitates collectivae. VIII. 523. IX. 56. XIX. 636. inaequales compositi. VIII. 460. inaequalitas decurtata et mutila unde accidat. IX. 65. inaequalis deficiens. VIII. 525. inaequalis magnitudine. VIII. 520. unius inaequalitatis differentiae. IX. 68.

Pulsus innuens. VIII. 479. innuens quomodo fiat. IX. 86. 514. *inordinatus.* VIII. 519, IX. 445. XIX. 407. 636. ejus causae et usus. XIX. 637. inordinatus quomodo ab inaequali differat. XIX. 639. inordinati causae. IX. 101. inordinatus quid significet. IX. 327 sq. inordinatus absolute. VIII. 521. inordinatus in magnitudine. VIII. 521. *integritas* bonum signum. XVI. 212. *interceptus* causa caloris nativi defectus. V. 157. intercidens qualis. XIX. 411. intercisus quomodo differat ab intermittente. XIX. 639. intercurrens. VIII. 525. intercurrens quomodo fiat. IX. 482. intercurrens fit ex crebritate inaequali. IX. 289. fit ex inaequali frequentia. IX. 545. quid significet. ibid. intercurrens quid significet. IX. 289. intercurrentis ab intermittentibus differentiae. IX. 290. intercurrentes contraria affectio est intermittentium. IX. 67. causae. ibid.

Pulsus intermittens. VIII. 525. XIX. 411. intermittens quomodo fiat. IX. 482. intermittentis, sed naturalis dignotio. XIV. 669. intermittens quomodo differat ab interciso. XIX. 639. intermittentis ab intercurrente differentiae. IX. 290. intermittentes quomodo a raris differant. IX. 282. 286. intermittens qua in re a raro differat. IX. 544. intermittens necessario inaequalis fit. IX. 544. intermittentium differentiae. IX. 67. causae. ibid. et sq. intermittentes unde fiant. IX. 280. intermittentes cur pueris minus quam juvenibus periculosi. IX. 284. intermittens periculosissimus, sed quoad singulas species gradus periculi variat. IX. 294 sq. intermittens pessimus. XIX. 640. intermittentes cur pulsuum inaequalium perniciosissimi. IX. 285. intermittentes mortem inducunt. IX. 544. intermittit in syndrome plethorica. XI. 59. intermittens diutius, quam unus ictus tempus requirit, quid portendat. IX. 282. intermittentes minus habent senes quam juvenes perniciosos. IX. 283. semper intermittens pessimus, si aliquando, minus malus. XIX. 584.

Pulsus languidus. VIII. 508. 669. IX. 265. languidus est, qui remissam habet contentionem, nec incitatum ictum. VIII. 650. XIX. 406. languidus secundum *Agathinum.* VIII. 938. languidi definitio secundum *Magnum.* VIII. 647. languidus ex facultatis infirmitate. IX. 7. languidus infirmae facultatis opus est. IX. 13. languidus fit ex facultatis imbecillitate. IX. 264. ex pravo cordis temperamento. IX. 281. languidus quomodo dignoscendus. VIII. 775. item languidus simul et magnus. ibid. —

quinam talem habeant. VIII. 806. languidus quomodo tangendus. VIII. 893. languidus quid significet. IX. 281. 421. languidus nunquam sine periculo. IX. 545. ita languidus, ut sensum fugiat, periculosissimus. IX. 318. languidissimi periculosissimi sunt. IX. 290. 293. 546. lahguidissimus simul et frequentissimus pravus est. IX. 481.

Pulsus latus. VIII. 455. 461. 503. IX. 436. 493. latus secundum *Archigenem.* VIII. 603. lati causae. IX. 98. lati fiunt plurimum in decretoriis excrementis. IX. 93. latitudo quomodo cognoscenda. VIII. 896. latus num in recens judicatis fiat. IX. 520. latus in hydrope apparet et lethargicis. IX. 521. latus, humilis et moderate longus quid significet. IX. 235. latus, longus et moderate profundus quid significet. IX. 235.

Pulsus longus. VIII. 455. 461. 503. IX. 228. 436. 493. longus videtur in gracilibus. IX. 228. longus secundum *Archigenem.* VIII. 603. longus quomodo fiat. IX. 100. 515. longitudo quomodo tactu cognoscenda. VIII. 892. longior quid significet. IX. 522. longus, in reliquis duabus vero dimensionibus moderatus, quid significet. IX. 233. longus, altus et moderatus quid significet. IX. 232. longus, angustus et altus quid significet. IX. 233. longus, angustus et humilis quid significet. IX. 234. longus, angustus et quoad profunditatem moderatus quid significet. IX. 234. longus simul, latus et humilis unde fiat. IX. 230 sq. longus et humilis, latitudine vero moderatus quid significet. IX. 233. longior et latior factus quid significet. IX. 229. longus et latus, quoad profunditatem autem moderatus quid significet. IX. 230. longus, latus et in profunditate humilis quid significet. IX. 230. qui quoad longitudinem moderati sunt, profunditatem autem et latitudinem immutant, quid significent. IX. 234.

Pulsus magnitudo et parvitas consistit in quantitate diastoles. VIII. 456. magnitudo generatim dicitur, obtinet enim magnitudinem et parvus pulsus et magnus. (*Archig.*) VIII. 591. magnitudinem *Archigenes* esse dicit tumorem assurgentis arteriae. VIII. 598. magnitudo ultima, si conjuncta cum mollitie morbosa, periculum creat. IX. 291. extrema magnitudo cum morbosa mollitie periculosa. IX. 545. magnitudine aequalis qui. VIII. 457. *magnus.* VIII. 455. 461. 506. 775. 877. XIX. 404. 634. magnus quibusdam dicitur, si multum in cavitate arteriae vacui sit. VIII. 928. magnus vocatur, qui tribus dimensionibus auctus est. IX. 231. magnum dicimus, qui a mediocritate deflectit. VIII. 843 sq. magnus non facile commiscetur cum duro sed quibusnam fiat. VIII. 802. magnus unde cognoscatur. VIII. 921. magnus, qui naturali major est. IX. 13. magnus ut fiat, tria causarum genera requirit. IX. 9. magnus non solum requirit calorem excellentem, sed instrumenta etiam mollia et facultatem validam. IX. 333. magnus quomodo differat a vehementi. XIX. 638. magnitudo ex vino et cibo diuturna est. IX. 214. magnus quomodo dignoscatur. IX. 454. ab ira pulsus magnus adjunctam habet vehementiam. IX. 214. magnus quoad crisin quid significet. IX. 535. magnus quid significet. IX. 211. magnus plenitudinis nota. XIV. 729. magnus crisin per sanguinis profluvium indicat. IX. 763. magnus, quem ira concitat, adjunctam habet vehementiam. IX. 214. magnus fit iratis et judicandis. IX. 93. magnus simul et altus quando fiat. IX. 94. magni et celeres unde fiant. IX. 36. magnus, celer et creber quid significet. IX. 334. magnus simul et languidus quomodo cognoscendus. VIII. 775. magnus, rarus et laxus in febre quotidiana. VII. 466. absolute magnus qui. IX. 223. *majores* a mollitie arteriarum fiunt. IX. 33. *maximus* qui. IX. 492. maximi generatio. IX. 12. maximus quomodo cognoscatur. VIII. 800. maximus modice periculosus. IX. 294. 546. maximus, celerrimus et creberrimus quid significet. IX. 334. maximus et vehementissimus quibus accidat. VIII. 799. mediocri minor, non tamen tardus aut rarus, cordis frigiditatem denunciat. I. 333. *medius* crebri et rari. VIII. 511. medius velocis et tardi. VIII. 511. *minimus* quid significet. IX. 294. minimus periculosus. IX. 546. *minores* justo et tardiores quando fiant. IX. 34 sq. minores et tardiores a duritie arteriarum fiunt. IX. 33.

Pulsus moderatus qui. VIII. 877. IX. 91. 436. moderatus quadratis et moderatis proprius. IX. 228. moderatus fit, quum mediocri tempore movetur arteria. VIII. 502. moderatus quomodo sit inveniendus. VIII. 844. moderatus quot modis observetur. XIX. 639. ejus notitia ante omnia necessaria ad reliquas differentias cognoscendas. VIII. 860 sq. moderati consideratio in quibusnam instituatur primum, ut de aliis quoque certiores evadamus. VIII. 857 sq. moderatum *Herophilus* interdum insigniter magnum vocat. VIII. 853. cur *Archigenes* eum parvum vocet. ibidem. *modulum* servans VIII. 515.

Pulsus mollis. VIII. 461. 508. 547. XIX. 405. mollis non proprie, sed per accidens dicitur. VIII. 693. mollis causa. IX. 230. 269. 388 sq. mollities est tunicae arteriae qualitas. VIII. 456. mollis evadit, si corpus arteriae molle est. IX. 31. 264. mollis ex instrumentorum mollitie fit. IX. 7. quales, ubi mollities et frigiditas concurrunt. IX. 37. cum mollibus raritas cohaeret. IX. 34. mollis humidioris cordis signum. I. 334. mollis quid significet. IX. 264. mollis, magnus, celer et creber cor calidum et humidum denunciat. I. 335. *mollissimi* causae. IX. 293. mollissimus periculosus. IX. 293. 294. 546. *mutilus.* VIII. 524.

Pulsus myurus qualis. IX. 509. XIX. 410. causae. IX. 511. myuri deficientes. IX. 511. myuri recurrentes. IX. 511. myurizans qualis. XIX. 410. *naturalis* qui. VIII. 455. IX. 13. *nutans* interdum fit a vitio conformationis. IX. 324. *obliquatus* qualis. XIX. 410. *obscurus.* VIII. 651. 659. XIX. 406. *ordinatus.* VIII. 461. 519. IX. 445. XIX. 407. ordinatus absolute. VIII. 521 sq. ordinatus absolute secundum *Archigenem.* VIII. 626. ordinatus per circuitus. VIII. 521. ordinatus magnitudine. VIII. 520. ordinati causae. IX. 101. ordo qualis status dicatur. XIX. 407.

Pulsus pararhythmus. VIII. 515. IX. 471. XIX. 409. pararhythmi quid signific et. IX. 471. *parvus.* VIII. 455. 506. IX. 223. XIX. 404. parvus unde fiat. VII. 137. parvus quando dicendus. VIII. 877. parvus dicitur, qui naturali minor. IX. 13

parvum dicimus, qui a mediocritate
deflectit. VIII. 843. parvi tres differentiae. IX. 222. parvi causae. IX.
226. parvus unde fiat et quomodo
cognoscendus. IX. 223. XIX. 632.
quinam parvum habeant. VIII. 806.
parvus cur crassis sit. VIII. 812. parvus est in carnosis et pinguibus. IX.
531. parvus mulierum ex corporis
earum habitu pendet. IX. 111. parvus nativi caloris defectum comitatur.
IX. 12. parvus nunquam vacat periculo. IX. 291. 545. parvus et frequens in tertiana. VII. 466. parvi
et inaequales, si collectio humoris
pravi ac mordentis in ore ventriculi
est. VII. 307. parvus, infirmus et
vehementer inaequalis in iis, qui ex
humorum crudorum copia laborant,
signum malum. X. 824. parvi et
languidi quid significent. IX. 282.
parvus ac velox ab initio febrium putridarum. VII. 308. parvi fiunt, si
facultas imbecillis et calor magnus
est. IX. 26.

Pulsus plenus. VIII. 508. 509. 548.
IX. 439. XIX. 404. plenus et crassus vocatur. IX. 439. plenus quinam
vocandus. VIII. 674. pleni essentia
secundum *Agathinum*. VIII. 936. de
pleno *Archigenis* sententia. VIII. 931.
plenus a *Herophilo* nullus vocatur.
VIII. 956. plenus et vacuus commune habent genus; hoc nonnunquam plenitudo vocatur. VIII. 591.
privatio quinam affectus dicatur. IX.
227. profunditas quomodo cognoscenda. VIII. 900.

Pulsus rarus qui. VIII. 457. 511.
IX. 444. 451. XIX. 407. 635. rari
quomodo ab intermittentibus differant.
IX. 282. 286. raritas quomodo ab
intermissione diversa. IX. 544. rarus quomodo differat a tardo. XIX.
638. rarus unde fiat. IX. 479. rari
quid significent. IX. 287 sq. rarus
quid in febribus significet. IX. 480.
quid significet in morbis IX. 480.
rarus fit ex nativi caloris defectu.
IX. 12. rarus minime bonus, multo
autem deterior est, quando intermittit. IX. 479. raritas perniciosa. IX.
545. raritas nunquam vacat periculo. IX. 291. 545. rariores fiunt,
si refrigeratio duritiem vincat. IX.
35. rarus pessimus. XIX. 640. rarissimus pessimus. IX. 294. rarissimus omnium deterrimus. IX. 546.
extrema raritas quando accidat. IX.

545. *reciproci* qui. IX. 319. qui ab
amisso motu minime reciprocantur,
pessimi. IX. 319. reciprocus incur-
tatus. VIII. 524. reciprocus deficiens.
VIII. 526. *recurrens* qualis. XIX.
412. *regula* moderatus vocatur. IX.
92. *remittens* nunquam vacat periculo. IX. 291.

Pulsus serratus. VIII. 474. *siccus*
qualis. XIX. 405. extrema *tarditas*
quando accidat. IX. 545. tardus qualis. VIII. 880. XIX. 406. quomodo
cognoscendus. VIII. 882 sq. 885. tardus est, qui multo tempore motum
finit. VIII. 824. tardi causae. IX.
267. 498. tardus quomodo differat a
raro. XIX. 638. tardus fit, si multo
tempore movetur arteria. VIII. 502.
511. tardus fit ex nativi caloris defectu. IX. 12. tardi fiunt, si facultas imbecillis et calor magnus est.
IX. 26. item in refrigeratione. IX.
28. tardus quomodo dignoscatur. IX.
451. tardus quid significet. IX. 260.
tardior frigidus temperamentum indicat. IX. 256. tardus qualem prognosin habeat. IX. 292. tardiores magis quam minores quando fiant. IX.
35. tardi et bene rari fiunt, si robur facultatis adest et caloris defectus. IX. 29. tardus, durus et languidus quid significet. IX. 262. tardus et durus quid significet. IX. 261.
tardus et languidus quid significet.
IX. 261. tardus simul et parvus et
tenoris vacuus quid praesagiat. IX.
498. tardissimus pessimus. IX. 293.
546.

Pulsus tenoris vacuus syncopes periculum indicat. IX. 549. tenuis et
gracilis vocatur. VIII. 507. IX. 439.
tremulus qualis. XIX. 410. tremulus
imperitis interdum videtur vibratus.
IX. 326. quando talis appareat; —
quid significet. IX. 326 sq. *turgidus*.
VIII. 775. turgidus multis simul ge-
nerale nomen est. VIII. 506. *undosus*. VIII. 460. 549. quomodo a vermiculante differat. VIII. 550. undosus cur ita dictus. IX. 83. 505. undosus quid praesagiat. IX. 310. 505.
qualesque morbos comitetur. IX. 312.
undosi causae. IX. 312. undosi generationis causae. IX. 81. undosus
quomodo fiat. XIX. 639. undosus et
altus quid significet. IX. 505. undosus et mollis insigniter sudores indicat. IX. 535. undosus et mollis sudores criticos indicat. IX. 763. *va-*

cuus. VIII. 508. 509. 548. XIX. 404. vacuus quomodo interpretandus. VIII. 673. vacuus secundum *Agathinum.* VIII. 936. vehementer ferientes qui. VIII. 922. *vehemens.* VIII. 461. 508. 776. IX. 265. 494. XIX. 406. 634. quid significet. IX. 494. vehemens etiam eutonus vocatur. IX. 448. vehementes quales multi medici dicant. VIII. 919. vehemens secundum *Agathinum.* VIII. 937. vehementia qua in re consistat secundum *Archigenem.* VIII. 932. vehementis *Magni* definitio. VIII. 640. 647. vehementiam non esse simplicem qualitatem affirmat *Magnus.* VIII. 638. 641. vehementiam qua varia ratione alii vocaverint. VIII. 644. vehemens quomodo differat a magno. XIX. 638. vehemens fit ex facultatis robore. IX. 7. vehemens validae facultatis opus est. IX. 13. vehemens a facultatis robore fit. IX. 264. vehementia et remissio posita in quo. VIII. 456. vehementiae differentiae secundum *Archigenem.* VIII. 628. 651. vehementis causa secundum *Herophilum.* VIII. 645. secundum *Athenaeum.* VIII. 646. secundum *Asclepiadem.* VIII. 646. secundum *Erasistratum.* VIII. 646. vehemens fit ex moderato cordis temperamento. IX. 281. vehementem et magnum omnes habent sani et boni. VIII. 799. per bonas judicationes vehementes fiunt. IX. 158. vehemens quomodo cognoscatur et causa ejusdem. VIII. 668. vehemens non dignoscitur, nisi prematur arteria. VIII. 775. vehemens et languidus et medius. VIII. 591. vehementissimus optimus. IX. 294. 546.

Pulsus vermiculans. VIII. 460. IX. 505. vermicularis non obscure quidem est tardus, sed si quis alius, abunde perspicuus. VIII. 834. unde sit ita vocatus. IX. 83. eum vermis gressui comparant. VIII. 835. vermiculans quomodo differat a formicante. XIX. 640. quomodo ab undoso differat. VIII. 550 ei succedit formicans. VIII. 553. vermiculantis generationis causae. IX. 81. 312. facile transit in formicantem. IX. 506. vermiculans quid significet. IX. 310. 506. qualesque morbos comitetur. tX. 312. *vibratus.* VIII. 554. vibralus violenter ferit. VIII. 922. vibrati origo. IX. 503. quandoque et fit di-

crotus. ibid. ejus causae. ibid. quomodo cognoscatur. ibid. vibratus cur videatur dicrotus. IX. 307. vibratus quomodo a convulsivo differat. XIX. 639. vibratus unde fiat. IX. 76. 527. vibrati absolute causae. IX. 349. vibratus non dicrotus quando generetur. IX. 348. vibratus quid significet. IX. 252. 296. 504. vibratus simul et dicrotus quomodo fiat. IX. 79. *volans.* VIII. 661.

PULVIS cephalicus rheuma sedans. XIV. 511. pinguis. VI. 328 sq.

PUMEX, ejus facultas et usus. XII. 205. num metallum, num lapis, aut terra. XII. 222. levis. XI. 407. ad tubercula exasperanda. XVII. A. 902. pro osse sepiae. XIX. 742. substituenda. XIX. 732. ex pumice aridum cicatricem ducens. XIII. 849.

PUNCTA lacrymalia, usus. III. 811. ad puncta et *aeram* vocatam absque cicatrice et ulcere remedia parabilia. XIV. 419.

PUNCTIO s. punctura vulnus est acuto et tenui instrumento inflictum. I. 239.

PUNCTUM, definitio. XIX. 247.

PUNCTUS animalium cura. X. 895. ad punctus emplastrum *Serapionis.* XIII. 883. isis *Herae.* XIII. 774. isis viridis. XIII. 794. quae pungunt, dolorum causae sunt. VII. 116.

PUNICA, facultates. VI. 603. stomachum roborant. VI. 431. ventriculum roborant. VI. 793. punicae agrestis flos balaustium domesticarum cytinus est. XI. 847. punico rum cytini ad ulcera interna. X. 298. punicum bilis meatus obstruit. X. 908.

PUPILLA. XIV. 702. ad pupillam coalescit cerebri pars ea, quae oculis inest. III. 644. pupillae locum opplet spiritus aëreus. III. 780. argumenta pro ea sententia. III. 781. pupillae usus. III. 779. pupilla ex parvo uveae prolapsu detorta visum parum impedit. VII. 88. pupillae dilatatio quomodo fiat. III. 783. pupilla dilatatur altero oculorum clauso. III. 785. V. 614. dilatatur, quum altero oculo connivemus. VII. 89. imminuitur humore aqueo evacuato. VII. 91. respectu morbi cur imminuta multo deterior efficiatur quam mediocris. VII. 90. pupillae imminutio in utero contracta acutissimi

visus est, quae vero post accidit,
pravi. VII. 88. incrementum, sive
ob ortu sive posthac, visum laedit.
VII. 88. pupillae laxitas cur semper visum obscuret, angustia non
semper. VII. 88. laxitas nativa bona non est, nec ea praeter naturam.
VII. 92sq. laxitatis causa. VII. 93.
ad pupillae obfuscationem succus ex
salice elicitus. XI. 892. pupillas ob-
scurantia extergere creditur lignum
ebeni. XI. 867. ut abstergente remedio utuntur Lycio ad ea, quae
pupillam obtenebrant. XII. 64. pupillas expurgare dicitur Ostracites ex
aqua inunctus. XII. 206. pupillam
quae obtenebrant absque phlegmone,
v. c. cicatrices recentes, attenuare
potest Thyites *Dioscoridis*. XII. 199.
pupillae parvitas praeter naturam molesta, bona quae congenita est. VII.
92. pupillae parvitatis causa uveae
relaxatio. VII. 93. pupillae phthisis,
definitio. XIV. 776. pupillae syni-
zesis tabes vocatur. III. 784. pupillam tenebrant chemoses et pterygia.
VII. 101. ad pupillas nigras redden-
das compositiones. XII. 740.

Purganda sunt exercitationibus, quae
per singulos dies in nobis acervantur. XVI. 126. purgandum corpus
est in ulcere, cui ignis sacer supervenit. XVI. 153.

Purgans quodque an certum humorem attrahat. V. 128. 145.

Purgantia remedia quaenam vocentur. XIV. 760. cur ita dicantur.
XI. 336. duplici sensu intelliguntur.
XI. 768. purgans sursum et deorsum et neque sursum neque deorsum. XV. 334. purgantis optima
compositio. XIV. 759. purgantium
natura, facultas, propinandi tempus
etc. secundum *Hippocratem*. XVII.
A. 401. alia corpus nutriunt, alia
in venenum vertuntur, si forte purgatione frustrantur. XI. 611. attractricem facultatem habent. XI. 324.
purgantia omnia trahendi vim habent. XI. 769. purgans, dum familiarem sibi humorem attrahit, qualia
symptomata producat. XI. 343. sanguinem etiam carnesque colliquant
et absumunt. XI. 343. purgantia ea
attrahunt, quae ipsis similia sunt in
corpore. XI. 613. quaedam jam possident idoneam ad attractionem similitudinem, alia in corpore demum
accipiunt. XI. 614. quomodo pur-

gationem nimiam efficiant. XI. 615.
causae, cur et alieni humores, qui
remedio purganti proprie alieni sunt,
simul excernantur. XI. 617. cautiones in eorum usu observandae in
morbis acutis. XV. 539. cur statim post purgantia sumta ptisana sit
propinanda. XV. 540. purgantibus
raro et per initia in morbis acutis
est utendum. XV. 538. quibusnam
in morbis post venaesectionem in
usum veniant. XV. 769. dissidium
oritur, si miscentur, quum aliud celeriter, aliud tarde purgat. XV.
537. quibusdam stomachum subvertunt. XVI. 107. quando sint in usum
vocanda in sanguinis stagnationibus.
XV. 784. quoniam os ventriculi laedunt, odoratorum admixtionem requirunt. XV. 537. de medicamentorum purgantium facultate liber. XI.
323. de medicamentis purgantibus
Mantias scripsit. XI. 795. omnia calida sunt. XI. 350. omnia ventriculum
infestant. XI. 355. causae, cur nonnunquam speratum effectum non exserant. XI. 355 quando sint in morbis acutis adhibenda. XVII. B. 446 sq.
vel per superiores partes agunt vel
per inferiores. XIV. 763. post remedii purgantis potionem cur abstergens remedium sumendum. XI. 354.
non purgant, theriaca prius sumta.
XIV. 215.

Purgantia grana, compositio. XIV.
531. purgantia ad alopeciam, calvitiem, ophiasin. XII. 381 sq. purgantium quodque familiarem sibi humorem attrahit. V. 128. purgantium
medicamentorum optima compositio.
XIV. 759.

Purgantia singula: aeris squama.
XI. 577. aes ustum. XI. 577. aloë.
XI. 578. (confer. *Aloë.*) brassicae
succus. VI. 631. XI. 575. chamelaea. XII. 154. colocynthis. XII. 34.
dracontii radix. XI. 864. empetron.
XI. 875. ficus arbor. XII. 133. gallium. XI. 856. helleborus sesamoides. XII. 120. hiera. XIII. 129.
XIV. 327. lathyris. XII. 56. mercurialis. XII. 63. peplus. XII. 96.
peplium. XII. 97. pithyusa. XII. 103.
polium. XII. 106. scammoneum. IV.
760. XVII. B. 306.

Purgare qualia convenit si purgentur,
conducit, et facile ferunt. (*Hipp.*)
I. 184. cocta convenit, non cruda.
VII. 443. convenit, quibus in febris

initio urinae nebulosae et crassae sant. XV. 806 sq. quosnam non conveniat secundum *Hippocratem*. XVI. 654. 657. 658. oportet aestate superiores potius, hieme inferiores ventres. XV. 335. si quis corpora velit, ea meabilia faciat. XVII. B. 462. XVIII. A. 188. in morbis acutis raro et in principiis convenit. VII. 443. prope judicationem malum. XVI. 279. non oportet sanos, et eos, in quibus nihil redundat. XVI. 117.

Purgari corpus oportet in ulcere omni, cui erysipelas supervenit. X. 291. quae convenit, si purgentur, facile tolerant. (*Hipp.*) XVII. B. 167. quae decent, si purgentur, tum confert, tum aegri facile ferunt, si vero contra, difficile. XVII. B. 450.

Purgatio, definitio. XVI. 106. 752. XVII. B. 358. *Hippocrates* quid sub ea intelligat. XVI. 105. omnium humorum, qui in venis sunt, mutatio et alteratio num sit. XI. 326. qua in re a venaesectione differat. XI. 326. de anni tempestate et regionibus, in quibus purgatio est instituenda. XI. 347. quam ob causam adhibeatur. X. 288. XVI. 111. in purgatione instituenda quaenam cautelae sint observandae. XVI. 107. tum humorem purgandum, tum locum per quem vacuandus est, morbi constitutio indicat. XI. 349. indicationem praebet et morbi accessio. XI. 349. quando ea utamur. XVI. 114. indicationem urinae praebet conditio. XIX. 614. purgationis contraindicationes. XVII. B. 448. incauta in praegnantibus causa abortus. XVII. B. 652. 655. purgatio in quibusnam non sit instituenda secundum *Hippocratem*. XV. 900. cur nonnulli statim, alii post eam sitiant. XVII. B. 679. qua via fiat in gracilibus et ad vomitum facilibus. XVII. B. 664. in iis, qui difficile vomunt, qua via fieri debeat. XVII. B. 665. in tabescentibus quomodo instituenda. XVII. B. 666. qualia educere debeat secundum *Hippocratem*. XVII. B. 655. generalia, quae medico in ea administranda sunt observanda. XVII. B. 656 sq. in ea num alere conveniat. XVI. 127. quibusnam morbis conveniat secundum *Hippocratem*. X. 289. purgationem non ferunt, qui ex humorum crudorum copia febrici-

tant. X. 821. purgatione quinam facile exsolvantur. XVII. B. 535. male afficiuntur aegroti. XVII. B. 536.

Purgatio per superiora aut inferiora quando conveniat. XIV. 763. per inferiora indicationes. XVII. B. 680. per inferiora in quibus non sit instituenda. XVI. 128. purgatione inferna opus habent tormina sine febre. XVI. 193. purgationes, quae per inferiora fiunt, ad quae in iis sit respiciendum. XVI. 119. purgatio per superiora fit in pituitosis, per inferiora in biliosis. XVI. 119. in ea considerandum, quomodo fiat, per quem locum et quo tempore. XVI. 120. purgationis per superiora indicationes. XVII. B. 676. purgationem per superiora *Hippocrates* suadet in doloribus supra, et per inferiora in iis infra septum transversum. XVII. B. 678. purgatio ventris superioris aestate, inferioris hieme fieri debet secundum *Hippocratem*. XVII. B. 663. ad quid sit respiciendum in iis, quae per superiora fiunt. XVI. 119. purgatio nimia convulsionem excitare potest. XVII. B. 782 purgatio mala haud levis periculi est in morbis acutis. XI. 350. purgatio ad animi defectionem quando sit utilis. XVI. 266. in morbi cruditate quales habeat effectus. XVI. 261. in exacerbationibus quomodo sit instituenda. XVI. 255. quibus confert, hi vere purgandi sunt. XVIII. A. 78. ad eam tuta non est hypochondriorum extenuatio. XVI. 244.

Purgatio humorum abundantium quando in acutis et quando in chronicis morbis sit instituenda. XVI. 64. in acutis solum in principiis utilis. XVI. 279. in acutis morbis raro et in principiis utendum. IX. 571. in valde acutis instituenda, quo die turgent XVII. B. 667. in longis morbis quando adhibenda. XVI. 279. non symptomaticum remedium est, sed totum affectum sanat. X. 819. totius corporis adhibenda est, cui erysipelas ulceri supervenit. X. 278. quando sit adhibenda in gravidis et quando non secundum *Hippocratem*. XVII. B. 652 sq. in melancholicis qua via instituenda. XVII. B. 666. purgationis utilitas in menstruis decoloribus et irregularibus. XVII. B. 825 sq. ai oculorum dolores. X. 171. 820. d oculi inflammatione. XVIII. A. 45. purgatione per alvum curatur saepe oculorum phlegmone incipiens. X. 902. purgatio plethoram curat. X. 288. purgatio in praegnantibus quando sit administranda et quando vitanda. XVII. A. 346. purgatio per alvum quibusnam ulceribus et vulneribus conducat. XVI. 113. purgatio ventriculi facillima, intestinorum autem tum difficilis tum noxia. III. 359. cavenda in morbis acutis et cum febre vehementissima. XI. 353. vitanda in morbo acuto cum vehementissima febre. XVI. 280. praeservativa quibusnam morbis sit. XVIII. A. 79. purgatio ut prophylacticum remedium. XI. 344 sq. ante eam, si omnibus modis processura sit, quid agendum. XI. 345. effectus noxii, si antequam humores praeparati sint, purgetur. XI. 346. praegnantium incauta abortus causa. XVII. A. 635. XVII. B. 652. 655. purgationi nimiae accedens convulsio et singultus malum. XVII. B. 786. purgatione sola multos *Galenus* sanavit. XI. 340 sq. a purgatione ptisanae minus dari jubet *Hippocrates.* XV. 543. purgationis levamen non propterea, statuit *Asclepiades*, evenire, quod id vacuetur, quod infestabat, sed ex communi potius evacuationis ratione. I. 499.

Purgationes appellare consuevit *Hippocrates* non solum a medicamentis, sed etiam a natura factas. XVII. B. 167. *Thucydides* et evacuationes in morbis impetu naturae factas vocat. XVII. B. 168. nimias Graeci ὑπερκαθάρσεις vocant. XI. 614. quando eae supervenire soleant. XI. 615. et qui sint earum effectus. XI. 616. verno tempore cur sint optimae. XVI. 127. sub cane et ante canem molestae. XVII. B. 664. quomodo fiant. XVI. 106. qua varia rati ne sint administrandae. XI. 347. per inferiora aut superiora quando instituendae. XV. 335. quando sint perutiles. XVI. 113. immodicae animi defectus causae. XI. 47. validae pulsum reddunt vermiculantem. IX. 313. ad purgationes quinam inepti. XI. 351. XVI. 64. 107 sq. purgationum ineunte vere utilitas ad morbos avertendos. XI. 344. ex purgationibus animi deliquii cura. XI. 60.

PURGATORIUM duplici significatu

gaudet. XI. 768. est agarici radix. XI. 812.

Purgatorius panis bis coctus. XIV. 537.

PURPURA tyria adstringendi vim habet. X. 573. ex purpura marina panniculus. X. 573. ex purpura tyria panniculus. X. 573. purpurae duram habent carnem. VI. 734. crassi succi sunt. VI. 769. purpurarum operculorum usus medicus. XII. 348. testae usus medicus. XII. 344.

PURULENTI quinam dicantur. VII. 716. IX. 173. XVIII. B. 202. fiunt ex erysipelate ad pulmones converso. XVIII. B. 270. fiunt, si sanies e venis ad pulmones fertur. XV. 151. quibusnam signis cognoscantur. XVIII. B. 201. febris in iis conspicuae conditio. XVIII. B. 202. cur nihil fere sputi rejiciant. XVIII. B. 203. vomicae ruptio quomodo possit praenosci. XVIII. B. 255 sq. vomicae ruptio num celerius aut tardius fiat, unde colligendum. XVIII. B. 206. quinam superstites maneant, quique moriantur. XVIII. B. 207 sq. purulentis quaenam remedia *Hippocrates* commendet. XV. 915. purulentis, quae in thorace et pulmone sunt, facile extussire et expuere expedit Coni fructus. XII. 55. purulentos adjuvat pix liquida. XII. 101. purulenti qui uruntur, puris conditio docet utrum serventur necne. XVIII. B. 222.

Purulentum ex sanguine. XV. 414. PURUM quodnam dicatur. XVII. A. 320.

Pus quomodo a crudo humore differat. XV. 160. putat *Erasistratus* esse, quod in urina subsidet. XV. 158. graveolens est et lentum. VI. 488. causa, cur sit album. XVIII. B. 108 sq. quomodo generetur. XVII. B. 550. generatur e carne. XV. 414. dum generatur, dolores febresque magis fiunt, quam confecto. VII. 445. fit in phlegmonis, quae concoquuntur. XV. 596. optimum, quod album, aequale, laeve et minime foetidum, quod autem e contrario se habet, deterrimum. XVIII. B. 105. optimum quando generetur. XV. 345. in ulcerum coctione crassum fit. XVI. 74. in pus conversio coctio est. XI. 732. pus venae et arteriae alimentum. XV. 414. ulceris alimentum. XV. 414. confertim evacuatum cur sit noxium. XVIII. A. 40. prodest, quum fit superante natura, quum fit illa superata, nocet. XV. 344.

Pus aut sanguinem mejere quid significet. XVII. B. 765. ulceri maximum securitatis signum. XVII. B. 809. copiosum qui citra febrem spuunt, et quibus absque dolore pus multum in urina subsidet, his eadem ex causa morbi oriuntur. XV. 151. quibus inter thoracem et pulmonem collectum est, suppurati vocantur. VIII. 276. in pulmone habentes quomodo Cnidii medici curaverint. I. 128. in thorace pulmoneque collectum expurgare potest Symphytum petraeum. XII. 134. et consistentia grumosa in spatiis intermediis musculorum nata, per halitum digeruntur a Pyrite. XII. 200. quibus in ventre, intestinis, arteria aut pulmone, integra vacuatione indigent. I. 392. citra rosionem discutit myrrha cui opocalpason admixtum. XIV. 58. ad pus discutiendum emplastrum. XIII. 929. pus maturat hellespontia Herae. XIII. 914. movens medicamentum et emplasticum esse debet. XI. 729. moventium medicamentorum natura. XI. 735. moventia medicamenta. X. 281. XI. 732. pus movet ceratum cum pice. XVIII. B. 538. pus evacuans emplastrum *Asclepiadis.* XIII. 932. pus educens pastillus. XIII. 832. educit *Philini* aridum. XIII. 842. in quibusdam ulceribus thus movet. X. 179. movet farina triticea. XI. 121. trahentia medicamenta pyulca vocantur. XIII. 500. moventium remediorum in variis morbis usus. XI. 724. reddentibus theriace. XIV. 92.

Puris generatio vigoris terminus in inflammationibus, quae solvuntur. VII. 458. differentiae. VII. 301. optimi notae. VII. 301. optimi et mali notae. XV. 345. concoctionem promovet farina triticea. XI. 121. excretio per sedem in acutis bonum signum. XV. 844. crassi expuitio critica. XV. 605. expuitioni ex thorace quae remedia adversa. XI. 747. conditio in empyis indicium boni aut mali ominis. XVIII. A. 149. collectio in thorace post pleuritidem unde dijudicanda. VIII. 285. sputum a haemoptoë malum. XVIII. A. 115. sputum sequitur tabes et fluxus, et si sistatur,

mors. XVIII. A. 115. puri ex pectore aut pulmone auxiliantur amara. XI. 683. ex pure pars nulla alimentum accipit. XV. 596.

PUSTULAE, definitio. XVII. A. 354. qua in re a tuberculis differant. XVII. A. 959. pustularum succus admodum crassus et frigidus est. XVII. A. 961. pustularum generatio. XVII. A. 959. pustulae fiunt, quum natura partes corporis intimas expurgat. XVI. 51. fiunt ex eduliis corruptis. XV. 366. superfluis humoribus generantur. XVII. A. 704. quae a calido humore gignuntur, cito judicantur, et minime latae sunt, quae vero a frigido, et latae sunt et diuturnae. XVI. 164. ulcus gangraenosum praecedunt. VII. 719. atrae ex atra bile oriuntur. XVII. B. 659. biliosae erumpentes bilem flavam abundantem demonstrant. XVI. 14. latae secundum *Hippocratem* vehementem pruritum non excitant. XVI. 164. latae qua ratione gignantur. XVI. 164. latae raro sunt pruriginosae. XVIII. A. 19. elatiores fiunt humore calido, humiliores frigido. XVIII. A. 19. pustulae nigrae in corpore universo apparentes in peste quadam, si dejectiones nigrae non erant factae. V. 115. scabiosae et leprosae ex usu frumentorum depravatorum oriuntur. VII. 285. ulcerosae vere potissimum fiunt. V. 694. XVII. B. 615. ad pustulas ulcerosas in capite remedia. XII. 496. pustulae veluti ambustis, urentesque in Cranone, I. 530. pustulae recurrentes malae. XVI. 500. pustularum cura. XVII. A. 960 sq. pustularum in mento cura. XII. 824. 827. ad pustulas in oculis aster inexsuperabilis. XII. 761. ad pustulas oculorum libianum collyrium. XII. 762. aliud ex cornu cervi. XII. 762.

PUSILLANIMES sunt iracundi. XVII. A. 188.

ex PUTEIS profundis stellae conspiciuntur, quando sol non est in meridie. III. 777.

PUTEOLI aerugo, cerussa, aes, squama aeris parantur. XIV. 9.

Putredinosi febribus, quae ex cute stipata oriuntur, patent. X. 584.

PUTREDO ab alieno calore proficiscitur. XV. 297. putredinis causa austrini status, diutius durantes. XVII. A. 59. putredo omnis fieri videtur ex materia humida. XVII. A. 651.

causa est calor externus, non innatus. X. 753. causae sunt, quae glutinosa et crassa existunt. VII. 288. putredo in humidis corporibus magis fit. XVII. B. 582. ex imbribus fit. XVI. 372. XVII. A. 32. 652. putredinis causa pluviae multae. XVII. B. 580. putredines cur sequantur imbres multos. XVII. B. 602. putredinis partium causae. VII. 34. putredinis occasio fit, quidquid in ventre corrumpitur. VI. 399. putredinis natura quae. X. 753. putredines musculorum eorum actionem laedunt. IV. 368. putredinis in corporibus, quae non vivunt, decursus. X. 754. putredine non corripitur perfecte siccum XVII. A. 651. putredini quaenam maxime obnoxia. VII. 287. X. 745. putredo in sanis unde dignoscatur. X. 583. putredinis indicium alvi dejectio foetida. XVIII. B. 143. putredinem indicant postremae vomituum, in meraciora desinentes. XVII. A. 319. putredinis signum urinae odor gravis. IX. 604. urina foetida. XIX. 591. vomitus lividus et graviter olens. XVIII. B. 169. putredines in corpore alias calorem augent, alias febrem excitant. VII. 5.

Putredo in febre putrida et causa est et morbus. X. 773 sq. ex humorum putredine ortarum febrium differentiae. X. 751. in humidis et calidis corporis locis, qualis os est, cito accedit; ejus rei causae. XII. 951. in morbis putridis cur sol sit vitandus. XVI. 411. humorum quomodo per insomnia cognoscatur. XVII. A. 214. humorum, quibusnam indicationibus usi cam curare possimus. X. 753. ab erysipelate malum. XVIII. A. 119. a putredine corpora mortua tuebantur super scordion jacentia. XIV. 61. ex putredine, praesertim seminum et stercorum calor accenditur. VII. 3. in ea opus non est, in causam efficientem inquirere. X. 243. putredinis causa, quae adhuc restat, quomodo curanda. X. 755. in vivis corporibus cura. X. 754. totius corporis cura. X. 756. cura in partibus singulis. X. 786. quae in maximis vasis consistit cura. X. 744. cura consistit in excretione, refrigeratione et ventilatione. X. 775. adjuvant anagallides. XI. 829. sanat radix rotunda aristolochiae. XI. 836. ad putredines arnoglossum. XI. 838. aspa-

lathus. XI. 840. succus herbae britanicae. XI. 854. emplatrum aniceton. XIII. 878. emplastrum *Critonis* ex herbis. XIII. 863. emplastrum *Isidori* Antiochei. XIII. 885. emplastrum sacrum. XIII. 778. lycium. XII. 63. florida *Magni*. XIII. 856. isis. XIII. 775. sabina. XI. 853. salsugo. XII. 377. isatis sylvestris. XI. 891.

PUTREFACIENTIA remedia, usus eorum in morbis oculorum. XII. 701.

PUTREFACTIONEM quaenam alvi excretio indicet. IX. 593. indicat urina graveolens. XIX. 625. ad putrefactionem oris et reliqui corporis. XII. 957. ad putrescentes partes emplastra. XIII. 859 sq.

Putrescere quid dicatur. XI. 755. quaenam soleant. VII. 375.

PYCNOCOMI radicis, foliorum et fructuum vires et usus medicus. XII. 110.

PYCTICON emplastrum h. e. pugillatorium, quoniam pugiles eo potissimum utuntur. XIII. 510.

PYELI. X. 473.

Pyelon i. q. infundibulum cerebri. II. 709.

Πηλοπατίδες calcei quales. XVIII. A. 680.

PYLORUS, functio. XIV. 714. conditio dum cibos concoquit ventriculus. II. 156. 157. III. 281. glandulosa ejus structura in animalibus. III. 281. clauditur in concoctione. III. 303. venas unde habeat. II. 781.1

PYRA, eorum facultates. VI. 603. XI. 834. aliquantulum nutriunt. VI. 605. stomachum roborant. VI. 431. 793. pituitam gignunt. XI. 368. sylvestria comedi possunt. XI. 650. sylvestria in febribus sunt praetermittenda. XV. 457.

PYRAMI collyrium ad cicatrices et callos oculorum. XII. 777.

PYRAMIS ex quatuor aequilateribus triangulis constat. V. 669. figura primitiva ignis. V. 668. ignis principium secundum *Pythagoram*. XIX. 266.

PYRENOIDES processus epistrophei. II. 756.

PYRETHRON edunt. VI. 622. cur a *Philone* Nauplius euboicus vocetur. XIII. 270. acre est. XV. 747. calidum est. I. 649. proportione respondet aëri calido. XI. 528. nocentes humores discutit, viscosos extergit, crassos secat et flatus attenuat et evacuat. XIII. 274. pituitam e capite deducit. XIV. 326. ad palpitationem. VII. 600. pro eo zingiber sumi potest. XIX. 741. pro canchry. XIX. 731. pro serpyllo. XIX. 729. pro zingibere. XIX. 730. pyrethri radicis vires et usus. XII. 110. radix pro lapathi radice. XIX. 734.

Πυρετός, definitio. XI. 205.

PYRGITAE, passerculi, qui in turribus nidificant. VI. 435.

Πυρία quid significet. XVII. B. 101.

PYRIASTUM. VI. 694.

PYRICAUTON dictum emplastrum. XIII. 525.

PYRIEPHTHUM. VI. 694.

PYRITES, ejus vires et usus. XII. 199 sq. pro diphryge. XIX. 728. pro phrygio lapide. XIX. 735. pro eo pyrobolus. XIX. 734. ex pyrite lapide emplastrum. XIII. 739.

PYRITIS vocatur Nardus montana. XII. 85.

PYROBOLUS pro pyrite. XIX. 734.

ad PYROSIN aster stomachicus. XIII. 164. contra eam betonica. XII. 24. cotyledon. XII. 41.

PYRRHO Scepticus dicitur. XIX. 234. philosophiae scepticae auctor. XIX. 228.

PYRI facultates. XI. 834. sylvestris facultates. XI. 834. agrestis fructus acerbus simul et dulcis est. XI. 648.

Pyrum refrigerat. XI. 631. adstrictionis cujusdam particeps est. XI. 591. pyri semen inspersum ad tubercula in pudendis. XIII. 317.

PYTHEAE Massiliensis de causa maris accessus et recessus opinio. XIX. 299.

PYTHAGORAS italicae philosophiae auctor. XIX. 229. Samius dogmaticus erat. XIX. 234. nihil scripsit. XV. 68. immortalem animam putat. XIX. 316. rationales animalium ani-

mas statuit. XIX. 336. circuli zodiaci obliquitatis inventor. XIX. 270. quomodo coelum dividat. XIX. 269. de Deo sententia. XIX. 251. sedem facultatis vitalis et mentis quo in loco ponat. XIX. 315. haruspicinam non tollit. XIX. 320. ignem mundi accepit principium. XIX. 266. de lunae natura. XIX. 279. de causis morbi. XIX. 344. orientalem partem dextram mundi dixit. XIX. 269. numeros principia rerum statuit. XIX. 244.

Pythagoras mundum quid vocaverit. XIX. 263. mundum corruptibilem putat, sed opificis providentia non interiturum. XIX. 265. de necessitate sententia. XIX. 261. rerum et ortum et interitum statuit. XIX. 260. a Pythagora quod de scil'ae virtutibus scriptum est. XIV. 567. Pythagorae opinio de seminis essentia. XIX. 321. semen incorporeum esse, corpoream vero materiam, quae ejicitur, putat. XIX. 322. semen etiam feminas emittere putat. XIX. 322. de solis conversione. XIX. 278. de tempore opinio. XIX. 259. vocem incorpoream dicit. XIX. 312. solidorum corpora esse putat mathematica. XIX. 266.

PYTHAGOREI, theoria, quomodo speculi imagines fiant. XIX. 308. extra mundum vacuum statuunt. XIX. 268. in mundo vacuum dari putabant. XIX. 258. coloris definitio. XIX. 257.

PYTHICAE periodi. VII. 476.

PYTHII compositiones ad motos dentes, gingivas humore gravidas et subcorruptas. XII. 879.

PYTHIONIS febre acuta correpti casus. XVII. A. 480 sq. febre ardente correpti casus. XVII. A. 752. emplastrum catagmaticum. XIII. 536.

PYULCA sunt pus trahentia medicamenta. XIII. 500. pyulci usus ad curam fistularum. XI. 125.

Q.

QUADRANGULUS ex quatuor rectangulis procreatur. V. 669.

QUADRATI acopon. XIII. 1034.

QUADRIO vocata astragali pars. II. 775.

ad QUADRUPEDUM ictus morsus-

que emplastrum venatorum. XIII.
802.

QUAESTIONEM ζ character apud
Hippocratem significat. XVII. A. 612.

QUALITATES quatuor *Hippocrates*
et *Aristoteles* accipiunt. II. 5. primae quatuor sunt. XV. 226. quatuor,
quae mutuo in se agant, accipit *Hippocrates*. II. 5. ex earum temperatione elementa fiunt. XV. 226. et
partes omnes. ibid. tactiles quae.
II. 11.

in *Qualitate* moveri quid. II. 3.

QUARTARIUS quot uncias habeat.
XIX. 776. olei. XIX. 777. mellis.
XIX. 778.

QUERCUS, ejusque partium facultates. XI. 865. omnes succi mali sunt.
VI. 791.

QUIES corporis omnimoda maximum est ad tuendam sanitatem incommodum. VI. 763. coctionem accelerat. XIX. 508. convenit caput
dolentibus ex vino. XIV. 318. diu-

turna causa maciei partium. XVIII.
B. 892. humectat. XVII. B. 673.
humiditates servat. XI. 346. longa
refrigerat. IX. 225. sanat morbos,
qui a labore fiunt. XV. 110. ex quiete multa ad laborem multum transitus noxius. XV. 618. quietis in respirationem influxus. VII. 772. quietem desiderat omne inflammatum.
VII. 775.

Quiescere quid. II. 2.

QUINTUS, praestantissimus sui temporis medicus urbe ejectus est, tanquam aegrotantes interimeret. XIV.
602. vir summe anatomicus. XIX.
22. *Marini* praeceptor. XV. 136. *Satyri* praeceptor. II. 225. nihil scripsit. XV. 68. *Hippocratis* mentem
non exacte est assecutus. XIX. 57.
quid responderit, quum, quam vim
unctio habeat, interrogaretur. VI.
228. antidotis carpesium injiciebat
loco cinnamomi. XIV. 71. loco cinnamomi Carpesium adhibebat. XII. 15.

R.

P character quid significet apud
Hippocratem. XVII. A. 613.

RABIES: ea solus canis afficitur.
VIII. 423. rabiem excitat saliva canis, si hominem tetigerit. VIII. 423.
rabiem caninam sanare *Galeno* a quodam tradebatur in vino diluto epotam Lemniam terram cum Juniperi
fructu, ulceri autem ex aceto impense acri impositam. XII. 174. ad
rabiem alysson. XI. 823. ad rabiosorum morsus antidotum. XIV. 206.
Aelii Galli antidotum. XIV. 158. 170.
Claudii Apollonii. XIV. 171. *Baphulli*
vel *Herae*. XIV. 173. Basilice. XIV.
174. antidotus *Cratippi*. XIV. 170.
Damocratis antidoti. XIV. 191—201.
quo usus est *Heras* Cappadox. XIV.
170. *Menelai*. XIV. 173. *Menippi*.
XIV. 172. *Zenonis Laodicaei*. XIV.
171. cancri usti secundum *Aeschrion*. XII. 356. secundum *Pe-
lopem*. XII. 358. canis rabidi hepar.
XII. 335. a rabiosorum morsu praeservans potio. XIV. 168. aliae. ibid.

RACHIAEI aut rachitae musculi,
eorum duplex genus reperitur. XVIII.
A. 138. 533.

RADICATIO, definitio. V. 531.

RADICULA (s. *Raphanus*) ad edendum praeparandi ratio. VI. 656. vomitum movet. XVIII. A. 484. nonnunquam etiam comeditur. VI.
622. radiculae radix opsonium magis est, quam alimentum. VI. 657.
ejus facultates. VI. 657. mali succi
sunt. VI. 794. radicem habent caule
et foliis acriorem. VI. 646.

RADIUS. III. 92. quomodo pronationem et supinationem efficiat. IV.
427. radii ossis descriptio. II. 769.
articulatio cum brachio. IV. 427. radius suo cum capitulo externo condylo brachii adhaeret. III. 148. radii epiphyseos inferioris usus. III. 132.
133. peculiares musculi. II. 261. positura obliqua merito est. III. 139.
radius conversionibus ad latera inservit. III. 139. cur cubito incumbat.
III. 140.

RADIX dulcis glycirrhiza vocatur.
XIII. 11. oenopia. IV. 777. radicis in plantis utilitas. V. 524. radices omnes concoctu sunt difficiles.
VI. 645. quaenam esculentae. VI.
645. radices stirpium, quae olera-

ceae sunt, omnes malae. VI. 794. utiles intentum babere corticem, non rancidum oportet; id namque macrae radicis est indicium. XIV. 83. quaenam in theriacam immittantur. XIV. 83.

'Ραιβοι vocantur, qni curvis cruribus sunt. XVIII. A. 604.

Raja durior est, concoctu difficilis. VI. 737. rajae torpedinis virium fit mentio. IV. 497.

Ramentosa intestinorum affectio quid sit. XV. 686.

Ramentum ulceris quid significet. VIII. 6.

Ramex, definitio. XIX. 448. i. q. hernia. II. 507. ad ramicem aquosam remedia parabilia. XIV. 541.

Ranae ustae, earum utilitates in medicina. XII. 362. ranarum viridium sanguinis usus. XII. 262.

Rapa, seminis et radicis facultates. XI. 861. crassos succos habet et male concoquitur. XI. 368. rapae semen pro heliotropii semine. XIX. 730. succedanea remedia. XIX. 727. folia et caulis nonnunquam pro cibo adhibentur. VI. 622. radix qua ratione esculenta fiat. VI. 648. facultates. VI. 649. radix plus virium habet quam folia. VI. 646. raparum radices in confinio sunt boni et mali succi. VI. 794.

Raphanedon factae quaenam dicantur ossium fracturae. X. 424. XIV. 780.

Raphanidis fructus pingues. XI. 649.

Raphanus male a quibusdam brassica vocatur. VI. 633. ejus vires et usus. XII. 111. raphani crudi ad fungos venenatos. XIV. 140. raphani oleum rarefacit. XI. 750.

Rapi semen pro napy. XIX. 737.

Rara corpora quali alimento indigeant. VI. 798. rariores natura qui sunt, exhauriuntur et in syncopen facile ruunt. XV. 610.

Raritas corporis ad perspiratum quibus major adest, salubrior, quibus minor est, secus. IV. 746. corporis ad transpiratum iis, quibus plurimum aufertur, salubrior, quibus minus, insalubrior. VI. 53. 407. XV. 376. pueris secundum naturam est, senibus praeter naturam. I. 179.

Rarum, definitio. XIX. 354. quid proprie significet. VI. 120. et quid per metaphoram. ibid. corpus fa-

cilius quam densum accenditur. XI. 406.

Ratio, definitio. V. 372. in cerebro sedem habet. VIII. 175. ejus primarium instrumentum. ibid. soli homini data. IV. 161. affectui repugnat. V. 376. non est affectuum causa. V. 390. ars est ante artes. III. 8. non manus hominem artes docuit. III. 5. facultatum ministra. IV. 675. instrumentum judiciarium. X. 29. intelligibilium judex. V. 724. animi intempestivum impetum cohibet. XVI. 303. ab iracundia differt. V. 499. iram contineat necesse est. V. 303. 307. perditur in lethargo et sopore. VIII. 161. principium est redigendi medicinam in artis constitutionem. XIV. 676. interior quomodo fiat. XIX. 304. peccans a quibusdam animi affectus causa praedicatur. V. 390.

Rationis conditio in epilepsia. VIII. 174. duae sumptiones. V. 601. expertes animae facultates. V. 28. expertes pueri sunt et bestiae. V. 500. expertia non sunt animantia bruta. I. 1. homo autem longe caeteris animantibus antecellit. I. 2. laesio et memoriam nonnunquam alterat. VIII. 160. mediocres noxae ex refrigerio acciuunt. VII. 201. sedes secundum Pythagoram. XIX. 315.

Rationi adjutrix data est facultas irascibilis. V. 498. rationem quidam et animalibus adscribunt. XIX. 336. ratione et consequentia et repugnantia cognoscimus. XVI. 174. rationes veras requirendi methodus. V. 73.

Ratiocinatio, definitio. XIX. 353.

Rationalis qui dicatur. XVI. 83. contemplationis utilitas. V. 810. sectae definitio. XIX. 353. sectae dogmata. XIV. 678. sectae principes. XIV. 683.

Rationales medici sunt, qui ratione nituntur. I. 65. eorum dogmata. I. 69. quidam medicinam partim scientiam, partim conjecturam vocant. XIV. 684. doctrina eorum de plenitudine. VII. 561.

Rationatricis functionis laesiones. VII. 60.

Raucedo (s. Raucitas) oritur, quando vocis organa moderatius sunt humectata. XIII. 5. morbus inflammatorius est. XIII. 5. quomodo fiat. XVI. 171. catarrhis supervenit faucibus humore imbutis. VII. 263. morbus vernalis. XVII. B. 615. hiemalis morbus. V. 694. XVI. 382. cur hieme quoque oriatur. XVII. B. 626.

Raucedines quando hieme sint exspectandae. XVII. B. 590. vere potissimum fiunt. V. 693. XVI. 26. raucedinis causa iter. XV. 867. raucedini superveniens febris eam firmius et certius concoquit. XVII. B. 23. rauce ine senes facillime corripiuntur. I. 582. raucedines in senibus coctionem non admittunt. XVII. B. 538. in senibus victus ratio commoda. VI. 349. causae. XIV. 742. ad raucedines remedia parabilia. XIV. 509. ad raucedinem ovum sorbile. XII. 354. raucedinibus prodest Styrax. XII. 131. raucedinosi purgandi non sunt. XV. 900. et cur non. XV. 904. raucos purgare convenit. XVI. 110.

Recrptaculum num a loco differat. XIX. 259.

Recidivae in morbis quando sint timendae. IX. 769. XVI. 286. quando accidant in febribus. XVII. A. 307. recidivas faciunt, quae post judicationem relinquuntur. XVI. 388. XVII. A. 421. 939. recidivam febris facit, nisi die impari remiserit. XVII. A. 471. recidivas adducunt, quae post crisin relinquuntur. XVII. B. 468. recidivarum in febribus causae. XVII. B. 105.

Reconvalescentia (confer. Convalescentia) non sanitas, sed inter morbum et sanitatem medium est. VI. 330. ei prospicit analeptice. VI. 330. reconvalescentiae ex morbis cura. I. 301. XIX. 509. in reconvalescentia, si alvus obstipatur, oleum conducit. VI. 356.

Recordatio, definitio. XIX. 381. recordationis deletae cura secundum Archigenem. VIII. 149.

Rectum intestinum. XIV. 715.

Reduplicatio in febribus compositis. VII. 433. ad Reduviam galla nigra cum melle. XVII. A. 478.

Refectiones ad extremum ductae periculosae. XVII. B. 365. refectrix medicinae pars. V. 863. refici facilius est potu quam cibo. XVII. B. 467. reficiendi modus corpora attenuata. XVII. B. 461.

Refrigerare confertim et repente noxium. XVII. B. 556. refrigerari est, frigidam accipere qualitatem. XI. 411.

Refrigerantia. IX. 225. utilia principio febris hecticae. VII. 692. refrigerantium facultates. VII. 600. refrigerantium vicinia causa morborum frigidorum. VII. 10. refrigerantia occipiti non conveniunt et cur. XII. 506. refrigerat alga. XI. 855. refrigerat et desiccat arnoglossum. XI. 838. refrigerat aspalathus. XI. 840. aster atticus. XI. 842. balaustium. XI. 847. elatine. XI. 873. moderate epimedium. XI. 876. glaucium. XI. 857. herigeron. XI. 884. papaver. VI. 548. primo ordine uvae acinorum nuclei. XI. 856.

Refriceratio (s. Refrigerium) imbecillior est, quae ab uvae acerbae succo, quam quae ab aceto provenit. XI. 658. excalefactionem requirit. XVII. B. 804. corporis quomodo fiat. XV. 265. causa est alimenti indigentia. XV. 366. in calida natura aqua, quies. X. 544. in calidis naturis cibis efficitur. X. 545. refrigerationes ex sanguinis stagnatione fiunt. XV. 781. aurium doloris ex refrigeratione cura. XII. 600. ex refrigerio febris notae. VII. 331. refrigeratio febrilis intemperiei cura est. X. 534. refrigeratio et humectatio febris remedium. X. 647. refrigerium morborum causa recens. XV. 162. arteriarum concretionem efficit. VII. 313. convulsionis causa. XVIII. B. 294. causa coxendicum doloris. XVI. 385. dyspnoeam efficit. VII. 137. fatuitatis et oblivionis causa. VII. 201. scirrhos procreare solet. XIII. 993. causa stranguriae. XVI. 385. causa uteri inflammationis. XVI. 180. ventrem durat. (Hipp.) XVII. B. 290 sq. causa. XVII. B. 293. refrigerii causa inungitur sub canis ardoribus succus rosarum opobalsamo mixtus. XI. 559. refrigeratos sanat vinum vetus meracius. XI. 604.

Regio oculorum. III. 643. regionis cognitio ad artem prognosticam stabiliendam necessaria. XVIII. B. 313. regio morborum causa. XVI. 346. 353. morborum causas docet. XIX. 495. ad indicationem remediorum confert. X. 634. in morbis indicationem praebet. X. 652.

Regionis forma multum ad morborum curam confert. XVI. 100. considerandae dignitas in morbis curandis. XVI. 100. regiones anni temporibus comparari possunt. XVI. 102. *Regionis* in corporis habitum influxus. XVI. 92. in homines influxus. IV. 800 sq. in animi facultates imperium. IV. 805. in mores influxus. V. 462. XVI. 317 sq. temperatae morum temperatorum causae. XVI. 317. pulsus differentiae quoad regiones. VIII. 466. IX. 130. XIX. 635. in respirationem influxus. VII. 771. aestuosae incolae sicci, graciles et veluti torrefacti fiunt. VI. 126. frigidioris incolae quomodo comparati. VI. 126. frigidae palpitationis causae. VII. 600. frigida quaenam vina requirat. VI. 803. regionis mutatio epilepsiae remedium. XVII. B. 549.

REGULA Polycleti. IV. 352.

in REIS cum theriaca experimenta sunt instituta. XIV. 215.

RELAXANTIA remedia vide LAXANTIA.

REMEDIA (confer. MEDICAMENTA) vocantur, quae absentem sanitatem reducunt. I. 64. ad commodum eorum usum partis, quam curare studemus, substantiae, conformationis ac situs cognitio necessaria. I. 283. alia incipientibus, alia vigentibus adhibentur. I. 137. succedanea quaenam dicantur et quinam de iis scripserint. XIX. 721. metallica vide *Metalla.* — remediorum cognitio medico maxime necessaria. I. 270. exteriorum undecim species. XIV. 763. inveniendorum initium ex morborum ipsorum natura sumenda. X. 157. tempora idem judicandi instrumentum non habent. I. 199. unde capiantur. I. 201. de remediis parabilibus libri quem ad usum sint compositi. XIV. 311 sq. remedium unum esset, si homo esset unum. XV. 36. sed nunc multa sunt, quum multa in corpore existant. XV. 37.

REMISSIO in febribus intermittentibus. VII. 427.

RENES: structurae brevis descriptio. II. 579. XIX. 361 sq. quidam inter glandulas numerant. VI. 675. pravi sunt succi et concoctu difficiles. VI. 675. crassi succi sunt. VI. 771. figura. XIX. 644. renum caro cute humidior et calidior. I. 601. renum caro densissima. XVI. 157. re-

num substantia densissima est. XI. 91. XIX. 643. situs. XIV. 718. qua corporis parte siti sint. XIX. 644. intestino laxo (colo) per peritonaeum copulantur. XVII. A. 833. dexter in omnibus animalibus elatior. II. 579. venae cavae utrinque adhaerent. II. 59. cur dexter superior, sinister inferior. III. 363. 367. XIX. 644. cur duo. III. 368. XIX. 645. *Renum* nutritionis modus. III. 373. nutrimentum *Lycus* Macedo urinam esse dixit. III. 366. nervi. III. 377. ipsi nervos nullos habent. III. 500. exiguis nervis praediti sunt. XVII. A. 832. dubium, an sensum habeant. VII. 531. vasa eorundem. II. 580. vasorum origo. III. 373 sq. arteriae et venae eorum. XIX. 645. arteriae. IV. 320. cur ex aorta veniant. IV. 320. cur arteriae venis aequales. III. 364. venae unde oriantur. II. 808. XV. 142. venas suas e vena cava, arterias ex aorta accipiunt. IV. 169. venarum in iis conditio. XVII. B. 774.

Renum usus et situs. III. 273. actio s. functio. XIX. 646. ad urinam secernendam constructi sunt. III. 362. quomodo urinam trahant. II. 59. renum functio est sanguinem purgare. V. 536. multum quidem bilis flavae attrahunt, multum vero et sanguinis. III. 372. perfecte serum sanguinis purgant. III. 370. excrementum serosum expurgant. VII. 222. serosum excrementum expurgant. XVI. 300. iis ab *Asclepiade* urinam secernendi facultas denegatur. II. 30 sq. ad se trahunt, quicquid in venis serosum ac tenue sanguini admixtum est. XIX. 649. renum nutritionis excrementum urinam esse dicit *Lycus.* II. 70. per renes purgantur hepatis gibba. XVI. 234. ad renes a pulmone transitus facilis. VIII. 412. ad renes quomodo urina perveniat. II. 57.

Renes per urinas purgantur. X. 527. 923. XI. 93. XV. 323. per renes quando sit purgandum. XVI. 264. renum scincorum usus. XII. 341. ipsorum affectus nephritis dicitur. XIX. 646. renum affectuum diagnosis. VIII. 390 sq. renes affectos urina docet. XVI. 601. renum affectus qualis urina indicet. XVI. 290. difficultas, renum affectus discernendi. XIV. 748. affectus enumerantur. XIV.

748. renum affectus quando indicet urina ervosa. XIX. 623. affectiones senibus difficile sanantur. XVIII. A. 17. affectuum cura secundum *Hippocratem*. XVII. A. 830. 838. renum affectibus medetur radix anchusae onocleae. XI. 812. ad renum affectiones quae *Archigenes* scripsit medicamenta. XIII. 331. clyster. XIV. 526. malagma *Damocratis*. XIII. 223. affectus diabetes est. VIII. 394. affectio causa stranguriae. XVII. A. 355. affectus quo tenuis sanies sanguinis mejicitur; ejus causae. VIII. 394.

Renum morbos quatuor statuunt *Cnidii*. XV. 364. 427. morbos comitatur urinae subsidentia rufa. XVII. A. 834. morbum et diuturnum significat urina pinguis. XVIII. A. 137. ad renum morbos clysteres. XVI. 146. renes abstergit resina terebinthinae. VI. 355. renibus conducit saxifraga et betonica. XIV. 228. prodest antidotus *Damocratis*. XIV. 120. renes purgat cantharis parce sumta. XI. 689. purgant ciceres. XI. 877. purgant ficus et carices maturae. VI. 572. purgant baccae juniperi. VI. 590. a renibus derivatio fit per alvum. XVII. A. 905. abscessus quando sint exspectandi in exterioribus aut interioribus partibus. XVIII. A. 138. renum abscessus quibusnam signis dignoscatur. VIII. 391. abscessus rupti indicia ex urina. VIII. 410.

Renum calculi et tophi articulorum eandem generationem habent. XVII. A. 835. calculi tophacei unde oriantur. VI. 760. calculorum color diversus. XIX. 660. calculi quomodo dolorem procreare possint. XIX. 657. calculi quomodo generentur. XVII. A. 831. fiunt ante mictum. XVII. B. 44. calculos etiam in renum carnibus generari quidam perhibent. XVII. A. 831. calculorum generationis causa. X. 956. calculus ex quanam victus ratione oriatur, et cur non omnibus accidat. X. 999. calculi causae. XIX. 426. 647. calculus ex lactis usu. VI. 344. renes offendit lac caseosum, et calculos gignit. VI. 687. calculos gignit caseus. VI. 697. XVII. B. 47. fit ex lactis usu frequenti. VI. 344. calculos gignunt, quae ex itriis parantur. VI. 492. eorum diagnosis. X. 1000.

et cura. ibid. in nephritide quomodo oriatur. XIII. 993. calculus quomodo a coli affectione dignoscatur. XVI. 367. unde cognoscatur, quonam in rene calculus haereat. XIV. 748. XIX. 653. 654 sq. signa et symptomata, ubi renes egreditur, et ureteres transit. XIX. 658. renes in calculorum creatione et exitu acerbissime dolent. XVII. A. 830. cur crurum stupor ei sit junctus. XIX. 655. testes cur retrahantur. XIX. 655. signum est pudendi titillatio. XIX. 656. calculo laborantes cur dolorem stupidum in crus descendentem persentiant. XVII. A. 837. calculo laborantes quando sanguinem mingant. XVII. A. 837. calculis obnoxia constitutio quomodo curanda. VI. 435. qui calculum in iis facile generant, iis alica cocta vitanda. VI. 497. calculorum cura medicinalis. XIX. 661. cura praeservativa. XIX. 673. quale vinum iis conducat, quibus renum calculos fieri suspicio est. VI. 338. calculos comminuendi vim habentia remedia. XI. 110. 840. ad eos facientia remedia. XIV. 473. XIX. 694. rumpit Betonica. XII. 24. expurgat Carpesium. XII. 15. lapis Judaicus. XII. 199. extrahit panacea Musae. XIII. 104. frangit Sion. XII. 124. purgat theriaca. XIV. 272. comminuit fructus triboli terrestris. XII. 144. calculos frangit semen althaeae. XI. 867. aqua, in qua decocta est radix alismatis. XI. 861. mediocriter commodae sunt artemisiae. XI. 840. bdellium arabicum in potu sumtum. XI. 850. ciceres. VI. 533. calculis gravatos expurgat Carpesium. XII. 15. calculos frangit cicer arietinum. XI. 876. ad renum calculos lapis Judaicus efficax est. XII. 199. calculos rumpunt lapides, qui in spongiis reperiuntur. XII. 206. semen peponum. VI. 564. radix rubi. XI. 849. Sion. XII. 124. theriaca. XIV. 272.

Renes: ad callosas in iis concretiones remedium *Onesidemi*. XIII. 328. ad renum cruciatus theriaca *Andromachi* sen. XIV. 35. renum dolor excrementis in intestinis productus, tollitur iis eliminatis. XVII. A. 832. dolor ex sanguine in venis coacervato, venaesectione non statim tollitur. XVII. A. 833. doloris gradus ad diagnosin affectionum eorum va-

let. XVIII. A. 14. quales dolores in
morbis efficiant. VIII. 110. dolores
ex haemorrhoidibus suppressis. XV.
329. in renibus cur dolor pulsatorius
non observetur. VIII. 78. ad renum
dolores remedia. XIV. 471. 581.
amygdala amara. XI. 828. crocomagma. XIV. 134. cum ulcere aut cum
calculis theriace. XIV. 91. renum
exulceratio causa stranguriae. XVII.
B. 855. ulceris certissima signa. VIII.
392. XIV. 748. ulcerationem indicat
sanguinem aut pus mejere. XVII. B.
765. exulcerationem qualis urina indicet. XIX. 612. ulcera quomodo
ex urina ab illis vesicae possint dignosci. VIII. 4. ulcerum cura. X.
300. ad renum exulcerationes potio.
XIV. 383. renum frigidae invaletu-
dinis signum urina bullosa. XVIII.
A. 134. gravitatis sensus nonnunquam ?.s innascitur. VII. 530. ex
renibus, haemorrhagia oborta, sanguis cum urina emittitur. VIII. 264.
imbecillitatis signa. XIV. 748. infarctu liberat asparagus myacanthinus s. petraeus. XI. 841.

Renum inflammatio fit ex ciborum
corruptione in ventre. VI. 415. inflammatio diuturna causa marcoris.
VII. 327. inflammationis signa. XIV.
748. renes quibus inflammantur, hi
urinae suppressioni sunt obnoxii. IX.
164. inflammatio incipiens non fert
remedia urinam cientia. X. 903. ad
renum inflammationes potio. XIV.
383. in inflammatione ubinam venaesectio sit instituenda. X. 904.

Renes cur saepe obstruantur et calculos generent in senibus. XVII. B.
649. obstruit panis siligineus et similagineus. XIX. 685. renum obstructionem parat placenta ex similagine cum butyro. VI. 343. urina tenuis est. XIX. 621. ad renum obstructionem remedia. XIV. 383. radix arnoglossi (plantaginis). XI. 839.
ad renes obstructos paeoniae radix.
XI. 859. ad renes purgandos centaurium et thlaspi. XIV. 759. ad renum robur restituendum remedia parabilia. XIV. 534. renes scirrhis sunt
obnoxii. X. 917. renum spissitudinis
causae. III. 371. 373. venae rupti-
onis causae. XVII. B. 774. venulas
in iis ruptas esse qualis urina doceat.
XVII. B. 773. venulas in iis ruptas
esse quomodo ex urina cognoscatur.
XIX. 612. renum vitia fiunt ex gib-

bositate. XVIII. A. 507. renum vi-
tii causae haemorrhoides suppressae.
XVI. 458. vitium indicat urina oleosa. XIX. 588. vitium quando indicet urinae sedimentum oroboides.
XIX. 589. ad renum vitia. XIV. 552.

RENITENS, definitio. XI. 718.

REPELLIT echini herba. XI. 880.
ephemerum. XI. 879. radix hemerocallis. XI. 884.

REPETITIO in febribus compositis.
VII. 433.

REPLENTIA remedia, eorum usus.
XIV. 764.

Replere confertim et repente noxium. XVII. B. 556.

REPLETIO immoderata immodica vacuatione curatur. I. 392. nimia periculosa. XVII. B. 365 sq.
in phlegmone praedominat. VII. 153.
utilis est visceribus inferioribus inanitis. XVI. 94. convulsionis et singultus causa. XVIII. A. 61. convulsio inde orta nec acutissima nec periculosa. XVII. B. 885. quos morbos haec generavit, sanat vacuatio.
XV. 110. spiritus efficit. VII. 597.
ex repletione convulsionem *Hippocrates* malam ducit. XIII. 153. XVI.
828.

REPOSITIO ossium. XIX. 461.

REPRIMIT aster atticus. XI. 842.

REPTILIUM carnes vere gignuntur.
VII. 225.

REPURGANTIA remedia, eorum usus.
XIV. 764.

RESERENTIA medicamenta, definitio. XIV. 759.

RESICCAT paeoniae radix. XI. 859.
resiccatum quod est, humectantia poscit remedia. XI. 720.

RESIDERE velle in morbi vigore in
omnibus acutis malum, in pneumonia
pessimum. XVIII. B. 65.

RESINA quomodo lavetur. XI. 496.
pus movet. XI. 734. resinarum vires et usus. XII. 113. resina potestate calida. I. 649. resinae omnes
calefaciunt. XIII. 368. omnes calefaciunt et exsiccant, sed quaedam
magis, aliae minus. XIII. 475. (vires singularum exponuntur. ibid. et
sq.) resinarum quoad siccitatem et
humiditatem differentiae. XIII. 589.
quoad virtutes secundum *Dioscoridem* recensio. XIII. 590. autorrhytae, sponte fluentes in Lacedaemone
ac aliis regionibus protorrhytae, pri-
missuae, in Cilicia capnelaeae vocan-

tur. XIII. 626. resina fricta s. Colophonia omnium siccissima. XIII. 589. laricis duplex est. XIII. 476. pini sicca pro sagapeno. XIX. 742. insponte fluens refrigeratos recalefacit, exastuantes vero summe excruciat. XI. 520sq. cum rosaceo trita ad pudendi fissuras et rimas. XIII. 317. syncomiste quae. XIII. 626. terebinthinae alvum solvit. VI. 354sq. substituenda remedia. XIX. 741.

RESINOCERUM h. e. resina cum cera juncta. XIII. 879.

RESOLUTIO partis alicujus, definitio. VIII. 208. frigidi superantis affectus est. VII. 618. de resolutione *Erasistratus* commentarios scripsit. XVI. 673. resolutio quomodo fiat et cognoscatur. VIII. 60 sq. causa est intempestiva vacuatio. XI. 44. resolutionem praecedit lipothymia. XI. 48. resolutionis signum est supinum jacere. IV. 437. resolutis prodest oleum Costi. XII. 40. antidotum diascincum. XIV. 152. pyrethri radix. XII. 110. rubia tinctorum in potu cum melicrato. XI. 878.

RESPONSIO ex moderato ferox malum. XVI. 605.

RESPIRATIO, definitio. VII. 75. XV. 180. definitio et ejus partes. XIX. 375. quodammodo fit motu voluntario. IV. 442. 448. casus servi narratur, qui hoc testatur. ibid et sq. actio voluntaria est. XIX. 170. partim voluntaria partim non est. XIV. 727. actio est diaphragmatis et musculorum thoracis. IV. 443. respirationis exercitationes. VI. 147. respirationis duo sunt motus. XVII. B. 750. instrumentum est tracheae pars mobilis. III. 527. instrumentum pulmones. III. 411. de ea *Hippocratis* et *Platonis* inter se dissensio. V. 707 sq. *Hippocrates* vocat spiritum. XV. 487. quae per cutim agitur, transpiratio vocatur. X. 754. respirationis et pulsus comparatio. V. 163. omnis pulsuum proportioni respondet. VII. 766. caloris in eam effectus. VII. 768. respirationis rhythmus, definitio. VII. 812. rhythmum mutat aequalis pulmonum intemperies. VIII. 286. principium aër est. IV. 466. cur in pueris frequentior et celerior quam in adultis. V. 500.

Respiratio embryonis. III. 504. piscium. III. 443. quaenam pessima.

XVII. A. 415. respirationis partes quatuor sunt. IV. 468. via. IV. 466. causae. IV. 465. VII. 761. 819. XIX. 317. primae causae. XIX. 316. initium a nervis pendet a cerebro ad thoracis musculos pervenientibus. XVI. 519. qui eam a corde fieri putant propter situs vicinitatem reprehenduntur. V. 240. quomodo in ea se habeant arteriae. V. 712. quibusnam partibus peragatur. VIII. 241. respirationem efficit diaphragma. II. 657. III. 314. diaphragmatis et musculorum in costis in ea utilitas. IV. 467. respiratio musculis fit et nervis. V. 234. huic inservientes musculi. II. 495. musculorum ei inservientium anatome. II. 475. nares et os inserviunt. XIV. 713. praesunt pulmones. ibid. per os quando fiat necessaria. III. 890. nasus primum ejus instrumentum. III. 891. instrumentum thorax. IV. 121. odorum dignotio eam adjuvat. III. 654. respirationis theoria secundum *Platonem.* V. 710. in respiratione quidam aërem nec in corpus ingredi, nec in exspiratione egredi putabant. XV. 69. an cor aërem attrahat. IV. 473sq. insiti caloris gratia eam fieri, acceptissimum est. IV. 492. 493sq. servat naturalem calorem. X. 754.

Respiratio nativi caloris symmetriam conservat. XV. 288. nec cerebrum cor refrigerat. III. 617. num refrigerationis gratia existat. IV. 485. restituit, quicquid aëreae substantiae defluit. XV. 296. num animalem spiritum nutrire possit. IV. 501sq. spiritus vitalis fons. XV. 263. spiritus vitalis nutrimentum. X. 839. maxima viscera agitat. VI. 152. respirationis utilitas. II. 884. III. 412. 544. IV. 466. 470sq. (variae circa hanc rem scriptorum sententiae. IV. 471.) 510. V. 161. VII. 761. usus duplex. V. 153. triplex usus. V. 709.

Respirationis organa diversa. IV. 466. organa dissecandi ratio. II. 589. organon diaphragma. IV. 466sq. VIII. 328. organorum apta structura et positio. III. 432. organorum excreationem juvantia omnia extenuandi facultatem habent. XI. 778. organorum affectionum signa sputa sunt. XVI. 210. instrumenta principalissima. II. 589. organorum intemperiei causae. VII. 175. organorum paralysis apnoea vocatur. VII. 149. organis refrigeratis tussis fit. VII. 174. organorum concoctionem sputa indicant. XVI. 236. num in mediam thoracis pulmonisque regionem feratur, quomodo sit experimento enucleandum. II. 698 sq.

Respirationis differentiae: doctrina *Hippocratis* de respirationis differentiis in praenotionibus. VII. 901. ejus et pulsus differentiae. VII. 773. differentiae secundum aetates. VII. 771. in senibus. IV. 500. 501. qualis in calidis et frigidis. IV. 500. differentiae quoad anni tempora et regiones. VII. 771. post ciborum sumptionem. IV. 501. conditio in exercitiis et quiete. VII. 772. in somno. V. 174. VII. 772. lavacri in eam influxus. VII. 772. ejus differentiae quid denotent in morbis. VIII. 280.

Respiratio acceleratur in iis, qui exercitantur, et balneo utuntur. V. 152. *anhelosa* quae, quibus accidat, et qua de causa. VII. 945. *brevis* quaenam sit. XVII. A. 417. brevis sanitatis signum. VII. 941. brevis et frequens quid denotet. XVII. A. 755. brevis sanat abhorrentes a potu et vix· bibentes. VII. 939. *celeris* causae. VII. 762. 765. *continua* ventilare simul et calefacere potest refrigerata. VII. 941. *crebra* phlegmonen in partibus supra diaphragma significat. XVII. A. 918. *defectu* mulier non tentatur, si recte purgatur menstruis. XI. 165. *densa*, parvae causa est. VII. 916. densa quae dicatur. XV. 494. densa unde fiat. XV. 601. 794. simpliciter *Hippocrates* densam vocat. VII. 957. densa fit ex sputis retentis. VII. 926. densae causae. VII. 914 sq. densam *Hippocrates* memorat in libro de victu in acutis. VII. 914. densam reddit animi excandescentia. VII. 942. brevitas quietum, raram vero longitudo. VII. 758. densam facit sputum retentum. XV. 493. densa sputum agglutinat et defluere prohibet. XV. 493. densatae effectus. XV. 487. densior facta quomodo noceat. XV. 486. densa glutinosum sputum reddit et elabi prohibet. VII. 926. sputorum egressum prohibet. XV. 492. densa existens dolorem aut inflammationem significat in locis super septum transversum sitis. VII. 901. 905. densa et magna quando accidat. VII. 911. densam vel magnam valde prave ci-

batis fieri asserit *Hippocrates.* XV. 601. a densa et multa pneumatiae fiunt. VII. 951. detentio tusses ab intemperie ortas curat. VII. 175. densa et parva quibusnam morbis accidat. VII. 909 sq. densa simul et parva aut magna quid denotet. VII. 815. detentio singultus medela. XVII. A. 418.

Respiratio difficilis, ejus differentiae. VII. 897 sq. difficilis ex esu boletorum. VI. 656. ob instrumentorum spirabilium angustiam. VIII. 275. difficilis conjugationes. XVII. A. 413. conjugationes quatuor ponit *Hippocrates.* VII. 893 sq. difficilis propter debilitatem signa. VIII. 275. difficilis ob plurimum calorem signa. VIII. 275. difficilis apoplexiae symptoma. VIII. 232. difficilis in peripneumonia malum signum. XV. 857. ad respirationem difficilem remedia parabilia. XIV. 532. *Hippocratis* de difficultate in praenotionum libris sententiae. VII. 901. difficultas respirationis quaedam laesio est. VII. 753. difficultatem procreantes affectus. VIII. 249. ex frigidae immodico usu in febribus. X. 622. difficultas, quae ob solum ardorem oritur, qualis. VII. 778. ob refrigerationem naturalis caloris qualis. VII. 779. quae in ejus rhythmo et consonantia consistit, ejusque causae. VII. 812 sq. difficultas epistaxin nonnunquam indicat. XVI. 229. difficultates compositae. VII. 796 sq. difficultatum compositarum notio ad diagnosin utilissima. VII. 815. quaenam compositiones nihil ad eam faciant. VII. 814. in ea purgationes non sunt adhibendae secundum *Hippocratem.* XV. 900. de respirationis difficultate quae *Hippocrates* pronunciaverit. VII. 825. ad respirationis difficultatem remedia. XIV. 442.

Respiratio extendens tarda est. VII. 899. facilis magnam vim ad salutem habet in omnibus acutis, qui cum febribus sunt et intra quadraginta dies judicantur. VII. 929. secundum naturam in morbis magnam ad salutem vim habet. XVIII. B. 77. facilis bonum signum. XVI. 212. facilem reddit oxymel. XV. 676. frequens quid denotet secundum *Hippocratem.* XVI. 520. frequens quid significet. XVII. A. 258. 754. frequens dolorem aut partis supra septum transversum inflammationem significat. XVIII. B. 76. *frigida* perniciosa est. VII. 928. frigida exitialis. XVII. A. 755. frigida ex naribus atque ore exhalans perniciosa jam valde existit. IV. 486. VII. 902. 942. XVII. A. 918. XVIII. B. 76. frigida exspiratio mala. IX. 615.

Respiratio gemebunda in morbis acutis mala. XVIII. A. 92. gemebunda saepe fit in pueris plorantibus. XVIII. A. 92. gemebundae causae. XVIII. A. 92. *illidens* unde fiat, et quid significet in febribus. XVII. B. 749. illidens in externa eruptione unde fiat. VII. 151. illidens quum sursum fertur, densa aut magna. VII. 920. illisa in febribus convulsionem significat. VII. 932. *inaequalis* in desidibus et mollibus. VII. 801. inaequalitates quae in una actione quacunque consistunt. VII. 809. inaequalitatis causae. VII. 798 sq. intercepta noxam affert caloris principio. V. 157. intercisa in febribus malum, convulsionem enim significat. VII. 886. *laesa* calor etiam naturalis laeditur. X. 754. *longa* quaenam dicatur. XVII. A. 417. longa oscitationis assiduae medela. XVII. A. 417. longa sanat continuas oscitationes. VII. 939. longa etiam magna vocatur. VII. 944. *magnae* gemina est differentia. VIII. 277. magna et per multum tempus desipientiam significat. VII. 831. 840. 845. 876. 901. 906. VIII. 279. XVI. 520. XVII. A. 258. magna et rara fit ob mentis laesionem. XVII. A. 259. magna et rara desipientiae signum. XVI. 520. magnae causae. VII. 767. magna, celer, frequens cordis calidi et sicci signum. I. 334. magna et densa calore. VII. 849. magna, si cum densa et rara conjuncta sit, quid significet. VII. 814. magna et longo intervallo rediens, delirium ostendit. XVII. A. 918. XVIII. B. 76. magnam et parvam quomodo quis optime dignoscat. VII. 793. magna et rara desipientiae symptoma est. VII. 830. 840. 849. magna et tarda solis mente motis contingit et cur. VII. 810. magnae simul et velocis causa. VII. 809. magnitudo per se respirationis difficultas quidem, non tamen certae cognitionis signum. VII. 814. *Respiratio moderata* per arterias omnibus partibus contingit. IV. 506.

multa et frequens quibusnam in morbis observetur. VII. 852. obscura *Hippocrati* parva est. VII. 959. *parvae* causa. VII. 767. parva redditur propter meatus angustiam. XV. 794. parva et densa in quibusnam morbis observetur. VII. 852. parva et densa fit ex dolore. VII. 849. parva et densa signum est doloris partium, quae per respirationem moventur. VII. 788. parva cum densa et rara conjuncta quid significet. VII. 814. parva et rara frigiditate fit. VII. 849. parva simul et rara quid significet. XVII. A. 755. etiam de hac *Hippocrates* scripsit ut et de calida. VII. 927. parvae et tardae causa. VII. 810. parva fit, tarda et densa, si thorax inflammatus fuerit. VII. 777. parvae et velocis causa. VII. 810. rara et magna delirio fit. VII. 849. raram *Hippocrates* per multum tempus appellat. VII. 831. raram et magnam in delirantibus jam *Hippocrates* saepius notat. VII. 827. rara et magna non semper deliriis accidit. VII. 836 sq. *retenta* oscitationem sanat. VII. 940. parva in angina ex fluxione acri. XV. 793. *prompta* qualis *Hippocrati* sit. XVI. 560. *simplex* quae sit, et quae composita. VII. 755.

Respiratio stertorosa quibus accidat. VII. 924. sublimis secundum *Hippocratem* quae. VIII. 279. XVI. 560. sublimis apud *Hippocratem* parva vocatur. VII. 946 sq. sublimem qualem *Hippocrates* dicat et quibusnam in morbis occurrat. XVII. A. 595 sq. *tardae* causa. VII. 767. ab immodicis alimentis retardationis causa. V. 152. *urgens* velox est. VII. 899. respirationis diversae laesiones. VIII. 252 sq. laesiones simplices quales existant. VII. 760.

Respiratio si cohibetur, suffocamur. IV. 473. intercipitur articulo capitis deflexo. IV. 11. perit ex apoplexia musculorum thoracis. VIII. 301. cessat presso cerebro. V 185. perit medulla spinali juxta primam vertebram dissecta. V. 239. sistitur medulla spinali tertiam inter et quartam vertebram dissecta. II. 696. eam penitus retinere arduum est. IV. 450. respiratione qua diversa ratione privemur. IV. 685. respiratione privati quamprimum morimur. V. 149. respirationem tollit angina. VIII. 54.

non tollit arteria aspera dissecta. VIII.
54. num circa ejus cohibitionem cor
ex pulmone aërem transumere nequeat. IV. 479. num in ejus cohibitione arteriarum motus mutetur. IV.
480. et nihil in ea ex iis evacuetur.
IV. 481. num ob penuriam qualitatis alicujus animalia in respirationis
cohibitione suffocentur. IV. 484 sq.

Respirationis instrumentum, si solum laesum est, urina non, sin vero
simul nutritio male habet, urina etiam
mutatur. XV. 321. modus eorum,
qui suffocantur. XVI. 680. conditio
in diversis morbis. VIII. 274. species de affecta parte et de affectus
genere conjicere concedit. VIII. 251.
conditio in angina. XVII. A. 595.
conditio in apnoea. VII. 943 sq. in
apoplexia intermittens et magna pessima est. VIII. 211. conditio in asthmaticis. XVII. A. 360. 596. in catalepsi et sopore. VIII. 232. affectio
ex ardore in corde enato. VII. 778.
conditio, quando cor frigidum est. I.
333. immutatio ex cordis refrigerio.
VIII. 306. immutatio ex corde su-
percalefacto. VIII. 306. conditio in
delirantibus. VII. 808 sq. ante et inter delirium. VIII. 329. in affectione
diaphragmatis. VIII. 331. cur in exercitationibus et febribus ardentibus
frequens. IV. 498. affectiones ex doloribus. VII. 788. in febribus. VII.
773. 786. in febribus ardentibus. V.
152. conditio in gibbis. XVIII. A.
501. in hydrope anasarca et in inflammationibus. IV. 501. num in hy-
sterico subsultu cesset. VIII. 415.
insanorum qualis. VII. 791. ejus
per iracundiam mutatio. XVII. A.
415.

Respirationis impedimenta ex nasi
meatibus obstructis. VII. 106. conditio in orthopnoea. XVII. A. 596.
in peripneumonia. VIII. 254. 275. in
peripneumonia facilem reddit balneum. XV. 719. in pleuritide. VIII.
326. affectio ex pulmonum abscessu.
VII. 784. in fluxionibus in pulmones. IX. 396. in frigida pulmonis
intemperie. IX. 396. in senio ex
morbo. VII. 685. ex luxatione spinae depravatio. VII. 922. in suffocationis periculo. XVII. A. 598. conditio in iis, quibus trachea plurima
deiluxione repleta est. VIII. 276.
conditio, si organa respirationis tubercula cruda, tenaces aut crassi hu-

mores occupaverint. VII. 781. ex vitiis circa thoracem affectio. VII. 782.
affectio ex vulneribus thoracis. III.
417. conditio in vocis interceptione.
XVI. 560. ad eos, qui recta cervice
respirant. XIV. 442.

RESUPINITAS stomachi, ejus cura.
XIII. 140 sq.

RETE mirabile, situs, constructio.
III. 696. arteriis efficitur. III. 697.
usus. III. 699. V. 155 sq.

RETENTIO non omnis adstrictio est.
I. 177. retentionem character e apud
Hippocratem significat. XVII. A. 612.

RETENTRIX facultas. II. 145. ejus
finis. II. 149. quomodo se habeat in
siccis, humidis, frigidis etc. VII.
260. retentricis imbecillitatem indicat sudor non judicatorius. XVI. 719.
in quibusnam corporis partibus adeo
evidens sit, ut ipsis sensibus ag-
nosci ejus actio possit. II. 146 sq.

RETIFORMIS tunica oculi. V. 624.
XIV. 712.

RETINA. XIV. 712. non tunica
vera est. III. 762. ejus usus. ibid. —
nutritionis ratio. III. 763. ex nervo
optico oritur. III. 639.

REVELLERE quando conveniat. XVII.
A. 958.

REVULSIO, definitio. X. 315. definitio secundum *Hippocratem*. XVII.
A. 905. quomodo fiat, ejusque usus.
XI. 319. quomodo a derivatione differat. XVI. 150. quomodo peragatur. XVI. 151. e directo fieri debet.
XVI. 154. quando sit secundum *Hippocratem* administranda. XVI. 151.
fit ad loca contraria. XVI. 153. non
a substantia, sed a curandae partis
situ praestatur. X. 972. in iis, quae
supra sunt, deorsum agitur, sursum
in iis, quae sunt infra. X. 316. con-
fluentium adhuc humorum remedium
est. XI. 91. XVI. 155.

RHACODES cutis qualis. XI. 132.

RHACOSIS, definitio. XIX. 448.

RHAEA, definitio. XIX. 437.

RHAGAS, definitio. XIX. 446. ad
rhagades aridum *Majae*. XIII. 840.
emplastrum catagmaticum *Moschionis*,
butyro dilutum. XIII. 537. 647. ad
rhagades contumaces emplastrum ut
Aphrodas. XIII. 738. ad rhagades
ani emplastrum ex chamaeleonte.
XIII. 715. ad rhagades digitorum
emplastrum ex chamaeleonte. XIII.
516. rhagades aufert emplastrum *Herae* candidum. XIII. 432. emplastrum

melinum *Menoeti.* XIII. 512. pastillus *Apollophanis.* XIII. 831. pastillus *Arei.* XIII. 829. pastilli gilvi *Hieracis.* XIII. 829. pastillus *Magni.* XIII. 831. pastilli *Menesthei.* XIII. 830. pastillus *Petronii* virtus dictus. XIII. 831.

RHAMNUS, ejus vires et usus. XII. 111.

RHAPIA nonnunquam comeduntur. VI. 622.

RHEGINUS. X. 52.

RHEGMA, definitio. XIX. 462.

RHETORICA, quomodo quis eam optime constituat secundum *Platonem.* V. 756.

Rhetorum munus. IX. 789.

RHEUM, ejus vires et usus medicus. XII. 112. adulteratio ejusque diagnosis. XIV. 75. centaurium succedit. XIX. 741.

RHEUMA. XI. 79. ventris perturbationis causa. XVII. A. 324.

Rheumatismi oculi signa. XIV. 769. quomodo generentur. XI. 275. metastasis ad ventriculum. X. 513. cura. XI. 78 sq. adhibetur centaurium minus, aliis substantiis junctum. XII. 21. ad rheumatismos internos compositio. XIII. 77. compositio ex libris *Galli.* XIII. 77. emplastrum attrahens album. XIII. 933. emplastrum *Galeni* ex chalcitide s. phoenicinum. XIII. 380. optimum est. XIII. 389. pastillus ex mandragora, sphragis dictus. XIII. 100. pastillus *Neapolitae.* XIII. 87. potio. XIII. 70. pulvis cephalicus. XIV. 511. sphragis dictum medicamentum. XIII. 91. aster dictum. ibid. theriace. XIV. 93. ad rheumatismum thoracis catapotium. XIII. 68. ad rheumatismum ventriculi aphrodisiacum Clidion. XIII. 87. aster dictum remedium. XIII. 91.

RHEXIS, definitio. XIV. 775.

RHODACINI succus pro myrsinite. XIX. 737.

RHODIA radix, quae in Macedonia nascitur, vires ejus. XII. 114.

Rhodiacum s. discutiens emplastrum. XIII. 448.

RHODODAPHNE etiam Nerium vocatur, ejus vires XII. 86. venenum est et hominibus et pecoribus. XII. 115.

RHOE, usus ad haemorrhagias. X. 320. rhois succus ad ulcera interna. X. 298.

RHOEAS, definitio. XIV. 772. (vide MALUM *granatum.*)

RHOGME, definitio. XIX. 431.

RHOMBI definitio secundum *Euclidem.* XVIII. A. 466. rhombus vocata deligatio quando sit adhibenda. XVIII. B. 732. fascia quando in capite adhibeatur. XVIII. A. 838.

RHOPALOSIS, definitio. XIX. 430.

RHU succus cum melle et adstringit et abstergit. XI. 574. succus cum scammonio mixtus ventrem solvit. XI. 577. pro coquinario sicco substitui potest sampsuchus. XIX. 742. ad inflammationem rheumaticam. XI. 81. pro rhu tinctorio ricini fructus. XIX. 742. succus pro omphacio. XIX. 738.

RHUS fruticosa cur a medicis coriaria vocata sit. XII. 115. fructuum ejus et succus vires et usus. XII. 116. summe adstringens est. XI. 591. medicamentum potius quam cibus est. XI. 650 sq. ex tertio ordine siccantium est. XI. 788. coquinarium siccum pro sampsucho. XIX. 742.

RHYADICI quomodo curandi. XIV. 787.

RHYAS, definitio. III. 811. VI. 870. secundum *Lycum* tribus modis sit. XVII. A. 966. rhyadum cura. X. 1002. ad rhyadas diasmyrnion Synerotis. XII. 774.

RHYEMATA. VI. 492.

RHYPUS, ejus vires et usus. XII. 116.

RHYTHMUS pulsus quid sit et quomodo generetur. VIII. 511 sq. definitiones. VIII. 909. XIX. 408. 910. 913. *Herophilus* frequenter ad praesagiendum adducit. VIII. 911. rhythmus in pulsu quomodo cognoscendus. VIII. 901. in solis vehementissimis pulsibus dignoscitur, in aliis aut prorsus incognitus, ut in languidis, aut longe ab absoluta notitia abest. VIII. 907. inaequalitates. VIII. 556. mutationum causae. IX. 102.

RHYTIDOSIS ex usu remediorum inepto. X. 171.

RICINI fructus, herbae, olei facultates medicae. XII. 26. fructus pingues. XI. 649. fructus pro rhu tinctorio. XIX. 742. semen pro colocynthide. XIX. 732. semen pro scammonio. XIX. 743. succedunt sordes a palaestra. XIX. 732.

contra *Ricinos* ovium oleum cedri. XII. 19.

Rigentibus inaequalis intemperies est. VII. 750.

RIGOR quid sit. VII. 606 sq. nativi caloris affectus est. VII. 614. qualis sit caloris nativi affectus. VII. 618. rigorem per ϱ literam *Hippocrates* significat. XVII. A. 613. inaequalis est universi corporis concussio et turbatio. VII. 145. appellatur horror extensus et auctus. VII. 552. arnum perfrictio. VII. 607. 610 sq. subita est perfrictio in statum praeter naturam perducens. VII. 620. perfrictionem cum tremore quidam eum vocarunt. VII. 612. horror et perfrictio quomodo differant. VII. 612. quomodo a tremore differat. VII. 607 sq. cur in eo externae omnes partes refrigerentur. VII. 194. unde oriatur. VI. 278. XVII. B. 884. humorum reciprocationem efficit. XV. 275. a ventre superiore inchoat. XVII. B. 299. inter signa decretoria etiam pertinet. XVII. B. 396. cur mulieribus sit frequentior. XVII. B. 884. incipit mulieribus ex lumbis per spinam potius, sed et viris potius retro quam ante. VII. 613. mulieribus a lumbis inchoat magis et per dorsum ad caput fertur. XVII. A. 437. motus in eo qualis. VII. 624. anecthermantos. VII. 637. XVII. A. 847. ejus causa. ibid. et 848.

Rigor morbosus quinam dicendus. VII. 613. morbosus perfrictio dolorifica est cum quadam inaequali totius corporis concussione et agitatione. VII. 614. aestuosus quadantenus perniciosus et flammea facies cum sudore in eo mala. XVI. 650. judicatorius in morbis urinae suppressione praesagitur. XVII. A. 849. longus ex haemorrhagia. XVI. 814. perniciosus in febre laboriosa post oculorum conversionem. VII. 626. spontaneus qualis. XVII. A. 276. eum necessario sequi febres, veteres putabant. XVII. A. 276. vehementissimus unde praenoscatur. XVII. A. 849. rigori num febris semper succedat. VII. 188. rigorem non semper febris sequitur. VII. 751. rigor, si febre non intermittente fractis jam viribus invadat, lethale. VII. 190. XVII. B. 724. tertianae exquisitae nota. VII. 626. si incidat febre non intermittente, aegro jam debili, lethale. VII. 626. superveniens ardente febre laboranti, morbum solvit. VII.

182. superveniens febres ardentes solvit. IX. 651. concussio partium in eo sine voluntate efficitur. XV. 374. quanto vehementior, tanto brevioris temporis est. VII. 195.

Rigor minime antecedit febrem ex pituita dulci putrescente. VII. 349. si causo superveniat, bonum. VII. 613. 627. febres ardentes judicare consuevit. XVII. A. 179. febri ardenti superveniens solvit. XVII. B. 736. in febribus quotidie ortus quotidie febrem solvit. XVII. B. 743. in quartanis mixtus ex calido et frigido est. VII. 190. una cum febre in inflammationibus in suppurationem transitus indicium. VIII. 47. sexto die difficile judicium notat. VII. 613. sexto die in febribus ortus arduam crisin portendit. XVII. B. 693. aestui lateris doloroso superveniens quid indicet. XVI. 649. si crisin non intulerit, malus. XVI. 650. in phrenitide non semper lethalis. XVI. 544. post rigorem refrigeratum non recalefieri iterum, malum est. VII. 626. cum rigore desipientia, malum. VII. 613. quemnam effectum in humores exerceat. XVI. 9. cum rigore qui febricitant, iis raro abscessus fiunt. XVII. A. 852. ex rigore perfrigerationes non recalescentes malae. XVI. 648. ex rigore torpores non valde apud sese existunt. XVI. 583. rigor ex vini multo potu malum. XVIII. A. 107.

Rigoris quae causa sit efficiens, quas causas comitetur, et quibus superveniat affectionibus. VII. 614. causae. VII. 182. causae aliae. VII. 633. IX. 651. num merito omnes rigorem frigidae causae attribuant. VII. 626. causae sunt abscessus suppurantes. XVII. B. 58. ambustio. XVII. B. 58. aliquid auditu et aspectu horrendum. VII. 628. bilis. XVII. A. 167. bilis flava. XVII. A. 176. XVII. B. 736. excrementa calida et putrida mota vehementer. VI. 240. excrementa calida, putrida et cruda. XVI. 186. acris et calidus humor. VII. 629. humor et halitus mordens. X. 679. rigorem sine febre infert pituita acida et vitrea. VII. 349. ex frigida pituita oritur. VII. 634. causa est acre remedium ulceri superpositum. XVII. B. 58. succus mordax in ore ventriculi. XVII. B. 300. ulcera. XVII. B. 58. vulnus. XVII.

B. 58. rigor inflammationem sequitur, si in abscessum abit. VII. 627. rigoris febrilis causae. X. 680. febrilis causa frigus. XVII. B. 802. judicatorius in febribus acutis bile flava excitatur. XVII. A. 851. in causis et tertianis unde oriatur. VII. 632. rigoris in febre ardente causae. XV. 752. rigor sistit largas sanguinis eruptiones. XVI. 814.

ad *Rigorem* remedia. XIV. 546. rigores veteres tollens remedium. XIV. 534. rigores per circuitus recurrentes ex crassis aut viscosis humoribus natos sanat agarici radix. XI. 812. ad rigorem clysteres acres. XVI. 145. contra rigores per circuitum repetentes quidam adhibent calamintham et quomodo. XII. 4. ad rigores pyrethri radix ante periodum cum oleo confricatur. XII. 110. rigorem propellit theriaca. XIV. 302.

RIPALI potio, qua *Galenus* utitur ad phthisin. XIII. 64.

ROBUR, definitio. V. 832. XIX. 384. animi causa eorum, quae recte fiunt. V. 403. corporis cum testium excisione perit. IV. 571. corporis quibus ex morbo laboravit, iis tremuli motus sunt. VII. 587. cur afferat boreas. XVII. B. 610. quibus exercitiis augeatur. VI. 140 sq. minuitur post ipsam summi vigoris aetatem. VI. 387. virium minuit tremor. VII. 587. vitale quibus infirmum, animi substantia facile dissolvitur. VIII. 301. roboris vitalis solutio causa animi deliquii. XI. 50. vitale solutum causa tremoris. VII. 601. roboris infirmitas et imbecillitas, definitio. V. 831. ad robur conducit siccitas. VII. 261. ad robur valent siccitates. XV. 267.

Roboris species fagus et ilex. XI. 866. fructus acerbus simul et dulcis est. XI. 648.

ROBUSTI testes non habent laxos. IV. 579. robustum quid significet. XV. 124.

ROGOS, si quis per insomnia viderit, a flava bile infestatur. XVII. A. 214.

'Ροιβοειδία quid significet. XVIII. A. 537.

'Ροικοί vocantur, qui curvis cruribus sunt. XVIII. A. 537. 604.

ROMA a Polemone rhetore vocatur terrae habitatae compendium. XVIII. A. 347.

Romae argenti spuma paratur. XIV. 9. maximi dies ac noctes paulo majores quindecim aequinoctialibus horis sunt, contra minimi paulo infra novem. VI. 405. fontium elegantia et multitudo bonae aquae est admirabilis. XVII. B. 159. semitertiana exquisita familiarissima. XVII. A. 121.

ROMANI argentum purgatum candidum vocant. XIV. 49. Romanorum ad oleum metiendum mensura. XIII. 616. Romanos contra belli historia solis ollis feris, quae occidere possunt refertis, gesti. XIV. 231.

Ros vocatur nebula ad terram defluens. XVII. A. 45. intemperatum est. VII. 176.

ROSAE florum vires et usus. XII. 114. rosa adstrictionis cujusdam particeps est. XI. 591. rosae cur calidae dicantur. XI. 550. rosae folia pro persicae foliis siccis. XIX. 740. rosarum odor in solutis salubris. II. 870. rosae substantiae dissimilares sunt. XI. 700. succi tria excrementa sunt. XI. 701. rosarum succus exquisite tenuis essentiae est. XI. 561. rosarum succus caloris tepidi est. XI. 561. rosae succus refrigerat. XIII. 155. succus opobalsamo mixtus sub canis ardoribus refrigerii causa inungitur. XI. 559. succus ad ulcera interna. X. 298. rosas qui calidas dicunt, quod rubrae sint, tribus modis peccant. XI. 465. rosis siccis substituenda. XIX. 741.

ROSACEUM quodnam veteribus dicatur. XI. 538. constat ex oleo et rosarum succo. XI. 538. ejus facultates. XI. 538. in primo recessu et ordine refrigerantium est. XI. 561. pauculam adstrictionem habet. XI. 594. nec summe calidum, nec summe frigidum est. XI. 421. qua ratione neutrum dici possit. XI. 422. mediam habet temperiem inter oleum et succum rosarum. XI. 565. cum aceto oxyrhodinon est, et refrigerat. XI. 559. in profundum penetrat, et corpora arentia magis quam oleum humectare potest. XI. 594. ad caput inungendum quibus vehementer calidum est. VI. 424. in inflammationum augmento optimum est remedium. XI. 592. utile ad inflammationes externas. XI. 563 sq. in hypochondrii inflammationibus non utile. XI. 563. easdam vires praebet post trepana-

tionem, quas columbinus sanguis.
XII. 257. zupha s. hyssopi. XIV.
563.

Rosio in ventriculo febrem gignit.
X. 571.

Rosmarinus, decoctum ejus regium morbum curat. XII. 61.

Rostra animalium ut alimenta. VI.
669. rostrum longum habent grues
et ciconiae. III. 876.

Rotula id. q. patella. III. 253.
XVIII. B. 760.

Rotulae ex scilla. XIV. 49.

Rubia passiva i. q. tinctorum. —
ejus facultates. XI. 878.

Rubus in colle ad Tabias crescit.
X. 365. *caninus* vide *Cynosbatus.* —
rubi folia pro mori succo. XIX. 736.
rubi foliorum, radicis, floris, fructus
et radicis facultates et usus. XI. 848.
fructus batinus appellatur. VI. 589.
ejus facultates. VI. 589. fructus parum alimenti habent et pravi succi
sunt. VI. 621. rubi germina eduntur. VI. 644. germina in aqua cocta ad haemorrhagias. X. 330. germina ad herpetes. XI. 86. germina
sale aut oxhalme condita, sanguinem
melancholicum generant. VIII. 184.
radix urinam movet. XI. 748. rubi
refrigerant. XI. 631.

Rubor non plenitudinis simpliciter, sed sanguineae nota est. VII.
570.

Rubor frictionis mediocris nota
est. VI. 128. pectoris si in angina
oriatur, bonum. XVIII. A. 154. faciei plenitudinis nota. XIV. 729. in
senibus perit. I. 582.

Ructus quomodo oriatur. VII.
240. quibusnam conveniant. XVII.
A. 968. stomachum imbecillum corroborare dicuntur. XVII. A. 396. ut
symptoma. VII. 76. ructuum conditio signum in morbis esse potest.
XVI. 216. ructus acidi et nidorulenti unde oriantur, et quomodo curentur. VIII. 40. acidi quando oriantur. XI. 665. acidi causa. VII,
214. XV. 555. XVII. A. 436. XVIII.
A. 5. ructus movent caprinae carnes. XV. 880. ructus acidos efficit
fluxio frigida. VI. 422. acidi causa
pituita, XVI. 165. acidi fiunt ex pituita in ventre redundante. XVI. 15.
acidi ex tarditate concoctionis aut
cruditate, fumidum vaporem non creant. X. 579. acidi fiunt, ubi praeter consuetudinem coenaverunt. XV.

552. acidi imbecilli et infirmi ventriculi signa. I. 629. acidus lienteriam sanare dicitur. XVII. A. 397.
acidus in lienteriis diuturnis signum
bonum. XVII. A. 363. XVIII. A. 1.
acidos habentes, non admodum pleuritici fiunt. XVIII. A. 53. acidi oxyregimiae vocantur. XVIII. A. 4. nidorosi vel fumosi immoderatum et
igneum in ventriculo calorem nuntiant. I. 629. acidos et nidorosos
edentes, stomachici vocantur. XIII.
128. ad ructus acidos antidotum zopyrium. XIV. 150. coriandrum mensura cochlearis ante cibum, et merum bibendum. XIII. 167. acidi sanant pneumoniam. XVII. B. 344.

Rudentes navium Graeci ὅπλα
vocant. XVIII. A. 767.

Rufus Ephesius de herbis versibus hexametris quatuor libros scripsit. XI. 796. de atra bile praestantissime scripsit. V. 105. Rufi Ephesii versus citantur, de ladano Kremborum, circa caprarum barbam reperiundo, qui versus simul explicantur. XII. 425 sq. quomodo *Hippocratis* projectionem (ἔρριψιν) explicaverit. XVI. 196. onra melancholiae. XIX. 710. Rufus Cyphi
compositum docuit. XIV. 119. Rufi
potio dolorem sedans. XIII. 92.

Rugosum corpus quale dicatur.
XVII. B. 90.

Rugitus, qui ventrem et colon
perturbant, tollit antidotus *Damocratis.* XIV. 122.

Rumex qualis succi sit. VI. 794.
rumicis folia alvum subducunt. XV.
405. semen alvum cohibet. XV.
405.

Ruminans animal est, quod dentes superiores non habet. II. 546.
ruminantia inferiores tantum dentes
habent. XVIII. A. 358. ruminantium
animalium quatuor ventriculorum functio. II. 545.

Rupta, plures indicationes in
eorum cura concurrunt. X. 301.

Ruptio continuitatis solutio est in
parte carnosa. X. 160. ex plenitudine vasorum ipsorum, non facultatis cujusdam affectus est. VII. 529.
organorum quomodo oriatur. VII.
232. citra vulnerationem fit. X. 160.

Ruptura vocatur in carnosis musculorum partibus unitatis seu continui solutio. I. 238. continuitatis solutio est. VII. 40. rupturae proprie dictae definitio. XVIII. B. 882. ruptura et evulsio ejusdem sunt generis. VI. 872. rupturae causa. VII. 40. in vasis et musculis, causae. X. 232. ad rupta antidotum. XIV. 163. antidotus *Aristarchi.* XIII. 103. antidotus theriaca, quam *Gallus* Caesari donavit. XIV. 203. aristolochiae radix rotunda. XI. 836. bdellium arabicum. XI. 850. capparis. XII. 10. emplastrum. XIII. 547. myracopon regium. XIII. 1031. panacea *Musae.* XIII. 104. compositio *Pelusiotae.* XIII. 133. rheum. XII. 112. theriace. XIV. 92.

Rustici medicamentum a vipera morsi. XIV. 184. a rustico sedis medicamentum. XIII. 309.

Rutae vires. XIV. 543. ruta calida est. I. 682. magis quam agnus castus calefactoria et desiccatoria. XI. 809. ubi aruerit, exacte amara est et acris. XI. 809. humida vero subamara. XI. 809. sudori et urinae qualitatem suam tribuit. IV. 584. cum melle lana excepta in anum indita ad hysteriam. XIII. 320. semen supprimit. XI. 777. cum vino ad aconitum sumtum. XIV. 139. trita cum aceto ad fungos venenatos. XIV. 140. in hysteria. XVI. 181. ex ruta compositio ad sedem. XIII. 311. rutae folia, si plusculum siccentur, acria et amara redduntur. VI. 266. rutae oleum cum adipe ad intestinorum intemperiem et mordicationem. XI. 489. rutae semen amarum est. XI. 646. semen ad nimiam obesitatem. X. 994. ruta agrestis et domestica, earum vires et usus. XII. 100. sylvestris, alias harmala, Besasa Syrorum, moly Cappadocum, ejus vires. XII. 82. sylvestris semen pro Besasa. XIX. 726. sylvestris pro cinnamomo. XIX. 732. pro ea succedit Cardamomum Babylonicum. XIX. 725. illitio stomatica ex ejus semine ad anginas. XII. 938.

S.

S romanum quid significet in formulis medicis. XIX. 781.

Σ character quid significet apud *Hippocratem.* XVII. A. 613.

Sabernio Valenti composita podarce *Pompeji* pretiosa. XIII. 1021.

Sabina, ejus facultates et usus. XI. 853. menses provocat. XI. 775. variis medicamentis miscetur. XI. 854. pro cassia. XIX. 731. pro cinnamomo. XIX. 732.

Sabinus *Hippocratis* interpres. XV. 161. quomodo *Hippocratis* morbos increscentes explicet. XVII. B. 288. quomodo vocem: ἔρεψις (projectio) apud *Hippocratem* occurrentem explicet. XVI. 196. caesium tabi obnoxium dicit. XVII. A. 726. locus quo quosdam de elementis reprehendit. XV. 25. tremorem parvam convulsionem vocat. XVII. A. 519. qualem urinam oleosam dicat. XVII. A. 744. oleum nostrae naturae alimentum statuit. XVII. A. 745.

Sacharum mellis est species, et similes vires obtinet. XII. 71. pro glycirrhizae succo. XIX. 727.

Σαγχαί carnes quales sint. XVI. 761.

Saccularii saccularios imitantur. X. 19.

Sacra Eleusinia et Samothracia obscure docent, quae profitentur. IV. 361.

Sagapenum, ejus vires et usus. XII. 117. verum quomodo ab adulterato dijudicetur. XIV. 55. ex galbano non habet odorem eundem, quem verum. XIV. 57. ad nervorum puncturas. X. 393. pro galbano. XIX. 746. pro liquore Cyrenaico sumitur. XIII. 567. pro resina pinea sicca. XIX. 741. substituenda remedia. XIX. 742. sagapeni essentia attrahit. XI. 760. liquor ex aceto liquescit citra ignem. XIII. 628.

Sagittariorum manus quomodo collocentur. XVIII. B. 348.

Sal, ejus facultates. VI. 745. vires et usus medicus, simulque variarum ejus specierum. XII. 372. differentiae ab Aphrolitro. XII. 373. adstringit magis quam purgat. XIII. 501. purgationem adjuvat. XVI. 129. coctum pro nitro. XIX. 737. fossilis minus calidus et subtilium minus partium est. XI. 695. fossilis pro alumine. XIX. 744. sodomenus qualis ejusque facultates. XI. 694. usti vires. XII. 374. ex combustis viperis potenter extenuat. X. 995.

Salis flos. XII. 374. flos lienis scirrhum sanat, extrinsecus impositus. XI. 109. flori substituitur sandaracha. XIX. 724. spuma, quid et quid valeat. XII. 374.

Sali ammoniaco substituitur sal Cappadocicum. XIX. 724. omni adstringendi vis inest. XI. 694.

Sal amarum habet mare mortuum. XI. 690. ex sale discussoriae compositiones *Damocratis.* XIII. 942sq. ex sale extrahens emplastrum. XIII. 928.

Salia ubi proveniant, et vires. XII. 210. theriaca, eorum compositio. XIV. 290. usus medicus. XIV. 287. 290. ratio conficiendi. XIV. 289. salium differentiae. XI. 695.

SALACITAS ex cruribus hirsutis cognosci dicitur. XVI. 91.

SALAMANDRA frigida est. I. 649. ad certum usque terminum ab igne nihil patitur. I. 674. salamandrae combustae usus et vires. XII. 365. succedere potest Lacerta viridis. XIX. 742.

SALAX judicatur, qui cruribus hirtis praeditus est. I. 624.

Σαλεύειν quid significet. XVIII. A. 622.

SALIENTIBUS viscera agitantur. VI. 151.

SALIVA, ejus vires medicae, differentiae et usus. XII. 288sq. glandulis secernitur. IV. 647. hominis viperae est perniciosa. VII. 745. venenatorum animalium deleteria est. XI. 767. bestiis homines interficientibus tota est adversa. XII. 289. canis rabidi, si hominem tetigit, rabiem excitat. VIII. 423.

Salivae copia cerebrum frigidum humidumque indicat. I. 634. copia comitatur stercoris collectionem in jejuno. XVI. 146. differentiae. VIII. 176. generatio a natura provide facta est. XVI. 217. ex jejunio mutatio. XI. 674.

Salivam multam qui in ventriculo

aggregarunt, quomodo secundum *Archigenem* tractandi. XIII. 170. ad salivam exuberantem e ventriculo remedia. XIV. 372.

SALIVATIO interdum quartanam comitatur. VII. 470.

SALIX, florum, foliorum, corticis vires. X. 891. salicis succus pro succo chamaeleontis. XIX. 746. pro chamaelaeae succo. XIX. 747. ex salicibus emplastrum. XIII. 800. emplastrum nigrum ad ulcera curata difficilia. XIII. 740.

SALMONEUS Jovem imitatus est. X. 18.

SALOME dictum emplastrum melinum. XIII. 507.

SALOMO medicus erat princeps, cui *Galenus* librum scripsit. XIV. 389.

SALSA, definitio. XI. 453. definitio secundum *Platonem.* XI. 447.

SALSAMENTUM sardicum. VI. 729. salsamentorum usus immoderatus causa febris ardentis. XV. 739.

SALSUGO piscium salsorum, ejus vires et usus. XII. 377. qua ratione ventris mordicationes sanet. XI. 488.

Salsuginosum id. q. salsum. VI. 475.

SALSUM terrae inest. XV. 79. in causo adhibere *Hippocrates* interdicit. XV. 747. id. q. salsuginosum. VI. 475. terrestre calidum est. XI. 785.

SALTATIONIS effectus. VI. 155.

SALTUS abortus causa. XVII. A. 635.

SALUBRIA, eorundem definitio. I. 64. diagnostica, prognostica, anamnestica quae sint. I. 313. quaenam Graeci vocitent. I. 307.

Salubris corporis definitio. I. 309.

SALUTARIA sunt, quae naturalibus similia. XVIII. B. 27.

SALUTIS signa quaenam sint. XVI. 211.

SALVIA, ejus facultates. XI. 873. pro dictamno. XIX. 728. salviae semen pro dorycnio. XIX. 728. semen pro satyrio. XIX. 742. succedit ei calamintha. XIX. 729.

SARMATAE quales capillos habeant. I. 618.

SAMBUCUS, facultates medicae. XI. 820sq. altera species arborea, altera herbacea, quam et *Ebulum* vocant. XI. 829. sambuco substituenda remedia. XIX. 724.

SAMIAE terrae usus medicus. XII.
178. succedens remedium. XIX. 727.
terra ad ulcera interna. X. 298.

SAMITHRAE remedium ad sedem.
XIII. 310.

SAMIUS aster, ejus usus. XII. 178.
Samius in suo de scilla libro narrat,
se suos congeneres aceti squillitici
participes fuisse. XIV. 567. Samius
Priscus quo remedio sit usus ad calculos. XIV. 474.

SAMPSUCHUS s. majorana, ejus vires et usus. XII. 118. substitui potest populi gemmis. XIX. 723. pro
rhu coquinario sicco. XIX. 742. pro
ladano. XIX. 734. ei substituenda
remedia. XIX. 742. ex sampsucho
acopon. XIII. 1034. malagma. XIII.
979.

SANATIO quid sit. X. 650.

SANDALA ad hepar purgandum.
XIV. 759.

in SANDALARIO vico plurimae erant
librorum officinae. XIX. 8.

SANDARACA, ejus vires. XII. 235.
septicum est. XI. 756. pro asio lapide. XIX. 734. pro faecula. XIX.
746. pro lemnio sigillo. XIX. 734.
pro sulfure vivo. XIX. 730. succedit arsenico. XIX. 725. salis flori
substituitur. XIX. 724. ad ulcera maligna. XI. 88.

SANDIX est Cerussa usta. XII. 244.
(ejus vires, vide *Psimmythium.*)

SANGUIFICA facultas. II. 9.

SANGUIFICATIO, definitio. XIX.
373. cur hieme et vere melior. XVII.
B. 416. laeditur in senibus. I. 582.
sanguificationis instrumentum primum
hepar. III. 297. 299. theoria secundum *Platonem.* V. 705. opus vitiatum
causa hydropis anasarcae. XVIII. B.
112. ei et venae ventriculi et intestinorum prospiciunt. III. 299. san-
guificationi conducit vinum moderate
sumtum. IV. 778.

SANGUIS, definitio. V. 107. humorum optimus et maxime proprius
ac domesticus. I. 603 pituita et bilis elementa sunt hominis et animalium sanguine praeditorum. I. 492.
et semen generationis sunt principia.
VI. 3. ex semine et sanguine animalia generantur. I. 578. generationis nostrae est materia. V. 672.
qualis conceptum efformet. XV. 74.
ex eo omnes partes formantur. II.
83. omnia carnosa ex eo ortum habent. IV. 551. carnis generandae

substantia est. X. 174. ex eo generantur primariae partes. V. 674. ex
ejus parte tenuiore, per tenues venas effusa, generatur pinguedo. IV.
269. duobus modis dicitur. XV. 262.
solus homo an sit. I. 501. optimus
qualis. V. 107. VI. 45. 715. et quomodo talis comparandus. VI. 46.
quomodo ex cibis generetur. II. 117.
ex alimento et semine gignitur. XV.
252. anima est secundum quosdam.
V. 283. animam eo nutriri quidam
statuerunt. V. 283. qualis vocetur
medius. VI. 718. mediae consistentiae generatur e piscibus saxatilibus.
VI. 718. totus ex hepate principium
ducit. XV. 238. generatur in venis, quae ex hepate in ventrem eunt.
XV. 387. plus aqueae et terreae substantiae continet. VI. 3.

Sanguis in vena cava ab excrementis liber redditur. XV. 243. in
variis hominibus varii coloris est.
XVIII. B. 470. et lac inter se comparantur. I. 495. duplicis generis est.
XV. 73. ruber est. XIX. 490. rubri ejusdem coloris causa secundum
Platonem. V. 706. in sinistro corde
et arteriis contentus quomodo differat ab illo dextri cordis et venarum.
V. 537. e variis substantiis constat.
XVI. 15. an in arteria contineatur.
IV. 703 sq. alius coagulatur, alius
non. IV. 792. quibusnam organis
purgetur. II. 138. pedestrium animalium ut alimentum. VI. 699. ex
hepate veniens cur non valide cir-
cumferatur. V. 573. rubens effunditur e venis, flavior ex arteriis. V.
106. e vena missus sub quibusnam
conditionibus nigrior appareat. V.
114. interdum utiliter, interdum secus effluit. XV. 344. partes recensentur, in quibus sanguis effusus co-
agulare solet. V. 106. naturae co-
namina secernere id, quod in eo pravum est. V. 117. quicquid pingue
et tenue in eo est, fit flava bilis,
crassum vero atra. IX. 694. a bilioso humore per vesicam felleam, a
seroso per urinariam, et a melancholico per lienem purgatur. V. 140. in
adolescentia exuberat. XIX. 374. cibis alitur, et cetera organa alit. XV.
262. omnibus partibus alimentum est.
XVI. 130. animae sedes secundum
Empedoclem. XIX. 315. aquosus quibus animalibus est, timidiora sunt.
IV. 793. per inediam arefit. XI. 205.

ciborum inopia arescit et crassior fit. XV. 290. arteriosus subtilior et vaporosior est. III. 319. qui arteriis continetur, tenuior est et vaporosior. XV. 381. arteriosi et venosi natura. III. 491. arteriosus eo, qui ex venis erumpit, et calidior et tenuior et flavus magis est. VIII. 5. augescit a pluviis et diebus calidis. V. 690. autumno modicus generatur. XV. 84.

Sanguis per autumnum paucissimus gignitur. XV. 85. ab extranea quadam corruptione nonnunquam in bilem mutatur. VIII. 355. biliosiorem reddunt longae vigiliae. XVIII. A. 118. biliosus in vapores vitiosos solvitur. XV. 370. si biliosior sit, facilius excalefit, et deinde corrumpitur. XV. 294. biliosior sputum flavum aut pallidum reddit. XVI. 169. biliosus redditus nonnunquam adeo corrumpitur, ut totus corporis color porri colorem imitetur. XV. 297. calefactus febrem ephemeram gignit. VII. 374. calidissimum in corpore est. I. 568. nec tamen is perinde humidus, ut pituita. I. 569. calidissimus est in lassitudine cum inflammationis specie. XVI. 266. calidus et humidus est. VII. 21. calidus et humidus, ut ver. XV. 87. calidus est, humidus ac dulcis. XIX. 363. 486. qua de causa calidus et humidus dicatur. XV. 262. non calidus et humidus, sed temperatus dici meretur. XV. 88. post flavam bilem calidus est. VII. 741. XV. 295. immodice calidus facile in vapores solvitur. XV. 370. calidioris facti in partes reliquas influxus. XVI. 131. in eo naturalis calor consistit. XVII. B. 299. caloris est particeps animali mediocris. XI. 771. calor naturalis perseverantiam ex sanguine obtinet. XI. 262. caro ex eo non magno negotio fit. II. 21. potestate caro est, quoniam minimam mutationem ad carnis generationem requirit. I. 648. si concrescit, caro hepatis erit effecta. XV. 250. solas carnosas partes in embryone gignit. XV. 74. coctus redditur pituita temporis processu. XV. 568. cordis non illi hepatis similis est. XVI. 12. a corde calorem suum accipit. I. 569. qui a corde ad pulmones fertur, qualis. XV. 381. in corde exuperat. XIV. 726. consistentia crassus est. XIX. 490.

Sanguis crassior et calidior roboris

efficacior est, tenuior antem et frigidior sentiendi et intelligendi majorem obtinet. IV. 791. quibus crassus est, iis prius lotis venam rescindimus. XVII. B. 297. crassiorem generant carnes bubulae. VI. 661. crudus urina tenui et aquosa cernitur. VI. 252. dulcis ex parte apparet. V. 108. sapore dulcis est. XIX. 490. dulcissimus apparet. XI. 675. causae eum exaestuantes. VII. 375. e vasis extravasatus statim fit grumus. IV. 522. detrahendus non est alvo fluente. XV. 908. inedia post eam semper administranda est. XV. 908. in febre quibus copiose eruperit, his in refectibus alvi humectantur. VII. 935. vehementer fervefactus in carbunculis in humorem melancholicum transit. VII. 376. fibrae ejus coagulatae terrae sunt opificium. IV. 792. a fibris secretus, et colore et essentia differt. XVI. 16. hilares reddit. XIX. 492. humidus probus, solidus pravus. XV. 410. quibusnam fiat humidior, calidior aut frigidior et siccior. VII. 579. interdum humidus adeo, ut fluat, interdum crassus admodum apparet. XV. 66. humoris nigri in eo abundantiae effectus. XVI. 16. effectus redundantiae humoris flavi. XVI. 16. tum pituitosus tum mucosus est in hydrope et cachexia. XIX. 487.

Sanguis ichoroides secundum *Hippocratem* qualis. XVII. A. 982. 983. ichoroides malus est. XVII. A. 986. ichoroidis noxae. XV. 347. ichoroides pavidos et vigiles reddit. XVII. A. 984. impactus in loco fluxioni obnoxio ubi computruit, inflammatio oritur. XV. 337. incrassatus exacte hepatis caro efficitur. V. 567. in partibus inflammatis colorem mutat. XVI. 140. duplici ex causa in inflammationibus corrumpitur. VII. 375. bifariam fit naturae inutilis. X. 640. et lac alimenti redundantia. XV. 399. qualis lac et semen generare valeat. IV. 322. qualis esse debeat, ut lac generetur. XI. 772. in mammis collectus maniam significat. XVII. B. 832. melancholicus qualis. VIII. 177. ejus generationis causae. ibid. melancholicus in vapores vitiosos solvitur. XV. 370. melancholicus et biliosus quales morbos producant. IV. 507. melancholicus sputa nigra reddit aut livida. XVI. 170. menstruus num foetus sit principium. IV. 528 sq. num et arterias, venas et nervos producere valeat. IV. 528 sq. menstruus inter graviditatem ad foetus nutritionem consumitur. IV. 641. menstrualis non est prima ac propria gignendi animalis materia. IV. 147. merus qualem *Hippocrates* vocet. XVII. A. 565. mittendus, si magnus sit morbus, et aeger florenti sit aetate roburque adsit. XI. 277. interdum etiam mittendus sine plethorico concursu. X. 287. carne mollior et calidior est. XVI. 33. morbidus aut amarus aut salsus apparet. XI. 675. in alienum locum veniens morborum lethalium causa. V. 678. quum ob refrigerationem nigrescit, splendorem non acquirit, quin, quem habebat, amittit. VII. 245.

Sanguis partibus nutrimentum est. XI. 262. ad caput elatus oculos corruscantes reddit. XV. 598. qui per os vacuatur, dulcis, salsus vel amarus sentitur. VII. 76. paucus fit, si febres diuturnae evadunt. VII. 692. e chylo in hepate perfectus redditur. III. 269. in senibus omnis propemodum perit. I. 582. ubi pituitosior, carnis quoque efficitur pituitosior. VII. 225. pituitosior sputum spumeum et candidum reddit. XVI. 169. probus in hepate et venis effici nequit corruptis in ventriculo cibis. XV. 249. in pulmone et eum inter atque thoracem consistens causa phthiseos. V. 679. purus excrementoso est calidior. IV. 171. purus et tenuis cur in arteriis contineatur. III. 496. quonam modo putrescat. VII. 374. putrescens calidior redditur. XVI. 131. redundans unde cognoscatur. XVI. 19. redundans qualia deliria provocet. XIX. 493. saliendo ejaculatus, arteriam vulneratam denotat. VIII. 5. semen continet. IV. 587. simplicitatem et stoliditatem gignit. XV. 97. XVI. 317. in somno ad interiora magis refugit. XVII. B. 298. quibus subtilis est, menstrua diutius perseverant. XVII. A. 841. cur dicatur temperatissimus. XV. 96. qui e thorace tussiendo rejicitur, quomodo cognoscendus. VIII. 262. tumorum inflammatorum causa. XV. 330. tumores phlegmonodes gignit. X. 879. cur in vasis seminalibus exalbescat. XVI. 45. venosus genuinam habet tepidam caliditatem. IV. 671.

in ventrem praeter naturam effusus suppuratur. XVIII. A. 32. in ventre in grumos abiens magni periculi est. V. 679. in ventriculum effusus eum ad vomitum cogit. VII. 235. XV. 320.

Sanguis vere abundat. V. 689. XV. 82. 242. XVI. 292. 378. 420. XVII. A. 30. volucrium ut alimentum. VI. 708. si in aliam partem impetum fecerit, non per solitam amplius exit. XVII. B. 114. detractio sanguinis quando his sub conditionibus sit opportuna. XVII. B. 115. si sursum fertur, malum, si deorsum, bonum. XVII. B. 689. animalis, secundum naturam habentis, ejus vires medicae. XII. 253. caprarum. XII. 259. caprarum ad toxicum sumtum. XIV. 140. cervorum et damarum cur non coaguletur. IV. 792. columbae. XII. 256. crocodili. XII. 263. gallinarum. XII. 259. hoedorum. XII. 261. leporis. XII. 259. palumbi. XII. 255. ranarum viridium. XII. 262. suillus. XII. 254. taurinus. XII. 262. taurorum et aprorum maxime fibrosus. IV. 793. turturis. XII. 255. ursorum. XII. 262. vespertilionis. XII. 258.

Sanguinis in diversis hominibus et sub diversis conditionibus differentiae. I. 497. in arteriis et venis differentia. XIX. 364. abundantis signa. XV. 778. abundantiae signum color ruber. XVIII. B. 295. abundantiam indicat urina crassa et rubea. XIX. 581. abundantia, causa doloris, quomodo curanda. X. 861. ad ustionem significat urinae sedim. crimnodes. XIX. 591. auctor est calor nativus temperatus et modice humidus. XV. 262. coagulatio. V. 106. color, ubi secundum naturam est, qualis. XVII. A. 565. quoad colorem et consistentiam differentiae. V. 107. color flavior siccioris sanguinis proprius est. XVI. 12. color ruber humidioris sanguinis proprius est. XVI. 12. circulatio. XIV. 718. in arteriam coincidentiam *Asclepiades* pro morbi cujuslibet causa accipit. XIV. 728. concretio in vivo corpore quando fiat. XV. 782. conditionem urina denotat. VI. 251 sq. conditioni respondere colorem corporis *Hippocrates* asserit. XVII. B. 216. per lochia excreti conditio. XVII. A. 749. conditio in varicibus. XVIII. A. 499.

copia pulsus inaequalis causa. IX.
63.

Sanguinis repentina destillatio in
morbis acutis quid denotet. XV. 841.
detractio quibusnam in partibus fiat.
XVI. 134. detractio quando sit in
usum vocanda. XIX. 458. detractio
cur aestate incipiente administretur.
XVII. B. 423. detractiones in haemorrhagiis mox utiles sunt mox non.
XVI. 480. detractionis scopus in succis pravis. VI. 256. detractio ad animi usque deliquium maximum febris
continentis remedium. X. 612. detractio ex accidenti calidam aliquando intemperiem sanat. X. 708. detractio in memoria deperdita. VIII.
150. detractio utilis in syndrome
plethorica secundum empiricos. VII.
557. detractionis utilitas in febribus
ex meatuum obstructione obortis. X.
617. detractionis utilitas in vulneribus. X. 293. detractionem contraindicantia in haemoptoë. XVII. B. 116.
detractionem copiosissimam quinam
requirant morbi. XVI. 266. detractionem postulantes conditiones in febribus continentibus. X. 626. detractiones per veris initium temperamento calido et humido conducunt.
VI. 375. detractiones in inveteratis
capitis doloribus utiles. XII. 570. detrahendi copia deprehendi facile potest et quomodo. XI. 172. effusionem
indicat, si qui in horroribus judicatorie sudarint, postridie inhorruerint,
et praeter rationem vigilent. XVI.
813.

Sanguinis eruptionis in febribus
ardentibus causae. XVII. A. 170.
eruptionis futurae in morbis signa.
VIII. 21. a sanguinis eruptione nigrorum per alvum transitus malum. XVI.
786. sanguinis eruptionem criticam
qualis pulsus indicet. IX. 536. eruptiones cohibet cucurbitula. XI. 321.
eruptiones ex contrario malae. (*Hipp.*)
XVI. 782. eruptiones quomodo in
febribus ardentibus fiant. XVII. A.
111. ex sanguinis eruptione copiosa
nigrorum dejectio quibus est, et alvi
contentio, hi sanguinem profundunt
alvo dolentes. (*Hipp.*) XVI. 802.
eruptiones plures quibus fuerint, procedente tempore alvus male afficitur,
nisi urinae concoctae fuerint. XVI.
796. eruptiones vehementes in judicatoriis perfrictionibus pessimae. XVI.
797. evacuationes copiosas ferre non

possunt, qui septentrionem inhabitant, nec qui Aegyptum aut meridionalem plagam, optime autem, qui
medii hos interjacent. I. 90.

Sanguinis expulsio per ventriculum
quibusnam certo tempore fiat. X.
513. extravasati sequelae. VIII. 409.
extravasati cura generalis. I. 396.
exuperantiam in pleuritide denotant
sputa rubra. VII. 376. fervescentis
plenitudo venaesectionem ad animi
deliquium postulat. XI. 287. fluen-
tis conditio ut venaesectionis terminus. XVI. 12. largus fluor causa
tremoris. VII. 601. fluxus e naso in
iis, qui alvum deponunt caprinis
stercoribus similem, malum. XVI.
598 sq. generationis principium hepar. V. 533. 565. temperatura humidi et colore rubri prima generatio
in hepate est. XV 12. flavi, tenuis
et spirituosi generatio est in sinistro
cordis ventriculo. XVI. 13. grumus
acervata sanguinis concretio est sensibilis. VII. 710. grumi, qui in intestinis, ventriculo atque thorace continentur, quaenam symptomata efficiant. VIII. 409. grumos liquare creditur coma amaranthi. XI. 824. halitu ad
nutritionem spiritus animalis indiget.
IV. 506. sed qualis esse debeat. IV.
507. multi jactura causa exolutionis.
XVI. 795. incrementum, ut venae
distendi amplius nequeant, nondum
plethora est. VII. 547. indicium in
febribus calor est. VII. 377. impetum arcens *Damocratis* antidotus.
XIV. 129. alia. XIV. 132. impetum cohibet crocomagma. XIV. 134.
inopia causa carnis refrigerationis.
XVII. B. 208. limum lien attrahit.
XVI. 368. in mammis collectio maniam praesagit. XVII. A. 479. materni temperamentum animi facultates sequi *Aristoteles* putat. IV. 791.
mictus vide *Mictus cruentus*. —

Sanguinis missionis ut remedii *Erasistratus* non meminit. XI. 147. missionis periculum in corruptela humorum. X. 639. missionis nimiae noxae. X. 637. de sanguinis missione
Erasistratei absurda nugantur. XI.
175. missio vitanda in iis, qui ob
humorum crudorum copiam febricitant. X. 821. mittendi terminum *Hippocrates* coloris mutationem statuit.
XVI. 140. mittendi timidi haemophobi vocantur. X. 627.

Sanguinis tum in mores tum in sensus effectus. IV. 794. nutrientis initium cor non esse sed hepar demonstratur. V. 547. ortus hepar. XIX. 489. in plexu pampiniformi mutatio in semen. IV. 556. partes constituentes examinantur. I. 496. conditio in phlegmonis. XI. 292. frustrata procreatio hydropis anasarca causa. XVI. 455. profluvium vide *Haemorrhagia.* — profluvia vere fiunt. V. 693. profluvii ex arteria aut vena variae rationes. X. 311. profluvium e naribus quomodo indicetur. XVI. 229. profluvia hydropis anasarca causae. XVII. B. 166. profluvium immoderatum corpus e pallido virescens reddit. XVII. A. 342. profluvia pulsum vermiculantem efficiunt. IX. 313. profluvium futurum indicant capite gravati, ad sinciput dolentes, insomnes. XVI. 798. vigiliae. XVI. 798. cervicis dolor. XVI. 799. oculi valde rubri. XVI. 799. alvi suppressio. XVI. 799. ad caput manusque ex lumbis recessus. XVI. 801. profluvia sistunt gallae. XII. 25.

Sanguinis pulsus. XIX. 641. redundantiae variae medendi methodi. X. 287 sq. redundantia venaesectionem postulat. VI. 295. rejectio vide *Haemoptoë.* — rejectionis, ex refrigerio spiritus instrumentorum ortae, cura. X. 371. spumosi rejectio quid significet. XVII. B. 797 sq. ad sanguinis rejectionem arteriaca *Apollonii* et *Alcimionis.* XIII. 31. Isotheos confectio. XIII. 66. rubri fons hepar, flavi, tenuis, spirituosi cor. V. 572. serum unde gignatur. V. 107. serum renes purgat. III. 370. in singulis partibus aut toto corpore stagnationis cura generalis. I. 394 sq. stagnationes et earum effectus quomodo curentur secundum *Hippocratem.* XV. 783 sq. stagnationes quales morbos provocent. XV. 781. e naribus stillatio semper malum signum est. XV. 842. stillatio de naribus in febre ardente malum signum. XVII. A. 181. 691. diversae substantiae. XVI. 34. Θρόμβωσις quid. XVIII. B. 446. vacuatio consueta retenta quales effectus habeat. XVI. 794. in vena cava conditio. III. 272. conditio, ubi ex mala concoctione vitiatus est. XVII. B. 207. vomitus ex haemorrhoidibus suppressis. XV. 329.

Sanguini crasso et nigro similis hu-

mor, qui saepe per vomitum rejicitur. V. 108. generando sunt commodissima vina rubra et crassa. VI. 744.

Sanguinem qui habent melancholicum, qualia his alimenta conveniant. VI. 798. item qui biliosiorem. VI. 798. et qui pituitosum. VI. 798. nimium bonum qui habent, qualia hi alimenta postulent. VI. 798. continent et arteriae et venae. IV. 723. quidam hominem totum dicunt. XV. 33. accumulantes causae. XIX. 488. in homine animam esse unde quidam concludant. XV. 76. augent pallida et flava vina. VI. 337. bonum habentibus quomodo cibi paucitas conveniat. XVII. B. 78. comprimens facultas. XIII. 837. magna. XIII. 838. *Aphrodae.* XIII. 838. ut *Harpocras.* XIII. 838. detrahit in humorum crudorum copia *Galenus.* XI. 286. effusum quomodo curemus. XVI. 160. fusilem iri putant quidam vini usu et balneorum. XVIII. A. 152. generant venae. III. 46. quidam ipsas venarum tunicas sanguinem efficere putant. V. 566. generare dicunt lactucam. VI. 625. bonum conciliat theriaca. XV. 298. bonum gignit caro suilla. XV. 883. crassum reddunt adstringentia. XVII. B. 69. leporum carnes. VI. 664. melancholicum quinam cibi procreent. VIII. 183. melancholicum generant carnes salsae. VI. 528. lien comestus. VI. 680. optimum gignunt carnes animalium probe coctae. VI. 661. plurimum gignit vinum nigrum. XV. 894. serosum aut biliosum aut melancholicum gignit attenuantium frequens usus. VI. 760.

Sanguinem tenuiorem gignit lupus. VI. 714. mejere vesicam affectam indicat. XVIII. A. 141. mejunt, qui usi sunt malagmate *Diodori.* XIII. 248. et grumos mejere, stranguria et dolor in ventre et perinaeo quid significet. XVII. B. 776. aut pus mejere quid significet. XVII. B. 765. pus, squamas cum foetore mejere vesicam ulceratam indicat. XVII. B. 777. mittere audemus neque in calidis nec in frigidis admodum regionibus. XI. 44. neque in corpore molli. XI. 46. ad sanguinem e naribus extrahendum remedia parabilia. XIV. 416. 418. per nares ducit radix Crocodilii. XII. 48. purgant renes et ve-

sicula fellea. V. 536. purgans remedium. XI. 336 sq. in corpore praedominare color rubicundior denotat.
XV. 275. praevalere notat color ru-
bicundus. VI. 254. redundare qualis corporis color denotet. XVI. 10
redundare quomodo per insomnia cognoscatur. XVII. 214. redundare qualis somnus indicet. XVI. 220. abundare sputum floridum docet. XVII.
B. 129. abundare inconcoctiorem et
serosiorem rubra indicat urina. XVII.
A. 533.

Sanguinem rejicientibus centaurium
majus prodest. XII. 19. ex catarrho,
qui rejiciunt, quomodo curandi. X.
368. proponitur exempli gratia casus mulieris, tali morbo affectae.
ibid. et sq. sistentia medicamenta.
XV. 914. spumosum interdum pleuritici exspuunt. XVIII. A. 130. ad
sanguinem taurinum epotum. XIV.
143. tenuem habentibus aquae frigidae potio non conducit. X. 624. per
urinas evocat Ervum copiose sumtum. XII. 92. per urinas movet sabina. XI. 854. in ventre concretum
dissolvit lactis leporini coagulum. XII.
274. vomenti mulieri mensibus eruptis, solutio est. X. 315. XI. 158.

Sanguine praedita animalia ex materno sanguine ducunt originem. IV.
795. pisces aut carent aut paucum
habent. III. 444. augescente simul
cum viribus actionis quoque robur
augeri num necessarium sit. VII. 544.
non solo constare hominem *Hippocrates* argumentis comprobavit. XVI.
34. ex sanguine quae generata sunt,
facile regenerantur. IV. 552. sanguine parum alterato viscerum et
musculorum carnes aluntur. XV. 255.
a sanguine phlegmone. VI. 875. e
sanguine purulentum. XV. 414. e sanguine matris omnes sanguineorum
animantium partes gignuntur. I. 494.
e sanguine generantur similares partes. XV. 252. e sanguine in se plus
calefacto flava bilis, ex eodem autem assato atra gignitur. XV. 569.
e sanguine spiritus vitalis nutritur.
X. 839. in sanguine calor nativus
sedem suam habet. XVI. 130. e sanguinibus antidotum. XIV. 151. antidotus panacea ab *Aphroda* accepta.
XIV. 111. antidotus *Damocratis*. XIV.
124.

SANI qui dicantur. VI. 404. et boni habitus qui sunt, qualem pulsum

habeant. VIII. 799. cur purgandi non
sint. XVI. 117. si purgantur, celeriter exsolvuntur. XVII. B. 535. quomodo cubare plerumque soliti sint.
XVIII. B. 56. etiam utantur theriaca. XIV. 216. corporis signa. I.
317. *sanos* ut aegrotos victus repentina mutatio laedit. XV. 549 sq.

Σανιδώδεις qui. I. 623.

SANIES vocatur tenuius excrementum in ulceribus. X. 176. quanto
sanguine tenuior, tanto etiam vel magis adhuc spiritu crassior existit. VII.
709.

SANITAS apud *Hippocratem* per characterem *v* significatur. XVII. A. 601.
612. definitio. IV. 739. 751. V. 440.
449. VI. 2. VII. 47. XVII. A. 7.
XIX. 382. definitio secundum diversas sectas. IV. 15. definitio *Olympici*. X. 54 sq. est affectus, secundum naturam actionem perficiens.
VI. 21. commoderatio quaedam est.
VI. 13. est, ubi nec doloribus cru-
ciamur, nec in vitae actionibus im-
pedimur. VI. 18. in similaribus corporibus est justa temperies quatuor
qualitatum ipsarum. X. 174. est humorum aequalitas et symmetria. XIX.
491. ex quatuor elementorum commoderatione constat. XVII. A. 97.
386. non est elementorum, ex quibus constamus, proba temperies, sed
similarium partium. VI. 12. symmetria est. XVII. B. 458. magis constat in habitu corporis raro. VI. 407.
quomodo a bono habitu differat.
XIX. 383. instrumentorum qua in
re consistat. VI. 12. secundum habitum inter sanitatem secundum affectionem et bonum habitum media.
V. 816. secundum affectionem debiles actiones producit. V. 816. quando
adsit. V. 120. quanam in re consistat. I. 256. IV. 737. VI. 837. quando ea frui homines sibi persuadeant.
VI. 836. scopus et finis medicinae
est: de eo cogitat, ut absentem restituat, praesentem tueatur. I. 64.
varios gradus habet. VI. 14.

Sanitatis totius in tres partes divisio. I. 316. contrarium morbus
est. VII. 43. caussae. XIX. 343. elementorum commoderatio. XV. 60.
causa secundum *Platonem*. V. 666.
signum respiratio brevis. VII. 941.
sanitati accommodatae possessiones.
V. 46. futurae notae in aegrotis. I.
364. praedictiones in morbis acutis

non in totum securae. XV. 19. studium non est satiari cibis et impi-
grum esse ad labores. (*Hipp.*) I. 27.
vitae ratio conservandae bonae valetudini accommodata. I. 28. creatio
num medicinae finis. V. 813. eam
concomitantia. XIX. 382. duplex finis
medicis in ea propositus. X. 590. intemperies quae. I. 609. sanitas senis non absoluta sanitas est. VI.
388. senum querimoniis non vacat.
VI. 389. sanitati senum prospiciens
doctrina gerocomice est. VI. 330. sanitas vocatum emplastrum digerens.
XIII. 932. vocata panacea *Herae.*
XIII. 766.

Sanitatis conservatio similibus perficitur. VII. 746. ars, quae eam conservat, qua in re consistat. V. 837.
quomodo conservetur in iis, qui temperamentum calidius sortiti sunt, caeterum in humiditate ac siccitate modice se habent. VI. 389 sq. eam con-
servantes causae. I. 366. 370 sq. sanitatis tuendae ars quomodo appel. V.
838. tuendae ars num pars sit medicinae an gymnasticae. V. 806 sq.
tuendae ars in quas partes possit dividi. V. 884. tuendae ars quibus inventa. VI. 415. tuendae generaliores
regulae. VI. 313. tuendae praecepta
varia sint pro vario temperamento et
varia constitutione. VI. 368 sq. ad
sanitatem tuendam balneorum usus.
VI. 184 sq. exercitationis utilitas. VI.
86. exercitatio ante cibos. VI. 764.
optime conducit motio mediocris. VI.
763. tuendae scopi quot sint et quales. VI. 9. tuendae studium in quo
consistat. VI. 78. tuendae maximum
incommodum quies corporis omnimoda. VI. 763.

SANTONICUM unde nomen acceperit. XI. 805. species absinthii est.
XI. 805. pro eo abrotonum substitui
potest. XIX. 742.

SANUM quando corpus nostrum sit
secundum *Hippocratem.* V. 677. XV.
60.

SANUS qui dicatur. X. 41. XIV.
727. quomodo sanus conservetur.
XIV. 728. nullus nostrum omnino
dicendus. VI. 403.

SAPA hepsema etiam in Asia vocatur. VI. 667. X. 404. Graecis vocatur hepsema. XVII. B. 322. a *Galeno* vocatur mustum coctum. XIII.
8. 45. pro melle. XIX. 736. pro
ovi luteis. XIX. 747.

SAPHINUM, pro eo dari potest oleum
cicinum. XIX. 742.

SAPIENTIA est anima cognoscens,
non autem agens bona et mala. V.
593. Deo similis. V. 11. ionica.
XIX. 225. sapientiam a locorum
temperie proficisci *Plato* statuit. IV.
805.

SAPIENTISSIMUS est, qui se ipsum
bene cognoscit. V. 4

SAPO valenter detergit. X. 569.

SAPOR quae cerebri pars in eo
maxime sit affecta. VIII. 232. sapores plurimi sunt; nec numero facile comprehensibiles. XI. 450. alii
octo, alii septem, alii pauciores accipiunt. XI. 450. singuli enumerantur. XI. 451 452 sq. diversorum exempla proponuntur, quasi typica. XI.
632. diversorum humorum. XIX. 490.
sapores quales gustui sano jucundissimi. VII. 122. quales vitiato, et
aegroto. VII. 122. acerbus frigidus
est. XI. 638. et terrenus. XI. 639.
acerbus magis terrenus est. XI. 638.
acerborum tardus est. XI. 639. aciditas in saporibus unde nascatur. XI.
665. acidus magis humidus est. XI.
638. acidus celeriter transit in sen-
tientibus partibus. XI. 639. acris quomodo gignatur. XV. 632. acris omnis calidus est. XI. 682. acrium qualitates. XI. 694. amarus ex nitrosi
provenit intensione. XI. 451. amarus non calidus modo, sed et siccus
est. XI. 685 amari, acris, dulcis
etc. terminus et finis qualis. XI. 682.
amari generatio. XI. 698. austeri
generatio. XI. 647. austerus et acerbus unus idemque, pro gradu tantum diversus. XI. 451. dulcis quomodo gignatur. XV. 632. dulces *Galeno* sunt, quos alii aqueos vocant.
XI. 633. oxalidis et oxylapathi sincere acidus est. XI. 667. pinguis
Theophrasti. XI. 451. eum omisit
Plato, ut qui ad gustum pertineat.
XI. 452. salsus, definitio. XI. 451.
salsus amaro propinquus est. XI. 695.
depravatus futuri morbi nota est. I.
362. ad saporis hebetudinem citri
media pars cum aceto et garo comesta. VI. 619. in sapore moveri quid.
II. 3. saporibus quibusnam sit mordicatio communis. XI. 679. saporum
dijudicatrix est membrana mucosa
oris. III. 887. saporum nunciae venulae sunt, a lingua ad cor tendentes secundum *Platonem.* XI. 446.

SAPPHIRUS, ejus vires et usus. XII. 207.

Σαπρὰ quid significet. XVIII. B. 455.

SAPROTIS, ejus vires et usus. XII. 118.

Σαρκάζειν quid significet. XVIII. A. 358. σαρκάζοντες qui dicantur. XVIII. A. 358.

SARCOCELE scirrhus testis vocatur. VII. 729. ejusdem generis est cum scirrhis. X. 1004. cura chirurgica. XIV. 789. ad sarcocelen remedia. XIII. 318.

SARCEUTHITAE emplastrum extrahens. XIII. 927.

SARCOCOLLA lachryma est arboris persicae, ejus vires et usus. XII. 118.

SARCOMA narium, definitio. XIX. 439. quomodo a polypo differat. XIX. 440.

Σαρκοφαγοῦντα animalia quae. XVIII. A. 358.

SARCOMPHALON, definitio. XIX. 445.

SARCOSIS uteri, definitio. XIX. 456.

SARCOTICUS est pulvis abrotani. XI. 799.

SARDAE sale condiuntur. VI. 746.

SARDENAE sale condiuntur. VI. 746.

circa SARDES acr vitiosus est. VI. 58.

SARDONYX pro achate. XIX. 735.

SARDOUM mel, ejus vires. XII. 71.

SATIETAS, definitio. XVII. B. 476 actiones naturales turbat. VII. 27. febris causa. VII. 279. si modum excedat, mala. XVII. B. 458.

SATURNI annus triginta annorum est. XIX. 283.

SATYRIASIS. VII. 728. definitio. XIX. 426. pueris familiaris. V. 695. causa est humorum fluxus. VII. 22.

SATYRIASMUS principium elephantiasis vocatur. VII. 728. est etiam pudendorum tensio praeter naturam. VII. 728.

SATYRIUM aut trifolium humidum, ejus vires et usus. XII. 118. semen generat. XI. 777. pro scinco. XIX. 743. pro tribulo. XIX. 745. satyrii semen pro xyphii gleucii radice. XIX. 737. ei substituenda remedia. XIX. 742.

SATYRUS Galeni praeceptor. II. 224. XVI. 484. commentaria anato-mica scripsit. XV. 136. Hippocratis commentator. XIX. 57. quomodo Hippocratis effatum: insomnia in phreniticis conspicua, explicat. XVI. 524. Satyri praeceptor Quintus. II. 225.

SAXIFRAGA renibus conducit. XIV. 228.

SAXIFRAGUM quid. VI. 339. calculos destruit. XIX. 694.

SAVINA menses provocat. XI. 304.

SCABIES contagiosa est. VII. 279. ab atra bile fit. XV. 369. ex humore melancholico fit. XVI. 442. fit ex solidarum partium mutatione. XV. 347. in scabie pruritus cur adsit. VII. 197. scabies palpebrarum, definitio. XIX. 437. ad scabiem remedia parabilia. XIV. 520. ad scabiosos affectus emplastrum candidum. XIII. 526. emplastrum Pamphilion. XIII. 527. pastillus diachylon. XIII. 831. smegma, quod ad eam facit. XII. 489. ad scabiem ovium oleum cedri. XII. 19.

SCABRITIES palpebrarum, vide Palpebrarum scabrities. —

SCALARUM in ascensu quid praestet media pedis cavitas. III. 191.

SCALPELLUS qualis necessarius sit ad cutem detrahendam, qualis ad musculos separandos. II. 244. scalpelli myrtei usus ad musculorum anatomen. II. 477. scalpelli quales in vulneribus abdominis amplificandis in usum vocandi. X. 415.

SCALPER auris. XIV. 701.

SCALPTUS, definitio. XVII. B. 244.

SCAMMONIAE germina a capra comesta lac purgatorium reddunt. XVII. B. 306. succi antidota. XIV. 761.

Scammoneum bilem flavam trahit. XIV. 223. alvi purgandae facultatem habet. IV. 760. casus ex scammoneo intestinorum cruciatibus vexati. X. 858. ei substituenda remedia. XIX. 743.

SCAMNUM, ejus usus in luxatione femoris reponenda. XVIII. A. 747. (describitur simul haec machina.) per scamnum reponendi methodus humerum luxatum. XVIII. A. 338.

SCANDIX, ejus facultates. VI. 640. vires et usus. XII. 124. comeditur. VI. 622. mali succi est. VI. 794.

Σκαφία apud Hippocratem quid. XVIII. B. 423.

SCAPHOIDES os. II. 776.

SCAPULA, definitio. XIV. 707.
723. scapula simiae illi hominis simillima. IV. 126. scapulae post thoracem sitae sunt. II. 765. conjunctio
cum thorace. ibid. et sq. — completa descriptio. II. 766. quibus fere
sine carne sunt, nudaeque plane, et
alarum more pronae, *πτερυγώδεις* vocantur. I. 623. naturae solertia in
iis construendis. IV 119. cervix cur
adsit. IV. 120. cum clavicula articulationis usus. IV. 122. cum humero articulatio. XVIII. A. 306. cavitas glenoidalis cur sit superficialis
facta. IV. 129. acromion avulsum
pro humeri luxatione haberi potest;
sed quomodo dignoscatur. XVIII. A.
398. processus coracoideus etiam vocatur anchoraeformis. XVIII. A. 306.
is luxationem humeri versus superiora arcet. XVIII. A. 306. usus multiplices. IV. 120. spinae usus. IV.
121 sq.

Scapulam moventes musculi. IV.
138. utramque moventes musculi. XVIII. B. 938. in priorem cervicis regionem attrahens musculus.
II. 471. ad caput trahentes musculi.
XVIII. B. 937. basin ad caput attrahens musculus. XVIII. B. 938. ad
caput sursum trahens musculus (trapezius). II. 445. 447 sq. deorsum et
in priora trahens musculus. XVIII.
B. 940. ad occiput retrahentes musculi. II. 450 sq. in priorem regionem
cervicis adducens musculus. XVIII.
B. 939. retro abducentes musculi.
XVIII. B. 940. spinam versus trahentes musculi. II. 468. ad transversas colli partes adducens musculus.
XVIII. B. 939. scapulae musculos
dissecandi ratio. II. 466. musculi unde nervos accipiant. IV. 292. musculi quomodo resolvi possint. II.
679. venae. XVI. 137. partes unde
venas habeant. XV. 530. prominentes in tabidis. VII. 30. scapulae alarum modo eminentes habitus phthisici signa. XVII. A. 62. 727. ad scapulas deligatio. XVIII. A. 816. ad
scapularum dolores emplastrum ex
cote. XIII. 874.

SCAPULIUM, definitio XIV · 707.

SCARABAEI, oculorum situs. III.
631. scarabaeus in oleo coctus ad
auris dolorem. XIV. 243.

SCARIFICATIO quando adhibeatur.
XVI. 157. ejus usus. XI. 321. usus
in abscessibus. XI. 119. usus in gan-

graena. XI. 136. usus et noxa in
inflammationibus. XI. 84. usus in
phlegmone. X. 883. malleolorum ut
evacuans. XVI. 105. malleolorum
menses provocat. XI. 283. malleolorum convenit mulieribus albidioribus.
XI. 283.

SCARUS piscis excellere suavitate
creditur. VI. 718. scarum male *Philotimus* piscibus durae carnis adnumerat. VI. 728.

SCELERATI cur e medio tollendi.
IV. 815.

SCELETON, definitio. II. 734.

SCELOTYRBE, definitio. XIX. 427.

SCEPARNUS fascia. XVIII. A. 837.

SCEPTICAE philosophiae auctor *Pyrrho*. XIX. 228.

Σκεθροτέρα quid significet.
XVIII. A. 573.

Σχάσθαι quid significet. XVIII.
A. 437.

Σχαστηρία quid significet. XVIII.
A. 438.

Σχίσις quid significet. XVIII. A.
354.

SCHIDACEDON factae quaenam ossium fracturae dicantur. X. 424. XIV.
780.

SCHINUS. (vide *Lentiscus*.) XII.
135. schini flos, ejus vires et usus.
XII. 136.

SCHISTUS quid. XII. 292. ejus vires. XII. 196 sq.

SCHOENANTHUS pro nardo syriaca.
XIX. 737.

SCHOENUS acutus, laevis et mariscus, eorum vires et usus. XII.
136.

SCIAMACHIAE brachiorum et manuum sunt exercitia. VI. 146.

Σκιαστά quid significet. XVII.
A. 653.

SCIENTIA, definitio. XIV. 684.
XIX. 350. bonorum plurima nomina
habet. V. 599. regium quid et dominatorium est secundum *Platonem*.
V. 407. virtus est. V. 593. scientiae cum virtutes sunt, non multae
sunt, sed una secundum *Platonem*.
V. 599. defectus est morbum aut
malum aliud vereri. V. 596. scientiam qualem vocet *Ariston* temperantiam. V. 595. scientiam bonorum et malorum *Ariston* unicam virtutem animae accipit. V. 595 secundum scientiam quando vita gubernetur. V. 596.

Scilla, ejus vires. XII. 125. meatus purgat. XI. 745. pruritum excitat. VII. 551. ad hepatis obstructiones et lienis. XI. 746. in orthopnoea et asthmate convenit. XIII. 111. scillae radix plus habet virium quam folia. VI. 646 succus ex áceto factus, medicamentum quidem validum, sed nervis non innoxium. XI. 378. *Galeni* praeparandi ratio. XI. 377. utilitas in epilepsia. XI. 377. pars interior pro scammonio. XIX. 743. ei substitui potest bulbus. XIX. 743. de scilla quod a *Pythagora* scriptum est. XIV. 567. ex scilla acetum urinam movet. XI. 749. ex scilla emplastrum *Critonis*. XIII. 869. emplastrum secundum *Heram*. XIII. 882.

Scillitici pastilli, confectio. XIV. 306.

Scincus semen generat. XI. 777. scincorum renum usus. XII. 341. ei substituendum remedium. XIX. 743.

Scindapsus. VII. 348. non tantum servi, sed etiam instrumenti cujusdam nomen est. VIII. 662.

Σκιωδη quid significet. XVII. A. 653.

Scirrhosa emollit medulla. XII. 331. ad scirrhosa adeps leonina, eique admiscetur taurina. XII. 328. scirrhosi affectus cura. X. 955 sq. scirrhosi tumoris casus in puero in toto femore ex erysipelate male tractato relicti. XI. 105. scirrhosis quomodo generetur. XI. 726. ejus cura generalis. XI. 726. 728. scirrhosis oculi, definitio. XIV. 769.

Scirrhus, definitio. X. 962. XI. 736. XIX. 442. exquisiti et non exquisiti definitio. XI. 103. tumores duri sunt. XVII. A. 801. renitens tumor est et doloris expers. XV. 770. absque phlegmone et ulcerum phlegmonosorum differentia. XIII. 950. tensionis caúsa. XVII. B. 729. arteriarum tensionem efficit. VII. 313. partium conversiones efficit. VII. 30. musculorum eorum actionem laedit. IV. 368. pulsus per eum mutatio. VIII. 475. scirrhi in musculo effectus. IV. 391 sq. scirrhi species et quomodo generentur. VII. 724. differentiae et generatio. XI. 736. una species ex pituita crassa et lenta fit. VII. 724. quando gignatur. XVI. 132. quomodo generetur. X. 956. XI. 265.

Scirrhi causae. XI. 104. humor melancholicus. XVI. 300. oritur in parte, si sanguis atrae bili miscetur. XV. 337. ex refrigerantium usu in inflammationibus. VII. 712. refrigerantia et vehementer adstringentia scirrhos procreare solent. XIII. 993. scirrhus quando non relinquatur post inflammationem. XIII. 993. superjacens ulcera, quominus sanentur, impedit. X. 255. ex scirrhis constrictio et tensio oritur. IX. 248. in scirrho non praepollet in affecta parte humiditas, sed durities. XIII. 992. in scirrhum ne abscessus abeat, cura. XI. 122. scirrhi et phlegmones generatio et cura quodammodo eaedem. XIII. 992. scirrhus phlegmonodes. VII. 723. phlegmonosus qui. XIII. 950. scirrhi ex phlegmone cura. X. 885. scirrhus quibus in respirationis organis est, respirationem parvam et densam habent. VII. 853. scirrhos adaugent palmulae. VI. 781.

Scirrhi cura. XI. 104. scirrhus ex recta medendi methodo non curatus, quomodo tractandus. XIII. 947. exquisitus curationem non admittit. XI. 103. eo summe indurata absolute insanabilia sunt. XIII. 992. scirrhos sanant sola discussoria remedia. XIII. 992. ad scirrhi in morem indurata adeps leonum. XII. 327. ad scirrhum scarificatio. XI. 321. ad scirrhos medicus quidam Mysius adhibebat stercus bubulum. XII. 301.

Scleriasis, definitio. XIV. 770.

Scleroma uteri, definitio. XIX. 429.

Sclerophthalmia, definitio. XIV. 769.

Scnipar vermes sunt, qui ineunte vere, quum germinare vites incipiunt, proveniunt, oculos depascunt; contra eos terra ampelites. XII. 186.

Σχολιαινεσθαι quid significet. XVIII. A. 553.

Scoliosis, definitio. XVII. B. 709. XVIII. A. 494. 553. in senibus incurabilis. XVII. B. 539.

Scolopendra, pedes ejus describuntur. III. 177.

Scolopendrium ad indurationes hepatis et lienis. XI. 746. lieni convenit. X. 920. ad lienem purgandum. XIV. 759. scolopendrii radix ad lienis scirrhum. X. 108.

Scolopomachaerion instrumentum, ejusque usus. II. 682. ad acrochordonas et myrmecias excidendas. X. 1011.

Scolymi radix, ejus vires. XII. 125.

Scopus, definitio. XIX. 349.

Scopi casus febre continua correpti. XVII. A. 426.

Scordium, ejus vires et usus. XII. 125 sq. optimum ex Creta nobis advehitur. XIV. 61. urinam movet. XIX. 695. corpora mortua a putredine tuebatur. XIV. 61.

Scoria ferri. XII. 235. et argenti. XII. 236. ejus vires ferri, — pro rubigine. XIX. 739.

Scorodon vide Allium.

Scorodoprason, ejus vires et usus. XII. 126.

Scorpioides, ejus vires et usus. XII. 126.

Scorpio perit, si quis in eum bis terve jejunus conspuat. VI. 754. VII. 745. XII. 289. scorpionis aculeus nullum foramen habet. VIII. 195. scorpiones generare dicitur ocimum, si tritum in ollam novam immittitur, et quotidie soli exponatur. VI. 640. visos stellio frigore sustringit et interimit. XIV. 243. a scorpione icti historia. VIII. 195. ad scorpiones Abascanti remedium. XIV. 177. ad scorpionum ictus remedium anodynum. XIV. 176. antidotus Antiochi philometoris. XIV. 202. remedium, quo Diophantus usus est. XIV. 175. 181. emplastrum sacrum. XIII. 778. epithemata. XIV. 179. antidotus Galli. XIV. 203. pastilli. XIV. 176. sapphyrus epotus juvare creditur. XII. 207. theriaca. XIV. 91. theriaca Andromachi senioris. XIV. 33. theriaca Antiochi Philometoris. XIV. 186. vinculum superioribus partibus injectum. VIII. 197. Zoili medicamentum quo usus est Epaphroditus Carthaginensis. XIV. 178.

Scorpius durae carnis est. VI. 727. assus cum pane vesicae calculos conterit. XIV. 242. scorpii marini bilis cataractam incipientem digerere dicitur. XII. 279. scorpii ictum sanat mus domesticus impositus. XII. 365. et alia. XII. 366. ad scorpii morsum. XIV. 561. scorpii venenum trahit isis. XIII. 774. scorpios statim necat pituita oris. II. 163.

Scotodinos, qualis morbus. XVII. B. 677.

ad Scotomata stercus columbinum. XII. 303.

Screatus frequens qua ex causa contingat. XVI. 527. frequens cum aliis signis phrenitidem denotat. XVI. 527.

Scribonii Largi catapotium ad tussim. XIII. 67. colica ex salice. XIII. 284. ut Scribonius colica. XIII. 280. collyrium psittacium inscriptum. XII. 764. compositio ad omnem extuberationem narium. XII. 683. compositio visum acuens. XII. 738. eclegma. XIII. 98. catapotium. XIII. 99. ut Scribonius emplastrum discutiens. XIII. 930. hypoglossis ad vocem interceptam. XIII. 51. medicamentum ad ulcera callosa. XIII. 737. ex Largi scriptis remedium, quod vix procidentes extrahit haemorrhoidas. XIII. 314.

Scrotum, definitio. XIV. 706. 719. scroti et uteri analogia. IV. 635. scrotum occupantes morbi. XIV. 780. scroti affectus tres. XIX. 447. tumores novem dantur. XIX. 447. tumorum, qui illud infestant, septem species. XIV. 788. ad scroti dolores remedium. XIII. 316. ad scroti ulcera a sudoribus galla trita cum alumine inspersa. XIII. 317.

Scrupulus. XIX. 768. secundum Dioscoridem. XIX. 775. character. XIX. 750. 758. quantum contineat. XIX. 759. quot obolos contineat. XIX. 752. 771. obolum 1 habet, et areolos 4. XIX. 765. quot siliquas. XIX. 764.

Scylacium medicamentum, accommodatum eodem die solvere inflammationes. XII. 755.

Scypho cerebri i. q. infundibulum. II. 709.

in Scyro vina aquosa crescunt. XV. 648.

Scytalidae vocantur ossa digitorum. II. 250.

Scythae qualem cutim habeant. I. 627. quales pilos habeant. I. 618. temperamento humidiore sunt. XVII. A. 726. apud scythas lactipotos elephantiasis nunquam occurrit. XI. 142.

Se ipsum optimum esse, qui putat in maximis et plurimis errat. V. 4. qui perfecte cognoscit, sapientissimus. V. 4.

quae Secant, dolorum causae sunt. VII. 116.

SECRETIO est ex dividentium genere. VII. 117. secretionum erroris triplex causa. XVI. 299.

SECTAE, definitiones. XIX. 352. medicae qnae. XIX. 353. medicorum quot, quaeque earum notae. XIV. 678. principales duae medicorum. I. 65. philosophorum tribus modis dicuntur. XIX. 233. quatuor sunt generales. XIX. 233 sq. sectarum trium, Rationalinm nempe, Empiricorum, Methodicorum communia praecepta. I. 118. propria cujuslibet. I. 119 sq. uniuscujusque Sectae dijudicatio. I. 122. sectarum trium, qui principes extiterint. XIV. 683. sectae empiricae fundamenta. XIX. 353. sectam episyntheticam constituit *Agathinus* Lacedaemonius. XIX. 353. secta methodicorum, eorum dogmata. I. 80 sq. XIX. 353. methodicorum auctoris de aegrotante sententiae. I. 176. rationalis dogma. XIX. 353. de optima secta ad *Thrasybulum* liber. I. 106 — 223. de sectis ad eos qui introducuntur. I. 64.

SECTIO quibusnam sub conditionibus dolores sedet. XVII. B. 326. moderata, definitio. II. 349.

SECUNDINAE, descriptio. XIX. 454. quidam uteros vocant. XVII. B. 824. arteriae omnes in aortam coëunt. V. 559. venae ex hepate proficiscuntur. V. 555. venae omnes in unam coëunt e jecore profectam. V. 559. vasorum uitimorum fines alimentum ex utero sugunt. V. 556. nervos nullos habent. X. 557. purgatio, si non emineat, quomodo tractanda. XVII. A. 472. a foetu corruptas, in partu relictas deducit panchrestus confectio. XIII. 101. ejicit Cissanthemi fructus. XII. 52. expellit decoctum florum Leucoji. XII. 58. ejicere dicuntur opercula purpurarum. XII. 348. expellit radicula trita. XIV. 481. morantes ejicit castoreum. XII. 340. retentas e lucit antidotum diascincnm. XIV. 152. antidotus tyrannis dicta. XIV. 165. antidotum zopyrium. XIV, 150. sternutamenta. XVII. B. 824. 841. purgat Circeae radix. XII. 26.

SECURINUM ex lentis mutatione fit. VI. 552.

SEDENTES dormire possunt. IV. 435. sedentis callis ubi. XVIII. B. 750. sedere animalia cur non ut homo possint. III. 179. quaenam par-

tium constructio ad id requiratur. III. 180.

SEDES (confer. ANUS) vocatnr a *Galeno* totum intestinum rectum. II. 888. sedis laxa pars quaenam dicatur. II. 888. venae unde veniant. XV. 141. sedem exulcerant dejectiones biliosae et spumosae. XV. 662. sedis muscu i. XVIII. B. 999. claudens musculus. XVIII. B. 999. musculus circularis sedem claudens. II. 587. musculorum anatome. II. 584. musculi unde venas habeant. II. 814. per sedem puris excretio in acutis bonum signum. XV. 844 sq. sedes cur levi ex causa putrescat. X. 325. per sedem quando sit purgandum. XVI. 264. sedem infestantes morbi. XIV. 780. ad sedis achoras et psoras compositio pinguis. XIII. 310.

Sedis affectus diversi. XIV. 381. affectiones ob multas causas difficilem curam accipiunt. XIII. 306. — generalis iis medendi methodus. XIII. 307. — medicamenta composita ad eos facientia. XIII. 307. affectionum causae. XVI. 162. affectionum cura secundum *Hippocratem*. XVI. 162. affectibus familiare calidum. XVII. B. 810. ad sedem faciens et ad pruritum. XIII. 308. ad sedem *Galli* pinguis compositio. XIII. 310. ad sedem pinguis compositio *Cleophanti*. XIII. 310. alia compositio ex novem medicamentis constans. XIII. 310. alia *Xenitae* multi usus. XIII. 311. alia ex ruta. XIII. 311, compositio *Icodoti*. XIII. 311. conscripta ab *Andromacho* remedia. XIII. 307. ad sedem ut *Apollonius*. XIII. 308. medicamentum ex cerebellis. XIII. 309. coracine sphragis. XIII. 826. emplastrum candidum. XIII. 526. *Moschionis* emplastrum. XIII. 528. emplastrum *Pamphilion*. XIII. 527. · ad sedem ut *Herophilus*. XIII. 308. ut *Nicostratus*. XIII. 308. ad sedis affectus pastillus *Threpti*. XIII. 828. medicamentum a rustico. XIII. 309. ad sedem *Samithrae* remedium. XIII. 310. a *Tyranno*. XIII. 310. ad sedis dolores ex menstruis suppressis. XV. 327. ad sedis dolores ex ardore topicum remedium. XIV. 381. ad sedis ardentes dolores ovi assati vitellum, vino albo tritum et cerato rosaceo exceptum. XIII. 315. ad sedis internas eminentias, fissuras ficosque remedia parabilia. XIV. 495. pastillus. XIII. 315. ad sedis fissuras utebatur quidam capitibus maenidum. XII. 333. ad sedis inflammationes et rimas remedium. XIII. 309. ad sedem inflammatam et prolapsam compositio. XIII. 314. ad phlegmonas in sede, cum ulcere et rugis, et ad eas, quae in pudendis testibusque et uberibus consistunt, optimum remedium plumbum. XII. 231. ad sedis inflationem fructus spinae aegyptiae. XI. 819. ad sedis obturationes et alia vitia compositio. XIII. 311. alia *Icodoti.* ibid. ad sedis phlegmonas optime conducit emplastrum *Galeni* ex chalcitide s. phoenicinum. XIII. 383. ad sedis phlegmonas ulcerationesque Lycium. XII. 63. ad sedis pruritum cimolia trita et cerato myrteo excepta. XIII. 315. in sede ulcerum citra phlegmonen cura. X. 381. ad sedis ulcera aloë inspersa. X. 382. pompholyx. XII. 235. pro saniei acrimonia dolentia serum lactis. XII. 268. stomaticum *Critonis* ex musto. XII. 934. ad sedis vitia compositum remedium. XII. 485.

SEDILE Thessalum, ejus usus in humero luxato recenti. XVIII. A. 344.

SEDITIO diuturna in *Stymargi* uxore causa abortus. XVII. A. 324.

SEGNITIES ex frigore fit. X. 930.

SEISIS quid significet. XVIII. A. 565. morbus vocatur, ubi vertebrae loco manent, sed earum compago dimovetur. XVIII. A. 496.

Σελάγια quae dicantur. VI. 737.

SELEUCIDAE aves celeriter excernunt locustas, quibus vescebantur. VIII. 397.

SELINUSIA terra, ejus vires et usus. XII. 180.

SEMEN, definitio. XIX. 370. 450. quomodo a genitura differat. XIX. 450. causa, cur sit album. XVIII. B. 108 sq. album, crassum et viscosum est. IV. 556. veteres ob omni abiens, *Aristoles* vero ad omne ire a natura aptum esse dicit. IV. 557. utilis est recrementi pars aliqua. IV. 557. spumae comparatur. IV. 531. ubi post coitum excernitur non concipit animal. IV. 515. spirituosum est et spumosum. IV. 183. quando in proprium locum inciderit, principium fit animalis generationis. IV. 183. ad roris similitudinem sanguini est admixtum. IV. 587. unde generetur, variorum sententiae. XIX. 449.

ex sanguine exacte cocto generatur. IV. 322. ad ejus generationem testes nihil conferre quidam putabant. IV. 556. 558. 561. ab arteria et vena spermatica generatur. IV. 556. 558. parastatae nihil ad ejus generationem contribuunt. IV. 565. ut elaboretur et percoquatur calore opus est. IV. 623. plena eo omnia sunt organa, ubi Venere abstinemus. IV. 587. et sanguis generationis sunt principia. VI. 3. ex semine et sanguine animalia generantur. I. 578. avulsam animae partem esse quinam putent. XIX. 322. jam animal est. XIX. 165. utrum sit corpus. XIX. 322. ejus essentia secundum varios auctores. XIX. 321. quod primum elapsum est, crassius est, quod vero posthac, tenuius et frigidius. IV. 627. seminis speciem prae se ferens excretio in Perintho judicatoria erat. XVII. A. 979. excretio invita gonorrhoea dicitur. VIII. 438. paucum terreae substantiae, plurimum aëris calidi et humidi continet. XVII. B. 407. seminis effectrices facultates qua in re consistant. XI. 771.

Semen testes nutrit. IV. 583. materia est generationis. IV. 147. quis sit ejus usus et quae facultas. IV. 512. principium animalis efficiens. II. 85. virile principium est animalis effectivum, foeminae vero non. IV. 164. quale ad feminam, et quale ad marem generandum sit necessarium. IV. 165. copiosum calidumque qui gignunt, quomodo curentur. VI. 443. utriusque et foeminae et maris congressu foetus progignitur. IV. 167. quod in uterum venit, statim membrana fit. IV. 532. semper quoad temperamentum utero adversum esse debet. XV. 48. in utero manet, quum femina concepta est. IV. 188. an animalia post coitum retineant vel semper excernant, *Galeni* observationes. IV. 513. num in utero dissolvatur. IV. 520. in generatione motus principium existit. IV. 612. substantia, in fistulae modum cavata, vasa foetus efficit. IV. 540. maris origo est ovi velamentorum et vasorum. IV. 188. omnia membranosa ex eo ortum habent. IV. 551. ex semine sanguis gignitur. XV. 252.

Semen in terram projectum quomodo mutetur. V. 523. spiritus excretionem *Aristoteles* habet. XVII. B.

29. excretorii vasis in utroque sexu differentia. IV. 186. excernitur in epilepticis. IV. 187. num acervatim allabens menstruum percutiat, et exhibito motuum principio rursus excernatur. IV. 522. attrahere os ventriculi non valet. II. 61. plus igneae et aëreae substantiae continet. VI. 3. intro trahere non potest collum uteri. II. 187. seminis effluxus cum penis tensione veluti convulsio est. VII. 150. semen excerni *Athenaeus* cur neget. IV. 621. ad se trahit per vasa uteri sanguinem et spiritum. IV. 539. semine quae nata sunt, raro regenerantur. IV. 552. seminis a normali temperie aberrationes quaedam. XV. 48. seminis copiosi et viscosi abundantiaè morbosi effectus. IV. 789. semen quibus humidius, ii ad morbos proni. XVIII. A. 9. seminis retentio laedit. V. 912 sq. seminis retentionis noxii effectus et in mulieribus et in viris. VIII. 417. semen virile extra propria vasa sine corruptione versari nequit. X. 474. vitiosum causa foetus monstrositatis. XIX. 177. generantia et extinguentia remedia eorumque facultates et naturae. XI. 776 sq.

Semen generat alimum. XI. 821. auget asparagus. VI. 653. generare cicera credita sunt. VI. 533. multum gignit cicer. VI. 791. XI. 876. generare creditur eruca. VI. 639. supprimentia remedia. XI. 777. an feminae emittant. XIX. 322. 450. feminis esse quibus argumentis commonstretur. IV. 622. virile et foemineum quomodo differant. IV. 623. tenuius masculo est et frigidius. IV. 536. in coitu emittitur. IV. 601. muliebre ad Venerem excitat, et in coitu delectat. IV. 190. foeminae confert ad animalis generationem. IV. 188. muliebre cur foecundum esse per se nequeat. IV. 625. muliebre per utrumque cornu ejectum oblinit vias et semini virili jungitur. IV. 536. foeminarum semini masculo est nutrimentum. IV. 536. 623. muliebris usus. IV. 600. 622. muliebre liquori prostatico simile est. IV. 189. muliebre foetus membranas producit. IV. 536. seminis emissio in femina ex imaginatione eadem voluptate conjuncta erat, quemadmodum in coitu. IV. 599. ut mares feminae seminis emissiones per somnum patiuntur. IV.

601. muliebre retentum hysteriae causa. XVI. 178.

· SEMENTEM qualem anni partem quidam vocent. XVII. A. 18.

SEMIASINUS. VII. 358.

SEMICONGIUS quot libras habeat. XIX. 776. olei. XIX. 777. mellis. XIX. 778.

Σεμιδαλις graecum nomen est et antiquum. VI. 483.

SEMIDEUS. VII. 358.

SEMIMEDIMNUS quot contineat libras. XIX. 762.

SEMINA *Hippocrates* aliquando ἄνθεα, flores, vocat. XIX. 81. alienigena, quae aliis immixta reperiuntur. VI. 551. quae meliora et deteriora ut alimentum. VI. 783. stirpium humore et calore commoderato externo ad aliquid generandum indigent. XV. 45. saepe non mensem solum, sed etiam annos haud pauca perdurant. XV. 45. quaenam in theriacen immittantur. XIV. 83. seminum a fructibus differentia. VI. 556.

SEMINALE vide POLYGONUM.

SEMINARIIS meatibus equitatus vehemens saepe noxam intulit. V. 910.

SEMIOBOLUS atticus. XIX. 768. 771. semioboli character. XIX. 757.

SEMIOTICE, ejus in tres partes divisio. XIV. 690. necessitas. XIV. 689. 693. semiotices ad curam morborum recte instituendam necessitas. XVIII. B. 633.

SEMIRHOMBUS fascia. XVIII. A. 788. 797. quando in capite adhibeatur. XVIII. A. 838. vocata deligatio. XVIII. B. 732.

SEMISEXTARIUS quantum contineat. XIX. 755. quot choas habeat. XIX. 778. quot congios. XIX. 765.

SEMISPIRANS unde animal fiat. VIII. 270.

SEMIVOCALE quando animal fiat. VIII. 270.

SEMPERVIVI utriusque facultates medicae. XI. 813. sempervivum indurans remedium est. XI. 740. condensat. XI. 751. ad erysipelas. X. 951. quaenam substitui possint. XIX. 723.

SENECTUS s. senecta serpentum quid. XVII. B. 773. ejus vires. XII. 342.

SENECTUS, definitio. XIX. 375. corruptela est, quae ex siccitate fit. XV. 295. nihil aliud est, quam siccum et frigidum corporis tempera-

mentum. VI. 357. non necessaria,
sed affectus necessario consequens.
VII. 669. hiemi respondet. XVI. 345.
424. quibusdam naturalis morbus videtur, sed non est. VI. 388. stadia
ejus tria. VI. 379. cruda s. viridis.
VI. 379. capularis. VI. 380. decrepita hiemi respondet. XVI. 26. humida. VII. 680. cur a multis frigida
et humida dicatur. XVII. B. 650. num
sicca sit. IV. 786. exsanguis et frigida. IV. 810. terminus inter eam
et aetatem decrescentem. VII. 680.
variae de ejus essentia auctorum opiniones. VII. 680. marcor senilis non
prohiberi, sed ei succuri potest, quae
ars Gerocomice vocatur. VII. 681.
causae secundum philosophos. XIX.
344. quae sit causa, ob quam tum
animalia tum stirpes omnes senescant.
VII. 672. quid sit ejus principium
et quando senescere primum incipiant corpora. VII. 679. marcor ex
ea inevitabilis. VII. 669. morbi simul nutriti in ea evanescunt. XVII.
B. 253. senectutem quidam morbum
dicunt. VI. 20.

Senectus accidit nonnunquam ex fe-
brili morbo. VI. 357. ex morbo quid.
VII. 315. vinum senectutis acerbita-
tis remedium. IV. 809. tremulis affectibus facile corripitur. VII. 158.
propter siccitatem et frigiditatem deterior. VI. 26. ad senectutem corpora non veniunt, quae a primo
ortu corpora morbosa habent. VI.
389.

Senis historia plus quam centum
annos nati, cui plurimum nutrimentum caprinum lac erat. VI. 343.

SENES juvant acopa. XIII. 1048.
ad omnes fere actiones corpus prave
affectum habeant. VII. 259. maximam
partem minus quam juvenes aegrotant; si vero diuturnis morbis corripiantur, cum iis fere moriuntur. XVI.
352. quam juvenes rarius aegrotant,
quibus vero morbi diuturni accidunt;
saepius moriuntur. XVII. B. 253. juvenibus num minus aegrotent. XVII.
B. 538. ubi morbis diuturnis vexantur, frequentius moriuntur. XVII. B.
538. aestate melius se habent. XVII.
B. 567. optime aestate et autumno
se habent. XVII. B. 308. cur aestas
iis sit maxime salubris. XVII. B. 613.
senum aetas frigida et humida est.
XVI. 101. alvus quotidie quomodo
ducenda. VI. 353. senibus alvus ut

plurimum siccatur. XVII. B. 558. cur
alvum sicciorem habeant. XVII. B.
495. alvus iis siccescit, quibus per
juventutem erat humida, et vice versa. XVII. B. 492. ex animi affectibus anima facile deficiunt. XI. 48.
quo anni tempore optime se habeant.
V. 696. ob oris ventriculi humiditatem frigidam in anorexiam incidunt. XVII. B. 495.

Senes non amplius augentur. XV.
396. autumno aequiparandi. XVI.
26. ad senes calfaciendos et humectandos exercitatio maxime utilis.
VI. 358. parum caloris innati habent. V. 703. senibus paucus calor
nativus inest. XVII. B. 404. 413. in
senibus quomodo sit capitis cutis
comparata. XVII. B. 4. senes paucis cibis indigent. XVII. B. 413. quibusnam cibis uti non conducat. VI.
339. quales cibi conferant. XV. 496.
ciborum qualitas et quantitas iis conveniens. VI. 331. cutis conditio. XVII.
B. 650. cutis laxa est. XI. 508. cornea fit ita rugosa, ut nihil aut male
videant. III. 783 sq. causae. III. 784.
in senibus dentes laxantur et decidunt cur. XII. 851. senes tardiorem
habent diastolen arteriarum. V. 175.
consuetis laboribus sunt exercendi,
sed tamen vehementia eorum remis-
sa. VI. 323. pluribus, quam juvenes, excrementis humidis redundant.
XI. 396. omnia habent exsanguia.
XVIII. A. 238. cur non frequenter
acuta febre corripiantur. XVII. B.
414. qui frigidos humidosque eos
putant, errant. VII. 672. frigidissi-
mos etiam esse comprobatur. I. 582.
in iis concoctio, digestio, sanguificatio, appositio, nutritio, appetentia,
sensus, motus oblaesa sunt. I. 582.
num recte a quibusdam medicis humidi appellentur. I. 580. quod negatur, et e contra monstratur senes
esse siccos. I. 581. aetas eorum humida et frigida. XV. 186. cur sint
humidi, frigidi, pigri, obliviosi. XIX.
489. corpora eorum humida sunt,
mollia et frigida. XV. 186. cur
aëris calore accedente humorum putredini sint opportuniores. XVII.
A. 669. inediam facile ferunt. XVII.
B. 401. senibus corporis magnitudo
incommoda. XVII. B. 559. iis marcor cum frigore familiaris. VII. 668.
mel salubre. II. 124. VI. 742. 809.
iis familiares morbi. XVII. B. 648.

quinam morbi in iis non solvantur.
XVII. B. 538. minima causa maximae mutationis occasio est. VI. 331.
oculi rugosi esse videntur. XVII. A.
869. opera, quae arte egent, susci-
pere nequeunt. VI. 323. senibus qualis panis conducat et qualis sit noxius. VI. 342. 485. senum partes
non ipsae humidiores temperamento
sunt, sed capacitates, quae inter corpora patent. VI. 396. senibus pisces
molli carne praediti utiles. VI. 726.
pituita exuberat. XIX. 374. in iis pituita vigens quales effectus habeat.
XIX. 489.

Senes probi nos coёrcere ab animi
affectibus debent. V. 30. a puero
longe magis raritate quam celeritate
pulsus distant. IX. 124. senum pulsus. VIII. 464. IX. 472. XIX. 635.
pulsus intermittentes in iis minus sunt
periculosi. IX. 283. pulsus cur languidissimus. IX. 119. pulsus cur rarissimus, tardissimus, minimus. IX.
118 sq. pulsus parvus. VIII. 869. nemo eorum quietem ex toto postulat,
sed nec exercitium vehemens. VI.
320. renum et vesicae affectiones difficile sanantur. XVIII. A. 17. cur
difficile resolvantur. XV. 777. senum
corpora cur non facile resolvantur.
XVIII. A. 239. eorum respirationis
modus. IV. 500.

Senes quoad respirationem a juvenibus differunt. VII. 771. sanitas non
absolute sanitas est. VI. 388. sanitas querimoniis non vacat. VI. 389.
sanitati quae prospicit, gerocomice
vocatur. VI. 330. cur sensuum hebetudine laborent. XVII. B. 5. quatenus sicci sint et quatenus humidi.
XV. 187. senum temperamentum quale. VI. 397. XIX. 374. testes laxos
et debiles habent. IV. 578. cur facile trement. VII. 157. ex imbecillitate ut plurimum tremuli sunt. VII.
587. urinas movere quotidie convenit, non tamen pharmacis, sed apio,
melle et vinis. VI. 353. venaesectionem non ferunt. XI. 46. XV. 764.
senibus ex venis contusis ecchymomata et melasmata oriuntur. VII. 724.
senes cur non generent vesicae calculum. XVII. B. 635. senum vivendi
ratio apta. VI. 319. XV. 186. XVII.
B. 403. simili ratione iis, qui ex
morbo convalescunt, in victu sunt
curandi. VI. 331. victus ratio, si
raucedo, gravedo, arthritis etc. eos

infestaverint. VI. 349. ob ariditatem
vigiliis vexantur. VIII. 162. vina
quaenam utilissima. VI. 334. maxime
conveniunt vina, quae urinam movent. VI. 337. usus, qui ex vino senibus redundat. VI. 336. senibus fugienda sunt vina crassa, dulcia et nigra. VI. 339. senes virentes et de-
crepiti qui. XVII. B. 648.

SENIUM, definitio. VI. 6. est via
ad interitum. I. 582. *Aristoteles* marcenti stirpi comparat. I. 581. quod
in sanis est, id sicca intemperies est
in aegris. X. 470. non sanitas, sed
morbi et sanitatis medium. VI. 330.
secundum naturam. VII. 669. expers
quomodo quis possit perpetuo manere, quidam librum conscripsit. VII.
670. et cum ipse propter senectutem
irrideretur, de admirabili agerasia
editionem tradidit. VII. 670. calor
animalis in eo marcescit. VII. 674.
indubitato frigidum est, nec tamen
indubitato siccum. VI. 349. regulae
diaeteticae inde petendae. ibid. et sq.
frigidum siccumque est. VI. 319. cor-
rigitur per ea, quae calfaciunt et humectant. VI. 319 sq. cordis intemperiei siccae causa. IX. 388. in summo cornea rugatur. VII. 100. curvationis spinae causa. XVIII. A. 552.
extremum nonnunquam et stultitiam
et oblivionem adducit. VII. 101. absolutum curari non potest, si nondum absolutum, sed prope accedat,
unum habet curationis scopum. VII.
700. ex morbo. VI. 357. VII. 685.
non febris est. VII. 685. ex morbo
secundum *Philippum.* X. 495. ex
morbo *Philippus* vocat marcorem se-
nilem. IX. 176. senio ex morbo laborantis casus. X. 721.

Senescit citius corpus, quanto citius ad incrementum venit. VI. 397.

Senilis aetas impense sicca, qui
a prima generatione ad adolescen-
tiam carnem habent humidissimam.
VI. 396.

Seniores tardius quam juniores ex
aurium dolore intereunt. XVIII. B.
262. oculorum caecitatis in iis causa. XVII. A. 159. senioribus cur rarius ex febre abscessus fiant. XVIII.
B. 277. cur deliria fieri consueverint. XVII. A. 159.

SENSIBILE quid dicatur. XIX. 378.
duplicem habet significationem. VIII.
710. sensibilium judex sensus. V.
724.

SENSIFICUM quod dicatur. XIX. 378.

SENSILE quod est, necesse est hoc vehementer moveri et tremere subito. VII. 619. sensilia quae dicantur. XVIII. B. 651.

SENSIONIS genus in plantis diversum. IV. 764.

SENSORIA omnia cur nervum postulent mollem. III. 633. omnia cur prope cerebrum esse debeant. III. 635. instrumenta dissimilia in ipsis sentiendi facultatibus, et in corporibus, per quae facultates feruntur. III. 639. quae motum voluntarium habent, cur duplex habeant nervorum genus. III. 633 sq. sensorio humectato et refrigerato sopor oritur, vigiliae autem eo siccescente et calefacto. VII. 576.

SENSORIUM, definitio. XIX. 378.

SENSUS, definitio et quomodo differat a sensorio, sensibili et sensifico. XIX. 378. quid et quot modis dicatur. XIX. 301. organa. XIX. 302. naturalia sunt judicii instrumenta. V. 723 sq. ministrant animae. XIX. 379. non fit, nisi nervis affectis. V. 622. sensibilium judex. V. 724. sensum interdum *Hippocrates* laborem vocat. V. 636. quot sint. XIX. 303. quinque dantur. XIV. 727. XVIII. A. 222. XIX. 379. sensuum quinque exercitationem vocat *Asclepiades* animam. XIX. 373. 379. sensus quomodo fiat. V. 644. XIX. 304. non est alteratio, sed alterationis dignotio. V. 636. an verus sit. XIX. 302. sensuum domicilium caput est. XIV. 313. sensus principium cerebrum. III. 242. V. 520. praesunt neryi molles. III. 740. principium etiam in plantis est. IV. 759. 765. vegetiores reddit aër ruralis. XVI. 360. sensibus omnibus delectatio et dolor inest. VII. 115. sensus cur non semper cum motu cedat. VII. 114. sensuum perceptiones sophistarum quidam deceptiones vocant. II. 4.

Sensus ad medicamentorum facultates cognoscendas maxime necessarii. VI. 434. 438. eorum ad diagnosin morborum necessitas. XVIII. B. 648 sq. 652. sensuum symptomata dolores. VII. 57 sq. hebetudo cur in senectute contingat. XVIII. B. 5. sensus causa linguae, oculis, auribus nervi sunt dati. III. 378. certissimus oculus est. IV. 273. circa pectus sunt animalibus capitis expertibus. III. 615. sensu capitis os caret. X. 935. sensus digitorum deperditi casus. II. 343. in quibus est, sed obscurus, curantur medicamentis humorem incrassatum discutientibus. XIII. 992. sensibus judicanda, quae inveniri nequeunt. XIV. 221. sensuum alienationes futuri morbi signa sunt. I. 362. sensus non citra alterationem est. VII. 744. sensuum alterationes cur dicantur affectus. XVI. 295. alterationes *Plato* passiones vocat. X. 89. alterationes *Plato* pathemata vocavit. VII. 44. sensus omnis cessat articulo capitis deflexo. IV. 11. debilitantur in senibus. I. 582. deficit presso cerebro. V. 185. et motus deficit, si terebra in trepanatione cerebrum comprimitur. VIII. 128. experia organa quae. VII. 531. expertes non sunt dormientes. IV. 439. tollitur nervo laqueo intercepto. V. 150. ad sensum difficilem acopa. XIII. 1005. sensus acres habent, qui temperamento sunt calido simul et sicco. I. 326. calidissimus insuetus calidorum humorum redundantiam significat. XV. 275. contusionis in lassitudine unde. VI. 193. frigidus humorum frigidorum redundantiam indicat. XV. 275. hebetes cerebri humidi indicia sunt. I. 326. hebetes habent temperamento calido et humido praediti. I. 327. indicibilis in lassitudine. VI. 190. phlegmones in lassitudine unde. VI. 193. tensionis in lassitudine unde. VI. 192. ulcerosus in lassitudine. VI. 190. ejus ortus causa. VI. 192. ulcerosus unde nascatur. VII. 547. plethorae nota non est. VII. 547. ulcerosus humoris mordacis soboles est. VII. 553. ulcerosum quomodo gymnastae curent. VII. 553.

Sentiendi difficultas, definitio. VII. 56. facultatem spiritus animalis praebet. XIV. 726.

SEPIAE ut alimentum. VI. 736. crassi et glutinosi succi sunt. VI. 769. os, ei substitui potest pumex. XIX. 742. sepiarum testae facultates et usus medicus. XII. 347. testae ad tubercula exasperanda. XVII. A. 902.

SEPTA et septica medicamenta quae. XII. 17. septica est dryopteris. XI. 865. septicum est aconitum. XI. 820.

SEPTENNES valentiores motus tolerant, ita ut equitare jam assuescant. VI. 38.

SEPTIMESTRES foetus cur sint vitales. XIX. 331. partus cur vivant, octimestres non. XIX. 454.

SEPTUM narium. II. 859. XIV. 792. palato nititur. XVII. A. 824. transversum *Plato* diaphragma vocat. III. 314.

SERAPIACUM remedium ad epiphoras. XII. 755.

SRRAPIAS, ejus vires. XII. 93. ex Serapiade inscriptum aridum cephalicum. XIII. 847.

SERAPIS mulier ex alvo humente intumuit. XVII. A. 322.

Serapis, pro ea paeoniae radix substitui potest. XIX. 742.

Serapion Alex. empiricae sectae addictus. X. 142. XIV. 683.

Serapionis emplastrum. XIII. 883. emplastrum melinum. XIII. 509. remedium ad vitio ventriculi laborantes. XIV. 450. epithema. XIV. 450.

SERES, earum facultates. VI. 628.

SERGII ophthalmici Babylonii remedia ophthalmica. XII. 746. monohemeron remedium. XII. 751.

SERI genera omnia, quae in succis habentur, excrementa sunt. II. 138.

SERIS agrestis et domestica, vires et usus. XII. 119. qualis sit succi. VI. 794.

SERIPHUM argemonae substituitur. XIX. 725. facultates. XI. 806. ejus vires et usus. XII. 119. absinthii species. XI. 805. stomacho inimicum. XI. 801. meatus purgat. XI. 745.

SERMO, definitio. XVI. 205. a mente procedit. V. 241. vacuus qualis. VIII. 672. sermonem graece αὐδὴν vocant. XVII. A. 757. sermones inter signa refert *Hippocrates.* XVI. 226. sermonum aegrorum dignitas in morbis cognoscendis et praenoscendis. XVII. A. 212.

SEROSUM excrementum renes expurgat. XVI. 300.

SERPENTIS senectae vires. XII. 342. serpentum senectus quid. XVII. B. 773. serpentes linguam divisam habent. III 881. ad serpentum ictus remedia parabilia. XIV. 539. ad serpentes fugandos remedia. XIV. 537. ad serpentis ictus remedium anodynum. XIV. 176. antidotus *Antiochi* Philometoris. XIV. 201. ad serpen-

tis cujuslibet ictum morsumque antidotum zopyrium. XIV. 150. ad serpentum morsus emplastrum aegyptium. XIII. 919. remedium, quo *Diephantus* usus est. XIV. 181. *Dorothei* medicamentum. XIV. 187. emplastrum ex Dictamno. XIII. 821. emplastrum ex arundinibus. XIII. 739. *Galli* theriaca antidotus. XIV. 189. *Heraclidis* Tarentini remedium. XIV. 182. *Menelai* remedium. XIV. 173. remedium quo *Simmias* usus est. XIV. 182. theriace. XIV. 90. 300. theriaca *Antiochi* Philometoris. XIV. 185.

SERPYLLUM, facultates. XI. 877. aridum pro baccis lauri. XIX. 727. ei substituendum remedium. XIX. 740. succedanea. XIX. 729.

SERRATA structura id. q. *Sutura.* II. 737.

SERUM diversorum succorum qualisnam sit qualitatis. XVII. A. 984. plurimum habet lac liquidissimum. VI. 682. quod ex coactis caseis defluit, alvum ducit. VI. 768. lactis, ejus vires. XII. 264. parandi ratio. XII. 267. chalybeatum. XII. 267. praeparatio. XIX. 712. lactis frigidum et humidum est. XI. 677. lactis alvum subducit. VI. 684. lactis ventrem subducit. XI. 575. XIV. 226. lactis qua ratione ventris mordicationes sanet. XI. 488. serum multum lac quod habet, nihil affert periculi. VI. 686.

SERVI, quam male a quibusdam iracundis tractentur. V. 17.

Servire quinam dicantur. VI. 83.

SESAMA pinguia. XI. 649. sesamum ex vino tritum ad psilothrum haustum. XIV. 142. sesami herbae, seminis et olei vires medicae. XII. 120. seminis qualitates et facultates. VI. 547. araco substituitur. XIX. 725. ei substituendum remedium. XIX. 742.

SESAMOIDEA ossa. II. 778.

SESAMOIDES sursum purgat. XV. 914. album, ejus seminis vires. XII. 121. magnum, ejus vires. XII. 120. ei substituendum remedium. XIX. 742.

SESELI radicis et fructus vires. XII. 120. urinam movet. XI. 747.

SEVERUS. XIX. 629. se *Antoninum* nominavit. VII. 478.

SEVUS s. SEVUM, ejus vires et usus medicus. XII. 323. quomodo differat ab adipe. XII. 324 adipe multo sic-

cior. VI. 678. potestate calidum. I.
649. pauci nutrimenti est. VI. 679.
injectum dejectionis alvi ex mordentibus humoribus dolores illico mitigat. X. 936. caprinum ad dysenteriam. XVII. A. 352. hircinum ad dysentericorum dejectiones. X. 813. hircinum, leoninum et taurinum ad scirrhos. X. 957.

SEXTARIUS apud Aegyptios vocatur inion. XIX. 769. apud Romanos
quantum pendeat. XIII. 435. apud
Athenienses neque mensura neque
nomen erat. XIII. 435. quantum pendeat. XIX. 762. mensura et pondere
quantum. XIX. 779. quot contineat
cochlearia. XIX. 752. quot habeat
cotylas. XIX. 760. 774. italicus quot
habeat drachmas. XIX. 766. quot habeat heminas. XIX. 755. quot libras.
XIX. 776. pendet uncias tres. XIII.
937. olei. XIX. 777. mellis. XIX.
778. sextarium significans character.
XIX. 751. 757.

SEXTUS empiricam sectam stabilivit. XIV. 683. Sexti Antonini filii
morbi historia. XIV. 651 sq.

SICCA corpora quae. I. 564. siccis conducunt. VI. 394.

Siccandi vim habentia remedia. X.
282. siccantia medicamenta quaenam.
XIII. 401. (confer. DESICCANTIA et
EXSICCANTIA.) medicamenta ad ulcera maligna quae. XIII. 712. remedia metallica. XIII. 659 siccat et
calefacit brassica. XV. 179. carnes
animalium agrestium et sale conditae.
XV. 179. corpus exercitatio multa.
VI. 222. lenticula. XV. 179.

SICCATIO corporum qua varia ratione fiat. XI. 718.

SICCI sicca alimenta postulant. VII.
258. et calidi ab integra vacuatione
laeduntur. XI. 45. siccis temperie
corporibus saporem amarum inesse
unde colligatur. XI. 689. siccis quaenam cataclysmata conducant. XV. 199.

SICCITAS totius corporis quando accidat. X. 488. corporum quadruplex
est. X. 471. austerorum usus omnibus his siccitatibus maxime contrarius est. X. 471. ad robur et firmitatem conducit. VII. 261. summa
una cum densitate et frigore terrae
inest. XV. 52. fit in ardentissimis
febribus, ubi maligne producuntur.
IX. 248. febri hecticae tabidae propria. VII. 322. corporis penuriam
cibi potusve, aut vigilias, aut vitae

solicitudinem, aut multam frictionem
aut exercitationem immodicam denotat. VI. 318. siccitatis immoderatae
nota lingua aspera et sicca. XVI.
508. siccitatem indicat urina rufa.
XIX. 604. siccitates solidarum partium necessario sequitur frigiditas, si
perdurent. X. 496. siccitatis aëris in
corpus effectus. XVII. A. 32. aëris
in corpus effectus. XVII. B. 574. convulsiones ex siccitate nunquam sana-
veris. VII. 641.

Siccitas causa phantasmatum, in
somnis melancholicorum apparentium.
XVI. 525. num prudentiae causa.
IV. 786. stranguriae causa. XVI.
385. tensionis causa. XVII. B. 729.
vigilias efficit. VIII. 162. multa causa vigiliarum. XV. 741. XVI. 221.
525. immodica quomodo tractanda.
VI. 231. siccitatis cura. X. 472. et
quomodo. X. 488. 495. siccitatis ab
ira, tristitia et vigiliis cura. VI. 226.
siccitas valida cur difficilis reddatur,
cura. X. 497. siccitatis copiosae, cui
juncta caliditas est non admodum
multa, cura. X. 503. cum frigiditate
conjunctae cura. X. 496 sq.

Siccitates imbribus sunt salubriores.
XVII. A. 32. cur imbribus sint salubriores et minus lethales. XVII. B.
599 sq. magnae quosnam morbos generent. XVII. B. 602. sunt et aqui-
lonares et austrinae. XVI. 419. humores biliosiores reddunt. XVII. B.
602. ad robur valent. XV. 267. in
arteriis et venis quomodo deprehendantur. VI. 828. cordis nocent ejus
facultati. IX. 245. et calidas et frigidas juvant balnea. VII. 696.

SICCUM, quid significet. I. 553. XI.
740. duplex est, vel terreum vel
igneum. VII. 678. quod est, durum
etiam est, non tamen durum et siccum est. I. 598. in solis elementis
est, terra et igni. I. 538. sano vi-
cinius est, humidum vero non. X.
278. exquisite non putrescit. XVII.
A. 651. et squalidum et aqua vacans idem est. XVI. 419. cura. XI.
741. siccum ad nomas Andromachi.
XIII. 841.

SICILICUS quot cochlearia contineat.
XIX. 760. quot habeat stagia. XIX.
763. parvus quot habeat stagia. XIX.
764.

SICULA inscripta Lucii colica. XIII.
287.

in SIDE Pamphyliae gignitur plurimum Carpesium. XIV. 72.

SIDERATA pars, definitio. XVIII.
A. 142.

SIDERATI quinam antiquis dicti
sint. XV. 491. vocabulum pro corrumpi usurpat *Hippocrates.* XVIII. A.
155.

SIDERITIS aut Achillea sideritis,
ejus vires. XII. 121. a quibusdam
helxine vocatur. XI. 874.

SIDERATIO causa est ossis abscessus. XVIII. A. 192.

SIDIA vocantur putamina malorum
granatorum. XII. 115.

SIDUS, quid apud Graecos significet. XVII. A. 16. a sidere percus-
sorum cura. XIV. 402. siderum ortus et occasus pro regionibus diversis variat. XVII. A. 16.

SIELON, vide SALIVA.

SIGILLUM Lemnium quidam vocant
Lemniam terram et cur. XII 169.

SIGMATOIDEA ulnae cavitas. II.
769.

SIGNA assidentia: de iis *Praxagoras* Nicandri filius tres libros scripsit.
XVII. B. 400. auxiliaria quae. XIX.
395. decretoria quae. IX. 614. XVII.
B. 396. decretoria quae non decernunt, partim lethalia sunt, partim judicatu difficilia. IX. 612. XVII. B.
398. decretoria, si cocto morbo supervenerint, propinquam salubrem,
si crudo, improbam crisin indicant.
XVII. B. 397. mortifera sunt secundum *Hippocratem* per cutem, nares,
calidus vapor. XVII. B. 217. praesentia praesentium qualia. XIX. 396.
praesentia futurorum et praeteritorum
quae. XIX. 397. praeterita praeteritorum, praesentium et futurorum
qualia. XIX. 397. prognostica, definitio. XIX. 395. prognostica ex
sensu medicorum veterum quae. I.
314. quibus futurum morbum prae-
sagimus, duplicis differentiae sunt.
XVI. 223. salubria et morbosa et
neutra quaenam dicantur. I. 365. supervenientia succedentium et praesentium qualia. XIX. 398. quaenam
bona. IX. 615. mala quae. IX. 615.
mala et bona quae. XVI. 211 sq.
morborum quae. XVI. 207. concoctionis et cruditatis quae. XVI. 211.
salutis et mortis. XVI. 211. judicationis. XVI. 211. ex alvi dejectione.
XVIII. B. 130 sq. ex toto corpore
depromenda. XVIII. B. 55. ex fa-

cie. XVIII. B. 22 sq. ex flatu. XVIII.
B. 143. ex oculis depromenda. XVIII.
B. 44. ex somno. XVIII. B. 128 sq.
ex sputis. XVIII. B. 170. ex urina.
XVIII. B. 146. ex vomitu. XVIII.
B. 165 sq. signorum in morbis differentiae. XVI. 501 sq. in medicina
dignitas. XVI. 209. doctrina de signis in tres partes distribuitur. XVI.
209. signorum temperamenti cujusque quinque universa genera. I.
319.

Signum, definitio. XIX. 394. definitio secundum philosophos. XIX.
235. admonens quodnam. XIX. 236.
coctionis semper bonum quid significet. XVI. 237. commemorans quale. XIX. 396. demonstrativum quale.
XIX. 396. indicans quodnam. XIX.
235. pathognomonicum, definitio. XIX.
395. salubre quod. V. 818.

SIGNIFICATIO, definitio. XIX. 394.

SIGNINUM vinum minus acescit, in-
veteratumque optimum redditur. XIV.
15.

SIGONIS Colica, qua Valens usus
est. XIII. 285.

SILENI, febre ardente laborantis
casus. XVII. A. 259.

SILENTIUM absolutum idem in auditu est, quod in visu tenebrae. VII.
121.

SILICULA vide DRYOPTERIS.
Σιλλγνις graecum nomen non est.
VI. 483.

SILIGO vide OLYRA.

SILIQUA i. q. granum. XIX. 759.
768. secundum *Dioscoridem.* XIX.
775. siliquam significans character.
XIX. 749. 758. quot habeat aereos.
XIX. 771. quot grana habeat. XIX.
752. 764.

Siliquae a *Theophrasto* quaenam vocentur plantae. VI. 543.

SILPHII liquor, folia, caulis, radix, ejus vires et usus. XII. 123.
succus ventriculo calido nocet. XVII.
B. 285. silphium pro castoreo. XIX.
731. ex silphio aridum cephalicum.
XIII. 846.

SIMA loca quaenam a Graecis vocentur. XVIII. B. 727. nasi pars.
XVIII. B. 728. deligatio. XVIII. B.
727.

SIMIA hominis ridiculus aemulator.
II. 416. III. 80. homini simillima
est. III. 844. quod animam habet ridiculam, etiam corpus habet ridicu-
lum. IV. 126. simiae homini simil-

limae quales. II. 532. quaedam ad cynocephalos proxime accedunt. II. 534. perfectae quomodo sint comparatae. II. 534. homini quoad collum simillimae. II. 845. simia tum visceribus, tum musculis, tum arteriis, nervis, ossibus etc. homini simillima. II. 219. cur binis cruribus incedat. II. 219. prioribus artubus ut manubus utitur. II. 219. pectoris os latissimum habet. II. 219. claviculae humanis simillimae. II. 219. facies rotunda est. II. 219. collum breve. II. 219. magnum manus digitum habet. II. 416. III. 79. hominis modo quidem graditur, sed in ipsis principalioribus partibus manca est. II. 416. nec bipes nec quadrupes. IV. 126. post hominem brevissimam habet maxillam. II. 430. quoad scapulas et claviculas homini maxime est similis. IV. 126. simiae non omnes maxillam inferiorem fissam habent. II. 440. constructionis crurum ratio, et usus. III. 264. crura sic ejusmodi, qualia infanti sunt primum iis uti conanti. IV. 251. fel pro muris aranei, et pro simiae f., fel cameli. XIX. 747. peculiaris musculus in iis adest cubiti articulum exteriora versus inclinans. XVIII. B. 977. musculi temporalis conditio. III. 844. in iis nervorum spinalium conjugatio prima parva est. II. 845. et homines maximum habent omentum. II. 556.

Simia habet pectus angustius homine, latius quam cetera animalia. XVIII. A. 536. pedis descriptio. III. 208. pes qua in re ab humano discrepet. II. 322. digitorum pedis, musculorum genu moventium etc. peculiaritas. IV. 251. in iis ventriculus oblique positus est. II. 782. vertebras sex habet lumbares. XVIII. A. 548. in pericardio alicujus tumor praeter naturam detectus est. VIII. 303. qua in re a homine differant. II. 222. simiae in aqua suffocandae, ne pars colli laedatur. II. 423. simiae quae ad doctrinam de ossibus ediscendam aptissimae. II. 222. ad cynocephalos accedentis peculiaritates. II. 534. in simiis tendinum et nervorum lustratio, ut in homine quoque reperiantur, juvat. XIII. 604.

SIMILAGO cocta valenter nutrit. VI. 496. ex similagine placentae cum butyro cibus est omnibus adversus. VI. 342. ejus noxae. VI. 343.

SIMILE et dissimile quid sit, *Hippocratis* et *Platonis* placita. V. 726 sq. 743 sq. quod est, id familiare et amicum. VII. 745.

SIMILARES partes quaenam sint. X. 48. XV. 7 sq. 252. XVI. 33. eas *Plato* primigenias vocat. XV. 8. et primae et simplices nominantur. XV. 252. cur ita dicantur. XV. 252. quae et simplices dicuntur, utrum unum sint, an ex pluribus constent, et quis sit earum compositionis modus. I. 241 sq. ex quatuor elementis invicem contemperatis constant. I. 254. ex iis organicae componuntur. XV. 252. ex sanguine gignuntur. XV. 252. similarium partium differentiae. I. 255. tria genera sunt. XV. 252. similaria corpora quae. IV. 773. V. 673. similarium corporum in animalibus tria genera. XVII. A. 803.

SIMILIA Graeci vocare consueverunt, quae idem obtinent. V. 752. definitio. XVI. 240. ad ea in morbis maxime esse respiciendum. XVI. 239 sq. similibus curari num utique verum. XVII. A. 911 sq. similibus *Prodicus* adhibere videtur. XVII. B. 100. similium et dissimilium exactae notitiae utilitas. V. 777.

SIMILITUDO qua in re consistat. IV. 607. similitudines quinam exacte dignoscant. V. 72. bonis etiam medicis errores parent. V. 62 sq.

SIMITAS quaenam nasi conditio dicatur. XVII. A. 824.

SIMMIAS quo usus est, epithema ad phalangiorum ictus. XIV. 182. *Simmiae* Medi remedium ad phalangiorum morsus. XIV. 180.

SIMONIDIS iocus de significatione vocis στενυγροῦ. XVIII. A. 411. *Simonidis* versus. XVII. A. 897.

SIMONIS casus, cui hieme latae pustulae eruperunt. XVII. A. 960.

Σιμοῖσθαι quid significet. XVIII. A. 662.

SIMPLICES partes quaenam dicantur. V. 673. quae videntur, duplices tamen revera sunt. V. 789.

SIMPLICITAS ex sanguine generatur. XV. 97. XVI. 317.

SIMULACRA quando et cur ante oculos oriantur. VII. 96.

SIMULANTES morbum quomodo sint deprehendendi. XIX. 1.

SINAPI acre est. XV. 747. et medicamentum est et nutrimentuṁ calidum. I. 682. cur non ut cutim, ita et ventriculum corrodat. I. 662. ei substituenda remedia. XIX. 742.

SINCIPUT. XIV 700. sincipitis ossa vide *Ossa* sincipitis. sinciput duobus ossibus constat. XVII. B. 3. ossa ex cerebri comminutione arescunt. XVII. B. 5. per sinciput tenuia et halituosa excrementa eerebri difflari solent. XVII. A. 808. in eo suturae laxissimae. XVII. A. 808. calvaria eo in loco subtilissima et plurimis meatibus pervia. XVII. A. 808. sincipitis dolor cur comitetur oedema, ex abortu factum. XVII. A. 801sq. sincipitis dolores ex menstruis suppressis. XV. 327. sincipitis dolor quomodo ab utero affecto generari possit. XVII. A. 807sq. sincipitis dolor futurae haemorrhagiae indicium. XVI. 798. sincipite dolentes confestim liberat medicamentum Aesculapius. XIII. 986. sinciput quidam infirmissimum putant. XVII. A. 802. et verticem simul devinciens fascia. XVIII. A. 788sq. et partes proximas simul devincientes fasciae. XVIII. A. 791sq.

Σίνειν (nocere) *Iones* pro *βλάπτειν* (laedere) consueverunt dicere. XV. 662.

SINGULTUS quid sit. XVI. 559. *λυγγαὶ* et *λυγμοὶ* dicuntur. XV. 846. ventriculi convulsio est. VII. 69. oris ventriculi affectus est. VIII.343. motus sunt convulsivi stomachi. XV. 846 in singultu convulsivus ventriculi motus vera convulsio non est. XVI. 172. in singultu et vomitu non idem est ventriculi motus. VII. 216. singultus quibusdam convulsio esse videtur. VII. 151. ea rejicit, qnae in ventriculi corpore sunt. XVI. 172. pulsus per eum mutatio. IX. 198. quibus accidat. VII. 217. cur pueris frequentissime accidat. XIII.154. usus. XVII. B. 240. unde oriri dicatur. XVI. 172. ejus causae. XIV. 565. XV. 846. XVIII. A. 23. 104. ex calcis osse corrupto. XVIII. B. 457. causa est hepatis inflammatio. B. 855. quomodo in hepatis inflammatione oriatur. XVIII. A. 117. causa est repletio aut convulsio. XVIII. A. 61. secundum *Hippocratem* ex repletione et evacuatione oritur. XIII. 153. *Galenus* autem sine his fieri vi-

dit, acribus humoribus stomachum mordentibus, quibus evacuatis sistitur. XIII. 154. (aliae insuper ibidem ejus causae recensentur.) — ex succis calidis in coctione corruptis. XIV. 372. causae, quae in ventriculo sunt. XIII. 147. causa ventriculus a cibis aut humore acri gravatus. VIII. 199. singultum illico patitur *Galenus*, si quando piperis plusculum ingesserit. VIII. 199.

Singultus in febribus quinto die accedens quid denotet. XV. 829. ex haemorrhagia aut purgatione magna malum. XVII. B. 786. in hepatis inflammatione oboriens malum. XVIII. A. 116. in ileo malum signum. XVIII. A. 110. ex inanitione insanabilis. XVI. 172. si superpurgatis oriatur, non bonum. XVIII. A. 144. cum vocis interceptione pessimum. XVI. 559. a vomitu malum. XVIII. A. 104. medendi methodus. XIV. 565. si propter inanitionem fiunt, curam non recipiunt. XV. 846. qui ab repletione fiunt, quomodo curentur. XV. 846. ex repletione, curabilis. XVI. 172. cura respirationis detentio. XVII. A. 418. singultum sanat spiritus cohibitio. VII. 940. sanare solet sternutamentum. XVII. B. 825. tollunt sternutamenta. XVIII. A. 23. ad singultum remedia. XIV. 371. 374. 451. antidotus *Philonis*. XIII. 268. *Archigenis* praecepta. XIII. 176. aristolochiae radix rotunda. XI. 836. aristolochiae radix in vino data. XIV. 464. ad singultus intensos *Asclepiadis* remedium. XIII. 152. aliud remedium *Asclepiadis*. XIII. 158. singultus ventriculi, ubi a plenitudine, castoreum requirit, non autem ubi a siccitate. XII. 339. ad singultum catapotium. XIII. 146. quidam exhibent semen Sisymbrii cum vino. XII. 124.

SINISTRI lateris cum dextro analogia. V. 786sq.

Σινδμορα Hippocrates saepe noxia vocavit. XV. 662.

SINONIS semina ad flatus. X. 578.

SINOPIS pro pastillis roseis. XIX. 741. ex sinopide emplastrum *Haliei*. XIII. 785.

SINUS, definitio. XI. 125. XVIII. B. 795. venarum cerebri describuntur. III. 708 sq. cerebri non propriam membranam habent. II. 711. quomodo sint dissecandi. II. 712. re-

ctus et obliquus qui. XVIII. B. 797.
etiam uteri cornua vocantur. II. 890.
quando vocetur. VII. 716 sq. callo
obducitur, et durus fit, nisi quis celeriter eum curet. VII. 717. sub quibusnam conditionibus curetur. VII.
717. non omnis simplex divisio est,
sed frequenter laceratus. XI. 127. al-
tae partes num coaluerint, unde cognoscendum. XI. 130.

Sinuum cura qua in re ab abscessuum cura differat. XVIII. B. 805.
sinus glutinant remedia refrigerantia
simul et adstringentia. XI. 838. quomodo sanaverit *Galenus*. XVIII. B.
798. cura, ubi mediocriter carne repletus est. XI. 126. glutinat aloë.
XI. 822. glutinat cerine *Ctesiphontis*. XIII. 936. jungit *Menecratis* cerine. XIII. 937. ad sinus callosos
dysrachitis. XIII. 798. sinus jungit
Andreae emplastrum. XIII. 735. emplastrum attrahens *Andromachi*. XIII.
935. conjungit emplastrum *Chalcidei*.
XIII. 803. glutinat emplastrum Pamphilion. XIII. 447. 527. exsiccat *Telamonis* empl. XIII. 528. sanat isis.
XIII. 774. ad sinus conglutinandos isis
viridis. XIII. 795. ad glutinandum vinum utile. XI. 129. sinuum deligatio. XVIII. B. 793. 797.

Sion, ejus vires et usus. XII. 123.
comeditur. VI. 622. recens lactis
secretionem auget. XI. 772.

Σηπεδονώδη quid. XI. 608.

Siphtherium, h. e. arundinis cortex superior ad alopeciam. XII. 408.

Σηπομένη quid significet. XVIII.
B. 455.

Σίραιον. VI. 519.

Siraeum. X. 868. in Asia Hepsema vocatur. XIII. 8.

Sirius a quibusdam vocatur canis.
XVII. A. 17. canis maxillae insidet.
XVII. A. 17. partis anni, quam opo-
ram vocant, initium est. XVII. A.
17.

Sisari radix, ejus vires et usus.
XII. 124.

Sison, ejus vires et usus. XII. 123.
substituenda. XIX. 744.

Sisymbrium, ejus vires et usus.
XII. 124. pro ocimo. XIX. 747. ei
substituendum remedium. XIX. 742.

Σητάνιον quid significet. XVIII.
A. 469.

Sitanium triticum est. VI. 496.

Sitaria grana sunt. XIX. 752.

Sitibundi sunt, quibus flava bilis
abundat. VII. 577. sitibundos facit
pituita salsa abundans. VII. 576.

Siticulosi secundum *Hippocratem*
purgandi non sunt. XV. 900. siticulosos fieri docet *Hippocrates* eos, qui
statis temporibus sanguinem fundunt.
XVI. 794. siticulosos facit pituita
salsa. XVI. 221. siticulosis cur lao
sit noxium. XVII. B. 874.

Sitis nonnunquam actio, nonnunquam affectus vocatur a *Platone*. V.
512. origo duplex. XI. 437. duabus
ex causis oritur. XVI. 173. fit nobis siccescentibus. XV. 39. a caliditate et humiditate orta in quibusnam
morbis accidat. XI. 437. causae. VII.
131. inexplebilis causae. VII. 135.
mortem haud raro induxit. VII. 135.
vehementis citra diabetem causa ventriculus est. VIII. 401. longa febris
ardentis causa. XV. 739. quomodo
prohibeatur in febribus. XVII. B. 103.
conditio in causo nothio. XV. 755.
in causo inexplebilis. XV. 737. non
admodum urget in febre ardente, si
tussis arida sit. XVII. A. 946 sq. non
intensa est in febre quotidiana. VII.
466. intensa in febre tertiana. VII.
466. cur sit levis in tussi arida.
XVII. B. 733. in morbis quid significet. XVI. 195. insatiabilis febris ardentis signum. XVII. A. 690. deficiens in rheumate ad ventrem delato
malum signum. XVII. A. 75. celeriter in utramque partem mutatio,
mala. XVI. 564. 604. praeter rationem soluta in acutis malum. XVI.
633. si multa fuerit in pleuritide,
acetum mulsum dandum est, aut
aqua. XV. 498. quos obsidet, iis
cibi et labores subtrahendi sunt. XV.
220. ex humiditatis penuria aegre
curatur. XVI. 173. ex caliditate
tollitur aceto cum aqua epoto. XVI.
173. ut diu sine siti quis servetur,
remedia. XIV. 493.

Sitim immodicam ex nimio ardore extinguentia catapotia. XIV. 371.
qualis ab aceto sedari queat et quibusnam in morbis. XI. 437. sedat
aqua dulcis, reliquae sitim augent.
XI. 393. cur non sedet aqua. XV.
697. sedat balneum frigidum. X. 714.
quibusnam tollat cibi paucitas. XVII.
B. 78. sedat glycirrhiza. XI. 858.
arcet lactuca. XII. 887. XV. 281. magis arcet mulsa cocta. XV. 745. sedat oxymel subacidum. XV. 683.
tollit polenta hordeacea. VI. 507. ar-

cet ptisana. VI. 824. XV. 205. 461.
483. prohibent pyra. XI. 834. exiguae inter vigilandum excitatae,
somnus medela est. XVII. B. 198.
sitim extinguit symphytum petraeum
mansum. XII. 134. ab aceto epoto
mox augetur, mox sedatur. XI. 437.
minus, quam dulce vinum infert aqua
mulsa. XV. 651. et cur. XV. 652.
magnam excitat bilis flava in ventriculo accumulata. II. 129. auget caseus siccus et durus. XV. 873. accendunt balnea non sitientibus, tollunt sitientibus balnea. VII. 696. gignit panis calidus devoratus. XV.
575. cur purgatione cieatur. XVII.
B. 679. excitat sesamum et erysimum. VI. 548. excitant uvae dulces. VI. 578. sitis a vino crescit.
XI. 437. sitim excitat vinum dulce
in biliosis. XV. 630. sitim cur vinum dulce faciat. XV. 632. gignit
inconsuetus vini meraci potus. XV.
577.

Sɪᴛᴜs partium quatuor differentiae.
I. 377. ad affectam partem common-
strandam idoneus. VIII. 45. aegrorum in lecto ut signum. XVI. 198.
XVIII. B. 55. (confer. *Decubitus.*)

Sɪᴜᴍ, ejus facultates. VI. 637.
aquas vitiat. XVI. 363. sii semen
pro dauci semine. XIX. 727. semen
pro ligustici semine. XIX. 735. ei
substituenda remedia. XIX. 742.

Sᴍᴀʀᴀɢᴅᴏ substituitur jaspis. XIX.
735.

Sᴍᴇɢᴍᴀ ad achoras, furfures et
asperitates. XII. 489. dentium *Ga-*
leni. XII. 880. dentium, quo albi et
odorati redduntur et ab corrosione
servantur. XII. 889.

Sᴍɪʟᴀx aut taxus arbor est venenosae facultatis. XII. 127.

Sᴍʏʀɪs, ejus vires et usus. XII.
205. dentes splendidos reddit. XII.
222.

Sᴍʏʀɴᴀ vide Mʏʀʀʜᴀ.

Sᴍʏʀɴɪᴜᴍ, vocant quidam hipposelinum agreste, ejus vires et usus.
XII. 128. Romae olus atrum vocatur. VI. 638. Romae maxima copia
venditur. VI. 637. ejus facultates.
ibid. lactis secretionem auget. XI.
772. semen urinam movet. XI. 747.

Sᴏᴄʀᴀᴛᴇs nihil scripsit. XV. 68.
ab *Aristophane* in nubibus tanquam
inania garriens vituperatur. XVII.
B. 263. cogitator vocatus est. XVII.
B. 263. philosophiam ab *Archelao* ac-

cepit. XIX. 226. seria semper jo-
cis immiscebat. III. 25. ante Socratem qualis philosophia fuerit, et quas
partes ipse addiderit. XIX. 222. philosophiam in tres partes divisit. XIX.
223. Socratis pastillus ad capitis dolorem. XIV. 501.

Sᴏᴄʀᴀᴛɪᴄᴀᴇ sectae principes. XIX.
226.

Sᴏᴄʀᴀᴛɪᴏɴɪs illitus lichenicus coctus. XII. 835.

Sᴏᴅᴏᴍᴀ quales montes vocentur.
XI. 694.

Sᴏʟ annum disponit. IX. 908. caloris aestivi auctor. XV. 87. caloris
aestivi et frigoris causa. XVI. 430.
optime locatus est. III. 240. ac luna
quasi oculi mundi. XIX. 161. oculis molestissimus est. VII. 118. cur
visum laedat. VII. 119. fervens stipat cutem. X. 602. flatus comprimit
et excitat. XVI. 399. excrementa ad
motum excitat. VII. 131. ab solis
aestu capitis dolorum cura. XIV.
314. 321. in quibusnam aegrotis sit
vitandus. XVIII. B. 684.

Solis in animum influxus. IV. 806.
annus duodecim est mensium. XIX.
283. conversiones. XIX. 277. cursus mundi circumscriptio secundum
Empedoclem. XIX. 263. iter *Plato*
putat temporis essentiam. XIX. 260.
defectus s. eclipsis, causae. XIX. 278.
defectus quomodo sint observandi.
III. 777. defectu stellae conspici possunt et cur. III. 776. a terra distantia. XIX. 283. figura. XIX. 277.
magnitudo. XIX. 276. natura. XIX.
274. ortus non semper idem. XVI.
407. occasus modo aequinoctialis
modo solstitialis, modo hibernus dicitur. XVI. 407. splendorem in aëre
et aqua ulterius procedere prohibentes causae. VII. 110. in terram nostram influxus. IX. 902. soli alimentum praebere oceanus putatur. XIX.
277. solem ex igne generari *Empe-*
docles statuit. XIX. 266. fixum esse
putat *Aristarchus.* XIX. 279. vitamus in putridis morbis. XVI. 411.
solis adspectus e directo quomodo
esse possit salutaris lethargicis et soporosis. II. 883. solem qui oculis
inconniventibus intueri volunt, oculos perdunt. III. 777. solem intuen-
tes visu laeduntur. VII. 91 sq. ad
solem referuntur circuitus mensium.
IX. 914. in sole versari quibus ad-

versum. VI. 373. soles duos accipit
Empedocles. XIX. 275.

SOLANUM manicum deleterium remedium est. XI. 767. exsiccans et
humectans est. XI.740. raro ut ali-
nientum in usum venit. VI. 635. ·in
erysipelate. X. 951. ad haemorrhagias. X. 330. soloni esculenti, halicacabi, hypnotici, manici vires et usus.
XII. 145 sq. semen substituitur halicacabo. XIX. 724. succus, si inflammatae parti imponatur, densari
eam et constipari transpiratus videmus. XI. 588. succus ad cancrum.
XI. 143.

SOLEA (piscis) passere suavior.
VI. 724.

SOLEN mechanicus. X. 443.

SOLERTIA ex bilioso humore gignitur. XV. 97. subtilis substantiae cerebri signum est. I. 322.

SOLIDA *Hippocrates* continentia vocat. VII. 597. solidae nostri corporis partes quae. XIX. 356. solidorum nutritio quomodo fiat. X. 742.
liquefactionem quando indicet urinae
sedimentum crimnodes. XIX. 691.

SOLLICITUDO cordis intemperiei siccae causa. IX. 388. causa melancholiae. VIII. 193. a sollicitudine convulsio causam in ariditate habet.
VIII. 172. sollicitudines colliquationis causae. XVI. 289. temperamento sicco sunt vitandae. VI. 398.

SOLON foetum animal esse legibus
suis declaravit. XIX. 179. ei dicavit librum secundum de parabilibus
medicam. *Galenus.* XIV. 390. *Solonis*
Diaetarii compositio auricularis. XII.
630.

SOLSTITIA in plagis omnibus eodem tempore fiunt. XVII. A. 16. solstitium manifestum efficit vergiliarum
occasus. XVII. A. 30. aestivum fit
principio mensis Loi. XVII. A. 21.
hiemale quando fiat. XVII. A. 21.
circa solstitium favonius flat. XVI.
409.

. SOLUTIO difficilis, si morbus ex
robustiore parte ad imbecilliorem de-
veniat. XV. 123. e contrario facilis.
ibid. solutiones morborum simpliciter dictae quae. IX. 703. vocantur
judicationes paulatim factae. XVI.
228.

Solutis acopon chloracopon. XIII.
1016. acopon, quo usus est *Menius
Rufus.* XIII. 1010. acopon ex populo. XIII. 1022. metasyncriticum

acopon. XIII. 1029. myracopon regium. XIII. 1031.

SOLUM vertere in longis morbis
convenit. XVII. B. 281.

SOLVENDI vim habet frictio mollis.
VI. 93.

SOMNIA vaticinia sunt. VI. 833.
quomodo fiant, philosophorum sententiae. XIX. 320. somnium multum
et insuetum quid efficiat. XV. 625.
somnia quibusnam sanis fiant conspicua. XVI. 525. animae in somniis
conditio. VI. 834. visis plena habent temperamento calido et humido
praediti. I. 327. phreniticorum quomodo comparata. XVI. 221. somniis
libidinosis qui vexantur, lactuca semen epotum confert. XI. 887. somniis vacantes quinam affectus sint.
XVI. 221.

SOMNICULOSI quinam sint. XVI.
221. qua in regione sint homines.
XVI. 92. somniculosos reddit humor
crudus. XVI. 222. qualis pituita reddat. XVI. 221. ne somniet quispiam
remedia parabilia. XIV. 526.

SOMNIFERA quae remedia merito
vocentur. VII. 143. somniferum papaver est. VI. 548.

SOMNOLENTA est aetas puerilis.
VIII. 162. somnolenti affectus omnes frigidae causae. VIII. 131. somnolentas affectiones efficit frigus cum
humiditate. VIII. 162.

SOMNOLENTIA a pituita abundante
fit. XVI. 15. ad somnolentiam clysteres acres. XVI. 145. somnolentos
facit humor crudus. VII. 576. pituita
dulcis. VII. 576.

SOMNUS, definitiones. XIX. 381.
quomodo fiat. XIX. 339. causae. IX.
140. XVI. 646. XIX. 382. causae
pituitae accumulationis. XIX. 488.
fons cerebrum dicitur ab *Aristotele.*
XVII. A. 540. mortis frater est. IX.
137. an sit corporis aut animae. XIX.
339. et apoplexia quid commune habeant. XVIII. A. 88. animae per eum
actio. XIX. 170 sq. somni vere et
hieme longissimi. V. 704. XV. 89.
XVI. 252. XVII. B. 205. 416. calor
per eum in interiora corporis abit.
XVII B. 173. concoquit. X. 824.
concoctio in eo optime procedit. VII.
140. concoctionis in somno modus.
IX. 132. somnos sequitur concoctio.
XV. 598. somnus cur concoctionem
promoveat. XVII. B. 191. digestioni
favet. XVII. B. 260 sq. humectat et

spiritum et effluvia cohibet. XV. 625.
semper humectat. XVII. B. 177.

Somnus humorum conditionum index. XVI. 220sq. pulsus differentiae in somno. VIII. 466. pulsus mutationes ex somno earumque causae. IX. 131. XIX. 632. pulsum qualem *Apollonides* et *Archigenes* statuant. IX. 138. conditio pulsus et respirationis. V. 174. respirationis in eo conditio. VII. 772. sanguis in eo ad interiora magis refugit. XVII. B. 298. aequales judicant febrem singultuosam. XV. 846. altior quibus sit. VII. 141. altus humiditatis cerebri symptoma est. IX. 407. brevis, nec profundus temperamenti calidi indicium. I. 324. carodes et cataphoricus in febre quotidiana. VII. 466. exigui nutritionem frustrantur. XV. 235. gravis aliquando crisin denotat. IX. 614. hedraeus. XVII. B. 176. longus oui, ejusque causae. XVII. B. 457. longior confert iis, qui cibos postridie eructant, et hypochondria cibis non coctis attolluntur. XV. 218. longiores succi frigidi sunt indicia. VI. 259. longos profundosque humiditas abundans elicit. VIII. 162. multi mollem pulsum efficiunt. IX. 269. multus cavendus percalidis naturis. XVII. B. 176. multus periculosum morbum esse ostendit. XVI. 749.

Somni profundioris causae. VII. 141. profundus multum ad coctionem confert. VI. 487. profundus quomodo sit conciliandus. XVII. B. 176. profundus cur ex crapula fiat. XVI. 646. somnum soporiferum inducit opium. XIII. 273. stabilis qualis. XVII. B. 176. somni tumultuosi ex vitioso humore in ore ventriculi acervato. VIII. 342. somni turbantur ex succis calidis et mordacibus. VI. 259. somnus uberior humores crudos digeri non sinit. X. 823. uberior viscera graviora reddit. X. 823. congruit caput dolentibus ex vino. XIV. 318. quando in morbis salutaris. XVI. 166. XVII. B. 451 sq. duplici ratione laedit in morbis. XVII. B. 451. semper nocet in principio febris accessionis. XVI. 165. noxius est, quum abscessus ventrem vexat. XVI. 165. ubi delirium sedat, bonum. XVII. B. 456. pluribus quam ante, visis pleni, morbi futuri notae sunt. I. 361. prolixiores aut suo tem-

pore non advenientes, futurum morbum indicant. I. 360. modum excedens morbus est. XVIII. A. 189. signa inde depromenda. XVIII. B. 128sq. qualis in morbis boni et mali ominis. XVIII. B. 128sq. neque noctu, neque interdiu accedens, pessimum. XVIII. B. 130. per somnos caliginosa videre aut tenebricosis in locis versari quid significet. XVI. 220. in foetido loco videri quid significet. XVI. 220. in somno videre incendium bilis flavae signum est. XVI. 219. si imber videatur, frigida humiditas superat. XVI. 219. si nix aut glacies aut grando videatur, pituita in culpa est. XVI. 219. palpebrae non commissae per somnum malum signum. XVIII. B. 52.

Somnus cum ore hiante malum. XVIII. B. 62. crura multum contracta disjunctaque habere, et simul supinum jacere malum. XVIII. B. 63. pavor et convulsio per eum in febribus malum. XVII. B. 747. et vigilia, utraque si modum excesserint, malum. VIII. 162. XVI. 669. XVII. B. 456. vigilia curatur. XVI. 173. siti medetur ex vigilia. XVII. B. 198. per somnum in oculis album conspiciendum non commissis palpebris, quid significet. XVIII. A. 89. in somnum propensio quid sit. XVII. A. 540. ad somnum propensio pituitam causam habet. XVI. 165. cur percalidi in frigore, sed bene tecti eum capere debeant. XVII. B. 173.

Somnum inducentia remedia. VIII. 131. 162. XIV. 489. 526. 550. conciliat anethum. XI. 832. inducens aster. XIII. 165. ad somnum conducit balneum. VI. 259. conciliat remedium diaspermaton. X. 372. conciliat frictio uberior. X. 823. affert fructus holoschoeni et oxyschoeni. XII. 137. ad somnum conducit lactuca et quomodo. I. 677. ad somnum conciliandum confectio papaveris. XIII. 45. somnum conciliat semen papaveris sativi. XII. 73. inducens pastillus. XIII. 304. accersit Solani hypnotici cortex radicis in vino potus et drachmae pondere sumtus. XII. 145sq. e somno indicia succi abundantiae sumenda sunt. VI. 259. e somno turbulentae excitationes convulsivae sunt secundum *Hippocratem*. XVI. 753. e somno erumpens sudor sine causa manifesta quid indicet.

XIX. 518. in somno omnes musculorum actiones exsolvuntur, et sola musculor. thoracis actio servatur. VIII. 300.

SONCHUS, ejus vires et usus. XII. 128.

SONUS undas quasi efficit ad aures pervenientes. III. 644.

SOPHISMATA, definitio. V. 72. XIX. 233. sophismatum sex modi secundum *Aristotelem.* XIV. 582. sophismata in aequivocatione quae. XIV. 583. in ambiguitate. ibid. in accentu. ibid. in compositione. ibid. in dictionis figura. ibid.

SOPHISTAE quinam. XIV. 593. sophistas veteres λογιατρούς vocant. XV. 160.

SOPHOCLIS versus de pemphige. XVII. A. 879.

SOPOR. VIII. 231. variae definitiones. XVI. 647. eo finito bona valetudo magna ex parte subsequitur. VIII. 231. sopores alti quomodo dicantur. X. 931. soporis causae. VIII. 231 sq. causa in febris insultu. VIII. 134. soporem efficit capitis refrigeratio. VIII. 161. sopores ex extrema constipatione. VII. 14. soporem affert dorycnidium parce sumtum. XI. 864. soporis causa viscidus humor. VIII. 232. hyoscyamus cum semine atro. XII. 147. sopor ex maxillae luxatione non reponenda. XVIII. A. 447. sequitur sensuum principio humectato et frigescente. VII. 576. soporis generationis theoria secundum *Hippocratem.* VIII. 231. in sopore et memoria et ratio perditur. VIII. 161. respirationis conditio VIII. 232. palpebrarum conditio. VIII. 232. sopor et vocem laedere potest. VIII. 270. in febre contraindicat purgationem. XVI. 658. an ubique malus. XVI. 644 sq. quandonam sit bona tum causa tum signum. XVI. 645. gravis post capitis dolorem abscessus secundum aures signum est. XVI. 229. gravis in morbis sine coctionis notis pessimum signum. XVI. 259. soporosi pereunt, quibus voces cum febre deficiunt post judicationem. XVI. 693. in sopore perfusiones capitis calfacientes. XIV. 732. soporosas affectiones inducit frigus cum humiditate. VIII. 162. soporosis sternutamenta sunt utilia. II. 883. quomodo solis adspectus e directo iis esse possit salutaris. II. 883.

SORANUS Ephesius sectae methodicae auctor. XIV. 684. medicamenta, quae in quarto medicinae, et in unico libro medendi, quem monobiblum inscripsit, tradidit. XII. 493 — 495. ejus alopeciae medendi methodus. XII. 414 sq. medicamentum ad columellas. XII. 987. ad oris crustas. XII. 956. Sorani meminit. X. 53. confectio ex capitibus papaveris. XIII. 42.

SORBA adstringunt. XI. 441.

SORBITIO ex alica et trago probe cocta ad tracheitidem. XIII. 10. sorbitionis exhibendae indicationes. XV. 510. exhibendae regulae secundum *Hippocratem.* XIX. 212. sorbitio quo tempore in pleuritide sit adhibenda secundum *Hippocratem.* XV. 855. sorbitiones quasnam *Hippocrates* dicat attractorias. XV. 762. frigidiores, et crassiores conducunt alvo liquidae in febribus. XV. 802. tempore judicationum detrahendae sunt. XV. 812.

SORBUS, ejus fructuum vires. XII. 87.

SORDES, quae in summo corpore nostro colliguntur, excrementa sunt. X. 176. in cute unde oriantur. VI. 67. aurium devorandas scribit *Xenocrates.* XII. 249. ad sordes aurium educendas remedia. XIV. 407. (confer. *Aurium* sordes.) oculi semicocti nutrimenti excrementum est. XVIII. B. 48. circa oculos in ipsis oculorum morbis nihil habent periculi. XVII. B. 47. ulceris, definitio. X. 176. XV. 346. a gymnasiorum statuis, in quibus largum oleum inhaeret, earum vires. XII. 116. hominum, earum vires et usus medicus. XII. 308. earum, quae lanis ovium inhaerent, ex quibus oesypon conficitur vires. XII. 309. a palaestra pro ricino. XIX. 732. extergit in balneis Aphrolitrum. XII. 212.

SORDIDA purgat aridum cephalicum ex silphio. XIII. 846. sordidi pruritu infestantur. VII. 197.

SORY simile quoad facultates ferro et lapidi ignito. XI. 688. quomodo lavetur. XIII. 407. adstringit. X. 927. simul adstringit et mordicat. XI. 641. tritum ad ulcera putrida. XIII. 732.

SOSANDRI ad palpebrarum defluvia, inveteratos affectus et ad encanthides remedia. XII. 733.

Sosicratis compositio ad orthopnoeam. XIII. 114.

a Sostrato commendatum *Apollodori* compositum ad viperarum morsus. XIV. 184.

Spadones cur habeant vocem acutam. XVI. 608.

Spanopogones vocantur, quibus pili in mento decidunt, XIV. 530.

Sparganium, ejus vires. XII. 129.

Spartium vid. *Genista.*

Spasmus. (vide Convulsio.) in coitu venereo. IV. 187. spasmum fieri *Hippocrates* dixit ex repletione et evacuatione. XIII. 153. spasmi cynici cujusnam sint musculi affectio. XVIII. B. 930. ad spasmos tendinum theriaca *Andromachi* sen, XIV. 35. spasmus musculorum surae saepe observatur in cholera. XVII. B. 783.

Spathomelas. IV. 595. instrumentum. II. 686.

Spatium inane quo dicatur respectu. XI. 405.

Speculatio principium interpretationis medicinae. XIV. 677.

Speculi imagines quomodo fiant. XIX. 307. speculis urentibus triremes hostium ab *Archimede* incendebantur. I. 657. succenditur iisdem et lana, stuppa, ellychnium etc. I. 658.

Spendusae compositio ad aures purulentas. XII. 631.

Sperma quidam non semen ipsum vocent, sed ipsius vim et facultatem. XVIII. B. 106 sq.

Speusippus philosophus. XIX. 226.

Sphaeram universi ex dodecaedra factam putat *Pythagoras.* XIX. 266.

Sphacelus, definitio. VII. 726, XVIII. A. 687, secundum varios significationes. VIII. 92. etiam dicitur, ubi os corrumpitur. XVIII. B. 455. quando ossibus contingat. XVIII. B. 455. completus non, incipiens curari potest, XVIII. A. 156.

Sphaonus pro calamo aromatico. XIX. 731. pro phu. XIX. 746,

Sphincter ani, definitio. II. 888, XIV. 706, ejus functio. III. 334. quibus resolutus aut alio modo vitiatus est, invitis effluunt excrementa, III. 335. uni et vesicae officium, IV. 454. instrumenta ejus officii. IV. 455. sphincteres vocantur musculi sedis et vesicae cervicis orbiculares. II. 588. sphincteres et in dormien-

tibus officium suum perficiunt IV. 439.

Sphondylium, fructus, radicis, floris, succi vires et usus. XII. 135.

Sphragis lemnia exsiccat modice, XIII. 659. dictum medicamentum, XIII. 91. *Neapolitae.* XII. 751. *Paccii.* ibid. inscriptus pastillus ex mandragora. XIII. 100. *Polyidae.* XIII. 834.

Spica vocata fascia. XVIII. A. 814. nardi etiam *Nardus* indica audit. XIV. 73. nardi discutit et corroborat. XIII. 155. nardi pro malabathro. XIX. 735. indica pro malabathro. XIX. 735.

Spicae vocantur omnes frumentacei fructus. VI. 543.

Spicula extrahit rotunda radix aristolochiae. XI. 836. extrahit cancer fluviatilis tritus. XIV. 242. educere dicitur caro salitorum haelurorum imposita. XII. 321. extrahere dicitur lacertarum caput. XII. 334. extrahere creditur Phorbii semen. XII. 152. ad spicula pravis medicamentis infecta. XIV. 198.

Spina acuta vide *Oxyacanthus.* — aegyptiaca, ejus facultates medicae. XI. 819. quidam arabicam vocant, XI. 819. aegyptiae fructus cicatricem inducit. XI. 757. aegyptiae fructus ad haemorrhagias. X. 329. substituitur acanthi siliqua. XIX. 723. alba vide *Acanthus* alba. — alba, vires ejus. XII. 58. vulgaris vid. *Acanthus.* — ad spinas generandas excrementorum abundantia confert. VI. 647.

Spina *dorsi,* definitio. XIV. 707. vocatur omnium vertebrarum compositio. XVIII. A. 492. viginti quatuor vertebris constat. II. 755. cur ex viginti quatuor vertebris composita in hominibus. IV. 50. cur non ex uno osse composita. IV. 42. cur intus excavata. IV. 42. quomodo dividatur. II. 755. vertebrarum in varias regiones divisio. IV. 50. vertebrarum, ejus figura h. e. variae ejus inclinationes. XVIII. A. 542 sq. recentiores quidam thoracis tantummodo et lumborum vocant vertebrarum compagem. XVIII. A. 493. thoracis magis gibba videtur, propter longos processus. XVIII. A. 546. cur sit circa os sacrum gibba. XVIII. A. 543. cur ab osse sacro ad septum transversum intus paullum curvetur.

XVIII. A. 544. figura media quae. IV. 452. evolutio in foetu. IV. 541. primo formatur in foetu secundum *Aristotelem.* XIX. 331. motus ex vertebrarum constructione resultans. IV. 79 sq. musculi. XVIII. B. 991. spinam in posteriora curvantes musculi. XVIII. B. 991. flectentes musculi. XVIII. B. 992. ligamenta. IV. 111. partes quae ei ab anterioribus adhaerent. IV. 86. constructionis usus. IV. 42. quatuor usus. IV. 48. propugnaculum ventriculi est. III. 284.

Spinae scapulae usus. IV. 122 sq. spina vocatur etiam processus spinosus vertebrarum. II. 758. spinae propriae ac praecipuae affectiones. XVIII. A. 75. spinae concussionis effectus. XVIII. A. 564. spinae diversae distorsiones. VII. 28. spinae curvationis variae species. XVIII. A. 493. etiam in sanis pluribus modis curvari potest. XVIII. A. 552. et quomodo tunc curanda. XVIII. A. 553 sq. perversio quaelibet, curvitas, distorsio etc. instaurari non possunt. XIV. 796. quibus magnopere distorta respiratio parva et densa fit. VII. 853. quidam ex tuberculis eam in posteriorem partem compelli putant. XVIII. A. 494. in anteriorem partem luxatae effectus et cura. XVIII. A. 560. luxatio in posteriorem partem qualia symptomata producat secundum *Hippocratem.* VII. 921 sq. luxatae curam per intensionem super scalam *Hippocrates* vituperat. XVIII. A. 514. prope cervicem cura. XVIII. A. 516.

SPIRANDI difficultas quibusnam in morbis occurrat. XVII. B. 730. difficultas signum decretorium. XVII. B. 396. difficultas signum malum. IX. 615. difficultas in febre non intermittente lethale signum. XVII. B. 730. difficultatis causae in febribus. XVII. B. 730. difficultas in peripneumonia et pleuritide adest. VIII. 121. ad spirandi difficultatem remedia. XIV. 366. 572. ad spirandi difficultatem a stomacho remedia. XIV. 513. difficultatem tollit centaurium majus. XII. 20. facilitas salutifera in morbis acutis, quibus febris copulatur. IX. 883. 889. facilitas permagnam ad salutem vim habet in morbis. XVII. A. 528.

Spiranti perpetuo theriaca *Andro-* *machi* senioris. XIV. 37. spirantibus aegre theriaca. XIV. 304.

SPIRATIO arteriarum, definitio. XVII. B. 252. spirationis ob uterum ablatio a quibusdam hysteria vocatur. VIII. 414.

SPIRITUOSA vitia qualia. XVII. B. 29. spirituosi quinam interdum vocentur. XV. 905.

Spiritus (confer. *Respiratio.*) a Stoicis anima vocatur. IV. 783. vocat *Hippocrates* ea, quae impetu feruntur. VII. 597. ejus effectus. VII. 597. vocat *Hippocrates* respirationem. XV. 487. et ventus dicitur. XVI. 394. veteres duos, animalem et naturalem accipiunt. XIV. 697. Stoici tertium, hecticum addunt. XIV. 697. copiam et subtilitatem causam *Asclepiades* statuit pulsus vehementis. VIII. 646. copia venas tum aperit tum rumpit. XVII. A. 50. substantia quomodo custodienda. X. 838. quomodo nutriatur. X. 742. ad spiritum generandum pulsus conferunt. IX. 6. spiritum primum quod haurit, cor est. V. 281. spiritus per totum corpus ex arteriis emanatio difflatio vocatur. XVII. B. 319. in spiritu virium essentia consistit. X. 838. excretionem *Aristoteles* semen putat. XVII. B. 29. ad alterandum promtus. VII. 740. est ad alterandum facilis. XV. 295.

Spiritus alterationis causae. X. 840. alterationis cura. X. 841. eum attenuant calefacientia. VII. 600. intus movetur in moeroribus. VII. 844. animalis in cerebri ventriculis est, primum animae organon ad sensum et motum. VIII. 233. animalis fons. X. 839. animalis num ex corde an capite proficiscatur. V. 281. animalis in cerebro generatur. V. 608. et ex vitali habet originem. ibid. — animalis fit ex vitali admodum elaborato. XV. 263. animalem praeparant ventriculi cerebri. III. 663. organon ventriculus cerebri. IV. 501 sq. spiritu animali plenum putat *Chrysippus* cerebri ventriculum. V. 185. qui in cerebri ventriculis est, motu consumitur. V. 154. ejus regeneratio. V. 155. animalem nutriunt arteriae. III. 46. nutrit plexus retiformis. IV. 323. sentiendi et motus facultatem exhibet. XVII. 726. ejus sedes. ibid. mutata quantitas et pulsum mutat. VI. 149. generationi pulsus praeest.

IX. 210. substantiam ejus nutrit respiratio. IV. 466. nutrimenti principium quod. IV. 504. nutritioni ejus praeest respiratio. VII. 761. an a respiratione nutriri possit. IV. 501. quibus evacuatur, quomodo respiratio iis turbetur. VII. 770. sanguinis halitu ad nutritionem indiget. IV 506. sed qualis esse debeat. IV. 507. animali conducit calor moderatus. XV. 369.

Spiritum in arteriis non contineri docetur. IV. 704. spiritus, qui in arteriis contineri dicitur, ambiente nos aëre non est tenuior. IV. 706. unde procreetur secundum *Erasistratum.* IV. 706. spiritum arteriarum evacuari in vulnere, et sanguinem eum sequi negatur. IV. 712 sq. in arteriis crassus et vaporosus secundum *Praxagoram.* IV. 707.

Spiritus in ventriculis cerebri animae organon est. IV. 509. instrumentum primum animae est. V. 606 sq. in cerebri cavis contentus, primarium animae instrumentum. XVII. B. 248. in cerebri ventriculis contentus num animae domicilium, an forsan ipsa anima. V. 606. cerebri vasis, et praesertim arteriis secernitur. V. 607. in ventriculis cerebri quaenam vasa progignant. V. 356. in cerebri ventriculis rationis et memoriae primum instrumentum, VIII. 175. cerebri ventriculorum evacuatus non vita privat animal, sed sensus motusque reddit expers. V. 606. etiam in nervis talem. esse, demonstratur. V. 611. num in mediam thoracis pulmonisque regionem feratur, quomodo sit experimentis enucleandum. II. 698 sq.

Spiritus cohibitio quid, et quomodo fiat. III. 562 sq. IV. 461. VII. 940. *detentio* et cohibitio, definitio. VI. 173. ejus in apotherapia usus et effectus. VI. 173. spiritum cohibet somnus. XV. 625. cohibitionis utilitas. VII. 941. cohibitio ad apotherapiam idonea ventriculum attollit. VI. 176. cohibitio exercitatio est musculorum thoracis. VI. 152. laryngis in ea conditio. VI. 176. ad spiritum retinendum promta curandi methodus. X. 843.

Spiritus crassus et vaporosus, qui non transit, causa palpitationis. VII. 596. 597. incrassant, coarctant et turbidum reddunt refrigerantia, VII.

600. dolores a crassis et crudis spiritubus curat rotunda radix aristolochiae. XI. 836.

Spiritus flatulentus quinam dicatur. XI. 111. austrino aëri respondet. XI. 111. quomodo generetur. V. 679. gignit gongylidis (rapae) semen. XI. 861. flatulenti generatio quid denotet. XV. 804. flatulentus in capite oboriens aurium sonitum gignit. XV. 599. flatulentus causa capitis doloris. XVI. 49. flatulentus acris causa cholerae aridae. XV, 885. flatuosus inflationem gignit. X. 963. flatulentus collectus in cavitatibus inflationis causa. XV. 770. flatuosus secundum diaphragma collectus, laedit nonnihil mentem. XVI. 584. flatuosus causa palpitationis. XVI. 570, partes et loci, qui ab eo ut plurimum infestantur. XI. 111. flatulenti inordinata motio causa vertiginis tenebricosae. XV. 804. ejus cura. XV. 806. doloris inde orti cura. X. 861. ob spiritum flatuosum dolores vacuationem postulant. XI. 261. colligitur aliquando etiam in carnosis partibus sine dolore. — ejusdem affectus cura. XI. 115. tumorum inde ortorum cura. XI. 111. flatulenti in ventre aut intestinis collecti cura. XI. 111 sq.

Spiritus halituosus unde gignatur. X. 968. halituosus et crassus et frigidus est, et tardi motus. X. 863. *innatum* Stoici animae substantiam dicunt. XI. 731. innati duplex species naturalis et animalis, cui addunt alii tertium, hecticum. XIV. 726. interceptiones in venis, de quibus loquitur *Hippocrates*, quomodo sint accipiendae. XV. 779. interceptiones per venas venaesectio solvit. XV. 860. nativus calor innatus vocatur, XI. 731. naturalis in nobis aquiloniae aëris constitutioni similis est. XI. 111. naturalis animantia et stirpes nutrit. XIV. 726. ejus sedes. ibid. obscurus *Hippocratis* parvus est. VII. 959. turbidus nusquam apud *Hippocratem* occurrit. XVI. 201. turbidus quid apud *Hippocratem* significet. XVI. 595 sq. vaporosus et crassus in musculis oscitationem continuam efficit. VII. 940. *vitalis*, ejus fons, sedes et nutritio. X. 839. vitalis ex corde proficiscitur secundum *Erasistratum.* V. 281. vitalis in arteriis generatur. V. 608. vitalis in arteriis et corde gignitur, et spiratione ortum ducit. XV. 263. vitali plenum putat ventriculum cerebri. V. 185. angustiae comitantur stercoris acervationem in superioribus intestinis. XVI. 146. quibus sursum trahitur, vox autem suffocans est, et vertebra intro considet, his in fine velut contrahentis cujuspiam spiritus redditur. (*Hipp.*) XVI. 678. et quomodo hoc sit explicandum. ibid. et sq. spiritum inter exspirandum collidi et quasi sisti tum angustiae tum convulsionis nota est. XV. 600. intro ferri prohibet sputum impactum, extra vero ferri cogit. XV. 493. in vocis defectione veluti iis, qui strangulantur, malus. XVI. 559.

SPLANCHNON vide *Muscus.* (XI. 855.)

SPLEN vide LIEN.

SPLENDORIS sensus visus est. VII. 122. splendores maximi visum corrumpunt. VII. 117.

SPLENIA, eorum constructio qualis esse debeat. XVIII. B. 821. numerum indicat fracturae magnitudo. XVIII. B. 822. tria *Galenus* adhibet in claviculae fractura. XVIII. B. 822. eorum usus. XVIII. B. 823.

SPODIUM tenue est citra calorem manifestum. XIII. 568. parandi ratio. XII. 234. ei substituendum remedium. XIX. 743.

SPONDYLI cinarae manduntur. VI. 637. marini tardissime nutriunt. XVII. B. 484. semen amarum et calidum est. XI. 646.

SPONGIA non cava, sed cavernosa est. VIII. 672. sicca levis. XI. 407. magna ex aqua calida expressa ut fomentum. XV. 521. spongiis ad aegros detergendos non utuntur hodierni medici. XV. 715. spongia pro strigili utendum est in lavacris aegrotorum. XV. 713. ea tamen hodierni medici non utuntur. XV. 715. usta, ejus facultates et usus medicus. XII. 376. spongiae ustae cinis sanguinis fluxionem inhibet. XIV. 289.

SPONTANEA quae dicantur. XV. 299.

SPORADICI morbi qui dicantur. XV. 429.

SPUMA quomodo generetur. XVIII. B. 177. spumae causa. XVI. 557. generationis duplex modus. XVII. B. 543. unde fiat solutu difficilis et stabilis. XVII. B. 543. ante os consistens quando oriatur, et quid significet. XVII. B. 543 sq. italica pro magnete vitreo. XIX. 735. nitri vide *Aphronitron.*

Spumosis prodeuntibus quibus coma oritur, febris exacerbatur. XVI. 705.

SPUTAMEN, definitio. IX. 562. sputamina quaenam cruditatem significent. IX. 564. quae prava sint. IX. 564 sq.

SPUTATIO frequens in phrenitide mala. XVI. 539. sputationis in morbis causae. XVI. 540. sputationes crebrae, si fiant in phrenitide cum refrigeratione, nigra removuntur. XVI. 571.

SPUTUM quid proprie dicatur. IX. 564. quaenam salubria et quae non. I. 280. sputum quale bonum esse debeat. XVII. B. 398. sputa concoctionem organorum respirationis indicant. XVI. 236. sputorum sapor diversus. XVI. 217. sputum quodnam facile excludatur. VIII. 286. sputum pro humoris redundantis qualitate diverse coloratum est. XVI. 21. sputi in morbis duplex indicatio est. XVI. 168. sputum in lateris dolore morbum brevem fore indicat. XVI. 236. sputa ut symptomata morborum. VII. 76. ut signa. IX. 575. signa inde depromenda. XVIII. B. 170. quibusnam in morbis signa sint. XVI. 502. ut signa coctionis aut cruditatis. IX. 611. coctionis aut cruditatis signa sunt. XVI. 211. optimum quale. XVIII. B. 173. optima quae dolorem sedant. XVIII. B. 185. omnia mala, quae dolorem non sedant. XVIII. B. 185. bilis atra in iis mortale signum habetur. XVI. 218. quae facile educuntur, bona, quae contra, mala. IX. 565. nullum exspui malum, XVIII. B. 179. sputo multo in bronchiis detento respiratio deterior redditur. VII. 916. sputum quodnam in morbis pectoris salubre secundum *Hippocratem,* IX. 565. quodnam vero malum. X, 566 sq.

Sputa cruditatem aut coctionem in pectore aut pulmone indicant. XVI. 70. 248. in omnibus doloribus pulmonum facile excreari et flavescentia esse debent. XVI. 169. in omnibus doloribus pulmonum et pleuritide celeriter et facile exspui oportet. XVIII. B. 170. in peripneumonia aut pleuritide valde foetida quid denotent.

XVI. 215. signa sunt affectionis pulmonum, thoracis, tracheae. XVI. 210. crisin constituunt in morbis thoracis et pulmonis. IX. 708. de thoracis pulmonisque conditione certiores reddunt. XVII. A. 140. conditio in iis, qui ulcere pulmonum ex succi vitiosi erosione laborant. X. 373. in peripneumonia et pleuritide. VIII. 122. in pleuritide rejecta quid. VII. 375. in pleuriticis causam morbi indicant. IX. 686. qualia coctionis perfectae in pleuritide signa. XVII. B. 395. qualia cruditatem perfectam indicent. XVII. B. 395. si in pleuritide statim appareant, morbum faciunt breviorem. IX. 561. 633. sin minus longum. ibid. et XV. 475. quaenam in pleuritide optima, quaeque pessima. IX. 687. qualia in pleuritide et peripneumonia lethalem exitum denotent. VII. 457. in pleuritide maligna mortem indicant. IX. 564. phthisicorum, si carbonibus injecta graviter oleant, lethale. XVII. B. 796. eorum conditio in tabe maligna et in moderata. XVII. A. 72. quando leviter educantur. XVIII. B. 170. ad sputum. XIV. 563. quomodo evacuentur. XVI. 168.

Sputa mediocriter educit aqua mulsa. XV. 651. magis educit aqua mulsa dilutior. XV. 660. maturat educitque in peripneumonia balneum. XV. 719. promovet confectio ex marrubio et iride. XV. 481. educit oxymel subacidum. XV. 683. sursum ducit oxymel. XV. 676. magis educit vinum dulce quam vinosum. V. 771. secundum *Hippocratem* vinum dulce potentius educit. XV. 641. minus educit vinum siticulosum et cur. XV. 642. cur non educat aqua. XV. 697. inhibet papaver. VI. 548. egressus prohibetur a spiritu denso. XV. 492. agglutinat et profluere prohibet spiritus densus. XV. 493.

Sputorum differentiae. XV. 323. album unde fiat. XVIII. B. 175. album, glutinosum et rotundum inutile. XVI. 169. album et viscidum et rotundum inutile. XVIII. B. 175. ἄνθηρά qualia sint apud *Hippocratem*. XIX. 81. adhuc bilioso existente, si suppurationes fiant, admodum exitialia sunt. XVIII. B. 188. 189. ex sputis biliosis in pleuritide, si celeriter evanescat, quid fiat. XVI. 716 sq. concocta sunt, quae puri si-

millima. XV. 857. crassa reddit concoctio. XVI. 74. admodum crassa difficulter eliminantur. XVIII. B. 171. crassa detergit (interdum) oxymel. XV. 679. crassa vehementer glutinari, nihilque ab oxymelite juvari quibusnam contingat. XV. 680. quando fiant flava aut pallida. XVI. 21. — quando spumea et alba. — quando nigra aut livida. ibid. flava aut pallida quomodo fiant. XVI. 169. flava unde fiant. XVIII. B. 175. flava biliosum fluxum sincerum indicant. XV. 324. flavum, fulvum, aut quod multam tussim excitat, neque valde commixtum, deterius. XVII. A. 319. flava sincera periculosa sunt. XVI. 169. flavum, si sincerum fuerit, periculosum. XVIII. B. 175. flavum sanguine mixtum in peripneumonia quando sit salutare et quando non. XVIII. B. 182. florida quaenam sint. XVII. A. 329. floridum sanguinem abundare docet. XVII. B. 129. glutinosum reddit et elabi prohibet. VII. 926. glutinosum medicamentum astergens postulat. XV. 653. impactum spiritum intro quidem ferri prohibet, celeriter vero extra ferri cogit. XV. 493. lividum, aeruginosum aut atrum perniciosum est. XVII. B. 395.

Sputa nigra aut livida a quali sanguine fiant. XVI. 170. nigrum nigram bilem indicat. XVII. B. 129. nigra fluxum melancholicum esse docent. XV. 324. nigrum deterrimum. XVIII. B. 179. nigrum omnium perniciosissimum. XV. 324. nigra pessima. XVIII. B. 185. nigrum mortem portendit. IX. 569. pallidum indicium est flavae bilis exuperantiae. VII. 376. pallidum bilem pallidam abundare docet. XVII. B. 129. puris tabes et fluxus sequitur. XVIII. A. 115. purulentum tracheae ulcus significat si exiguum, si multum vero pulmonis. VIII. 289. puris a sanguinis sputo malum. XVIII. A. 115. retentum spiritum densum facit. VII. 926. XV. 493. rotunda quomodo generentur. XVII. B. 106. rotunda saepe in phthisin trahunt. XVII. B. 106. rotunda delirium futurum significant secundum *Hippocratem*. XVII. B. 106. rubrum quando appareat. XVI. 170. rubrum sanguinis. VII. 376. rubra plurimum sanguinis, sed parum amarae bilis habere humorem testantur.

XV. 324. rufa biliosum quidem fluxum denotant, sed non parum esse serosi excrementi cum flava bile commixtum. XV. 324. sputi sanguinis meri causae. XVIII. B. 184. sanguinis exigui quando in peripneumonia locum habeat. XVIII. B. 184. sanguinis cur sit reformidabile. XVIII. B. 184. spumeum et candidum quando fiat. XVI. 169. spumosum quomodo fiat. XVIII. B. 177. spumosum pituitae indicium. VII. 376. spumea pituitosum fluxum indicant. XV. 324. XVII. B. 129. tenue aegre exspuitur. XVIII. B. 171. tenue in pleuritide coctionis imperfectae signum. XVII. B. 395. tenue in pleuritide et peripneumonia principium morbi significat. VII. 446. tenuia, salsa, calore sincero tincta et pauca sequuntur morbi cruditatem. XV. 593. 600. viride admodum et spumeum malum. XVI. 169. viride et spumosum malum. XVIII. B. 176. ad sputa viscosa et glutinosa eliminanda *Nicerati* eclegma. XIII. 98. *Cosi* compositio. XIII. 100.

Σπυράθους vocant dejectiones caprarum similes. XVI. 599.

SQUALLIDUM et siccum et aqua vacans idem est. XVI. 419.

Squallentibus lens noxius cibus est. VI. 526.

SQUALOR secundum *Hippocratem* quid significet. XVII. A. 40. squalores sunt imbribus salubriores. (*Hipp.*) XVI. 417. XVII. A. 653. febres acutas gignunt. XVI. 417. in febre acuta mali. XVII. A. 869. corpora sicciora reddunt. XVI. 442. corporis morbos siccos indicant. XVI. 200. corpora sicciora reddunt. XVII. A. 43.

SQUAMA aeris, ferri, helitis et chalybis, vires et usus. XII. 223. squamas tollit aridum cephalicum *Lucii.* XII. 846. tollit aridum cephalicum ex *Serapiade* inscriptum. XIII. 847. *Tryphonis* cephalicum. XIII. 847. tollit emplastrum ex herbis *Critonis.* XIII. 863. removet Hercules vocatum remedium. XIII. 858. ad squamarum abscessus Isis viridis. XIII. 794.

SQUATINA durae carnis est et concoctu difficilis. VI. 737.

SQUILLA piscis Caris audit. XIV. 242.

STABILIMENTA deligationis. XVIII. B. 918.

STABILITAS gignitur ex melancholico humore. XV. 97.

STACHYS frutex, ejus vires. XII. 129.

STACTE vocata lixivia valde calefacit. XIII. 569. (parandi ratio. ibid.) calefacit. XI. 520.

STAGIUM denarium unum pendet. XIX. 763. quot pendeat siliquas. XIX. 764.

STAGNA maritima *λιμοσθαλάττας* vocant. VI. 709. 711. stagnorum exhalatio febris putridae causa. VII. 290. halitus morborum endemicorum causa. XV. 121.

STALTICAE facultates. XI. 781. ad STANDUM usus pedum. III. 187.

STAPHISAGRIA pituitam e capite deducit. XIV. 326.

STAPHYLE male vocatur uvula, quoniam ita vocatur quaedam ejus affectio. XII. 960. morbus est uvulae, ubi ejus extremum majus et lividum factum est. XII. 971. ejus affectus cura. XII. 972.

STAPHYLINUS agrestis et sativus, eorum herbae, radicis et seminis vires. XII. 129. a quibusdam daucus vocatur. XI. 862.

STAPHYLOMA, definitio. XIV. 774. XIX. 435. 439. staphylomata alia solo situ, alia affectione praeter naturam sunt. VII. 732. cura. XII. 801. excidenda sunt. XIV. 784. ad staphylomata aster inexsuperabilis. XII. 761. diarrhodon ex rosis magnum. XII. 767. emplastrum. XIII. 738. libianum remedium. XII. 762. *Zoili* collyrium. XII. 771 sq.

STARE non convenit iis, qui ulcus in crure habent. VII. 590. lassitudinem gignit. VII. 590. ulceribus minime conducit. VII. 590.

STATA tempora quaenam secundum *Hippocratem.* XVI. 387.

STATER. XIX. 768. vocatur tetradrachmos. XIX. 772. assarios duos continet. XIX. 760. quot drachmas habeat. XIX. 772. quot habeat stagia. XIX. 763.

STATIO quomodo fiat. IV. 254. quinam musculi in ea agant. IV. 255.

STATUA *Polycleti* cur canon appellata. I. 566.

STATUS gastrici brevis delineatio.

III. 352. vitiosi corporis duplex. VI.
384. in statu morbi tenuissimo victu
est utendum. XVI. 427.

STEATOCELE, cura chirurgica. XIV.
788.

STEATOMA, definitio. X. 985. XIX.
440. vocatur ita, quoniam in
eo sevo simile quid reperitur. VII.
718. membrana peculiaris ea saepe componit. VII. 719. steatomata
prius non sunt, sed fiunt praeter naturam. XV. 347. causa est humorum
fluxus. VII. 22. in steatomata supervacaneum a natura deponitur. VII.
35. cura. X. 985. steatomata in
cervice quomodo removeantur. XIV.
785. steatoma uteri vide *Uteri* sarcosis.

Στεγνὸν, definitio. XI. 753.
STEGNOTICA remedia quae. XI.
753.

STELECHIAEA vena. II. 574.

STELLA quid significet. XVII. A.
16. stellae ex puteis profundis conspiciuntur, sole non in meridie locato. III. 777. stella singula mundus. XIX. 271. stellarum figura. XIX.
271. essentia. XIX. 270. stellae unde illuminentur. XIX. 273. stellarum
motus. XIX. 272. ordo. XIX. 272.
stellas *Diogenes* cometas vocat. XIX.
286. stellarum significatio. XIX. 274.

STELLIO scorpiones visos frigore
perimit. XIV. 243.

Στεαφυλίτης, definitio. VI. 580.
Στέμφυλα. VI. 579.

Στενυγροχωρίη quid significet,
et unde compositum sit. XVIII. A.
411.

Στενυγρὸν ab Ionibus το στενὸν,
angustum, dicitur. XVII. A. 897.

STERCUS, definitio. XIX. 363. ejus
vires et usus medici in universum.
(singulorum animalium stercora vide apud animalia ipsa.) XII. 290 sq.
in anfractibus intestinorum impactum
deorsum ferri excrementa prohibet.
VII. 220. quod aut supra aut infra
continetur, quomodo cognoscatur.
XVI. 146. in volvulis vomitu ejicitur. VII. 219. vomitur transitu in
ileo praecluso. II. 193. et quomodo.
II. 195. in intestinis induratum molles clysteres requirit. XVI. 145. exuritur iis, qui prandere assueti non
prandiunt. XV. 559. stercore veteri
non subeunte febris exorta quomodo
curanda secundum *Hippocratem*. XV.

796. variorum animalium attrahit. XI.
760. columbinum acervatum calidum
est. XI. 606. caprinum parotides induratas juvat. XIV. 336. humanum
canibus suavissimum. II. 178. humanum, oris et gutturis partibus inunctum, aut devoratum, valere scribit *Xenocrates*. XII. 249. pecudum
per se accensum. VII. 298.

STERILITATIS utriusque sexus causae. XIX. 451. mulierum et virorum
causae. XIX. 328. causae secundum
Hippocratem. XVII. A. 453. feminarum causae. XVII. B. 862. feminarum causa secundum *Aristotelem*.
XIX. 323. virorum causae. XVII. B.
869. sterilitatem adducit cedrea. XII.
18. sterilitatem parere dicitur epimedium, si potu hauriatur. XI. 876.
sterilitatem ajunt efficere semen Periclymeni. XII. 98. ad sterilitatem
vel maris vel foeminae cognoscendam
remedia. XIV. 546. sterilitatis mu-
lorum causae. XIX. 329.

STERNUM, definitio. XIV. 705. 722.
στῆθος vocat *Hippocrates*. XVIII. A.
412. quot ossibus constet. II. 653.
ossa septem a *Galeno* numerantur.
II. 763. cur ex septem ossibus constet. III. 599. figura. II. 764. cur
etiam xyphoides dicatur. II. 765. superior finis cum prima costa coarti-
culatur. II. 656. pars ejus inferior
cartilago ensiformis prope os ventriculi est, superior prope clavicularum
compagem. III. 416. sibi ipsi conti-
nuatur, et per costas cohaeret cum
spina. XVIII. A. 413. cartilaginis
ensiformis utilitas. III. 598. ad sternum deligatio. XVIII. A. 816.

STERNUTATIO vehementiorem quam
tussis spiritus habet impetum. VII.
172. causae. VII. 172 sq. XVIII. A.
158 sq. omnis promovetur ex capite
percalefacto cerebro aut perhumectato
capitis vacuo (*Hippocrat.*) XVIII. A.
157. narium purgamentum. XVIII.
A. 159. sternutationis utilitates. VII.
199. XI. 501. quando sit in capitis
dolore utilis. XVII. B. 334. . maximum remedium capitis halitu repleti
est. VII. 172. ex cerebro initium habens, capitis gravitatem levare videtur. XVIII. A. 159. gravedines ab
initio laedit. XVI. 170. quomodo noceat pulmonis morbis superveniens.
XVIII. B. 182. ad tormina et omnes internas affectiones proficit. XIV.
464. sternutatione protruduntur, quae

nares irritant. VII. 169. sternuta-
tionem provocat radix batrachii. XI.
849. flores Ptarmices. XII. 108. Struthii radix. XII. 131.

STERNUTAMENTA opera sunt quidem naturae, sed ab affectibus mor-
bosis proveniunt. XVII. B. 239. adhibenda sunt in capitis dolore, ubi humor aqueus causa est. XVI. 175. ster-
nutamenti utilitas ad uteri strangula-
tionem et partum difficilem. XVII. B.
823. sternutamenta ad capitis dolorem a vaporibus. XIV. 316. quomodo gravedini medeantur. II. 882. lethargicis utilia. II. 883. et soporosis.
II. 883. ejiciunt secundinas. XVII.
B. 824. singultum sanare solent. XVII.
B. 825. singultum quando tollant.
XVIII. A. 23. in tempore facta sedant singultum. XIV. 372.

STERNUTATORIA in lethargo. X.
931. sternutatorium ita exhibitum,
ut nares deinde comprimantur, ad
secundinas expellendas. XVII. A. 472.
sternutatorii utilitas ad secundinas
expellendas. XVII. B. 841. caput
purgantia *Heraclidae* Tarentini. XII.
583. *Ptolemaei* ad capitis dolorem.
XII. 584.

STERTOR unde oriatur. IV. 436.
quibusnam accidat. XVIII. A. 87. stertorem inducit respiratio densa. XV.
492. ad stertorem remedia parabilia.
XIV. 419.

STESIANI, abscessu in musculis ab-
dominalibus laborantis historia. VIII.
356.

STESICHORUS citatur. V. 309.

Στῆθος quid significet aqud *Hippocratem*. XVIII. A. 412. planta pedis est. XVIII. A. 613.

STHENELI dictum: atqui nos pa-
tribus longe praestamus avisque. I.
12.

STIBIUM copticum, ei substituendum remedium. XIX. 743.

STICHUS ab aliquibus vocatum medicamentum. XIII. 60.

STIGMATA leprosis digerit batrachium. XI. 849.

STILLATIO e naribus semper malum signum. XVI. 500.

STILLICIDIUM vesicae vide STRAN-
GURIA.

STILO vulnerati in manu casus, et
inepta *Thessali* cura ejusdem. X. 390.

STILPO *Euclidis* discipulus. XIX.
227.

STIMMI, ejus vires et usus. XII.
236. quomodo lavetur. XIII 407.

STIPAT balanus myrepsia. XI. 845.
stipatio quomodo fiat. X. 601. in vasorum finibus quomodo accidat. X.
746. quibus febris ocrasio est, iis
ultra tres dies accessio porrigitur. X.
601.

STIPULAE aridae facile accenduntur. VII. 4. 8.

STIRPES num sint animalia. XIX.
340. quomodo augeantur. XIX. 341.
quomodo generentur et dispensentur.
V. 522. quando marcescere dicantur. VII. 668. omnes neonatae humidae. VII. 673. stirpium differentiae. XIV. 30. quoque generatio ex
quatuor elementis est. V. 671. in
stirpibus calor et frigus magis sunt
efficaces quam humor et siccitas. XV.
226.

STOEBE id. q. tomentum. IV. 8.
herba ad vini conservationem aptissima. XIV. 18. stoebes fructus et folia, eorum vires et usus. XII. 130.

STOECHAS, ejus vires et usus. XII.
130. copiosissime provenit in Creta
et Cycladibus, optima cretensis. XIV.
76. a putrefactione vindicat et attenuat. XIII. 277. ad posteriorem capitis partem purgandam. XIV. 759.
ei substitui potest chamaedrys. XIX.
743.

STOICAE philosophiae inventor *Zeno*
Citieus. XIX. 227.

STOICI refutantur, qui in rebus in-
utilibus logicam speculationem abunde exercent. V. 225. aerem continuum nec vacuum et ex atomis compositum putant. XIX. 312. aerem frigidum esse dicunt, *Aristoteles* calidum. XI. 510. de causa aestatis et
hiemis. XIX. 293. affectus in partibus affectis collocant. XIX. 319. animae definitio. XIX. 355. de anima
sententia. XIX. 254. animam immortalem putant. XIX. 255. mortalem
animam putant. XIX. 316. animam
spiritum dicunt. IV. 783. sedem animae in corde putant. XIX. 315. nullum brutum aut concupiscere aut irasci dixerunt. V. 213. de circuli lactei natura. XIX. 285. Dei definitio. XIX. 252. de Dei essentia sententiae. XIX. 241 divinationem introducunt. XIX. 320. quatuor elementa accipiunt. XIX. 243.
causas omnium partium ad *Aristotelis* quatuor elementa referunt. II. 8.

theoria foetus nutritionis in utero. XIX. 331. foetum animal non esse statuunt. XIX. 330.

Stoici totum corpus simul creari in foetu putant. XIX. 331. fortunae definitio. XIX. 263. de causa generationis geminorum aut trigeminorum. XIX. 326. quo tempore homo perfectionem adipiscatur. XIX. 338. quid ideas vocent. XIX. 248. de causa similitudinis liberorum cum parentibus. XIX. 327. locum a receptaculo diversum putant. XIX. 259. de causa lunae defectus. XIX. 282. de lunae figura. XIX. 280. de lunae magnitudine. XIX. 280. de lunae natura. XIX. 279. de causa, quae efficit, ut mulier ex frequenti coitu non concipiat. XIX. 325. eorum de mundo sententia. XIX. 249. opinio de mundi figura. XIX. 264. mundum corruptibilem putant. XIX. 265. naturam vocant, quae stirpes regit, animam, quae animalia. XVII. B. 251. plantas non animatas putant. XIX. 341. spiritum innatum animae substantiam dicunt. XI. 731. hecticum spiritum praeternaturalem accipiunt. XIV. 697. seminis definitio. XIX. 450. de senectutis causis. XIX. 344. quomodo sensus fiat theoria. XIX. 304. quot sensus accipiant. XIX. 303. de solis conversione. XIX. 277. de solis figura. XIX. 277. de solis natura. XIX. 275. de somni causa. XIX. 339. unde nutriantur stellae opinio. XIX. 273.

Stoici stellas rotundas putant. XIX. 271. de causa sterilitatis. XIX. 328. de temporis essentia opinio. XIX. 260. tenebras videri contendunt. XIX. 308. de terrae motuum causis. XIX. 296. de causa tonitru. XIX. 288. universum a toto putant. XIX. 263. nullum vacuum dari in rerum natura perhibent. XVII. B. 163. intra mundum nullum extra infinitum vacuum statuunt. XIX. 259. ventus definitio. XIX. 292. de solis ventorum nominibus disputant. XVI. 396. vocem corpus dicunt. XIX. 313.

Stoicum philosophum *Galenus* audivit. V. 41.

STOLI Britannici collyrium cinnabarinum. XII. 786.

STOLIDITAS ex sanguine gignitur. XV. 97. a sanguine gignitur. XVI. 317.

STOMACHICI quinam dicantur. XIII.

127 sq. frigent, non autem rigent. VII. 607. stomachicorum pulsus. IX. 198. stomachici quidam in omnibus pulsum celerem esse putant. VIII. 835. stomachicis cur suffusionis symptoma nonnunquam accidat. VIII. 137. stomachici hand raro ex perversa medendi methodo in animi deliquium incidunt. XIII. 117. stomachicis a surrectione capitis dolores oriuntur, quos ciborum assumptio statim levat. XIV. 317. stomachicis quinam cibi conveniant. XIII. 173. remedia quae dolorem iis eximant. XIII. 174. ad stomachicos. XIV. 559. medicamenta, quae foris ori ventris imponuntur. XIII. 177. remedium quod non fallit. XIV. 552. radix acanthi albae. XI. 819. quidam bibendum dant Alabastriten. XII. 205. hiera, qua *Andromachus* utitur. XIII. 126. malagma *Andromachi* ex meliloto. XIII. 186. antidotum. XIV. 164. antidotus Attalica. XIII. 162. quibus cibus acescit *Mithridatis* antidotus. XIV. 148. antidotum mithridation. XIV. 165. antidotum zopyrium. XIV. 150. hiera *Antipatri*. XIII. 136. *Galenus* hanc reprehendit. XIII. 137. pastillus amarus ex libris *Aphrodae*. XIII. 135. *Apollonii* compositio. XIII. 136. non tamen tute adhibetur secundum *Galenum*. XIII. 137. aliud ex libris *Arii Asclepiadei*. XIII. 182.

ad *Stomachicos* quae *Asclepiades* conscripsit medicamenta. XIII. 140. quae *Asclepiades* tradidit. XIII. 178. aliud *Asclepiadis* remedium. XIII. 152. aliud basilicum inscriptum. XIII. 184. cataplasma. XIV. 520. colica isotheos. XIII. 279. emplastrum ex cote. XIII. 874. medicamentum *Galeni* ex succo malorum cotoneorum. XIII. 176. *Galli Marci Asclepiadei*. XIII. 179. *Galli* compositio. XIII. 138. *Herae* stomaticum ex ruta sylvestri. XII. 941. malagma ex meliloto hieraticon inscriptum. XIII. 183. cortex Libanoti. XII. 60. aliud melinum inscriptum aromaticum. XIII. 182. juvare dicitur venter mergi et interna tunica gallinarum. XII. 336. aliud *Neapolitae* aromaticum. XIII. 183. *Nicerati*. XIII. 180. *Nicostrati* compositio. XIII. 139. malagma *Nilei* crocerum. XIII. 182. malagma *Nilo* inscriptum. XIII. 181. *Pelusiotae* compositio. XIII. 133. malagma Polyarchion. XIII. 184. malagma *Polyarchi.* XIII. 185. 186. potio. XIII. 205.

STOMACHUS. (confer. *Ventriculus.*) definitio. III. 267. stomachum appellant oesophagum. VIII. 332. stomachus os ventriculi est. VII. 127. VIII. 339. XIII. 118. vel gula dicitur, vel os ventriculi. X. 922. quidam anguntur ex esu fructuum rubi. VI. 589. stomachum juvant asparagi. VI. 643. juvat gingidium. VI. 640. stomacho utilia vina quae. X. 834 sq. stomachus mordet ex baccis juniperi largius sumtis. VI. 590. stomachum mordicant cedri fructus. VI. 591. stomacho inimicum abrotanum. XI. 801. gratum absinthium. ibid. male habet a bilis recursu. XV. 688. stomacho infensus est memecylum. XII. 34. est noxium ocimum. VI. 641. nocet unedo. VI. 619. ad stomachi ardorem adipson catapotium. XIII. 145. ardorem aliud *Asclepiadis* medic. XIII. 158. ad stomachi ardorem pastillus Amazonum. XIII. 152. (vide *Ardor* ventriculi.) ad stomachi compressionem. XIV. 559. ad stomachi debilitatem et cibi rejectionem remedium. XIII. 146. stomachum imbecillum ructus corroborare dicuntur. XVII. A. 396. stomachi morsus indicat vomitum esse administrandum. XVII. B. 676. stomachum roborantia remedia *Eustomacha* vocantur. XIV. 761. stomachi resupinitas unde. XIII. 140. quomodo curanda. XIII. 141. ad stomachi subversiones antidotus hiera *Themisonis.* XIII. 158. *Asclepiadis* compositiones. XIII. 142. catapotium. XIII. 145. foenum graecum. VI. 538. confectio ex fructibus. XIII. 142. stomachum subvertunt graveolentia, corroborant odorata. XIII. 149. subversum restituit confectio ex fructibus. XIII. 289. ad stomachi subversiones *Origeniae* catapotia. XIII. 143. ad stomachi volvulosos affectus aliud remedium *Asclepiadis.* XIII. 158. *Asclepiadis* praecepta. XIII. 148. pastillus Amazonum. XIII. 150.

STOMATICA remedia quae. XIV. 762. stomaticum optimum. XIV. 360. stomatica remedia sunt, quae ad uvas, tonsillas ac omnes, quae in ore sunt, inflammationes conveniunt. XII. 928. medicamentum ex mororum maturorum succus. XII. 79. ex

musto. XII. 925. remedii ex malis punicis et malis aliisque compositio. XII. 919. ex cornis brabylis prunis. XII. 921. medicamentum ex nucibus. XII. 905. remedium rhus est. XII. 922. confectiones eorum. XII. 928. ex moris juxta *Heram.* XII. 929. *Andromachi* ex moris. XII. 929. *Andromachi* ex malis punicis. XII. 931. *Andromachi* ex musto. XII. 932. *Critonis* ex malis punicis. XII. 933. ejusdem ex musto. XII. 934. *Aristoclis* ad anginas et reliquas in ore affectiones, quo et *Antipater* usus est. XII. 936. stomatica illitio ex rutae sylvestris semine ad anginas. XII. 938. *Herae* ex ruta sylvestri. XII. 941. ex hirundinibus *Asclepiadae.* XII. 942. ex hirundinibus ad anginas ut *Harpocras* tradit. XII. 943. *Andromachi* stomaticae illitiones. XII. 943. ad columellam laxatam. XII. 944. ejusdem ad omnia vitia oris. XII. 945. illitiones stomaticae ad putredines oris *Asclepiadae.* XII. 947. *Andromachi* odorum tenerum ad inflammationes et crustas oris. XII. 953.

STRABISMUS, definitio. XIX. 436. oculi musculorum convulsio est. VII. 150.

STRANGURIA, definitio. XIV. 750. XVII. B. 855. XVIII. A. 153. XIX. 425. morbus autumnalis. V. 694. cur autumno fiat. XVII. B. 622. puerilis morbus. V. 695. virilis morbus. V. 696. symptomatica accidit uteri, intestini recti et renum inflammationi. XVII. B. 855. causae. VII. 250. VIII. 388. 402. XVII. A. 355. XVII. B. 607. XVIII. A. 153. symptomaticae causae. XVII. B. 607. causa imbecillitas et urinae acrimonia. XVII. B. 855. ex aëris siccitate fit. XVII. A. 33. causa est coeli siccitas. XVI. 372. siccitas et refrigeratio. XVI. 385. tribus distinctionibus e siccitate provenit. XVII. B. 605. eam *Damocrates* observavit quasi criticam. XVII. A. 356. vesicae ab ea affectio. XVII. A. 496. cur vesica ad urinarum excretionem continuo incitetur. XVII. A. 356. symptoma est. VII. 80. casus mulieris, quae partu ab ea liberata est. XVII. A. 355. ex stranguria volvulus secundum *Hippocratem* lethalis, nisi febris accidat. XVIII. A. 68. negat *Galenus.* XVIII. A. 69. ad stranguriam

remedia. XIV. 550. 572. 577. catapotia *Heraclidae Tarentini*. XIII. 328.
strangurias sanant folia siccata Onobrychidis cum vino cocta. XII. 89.
Polygonum sanare refert *Dioscorides*.
XII. 105. solvit venaesectio. XVII.
A. 477. eam thorexis et venaesectio
solvit. XVIII. A. 153.

STRATIOTES aquaticus et terrestris,
vires. XII. 131

STRATO philosophus. XIX. 228.
quem in locum ponat animae sedem.
XIX. 315. cometae definitio. XIX.
286. facultatem corpus esse dicit.
XIX. 322. opinio de causa monstro-
rum. XIX. 325. qualitates principia
rerum statuit. XIX. 244. de causa
somniorum. XIX. 320. suis in commentariis curationes citra phleboto-
miam moliri videtur. XI. 197. venaesectionem grave quid esse autumat. XI. 151.

STRATON *Berytius*, ejus remedium
ad maximas epiphoras. XII. 749.

STRATONICUS masculum animal ex
masculae geniturae dominio generari,
muliebre ex muliebris dicit. IV. 629.
quomodo ulcera inveterata sanaverit.
V. 119. praeceptor *Galeni*. V. 119.

STRIDOR nomen poëticum non ci-
vile. VIII. 647. celeritatem motus significat. VIII. 648.

STRIGILI ad aegros detergendos
non utuntur hodierni medici. XV.
715.

STRIGMENTA gymnasiorum ad inflationes. X. 967. balneorum modice
emolliendi vim habent. XI. 858.

Strigmentosa saepe per alvum dejiciuntur. XVIII. A. 183.

STROBILUS Coni fructus est. XII.
55. strobili vocantur nuces pineae.
XIII. 10. succus qualis. VI. 771.
iis succedit semen cucumeris. XIX.
743.

Strobilina resina longe calidissima
est. XIII. 475.

Στρωτιρ quid significet. XVIII.
A. 342.

STRUMA, definitio. X. 881. XIX.
443. est scirrhosa bubonis conditio.
VIII. 31. glandularum morbus. XVII.
B. 637. est, ubi glandulae scirrhum
contraxerunt. VII. 729. pueris familiaris. V. 695. functionum laesionem
efficit. VI. 869. strumae, quas choe-
radas vocant. X. 982. existunt glandulis in scirrhos mutatis. ibid. —
earum cura. ibid. et sq. operatio.

XIV. 785. excisionis casus, in quo
mutus reddebatur homo nervis recurrentibus distractis. VIII. 55. cura.
XI. 145.

ad *Strumas* praecepta. XIII. 733.
ad strumas remedia parabilia. XIV.
408. strumas digerit adiantum. XI.
812. per halitum digerit ammoniacum. XI. 828. digerere dicunt ungues asinorum oleo maceratos. XII.
341. ad strumas Mysius quidam medicus adhibebat stercus bubulum. XII.
301. strumas et tumores duros digerit Capparis cortex. XII. 11. ad
strumas cerine *Ctesiphontis*. XIII. 936.
Menecratis cerine. XIII. 937. strumas cum lomento secundum *Dioscoridem* Coriandrum discutit. XII. 40.
ad strumas emplastrum ex aspidibus
discutiens. XIII. 927. emplastrum attrahens album. XIII. 933. emplastrum attrahens *Andromachi*. XIII.
935. emplastrum attrahens nigrum.
XIII. 934. emplastrum catagmaticum
Pythionis. XIII. 536. emplastrum ex
cote. XIII. 874. emplastrum discussorium ex calce viva. XIII. 944. emplastrum discutiens *Nymphodoti*. XIII.
926. ad strumas contumaces emplastrum discussorium ex sale. XIII.
943. emplastrum halicon *Theudae*
Sarcophagi. XIII. 925. emplastrum
Hicesii. XIII. 787. emplastrum melinum. XIII. 940. emplastrum melinum *Herae*. XIII. 511. emplastrum
melinum *Menoeti*. XIII. 511. emplastrum *Minutiani*. XIII. 930. emplastrum sacrum. XIII. 778. emplastrum
viride *Alcimionis* s. *Nicomachi*. XIII.
807. bellespontia *Herae*. XIII. 914.
cyzicenum *Herae*. XIII. 815. isis.
XIII. 775. lupinorum farina. XI. 886.
mustela. XIV. 401. strumas ad suppurationem perducit et exprimit emplastrum *Critonis* ex herbis. XIII.
863.

STRUTHIA mala cotonea sunt. VI.
450.

STRUTHIOMELA, eorum facultates.
VI. 602. struthiomelorum succus per-
manens est. VI. 602.

STRUTHIONUM nomen veteribus non
consuetum. VI. 702. ova ut alimentum. VI. 706. struthionis partes durae et concoctu difficiles. VI. 788.
ventriculum laudant ut medicamentum, quod concoctionem juvat. VI.
705.

Struthiorum succus, cum melle coctus durat, per se autem non. XII. 76.

Struthion calidum est. I. 649. struthii radix, ejus vires et usus. XII. 131. radix pro elleboro nigro. XIX. 729. struthio substituenda remedia. XIX. 744. struthium pro faba fresa. XIX. 729. pro irione. XIX. 729. pro leucini flore. XIX. 734. ex struthio emplastrum discutiens. XIII. 930.

STRYCHNUM id. q. *trychnum.* XII. 145.

STRYPHNA. X. 547.

STUDIA nimia morborum causa. XVI. 311. studii signum oculi cavitas. XI. 12.

STULTITIA, definitio. VIII. 160. intellectus perditio est. VIII. 164. functionis rationatricis quasi deficiens motio est. VII. 60. saepe simulatur. XIX. 2. fit ex frigiditate. VIII. 162. ex morbo in abscessum abeunte. VII. 200. stultitiae indices sunt aures magnae. IV. 797.

STUPEFACERE quando conveniat. XVII. A. 903.

Stupefacientia medicamenta quae. XVII. A. 904.

STUPIDUS affectus inter resolutionem et valetudinem medius est. VIII. 76. stupidi sunt, quibus vena in cubito non pulsat. IV. 803. stupidos reddit pituita. XIX. 492. stupidos juvat pyrethri radix. XII. 110.

STUPOR, definitio. XVIII. A. 114. paulo minus est quam sensus privatio. XI. 765. affectionis nomen, non sensus aut doloris est. VIII. 71. refrigeratio in signis est et ideo et sensus et motus difficultatem inducit. VIII. 71. frigidi superantis affectus est. VII. 618. XIV. 369. non ad nervos pertinet. VIII. 73. a frigido affectu oritur. VIII. 70. fit, quibus ad caput manusque ex lumbis fit recessus. XVI. 801. ex attactu torpedinis. VIII. 72. ob capitis plagam acceptam malum. XVIII. A. 114. stupore facillime senes corripiuntur. I. 682. ex usu lactis acidi. VI. 689. dentium, causae. VIII. 86. stupor mediocris dolorem solvit. (*Hipp.*) VIII. 71. XIII. 865. stupor moderatus dolorem solvit. XVII. A. 904. XVII. B. 814.

STURNI sine noxa cicuta vescuntur. I. 684. VI. 567. XI. 382. cicuta eos non refrigerat et enecat.

XI. 551. cur cicuta non necet. XI. 600. cicuta nutrit, homines interficit. XIV. 227. sturnorum caro utilis constitutioni, quae renum calculos gignit. VI. 435. stercus, ejus usus. XII. 308.

STYLOIDEUS processus ossis temporum. II. 745. styloides processus ulnae. II. 769.

Στύλους *Hippocrates* vocat scalae columnas. XVIII. A. 342.

STYMARGI uxor ex ventris perturbatione intumuit. XVII. A. 324. ex diuturna seditione abortum passa est. XVII. A. 324.

STYPTERIA alumen dicitur. XIII. 877.

STYRAX antidotis alexeteriis additur. XI. 767. ex Pamphylia optima ad antidota. XIV. 79. odores ejus cephalalgiam inducunt. VIII. 207. ejus vires et usus. XII. 131. anodynum est. X. 816. indurata mollit. XI. 728. scirrhos emollit. XI. 738. humentior sicco utilior est ad scirrhos. X. 957. ei succedens remedium. XIX. 744.

SUBCLAVICULA dicitur costa prima. XVIII. B. 956.

SUBFASCIOLAE quae. XVIII. B. 785.

SUBJECTUM est, quod mutatur. XV. 30.

SUBLIGATIO, definitio. XVIII. B. 785. 825. ejus usus. XVIII. B. 786.

SUBLINGUIA medicamenta quae. XIII. 7.

SUBRECTUM, definitio. VI. 92.

SUBSIDENTIA in urina vide *Urina.*

SUBSOLANUM ventum quemnam Stoici vocent. XVI. 396.

SUBSPLENICI *Periclis* casus. XVII. A. 766.

SUBSTANTIA tenuis omnis facilius quam crassa alteratur. VII. 278. substantiae facultates tot sunt, quot functiones. IV. 769. substantiam individuam *Dionem* vocare philosophi consueverunt. V. 662.

SUBTRANSVERSUM, definitio. VI. 92.

SUBVERSIONES ventriculi olim vocabantur, tum appetitus defectus, tum nauseosae dispositiones, in quibus aliquando vomitus contingunt. XIII. 122. 140. ad subversiones volvulosas pastillus Amazonum. XIII. 150. *Asclepiadis* remedia. XIII. 148.

SUBVOLA manus, definitio. XIV. 704.

SUCCEDANEA remedia, quaenam dicantur et quinam auctores de iis scripserint. XIX. 721.

SUCCESSIO morborum quaenam sit salutaris et quae perniciosa. XVII. A. 217.

SUCCINGENS membrana est pleura. II. 591.

SUCCINUM, pastilli ex eo praeparatio. XIII. 86.

SUCCI in plantis, differentiae. VI. 648. diversi sibi invicem succedentes, et pro iis alia succedanea. XIX. 738.

Succus cyrenaicus, medicus et syriacus, vires. XII. 90 sq. cyrenaicus attrahit. XI. 760. cyrenaicus qua ratione columellam phlegmone affectam juvet. XI. 860. medicus et cyrenaicus celerrime urinae qualitatem suam tribuit. IV. 584. medicus attrahit. XI. 760. et humor quomodo a se invicem differant. XVI. 23. undecim *Praxagoras* accipit. II. 141. succi albidiores fiunt, si pituita superat. VI. 253. conditio ex colore cognoscitur. VI. 254. excalfacti in omnem corporis partem feruntur. VI. 264. ad succos digerendos propensi sunt, quicunque natura sunt humidi. X. 626. de succorum generatione quinam egregie scripserint. II. 117. succi abundantes, scopi, quos tenere quoad sanguinis missionem debemus. VI. 257. abundantiae cura. VI. 256 sq. abundantiae indicia plerumque ex somno et vigiliis patent. VI. 259. succorum abundantiam minuunt exercitationes. XVII. B. 8.

Succus (confer HUMOR) acris facilius sensibilium corporum meatus transit, quam acidus. XI. 658. succum maxime amarum cur mel generet. XI. 675. succus ater quid ab antiquis sit vocatum. II. 136. biliosum aestate colligunt, quos multus labor exercet. VI. 249. biliosum in quibusnam mel procreet. XI. 676. atrae bilis, qui praeassata flava bile nascitur, ferina deliramenta inducit. VIII. 178. bonos quales cibi efficiant. VI. 759. ad succi bonitatem facientia cura. VI. 275. signa ex urina petenda quoad eorum conditionem. VI. 252 sq. succi calidi, calidum eumque insuetum sensum gignunt, frigidi frigidum. VI. 253. calidi et mordaces vigilias provocant. VI. 259. corrumpentes et totum et

partes et foris et intus. XV. 294. succes crassos gignit lac caseosum. VI. 688. crassum et glutinosum generat caro suilla. X. 482. crassus quales morbos generet. VI. 814. crassi simul et boni sunt ova et chondrus. XV. 898. crassos incidunt acida et acria. VI. 595 sq. crassos et lentos incidunt amygdalae. VI. 611. crassos ac lentos tenuat juniperi fructus. VI. 590. crassos tenuat lac serosum. VI. 688. crassos lentosque incidit et extenuat nitrum. XII. 225. crassos qui congerunt, iis alvi dejectio utilis. VI. 410.

Succus crudus proprie qui vocetur. VI. 488. crudi ex cibis ineptis oriuntur. VI. 301 sq. crudus nec graveolens nec lentus. VI. 489. non solis aegrotis in urina subsidet, sed et sanis, qui post multos labores cibos duros edunt. VI. 489. crudi ex sanguine fiunt supra justum modum percocto. VI. 255. crudus qua ex causa accumuletur et quibus. XV. 239. succum crudum acervat rapa. VI. 649. crudus gignitur ex testaceis durae carnis. VI. 735. crudos gignunt ταγηνίται. VI. 494. crudi ex colore judicium. VI. 255. causae, quae eos foras deferant. VI. 277. eos intro ferentes causae. VI. 277. crudi, in solidis corporis partibus complicatio cum lassitudine ulcerosa, quibus accidat. VI. 279. cura. VI. 280. victus ratio. VI. 281. crudus in corpore lasso, cui sanguis bonus exiguus est, quomodo curandus. VI. 263. crudi in toto corpore cum lassitudine ulcerosa cura. VI. 292. crudi quibus intus sunt, iis hyssopum in mulso coquens conducit. VI. 279. vomitus in iis non suadendus. VI. 276. et quidni. VI. 277. *Praxagoras* et *Philotimus* commendant. VI. 279. crudos concoquit frictio matutina. VI. 281. ad succos crudos in partibus solidis acopon ex abiete. VI. 286. apomeli. VI. 274. diacalaminthe. VI. 281. medicamentum diospoliticum. VI. 265. oleum anethinum. VI. 291. oleum ex chamaemelo. VI. 290. oleum sampsychinum. VI. 291. oxymel. VI. 271 sq. piper album. VI. 265. piper longum. VI. 265. vinum. VI. 275. zingiber. VI. 271.

Succus dulcis secundam *Praxagoram* et *Philotimum* pituita est. VII. 124. frigidus quibus in ventre est, segniores ad motum sunt. VI. 130. frigidi veternum et longiores somnos inducunt. VI. 259. mali generationis causae. VI. 243sq. cura. VI. 245. malos auget non nutrire. XV. 291. malorum species. VI. 249. ad succi mali generationem quaenam maxime faciant. VI. 814. melancholicus qui. VIII. 177. causa epilepsiae est. ibid. ad eum generandum idonei sunt cibi crassi et sicci. VI. 526. melancholicum gignunt aphacae. VI. 551. melancholicum autumno acervant, qui multum laborant. VI. 249. malos gignunt vina crassa et nigra. VI. 276. melancholicus malus quosnam morbos gignat. VI. 814. succorum malorum soboles ulcera maligna sunt. X. 291. succis mordacibus in intestinis eluentia conveniunt. XVII. B. 329. succi pallidiores fiunt bile abundante. VI. 253. succum pituitosum acervant otiosi. VI. 249. succus pravus alimentorum ad morborum procreationem confert. VI. 749. succus salsus ex iis generatur, quae supra modum calefiunt. VI. 730. succos tenues habentes sic, ut ocissime exhalent, quomodo curandi. X. 846. succi varii et coloribus et facultatibus. XV. 274. succum vitiosum mediocriter gignunt pastinaca, daucus, carum. VI. 654. succi vitiosi ad quosnam morbos reddant proclives. IV. 743. succi vitiosi febrium causae. VII. 288. succus vitiosus, qui in tunicis ventriculi est receptus, quomodo curetur. X. 515. succus vitreus secundum *Praxagoram* qui. VI. 255. 509.

Succulae sidus sunt. XVII. A. 16.

Sudamina qualis morbus sit et unde oriantur. XVII. B. 620.

Sudantes a principio leviter urinis concoctis male habere *Hippocrates* dicit. XVI. 734. parum vigiles, recalescentes malum. XVI. 651.

Sudatiuncula quid demonstret, et cur prava. XVI. 785.

Sudor, definitio. VI. 66. XIX. 365. apud *Hippocratem* per ι significatur. XVII. A. 613. ejus origo, facultates, usus, proprietates, differentiae pro animalium temperie et coeli. XII. 281sq. ex eadem, qua urina, gignitur materia. XV. 322. praeter naturam esse *Diocles* statuebat. XVII. B. 421. gustus salsus saepe persentitur in morbis. XVI. 216. salsum

saporem habet. XVII. A. 367. post validissimos labores et vehementissimum aestum plane flavus. VI. 250. sudores autumno potissimum fiunt. XVI. 27. graviter olent, qui intemperie calida et humida laborant. X. 583. per sudorem evacuantur humores, qui in toto corporis habitu sunt. XV. 323. sudor utilis moderatus esse debet. XVI. 122. sudores qualitates medicamentorum facile accipiunt. IV. 584. sudorem foetus amnios excipit. IV. 547. sudores resoluto corpore interdum eveniunt. VII. 252. sudores unde oriantur. XV. 323. unde fiant secundum *Empedoclem*. XIX. 338. differentiae. VII. 252. causae. XVII. B. 718. ad sudores provocandos remedia parabilia. XIV. 515. 534. 573. sudorem multum movet athanasia antidotus. XIII. 203. provocat calamintha. XII. 4. sudores ex potu radicis Cyclamini proliciuntur. XII. 51. excitat emplastrum discussorium ex calce viva. XIII. 945. elicit Onobrychis cum oleo juncta. XII. 89. provocat vinum. VI. 55. sudoris potionem commendat *Xenocrates*. XII. 249.

Sudor in palaestris exercentium, quem conisalon vocant, tumores praeter naturam digerit. XII. 283. per sudorem evacuatio est, quae per totum corpus fit. XVI. 121., sudores medici quidam gustant, ut exinde conjecturam faciant. XVI. 217. sudor morbi sedem indicat. XVII. B. 717. succorum, qui in corpore abundant, nota est. VI. 251. per sudorem quando sit purgandum. XVI. 264. sudores ut symptomata. VII. 252. XVI. 224. inter signa decretoria pertinent. XVII. B. 396. in principio non judicant. XVI. 259. sudore quibus diebus morbi acuti potissimum judicentur. XVII. B. 714. per sudores solutam iri febrem unde cognoscatur. XIX. 516. sudor non judicatorius quid indicet. XVI. 719. sudor cum non judicaverit, malignitatem morbi indicat. XVI. 651. sudor morbum solaturus, quomodo esse debeat comparatus. XIX. 517. sudores qui coeperunt, sed protinus cessaverunt, mali. XVI. 500. sudorem futurum indicat pulsus undosus. IX. 505. sudores quando in aestu sicco sint exspectandi. XVIII. B. 305. sudor erumpens ex somno sine causa

manifesta quid indicet. XIX. 518. sudores incoctis morbis nec prosunt,
nec bonum sunt signum. XVII. A.
125. sudore, si (non) solvuntur hypochondrii dolores in febre, maligni
sunt. XVI. 687 sq. sudores in morbis acutis optimi ii sunt, qui in diebus judicatoriis oboriuntur. VII. 936.
sudores causae virium exolutionis in
morbis acutis. XV. 607. sudoris copia, ut causa animi deliquii, balnea
non fert. XI. 53. sudor in facie sola
aut solo capite in febribus malum
signum. XV. 831. horror post eum
succedens non utilis. XVIII. A. 105.
sudores superiorum partium phrenitidis sunt indicium secundum *Hippocratem*, ubi cum jactationibus conjunguntur. XVI. 562 sq. in sudore sputa
defluentia febrienti aegro levia insueta. XVI. 777. tremores convulsivos obortos redire dicit *Hippocrates*. XVI. 740. per sudores citra refrigerationem vacuare valet balneum.
X. 709.

Sudor in acutis morbis quinam bonus, et qui pravus. XVIII. B. 81.
qui circa caput tantum et faciem et
cervicem oritur. XVIII. B. 81. circa
caput, cum aliis signis phrenitidem
indicat. XVI. 513. circa caput et thoracem perpetuo malus. XVI. 601.
circa cervicem et caput pravi. XV.
857. circa cervicem sequitur cruditatem. XV. 600. copiosus sanat languores. XVII. B. 225. copiosi exspectandi sunt in febribus, ubi aestas
veri similis est. XVII. B. 572. copiosus ex somno, citra manifestam
causam quid significet. XVII. B. 719.
recopiosus frigidus aut calidus semper
fluens quid significet. XVII. B. 720.
copiosus, calidus aut frigidus semper
fluens quid significet. XVIII. A. 176.
quando crisin efficiat, et quando non.
IX. 577. criticos qualis pulsus indicet. IX. 535. decretorii robustam naturam indicant. VII. 252. decretorium promittit pulsus qualis. IX. 310.
exiguus iis superveniens, qui diuturno lumborum dolore cum aestu fastidioso laborant, malum. XVI. 600 sq.

Sudores in febribus quando salutares et quando non. XVII. B. 711.
in febribus boni quando sint habendi
et quando non. XIX. 517. in febribus quinam boni non sint. XVI. 530.
omnibus febribus proprii ut crises,
praecipue ardentibus IX. 708. et in-

flammationibus. IX. 709. in febribus
multi exspectandi, si aestas sit veri
similis. VII. 933. febrem non levans
cur sit pravus. XVII. B. 734. judicat febres ephemeras. XI. 10. judicant febrem singultuosam. XV. 846.
frigidus quomodo oriri possit. XVII.
B. 715 sq. frigidi ex esu boletorum.
VI. 656. frigidi in febre prognosis.
XVII. B. 715. frigidi periculum ex
febris vehementia est distinguendum.
XVIII. B. 83. frigidi pessimi. XVIII.
B. 81. 83. frigidus in acuta febre
mortem nuntiat. XIX. 517. frigidi
in febre acuta mortem significant, in
mitiori vero diuturnitatem. IX. 635.
sudantes, si frigidiores quam convenit, fiant, rursusque febricitent, in
periculo versantur. XVI. 649. animi deliquium indicant sudores frigidi
circa caput tantum et faciem et cervicem. XVIII. B. 83. sudoris immodici noxa. XVII. A. 972. sudores
immodici animi deliquii causae. XI.
49. immodicus vires dissolvit. XVI.
122. legitimi crises. sunt febris ardentis. XV. 749. leves in febribus
earum malignitatis sunt indicia. XVI.
663. qui milii instar prodeunt, et
solo in colle emergunt mali. XVIII.
B. 81.

Sudores multi in febribus aestate
quando sint exspectandi. XVI. 379 sq.
multus in febribus acutis, qui eas
non solvit, malus. XVI. 635. nimii
extenuationis causae. XVII. B. 84.
plures aut parciores futurum morbum
indicant. I. 360. pravos comitatur
pulsus verminculans. IX. 313. profusi
colliquationis causae. XVI. 289. vehemens in exercitationibus collapsus
signum. XVII. B. 18. sudoris retentionis causae. VII. 253. retentionis
aut immodicae excretionis causae.
VII. 80. conditio in ictericis. VIII.
373. in ictericis amarus. VI. 250.
sudoris qualitas in succorum vitiis.
VI. 250. ad sudores foetidos et axillarum tetros odores remedia. XIV.
449. ad sudores ventris, hypochondriorum, femorumque a partu. XIV.
482 sq.

SUFFIMENTUM. XIV. 506. comitialem morbum detegens. XIV. 402.
ad dentes dolentes. XIV. 428.

SUFFITUS aromatum muliebria educit. XVII. B. 817. ad tussim. XIV.
441. fugantes venenosa animalia.
XIV. 490.

SUFFOCATIO, definitio et causae. XVII. B. 703. repentina in gutture locum habet. XVII. B. 705. num ob inopiam qualitatis alicujus in respirationis cohibitione oriatur. IV. 484 sq. non ob inopiam aëris accidit. IV. 480. 483. num inde oriatur, quod cor pulmonis influxu est privatum. IV. 477 sq. ob immoderatum calorem fit. IV. 510. quomodo in graveolentibus specubus, et recens calce oblitis domibus eveniat. IV. 496. quae inducunt, in quibusnam organis consistant. IX. 548. respirationis conditio. XVI. 680. XVII. A. 598. suffocationi obnoxii sunt, quibus pulmo inflammatur. IX. 164. suffocatio calidiores potissimum comitatur fluxiones in pulmones. IX. 397. sine tumore febri accedens, lethalis. XVII. B. 702. cum dentium stridore pessima. XVI. 612. suffocationis medela. IV. 480. ad suffocationem prope patientes remedia parabilia. XIV. 439. ad suffocatu periclitantes antidotus tyrannis dicta. XIV. 165. ad suffocationem aster dictum remedium. XIII. 91. suffocatio hysterica apnoea est. XVII. B. 824. suffocationis uterinae pulsus ejusque causae. IX. 197. in suffocatione, quae ex utero fit, tum sensus tum motus vacuitas est. XVI. 339.

SUFFUMIGATIO quibusnam sit utilis. XVI. 147.

SUFFUSIO vide CATARACTA.

SUGILLATIO, definitio. XVIII. B. 882. definitio, et methodus medendi. XII. 804 sq. sugillationum deligatio. XVIII. B. 881. ad sugillationes cum inflammatione remedia. XII. 816. ad sugillationes inveteratas remedia. XII. 815. ad sugillationes cum pertusione. XII. 816. ad sugillationes cum tumore remedia Apollonii. XII. 815. ad sugillationes recentes et lividas Apollonii remedia. XII. 814. ad sugillationes Archigenis remedia. XII. 807. Aristarchi remedia. XII. 818. ad sugillationes recentes Critonis remedia. XII. 817. ad sugillationes profundas Critonis praecepta. XII. 817. ad sugillata emplastrum Attalici album. XIII. 422. emplastrum Pamphilion. XIII. 527. Herae compositio. XII. 819. Galeni compositio. XII. 819. sugillationes digerit herba viridis una cum fructu, Hydropiperis, cataplasmatis in modum imposita. XII. 147.

ad sugillationes serum lactis. XII. 266. Lycium. XII. 63. commansa panis et alia. XII. 289. sugillationes discutit frutex Ptarmices, si contundatur viridis. XII. 108. Raphanus. XII. 112. ad sugillationes oculorum remedia. XIV. 351 sq. ad recentes. XIV. 352.

SUILLUS adeps emplasticum est. XI. 635. adeps mollissimus et humidissimus, eoque aliorum imbecillimus fit, ut teneris corporibus conveniat. XIII. 949. adeps suillus phlegmonis familiarissimus. XI. 733. adeps suillus pus movet. XI. 733. suillus adeps pro cervino. XIX. 729. suillus adeps vetus pro adipe vitulino. XIX. 743. suillae carnes bubulas lentore antecedunt. VI. 662. carnes quibus maxime conveniant. VI. 662. suilla caro maxime omnium nutrit. VI. 661. suilla caro majorem requirit operam ut assimiletur, quam avium caro. I. 655. caro optimi succi est. VI. 759. optima. XV. 882. suillae carnis cum humana similitudo. VI. 663. suis carnes humanis sunt similes. XII. 254. carnes obesae ad saliendum sunt aptae. VI. 746. suilla caro non danda est adiposis. XVII. B. 12. suillae carnes tostae exhibendae iis, quibus derepente magna detractio facta est. XVII. B. 16. suillae carnes diuturno tempore ex toto corpore per transpirationem discutiuntur. XVII. B. 489. suilla caro non conducit tuberculis pulmonum laborantibus. XVII. B. 131.

SULPHUR, ejus vires et usus. XII. 217. tum subtile tum calidum. XIII. 568. cum oleo mixtum ad nervorum puncturas. X. 393. ad palpitationem. VII. 600. vivo substituitur sandaracha. XIX. 730.

SUMACH syriaco substitui potest lapathi radix. XIX. 741.

SUMEN, definitio. XIV. 705.

SUMPTIONUM quatuor genera. V. 273.

SUPERCILIA, eorum situs. XIV. 700. attollit cutis frontis. III. 745. attolluntur a musculis frontalibus. II. 419. interstitia eorum secundum Stratonem sedes animae. XIX. 315. unde nervos accipiant. III. 744. causa, cur semper iidem maneant. III. 907. sibi ipsis mutuo concidunt. III. 793. eorum usus. III. 790. 794. usus. III. 902. signa physiognomonica exinde petenda. IV. 796. ex pravo victu gravitatem sortiri asserit *Hippocrates.* XV. 602. supercilium, si pervertatur in febre non intermittente, mors proxima. XVIII. A. 190. ad supercilia pilosa remedia parabilia. XIV. 414. ad superciliorum pilorum lapsum remedia parabilia. XIV. 413.

SUPERFICIES, definitio. XIX. 247.

SUPERGENUALIS id. q. patella. III. 253.

SUPERNAE partes quaenam ab *Hippocrate* dicantur. XVI. 284.

SUPERPURGATIS, si singultus oriatur, non bonum. XVIII. A. 144.

de SUPERVENIENTIBUS *Praxagoras* scripsit. XVIII. A. 56.

SUPINAM manum reddentium musculorum origo. II. 259. manum reddentes musculi. II. 261 sq. XVIII. B. 983.

SUPINATIO manus quomodo fiat. III. 103. IV. 427. supinationis musculi. II. 261. quomodo in ea musculi se habeant. IV. 433.

SUPINIS pectus in spinam incumbit, et sic spiritus difficilius trahitur. XVIII. B. 65.

SUPINITATES ex vitiatis humoribus obortas picra confectio celerrime sanat. XIII. 146.

SUPINUM jacere quando corpus dicatur. XVIII. B. 336. jacere signum resolutionis est. IV. 437. jacere malum signum. XVI. 198. jacere manubus cruribusque extensis minus bonum. XVII. A. 893. jacere manubus collo cruribusque porrectis non bonum. XVIII. B. 58. jacere et crura contracta et multum disjuncta habere malum. XVIII. B. 63.

SUPPURANTIS partis quae computruit cura. X. 886. suppurat (quod) non revertitur. XVI. 74.

SUPPURATI quinam dicantur. VIII. 276. IX. 173. fiunt, quum magna ad costas inflammatio suppurat. IX. 173. respirationis in iis conditio. VIII. 276. ex peripneumonia quinam potissimum moriantur. XVIII. B. 221. qui inter thoracem et pulmonem pus continent, tussi rejiciunt. VIII. 310. via ac ratio, qua fieri hoc possit. VIII. 311 sq. 317 sq. 322. de via ac ratione, qua ii pus per tussim ejiciant. VIII. 317 sq. puris quantitas, quam saepe ejusmodi aegroti rejiciunt. VIII. 321. qui uruntur aut secantur, si pus purum albumque fuerit,

evadunt, [sin subcruentum ac foetidum, moriuntur. XV. 345. suppuratorum pulsus. VIII. 479. pulsus qualis, ejusque causae. IX. 172. ad suppuratos aster stomachicus marrubii succo dissolutus. XIII. 165. suppuratio parva et densa. VII. 853. antidotus *Aristarchi.* XIII. 103. antidotus cerusiana. XIII. 105. antidotas thespesiana. XIII. 102. confectio aromatica *Mithridatis.* XIII. 52. quibusnam secundum *Hippocratem* dandus helleborus non sit. XV. 865 sq. malagma *Andreae.* XIII. 343. *Nicerati* eclegma. XIII. 98. panacea *Musae.* XIII. 104. panchrestus confectio. XIII. 101. pastilli ex succino. XIII. 86. pastillus *Neapolitae.* ibid.

SUPPURATIO (cfer. VOMICA) variorum auctorum definitio. VII. 716. concoctio simul et judicatio est. (*Hipp.*) XVI. 74. ab erysipelate malum. XVIII. A. 119. suppurationis causa sunt morbi acuti male judicati. XVIII. B. 79. instantis indicium. VIII. 47. ruptura quomodo possit calculari. XVIII. B. 197. symptomata, eam ab initio concomitantia. XVIII. B. 197. suppurationem quomodo medicamenta suppurantia efficiant. XVII. A. 962. suppurationem in altero latere esse quomodo cognoscatur. XVIII. B. 199. suppurationem calidam interdum promovet, interdum prohibet. XVII. D. 808. in suppurationem quando abeat hypochondriorum tumor. XVIII. B. 93. in suppuratione humiditas alteratur. XI. 723. suppurationem provocant fomenta, si diutius adhibentur. XV. 526. suppurationes brevioris temporis quomodo cognoscendae XVIII. B. 205. suppurationes sub diaphragmate. XIV. 744. quandonam rumpantur. XVIII. B. 195. si fiant sputo adhuc bilioso existente malum. XVIII. B. 188. 189. ad suppurationes in profundo *Petini* compositio. XIII. 57. suppurationibus umbilicus terminus, quibus suppuraturis ventres turbantur. XVII. A. 989.

SURA (vide fibula), definitio. XIV. 708. surae ossa remedia arbitratur *Xenocrates.* XII. 248. surae musculus non unus censetur, licet in unum tendinem abeat. II. 238. suram occupantes morbi. XIV. 779.

SURDI simul et muti ἐνεοὶ vocantur a Graecis. XVIII. B. 750.

Surditas unde accidat. VII. 102.
cerebrum affectum indicat. XVI. 574.
morbum in capite esse monstrat.
XVI. 535. surditatem saepe efficit
flos cannae in aures illapsus. XII. 8.
surditas in morbis unde oriatur. XVI.
223. sarditatis causae. XVI. 191.
surditatis in febribus causa. XVII. B.
740. et medela ope naturae. ibid.
surditatis in morbis causae. XVI.
577. surditas in morbis quid significet. XVI. 223. repente oborta abscessum post aures futurum indicat.
XVI. 229. ob humorem in auditorio
meatu impactum nihil malignum habet. XVI. 577. in acutis et turbu-
lentis consectaria malum. XVI. 577.
in capitis dolore abscessum post aures indicat. XVI. 838. cum capitis
gravitate et hypochondrii tensione
epistaxeos futurae signum. XVI. 812.
ex lochiorum retentione perniciosa.
XVI. 669. mentis emotionem portendunt. XVI. 573. in acutis post
modicam sanguinis eruptionem et nigrorum dejectionem mala. XVI. 792.
sanguinis dejectio in his mala, sed
surditatèm solvit. ibid. — indicat secundum *Hippocratem* parotides fore
mediocres. XVI. 824. superveniens
dejectiones biliosas solvit. VIII. 22.
ei medentur dejectiones biliosae. XVII.
B. 693. ad surditatem naturalem remedia. XIV. 405. 493. ad surditatem ab *Archigene* conscripta remedia.
XII. 655. quando ex capitis dolore
erat oborta. XII. 656.

Surrectiones frequentes et paucae icteri indicia secundum *Hippocratem.* XVI. 811.

Surrentinum vinum ante viginti
annos adhuc crudum est. XIV. 15.
Falerno viribus persimile. XIV. 15.

Sus bene habitus pastusque multum habet adipem. XII. 324. suis bilis imbecillima. XII. 279. sues glandibus vescuntur. VI. 620. aqua assidue
prolui et potu repleri cupiunt. XVII.
B. 211. boeoticos vocabant quondam
teste Pindaro, *Hyperbolum* et *Cleonem.* I. 14 sq. quod frigidiores sint,
pinguiores fieri dicuntur. XI. 514.
foeminae castrantur, ejusque operationis effectus. IV. 570. castratorum
caro suavior fit. VI. 676. hepar eorum
ex caricarum esu ad voluptatem praeparatur. VI. 704. lienem habent non
admodum nigrum. V. 127. quibus
ovaria exempta sunt, coitum non ap-

petunt. IV. 622. suum pedes meliores sunt quam rostrum, et hoc,
quam aures. VI. 671. suum juniorum
sanguis editur. VI. 699. suis sanguis, ejus usus in arte medica. XII.
254. eandem cum humano vim exserit. XII. 254. suum testes cibi causa secantur. VI. 676. suis testes non
pensiles sunt et substricti. IV. 679.
suum stercus attrahit. XI. 760. eorum
uterus. IV. 150. suis uterus multos
sinus habet. II. 891. vulva pampiniformis et sinuosa est. II. 891.

Susinum, ei substituenda remedia.
XIX. 743.

Suspensum quando dicatur urinae
contentum. XIX. 606. 616.

Suspiriosis theriaca. XIV. 271.

Suspirium quomodo oriatur. III.
562. sanat febris. XVII. B. 343.

Suturae capitis ossium. XIV. 720.
unde nomen acceperint. III. 689. capitis unde dictae. XVIII. B. 922. definitio. II. 737. dicitur etiam serrata
structura et ad unguem compages.
II. 737. earum et positura et numerus variat pro capitis figura. II.
740. capitis rotundi quam figuram
habeant. III. 752. omnium figura
literae H maxime similis. II. 740.
tres figuram habent literae H similem. III. 751. capitis sphaerici literae X sunt similes. III. 753. capitis
non habentes eminentiam in occipitio
quales. III. 753. cur una per medium caput recta, duae autem transversae sint. III. 751 sq. in sincipite
laxissimae sunt. XVII. A. 808. utrum
in occipite, fronte, palato existant,
inter anatomicos lis est. III. 932.
juxta eas multa sentientia corpora sita
sunt. XVII. A. 808. cranii facile intro admittunt remedia, si tenuis substantiae sunt. X. 933. suturarum in
capite ortus. III. 689. usus. III. 691.
922. usus est, ne fracto uno osse
totum cranium frangatur. III. 751.

Suturae cerebri excrementa trans-
mittunt. II. 859. per eas purgatur
cerebrum. VI. 73. capitis viae sunt
vinculorum a dura matre ortorum.
III. 662. facile diducuntur. XVIII.
B. 922. ad suturas luxatas deligatio
rhombus vocata. XVIII. B. 732. suturarum diductioni congruens deligatio. XVIII. A. 787. quinque dantur.
II. 742. a vertice ad frontem cur sit
addita. III. 751. coronalis. II. 740.
III. 752. XIV. 720. coronalis motum

Synanchici, ob neglectam venaesectionem, multi obierunt. XI. 190. synanchicis pastillus *Aristarchi* Tharsei. XIII. 825. synanchica plenitudo. XI. 206.

SYNAPIUM turpethi antidotum. XIV. 761.

SYNARTHROSIS, definitio. II. 735. XVIII. A. 433. synarthroseos tres differentiae dantur. II. 737. ejus tres species, sutura, symphysis et gomphosis. XIV. 720.

SYNCOMISTE resina quae. XIII. 626.

SYNCOPE, definitio. VII. 252. praeceps virium lapsus est. X. 837. cur ventriculi os facile eam patiatur. X. 844. causae diversae. X. 844. causae aliae. X. 850. causa inedia longior. X. 542. causa improba vacuatio in calida aëris constitutione in febre continua. XI. 44. syncopen infert os ventriculi, ubi facultatem vitalem ad sympathiam trahit. XV. 609. syncopen denotat, si pulsus in majorem crebritatem mutantur. IX. 171. pulsus crebri sunt. IX. 289. crebri pulsus propter remissionem sunt periculosi. IX. 290. syncope correpti pulsum parvum et languidum habent. VIII. 806. syncopes periculum imminet, si pulsus tenoris vacuus. IX. 549. syncopis obnoxii sunt, quibus ventriculi os inflammatur. IX. 164. in syncopen facile ruunt, qui sunt rarioris naturae. XV. 610. syncopen praeit lipothymia. XI. 48. in syncope, si jecur aut ventriculus phlegmone tentatur, malum. X. 846. syncopes accessio quomodo praevertatur. X. 844. syncopes ex flava bile, os ventriculi infestante cura. X. 830. syncopes ex cruditate cura. X. 829. syncopes cura, quae ex vehementi dolore oritur. X. 850 sq. ad syncopen ex stomachi aut cordis affectu vina vetera meracia. XI. 605. syncope ex tenuitate succorum ortae cura. X. 846. ad syncopen omnem vinum. X. 830. syncopes periculum ex crudis humoribus quibus est, qualia vina iis conferant. X. 831. in syncope fugienda omnia vina, austera, crassa et nova. X. 836. quae vero eligenda. ibid.

Syncope quibus ex abundantia crudorum humorum incidit, vina crassa noxia, aquosa fugienda, eligenda flava et calida. X. 833. syncopas

cardiacas quales cordis affectiones sequantur. VIII. 302. cardiacae causae. VII. 137. cardiacae causa venarum oppletio. XV. 775. syncope stomachica nonnunquam mortis causa. VIII. 301. stomachica ob dolorum proprietatem exolutionem inducit. VIII. 342. stomachicas quales affectiones sequantur. VIII. 302. stomachica ex balneo quando metuenda. XV. 721.

SYNCRIMATA, definitio. XI. 783.

SYNDESMOSIS vide SYNNEUROSIS.

SYNDROME. VI. 218. VII. 516. X. 101. XI. 59. XIX. 395. est congeries symptomatum in febricitantibus. I. 72. syndromae pathognomonicae. VIII. 14. plethorica communes cum obstructione pulsus inaequalitates obtinet. XI. 59. plethorica, utilis in ea sanguinis detractio secundum empiricos. VII. 557. plethorica sola secundum *Menodotum* venaesectionis requirit. XI. 277. plethorica, venaesectio non ut evacuatorium, sed ut revulsorium adhibetur. XI. 285.

SYNEROTIS diasmyrnium. XII. 774. haematicum. XII. 775.

SYNNEUROSIS, definitio. II. 738.

Σύνοχος nusquam apud *Hippocratem* occurrit. XV. 172.

SYNOCHI quaenam dicantur febres. X. 603. (confer. *Febris continens.*) eorum differentiae. X. 604. 605. pulsus. X. 607. synochos multos observavit *Galenus.* X. 615. accessionis circuitus in iis non accidunt. IX. 711. et febris hecticae differentiae. VII. 322 sq. synochus continens, definitio. VII. 336.

SYRINGOTOMA. X. 415.

Συρίγγουνται apud *Hippocratem* quid significet. XVI. 464.

Συρμισμός, definitio. XVIII. A. 484.

SYSARCOSIS, definitio. II. 738.

SYSTOLE, definitio. XIX. 403. arteriarum quando fiat. IV. 711. in systole num arteriae impleantur. V. 162. systolen arteriae alii sensilem, alii insensilem dixerunt. IX. 443. systoles magnitudo sensu vix dignoscitur. IX. 461. systoles usus unde intendatur. IX. 469. systoles usus major evadit, si fumosum aut fuliginosum excrementum in corpore auctum fuerit. IX. 460. systole cordis. III. 439 sq.

Systremmata, definitio. XVII. A.
431.
Systrophae, definitio. XVII. A.
431.

Συστήχεσθαι quid significet.
XVII. B. 517.
Synulotica emplastra vide em-
plastra epulotica. XIII. 522.

T.

T character quid significet apud
Hippocratem. XVII. A. 613.
Tabes, definitio. XIV. 744 sq. partis alicujus, definitio. VI. 869. nutritionis frustratio est. VII. 63. *Hippocrates* etiam ita vocat phthisin ulcerosam. XVII. B. 796. corporis
formas 'eorum, qui tabificis morbis
corripiebantur, *Hippocrates* enarrat.
XVII. A. 722. qua aetate maxime
contingat. XVII. B. 794. morbus adolescentum est. V. 695. morbus autumnalis. V. 694. XVI. 27. cur autumno praecipue observetur. XVII.
B. 622. morbus diuturnus est. XVII.
B. 385. tres ejus species statuunt
Cnidii. XV. 364. 428. differentiae
duae maximae. XVII. A. 61. duas
constitutiones sequitur. XVII. B. 603.
quinam maxime ea corripiantur.
XVII. A. 62. ad tabem proni sunt
alati. XVII. B. 53. tabi opportunum
Sabinus dicit caesium. XVII. A. 726.
tabes quotidie noctu accessionem habet. XVII. B. 385. signa ejus sunt
horror et respiratio difficilis secundum *Hippocratem.* XVII. A. 400. adspectus in ea timidus est. XVI. 553.
oculi sordidi sunt. XVI. 552. ungues
adunci redduntur. XVI. 205.
Tabis causa aëris siccitas. XVII.
A. 33. febris pallida. XVII. A. 887.
haemoptoën sequitur. XIV. 743. XVII.
B. 642. causae sunt haemorrhoides
incaute curatae. XVIII. A. 21. quomodo fiat ex haemorrhoidibus cohibitis. XVI. 455. sequitur sputum puris. XVIII. A. 115. tabificos reddebat secundum *Hippocratem* vitiosus
humor, qui a capite defluxerat in
fauces, et pulmones. XVII. A. 663.
periculosum est cum tabe affectis versari. VII. 279. quaenam aëris mutationes infestissimae. XVII. A. 719.
in maligna et cui prope mors est,
sputa non coquuntur. XVII. A. 72.
ischiadica. XIV. 745. nephritica. XIV.

745. pulmonum fit excrementis e capite defluentibus. VI. 421. pupillae
est imminuta pupilla. III. 784. re-
torrida, cutis conditio. XVII. B. 87.
Tabis cura. XIV. 745. in ea vitanda sunt per urinas vacuantia remedia. XVI. 148. difficulter curatur
in locis ventis subjectis. XVI. 399.
ad tabem remedia. XIV. 365. antidotus *Aelii* Galli. XIV. 114. ad ta-
bificam materiem omnem antidotum
diascincum. XIV. 152. ad tabem antidotus *Philonis.* XIII. 267. arteriaca
delingibilis. XIII. 32. aster stomaticus. XIII. 164. *Cletii Abascanti* potio. XIII. 71. *Crateri* anodyna compositio. XIII. 96. *Eugenii* compositio. XIII. 114. hypoglossis ex silica
Andromachi aromatica. XIII. 53. isotheos confectio. XIII. 65. jucunda
vocata compositio. XIII. 94. lac muliebre. VI. 775. confectio aromatica
Mithridatis. XIII. 52. panchrestus
confectio. XIII. 101.
Tabiae, aëris circa eas conditionis
singularis causae. X. 365. plantae,
quae in colle ad Tabias crescunt. X.
365. situs. X. 363.
Tabidi qui dicantur. XVII. A. 62.
cur ut plurimum horrore laborent.
XVII. A. 400. tabidorum symptomata. VII. 30. tabidis spiritus obscuri. VII. 959. ungues iis adunci
fiunt. VIII. 47. tabidorum genus laeve est, pituitosum, subrubrum, caesium. XVI. 91. perimit febris quartana. XVII. A. 240. tabidis autumnus malus. XVII. B. 577. in tabidis
cavendae sunt purgationes per superiora. XV. 335. tabidi nunquam per
superiora sunt purgandi. XVII. B.
666. tabidis proficiens remedium.
XIV. 506. tabidis lac utile. XVII.
B. 875.
Taciturnitas aegri praeternaturalis quid indicet. XVII. A. 213. ta-
citurno non tacere, sed plura quam

consuetum sit loqui, mentis vacilla-
tionem portendit. XVII. A. 213.

TACTUS, definitio. XIX. 380. organon manus. III. 244. dignotio certissima manubus est. III. 378. instrumentum cutis, praesertim quae in
manu est. I. 563sq. ad tactum quaenam cutis conditio requiratur. III.
110. tactus solus calidi et frigidi
corporis judex est, humidi autem et
sicci una cum illo ratio. I. 598. tactus consistit in patiendo magis quam
agendo. VII. 114. tactu quaenam
corporum conditiones explorari queant. XI. 445. tactus arbiter est mollis et duri. VIII. 686. tactus solidi
corporis sensus est. VII. 122. sensilia per renixum percipit. V. 634.
instrumentum terrestre. V. 627. instrumentum durum est et terrestre.
II. 864. cur sit terrestre organon.
V. 635. participes cur sint omnes
nervi motorii. V. 622. ad diagnosin
morborum necessitas. XVIII. B. 649.
alienationes, morbi futuri notae sunt.
I. 363. exercitatio medicis maxime
necessaria. VIII. 769. magnae mutationes unde. VII. 115. pathemata.
VII. 44. qualitatum nomina. VIII. 692.
symptomata morbosa. VII. 108sq.

TAENIA raro in pueris obvia. XVII.
B. 636. ad taeniam remedia parabilia. XIV. 515. taeniam latam interficit filix femina. XII. 100. cortex
radicis mori. XII. 79. theriaca. XIV.
272. taeniarum signum cucurbitae seminibus similia excrementa. VIII. 47.

Tayevltai quomodo parentur.
VI. 490. earum qualitates. VI. 491.

TALI a quibusdam male vocantur
malleoli. XVIII. B. 765.

TALIUS *Aelius.* XIII. 885.

TALPAE oculi quomodo se habeant. IV. 160. oculorum lineamenta
intus quidem expressa sunt, verum
foras emergere non poterant. IV.
638. ad talpas vocatos capitis tumores. XIV. 542. 558.

TALUS, definitio. XIV. 708. false
etiam vocatur tibiae pars inferior. II.
775. a quibusdam male vocantur extremae partes rotundae tibiae et fibulae. XVIII. B. 474. eum perpetua
chorda ab interiori parte continet.
XVIII. B. 474. fibulae insidet eique
firmiter coaptatus est. XIV. 724. luxatus aegre reponitur. XIV. 796.

TAMARIX, facultates ejus partium
et usus medicus. XII. 80. cineris

ejusdem usus. XII. 81. tamaricis ra-
dix ad obstructiones hepatis et lienis.
XI. 746. radix ad lienis scirrhum.
XI. 108. radix pro capparis radice.
XIX. 731. 741. fructus pro galla.
XIX. 732.

TANITRUS *Asclepiadis* scripsit de
materia medica. XI. 794.

TARDARUM caro qualis. VI. 703.

TARDITAS ad motum morbum futurum indicat. I. 360. intellectus substantiae cerebri crassae signum est.
I. 322.

TARENTII *Valentis* colica. XIII.
279.

TARENTINI diarrhodon collyrium.
XII. 766.

TARSUS, definitio. XIV. 708. unde
nomen acceperit. III. 201. ejus et
carpi differentiae, ejusdemque utilitas. III. 203. ossa. II. 775sq. XIV.
725. octo ossibus componitur. XVIII.
B. 433. ossium formae utilitas. III.
199. tarsi ad currendum utilitas. III.
189. ossium fracturae cura. XVIII.
B. 438. intra quodnam tempus ab-
solvatur. XVIII. B. 442. deligatio.
ibid. et 443. circa tarsum abscessum
altum feliciter discussit *Xenocrates*
emplastro albo Ariobarzanio. XIII.
439. tarsi palpebrarum. XIV. 701.
eorum usus. III. 793. pertusi foraminibus, ex quibus palpebrarum pili
emicant. III. 793. cartilaginum usus.
III. 804. 806.

TAURUS penis, definitio. XIV. 706.
cornua arma habet. III. 2. taurum
Graeci sidus vocant. XVII. A. 16.
taurus animal vehemens. VIII. 924.
tauri enim non facile ab hominibus
domantur. VI. 676. tauri unde iracundi. IV. 793. taurorum adipis facultates. XII. 327. tauri pinguedo
acrimoniam multam et igneam possidet. XI. 635. taurorum pingue et
corporibus et affectibus validioribus
convenit. XIII. 950. tauri adeps, utpote acrior phlegmonis frigidioribus
magis congruit. XI. 733. tauri bilis, ejus vires. XII. 277. carnes
sanguinem melancholicum generant.
VIII. 183. cornu rasura cum aqua
pota sanguinis eruptionem cohibet.
XIV. 240. testes insuaves sunt. VI.
675.

TAXUS arbor est venenosae facultatis. XII. 127.

TELA aranei, usus. XII. 343. educit cyzicenum *Herae.* XIII. 815. ad

tela extrahenda emplastrum *Hicesii.*
XIII. 788. tela extrahit emplastrum
ex dictamno sacrum. XIII. 804. edu-
cit emplastrum sacrum. XIII. 778.
telorum cuspides quonam veneno ob-
ducantur a Dalmatis. XIV. 244.
Telamonis emplastrum epuloticum.
XIII. 528
Telephanis emplastrum candidum.
XIII. 532.
Telepheia ulcera ex cacochymia
oriuntur. I. 644. vid. *Ulcera.*
Telephium, ejus vires et usus.
XII. 140.
Telephus grammaticus centum fere annos vixit; ejus vivendi ratio.
VI. 333.
Tellinae salsae ustae, vires. XII.
362.
Temere nihil in arte medica est
accipiendum. XVII. A. 951.
Temperamenta: de temperamen-
tis liber. I. 509 sq. temperamenta variant. I. 509. philosophorum et medicorum de temperamentis opiniones.
I. 511. eae recensentur. I. 519. temperamenta qualitatibus fiunt. IV. 762.
primam generationem et victus legem
sequuntur. IV. 821. anni temporum
quoad animi mores. IV. 798 sq. temperamentum animae mortalis species.
IV. 782. temperamenta animae functiones immutant. IV. 779. quod animi mores corporis temperamenta sequantur, *Galeni* liber. IV. 767. temperamentum alterat animae actiones.
VIII. 191. temperamentum an calidum et frigidum animae facultates
immutet, siccum autem et humidum
non. IV. 780. probum unde comparetur. IV. 768. temperamentis diversis alimenta diversa conducunt. VI.
469. temperamenta ex elementorum
proportionibus manant. I. 549. temperamenta num dentur tantummodo
quatuor. I. 518. quinque accipit *Galenus.* I. 520. commodum singularum partium essentia facultatis est.
IX. 244. cujusque partis conjectura
potius quam scientia invenitur. X.
653. agnoscere conanti quomodo pro-
grediendum. I. 559.
Temperamenta sensibus exploranda,
nec alia ulla ratione. I. 589 sq. temperamentum non ex habitu singulorum organorum, sed ex toto corporis habitu dijudicandum. I. 635 sq.
temperamenti signa ex totius capitis
constitutione. I. 319 sq. ex capillis.

I. 323. ex colore. XVI. 6. temperamentum monstrat pulsus magnus.
IX. 211. temperamenti cujusque quinque universa genera signorum sunt.
I. 319. temperamenti proprietas facultatum corpora gubernantium essentia. VII. 523. temperamentum naturale conservat anni tempus moderatum.
XV. 735. temperamenta aetatum diversarum. I. 578 sq. aetate vigentium.
XIX. 374. adolescentum. XIX. 374.
pueri a primo septenario ad secundum quale. VI. 59. declinantium
quale. XIX. 374. senum quale. XIX.
374. optimum quale. I. 523. quo
quis praeditus est, quomodo conservet. I. 373. temperamenti mutationes
morborum causae. XV. 570. temperamentum, si quis mutare velit, quomodo hoc efficiat. I. 374. temperamenta alimentorum scire necessarium. VI. 473 sq. temperamento cuilibet victus ratio accommodanda. VI.
364. cum utraque oppositione, ejus
proprietates. VI. 390. temperamenti
in morbos influxus. XVII. B. 386.
temperamenta indicationem in morbis praebent. X. 652. diversitates tot
sunt, quot sunt functionum differentiae. VI. 15.
Temperamenta cerebri quibusnam
signis cognoscantur. I. 324. 634. oculorum. I. 329. cordis. I. 331. hepatis. I. 337. testium. I. 339. musculorum. I. 343. pulmonum. I. 350.
temperamenti ventris signa. I. 348.
temperamenta adscititia, quomodo
pulsum mutent. IX. 143. alimenti
species, temperamento bilioso conducens. VI. 393. abstinendum in bilioso a diacalaminthe. VI. 393. temperamenti calidi indicia ex capite. I.
324. calidi signa. I. 343. calidum
color rubens denotat. XVII. A. 723.
calidi pulsus qualis. IX. 115. calidius denotat pulsus celerior, frigidius
tardior. IX. 256. calidius majores et
vehementiores pulsus efficit. XIX.
631. calidi tres differentiae. VI. 377.
calidum quibus est, ii animosi sunt,
certaminis avidi. VI. 130. calidius
qui sortiti sunt, caeterum in humiditate ac siccitate modice se habent,
quomodo iis sanitas conservetur. VI.
389 sq. calidum furibundos efficit et
iracundos. IV. 804. calido an vinum
conducat. VI. 376. calido *Hippocrates* vinum prohibet. X. 556. impense
calido antiquum vinum est inimicum,

album vero et tenue idoneum. VI.
392. impense calido conducit vinum
album et tenue. VI. 392. calido aqua
potius quam vinum convenit. VI. 808.
justo calidioris ex ira *Aesculapii* cura.
VI. 41. calidi et frigidi solus tactus
judex est. I. 590 sq. humidi autem
et sicci una cum tactu ratio. I. 598.
calidi et humidi signa. I. 344. temperamenti calidi et humidi signa ex
capite. I. 326. calidi simul et sicci
indicia. I. 326. quibusnam morbis pateant. I. 327. calidi et sicci signa.
I. 344. 612. 625. X. 652. calidum
et siccum biliosum est in vigoris aetate. VI. 391. in calido et sicco bilis abundat tum pallida tum flava.
VI. 390. calidum et siccum picrocholis est. XVII. A. 724. calidius et
siccius corpus gracile reddit. X. 994.
calidius et siccius non medio vere,
sed ante habet suos maximos pulsus. VIII. 866. calido siccoque quales cibi conducant. VI. 396. calida
et sicca inedia vehementer laedit. X.
685. exercitationes convenientes. VI.
391. calido et sicco humidus et frigidus status opem fert. XVII. A. 98.
Temperamenti commoderati signa.
I. 342. cordis animae irascibilis pars
est. IV. 782. dyscrata quae. XVII.
A. 565. eucratum et optimum quodnam. XVII. B. 565. frigidi signa. I.
343. frigidioris indicia ex capite. I.
325. frigidius denotat color subruber. XVII. A. 723. frigidum indicat
color albus. XVII. A. 723. frigidioris
indicium glabrities est. XVI. 91. frigidum pulsus tardos habet et minores. XIX. 631. frigidi tres summae
differentiae. VI. 401. frigidum segnes,
tardos, graves et ad motum difficiles
reddit. IV. 804. frigidius redditum
est ex nimia vacuatione. X. 637. frigidum febre continente non infestatur. X. 607. frigido mel conducit.
VI. 742. in temperamento frigido
mel facile in bonum succum convertitur. XI. 676. frigidi, ejusque specierum cura diaetetica. VI. 402. victus ratio huic conveniens. VI. 401.
frigidi et humidi signa. I. 345. frigidi et humidi signa ex capite. I.
329. frigidum et humidum adversissimum ei est, quod calidum et siccum. VI. 374. frigidum et humidum
maxime fluxionum morbis tentatur.
VI. 402. quomodo huic succurratur.
VI. 402. frigido et humido conve-

niens vivendi ratio. VI. 374. frigidi
et sicci signa. I. 345. frigidi simul
et sicci signa ex capite. I. 328. frigidum et siccum seni temperamento
simile. VI. 374.

Temperamenti humidi indicia ex capite. I. 326. humidum laudabile est.
VI. 400. humidum quomodo servo-
tur. V. 399. humido corpulentia familiaris. IX. 143. humido sunt, qui
supervacuis excrementis onerantur.
VI. 396. humidum carnosos reddit,
molles, rubicundos. XV. 184. humido quinam cibi conducant. VI. 395.
victus ratio huic praescribenda. VI.
400 sq. humidum et calidum quibus
morbis obnoxium. VI. 399. et calidum fluxionum vitiis obnoxium. VI.
374. vivendi ratio ei conveniens.
ibid. humidi et frigidi signa. I. 626.
humidius et frigidius longe ultra medium ver, ineunte jam aestate, maximos pulsus habet. VIII. 867.

Temperamenti melancholici signa et
causae. I. 641. quinam facillime in
hoc incidant. VIII. 183. melancholicum affectu melancholico prehenditur
ex largiori carnis bubulae usu. VI.
661. moderatum tranquillum est. IV.
821. senum siccum est. VI. 397.
sicci signa. I. 343. sicci indicia ex
capite. I. 326. siccum est gracilibus,
fulvis et nigris. XV. 185. siccius
reddit calor multus. VI. 390. sicco
gracilitas familiaris. IX. 143. si siccius evadat, animo fit intelligentior.
IV. 786. sicco victus ratio conveniens. VI. 397. sicco quales cibi conducant. VI. 395. siccum et calidum
sanguinem nigriorem gignit. V. 114.

Temperans quinam sit. V. 376.
XVI. 305.

Temperari partes aequabiliter quid.
VI. 384.

Temperantia, definitio. XIX. 383.
temperantiam qualem scientiam *Ariston* vocet. V. 595. temperantia quomodo concilianda. V. 31 sq. ad temperantiam continentia viam parat. V.
33.

Temperati homines qui dicantur.
XV. 184. temperatis corporibus temperati status salubres sunt. XVII. A.
97. temperatissimus homo quibusnam
praeprimis cognoscatur. I. 576.

Temperatum exacte quod. IV. 745.

Temperatus status qualis. I. 520.
ejus proprietates. I. 521.

Temperatura aëris inaequalis quosnam morbos producat. XVI. 386. temperata optima. XVI. 422. temperaturae conditio in diversis anni temporibus. XVII. A. 29sq. temperaturae intemperatae octo dantur. XVI. 422. temperatura corporis ex pilis cognosci potest. XVI. 89. morborum causa. XVII. B. 568.

TEMPERIES optima in adolescentia est. VI. 387. proba duplex est. VI. 25. ex calido, frigido, sicco et humido commoderata, sanitas est. IV. 737. siccior et calidior corpus exile reddit. X. 993. tempestates annum constituentes quae. XIX. 485. tempestatis in morbos procreandos effectus. XVII. A. 4.

TEMPORA. XIV. 700. temporis definitio secundum philosophos. XIX. 259. tempora totius morbi quae. VII. 440. *Archigenes* peccavit, dum in temporibus morborum definiendis incrementum omitteret. VII. 409. stata quae. XVII. B. 575. stata quaenam secundum *Hippocratem*. XVI. 387. temporis essentia. XIX. 260. temporum mutationes maxime morbos pariunt. XVI. 313. sola ex universo capite musculos habent. XVIII. B. 29.

Tempora collapsa malum signum. XVIII. B. 26. collapsus causa. XVIII. B. 29. collapsa tabis symptoma. VII. 30. temporum gravitas aliquando crisis futurae signum. IX. 613. temporum plagae lethales sunt et carum concitant. (*Hipp.*) III. 850. temporibus plagae inflictae graves sunt et soporem inducentes. XVI. 776. tempora palpitant iis, qui prandere assueti non prandiunt. XV. 559. temporum pulsus ex vini meraci inconsueto potu. XV. 577. ad temporum dolores remedia. XIV. 399.

TEMULENTIA febris causa. VII. 279. febris ephemerae causa. XI. 6.

TENDO et TENDINES: definitio. II. 233. V. 204. XIX. 367. tendines a veteribus nervi vocabantur. II. 739. XIII. 575. ab *Homero* et *Hippocrate* nervosum corpus vocatur, quod ex musculo enascitur. V. 209. tendines vocantur nervi, qui ex musculis veniunt. XV. 257. musculi nervosus finis est. V. 203. musculorum nervosae propagines sunt. XI. 107. ab recentioribus vocantur aponeuroses musculorum. IV. 368. non omnes

musculi habent. IV. 377. 379. tendinum vaginae ligamenta vocantur. II. 268. tendines quomodo a ligamento differant. IV. 376. tendines proprie vocantur partes cervicis posteriores. XIV. 703. quomodo oriantur. IV. 9. eorum proprietates. V. 203. natura. IV. 373. tendo tanto durior est nervo, quanto ligamento mollior. IV. 374. cute duriores sunt. I. 602. nonnulli eorum seu membranae tenues latique sunt, quales in femorum terminis ad genua spectantibus. XIII. 598. ex nervo facti et ligamento. IV. 375. tendinum proprium alimentum. XVIII. A. 489. in foetu generatio. IV. 551. usus. IV. 376. motus instrumentum primum. IV. 9. rationem habet extremae vectis partis, quae pondera tangit. V. 209. quatenus nervi participes sunt, eatenus ex cerebro oriuntur. X. 409. nec insensilis, nec ita sensilis ut nervus. IV. 374. num alii sint validiores aut graciliores propter motum quem exserunt, aut a motu. III. 74. quoad aetates differentiae. III. 75. frigidum inimicum. XIII. 565. tendinum lustratio in simiis faciliorem eam in homine reddit. XIII. 604.

Tendo (Achillis) calcis, ex sura descendens admodum robustus, ex tribus nervosis exporrectionibus compositus apparet. XIII. 603. Achillis usus. III. 228. musculorum, unde originem ducit situs. III. 130. Achillis ossi calcis inseritur. XVIII. B. 448. unde oriatur. ibid. Achillis inflammatus causa nervorum distentionis. XVIII. B. 449. tendines in cerebro. II. 730. tendines musculorum abdominis describuntur. XIII. 602. ad carpum omnes a cubiti musculis veniunt. III. 47. cur secundae phalangi inserantur. III. 48. cur hi tam longi sint. III. 48. tendines musculorum digitos moventium quomodo se inserant digitis. II. 250. quotnam habeat quilibet digitus. III. 51. digitos flectentium constitutio. III. 58. tendinum in digitis utilitas. III. 47. tendines digiti maximi. III. 50. natura quomodo prospexerit, ne nudi sint, comprimi, collidi etc. possint. III. 49. quadrifariam applicati hi sunt. III. 50.

Tendo sub interna cute manus. III. 108. qui in manubus et pedibus sunt, coëuntes cutim contingunt. XIII. 599.

in summis manubus aut pedibus inflammatus quales pulsus efficiat. IX. 415. musculorum manum moventium quomodo natura tuita sit a laesionibus. III. 119. tendines musculorum manus colligans ligamentum. II. 249. tendines in pede cur minores quam in manubus. III. 219. tendinum distributio in pedibus et manubus dissimilis. III. 223. duo eorum genera in pede solummodo adsunt. III. 220. tendinis plantae pedis ortus. II. 231 sq. tendines ad pudendorum constructionem conferre possunt. IV. 215. tendinum capita in tibia tredecim sunt. III. 226. ad tendinum contractiones malagma Lucii. XIII. 969. ad tendinum crassitiem malagma Damocratis. XIII. 988. in tendinibus denudatis admodum tenuia et exedentia cavenda sunt. XIII. 612. 613. tendinibus discissis motus partium tollitur. IV. 386.

ad Tendines praecisos et cum contusione divisos catagmaticum Moschionis. XIII. 647. tendinum distensiones quomodo fiant. XVIII. A. 637. tendinum inflammatio causa convulsionum. XVIII. B. 294. phlegmones in ejus actionem effectus. IV. 393. ad tendinum phlegmonas diachylon. XIII. 1005. tendinum puncturas curandi ratio. XIII. 607. tendines in manu, per quos digiti flectuntur extendunturque, vel contusos, vel punctos putrescentes ex perversa curandi ratione conspexit ita Galenus, ut in aqua diutius coctis similes apparerent. XIII. 564. tendinis puncturae medendi methodus generalis. 1. 388. tendinis in brachio stylo percussi cum lethali eventu historia. XIII. 606. in tendinibus tumores scirrhosi ex pituita siccata potissimum occurrunt. XI. 737. scirrhus in eo natus, quid ad ejus functiones faciat. IV. 391 sq. scirrhi cura. X. 958. XI. 107. ad tendinum spasmos theriaca Andromachi sen. XIV. 35. tendine vulnerati nervisaucii vocantur. XIII. 575. ex tendinum vulneribus animi deliquii cura. XI. 60. tendinum vulnera dolores, vigilias, convulsiones et deliria inducunt. X. 290. tendinum vulnus facile convulsionem gignit. X. 403.

Tendinum vulnera: quis communis ea curandi modus, et quae medicamenta specialia. XIII. 564. antiqua eis medendi methodus reprehenditur.

ibid. quae ex alto humores educere, digerereque possunt, tendinum vulneribus ex usu sunt. XIII. 594. qui iis mederi vult, partium structurae peritus esse debet. XIII. 598. medicamenta omnia liquida et mollia esse convenit. XIII. 592. ad tendinum vulnera aegyptium Philoxeni. XIII. 645. aegyptia Andromachi commendatur, ab Galeno autem reprehenditur. XIII. 643. medicamentum ex columbarum stercore. XIII. 633. Halici gilvum emplastrum. XIII. 645. medicamenta ex euphorbio composita. XIII. 620. medicamentum ex herbis. XIII. 634. medicamentum ex liquabilibus paratum. XIII. 628. confectiones ex metallicis. XIII. 610. medicamentorum sumptuosorum confecturae. XIII. 635. Galeni circa curandi haecce rationem praecepta generaliora. XIII. 573. 579. curationem Galenus juvenis adhuc, quum ex Alexandria in patriam reverteretur, annos viginti octo natus, excogitavit. XIII. 599. Galeni curandi methodus rationalis. XIII. 565. Galeni ad ea composita remedia. XIII. 596. medicamenta, ab aliis medicis prodita. XIII. 640. tendine lato tenuique supra patellam vulnerati gladiatores plurimi claudi facti, ex perversa curandi methodo. XIII. 564. tendinum in manubus vulneratorum in quadam historia. XIII. 581.

TENEBRAE utrum videantur. XIX. 308. profundae in somno visae ab atra bile. VI. 832. tenebras profundas per insomnia videre quid indicet. XVII. A. 214. e tenebris eruti cur videre nequeant. VII. 120.

TENESMUS, definitio. VIII. 383. XVI. 119. XIX. 422. tensiones sunt vehementes et intestini recti ulcerationes obortae. XVII. A. 132. definitio secundum Erasistratum. XVIII. A. 7. et dolorificus et molestus affectus est. XVII. A. 705. morbus est intestini recti. XIV. 755. fit in recto intestino. XVIII. A. 126. unde nomen acceperit. XVIII. A. 126. quomodo fiat. XVII. A. 349. cur pueri saepius corripiantur. XVII. A. 705. Hippocrates adolescentibus pituitosis accidere docet. XVII. A. 350. tenesmo qui prehenditur, dysentericus evadit. XVII. A. 347. tenesmus cum dysenteria ejusdem generis, tensiones tamen habet multo vehementiores.

VII. 247. tenesmo laborantes cur desidendi cupiditatem vehementiorem habeant quam dysenterici. XVII. A. 729. in tenesmis quae excernuntur, symptomata sunt. VII. 170. respiciendus in purgationibus per inferiora. XVI. 119. tenesmus gravidae accidens abortus causa. XVIII. A. 125. causae. XIV. 755. ex pituita in intestinis collecta oritur. III. 354. cura. XIV. 755. ad tenesmum sevum caprinum et cur. XII. 325.

Τίνοντες quasnam partes Hippocrates vocet. XVIII. A. 428.

Tensa remittit chamaemelum. XI. 562.

Tensio unde oriatur. XI. 741. XVII. A. 51. causae. XVII. B. 729. tensionis arteriarum causae. IX. 248. tensio dolorum causa. VII. 116. VIII. 79. tensionis vehementioris effectus. VII. 549. tensionis sensus sine exercitiis plethora est. VII. 547. sensus in lassitudine unde. VI. 192. tensionis cura fit laxatione. XI. 741. ad tensionem acopa. XIII. 1005.

Tentio, definitio. XIX. 461.

Tenuare omnibus renum vitio laborantibus utile. XVII. A. 840.

Tenues quomodo crassiores fiant. XV. 196. praeter naturam facile abortiunt. XVII. B. 836.

Tepefactoria, eorum usus in laterum dolore. XV. 857.

Tephra vide Cinis.

Terebellae usus in fracturis calvariae. X. 446. abaptistae. X. 447.

Terebinthina, ejus vires et usus. XII. 113. pinea et strobilina. XII. 114. picea et abietina. XII. 114. lentiscina, cyparissina. XII. 114. quaenam praestantissima. XIV. 78. liquida ad ulcera putrida et nomos. XIII. 731. moderatissima resina est. XIII. 475. resina optima. XIII. 590. ad .vulnera nervorum. X. 393. pro galbano. XIX. 746. pro mastiche. XIX. 736. pro tragacantha. XIX. 745. ei substituenda remedia. XIX. 745.

Terebinthus, corticis, foliorum et fructuum vires et usus. XII. 137. terebinthi germina in aceto vel muria condita eduntur. VI. 644. germina, muria aut oxhalme condita, sanguinem melancholicum gignunt. VIII. 184. fructus parum nutriunt et pravi succi sunt. VI. 621. turiones appetitum promovent. VI. 624.

Teredo quid et unde nomen habeat. XIX. 443. ad teredines emplastrum halicon *Theudae* Sarcophagi. XIII. 925. pastillus *Aristarchi* Tharsei. XIII. 824. aurium, remedia. XIV. 404.

Terentii pastillus stypticus. XIII. 827.

Terminthi, definitio. XVI. 461. qualis sit morbus. XVII. A. 327. et unde nomen acceperint. XVII. B. 108 sq. a terminthis immunes sunt haemorrhoidarii. XVI. 453. et cur. XVI. 460. terminthis non corripiuntur haemorrhoidarii. XVII. A. 327. terminthis non sunt obnoxii haemorrhoidarii. XVII. B. 107.

Terra hominis elementum. XIV. 696. terram esse hominem quidam dicunt. XV. 27. terram cur quidam elementum statuant. I. 443. eam *Pherecydes* Syrus elementum omnium rerum habuit. XIX. 243. terram esse hominem secundum *Sabinum Xenophanes* statuit, sed *Galenus* hoc negat. XV. 25. terram mundi medium vocat *Euclides.* V. 654. terra putatur mundi principium. XIX. 266. terram quamnam vocent philosophi exactissimam. XII. 166. terram quid ceteri homines, praeter philosophos vocent. XII. 167.

Terrae partes cubicam figuram habere *Plato* docet. V. 668. terram ex cubo factam putat *Pythagoras.* XIX. 266. terrae vox a philosophis usurpata, quid significet. XII. 166. differentiae, ab iis usurpatae, qui de colendis agris conscribunt. XII. 165. quaenam requiratur ad triticum, hordeum et alia cerealia — ad vites, ficus, oleas etc. XII. 165. arboribus quod est, id venter animantibus. XVI. 340. inest ei acidum, et amarum et dulce et salsum. XV. 79. terra insipida est. XI. 671. sicca et frigida est. XIX. 486. terrae siccitas summa cum densitate et frigore inest. XV. 52. terra crassiorum partium est. XI. 626. terrae respondet bilis atra. V. 676. XVI. 25. terra quomodo fiat. XV. 31. quomodo secundum aliquos generetur ex aqua aut igne. XV. 28. terrae intestinum ex vino sumtum calculos vesicae conterit. XIV. 242. terra accensa pruna fit. XI. 626. de ea Philosophorum opiniones. XIX. 293. terrae divisio. XIX. 296. figura. XIX. 293. inclinatio. XIX. 294. motus. XIX. 295.

motus s. concussiones. XIX. 296. situs. XIX. 294. de differentiis nominatae passim terrae. XII. 168 sq. earum differentiae. XII. 165. res duae sunt, quae terrae vocabulo significantur, earumque distinctio. XII. 165. cujuslibet vires. XII. 183. proprium. XII. 184. lotionis ratio. XII. 178. terrae aegyptiae vires et usus. XII. 177. ampelites, unde ita vocata. XII. 186. ejus vires. XII. 187. ampelitis succedit asphalto. XIX. 726. arenosa ab agricolis inutilis judicatur. XII. 166. cimolia, vires. XII. 181. 187. cimolia emplasticum remedium est. XI. 634. cretica, vires. XII. 187. cretensis emplasticum remedium est. XI. 634. cretica pro pumice. XIX. 732. eretriensis, vires. XII. 188. lemnia vide *Lemnia* terra. medicamentosa quae. XII. 186. ex terra pelagia emplastrum discutiens. XIII. 928. terrae Samiae usus medicus. XII. 178. Chia et Selinusia, earundem vires. XII. 180. stellari succedit terra Cimolia. XIX. 727.

TERROR abortus causa. XVII. A. 635. terrores graves mortem nonnunquam inducunt. VIII. 301.

TESTA, ejus vires et usus. XII. 233. testae nonnunquam in abscessibus occurrunt. X. 984.

TESTACEA ut alimentum. VI. 733. crassi succi sunt. VI. 769. durae carnis carnem habent corruptu difficilem. VI. 734. exhibentur, quibus cibi in ventriculo corrumpuntur. VI. 735. testaceorum succo alvus subducitur. VI. 770.

TESTICULUS canis vide ORCHIS.

TESTICULI s. TESTES, definitio. XIV. 706. 719. structurae et usus brevis descriptio. XIX. 362. *Herophilus* didymos vocat. IV. 193. glandulosi sunt et molles. IV. 591. corde sunt praestantiores. IV. 573. qua de causa non in peritonaeo siti sint, sed extra corpus. IV. 567. cur extra ventrem sint collocati. IV. 195. corpora musculosa a musculis hypogastrii ad testes descendunt. IV. 193. sursum trahentes musculi. XVIII. B. 997. vasorum spermaticorum inde ortum ducentium tutus situs. IV. 198. ad testes cur arteria longo intervallo accedat. IV. 322. et cur multifarie implicitae. IV. 323. eorum venae unde veniant. II. 809. cur magnis

nervis non egeant. IV. 203. semine toti sunt pleni. IV. 582. cur in urethram semen emittant. IV. 186. bene vivendi sunt principium. IV. 574. maris tanto sunt majores, quanto mas est calidior. IV. 164. a semine nutriuntur. IV. 583. per ipsos totum corpus alteratur. IV. 573.

Testes cur in feminis habeant ductus excretorios breves, in maribus autem longos et tortuosos. IV. 194. 197. num cor deorsum trahant. IV. 576 sq. cur retrahantur ejus lateris, in quo renes calculo laborant. XIX. 655. differentiae ab epididymide. IV. 209. ab ovariis differentiae. IV. 209. et ovariorum analogia. IV. 635. pubertatis tempore mutationes. XVII. B. 212. in pubertate dexter, si promineat, mares, sinister feminae magis procreantur. XVII. B. 211. dexter cur sinistro calidior. IV 171. dexter corpulentior. IV. 633. masculorum generator est. IV. 633. dexter, si tumuerit, mas producitur, sinister, foemina. IV. 172. sinister gracilior foeminarum generator. IV. 633. sinister cur sanguinem impurum accipiat, et quid inde accidat. IV. 171. sinister dextro ut plurimum est varicosior. IV. 173. testium officium. IV. 184. propter conservandam seminalium vasorum reduplicationem factos *Aristoteles* putabat. IV. 575. usus optime post eorum exstirpationem cognoscitur. IV. 569. semen trahunt ex vasis seminalibus. IV. 587. ad seminis generationem nihil conferre *Aristoteles* credebat. IV. 556. 558. 561. nihil ad seminis generationem conferre, alii quoque et probabilibus demonstrationibus docuerunt. IV. 563. ejusmodi usum seminalibus vasis exhibere quidam docuerunt, qualem lapides appensi circa rectas feminarum telas. IV. 564. 576. non lapidum affixorum more agere, argumenta. IV. 568 sq. testium temperamentorum diversorum signa. I. 339. testes vehementer retracti quid significent. XVIII. B. 128. quid eorum exstirpationem sequatur. IV. 569. simul cum eorum excisione et robur corporis perit. IV. 571. cor ipsum iis exsectis debilius circa actiones redditur. IV. 575. qui perdiderunt, perfrigerantur. IV. 572. depiles fiunt non circa mentum solum, sed circum totum corpus. IV. 572.

ut alimentum. VI. 675. 676. crassi
succi sunt. VI. 771.

Testes novellarum victimarum quales succos procreent. VI. 774. etiam
femina habet, ad uteri latera multo
minores. II. 810. mulierum, eorum
situs, forma etc. II. 899. eorum vasa. II. 900. mulierum unde vasa accipiant. II. 895. (confer. *Ovaria.*) in
juvenibus et robustis adstricti. IV.
578sq. in senibus laxi sunt et debiles. IV. 578. cerebri. II. 729. III.
678. etiam gemelli vocantur. II. 729.
in avibus situs. IV. 579. avium intra peritonaeum locati sunt. IV. 567.
sitos altus in avibus ad celeriorem
seminis generationem confert. IV.
569. gallorum gallinaceorum suavissimi sunt ad edendum. VI. 675.
gallorum praestantissimi ut alimentum. VI. 704 sq. juvenibus suibus ac
bobus apud nos exsecant. VI. 675.
in suibus substricti sunt et non pensiles. IV. 579. saepe ex tussibus in
abscessum abeunt. XVI. 339. abscessus interdum a tussi fit. XVII. A.
332. excrescentem carnem cinis sarmentitius cum nitro et aqua subactus
sanat. XIII. 317. ad testium contusiones emplastrum catagmaticum *Moschionis.* XIII. 537. 647. testiculus
distentus judicatorius est in causo
notho. XV. 759. distentionis causae.
XV. 759. testis dolor vehemens solvit tussim siccam. XVII. A. 470. in
testium doloribus venaesectio ubinam
instituenda. XV. 131. testes nonnunquam praeter modum increscunt. VI.
869.

ad *Testes* induratos ciceres. XI.
877. erysimum. XI. 878. testes inflammati cur febrem accendant. IX.
416. inflammationis pulsus. IX. 540.
testium phlegmonas sanare dicitur
Ostracites ex aqua innectus. XII.
206. ad testium inflammationes Samia terra praestat, Chia et Selinusia.
XII. 181. testium morbis cataplasma
aptum est ex farina fabarum. XII.
50. vehementer perfrigerati aut alio
modo laesi steriles reddunt viros. IV.
564. testis scirrhus sarcocele vocatur. VII. 729. tumefactus in tussi
documentum est affinitatis cum pectore, mammis, genitura, voce.
XVII. B. 112. puerorum tumescere
prohibet cotis Naxiae ramentum. XII.
206. ulcere aphthae non absimili ap-
prehensos, ex terra cimolia cum aqua

oblinito. XIII. 317. varix solvit vocis exilitatem. XVII. A. 468.

TESTUDO cerebri quid. III. 667.
lacustris amyda vocatur. XIV. 321.

TETANUS, definitio. IV. 404. VII.
641. XIV. 737. XIX. 413. morbus
acutus est. XIV. 730. morbus peracutus est. XVII. B. 384. 790. qui
quartum diem superaverunt, sanescunt. XVII. B. 789. tres species.
XVII. B. 735. saepe in a frigore ta-
ctis observatur. VI. 850. tetani frigidi superantis affectus sunt. VII.
618. tetani causa frigus. XVII. B.
802. tetani causa nimius vini usus.
I. 661. lumborum symptomata et cura
secundum *Hippocratem.* XV. 861. tetanus lumborum venaesectione tollitur. XV. 860. tetanus ardores vehementes excipiens, malum. XVIII. A.
113. cura. XIV. 738. calore curatur. VII. 125. tetanos mitigat calidum. XVII. B. 809. tetani medela
febris. XVII. B. 735. tetano frigidum medetur. XVII. B. 806. theriaca
XIV. 276. ad tetanum theriaca *Andromachi* sen. XIV. 35.

TETRADRACHMOS i. q. stater. XIX.
772.

TETRAMYRON acopon. XIII. 1013.

TETRAPHARMACON quid. XII. 601.
e quibusnam constet. XII. 328. remedium ex cera, resina, pice et adipe componitur. I. 452. pus movet.
X. 281. ad ulcerem phlegmonen. X.
882.

TEUCRIUM, ejus vires. XII. 138.
ei substitui potest chamaedrys. XIX.
745.

TEUTHLUM vide BETA.

TEUTHRAS, condiscipulus *Galeni.*
XI. 193.

Θ apud *Hippocratem* significat Θά-
νατον, mortem. XVII. A. 612.

THALAMUS nervorum opticorum.
IV. 276.

THALES primus philosophiam apud
Iones introduxit. XIX. 225. aquam
elementum ducebat. XIX. 243. aquam
dicit hominem. XV. 25. quomodo
coelum dividat. XIX. 269. de Deo
sententia. XIX. 251. ejus locus, quo
docet, elementa inter se mutari, ut
humores procreentur. XVI. 37. de
lunae illuminatione. XIX. 281. unum
mundum statuit. XIX. 263. necessitatem validissimam statuit. XIX. 261.
de causa incrementi Nili. XIX. 300.
de causa eclipseos solis. XIX. 278.

de essentia stellarum. XIX. 270. stirpes aninatas esse putat. XIX. 340. unam terram esse putat. XIX. 293. de terrae figura. XIX. 293. de terrae motuum causa. XIX. 296.

THALICTRUM, foliorum forma et vires. XI. 884 sq.

THALLI sunt oleae surculi. XIII. 480.

THAMYRAE infusum ad dysenteriam. XIII. 300.

THAPSIAE vires et facultates. XI. 885. thapsia remedium deleterium est. XI. 767. illita, si quis uratur, ardor aceto extinguitur. XI. 418. si illinas, partem calidiorem videbis. VII. 384. vitanda ad alopeciam, propter acritudinem, apta autem, si ceratum ex oleo addas. XII. 387. ad renum calculos. X. 1000. essentia attrahit. XI. 760. thapsiae succedanea. XIX. 730. adversus eam acetum valet. XVII. B. 336. contra thapsiam lac. XII. 269.

ad THAPSUM theriaca Galene dicta. XIV. 33.

THARSEI chirurgi emplastrum Indum. XIII. 741.

THASIUM mel antidotis bonum. XIV. 22.

THASUS, aëris constitutio ibi grassans, morbique inde oriundi. XVII. A. 1 sq. situs. XVII. A. 36.

THEATRALIS deligatio. XVIII. A. 823.

THEBAEI emplastrum ad achores humidos. XII. 489.

THEBANO adscriptum medicamentum ad ulcera aegre curabilia. XIII. 739.

THELYPTERIS vide *Filix femina*.

THEMISON Laodiceus sectae methodicae auctor. XIV. 684. communitates apparentes invenit. X. 35. qua ratione aliquem febricitare comprehenderit. IX. 476. quo usus est, acopon. XIII. 1009. confectionem ex capitibus papaveris praeparavit. XIII. 40. Themisonis antidotus hiera ad stomachi subversiones. XIII. 158.

THEMISTOCLIS dictum, quum probro objiceretur, quod nothus esset. I. 13. Themistocles quomodo a Thucydide describatur. XVII. B. 237.

Θέναρα cur volae manus dicantur. XVIII. B. 364.

THEOCRITI versus quidam. XVIII. A. 537. locus citatur de galeritis. XII. 361.

THEODAS empiricus. X. 142.

THEODORUS Cyrenaicus Deos ignorat. XIX. 260.

THEODOTION phlacianum, Harpocratium inscriptum, ad maximas epiphoras et dolores, liberat citra venaesectionem. XII. 754.

THEAGENI philosophi memorabilis cura. X. 909.

THEOGNIDIS de vino sententia. IV. 778.

THEOLOGIAE perfectissimae principium. IV. 360.

THEON Alexandrinus quatuor libros de particularibus exercitiis scripsit. VI. 182. primum athleta erat, deinde ad gymnasticen se contulit. VI. 114. de athletarum arte scripsit. V. 898. gymnastes de frictione rectius sensisse visus est quam *Hippocrates*. VI. 96.

THEOPHILI delirium. VII. 60.

THEOPHRASTUS Aristotelicae sectae addictus. XIX. 228. Theophrasti de aceti caliditate sententia. XI. 629. Theophrastus scripsit de calido et frigido. XVII. B. 405. de dolichis quid scribat. VI. 542. de via ac ratione demonstrandi scripsit. V. 213. gongrorum meminit in arboribus. XVII. B. 38. gustandi facultatem χυμòν vocat. XI. 449. de lassitudine volumen integrum scripsit. VI. 190. meminit zeae. VI. 516.

THEOREMA, definitio. XIX. 354.

THEOTRAPUS medicamentum ad nomas. XIII. 862.

THERAPEUTICE, definitio. XIX. 352.

THERAPIA dividitur in diaetam, chirurgiam et pharmaciam. XIV. 690. 694.

THERIACA quae dicantur. XV. 279. vocantur, quae ferarum morsibus medentur. XVII. B. 337. salia, eorum compositio. XIV. 290. salia, usus medicus. XIV. 287.

THERIACE s. THERIACA unde originem habeat. XIV. 1. quomodo praeparetur. XIV. 82 sq. compositio. XIV. 267. 308. optima quomodo componatur. XIV. 5. ex plurimis optimisque medicamentis praeparata est. XIV. 230. quae ingrediuntur, singula diligenter exploranda sunt. XIV. 255. vinum quodnam injiciendum. XIV. 29. viperas primus admiscuit *Andromachus*. XIV. 232. cur viperam, nec alium serpentem

Andromachus admiscuerit. XIV. 233. cur non integra vipera immisceatur. XIV. 237 sq. theriaca *Andromachi* optima est. XIV. 262. quomodo *Andromachus* praeparaverit. XIV. 259 sq. quae de ea *Crito* in tertio medicamentorum libro scripserit. XIV. 103. *Critonis* modus componendi. XIV 310. *Damocrates* in simplicium mixtorum mensuris discrepat. XIV. 260. theriaces alterius confectio *Damocratis*. XIV. 99. *Demetrii* differentiae. XIV. 261. *Magni* solo cinnamomo variat. XIV. 261. quomodo *Xenocrates* ab *Andromacho* in compositione discrepet. XIV. 260. *Aëlii Galli*. XIV. 161. alia. ibid. theriacen agrestem *Galenus* allium vocat. X. 866. theriaca *Andromachi*. XIII. 909. ex viperis *Andromachi* senioris, Galena dicta. XIV. 32 sq. Galene dicta ex viperis *Andromachi* junioris. XIV. 42. *Antiochi* Philometoris. XIV. 185. secundum *Damocratem*. XIV. 90 sq.

Theriaca ad internos dolores, *Euclidis Palatiani*. XIV. 162. eupatorios. XII. 909. qua usus est *Marcus* imperator. XIV. 201. *Mithridatis*. XIV. 154. *Zenonis* Laodicaei, ut *Menucianus* acceptam tradidit. XIV. 163. theriacae commendatio et dignotio principiumque romanorum hac in re studium. XIV. 214. theriaca *Antonino* imperante a plerisque divitibus praeparabatur. XIV. 24. per *Marcum* imperatorem vulgo innotuit. XIV. 217. ab imperatoribus lubenter et benevole omnibus, qui ea indigent, propinatur. XIV. 217 sq. etiam sani utuntur ad corporis conservationem. XIV. 216. qua ratione Romae summates utantur. XIV. 298. bonum sanguinem conciliat. XIV. 298. recens manet per annos triginta sex. XIV. 300. adulterationes. XIV. 6. num adulterata sit, dignotio. XIV. 215. virtutes. XIV. 214 sq. vires expertae sunt in reis ad mortem judicatis. XIV. 215. *Galenus* in gallis eas exploravit. XIV. 215.

Theriaca a ferarum morsibus venenatis tuetur. XIV. 214 sq. unde vires suas accipiat. XIV. 247. quantum et quando et a quibus sit accipienda. XIV. 284 sq. theriacae aetas. XIV. 268. probatio. XIV. 269. dosis. XIV. 270. multiplex usus. XIV. 298 sq. theriaca quibusnam in morbis in usum veniat. XIV. 270. ad

abscessus. X. 980. antidotus in elephantiasi. XI. 144. antidotus ex viperis ad obstructiones. VI. 341. ad viperarum morsus praestantior quam *Mithridatium*. XIV. 3. antidotus ad viperae morsus. XIV. 189. curatus affectus nephriticus in *Antipatro*. XV. 218. sanata *Arria* est stomachi dissolutione affecta. XIV. 218 sq. *Pisonis* filium, abscessu laborantem, sanavit. XIV. 219. de theriaca librum cur *Pisoni Galenus* dicaverit. XIV. 210.

Theriaci pastilli quomodo praeparentur. XIV. 45. orbiculi, confectio. XIV. 306.

THERIOTROPHI cur Marsi vocentur. XI. 143.

THERME siliquam unam aequat. XIX. 764.

THERMUNTIADES, ei succedit glycophyllum. XIX. 730.

THERMUS vide LUPINUS.

THERSITES locutulejus dicebatur. XVIII. A. 253.

THESPESIANA antidotus. XIII. 102. confectio. XIII. 99. *Apollonii* ad internos abscessus. XIII. 67.

in THESSALIA multi ex coturnicum esu musculorum distentionibus correpti sunt. XVII. B. 306.

THESSALUM sedile, ejus usus in humeri luxatione recenti. XVIII. A. 345.

THESSALUS, sectae methodicae auctor, in aegrotante inquit, adstrictionem percipere licet inde, quod corpora aegre diffluentur. I. 176. *Hippocratis* filius. XV, 110. XVI. 625. *Hippocratis* filius librum de humoribus scripsisse putatur. XVI. 3. librum de chirurgia scripsit. X. 250. filium habuit *Hippocratem* vocatum. XVI. 5. auctor libri *Hippocratis* de natura humana non est. XV. 12. Thessalo adscribitur a *Dioscoride Hippocratis* liber de morbis. XVII. A. 888. Thessalo quidam V ex libris epidemiorum *Hippocratis* tradunt. VII. 855. epidemiōn libros 2, 4 et 6 scripsisse traditur. VII. 890. tanquam aegros replentem accusat *Hippocratem*. XV. 479. Thessali maledicta in *Hippocratem*. X. 7. scripta quaedam enumerantur. X. 7. novam sectam condidit. X. 8. Archelao regi Macedoniae familiariter convixit. XV. 12. *Galeni* ejusdem exprobratio. X. 8. nullum esse medicamentum censet hepaticum, nephriticum aut pleuriticum. XI. 749. Thessali communitatibus nemo adnuit. XVIII. A. 270. Thessalus morbos elementares duos accipit. X. 22. 26. vitium commisit, quod omnes in victus ratione morbos in duos affectus contulit. X. 124. definire morbum non aggressus est. X. 52. male in principiis morbi contrahere jubet. IX. 558. medicae artis operum inexpertus. XIII. 393. Thessali indicatio ulcerum cruentorum nihili pendenda. X. 388. ulceribus malignis medendi methodus. X. 250. *Galeni* in eam excursus. X. 252. Thessalus alium quendam nullum priorum medicorum vidisse communitates apparentes dixit, sed male. X. 35. quodnam vitium gravissimum commiserit. X. 124.

THEUDAE Sarcophagi emplastrum halicon. XIII. 925.

THEUTRA medicus, cui *Galenus* librum de definitionibus medicis dicavit. XIX. 346.

THLASMA, definitio. XIX. 432.

THLASPI, nominis origo, locus natalis, et descriptio. XIV. 81. seminis vires. XI. 886. ad renes purgandos. XIV. 759.

Θολερὸν quid significet. XVI. 698.

THOLUS fascia. XVIII. A. 788.

THORAX, definitio, ambitus. III. 411. definitio. XIV. 704. constructio et usus. XIX. 359. vocatur, quod a costis circumscribitur. II. 652. scopi, quos natura in ejus fabricatione est secuta. IV. 106 sq. thoracem veteres interdum ventrem superiorem vocant. XV. 896. thorax apud *Hippocratem* venter superior vocatur. XVIII. A. 141. universus latissimus in hominibus calidis et siccis. I. 625. thoracis finis elatior s. superior claviculae. II. 653. inferior diaphragma. ibid. thoracis terminum inferiorem prisci phrenas appellarunt. VIII. 327. a *Platone* diaphragma vocatur. VIII. 327. thoracis indumenta interna, eorumque usus. III. 416. thoracem membrana simplex intus investit, et telae araneorum similis. II. 522. thorax qua de causa nec totus osseus, neque cartilagineus factus sit. III. 599. thorax per pleuram in geminos sinus dividitur. XVIII. B. 200. thorax cur in quadrupedibus acutus, in homine

autem latus. IV. 124. in thorace quidam animae sedem acceperunt. V. 288. circa thoracem animae irascibilis sedes est. V. 288. thorax respirationis instrumentum. IV. 121. thoracis in inspiratione et exspiratione conditio. III. 595. exercitationes. VI. 147. thoracis duplex motus. III. 412. XIX. 319. thorax pulmonis motum gubernat. IV. 466. thoracis motum gubernat diaphragma. II. 657. thorax latus cordis calorem, parvus frigiditatem denunciat. I. 333.

Thoracis musculi non omnes eum movent. II. 656. thoracem dilatantes et contrahentes musculi. XVIII. B. 988 sq. a quibusnam musculis et quomodo moveatur. IV. 467. thoracem contendunt et intro contrahunt musculi intercostales. III. 401. dilatant et contrahunt musculi in costis. IV. 467. thoracem dilatans musculus. XVIII. B. 963. 965. thoracem dilatant musculi intercostales externi, contrahunt interni. XVIII. B. 989. thoracis musculi extenduntur, ubi vox editur. V. 232. thoracis musculorum exercitatio spiritus cohibitio est. VI. 152. thorax quomodo totus immobilis reddatur solis nervis laqueo circumdatis. II. 690 sq. thoracis musculi unde venas accipiant. II. 810. partes ejus unde nervos accipiant. IV. 303. evolutio in foetu. IV. 541.

Thorax angustus et glaber tempe ramenti humidi et frigidi signum. I. 626. asymmetricus in puero quomodo restitutus. VI. 358. hirsutus quid significet. I. 625. quomodo firmetur. XVIII. B. 920. in eo resorptio fluidorum fit ibi contentorum, iique per tussim ejiciuntur. VIII. 309 sq. thoraci adversarius aquilo. XVII. A. 719. XVII. B. 609. thoraci inimicissimae nix et glacies. XVII. B. 813. thoraci saepe noxam intulit vehemens equitatus. V. 910. thorax afficitur frigore. XVII. A. 43. thoracem refrigerat gurgulio exsectus. VI. 865. thorax purgatur per guttur simu cum tussi. XV. 323. in thoracem erumpunt abscessus costarum. VII. 738. thoracis deligatio. XVIII. A. 817. thoracis partes plerumque a nutriculis invertuntur. VII. 28. thorax angustus ad habitum phthisicum pertinet. XVII. A. 62. XVII. B. 666.

Thoracis proprii affectus quidam in musculis, quidam in pleura consistunt, quomodo dignoscantur. VIII. 307. morborum pulsus. IX. 398sq. affectionis signa sputa sunt. XVI. 502. morbi sputis judicantur. IX. 708. in iis quaenam consideranda, ut crisin instantem detegamus. IX. 708. siccus morbus quibus est, suffumigatio non conducit. XVI. 147. thorax per tussim est purgandus. XI. 93. thoracis affectionis signa sputa sunt. XVI. 210. thoracis affectus quomodo curentur secundum *Hippocratem.* XV. 910. thorax per tracheam et fauces purgandus est. XVI. 126. ad thoracis lentos pituitososque humores quaenam remedia faciant. XI. 746. in thoracis diuturnis citra febrem affectionibus foenum graecum cum palmulis pinguibus. VI. 538. e thorace humores sputis expectorant amygdalae. VI. 611. ad thoracis succos crassos purgandos erva cum melle. VI. 547. ad thoracis inveteratos affectus arteriaca bona. XIII. 27. thoracis partibus omnibus lac utile. VI. 687. ad thoracis affectus oxymel subacidum. XV. 684. thorax quibus male affectus est, conducit suffumigatio. XVI. 147. in thoracis morbis vina austera sunt vitanda. XV. 646. ad thoracis affectus remedia. XIV. 365. ad thoracem facientia medicamenta. XIV. 760. *Thoracis* abscessus evacuant tussiculae. XVI. 837. abscessus rumpere creditur bechium s. tussilago. XI. 851. ad thoracis collectiones arteriace *Mithridatis.* XIII. 23. thoracis confossi signa. VIII. 5. ad thoracis defluxiones remedia parabilia. XIV. 440. thoracis dolores cur sint intensiores. VIII. 263. ad thoracis dolores malagma *Amythaonis.* XIII. 983. ad thoracis expuitionem eclegma ex nuce pinea. XV. 848. thoracis inflammationem indicat pectoris dolor insitus. XVI. 653. thorax inflammatus, si moveri cogatur, tardius et multo minus quam oporteat dilatabitur. VII. 776. respirationis ea ex causa affectio. VII. 777. thoracis intemperiei in pulsum effectus. IX. 537. thoracis obstructiones solvit pistacium. XII. 102. thoracis perforatio quaenam dicatur operatio. II. 635. thorace perforato cur vox perdatur. VIII. 54. ex thorace puris expuitioni

quaenam adversa remedia. XI. 747. thoracis refrigeratio in haemoptoë noxia. X. 331. ad thoracis rheumatismum Aesculapius medicamentum. XIII. 986. catapotium. XIII. 68.

Thoracis ulcera cur curatu difficiliora. X. 358. thoracis ulceribus destinatis remediis mel admiscendum. X. 300. thoracis vitiorum signa. I. 356. ad thoracis vitia antidotus cyphoides *Andromachi.* XIII. 198. thoracis vomicas per alvum purgari vidit *Galenus.* VIII. 412. vulnerum ejus in vocem et respirationem effectus. III. 417. thoracis vulnera semispirantes et semivocales reddunt. VIII. 270. pulmonis lobus saepe in iis excidit. VIII. 36. vulnera penetrantia periculum afferunt. X. 290. thorace vulnerati injectam per vulnus aquam mulsam ilico per tussim ejiciunt. VIII. 309. 322. via, ac ratio qua hoc fieri posit. VIII. 310sq.

THORESSOMENI qui. XVII. B. 499.

THOREXIS quid. XVIII. A. 154. usus in stranguria et dysuria. XVIII. A. 153 sq. apud *Hippocratem* vini potio est. XVII. B. 498.

Θορὸν quidam vocant semen. XVIII. B. 106.

THRACES pingues esse a quibusdam dicuntur. XI. 511. qualem cutim habeant. I. 627.

THRACIAE loca, quae a mari sunt remota, qualem constitutionem habeant. XVI. 393. loca a mari remotiora humida et frigida sunt. XVII. B. 597.

THRACIUS lapis, meminit ejus *Nicander,* non autem in usu est medico. XII. 203.

THRASCIAS ventus qui. XVI. 408. grandinem gignit. XVI. 409.

THRAUSIS, definitio. XIX. 430.

THREPTI pastillus. XIII. 828.

THRIDACINE a Graecis lactuca agrestis appellatur. XIII. 387.

Θριδακίνη. VI. 626.

THRIDAX. (vide *Lactuca.*) a Graecis lactuca hortensis vocatur. XIII. 387.

Θρόμβος sanguinis, definitio. V. 106.

THROMBUS, definitio. XVIII. B. 446.

THRYALLIS est Phlomi species. XII. 150.

THUCYDIDIS locus. V. 503. Thucydides de causis febris pestilentialis sententia. VII. 290. purgationes et expurgationes quid vocaverit. XVI. 106. et evacuationes in morbis impetu naturae factas purgationes vocat. XVII. B. 168. quosnam vocet aetate constantes. XVII. B. 402. scribit in peste illa notabili aegrotos sui compotes non fuisse. IV. 788. Thucydidis locus, quo testatur, tubercula in febre pestilenti occurrere. XVII. A. 882. Thucydides quomodo *Themistoclem* comparatum fuisse scribat. XVII. B. 237. Thucydidis tempore in magno solis defectu stellae cernebantur: quomodo hoc explicandum. III. 776. Thucydides ventriculi os cor vocat. V. 275.

THUNNI qualem carnem habeant. VI. 728. sanguinem melancholicum generant. VIII. 183.

THUS, ejus et partium vires medicae. XII. 60. thuris temperamentum, X. 179. thus moderate calet. X. 178. emplasticum est. XI. 735. quam manna magis emplasticum est. X. 322. in humida corporis natura carnem producere potest, in sicca non. X. 178. in quibusdam ulceribus et naturis pus movet, carnem non producit, in quibusdam etiam carnem producit. X. 179. sine morsu siccat. XVIII. A. 485. puris movendi facultatem obtinet. X. 887. ad ulcus cavum sanandum prodest. X. 177. thuris cortex pro cinnamomo. XIX. 732. pro manna. XIX. 736 fuligine utitur, ad oculis dicatas medicinas mixta, ad oculos phlegmone tentatos. XII. 61. etiam fluxione vexatos et ulcera habentes, ut et ad calliblepharas. XII. 62. pollen ad sinus curandos. XI. 134. pulveris usus in nasi fracturis. XVIII. A. 474. thuri substituendum remedium. XIX. 734.

THYITES *Dioscoridis*, ejus vires et usus. XII. 198 sq.

THYLACITE est semen papaveris sativi, vires ejus. XII. 73. vocatur Nardus montana. XII. 85.

THYMBRA calida est. I. 682.

Ο υ μ ὸ ς apud *Hippocratem* quid significet XVIII. B. 116.

THYMUS, situs et usus. III. 424. propter venam cavam adest. III 420. in nuper natis maxima, in adultis ipsa decrescit. VI. 674. thymi venae unde veniant. II. 787.

THYMUS (morbi species), definitio. XIX. 444. thymi carnosi surculi sunt. VII. 731. in sede quomodo curentur. X. 988. cura chirurgica. XIV. 791. thymos ejiciunt grossi crudi. XII. 88. ad thymos stercus ovillum. XII. 302.

Thymus (planta), vires et usus. XI. 887 sq. opsonium, non alimentum est. VI. 630. calidus est. I. 682. ex aqua tritus ad gypsum sumtum. XIV. 142. Thymi pars, vino soluta ad ephemeron sumtum. XIV. 140. pro hyssopo. XIX. 746.

TIBERII Caesaris pastillus ad herpetes. XIII. 836.

TIBERNUM mel. XIV. 22.

TIBIAM canentes, laryngis in iis conditio. VI. 176. canentibus collum dilatatur, et facies intumescit. VI. 175.

Tibia, definitio. XIV. 708. 724. tibiae ossis descriptio. II. 774. tibiae ossium constitutio secundum *Hippocratem*. XVIII. B. 472 sq. tibia vocatur tum tota cruris pars inter genu et talum, tum tibiae os. II. 774. tibia cur exteriora versus magis sit curva. III. 215. tibiae magnitudinem tum ad femur, tum ad pedem esse symmetricam docetnr. III. 250. tibia superiori parte fibula longior est. XVIII. B. 619. tibia cur fibulam habeat consortem. III. 246 sq. tibia cur femore minor. III. 249. tibiae finis, femori junctus. XVIII. B. 475. tibia sola in genu cum femore committitur. XVIII. B. 511. quomodo cum femore committatur. XVIII. B. 612. tibiae ad pedem proportio. IV. 354. ejus usus. III. 246.

Tibiae musculi quatuordecim sunt. XVIII. B. 1014. in tibia positi musculi pedem et digitos moventes. XVIII. B. 1014 sq. musculi exteriores tres. II. 318 sq. tibiam solam moventes musculi octo sunt. XVIII. B. 1001. tibiam extendentes musculi. XVIII. B. 1011 sq. tibiam cum femore retrorsum et introrsum ducens musculus. II. 301. tibiam ad interiora flectens et sursum attollens musculus (sartorius). XVIII. B. 1009. flectens et ad exteriora invertens musculus. XVIII. B. 1009 sq. extrorsum invertens musculus. XVIII. B. 1010. tibiam extrorsum circumvertens musculus. II. 300. tibiam retrorsum evolvens musculus. II. 297. in externam partem abducens. II. 298. (is cursori erat abruptus. ibid.) introrsum ducens musculus. XVIII. B. 1011. tibiae musculos dissecandi ratio. II. 315 sq. in tibia tredecim capita sunt tendonum. III. 226. tibiae nervi. II. 403. venae. II. 408 sq. arteriae. ibid. et 412.

Tibiae ossis portio saepe venit exscindenda. X. 1003. ossis unius fracti cura. XVIII. B. 507. fracturis in iis curandis machinationibus opus est. XVIII. B. 574. orbium usus. XVIII. B. 576 sq. ossa utraque fracta si fuerint, breviora fiunt. XVIII. B. 540. ossis utriusque fracturae cura. XVIII. B. 494 sq. cur uti non debeamus canalibus. XVIII. B. 499. glossocomii utilitas. XVIII. B. 505. temporis spatium, intra quod coalescit. XVIII. B. 507. fracturae quadraginta diebus sanantur. XV. 410. ossium ad talum luxatio. XVIII. B. 476. cura. XVIII. B. 477. extensio quomodo facienda. XVIII. B. 477 sq. repositionis modus. XVIII. B. 487. deligandi ratio. XVIII. B. 489. situs membri posthac servandus. XVIII. B. 490. victus ratio. XVIII. B. 491. tempus, quod ad curam requiritur. XVIII. B. 492. — quid accidat, si ossa non penitus reponantur. XVIII. B. 493. deligatio. XVIII. A. 829. XVIII. B. 763. ad tibiarum nigritias malignas praecepta. XIII. 733. tibiam varices occupant. XIV. 779. vulnus in tibia qui habet, et post quietem ambulat, male curatur. XV. 615.

TIBURTINUM vinum austerum est, et facile, si imprudenter condatur, acescit. XIV. 15.

Τηγανίται quomodo parentur. VI. 490. earum qualitates. VI. 491.

TIMAEUS et duodecimestrem foetum dicit in utero gestari. XIX. 334. de causa maris accessus et recessus. XIX. 299.

TIMIDA animalia magnum habent hepar. II. 570.

Timidi excordes vocantur. V. 311.

TIMIDITAS, definitio. V. 597. timiditatem serum pituitae facit. XVII. A. 985.

TIMOCRATIS dentifricium ad gingivas madore laxas putrescentes et cruentatas, mobiles molares, concus-

sos, ozaenas, putrefactiones, parulidas et omnia oris vitia ac dentium dolores. XII. 887.

TIMONIS versus: quid vis? pauca caro, ossa multa. XVII. A. 989.

TIMOR num affectus sit. V. 392. melancholici humoris causa. XVI. 357. ob timorem animi deliquii cura. XI. 59. in timore calor extinguitur. VII. 193. timor causa convulsionis in puerulis. XVIII. B. 294. timor naturalem habitum immutat et affectiones gignit. XVI. 334. timor intro et ad principium tum sanguinem tum spiritum adducit. VII. 192. timor minuit virium robur. VII. 587. pulsus conditio. VII. 192. VIII. 473. timoris recentis et inveterati pulsus, ejusque causae. IX. 160. timor pulsum inaequalem reddit. IX. 215. timor diuturnus parum a tristitia differt. IX. 160. timore subitaneo nonnulli mortui sunt. VII. 193. timor subitus et vehemens saepe mortis celeris causa. X. 841. timoris indicium coxae latae. V. 462. timores in morbis unde originem habeant. XVII. A. 179.

Τιμωρῆσαι tum apud *Hippocratem*, tum apud antiquos saepe pro *βοηθῆσαι*, auxiliari dicitur. XV. 485. 494.

Τιμωρίουσαι quid significet. XVIII. A. 384.

TINEAS interficit cedrea. XII. 17.

TINCTURAE albuginum, (leucomatum.) XII. 739. capillorum. XIV. 390 sq.

ad TINNITUM aurium remedia. XIV. 405. (vide *Aurium tinnitus.*)

TIPHA, quid *Theophrastus* de hac planta scripserit. VI. 516. *Mnesitheus* tertio loco post triticum et hordeum ejus meminit. VI. 510. ubinam frequentissime crescat. VI. 518. exile triticum dici meretur. VI. 522. et olyra secundum *Mnesitheum*. VI. 512. de ea *Mnesithei* sententia. VI. 513. nutrit admodum, nec magno negotio conficitur. VI. 513. tiphae semen describitur. VI. 519. qua varia ratione ea utatur. VI. 519. triticis sunt flaviores. VI. 522. panis ex ea facti qualitas. VI. 518. alia semina huic similia. VI. 520.

TITHYMALLUS characias optimam praebet lixiviam stacte vocatam. XIII. 569. a capra comestus lac purgatorium reddit. XVII. B. 306. tithymal-

lorum vires et usus medicus. XII.
141. liquor subtili facultate praeditus. XIII. 567.

Titi Caesari; malagma ex taedis ad podagricos et arthrit. XIII. 360.

Titillatio fit ex digitorum contactu. XV. 373.

Tityus cur jecore arrosus ab aquila in inferis fingatur. V. 554.

Tlen' vocatus ventus, qui pedes manusque laedit, ad eum inunctio. XIV. 557.

Tmolites vinum a colle, cui Tmolus nomen est, denominationem habet. XIV. 28.

a Tmolo colle vinum tmolites nomen accepit. XIV. 28.

Tolerantia facilis bonum signum. XVI. 213.

Tonitru causa. XIX. 287. tonitrua quomodo fiant. XVII. B. 187. magna auditum saepe deleverunt. VII. 117.

Τόνοι apud Hippocratem quid. XVIII. A. 380.

Tonsillae quatuor sunt. XIV. 713. etiam paristhmia vocantur. XIV. 713. tonsillae glandularum ad fauces inflammationes sunt. VII. 731. tonsillas inflammatas Hippocrates bubones vocat. XVII. A. 375. tonsillarum inflammatio morbus puerilis. V. 695. quomodo oriatur. VII. 263. fit fluxione e capite facta. VII. 263. ad tonsillarum vitia remedia parabilia. XIV. 513. ad tonsillarum abscessus remedia parabilia. XIV. 437. tonsillis inflammatis aut ulceratis convenientia remedia. XII. 972. ad tonsillarum inflammationes remedia. XIV. 360 sq. 436. 510. ad tonsillas inflammatas arteriaca Charixenis. XIII. 50. aster. XIII. 165. ad tonsillarum phlegmonas coracine sphragis. XIII. 826. Herae stomaticum ex ruta sylvestri. XII. 941. mitigat serum lactis. XII. 268. phlegmonen tollunt pruna cocta. XII. 33. ad tonsillas faciunt varia stomatica medicamenta. XII. 929. ad tonsillarum tumores remedia parabilia. XIV. 437. tonsillarum naturam excedentium cura chirurgica. XIV. 785.

Tonsoris emplastrum. XIII. 259 sq.

Tonsura qualis optima medico. XVII. B. 150.

Tonus nervus est, et cur ita vocetur. IV. 369.

Tophi quomodo oriantur. VI. 495. XIII. 332. v. c. in articulorum morbis, quomodo generentur. XVII. A. 835. eos incidentia remedia quomodo comparata sint. XI. 748. ad tophos epithema Erasistrati Sicyonis. XIII. 357.

Torcular Herophili. II. 712. usus. III. 708.

Tordili semen amarum et calidum est. XI. 646.

Tormina tarda et mollia et quando contra sint secundum Hippocratem. XVI. 193. autumnalis morbus. V. 694. causae. XVII. B. 669. 834. XVIII. A. 500. torminum causa purgatio intempestiva XVII. B. 536. tormina ventris concitantur aestate. XV. 198. excitant bulbi. VI. 654. gignuntur ex maza, praeter morem comesta. XV. 574. movet purgatio in morbo adhuc crudo. XVI. 261. violenta adsunt, si intestinum colon male affectum est. XVI. 146. intestinorum a flava bile saepe sanantur, ab atra insanabilia sunt. XV. 331. citra febrem inferna purgatione opus esse significant. XVI. 193. tormina purgationem per inferiora faciendam indicant. XVII. B. 681. ex torminoso sedimentum liminosum sublividumque malum. XVI. 818. ad tormina intestinorum remedia parabilia. XIV. 464. 465. 471. aster stomachicus. XIII. 164. quidam exhibent semen Sisymbrii cum vino. XII. 124. sanare dicunt talum suillum ustum et deinde epotum. XII. 342. theriaca Andromachi. XIV. 34. Xenocratis anodynum. XIII. 90. aliud. XIII. 91.

Torpedinis mira facultas. VIII. 421. usus. XII. 365. vires torporem inducentes. IV. 497. torpedo carnem habet mollem ac jucundam. VI. 737. torpedinis attactus stuporem efficit. VIII. 72. torpedinis tactus torporem inducit. VI. 109.

Torpor, definitio. VII. 144. voluntariae functionis laesio est. VII. 149. levis quaedam paralysis. VII. 151. qua in re a paralysi differat. VII. 111. ut signum morbi futuri. XVI. 224. causa. VII. 152. torporem excitat auster. XVII. A. 33. torporis causa pituita. XVII. B. 660. plagae temporibus inflictae. XVI. 776. torpores ex rigore non valde apud sese existunt. XVI. 583. torpor cerebri humiditatem vel frigus indicat.

XVI. 653. torpor extremitatum unde accitulat. VII. 109.

Totum ab universo differre Stoici putant. XIX. 263.

ad Toxicum antidota. XIV. 139.

Trachea etiam larynx vocatur. V. 237. quondam arteria κατ᾽ ἐξοχήν vocabatur, et arteria vera vena pulsans. XIII. 2. ejus constructio et usus. III. 519. cur inter arteriam et venam media sit locata. III. 543. cur ad dorsum pone eam sit vena, anteriore vero parte arteria. III. 543. comites habet vasa nutritia pulmonum. III. 536. qualia vasa in collo accipiat. VIII. 3. tracheae superior terminus larynx vocatur. IV. 379. divisio et distributio in pulmonibus. III. 520. ramificationes. V. 229. substantia nulla alia in parte reperitur. X. 344.

Trachea ex cartilaginibus literae C imaginem referentibus constat. II. 602. cur cartilagines anterius, membranosa pars posterius positae sint. III. 530. partis membranosae utilitas. III. 591. cur non tota sit cartilaginea ut membranosa, sed alternis cartilagine et membrana constet. III. 521. cur cartilagines non perfectos forment circulos. III. 522. 531. ambit eam intrinsecus crassa pellicula, quam aliqui tunicam vocant, XIII. 2. cur membrana mucosa intus tecta. III. 533. membrana mucosa cur tenuis simul et densa et moderate sicca facta sit. III. 534. tracheae tunica non est odoratus instrumentum. II. 867. quomodo natura curaverit, ne pulveres, aliaque corpora aliena inspiratione in eam delabantur. III. 889 sq. tracheae ramos impertit nervus vagus. IV. 289. tracheae musculi quatuor sunt. XVIII. B. 949. tracheam adstringentes musculi. XVIII. B. 959. trachea dilatatur, quoties thoracem cum collo recte extendimus. XVI. 677. tracheae functio. XIV. 713. usus. XIV. 716.

Trachea respirationis via, IV. 466. tracheae pars mobilis respirationis, immobilis vocis est instrumentum. III. 527 sq. et ad utrumque ea optime constructa est. III. 529. per tracheam pulmonem aëre impleri. III. 548. trachea excipit excrementa e capite ad os delata. VI. 421. per tracheam pectus et pulmo vacuantur. X. 527.

per tracheam pulmo et thorax purgandi sunt. XVI. 126. per eam ad pulmones semper potus quidpiam pervenit. X. 502. quomodo sanguis ex thorace in eam transmittatur. X. 341 sq. posca in thoracem injecta per eam rejicitur. X. 342 sq. offendit pulvis foliorum Platani, ideoque vitandus. XII. 104.

Tracheae morborum signa diagnostica. I. 356. affectionis signa sputa sunt. XVI. 210. 502. ad tracheae affectus remedia. XIV. 504. ad tracheae affectus confectio aromatica *Mithridatis.* XIII. 52. arteriaca *Galli.* XIII. 28. *Charixenis* arteriaca. XIII. 49. tracheae angustia vocis tenuis causa. XVII. A. 186. trachea saepe sensibiliter exasperatur. XVII. A. 900. tracheam exasperat frigidus aër inspiratus. XVII. A. 949. ad tracheae asperitatem remedia. XIV. 364. ad tracheae asperitate laborantes remedia parabilia. XIV. 508. arteriaca *Apollonii* et *Alcimionis.* XIII. 31. tracheae asperitates solvit cancani radix ejusque succus. XII. 8. glycyrrhizae radix ejusque succus. XI. 858. Symphytum petraeum. XII. 134. causae, quae fuliginosorum excrementorum acervationem producunt. IX. 274. ad tracheam a capite quibus fluxus tenuis destillat, et tussim conciliat, conducit confectio ex capitibus papaveris. XIII. 45. trachea incisa vox deficit. V. 231. tota incisa vox perit. VIII. 54. incisa vocem quidem laedit, nec tamen respirationem tollit. VIII. 54.

Tracheae inflammatio non suffocat. XVII. B. 705. inflammatio ab initio secta vena in cubito, posthac sub ipsa lingua curatur. XI. 305. inflammatae generalis medendi methodus. XIII. 6 sq. laesio coarctatio quaedam est. VII. 802. siccus morbus cognoscitur, si nihil expuitur. XV. 472. tuberculum premens et coarctans parvam, densam et celerem respirationem facit. VII. 782. exulceratio membranae curatu difficillima. III. 534. ulceratio ex fluxione fit acri ex capite. XV. 794. ulceratio unde dignosci possit. VIII. 2. 45. 289. ulceris casus. X. 361. ejusque cura. ibid. et sq. X. 290. 360. ad tracheam exulceratam remedia parabilia. XIV. 508. gargarisma. XIII. 77.

TRACHEITIS, ei medendi methodus. XIII. 6 sq.

Trachomaticum. X. 1018.

TRACHURUS durae carnis est. VI. 727.

TRACHYPHONI qui dicantur. XVII. A. 187.

TRACTYLUS pro libathro. XIX. 734. pro malabathro. XIX. 735.

TRAGACANTHA, ejus vires. XII. 143. ejus in tracheitide usus. XIII. 10. pro hypocystidis semine. XIX. 745. ei substituenda remedia. XIX, 745.

TRAGASIAE aquae vires. XII. 372.

TRAGEMATA quae vocentur. VI. 550.

TRAGII folia, fructus et lachryma, corum vires et usus. XII. 143.

TRAGORIGANUM vide *Origanon.* (XII. 144.) ejus vires. XII. 91.

TRAGUS appellatus ex zea fit. XV. 455. tragum conficiunt ex nobilissima olyra. VI. 519. qua ratione comedatur. VI. 520. tragus alica ipsa aegrius in ventriculo concoquitur. VI. 761. ex genere euchymorum est. XI. 495. tragi semen alicae simile, nutrit autem minus quam zea. VI. 517. tragi succus ad dysentericorum dejectiones. X. 813.

TRAHIT id, quod valentius est. II. 189.

TRAJANUS vias in Italia refecit. X. 633.

TRALLIANIS a *Philippo* data antidotus cerusiana. XIII. 105.

TRALLIANUS sectam methodicam absolvit. XIV. 684.

TRANSPIRATIO respiratio est, quae per cutem agitur. X. 753. modica optima. VI. 53. servat naturalem calorem. X. 754. laesa ea calor naturalis laeditur. X. 754. insensibilis differentiae. XVIII. A. 206. transpirationem retinentia momenta. X. 551. cohibentia momenta. X. 626. cohibet solani succus inflammatae parti impositus. XI. 588. quae prohibent, morborum putridorum causae sunt. VII. 34. obstructio unde cognoscatur. X. 566. ejus obstructionis magnitudinis dignotio. X. 567. obstructa interdum febres continentes generat. X. 564. suppressio in febre putrida causa simul et symptoma est. X. 773. obstructa quomodo curetur. X. 563. prohibitio quomodo curanda. X. 755. ad transpirationem cerebri

suturae paratae sunt. III. 691. transpirationes cur non promoveat aqua. XV. 697.

TRANQUILLITAS animi fit ex temperamento. IV. 821.

TRAULIZARE quid sit, et unde oriatur. XVIII. A. 51.

TREMENTES pereunt, quibus voces cum febre deficiunt, post judicationem. XVI. 693.

TREMOR voluntariae functionis laesio est. VII. 149. impotentis et infirmi motus symptoma est. VII. 593. motus est partium praeter voluntatem. VII. 594. ex duobus perficitur motubus, VII. 154. formicanti pulsui similis. VII. 155. quomodo a convulsione differat. XVII. A. 514. a palpitatione quomodo differat. VII. 589. a palpitatione differt, quod haec partibus etiam, quae non moventur, accidit. VII. 593. quomodo a rigore differat. VII. 607. *Sabinus* eum parvam convulsionem vocat. XVII. A. 508. 519. *Praxagoras* arteriarum affectum putat. VII. 598. VIII. 723. affectus frigidus est. VII. 608. quomodo fiat. XVI. 332. XVII. A. 509 sq. facultatis corpus vehentis moventisque infirmitate oboritur. VII. 586.

Tremoris causae. VII. 156 sq. 587. 601. XVII. A. 331. 510. 511. causa alimenti indigentia. XV. 366. animi perturbatio. XVI. 332 sq. fluctuatio in ventriculo. XVI. 171. causa in febribus continentibus est modicus frigidae usus. X. 622. causa est musculorum facultatis imbecillitas. XVII. A. 482. causa in eo, qui prope locum praecipitem iter facit. XVI. 331. causa plethora. XVIII. A. 279. locus affectus unus necessario non est. VII. 605. tremorem musculorum oculi indicant oculi obtorti. XVII. A. 870. tremore senes facillime corripiuntur. I. 582. tremores quibus in febre ardente oboriuntur, eos delirium solvit. XVIII. A. 37. tremor superveniens mente ob melancholiam oberrantibus malum. XVI. 544. tremores ab instrumentorum siccitate orti prorsus sunt incurabiles. XVIII. B. 48. post phrenitidem remanet. XVI. 533. tremores convulsivos in sudoribus contingentes reverti solere dicit *Hippocrates.* XVI. 740. tremuli quinam secundum *Hippocratem* fiant phrenitici. XVI. 550.

Tremoris cura. VII. 602. tremulis acopon chloracopon. XIII. 1016. acopon, quo usus est *Menius Rufus.* XIII. 1010. metasyncriticum acopon. XIII. 1029. acopon polyteles *Pompeji Sabini.* XIII. 1027. acopon ex populo. XIII. 1022. antidotum diascincum. XIV. 152. conveniens malagma..XIII. 348. myracopon regium. XIII. 1031.

TREPANATIO describitur. X. 446 sq. XIV. 783. post trepanationem Pergami sanguinem columbarum, aut turturis, aut palumbi infundunt in duram matrem. XII. 255. 256.

TRIANGULUS aequilateris ex rectangulis duobus procreatur. V. 669.

TRIBLYUM, quot habeat uncias. XIX. 763.

TRIBOLUS, ejus vires et usus. XII. 144.

TRIBULUS viridis condensat. XI. 751. tribuli folia et radix ad hydropem. XIII. 264. ei substitui potest satyrium. XIX. 745.

Τρίβος quid significet. XVIII. A. 343.

ex TRICCA *Asclepiadae* generis sui originem ducunt. XIII. 273.

TRICHIASIS, definitio. XIX. 437. ejus tres differentiae. XIX. 438. trichiasi *Hippocratis* medendi methodus. XV. 914. ad trichiasin remedia. XII. 799. XIV. 349. mucus limacum. XII. 323. *Antonii Musae* compositio. XII. 740. post pilorum evulsionem, sanguis ranarum viridium, sed nihil praestat. XII. 262.

TRICHOMANES, ejus vires. XII. 145. calculos conterit. XIX. 694.

TRICOCCUS cur mespilus vocetur. XII. 71.

TRIFOLIUM humidum, ejus vires et usus. XII. 118. medium odoratum, ejus vires medicinales. XII. 72. quidam Lotum domesticam vocant. XII. 65. trifolii decoctum sanis partibus applicatum, similes dolores provocat iis, quos morsus ferarum inducunt. XIV. 227. trifolii herba decocta morsibus aranei, viperae ex aquae fotu adhibita medetur, et dolores statim sedat. XIV. 226. trifolii folia cruda siccant. X. 282.

TRIGEMINI quomodo generentur XIX. 326. 453.

TRIGLA sanat draconis marini ictum. XII. 365.

TRIGLOCHINAE valvulae. II. 617.

TRIGONOS vocata anodyna potio. XIII. 93.

TRIMESTRES quae sine causa abortiunt, iis acetabula mucore sunt plena. IV. 233.

TRIPHONIS orbiculare remedium. XII. 784.

in TRIPHYLLINO colle quomodo vinum conservetur. XIV. 19.

TRIPHYLLUM, quomodo ab aliis vocetur, ejus vires et usus. XII. 144 sq.

TRIPOLIUM, ejus vires. XII. 144.

Τρίψις quid significet. XVIII. A. 365.

TRISMOS (tenuis in intestinis sonus est) quid indicet. VII. 242.

TRISMUS deliria in morbis acutis indicat. XVI. 536.

TRISTES fiunt aegri tum ob inediam, tum cibum intempestivum. XV. 598.

TRISTITIA, definitio. V. 416 sq. recens est mali praesentis opinio. V. 366. et timor gradu tantum different. VII. 193. variae causae. XVI. 325. a causis externis nascitur. IV. 742. sine ratione atrae bilis effectus est. VII. 576. tristitiae signum oculorum cavitas. XI. 12. oculórum in ea conditio. IX. 698. pulsus conditio i: ea. VIII. 473. pulsus qualis ejusque causae. IX. 160. in tristitia calor nativus contrahitur. XVI. 174. tristitia cardialgiam generat. V. 275. ea affecti bilem evomunt. V. 276. cor siccat. IX. 388. causa faciei hippocraticae. XVIII. B. 35. ex tristitia febres sine stipatione fiunt. X. 667. humorum reciprocationem efficit. XV. 275. diuturna ut causa melancholiae. VIII. 188. melancholica cur hypochondriacas et flatulentas affectiones sequatur. VIII. 179. siccius reddit corpus. VI. 225. cura hujus affectus. VI. 226. succos crudos intro pellit. VI. 278. vires resolvit. X. 841. ob tristitiam animi defectus cura. XI. 59. tristitia quomodo curanda. XVI. 175. post tristitiam apotherapia. VI. 225.

TRITICUM etiam sitanium vocatur. VI. 496. maxime frumentum vocatur. XV. 452. tritici genus ογτάτιον dictum. XVIII. A. 469. in Asia antequam moletur, rigatur aut lavatur. XVIII. A. 470. optimum quodnam. XVIII. A. 473. ignobile quodnam. XI. 120. generosum quodnam. XI.

120. quodnam plurimum alimenti habeat. VI. 481. quodnam farinae plurimum exhibeat. VI. 481. bonum farinam multam, paucam vero malum praebet. VI. 784. subflavum est. VI. 522. sapor ejus qualis. XI. 633. ab initio qualitatis expers posthac dulce fit. XI. 672. ante praeparatum durum postea molle. VI. 782. et amyli ex eo confecti vires et usus. XII. 111. amyli ex eo facultates. VI. 500. crassum ac lentum succum gignit. VI. 501. in aqua elixum editur a quibusdam. VI. 498 sq. grave et concoctu difficile est edulium. VI. 499. ex corruptela vitiosum. XV. 365. nigrum vocatum ex tritici mutatione generatur. VI. 553. semiputridum morborum communium causa. XV. 119. mansum furunculis applicatum, mutat eos et concoquit. II. 163. manducatum ad furunculos. XII. 289. farinae, aqua subactae et glutinosae usus in nasi fracturis. XVIII. A. 469 sq.

Trochanteres femoris. II. 773.

Trochiscus hepaticus. XIV. 374. trochisci *Andronis*, *Bitinis*, *Pasionis*, *Polyidae* fel tauri recipiunt. XII. 276.

Τρῶμα quid significet. XVIII. A. 443.

Τρώματα apud *Hippocratem*. XVI. 790. XVII. B. 265.

Τρόφις quid significet. XVIII. B. 457.

Τρόχος quid significet. XVI. 348. quid apud veteres significet. XVII. A. 212.

Troximus, ei substituenda remedia. XIX. 745.

Trullam denotans character. XIX. 751.

Τρυ tryblium (trullam) denotat. XIX. 751. tryblium denotat. XIX. 759.

Tryblium ejusdem est mensurae uc cotyle. XIX. 769. quot habeat acetabula. XIX. 762. quot contineat uncias. XIX. 752. tryblium significans character. XIX. 751. 759. tryblium parvum quot mystra contineat. XIX. 752.

Trychnon vide Solanum.

Τρύγα. VI. 579.

Trygetum medius autumnus est. XIV. 103.

Trypherum medicamentum. XIII. 85. s. delicatulum collyrium. XII. 758.

Tryphon de athletarum arte scripsit. V. 898. *Archaeus* quo usus est cephalicum melanchloron. XIII. 745. *Gortyniates* quo usus est malagma. XIII. 246. Tryphonis Gortyniatae malagma ad splenicos. XIII. 253. Tryphonis emplastrum euchroum. XII. 843.

Τρύζειν stridere est. XVIII. B. 134.

Tubae Fallopianae dictae commemorantur. II. 900. IV. 594. num extra uterum oscula aperta habeant. IV. 594. Herophilus eas in collum vesicae, ut in maribus insertas putabat. IV. 597. qua in re a *Galeno* reprehenditur. IV. 598. usus. IV. 193.

Tuber succo modice crasso praeditum est. VI. 771.

Tubera, eorum facultates. VI. 655. terrae, eorum vires. XII. 147.

Tuberculum, definitio. XVII. A. 410. *Hippocrates* etiam empyema vocat. XVIII. A. 108.

Tubercula qua in re a pustulis differant. XVII. A. 959. Graeci a plantis phymata vocaverunt. XVII. A. 855. quales tumores dicantur. XVII. A. 855. qualia *Hippocrates* bona dicat. XVII. A. 855. generatio eorum in abdomine atque pectore est. XVII. A. 856. circumdura quaenam *Hippocrates* dicat. XVII. A. 856. declivia quaenam secundum *Hippocratem*. XVII. A. 857. bifida quae. XVII. A. 857. vere oriuntur. XVII. B. 615. in acutum fastigiata a qualinam succo generentur. XVII. A. 961. tuberculorum duplex differentia. XVIII. A. 19. tubercula fiunt, quum natura partes corporis intimas expurgat. XVI. 51. procreat humorum congeries. XVII. A. 431. venae distentae. XV. 221. tubercula recurrentia malum signum. XVI. 500. febres judicant. XVII. B. 105. in corpore ubi oriuntur, excretionesque biliosae sunt, corpus simul aegrotat. XVII. B. 471. *Tubercula* dura concoquunt fici. XII. 132. discutit cutis hippopotami usta. XIV. 241. discutit viperae cutis in pulverem redacta. XIV. 241. in ano fiunt. XV. 329. circa crisin juxta aures exorta, si minime suppurarunt, iis subsidentibus reversio fit. XVI. 483. crurum in febribus oborta quid significent. XV. 834. ad fauces commemorat *Hippocrates* in pestilenti constitutione. XVII. A. 677. tumentia in extrema ilium parte ex menstruis suppressis. XV. 327. cruda ab *Hippocrate* vocata. VIII. 247. cruda quibusnam humoribus generentur. XVIII. A. 498. cruda orta esse unde concludi possit. VIII. 284. pulmonum cruda causae gibbositatis. VII. 922. cruda spinae distorsionis causae. XVIII. A. 494. pulmonum causa gibbositas. XVIII. A. 505. respirationis inde affectio. VIII. 277. cruda quibus in thorace et pulmone sunt, respirationem parvam et densam habent. VII. 853. carnosa nonnunquam in stomacho oriuntur, viam obstruentia. VII. 218. in urethra cansa ischuriae. XVII. B. 778. in urethra, si suppurata rumpuntur, dolor solvitur. XVIII. A. 169.

TULLII colica. XIII. 278. colica bona. XIII. 280.

TUMENTIA reprimunt folia virentia anagyri fruticis. XI. 829.

TUMOR, definitio. I. 185. VII. 705. *Tumores* praeter naturam sunt inflammationes, scirrhi et oedemata. I. 357. praeter naturam olim omnes oedema et phlegmone vocabantur. XV. 770. omnes praeter naturam *Hippocrates* oedema vocare consuevit. XVII. A. 323. 801. XVII. B. 877. XVIII. B. 882. quales phlegmonae vocentur. XVII. B. 121 sq. praeter naturam omnes cur dolorifici. XV. 39. tumorem durum, renitentem, dolore plenum et calidum vocant Empirici inflammationem. I. 97. 98. frictionis mediocris nota est. VI. 128. diastoles quid. IX. 523. praeter naturam quomodo oriatur. XV. 127. tumoris praeter naturam generatio. XI. 265. XVI. 132. tumoris organorum causa. VII. 222. tumorum praeter naturam causae. VII. 576. tumoris majoris causae. VII. 707. tumorum causa. XVI. 299. tumores in nervosis membris frigus excitat. XVII. B. 37. tumorum causa humores crassi. XVII. A. 704. praeter naturam causa plenitudo. XV. 285. ex plenitudine quomodo oriantur. X. 948. tumor in angina, si in pectore oriatur, bonum. XVIII. A. 154. tumores quibus ulceribus superveniunt, non convelluntur neque insaniunt. XVII. B. 878. tumores in vulneribus a convulsionibus arcent. XVII. A. 459. tumores, si in pravis vul-

neribus non appareant, malum. XVII. B. 880. tumor, qui cum tensione oboritur, majorem indicat plenitudinem, sine tensione minorem. VII. 569. tumores desistere quid significet, et qna ex causa fiat. XVIII. B. 219. tumor laxus fit, ubi fluxio est pituitosior XVI. 132.

Tumores omnes praeter naturam curandi scopus. X. 950. tumores crudos et incoctos concoquit anethum. XI. 832. ad tumores aqua frigida affusa. XVII. B. 813. tumores duros adjuvat capparis cortex. XII. 11. tumores induratos digerit cataplasma ex herba hydropiperis. XII. 147. tumores resolvit cerine *Ctesiphontis*. XIII. 936. tumorem omnem reprimit emplastrum discussorium ex calce viva. XIII. 944. tumores duros grossi cocti discutiunt. XII. 88. duros et incoctos omnes pix concoquit, cataplasmati addita. XII. 101. praeter naturam digerit sudor in palaestris exercentium. XII. 283. nonnunquam evanescunt recta victus ratione adhibita. XVII. B. 255.

Tumores praeter naturam, qui chirurgice curantur. X. 986 sq. tumorum deligatio. XVIII. B. 881. tumores praeter naturam post aures *Hippocrates* eparmata vocat. XVII. B. 121. tumores circa aures obortos, neque cessante febre suppuratos solvit diarrhoea. VII. A. 192. tumor in capite depascens alicui per alumen ustum sanabatur. XVII. B. 132. tumor in faciei cute parvus durusque varus vocatur. XIV. 352. tumores in humeris quibus infantibus suppurantur, iis humeri breviores redduntur. XVII. A. 864. tumor durus et circumscriptus in dextro hypochondrio jecinoris affecti nota. VIII. 45. tumor praeter naturam oritur in ilibus suppressis menstruis. VIII. 434. tumores praeter naturam in meatu auditorio nati surditatis causae. XVI. 191. tumorum, qui scrotum infestant, septem species. XIV. 788. tumores praeter naturam in spiritalibus viis, vocem laedunt. VIII. 269. tumor sub umbilico consistens raro in pus convertitur. XVIII. B. 100. tumores praeter naturam circa ventrem, hepar, splenem etc. quomodo respirationem afficiant. VII. 781. tumorum omnium praeter naturam varietas ex ejus, quod influit, natura nascitur. X. 879. tumores praeter naturam variant, pro natura ejus quod influit. XV. 330.

Tumorum differentiae. X. 972. triplex differentia. XVII. B. 704. ruber subesse sanguinem indicat. X. 973. flavus et pallidus bilem subesse indicat. X. 973. subalbidus et laxus pituitam indicat. X. 973. erysipelacei sunt, ubi flava bilis in causa est. XV. 330. erysipelatodes unde fiat. X. 879. *ἐξαιρετώδεος* quales et quomodo curentur. XVIII. B. 523. ficosi enascuntur in mento, differentiae a varis. XII. 823. curandi ratio. XII. 824. *Critonis.* XII. 827. *Artemidori.* XII. 828. flatuosi sunt, ubi materia flatuosa copiose affluit. XV. 330. flatuosi quando fiant. X. 879. tumorum ex flatulento spiritu cura. XI. 111. tumores frigidi humorum pituitosorum purgatione indigent. XI. 345. ad tumores ex ictu natos et difficile dissolubiles cochleae tritae. XII. 356. tumorum impetiginosorum in mento cura. XII. 824. tumores inflammationis participes sunt, ubi sanguis affluit. XV. 330. unde phlegmonodes fiant. X. 879. inflammatos discutit altheae radix. VI. 646. tumoribus inveteratis adeps leoninus. XII. 327. tumores molles boni, crudi (duri) pravi. XVII. B. 882. oedematodes unde fiat. X. 879. oedematosorum causa pituita. XV. 330. oedematosi a pituita abundante fiunt. XVI. 15. XVII. B. 660. oedematodes digerit et reprimit isatis tinctoria. XI. 890. scirrhosi aut pituitosae sunt substantiae, aut atrabilariae aut ex utraque mixti. XI. 737. scirrhosus quomodo oriatur. X. 879. XI. 265. scirrhosi fiunt ex erysipelatis immodice refrigeratis. XIII. 993. scirrhosi ex pituita siccata prognati, ubinam praesertim occurrant. XI. 737. scirrhosorum causa crassus lentusque humor. XV. 330. scirrhosi ab atrabilario succo, cancrosi omnes sunt, et ab emollientibus exasperantur. XI. 737. scirrhosos discutiendi methodus. XI. 122. ad tumorem scirrhosum acopa. XIII. 1005. Mysius quidam medicus adhibebat stercus bubulum. XII. 301. tumoribus ad scirrhorum modum induratis convenit stercus caprinum. XII. 297.

TUNICA et TUNICAE partium elementa sunt. II. 13. organorum, veluti ventriculi, gulae, intestinorum et arteriarum, elementa sunt, atque in utraque tunica quaedam alteratrix vis est, quae ex menstruo matris sanguine eam particulam generavit. II. 13. externae organorum abdominis, quae a peritonaeo veniunt, pro usu aut tenuiores sunt aut crassiores. III. 384. musculorum oculum moventium aponeurosis. III. 768. arteriarum non solum exsangues sunt, sed etiam frigidae, contactu vero sanguinis calefiunt, et ad mediam temperiem veniunt. I. 569. choroides cur a sclerotica circumdetur. III. 767. choroides oculi, usus. III. 763. 778. principium est meninx tenuis. III. 763. cur coloribus tincta. III. 778. asperitatis, quae intus est, usus. III. 779. conjunctiva, usus. III. 768. cornea, quidam a cornu nomen accepisse putant. III. 771 sq. ejus structura. III. 772. usus. III. 773. cornea cur versus anteriora convexa. III. 780. cornea quomodo sit a natura munita contra externas laesiones. III. 790. cornea in senibus fit rugosa. III. 783 sq. causa. III. 784. erythroides testis. XIV. 719. erythroides inflammata quomodo pulsum mutet. IX. 540. tunicae intestinorum et usus. III. 329. oculi earumque usus. III. 759 sq. os vestientis eximii usus. III. 887. retina s. retiformis oculi. V. 624. retinae ex nervo optico ortus. III. 639. scleroticae usus. III. 767. succingens i. q. pleura. II. 591. uvea unde vocata et ejus usus. III. 779. uveae substantia spongiae madidae similis est. III. 786. ventriculi earumque functio. III. 282.

TURBINIS causa. XIX. 287 sq.

TURDORUM caro durior est. VI. 700. caro utilis constitutioni, quae renum calculos gignit. VI. 435.

TURDUS piscis ut alimentum. VI. 718.

TURGENTES quinam dicantur. VIII. 106.

Turgere quid proprie significet. XVI. 260. vocabulum unde sit desumtum. XVII. B. 653. unde ad humores sit translatum. XVII. B. 668. in morbis quid denotet. XVI. 260.

TURGOR unde nomen acceperit. XVII. B. 441. totius corporis plenitudinis nota. XIV. 729.

TURPETHI antidotum synapium. XIV. 761.

Turpilliani emplastrum, quod Philosophorum dicitur. XIII. 736.

Turtur marinus, adversus eum sulphur. XII. 217. turturis caro durior. VI. 700. sanguis columbae similis viribus. XII. 255. stercus pro columbi stercore. XIX. 740. ejus stercori succedit stercus columbi. XIX. 733.

Tussicula nonnunquam adest in quartana. VII. 470. tussiculae cum spiratione existentes abscessum post aures evacuant. XVI. 837.

Tussiculares confectiones quaenam. XIII. 266.

Tussiculosi unde fiant. XVII. A. 77

Tussilago, ejus vires. XII. 154. cur bechium dicatur. XI. 850. ejus facultates et usus. XI. 851. modice siccat et propterea ulceribus convenit. XVIII. A. 694. pro columbario. XIX. 740.

Tussiri vehementer non potest, sine vehementi thoracis contractione. VIII. 286.

Tussis et Tusses, definitio. VII. 171. excitant eam abscessus. XVI. 286. XVII. A. 331. puerulorum morbus. V. 694. oritur ex aquilonea constitutione. XVI. 415. XVII. A. 33. 719. aquilo cur procreet. XVII. B. 570. excitat frigus. XVII. B. 36. hiemalis morbus. V. 694. XVI. 27. 382. cur hiemalis etiam sit morbus. XVII. B. 626. hieme quando sint exspectandae. XVII. B. 590. excitat nix et glacies. XVII. B. 813. vere potissimum fiunt. V. 693. oriuntur, si ver libernum est. XVI. 381. morbus vernalis. XVII. B. 615. non malignae causae occasionales. XVII. A. 948. etiam abscessus excitant. XVI. 286. exacerbatur aëre frigido inspirato. XVII. A. 949. moventia alimenta fauces exasperando. XVIII. A. 574. durioribus corporibus excitantur. XVII. B. 40. excitatur inaequalitate quadam in guttue proveniente. XI. 501. et tussiendi cupiditas fit ex tumore hepatis et quomodo. XVIII. B. 116. tussim qua ratione mordacia, oleosa et pinguia generent. XI. 503. excitat oxymeli immodice datum. X. 766. cur oxymel excitet. XV. 653. excitat inaequalis pulmonum intemperies. VIII. 286. ab organorum respirationis intemperie causae. VII. 174. ex organorum respi-

rationis intemperie et faucium asperitate oriuntur. XVI. 415.

Tussis quomodo fiat. VII. 169. in tussi omnes ventriculi partes id expellunt, quod iis molestum est. XVI. 172. tusses ab intemperie spiritus retentione vincuntur, violentae non. VII. 174 sq. tusses respiciendae sunt in purgationibus per superiora. XVI. 119. caput nihil juvant. VII. 172. sine tussi crassi et viscidi humores eliminari nequeunt. VIII. 286. tussis cur humores glutinosos non expurget. XV. 635. ex tussi gibbi ante pubertatem intereunt. (Hipp.) XVIII. A. 74. tussis hydropicis succedens malum. XVIII. A. 56. in hydrope periculosa. XVIII. A 153. testiculorum ex ea affectio. XVI. 339. abscessus in testibus causa. XVII. A. 332. testiculorum in ea intumescentia quid significet. XVII. B. 112. tussim cerchnos (stridulus impetus) praecedit. VII. 173.

Tussis duplicis generis est. XI. 502. arida qualis sit. XVII. A. 931. aridae vel siccae quae. XVII. B. 733. aridae causae. XVII. B. 733. aridae unde excitentur. XVII. A. 55. aridas quidam excitare ajunt vermes intestinorum. XVII. A. 932. 948. aridae, si diutius perseverent, abscessus in articulis exspectandi sunt. XVII. A. 931. aridae cur sitim adauctam conjunctam non habeant. XVII. B. 733. arida signum cruditatis est. XVII. A. 933. arida in febre ardente quos diutis irritat non admodum siticulosi sunt. XVII. A. 946. diuturna multorum abscessuum soboles. XVII. A. 331. ferina apud Hippocratem qualis. XVII. A. 932. 948. sicca in peripneumonia et pleuritide cruditatem notat. IX. 626. sicca solvitur dolore ad coxas, crura aut testes. XVII. A. 470. sicca laborantes purgandi non sunt secundum Hippocratem. XV. 900. vehementissima unde fiat. VII. 172. validissima et celerrima thoracis contractione excitatur. VIII. 326. ejus finis et usus. VII. 171. utilitas. XI. 501. XVII. B. 240. tussis difficulter curatur in locis ventis subjectis. XVI. 399. in senibus incurabiles. XVII. B. 539. remedia parabilia. XII. 869. XIV. 440. 441. 503. 506. 508. 509. 510. 513. 550. 551. 579. 580. ad tussim confectiones, ab Andromacho libro de confectionibus internis conscriptae. XIII. 62. antidotus cyphoides ex libris *Galli.* XIII. 202. *Antipatri* potio. XIII. 66. *Apollonii* confectio. XIII. 65. 79. aqua mulsa. XI. 651. antidotus *Aristarchi.* XIII. 103. aster stomachicus vino dilutus. XIII. 165. ex pharyngis aspritudine buglossum in melicrato coctum. XI. 852. catapotium statim auxilians. XIII. 71. aliud. XIII. 72. *Comonis* panacea. XIII. 56. catapotium *Crispi Liberti.* XIII. 67. arteriaca *Critonis.* XIII. 36. eclegma. XIII. 66. XIV. 364. *Eugenii* compositio. XIII. 114. exsiccatorium. XIV. 513. catapotium *Galeni.* XIII. 64. *Isotheos* confectio. XIII. 65.

ad *Tussim Nicerati* mysterium. XIII. 96. pastillus. XIV. 532. pastillus, in quibus fluxio ad pectus destillat. XIV. 513. pastillus ex seminibus. XIV. 529. *Perigenis* catapotium concoctorium. XIII. 69. catapotia *Perigenis.* XIII. 73. antidotus *Philonis.* XIII. 268. placentula. XIII. 58. potio. XIII. 205. catapotium album *Prytanidis* et *Apollinis.* XIII. 73. catapotium *Scribonii.* XIII. 67. catapotium *Asclepiadae.* XIII. 67. sphragis dictum medicamentum. XIII. 91. styrax. XII. 131. theriaca *Euclidis* Palatiani. XIV. 162. tussilago facere creditur fuligine ejusdem inspirata. XI. 850. rosaceum zupha s. hyssopi. XIV. 563. diuturna infestatis *Mithridatis* antidotus. XIV. 148. ad diutinam quidam etiam exhibent succum helxines. XI. 875. ad diuturnam et recentem pastillus e succino. XIII. 86. ad tussim humidam catapotium. XIII. 68. *Themisonis* confectio. XIII. 40. ad tussim nocturnam. XIV. 441. ad tussim puerorum. XIV. 440. ad tussim recentem catapotium. XIII. 59. theriaca. XIV. 301. ad tussim recentem et veterem *Charixenis* arteriaca. XIII. 50. ad tussim siccam remedia. XIV. 365. in tussi vehementi anodyna. X. 817. ad vehementem tussim anodyna. XIII. 266. ad tussim veterem remedia. XIV. 505. ad tusses veteres arteriaca delingibilis. XIII. 32. inveteratae convenit centaurium majus. XII. 20. ad tussim veterem *Charixenis* compositio. XIII. 102. panacea *Mithridatis.* XIII. 55. myrrha ad eam remedium est. XII. 127. ad tus-

ses extremas et inveteratas panacea *Musae.* XIII. 57. ad tussim veterem panacea *Musae.* XIII. 104. *Nicerati* eclegma. XIII. 98. panchrestus confectio. XIII. 101. *Proxeni* confectio. XIII. 61.

TYLOSIS, definitio. XIV. 770.

TYMPANIA, definitio. XIX. 424. qualis morbus. XVI. 448. et hydrops siccus vocatur. XVII. B. 669.

TYMPANITIS ab aliquibus hydrops vocatur. XV. 891. tympanitidis diagnosis. VIII. 951. pulsus conditio. IX. 200. non eget venaesectione. XV. 892.

TYPHOMANIA, definitio. VII. 655. XVI. 497. XIX. 415.

TYPOSIS, definitio. XV. 407.

TYPUS, definitio. VII. 463. XIX. 401. typi vocabulum recentiores introduxerunt. VII. 476. typum non absolute universum tempus vocant, sed quod integris diebus et noctibus circumscribitur. VII. 476. typus febris, eum statim cognoscere maximae utilitatis est. VII. 480 sq. pauci morbi non habent et quales. VII. 463. plures habent quidem, sed rarius. VII. 464. de typis qui scripserunt, videntur nihil curare praesidium, quod ex ipsis in victus rationem et praenotionem pervenit. VII. 487. de typis variorum doctrina. VII. 489 sq. typi genus quomodo inveniendum. VII. 493. multitudo quomodo deprehendatur. VII. 496. circuitus nonnulli ad 15 dies procedere statuunt, aut ad mensem aut ad duos tresve menses. VII. 500. qui in 15 dies porrigunt, non vere dicunt. VII. 501. typorum conjugia. VII. 502. primi, secundi consistentes, mobiles, praeoccupatorii posteriores, simplices, compositi. VII. 464. quinam duplicentur. VII. 472. typi anticipantes. IX. 553. quartanus. VII. 465. quartanum comitantia symptomata. VII. 469. quartanus quotidiano implicatur. VII. 472. quartanus duplex. VII. 472. quotidianus. VII. 465. symptomata eum comitantia. ibid. et sq. quotidianus tertiano implicatur. VII. 472. quotidianus, tertianus et quartanus implicantur. VII. 472. quotidianus duplex. VII. 472. semitertianus. VII. 467. tardantes. IX. 553. tertianus. VII. 465. sym-

ptomata eum comitantia. VII. 466.
tertianus duplex. VII. 472. tertianus
quartano implicatur. VII. 473. tertianus, quartanus et quintanus. VII.
473. tertianus cum semitertiano. VII.
473.
Tyrannis dicta antidotus ut *Nilus Antipatri.* XIV. 165.

a Tyranno ad sedem medicamentum. XIII. 310.
Tyrium emplastrum. XIII. 915.
aliud. XIII. 918.
Τύρσις turris est apud *Hippocratem.* XVIII. A. 518.
Tyrtaei versus: iram ferventis
gestans in corde leonis. V. 309.

U.

Ubera, eorum numerus illi foetuum est aequalis. IV. 151. cibum
crassum praebent. VI. 774. ac multum et bonum alimentum. VI. 775.
uberibus illitum servare potest epimedium. XI. 876. uberum duritiem
discutit herba viridis Chamaepitydis.
XII. 155. ad uberum duritiem antiquum erysimum. XI. 878. ubera inflammata, cataplasmatibus ex farina
fabarum curantur. XII. 50. uberum
phlegmonas sanare dicitur Ostracites
ex aqua inunctus. XII. 206. ad uberum phlegmonas sudor in palaestris
exercentium. XII. 283.
Ulcus, ejus definitio. I. 239. con-
tinuit solutio est in carne. VII. 38.
solutio continuitatis est. VII. 745.
continuitatis solutio in parte carnosa est. X. 160. carnis divisio est.
XVIII. B. 419. ulcera *Hippocrates*
omnes morbos vocat. VII. 745. vocari quomodo possint omnes morbi.
XVIII. B. 587. dolor omnis ad horum genus pertinet. XVIII. B. 586.
distinguenda sunt ea, quae cicatricem aegre ducunt a cacoëthibus. XIII.
423. ulcerum nomina. X. 83 sq. variae denominationes. XVIII. A. 72.
alimentum pus. XV. 414. coloris diversitates, pro differentia humorum,
qui in corpore praevalent. XVI. 6.
ichor in iis tenue excrementum vocatur. XV. 346. ulcera; inflammationes maximae etiam cum iis oriuntur. VII. 709. ulcus lacrymare quo
respectu *Hippocrates* dixerit. XVIII.
B. 545 sq. ulceris ramentum quid significet. VIII. 6. in ulceribus tenuius excrementum sanies vocatur.
X. 176. ulceris sepinentum crusta.
XV. 343. ulceris sordes quae dicantur. X. 176. XV. 346. ulcerum sta-

dia diversa. VII. 446. causae. VII.
34. quaedam sponte oriuntur, quaedam a causa externa. XV. 342. fiunt,
ubi quis non purgatus laboraverit.
XVII. B. 304. ulcus in cute excitat
post longiorem externum usum calamintha. XII. 4. ulcera externa quando
sicca inflammatione tententur. XVI.
200. carnis subjectae intemperies
quomodo cognoscatur. X. 238.
Ulcus ex tenui excremento humidum redditur. X. 176. cum ossium
exfoliatione conjunctum esse quomodo cognoscatur et curetur. XVIII. B.
559 sq. 563. ulcera febres judicant
secundum *Hippocratem.* XVII. B. 105.
rigoris causae. XVII. B. 58. ulceribus mordax est abrotoni cinis.
XI. 806. ulceribus frigidum mordax.
(*Hipp.*) XI. 426. 621. XVII. B. 804.
ulcus interdum laedit, interdum juvat, aut neque laedit neque juvat.
XV. 342. ulcerum cicatrices nigrae,
quae a liene aegrotante ortum duxerunt. II. 133. ulcera quaecunque non
probe expurgata, semper prius pul-
lulare incipiunt, iis maxime caro supercrescit. X. 281. quae probe expurgata sunt, iis caro ut plurimum
non supercrescit. X. 281. quibus tumores superveniunt, non convelluntur, neque insaniunt. XVII. B. 878.
ulcus, si in aegro quodam est, signum praebet, nam si lividum, siccum
aut pallidum et siccum evadat, mors
instat. XVIII. B. 70. ulcus in cornea visionem laedit. VII. 99.
Ulceribus medendi methodus generalis. I. 389. X. 185 sq. ulcerum sanandorum primi scopi secundum *Hippocratem.* X. 277 sq. XVIII. B. 537.
qui sanare aggreditur, quid huic sit
considerandum. X. 214. causa, quae

adhuc remansit, primum respicienda est. X. 255. causae, quae, quominus cicatrice inducatur, prohibent. X. 255. indicationes saepe in una curatione considerandae sunt contrariae. X. 215. indicationes curationis, quae a situ et conformatione partium exulceratarum sumuntur. X. 296. indicatio, quae ex sensus acumine aut hebetudine sumitur. X. 296. curae synopsis. X. 306 sq. ulcus omne tum siccari debet, tum etiam adstringi. X. 194. ulceris, qua ulcus est, sanatio, mediocris siccatio est. X. 279. ulcerum cura nonnisi prophylactica est. X. 248. in ejus cura supervacuum est causam efficientem inquirere. X. 243. 247. ulcerum omnium curatio generalis quantum per singulas animalis partes speciatim immutetur. X. 346. ulceribus in principio medicamenta repellentia prosunt, ne phlegmone corripiantur; si phlegmone non adsit, transpirationis gratia, ut adsit, ut citius dissolvatur. XIII. 412. ulcera madefacere, quaecunque ea fuerint, nisi vino, non oportet. X. 278. subjecta caro temperata ad ulcera tum glutinanda tum carne implenda esse debet. X. 235. ulcerum carnes supercrescentes adstringunt aloë et aeris squama, et fluxus sub ipsis ortos exsiccant. XIV. 226. sanguis etiam, qui affluit, et bonus et commoderatus esse debet. X. 236. ex ulcere, si sanguis fluat, prius sanguis cohibendus est. XV. 343. ulcus minus phlegmone tentabitur, si sanguis largiter effluxerit. X. 293. si fluxio restitit atque in parte inhaesit, derivare per vicina magis expedit. X. 291. ulcus quo est humidius, eo magis medicamento siccante indiget. X. 178. ulceribus plurimis purgatio per alvum prodest. X. 289. ulceribus plurimis confert purgatio per alvum. XVI. 113. in ulcere omni, cui ignis sacer supervenit, purgandum corpus est. XVI. 153.

Ulcus, si in superioribus consistat, per inferiora purgandum est, si autem in inferioribus, per superiorem ventrem. X. 291. in superioribus partibus per inferna purgamus, in inferioribus per superiorem ventrem. XVI. 153. si quis in crure habet, neque sedere, nec ambulare, sed quiescere et otio vacare confert. VII.

590. ulceribus stare minime conducit. VII. 590. qua ratione cicatrice obducamus. XVII. A. 903. remedia quae ea pura reddant. XIII. 669. si ab interna causa, hepate, liene, cacochymia etc. oriuntur, quomodo curanda. XIII. 668. ulcus quodcunque acuto telo caesim, percussimve divisum est, medicamentum cruentis aptum ac siccans et quod suppurare valet, admittit. X. 278. cura consensualium. X. 242. carnis subjectae intemperiei, si squallens et sicca videatur, cura. X. 237. si humida, frigidior aut calidior. X. 237. quod carnem supercrescentem habet, cura. X. 201. ulceri, quod cicatrice induci postulat, medendi methodus. X. 197. ulcerum ex ustione per ferrum candens cura. XVIII. A. 390. cura, quae per intemperiem aliquam a naturali statu recesserunt. X. 240 sq. labra, si decolorata et dura plu, sculum sint, quomodo curentur. X. 238. cura, quae in ossium fracturis sub cura ipsa orta sunt. XVIII. B. 553. si ambientes partes phlegmonodes sint, quomodo tractentur. XIII. 666. ulcerum, si phlegmone adest, cura. XIII. 733. phlegmones sequentis cura. X. 881 sq. ulcus, ex quo sanies profluere cohibetur, quomodo curandum. X. 229. ejusdem deligatio qualis. X. 229. quod in sicciore, et quod in humidiore corpore est, quomodo curandum. X. 178. quae malos succos continent, cura. X. 239. cura, si vermes adsint. XIII. 733. affectuum cura, qui majus ulcus reddere valent. X. 234. acrium remediorum iis applicatorum effectus. VII. 627.

Ulcera deligandi ratio. XIII. 666. XVIII. B. 745. 792. deligationis *Hippocrates* inventor est. XIII. 686. ad ulceris labra cogenda deligatio. XVIII. B. 732. sanationem prohibentes conditiones. X. 235. aquae, quae ea exasperant. XI. 393. si quod coire nequit, humecta caro causa est. X. 279. quaecunque probe et opportune purgata, semper ad siccius promoventur, nisi si contusa sunt. X. 279. in hydrope orta non facile sanantur. XVIII. A. 18. cur aegre sanentur in senibus. XVII. B. 650. in vehementer pulsantibus haemorrhagia oborta malum. XVIII. A. 120.

Ulcerum complicationes, eorumque cura. X. 211 sq. 217 sq. in complicatione aliqua, ante omnia complicatio sananda est. X. 279. cum phlegmone complicati cura. X. 212. si cum intemperie quadam complicantur, cura. X. 212. cum tumore praeter naturam complicatorum medela. X. 238. ulceris, quod in summa carnosa parte est, curationis scopus unitio est. X. 162. ulceris cum fractura ossium conjuncti cura. XVIII. B. 535 sq. per longitudinem musculorum facti, cura. X. 230. transversorum cura. X. 230. ulcerum cura pro eorundem diversa indole. XIV. 761. ulcerum circularia, si subcava sint, circulo praecidere qua absceserunt oportet. X. 284. cui caro supercrevit, hanc sibi detrahi postulat. X. 285. ulcus duplici medicamento eget; ut sordidum purgantibus, ut humidum siccantibus. X. 176. ulcera curantibus medicamentis miscetur adeps suillus. XII. 325. ulcus omne sanat, quod et humidius est et non facile cicatricem admittit. XIII. 414.

ad *Ulcera*: abrotoni cinis omnibus mordax est. XI. 806. ulceribus conducunt amari sapores. XI. 683. ceratum cum pice. XVIII. A. 691. quando ceratum cum pice conveniat. XVIII. B. 538. omne emplastrum album Ariobarzanion. XIII. 439. emplastrum album *Damocratis*. XIII. 455. emplastrum fuscum aegyptium. XIII. 899. *Hygiini* emplastrum. XIII. 512. epulotica. XI. 757. haematites cote contritus. XII. 196. lithargyrus ex aceto s. vino trita et siccata. XIII. 405. emplastrum melinum *Menoeti*. XIII. 511. flores et fructus melli mixti Panaces asclepii. XII. 95. ad ulcera in profundo *Petini* compositio. XIII. 57. utilis est Stratiotes terrestris. XII. 131. tussilago. XVIII. A. 694. ulceris omnis, qua u'cus est, optimum remedium vinum. X. 193. vini nigri et austeri in iis utilitas. XVIII. B. 567. in ulceribus quibusdam thus carnem gignit, in aliis pus movet. X. 179. ad ulcera, carnis impletionem poscentia et in oculis et in toto corpore, magnopere humida aut putrescentia in corporibus mollibus, qualia sunt eunuchorum puerorum, mulierum, cadmia adjuvat. XII. 221.

carnes eorum molles nimiumque humidas eliquat lana usta. XII. 349.

Ulcera cicatrice obducit aloë. IV. 770. ad cicatricem inducendam in mollibus corporibus utuntur lapide Aegyptio. XII. 198. pulcherrimum est remedium ulceribus cicatrici inducendae aes ustum. XII. 242. ad cicatricem perducit malagma *Andreae*. XIII. 343. ad ulcera carne implenda radix longa Aristolochiae. XI. 836. ad ulcerum excrescentium cicatricem inducendam cathaeretica. XI. 756. cicatricem inducit chalcitis usta. XIV. 289. ad ulcera implenda et ad cicatricem perducenda plumbum lotum. XII. 233. ad cicatricem ducit fructus spinae aegyptiae. XI. 819. ulcerum relictas tuniculas exedit aridum cephalicum ex silphio. XIII. 846. ulcerum glutinatorium acetum non est. XI. 439. num glutinent adstringentia. XI. 440. glutinat centaurium majus. XII. 19. ad ulcera glutinanda emplastrum ex chalcitide s. phoenicinum. XIII. 375. validius reddatur quomodo. XIII. 380. ulcera glutinant et cicatricem inducunt emplastra melina. XIII. 504. glutinatorium oxycratum est. XI. 439. ulcera glutinant folia piceae. XII. 103. ad ulcera glutinanda, cicatrice claudenda, carne implenda Pyrites. XII. 200. ulcera siccantia remedia. X. 282. ulcera, quae fluxionibus tentantur, aquae albulae aluminosae facile exsiccant. XI. 393. siccant aquae marinae. XI. 392. ulcera eximie exsiccat bolus armenia. XII. 191. testa Sepiarum. XII. 347. ulcerum sordes detergentia remedia quae. XI. 744. ulcerum sordem non solum aufert vitis agrestis, sed et carnem colliquat. XI. 683.

ad *Ulcera* irritanda ,residuum cedreae. XII. 18. ad ulcera in auribus et pudendo *Critonis* arteriaca. XIII. 36. ulceribus a mordente cane inflictis carnes mytulorum conveniunt. XII. 322. ad ulcera cantharidum theriace galene dicta. XIV. 33. ulceribus internis opitulantia remedia. X. 298. ea exhibendi modus. X. 299. piscatorum cur videantur sicca, ac si forent salita. XI. 393. ulcera senum juvat, et eorum, qui mollem habent cuticulam emplastrum album ex pipere *Herae* et *Attali*. XIII. 414. corporum siccorum sanat amurca. XI. 825.

Ulcerum propriae differentiae, et cum aliis affectibus complicationes. X. 193. 221 sq. XV. 342. differentiae, quae ex profunditate spectantur, unde oriantur. X. 1006. species corundem. XIV. 779. ob quas caussas cicatricem difficulter admittant. XIII. 652. ad ulcera nondum maligna, sed cicatricem aegre inducentia emplastrum. XIII. 690. ulcera, quae cicatricem aegre ducunt, *dysepulota* vocantur. XIII. 380. cicatricem aegre admittentia et maligna respuunt medicamenta, quae *Hippocrates* malthacodea h. e. mollicina vocat. XIII. 664. aegre ad cicatricem ducenda sanat aloë. XI. 822. emplastra ab *Andromacho* conscripta. XIII. 805 sq. ad ulcera, quae prae nimia humiditate cicatricem difficulter admittunt, mirifice valent radices Cyperi. XII. 54. ad ulcera aegre cicatrisantia *Erasistrati* compositio. XII. 735 sq. curat decoctum florum Leucoji. XII. 59. radix Lilii tosta, et cum rosaceo contrita convenit. XII. 46. in ulceribus aegre ad cicatricem ducentibus quomodo remediis siccis utendum. XIII. 665. ad ulcera, quae nunquam coëunt, praecepta *Asclepiadis.* XIII. 743 sq. ad ulcera sanatu difficilia chrysocolla. XII. 286. ad ulcera curatu difficilia emplastrum. XIII. 738. ad ulcera curatu difficillima emplastrum gilvum *Galeni* ex oleo cicino dilutum. XIII. 520. ulceribus difficile curatu emplastrum viride ex cyprino *Aphrodae.* XIII. 495. ad ulcera vix sanabilia ab *Asclepiade* scripta. XIII. 738. ab *Hera* scripta emplastra. XIII. 747. emplastra *Hygiini.* XIII. 747. emplastrum Aribarzanion. XIII. 750. emplastrum *Mantiae* aeruginosum. XIII. 751. emplastrum *Galeni.* XIII. 752. aliud. XIII. 753. alia. XIII. 754 sq. vix sanabilia curat emplastrum viride *Andromachi.* XIII. 477. medicamentum ex chamaeleonte, quo usus est *Philoxenus.* XIII. 738. *Thebano* adscriptum medicamentum. XIII. 739.

ad *Ulcera abrasa* emplastrum *Herae* candidum. XIII. 432. *aequabile* cicatrice induci postulat. X. 285. ex pravis *alimentis.* VI. 750. igni ambusta protinus illitum juvat atramentum scriptorium, et multo magis, si

acetum habeat. XII. 226. *aperistata s. aperta* mordicat emplastrum viride *Andromachi,* et propterea ei admiscendum est ceratum liquidum. XIII. 480. *cacoëtha s.* maligna quaenam. XIII. 449. ab iis differunt, quae cicatricem aegre inducunt. XIII. 423. callosorum differentiae secundum *Asclepiadem.* XIII. 734. callosorum cura. XIII. 734. ad ulcera callosa Asteris medicamentum. XIII. 735. *Amphionis* emplastrum. XIII. 736 emplastrum *Andreae.* XIII. 735. *Turpilliani* emplastrum. XIII. 736. ad ulcera, quibus callus obduci non potest, et vetera, *Archigenis* praecepta. XIII. 730 sq. ad ulcera callosa *Asclepiadis* emplastra. XIII. 734 sq.

Ulcera cancrosa sunt insuppurabilia. XVII. B. 809. cancrosorum cura. XIII. 733 sq. cancrosis serum lactis convenit medicamentis anodynis mixtum. XII. 268. ad ulcera cancrosa, et alia omnia maligna pompholyx idonea. XII. 235. *cavum* quomodo a plano differat. X. 188. cavum impleri postulat. X. 285. cavum repletur carne, quae ex sanguine ortum habet. X. 197. cavo adversissimum medicamentum oleum. X. 166. cavum curandi methodus. X. 167. si cum cavitate fit, duplex curationis scopus est. X. 162. in ulcere cavo quae sint regulae observandae. X. 174. ulcera cava Hippocratica vera sanandi methodus. X. 173. cavum in carne siccari quidem postulat et abstergi, minime autem adstringi. X. 194. cavo qualia sint remedia admovenda. X. 177. cavum simul quod est et admodum sordidum, quomodo curetur. X. 218. cavum sarcoticum remedium requirit. I. 261. cavum sarcotico medicamento sanare *Thessalus* praecipit. X. 163. cava aperta, quae aperistata audiunt, quomodo sanentur. XIII. 464.

Ulcera chironia quaenam. XIII. 676. medicamentum ad ea. XIII. 675. aliud. XIII. 679. chironia et telephia ex cacochymia nascuntur. I. 664. chironia sunt insuppurabilia. XVII. B. 809. ad ulcera chironia, vetusta, cicatricem ducentia compositiones. XIII. 733. emplastrum *Herae.* XIII. 765. epuloticum Dioscoridis. XIII. 694. panacea *Herae.* XIII. 767. ad chironia cancrosa, putrida tum plumbum lo-

tum per se, tum medicamentis ad cicatricem ducentibus commixtum. XII.
233.

Ulcera circumglabra maligna. XVIII.
A. 12. ad ulcera *contumacia* chrysocolla. XII. 243. radix dracontii. XI.
864. Lycium. XII. 63. contumacia
et sordida juvant folia et flores Papaveris corniculati, rejicere autem
oportet ulceribus jam expurgatis,
quoniam puras carnes eliquant. XII.
74. arida radix Peucedani illita. XII.'
100. squama ferri et chalybis. XII.
224. ulcerum *cruentorum* indicatio
Thessali nihili pendenda. X. 388. ad
ulcera cruenta *Andreae* emplastrum.
XIII. 735. emplastrum ex salicibus.
XIII. 800. cruenta glutinat graminis
semen. XI. 811.

Ulcus depascens quod. XII. 988.
desperata quae. XIII. 695. *diuturna*
fiunt, quum quis solam ipsis curationem inducit, ut ulcera sunt. X.
275. diuturna, et quae deliganda
sunt, per alvum purganda sunt. X.
289. diuturna si sunt, os abscedit.
XVIII. A. 71. ad ulcera diuturna
cephalicum *Deileontis*. XIII. 744. ad
ulcera diuturna et vix sanabilia cephalicum melanchloron. XIII. 745.
Philotae. ibid. ad ulcera diuturna,
praeter modum maligna oleum vetus.
XIII. 704. ad ulcera diuturna, multamque saniem pusque fundentia bilis ovium. XII. 280.

Ulcera dulcia quaenam vocentur.
XIII. 734. *dysepulota* h. e. cicatricem vix admittentia quaenam. XIII.
449. dysepulotica insuppurabilia sunt.
XVII. B. 809. generalis iis medendi
methodus. XIII. 654. praesidia iis
difficulter inveniuntur. XIII. 655. remedia, quae citra mordicationem et
exasperationem manifestam exsiccare
ea possunt. XIII, 659. ad ulcera
epulotica sicca *Andromachi*. XIII. 728.
ulceri, cui erysipelas supervenerit,
purgatio totius corporis adhibenda
est. X. 278. in ulcere omni, cui
erysipelas supervenit, purgari corpus
oportet. X. 291.

Ulcera excrescentia aerugo sanat.
XII. 218. *exedentia Hippocrates* phagedaenas vocat. XVI, 460. quaecunque exeduntur, tum maligna sunt,
tum malorum succorum soboles. X,
291. ex aquae calidae perfusionibus
flaccida efficiuntur. XI. 395. ad ulcera fluentia *Andreae* emplastrum.

XIII. 735. ad ulcera fluentia vetera
et vix sanabilia emplastrum attrahens *Andromachi*. XIII. 935. ad ulcera fluentia et chironia emplastrum
ex arundinibus. XIII. 739. ad ulcera
fluentia, diuturna, maligna Isis vocatum emplastrum. XIII. 736. emplastrum sacrum. XIII. 778. ad ulcera fluentia *Casti* gangraenicum.
XIII. 739.

Ulcus humidum est, sanum autem
siccum. X. 278. humidum fit ex tenui excremento. XV. 34ᵇ, ulceribus
nimis humidis et mollibus prodest
anethum ustum. XI. 832. humidis cucurbita sicca usta. XI. 806. in quibus acre et mordax est humidum,
emplastra alba ex aqua trita. XIII.
452. ulcera humida expurgat im-
pletque Caries lignorum. XII. 118.
ad ulcera humida et sordibus et im-
puritate scatentia, ut et putrida urina humana. XII. 285. in *inflammatis* quomodo pulsatio oriatur. XVIII.
A. 120. ulceribus inflammatis conducunt cataplasmata ex lente. XVII.
B. 304. *interna* respicienda sunt in
purgationibus per superiora. XVI.
119. quaenam sint *insuppurabilia*.
XVII. B. 809. quae convulsionem
afferunt, sunt insuppurabilia. XVII,
B. 809. ad *interna* Acacia. X. 298.

Ulcera inveterata: conducit id agere, ut sanguis crebro effluat. (*Hipp.*)
X. 274. ulceribus inveteratis confert, ut assidue sanguinem effluere
facias. X. 277. ab iis, ut sanguis
crebro fluat, efficere prodest, tum
ab ipsis ulceribus, tum a circumpo-
sitis partibus. X. 293. vetera cicatrice inducit radix astragali. XI. 841.
ad ulcera vetera folia bardanae. XI.
837. ad ulcera vetera et callosa emplastra. XIII. 726. 727. emplastrum
Heraclidae. XIII. 717. ad ulcera antiqua, callosa, depascentia emplastrum nigrum ex duabus aristolochiis. XIII. 782. ad ulcera vetera,
cicatricem aegre inducentia et fluentia gilvum *Haliei*. XIII. 645. ulceribus vetustis et cicatricem aegre ducentibus emplastrum *Haliei* gilvum.
XIII. 802. ad ulcera vetera et quae
cicatricem aegre ducunt emplastrum
Haliei ex sinopide. XIII. 786. emplastrum Pamphilion. XIII. 447. emplastrum sacrum. XIII. 778. ulcera
vetera et sordida, cortex Platani
combustus sanat illitus. XII. 104. ad

ulcera inveterata stercus caninum. XII.
292. folia thalictri. XI. 885. *latum*
consumit epidermidem. X. 188.

Ulcera magna, saepe generantur
in iis novae venae. IV. 558. magnorum, parvorum et profundorum cura.
X. 230. quae omnibus rite decenterque factis non sanantur, cacoëthe s.
maligna vocantur. X. 275. lien interdum male affectus vitiosi humoris
auctor. XIII. 668. maligna, gangraenosa et depascentia causae animi deliquii. XI. 49. maligna ex lolii usu
exorta. VI. 553. maligna ex varicibus incisis, qui e melancholico sanguine originem ducunt. V. 119. malignis medendi methodus. XI. 88.
malignorum *Thessali* cura. X. 250.
Galeni in eam excursus. X. 252. ulceribus malignis necessaria est qualitas medicamentorum austera. XIII.
771. ad ulcera maligna ab *Asclepiade* relata medicamenta. XIII. 675.
maligna sanat Brassica esculenta.
XII. 42. capparis cortex cataplasmatis sub forma. XII. 10. sanant
ciceres cum melle. XI. 877. Diphryges. XII. 214. emplastrum. XIV.
198. ad ulcera maligna et cicatricem aegre inducentia (dysepulota)
quomodo emplastra alba comparanda.
XIII. 449. emplastra ab *Andromacho*
ad ea conscripta. XIII. 681. emplastrum ex chamaeleonte. XIII. 715. malignis cicatricem inducit emplastrum
ex chamaeleonte. XIII. 516. emplastrum diabotanon h. e. ex herbis.
XIII. 746. curat emplastrum ex lithargyro et oxelaeo. XIII. 402. emplastrum ex salicibus. XIII. 740.
Tharsei indum emplastrum. XIII. 741.
farina tritarum testarum Buccinorum
et Purpurarum. XII. 344. ferrum
candens et caustica. XVII. B. 326.
isatis tinctoria. XI. 890. Isis cephalica. XIII. 747. compositio medicamentorum emplastris similium ad ea.
XIII. 671. ad ulcera maligna et putrida Lemnia terra magnifice profuit;
cautelae, sub quibus exhibenda. XII.
175 sq. decoctum lupini. XI. 885.
cortex radicis Panacis heraclei. XII.
94. Polium siccum. XII. 107. ulcera maligna et depascentia curat Solanum hypnoticum, emplastri modo
exhibitum. XII. 146. ad ulcera maligna in *Valeria secunda* medicamentum. XIII. 707. *Zenonis* theriaca.
XIV. 163.

Ulcera mollia, nimis humida et putrida sanat hypericum siccum contu-
sum. XII. 148. nimis mollia et diuturna, et quae aegre ad cicatricem
perducuntur, sanantur succo foliorum
Lilii. XII. 47. *parva* cicatrice inducit emplastrum ex lithargyro et hydrelaeo. XIII. 399. *pertumida* ac dura, quae oras crassas, callosas, multamque attenuationem requirentes habent, emplastra alba ex aceto et vino
laevigata. XIII. 452. phagedaenica
quae dicantur. VII. 727. phagedaenica sunt insuppurabilia. XVII. B.
809. phagedaenica ex succorum diversorum mixtione oriuntur. VI. 815.
quidam foliis Pastinacae viridibus
cum melle, quo pura reddant, illinunt. XII. 129. ad ulcera phagedaenica petasites. XII. 99. illita radix
chamaeleontis nigri. XII. 154. phagedaenica juvant Tithymalli. XII. 142.
ulcerum *phlegmonosorum* cum scirrhis
absque phlegmone media quaedam
est dispositio doloris quidem expers,
si digitos non inprimas, dolens autem, si id facias. XIII. 950. ad ulcera *praetumida* dura et cava epuloticum ex ladano *Critonis*. XIII. 708.
planum qua in re a cavo differat. X.
188. *putrida*, si ambientes partes
depascunt, nomae appellantur. XIII.
851. in iis calidum pus non procreat. XVII. B. 808. ad ulcera putrida remedia. XI. 136. XIII. 731 sq.
putrescentia sanat herba recens Chamaepitydis. XII. 154. 155. garus.
XII. 377. ostrea usta. XII. 347. te-
gumentum germinis Phoenicis. XII.
151. putrescentia in dysenteria col-
luit atque desiccat salsugo. XII. 377.
putrida sanat Telephium. XII. 141.
πυρετῶδες quale. XVIII. B. 548. ad
ulcera *rebellia* arnoglossum. XI. 838.
plumbum. XII. 231. plumbum combustum. XII. 233. ad ulcera recentia et vetera remedia refrigerantia
simul et adstringentia. XI. 838. dracontii folia. XI. 865. recentia glutinat Papyrus, oxycrato vinove ma-
cerata, et in circulum imposita. XII.
94. *rheumatica*; in iis calidum suppurationem non promovet. XVII. B.
808. ad rheumatica emplastrum attrahens *Lucii*. XIII. 934. ad ulcerum
rheumatismum emplastrum Pamphilion. XIII. 527. ad ulcera *saniosa*
serum lactis. XII. 266. ulcera *seni-
lia* sanat emplastrum *Serapionis*. XIII.

883. ulcerum serpentium causae humores vitiosi. VII. 211. ad ulcera serpentia putrida *Lamponis* compositum. XII. 682. pastillus *Arei.* XIII. 829. pastillus *Threpti.* XIII. 828. *Ulcera sicca* quae. VI. 828. sicca dicuntur, si nulla sanies effluit. XV. 472. *simplex*, cavum et purum mediocriter siccantibus curatur. XIII. 711. ad ulcera *sinuosa* glutinanda utuntur melle. XII. 70. *solitarium* est, quum nec affectus ullus simul adsit, nec symptoma. X. 186. solitarii curatio. X. 186 sq. sordidum fit excremento humido. X. 176. sordidum fit ex crasso excremento. X. 346. quod sordidum est, abstergeri postulat. X. 285. sordida expurgant anemonae. XI. 831. ad ulcera sordida rotunda radix Aristolochiae. XI. 836. ulcera admodum sordida, et maximas crustas habentia, cum melle Chamelaea purgare potest. XII. 154. sordida quodnam emplastrum viride optime curet. XIII. 471. sordida purgat emplastrum viride Hecatondrachmon. XIII. 491. ad ulcera sordida Erinacei combusti. XII. 355. sordida expurgat, et putrescentia et sanitati restituit Orchis s. Serapias. XII. 93. sordidum et malignum et oris praetumidis ac duris, sed carne juxta cutem fluida, validissime siccantia requirit. XIII. 711. *spontanea* id peculiare habent, ut humor, qui ea provocat, sistitur in exitu. X. 1006. supra modum *squallida* et sicca pura aqua humida et flaccida reddit. XI. 392. *telephia* sunt insuppurabilia. XVII. B. 809.

ULMUS, foliorum, corticis, radicis vires et usus. XII. 109.

ULNA. III. 92. descriptio. II. 769. in ulna duo sunt ossa, ulna et radius. IV. 427. articuli eorum. IV. 427. termini ejus. IV. 427. articulatio cum brachio. IV. 427. ulnae superior finis ad articulationem cum brachio paratus. IV. 428. ulnae processus styloides. II. 769.

ULTIONIS appetentia accidens quoddam irae est, non ejus substantia. VI. 138.

ULYSSES in vena cava lethaliter vulneravit Cyclopem. III. 313.

UMBILICUS nihil est, nisi vasorum conjunctio. II. 907. ilium medium occupat. XIV. 705. antiquioris alimenti principium est per abdomen.

XV. 387. in eo sunt quatuor vasa, duae arteriae et duae venae. XV. 387. per cum vasa umbilicalia transeunt. IV. 227. circa umbilicum animae appetitricis sedes est. V. 288. sub umbilico tumor raro in pus convertitur. XVIII. B. 100. umbilici inflammationes puerulis sunt familiares. V. 694. XVII. B. 628. ad umbilicum prominentem remedia. XIV. 483. ad umbilici prolapsum remedia. XIV. 463. umbilicus ut a partu magnus ac elegans fiat. XIV. 483. umbilicus suppurationibus terminus. (*Hipp.*) XVII. A. 989. umbilicus Veneris vide *Cotyledon.* — Umbilici regio media corporis est. V. 230.

UMBRAE. VI. 724. umbrosum qua significatione Graeci accipiant. XVII. A. 653.

UNCIA. XIX. 767. duodecima librae pars est. XIII. 616. secundum *Dioscoridem.* XIX. 775. quot drachmas habeat. XIX. 752. 771. quot drachmas habeat apud Atticos et Italos. XIX. 765. unciam plerique septem drachmas et semissem valere malunt, alii septem duntaxat, reliqui octo. XIII. 789. quot scrupulos habeat. XIX. 765. quot habeat stagia. XIX. 763. quot contineat stateres. XIX. 760. unciam significans character. XIX. 750. 756. 758. 780. unciae ponderales gravitatem corporum, mensurales molem decernunt. XIII. 416. uncia veterinariorum. XIX. 772.

UNCTIO, de ejus usu *Quinti* responsum. VI. 228. calfaciens succos crudos foras pellit. VI. 277.

UNEDO, ejus facultates. VI. 619. ab Italiae incolis mespilus vocatur. XI. 876.

UNGUINIS articulorum usus. III. 42.

UNGUENTA quomodo *Galenus* calefaciat. X. 573. unguentorum omnium subsidentiae aperientes sunt. XI. 750. unguentum aegyptium etiam Mendesium et Megaleum audit, et cur. XII. 570. amaracinum, in *Cyzico* confectum. XIV. 53. amaracinum aperiens est. XI. 750. haemorrhoides occoecatas aperit. ibid. amaracinum valde calfacit. VI. 220. bonum ad pleuritidem. XIV. 446. commagenum valde calfacit. VI. 220. dropax nutritioni conducit. VI. 416. ex euphorbio. XIII. 588. foliata ad alvi fluxum. X. 574. foliatum ad anrium robur. VI. 440. foliatum ad ventrem roborandum. VI. 427. gleucinum prorsus acopum est et relaxans. VI. 220. irinum aperiens est. XI. 750. irinum valde calfacit. VI. 220. lilinum *Hippocrates* vocat ἀνϑινὸν. XIX. 82. mastichinum ex mastiche alba s. Chia conficitur. XII. 69. mastichinum ad alvi fluxum. X. 574. mastichinum ad ventrem roborandum. VI. 426. melinum recens ad alvi fluxum. X. 573. melinum ad ventrem roborandum. VI. 426. *Mendesii* facultas. XII. 530. myrtini adstrictio cur non idonea in hepatis et ventriculi phlegmone. X. 791.

Unguentum ex nardo compositum quodnam optimum et ubinam paretur. X. 791. nardinum olim duntaxat Laodiceae in Asia praestantissimum fiebat. VI. 439. nardinum vehementer calefacit. X. 791. nardinum curiose factum ad alvi fluxum. X. 572. nardinum ad ventrem roborandum. VI. 426. quod Neapoli conficiunt, nomine tantum nardinum est. X. 791. rosaceum quodnam veteribus dicebatur. XI. 538. spicata ad alvi fluxum. X. 574. spicatum ad anrium robur. VI. 440. susinum calidius et relaxans est. VI. 220. vocat *Hippocrates* ἀνϑινὸν. XIX. 82.

Uɴɢᴜᴇs (testacea) duram habent carnem. VI. 734.

Ungues, definitio et usus. XIX. 369. *Plato* et *Aristoteles* reprehenduntur, quod negligentius de iis scripserint. III. 16. unguium natura. II. 334. quidam eos ex osse, nervo et cute concrevisse putant. II. 335. eorum cum tertia digitorum phalange conjunctio. II. 336. nervi, arteriae et venae eos intrant. II. 337. usus. II. 338. III. 14. 28. cur natura mediocriter duros eos fecerit. III. 29. munimenti gratia factos *Aristoteles* scribit. III. 16. cur rotundi undique. III. 31. unde generentur secundum *Empedoclem.* XIX. 338. ad ungues alimentum venit. XV. 351. in pedibus, eorum usus. III. 234. quomodo comparati esse debeant chirurgo. XVIII. B. 709. quanti medico esse oporteant. XVII. B. 150. in abscessibus occurrunt. X. 984. ad unguem compages i. q. *Sutura.* II. 737. ungues hominis cur molliores quam aliorum animalium. III. 31. caprarum

et asinorum, eorum usus. XII. 341. firmos et curvos carnivora habent. III. 176. eorum constructio in fortibus animalibus. III. 875.

Ungues in animalibus mansuetis et fortibus quomodo et cur ita comparati. III. 879. et digiti, si praeter gravitatem lividi sint, mors est continuo expectanda. XVI. 205. lividi mali. XVIII. B. 125. adunci fiunt in tabidis. VIII. 47. adunci redduntur tabidis. XVI. 205. cur adunci fiant in purulentis. XVIII. B. 204. toti cadunt, quando cantharides imponuntur cum psorodeis idoneis ceratis aut emplastris. XII. 363. divellit batrachium. XI. 849. ad unguem erysipelas (panaritium) non sanat cum pane Coriandrum. XII. 38. ungues leprosos eximit pix cum cera mixta. XII. 101. ad ungues putridos emplastrum aeruginosum *Mantiae.* XIII. 752. ad unguium scabiem. XIV. 563. ad ungues scabros remedium divinissimum. XIV. 535. ungues scabros ejicit Chelidonium minus. XII. 156. ungues ex offendiculo vacillantes vel confirmat vel extrudit isis viridis. XIII. 795.

Uɴɢᴜɪs oculi, definitio. XIV. 772. XIX. 434. unguem oculorum pharmacis acribus colliquantes male agunt. III. 810. oculi praecidendus est. XIV. 784. ad ungues in oculis remedia parabilia. XIV. 350. unguem oculorum eliquat testa Sepiarum cum fossili sale mixta. XII. 347. oculorum, si nondum induruerint, extergit Thyites *Dioscoridis.* XII. 199. auferunt Tithymalli. XII. 142.

Uɴɪᴛᴀs mundi. XIX. 160. unitatis aut continui solutio quid. I. 238. solutio unitionem postulat. X. 160. solutio in osse fractura dicitur. X. 160. solutio in carnosa parte ulcus vocatur, vulnus et ruptio et contorsio. X. 160. in unitatis solutione praecipua curationis intentio. I. 385.

Uɴɪᴛɪᴏ communis est continuitatis solutionis curae scopus. X. 659.

Universum cur κόσμον vocent. XVIII. B. 247. a toto differre Stoici putant. XIX. 263.

Uɴɢᴜʟᴀ oculi qualis sit morbus. XIV. 409. ad eam remedia parabilia. XIV. 409. ungulae equis solidae sunt, bobus bisulcae. III. 186. ungulas fissas habentia animalia aut

bifidas, collum longius cur habeant.
III. 876.

Unum si homo esset, neutiquam
doleret. XV. 35.

Urachus. IV. 657. XIV. 719. unde nomen, et qualem functionem habeat. IV. 131. in medio vasorum
umbilicalium positus. II. 907. inter
arterias et venas umbilicales situs
est. XV. 387. cur per eum urina
deferatur. IV. 237. principium est
allantoidis. II. 907. allantoidem cum
vesica conjungit. II. 907. nullum habet musculum prohibentem, ne urina
perpetuo affluat. IV. 240.

Urendi vim habet astaphis agrestis. XI. 842.

Ureter unicam peculiarem tunicam habet. II. 581. Iis orta inter
anatomicos utrum sit vena an arteria
dicendus. II. 581. ejusdem structura.
II. 581. ex eadem substantia, ex
qua vesica, constat. III. 389. ureterum substantia propria est. XIX.
644. eorum in vesicam mirabilis insertio. III. 390. ureteres cur oblique in vesicam sint inserti. III. 405.
renes vesicae jungunt. III. 362. urinam in vesicam deferre, experimentis in animalibus vivis captis probatur. II. 36 sq. quidam pro seminalibus meatibus accepere. II. 35. ad
ureteris dolores remedia. XIV. 572.
ureteres quando exulcerentur. XVII.
B. 766.

Urethra, definitio. XIV. 706.
qualis pars. XVII. B. 778. urethrae
figura et cursus in utroque sexu. III.
407. urethra qua varia ratione constipari queat, quominus urinam per-
mittat. VIII. 9. et quomodo variae
hae rationes cognoscantur. VIII. 10.
in ea si tubercula procreantur, iis
suppuratis et ruptis dolor solvitur.
XVIII. A. 169. urethrae ulcus unde
cognoscatur. VIII. 45.

Urina, definitio. XIX. 363. ejus
efficiens causa. XIX. 363. ex venis
venit. XVII. B. 772. renes secernunt. III. 362. urinae secretio, naturae in ea providentia. XVII. B.
244. secretionis theoria Asclepiadis.
II. 31 sq. theoria Erasistrateorum.
II. 68. theoria Lyci Macedonis. II.
70. reprehenditur. ibid. et sq. quomodo ad renes perveniat. II. 57. per
ureteres in vesicam deferri ligatura eorundem probatur. II. 36. urinae viae
clandestinae Asclepiadi acceptae. II.

30 sq. 38. mittendi ratio et subsidia.
III. 405. ad urinam mittendam quaenam partes conferant. IV. 238. urinam expellit musculus collum vesicae
circumjacens. XVIII. B. 998. urinae
excretio fit vesicae contractione. VIII.
16. Lycus Macedo eam renum nutrimentum dixit. III. 366.

Urina liquor vocatur a liquari. XIX.
602. naturalis conditio. IX. 599. naturalis modice pallida est. XVIII. B.
155. quaenam in naturali veniant
consideranda. XIX. 596. quae secundum naturam est, qualis. XIX.
605. sanorum hominum qualis optima. XIX. 615. urinae excretio copiosa est, dum vesica ex plenitudine
tenditur. VII. 519. paucissima quidem sed frequentissima dum gravatur. VII. 519. urinae copia hieme
angetur. XVII. B. 422. urinae per
hiemem plus habent sedimenti quam
aestate. XVII. B. 422. cur frigidam
mittamus in balneis, calidam vero
foris. XI. 554. qualis sit aetate florentibus naturalis. XVIII. B. 159.
foetus cur per urachum eat. IV. 237.
urinam foetus ad partum usque recipit allantois. IV. 224. 232. 547. experimentum quod hoc probat. IV.
239. infantum naturalis quae. XVII.
615. mulierum sanarum quomodo a
virili differat. XIX. 595. feminarum
naturalis qualis. XIX. 615. qualis
pueris sit naturalis. XVIII. B. 159.
puerorum qualis esse debeat. XIX.
595. urinas crassissimas pueri reddunt.
XVII. B. 43. puerorum cur sit crassissima. XVII. B. 47. puerperarum
qualis. XVII. A. 749. per urinas evacuantur humores in hepatis venis contenti. XV. 323. per urinam renes
purgantur et vesica. XV. 323. per
urinam vacuandum, ubi hepatis inflammatio in gibbis est. XVI. 63.

Urina qualitates medicamentorum
facile recipit. IV. 584. quales effectus in eam exerceat sitis et fames,
aut potio. XII. 277. ejus natura.
XII. 283. proprietates, et vires diversorum animalium et hominis. XII.
284. humana, ejus vires. XII. 284.
pueri urinam bibit, quum peste la-
boraret in Syria. XII. 285. urinae
potionem commendat Xenocrates. XII.
249. urinae per catheterem emissio.
XIV. 788. ei nonnunquam, quod comestum est, similis. XVII. B. 275.
urinae differentiae primae sunt duae,

liquor et contentum. XIX. 574. urinae liquor quid. XIX. 574. contentum quid. XIX. 574. pro morbi natura variat. VII. 457. de quibusnam morbis nos certiores reddat. XVI. 590. urinas movere in senibus convenit apio, melle et vino. VI. 353. urinam insani non excernunt, nisi moniti. VII. 790. urina magnas saepe noxas affert vesicae, si non repente excernatur. III. 383. urinae acrimoniae causa. XVII. B. 607. 855. acrimonia stranguriam gignit. VII. 250. XVII. B. 607. 855. urina large fluit, quibus ex cerebro morbi oriuntur. XV. 222. urinae in febribus praesertim mens adhibenda. XVI. 237. urina in ephemera. IX. 696. urinae coctio statim primo die febris ephemerae proprium signum. VII. 302. urinae conditio in solutione febris ephemerae. XI. 10. post perfectam coctionem qualis. IX. 599. in coctione ipsa quomodo se habeat. IX. 599. urinae initio febris tenues quibus sunt, iis alvum sublue. XV. 807. quomodo in febribus denotet, crisin primis quatuor diebus futuram. IX. 618. urina qualis crisin septimo die futuram indicet. XVI. 21. si undecimo die in febre continua coloratior evadit, et quasi albae nubeculae in ea innatant, spes est, die decimo quarto morbum solutum iri. IX. 801. nisi copiose fluat, recidivarum causa est. XVII. A. 423. qualis articulorum abscessus praevertat ex febribus. XVII. B. 764. in urina quod in febribus subsidet, *Erasistratus* pus putat. XV. 158. urinae conditio in febribus putridis. VII. 308. in febre synochali. XIX. 620. in febre tertiana. IX. 656. in ictericis. VIII. 373. in nephriticis ab initio diluta et pura, deinde cum sedimento aspero. VIII. 385. phreniticorum qualis lethalis. XVII. B. 759. urinae dignotio valde utilis est. XV. 321. XVI. 195. in ea judicanda considerandum, anne vesicae morbus in culpa sit. XVIII, B. 163.

Urina ut signum. IX. 594. XVIII. B. 146 sq. signa et mala et bona, quae inde desumi possunt, secundum *Hippocratem.* V. 141 sq. quando bonum et quando malum signum exhibeat. IX. 575. signum phreniticum non est. XVI. 514. indicat, quomodo succi arteriarum et venarum se habeant. XVI. 514. eorum succorum nota est, qui in vasis continentur. VI. 251. signa exinde petenda quoad succorum conditionem. VI. 252 sq. ut signum coctionis et cruditatis. IX. 611. XVI. 211. color concoctionis progressum notat. VI. 89. quaenam coctionis signum. IX. 613. qualis perfectae coctionis signum. IX. 625. qualis coctionis debilis signum. IX. 625. qualis morbum semicoctum significet. IX. 606. quaenam coctionem imperfectam indicet. IX. 595. quaenam cruditatis signum. IX. 613. qualis morbi principium finitum esse denotet. IX. 626. colliquationis index. XVI. 290. qualis colliquationem indicet. XVII. B. 276. in urina nullum signum est, quod delirium indicet. XVI. 590. humorum tenuium abundantiae indicium. XVII. A. 701. quae non recordantibus nec admonitis effluit, perniciosa. XVI. 568. quoad colores differentiae. XIX. 575 sq. sibi non aequalis quid significet. XIX. 609.

Urina alba quid significet. XIX. 604. alba extremam cruditatem indicat. XIX. 576. alba et crassa quid significet. XIX. 592. ex inedia diuturna aquosa et pallida. X. 947. aquosa tenuem consistentiam habet et colorem album. XVIII. B. 157. aquosa quid significet. IX. 597. XVIII. B. 157. aquosam vasis inesse concoctionem infelicem significat. VII. 446. aquosa in pueris pessima. IX. 606. puerorum aquea h. e. incocta, perniciosa. XVI. 74. aquosa pueris deterrima. XVIII. B. 158. aquosa infantibus pessima. XIX. 610. aquosa, crudum adhuc in venis indicat succum. VI. 89. aquea et alba est, si aqua aut vinum tenue epotum est. XVII. B. 275. aquosa, absque albis suspensis, incoctum morbum indicat. XVI. 832. aquosa et subpallida imperfectam coctionem indicat. XVI. 258.

Urina arenosa quid significet. XIX. 612. arenosa signum renum calculi. XIX. 653. arenulae vel lapilli in urina quibus subsident, iis per initia tubercula ad crassam venam enata sunt, et suppurata. XV. 163. XVII. A. 830. arenulas multas excernunt nephritici ex ficuum esu. VI. 571. (conf. *Urinae* sedimentum.) ἄσβολος. XVI. 623. *atra* viris et mulieri-

bus pessima. XIX. 610. *biliosa se-*
cundum Hippocratem mala. XVI. 625.
biliosior iis est, qui multum laborant, et paucis vescuntur. IX. 602.
bilis atra in ea apparens mortale signum habetur. XVI. 218. bullae in
ea quomodo generentur, et quid significent. XVIII. A. 134. cui bullae
innatant quid significet. XIX. 613.
quibus supra modum calida et ignea
est, ii sunt ad purgationes inepti.
XI. 351. XVI. 64. 108. XVII. B.
448. *cocta* forsan ab *Hippocrate* dicitur crassa et alba. XVI. 735. non
coctae, quae jumentorum modo turbatae sunt. XVI. 736. celeriter et
exigue cocta, deinde cessans vitiosa.
XVI. 816. quaenam cocta optime dicatur. IX. 595. cocta est, ubi sedimentum subrubrum habuerit, quale
ervum est. XV. 857. *conturbata,* sed
dum deposita est, subsidens, quid
significet. XVII. A. 537. copiose fluens pulsum reddit vermiculantem. IX.
313. copiosa per noctem, exiguam
dejectionem significat. XIX. 612.
Urina crassa duplici ratione dicitur. XIX. 603. crassam reddit concoctio. XVI. 74. mediocriter crassa
renes aut vesicam affectos docet.
XVII. B. 772. crassa si mejatur, et
permaneat crassa quid indicet. XIX.
575. 603. crassa, quae tenuis dein
redditur, quid indicet. XIX. 575.
crassa cum colore naturali quid indicet. XVIII. B. 158. crassa micta,
si talis maneat, quid significet. XIX.
620. crassa micta et postea desistens
quid significet. XIX. 621. quibus in
urina crassa carunculae parvae, aut
veluti capilli exeunt, iis a renibus
excernuntur. IX. 577. XIX. 612. in
urina crassa carunculae parvae piliformes quibus prodeunt, eas a renibus et arthriticis prodire nonne oportet. XV. 165. crassamentum album
habens quid significet. XIX. 604.
crassa et acris judicat febres singultuosas. XV. 846. crassa et alba quid
doceat. XIX. 581. crassa, alba in
quartanis abscessu liberat. XVII. B.
123. multa crassa et alba ab abscessibus liberat. XIX. 611. crassa alba
in febribus, lassitudine obortis, quarto die interdum liberat. XVI. 485.
crassa et nigra quid significet. XIX.
582. 593. crassa et furfuracea quasi,
vesicam scabiosam indicat. XVII. B.
772. crassa, grumosa, pauca quibus

prosit. VII. 934. crassa jumentosa
quid significet. XIX. 600. crassas
multasque et sanguinolentas vacuat
rubia tinctorum. XI. 878. si crassior
pallidiorque fuerit, melior; si tenuior
et nigrior, deterior in febribus est.
XV. 817. crassa et rubra quid indicet. XIX. 581. 593. et crassa et
tenuis morbum incoctum significat.
XVII. A. 537. crassa et turbida quid
significet. XVII. A. 535. crassam ducentia remedia. XIX. 695. crassam
educit antidotus tyrannis. XIV. 165.
Urina cruda qualis. VII. 457. simpliciter cruda qualis. IX. 569. quaenam cruditatem significet. IX. 605.
cruenta ex mensium retentione. V.
139. quibus solum cruenta est, his
venae laborarunt. XV. 163. *densata*
qualis. XVI. 713. *disparata* quid significet secundum *Hippocratem.* XVIII.
A. 133. quibus *divulsa* est, iis magna fit in corpore perturbatio. XIX.
613. *elaeochroa* quid significet. XIX.
588. *elaeodes* qualis sit et quid significet. XIX. 588. *elaeophanes* quid
significet. XIX. 588. *fermentata* ab
Hippocrate dicta qualis sit. XVI.
661. et quando fiat. ibid. *flava* est
in tertiana. VII. 467. flavior est epoto vino vetusto fulvoque. XVII. B.
276. flava quid indicet. XIX. 604.
valde *foetens* et pinguis perniciosa
est. XVI. 215. foetida quid indicet.
XIX. 591. foetida, aquosa, nigra,
crassa lethalis. XVIII. B. 157. *fulva*
et tenuis morbum crudum denotat.
XVII. A. 490. XVIII. B. 155. eaque noxia etiam esse potest. XVIII.
B. 156.
Urina furfuracea quid significet.
XIX. 612. furfuracea mala. XIX.
610. geniturae similis per γ apud
Hippocratem significatur. XVII. A.
612. geniturae similis qualis sit.
XVII. A. 429. *graveolens* quid significet. XIX. 625. odor gravis putre-
factionis signum est. IX. 604. male
olens et aquosa et atra et crassa lethalis. XIX. 610. *incocta* plane quid
significet. IX. 596. jumentorum urinae similis *turbida* vocatur. XVI. 201.
jumentorum lotio similis, a crudo et
crasso humore fit. XVI. 51. jumentorum lotio similis quid indicet. XVII.
B. 276. jumentosae quid significent.
XIX. 611. 620sq. jumentosa in febribus quid significet. XVII. B. 753.
quibus turbata velut jumentis, his ca-

pitis dolores ant adsunt aut aderunt. VII. 934. *laboriosa* mala. XVI. 636. laboriosae, et rubrae ex his efflorescentiae, si retinentur, et aeruginosae malae. XVI. 639. *larga* alvum sicciorem reddit. XVII. B. 779. *lethalis* quae. VII. 457. *livida* quid denotet. IX. 604. nebulosa quae. XV. 808. nebulosa apud *Hippocratem* qualis. XVII. A. 493. quibus a principio nebulosa vel crassa, ii purgandi iunt. XV. 806. XIX. 614.

Urina nigra unde fiat. XVI. 512. XIX. 576. 580. 605. nigrior et crassior est epoto vino crasso. XVII. B. 275. nigra quid doceat. XVII. A. 181. XIX. 625. pessima denigrata. IX. 604. nigra non cruda solum, sed et lethalis est. IX. 569. nigra periculosissima. XVI. 236. nigra malum signum. XVI. 595. nigra pessima in viris et mulieribus. IX. 606. XVIII. B. 158. nigra quo fuerit crassior, eo deterior. XVIII. B. 158. nigricans cum rubra quadam sanie in menstruis suppressis. VIII. 435. nigra cur principii alterius affectionem indicet. XVI. 713. in vigilantibus nigra docolor, phrenitidem indicat. XVI. 511 sq. nigra solvit lienis morbos. XVII. A. 423. *oleacea* mortem minatur. VII. 457. oleaginae differentiae. XIX. 588. oleosa qualis sit apud *Hippocratem*. XVII. A. 741. oleosa cujusnam sit coloris. XVII. A. 742. non quidem est salubris, sed magnopere non etiam perniciosa. XVII. A. 743. oleosam qualem *Sabinus* vocet. XVII. A. 744. oleosa unde fiat. XIX. 622. oleosa quid denotet. IX. 604. oleosa colliquationis initium indicat. XVI. 290. oleosa perniciosa est. XVI. 215.

Urina quaenam optima. V. 141. IX. 594. 598. 605. qualis secundum *Hippocratem* optima. XVI. 638. XVII. B. 397. optima in quibusnam hominibus reperiatur. XIX. 595. 609. boni coloris et mediocriter crassa omnium est optima. VII. 456. optima in morbis quaenam sit judicanda. XVIII. B. 146. XIX. 596. 616. quaenam in morbis secundum *Hippocratem* optima. XVI. 176. optima (critica) in febre ardente quae. XV. 749. sanae similis optima. XVIII. A. 180. *pallida* quomodo fiat. XIX. 576. pallida, si alba fiat, crisin indicat. XVI.

22. quae modice pallet, peractae modo secundae coctionis est signum. VI. 89. *pauca* in febribus quid doceat. XVII. A. 181. pellucida alba mala: nam extremae cruditatis signum est. XVII. B. 759. quaenam perniciem minetur. IX. 605. perspicua alba in phreniticis improba est. XIX. 611. pilosa corpora habens. XVII. B. 768 sq. pinguem quidam oleosam putant. XVII. A. 739 sq. pinguis quid significet. XVIII. A. 135. XIX. 610. pinguis colliquationem indicat. XVII. A. 725. pinguedines supernatantes araneosae colliquationis indicium. XVIII. B. 161. pinguis et in colore et sedimento oleo consimilis quid denotet. XVII. A. 430.

Urina praerubra ex renibus munere suo male fungentibus oritur. XVI. 574. quaenam sit prava. XVI. 235. XVII. A. 71. XIX. 594. prava strangurиae causa. XVII. A. 356. *pura*, et velut furfuracea quibus est, iis vesica scabiosa existit. XV. 165. *purulenta*, album et laeve habens sedimentum, solvit vesicae phlegmonen. XVIII. B. 225. si pus contineat, ex symptomatibus praegressis dignoscendum est, unde veniat. VIII. 410. *rubea* quomodo fiat. XIX. 576. rubra quid significet et quomodo oriatur. XIX. 599. rubra unde fiat, et in quibusnam morbis occurrat. XIX. 605. rubra indicium sanguinis incoctioris et serosioris abundantis. XVII. A. 533. *rufa* quomodo fiat. XVIII. B. 155. XIX. 576. 620. rufa quid significet. XIX. 604. 619. rufa febrem ephemeram indicat. XI. 11. donec rufa ac tenuis fuerit, morbum crudum significat. IX. 602. rufa et atra indicium bilis flavae abundantis. XVII. A. 534. rufa et biliosa succum concoctum monstrat. ibid. sanguine tincta quomodo fiat. XVI. 60. sanguineam efficiunt Periclymeni fructus et folia. XII. 98. sanguine mixta quid significet. XIX. 612. sanguinem et pus continens quid significet. XIX. 612. *splendens* qualis dicatur. XIX. 576. spumosa unde oriatur. XVI. 755. spumosa secundum *Hippocratem* convulsionem indicat. XVI. 754. *subnigra* quando in nigram transeat. XVI. 715. *subpallida* quid denotet. IX. 598. *subrubens* secundum *Hippocratem* bona. XVI. 640. subrubra quid significet

secundum *Hippocratem*. XVII. A. 533.
XVIII. B. 151. subrubra, cum sedimento subrubro laevi quid significet.
XIX. 609. subrubra et subsidentia subrubra salutaris. V. 142. subrubra et sedimentum subrubrum et laeve, salutaris. XVIII. B. 150. non subsidens praerubra cum suspensis, mentis emotionem portendit. XVI. 573.

Urina tenuis bifariam dividitur. XIX. 575. tenuis duplici ratione sumitur. XIX. 603. tenuis cruditatem humorum venis contentorum significat. XV. 322. tenuis cruditatis signum. XV. 806. tenuis morbum crudum indicat. XV. 817. tenuis morbum inconcoctum significat. XVII. A. 550. tenuis non secundum naturam venas se habere docet. XVII. B. 772. tenuis quae mejitur, et manet tenuis, quid indicet. XIX. 575. tenuis quae mejitur et manet, summam cruditatem venosi generis indicat. XIX. 603. 621. tenuis ab initio febrium quid significet. XV. 804. quibus tenuis est, iis febris protrahitur. XV. 813. quibus ab initio est tenuis, non purgandi sunt. XIX. 614. tenuis quando postero die sit exspectanda in morbis acutis. XV. 841. 843. tenuis simul et alba quid significet. XIX. 577. tenuis et alba in febribus ardentibus quid significet. XIX. 621. tenuis et alba prava est, et cur. IX. 598. tenuis et alba admodum mala. XIX. 610. tenuis, aquosa, et in qua nihil subsidet, sanguinis crudi nota. VI. 252. tenuis et aquosa suspecta. XVI. 747. tenuis, si modice crassa fiat, crisin indicat. XVI. 22. qui mejunt tenuem ac crudam multo tempore, abscessus iis ad loca sub diaphragmate exspectandus est. IX. 758. tenuis et cruda diuturna quid significet. XIX. 610. tenuis et cruda diutius reddita quid secundum *Hippocratem* significet. XVII. A. 536. tenuis et cruda perpetuo abscessum futurum indicat. XVIII. B. 160. tenuis et flava quid indicet. XIX. 579. 599. tenuis et fulva quid indicet. XIX. 619. tenuis et pallida quid significet. XIX. 578. 598. tenuis et rufa quid indicet. XIX. 578sq. 610. tenuis primum, deinde turbata, quid significet. XIX. 599. tenuis quae mejitur et postea turbatur, quid significet. XIX. 603. 620.

Urina turbida quae dicatur. XVI. 201. turbidae tres differentiae. IX. 595. turbida crudis refertas humoribus venas denotat. VI. 252. quae turbulenta mejitur et hypostasin bonam habet, quid significet. IX. 596. quae similis vino maxime tenui et albo, unde fiat, et quid denotet. IX. 598. *viridis* quid denotet. IX. 604. *vitiosae* et pravae quae. XIX. 607. carunculis similia corpora evacuata renum ulcus denotant. VIII. 4. XVII. B. 768. cum urina, quae excernuntur, laminarum speciem referentia vesicae ulcus significant. VIII. 4.

Urinae contentum quid dicatur. XIX. 605. contentum quando nubecula dicatur. XIX. 606. quando suspensum, quando sedimentum. XIX. 606. contentum, si album sit et supremum locum occupet, sed inaequale, quid indicet. XIX. 582. quid si album sit, inferiorem locum occupet et divulsum sit. ibid. quid si sit aequale et inaequale divulsum. XIX. 583. *enaeorema*, definitio. XVIII. B. 149. enaeorema nigrum tantum habens, nigra est deterior. XVI. 513. in urina si quid innatarit, dissipato femoris dolore, delirium portendit. XVI. 587. nubecula quando vocetur ejus contentum. XIX. 606. nubecula quid significet. XIX. 606. nubecula in superiori parte quid significet. XIX. 585. nubecula in febre tertiana et ephemera quid indicet. XIX. 597. nubes albae bonae, nigrae vero pravae. XVII. A. 493. nebulae suspensae albae bonae, nigrae malae. XIX. 610. nubeculae sursum quae feruntur malae, quae deorsum bonae. XVIII. B. 162. XIX. 611. urina cum nubecula et subnubilata est incoctior. XIX. 616. nubeculam rubram quarto die habent, qui septimo die judicantur. VII. 934. cum nubecula rubra die quarto, crisin die septimo futuram indicat. XVII. B. 755. nubes, definitio. XVIII. B. 149. nubes in ea albae bonae, nigrae malae. XVIII. B. 154.

Urinae sedimentum quando dicatur urinae contentum. XIX. 606. sedimentum quid significet. XIX. 606. hypostases quaenam salubres. IX. 602. et quae perniciosae. IX. 603. in pueris, et otiosam vitam habentibus cur multam habeat hypostasin. IX. 601. ex crudis humoribus orta

plurimum habet sedimenti. XVIII. B.
148. hypostasis quomodo perfectam
aut imperfectam indicet coctionem.
XIX. 585. tenuis et alba sedimentum habere nequit. XIX. 592. sedimentum album bonum quomodo a
pure dignoscatur. XIX. 597. sedimentum, cujus substantia dissolvitur,
hepar ulceratum significat. XIX. 591.
cum sedimentis connexiones quid significent. XIX. 591. subsidentiae privatio quid indicet. XVI. 574. quae
non subsident, ultra flatuosam turbationem quid significent. XVII. A.
537. sine ullo prorsus sedimento
quando appareat. XVIII. B. 148. sedimentum aut nullum aut paucissimum habentes in quibusnam febribus
locum habeant. XVII. A. 71. nullum habentes sedimentum malae.
XIX. 608. nec sedimentum nec suspensum nec nubeculam habens, quid
significet. XIX. 617. quod in ea
subsidet et puri simile, succus crudus proprie dicitur. VI. 488. succus
crudus et in sanis subsidet, qui post
multos labores cibos duros edunt.
VI. 489.

Urinae sedimentorum differentiae,
eorumque generatio. XVII. A. 834 sq.
sedimentum aequale et inaequale divulsum quid significet. XIX. 583. album in urina bonum signum. V. 141.
album, laeve, aequale et continuum
perfectam concoctionem indicat. XVI.
258. coctum et album sed medium,
non infimum locum obtinens, quid
indicet. XIX. 584. modo liquidum
modo album habens quid indicet.
XVIII. B. 146. 148. album magis
habet in morbis, a crudis humoribus
ortis. XVIII. B. 148. arenosum quomodo fiat. XVII. A. 836. arenosum
calculum indicat. VIII. 47. XVII. B.
775. arenulae et tunc oriuntur, quando crassus et viscosus humor tarde
egrediens ab vesicae calore exiccatus
cogitur. XV. 163: quibus arenulae
vel lapilli subsident, iis per initia tubercula ad crassam venam enata sunt
ac suppurata. XV. 163. XVII. A. 831.
ad urinae arenosas subsidentias *Chariclis* pastillus. XIII. 329. biliosum
supra tenuia habens, quid secundum
Hippocratem significet. XVIII. A. 130.
habens biliosas hypostases, superne
antem tenuis, quid significet. XIX.
613. cinereum quando sit. XVII. A.
835. crimnodes quid significet. XIX.

591. ervosum sedimentum habens quid
significet. XIX. 623. quae farinae hordei crassioris speciem habet, prava.
V. 142. sedimentum farinaceum crassum quid significet. XVIII. A. 130.
farinam crassiorem accumulans unde
oriatur. XVIII. B. 152. crassiori farinae simile quid indicet. XIX. 624.
farinosum malum. XIX. 610. farinam crassam aut quasi bracteolas repraesentans malum. XVIII. B. 151.
hypostases farinae hordeaceae similes
quid denotent. IX. 603. in biliosis
morbis quod subsidet, flavum magis
est. XVIII. B. 148. furfureum quid
denotet. IX. 603. furfuraceum quid
indicet. XVIII. B. 154. cum sedimento furfuraceo quid significet. XIX.
623. furfuraceum pessimum. XVIII.
B. 151. laeve quodnam *Hippocrates*
vocet. XIX. 615.

Urinae sedimentum liminosum sublividumque ex torminoso malum.
(*Hipp.*) XVI. 818. lividum quid indicet. XIX. 588. nigrum quid denotet. IX. 603. XIX. 587. oroboides
quid significet. XIX. 589. oroboides
hepatis affectiones comitatur. XVII.
A. 834. petaloides quid significet.
XIX. 590. cum pingui hypostasi
et accumulata quid significet. XIX.
613. pingue sedimentum cum inaequali et bilioso colore quid doceat.
XVII. A. 430. pityroides (furfuraceum) quid significet. XIX. 590. rubeum unde fiat, et quid significet.
XIX. 586. rufum renum affectus comitatur. XVII. A. 834. sandarachodes
hepatis affectiones comitatur. XVII.
A. 834. squamosum quid denotet.
IX. 603. XIX. 624. squamosum malum. XIX. 610. subrubrum salutare. V. 142. tenue et album quomodo oriatur. XVIII. B. 153. tenue
et album vitiosum. XVIII. B. 151.
quae statim residet, sed quid turbu-
lentiae servat, quid significet. IX.
596.

Urinae suspensum quando dicatur
contentum. XIX. 606. suspensum quid
significet. XIX. 606. urina, quae suspensum habet album, laeve et aequale deterior. XIX. 616.

Urinam moventia remedia. XI. 747.
frequenter moventia remedia. XIX.
695. movent et ea, quae menses
provocant. XI. 775. per urinas vacuantia remedia quando conducant,
et quando sint vitanda. XVI. 148.

per urinas sanguinem movet sabina. XI. 854. medicamenta singula. XIV. 571. acori radix. XI. 820. acria tenuis essentiae. XI. 684. allium. XV. 871. ammi semen. XI. 824. ampeloprason. XI. 825. fructus androsaces. XI. 830. anisi semen. XI. 833. antidotus hiera *Themisonis.* XIII. 158. apium. VI. 637. XII. 118. cur non moveat aqua. XV. 697. confectio, quam *Asclepiades* exhibet. XIII. 213. *Pasicratis.* ibid. asparagi. VI. 643. balneum. XV. 719. bdellium arabicum. XI. 850. modice movent bryoniae germina. XI. 826. bunium. XI. 852. moderate movet calamus aromaticus. XII. 7. copiosam provocat cantharis cum aliis mixta. XIV. 248. biliosam multamque provocat capnios. XII. 9. movet Carpesium. XII. 15. carum. VI. 654. XII. 13. movet et sale ad repositionem conditur caucalis. XII. 15. provocat chamaedrys. XII. 153. chamaepitys. XII. 155. cicer. XI. 876. cissanthemi fructus. XII. 51. oleum costi. XII. 40. movere dicuntur folia cotyledonis cum radice manducata. XII. 41. crocodilii semen. XII. 47. minus quam pepones movent cucumeres. VI. 567. movet cucumis esculentus. XII. 121. radices Cyperi. XII. 54. Daphne alexandrina. XI. 863. daucus. VI. 654. daucus agrestis. XI. 862. dauci semen. XI. 862.

Urinam movet diacalaminthe. VI. 285. diospoliticum tenue. VI. 283. valde promovet emplastrum discussorium ex calce viva. XIII. 944. equapium. VI. 637. epithema. XV. 473. Foeniculum domesticum et agreste. XII. 68. fructus Halicacabum. XII. 145. herbae. XI. 58. hypericum. XII. 148. *Idiotae* medicamentum. XIII. 245. fructus Iridis agrestis. XII. 87. mediocriter juniperi fructus. VI. 590. Libystici radix et semina. XII. 62. movet, sed parum, lini semen. VI. 549. lumbrici terrestres cum melle poti. XII. 363. *Macedonis* compositio. XIII. 324. malagma ex cedria. XIII. 249. radix Mei. XII. 78. mel despumatum. VI. 741. minus movent melopepones. VI. 566. movet moly s. ruta sylvestris. XII. 82 magis mulsa aquosa cocta. XV. 745. vehementer mulsa, nisi viscerum affectio prohibeat. XV. 655. radix Nardi spicae. XII. 84. *Nicerati* compo-

sitio. XII. 232. cortex Ononidis. XII. 89. oxymel subacidum. XV. 684. panacea *Musae.* XIII. 104. ciens pastillus. XIII. 329. pastillus *Chryserni.* XIII. 243. pastinaca. VI. 654. XII. 129. pepones. VI. 564. petroselinum. XII. 99. radix Phu, et plus quidem, quam aut Indica aut Syriaca nardus, perinde ut Gallica. XII. 152. Polium. XII. 106. ruta. XII. 101. Scandix. XII. 125. Schini flos. XII. 136. copiosam graveolentem elicit Scolymi radix. XII. 125. movet Scordium. XII. 126. serpyllum. XI. 877. Seseli radix et fructus. XII. 120. Sion. XII. 124. Sisari radix. XII. 124. movet et concoquit Sison. XII. 123. Sium. VI. 637. smyrnium. VI. 637. smyrnium s. hipposelinum. XII. 128. semen Solani hypnotici. XII. 146. fructus Terebinthi. XII. 138. thymus. XI. 887. vinum. VI. 55. moventia vina. VI. 275. 337. XV. 639. vina aquosa. X. 837. vina aquosa et substantia tenui. VI. 800. minus vinum dulce quam vinosum. V. 771. vina nobiliora. X. 486. vinum scilliticum. XIV. 570.

Urina renes affectos docet. XVI. 601. qualis renum affectiones indicet. XVI. 290. urinae in vesica accumulationis nimiae causa. VIII. 375. effectus. VIII. 376. quibusdam aegre fluit ex menstruis suppressis. XV. 327. urinae vias laborare quaenam symptomata doceant. XVII. B. 776. urinae difficultas accidit, quibus ex crapulis et cibis flatulentis lumborum et coxarum dolores oboriuntur. XV. 867. difficultas vesicae inflammatae signa. XIV. 749. difficultatis quatuor genera statuunt *Cnidii.* XV. 364. 427. ad urinae difficultatem jumentorum remedia parabilia. XIV. 537. ad difficultatem remedia. XIV. 383. 472. 475. antidotus *Philonis.* XIII. 267. theriaca. XIV. 272.

Urinae fluor i. q. diabetes. VII. 81. urinae nimius fluxus colliquationis causa. XVI. 289. ad urinae exeuntis sistendam exuberantiam. XIV. 475. urinae incontinentia qui laborant, purgandi non sunt. XV. 901. ad urinae incontinentiam remedia parabilia. XIV 474. 562. 572. praeter voluntatem fluens voluntariae actionis laesio est. VII. 150. involuntarie secedentis causae. VIII. 64 sq. urinae involuntaria missio unde fiat.

VIII. 404. XVII. B. 51. involuntaria missio ex vertebris luxatis. VIII. 407. ad urinae in somno involuntariam missionem. XIII. 319. ad urinam impeditam theriaca *Andromachi*. XIV. 35. urinae interceptio convulsivi quid habet. XVI. 774. urinarum in morbis acutis ex refrigeratione interceptiones pessimae. XVI. 618. urinae profluvium i. q. diabetes. VIII. 394. urina quot modis reprimatur et retineatur. XIX. 425.

Urinae retentio, ob causas ejus diversas, diversas etiam medendi methodos exposcit. I. 158. si quidem ex calculo orta, excisionem ejus molimur. ibid. si ex inflammatione, cataplasmata obducimus. ibid. si ex immoderata vesicae tensione, cathetere utimur, vel, quemadmodum *Erasistratus* aegrotante in genua erecto, aphronitro extremum ureteris attingimus. I. 158. urinae retentionis casus, oleosis unguentis feliciter curatus. IV. 191.

Urinae stillicidium, definitio. XVII. B. 855. stillicidii variae causae. VIII. 402. stillicidia autumno potissimum fiunt. XVI. 27. stillicidium, quod ob ejus acrimoniam fit, symptoma vesicae est, non morbus. VIII. 402.

Urinae suppressio qualis dicatur ab *Hippocrate* conditio. XV. 757. fit in causo notho et cur. XV. 757. suppressionis variae causae earumque diagnosis. VII. 248. VIII. 9 sq. urina supprimitur, alvo multa excernente. XVII. A. 850. suppressio ex inedia fit. XI. 199. suppressio a grumo sanguinis aut pure crasso urethram obstruente. VIII. 408. suppressio a nimis diuturna urinae retentione. VIII. 407. urina supprimitur ex medulla spinali laesa. VIII. 65 sq. ob spinam a casu luxatam. VIII. 406. 407. suppressio apnoeae et aphoniae simile quid indicare videtur. VII. 150. suppressiones rigorem judicatorium in morbo futurum praesagiunt. XVII. A. 849. suppressionem indicat horror creber ex dorso. XVI. 664. cum rigore suppressae malae. XVI. 817. suppressioni sunt obnoxii, quibus renes inflammantur. IX. 164. suppressionis historia ex inflammatione, percussione in perinaeo oborta, ejusque cura. VIII. 13. per urinam fluxus quomodo revellatur. XVI. 151. per urinas fluxio per alvum derivatur.

X. 316. per urinas revellenda sunt, quae per alvum fluunt. X. 316. XVI. 151.

URINACULUM vide URACHUS.

URNA quot habeat libras. XIX. 776. olei et mellis. XIX. 777.

URSI quod sunt frigidiores, etiam pinguiores dicuntur. XI. 514. *Ursi* quomodo statim post partum sint comparati. XIV. 255. simile animal in Lucania et Italia est. VI. 666. ursorum genus etiam cruribus incedit. II. 430. adipem alopecias curare proditum est. XII. 331. adeps pro vulpino. XIX. 743. carnes a quibusdam eduntur. VI. 664. ex ursi felle antidotus ad hepatis indurationes. XIII. 214. ursi lien comedi nequit. V. 134. sanguinis usus. XII. 262.

URTICA, ejus facultates. VI. 639. pravum est edulium. VII. 285. herbae, fructus, foliorum vires medicae. XI. 817. semen meatus purgat. XI. 745. semen pro filice. XIX. 741.

USTIO, ejus indicationes. XIV. 782. quando sit ad dolores sedandos adhibenda. XVII. B. 326. nonnunquam corporis habitum constipat. X. 666. ustionis usus in iis, quibus humeri articulus saepe excidit. XVIII. A. 374. usus in luxatione ischii ex diuturna ischiade. XVIII. A. 99. ustio febris causa. VII. 279. ex ustione febres cum stipatione sunt. X. 667.

USTORIUM columellae apponendum. XIV. 434.

Usus partis quomodo ab actione differat. IV. 346. cuique parti proprius. II. 14. partium omnium triplex. III. 435. roborat. XVIII. B. 879.

UTER, per utrem luxationes reponendi methodus docetur a *Hippocrate* licet eam non probet. XVIII. A. 763 sq.

Uterariae mulieres quae dicantur. XVII. A. 805.

UTERUS apud *Hippocratem* per characterem μ significatur. XVII. A. 613. *Hippocrates* vocat conceptaculum. XVII. B. 280. aliqui hysteram vocant. XVI. 177. cur dicatur hystera. XIX. 362. cur matrix dicatur. XIX. 362. quidam secundinas uteros vocant. XVII. B. 824. quidam vulvam vocant. XV. 326. uterum *Plato* animal vocat prolis generandae cupidum. VIII. 425. uterus animal arbitratur, quod gignendae

prolis desiderio trahatur. XVI. 179.
nec animal est, nec per corpus va-
gatur. XVI. 179. brevis ejus descriptio. XIX. 362. uteri corpus constituentes membranae. II. 896. uteri
tunicae non semper eandem crassitudinem servañt. II. 898. uterus cur
ex una solummodo tunica constet.
IV. 206. uteri cum vicinis partibus
conjunctio. II. 892. situs. II. 887.
situs inter vesicam urinariam et intestinum rectum. IV. 199. situs utilitas. IV. 207. cur inter vesicam et
intestinum rectum collocatus. IV. 207.
uterus cur ventri subjectus. IV. 145.
superior fundus umbilico propinquus.
II. 889. inferius extremum ad muliebre pudendum est. II. 889. a
pudendo distat undecim digitos. II.
889.

Uteri figura. II. 890. ejus processus laterales s. cornua (tubae Fallop.)
II. 890. eorum usus. IV. 193. cornua *Eudemus* cirros vocat. II. 890.
Praxagoras et *Philotimus* sinus. ibid.
ligamenta. II. 893. ligamenta rotunda
jam *Herophilus* novit. IV. 597. ligamentorum usus. IV. 207. uterus hominis acetabulis s. cotyledonibus ca-
rere dicitur a quibusdam. II. 905.
duos habet sinus. IV. 150. et cur.
IV. 151. mulierum a quibusdam bi-
sinuatus, aliorum vero animalium
multiparorum multisinuatus vocatur.
II. 890. uteri vasa. II. 894 sq. vasorum in eo distributio. IV. 180. 183.
vasa, quum femina conceptura est,
aperiuntur. II. 902. ejus arteriae. IV.
326. venae. II. 812. 813. venas plu-
rimas et maximas habet. XVII. A.
807. vasa seminaria ex ovariis in
eum inserta (tubae). II. 900. uterum omnes fere anatomici nervosum
dicunt. XV. 694. uterus a quibusdam nervosa pars dicitur. XVII. A.
802. utrum hoc sit verum. XVII.
A. 803. qua ratione nervosus dici
queat. XVII. A. 804. cur magnis
nervis non egeat. IV. 203. collum
vero tales acceperit. IV. 204. nervos quidem habet, sed exiles. XVII.
A. 805.

Uteri os, definitio. XVII. B. 839.
ejus conditio post conceptionem et
graviditatis tempore. II. 150. os clauditur iis, quae conceperunt. XVII. B.
843. orificium citra duritiem clausum, graviditatis signum est. VIII.
433 sq. cum duritie morbi. VIII. 434.

oris conditio, si vivit foetus, sique
mortuus est. II. 151. oris conditio
partu accedente. II. 151 sq. os toto
praegnationis tempore clausum, patefit, quum tempus partus accedit.
IV. 246. orificium et semen recipit
et foetui via est. II. 187. os conni-
vet, quibus durum est. XVII. B. 850.
oris phlegmone arrepti conditio. II.
150. cervix foramen habet, diversis
temporibus diversae magnitudinis. II.
897. cervix musculosa, carne dura
et cartilaginea constans. II. 897. eam
Herophilus gutturis summae parti comparat. II. 897. collum intro est via
spiritus, foras vero foetus. XV. 352.
collum cur in pudendum muliebre
desinat. IV. 146. clauditur, quum
animal concepit. IV. 146. in coitu
functio. IV. 146. collum quomodo
extra coitus tempus se habeat. IV.
149. collum cur sit nervosum ac durum. IV. 146. collum cur non semper sit apertum. IV. 150. collum semen non potest intro trahere. II.
187. collum manus quasi est, intru-
dens semen. IV. 523. colli utilitas.
IV. 192. ei semen familiarissimus succus. IV. 192. colli et virilis pudendi
analogia. IV. 635. collum humore
perfundunt obstetrices, si liquor amnios jam effluxit. IV. 234.

Uteri conditio in iis, quae enixae
sunt, et in praegnantibus. II. 889.
uterus minor iis, quae nunquam conceperunt, aut Venerem exercuerunt.
II. 889. conditio statim post conceptionem. II. 149 sq. conditio in graviditate. II. 899. graviditatis tempore tenuissimus. IV. 208. in partu
conditio. VII. 166. praegnantis mulieris. II. 902. quum menstruorum
purgatio colligitur. II. 899.

Uteri functio. II. 147 sq. quot agendi facultates habeat in coitibus. XIX.
362. obvolvitur semini, et undequa-
que ipsum amplectitur. IV. 515. 521.
exacte genituram obvolvit. IV. 521.
semini obviam venit. IV. 523. num
a semine infletur. IV. 520 sq. functionis diutius cessantis sequelae.
XVI. 179. qua facultate foetum expellat. VII. 166. expultrix facultas.
II. 148. foetum corruptum statim ejicit. VII. 167. in eo retentrix facultas maxime conspicua. II. 147. ejus
effectus. II. 149. num a loco suo
moveatur. VIII. 426. quam ob causam vel sursum vel ad latus retraha-

tur. VIII. 429. dexter cur sinistro calidior. IV. 171. XVII. B. 841. sinister cur impurum sanguinem accipiat, et quid inde accidat. IV. 171. uteri sanguine nutritur foetus. XI. 164. cur in latus et sursum trahatur. XVI. 180. uteri singulis mensibus purgari solent. XVII. A. 442. uteros humidos quae habent, non concipiunt. XVII. A. 442. uterus aetatis signum. XVI. 338. cum mammis cur per vasa sit conjunctus. XVI. 472. uteri mammarumque consensus. IV. 154. XV. 401. XVII. A. 454. cum mammis consensus causa. IV. 176. uterum inter et mammas commercium. XVI. 339. uterus et mammae quasdam habent venas communes. XVII. B. 828. uteri magnitudinis signa mammae. XVII. A. 451. *Uteri* et scroti analogia. IV. 635. uterus cur in imperfectis animalibus, et senescentibus sit minor. IV. 155. conditio in mulis. XIX. 329. in suibus et aliis. IV. 150. uterus suis multos sinus habet. II. 891. animalium ut alimentum. VI. 680. uterus saepe sursum aut ad latus trahitur non se ipso, sed aliis organis trahentibus. XVIII. A. 637. utero calidum amicum, frigidum inimicum. XVII. B. 811. ad uteri interiora sanguis pervenire non potest. VIII. 329. uteri sanguine complentur purgationibus suppressis aut phlegmone ·aliqua orta. XVII. A. 807. uterum gestantibus respiratio laeditur. VII. 781. utero sicciori humidius semen, humidiori siccius, calidiori frigidius, frigidiori calidius convenit. XV. 48. uteros frigidos, densos et praehumidos habentes non concipiunt. XV. 47. XVII. B. 860. quales dolores procreet. VIII. 110. interdum apnoeas, interdum nervorum contentiones gignit. XV. 609. uterum gerentibus capitis dolores cum sopore et gravitate mali. XVI. 736. gerenti mulieri, si purgationes procedant, foetus valere non potest. XV. 402. in utero quomodo revulsio fiat. XI. 91. XVI. 155. et quomodo derivatio. XI. 92. XVI. 156. ab utero derivatio quomodo facienda. XVII. A. 905. per uterum fluxio per urinas aut alvum derivatur. X. 316. per uterum quando sit purgandum. XVI. 264. per uterum revellitur alvi et urinae fluxus. XVI. 151. ad uterum pertinere

hysteriam unde concludendum. VIII. 424. uterus aegrotat, si papillae mammae aut rubrum earum pallidum fiat. XVI. 472. *Uteri* affectus unde cognoscatur. VIII. 45. ex uteri affectibus animi deliquii cura. XI. 54. morbi, ex retentis menstruis orti. XVII. B. 854. morbo laborans muliercula semen primum in uterum, deinde foras emisit plurimum et crassissimum. IV. 599. in uteri affectibus quid exanthemata ad cutim erumpentia significent. XVII. A. 358. ad uteros sicca cibaria sunt idonea et potus meraciores. XV. 210. ad uteri morbos clysteres. XVI. 146. ad uteri fomentationes aristolochiae radix longa. XI. 836. et artemisiae. XI. 840. ad uteri affectus remedia. XIII. 319. XIV. 549. 562. antidotus *Mithridatis*. XIV. 148. antidotus hiera *Themisonis*. XIII. 158. antidotum zopyrium. XIV. 150. aster stomachicus. XIII. 164. colica Isotheos. XIII. 279. gleucinum. XIII. 1041. hypoglossis ex filice *Andromachi* aromatica. XIII. 53. malagma polyarchion. XIII. 184. radix Lilii. XII. 46. pastillus *Aristarchi* Tharsei. XIII. 824. *Uteri* abscessus quando suspicandus. XIX. 428. carcinoma, definitio. XIX. 430. carcinomatis causa menstrua retenta. XVII. B. 854. convulsio quomodo cognoscatur. XV. 917. uterus durior quam caro est et minus nutrit. VI. 787. durus densusque suppressionis menstruorum causa. VII. 264. uterum dolore afficit acetum. XV. 693. ad uteri dolores remedia parabilia. XIV. 478. 483. 484. 536. *Aphrodae* potio anodyna. XIII. 94. uteri dolores mitigat clematis in pesso. XII. 31. sedat emplastrum sacrum tum illitu tum suffitu. XIII. 779. erysipelas, definitio. XIX. 429. ad uteri duritias remedia parabilia. XIV. 484. duritiem abigit acopon. XIII. 1050. oleum Lilii. XII. 45. uteros emollientes pessi componuntur ex vitulina et cervina medulla. XII. 332. *Uteri* erosio quomodo cognoscenda. VIII. 436. fluxiones vehementes admotae mammis cucurbitulae celerrime compescunt. XI. 51. haemorrhagiae pulsum efficiunt vermiculantem. IX. 313. haemorrhagiae casus quaternis diebus accidentis, quae quarto die arnoglossi succo curata est. X. 328. haemorrhagia laborantem *Boëthi* uxorem *Galenus* sanat. XIV. 641 sq. haemorrhagia in praegnante abortus causa. XVII. A. 636. haemorrhagia hydropis causa. II. 109. haemorrhagiae injectionibus curantur. X. 328. 329. ex utero haemorrhagiae injectionibus per metrenchytas curantur. X. 328. 329. ad uteri haemorrhagias remedia. XIV. 559. eas curant cucurbitae ad mammas admotae. X. 315. 925. haemorrhagias juvat Samia terra. XII. 179. haemorrhagia quomodo revulsivo modo curetur. XVI. 150.

Uteri phlegmone, definitio. XIX. 428. inflammationis causae. XVI. 180. abortus. XVI. 180. retentio lochiorum. XVI. 670. lochiorum suppressio. XVII. A. 361. menstrua retenta. XVII. B. 854. utero inflammato non semper febres aestuantes superveniunt. XVII. B. 274. inflammati symptomata. XVI. 180. inflammati pulsus. IX. 538. inflammationis exitus. XVI. 181. inflammatio in praegnante lethalis. XVII. B. 835 sq. ex uteri inflammatione convulsiones periculosae. XVI. 774. inflammatio causa stranguriae. XVII. B. 855. inflammationis cura. XI. 91 sq. inflammatio incipiens non fert remedia menses devocantia. X. 903. ad uteri phlegmonen fomenta calami aromatici. XII. 7. ad uteri inflammationes diutinas et recentes diachylon *Menecratis* in pesso. XIII. 1001. uteri phlegmonas, potissimum quae diutino tempore ad scirrhi modum induruere, decoctum florum Leucoji sanat. XII. 59. in uteri phlegmone venaesectio ubinam instituenda. X. 904. inflammationes a venis in crure sectis juvantur. XI. 303. ad uteri inflationes malagma Marci *Terentii* Asclepiadis. XIII. 973.

Uteri inversio in ipso partu. II. 151. uterus languescens ex mammis cognoscitur. XVII. B. 280. palpitatio. VII. 160. perversionis causa. VIII. 432. ad uteri profluvia balaustium. XI. 847. praefocatio catochi species. XIX. 414. sarcosis, definitio. XIX. 456. scirrhus, definitio. XIX. 430. scirrhi causa menstrua retenta. XVII. B. 854. scleroma, definitio. XIX. 429. sectiones majori cum difficultate conglutinantur. VIII. 435.

strangulatum et ascensum omnem praecedit lipothymia. XI. 48. strangulatio dyspnoeam gignit. VII. 139. strangulatio quomodo cognoscatur. XV. 917. ad uteri strangulatus remedia. XIV. 181. 483. 546. sternutamentum. XVII. B. 823 sq. suffocatio, definitio. XIX. 428. suffocatio hysteria est. VIII. 414. (vide *Hysteria*.) uterum, qua parte ad coxam incumbit, suppuratum *Hippocrates* linimentis curare praecipit. XVII. B. 840. ad uteri tormina a partu, corruptiones et strangulatus. XIV. 483 sq. uteri tumor (h. e. oedema) ex abortu causa sincipitis doloris. XVII. A. 799 sq. ulcerum causae. XIX. 456. circa uterum exulcerationes quomodo tractandae. XIII. 316. ad uteri ulcera emplastrum *Azanitae*. XIII. 785. utero ulcerato infunditur serum lactis tum per se, tum cum aliis medicamentis. XII. 268. uteri vitiis convenit Ladanum. XII. 28.

Uva quando columella dicatur. XVII. A. 378. idem est quod uvula. XII. 960. (cf. et *Staphyle*.) *Hippocrates* sic vocare solummodo eam inflammationem videtur, in qua terminus gurgulionis acino similis est. VII. 731. uvae gurgulionis inflammationes sunt. VII. 731. ad uvas laxatas coracine sphragis. XIII. 826.

Uva vitis fructus, semen vero acinus in iis contentus. VI. 556. uvarum facultates. VI. 573 sq. ex earum carne vinum fit. VI. 574. quibus exiguus succus est, magis nutriunt, quibus vero uberior, minus nutriunt, sed promtius subsident. VI. 576. in causa sunt, quod vulpes autumno optimam carnem habent. XV. 882. differentiae uvarum. VI. 578. in vinaceis conditarum facultates. VI. 576 sq. in musto conditarum facultates. VI. 577. uvarum partes solidae, quae musto expresso supersunt, quomodo ab atticis vocentur. VI. 579. in uvis, quod crassum subsidet, τρύγα vocatur. VI. 579. acinorum vires. XI. 856. acinus refrigerat. XI. 631. pediculus. VI. 577. radices, quae ex palmite nascuntur, vinacei quibusdam vocantur. VI. 576. reliquiae solidae vinacei vocantur. VI. 576. seminum substantia sicca est, et quodammodo adstringens. VI. 574. uvarum acerbarum quoad acerbitatem differentiae.

XI. 660. iis succedanea. XIX. 738.
uvae acerbae succus non acidus modo est, sed et acerbus. XI. 660. uvae
acerbae succus non solum refrigerat,
sed et adstringit. XI. 54. acerbae
succus et acetum diversis viribus constant. XI. 657.

Uvae generosae quae. VI. 576. immaturae succus potestate refrigerans
medicamentum est. X. 708. immaturarum succus utilis in hecticis. VII.
698. non maturantur in regionibus
frigidis. VI. 583. maturae innoxiae.
VI 792. passae eandem cum aliis
uvis habent rationem, quam caricae
cum ficubus. VI. 581. earum facultates et qualitates. VI. 581. passae
quale praebeant alimentum. VI. 583.
aequalis quantitas harum valentius
nutrit quam uvarum. VI. 584. passae stomachum roborant. XIV. 318.
passae quaenam praestantiores. VI.
582. variae earum species enumerantur, et ubi crescant. VI. 582. in
frigidis regionibus maturare nequeunt. VI. 583. passae exacinatae ad
pudendi inflammationes. XIII. 317.
iis substituenda remedia. XIX. 743.
pensiles, facultates. VI. 577. uva
ursi in Ponto nascitur, planta est
humilis et fruticosa etc. XIII. 84.

Uvea, descriptio. XIV. 712. unde
vocata et ejus usus. III. 779. uveae
substantia spongiae madidae est similis. III. 786. uvea cur sit colorata.
VII. 92. uveae foramen quatuor modis a natura deflectit. VII. 88. foramen si obscuratur, visus impeditur. VII. 87. uvea laxatur ob corneam erosam. VII. 36. uveae relaxatio pupillae parvitatis causa. VII.
93. duplici ratione tenditur. VII. 93.
uveae tensio pupillae laxitatis causa.
VII. 93. unitatis solutio visum turbat. VII. 94. in us tantum morbus
est. VII. 90. in se concidit humore
aqueo vacuato. VII. 90 sq.

Uvula, definitio et usus. XIX. 368.
carnosa quaedam caruncula est in ore
dependens, quae a veteribus Graecis
gargareon h. e. *gurgulio*, *columna*
vocatur, posteriores omnes fere medici *Cionidem*, i. e. *columellam*, alii
staphylen h. e. *uvam* vocant. XII.
960. gurgulio vocatur columella s.
uvula secundum naturam se habens.
XVII. A. 378. ubi secundum naturam se habet, gurgulio vocatur. XVII.

A. 378. si extremum inflammatur,
uva vocatur. XVII. A. 378. quum extenuata est, lorum appellatur. XVII.
A. 379. quibusnam humoribus liquetur. XVII. A. 379. uvulae causa. VII.
263. uvula impedit, quominus pulveres etc. in laryngem incidant. III.
891. ejus functio. XIV. 713. in voce
edenda quasi plectrum constituit. III.
526. uvulae usus ad vocem. III. 888.
vocis ex amputatione ejus affectus.
III. 888. ad vocem articulatam facit.
VIII. 272. subsecta vena utrinque
crassa apparet. XV. 786. affectuum
cura. XIV. 492. uvulae demissae s.
collapsae cura chirurgica. XIV. 785.
aliquando una cum affectu exciditur.
X. 988. qua sub conditione sit exscindenda. X. 988. uvulae cum periculo exciduntur, uruntur ac resiccantur, quamdiu rubrae fuerint et
magnae, nam inflammatio ad hoc
consequitur et sanguinis eruptio.
(*Hipp.*) XII. 971. XVIII. B. 270.
quando e contrario manus sit iis admovenda. XVIII B. 271. quum radicitus execta est, et vocem laedit et pulmonem thoracemque refrigerat. VI. 864. uvulae ustorium apponendum. XIV. 434. remedia ad
ejusdem morbos facientia, simplicia.
XII. 960. composita. XII. 964. commune ad eam et tonsillas. XII. 972.
ad uvulae morbos remedia parabilia.
XIV. 434. 504. 509. 510. uvulae
erosiones ex fluxione e capite. VI.
422. ad uvulam diu induratam utebatur quidam capitibus maenidum.
XII. 333. ad uvulae inflammationes
praecepta. XIV. 359. 360. 361. 435.
ad uvulae inflammationem incipientem. XIV. 492. uvulas phlegmone
gravatas evidenter juvat Ageratus lapis. XII. 202. *Apollonii* praecepta.
XII. 979. *Archigenis* scripta. XII.
969. *Heraclidae* Tarentini remedia.
XII. 983. *Herae* stomaticum. XII.
929. pruna cocta. XII. 33. serum
lactis. XII. 268. spinae aegyptiae
fructus, et alumen fissile. I. 91. ad
uvulae inflationem fructʼis spinae aegyptiae. XI. 819. phlegmone affectam quomodo succus cyrenaicus juvet. XI. 860. ad uvulae laxationem
remedia. XIV. 361. compositio. XII.
944. *Asclepiadis* siccum remedium.
XII. 984. ad laxatam et tumentem Neapolitae. XII. 986. coracine sphragis. XIII. 826. panacea *Mi*

thridatis. XIII. 54. ad uvulam pen- uvulae tumores hirundines ustae. XII.
dulam gargarisma. XII. 981. 983. 359. uvulae ulcera ad cicatricem per-
984. remedia alia. XIV. 493. ad ducit diphryges. XII. 215.

V.

VACCARUM lac crassissimum est ac
pinguissimum. VI. 681. plurimum pinguedinis in se continet. VI. 683. pingue est. VI. 765. 766. lactis potus
dysentericos adjuvat. XIV. 241. lac
ad meconium. XIV. 138.
Vacuare confertim et repente noxium. XVII. B. 556.
VACUATIO duplex. VI. 79. (vide
Evacuatio.) vacuationis modi. XIX.
458. qua via fieri possit. I. 382. vacuationis commoda loca quae. XVII.
B. 439. vacuatio exsiccat corpus. I.
373. vacuationem citam spiritus efficit. VII. 597. vacuationes largae
pulsum efficiunt vermiculantem. IX.
312. vacuatione integra laeduntur
calidi et sicci. XI. 45. ex vacuatione nimia orta animi deliquia curat
vinum aqua gelida dilutum. XI. 51.
vacuatio convulsionis et singultus
causa. XVIII. A. 61. convulsio ex ea
acutissima et periculosissima. XVII.
B. 885. a vacuatione ortam convulsionem semper damnat *Hippocrates.*
XVIII. A. 123. ex immodica vacuatione morbi. X. 637. XV. 114. vacuatio quos morbos generavit, sanat
repletio. XV. 110. quibusnam in morbis periculosa. X. 639. quando conveniat, et quando noceat. XVII. B.
358. vacuationem indicantes affectus.
XI. 260 sq. ad vacuationis indicationem consuetudo magni momenti est.
XI. 45. et corporis habitus. XI. 46.
vacuatio in febribus ardentissimis et
siccissimis caput rei est. VII. 153.
vacuatio citra periculum est in febribus continentibus ex meatuum constipatione. X. 639. vacuationes quando
sint in febribus continuis vitandae.
XI. 44. in ea copia non consideranda, sed qualitas. XVII. B. 443.
ad lypothymiam usque quando sit in
usum vocanda. XVII. B. 444. immodica vires laedit. X. 812. nimia
periculosa. XVII. B. 364. quantitatem vacuationis indicant vires. XVII.

B. 364. vacuationes meras humorum
Hippocrates pravas vocat. XVII. A.
319. spontaneae quae. XVIII. A. 24.
Vacuatur id, quod imbecillius est.
II. 189.
Vacuitas a vacuo dicitur. VIII.
928. num mollities dicenda. VIII.
677. a vacuitate convulsio. VIII. 171.
VACUUM secundum *Democritum.* I.
418. molle est. VII. 864. dari aut non
dari in rerum natura. XIX. 253 sq.
extra mundum quidam statuerunt.
XIX. 268. nullum in mundo. VIII.
673. nec intra nec extra mundum
quinam accipiant. XIX. 268. in omnibus concretionibus contineri quidam statuunt. VIII. 928. paucum immixtum habere i. q. confertum den-
sumque esse. VIII. 928.
VALENS usus est *Sigonis* colica.
XIII. 285. *Valentis* compositio ad
orthopnoeam. XIII. 115. remedium
ad dysentericos. XIII. 292,
VALENTISSIMUM, significatio. XV.
123.
VALERIA *Secunda,* medicamentum
ad ulcera maligna in —. XIII. 707.
Valerio Paulino datum acopon *Haliei.* XIII. 1025. aliud. XIII. 1026.
VALETUDO adversa, definitio. XIX.
390. omnis medicinae finis. XV. 272.
ad valetudinem bonam nihil conferre
exercitia, *Asclepiades* docet. VI. 39.
VALGI unde oriantur. VI. 328.
fiunt, quibus in interiorem partem
femur luxatum est. XVIII. A. 604.
eorum ingressus quomodo sit comparatus. XVIII. A. 605. cura. XVIII.
A. 677.
VALIDUM a duro differt. VIII. 687.
qua ratione dicatur membrum aut
corpus. XV. 123.
VALVULAE in ostiis vasorum ad
cor, eas jam novit *Erasistratus,* earumque usum docuit. V. 548. 552.
usus. III. 486. in corde tractavit *Erasistratus*; earum usus. V. 166. ad
cordis orificia non ex vena generan-

tur, sed ex ipso corde. III. 461. tricuspidales. III. 478. trisulcae s. triglochinae auricularum cordis. II. 617. semilunares in corde. II. 617. arteriae venosae duae. III. 478. duae cur in solo arteriae venosae orificio adsint. III. 485. valvulas tres habet aorta. III. 477. valvularum arteriae pulmonalis situs et actio. III. 459. valvulae sigmoides arteriae pulmonalis. III. 477. venae pulmonalis tres. III. 477. valvularum in vena pulmonali utilitas. III. 453. 456. valvulae conniventes earumque utilitas. III. 331.

VAPOR humor est extenuatus. XI. 395. qualis dicatur halitus. XVI. 396. calidus in mortis momento quibusnam exorietur. XVII. B. 218. fumidus ex tarditate concoctionis aut cruditate, in qua ructus sentiuntur acidi nunquam excitatur. X. 579. vapores plerique similiter saporibus nos afficiunt. XI. 697. vaporum copia a calore provenit. XI. 698.

VARIX est vena dilatata. VII. 730. X. 943. XVI. 455. XVIII. A. 33. in teste ortus vocis exilitatem solvit. XVII. A. 468. quomodo generetur. XIII. 668. causae sunt haemorrhoides retentae. XVI. 795. originem ducit a sanguine melancholico. V. 118. fit ex succis malis melancholicis. VI. 815. XV. 331. XVII. B. 659. XVIII. A. 499. excisi ulcus insanabile reliquerunt. V. 119. varices nigrescentes ab atra bile fiunt. XVI. 15. magnos calvis non supervenire, quod *Hippocrates* statuit, verum non est. XVIII. A. 55. qualem sanguinem contineant. XVIII. A. 499. sanare possunt capillorum defluvium. XVIII. A. 55. gibbositatem sanant. XVIII. A. 497. curant interdum melancholiam. XVI. 455. 459. XVIII. A. 33. podagram et articulares dolores discutiunt. XVII. B. 344. varicum cura. X. 943. in cruribus cura chirurgica. XIV 790. varicum incautae suppressionis sequelae. XI. 170.

VARUS in facie, definitio: differentia a ficosis tumoribus in mento. XIV. 352. XV. 348. ejus ortus et cura. XII. 823. ad varos in facie remedia. XIV. 352. *Critonis* remedia ad eos. XII. 825. ad callosos. XII. 826. aliud. XII. 827.

Varus vocatur, cui crus ad exteriora flectitur. VII. 28. varus est,

cui crus ad interiora flectitur. VII. 28. XVIII. A. 668. vari magis fiunt, quibus femur in exteriorem partem luxatum est. XVIII. A. 604. quando potissimum pes reddatur. XVIII. A. 669. 670. sanabilis est, nisi adultioribus contingat. XVIII. A. 669. vari pedis cura. XVIII. A. 671. 673. varis aptum est emplastrum Attalici album. XIII. 421.

VAS aliquo in loco *Hippocrates* totum corpus vocat. XVII. A. 899. seminalis (deferentis) decursus. IV. 566. deferens cur longum et flexuosum. IV. 194. 197. seminale mulierum. IV. 594.

VASA quasi sunt aquaeductus. IV. 320. quomodo gignantur. XV. 261. sursum et deorsum progrediuntur. XV. 411. majora minorum principia. V. 525. et nervi cur ubique sese comitentur. IV. 336. chorii. IV. 656. ad cor membranas habent, quae retro ferri materias prohibeant. II. 203. nutricntia cordis. II. 618. foetus e semine generantur. IV. 540. frontis distentio insolationis symptoma est. XIV. 314. genitalium, unde oriantur. IV. 200. ab intestinis cur in peritonaei stratis decurrant. III. 333. lactea intestinorum et glandulas meseraicas *Herophilus* jam novit. III. 335. pulmonum unde proficiscantur. III. 517. pulmonalia quomodo ab aliis differant. XV. 383. pulsantia arteriae vocantur. II. 596. seminalium radix epididymis. IV. 592. seminalia jam semen continent. IV. 582. seminalium involutio cur sit facta. IV. 578. sanguis in iis diutius morans cur exalbescat. XVI. 45. seminaria in foeminis semine sunt plena. IV. 600.

Vasa spermatica, eorum tortuosus decursus ejusque usus. IV. 184. succus in iis contentus jam albicat et semini similis est. III. 699. quomodo fiat ut semen contineant, quo tempore animalia Venere non utuntur. IV. 589. spermatica in gonorrhoea afficiuntur. IV. 188. quae ad tracheam in collo perveniunt, omnia capillacea sunt. VIII. 3. umbilicalia foetus. II. 824. umbilicalium decursus. IV. 660. umbilicalium in placenta distributio. V. 555 sq. umbilicalium venae et arteriae dantur duae. V. 559. umbilicalia respirationis organa sunt in embryonibus. III. 504. uteri, quum femina conceptura est,

aperiuntur. II. 902. vasorum. IV.
338.

Vasorum cur duplex species. III.
495. systema foetus. II. 824. non
facultatis cujusdam affectus distentio
est, et ex plenitudine ruptio. VII.
529. brevium functio. III. 317. distributio. IV. 313sq. divisionis sta-
bilimentum glandulae sunt. IV. 269.
divisiones qua diversa ratione fiant.
X. 312. duritiei causae. VII. 233.
evacuatio facta quomodo celerrime
curetur. XV. 611. evacuationem *Hippocrates* vocat depletionem. XVII. B.
358. fines, qui materias ad cor ducunt, per membranas intro tendentes
cordi annexi sunt. III. 479. in vasorum finibus stipatio quomodo accidat. X. 746. vasorum imbecillitas
unde in usu purgantium remediorum
proveniat. XI. 618. immunditiei causa. XVII. B. 2. inanitionem *Hippocrates* vacuationem vocat. XVI. 106.
inedia h. e. vacuatio virium imbecillitatis causa. XV. 606. laxiora reddit lotio calida. XV. 203. et vinum
cormeracius. ibid. mollitiei causae. VII.
233. natura cur in pulmone variave-
rit. III. 465. omnium originem putabat *Pelops* cerebrum. V. 527. 544.
oris apertio anastomosis vocatur. X.
233. ejus causae. X. 233. oscula
polyporum acetabulis sunt similia. IV.
537. osculis valvulas adhaerere jam
Erasistratus novit, earumque usum
exposuit. V. 548. oscula occluden-
tia remedia quomodo vocentur. XI.
749 sq. oscula reserantia remedia
aperientia dicuntur. XI. 749. ora re-
serandi vim habent anemonae omnes.
XI. 831. omnium principium semen
virile. IV. 188. radix, definitio. X.
319. ruptionum manifestae causae.
VII. 232. X. 232. rupturae in pulmonibus, carumque causae. VIII.
287sq. ex abundantia sanguinis ru-
ptorum cura. X. 313. substantia cor-
porea quaenam sit. II. 601. tenuitatis causa. VII. 234. tumor, plenitudinis nota. XIV. 729. tunicae exsangues et frigidae. I. 569. vacuationes nec intempestivas, nec vehementes moliri licet. XV. 572. vitia
in immodica mollitie et duritie et tenuitate consistunt. VII. 233. vulnera, iisdemque medendi methodus. X.
311. sanguinem profluentem sistendi
modus. X. 314.

VATES vocat *Hippocrates* augures

et auspices. XV. 441. haud raro inter se dissentiunt. XV. 443. vaticinandi scientiam *Hippocrates* vocat auguralem disciplinam. XV. 441.

VECTIS usus in ossium fracturis.
XVIII. B. 593.

VEHEMENTES homines quinam dicantur. VIII. 669.

VEHEMENTIA quae dicantur. VIII.
924.

VELAMENTA ovi unde originem
ducant. IV. 188.

VENA, definitio. XIX. 365. vas
est, quod ex sinistro cordis sinu oritur. II. 601. *Erasistratus* vas sanguinis vocat. XI. 153. venarum corporis brevis expositio. IV. 341 sq.
venarum descriptio *Hippocratis*. V.
578. XV. 130. quae vero falsa judicatur a *Galeno*. XV. 134 sq. earum
distributionis brevis descriptio. XV.
390. summaria descriptio. XV. 529.
venas *Hippocrates* utriusque generis
vasa nominat. VII. 14. venas antiqui et arterias vocabant. XI. 312.
XV. 779. quatuor paria sunt in corpore. XV. 130. venarum nomen utrique vasorum generi contribuerunt.
IV. 672. venae ab antiquioribus di-
videbantur in venas non pulsantes
(venas proprie dictas) et in pulsantes (arterias). XIII. 2. venae tunicam unam habent, ex multifariis
fibris conditam. II. 181. ex peculiari
una constant tunica. II. 601. III. 457.
tunicas quidam putant sanguinem efficere. V. 566. quoad fibrarum ordinem utero et vesicis sunt similes.
II. 181. venarum distributio summa
aequitate peracta est. IV. 339. venae exactissime apparent, si sanguine plenae sunt. II. 353. venas quales veteres lineamenta dixerint. II.
808.

Venae omnes truncum habent venam cavam. IV. 338. XV. 389. originem *Pelops* cerebrum putabat. V.
527. 544. originem Erasistratei cor
putabant. V. 550. principium dextrum cordis ventriculum non esse. V.
539. radicatio hepar. V. 199. 531.
657. XV. 245. 388. principium num
hepar. V. 522. quaenam hepatis pars
venarum sit principium. III. 297. venae cur jam ab initio foetus formentur. IV. 242. venarum initium in
utero est. V. 555sq. vena quae partes thoracis inferiores alit, exortum
habet extra valvulas. III. 477. ve-

nae saepe in magnis ulceribus novae generantur. IV. 558. venarum propagatio arbori aequiparanda. II. 779 sq. quae in ventrem et intestina eunt, radicibus arboris respondent. II. 780. plurimae in membranis suis et arterias habent. IV. 338.

Venae arterias, nisi quid obstat, comitantur. III. 343. ubique fere arterias comitantur. IV. 338. 342 sq. venae quaenam sint sine concomitante arteria. II. 824 sq. cum arteriis communicant. V. 165. cum arteriis anastomosibus sunt junctae. II. 207. venarum et arteriarum ubique est mutua anastomosis. III. 455. et arteriarum inter se anastomoseos utilitas. III. 493 sq. venas inter et arterias communia ostiola intersunt. XVII. B. 317. venae et arteriae simul saepe plethora afficiuntur, ob vasorum confluentiam. VII. 573. venarum in foetu generatio. IV. 659. venae quomodo nutriantur. II. 96. alimentum earum pus. XV. 414. vena cur, si in musculum aut viscus inseratur, tenues propagines corporibus sibi admotis mittat. XV. 259. venae apertis osculis in cute externa terminantur. XI. 402. venarum oscula in utero acetabula vocantur. II. 906. venas duas sub jecinore emergentes fulcit mesenterium. XIV. 717. in venis et arteriis humores omnes una cum sanguine continentur. V. 119.

Venae et menstruorum et lactis fontes sunt. XI. 164. vehunt paucum eundemque caliginosum aërem. III. 491. habent motum naturalem. IV. 372. earum officium. VII. 129. XV. 245. venis ventriculus subservit. VII. 123. venis inest facultas sanguifica. II. 9. venae utilitatem habent sanguinem generandi. III. 46. sanguinem distribuunt in hepate generatum. XVI. 12. venarum sanguis quomodo differat ab illo arteriarum. V. 537. venae ex hepate in ventriculum pertingentes, nutritioni praesunt. V. 280. deferunt chylum ad hepar. III. 268. in venis et hepate secunda fit concoctio. XV. 233. venarum propria et praecipua actio est nutritio. III. 708. venae confectum alimentum in omne corpus diffundunt. XV. 386. venarum actionis mutationes unde contingant. VI. 150. concoctionis in iis tria sunt excrementa. XVI. 300. in venis secunda concoctio peragitur. VI. 786.

Venae omnes intestinorum in venam portae abeunt. III. 337. venae liberis finibus in intestinis hiant, succosque excipiunt. III. 326 sq. mesenteria a se invicem separant. XVII. B. 134. sunt ligatae in partem, cui inseritur, effectus. V. 521. ad ventrem pertinentes radicibus plantarum similes. V. 532. venis cor facultatem suppeditare, materiam hepar quidam statuunt. V. 532. venas amplas habentes ad bilis atrae generationem sunt aptissimi. XIX. 707. venarum concoctionis excrementum triplex. VII. 222. venae etiam calorem partibus impertiunt. V. 160. vegetantis in nobis facultatis instrumenta. V. 656. cur raro regenerentur. IV. 559. venas parvas habent testibus privati. IV. 572. venae amplae sunt in hominibus calidis et siccis. I. 625. vena ex hepate sursum ac deorsum procedens trunco bifido est similis. IV. 266. venarum inter hepar et ventriculum duplex functio. II. 188. venae omnes, quae in intestinis, ventriculo, liene omentoque sunt, ad hepatis portas veniunt. XV. 385. per quas a ventre in jecur facta est digestio, rursus ex jecore in ipsum trahunt alimentum in longiore inedia. XV. 352. venas ex mesenterio hepar excipit. II. 575. venarum excrementum renes excipiunt. VI. 65. venarum in sinis hepatis et gibbis actio. III. 302. venis sicca temperamenta inimicissima. VI. 398. venae in putridis morbis maxime fiunt conspicuae. II. 803.

Venae singulae: arteriosa vide vena pulmonalis. II. 599. axillaris ejusque rami. II. 375. axillaris decursus. II. 788. XV. 530. 531. XVI. 137. azygos quibusnam partibus ramos largiat. XV. 529. brachii. II. 373 sq. subcutaneae brachii. II. 376 sq. 790 sq. brachialis decursus. II. 789. brachii profundae. II. 389. brachialis profundae decursus. II. 794. caelebs. XV. 529. calvam intexentes. II. 807.

Vena cava unde nomen acceperit. IV. 668. *Hippocrates* jecorariam vocat. IV. 669. V. 658. XV. 135. cur ab *Hippocrate* dicatur alimenti vehiculum. XV. 266. a hepate ortum dicit. IV. 541. cava linea recta a hepate surgit. V. 659. principium cor non esse demonstratur. V. 658. ad ultimam spinae vertebram arteriae subjacet. IV. 325. a spina fulcitur. XVIII. A. 544. descriptio. XV. 135. vel jecoraria truncus est omnium corporis venarum. II. 780. reliquarum omnium truncus est. IV. 338. omnium venarum truncus. V. 532. XV. 389. manifesto ex hepate oritur in plurimis animalibus. V. 541. cavas duas quidam accipiunt, alteram a hepate, alteram a liene. XVI. 783. crujusque ramos situm habere optimum. III. 342. decursus et propagines. II. 785 sq. directio. II. 59. IV. 669. propagationes. XV. 139. 143. ejusque ramorum descriptio compendiosa. XVI. 136. descendentis s. superioris propagationes. II. 787. adscendentis propagines. II. 786. inferior s. adscendens in dextram cordis aurem fertur. II. 786. inferioris decursus. III. 418 sq. quomodo eam natura a potentiis nocivis sit tuita. III. 419. inferioris propagines. II. 808. inferioris scissio. II. 811. per diaphragma decursus. III. 312. vincula quibus alligatur. III. 313. ejus in cor insertio. III. 274. in foetibus in arteriam venosam est pertusa et in aortam. IV. 243. valvulae (trisulcae dictae). V. 548. respondet aortae. IV. 339. XV. 389. respondet plantarum medullae et canali. XVI. 343. ex utroque termino bipartita. XV. 143. quibusnam partibus sanguinem suppeditet. V. 535. officium. III. 272. sanguinis in ea conditio. III. 272. in ea sanguis ab excrementis liber redditur. XV. 243. ab ea aliae omnes partes et ipsum cor alimentum sumit. XV. 243. quibusnam partibus sanguinem largiat. XV. 529. a vena cava cor alimentum recipit. V. 280. venae cavae molle substerniculum est lobus pulmonis quintus. III. 421. quartum est alimenti principium. XV. 387. in ea primum sanguis ab excrementis purus relinquitur. XV. 387. utilitas, quam cordis auricula ei praestat. III. 482. utrinque renes adhaerent. II. 59. III. 273. ad utrumque renem vas venosum exhibet. IV. 169. vulneratam eam sequitur continuo mors. III. 313.

Venae cerebelli. II. 714. cerebri. II. 713. 806 sq. venarum in cerebro et cranio distributio, ejusque usus.

III. 708. venas cerebri (sinus) non habere membranas, sed duplicatura durae meningis fieri. II. 711, vena cordis (coronaria) superficiem cingens unde. II. 786. coronariae cordis origo. III. 477. oritur e vena cava. III. 498 sq. quae in cor inseritur, cur major, quam quae ab eodem exoritur. III. 497. quae nec ortum a corde habet, nec sanguinem ab eo recipit. II. 209. crassa (in brachio) quae. XVIII. A. 386. cruralis ejusque propagines. II. 814. magna superficialis cubiti. II. 378. diaphragmatis unde. II. 786. septi transversi unde veniant. XV. 529. digitorum manus. II. 795 sq. ad digitum parvum tendentis descriptio. II. 380. digitorum pedis. II. 816. epigastricae. II. 813. epiploicae unde veniant. II. 782. 783. faciei. II. 805. earum in facie anastomoses. IV. 335.

Venae femoris. II. 406. genitalium muliebrium. XIV. 719. glandularum mesentericarum. II. 785. hepatis distributio secundum *Hippocratem.* XVII. A. 463. hepatis ejusdem fibris pares sunt. II. 785. jecoraria apud *Hippocratem* cava est. V. 658. hepatis quaelibet tunicam habet admodum tenuem. II. 576. hepatis proportione respondent arteriis in corde. IV. 339. venarum plexus in hepate cur sit magnus. XV. 277. hepatis gibbi unde. II. 786. in hepate, quae a ventriculo et intestinis veniunt, cur, postquam uniit natura in porta, iterum diem dividerit. III. 303. quae ex porta hepatis oriuntur. II. 780. humeralis. II. 273. humeraria. II. 373. 800. humeraria ex jugulari oritur. XV. 530. humeraria si secatur, partes, supra claviculas sitas celeriter evacuat. XV. 531. per thoracis latus sub cute ad hypochondria tendens. II. 788. hypogastricae. II. 811. hypogastricae cum mammaria interna conjunctio. II. 797. 813. jecoraria i. q. cava. IV. 669. XV. 135. iliacae. II. 811. XV. 140. 144. intercostales. IV. 319. intercostales unde oriantur. II. 786. 787. 796. XV. 529. 530. XVIII. A. 573.

Venae intestinorum magnorum unde oriantur. II. 783. omnes ad intestina perreptantes, ex vena portarum oriuntur. II. 547. cur multae ad intestina veniant, paucae ad ventriculum et paucissimae ad oesophagum. III. 283. intestini coeci unde. II. 784. intestini coli unde. II. 784. intestini duodeni unde. II. 780. intestini jejuni unde. II. 784. intestinorum tenuium. II. 784. jugulares. II. 798. 801 sq. XV. 130. 140. 144. XVI. 136. unde oriantur. XV. 529. jugularis communis. XV. 531. jugulares externae. II. 802. internae. II. 806. jugulares externae ad quasnam partes eant. XV. 530. interna ad cerebrum assurgens in calvam excidit per extremum suturae lambdoidis. II. 806. jugulares internae partibus omnibus, quae in alto sitae sunt, sanguinem mittunt. XV. 530. jugulares in capitis dolore vehementer saepe pulsant. XVI. 733. jugularium haemorrhagias sistens medicamentum sine ligatura. X. 322. 323. jugularium vulnerum cura. X. 323. lienis unde veniant. II. 781. linguales unde oriantur. II. 806. lumbales. II. 811. magnae propagines. II. 780 sq. magna, in quem locum naturae interfuerit, eam deducere. III. 340. cur magis commodum, venas permultas ex ea oriri majores. III. 341. quo perducere et quomodo dividere eam praestiterit. III. 342.

Venae mammariae. IV. 327. mammariae internae. II. 796. earum cum hypogastricis conjunctio. II. 797. 813. manus. II. 792. 795. duae in totam manum propagantur. II. 373. manus unde veniant. XVI. 137. medullae spinalis cervicalis unde veniant. XV. 530. mesentericae in glandulosa corpora desinunt secundum *Herophilum*. III. 335. mesenterii nutriunt intestina. III. 335. in oculis turgidae cerebri caloris indicia sunt. I. 324. ὠμιαῖα quae. XVIII. A. 386. ossium cur exiguae. IV. 341. pancreatis. II. 781. pedis. II. 816. pericardii. II. 786. in peritonaeum euntes unde veniant. II. 811 sq. quae ad pollicen fertur, descriptio. II. 376 sq. poplitea quando sit secanda. XIX. 523. portarum. IV. 668 sq. portae ex hepatis gibbis oritur. V. 542. portarum propagines. II. 780 sq. portae in hepate ramificatio. II. 576. pudendi. II. 813. IV. 326. e dextra cordis aure oritur. II. 786.

Venae pulmonales easdem cum arteriis tunicas habent. II. 786. pulmonalis arteriosa est. III. 445. ejus rei usus. III. 446. pulmonalis cur sit arteriosae structurae. III. 465. sententia *Erasistrati*. III. 465. *Asclepiadis*. III. 466. cur tunicam habeant duram. III. 543. cur arteriis respondeant textura. XV. 383. pulmonalis cur maxima. IV. 341. pulmonalis cur habeat valvulas ibi, ubi e corde egreditur. III. 453. 456. pulmonalis tres habet valvulas. III. 477. cur duas habeat valvulas. III. 485. pylorica unde oriatur. II. 781. et arteriae renales cur sibi magnitudine aequales. III. 364. 366. renales cur latae ac breves. IV. 342. renales quomodo se habeant in renibus. XVII. B. 774. renales unde veniant. II. 808. e cava, XV. 142. origo ex vena cava inferiore. III. 374. renales ad venam cavam deferuntur. IV. 169. renales num urinam in renes mittant. II. 57. renales interdum rumpuntur. XVI. 50. in renibus ruptas esse qualis urina doceat. XIX. 612.

Venae scapulares. XVI. 137. scapulae unde veniant. XV. 530. secundarum, propagines sunt venae ex hepate profectae. V. 555. secundarum omnes in unam coëunt e hepate profectam. V. 559. in secundinis fines alimentum suscipiunt ex utero. V. 556. sedis unde. XV. 141. sparsae, σποράδαι. II. 406. spermatica cur plexum formet sic dictum pampiniformem. IV. 555. spinales. II. 811. IV. 114 sq. splenis ad portas tendunt. III. 271. splenicarum tunica quam arteriarum tenuior. III. 319. stelechiaea. II. 574. sublingualem quando in angina aperiamus. XVI. 157. temporum non firmatae si sunt, et non genuinus color sit, in articulis abscessus exspectandus est. XVII. A. 930. temporales in capitis dolore saepe solent pulsare. XVI. 733. ad testes euntes. II. 809. tibiae. II. 408 sq. tibialis antica. II. 815. membranarum thoracis. II. 786. thymi unde. II. 787.

Venae umbilicales. XIV. 719. decursus. IV. 660. duae sunt. IV. 226. duae in unam coëunt, quae ad hepar tendit. V. 559. ad hepar foetus tendit. IV. 227. et cur. IV. 228. ad concavum jecoris tendunt. II. 824. cur non in gibba hepatis sed in sima inseratur. IV. 230. cur in umbilico solida fiat. IV. 230. ligatae symptomata. III. 511.

Venae uteri. II. 812. 813. 894. plu-
rimas et maximas uterus habet. XVII.
A. 807. uterina dextra oritur a vena
cava. IV. 170 sq. sinistra ex vena
renali. IV. 171. quaedam utero et
mammis sunt communes. XVII. B.
828. ex hepate in ventrem pertinentes, in quibus primis sanguis gignitur, secundum sunt alimenti principium. XV. 387. ventriculi concavae
partis. II. 781. ad ventriculi gibba
euntes. II. 783. ventriculi gibbi extrema se mutuo contingunt. II. 784.
ventriculi respondent proportione arteriis pulmonalibus. IV. 338. quae
ad ventriculum et intestina pertinent,
sanguificans facultas inest. III. 299. in
ventriculo et intestinis cibos ad portas jecoris vehunt. II. 785. ventriculi, lienis, mesenterii respondent
proportione arteriae pulmonales. XV.
389. vertebrales. II. 788. vesicae felleae e vena portae. III. 375. vesi-
cales. II. 812. vesicae urinariae origo. III. 375.

Venae ampliores quibus sunt, ii ad
humorem melancholicum generandum
apti dicuntur. XVI. 93. venas atras
habentes tutius per venaesectionem
curantur. XIX. 520. impletae et tumescentes a flatibus, capitis doloris
causae. XIX. 515 sq. quibus latiores
sunt, hi calidiores, quibus angustio-
res, frigidi sunt. I. 605. latas qui habent, melancholico succo pleni sunt.
VIII. 182. XVI. 17. in cubito quibus pulsat, furentes sunt et iracundi,
quibus quiescit stupidi. IV. 803. cui
in cubito pulsat, insanus et iracun-
dus est. XVII. A. 471. in manubus
pulsantes quid significent. XVII. A.
474. parvae signum temperamenti
humidi et frigidi. I. 626. quomodo
in cancro appareant. VII. 720. venarum in crassis hominibus conditio.
XVII. B. 547. venae laborant solae,
quibus urina cruenta est. XV. 163.
in venis quando actionis privatio.
VII. 210. venae unde tum aperian-
tur, tum rumpantur. XVII. A. 50.
venarum contentio multa in morbis
acutis aestiva aut autumnali tempestate quid significet. XV. 841. remedium ad cruditates in iis conten-
tas. VI. 268. dilatata varix est. X.
943. dilatationes earum cirsi s. varices vocantur. VII. 730. dissectae
collabuntur et facile se claudunt. X.
943. ex venis distentis tubercula et

febres oriuntur. XV. 221. venas frangere dicit *Hippocrates* frigus. XVII.
B. 36. 40. gangraena est, ubi ex
ingenti inflammatione emoriuntur.
XVIII. B. 460. in venis quibus crassus humor est, vinum tenue convenit. VI. 801. venarum interceptiones
immodicae sunt repletiones, quum
perspiratu a refrigerio destituuntur.
IV. 756. interceptiones *Hippocrates*
vocat oppletiones a plenitudine obortas. XV. 775. oppletionis effectus.
XV. 775. interceptiones infestant,
quum quis subito mutus redditur.
IV. 755. in venarum interceptione
purgantia non sunt adhibenda. XV.
900. per venas spirituum interceptiones venaesectio solvit. XV. 860. venarum morbus siccus quomodo cognoscatur. XV. 472. nausiosis, definitio. XVIII. B. 459. ad venarum
ora aperta emplastrum ex scilla. XIII.
870. in venis perturbationem indicat urinae subsidentiae privatio. XVI.
574. 575. plenitudinis signum *Galenus* nullum invenit. VII. 530. pulsum gignit [vinum meracius praeter
consuetudinem potum. XV. 575. venas rumpi probatur. IV. 755. rumpit frigidum. (*Hipp.*) VIII. 288. ru-
ptionis causa plenitudo. XV. 285.
siccitates quomodo deprehendantur.
VI. 828. tumor plethorae signum.
VII. 564. tumor non est inseparabilis humorum copiae nota. VII. 565.
quando sit. VII. 567. vulnerum cura. X. 314. 318. quando sit necessarium vinculum iis imponere, aut
interdum totas praecidere transversas.
X. 319.

Vena varicosa in crure excidenda.
XIII. 667. quaenam sit in aliquibus
morbis secanda bene discernendam est.
XVI. 135. quaenam post aures secanda.
XVI. 135. cubitales quales et quando secandae. XI. 298. XV. 532. XVI.
135. 138 sq. recta in fronte secta
prodest in capitis posterioris dolore.
XVI. 152. in fronte secanda in capitis posterioris partis dolore. XVII.
A. 955. XVII. B. 883. quaenam in
hepatis inflammatione. XVI. 158.
quaenam sit secanda in lienis inflammatione. XVI. 156. in manu quaenam secandae. XVI. 135. quae in
oculorum angulis sunt, ubinam secentur. XVI. 135. quaenam in oculorum dolore sit secanda. XVI. 139.
quaenam in pede ad venaesectionem

aptissima. II. 815. quae in pleuritide, peripneumonia etc. sit secanda. XVI. 139. sublingualis ubinam secanda. XVI. 135. sublinguales sectae phlegmonen in faucibus evacuant. XV. 789. sub lingua quando secemus. XIX. 526.

VENAESECTIO qua in re a purgatione differat. XI. 326. de venaesectione Erasistratei absurda nugantur. XI. 175. venaesectionem grave quid esse dicit *Apoemas* et *Strato.* XI. 151. venaesectionis ut remedii *Erasistratus* non meminit. XI. 147. quidam eam censent laxatorium remedium. XV. 764. venaesectio accuratissima est humorum evacuatio. XVI. 105. finis magnitudo morbi, viriumque robur. XVI. 141. scopi, in ea administranda habendi. X. 640 sq. XI. 212. XI. 250 sq. XVI. 11. 132. XIX. 520. scopi secundum *Hippocratem.* XIX. 527. scopi in ea administranda semper prosequendi. XI. 267. principales scopi morbi magnitudo sunt et laborantis robur et aetas non puerilis. XI. 277. primum propositum in ea est morbi magnitudo et robur virium. XVI. 130. quinam et empirici et rationales adhibuerint. XI. 163. *Strato* etiam citra eam curationes molitur. XI. 197. venaesectione medici Romani abhorrebant. XI. 187 sq. venaesectione *Erasistratum* usum non fuisse probatur. XI. 199 sq. 216. 221. venaesectionem ex remediorum numero auferendam censuit *Chrysippus.* XI. 252. generaliores *Galeni* circa eam administrandam regulae. XIX. 519. venaesectionis conducentis indicatio. X. 642. indicationes et contraindicationes. XI. 269 sq. indicationes secundum *Hippocratem.* XIX. 527. indicatio in morbis acutis. XV. 763. suadentia tria momenta. XVI. 133.

Venaesectio semper κατ' ἔξιν, h. e. e directo, est instituenda. XI. 295 sq. quando instituamus. XVI. 114. instituenda, ubi extantibus valetudinis signis valentes facultates sunt. XI. 268. non nisi intestinis purgatis fieri debet. XIX. 525. adhibenda est in vehementi morbo cum virium robore. X. 287. quae vires non dissolvit, non ad symptoma spectat sed totum affectum. X. 819. mulierculis nigrioribus conducit. XI. 283. in sola syndrome plethorica *Menodotus* eam

suadet. XI. 277. necessitas ex pulsu judicatur. XI. 291. ad animi deliquium indicatio. XVI. 266 sq. ad animi deliquium usque quando sit instituenda. XVII. B. 445 sq. ad animi deliquium, ubi ferventis sanguinis plenitudo est. XI. 287. termini. XVI. 11 sq. regiones variae, in quibus ea institui possit. XVI. 134. quo anni tempore ea in febribus continuis abstinendum. XI. 44. quibus confert, his vere instituenda est. XVIII. A. 78. 161. ineunte vere instituenda, si a plenitudine oboriendis morbis corripi solent. XI. 344. ineunte vere quinam morbi postulent. XI. 271. in ea non numero annorum, sed et habitui corporis animus est advertendus. XI. 291. et in septuagenariis instituenda, si pulsus postulet. XI. 291. quantitatem indicantia. XI. 280. sanguinis in ea detrahendi quantitas facillime deprehendi potest. XI. 172 sq. de quantitate sanguinis mittendi in diversis morbis. XI. 286. praestat, priori minus detrahere, iterumque eam repetere. XI. 286. ad quaenam sit respiciendum ne in ea arteria laedatur. II. 367. cautiones in ea persequendae. XVI. 78. de cautionibus in ea adhibendis secundum *Paulum.* XIX. 525. utile est, pulsuum diminutionibus animum advertere. XI. 288. in ea pulsus mutatio praeprimis observanda est. XVI. 141. dierum morbi numero haudquaquam est attendendum. XI. 308. quavis diei aut noctis hora institui potest. XI. 311. sanguis quibus crassus est, iis prius lotis venam secamus. XVII. B. 297. et sanis convenit, ubi magni alicujus morbi metus est. XI. 278. quaenam summe necessaria scitu iis sint, qui innoxie eam obire semper valent. XI. 289. in quibusnam largior et in quibus parcior esse debeat. XI. 290. ratio, ubi multa evacuatio opus est, vires vero sunt imbecilliores. XI. 286. de locis, in quibus pro diversis partibus affectis instituenda est. XI. 296 sq. locus pro diversis morbis diversus. XIX. 521 sq. quam longissime instituenda est a locis, in quibus dolor fieri consuevit. XV. 149. in crure in quibusnam morbis sit instituenda. XI. 303. ad cubitum tres sunt modi. XVI. 139. XIX. 522. in cubito in quibusnam venis et quando instituenda. XV.

532. ex cubito purgationes menstruas comprimunt. XI. 303. quando in interna, externa aut media vena cubiti sit instituenda. XI. 298. in fronte usus. XVI. 151. in fronte in quanam vena sit instituenda. XI. 306. XVI. 134. quaenam vena in pede ad secandum sit aptissima. II. 815. quando sit in poplite adhibenda. XIX. 623. non necessaria in menstruis suppressis. XI. 283.

Venaesectionis contraindicationes quaedam. XV. 764 sq. argumenta quaedam contra eam a quibusdam prolata. XI. 151. refutantur. XI. 152. contraindicat canis ortus et si homo sit admodum biliosus. XVI. 481. aut non aut modice adhibenda, ubi per cutim notabilis vacuatio fit. X. 658. in morbi cruditate cur non sit instituenda. XVI. 261. contraindicationes in haemoptoë. XVII. B. 116. nec puer nec senex fert. XV. 764. in pueris ad 14 usque annum non instituenda. XI. 290. pulsu alterascente aut in magnitudine aut in quavis inaequalitate, continuo ab ea abstinendum. XI. 292. vitanda in succorum crudorum abundantia et in corpore cum pauco sanguine. VI. 263. ab ea abstinendum, si vires exolutae sint. XI. 310.

Venaesectio ut prophylacticum remedium in variis morbis. XI. 271. quibus prophylactice vere sit instituenda. XVI. 483. in quibusnam morbis sit praeservativa. XVIII. A. 79. morbi, contra quos in usum vocatur. XI. 281. morborum catalogus, in quibus instituenda est. XV. 768. aneuriae cura secundum *Hippocratem*. XVII. A. 470. usus in angina. XV. 786. 788. ubinam in angina instituenda. XI. 93. XVI. 156. sanat anginam et lippitudinem. XVII. A. 476. utilitas in contusionibus capitis vehementioribus. XII. 523. utilitas in convulsione ex nimia epistaxi. XVI. 810. utilitas in dysuria. XVIII. A. 57. utilitas in dysuria et stranguria. XVIII. A. 154. ut remedium revulsivum in epistaxi. XI. 284. in sublinguali vena curat faucium phlegmonen. XV. 789. maximum remedium in febribus continentibus. X. 624. quae vero sint in ejus usu attendendae cautiones. ibid. et quando ea plane fugienda. X. 626. saluberrimum remedium in febribus non continentibus modo, sed etiam putridis. X. 785. indicationes in febribus continuis. XI. 41. in putrida febre, si vires adhuc validae sint. X. 777. sih infirmae, ea abstinendum. X. 777. in quartana intermittente. XI. 38. indicationes et contraindicationes in febre synochali. X. 777 sq. quantitatis scopus unde hic sumatur. X. 778.

Venaesectio ad animi deliquium in synochis. XVII. A. 887. in diversis fluxionibus diversis in locis instituenda. I. 287. in haemoptoë. X. 341. impedimentum in haemoptoë tempus anni est, pleuritis, bilis. XVI. 481. in haemorrhagiis ex eo cubito instituenda, qui ei ex directo respondet. X. 316. in haemorrhoidibus retentis. XI. 271. usus in haemorrhoidibus suppressis. XI. 282. utilitas in haemorrhoidibus cohibitis. XVI. 459. ubinam in hepatis inflammatione sit instituenda. XI. 92. in dextro cubito ad hepatis inflammationem. X. 901. exquisitissima est humorum vacuatio. XVII. B. 481. praestat in humoris melancholici abundantia. XI. 282. in hydrope anasarca quando instituenda. XV. 892. promtissimum est in inflammatione remedium. XI. 156 sq. ad animi deliquium praestantissimum inflammationis vehementis remedium. XIX. 520. praestantia prae aliis methodis in inflammationibus. XI. 178. circa inflammationem principia est in usum vocanda. XI. 223. sub lingua in inflammatione gutturis aut tracheae. XI. 305. usus in ischiade et coxendicis dolore. XI. 305. in ischiade ubinam instituenda. XV. 130. eam postulat lassitudo phlegmonosa. VI. 296. lethargus et phrenitis. X. 930. in lienis inflammatione ubi instituenda. XI. 92. ex sinistro brachio juvat lienem affectum. XI. 296. in talo profuit Stymargi ancillae, cui lochia suppressa erant. XI. 161. usus in lumborum tetano et spirituum interceptione per venas. XV. 860. utilitas in menstruis suppressis. XI. 205. *Galenus* restituit mulierculam valde extenuatam, cui per octo menses menstrua retenta erant. XVII. B. 82. tollit oculorum dolores. X. 171. 820. XVII. B. 330. utilitas in oculi inflammatione. XVIII. A. 45. in oculorum inflammatione quando indicata. XIV. 341. ubinam sit in

oculorum inflammatione instituenda.
XVI. 156. in ossium fracturis nonnunquam necessaria. X. 439. ad animi deliquium in peripneumonia et
pleuritide quando praecipiat *Hippocrates.* XV. 852.

Venaesectio in phlegmonis diversis
ubi instituenda. X. 904. ejus utilitas in principio phlegmones. XI. 273.
revulsiva est adhibenda in phlegmonis incipientibus, ex ipsis partibus
affectis in inveterata. XI. 305. in
phlegmone sanguinis et in colore et
consistentia mutatio observanda. XI.
292. usus in plagis et contusionibus.
XVIII. A. 576. in morbis ex plenitudine. XIV. 731. indicatur in plenitudine. XVI. 133. in sola plethora
indicatam esse putat *Menedotus.* XV.
766. vel sine plethora quando *Galenus* venam secet. XV. 766. commune est ad morbos plethoricos auxilium. XVIII. A. 79. utilitas in pleuritide. XI. 160. XV. 489. in pleuritide ubinam instituenda. XVI. 139.
ex flexu cubiti in pleuritide quando
instituenda. XV. 527. ex interna brachii quando in pleuritide et peripneumonia instituenda. XV. 852. in pleuritide in vena cubiti interna est facienda. XI. 292 sq. sanguinis quantitatis, qui mittendus est, scopi. XI.
293. in pleuritide non peraeque dolorem solvit, nisi dolor ad claviculam pertingat. XV. 526. in psoae et
testium doloribus ubinam instituenda.
XV. 131. in cubito mulierum purgationem revellere solet. XI. 283.
utilitas in renum calculo. XIX. 662.

Venaesectio in poplite quando in
renum affectibus conducat. XVII. A.
839. utilis in ruptionibus (doloribus?) quae ex dorso ad cubiti articulum descendunt. XVIII. A. 34. venaesectionem postulat sanguinis abundantia. VI. 295. in sanguine ob
copiam frigidiore maximum est remedium. XV. 893. immodicam sanguinis fluxionem cohibet. XVI. 153.
utilis in sanguinis rejectione ex pectore. XI. 270. usus in sanguinis
stagnationibus. XV. 783 sq. ad stranguriam. XVII. A. 477. in syndrome
plethorica non ut evacuatorium, sed
ut revulsorium adhibetur. XI. 285.
instituenda in transpirationis suppressione cum febre. X. 565. in cubito
ab utero revellit. XI. 91. 155. in poplite aut malleolis derivat ab utero.

XVI. 156. utilis iis, quibus vox sine
febre deficit. XVII. A. 470. abortus
causa. XVII. A. 635. XVII. B. 821.
ex venaesectione nimia emortui duo
sunt. X. 637. ad mortem usque con-
tinuatae casus aliquot. XI. 288. casus aliquot, ex neglecta venaesectione lethales facti. XI. 190. victus ratio post eam instituenda. XV. 908.
post venaesectionem inedia non solum menstrua supprimit, sed etiam
purgationes innoxias remorabitur. XI.
204. in venaesectione si ob aliquam
causam fluxus prohibeatur, quid sit
agendum. XVII. A. 434 sq. ad inflammationes inde factas remedia parabilia. XIV. 539.

VENATIO multo indiget apparatu.
V. 901.

VENATORES qualinam genere cal-
ceorum utantur. XVIII. A. 682. 683.
ad VENEFICIA remedia. XIV. 561.

VENENUM alterat corpus brevissi-
mo tempore. IV. 584. veneni animalium effectus. VI. 754. venena
animalium spiritum alterant. X. 840.
venenis animalium putriferis succur-
rere scordium creditum est. XIV. 61.
venena quae sint dicenda. XV. 269.
febrem excitare possunt. VII. 6. veneni sumti in cadavere notae. VIII.
423. venenum homini est apocynum.
XI. 835. venena quasi sunt, si cucumeres, pepones et melopepones in
ventriculo corrumpantur. VI. 793 sq.
venena deleteria quaenam carnes sint.
XII. 311. generalis iis medendi methodus. XIV. 387 sq. venenis quae
adversantur, *Attalus* et *Mithridates*
explorare studuerunt. XIV. 2. venenis adversantia, alexipharmaca dicuntur. XVII. B. 337. ad venena
omnia alexiterium caricae cum nucibus ac ruta. VI. 793. venena conse-
sta si non constent, quomodo agendum. XIV. 146. ad venena lethalia
ambrosia *Philippi* Macedonis. XIV.
149. antidotus. XIII. 205. antidotum *Codii Tusci.* XIV. 147. antidotus *Damocratis* ex sanguinibus. XIV.
124. venenorum lethalium gratia
quaedam antidota offeruntur. XIV. 1.
ad venena antidotus prognostica. XIV.
134. ad venena lethalia antidotum
zopyrium. XIV. 150. Lemnia terra.
XII. 174. ad ea facere dicuntur nuces et regiae et avellanae. VI. 610 sq.
panacea *Musae.* XIII. 104. ad venena corrodentia lac. XII. 269. ve-

nenis erodentibus obsistit lac. XVII.
B. 335. venenis frigore laedentibus
resistit allium. XVII. B. 335.

Venenatorum animalium morsus
quomodo tractandi. XIV. 200. ad
venenosorum morsus *Damocratis* antidoti. XIV. 191—201.

VENETI, equorum studiosi sectatores, stercora odorantur, ut intelligant, quomodo alimenta concoxerint.
X. 478.

Venosae partes inflammatione ve-
xatae non multum sunt siccandae.
XI. 90. venosi qui dicantur. XVII.
B. 209.

VENTER mergi, ejus usus. XII.
336. animantibus est, quod terra arboribus. XVI. 340. cur non ut thorax sit ad partem osseus. III. 601.
hominis pro magnitudine angustissi-
mus a posteriori parte in anteriorem.
XVIII. A. 551. quando viscera stabiliat et quando non. XVI. 94. ventris superioris varia definitio. XVI.
340. venter superior apud *Hippocratem* thorax est. XVIII. A. 141.
ventrem superiorem veteres interdum
thoracem vocant. XV. 896. superior
interdum dicitur ventriculus. XV.
896. superior quando sit purgandus
in sanguinis stagnatione. XV. 784.
inferiorem vocant veteres varias partes. XV. 896. inferior quaenam pars
a veteribus nominetur. XVI. 340. inferior a quibusdam vocatur intestinum
crassum. III. 333. inferiorem veteres quidam dicunt alimenti receptaculum omne, quod sub septo transverso est. XV. 896. inferiorem quaenam alvi excrementa sanum monstrent. IX. 587. inferioris valentis
signum alvi excrementum secundum
naturam. XVIII. B. 131. ventres hieme et vere calidissimi. V. 704. IX.
129. XV. 180. XVI. 252. XVII. B.
205. 415. cur sint hieme et vere calidissimi. XVI. 430. hieme et vere
natura calidissimi, itaque per haec
tempora cibi liberalius dari debent.
XV. 89.

Ventris propria actio est concoctio.
III. 358. concoctionem indicantia symptomata. XVI. 236. venter crassus
subtilem mentem non parit. V. 878.
dulcibus delectatur. XV. 655. ventres duri redduntur ex usu aquae
stagnatilis. XVI. 436. venter emolliendus in dolore sub septo transverso, et quomodo. (*Hipp.*) XIII.

373. ventrem emolliunt vina dulcia.
XV. 638. ventris facultates valentes
esse quale alvi excrementum denotet. XVI. 187. ventrem imum fatigat spiritus densior. XV. 486. ventri frigidum mordax. XI. 621. ventrem mediocriter humectant et refrigerant pruna. VI. 613. laedit potio
frigida ab exercitiis. XV. 195. mordicat rapae radix crudior sumta. VI.
649. farina triticea oblinere confert
ad meconium. XIV. 138. ' purgare in
doloribus convenit. XVII. B. 325.
venter vomitu purgatur. XI. 93. ventres inferiores hieme, superiores aestate purgare oportet. XV. 333. per
ventrem inferiorem purgantur hepatis cava. XVI. 234. venter superior
aestate, inferior hieme purgandus est.
XVII. B. 663. ventrem corroborant
lentes bis coctae. VI. 525.

Ventris robur exolvit vinum dilutum. XV. 564. signa quoad temperamentum. I. 348. ventri quando sit
utile vinum nigrum austerum. XV.
645. ventris pars superior rigorem
magis, inferior febrem gignit. XVII.
B. 299. ventrem celeriter permeat
atriplex. XI. 843. ventris sutura gastrorrhaphia vocatur. X. 411. ventri ducendo optimum remedium hiera.
XI. 354. ventrem ducit Brassica marina. XII. 43. ventris evacuatio qua
ratione peragatur. XVI. 120.

Ventrem excitat costus cum vino mulso. XII. 41. ficus. VI. 572. purgat aeris squama. XI. 577. solvit cochlearum et ostrearum succus. XI. 576.
solvens epithema. XIV. 472. solvit
gallorum veterum jus. XI. 576. solvit lenticulae decoctum. XI. 576. solvit rhu succus cum scammonio mixtus. XI. 577. subducit aloë. XI. 822.
aloë illota aptior quam lota. XIII.
130. subducit brassicae succus. XI.
575. subducunt cerratica humida, sicca vero sistunt. XII. 23. subducit
Cissanthemi fructus. XII. 51. subducit serum lactis. XI. 575. subducit mori fructus maturus, immaturus
autem, ubi aruerit admodum, restrin-
git. XII. 78. subducit oleum cicinum. XI. 871. subducunt phaseli et
ervilia. VI. 539. modice subducit urtica. XI. 818. subductio ejus minus
fit ab albo vinoso vino. XV. 644.

Ventrem adstringit brassica cocta.
XI. 575. cohibet caseus. XI. 575.
cohibet et evacuat rhu succus cum

melle. XI. 575. cohibent rubi fructus. VI. 589. cohibet ταγηρίτα. VI. 491. constringunt sorba minus quam mespilus. XII. 88. desiccat milium. XII. 16. desiccat polenta hordeacea cum vino austero pota. VI. 507. durat refrigeratio. XVII. B. 291. causa. XVII. B. 293. durat etiam secundum *Hippocratem* Venus. XVII. B. 295. reprimit cochlearum et ostreorum caro. XI. 576. reprimit gallorum veterum caro. XI. 676. sistit adiantum. XI. 813. sistit Orchis ex vino potus. XII. 93. sistunt radix et folia Paliuri. XII. 94. sistit potus corticis piceae. XII. 103.

Ventris symptomata morbosa. VII. 68 sq. symptomata ex ejus excretrice et propultrice facultate sumenda. VII. 69. ventre calente, dum extrema frigent, malum. XVIII. B. 119. ventres inferiores calidos habentibus dejectiones inaequales et acres fiunt. XV. 895. et quomodo curentur. ibid. et 898. ventris lividae et turbulentae dejectionis pravae. XVI. 747. venter in omni morbo mollis et proba mole donatus esse debet. XVIII. B. 139. in ventrem pronum jacere, quid significet. XVIII. B. 64. venter imus tenuis in morbis malus. XVII. B. 533. ventris affectionem indicat alvus inflata. XVI. 719. ventris affectuum symptomata et cura. XIV. 544.

Ventris affectus unde cognoscantur. VIII. 41 sq. ventrem ubi abscessus vexat, somnus noxius est. XVI. 165. venter quibus aestuat, lactuca refrigerat et a siti vindicat, quibus autem refrigeratus est, manifeste laedit. I. 677. similiter et alia. I. 682. ventri arefacto conducit vinum dilutum. XV. 564. venter quibus biliosus est, iis cibi sint, qui alvum dejiciant. VI. 410. venter biliosus tristitiae causa. V. 276. combustio in eo quando fiat. XV. 895. in ventre quicquid corrumpitur, id putredinis occasio fit. VI. 399. ventris cruditatem aut coctionem alvi excrementa indicant. XVI. 248. ventrem imum dolore vexat spiritus densus. VII. 914. ventris dolor portenditur, si quis pronus cubet, qui ita cubare non consuevit. XVI. 100. dolorem indicat pronum in ventrem cubare. XVIII. B. 64. dolores sublimes leviores, profundi vehementiores. XVIII.

A. 18. in ventris dolore quaenam sit vena secanda. XIX. 522. ad ventris dolores remedia. XIV. 464. 466. 558.

Ventris empyemati noctu quotidie accessio fit. XVII. B. 385. erysipelatosa affectio in eo consistit in febre hectica. VII. 694. partes qua causa sensibiliter exasperentur. XVII. A. 900. venter quibus acrium excrementorum demorsu infestatur, lac conducit. VI. 682 sq. ventrem ob multam humiditatem exolutum et laxum habentibus conducit *Mantiae* Attalica. XIII. 163. causa hujus affectus. ibid. — venter iis magis exuritur, quibus bilis effusa supernatat. XV. 567. ad ventris inflationes antidotum zopyrion. XIV. 205. ventris flatus discutit agnus castus. XI. 807. venter copiose fluit, quibus recessus ex lumbis fit ad caput, et ventriculi os dolet. XVI. 801. ad ventris profluvium remedia parabilia. XIV. 467. ad ventris profluvia balaustium. XI. 847. venter si fluxione tentatur, balnea commodissima sunt. XI. 52. ad ventris profluvia bromus. XI. 855. ad ventris fluxum usi sunt sanguine caprarum tosto. XII. 260. ventrem valenter restringunt corni fructus et mespila. XII. 41. hippuris. XI. 889. ventris fluxus siccat holo- et oxyschoenus, si cum vino bibatur. XII. 137. ad ventris fluxus diuturnos membrana glandes quercus obvolvens cocta. XI. 866. ad ventris fluxiones acres omnes serum lactis. XII. 267. ventris fluxus siccant lentes bis coctae. VI. 625. milium. XI. 875. prohibet nymphaeae radix et semen. XII. 86. fluxiones desiccat ovum in aceto coctum. XII. 352. profluvia sistit paeoniae radix. XI. 859. fluxum sistit panicum. XI. 875. sistere pruna Damascena dicuntur, sed perperam. XII. 32. sistunt pruna agrestia. XII. 33. ventrem leniter sistit puls ex zeae farina, ac magis, si frigatur. XII. 45. ad ventris profluvia competit terra Armenica. XII. 190. uvae acinorum nuclei. XI. 856. cur vinum album austerum idoneum. XV. 640. ad ventrem frigidum aut ad frigus propensum, diospoliticon. VI. 430. venter, si a ciborum multitudine gravatus fuerit, quid sit agendum. XV. 558. pituitosi humoris in eo accumulationis cura. VI. 428.

Ventris imbecillitas in tardis quibusdam excrementorum dejectionibus incidit. VII. 69. imbecillitatem sanantia peptica dicuntur. XI. 779. ad ventris imbecillitates et profluvia rubi fructus et flos. XI. 848. imbecillitates folia Cisti sanant. XII. 47. inflammatio haud recte curata in marcorem abit. VII. 326. inflammationibus competit Mastiche candida s. Chia. XII. 68. venter *inflatur* aliquibus, cum venere utuntur. XVII. B. 25. ad ventris inflationes. XIV. 525. ventris inflationes reprimit anisi semen. XI. 833. venter si calidam intemperiem ipse habet, et praeterea caput calidam saniem ei transmittit, quomodo tractandus. VI. 427. quomodo, si in calidum ventrem frigida et pituitosa sanies ex capite defluit, vel in frigidum calida. VI. 427. venter quibus intemperanter calidus, cum capite frigido, quomodo curandus. VI. 430. qui caloris intemperie laborat, quomodo curandus. VI. 451. quomodo, qui ventrem medii temperamenti habent. VI. 451. quomodo quibus frigidus. VI. 452. ventris laesio multiplex, si ex multa vasorum vacuatione repente plus justo exhibeatur. XV. 618. ad ventrem lubricandum capnios. XII. 9. ventrem mollientes cibi qui. XI. 365.

Ventris mordicationes nonnunquam sanaverunt: oleum cum sale, melicratum, salsugo, serum lactis. XI. 488. et alia. XI. 489. morsus in febre ardente causa. XV. 740. ventrem murmurantem cum inanibus surrectionibus quidam phreniticum symptoma esse statuunt. XVI. 748. ventris palpitationes indiciae sanguinis eruptionis. XVI. 806. perturbationes unde fiant. XVII. A. 324. phlegmone alvi liquidae causa. XV. 802. phlegmone nauseae causa. XVI. 766. phlegmones sistit Schini flos. XII. 136. pituitam et bilem detergunt cataclysmata. XV. 199. refrigerationem indicat alvi excrementum lividum. XVI. 188. sanguis in eo extravasatus magni est periculi. V. 679. venter, sanguis in eum effusus suppuratur. XVIII. A. 32. ad ventris scissuras remedium. XIV. 482. in ventrem superiorem deffluxiones viginti diebus suppurantur. XVIII. A. 141. ad ventris sudores a partu. XIV. 482. ventris tormina concitantur ae-

state. XV. 198. ad ventris tormina remedia parabilia. XIV. 494. 525. theriaca. XIV. 301. torpor omnium fere corporis vitiorum causa. XVII. B. 2. circa ventrem tumor respirationem velocem et densam facit. VII. 781. tumor ingens oritur iis, qui prandere assueti non pransi sunt. XV. 868. tumores non tam abscessus faciunt, quam ii praecordiorum. XVIII. B. 100. minime omnium, qui sub umbilico sunt, suppurantur. XVIII. B. 100. judicantur maxime sanguinis profluvio e supernis partibus. XVIII. B. 100. si diutius durant, in suppurationem abeunt. XVIII. B. 101. et quomodo hae sint suppurationes perpendendae. XVIII. B. 102. optimumque, si pus exteriora petit. XVIII. B. 104. immodica vacuatio causa syncopes. X. 850. vulneribus purgatio per alvum prodest. X. 289. vulneribus conducit purgatio per alvum. XVI. 113.

VENTRICULUS: brevis descriptio et usus. XIX. 361. constructio quomodo vel sine dissectione praenoscenda. II. 544. pars vocatur, in quam cibum animantia recipiunt. II. 542. interdum venter superior vocatur. XV. 896. causa et usus ejusdem figurae. III. 278. situs causa. III. 277. cur in sinistro latere magis positus. III. 278. ejus fundus cur in dextro latere haereat. III. 278. cur oblique positus et tortuosus sit. III. 432. ei spina est propugnaculum. III. 284. musculi spinales culcitra ipsi praebent et calfaciunt. III. 285. cur eum hepar ambeat. III. 284. cur stomachum habeat amplum; inferne autem, ubi latior est, productio ad intestinum tenuior facta sit. III. 280. cibi et potus appetendi instrumentum. II. 861. instrumentum est naturae. IV. 455. quasi promtuarium quoddam commune, in medio animali collocatum. III. 267. alimenti promtuarium est animalibus. VII. 129. durior quam caro, et minus nutrit VI. 787. propter concoctionem substantia ejus carnosior est. IV. 205. nec ipse musculus est, nec ejus orificium. VII. 216. musculus non est. XVI. 172. ob diversam actionem diversas etiam fibras habet. III. 387.

Ventriculi tunicae earumque usus recensentur. II. 168 sq. duae ejus tunicae dantur. II. 568. tunicarum differentiae. II. 569. tunicae earumque actio. III. 282. duas habet tunicas. XVI. 343 sq. tunicae propriae fibras orbiculatas externa, rectas vero interna habent. III. 385. tunicae externae origo a peritonaeo ejusque utilitas. III. 293. tunica interna continua est oris tunica. XVIII. B. 286. tunicae internae conditio. III. 283. tunicae vitioso aliquo excremento imbutae, picam procreant. VII. 133.

Ventriculi arteriae unde veniant. IV. 319. venae proportione respondent arteriis pulmonalibus. IV. 338. ejus concava pars unde venas habeat. II. 781. gibbae partis venae unde. II. 783. gibbae partis venae se mutuo contingunt. II. 784. cur paucae venae ad ventriculi inferiora et os ejusdem accedant. III. 283. venae ex eo alimentum trahunt. VII. 129. nervi. III. 277. cur a cerebro nervos accipiat. III. 727. nervos molles accipit. IV. 271. naturae securitatis cura in eorum decursu observata, ne laederentur. III. 728. nervorum per thoracem decursus. III. 431.

Ventriculi in foetu generatio. IV. 651. ventriculus quando sit temperatus et intemperatus. I. 629. ventriculi corpus quibus gracile est, ii deterius concoquunt, quam quibus carnosum. III. 388. lingua ei judex. VII. 123. in corpore obvii quinam majores et qui minores. III. 670. ventriculi pro animalium generibus differentiae. II. 544. avium ventriculus quale alimentum praebeat. VI. 704. avium crassus, durus et concoctu difficilis. VI. 788. in pyloro multis animalibus velut glandulosa quaedam substantia adjacet. III. 281. ventriculus in hiatulis et voracibus nonnunquam in ore invenitur. II. 173. ventriculos plures habet quodlibet animal, dentibus superioribus carens. II. 546. ventriculus animalium quadrupedum durioris carnis. VI. 680. ventriculorum quatuor ruminantium functio. II. 545. ventriculus in simiis oblique positus est. II. 782. curni ad eum portio aliqua ductus choledochi veniat. III. 354 sq.

Ventriculi facultates. II. 177. III. 275. attractricis facultatis symptomata. VII. 218. inest ei facultas concoctrix. II. 9. retentrix facultas quae

symptomata exhibeat. VII. 215. facultas retentrix imbecillior fit humiditate, robustior siccitate. XVII. B. 495. facultatis retentricis et excretricis morbi saepe miscentur. VII. 216. ventriculus attrahit sibi familiares succos ex cibis. XVII. B. 488. ventriculus interdum, interdum hepar valentius trahit. XV. 233. ventriculus vehementer trahit ex hepate. XV. 353. ventriculi attractio num detur ciborum. II. 168. motus in singultu est veluti convulsio. VII. 216. frigus haud parum ad famem confert. VII. 132. actio dum digerit. III. 281. officia. III. 267. officium in cocione. VI. 303.

Ventriculi functio et situs. XIV. 714. 717. ventriculus magis alterat quam os, sed minus quam hepar et venae. XV. 237. hepati alimentum praeparat. XV. 233. alimentum excipit et praeparat hepati. XV. 385. in ventriculo prima fit concoctio. XV. 233. ventriculus concoquit ob insitum calidum. XVII. B. 205. in ventriculo concoctionem fieri, unde fiat clarum. XV. 247. actionem ejus juvat bilis atra. III. 362. ventriculus visceribus venisque subservit. VII. 123. etiam ex inferioribus aliquid assumit. VII. 219. ventriculus servat alimentum, donec est coctum. XV. 248. ventriculi conditio, dum digerit cibos. II. 152. 157. 281. vivisectionibus ea comprobatur. II. 157. imbecilli signa. II. 152 sq. ventriculus cibis circumdatur et peculiarem sibi humorem eligit. V. 567. ventriculum cibos comprehendere quidem, sed tremule, unde cognoscatur. VII. 69. ventriculus cibos attrahit in iis, qui vehementer esuriunt. II. 180. recusat et rejicit cibos iis, qui eos fastidiunt. II. 180. ventriculi excrementis unde mora contingat. VI. 68. ventriculus residua digestionis rejicit. II. 183. alimentum transmittit et faecem veluti vasculum retinet. XVI. 344. quomodo cibos expellat. XV. 248. etiam aliquando transmittit maturius, aliquando tardius aut parcius. VII. 235 sq. causae. VII. 236. quaenam cum ad vomitum incitent. VII. 235. quibusnam momentis ad expellendos cibos incitetur. II. 185. ventriculum non concoxisse indicant dejectiones nondum in chylum mutatae. VII. 446.

ventriculi conditio si vacuus, aut cibis refertus. III. 342. impletio edendi finis. II. 199. ventriculus acinos non concoquit. VIII. 36. concoctio prava in eo quomodo fiat. XVI. 131. causae, cur accepta non contineat. XIV. 752. cura hujus incolumitatis. XIV. 752. morbi exinde originem ducentes. XIV. 752. concoctionis ejus alteratae causae. VII. 207.

Ventriculi orificium sensum habet alimenti deficientis, quem famem vocamus. III. 378. orificio cur sensus indigentiae datus. III. 275. orificio male se habente extrema refrigerantur. XV. 599. ostium inferius tumor si obsidet, aut angustia etc. ii per superiora purgandi sunt. XVI. 128. os et gula primum est alimenti principium. XV. 387. cor appellant excipiens alimentum. (*Nicander.*) V. 275. os antiqui cor vocabant. V. 274. os ab antiquis cor (cardia) vocabatur. VI. 444. os cur veteres cor vocaverint. VIII. 338. XVI.473. XVII. B. 677. XVIII. B. 286. os stomachus vocatur. VII. 127. VIII. 339. XIII. 118. 121. oris brevis descriptio. XIX. 361.

Ventriculi os cibos non solum recipit, sed in vomitu etiam rejicit. II. 187. appetitus causa natura fecit. IV. 289. officium habet appetere, non concoquere. XV. 460. in eo sita est cibi appetentia. XVII. B. 495. frigidius copiosiores cibos requirit. XVII. B. 495. ejus nervi. IV. 289. nervi unde veniant. II. 842. XVII. A. 520. sensu acutissimo est praeditum. III. 728. maxima sensibilitate gaudet. XVI. 50. ori cur prae reliquis partibus sensus acutus sit donatus. VIII. 179. os contrahi sentiunt esurientes. III. 728.

Ventriculi oris cum corde societas. XVI. 473. os ventriculi non valet semen attrahere. II. 61. dulcibus delectatur. XV. 656. oris morbi recensentur, et generalis medendi methodus exponitur. XIII. 121. ori aestuanti imponuntur violae folia. XI. 889. os obsidentia symptomata eorumque causae. VII. 127. oris affecti symptomata. VIII. 46. oris affectionum diagnosis. VIII. 338 sq. oris affectionem denotat dolor in posterioribus. VIII. 46. cur eo affecto labium inferius motu vehementi agitetur XVIII. B. 286. pulsus qua-

lis in ejus affectionibus. VIII. 489. oris affectuum pulsus quales, eorumque causae. IX. 197. os male affectum causa animi defectionis. XVIII. A. 449. os affectum delirium gignit. VIII. 329. oris affectus epilepsiae et aliorum morborum causa. VIII. 340. oris affectio causa virium exolutionis in acutis. XV. 607. os quibus bile redundat, lavandi non sunt. XV. 722. ori, quod ab amara bile vexatur, conducentia vina. X. 831. oris compressionis causae. IX. 198. oris convulsiva affectio singultus est. XVI. 559. oris dolor qualis dicatur cardialgia. XVII. A. 316. oris dolor non omnis cardialgia vocatur, sed qui ab acribus humoribus oritur. V. 275. ore dolent, quibus ex lumbis fit ad caput manusque recessus. XVI. 801. dolor cum excreatu violento convulsivum quid habet. XVI. 742. dolor cum hypochondrio distento et dolore capitis malignum. XVI. 659. dolor circa ejus os spiritum densum et parvum efficit. VII. 910. ventriculum aut ejus os, si dolor infestat, respiratio parva et densa fit. VII. 788. exulcerationis signa, ejusdemque cura. XIV. 751. haemorrhagiae inde ortae cura. XIV. 751.

Ventriculi firmitudinem dissolvunt omnia, quae tepida sunt. X. 573. os quibus amara bile abundat, aut imbecillum est, aut supra modum sensile ad succos corporis digerendos sunt propensi. X. 626. ex humiditate imbecillum, sputationis causa. XVI. 540. humiditatis cura. XIV. 751. oris affectioni imbecillae pulsus. IX. 538. os quibus aut imbecillum est aut a vitiosis humoribus mordetur, anima facile deficit. XI. 48. ex ventriculi oris imbecillitate animi deliquii cura. XI. 54. oris imbecillitatis cura. X. 573. imbecillitas vomitum non concedit. XVI. 142. os roborant adstringentia. VI. 411. roborant quidem edulia adstringentia, sed etiam exsiccant. XV. 460. roborant mala cotonia, pira et punica. VI. 431. roborat vinum falernum. X. 832. oris inflammatio causa delirii. XVIII. B. 89. inflammationis signa et cura. XIV. 751. ventriculi, ejusque oris inflammatio respirationem efficit parvam et densam. VII. 852. quibus inflammatur, hi syncopis obnoxii sunt. IX. 164. inflammationes

quaenam requirant remedia. XIV. 367.
inflammationes adstringentibus egent;
et si luxatoria adhiberentur, periculum de vita instat. XIII. 117. ceratum, *Galenus* quo utitur, forinse-
cus imponendum. XIII. 119. inflationis cura. XIV. 751. oris injuria
cum febre quotidiana conjuncta est.
XI. 18.

Ventriculi oris morsus (cfer. *Cardialgia*) in febribus quid secundum
Hippocratem denotent. XVII. A. 155.
morsus sensum efficiunt palmae fructus. VI. 607. mordet ex bilis affluxu. III. 357. mordicat bilis supernatans. XV. 567. oris mordicatio a
succo mordaci causa rigoris. XVII.
B. 300. morsus vehemens labii inferioris concussionem efficit. XV. 602.
morsus a humoribus pravis causa
vertiginis. XIX. 417. morsum sequitur plerumque vomitus. XVI. 229.
oris ex cruditate mordente vexati in
febribus continuis cura. XI. 42. mordicationes obtundunt uvae passae dulces. VI. 582.

Ventriculi oris paralysis quid. VII.
218. ventriculi squallore, si corpus
aestuat, moris utendi tempus est.
VI. 587. oris pressus ex esu boletorum. VI. 656. os quibusdam subvertunt medicamenta purgantia. XVI.
107. os manifeste supinantia quae.
XV. 460. os propter exquisitum sensum facile syncopas accersit. X. 844.
quum vitalem facultatem ad sympathiam trahit, syncopen infert, quum
vero animalem, deliria vel convulsiones. XV. 609. oris syncopes ex flava
bile cura. X. 830. vellicatio causa
anxietatis morbosae. XVI. 166. os
a pravis humoribus vellicatum jactationis causa. XVI. 665. ad vomitum
citatur graviter affecto cerebro. XVI.
535. ad vomitum ubi concitatur, labium inferius interdum concutitur.
XVI. 572. oris vitium affert inedia.
XI. 199. vitium *Hippocrates* per σ
literam significat. XVII. A. 613. in-
quaedam anodyna tentant. XI. 767.
laedunt omnia medicamenta; et quomodo corrigantur. XVI. 117. ori no-
centius est ampeloprason quam porrum. XI. 825. Veneris abusus exsolvit, abstinentia roborat. XVII. A.
520.

Ventriculi in mentem effectus. XVII.
B. 209. spiritus (aër) ad ventriculum fertur. III. 491. per ventricu-

lum aliquibus certo tempore sanguinis expulsio fit. X. 513. ventriculus
frigidior acidum lac non belle confi-
cit. VI. 689. temperatus vero con-
ficit, licet aegre. VI. 689. bilis in
eum copiosioris affluxus noxae. III.
357. calidissimo lac acidum utile.
VI. 692. frigidiori adversissimum.
VI. 692. ventriculo calidi quinam dicantur. XVII. B. 208. ventriculo calidi venosi sunt et iracundiores. (*Hippocrates.*) XVII. B. 203. ventriculus calidus fit, si pedes refrigerantur. XV. 800. calidus quonam respectu sit causa carnis frigidae. XVII.
B. 206. ventriculo calidis secundum
Hippocratem validi cibi et potus non
conducunt. XVII. B. 284. ventriculus justo calidior nihil offenditur. VI.
690.

Ventriculi purgatio facillima. III.
359. ventriculum purgat sternutatio.
VII. 199. cur, veteres medici quovis
mense pituitam e ventriculo purgare
praeceperint. III. 358. vomitu et dejectione vacuatur. X. 527. ad humorem glutinosum ab eo abstergendum vomitus utilis. XVI. 142. ventriculum attollit spiritus cohibitio. VI.
176. ventriculo gratum remedium
aloë est. XI. 822. prodest antidotus *Damocratis.* XIV. 120. acceptum
edulium bryoniae germina sunt. XI.
826. amicum gingidium. XI. 856.
convenit radix Nardi spicae tum pota
tum extrinsecus imposita. XII. 84.
grata sunt pyra. XI. 834. inimicum
est Aphronitrum. XII. 225. infesta
coma amaranthi. XI. 824. ventriculum laedit cucurbita cruda. VI. 561.
resupinant et subvertunt armeniaca
et praecocia. VI. 593. de ventriculi
affectibus eorumque remediis. XIV.
367. affectuum laedentium octo differentiae et unde oriantur. VI. 69.

Ventriculi morborum diagnosis. I.
356. omnes fere ex cruditate oriuntur. XIII. 167. morbi quando sicci
vocentur. VI. 828. symptomata morbosa. VII. 65. quid *Archigenes* ad
morbos ventriculi praeceperit. XIII.
167. in ventriculo quibus cibi acescunt, remedia. XIV. 369. ad ventriculi acorem remedia parabilia. XIV.
521. si eum acrimonia mordeat, citius alimentum incoctum rejicit. XV.
248. actionis privatio qua in re consistat. VII. 210. quibus aestu fervet, Polygonum foris frigidum illi-

tum prodest. XII. 105. aestus vehemens et morsus malum signum in
febribus. XVII. B. 745. quibus aestuat cum exolutione aut animi defectu, nisi febricitent, quaenam remedia conducant. XIV. 372. ad ventriculum aestuantem nec cibum conti-
nentem remedia parabilia. XIV. 521.
ventriculi affectus causa melancholiae.
I. 282. affectuum diagnosis. VIII. 381.
affectio cognoscitur doloris loco. VIII.
46. affectus quomedo pulsum immutent. IX. 401. majores affectiones,
quae cum dolore fiunt, et tumore,
spiritum densum et parvum efficiunt.
VII. 910. male affectus quomodo pulsum mutet. IX. 538. affectio ex intempestivo frigidae usu. X. 621. affectiones ex metastasi aliorum morborum. X. 512sq. ventriculus quomodo afficiatur iis, qui impransi coenati fuerint. XV. 560. et quomodo
curetur. XV. 562. ad ventriculi affectiones *Archigenis* praecepta. XIII.
167. malagma *Damocratis.* XIII. 223,
in ventriculi affectione quaenam sit
vena secanda. XVI. 139.

Ventriculi ardori utilis est aqua
frigida. XI. 54. cotyledon. XII. 41.
hiera antidotus *Themisonis.* XIII. 158.
asperitatum causae. VII. 33. ex ventriculo purgat bilem atram epithymum atticum. XIV. 223. ventriculo
bilioso optimus cibus qui. X. 674.
unde pateat, calorem quendam igneum in eo esse. VIII. 36. ventriculo
cibos fastidienti aptum est stomaticum ex malis punicis. XII. 920. succus rubi mororum. XII. 920. motus,
fere convulsivus in singultu cur non
sit vera convulsio. XVI. 172. ad ventriculi cruditatem et inflationem remedium admodum utile. XIV. 521.
ventriculi distentio significat, stercus
in superioribus intestinis contineri.
XVI. 146. dolores ex usu carnis,
alliorum etc. praeter consuetudinem
magno. XV. 574. inter et septum
transversum pituita, si moratur et
dolorem movet, iis secundum *Hippocratem* per venas in vesicam pituita
versa morbi fit solutio. XVIII. A.
163. ex jactatione aut anxietate doloris cura. XIV. 373. ad ventriculi
dolorem remedia. XIV. 451. 521. 559.
mitigatorium remedium. XIV. 374.
Archigenis praecepta. XIII. 171. *Eveni* medicamentum. XIII. 178. isotheos confectio. XIII. 65. malagma

Amythaonis. XIII. 983. *Pelusiotae*
compositio. XIII. 133. ventriculus excrementa per vomitum purgat, quod
subsidet, alvi dejectione. II. 193. ventriculus quibus exolutus est, hi amara appetunt. XI. 651. exolutum roborat asparagus. VI. 652. ad ventriculum exolutum roborandum cydoniorum succus. VI. 603. ventriculo
qui exuruntur cum exolutione aut
animi deliquio aut appetentia perdita,
quomodo secundum *Archigenem* tractandi. XIII. 169. ventriculus, qui
intus uritur, et phlegmonae similis
affectus adest, quomodo curetur. X.
574. tum refrigerando tum firmando
idonea remedia. X. 575.

Ventriculi laborantis ab invasione
febris dignotio. XIV. 657sq. generationis flatus in eo causa. VII. 239.
ventriculus quando flatus gignat. XVI.
171. et quando fluctuationes. ibid.
ad ventriculum flatibus distentum remedia. XIV. 373. 374. ventriculus
si fluxione tentatur, vinum calidum,
v. c. Lesbium, dandum est. XI. 52.
fluxione tentati ventriculi cura. X.
514. in ventriculum si supervacuum
fluxerit, adstringentibus utendum. X.
787. ventriculi frigiditas acidum ructum gignit. XV. 555. ventriculum
frigidiorem sentiunt, quibus omentum laesum est. III. 286. frigido
optimum nutrimentum mel est, per
se decoctum. X. 501. frigido quale
vinum conducat. X. 501. ventriculi
gravitas et tensio oritur ei, qui mazam edere assuetus, panem com-
edit. XV. 574. gravitatis causa humorum redundantia. XVI. 115. imbecillitas, definitio. VII. 67. imbecillus qui a vulgo dicatur. X. 460.
imbecillitatem prodentia signa. I. 629.
imbecillitatis causae. I. 630. affectus
octo, ejus imbecillitatis causae, et
octo medendi rationes. X. 103 sq.
imbecillitas causa lienteriae. XVIII.
A. 3. imbecillitatis causa eximia vacuatio. X. 638. imbecillitas omnium
fere morborum causa. XVII. B. 2.
imbecillus laeditur a balneo. X. 804.
infirmus vomitum non fert. XVI. 168.
imbecillitatis cura. X. 465. 466 sq.
alterationes, quae ex calido et frigido consistunt, cur curatu facillimae.
X. 470. quae in humido et sicco
constant, aegrius sanantur. X. 470.
roborant vina austera. X. 836. ad ventriculi imbecillitatem remedia. XIV.

450. 451. mastix. XII. 113. vinum calidum. XI. 55. ad ventriculum roborandum. XIV. 563. ventriculum roborat aloë. IV. 770. aloë non elota. X. 515. cortex citri. VI. 618. cucurbitula. XI. 321. roborantes fructus. VI. 793. roborant lentes bis coctae. VI. 525. mala cum pane statim post cibum data. VI. 597. olivae. VI. 609. piper album. VI. 265. ad ventriculum roborandum pituita refertum remedium. XIV. 553. roborant uvae passae austerae. VI. 581. XIV. 318. roborant uvae in vinaceis conditae. VI. 577.

Ventriculi inanitio multum facit ad epilepticum paroxysmum accersendum. XI. 241. inflammatio (confer. *Gastritis*.) ex abusu cataplasmatum et praecordiorum perfusionis. X. 784. ventriculus quibus inflammatur, cruditati obnoxii sunt. IX. 164. in ventriculi inflammatione saepe anima deficit. XI. 48. inflammatio causum gignit. VIII. 348. inflammatio causa marcoris. VII. 327. respirationis conditio. IV. 501. victus ratio servanda. X. 905. inflammatio incipiens non curanda per alvum. X. 903. phlegmones cura. X. 790 sq. ad ventriculi phlegmonem absinthium ponticum. X. 789 sq. *Eveni* medicamentum. XIII. 178. Mastiche candida s. Chia. XII. 68. cur mulsa sit inutilis. X. 800.

Ventriculi inflationes quando accidant. VII. 215. inflationes quomodo ab oedemate differant. X. 963. earum cura. X. 964. inflationibus theriaca. XIV. 301. ad ventriculi inflationem remedia parabilia. XIV. 521.

Ventriculi intemperies quales effectus habeat. XVII. B. 205. intemperies causa est sitis vehementis. VIII. 401. causa lienteriae. XVII. B. 671. intemperiei causae. X. 512 sq. intemperiei maximae indicia. VII. 213. intemperies quomodo curanda. X. 510. medendi methodus, si solidae partes intemperie laborent, pravi succi impacti sint, et in eo contineantur. X. 518. intemperiei ex confluxu humoris in ventriculum ortae cura. X. 511. calida intemperies quomodo dignoscatur. XIV. 368. intemperiei calidae et siccae casus. X. 504. alius. X. 506. ventriculus si propter calidam intemperiem vel multam humiditatem imbecillus est, mala

austera prosunt. VI. 595. si succus crassus in eo fuerit, mala acida. VI. 595. intemperiei calidae exsuperantis, cui adjuncta est modo humida modo sicca, sed mediocris utraque, cura. X. 508. intemperiei calidae simul et humidae cura. X. 509. frigida et calida intemperies; remedium aptum pro ea. XIV. 368. intemperiei frigidae simul et humidae cura. X. 509. intemperiei humidae cura. X. 509. siccae intemperiei cura. X. 471 sq. intemperiei siccae copiosae simulque pauculum calidae cura. X. 503. ea febri respondet. X. 504. intemperiei siccae simul et frigidae cura. X. 498.

Ventriculi in melancholia conditio. VIII. 189. morsus morbi futuri nota est. I. 361. demorsus causae. VII. 238. morsus a bilis flavae redundantia fit. XIV. 14. in ventriculi morsu *Archigenis* praecepta. XIII. 168. ad ventriculi morsus sine bilis vomitu. XIV. 450. ventriculi morsus sanat radix Nardi spicae. XII. 84. ventriculus in frigidioribus nidorosas mutationes facit. VII. 209. quibus obriguit, singultiunt. VII. 217. ventriculo palpitatio accidit. VII. 160. ventriculum tenaci pituita refertum exasperantibus medicamentis detergimus. XVII. A. 901. pituitosus humor in eo unde generetur. XVII. A. 833. ad ventriculum refrigeratum remedium aptum. XIV. 369. 371. ventriculi resolutio in *Arria* curata per theriacam. XIV. 218 sq. resolutum roborat vinum tmolites fulvum austerum. VI. 802. ad ventriculi rheumatismum aphrodisiacum Clidion. XIII. 87. aster dictum remedium. XIII. 91. malagma. XIII. 982. ventriculi rosio et calor immodicus febrem gignit. X. 571. e ventriculo sanguis vomitu rejicitur. VIII. 264. spiritus flatulentus, in eo collectus, dolores vehementes excitat. XI. 112. ejusdem cura. XI. 112. halituoso spiritu repletur, si cibi temperie calidiore sint. VII. 214.

Ventriculi subversio quid olim significaverit. XIII. 122. ad ventriculi subversiones remedia. XIV. 369. 370. 371. ad ventriculi subversionem antidotus *Aristarchi*. XIII. 103. quemadmodum curari succus vitiosus debeat, qui in ventriculi tunicis est receptus. X. 515. ventriculi tractionem

nullam *Erasistratus* esse dicit. II. 60.
ventriculi ulcerationes aestate potissimum fiunt. XVI. 27. ulcus quomodo cognoscatur. VIII. 45. ulcerum
cura generalis. X. 296. ulcera per
ea, quae eduntur et bibuntur, curanda sunt. X. 358. vomitus non
sine periculo, ne exulceratus dilaceretur, est movendus. X. 359. ad
ventriculi ulcera theriace. XIV. 92.
ventriculi vellicationes quomodo pulsum mutent. IX. 198. vitium causa
odoris tetri ex ore. XVI. 215. in
ventriculi vitiis quaenam sit vena incidenda. XVI. 135. ad ventriculi vitio laborantes remedia. XIV. 450.
ad ventriculi vitia ambrosia sacra *Archibii*. XIV. 160. antidotum Galene.
XIV. 42. theriaca. XIV. 271. ventriculi vulnus penetrans quomodo cognoscatur. VIII. 5. vulnera num absolute lethalia. XVIII. A. 28. vulnerum cura. X. 419 sq. ad ventriculum. XIV. 549. 550. ad ventriculum, ejusque os torquem ex Jaspide
confectum a collo suspendunt, cui
ex regis *Nechepsi* traditione dracones
radiatos insculpunt. XII. 207. ventriculo commodum remedium. XIII.
240. XIV. 529. ventriculum curat
theriaca *Andromachi*. XIV. 34. ventriculus cerebro affectiones suas transmittit. VIII. 179.

Ventriculi cerebri duo sunt, alii
unum accipiunt. XIV. 711. animali
spiritu repleti sunt. V. 154. in eos
venae secernunt superflua, arteriae
spiritum respirant. III. 701. cur sint
duo. III. 663. anteriores cur in unum
coëant. III. 667. duo anteriores inspirationem et exspirationem effla-
tionemque ex cerebro efficiunt. III.
663. anterior olfactus sensorium. III.
647. anteriores cerebri cum posteriore meatu magno connectuntur. III.
665. adolescens superstes mansit vulnere in anteriori accepto. III. 664.
posterior cur anterioribus minor. III.
670. quartum quid nonnulli anatomici vocent. III. 666. quartum principalem putant. III. 667.

Ventriculus laryngis, ejus usus. III.
563. ventriculus struthionis concoctionem juvare dicitur. VI. 705.

VENTUS quid sit et quomodo fiat.
XVI. 398. de ventorum essentia philosophorum dissensio. XVI. 395. ventorum secundum Stoicos nomina. XVI.
398. ventos quatuor tantum *Homerus*

accipit. XVI. 407. venti quatuor sunt
aliorum principes. XVI. 399. ventorum octo differentiae. XVI. 400. venti
non ejusdem cum imbribus sunt naturae. XVI. 396. de ejus ortu opiniones. XIX. 292. venti prodromi.
XVI. 410. quales dicantur procellae.
XVII. A. 90. ventorum in aquas influxus. XVI. 365. venti quidam universales sunt, alii proprii locorum.
XVI. 400. venti, qui ad loca pertinent, naturam sequuntur locorum.
XVI. 400. pessimi sunt e paludibus
prodeuntes. XVI. 401. quinam salubres sint, quique non. XVI. 400 sq.
orientales tres sunt. XVI. 406. sub-
nuales, subterranei et pelagii. IV.
520. cur circa *Orionis* exortum maxime proruant. XVI. 399. quomodo
siti sint, et unde oriantur, geome-
trica quadam forma describitur. XVI.
404. ab occasu flantes, frigidiores
sunt, ab ortu flantes calidiores. XVI.
408. contrarii flant in contrariis anni
partibus. XVI. 409. plurimi a septentrione et meridie spirant. XVI.
397. et cur. XVI. 398. quidam per
multos dies flant et inter se oppositi,
alii per pauciores et iidem per circuitum. XVI. 443.

Ventus subsolanus (ἀπηλιώτης) ab
ortu aequinoctiali flat. XVI. 407. ad
ventum Tlen lingua saracenica dictum, pedesque manusque laedentem,
inunctio. XIV. 557. ventorum influxus in aëris constitutionem. XVI.
444. venti aquas valde variant. XVI.
438. ventus saepe utilitatem, saepe
damnum invehit. XVI. 411. ventus
cur nullo modo comprimat aut exca-
vet corpus, uti alia solent. VIII. 925.
ventorum in formam et mentem hominum influxus. IV. 806. in morbos
generandos influxus. XVI. 394. venti locos salubres reddunt. XVI. 398.
ventus in quibusnam aegrotis sit vitandus. XVIII. B. 684. venti flatum
quidam ex capitis consensu cognovit.
XIV. 251.

VENULA calidior ab *Hippocrate* dicitur arteria. XVII. B. 315. hanc sanguis multitudine incalescentem, exustum procreare et secernere dixit
Hippocrates. XVII. B. 316. venulae
in oculis nigrae aut lividae malum
signum. XVI. 7. venulas in renibus
ruptas esse mictus cruentus docet.
XVII. B. 773. venulae resiccatae
tempore aestivo ubi acres et biliosos

ichores ad se trahunt, febris ardens fit. XV. 734.

Venum plethoricis noxium. XVIII. A. 152.

Venus; e spuma eam natam esse fabula tradit. IV. 531. aetati demum florenti convenit. VI. 84. inimica temperamento sicco et frigido. VI. 402. innoxia est solis calidis et humidis. VI. 402. pituita laborantibus secundum Hippocratem utilis. XVII. B. 284. plethoram exoriri non sinit. XVII. A. 520. stomachum exsolvit. XVII. A. 520. purgationem non postulat. XVI. 110.

Veneris usus praestantia. V. 911. secundum Epicurum nullus usus salutaris est. I. 371. V. 911. quando revera conferat. I. 371. usum nunquam prodesse Epicurus scripsit. XVII. A. 521. idoneum aetatis tempus quo uti conveniat. I. 372. scopi in ejus usu obsequendi. V. 914. rarius simul ac imbecillius, frigidius et sicius reddit. V. 914. quibus maxime salutaris et quibus non. V. 911 sq. immoderatae noxae. V. 912. nimiae noxae. XVII. A. 791. usus immodicus futurum morbum indicat. I. 360. abstinentia stomachum roborat. XVII. A. 520. a Venere abstinere debent mulieres lactantes. VI. 46. Venerem non appetunt castrati. IV. 572. Veneris commoderatio necessaria iis, qui succos crassos congerunt. VI. 410. ad Venerem semine femina incitatur. IV. 188. 190. Venere, cum aliqui utuntur, inflatur venter. XVII. B. 25.

Veneris impetum cohibet agnus castus. XI. 808. appetitum cohibet ruta. XII. 101. ruta. XIV. 543. Venerem inhibere creditur viticis semen. VI. 550. ad Venerem alacres reddit asparagus. VI. 653. excitat bulbus sativus. XI. 851. incitant ciceres. VI. 533. excitat radix et semen dauci. XI. 862. stimulat eruca. XI. 808. excitat gongylidis semen et radix. XI. 861. excitat mentha. XI. 883. incitat Satyrium. XII. 118. stimulant urticae. XI. 817. post Venerem exercitia quae adhibeantur. VI. 221. post Venerem exercitatio praeparatoria est in usum vocanda. VI. 225. a Venere lassati quomodo curandi. VI. 223 sq. ad Veneris cupedinem theriaca Andromachi sen. XIV. 35.

Veneris annus duodecim mensium est. XIX. 283. Veneris umbilicus vide Cotyledon.

Ver calidum et humidum. XIX. 486. quomodo sit comparatum. XVI. 291. qualem constitutionem habere debeat. XVI. 355. respondet matutino tempori. XVI. 424. evacuationis jucundissimum tempus. XVI. 127. aquilonare et squalidum et hibernum si fuerit, abortus patiuntur mulieres. XVI. 440. autumno simile factum si fuerit, autumnales morbos exspectare oportet. IX. 648. XVI. 355. quum hibernum fiat, quales tunc sint morbi exspectandi. XVI. 381 sq. si pluviosum fuerit et austrinum, aestate febres acutae et lippitudines et dysenteriae fiunt. VII. 934. si pluviosum, et austrinum fuerit, quales tum aestate sint morbi exspectandi. XVI. 374. si pluviosum fuerit et austrinum, hiems sicca, quales tum sint sequente aestate morbi exspectandi. XVII. B. 577. saluberrimum, ac minime morbis, qui mortem afferunt, obnoxium. (Hipp.) I. 527. cur. I. 534. saluberrimum et minime exitiale. XVII. B. 576. sanguinem parit. XVI. 420. si siccum et aquilonium fuerit quales morbi oriantur. XVII. B. 585. temperatum potius quam humidum et calidum. XV. 83. tum temperatum, tum vero calidum et humidum appellant Athenaei sectatores. I. 522. contradicit Galenus. I. 524.

Veris vera constitutio. XVI. 371. XVII. A. 29. in corpora effectus. XVI. 432. finis vergiliarum ortus. XVII. A. 17. medium ad corpus exercitandum optimum. VI. 127. medio num pulsus maximi. VIII. 865. principium in Hellesponto. XVII. A. 17. principium censetur aequinoctium. XVI. 384. 433. XVII. B. 599. pulsus. IX. 473. tempus non integros duos habet menses. XVII. A. 19.

Veri puer respondet. XVI. 26. 345. similis pueritia. XVI. 424.

Vere plus cibi dandum est. XVI. 429. cibis medii temperamenti est utendum. VI. 528. laxari et rara fieri corpora incipiunt. XVII. B. 434. quando sit abortus exspectandus. XVI. 374. XVII. B. 585. etiam quibusnam sub conditionibus icterus oriatur. XVI. 378. quibusnam morbis potissimum homines corripiantur. V.

690. potissimum grassantes morbi. V. 693. XV. 82. XVI. 26. 292. 382. XVII. A. 31. XVII. B. 563. 615 sq. morbi qui fiunt, autumno cessant. XV. 100. si frigus et humiditas dominetur, morbi hiberni fiunt. XVI. 356. pituita adhuc valida manet. XV. 82. et prima aestate pueri optime se habent. V. 696. XVII. B. 308. optime degunt pueri et juvenes. XVII. B. 613. quomodo in eo se pulsus habeat. VIII. 464. pulsus conditio. XIX. 632. medio cur pulsus maximi et vehementissimi. IX. 125 sq. progrediente pulsus cur fiant celeriores et crebriores. IX. 126. purgandi sunt podagrici et arthritici. XI. 272. sanguis abundat. V. 689. XV. 82. 242. XVI. 292. 378. XVII. A. 30. venaesectio iis adhibenda est, quibus confert. XVIII. A. 161. ineunte quinam morbi venaesectionem prophylacticam postulent. XI. 271. et hieme ventres calidissimi et somni longissimi. V. 704. IX. 129. XV. 89. 180. XVI. 252. XVII. B. 205. 416. victus ratio vere observanda. XV. 181. XIX. 681.

Vera loquentem, omnes ut oderint, mos est. V. 10.

Veratrum, ejus facultates et usus. XI. 874. et peplium inter se mixta congeneris sunt facultatis. XV. 535. etiam animalibus quibusdam nutrimentum est. VI. 395. coturnici nutrimentum est, homini medicamentum. I. 684. XI. 612. XIV. 227. quomodo, qui potaverit, habeat se necesse sit. XVII. B. 674. ad veratrum praeparandi sunt homines. XVII. B. 672. veratrum, si exhibetur, humores crassi antea sunt attenuandi et incidendi. XI. 345. qui sumserunt, quomodo iis pulsus immutetur. VIII. 491. IX. 203 sq. epotum si celerius purgare velis, lavare et cibum sumere oportet. XVII. B. 296. dare oportet, quibus a capite fluxio fertur. XV. 865. convulsiones gignit in sanis. XVII. B. 676. convulsio ex eo lethalis. XVII. B. 781. causa ejus convulsionis. XVII. B. 782.

Veratri vires quomodo augeantur et sistantur. XVII. B. 675. veratro purgare quando in renum affectibus conducat. XVII. A. 839. veratrum album simpliciter helleborus vocatur. XVII. B. 781. album exhibet *Hippocrates* in calcis diductione. XVIII.

B. 462. 465. album ad febres quartanas. XI. 39. albo purgatae sunt *Proëti* filiae furore percitae. V. 132. nigri usus in pleuritide. XV. 535. nigrum per initia dandum in pleuritide. XV. 858.

Verbascum, ejus vires et usus. XII. 150. coctum siccat. X. 282.

Verbena, ejus vires. XII. 98.

Verecundia, ejus symptomata. VII. 192. verecundis calor insitus augetur. VI. 138.

Vergiliae sidus est. XVII. A. 16. duae sunt, quas Graeci et πλειάδα et πλειάδας vocant. XVII. A. 15. vergiliarum occasus. XVII. A. 15. 21. occasus hiemis initium. XVI. 384. 433. XVII. A. 17. XVII. B. 599. occasus solstitium manifestum efficit. XVII. A. 30. ortus aestatis principium est. XVI. 384. 433. XVII. B. 599. ortus veris finis et aestatis initium est. XVII. A. 17.

Veritas quomodo a vero differat. XIX. 238. cujuscunque, quod inquiritur, quomodo inveniatur. V. 721. veritatem quinam et qui non sint assecuturi. V. 65. 70.

Vermiculi qui campae vocantur, ad dentes sponte excidendos. XIV. 430.

Vermis cerebri usus. III. 677. conjunctus cum natibus. III. 682. humidus est. I. 540· vermes quidam oculos non habent, quidam vestigium obscurum. IV. 639. in amaris substantiis raro generantur. XI. 689. ad vermes aurium remedia. XII. 642. XIV. 334. 407. 551. vermes aurium, aut in ulcere maligno necat calamintha. XII. 6. capparis succus. XII. 11. in auribus interficit cedrea. XII. 17. intestinales, tres species recensentur. XIV. 755. quidam iis tussim aridam excitari perhibent. XVII. A. 932. 948. ad vermes in ulceribus, cerussa et polium aequali pondere cum pice liquida. XIII. 733. vermes panarii pro buprestide. XIX. 726. panarii viscera pro castoreo. XIX. 731.

Vermiformis excrescentia cerebri. II. 729.

Verrucae pueris familiares. V. 695. quomodo sint discutiendae. XVII. A. 902. ad verrucas remedia parabilia. XIV. 501. verrucas an decidere faciat murium domesticorum sanguis. XII. 263. verrucas, quas

acrochordonas vocant, fugant Tithymalli. XII. 142. quas myrmecias vocant, ejicit foliorum Fici succus. XII.
133.

VERTEBRAE cur gradatim a superioribus inferiora versus fiant majores. IV. 55. capacitas earum (canalis spinalis) medullae spinali ad-
aequata. IV. 57. medullae spinali
munimento sunt. III. 612. quomodo
in diversis regionibus munimentum
nervis ex medulla spinali oriuntibus
praebeant. VI. 85. 87 sq. cur ita
multae sint factae, et multis modis
inter se commissae. IV. 45. duram
habent carnem. VI. 734. ab interiori
parte, qua ad ventrem spectant, inter se sunt aequales. XVIII. A. 525.
a posteriori parte habent processum
acutum, extrema parte cartilaginosum. XVIII. A. 525. vertebrarum inter se connexio. XVIII. A. 526. vertebrarum omnium compositio spina
vocatur. XVIII. A. 492. spinae constructionis usus. IV. 42. vertebrae
cur crassae sint in thorace, tenues in
lumbis, crassae et bifidae in collo.
IV. 67. quoad magnitudinem consi-
deratae. XVIII. A. 547 sq. cartilagines earum. IV. 111. etiam vasa nutritia accipiunt. IV. 116. qua parte
committuntur, foramen est, per quod
nervi trajiciuntur. XVIII. A. 533. foraminum intervertebralium aptus locus. IV. 84. foramina in processibus transversis vasorum gratia constituta sunt. IV. 117. processus varii. II. 758. cur non omnes processus in vertebris dorsi sibi sint aequales. IV. 66. processuum diversarum
vertebrarum numerus. IV. 75. et constructio. IV. 76 sq. processuum spinalium usus. IV. 61. figura apta.
IV. 63. processus spinales cur inaequali sint magnitudine. IV. 64.
processus spinosi extrema in parte
sunt cartilaginei. XVIII. A. 534. processus transversi soli perforati sunt
in cervice. II. 758. processuum transversorum usus. IV. 67. usus, quos
ex spondylis utroque posteriore loco
inter se dearticulatis percipimus. IV.
73. cur aliis apophyses sint prae-
longae, ac duplices, aliis simplices
ac breves. IV. 73. in posteriori parte
cardinis modo inter se cohaerent.
XVIII. A. 532. articuli sunt in processibus, a lateribus sitis (obliquis).
XVIII. A. 549. articulatio proces-

suum obliquorum inter se. IV. 74 sq.
articuli cur laxi esse non poterant.
IV. 22. quid accidisset, si immobiles fuissent. IV. 46. costarum cum
iis conjunctio. XVIII. A. 535.

Vertebrae primae s. atlantis descriptio. II. 757. primae cur majores
esse non poterant, quam nunc sunt.
IV. 41. prima processum spinosum
non habet. II. 455. primae cum capite articulationis usus. XVII. A. 374.
primae et secundae motus quinam.
II. 460. secunda ab Hippocrate dens
vocatur. XVI. 681. secundae pyrenoides s. odontoides processus ejusque usus. II. 756. sexta cur major
reliquis. IV. 333. dorsi decima cur
processum spinosum acceperit rectum.
IV. 83. cervicis quomodo a reliquis
differant. II. 756 sq. cervicis septem
sunt. II. 755. IV. 50. colli cur septem. IV. 105. cervicis duae priores
per diarthrosin junguntur, reliquae
in anteriore parte per symphysin. II.
756. colli quinque superiores moventes musculi. IV. 33. dorsi. XIV.
722. dorsi duodecim. II. 755. IV.
50. una nonnunquam deest aut su-
perest. II. 759. earum peculiaritates. ibid. lumbalium a reliquis differentiae. II. 760. lumborum constructio. IV. 65. lumborum quinque.
II. 755. IV. 50. lumbares homo quinque habet, simia sex. XVIII. A. 548.
ossis sacri quatuor. IV. 50.

Vertebrarum concussionis effectus.
XVIII. A. 564. multae si emotae
fuerint, malum; si vero una exilie-
rit, exitiosum. (Hippocrates; Galeni
simul reprobatio.) IV. 51. cervicis
primae laesae anginam saepe exoi-
tant. VIII. 238 sq. luxationis causae.
VIII. 246 sq. luxationis in medullam
spinalem effectus. XVIII. A. 549. luxatio cum compressione medullae
spinalis insanabilis. XVIII. A. 550.
cervicis in anteriorem partem luxatio vocem laedit. VIII. 269. in anteriora luxatio, ejus causae et symptomata. V. 748. in anteriorem partem luxatae symptomata subsecutiva
et cura. XVIII. A. 560. eorum errores, qui vertebras intro luxatas
reposuisse sibi persuadent. V. 749.
vertebrarum ad occipitium intro luxationes frequentes in pueris. XVII.
B. 631. 633. vertebrae in occipite
sitae luxatio puerilis morbus. V. 695.
casus aegri ex lapsu male laboran-

tis. XVIII. B. 768. pandatio, definitio. XVII. A. 371 sq.

VERTEX. XIV. 700. verticem et sinciput simul devinciens fascia. XVIII. A. 788. vertex palmae comeditur. VI. 623.

VERTIGO, definitio. XV. 804. XIX. 417. vertigines tum epilepsiae tum apoplexiae proximae. XVII. B. 611. morbi comitialis symptoma. XIV. 740. vertigo morbus hiemalis. V. 694. XVI. 27. cur saepius in senibus contingat. XVII. B. 649. morbus virilis. V. 696. vertigines excitat auster. XVI. 412. capitis laesiones sequuntur. XVII. B. 626. vertiginis causa purgatio intemporanea. XVII. B. 536. vertigines fiunt ex sanguinis stagnatione. XV. 781. vertigini obnoxii qui sunt, iis vena secanda. XI. 271. vertigines ab initio in febribus circa crisin febrem exacerbari significat. XV. 804. remedium vertiginosis aptum. XII. 597. in vertigine arteria post aures secanda. XI. 313. ad vertigines stercus columbinum. XII. 303. venaesectio in cruribus instituenda est. XI. 307.

Vertigo tenebricosa, definitio et quomodo fiat. VIII. 201. XV. 804. XVII. B. 677. XIX. 417. tenebricosa ilingus vocatur. XVII. B. 711. quando et a quibusnam causis oboriatur. VIII. 202. XIX. 417. causa proxima et primaria sedes. VIII. 203. tenebricosae causa auster. XVII. B. 609. aliquando crisis futurae signum. IX. 613. ejus cura. VIII. 202. tenebricosa contraindicat purgationem. XVI. 657. tenebricosam sanavit *Galenus* sola purgatione. XI. 341. in vertigine tenebricosa per superiora purgandum est. XV. 335. ad vertigines tenebricosas theriaca. XIV. 271. vertigo tenebricosa vomitum suadet in febribus. XVII. B. 676.

VERUM, definitio, quomodo a veritate differat. XIX. 238.

VERUS imperator se Antoninum nominavit. XIX. 18.

VESICA communis quaedam corporis sentina. XVII. A. 423. vesicae unam tunicam habent. III. 386. vesicarum tunica rectos ac rotundos et obliquos habet villos. III. 385. corpora cur dura et vix patibilia. IV. 205. vesicae durae et dolentes maxime sunt exitiales. XVIII. B. 224. quomodo solvantur. XVIII. B. 225.

VESICA *fellea* proprius bilis locus. XIX. 489. situs ubique constans. II. 569. non omnibus data est animalibus. II. 569. in quibusdam animalibus non est. III. 298. columbae non habent. VI. 147. tunica externa a peritonaeo cur robustior quam ipsius hepatis. III. 384. vasorum ejus et nervorum origo et insertio. III. 375. vasa in eam totam dispersa ad fundum usque veniunt. III. 376. nervos perpaucos habet. II. 185. sensum paucum habet, quum nunquam laesionem a contentis persentiat. III. 383. eodem collo bilem et recipit et vacuat. II. 187. ejusdem colli actione et impletur et vacuatur. XV. 352. ductus excretorius in jejunum abire dicitur. V. 534. ductus in duodenum insertio. II. 578. pororum in ea utilitas. III. 300. recipit flavum superfluum. III. 271. bilem attrahit innumeris finibus. III. 372. et fellea et urinaria sanguinem a bilioso humore et seroso expurgant. V. 140. felleae functio est sanguinem purgare. V. 536. fellea expurgat biliosum excrementum. XVI. 300. felleae retentrix facultas. II. 158.

VESICA *urinaria*, ejus descriptio brevis et usus. XIX. 362. ossibus pubis subjacet. IV. 199. receptaculum urinae. III. 362. mulierum quomodo a virili differat. II. 888. cervici innata caruncula quomodo cognoscatur. VIII. 12. colli situs. III. 407. quoad collum in utroque sexu differentia. IV. 222 sq. collum musculosum est. III. 334. ne intempestive ex ea efflueret urina, musculus fabricatus est. III. 362. ad os ejus occludendum peculiaris musculus constructus est. III. 405. collo circumjectus musculus, ejusque officium. XVIII. B. 998. vesicae collum constringit musculus, ne involuntarie urina effluat. IV. 238. 240. in foetu musculus ille sua functione nondum fungitur. IV. 240. claudi etiam sine musculo potest. III. 404. ejus orificium occlusum urinam supprimit. VII. 248. membranarum conditiones. II. 32. ureterum in eam insertionis modus. III. 390. cur ureteres oblique in eam inserantur. III. 405. fibrarum varietas et maxime obliquae prohibent, quominus continuo urina eliminetur. III. 405. sex vasa accipit in collum ejus intrantia. III. 375. va-

sorum in ea decursus. III. 376. ejus
arteriae. IV. 326. venae. II. 813. vasa
et nervi. III. 374. nervos a spinali
medulla accipit. III. 374. cur magnos
nervos acceperit. III. 384.

Vesicae urinariae functio. XIV. 718.
quibusnam momentis ad expellendum
lotium incitetur. II. 185. frigida est.
XVI. 366. XVII. B. 46. ei calidum
amicum, frigidum inimicum. XVII.
B. 811. ex aquilone laeditur. XVI.
415. qua via purgetur. X. 527. purgatur per urinam. XV. 323. nimis
repleta quum mejere puderet, urinam excernere posthac non valebat.
VII. 250. a vesica derivatio fit per
alvum. XVII. A. 905. nimiae urinae
accumulationis causa. VIII. 375. haec
accumulatio vires ejus prosternit.
VIII. 376. vesicae facultas retentrix
labefactata causa stranguriae. XVII.
B. 607. noxam infert medulla spinalis laesa. VIII. 65 sq. vesicam peculiariter afficit cantharis. XIV. 227.

Vesicae morbos duodecim statuunt
Cnidii. XV. 364. 427. affectus enumerantur. XIV. 748. affectuum diagnosis. VIII. 402. partes aegrotare
unde cognoscatur. XVIII. A. 141. affectio alia est quum humoris plurimum, alia quum paucum continet,
aut quum gravatur. VII. 519. affecta
cur alvi suppressio accidat. XVIII.
B. 225. vesicae affectio ex resolutione nervorum ad eam accedentium.
XVII. B. 51. affectio in stranguria.
XVII. A. 496. affectiones senibus difficile sanantur. XVIII. A. 17. ad vesicae affectus compositio apta. XIII.
327. alia compositio. XIII. 324. circa
vesicam affectus antidotus *Aristarchi.*
XIII. 103. antidotum zopyrium. XIV.
150. aster stomaticus. XIII. 164.
quidam commendant cicadas siccas.
XII 360. ad vesicae morbos clysteres.
XVI. 146. ad vesicae affectus colica
Sigonis. XIII. 285. cyzicenum *Herae.* XIII. 815. hypoglossis ex filice
Andromachi aromatica. XIII. 53. ad
vesicae symptomata omnia *Macedonis*
compositio. XIII. 324. circa vesicam
affectus malagma polyarchion. XIII.
184. antidotus *Mithridatis.* XIV. 148.
circa vesicae affectus tollit confectio
panchrestus. XIII. 101. ad vesicae affectus et ulcerationes pastillus. XIII.
323.

Vesicae calculorum generandi ratio.
XVI. 356. (vide *Calculus* vesicae.)

calculus proprius cur sit puerorum
morbus. XVII. B. 634. cur sit puerilis morbus. XIX. 652. calculo cur
puellae vix laborent. XIX. 652. calculum cur non generent senes. XVII.
B. 635. calculus quibusnam signis
cognoscatur. VIII. 10. calculi signa.
XIV. 749. calculi signum urina arenosa. XVII. B. 775. calculum qualis urina prodat. XIX. 612. ad vesicae calculos utuntur lapide Judaeo,
nihil autem proficit. XII. 199. calculos conterit atque confringit Ophites et vitrum ex vino albo et tenui
epotum. XII. 206. calculos non com-
minuunt lapides, qui in spongiis reperiuntur. XII. 206. calculus manu
curari debet. XVII. B. 289.

Vesicae morbosae dolores quales.
VIII. 110. ad vesicae dolores remedium. XIII. 323. crocomagma. XIV.
134. utiliter potari creduntur Pha-
leridis herbae tum succus, tum semen tum folia. XII. 149. ad vesicae dolores cum ulcere aut cum calculis theriace. XIV. 91.

Vesicae haemorrhagiae injectionibus curantur. X. 328. 329. ex vesica oborta haemorrhagia sanguis cum
urina emittitur. VIII. 264. ad sanguinis profluvia ex vesica. XIII. 323.
circa vesicam iliosis antidotum. XIV.
164. imbecillitatis causae. VIII. 403.
imbecillitatis signa. XIV. 749. imbecillitas stranguriam gignit. VII.
250. imbecillitas urinae suppressionem efficit. VII. 248. inflammatae
notae. XIV. 749. cura. ibid. inflammatae pulsus. IX. 538. inflammatio
diuturna causa marcoris. VII. 332.
inflammatio incipiens non fert remedia urinam cientia. X. 903. in vesicae phlegmone ubinam sit venaesectio instituenda. X. 904. phlegmone
quando sit periculosa. XVIII. B. 226.
phlegmonae quinam maxime sint obnoxii. XVIII. B. 227. ad vesicae inflammationes et ulcera compositio.
XIII. 324. potio. XIV. 383. obstructionis causae. VII. 249.

Vesicae palpitatio accidit. VII. 160.
paralyseos effectus. VIII. 9. refrigeratio quomodo fiat. XVI. 619. eam
scabiosam esse qualis urina doceat.
XVII. B. 772. scabiem qualis urina
indicet. XIX. 612. scabiosa est, quibus urina pura et surfuracea est. XV.
165. scabiei causae. XVII. B. 772 sq.
ad vesicae scabritiem glycyrrhizae ra-

dix ejusque succus. XI. 858. ex vesica sanguinis profluvium remedium sistens. XIII. 323. suppurationis in ea consistentis indicia. VIII. 411. ad vesicae tophos catapotia *Heraclidae* Tarentini. XIII. 328. pastillus. XIII. 329.

Vesicae ulcera quomodo ex urina ab illis renum possint dignosci. VIII. 4. vesicam exulcerant cantharides. I. 667. XI. 609. XIV. 248. exulceratio aut imbecillitas causa stranguriae. XVII. A. 355. ulceris signa. XVII. B. 775. exulcerationem qualis urina indicet. XIX. 612. signum mictus cruentus et squamulosus et foetens. XVII. B. 777. exulceratio demonstratur, si quis sanguinem aut pus mejat aut squamulas. XIX. 612. indicat sanguinem aut pus mejere. XVII. B. 765. exulcerationis signa et cura. XIV. 749. cura. X. 300. circa vesicam exulcerationes quomodo tractandae. XIII. 316. ad vesicae ulcera. XIV. 273. *Biennitae* antidotus. XIII. 330. *Chariclis* pastillus. XIII. 329. potio. XIII. 322. XIV. 383. theriaca *Andromachi*. XIV. 35.

Vesicae vitia fiunt ex gibbositate. XVIII. A. 507. vitium quando indicet urina furfuracea. XIX. 590. vitium quando indicet urinae sedimentum petaloides. XIX. 590. vulnus num absolute lethale. XVIII. A. 28. vulneratae casus. VIII. 4. vulnera sanasse dicitur hippuris. XI. 889.

Vespae in cedris putrefactae pro pinorum crucis. XIX. 740. vesparum morsus juvat stercus bubulum. XII. 300. ad vesparum ictus theriace. XIV. 91.

Vesperae respondet autumnus. XVI. 424.

Vespertilionum sanguis, ejus usus. XII. 258.

Vestes quales hieme, et quales aestate inducendae. XV. 192. παρ᾽ οφαὶ quales. XVIII. B. 791.

Vestimentum quale Chirurgo esse debeat. XVIII. B. 692.

Vesuvius mons ignivomus. X. 364.

Veteramentaria ars quae. V. 812. veteramentarius calceos fractos emendat. V. 812.

Veterinariorum pondera et mensurae. XIX. 772.

Veternosi affectus causae frigidae soboles sunt. VIII. 131.

Vrternus (confer. *Lethargus*) periculum minatur, et morbus acutus est. XVI. 103. veterni ex constipatione extrema. VII. 14. veternum efficiunt morbi pituitosi et frigidi. VIII. 161. phrenitis sanat. XVII. B. 344. ad veternum clysteres acres. XVI. 146.

Via sursum, deorsum una. XV. 411. viarum in Italia conditio earumque per Trajanum refectio. X. 633. vias reserantia medicamenta, definitio. XIV. 759. urinae clandestinas *Asclepiades* jam accipit. II. 30 sq. 38.

Viciae nomen tritum est, attici vero fabam vocant. VI. 551.

Victus, definitio. XVII. A. 660. ejus in morbos influxus. XVII. B. 567. ejus duplex significatio. XV. 117. salubris scopi. VI. 9. scopi tres, ad perfecte et absolute victum praescribendum. XVII. B. 382. scopi, unde ejus indicationes petantur. XVII. B. 428. instituendi capita tria. XVII. B. 435. indicatio ab aegroti viribus sumenda. XVII. B. 377. repentina mutatio et sanos laedit. XV. 549 sq. mutatio nonnunquam est epilepsiae remedium. XVII. B. 549. medicorum circa eum errores. XIX. 194. alexandrinus citatur. XVII. B. 492. attenuans, de eo *Galenus* librum scripsit. XVII. B. 465. usus in mensstruis decoloribus. XVII. B. 826. ratio humida. VI. 397. humidus quibusnam conducat secundum *Hippocratem*. XVII. B. 425. humidi omnes febricitantibus conducunt. I. 114. ratio humida febricitantibus utilis, praecipue vero puellis. VI. 34. humidus omnibus febricitantibus est idoneus, potissimum pueris et qui ita cibari sunt consueti. (*Hipp.*) X. 591. XVI. 253. ratio humida et frigida in febre requiritur. X. 589. moderatus conservat vires. XVII. B. 368. omnis mollis morborum humidorum causa. VII. 19. plenus vires auget. XVII. B. 368. ex victu pravo obortis affectibus antidota quaedam. XIV. 1. victus siccus diuturnus cordis intemperiem siccam gignit. IX. 388. tenuis qui sit. XVII. B. 368 sq. tenuans corpus gracile reddit. X. 994. tenuis simpliciter quando sit adhibendus. XVII. B. 369. tenuis statim exhibendus, quibus vigor statim adest. XIX. 204. tenuis saepe in acutis necessarius est. XVII. B. 368. tenuis terminus. XVII. B. 368. tenuis noxius iis, qui ob vasorum vacuationem imbecilles sunt. XV. 612. tenuis et exquisitus quando conducat. XVI. 427. tenuis in morbis longis secundum *Hippocratem* semper vitandus. XVII. B. 367. tenuis vigilias inducit. VIII. 132. tenuis imminuit vires. XVII. B. 368. in victu tenui delinquentes laeduntur. XVII. B. 370. summe tenuis qualis. XVII. B. 368. summe tenuis quando sit adhibendus. XVII. B. 369. tenuissimus in morbis peracutis necessarius. XVII. B. 370. tenuissimus quando sit instituendus. XIX. 191. tenuissimus in morbis peracutis. IX. 835. tenuissimus servandus in morbi vigore. XV. 544 sq. in summo tenuissimus inedia est. XVII. B. 369. vitiosus semper similis minus laedit, quam subito mutatus. XV. 551.

Victus ratio salubris est, quae valetudinem conservat. I. 64. optimum ejus praesidium alimentum est. XIX. 190. quomodo naturae hominis sit adaptanda. XVI. 427. in ea constituenda medicus artifex maxime esse debet. XV. 314. pro aetate variare debet. XVII. B. 401. XIX. 683 sq. rationis instituendae scopi anni tempora sunto. XVII. B. 415. indicationes fiunt ab anni temporibus. XVI. 428 sq. ab aetate, consuetudine et regione. XVI. 432. pro aetate, tempestate, consuetudine, regione, loco, corporum habitu instituenda est. XV. 190. pro corporis habitu varia esse debet. XIX. 683. scopi sunt aegri robur aut imbecillitas. XV. 606. accurata vel tunc observanda, ubi crisis jam peracta est. XV. 477. justa ad remediorum actionem requiritur. XIV. 302. cuilibet temperamento accommodanda. VI. 364. causa non est morborum epidemicorum. XVII. A. 9. morborum causas docet. XIX. 494. plurimis in morbis causa est, et eam ante omnia necesse est in cura respicere. XV. 119. magis laedit, quum ex multa inedia repente multum ingeritur, quam si ex multo cibo ad inediam commutatio fuerit. XV. 619. mutatio repentina noxia. XV. 547 sq. 549. mutatio in eos cibos et potus, qui insigni facultate praediti sunt, nemo, qui laedentem corpora viderit, mirabitur, verum eam mirabitur

mutationem, quae fit neque sine laesione in cibaria facultatibus parva. XV. 574. de victus ratione veteres an quidquam effatu dignum non scripserint. XV. 425: rationis in morbis singulis scopus duplex. XVI. 251.

Victus ratio in morbis, quibus per statos circuitus accessiones oboriuntur. XIX. 210. in acutis, de ea medici inter se valde dissentiunt. XV. 438. 440. in morbis acutis a diversis diversa commendatur. XV. 497. in acutis ex *Hippocratis* sententia. XIX. 182 sq. scopum in acutis morbis compendio declarat *Hippocrates*. XV. 621. *Hippocratis* multorum medicorum circa eum reprehensio. XV. 23. victus rationi in acutis decenter praescriptae, *Hippocrates* etiam roboris et morbi modum et naturam consuetudinemque adjicere imperat. XV. 580. mutanda non est, nisi coctionis signa apparuerint. XV. 580. rationis pravae in morbis acutis effectus. XV. 594. ratio mutari quidem debet in morbis, non tamen temere id agendum est. XV. 594. in acutis cibum augere paullatim debemus; detrahere autem prodesse potest. XV. 584 sq. in acutis variare debet, pro diversa rerum conditione. XV. 502 sq. aegrorum in acutis, quorum judicatio intra primum quaternarium futura est. XVI. 250. aestate observanda. XV. 182. in alvi fluxu. X. 575. in diversis anni temporibus servanda. XVII. B. 431. eorum, qui articulorum dolore ex febre laborant. XVII. B. 723. eorum, qui articulorum vitiis laborant. VI. 436. autumno servanda. XV. 183. *Basilii* icti ad notarium Grammaticum. XIV. 552. 554. calidorum corporum. XV. 220. iis conveniens, qui ob calorem mordacem fumida excrementa gignunt. VI. 373. in cancro. XI. 143.

Victus ratio eorum, qui calculos gignunt et tophos. VI. 433. calculosis observanda. XIX. 674. qualis sit diversis sub conditionibus habenda. XIX. 680. carnosorum, molliorum et rubrorum qualis et cur. XV. 182 sq. in causo secundum *Hippocratem*. XV. 743. eorum, quos, quum exercentur, diarrhoeae infestant, et alvi excrementa cibos referentia et incocta sunt. XV. 212 sq. quam *Galenus* puero epileptico praescripsit.

XI. 360. in exacerbationibus. XIX.
204. in exsiccatis adhibenda. X. 481.
extenuatis reficiendis habenda. X.
997. in febribus scopi. X. 689. eorum, qui febre ardente laborant sine
alvi ex faecibus repletione. XV. 799.
in febribus continentibus. XIX. 218.
in febribus continuis. XI. 41. in febre diaria. X. 555. in febribus intermittentibus. XI. 25 sq. in febre
intermittente quartana. XI. 38. in febre intermittente quotidiana. XI. 40.
in exquisite tertiana. XI. 34 sq. in
intermittente tertiana spuria. XI. 37.
in febribus putridis. X. 747 sq. eorum, qui ex fatigatione febricitant.
XI. 15. in febre, ex meatuum constipatione orta. X. 535. eorum, qui
febre laborant ex stercore veteri retento post purgationem. XV. 797.
in febribus quaenam absurda. XV.
437. eorum, qui flatibus laborant.
X. 871. in fractura costae simplici
administranda. XVIII. A. 568. frigida qualis. XVII. B. 180. in glandularum aut partium circa artus phlegmone. X. 905. gracilitati conveniens.
VI. 417. gracilium, fulvorum et nigrorum quae. XV. 184 sq. graciliorum et imbecilliorum. XV. 202 sq.
in hepatis inflammatione. X. 905. per
hiemem. XV. 177 sq. per hiemem observanda. XIX. 680.

Victus ratio idiotarum (privatorum)
secundum *Hippocratem*. XV. 175 sq.
victum qualem imbecillitas praescribat. XV. 582. qualem robur. XV.
583. victus imbecillis qualis. XVII.
B. 179. ratio infantum recens natorum. VI. 33. contraria intemperies
sanat. VI. 362. in diversis intemperiebus. X. 588. juniorum corporum.
XV. 185. lassitudinibus adhibenda.
VI. 203. in luxatione tibiae. XVIII.
B. 491. post membri praecisionem
servanda. XVIII. A. 727. mulierum.
XV. 210. in cura ossium fracturae
administranda. X. 439. XVIII. B. 403.
in fracturis gravissimis et cum vulnere. XVIII. B. 552. in paroxysmis.
XIX. 210. ratio in paroxysmis et
ante crisin administranda. XVII. B.
434 sq. in pectoris phlegmone. X.
797. qualis esto in morbis peracutis. IX. 884. percalidorum. XVII. B.
171. picrocholis conducens. X. 548.
in plethora. VI. 407. in pleuritide
et peripneumonia secundum *Hippocratem*. XV. 850 sq. in pueris adhi-

benda. XV. 209. in pueris inter septimum et decimum quartum annum.
VI. 60. a secundo septennio usque
ad expletum tertium. VI. 61. refe-
ctoria. X. 488 sq. renutritoria. X.
488 sq. senum. XV. 186. XVII. B.
403. in siccitate, frigiditati junctae.
X. 498. temperamento frigido et humido conveniens. VI. 374. in iis, qui
a Venere lassati sunt. VI. 224. in
ventriculi inflammatione. X. 905. in
frigida ventriculi intemperie. X. 502.
in vere habenda quae. XV. 181. XIX.
681. in iis, quibus serius vigor futurus est. XIX. 204. eorum, quibus
viscerum dolores aut ab exercitatione
aut itinere oriuntur. XV. 221.

VIDERE e tenebris eruti cur nequeant. VII. 120.

VIDUAE maxime apnoea prehenduntur. VII. 959. cur hysteriae obnoxiae. VIII. 417.

VIGILES et comatosi ebrii sunt. VII.
664. parum sudantes, recalescentes
malum. XVI. 651.

VIGILIAE definitio. XIX. 382. vigilia quomodo edax dici possit. XVII.
B. 191. vigiliae puerulorum morbus.
V. 694. recens natis non sunt consuetae. XVII. B. 627. vigilia senibus familiaris. XVII. B. 650. vigiliis
vexantur senes cur. VIII. 162. vigiliae commune signum est cavitas
oculorum. IX. 698. vigiliae viris potissimum accidunt. V. 696. vigiliarum
signum oculorum cavitas. XI. 12. capitis affectionem indicant. XVI. 535.
discutiunt. X. 824. discutiunt et siccant. I. 373. XV. 625. semper exsiccant. XVII. B. 177. 284. totum
corporis habitum siccat, et propterea infestissima est siccitate laborantibus. X. 493. siccius reddunt corpus. VI. 225. cura hujus affectus.
VI. 226. extenuationis causae. XVII.
B. 84. vires laedunt. X. 812. magis quam somnus perspicax ingenium
reddunt. V. 878. vigiliam refrigerare corpus asserunt. XVII. B. 175.

Vigiliarum causae. VII. 144. VIII.
132. IX. 140. XVI. 646. a causis
externis nascuntur. IV. 742. vigilias efficit ariditas. VIII. 162. vigiliae causa utraque bilis. XVI. 165.
multae ex biliosis excrementis proveniunt. XVI. 434. biliosos consequitur humores. XVI. 669. causae
bilis abundantia. XIX. 488. causa calida eas efficit. VIII. 131. efficit ca-

pitis ardor. VIII. 161. vigiliae causa delirium, ob siccum cerebri temperamentum. XVIII. B. 130. calor immodicus. XVI. 51. fiunt, quum cerebrum exsiccatur. XVI. 222. causa est calor cerebri. XVII. B. 457. cerebri siccitas et calor. XVII. A. 665. creber desidendi labor. XVI. 183. inediae. XI. 199. longae inediae et cibi intempestivi. XV. 597. vigilias inducunt morbi biliosi et calidi. VIII. 161. gignit sanguis ichoroides. XVII. A. 984. vigilias sequuntur sensuum principii siccitas et calor. VII. 576. causa est multa siccitas. XV. 741. XVI. 221. 525. vigiliae accidunt in calidis et mordacibus succis. VI. 259. vehemens potus cibosque tum crudos tum incoctos efficit. XV. 624.

Vigilias indicat urina pallida et tenuis. XIX. 579. vigiliae vehementes signa decretoria. XVII. B. 396. a plurimis medicis ut signum phreniticidis accipiuntur. XVI. 494. corpus biliosius reddunt. XVII. A. 852. vigilia utrique causo, et legitimo et notho communis. XV. 757. vigiliae cur in causo oriantur. XV. 741. colliquationis causae. XVI. 289. a vigiliis convulsio causam in ariditate habet. VIII. 172. causa convulsionum in puerulis. XVIII. B. 294. diutinae causae cordis intemperici siccae. IX. 388. causae febris ardentis. XV. 740. ex vigiliis febres sine stipatione sunt. X. 657. futurae haemorrhagiae indicia. XVI. 798. causa faciei hippocraticae. XVIII. B.35. quomodo hoc cognoscatur. ibid. et 38. eas sequitur morbi cruditas. XV. 598. anxias *Hippocrates* vidit causas parotidum. XVI. 821. longae sanguinem biliosiorem reddunt. XVIII. A. 118. spiritus corruptionis causa. X. 841. causa syncopes. X. 850. causae virium exolutionis in morbis acutis. XV. 607. vigilias inmoderatas cur sequatur convulsio et delirium; utrumque vero malum. XVIII. A. 118. maximam vacuandi et exsiccandi vim habent. XVIII. A. 118. modum excedentes morbus. XVIII. A. 189. aliquae crisin denotant. IX. 614. coma adjunctum quid significet. XVI. 707. prolixiores futuri morbi sunt signa. I. 360. semper pravae. XVII. A. 179. vigilia et somnus, si modum excesserint, malum. VIII. 162. XVI. 669. XVII. B. 456.

vigilias longas ferre nequeunt, qui sunt temperamenti calidi simul et sicci. I. 327. ex vigiliis indicia succ abundantis sumenda sunt. VI. 259. *Vigiliae* sicco temperamento sunt vitandae. VI. 398. in morbis sine coctionis notis pessimae. XVI. 259. morborum causae recentes. XV. 162. si aegrotum infestant in febribus continuis vacuationes multas vitare oportet. XI. 44. in febre ejus malignitatis sunt indicia. XVI. 663. siti medentur ex somno. XVII. B. 198. somnum curant. XVI. 173. turbulentae quando dicantur. XVI.528. turbulenta phreniticorum propria. XVI. 528. in vigilia partes extimae calidiores, internae frigidiores. XVII. B. 169.

ad *Vigilias* remedia parabilia. XIV. 498. ambrosia sacra *Archibii.* XIV. 159. anodyna. X. 817. balnea et frictiones. XVI. 434. lactuca. VI. 626. *Themisonis* confectio. XIII. 40. post vigilias apotherapia. VI. 225.

VIGOR morbi, definitio. XVII. B. 371. morbi cito an tarde adoriatur, unde cognoscatur. XIX. 200. morbi qualem victum requirat. XVII. B.374. 376. quibus statim adest, iis statim tenuis victus adhibendus; quibus postea advenit, iis in ipso et ante tenuiter vivendum. VII. 426. in febre intermittente, definitio. VII. 421. in eo crises ut plurimum eveniunt. XVII. B. 436. quibus statim in morbis est, statim in his etiam victus tenuis administrandus. XVII. B. 379. XIX. 204. quibus vero serius, qualis sit adhibendus. XIX. 204.

VILLI intestinorum facti sunt ad propellendum. III. 282. in ventriculo. III. 282.

VINACEI reliquiae solidae uvarum vocantur. VI. 576. vinacceorum dilutum τρύγα vocatur. VI. 580. alii sic vocant uvarum radicem, quae ex palmite enascitur. VI. 576.

VINCULUM vide FASCIA.

VINIGALLA quid. XII. 25.

Vinosi nec purgatione nec sanguinis missione juvantur. XVI. 133.

VINUM et VINA: vires. XII. 88. fit ex carne acinorum uvarum. VI. 574. ab uvis expressum crudum est, solis autem aestu coctum suavissimum. XIV. 289. nuper expresso quid contingat. III. 270. adstrictionis cujusdam particeps est. XI. 591. ad adulteram qualitatem regiò multum confert. XIV. 16. oleo gravius. XIX. 761. colore tali esse debet, ut vermiculum quaerere possis, ad antidota. XIV. 27. ex tempore mutationes. XV. 623. tempore colorem flavum acquirunt. VI. 804. diu incorruptum durat. XI. 582. herba stoebe ad vini conservationem aptissima. XIV 18. quomodo in colle triphyllino conservetur. XIV. 19. qualibus in doliis diutius sincerum servetur. XVII. B. 164. quomodo in Asia asservetur. XI. 663. quod rigorem perpessum est, acidius protinus redditur, ac si prorsum refrigeretur, penitus acescit. XI. 656. imbecillima et aquatissima aut vehementer austera, acescentia ubi primis annis exacuerint, reliquo tempore permanent. XIV. 14. quae igni admoventur, statim et temporis progressu dulciora evadunt. XI. 656. causa, propter quam vinum natura frigidum atque invalidum ab extrinseco calore arguatur. XI. 662. vinosae partes, dum in acetum transit, refrigerantur, quaenam facile acescant. XI. 656. vinis, ne acescant, in frigidis regionibus resina immittitur. VI. 583. vini acescentiae sunt caliditas causa. XI. 661. vina vehementer mota, et in navigiis advecta facile acescunt. XI. 661. quaedam acescunt promte, ubi in meridianis et soli expositis locis reposita fuerint. XI. 662. ne acescant, dolia in aedibus ad aquilonem ponuntur. XI. 662. causa, cur ex frigore acescat. XI. 657. plane acida facta non rursus ad vini naturam redeunt. XVII. B. 483. vinorum communis effectus. XVII. A. 624 sq. recrementum in se habet crassarum partium. XI. 628. vini prae aqua praestantia. XVII. B. 191. vinorum differentiae in colore, gustu, consistentia, odore, facultate. XV. 626 sq.

Vinum potestate est calidum, quod facile fiat sanguis. I. 669. humectat nimium, et calefacit corpus, et caput halitu replet. VI. 54. humectat et nutrit, quod immodice siccatum est. VI. 55. siccare potest, repellere et concoquere, mollire et digerere. XVIII. B. 524. facile replet nervos. XVII. B. 787. convulsiones et gignit et sanat. XVII. B. 788. eo exhilarari se *Zeno* dicebat. IV. 777. ut assimiletur, mutationem requirit

minimam, quare et nutrit et roborat celerrime. I. 655. num cibus sit vocandum. VI. 743. aliis alimentum, aliis non est. XV. 393. confertissime alit. XVII. B. 484. in alendo differentiae. VI. 744. vini duplum epotum minus alere dicit *Hippocrates* quam mellis simplum. XV. 669 sq. vini parum calefacientis potus concoctionem accelerat. XIX. 508. vinum, quod ex Nicomedia affertur, stomacho utile. X. 834. vini potio thorexis apud *Hippocratem* vocatur. XVII. A. 498. vinum libere quibusnam apud Carthaginenses non erat licitum. IV. 811. legis hujus praestantia. IV. 812. vini potio quatenus sit sanis medela. XVII. B. 498 sq. potus quomodo pulsum afficiat. VIII. 469. IX. 16. in pulsum effectus, ejusque causae. IX. 152. acrimonia est cum calore manifesto. XIV. 14. vinum senibus est utilissimum. VI. 334. (recensentur species.) frigidum habitum corroborat. XV. 195. sudores et urinas provocat. VI. 55. quaenam urinas moveant. XV. 639. vini larga potio mala, moderata commoda. IV. 778. vinum temperamento calido prohibet. X. 556. vina inveterari quid significet. XIV. 14. vini faex. III. 270. (conf. *Faex.*) XI. 414. faex usta ad fungos venenatos. XIV. 140. flos. III. 270. flos, dum vinum fervet, supernatat, deinde subsidet. XI. 628. vina boni succi. VI. 800. 802.

Vinum quale antidotis aptum. XIV. 13. 27. in Kreso quod provenit ad antidota bonum. XIV. 28. in Methymna natum ad antidota bonum. XIV. 28. in Mytilena nascens ad antidota bonum. XIV. 28. quodnam theriacae injiciendum. XIV. 29. ut antidotum. XVII. B. 335. vini virtutes. IV. 778. vini in animum effectus. IV. 812. eo abstineant pueri. VI. 54. neque jam adultis, nisi modice sumtum, utile est. VI. 55. vinum ne gustent pueri ad annum decimum octavum. IV. 809. ad annum trigesimum moderate utantur. IV. 809. conducit senibus. VI. 319. quae urinam movent, senibus maxime conveniunt. VI. 337. senibus inde usus contingens. VI. 336. in tempore exhibitum et temparanter epotum recte valentibus prodest. XVII. B. 227. num temperamento calido conveniat. VI.

376. excretiones omnes putridorum humorum promovet. X. 757. sanguinem fundere quidam putant. XVIII. A. 152. respectu ad morbos acutos. XV. 626 sq. quaenam in morbis acutis conveniant, quaeque minime. V. 772. aqua gelida dilutum curat animi deliquium ex nimiis vacuationibus. XI. 51. vini, aequali portione aquae mixti, usus contra anxietudinem, oscitationem, horrorem. XVIII. A. 168. bilis acrimoniam frangit. VI. 55. quaenam biliosis non conducant. VI. 803. quaenam calculosis sint apta et inepta. XIX. 674. vina, quae melle conduntur senibus conducunt, quibus calculi suspicio est in renibus. VI. 338. eo utitur Asclepiades in enstasi. XVIII. A. 152. quale reficiendis exsiccatis maxime conducat. X. 483. qualia ad famem caninam maxime valeant. XVII. B. 500. qualia sola febri conducant. XV. 646. vini usus in febre diaria. X. 556. usus in febribus ephemeris. XI. 15 sq. usus in fistularum cura. XI. 129. usus in fracturis, cum nudatis ossibus, secundum Hippocratem. XVIII. B. 366. in inflammatione arteriae asperae ipsa non, quum vero inflammatio moderata est, conducit. XIII. 11. languores discutit assumptum ubi opus est. XVII. B. 227. usus in frigido marcore juvat, in torrido fugiendus, medius in syncopali. VII. 703.

Vinum tollit oculorum dolores. X. 171. 819. XVI. 85. remedium adversus senectutis acerbitatem. IV. 809. usus in siccitate, frigiditati juncta. X. 498. aqua diluti modica potio somnum inducit. VIII. 131. 162. vinum ad syncopen omnem. X. 830. ad syncopen ex cruditate. X. 829. quaenam in syncope ex crudorum humorum copia fugienda et quae eligenda. X. 833. quaenam in syncope adhibenda. X. 830. omnis ulceris, qua ulcus est, optimum remedium. X. 193. usus in ulceribus, in quibus subjectae carnis intemperies humida adest. X. 237. quale frigido ventriculo conducat. X. 501. ubi plus bibitur, quam vinci potest, tantum abest ut animal calefaciat, ut etiam frigidiora vitia gignat, v. c. apoplexias, paraplexias etc. I. 661. immodicus usus quosnam producat morbos. I. 661. potentis ac copiosi usus

laedit. XVI. 49. a vino quando in morbis acutis sit abstinendum. XV. 700 sq. vinum, si post balneum statim bibatur, caput conscendit. XV. 194. liberalius epotum vel meracius capitis dolores gignit. VIII. 207. vini copiosa potio in capitis affectione mala. XVII. A. 586. potio causa temporariae desipientiae. XVI. 531. vinum aqua marina dilutum causa febris ardentis. XV. 739. a vino abstinendum in febre a bubone. XI. 15. ex ejus usu immodico humiditatis cura. VI. 227. noxae magnae in inflammationibus. XI. 51 sq. potus praeter morem molestias gignit. XV. 575. 577. valde nutrientia in obesis fugienda. X. 997. a vino abstinendum in ossium fracturis. XVIII. B. 406. vinum picrocholis non commodum esse *Hippocrates* dicit. XV. 637. vini potio intempestiva pulsum durum efficit. IX. 249. ex vini multi potu rigor et delirium malum. XVIII. A. 107. vinum largius sumtum somnum profundiorem efficit. VII. 141. vinum temperamento calido non, nisi tenue convenit. VI. 808. vini multi noxas removet vomitus. XVI. 143. ad vini noxam remedia. XIV. 557. vinum ut odio sit remedia parabilia. XIV. 540.

Vini differentiae. XII. 473. de vini differentia et usu *Hippocratis* expositio. V. 771. *Abates* austerum simul et dulce. VI. 800. acerbum a Graecis struphnum vocatur. XV. 641. acre ac vetustum quibus utile. VI. 801. adrianum aquosae consistentiae. X. 833. adrianum urinam movet. VI. 275. adriaticum ad herpetem exedentem. XI. 87. aegeates crassum est. X. 833. adstringit. XV. 337. Aegis quale. VI. 800. alba: inter ea dulce nullum. VI. 801. album minime calidum. VI. 336. X. 834. alba diutissime servata ex pallido flaventia fiunt, non penitus flava. VI. 336 alba, si inveteraverint, flavedinem aliquam contrahunt. VI. 336. album austerum quando ventri utile. XV. 645. album austerum minime calidum est, et propterea ventris fluxionibus idoneum. XV. 640. album et crassum difficulter, album et tenue facile alteratur et consumitur. XV. 413. alba et crassa parcius quidem quam nigra, sed magis quam tenuia nutriunt. XVII. B. 486. album et te-

nue temperamento impense calido idoneum VI. 392. album, tenue et pauciferum mulsa interdum valentius est,
interdum imbecillius. XV. 669. album vinosum dulci magis ad vesicam
penetrat secundum *Hippocratem*. XV.
643. albanum aquosae consistentiae.
X. 833. albanum urinam movet. VI.
275. albates crassum est. X. 833.
austerum simul et dulce. XI. 648.
aminaeum e Bithynia movet urinas.
VI. 337. aminaeum quam primum
bibi potest. VI. 806. aminaeum adstringit. XI. 441. aminaeum neapoli-
tanum aquosae consistentiae. X. 833.
in Sicilia vocatum aminaeum siccat.
XIII. 659. anabates austerum simul
et dulce est. XV. 645. antiquius vi-
nosius est et vehementius. X. 484.
antiquum inimicum impense calido
temperamento. VI. 392. aparachyta
quae dicantur. X. 832. aparachyton
i. e. originale. XIII. 721.

Vinum Aphrodisicum. XIII. 659.
aphrodisiense ad distributionem per
corpus aptum. X. 835. aqua frigida
temperatam *Erasistratus* in cholera
exhibet. XI. 171. aquea alimentum
exiguum corpori praebent. XVI. 433.
aquea per urinas facillime secedunt.
XVI. 433. aquosum quod dicatur.
X. 484. XV. 631. aquosa quae et
ubi crescant. XV. 648. aquosa vocantur alba et tenuia. XVII. B. 467.
aquosa vocant alba colore tenuique
substantia, et non multae inter tem-
perandum aquae indiga. XIV. 14.
aquosae consistentiae quae. X. 833.
aquosa nonnunquam perseverant. XIV.
15. aquosum imbecillum dicitur. XV.
628. aquosum facultate aquae simile
est. XV. 631. aquosum cujus sit qualitatis. XV. 669. aquosa facile in
contrarias qualitates mutantur, vel
acidam, vel amaram. XIV. 16. aquosa urinas movent. X. 837. aquosa
urinas promovent, sed minimum nutriunt. XVII. B. 467. aquosa celerrime per urinam excernuntur. XVII.
B. 486. aquosa paucissime nutriunt.
XVII. B. 485. aquosa obesis utilia.
X. 997. aquosum et maxime frigidum quibusnam utile. XV. 220.
aquosum ad eorum, quae in pulmone
sunt, eductionem idoneum est. XV.
642. aquosum praeter consuetudinem
repente epotum in superiore ventre
humiditatem excrementitiam, in inferiore flatum inducit. XV. 575. 577.

ariusium locis quibusdam in Chio
provenit. X. 832. ariusium in Chio
nascitur et quale. XIII. 405. ariusium
nascitur in Chio. XIV. 28. ariusium
in Chio natum, siccat. XIII. 659.
ariusium ad distributionem in corpus
aptum. X. 835. ariusium succos bonos facit et concoctionem juvat. VI.
275. ariusium biliosis non convenit.
VI. 803. ariusium senibus conducit.
VI. 334. ariusium meconii antidotus.
XI. 604. arsyinum urinam movet.
VI. 276. arsyinum aquosae consistentiae est. X. 833. arsyinum recens bibi potest. VI. 806. arsyinum
ad reficiendos exsiccatos. X. 483.
arsyinum ad herpetes excedentes. XI.
87.

Vinum austerum natura frigidum
est ac terrestre. XVIII. B. 568. austera sensim austeritatem deponunt.
XI. 655. austera caput minime tentant et distributionem non promovent. X. 836. austerum excretiones
omnes cohibet. XV. 647. austera,
ubi inveteraverint, stomacho utilia.
X. 834. austera urinas movent. XV.
640. austera ventriculum roborant.
X. 836. qua de causa iis utamur.
VI. 802. austera quibusnam in morbis sint vitanda. XV. 646. austera,
crassa et nova in syncope fugienda
sunt. X. 836. austera simul et dulcia. XI. 648. austera, quae mediocriter alba et crassa sunt, nullum ad
distributionem in corpus est idoneum.
X. 834. austerum pro rhodio. XIX.
738. bicyum quale. VI. 802. Bithynum album quomodo progressu temporis mutetur. VI. 805. caecubum in
Italia quale. X. 834. natura calida
quibus conditionibus celerius concoquantur. VI. 664. calidiora capitis
dolores procreant. XIV. 317. calidum ventriculo imbecillo. XI. 55.

Vinum caryinum dulce et nigrum.
VI. 801. XV. 632. caryinum *Galeni*
amicus ex sola descriptione cognovit. VIII. 774. caurinum. VI. 806. ce-
cubum quale. VI. 805. cilicium austerum et dulce simul. VI. 800. crassa quae. X. 833. crassa valde nutriunt. VI. 800. crassum ad sanguinis eruptiones. XI. 52. crassum ad
reficiendos extenuatos. X. 997. a vinis natura crassis abstinendum, donec novella sunt. VI. 805. crassa,
dulcia et nigra senibus sunt fugien-

da. VI. 339. crassa et fulva multum
alunt. XVI. 433. crassa et fulva
aquosis magis nutriunt. XVII. B.
486. crassum et fulvum difficulter alteratur. XV. 413. crassa et nigra
malum succum gignunt. VI. 276.
crassa et nigra sanguinem melancholicum generant. VIII. 184. crassa,
odorata et vehementiora quibusnam
in regionibus crescant. XV. 649.
crassa, rubra maxime nutriunt. XVII.
B. 467 sq. creticum vinosum, utilitas in tetano lumborum. XV. 862.
defrutum quod vocatur, ex cocto musto conficitur, quo vino dulcius efficitur. XV. 632. dilutum ventris robur
exolvit. XV. 564. dulce qualis ut
plurimum sit naturae. XV. 632. dulcia enumerantur. XV. 632. dulce omne et nigrum est. XV. 645. dulce
in acuto morbo ad expuitionem idoneum. XV. 635 sq. dulce minus quam
vinosum caput tentat. V. 771. dulce
vinoso minus caput gravat et mentem ferit. XV. 630. dulcia bilem generant. XV. 638. dulce cur amara
bile scatentibus non idoneum. XV.
630. dulcia, et quae ventrem mollire possunt, biliosis conducunt. VI.
410 sq. dulce mediocriter calefacere
videtur. XV. 632. dulce cur febrientibus non sit utile. XV. 638. dulcia
cur flatus gignant. XV. 638. dulce
cur sitim faciat. XV. 632. dulce ad
toxicum sumtum. XIV. 139. dulce
secundum *Hippocratem* potentius educit sputa. XV. 641. vomitus vini dulcis
potione provocatus ad ciborum corruptionem in ventre valet. VI. 414.
dulcis potio ad vomitum iis conducit,
quibus cibi in ventre corrumpuntur.
VI. 414. dulcia et crassa alvum subducunt. VI. 804. durum quod. VIII.
689.
Vinum falernum, quod faustianum
vocant, admodum dulce est. X. 832.
falernum gustu dignovit *Galenus*. VIII.
774. falernum siccat. XIII. 659. falernum biliosis non convenit. VI. 803.
falernum capiti noxium. X. 835. falernum ad herpetem exedentem.
XI. 87. falernum senibus convenit.
VI. 334. falernum stomachum roborat. X. 832. falernum optimi succi.
VI. 802. falernum ad succi bonitatem et concoctionem facit. VI. 275.
falernum in syncope ex crudis humoribus. X. 831. falerni adulteratio
et notae. XIV. 77. falernum ad an-

tidota optimum. XIV. 19. falernum
meconii antidotus. XI. 604.
Vinum Faustianum species falerni.
XIV. 20. Faustianum falernum mediocriter dulce. VI. 801. flavus color est praecalidorum proprius. VI.
336. flavum calidissimum. VI. 336.
quae calidissima, flava sunt. X. 834.
flava, calida, et odora et consistentiae, quae inter aquosa et crassa sit
media, quae. X. 833. florulentum
apud *Hippocratem* quale. XIX. 81.
fulvum triplicis generis est. XV. 646.
fulva caput feriunt. X. 837. fulvum
caput et mentem magis ferit quam
nigrum. XV. 646. fulva, cur concoctioni in ventriculo et venis magis
conducant. X. 837. fulvum quando
in morbis acutis adhiberi possit. XV.
644 sq. fulvum cur febri pravum sit
auxilium. XV. 642. fulvum albumve
ad succi bonitatem et concoctionem
facit. VI. 275. fulva et crassa tardius meatus permeant. X. 837. fulva
et crassa magis nutriunt quam tenuia. X. 837. vitiosos humores corrigunt. X. 837. fulvum dulceque quibus utile et noxium. VI. 803. fulva
flavaque mediocriter dulcia sunt. VI.
801. gabianum in Italia crescit. VI.
334. gaurianum aquosae consistentiae. X. 833. hepsema quod. X. 833.
hippodamantium mediocriter dulce.
VI. 801. hippodamantium quum in-
veteravit, ad distributionem. X. 836.
inest huic adstrictio manifesta. X.
836. imbecillum aquosum dicitur.
XV. 628. italicum pro mendesio.
XIX. 736. Lesbium in Lesbo nascitur. X. 832. Lesbium a totius insulae nomine vocatur. XIV. 28. Lesbium in Mitylene paucum in Eresso
et Methymna copiosius et melius ob-
venit. XIII. 405. Lesbium odoratum
in Ereso et Methymna siccat. XIII.
659. Lesbium fulvum biliosis non
convenit. VI. 803. Lesbium capiti
noxium. X. 835. Lesbium ad distributionem per corpus aptum. X. 835.
Lesbium succos bonos facit et concoctionem juvat. VI. 275. Lesbium
senibus conducit. VI. 334. Lesbium
ad ventriculi fluxiones. XI. 52. Lesbium meconii antidotus. XI. 604.
marsum adstringit. XI. 441. marsum
austerum est, facileque acescit. XIV.
15. marsum Signino austerius. X.
831. marsum siccat. XIII. 659. marsum urinam movet. VI. 337.

Vinum mendesium pro italico. XIX.
738. pro mendesio sumi potest italicum. XIX. 736. meraco qui se re-
pleverunt, tremuli redduntur. VII.
158. meracum potum ad coriandrum
viride sumtum. XIV. 139. meracum
ad fungos venenatos. XIV. 140. meracum vigilias induc t. VIII. 132. merum quodnam dicatur. XVII. A. 320.
merum causa intemperei siccae cordis. IX. 388. meri potio ad ophthalmiam. XVIII. A. 45. meracius
calefacit. XV. 179. meracius intestinis magis convenire statuit *Hippo-*
crates. XV. 647. meracius praeter
consuetudinem potum qualia symptomata gignat. XV. 575. 577. meracius ad hemicraniam. XVII. B. 332.
meracius humores diffundit et vasa
laxiora reddit. XV. 203. quam me-
racissimum hieme conducit. XV. 177.
mortuum quidam acetum vocant. XI.
413. multiferum quale dicatur. XV.
669. mysinum surrentino haud absimile. X. 833. mysium. XIII. 659.
mysium surrentino similes vires habet. VI. 335. nigrum non omne statim et dulce est. XV. 645. nigra ve-
terascentia quomodo se habeant. VI.
805. nigra maxime alunt. XVI. 433.
nigra maxime nutriunt. XVII. B. 486.
nigrum sanguinem plurimum generat. XV. 894. nigrum et austerum
quando in morbis acutis adhiberi
possit. XV. 644 sq. nigrum et austerum affectas partes inflammari non
patitur. XVIII. A. 691. nigri et austeri utilitas in vulneribus. XVIII. B.
567. nigrum, quod citra dulcedinem
austerum est, quando sit ventri utile.
XV. 645.
Vinum nobile quodnam. X. 485.
nobilium facultates. X. 485. novella
quae sola bona. VI. 806. novellum
aquosius, et imbecillius est, aegrius
concoquitur, ac magis excremento-
sum est. X. 484. odora et fulva omnia capitis dolorem excitant. X. 835.
odorum ad succi bonitatem praestat,
et caput ferit. VI. 802. oligophoron
quodnam dicatur. X. 484. pallida
aut flava quae crassa sunt, et sanguinem augent, et corpus nutriunt.
VI. 337. paucifera quae. VI. 807.
pauciferum quale sit. XV. 669. quod
Pergami crescit, et in Perperine et
Aegis austerum est. XV. 645. Perperinae quale. VI. 800. Perperinae
nigrum est. VI. 805. perperinium ad-

stringit. VI. 337. perperinum crassum
est. X. 833. purum quale. XVIII. B.
165. rhodium pro syriaco. XIX. 738.
pro rhodio austerum. XIX. 738. rubra et crassa sanguini generando sunt
commodissima. VI. 744. robustum vinosum appellatur. XV. 628. robustum vehementer et celeriter calefacit et caput ferit. XV. 628. sabinum nobile quod dicatur. X. 485.
sabinum aquosae consistentiae. X.
883. sabinum aquosum est, et febrientibus exhibent. XV. 648. sabinum austerum simul et dulce. XI.
648. sabinum ad reficiendos exsiccatos. X. 483. sabinum ad herpetes
exedentes. XI. 87. sabinum urinam
movet. VI. 275.
Vinum sapa vocatum vino ipso
dulcius, nigrius et crassius. XV. 632.
scilliticum: ejus vires et usus. XIV.
569. et confectio. XIV. 569. scybelites crassum est et valde nutrit.
VI. 800. dulce est. VI. 800. scy-
beliticum solummodo dulce est. XI.
649. scybelites dulce est. XV. 632.
scybellites crassum est. X. 833. scybellites nigrum crassumque minus in
ventre moratur. VI. 337. Siculum
aminaeum, quod in magnis reponitur fictilibus stomacho utile. X. 835.
quod vero in parvis, malum stomacho est, et capitis dolorem creat. X.
835. signinum minus acescit, inve-
teratumque optimum redditur. XIV.
15. signinum austerius est. X. 831.
signinum siccat. XIII. 659. signinum
senibus convenit. VI. 334. signinum
urinam movet. VI. 337. siraeon crassum. X. 833. siticulosum minus sputa educit, et cur. XV. 642. siraeum
solummodo dulce est. XI. 649. struphnum acerbum est. XV. 641. surrentinum ante viginti annos adhuc
crudum. XIV. 15. surrentinum mediocriter adstringit. X. 831. surrentinum austerum simul et dulce. XI.
648. surrentinum ad succi bonitatem
et concoctionem. VI. 275. surrentinum senibus convenit. VI. 334. surrentinum meconii antidotus. XI. 604.
sybates adstringit. VI. 337. pro syriaco rhodium. XIX. 738. tenue quibus utile. VI. 801. tenuia flatus non
generant. XV. 638. tenue urinam
movet. VI. 275. tenue et vetus et
meracius in cholera arida. XV. 886.
Vinum theraeum nigrum crassumque et minus in ventre moratur. VI.

337. theraeum crassum est. X. 833. theraeum crassum est et valde nutrit. VI. 800. theraeum dulce est. VI. 800. XI. 649. XV. 632. therinum dulce est. XV. 632. therinum dulce et nigrum. VI. 801. thuscum aquosae consistentiae. X. 833. tibecinum aquosae consistentiae. X. 833. tibenum recens bibi potest. VI. 806. tibenum aquosum est. XV. 649. tiburtinum nobile adstringit. X. 831. aliud tiburtinum est imbecillum, levis adstrictionis particeps. X. 831. tiburtinum austerum est, facileque, si imprudentius condatur, acescit. XIV. 15. tiburtinum siccat. XIII. 659. tiburtinum senibus convenit. VI. 334. tiburtinum urinam movet. VI. 337. titacazenum aquosae consistentiae. X. 833. titacazenum urinam movet. VI. 276. titacazenum aquosum est. XV. 649. titacazenum recens bibi potest. VI. 806.

Vinum tmolites a colle Tmolus nomen habet. XIV. 28. ejus differentiae. X. 836. tmolites falerno simile est. XIII. 405. (reliquae ejus peculiaritates.) tmolites capiti noxium. X. 835. tmolites ad distributionem per corpus aptum. X. 835. tmolites maxime siccat. XIII. 659. tmolites fulvum et dulce biliosis non convenit. VI. 803. tmolites fulvum dulce optimi succi est. VI. 802. tmolites meconii antidotus. XI. 604. valida austera albaque cum crassitie etiam post decennium, si bene non fuerint recondita, acescunt. XIV. 15. veteris et acris immoderatus usu febrem accendit. VII. 6. vetus largiter epotum meconii antidotum est. XI. 603 sq. vetus, meracius, refrigeratos sanat. XI. 604 sq. nimis vetusta fugienda. VI. 805. valde vetusta calida sunt. XI. 646. omnia vetustate fiunt calidiora. XI. 655. vetustissimum ventriculo calido nocet. XVII. B. 285. vinosum quale *Hippocrates* dicat. X. 484. vinosum robustum dicitur. XV. 628. vinosum album quodnam *Hippocrates* vocet. XV. 640. vinosum album secundum *Hippocratem* urinas movet. XV. 640.

Violae facultates. XI. 889. albae radix pro balsamo. XIX. 726.

Viperae: earum coitus, foetuumque partus describitur a *Nicandro.* XIV. 239. foeminae a mare differentia. XIV. 265. viperas venari quando

conveniat. XIV. 45. 264. viperas qui venantur, Marsi vocantur. XII. 316. viperarum carnes, earumque virtutes et usus. XII. 312. quinam iis vescantur. XIV. 264. viperam aliquis devoraverat, et siti inexplebili mortuus est. VII. 135. viperis morsos satiari non posse potando, dicunt. XII. 316. vipera ut non mordeat remedia. XIV. 490. viperae veneni vis diversa quatenus soli cuti applicatur, vel urina sumitur. I. 664. viperarum capita et caudae virulentiores esse videntur. XIV. 45 sq. viperas theriacae primus immiscuit *Andromachus.* XIV. 232. viperae ad theriacam et pastillos theriacos adhibentur, sed caput et cauda abjiciantur necesse est. XII. 317. ad halem. XII. 319. viperae ad theriacam praeparatio. XIV. 265 sq. vipera cur non integra theriacae immisceatur. XIV. 237 sq. viperam, nec alium serpentem *Andromachus* theriacae cur admiscuerit. XIV. 233. ex viperis theriace *Andromachi* senioris, Galena dicta. XIV. 32 sq. ex viperis antidotus theriace ad obstructiones. VI. 341. viperarum caro aestate satis efficax est; secessus tempore sicca, frigida et alimenti expers. XIV. 45. fel, ei succedit fel ichneumonis. XIX. 746. viperae saliva humana perniciosa. VII. 745. contra viperas viperae ipsae contritae et vulneribus applicatae. XIV. 246. viperae mira cum utilitate in elephantiasi eduntur. XI. 143. viperae cutis pulverisata tuborcula discutit. XIV. 241. ex viperis combustis sal valenter extenuat. X. 995.

Vipera morsus quidem colorem ita mutavit, ut porri colorem referret. XVI. 451. ad viperae morsus anchusa onocheile et alcibiadia. XI. 813. antidotus. XIV. 122. 203. antidotus *Aelii* Galli. XIV. 114. ad viperas remedia, in quibus *Antiochi* theriaca continetur, quam *Plinius* in foribus aedis Aesculapii descriptam fuisse tradit. XIV. 183. remedium *Apollodori* ex sanguine testudinis. XIV. 184. *Dorothei Heliei* medicamentum. XIV. 183. enneapharmacum *Heraclidis* Tarentini. XIV. 186. epithemata. XIV. 190. 490. fomentum. XIV. 491. inunctio. XIV. 490. isis. XIII. 774. Isotheos dicta confectio. XIII. 66. Lemnia terra. XII. 174. a vipera morsos juvare dicitur

Omphatites suspensus. XII. 207. rustici medicamentum. XIV. 184. congruere dicitur scorpius. XII. 366. quidam utebatur stercore caprino. XII. 299. theriace. XIV. 90. theriaca antidotus. XIV. 189. 300. theriaca galena dicta. XIV. 33. theriace praestantior quam Mithridatium. XIV. 3. decoctum herbae trifolii. XIV. 226. vinculum superioribus partibus injectum. VIII. 197.

VIR: causa majoris perfectionis prae foemina. IV. 161. usus. IV. 162. barba ejus decus et ornamentum. III. 900. viri et foeminae quomodo differant. IV. 628. virorum et feminarum genitalium analogia. IV. 159. viri cute alba, et qui regionem frigidam inhabitant, humidi pituitosi, molles et albi carne molli praediti sunt. XIII. 662. viri mulieribus plerumque sunt nigriores et hirsuti. XVII. A. 1002. mulieribus sicciores sunt. XV. 211. virorum sterilitatis causae. XVII. B. 869. XIX. 328. 451. viri qualem pulsum habeant. VIII. 463. IX. 472. mulieribus pulsum fere habent longe tum majorem tum vehementiorem, paulo tardiorem satisque rariorem. IX. 107. viris urinae nigrae deterrimae. XVIII. B. 158. urina atra pessima. XIX. 610. calculi non generantur ob corporis frigus. XV. 153.

VIRES sunt vita ipsa. X. 643. virium essentia tum in spiritu tum in solidorum corporum temperamento consistit. X. 838. virium conditio quomodo cognoscatur. XVII. B. 382. oculorum conditio, ubi sunt vires infirmae et validae. XVII. B. 214. vires indicationem suppeditant qualem. X. 642. vires aegroti num ad curationem quidpiam conferant, necne. X. 629. aegroti magni momenti sunt in sanatione febrium. X. 664. a viribus indicatio in febribus diariis exigua est. X. 670. magna in iis, quae diutius durant. X. 670. vires quando secundum naturam se non habere dicantur. X. 670. in viribus suspectis quaenam sit vena secanda. XVI. 135. viribus oblaesos lavare non convenit. XV. 721. vires respiciendae sunt in indicationibus stabiliendis. XV. 509. earum dignitas. X. 643. respiciendae sunt in cura febrium. X. 812. exercitatae corpus rubicundum reddunt. XVII. B. 102. vacuationis quan-

titatem indicant. XVII. B. 364. victum, qui sit adhibendus, indicant. XVII. B. 377. virium custodia vitam in nobis conservat. XV. 290. vires firmant aquae calidae. VI. 183. firmat balneum frigidum. X. 709. auget cibus plenus. XVII. B. 368. quae imminuunt, debilitare dicuntur. XV. 665. virium robur aut imbecillitas aegri scopi sunt graves victus rationis instituendae. XV. 606. imbecillitas in febribus malum signum. X. 690 sq. imbecillitas in morbis lethalibus signum est, mortem sine crisi subsecuturam. IX. 748. imbecillitatem indicat urinae sedimentum inaequale. XIX. 582. virium imbecillitatis signum urina alba et tenuis. XIX. 577.

Vires, si ex dolore resolvuntur, atque ex eo periculum impendet, et mitigari dolor et roborari vires debent. X. 814. virium jactura causa aphoniae in morbis. XV. 776. infirmitas comatis causa. XVII. A. 540. lapsus bulimum comitatur. VII. 136. lapsus in longissimis morbis saepe incidit. X. 840. imbecillitatis in morbis acutis causae. XV. 606. praeceps lapsus syncope est. X. 837. imbecillitatem indicat urina tenuis et pallida. XIX. 578. viribus exoluti pro causis efficientibus varie sunt curandi. XV. 611. vires imbecillas habentes purgare non convenit. XVI. 657. virium prostrationis signa. VII. 592. vires quae prosternant, affectiones. IX. 548. vires frangit abscessus eruptio in ventrem, stomachum aut thoracem. XI. 49. prosternit doloris vehementia. XI. 49. exolvit somnus multus et insuetus. XV. 625. debilitat sudor immodicus. XVII. A. 972. virium robur timor minuit. VII. 587. vires dissolvit sudor immodicus. XVI. 122. prosternit omnis evacuatio, nisi paulatim fiat. XVII. B. 13. vires infirmae redduntur intempestiva vacuatione. XVI. 97. laedunt omnia vacuantia remedia. X. 638. gravantur venarum oppletione. XV. 775. tenuis victus imminuit. XVII. B. 368. virium imminutio victus tenuis terminus est. XVII. B. 368. vires qua ratione serventur. X. 642. quomodo costodiantur. X. 742. in morbis quomodo conservandae. X. 843. virium conservatio alimenti scopus. XV. 510. roborat vinum aquosum. XV. 642.

tuetur et conservat victus moderatus.
XVII. B. 368.

VIRGAE quomodo oriantur. XIX.
291.

VIRGO ut appareat mulier violata
remedia parabilia. XIV. 478. 486.
virginis, febre ardente laborantis casus. XVII. A. 768. 779. virgines ad
matrimonium idoneas esse unde cognoscatur. XVII. A. 451. virginum
uberibus illitus vespertilionum sanguis ab extuberatione ea tueri dicitur sed falso. XII. 258.

VIRIDE qua significatione apud *Hippocratem* occurrat. XVII. A. 828 sq.
et pallidum apud quosdam idem significat. XV. 554. modo idem quod
pallidum, modo quod aeruginosum
est. XVI. 6. virides saepe pallidi vocantur. XVII. A. 343.

Viriles morbi. V. 695.

VIRILITAS, definitio. V. 597. secundum *Aristonem.* V. 596. perit testibus excisis. IV. 569.

VIRTUS, definitio. V. 468. scientia est secundum *Galenum.* V. 593.
scientia est etiam secundum *Platonem.* V. 599. unam *Ariston* accipit,
scientiam bonorum et malorum. V.
590. 595. ad virtutem viam brevem
putant Cynici placita sua. V. 71. virtutes animi quae. XIX. 383. virtutes animae, de iis *Aristonis* opinio.
V. 595 sq. virtutes quatuor in anima quomodo sint. V. 594. virtus in
anima rationali scientia est. V. 594.
virtutes in partibus animae irrationa-
libus habitus quidam sunt et facultates, in rationali non habitus solum,
sed etiam scientia. V. 595. virtutes
corporis quae. XIX. 383. animal natum regentes, earumque sedes. V.
600. virtutis in cerebro collocatae
opera. V. 600. in corde collocatae
opera. V. 600. in hepate collocatae
opera. V. 601. virtutes alii dociles
putant, alii naturales. V. 776. omnes in medio consistunt. XVI. 105.

ad *Virulenti* omnis ictum antidotum diascincum. XIV. 152. ad virulentorum omnium ictus antidotus
athanasia *Mithridatis.* XIV. 148.

VISCERA quaenam organa dicat
Hippocrates. XVI. 93. et intra et extra ampla spatia obtinent. XI. 91.
viscerum plurima moles ex carnibus
constat, quam alii parenchyma volunt vocare. XII. 311. viscerum carnem *Erasistratus* parenchyma vocat.

XV. 8. viscerum carnes sanguine parum alterato nutriuntur. XV. 255.
viscera quando stabiliat venter et
quando non. XVI. 94. viscera cur
nervos sensificos acceperint. III. 726.
visceribus ventriculus subservit. VII.
123. viscera animalium terrestrium
ut alimentum. VI. 679. viscera avium
quale exhibeant alimentum. VI. 703.
visceribus ampla spatia et intus et
extra insunt. XVI. 157. visceribus
cibus et somnus convenit. XVII. B.
260 sq. viscera quibus exercitationibus agitentur. VI. 151. visceribus
inanitis inferioribus prodest repletio,
superioribus alimentum. XVI. 94. viscera dulcedine delectantur. XV. 655.
visceribus placidum est oxymel subacidum. XV. 683. viscera graviora
reddit somnus uberior. X. 823. abstergit resina terebinthinae. VI. 355.
purgant amygdalae. VI. 611. balanus myrepsica. XI. 845. purgat radix dracontii. XI. 864. expurgat Scordium. XII. 126. thymus expurgat.
XI. 888. visceribus magnis praeditis noxia est aqua mulsa sincera. XV.
699.

Viscera videri pendere ait *Hippocrates* iis, qui parcius cibantur. XV.
554. suspensa videri unde veniat.
XV. 570. viscerum abscessus quonam erumpant. VII. 739. dolore ex
laboribus et itinere qui corripiuntur,
quali victu utantur. XV. 221. dolores malagma hieraticon. XIII. 183.
ad viscerum indurationes malagma
Andreae. XIII. 343. viscerum infarctus purgat agarici radix. XI. 812.
in viscerum phlegmonis cur dulcia
non conveniant. XV. 657. viscerum
inflammatio purgationem non concedit. XI. 351. inflammatio ad purgationem inepta est. XVI. 64. inflammatio purgationem non concedit.
XVI. 108. XVII. B. 448. viscus aliquod inflammatum si suppuraverit,
suppurati vocantur. IX. 173. ad visceris cujuslibet inflammationem emplastrum discussorium ex calce viva.
XIII. 945. viscerum obstructiones
fiunt ex motu retardato. VI. 41. obstructiones extergit carpesium. XI.
15. obstructiones expurgat Chamaedrys. XII. 153. ad viscerum obstructionem hedysari semen et germina.
XI. 884. viscera obstructione liberat Scandix. XII. 125. obstructiones
solvit Sison. XII. 123. ad viscerum

scirrhosos affectus myracopon regium. XIII. 1031. ad visceris scirrhum futurum malagma *Damocratis*. XIII. 990.

Visceratus quinam dicatur. V. 317.

Viscerosi qui dicantur. XVII. A. 365.

Viscidum omne quidam calidum vocant. XI. 412.

Viscosa omnia causae sunt pituitae accumulationis. XIX. 488.

Viscum, vires et usus. XI. 888. quercino succedaneum. XIX. 730.

Visus, definitio et quomodo fiat. XIX. 379. oculorum actio est. X. 45. finis colorum dignotio. V. 625. organon ipsum crystallinus humor est. X. 118. splendoris sensus est. VII. 122. organon cur sit igneum. V. 635. organon *Plato* dicit ignis esse purissimi a carbone et flamma variantis. V. 629. organon cur sit lucidissimum factum. II. 862. 864. organon spiritum habet splendidum assidue sibi a cerebro affluentem. IV. 275. organon cur splendidum sit creatum. V. 637. theoriae. V. 618. XIX. 306. theoria mathematica. III. 815 sq. theoria *Aristotelis*. V. 643. theoria secundum *Platonem*. V. 630. visu quaenam corporum qualitates explorari queant. XI. 445. visus, quomodo et de magnitudine et figura corporum certiores nos reddat. V. 626. et situm et intervallum corporis cognoscere licet. V. 626. instrumentum pellucidum est splendidumque. V. 627. ejus dignitas. IV. 273. ad diagnosin morborum necessitas. XVIII. B. 649. morbi ortum habent vel quod nervus, vel quod cerebrum male est affectum. VII. 86. pathemata. VII. 44. alteratio morbi futuri nota est. I. 363. mutatio ex oculi conversione a musculorum paralysi pendente. VIII. 220. quibus impeditur, morbi. VII. 94. num recepturi sint nec ne cataracto laborantes, si detracta fuerit, signa. VII. 89. laesio in cataracta centrali. VII. 95. laesio in cataracta partiali. VII. 95. visum impediunt chemoses. VII. 101. si cornea a statu normali recedit. VII. 87. visum laedit corneae pars, quae pupillae obversa est, si aegrotat. VII. 99. visum adimunt vitia corneae varia. VII. 100. visum prorsus impediunt corneae morbi magni. VII. 101.

Visus laesio, quando in humore crassa corpora natant. VII. 96. aciem adimit humor tenuis crassior. VII. 95. impeditus humore s. spiritu in uveae foramine constituto. VII. 87. visum ex accidenti impedit membrana adnata inflammata. VII. 101. visus pictonum saepe turbatur, quando coriis albis laborant. Quomodo reficiantur. III. 776. visum et auditum turbat pulvis foliorum Platani, ubi in oculum aut aures inciderit. XII. 104. impediunt pterygia. VII. 101. visus laeditur ex solis conspectione. VII. 91. visum cur sol laedat. VII. 119. visum corrumpunt maximi splendores. VII. 117. visus affectus maximus, et propemodum phrenitidi similis est tria pro uno videre. IV. 788. visum laedit ulcus. VII. 99. laedit uveae foraminis augmentum. VII. 88. visus si perditur, nullo in oculo malo apparante, nervus affectus est. VIII. 218. visus caliginosus est temperamento calido et humido praeditis. I. 327. caliginem producit auster. XVII. A. 33. caliginosum et nebulosum efficit cornea humidior et densior. VII. 99. visus duplex unde oriatur. VII. 87. visus duplicatus quando oriatur. III. 819. VIII. 220. moderatae fatigationes emendant fuscum et coeruleum. VII. 120. nigrum morbos, ex segregatione provenientes. VII. 121. hallucinationes oriuntur, si oculi humores colore mutati sunt. VII. 99. visum hebetant lentes saepius comestae. VI. 526. hebetant lens et brassica. VII. 632.

Visus hebetudo amblyopia est. XI. 779. hebetudinem creat crassior et densior cornea. VII. 99. hebetudinem cur austri gignant. XVII. B. 570. hebetudo in febre ardente mentis alienationem indicat. XVI. 553. hebetudo et obscuritas morbi futuri nota est. I. 361. ad visus hebetudinem remedia parabilia. XIV. 498. visus hebetudini ab humorum crassitie, cedrea medetur. XII. 18. hebetudines, a crassitie natas, juvant caules Chamaesyces. XII. 155. ad visus hebetudinem collyrium *Lucii* melinum. XII. 787. *Ptolemaei* remedia. XII. 789. collyrium *Proteus*. XII. 787. *Hermophili* collyrium thalasserum. XII. 781. Indicum basilicon. XII. 782. melinum atarachum. XII.

786. visus sine suffusione obscurationis causa. V. 615. obscuri cura. XII. 801. cur in senibus obtundatur. XVII. B. 651. ad visum obtusum Hieracium. XII. 783. collyrium indicum aerianum. XII. 781. visus vitiatur humore aqueo vacuato. VII. 91. vitiatus in febribus lethale signum. XVII. B. 729. ad visum vitiatum *Philoxeni* remedium aridum. XII. 735.

Visum acuentia remedia. XIV. 497. 499. acuentia remedia oxydercica vocantur. XI. 778. ad visum acuendum cineribus hirundinum ustarum utuntur. XII. 360. ad visum acuendum Chelidonii majoris succus. XII. 156. visum an acuat sanguis crocodili. XII. 263. visum acuit fel hyaenae. XIV. 241. visum acuens compositio *Antonii Musae.* XII. 737. *Largi.* XII. 738. acuens compositio *Philoxeni.* XII. 736. visum acuit ruta. XIV. 543. acutissimus fit, si pupillae imminutio in utero facta est, post vero laedit. VII. 88. visum acutissimum reddit aspidis senile exuvium melle tritum et illitum. XIV. 242.

Vita ipsa vires aut ipsae sunt, aut earum actiones. X. 643. calida est et humida. I. 523. vitae totius principium cor. IV. 121. XV. 362. vitae finis cordis est ab actione cessatio. VII. 681. vita qua ratione ad longissimum tempus protrahatur. VI. 62 sq. vita quando gubernetur secundum scientiam aut ignorantiam. V. 596. vita brevis, ars longa. VIII. 637. XI. 793. vita brevis artis comparatione. XVII. B. 346. 348. vita non, quemadmodum *Hippocrates* statuit, brevis, sed longa, ars autem brevis, uti methodicii proferunt. I. 82. vitam brevem secundum *Hippocratem* reddunt cibi imbecilli. XVII. B. 282. vita ante acta indicationem in morbis praebet. X. 652. vita mollis mollem pulsum efficit. IX. 269. vita optima quae. XVII. B. 231. optima quae secundum philosophos. XIX. 231. otiosa morborum humidorum causa. VII. 20. otiosa ad febrem quotidianam praedisponit. XI. 23. otiosa palpitationis causa. VII. 600. peristatica quae. XV. 177. e vita qui decedunt, omnes pulsum parvum et languidum habent. VIII. 806. vitae diuturnae sunt, quibus

plures sunt dentes. XVII. A. 473. vitae instituta; definitio. XVII. A. 211. vitae instituta ad morborum praenotionem faciunt. XVII. A. 211. vitae instituti influxus in morborum constitutionem. XVII. B. 386. vitae negotia imbecilla quae. XVII. B. 180. vitae ratio qua in re consistat. VII. 212.

Vitellus ovi assati, vino albo tritus et cerato rosaceo exceptus ad sedis dolores ardentes. XIII. 315.

Vitex (vide *Agnus* castus). XI. 807. unde nomen acceperit. VI. 550. viticis germina eduntur. VI. 644. seminis usus et facultates. VI. 550. semen pro aspalatho. XIX. 725. semen pro carthami semine. XIX. 732. turiones appetitum movent. VI. 624.

Vitia omnia extra medium excedunt. XVI. 105. conformationis. I. 376. corporis animae imperant. IV. 788. praecordialia et spirituosa qualia sint. XVII. B. 29.

Vitis alba et bryonia vocatur, et psilothrum. XI. 826. vites agrestes quae vocentur. VI. 619. vitis agrestis et acris valde et calida. XI. 683. agrestis, albae et sativae facultates. XI. 826. capreoli ad herpetes. XI. 86. sternendi sunt in cubiculo febricitantium. X. 697. germina eduntur. VI. 644. lignum, pro eo oenanthes. XIX. 738. oculos depascunt scnipae, remedium contra eos vermes. XII. 186. vitis succus pro succo oenanthes. XIX. 738. ad vites custodiendas facientia. XIV. 546.

Vitiligo morbus vernalis. XVII. B. 615. vitiliginum generatio leucis similis. VII. 227. vitiligo naturalem colorem mutat. VII. 75. duae species, alba et nigra: causae. XIV. 758. albae ex pituitoso, nigrae ex melancholico sanguine generantur. VII. 227. vitiligines albas atrasque gignit pituita secundum *Platonem.* XVIII. A. 261. albae vere potissimum fiunt. XVI. 26. vitiligo fit ex solidarum partium mutatione. XV. 347. causa est humorum fluxus. VII. 22. vitiligines vere potissimum fiunt. V. 694. ab ea immunes sunt haemorrhoidarii. XVI. 453. et cur. XVI. 460. in vitiliginibus nutritio ob pravitatem frustratur. VII. 225. cura. XII. 46. vitiligines detergunt radix et semina altheae. XI. 867. expurgat alysson. XI. 823. sanat anchusa onoclea cum aceto. XI. 812. albas juvat rubia tinctorum cum aceto illita. XI. 878. ad vitiligines in facie remedia. XIV. 420. 421. ad vitiligines Balanus myrepsica. XI. 845. capparis cortex. XII. 11. foris utuntur radice Chamaeleontis nigri. XII. 154. stercus crocodilorum terrestrium. XII. 308. dracontii radix cum aceto. XI. 864. emplastrum *Attalici* album. XIII. 422. decoctum lupini. XI. 885. muscerda et fimus caprinus et calamus graecus ex melle illitus. XIV. 349. testa Sepiarum usta. XII. 347. Telephium cum aceto. XII. 141.

VITIOSITATIS semen nobis innatum esse Posidonius statuebat. IV. 820.

VITRIOLUM, substitui potest aeris squama. XIX. 746. cupri vide *Chalcanthus.*

VITRUM continet terram arenosam. XII. 185. ejus vires et usus. XII. 206. ustum potenter calculos frangit. XIX. 695. ustum urinam movet. XI. 749.

VITULINUS adeps, ejus facultates. XII. 327. adeps pus movet. XI. 733. ei substitui potest anserinus. XIX. 743.

VITULORUM caro qualis. VI. 774. carnes bubulis sunt praestantiores. VI. 662. medulla pro hyssopi cera. XIX. 745. medulla pro cervi medulla. XIX. 736. medullae succedanea. XIX. 736.

Vitulus marinus aërem respirat. III. 444. vituli marini sanguinem melancholicum generant. VIII. 184,

VOCALIA instrumenta quaenam sint. XVI. 204. organa quaenam *Galenus* vocet. XVII. A. 187.

Vocaliores cur saepe sint homines percalidae naturae. XVII. B. 201 sq. *Vocalium* distributio. X. 24.

VOCIFERATIONUM utilitas. VI. 359.

VOLA manus, definitio. XIV. 704. quibusnam musculis constructa. III. 93. volae manus, ϑέναρα, unde nomen habeant. XVIII. B. 364.

Volatilium esus sanguinem adauget. XIX. 488.

VOLATIO actio animalis volatilis est. X. 46.

VOLUCRES, alimenta, quae ab iis sumuntur. VI. 700. de differentia, quae est in partibus earum. VI. 703.

VOLUNTAS equiti similis, qui ha-

benarum motu equos impellit. IV. 469.

Voluptaria philosophia. XIX. 230.

VOLUPTAS affectus dicitur. XVI. 295. praesentis boni est opinio. V. 366. placidus' sensus est. VIII. 71. vitalem firmitatem dissolvit. IV. 588. voluptatis differentiae. V 772 sq. voluptas maxima cur sit cum coitu juncta. IV. 179. maxima causa mortis subitaneae. X. 841. voluptatem *Plato* vocat pathema. VII. 44. voluptates amant pueri. V. 459. voluptates arteriam mollem efficiunt. IX. 269. voluptates maximae nonnullos interficiunt. VIII 301.

VOLVPLUS (confer. ILEUS) quinam morbus, ejusque causae. VIII. 388 sq. definitio. XIV. 736. XIX. 423. cura. XIV. 737. definitio et causae. XVII. B. 623. morbus acutus est. XIV. 730. autumno potissimum fit. XVI. 27. in volvulo stercus vomitu ejicitur. VII. 219. in eo vomitus fiunt cum magna intentione et violentia, ita ut stercus etiam evomant. XIII. 148. causae. VII. 37, causa est intestinorum motus privatio. VII. 220. graveolens qualis apud *Hippocratem* sit. XVI. 824. ex volvulis graveolentibus cum febre acuta et hypochondrio sublimi parotides lethales. XVI. 822. volvuli mollis cura. XVII. A. 477. ad volvulum remedia. XIV. 452. 453. in volvulo clysteres acres. XVI. 146. ad volvulum colica admirabilis. XIII. 278. *Sigonis* colica. XIII. 285. Isotheos confectio. XIII. 66.

Vomentes facile superius purgare oportet, difficulter vomentes inferius. XV. 335.

Vomere qui consueverunt, evacuationem per superiora facile ferunt, qui non consueverunt, moleste. XVI. 124. qui bis in mense consuevit, hunc praestat duobus ex ordine diebus vomitum ciere, quam decimo quinto die. XV. 207. cibos quibusnam conducat. XV. 208. cibos quibus incommodum est, iis crebro die cibum sumere, et omnis generis cibariis uti confert. XV. 207. qui velit, quomodo se praeparet. XVI. 143. facilius est sedendo quam erecto corpore. XV. 144.

VOMICA quomodo cognoscatur, utrum in hoc vel altero latere consistat. XVIII. B. 199 sq. vomicae quandonam ru .pantur. XVIII. B. 197.

vomica num celerius an tardius rumpatur, quomodo sit cognoscendum. XVIII. B. 206. quo die rumpatur, unde concludendum. XVIII. B. 255 sq. vomicam pulmonis per urinam purgari vidit *Galenus*. VIII. 412. quomodo hoc fiat. ibid. vomicas omnia suppurantia quidam vocant. VII. 713.
Vomitus excretricis facultatis ventriculi motus est. VII. 217. naturalis facultatis symptoma est. VII. 173. nauseae eum praecedunt. VII. 173. physiologia. II. 171. epiglottidis usus, ne quid in tracheam perveniat rejecti. III. 589. vomitu quae expelluntur, praeter naturam sunt. XV. 320. vomitus ea rejicit, quae in ventriculi cavitate continentur. XVI. 172. humoris, qui per vomitum rejicitur, sanguini crasso et nigro similis, qualitates. V. 108. vomitu editorum foetor quid in morbis significet. XVI. 216. vomitu rejecta diversi saporis sunt. XVI. 217. in vomitu et singultu non idem est ventriculi motus. VII. 216. vomitus melancholici sanguinis fit liene affecto. VIII. 378. ex cibis crudis, ejus causae. II. 159. post fortiorem motum statim succedens unde. XIII. 140.
Vomitus causae. VII. 167. aestate fiunt. V. 694. XVI. 27. sequitur ventriculi oris morsum. XVI. 229. pulsus conditio. IX. 198. vomituris cur os sputo tenui repleatur. XVI. 571. vomitus in tquibusdam superflua vacuat. X. 512. vomitum sibi provocare *Galenus* saepe canem vidit. XI. 168. vomitus cur recens natis familiaris. XVII. B. 627. puerulorum morbus. V. 694. vomitum inducentia momenta. VII. 235. cientia remedia. XVIII. A. 484. provocat semen anagyri. XI. 829. armeniaca et praecocia. VI. 593. drachma carnis Balani myrepsicae cum melicrato. XI. 845. si movere volumus, cerebrum postremis epulis est dandum. VI. 677. vomitus per helleborum quomodo ciendus. XI. 347. vomitum citat mel largius sumtum. VI. 741. navigatio. XVII. B. 674. non ut pepones, melopepones excitant. VI. 566. vomitus a cibis veteres medici in singulos menses repeti praecipiebant, et cur. III. 358. vomitu quando utamur. XVI. 167. per vomitum quando sit purgandum. XVI. 264.

Vomitus indicationes et contraindicationes. XVI. 141. XVII. B. 676. sex hibernis mensibus iis ciendus est, qui ex tenuibus crassi evadere cupiunt. XV. 198. qua ratione sit in iis instituendus, qui ex crassis tenues evadere cupiunt. XV. 200. quinam secundum *Hippocratem* utilissimus. XVII. A. 320. et quinam pravus. XVII. A. 319 sq. secundum *Hippocratem* conducit, quibus in surditate et torpore epistaxis oboritur. XVI. 803. ante cibum conducit, quibus cibi in ventre corrumpuntur. VI. 414. utilitas ad humorem glutinosum a ventriculo abstergendum. XVI. 142. conducunt iis, qui ixiam epotarunt. XIV. 140. confert, quibus os amarum est. XV. 746. futurus indicatur, si labrum inferius quatitur. XVI. 229. vomitu jactatos lavare non convenit. XV. 721. vomitus terminus. XVI. 144. non sine periculo ne exulceratum dilaceretur, est movendus. X. 359.
Vomitus quando non conferat. XVI. 168. in succis crudis non suadendus. VI. 276. et cur. VI. 277. *Praxagoras* autem et *Philotimus* commendant. VI. 279. imperandus non est in lassitudine cum humore crudo. XVI. 75. ab eo abstinendum, si ventriculus propter imbecillitatem cibos continere nequit. XVI. 142. pudendorum affectus revellendo sanat. X. 903. ut signum. XVIII. B. 165. signum decretorium est. IX. 614. signum cardiogmos est. XVI. 572. in principio morbi non judicat. XVI. 259. in morbis exspectandus quando. VIII. 21. causa virium exolutionis in morbis acutis. XV. 607. sine vomitu et cum jactatione qui exacerbantur, male habent. XVI. 665. vomitus copiosus signum decretorium. XVII. B. 396. vomituum postremae in meraciora desinentes, putredinem indicant. XVII. A. 319. a vomitu singultus aut oculorum rubor malum. XVIII. A. 104. vomitus stercoris in ileo succedit. XVIII. A. 68. in ileo malum signum. XVIII. A. 110. commoda. XVI. 143. qualis utilissimus. XVIII. B. 165.
Vomitus acres et biliosi comitantur febrem tertianam. VII. 466. acrium humorum futurus quo symptomate indicetur. XV. 602. aeruginosus et pituitosus ut crisis quando accidat. IX.

753. et quando biliosus. IX. 754. aeruginosus quomodo generetur. XVII. A. 152. in phrenitide saepe mortis signum. XVII. A. 152 sq. aeruginosus causa convulsionis in quodam. XVII. B. 782. aeruginosus in capitis doloribus insaniam significat. XVI. 534. biliosus in febre quando sit exspectandus. XVI. 572. biliosi et pituitosi quando sint secundum *Hippocratem* in febribus exspectandi. XVII. A. 155. biliosus quando sit exspectandus in febribus. XVIII. B. 284. biliosi cur aestate frequentissime fiant. XVII. B. 619. biliosus cardialgiam praecedit. III. 356. biliosi cur capitis fracturas sequantur, quum ad meningas pervenerint. VIII. 179. biliosus cur cerebri vulnera comitetur. XVIII. A. 85. et vulnera durae matris. XVIII. A. 86. biliosus saepe a horrore provocatur. XVIII. B. 287. pure biliosus quid significet. XVIII. B. 166. exigui, biliosi, malum, tum alias, tum si pervigilia supervenerit; nasns in his stillans perniciosum. XVI. 668. bilis atra in eo apparens lethale signum habetur. XVI. 218. ad vomitum biliosum remedia. XIV. 564. antidotus *Aristarchi*. XIII. 103. vomitum biliosum in febrilibus accessionibus paroxysmis assidentem sedat theriaca. XIV. 302.

Vomitus qui colores multos praeter naturam habet, admodum exitialis. XVIII. B. 168. critici futuri signa. IX. 764. criticus quando fiat. IX. 764. vomitum criticum pulsus durus indicat. IX. 535. vomitus critici ex labiorum inferiorum agitatione praesagium. IX. 758. cruenti causa dysenteriae et haemorrhoidum incauta suppressio. XI. 170. cruentus ex haemorrhoidibus suppressis. XV. 329. cruenti causa haemorrhoides suppressae. XVI. 458. cruentus interdum fit hirudine deglutita. VIII. 265. cruenti causa hirudo epota. XVI. 477. in vomitu cruento venter foris refrigeratus noxam infert. X. 331. cruentus sine febre salutaris, cum febre pravus. XVIII. A. 139. cruentus causa phthiseos et puris per superiora purgationis. XVIII. A. 193. cruentus refrigerantibus et adstringentibus curandus est. XVIII. A. 139. cruento laboranti mulieri menstrua erumpentia morbum tollunt. XVIII. A. 251. cruentum in muliere sanat menstruo-

rum eruptio. XVII. B. 821. ad vomitum cruentum remedia parabilia. A. XIX. 531. antidotus *Philonis*. XIII. 267. pericula, quae ex difficili redundant. XVI. 142.

Vomitus facilis quomodo efficiatur. XVI. 142 sq. fastidiosus quomodo oriatur. XVI. 553. ex vomitu fastidioso vox clangens oculique sordem habentes insaniam portendunt. XVI. 552. vomitus frequens causa extenuationis. XVII. B. 84. lividus, si graviter oleat, celerrimam mortem indicat. XVII. A. 318. XVIII. B. 169. longus arterias exsiccat. VII. 313. niger contraindicat purgationem. XVI. 654. nimii colliquationis causa. XVI. 289. pituitosus symptoma quartanae. VII. 469. pituitosus febrem quotidianam comitatur. VII. 465. pituitosus quid - significet. XVIII. B. 166. porri colorem repraesentans, vel livens, vel niger malum signum. XVI. 641. porraceus, aut lividus aut niger periculosus. XVII. A. 317. XVIII. B. 166. omnis cum putrido et foetido odore malum. XVIII. B. 169. sinceros atque fastidiosos *Hippocrates* malos vocat. XVI. 644. sponte obortus, si quae oportet, vacuat, confert. XVII. B. 356 sq. sponte superveniens ei morbum solvit, quem alvi fluor diutius vexavit. XV. 300. spontaneus solvit alvi profluvium longum. XVIII. A. 24. cum varietate eorum, quae vomuntur, malum signum est. XVI. 641. cum varietate malum. XVII. A. 317. vehementes pulsum reddunt vermiculantem. IX. 313.

Vomitus ut facilis sit remedia. XIV. 452. ad vomitum remedia. XIV. 370. ad vomitum sedandum. XIV. 452. 453. vomitorium remedium. XIV. 531. vomitum reprimentia remedia. XIV. 531. ad vomitum remedia parabilia. XIV. 542. ad vomitum ciborum antidotus Attalica. XIII. 162. vomitus solutio aqua calida pota. XVII. A. 471. nonnulli contra eum fabas cum oxycrato decoctas exhibuerunt. XII. 49. ad vomitus ciborum remedium. XIII. 146. ad vomitum *Evcui* medicamentum. XIII. 178. vomitum sistunt mala post cibum comesta. VI. 597. ad vomitum *Asclepiadae* malagma. XIII. 179. *Galli Marci* Asclepiadei malagma. XIII. 179. ad vomitum ciborum pastillus Amazonum. XIII. 152. ad vomitum volvulosum pastillus Amazonum. XIII. 150. ad vomitum ciborum stomachicum. XIII. 142. ad vomitum idoneus succus peponum. VI. 564. theriaca *Euclidis* Palatiani. XIV. 162. vomitus num vomitu curetur. XVII. A. 913. vomitorium pituitam detrahens. XIV. 531. vomitus ob imbecillitatem gravati stomachi quomodo curentur. XIII. 146. ad vomitum stercoris. XIV. 452. 453. vomitus volvulosus, ejus definitio et cura. XIII. 148 sq.

Voracibus ventriculus nonnunquam in ore invenitur. II. 173.

VORACITAS causa convulsionis in pueris. XV. 210. quae dedecori est, coërcenda. V. 31.

VORTICIS causa. XIX. 288. definitiones. XIX. 310.

Vox, definitio. XIX. 380. vocis theoriae. XIX. 310 sq. vocis et locutionis differentia. VIII. 266. vox non idem, quod loquela et sermo. XVI. 204. vox cogitationum mentis est nuncia. IV. 277. de voce *Diogenis* Babylonii sententia. V. 241. vox an sit incorporea. XIX. 312. quomodo efficiatur. XIV. 630. vocis propria materia exspiratio est. VIII. 269. ad vocem articulatam contribuentes partes. VIII. 272. vocem generantes musculi qui. VIII. 271. musculi abdominales ad eam generandam conferunt. II. 584. 587. vocis instrumenta quae. VIII. 50.

Vox motio est instrumentorum respirationis. XVI. 175. est munus vocalium instrumentorum. XVI. 204. per asperam arteriam procedit. V. 241. 244. ejus rei consideratio. V. 245. vocis instrumentum principalissimum larynx. III. 525. IV. 278. V. 231. VI. 421. quomodo generetur in larynge. III. 527. V. 233. vocem, qui e corde petunt, errant. V. 232. 237 sq. vocem a corde fieri propter situs vicinitatem, reprehenditur. V. 240. quid ad ejus generationem fauces conferant. XVII. A. 187. quomodo per glottidem excitetur. III. 561 sq. madoris in glottide ad eam provocandam utilitas. III. 566 sq. gurgulionis ad eam utilitas. III. 888. vocis generatio in gutture est. XV. 793. palati et uvulae ad eam provocandam utilitas. III. 526. vocis instrumentum pulmones. III. 411. paratur in trachea. III. 526. ad vocem provocandam cartilaginosa tracheae

structura necessaria, III. 522. vocis instrumentum est uvula. XIX. 368. musculorum abdominalium et thoracis ad eam provocandam utilitas. V. 232. vox cur piscibus denegata. III. 411. piscibus cur non necessaria. III. 443. vocis pubertatis tempore mutatio. XVII. B. 212. communis auxiliorum ad vocis organorum morbos materia. XIII. 6. vox quaenam aegrotanti auditui amica. VII. 121. auditui jucundissima ea, quae lenissima et tardissima. VII. 121. quaenam auditui fatigato amica. VII. 121. ut vox canora fiat. XIV. 580. ad vocem clarificandam remedia parabilia. XIV. 514. vocis alteratio post castrationem. IV. 575. vocis instrumentorum paralysis aphonia est. VII. 150. vocis elementa viginti quatuor. IX. 25. voces elementares quomodo exprimantur. IV. 697. vox ut signum. VII. 78.

Vocis affectio ex vulneribus thoracis. III. 417. affectiones per excrementa e capite ad tracheam delata. VI. 421. vox adimitur, quibus medulla spinalis in cervice est affecta. VII. 112. deficit aspera arteria incisa. V. 231. deficit presso cerebro. V. 185. deficit nervis vagis affectis. II. 675. casus vocis defectus ex lapsu. VIII. 50. vocis defectu mulier non tentatur, si recte purgetur menstruis. XI. 165. voces quibus cum febre deficiunt post judicationem, hi trementes ac soporati pereunt. XVI. 693. voce qui derepente sine febre deficiunt, vena secanda. XVII. A. 470. qua diversa ratione laedatur vox. VIII. 267 sq. vocem laedit gurgulio exsectus. VI. 864. laedit pulvis foliorum Platani, ideoque vitandus.[XII. 104. perit medulla spinali juxta primam vertebram dissecta. V. 239. perit musculis intercostalibus aut nervis dissectis. II. 664. 670. 667. perit nervis recurrentibus male affectis. VIII. 53. abrupta fit affecto gutture. XV. 794. abrupta est in angina ex fluxione acri. XV. 793. acutae et clangentes unde oriantur. XVI. 510. acutae generatio. XVI. 608. acutam cur habeant spadones, pueri, mulieres. XVI. 608. vox quibus acuitur in morbis, his trahuntur hypochondria ad interiora. XVI. 606. vox acuta, clangorosa malum. XVI. 611. aspera unde generetur. XVII.

A. 187. voce aspera loquentes trachyphoni vocantur. XVII. A. 187. vox aspera auditum infestat. VII. 117. celerrima auditum infestat. VII. 117. clangorosa unde fiat. XVI. 553. 555. 611. clangorosa est in animalibus collo longo praeditis. III. 535. cur fiat in febribus ardentibus clangorosa. III. 535. clangosa et acuta a siccitate efficitur vocalium organorum. XVII. A. 685. clangens ex vomitu fastidioso quid indicet. XVI. 552. voce clara praediti homines orientem habitantes. IV. 798. voces densae num dentur. XVI. 509. vocis exilitatem varix solvit in teste exortus. XVII. A. 468. voce graciles quinam dicantur. XVII. A. 186. et quomodo fiant. ibid. — voces inclusas et coactas quales *Hippocrates* vocaverit. XVII. A. 680. vox ingens quomodo generetur. XVII. B. 201. voce capti an intereant per totum palpitantes. (*Hipp.*) XVI. 570.

Vocis interceptionis (confer. APHONIA) causae diversae. VIII. 52 sq. vox intercipitur articulo capitis deflexo. IV. 11. intercepta (s. non posse loqui), ejus causae. XIII. 4. in inflammatione tunicae internae tracheae consistit. XIII. 5. intercipitur venarum oppletione. XV. 775. aliae ejusdem causae. XV. 776. interceptionis causae. XVI. 559. respirationis in ea conditio. XVI. 560. interceptiones ex capitis dolore quid doceant. XVI. 709. 711. interceptiones cum exolutione pravae. XVI. 716. ex dolore interceptiones cum cruciatu lethales. XVI. 631. interceptionis cum exsolutione pessimum. XVI. 559. interceptiones cum exolutione et catoche sunt secundum *Hippocratem* perniciosae. XVI. 715. interceptiones in febribus convulsivo modo obortae, si mentis alienationem cum silentio afferant, perniciosum. XVI. 628 sq. interceptio, febri die decimo quarto superveniens, quid denotet secundum *Hippocratem*. XV. 839. interceptiones cum singultu pessimum. XVI. 559. ad vocem intercisam remedia. XIV. 364. ad vocem interruptam et submissam remedia parabilia. XIV. 438. 508. 514. 580. arteriaca *Antonii Musae*. XVIII. 47. arteriaca *Apollonii* et *Alcimionis*. XIII. 31. arteriaca *Charixenis*. XIII. 48. arteriaca *Critonis*. XIII. 35. *Scribo-*

nii Largi hypoglossis. XIII. 51. panacea *Antonii* Musae. XIII. 57. theriaca. XIV. 303. voces magnae et vehementes uno tempore affatim emissae maximorum malorum fuerunt causae. V. 910. vocis magnitudinem *Hippocrate* soli aëris multitudini tribuit, sed male. XVII. B. 202. vocem majorem saepe cur homines percalidae naturae reddant. XVII. B. 201 sq. maxima auditum infestat. VII. 117. voces maximae viscera agitant. VI. 152. obscura et parva qua ex causa fiat. VIII. 267. plorabunda clangorosa difficilior. XVI. 611. raucae causae. XIII. 4. rauca unde fiat. XVI. 555. rauca fit in catarrhis et gravedinibus et cur. III. 535. raucam efficiunt destillationes. VIII. 268. rauca fit excrementis e capite in laryngem delatis. VI. 421. rauca fit ab humiditate vocalium organorum. XVII. A. 685. rauca fit, nervis intercostalibus laesis. II. 675. vox die impari soluta in convulsionibus, liberat. XVII. A. 474. vocis suppressio in febribus quinto die accedens quid denotet. XV. 829. voces tenues quomodo generentur. XVII. A. 186. voces tremulae mentis alienationis indicium. XVI. 555.

Vulneratae partes non contusae quam maxime siccandae sunt. X. 281.

Vulnerati stilo in manu casus, ejusdem inepta curandi methodus *Thessali*. X. 390. vulneratorum cura secundum *Erasistratum*. XI. 176 sq.

VULNUS, definitio. I. 239. XVIII. B. 883. continui solutio in carne. VI. 38. X. 160. insigne quo respectu dicatur. XV. 617. magnum quod dicatur. XV. 617. benignum quomodo dicatur. XV. 617. in tibia habens, qui et quiescere et decumbere indigeat, sensim obambulet, laedetur quidem, sed minus quam qui primis diebus quievit ac derepente circa quartum ad sextum diem ambulare coeperit. XV. 615. sanguinem fundens, ne madefeceris. XVII. A. 471. securi inflictum *Galenus* sanavit foliis quercus. XI. 866.

Vulnera quorumnam organorum sint lethalia. XVIII. A. 27 sq. sine tumore damnat *Hippocrates*. XVII. A. 458. in vulneribus sanguis concurrit (*Hipp.*), quid hoc significet. XVII. B. 264. vulnera animi defectus causae. XI. 47. ex vulneribus animi deliquii cura. XI. 51. 60. vulneri succedens convulsio periculosa. XVII. B. 785. ex vulneribus erysipelatis cura. XI. 85. vulnera rigoris causae. XVII. B. 58. generalis curandi ratio. I. 385. ab acu quid exigant in curatione. X. 386sq. in vulneribus juxta membri longitudinem factis aut transversis deligatura. XIII. 602. vulnera a phlegmone tuetur diachylon *Menecratis.* XIII. 996. 1001. quae suuntur, purgationem desiderant. X. 290. ad vulnera conglutinanda remedia. XIV. 519. ad vulnus dulce remedium. XIV. 549. 550. vulnera glutinant anagallides. XI. 829. aloë. XI. 822. Brassica esculenta. XII. 42. britanicae herbae folia. XI. 854. a caseo recenti sanantur. XII. 271. caseus oxygalactinus. XII. 272. Cisti folia. XII. 27. emplastrum humores et abscessus expressorium. XIII. 932. *Andreae* emplastrum. XIII. 735. emplastrum *Herae* candidum. XIII. 432. emplastrum *Hicesii.* XIII. 787. emplastrum *Serapionis.* XIII. 883. emplastrum melinum *Serapionis.* XIII. 509. emplastrum tyrium. XIII. 916. decoctum foliorum hederae. XII. 30. hicesium nigrum. XIII. 780. hippuris. XI. 889. isis. XIII. 774. folia Lilii aceto condita a quibusdam adhibentur. XII. 46. Lysimachios. XII. 64. millefolium. XII. 81. pastillus *Aristarchi* Tharsei. XIII. 824. *Pelusiotae* compositio diluta aceto mulso. XIII. 134. Peristereon s. Verbena. XII. 98. pharmaca fusci coloris. XIV. 764. Polycnemon. XII. 107. magis pix arida quam humida. XII. 102. pyra. XI. 834. folia rubi. XI. 848. glutinare nequit Sabina. XI. 853. glutinat sarcocolla. XII. 118. Stratiotes terrestris. XII. 131. vini nigri et austeri utilitas in iis. XVIII. B. 567.

Vulnera capitis, quomodo tractanda. XII. 521. purgatio per alvum prodest. X. 289. sine contusione quomodo curanda. X. 281. quae cum contusione sunt, iis pus quam primum movendum. X. 281. ad vulnera cruenta *Andromachi* aegyptia. XIII. 643. vulnera cruenta glutinat aloë. IV. 770. ad vulnera cruenta glutinanda bitumen maris mortui. XII. 375. ad vulnera medicamentum cirrhum. XI. 131. emplastrum barba-

rum *Juliani.* XIII. 557. emplastrum fuscum aegyptium. XIII. 899. emplastrum gilvum *Haliei.* XIII. 645. cruenta facile glutinat, magisque in duris corporibus quam mollibus emplastrum gilvum *Galeni.* XIII. 520. emplastrum *Haliei* gilvum. XIII. 802. emplastrum ex lithargyro et oxelaeo. XIII. 402. Polygonum. XII. 105. salicis folia. XI. 891. vulnera durae matris curandi ratio. XII. 523. vulnera ferro facta sanat isis viridis. XIII. 794. vulnera gladiatorum gravia curavit Pergami. XVIII. B. 567. ad vulnera ex ictu emplastrum catagmaticum. XIII. 536. ad vulnera incurabilia. XIV. 558. ad vulnus incurabile in quavis corporis parte remedium. XIV. 542. vulnera statim maligna fiunt, quae in articulis sunt. XV. 372. maligna ad sanitatem adducit decoctum foliorum hederae. XII. 30. vulnera, quibus corrumpendi periculum impendet, ea utique cum magnitudine phlegmones sunt. X. 290. magna vel suturis vel deligaturis junguntur. X. 290. grandia glutinant in vino austero cocta androsaema. XI. 830. magna herba centaurii minoris recentis illitu glutinantur, et vetusta ad cicatricem perducuntur. XII. 21. magna glutinat herba viridis Chamaepytidis. XII. 155. ingentia, et illa nervorum sanat coccus baphicus s. granum tinctorium. XII. 32. maxima glutinant folia corni, parvis autem et mollioribus contraria sunt, quoniam nimium ea contendunt et plus satis desiccant. XII. 42. magna conglutinant in duris corporibus Cypressi folia, germina, pilulae recentes et molles. XII. 52. ad vulnera glutinanda majora emplastrum viride *Andromachi.* XIII. 477. magna glutinat emplastrum viride Hecatondrachmon. XIII. 491. magna corporum durorum glutinat isatis. XI. 890. magna, et maxime quae in capitibus musculorum eveniunt, curantur succo foliorum Lilii. XII. 47. maxima conglutinat Narcissi radix. XII. 85. magna glutinat Polium viride. XII. 106. majora glutinant pyra sylvestria. XI. 835. magna glutinat Scordium viride, sed sordida purgat et contumacia ad cicatricem perducit illitum aridum. XII. 126. magna glutinat decoctum Stoebes. XII. 130.

Vulnera musculorum, eorum actio-

nem auferunt. IV. 368. ad vulnera
nervorum quidam oleo nucum utuntur. XII. 14. vulnera cum ossium
fracturis complicata quomodo curentur. XVIII. B. 571. vulnera prava
quae. XVII. B. 881. tumorem in iis
non apparere malum. XVII. B. 880.
vulneri a rabido cane facto medendi
methodus rationalis. XIV. 280. vulneri omni recens facto, nisi in ventre sit, expedit ex ipso vulnere statim sanguinem effluere. X. 293. recentis et profundi cura. XI. 127. ad
vulnera recentia ex ense vel ligno.
XIV. 578. ad vulnera recentia catagmaticum *Moschionis.* XIII. 647.
cyzicenum *Herae.* XIII. 815. dracontii folia. XI. 865. emplastrum. XIII.
718. buxeum emplastrum. XIII. 515.
emplastrum *Azanitae.* XIII. 785. emplastrum catagmaticum *Moschionis.*
XIII. 537. emplastrum viride *Galeni.*
XIII. 469. *Machaerionis* medicamentum. XIII. 797. folia Ulmi. XII. 109.
vulneribus sagittis pharmaco infectis
auxilians emplastrum. XIV. 200. vulnera thoracis; effectus in vocem et
respirationem. III. 417. vulnera quae
intra thoracem penetrant, periculum
afferunt. X. 290. tumores supervenientes a convulsione et insania arcent. XVII. A. 459. tumores evanescentes, quales effectus habeant. XVII.
A. 459. vulnera sanguinem fundentia cum sudatiunculis, maligna. XVI.
790. ad vulnera tum vetera, tum
quae difficile cicatrice obducuntur,
utuntur Lemnia terra. XII. 174. contra vulnera ovibus dum tundentur,
forfice facta, cedrea. XII. 19.

VULPES et canis qualem foetum

producant. IV. 604. autumno ob uvas
probatissimam habent carnem. XV.
882. oleo cocti, ad arthritidem valere dicuntur. XII. 367. vulpinum adipem aurium dolores sanare dicitur.
XII. 331. pro eo sumi potest ursinus. XIX. 743. vulpinus adeps pro
adipe hyaenae. XIX. 743. vulpium
carnibus autumno venatores apud nos
vescuntur. VI. 665.

VULSIONES, definitio. XVIII. B.
882.

VULSURA est, si fibrae musculorum peraeque tensae rumpuntur. I.
239.

VULTURIS fel pro aeris aerugine.
XIX. 730. stercus pro columbi stercore. XIX. 740. stercori succedaneum remedium. XIX. 727. pro ejus
stercore illud columbi. XIX. 733.

VULTUS tristis, cum faciei colore
probo malum. XVI. 612sq.

VULVA a quibusdam uterus vocatur. XV. 326. scroti conversi similitudinem refert. XIV. 719. suis pampiniformis et sinuosa. II. 891. ad vulvae affectiones diutiusculas *Damocra-*
tis malagma. XIII. 223. vulvam apertam sanare molae radicem, cum farina Lolii appositam, scribit *Diosco-*
rides. XII. 80. ad vulvae dolores colica *Siyonis.* XIII. 285. ad vulvae
exulcerationem *Arei* medicamentum.
XIII. 852. vulvis flatibus distorsis
theriace auxiliatur. XIV. 91. vulvae
inflammatio, quae sit vena tum secanda. XIV. 523. vulva scirrhum interdum contrahit ex uteri inflammatione. XVI. 181.

X.

ꞩ character quid significet apud
Hippocratem. XVII. A. 613.

XANITAE compositio ad sedem.
XIII. 311.

XANTHIUM aut *Phasganium,* vires
ejus fructus. XII. 87.

ꞩε, xesten s. sextarium significat.
XIX. 751. 757. 759.

XENOCRATES Aphrodisiensis de ma-

teria medica scripsit. XI. 793. Xenocratis liber primus de percipienda
ab animalibus utilitate, citatur ver-
botenus, ubi de hoedis disserit. XII.
261. Xenocrates cum fiducia scribit,
quosnam affectus curare valeat comesum cerebrum, aut carnes, aut jecur
humanum, quos capitis, surae et digitorum ossa, et usta et non usta,

quae denique et sanguis. XII. 248. recte men dacium calumniatus est, sanguinem v espertilionis enasci sub alis pilos prohibere. XII. 258. genituram, seu semen virile juvare perhibet, quod ex sinu mulieris post coitum viri effluxerit. XII. 250. sudoris, urinae, aut mensium mulieris potionem, in primis stercoris oris aut gutturis partibus inunctionem, aut esum, ut et sordium aurium praestare quidquam perhibet. XII. 249. dogmatum platonicorum interpres. XIX. 226. Xenocratis anodynum. XIII. 90. ut Xenocrates antidotum mithridation. XIV. 164. Xenocratis aridum cephalicum ex ervis. XIII. 846. Xenocratis auricularis compositio. XII. 627. emplastrum discutiens. XIII. 931. emplastro albo Ariobarzanio abscessum altum circa tarsum discussit. XIII. 439. quomodo ab *Andromacho* in componenda theriaca discrepet. XIV. 260.

XENOPHANES mixtae sectae addictus. XIX. 234. Colophonius princeps philosophiae, quae Elaeae floruit. XIX. 229. opinio de Castore et Polluce. XIX. 273. divinationem negat. XIX. 320. de lunae natura opinio. XIX. 279, de causa solis defectus opinio. XIX. 278. de solis eclipsi opinio. XIX. 278. de solis natura opinio. XIX. 275. de stellis discurrentibus opinio. XIX. 287. de stellarum essentia opinio. XIX. 271. secundum superficiem putat moveri stellas. XIX. 272. terram dicit hominem, sed *Galenus* negat, hoc ab illo esse dictum. XV. 25. de situ terrae opinio. XIX. 294. terram et aquam elementa putabat. XIX. 243.

XENOPHON de externis corporis partibus scripsit. XIV. 700. Xenophontis liber oeconomicus postremus est memorabilium *Socratis*. XVIII. A. 301. milites laesi oculis fuerunt, quod per multam nivem iter fecerant. III. 775.

Ξηραλειφεῖν est sicca frictione uti. XI. 532.

XEROPHTHALMIA, definitio. XIV. 769.

XESTEN significans signum. XIX. 759.

XESTUS vide SEXTARIUS.

XIPHII radicis facultates medicae. XII. 87. pro gleucii radice satyrii semen. XIX. 737.

Ξο oxybaphum significat. XIX. 751. 759.

XYLOBALSAMUM, ei succedaneum. XIX. 737.

XYLOCARPASUM, pro eo cinnamomum succedit. XIX. 738.

XYLOCINNAMOMUM lignosum est, valida habet virgulta. XIV. 257.

pro XYLOCASIA cinnamomum. XIX. 738.

XYPHOIDES os cur sternum etiam dicatur. II. 765.

XYRIS vide IRIS agrestis.

Ξύσματα, definitio. XVIII. A. 730.

Y.

Υ apud *Hippocratem* ὑγίαν, sanitatem significat. XVII. A. 612.

Ὑδατόχολα quid apud *Hippocratem* significet. XVII. A. 750.

Ὑπαγκώνιον quid significet. XVIII. B. 503.

Ὑπάλειπτρον instrumentum, quo *Hippocrates* usus est ad nasi fracturas reponendas. XVIII. A. 478.

Ὑπερκαθάρσεις, definitio et quando accidant. XI. 615. effectus. XI. 616.

Ὑποδεσμίδαι. XVIII. B. 379.

Ὑποψάθυρα excrementa qualia *Hippocrates* dicat. XVI. 761.

Ὑπόρρυσις quid significet. XVIII. B. 702.

Ὑπόστασις quid significet. XVIII. B. 702.

Ὑποστρίψαι quid significet. XVIII. A. 334.

Ὑπτιασμὸς quid significet. XVIII. B. 456.

Z.

Z character quid significet apud *Hippocratem.* XVII. A. 612.

ZEA: duplex ejus genus. VI. 516. num βρίζα sit. VI. 514. num zeopyrum. VI. 515. ejus facultates. XI. 880. nutrit hordeo valentius. VI. 517. gravis, concoctu difficilis firma et membranosa. VI. 513. zeae sapor qualis. XI. 633. panis ex ea fit, qui minus tritico nutrit. VI. 517. ex zea panis gravis est et concoctu difficilis. VI. 513. farina ejus ventrem leniter sistit. XII. 45. ex zea fit tragus appellatus. XV. 455.

Zeiae meminit *Herodotus* et *Dioscorides.* VI. 516. non meminit *Philotimus.* VI. 511. meminit *Theophrastus.* VI. 516.

ZENO alias sectas omnes praeter illam *Herophili* pravas statuit. XI. 432. de anima sententia. XIX. 254. animam ex sanguine nutriri dixit. V. 283. de animi affectibus sententia. V. 429. judicia animi non ipsa animi affectus vocat. V. 377. de characteribus librum scripsit. XVII. A. 618. coloris definitio. XIX. 258. corpus esse semen putat. XIX. 322. feminis semen esse qua tale negat. XIX. 322. pulsus definitio. VIII. 736. rhythmi pulsus definitio. XIX. 409. de vocis origine sententia. V. 241. 244. ejus consideratio. V. 245 sq. vino se exhilarescere dicebat. IV. 777. Citieus philosphiae Stoicae inventor. XIX. 227. Stoicus Deum corporeum esse statuit. XIX. 241. Citiei seminis definitio. XIX. 370 sq. Citieus substantias totas per totas misceri existimavit. XVI. 32. Eleates philosophiae contentiosae princeps. XIX. 229. Eleates scepticus. XIX. 234. Eleata nihil nec generari nec corrumpi putat. XIX. 260. Zenonis Laodicaei antidotus. XIV. 171. Laodicaei theriaca. XIV. 163.

ZEOPYRUM in Bithynia crescens, ex eo panis fit praestantior quam ex briza. VI. 515. quanto tritico est deterius, tanto Thracia briza est praestantius. VI. 515. tiphae semini simile. VI. 520.

ZEPHYRUS ventus apud *Homerum* occurrens. XVI. 407.

ZEUS vocatus pastillus. XIII. 358.

ZEUXIS Tarentinus sextum *Hippocratis* de popularibus commentatus est. XVII. A. 793. *Hippocratis* commentator. XVI. 196. commentarios in *Hippocratem* scripsit. XVI. 636. in omnia *Hippocratis* opera commentarios scripsit. XVI. 1. XVIII. B. 631. librum *Hippocratis* de humoribus spurium judicat. XVI. 1. compositio ejus ad lichenes. XII. 834. infantes omnes pueros dici asserit. XVII. A. 826.

ZINGIBER quaenam cassia ab indigenis vocetur. XIV. 258. aceto maceratum quomodo condatur. VI. 271. antidotum agarici. XIV. 761. ei succedit pyrethrum. XIX. 730. pro asaro. XIX. 725. pro pipere sumi potest. XIX. 740. pro pyrethro. XIX. 740. Zingiberis radicis vires et usus. XI. 880 sq.

ZIZYPHA parum nutriunt et pravi succi sunt. VI. 621.

ZODIACI circuli obliquitatis inventor *Pythagoras* putatur. XIX. 270.

ZOILUS *Homeri* statuam flagellavit. X. 18. compositio auricularis. XII. 632. collyrium. XII. 771 sq. collyria viridia. XII. 763. medicamentum ad scorpionum ictus, quo usus est *Epaphroditus* Carthaginiensis. XIV. 178. febre ardente correpti casus. XVII. A. 403 sq.

ZONAE coeli. XIX. 270. zona mundi ubinam sit. XVI. 393. zona exquisite temperata quae. XVII. B. 598.

ZOPYRIA antidotus. XIV. 115.

ZOPYRION antidotum *Herae.* XIV. 150. 205.

ZOPYRUS per epistolam *Mithridatem* adhortatus est ad antidoti sui probationem. XIV. 150.

ZOSIMI compositio ad dolores oculorum et recentes affectus. XII. 753.

ZUPHA rosaceum. XIV. 563.

ZYME fermentum est. XI. 882.

ZYTHUS, ejus facultates. XI. 882.

Printed in the United States
By Bookmasters